MANUAL DE TRAUMATOLOGÍA: CIRUGÍA TRAUMATOLÓGICA Y DE CUIDADOS INTENSIVOS

5.ª Edición

MANUAL DE TRAUMATOLOGÍA: CIRUGÍA TRAUMATOLÓGICA Y DE CUIDADOS INTENSIVOS

5.ª Edición

Editores

Andrew B. Peitzman, MD
Mark M. Ravitch Professor
Executive Vice-Chairman
Department of Surgery
Distinguished Professor of Surgery
University of Pittsburgh School of Medicine
Pittsburgh, Pennsylvania

Donald M. Yealy, MD
Professor and Chair of Emergency Medicine
University of Pittsburgh/University of Pittsburgh Physicians
Pittsburgh, Pennsylvania

Timothy C. Fabian, MD
Professor of Surgery
University of Tennessee Health Science Center
Memphis, Tennessee

C. William Schwab, MD
Professor Emeritus
Department of Surgery
Perelman School of Medicine
University of Pennsylvania
Division of Traumatology, Surgical Critical Care & Emergency Surgery
Hospital of the University of Pennsylvania
Philadelphia, Pennsylvania

Editores asociados

Francis X. Guyette, MD
Associate Professor of Emergency Medicine
University of Pittsburgh School of Medicine
Medical Director
STATMedEvac
Pittsburgh, Pennsylvania

Mark J. Seamon, MD
Associate Professor of Surgery
Perelman School of Medicine
University of Pennsylvania
Philadelphia, Pennsylvania

Brian S. Zuckerbraun, MD
Henry T. Bahnson Professor of Surgery
Chief, Division of General Surgery
University of Pittsburgh
Pittsburgh, Pennsylvania

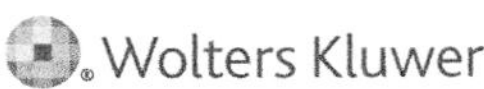

Philadelphia • Baltimore • New York • London
Buenos Aires • Hong Kong • Sydney • Tokyo

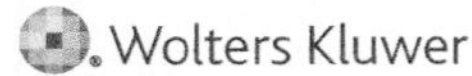

Philadelphia • Baltimore • New York • London
Buenos Aires • Hong Kong • Sydney • Tokyo

Av. Carrilet, 3, 9.ª planta – Edificio D
Ciutat de la Justícia
08902 L'Hospitalet de Llobregat
Barcelona (España)
Tel.: 93 344 47 18
Fax: 93 344 47 16
e-mail: lwwespanol@wolterskluwer.com

Traducción
Wolters Kluwer

Revisión científica
Dr. Bardo Andrés Lira Mendoza
Especialista en Medicina de Urgencias, Diplomado en Medicina de Aviación, Instituto Politécnico Nacional (IPN); Investigador de Accidentes de Aviación y Factores Humanos, UNAM; Certificado por el Consejo Mexicano de Medicina de Urgencias; Adscrito al servicio de Urgencias del Hospital General de Zona 32 "Dr. Mario Madrazo Navarro"; Coordinador y Asesor independiente en Ambulancia Aérea y logística para traslado de órganos para trasplante, ISSSTE, México.

Dirección editorial: Carlos Mendoza
Editora de desarrollo: Núria Llavina
Mercadotecnia: Pamela González
Cuidado de la edición: Alfonso Romero
Maquetación: Wendy Chavez/Alfonso Romero
Adaptación de portada: Alberto Sandoval
Impresión: Mercury Print Productions / Impreso en Estados Unidos

ISBN edición en español: 978-84-18892-62-2
Depósito legal: M-22717-2022

Edición en español de la obra original en lengua inglesa *The Trauma Manual: Trauma and Acute Care Surgery*, 5e, editada por Peitzman, Andrew B., editor., publicada por Wolters Kluwer.

Two Commerce Square
2001 Market Street
Philadelphia, PA 19103
ISBN edición original: 978-1-9751-1304-9

MPP0123

Este libro está dedicado al Dr. Michael Rhodes,
nuestro querido e inspirador líder.

Colaboradores

Muhammad Omer Afzal, MD
Assistant Professor
Department of Radiology
University of Tennessee–Memphis
Memphis, Tennessee

Louis H. Alarcon, MD
Professor
Departments of Surgery and Critical Care Medicine
University of Pittsburgh and University of Pittsburgh Medical Center
Pittsburgh, Pennsylvania

José Luis Aldana, MD
Professor
Critical Care Medicine
Universidad Icesi
Critical Care Specialist
Critical Care Medicine
Fundación Valle del Lili Hospital
Cali, Colombia

Ali Al-Khafaji, MD, MPH, FCCM
Medical Director
Transplant Intensive Care Unit
Department of Critical Care Medicine
University of Pittsburgh Medical Center
Pittsburgh, Pennsylvania

Tiffany K. Bee, MD
Associate Professor
Department of Trauma Critical Care
College of Medicine Memphis
University of Tennessee Health Science Center
Memphis, Tennessee

Brian C. Beldowicz, MD
Surgical Critical Care Fellow
Department of Surgery
University of California–Davis
Sacramento, California

Jason Cohen, DO, FACEP, FCCM
Chief Medical Officer
Boston MedFlight
Department of Emergency Medicine
Brigham and Women's Hospital
Boston, Massachusetts

Luigi Boni, MD, FACS
Professor of Surgery
Department of Surgery
University of Milan
Chief
Department of Surgery
Fondazione IRCCS Ca' Granda Policlinico of Milan
Milan, Italy

Scott C. Brakenridge, MD
Assistant Professor of Surgery and Anesthesiology
Department of Surgery
University of Florida
Gainesville, Florida

Scott A. Brancolini, MD, MPH
Associate Professor
Department of Anesthesiology
University of Pittsburgh School of Medicine
Program Director, Pain Medicine Fellowship
Department of Anesthesiology
University of Pittsburgh Medical Center
Pittsburgh, Pennsylvania

Benjamin Braslow, MD, FACS
Professor
Department of Surgery
University of Pennsylvania
Section Chief Emergency Surgery
Division of Trauma, Emergency Surgery, and Surgical Clinical Care
Hospital of the University of Pennsylvania
Philadelphia, Pennsylvania

Megan Brenner, MS, MD
Professor of Surgery
Department of Trauma
University of California, Riverside
Moreno Valley, California

Alexandra Briggs, MD
Instructor
Department of Surgery
University of Pittsburgh Medical Center
Pittsburgh, Pennsylvania
Department of Surgery
Dartmouth Hitchcock Medical Center
Lebanon, New Hampshire

Susan M. Briggs, MD, MPH, FACS
Associate Professor of Surgery
Harvard Medical School
Director, International Trauma and Disaster Institute
Massachusetts General Hospital
Boston, Massachusetts

L. D. Britt, MD, MPH
Henry Ford Professor and Edward J. Brickhouse Chairman
Department of Surgery
Eastern Virginia Medical School
Norfolk, Virginia

Joshua B. Brown, MD, MSc
Assistant Professor of Surgery
Department of Surgery
University of Pittsburgh
Pittsburgh, Pennsylvania

Brandon R. Bruns, MD, FACS
Associate Professor of Surgery
Program in Trauma
Department of Surgery
University of Maryland School of Medicine
Baltimore, Maryland

C. Caleb Butts, MD
Instructor of Surgery
Department of Surgery
Wake Forest School of Medicine
Winston-Salem, North Carolina

Jeremy W. Cannon, MD, SM, FACS
Associate Professor of Surgery
Trauma Medical Director
Department of Surgery
Perelman School of Medicine
University of Pennsylvania
Philadelphia, Pennsylvania
Adjunct Associate Professor of Surgery
Uniformed Services University of the Health Sciences
Bethesda, Maryland

William L. Chung, DDS, MD
Professor
Department of Oral and Maxillofacial Surgery
University of Pittsburgh
Full-Time Staff Attending
Department of Oral and Maxillofacial Surgery
University of Pittsburgh Medical Center
Pittsburgh, Pennsylvania

Mitchell Jay Cohen, MD
Professor
Department of Surgery
University of Colorado
Bruce Rockwell Chair
Department of Surgery
Denver Health Medical Center
Denver, Colorado

Raul Coimbra, MD, PhD
Monroe E. Trout Professor of Surgery
Department of Surgery
University of California–San Diego
San Diego, California

K. Conley Coleman, DO
Resident in Surgery
Department of Surgery
WVU Medicine
Morgantown, West Virginia

Zara Cooper, MD, MSc
Associate Professor of Surgery
Department of Surgery
Harvard Medical School
Boston, Massachusetts

Alain Corcos, MD
Clinical Associate Professor
Department of Surgery
University of Pittsburgh Medical Center
Trauma Medical Director
Department of Surgery
UPMC Mercy Hospital
Pittsburgh, Pennsylvania

Anita P. Courcoulas, MD, MPH
Professor of Surgery
Department of Surgery
University of Pittsburgh Medical Center
Pittsburgh, Pennsylvania

Martin A. Croce, MD
Professor
Department of Trauma Critical Care
University of Tennessee Health Science Center
Memphis, Tennessee

Brian J. Eastridge, MD
Chief
Division of Surgery
Department of Surgery
University of Texas Health Sciences Center San Antonio
San Antonio, Texas

Kellie E. Cunningham, MD
Surgical Resident
Department of Surgery
University of Pittsburgh
Pittsburgh, Pennsylvania

Esmaeel Reza Dadashzadeh, MD
General Surgery Resident
Department of Surgery
University of Pittsburgh and University of Pittsburgh Medical Center
Pittsburgh, Pennsylvania

Elizabeth Dauer, MD
Assistant Professor of Clinical Surgery
Department of Surgery
Lewis Katz School of Medicine
Temple University
Philadelphia, Pennsylvania

Jennifer M. DiCocco, MD
General Surgeon
Department of Surgery
St. Bernards Regional Medical Center
Jonesboro, Arkansas

Stephen Dingley, MD
Resident
Department of General Surgery
St. Luke's University Health Network
Fountain Hill, Pennsylvania

Alex M. Dressler, MD
Fellow
Division of Pain Medicine
Department of Anesthesiology and Perioperative Medicine
University of Pittsburgh Medical Center
Pittsburgh, Pennsylvania

Philip A. Efron, MD
Associate Professor of Surgery and Anesthesiology
Department of Surgery
University of Florida
Gainesville, Florida

Alberto García, MD
Professor
Department of Surgery and Critical Care Medicine
Universidad del Valle
Trauma and Critical Care Surgeon
Department of Surgery and Critical Care
Fundación Valle del Lili Hospital
Cali, Colombia

Timothy C. Fabian, MD
Professor of Surgery
University of Tennessee Health Science Center
Memphis, Tennessee

Jason A. Fawley, MD
Surgical Critical Care Fellow
Department of Surgery
University of Michigan
Ann Arbor, Michigan

David V. Feliciano, MD
Clinical Professor
Department of Surgery
University of Maryland School of Medicine
Attending Surgeon
Shock Trauma Center
University of Maryland
Baltimore, Maryland

Joseph Fernandez-Moure, MD, MS
Instructor
Department of Surgery
University of Pennsylvania
Instructor
Department of Traumatology
Surgical Critical Care and Emergency Surgery
Penn Presbyterian Hospital
Philadelphia, Pennsylvania

Abe Fingerhut, MD, FACS(h)
Associate Professor of Surgery
Department of Surgery
University of Graz
Graz, Austria

Peter E. Fischer, MD
Associate Professor of Surgery
Department of Surgery
College of Medicine Memphis
University of Tennessee Health Science Center
Memphis, Tennessee

Elliott R. Haut, MD, PhD, FACS
Associate Professor and Vice Chair of Quality, Safety & Service
Division of Acute Care Surgery
Department of Surgery
Johns Hopkins University School of Medicine
Trauma Surgeon
The Johns Hopkins Hospital
Baltimore, Maryland

Rikesh A. Gandhi, MD
Resident
Department of Orthopaedic Surgery
University of Pennsylvania
Philadelphia, Pennsylvania

Amy Goldberg, MD
Professor and Chair
Department of Surgery
Lewis Katz School of Medicine
Temple University
Philadelphia, Pennsylvania

Daniel J. Grabo, MD
Associate Professor of Surgery
Department of Surgery
WVU Medicine
Morgantown, West Virginia

Francis X. Guyette, MD
Associate Professor of Emergency Medicine
University of Pittsburgh School of Medicine
Medical Director
STATMedEvac
Pittsburgh, Pennsylvania

Thomas J. Guzzo, MD, MPH
Chairman and Associate Professor
Division of Urology
Department of Surgery
Perelman School of Medicine
University of Pennsylvania
Philadelphia, Pennsylvania

Brian G. Harbrecht, MD
Professor of Surgery
Department of Surgery
University of Louisville
Louisville, Kentucky

Josh Hazelton, DO
Assistant Professor of Surgery
Department of Surgery
Cooper University Hospital
Camden, New Jersey

John A. Kellum, MD, MCCM
Professor
Department of Critical Care Medicine
University of Pittsburgh
Intensivist
Department of Critical Care Medicine
University of Pittsburgh Medical Center
Pittsburgh, Pennsylvania

Cheralyn Hendrix, MD
Resident Physician
Department of Surgery
George Washington University
Washington, District of Columbia

Amy N. Hildreth, MD
Associate Professor of Surgery
Department of Surgery
Wake Forest School of Medicine
Winston-Salem, North Carolina

Melanie Hoehn, MD
Assistant Professor
Department of Surgery
University of Colorado
Assistant Professor
Department of Surgery
Denver Health Hospital
Denver, Colorado

Brian A. Hoey, MD
Associate Professor
Department of Surgery
Temple/St. Luke's University and Health Network
General Surgery Program Director
Department of Surgery
St. Luke's University Hospital and Health Network
Bethlehem, Pennsylvania

William S. Hoff, MD
Professor of Surgery
Department of Surgery
Temple University School of Medicine
Network Director, Trauma Program
Department of Surgery
St. Luke's University Hospital
Bethlehem, Pennsylvania

Jennifer Holder-Murray, MD
Assistant Professor of Surgery
Department of Surgery
University of Pittsburgh
Pittsburgh, Pennsylvania

Andrew B. Peitzman, MD
Mark M. Ravitch Professor
Executive Vice-Chairman
Department of Surgery
Distinguished Professor of Surgery
University of Pittsburgh School of Medicine
Pittsburgh, Pennsylvania

Benjamin J. Moran, MD
Visiting Instructor of Surgery
Program in Trauma
Department of Surgery
University of Maryland School of Medicine
Baltimore, Maryland

Lewis J. Kaplan, MD, FACS, FCCM
Professor of Surgery
Department of Surgery
Perelman School of Medicine
University of Pennsylvania
Philadelphia, Pennsylvania

Daniel N. Holena, MD, MSCE
Associate Professor
Department of Surgery and Epidemiology
University of Pennsylvania
Associate Chief, Section of Emergency Surgery
Department of Surgery
University of Pennsylvania Health System
Philadelphia, Pennsylvania

James H. Holmes IV, MD
Professor of Surgery
Department of Surgery
Wake Forest University School of Medicine
Winston-Salem, North Carolina

John A. Horton III, MD
Assistant Professor
Physical Medicine and Rehabilitation
University of Pittsburgh
Pittsburgh, Pennsylvania

Rao R. Ivatury, MD, FACS
Professor Emeritus
Virginia Commonwealth University Medical Center
Richmond, Virginia

Junichi Izawa, MD, DrPH
Research Fellow
Center for Critical Care Nephrology
Department of Critical Care Medicine
University of Pittsburgh School of Medicine
Pittsburgh, Pennsylvania

J. B. Moses, MD, MS
General Surgery Resident
Department of Surgery
University of Pittsburgh Medical Center
Pittsburgh, Pennsylvania

Gregory J. Jurkovich, MD
Vice-Chairman for Clinical Affairs and Quality
Department of Surgery
University of California–Davis
Sacramento, California

Kelly Kempe, MD
Assistant Professor of Surgery
College of Medicine Memphis
University of Tennessee Health Science Center
Memphis, Tennessee

Sidrah Khan, MD
PGY3
Department of General Surgery
University of Pittsburgh
Pittsburgh, Pennsylvania

Patrick K. Kim, MD
Associate Professor of Clinical Surgery
Department of Surgery
Perelman School of Medicine
University of Pennsylvania
Vice-Chief
Division of Traumatology, Surgical Critical Care and Emergency Surgery
Department of Surgery
Penn Presbyterian Medical Center
Philadelphia, Pennsylvania

Leslie Kobayashi, MD, FACS
Associate Clinical Professor of Surgery
Department of Surgery
University of California–San Diego
San Diego, California

Robert C. Kovell, MD
Assistant Professor
Department of Medicine
Perelman School of Medicine
University of Pennsylvania
Philadelphia, Pennsylvania

Rosemary Kozar, MD, PhD
Professor
Department of Shock Trauma and Surgery
University of Maryland School of Medicine
Baltimore, Maryland

Jason Pasley, DO, FACS
Assistant Professor of Surgery
Department of Surgery
Cedars-Sinai Medical Center
Los Angeles, California

Lillian Liao, MD, MPH
Associate Clinical Professor
Department of Surgery
University of Texas Health San Antonio
Pediatric Trauma and Burn Director
University Hospital
San Antonio, Texas

Fulin Lillian Lee, MD, CM, FRCSC
Attending Surgeon
General Surgery Department
Anna-Laberge Hospital
Chateauguay, Quebec, Canada

Kenneth K. W. Lee, MD
Jane and Carl Citron Professor of Surgery
Section of Gastrointestinal Surgery
Department of Surgery
University of Pittsburgh School of Medicine
Department of Surgery
UPMC Presbyterian Shadyside
Pittsburgh, Pennsylvania

Ari Leppäniemi, MD, PhD, DMCC
Professor of Surgery
Adjunct Associate Professor of Surgery
Second Department of Surgery
Helsinki University Central Hospital
Helsinki, Finland

L. Scott Levin, MD
Chair
Department of Orthopaedic Surgery
University of Pennsylvania
Philadelphia, Pennsylvania

Ryan M. Levy, MD
Assistant Professor
Department of Cardiothoracic Surgery
University of Pittsburgh
Pittsburgh, Pennsylvania
Chief
Department of Cardiothoracic Surgery
UPMC Passavant
McCandless, Pennsylvania

Jose L. Pascual, MD, PhD, FRSC(C), FACS
Associate Professor
Division of Traumatology, Surgical Critical Care and Emergency Surgery
Department of Neurosurgery
Perelman School of Medicine
University of Pennsylvania
Penn-Presbyterian Medical Center
Philadelphia, Pennsylvania

Anthony J. Lewis, MD, MSc
Chief Resident
Department of Surgery
University of Pittsburgh and University of Pittsburgh Medical Center
Pittsburgh, Pennsylvania

Shimena Li, MD
General Surgery Resident
Department of General Surgery
University of Pittsburgh Medical Center
Pittsburgh, Pennsylvania

James D. Luketich, MD
Henry T. Bahnson Professor and Chairman
Department of Cardiothoracic Surgery
University of Pittsburgh
Chairman
Department of Cardiothoracic Surgery
Chief
Division of Thoracic and Foregut Surgery
University of Pittsburgh Medical Center
Pittsburgh, Pennsylvania

Louis J. Magnotti, MD
Professor
Department of Surgery
University of Tennessee Health Science Center
Memphis, Tennessee

Neil Malhotra, MD
Vice Chair of Operations
Department of Neurosurgery
University of Pennsylvania
Philadelphia, Pennsylvania

Niels D. Martin, MD
Section Chief of Surgical Critical Care
Department of Surgery
University of Pennsylvania
Philadelphia, Pennsylvania

Christian Martin-Gill, MD, MPH
Associate Professor
Department of Emergency Medicine
University of Pittsburgh
Pittsburgh, Pennsylvania

Gary W. Nace, MD
Assistant Professor of Surgery
Attending Surgeon
Department of Pediatric General, Thoracic and Fetal Surgery
Children's Hospital of Philadelphia
Philadelphia, Pennsylvania

Samir Mehta, MD
Chief
Orthopaedic Trauma Division
Department of Orthopaedic Surgery
University of Pennsylvania
Philadelphia, Pennsylvania

J. Wayne Meredith, MD
Chair
Department of Surgery
Wake Forest School of Medicine
Chief of Surgery
Wake Forest Baptist Health
Winston-Salem, North Carolina

Keith R. Miller, MD
Associate Professor of Surgery
Department of Surgery
University of Louisville
Louisville, Kentucky

Ronnie N. Mubang, MD
Fellow, Surgical Critical Care
Department of Surgery
Vanderbilt University Medical Center
Nashville, Tennessee

Cody L. Mullens, MD, MPH
MD/MPH Dual Degree Candidate
Department of Center for Public Health Initiatives
University of Pennsylvania
Philadelphia, Pennsylvania

Michael L. Nance, MD
Professor
Department of Surgery
University of Pennsylvania
Director
Pediatric Trauma Program
Department of Surgery
Children's Hospital of Philadelphia
Philadelphia, Pennsylvania

Lena M. Napolitano, MD, FACS
Professor of Surgery
Department of Surgery
University of Michigan
Ann Arbor, Michigan

Erik J. Olson, MD
Instructor
Department of Surgery
Perelman School of Medicine
University of Pennsylvania
Philadelphia, Pennsylvania

Stacy Pelekhaty, MS, RD, LDN, CNSC
Clinical Nutrition Specialist
Department of Shock Trauma
University of Maryland–Baltimore
Baltimore, Maryland

Matthew D. Neal, MD
Roberta G. Simmons Assistant Professor of Surgery
Department of Surgery
University of Pittsburgh
Pittsburgh, Pennsylvania

Vanessa Nomellini, MD, PhD
Assistant Professor
Department of Surgery
University of Cincinnati
Department of Surgery
University of Cincinnati Medical Center
Cincinnati, Ohio

Mark W. Ochs, DMD, MD
Professor
Department of Oral and Maxillofacial Surgery
University of Pittsburgh and University of Pittsburgh Medical Center
Pittsburgh, Pennsylvania

Paul E. Phrampus, MD
Professor
Department of Emergency Medicine
University of Pittsburgh
Vice Chair, Quality and Patient Safety
Department of Emergency Medicine
University of Pittsburgh Medical Center
Pittsburgh, Pennsylvania

Juan Carlos Puyana, MD, FACS, FCCP
Professor
Department of Surgery
Critical Care Medicine and Clinical Translational Science
University of Pittsburgh
Director Global Health
Department of Surgery
University of Pittsburgh
Pittsburgh, Pennsylvania

Brian P. Smith, MD
Assistant Professor of Surgery
Department of Surgery
Perelman School of Medicine
Department of Surgery
Penn Presbyterian Medical Center
Philadelphia, Pennsylvania

Megan T. Quintana, MD
Visiting Instructor
Division of Trauma and Critical Care
R. Adams Cowley Shock Trauma Center
University of Maryland
Baltimore, Maryland

Roderick M. Quiros, MD, FACS
Clinical Professor
Department of Surgery
Temple University School of Medicine
Clinical Professor
St. Luke's Cancer Care Associates
St. Luke's University Health Network
Bethlehem, Pennsylvania

Jin H. Ra, MD
Associate Professor
Department of Surgery
UNC Chapel Hill
SICU Medical Director
Department of Surgery
UNC Chapel Hill
Chapel Hill, North Carolina

Rafael G. Ramos-Jimenez, MD
General Surgery Resident
Department of Surgery
University of Pittsburgh Medical Center
Pittsburgh, Pennsylvania

Shariq S. Raza, MD
Assistant Professor of Surgery
Department of Surgery
Perelman School of Medicine
University of Pennsylvania
Trauma Surgeon and Surgical Critical Care Intensivist
Department of Surgery
Hospital of University of Pennsylvania
Philadelphia, Pennsylvania

Patrick M. Reilly, MD
C. William Schwab Professor Emeritus
Department of Surgery
Perelman School of Medicine
University of Pennsylvania
Philadelphia, Pennsylvania

Charles P. Shahan, MD, MS
Resident Physician
Department of Surgery
College of Medicine Memphis
University of Tennessee Health Science Center
Memphis, Tennessee

Shelby Resnick, MD, MSED
Associate Physician
Department of Trauma Surgery
Kaiser Permanente-South Sacramento
Sacramento, California

Frederick B. Rogers, MD, MS, MA, FACS
Adjunct Professor
Department of Surgery
University of Pennsylvania
Philadelphia, Pennsylvania
Trauma Surgeon
Department of Surgery
Lancaster General Hospital
Lancaster, Pennsylvania

Babak Sarani, MD
Professor of Surgery
Department of Surgery
George Washington University
Washington, District of Columbia

Martin D. Rosenthal, MD
Assistant Professor of Surgery
Department of Surgery
University of Florida
Gainesville, Florida

Steven Ross, MD
Professor
Department of Surgery
Cooper Medical School of Rowan University Camden
Attending Surgeon
Department of Surgery
Cooper University Hospital
Camden, New Jersey

Michael Rotondo, MD
Professor
Division of Acute Care Surgery
University of Rochester
Chief Executive Officer
University of Rochester Medical Facility
University of Rochester Medical Center
Rochester, New York

Grace F. Rozycki, MD
Professor of Surgery
Department of Surgery
Johns Hopkins University School of Medicine
Attending Surgeon
Department of Surgery
Johns Hopkins Bayview
Baltimore, Maryland

James M. Russavage, MD
Assistant Clinical Professor
Department of Plastic Surgery
University of Pittsburgh
Chief of Reconstructive Surgery
Department of Plastic Surgery
University of Pittsburgh Medical Center
Pittsburgh Pennsylvania

Matthew Sanborn, MD
Attending Neurosurgeon
Department of Neurosurgery
MaineHealth
Scarborough, Maine

Matthew R. Rosengart, MD, MPH
Professor
Department of Surgery
University of Pittsburgh and University of Pittsburgh Medical Center
Pittsburgh, Pennsylvania

Anju B. Saraswat, MD
Assistant Professor of Surgery
Department of Surgery
Wake Forest University School of Medicine
Winston-Salem, North Carolina

Thomas Scalea, MD
Honorable Francis X. Kelly Distinguished Professor
University of Maryland School of Medicine
Physician in Chief
Shock Trauma Director's Office
R Adams Cowley Shock Trauma
Baltimore, Maryland

James M. Schuster, MD, PhD
Associate Professor
Department of Neurosurgery
University of Pennsylvania
Chief, Division of Neurosurgery
Director of Neurotrauma
Penn Presbyterian Medical Center
Philadelphia, Pennsylvania

C. William Schwab, MD
Professor Emeritus
Department of Surgery
Perelman School of Medicine
University of Pennsylvania
Division of Traumatology, Surgical Critical Care & Emergency Surgery
Hospital of the University of Pennsylvania
Philadelphia, Pennsylvania

Mark J. Seamon, MD
Associate Professor of Surgery
Perelman School of Medicine
University of Pennsylvania
Philadelphia, Pennsylvania

Sridhar Shankar, MD
Professor
Department of Radiology
University of Tennessee–Memphis
Chief
Department of Radiology
Regional One Health
Memphis, Tennessee

John P. Sharpe, MS, MD
Assistant Professor
Department of Surgery
University of Tennessee Health Science Center
Memphis, Tennessee

Myrick C. Shinall Jr, MD, PhD
Assistant Professor of Surgery and Medicine
Department of Surgery
Vanderbilt University Medical Center
Nashville, Tennessee

Adam M. Shiroff, MD
Associate Professor of Surgery
Department of Surgery
Perelman School of Medicine
University of Pennsylvania
Philadelphia, Pennsylvania

Selma Marie Siddiqui, MD
Clinical Associate
Department of Surgery
Johns Hopkins University
Baltimore, Maryland
Faculty
Department of Surgery
Suburban Hospital
Bethesda, Maryland

Carrie Sims, MD, PhD, FACS
Associate Professor of Surgery
Department of Surgery
Perelman School of Medicine
Research Director
Section Chief
Departments of Traumatology, Surgical Critical Care, Geriatric Care, Acute Surgery, and Emergency Surgery
University of Pennsylvania Health System
Philadelphia, Pennsylvania

Cheryl Six, DO
Assistant Professor
Department of Surgery
University of Pittsburgh Medical Center
Pittsburgh, Pennsylvania

Lars Sjoholm, MD
Associate Professor
Department of Surgery
Lewis Katz School of Medicine
Temple University
Chief of Trauma/Surgical, Critical Care
Department of Surgery
Temple University Hospital
Philadelphia, Pennsylvania

Laclan J. Smith, MD
Assistant Professor of Neurosurgery
Department of Neurosurgery
University of Pennsylvania
Philadelphia, Pennsylvania

Jason L. Sperry, MD, MPH
Professor of Surgery and Critical Care
Director of Acute Care Surgery Fellowship
Department of Surgery
University of Pittsburgh Medical Center
Pittsburgh, Pennsylvania

Stanislaw P. Stawicki, MD, MBA
Associate Professor
Department of Surgery
Temple/St. Luke's University
University Health Network
Chair
Department of Research Innovation
St. Luke's University Health Network
Bethlehem, Pennsylvania

S. Tonya Stefko, MD
Associate Professor
Departments of Ophthalmology, Otolaryngology, and Neurological Surgery
University of Pittsburgh Medical Center
Pittsburgh, Pennsylvania

Glenn M. Updike, MD, MMM
Assistant Professor
Department of Obstetrics, Gynecology, and Reproductive Sciences
University of Pittsburgh
Physician
Department of Obstetrics, Gynecology, and Reproductive Sciences
Magee-Womens Hospital
Pittsburgh, Pennsylvania

Patricia Zadnik Sullivan, MD
Resident
Department of Neurosurgery
University of Pennsylvania
Philadelphia, Pennsylvania

Joshua J. Sumislawski, MD
Resident Physician
Department of Surgery
University of Colorado
Aurora, Colorado

Samuel A. Tisherman, MD
Professor
Department of Surgery and the Program in Trauma
RA Cowley Shock Trauma Center
University of Maryland School of Medicine
Baltimore, Maryland

Matti Tolonen, MD
Professor
Division of Gastrointestinal Surgery
Helsinki University Central Hospital
Helsinki, Finland

Lily Tung, MD
Senior Trauma Fellow
Department of Surgery
University of Pennsylvania
Philadelphia, Pennsylvania

Selman Uranues, MD
Head
Section for Surgical Research
Medical University of Graz
Professor
Department of Surgery
University Hospital of Graz
Graz, Austria

Charles Vasquez, MD
Surgical Critical Care Fellow
Department of Surgery
Perelman School of Medicine
University of Pennsylvania
Philadelphia, Pennsylvania

Michael A. Vella, MD
Instructor in Surgery
Division of Traumatology, Surgical Critical Care and Emergency Surgery
Perelman School of Medicine
University of Pennsylvania
Penn-Presbyterian Medical Center
Philadelphia, Pennsylvania

Jeffrey Della Volpe, MD, MPH
Assistant Professor
Department of Medicine
Uniformed Services University
Director
Cardiovascular ICU
Department of Medicine
Methodist Hospital
San Antonio, Texas

Henry E. Wang, MD, MS
Professor and Vice Chair for Research
Department of Emergency Medicine
The University of Texas Health Science Center at Houston
Houston, Texas

Rachel L. Warner, DO
Resident in Surgery
Department of Surgery
WVU Medicine
Morgantown, West Virginia

Douglas J. Wiebe, PhD
Professor
Department of Biostatistics, Epidemiology and Informatics
University of Pennsylvania
Philadelphia, Pennsylvania

Matthew Winterton, MD
Resident
Department of Orthopaedic Surgery
University of Pennsylvania
Philadelphia, Pennsylvania

Donald M. Yealy, MD
Professor and Chair of Emergency Medicine
University of Pittsburgh/University of Pittsburgh Physicians
Pittsburgh, Pennsylvania

Feihu Zhou, MD, PhD
Professor
Intensivist
Department of Critical Care Medicine
PLA General Hospital
Beijing, China

Brian S. Zuckerbraun, md
Henry T. Bahnson Professor of Surgery
Chief, Division of General Surgery
University of Pittsburgh
Pittsburgh, Pennsylvania

Prefacio

La 5.ª edición de *Manual de traumatología: cirugía traumatológica y de cuidados intensivos* refleja la maduración y la evolución del campo. Además de la cobertura de los traumatismos, los cuidados intensivos y la cirugía general de urgencia, esta 5.ª edición se ha ampliado para abordar también el rescate quirúrgico y el manejo de las complicaciones frecuentes como reflejo de la expansión de la cirugía de cuidados intensivos. Los pacientes a los que atendemos tienen en común su presentación urgente y su enfermedad, a menudo dependiente del tiempo, ya sea por una lesión, una enfermedad quirúrgica general de urgencia o una complicación importante. Los capítulos están organizados por procesos de enfermedad y basados en la cronología de la atención al paciente. El servicio de urgencias y los servicios de cirugía de traumatología/cuidados intensivos de muchos hospitales son esencialmente las «redes de seguridad» para los pacientes hospitalizados y los pacientes ambulatorios en estado crítico. *Manual de traumatología* incorpora los diversos procesos de enfermedad y la atención que prestamos cada día.

Hemos aprovechado el éxito de las cuatro primeras ediciones ampliando la autoría de los capítulos a más expertos internacionales y nacionales. Se han actualizado y revisado los capítulos sobre la atención traumatológica. Se han añadido nuevos capítulos sobre cuidados críticos. Se han ampliado y reorganizado los capítulos sobre cirugía general de urgencia. Se ha añadido una nueva sección que incluye capítulos sobre rescate quirúrgico y manejo de las complicaciones quirúrgicas comunes.

Al igual que en las primeras ediciones, todos los capítulos están escritos por expertos en estos campos. Las recomendaciones formuladas están respaldadas por la amplia experiencia clínica de los autores. En lugar de enumerar todas las opciones en una situación clínica, se presenta una recomendación de consenso. Hemos intentado que el contenido de *Manual de traumatología* sea práctico y directo.

El objetivo de la obra sigue siendo servir de referencia de bolsillo para todos los que atienden a pacientes con enfermedades quirúrgicas agudas. El formato del libro es el de un manual de bolsillo fácil de usar, más que un libro de texto completo. Dicho esto, este libro contiene una gran cantidad de información que cubre todas las fases de la cirugía de traumatología y de cuidados intensivos.

Índice de contenidos

Sección IV Cirugía de urgencia 635

Sección V Rescate quirúrgico, complicaciones 857

I Generalidades

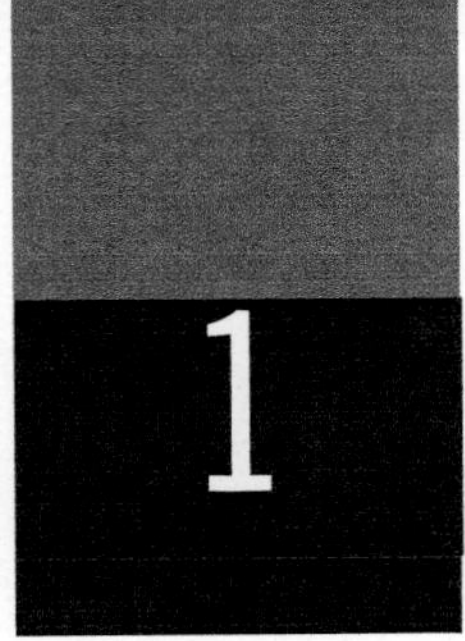

1 Cirugía de cuidados intensivos: conceptos clave

Andrew B. Peitzman

"Todo hospital importante debería tener al menos un cirujano residente de entre todos ellos que esté bien formado y sea capaz de hacer frente a cualquier urgencia que pueda surgir."

(Dr. William S. Halsted)

I. La cirugía de urgencias y cuidados intensivos (CUCI) ha evolucionado rápidamente como paradigma en el manejo de pacientes quirúrgicos de cuidados intensivos. La generalización de «superespecialistas» quirúrgicos y de centros de atención terciaria y cuaternaria ha dejado atrás al paciente de cirugía general. El informe de 2003 del Institute of Medicine (IOM) de Estados Unidos evidenció la crisis nacional en la atención de urgencias por la saturación de los servicios de urgencias y la falta de cobertura quirúrgica. Estos pacientes padecen «enfermedades quirúrgicas sensibles al tiempo» de gran urgencia que requieren evaluación y tratamiento muy rápidos, lo que se ve agravado por un volumen creciente de pacientes de cirugía general de urgencia (CGU), con 27.6 millones de ingresos hospitalarios para este cometido en los últimos 10 años. El envejecimiento de la población, el aumento de las visitas a los servicios de urgencias y la falta de personal quirúrgico crean la tormenta perfecta. Para hacer frente a esta necesidad, la American Association for the Surgery of Trauma (AAST) propuso la especialidad de CUCI. Tal y como se concibió inicialmente, los tres componentes de la CUCI eran el traumatismo, la cirugía de cuidados intensivos (CCI) y la CGU. La práctica de la CUCI se ha ampliado para incluir la cirugía general programada y el rescate quirúrgico. Estas áreas de interés forman los cinco pilares de la CUCI (fig. 1-1).

II. Aunque las directrices para la formación están bien establecidas por la AAST, la práctica de la CUCI está determinada por las necesidades locales del hospital. En el ámbito local, el servicio puede incluir cualquier combinación de los cinco componentes que conforman la CUCI. En función de las necesidades de cada hospital y grupo de cirujanos, la práctica de la CGU puede fusionarse con la traumatología y/o los cuidados intensivos o puede funcionar como un servicio independiente. La amplia variedad de denominaciones que recibe un servicio de este tipo ilustra la variabilidad: servicio de traumatología, traumatología y CUCI, servicio de CGU, servicio de CUCI, servicio de cirugía general, etc. Algunas de las ventajas de organizar un servicio de CUCI son la liberación de tiempo para los cirujanos que prefieren una práctica más programada, el aumento de la satisfacción laboral, la mejora de la calidad y la puntualidad de la atención, y el aumento del tiempo para fines de investigación. Y, lo que es más importante, el servicio de CUCI satisface una necesidad de cuidados intensivos de los pacientes. En nuestra institución, el servicio de CUCI cuenta con cinco equipos: unidad de cuidados intensivos de traumatología, dos servicios de traumatología y dos servicios de cirugía general (incluidos las intervenciones programadas y las de CGU), cada uno de los cuales cuenta con una dotación completa de miembros asistenciales, becarios, residentes y proveedores de práctica avanzada.

III. En el pasado se expresó la preocupación sobre la posible competencia entre los cirujanos de CUCI y los de cirugía general programada por los casos quirúrgicos. En realidad, cuando se ha estudiado esta cuestión, la incorporación de un servicio de CUCI es simbiótica: ambos servicios prosperan. Por un lado, los cirujanos generales que no realizan intervenciones quirúrgicas de carácter urgente se concentran en el desarrollo de sus prácticas, sin interrupciones. Por otro lado, el servicio de CUCI proporciona una atención más rápida a los pacientes con enfermedades dependientes del tiempo: una evaluación más rápida, un proceso más rápido hacia el quirófano y atención definitiva. La primera sección de este manual cubre áreas que son comunes en todos los componentes que forman parte de la CUCI.

IV. Tanto si se trata de un paciente herido como de un paciente con una víscera perforada, el control rápido de la fuente (esplenectomía para la rotura del bazo en el paciente traumático, parche de Graham de la úlcera perforada en el paciente de CGU, antibióticos y desbridamiento rápido en el paciente con infección necrosante de tejidos blandos) mejora el pronóstico.

A. Principios comunes en el manejo del paciente de CUCI (traumático o no).

1. Tratar de manera empírica y luego diagnosticar lesiones/enfermedades específicas.

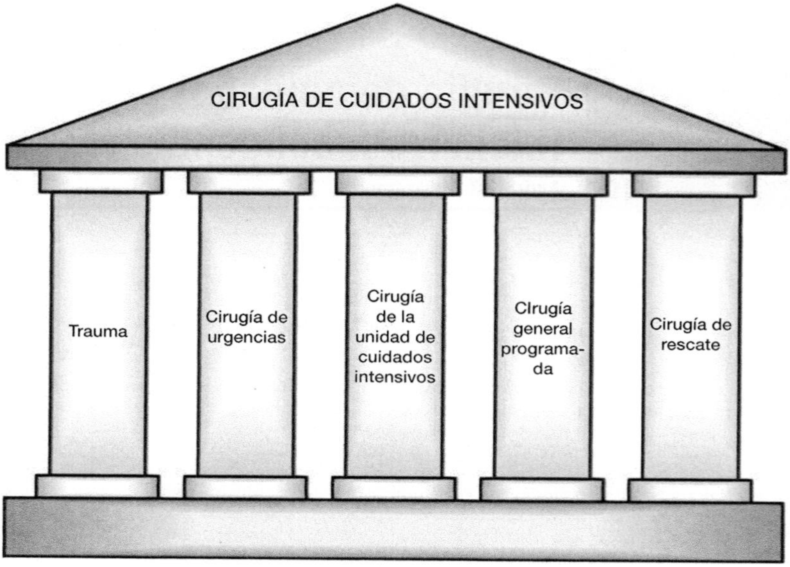

Figura 1-1. Los cinco pilares de la cirugía de urgencias y de cuidados intensivos.

   a. Vía aérea segura, reposición intravenosa de la volemia, antibióticos de amplio espectro tempranos si la sepsis/infección es parte de la preocupación clínica.
2. Seguir la nemotecnia ATLS (*Advanced Trauma Life Support*), o en español SVAT (soporte vital avanzado en traumatismo), en cualquier paciente crítico.
   a. **Exploración primaria** (encontrar y tratar las amenazas inmediatas a la vida).
   b. **Reanimación** (se produce simultáneamente con la exploración primaria, dirigida a un objetivo).
   c. **Exploración secundaria** (reevaluar, controlar la respuesta al tratamiento).
   d. **Cuidado definitivo** (control de la fuente).
3. Control rápido de la fuente.
4. El retraso del traslado al quirófano aumenta la mortalidad.
5. La edad/comorbilidad aumenta la mortalidad.
6. Los signos vitales son indicadores no sensibles de la perfusión tisular y de la volemia.
   a. Tratamiento dirigido a objetivos, incluidas las concentraciones de lactato y la diuresis.
7. Reconocimiento/reversión de anticoagulantes y antiplaquetarios.

V. TRAUMATISMOS. Los traumatismos son el primer pilar de la CUCI. El envejecimiento de la población, con las caídas al suelo como mecanismo habitual de lesión, la generalización del tratamiento no quirúrgico de las lesiones abdominales y de otro tipo, y la creciente utilización de la angioembolización han resultado en un menor número de procedimientos quirúrgicos para el traumatólogo. La segunda sección de este manual está dedicada a la atención del paciente con traumatismo. Los capítulos iniciales analizan los sistemas del traumatismo, el mecanismo de la lesión y la reanimación inicial. Los capítulos siguientes definen en detalle el manejo de las lesiones orgánicas especificas.

VI. CIRUGÍA DE CUIDADOS INTENSIVOS (CCI). La CCI ha sido el segundo pilar de la CUCI durante décadas. Este conjunto de habilidades adicionales permite la continuidad de la atención al paciente traumático. El primer año de la beca de ampliación de estudios enfocada en CUCI es principalmente una beca centrada en CCI. La tercera sección del manual amplía el manejo del paciente en la unidad de cuidados intensivos (UCI).

VII. CIRUGÍA GENERAL DE URGENCIA. La CGU es el tercer pilar de la CUCI. Aunque el término CUCI es un término relativamente nuevo, la práctica no lo es. Sabemos que el 75 % de nosotros siempre hemos practicado lo que ahora se denomina CUCI. Los profesionales europeos no utilizan el término cirujano de cuidados intensivos, sino cirujano de urgencias o cirujano visceral. El manejo del paciente de CGU suele depender tanto del tiempo como el del paciente traumático lesionado, con necesidad de reanimación rápida y control de la fuente del paciente séptico o de hemostasia en el paciente con hemorragia. El 80 % de este grupo de riesgo está formado por siete enfermedades: tratamiento quirúrgico de la úlcera péptica, colectomía parcial, resección del intestino delgado, colecistectomía, lisis de adherencias, apendicectomía y laparotomía. Las infecciones necrosantes de tejidos blandos (*v.* cap. 63) constituyen otro grupo de pacientes críticos para el cirujano de CUCI.

VIII. CIRUGÍA GENERAL PROGRAMADA. La cirugía general programada, como cuarto pilar de la CUCI, ayuda al cirujano a dominar tanto las operaciones básicas como complejas en un entorno controlado. Con este tipo de cirugías, el cirujano desarrolla un conocimiento profundo de la anatomía (y de las variantes anatómicas) y de las complicaciones que se derivan de estos procedimientos. Estos conocimientos y experiencia le preparan para abordar eficazmente la anatomía y la fisiología anómala en un paciente crítico con complicaciones que requieren tratamiento quirúrgico.

A. A continuación, se ofrecen algunos ejemplos de este principio. Las lesiones importantes de la vena cava inferior hepática/retrohepática son poco frecuentes, incluso en los centros de traumatología más concurridos. Además, en la mayoría de las series se ha documentado una mortalidad del 65 % al 100 % para estas lesiones. El hecho de realizar más guardias de traumatología no proporciona al cirujano el conocimiento anatómico y la experiencia necesarios para tratar estas lesiones hepáticas de alto grado. Para aprender la anatomía y adquirir las habilidades quirúrgicas esenciales para tratarlas, recomendamos observar a los cirujanos hepatobiliares/de trasplantes de la institución donde uno trabaja. Y hacerlo con bastante frecuencia. Otra opción para adquirir esta experiencia son las intervenciones destinadas a la obtención de órganos. El mismo principio para ampliar el conjunto de habilidades podría aplicarse con las lesiones vasculares. Observe a los cirujanos vasculares. Llevamos décadas proporcionando formación sobre exposición anterior/retroperitoneal/torácica a nuestros cirujanos de columna. Esto permite adquirir las habilidades para acceder y exponer los grandes vasos del tórax y el abdomen, desde la parte superior del tórax hasta el ligamento inguinal. El último ejemplo de la importancia de la cirugía programada en la CUCI es la sigmoidectomía laparoscópica. Si se domina la resección sigmoidea programada, las opciones para el tratamiento quirúrgico de la diverticulitis perforada se amplían (p. ej., resección laparoscópica de Hartmann o resección laparoscópica y anastomosis). Además, el curso ASSET (*Advanced Surgical Skills for Exposure in Trauma*) del American College of Surgeons es muy valioso para la formación en anatomía y exposición.

IX. CIRUGÍA DE RESCATE

"Los pacientes casi siempre toleran una cirugía bien concebida y dirigida; sin embargo, no toleran la primera complicación."

(Richard L. Simmons, MD)

A. Cirugía de rescate. La cirugía de rescate es un componente esencial de la CUCI con el objetivo de gestionar lo antes posible una complicación quirúrgica (*v.* cap. 70). La última sección del manual cubre la cirugía de rescate, seguida de capítulos dedicados al manejo quirúrgico de las complicaciones en la atención de la vía aérea, cirugía gastrointestinal y bariátrica, sondas de alimentación y la inserción de vías vasculares, y afecciones torácicas comunes. La **cirugía de rescate** consiste en el manejo exitoso de cualquier complicación posquirúrgica o de cualquier procedimiento, mientras que el **fallo del rescate** define la muerte tras una complicación médica o quirúrgica. De los muchos pacientes a los que atiende el cirujano de cuidados intensivos, los que requieren cirugía de rescate son probablemente los más vulnerables. Al hablar de complicaciones, es importante dividir las complicaciones posquirúrgicas en médicas y quirúrgicas. Las primeras incluyen (sin limitarse a ellas) el infarto de miocardio, la neumonía, la trombosis venosa profunda, la insuficiencia renal, la enfermedad cerebrovascular y la insuficiencia respiratoria. Las **complicaciones médicas** suelen estar relacionadas con los factores del paciente, la fragilidad y la comorbilidad, y rara vez requieren un tratamiento quirúrgico. Una **complicación quirúrgica** es la consecuencia de una cirugía o procedimiento (como la gastrostomía percutánea, la colonoscopia o la angiografía) y suele requerir una intervención quirúrgica. Las complicaciones quirúrgicas son el pronóstico de una complicación técnica y, por tanto, suelen estar relacionadas con el cirujano, y es importante mencionar que son más evitables que las complicaciones médicas.

B. Incluso una sola complicación posquirúrgica afecta significativamente el pronóstico del paciente; la mortalidad a los 60 días se multiplica por 3.4 en los pacientes con complicaciones. Una vez que se produce la primera complicación, los pacientes corren el riesgo de sufrir otras. El riesgo de complicaciones secundarias tras la aparición de cinco complicaciones primarias (neumonía, infarto de miocardio, infección del sitio quirúrgico en el espacio profundo, hemorragia o acontecimiento transfusional, e insuficiencia renal aguda) aumenta significativamente. El reconocimiento y el tratamiento oportunos de la primera complicación (rescate) abortan la cascada que puede dar lugar a múltiples complicaciones y a la muerte (fallo del rescate).

C. La cirugía general de urgencia (CGU) se ve afectada en particular por una morbilidad y una mortalidad significativas, con tasas superiores a las de los pacientes quirúrgicos no urgentes. Esta modalidad de cirugía comprende solo el 14.6 % de los procedimientos de cirugía general en el *National Surgical Quality Improvement Program* (NSQIP) de Estados Unidos, pero es responsable del 53.5 % de las muertes en la población quirúrgica. Las hemorragias, la enfermedad cerebrovascular, los infartos de miocardio y las neumonías conllevan un mayor riesgo de muerte posquirúrgica en comparación con otras, como las infecciones del sitio quirúrgico y las infecciones de las vías urinarias.

D. A menudo se nos llama para que acudamos a urgencias no solo por nuestros propios pacientes, sino también por los de otros servicios quirúrgicos, especialidades intervencionistas y por pacientes médicos con complicaciones que requieren tratamiento quirúrgico. El cirujano de cuidados intensivos debe tener las habilidades necesarias para intervenir en las complicaciones de estos pacientes, a menudo en estado crítico, y necesita un sistema hospitalario con los recursos necesarios para gestionar esta población vulnerable.

X. BECA DE CIRUGÍA DE CUIDADOS INTENSIVOS. La AAST ha actualizado las directrices y el plan de estudios para la beca de CUCI (disponible en http://www.aast.org.) La beca, de 2 años de duración, incorpora los requisitos de rotación de 9 meses en la UCI de la beca CUCI con 15 meses adicionales de rotación en varios servicios quirúrgicos de urgencia y de cirugía programada. Se permite cierta flexibilidad y variación en función de los puntos fuertes y débiles del entorno de formación local y de las necesidades del estudiante en formación. Cada uno de los 2 años tiene objetivos distintos. El primer año está diseñado principalmente para formar completamente al becario en CUCI. Como componente del primer año, el becario también rota en los servicios de traumatología y cirugía general y realiza guardias nocturnas. El segundo año se centra en cuatro aspectos. Es un período que se centra en el aprendizaje de la cirugía en las áreas que suponen un mayor reto para todos los cirujanos de traumatología: lesiones hepáticas, torácicas y vasculares importantes. Se cubren las lagunas que puedan existir en la experiencia quirúrgica y la formación durante la residencia del becario. El tercer objetivo es tener la oportunidad de trabajar como adjunto en un servicio de traumatología o CGU con un adjunto senior al alcance de la mano. El objetivo final del segundo año es la oportunidad de participar en las iniciativas de investigación del programa. Además, se ofrecen oportunidades para aprender sobre sistemas de traumatología, la supervisión de un sistema aeromédico o de un servicio de medicina de urgencias, cómo dirigir un centro de traumatología, entender la mejora del rendimiento, y enseñar.

XI. Como becario o joven miembro de la facultad que comienza su carrera en CUCI, tiene la oportunidad de moldear y desarrollar un nuevo campo. La oportunidad de ejercer como experto generalista será gratificante, pero requiere una inversión continua en la propia base de conocimientos, que se ve reforzada por el mantenimiento de una sólida relación con los subespecialistas. La CUCI sigue redefiniéndose y ampliándose con las necesidades insatisfechas de los pacientes y los hospitales. Además, las preguntas sin respuesta y las oportunidades de investigación son ilimitadas. ¡Qué momento tan emocionante para ser un cirujano de cuidados intensivos!

Lecturas recomendadas

Briggs A, Peitzman AB. Surgical rescue. In: Britt LD, Peitzman AB, Jurkovich, GJ, et al., eds. *Acute Care Surgery*. Philadelphia, PA: Wolters Kluwer; 2018.

Britt LD. Acute care surgery: general principles. In: Britt LD, Peitzman AB, Jurkovich GJ, et al., eds. *Acute Care Surgery*. Philadelphia, PA: Wolters Kluwer; 2018:1–22.

Esposito TJ, Leon L, Jurkovich GJ. The shape of things to come: results from a national survey of trauma surgeons on issues concerning their future. *J Trauma* 2006;60:8–16.

Lewis AJ, Rosengart MR, Peitzman AB. Acute care surgery. In: Moore EE, Feliciano DV, Mattox K, eds. *Trauma*. New York, NA: McGraw-Hill; 2017.

McCoy CC, Englum BR, Keenan JE, et al. Impact of specific operative complications on the outcomes of emergency general surgery patients. *J Trauma Acute Care Surg* 2015;78:912–919.

Scott JW, Olufajo OA, Brat GA, et al. Use of the national burden to define operative emergency general surgery. *JAMA Surg* 2016;151(6):e160480. doi:10.1001/jamasurg.2016.0480.

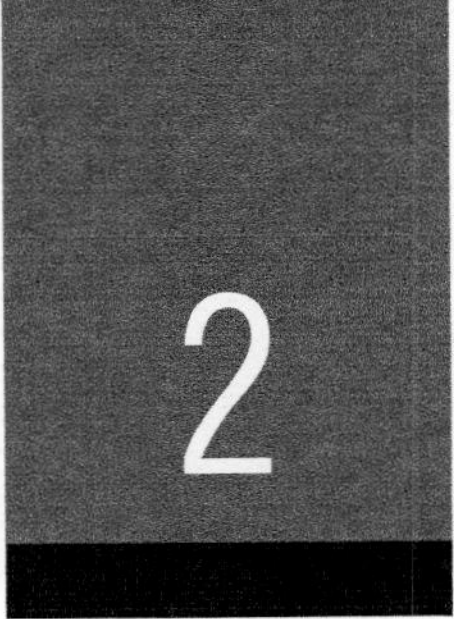

Introducción a la atención traumatológica

Amy N. Hildreth, C. Caleb Butts y J. Wayne Meredith

I. INTRODUCCIÓN. El traumatismo es un daño mecánico en el cuerpo causado por una fuerza externa. El paciente traumático se ha definido como «una persona lesionada que requiere un diagnóstico y un tratamiento oportunos de las lesiones reales o potenciales por parte de un equipo multidisciplinar de profesionales sanitarios, con el apoyo de los recursos adecuados, para disminuir o eliminar el riesgo de muerte o discapacidad permanente». En este capítulo se describe el impacto actual de las lesiones en la salud de la población, la estructura de los sistemas de traumatología actuales, y cómo se miden y cuantifican las lesiones.

II. SALUD PÚBLICA Y LESIONES. Desde la salud pública las lesiones se consideran una amenaza para la población y una enfermedad que puede prevenirse o tratarse para mejorar el pronóstico. El abordaje desde la salud pública con respecto a las lesiones consta de los siguientes componentes:

- **A. Evaluación.** Obtención y análisis de información relacionada con las lesiones a partir de bases de datos utilizadas para describir las fuentes de lesiones e identificar posibles intervenciones.
- **B. Desarrollo de políticas.** Se establecen políticas y directrices para mejorar el pronóstico en los sistemas de traumatología, por ejemplo, el desarrollo de criterios para identificar a los centros de traumatología.
- **C. Garantía.** Los servicios se supervisan y evalúan para garantizar que cumplen con las políticas y directrices aceptadas.

III. EPIDEMIOLOGÍA

- **A.** En general, los traumatismos son la tercera causa de muerte en Estados Unidos y son la principal fuente de mortalidad en pacientes de entre 1 y 44 años. En 2016, 231 991 personas murieron de forma secundaria a una lesión, lo que representa 72 muertes por cada 100 000 habitantes. De ellas, 161 374 fueron de naturaleza involuntaria, mientras que 64 876 fueron causadas por la violencia. Cada 2.5 min aproximadamente se produce una lesión mortal.
- **B.** La mortalidad tras un traumatismo puede caracterizarse por tres períodos durante los cuales se produce la mayoría de las muertes. Como se observa en la figura 2-1, el 50 % de las muertes se producen de forma inmediata y suelen ser secundarias a lesiones neurológicas graves o a desangramiento por lesiones de vasos sanguíneos importantes (muertes inmediatas). Estas muertes solo pueden evitarse mediante la prevención de lesiones. El segundo pico, de entre el 30 % y el 40 % de las muertes, se produce durante las primeras horas tras la lesión, y la prevención de estas muertes es el objetivo de los sistemas actuales de traumatología (muertes tempranas). Por último, entre el 10 % y el 20 % de las muertes se producen de forma tardía (entre 1 y 2 semanas después de la lesión) y son secundarias a sepsis e insuficiencia multiorgánica (muertes tardías). La optimización del tratamiento temprano de la lesión y del choque asociado, el control de los daños y el desarrollo del sistema de traumatología evitarán estas complicaciones tardías.
- **C.** En 2016, hubo más de 32 millones de lesiones no mortales atendidas médicamente en Estados Unidos. Las lesiones representan la mayor causa de años de vida potencialmente perdidos (AVPP) antes de los 65 años, con un total de más de 2.7 millones de años o el 23 % de todos los AVPP. El coste total de las lesiones ocurridas en 2016, incluidos los gastos médicos y los salarios perdidos, se estimó en 671 000 millones de dólares.
- **D. Patrones de lesión específicos y mecanismo.**
  1. **Edad.** Si bien las personas de 44 años o menos representan la mayor parte de las lesiones mortales y no mortales, la tasa de mortalidad de los traumatismos en los adultos mayores es muy superior. Entre los pacientes de 0 a 44 años la tasa es de aproximadamente 54 por cada 100 000 habitantes, mientras que es de 128 por cada 100 000 para los mayores de 65 años y de 211 por cada 100 000 para los mayores de 75 años.
  2. **Género.** El 80 % de todas las muertes relacionadas con lesiones se producen en hombres, cuatro veces mayor que el número de muertes en mujeres.
  3. **Mecanismo**
     - **a.** Los **accidentes de tráfico** son la principal causa de muerte relacionada con lesiones; representaron 40 528 muertes en 2016 o 12.5 muertes por cada 100 000 habitantes.

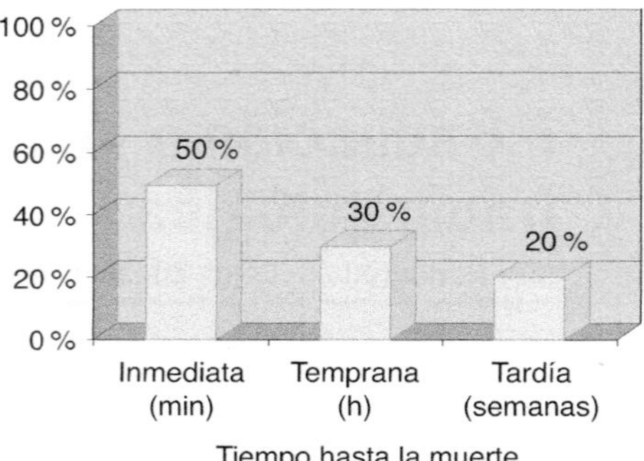

Figura 2-1. Distribución de la muerte tras una lesión. (Adaptado de Trunkey DD. Trauma. Accidental and intentional injuries account for more years of life lost in the U.S. than cancer and heart disease. Among the prescribed remedies are improved preventive efforts, speedier surgery and further research. *Sci Am* 1983;249(2):28-35.)

Más de 4.1 millones de personas sufrieron lesiones no mortales secundarias en accidentes de tráfico en 2016.

b. Las **lesiones relacionadas con armas de fuego** provocaron 38 658 muertes en 2016 y fueron la tercera causa de mortalidad relacionada con lesiones para todas las edades. El 59 % fue pronóstico de un suicidio, mientras que el 37 % estuvo relacionado con un homicidio. Las heridas de bala no mortales se identificaron en 116 414 pacientes en el mismo año. Los disparos mortales involucran sobre todo a hombres jóvenes; el número de muertes en el rango de edad de 15 a 34 años es más de siete veces el número de muertes en mujeres. La incidencia de las lesiones relacionadas con armas de fuego alcanza su punto máximo a los 23 años.

c. Las **caídas** son la principal causa de lesiones no mortales; provocan aproximadamente 9.2 millones de lesiones y 35 862 muertes en todos los grupos de edad. Las caídas son más comunes entre los niños y los adultos mayores, y ambos grupos presentan tasas de lesiones superiores a 4 000 lesiones por cada 100 000 habitantes. A pesar de esta similitud, las caídas son la principal causa de muerte en pacientes de 65 años o más, mientras que la muerte en niños es poco común. La tasa de mortalidad por caídas en pacientes de edad avanzada es 170 veces superior a la de los niños menores de 10 años. El pico de incidencia se produce a los 85 años.

d. **Otros mecanismos comunes** que contribuyen a la mortalidad por traumatismos son la intoxicación, la asfixia, el ahogamiento, los cortes/perforaciones y las quemaduras.

IV. SISTEMAS DE TRAUMATOLOGÍA

A. Visión general

1. **Definición.** Según la definición de la *Trauma System Agenda for the Future*, «un **sistema de traumatología** es un esfuerzo organizado y coordinado en un área geográfica determinada que ofrece toda la variedad de cuidados a todos los pacientes heridos y está integrado con el sistema de salud pública local». El objetivo de un sistema de traumatología es reducir la morbilidad y la mortalidad relacionadas con las lesiones y ofrecer una atención eficiente y rentable a los pacientes heridos.

2. **Perspectiva histórica.** Los sistemas de traumatología se remontan a la época romana. Se utilizaban en tiempos de guerra, y muchos de los avances en la práctica traumatológica de la época estaban relacionados con las necesidades de los heridos en batalla. Gran parte de los progresos realizados durante los dos milenios siguientes se iniciaron en los escenarios de combate. La atención sistemática de los traumatismos civiles en Estados Unidos comenzó con la fundación del *Committee on Fractures* (precursor del **Committee on Trauma [COT]**) en 1922, presidido por Charles L. Scudder, y cambió significativamente con la publicación de *Accidental Death and Disability: The Neglected Disease of Modern Society* en 1966. Este documento puso de manifiesto las carencias en la gestión de las lesiones e inició el desarrollo de sistemas para mejorar la atención traumatológica. En 1973 se aprobó la *Emergency Medical Services Systems Act* para apoyar el desarrollo de sistemas regionalizados de los denominados *Emergency Medical Services* (EMS). En 1976, el COT publicó el documento *Optimal Hospital Resources for the Care of the Seriously Injured* (recursos hospitalarios óptimos para la atención de los heridos graves), que establecía los

criterios que identificaban a los hospitales como centros de traumatología. Este documento ha sido revisado a medida que han evolucionado los conocimientos sobre los sistemas de traumatología. Además, a finales de la década de 1970, se desarrolló el curso *Advanced Trauma Life Support* (ATLS), en español soporte vital avanzado en traumatismo (SVAT), para educar a los médicos sobre las prácticas habituales de atención al paciente traumático. El ATLS se encuentra ahora en su 10.ª edición, se utiliza en 176 países y ha ayudado a diversas instalaciones a desarrollar prácticas establecidas. Más recientemente, se publicó el *Model Trauma Care System Plan*, creado por la Health Resources Services Administration (HRSA), para definir y guiar aún más el desarrollo del sistema de traumatología. Este plan se ha modernizado recientemente en el documento *Model Trauma System Planning and Evaluation*. Posteriormente, se desarrolló el *Trauma Systems Consultation Program* para evaluar los sistemas de traumatología estatales o regionales y proporcionar orientación para el desarrollo futuro del sistema.

3. **Función.** Los sistemas de traumatología han sido diseñados para ser *inclusivos* por naturaleza y utilizar todos los recursos disponibles a fin de proporcionar una atención adecuada a todos los pacientes heridos. Estos sistemas incluyen centros de traumatología y centros no traumatológicos, así como instalaciones en áreas urbanas y rurales. Los sistemas de traumatología también deben estar preparados para atender a los pacientes después de acontecimientos con una gran cantidad de víctimas.
4. **Designación y verificación.** Las instalaciones de un sistema de traumatología requieren la identificación de las capacidades de gestión de lesiones para que puedan realizarse evaluaciones de recursos. Un grupo gubernamental a nivel estatal o local designa a un hospital como centro traumatológico después de evaluar los recursos de la instalación y la capacidad de proporcionar un nivel específico de atención. La verificación (por parte del programa *Verification, Review, and Consultation* [VRC] del American College of Surgeons) ayuda a los hospitales a revisar su capacidad y rendimiento institucional en la atención de pacientes heridos. Una revisión *in situ* realizada por un equipo con experiencia en atención traumatológica evalúa cómo cada programa se ajusta a las características descritas en los *Resources for Optimal Care of the Injured Patient* (Recursos para la atención óptima del paciente herido) y verificará si un hospital cumple los criterios.
5. **Esfuerzos futuros.** La reciente publicación *A National Trauma Care System: Integrating Military and Civilian Trauma Systems to Achieve Zero Preventable Deaths* (Un sistema nacional de atención traumatológica: integración de los sistemas de traumatología militares y civiles para lograr cero muertes evitables) concluye que los sistemas de traumatología paralelos entre el personal civil y el militar disminuyen la calidad de la atención, así como provocan la pérdida de las lecciones ya aprendidas y el fallo en el perfeccionamiento de las técnicas traumatológicas. El informe hace hincapié en la necesidad de un sistema nacional de traumatología, dirigido por el gobierno federal, que coordine la atención traumatológica del personal tanto militar como civil para lograr el pronóstico óptimo: **cero muertes evitables**.

B. **Componentes fundamentales**

1. **Prevención de lesiones.** La prevención de lesiones se ha convertido en un objetivo esencial para que todos los sistemas de traumatología reduzcan de forma proactiva el impacto de las lesiones.
   a. **Prevención primaria.** La prevención primaria se centra en los esfuerzos por evitar los daños antes de que se produzcan. Un ejemplo de este tipo de prevención son las leyes contra la conducción bajo los efectos de las drogas o el alcohol.
   b. **Prevención secundaria.** La mitigación o la identificación temprana de la lesión una vez que se produce define la prevención secundaria. Los cinturones de seguridad y los *airbags* son ejemplos de prevención secundaria.
   c. **Prevención terciaria.** Este tipo de prevención limita la discapacidad y maximiza los resultados funcionales tras la lesión. Los programas de rehabilitación para pacientes heridos son un ejemplo de estas estrategias.
2. **Atención prehospitalaria.** La atención prehospitalaria incluye el acceso a la comunidad y los sistemas de comunicación, así como los sistemas de los servicios médicos de urgencia y los protocolos de triaje. El acceso universal a la atención de urgencia en cualquier país es esencial para permitir la activación eficiente del sistema. Un sistema de comunicación sólido permite coordinar los recursos prehospitalarios y transferir adecuadamente la información a los centros receptores. Los planes de estudios unificados para la formación del personal de los servicios de urgencia proporcionan una base de conocimientos y un conjunto de habilidades más coherentes. Los sistemas de traumatología desarrollados han asegurado una respuesta de urgencia más eficiente gracias a una mejor ubicación geográfica de los proveedores de servicios de urgencias frente a los que solo responden en los centros. Los pacientes pueden ser transportados a través de una variedad de medios de transporte, que van desde la ambulancia hasta el transporte aéreo, en función de la zona

geográfica. En algunas áreas urbanas, los vehículos de las fuerzas de seguridad locales pueden también transportar a las víctimas de lesiones para que reciban atención definitiva.

3. **Centros de cuidados intensivos.** Los centros de atención intensiva ofrecen una variedad de tratamiento de lesiones que va desde la estabilización inicial y el traslado hasta la atención definitiva completa. En función de los recursos disponibles, los centros se caracterizan por la capacidad de gestión de las lesiones, y muchos se designan como centros de traumatología utilizando una escala del I al IV, con los centros de nivel I como los que proporcionan el nivel más completo de atención (se recomienda consultar, con base en la región de procedencia, la clasificación relacionada con los centros de cuidados intensivos).
4. **Atención posthospitalaria.** La atención posthospitalaria es una parte importante de la reducción de la discapacidad y de la mejora del pronóstico a largo plazo del paciente herido.

C. **Elementos de la infraestructura del sistema de traumatología**

1. **Liderazgo.** Debe establecerse una agencia líder que coordine el desarrollo del sistema de traumatología y proporcione la administración necesaria.
2. **Recursos profesionales.** Los sistemas de traumatología exitosos se basan en un número suficiente de proveedores de atención sanitaria competentes y enérgicos para garantizar una atención óptima de las lesiones.
3. **Educación/apoyo.** Los sistemas de traumatología deben educar para mejorar la concienciación pública sobre el traumatismo como estado de enfermedad y la capacidad de la prevención de lesiones para reducir el impacto social del traumatismo. Un ejemplo reciente es la campaña **Stop the Bleed,** que hace hincapié en el control de las hemorragias y el uso de torniquetes para las hemorragias traumáticas. Los cirujanos especialistas en traumatología también abogan por soluciones basadas en la evidencia para prevenir las lesiones. Este año, por ejemplo, un grupo de cirujanos traumatólogos ha publicado recomendaciones para la prevención de lesiones por armas de fuego en el *Chicago Consensus I report* del Firearm Strategy Team (FAST).
4. **Gestión de la información.** Los registros de datos de traumatología en los ámbitos local y nacional proporcionan un recurso inestimable para la mejora del rendimiento, la investigación y la gestión del sistema de traumatología. Lo ideal sería que los datos relacionados con traumatismos se obtuvieran de forma coherente y se incorporaran a las bases de datos regionales y nacionales para proporcionar la descripción más precisa del estado de la atención a las lesiones. En Estados Unidos, esto se realiza actualmente a través del *National Trauma Data Bank* (**NTDB**) y el *Trauma Quality Improvement Project* (**TQIP**).
5. **Economía.** Un apoyo financiero adecuado es esencial tanto para el desarrollo del sistema de traumatología como para la prestación continua de la atención traumatológica. Se requiere una mayor conciencia pública y política de la magnitud del problema para mejorar la financiación gubernamental.
6. **Investigación.** Para seguir mejorando la atención a los heridos, hay que fomentar los esfuerzos de investigación y es fundamental aumentar el apoyo financiero a la investigación en traumatología.
7. **Mejora de la calidad.** Los sistemas de traumatología garantizan la calidad y la seguridad del paciente de varias maneras.
   a. **Programas de mejora de la calidad.** Estos programas utilizan los datos disponibles a través del NTDB y el TQIP para mejorar el pronóstico. Cada programa de traumatología debe contar con un programa formal de mejora del rendimiento y la seguridad del paciente para revisar el rendimiento de la atención hospitalaria y prehospitalaria.
   b. **Acreditación de centros de traumatología.** Las directrices para cada nivel de centro de traumatología especifican qué recursos deben estar disponibles para proporcionar una atención óptima a los pacientes dentro de cada parte del sistema.
   c. **Desarrollo de guías clínicas y directrices basadas en la evidencia.**
8. **Medidas de notificación.** Varias de las métricas notificadas al *Merit-based Incentive Payment System* (MIPS), el programa a través del cual se distribuyen los pagos de Medicare en Estados Unidos, así como otros programas de notificación, pertenecen a la atención de pacientes con traumatismos.
9. **Tecnología.** El potencial de las tecnologías novedosas y en desarrollo debe adoptarse y aplicarse al campo de la atención traumatológica.
10. **Preparación y respuesta a catástrofes.** Los sistemas de traumatología tienen la tarea de estar preparados para responder a posibles catástrofes o siniestros con una gran cantidad de víctimas mediante el desarrollo de un abordaje sistemático y organizado que pueda aplicarse en caso de necesidad.

V. CALIFICACIÓN DE LAS LESIONES

A. Principios

1. **Objetivo.** Los sistemas de puntuación de lesiones se han desarrollado para cuantificar de forma precisa y coherente la magnitud de la lesión desde un punto de vista anatómico,

fisiológico o combinados. Estos sistemas se utilizan en la toma de decisiones de triaje, en las iniciativas de mejora de la calidad y de evaluación comparativa, en los análisis de los programas de prevención y en los esfuerzos de investigación.

2. **Uso de la base de datos.** Los sistemas de puntuación se incluyen habitualmente en las bases de datos de traumatismos a fin de que proporcionen un medio cuantificable de comparación de pacientes. (*v.* cap. 69).
3. **Uso correcto de la calificación.** Los sistemas utilizados para la toma de decisiones de triaje deben de ser fáciles de calcular a partir la información rápidamente disponible. La calificación se utiliza habitualmente en el ámbito de la investigación y, en este caso, debe permitir la identificación de los pacientes con lesiones comparables. La evaluación de las respuestas al tratamiento puede beneficiarse de la aplicación de un sistema de puntuación fisiológico. La combinación de las puntuaciones es muy valiosa a la hora de evaluar el pronóstico después de una lesión.
4. **Limitaciones.** Dado que cada paciente herido es único, no existe un sistema de puntuación único que pueda proporcionar una descripción perfecta.

B. Sistemas de puntuación (*v.* cap. 69)

1. **Escalas anatómicas**
   a. **Escala de lesiones abreviada (AIS, *Abbreviated Injury Score*), Escala de gravedad de la lesión (ISS, *Injury Severity Score*), nueva Escala de gravedad de la lesión (NISS, *New Injury Severity Score*).**
   b. **Escala de lesiones orgánicas (OIS, *Organ Injury Scale*) de la American Association for the Surgery of Trauma (AAST).**
   c. **Cocientes de riesgo de supervivencia (SRR, *Survival Risk Ratios*)/Escala de gravedad de la lesión basada en la clasificación internacional de enfermedade (ICISS, *ICD-based Injury Severity Score*).**
   d. **Perfil anatómico (AP).**
   e. **Índice de traumatismo abdominal penetrante (PATI, *Penetrating Abdominal Trauma Index*).** El PATI es un sistema de puntuación diseñado para cuantificar los efectos de las lesiones abdominales penetrantes. Cada órgano tiene una puntuación de factor de riesgo predeterminada (de 1 a 5), y a los órganos lesionados se les asigna una puntuación de gravedad (de 1 a 5) basada en criterios publicados. La puntuación de gravedad se multiplica por la puntuación del factor de riesgo, y la suma de todos estos resultados es el PATI.
2. **Escalas fisiológicas**
   a. **Escala de Coma de Glasgow (GCS, *Glasgow Coma Score*).**
      i. Una puntuación de 8 o menos suele ser indicativa de una lesión cerebral grave y puede sugerir la necesidad de intervención (p. ej., intubación).
      ii. Se ha comprobado que el componente motor de la GCS se correlaciona bien con toda la escala y es el que más predice el resultado.
   b. **Escala revisada de traumatismo (RTS, *Revised Trauma Score*).**
   c. **Escala del síndrome de respuesta inflamatoria sistémica (SRIS).**
3. **Escalas combinadas**
   a. **Escala de gravedad de traumatismos y lesiones (TRISS, *Trauma and Injury Severity Score*).**
   b. **Caracterización de la gravedad del traumatismo (ASCOT, *A Severity Characterization of Trauma*).**

C. Validación de los sistemas de puntuación

1. Tras el desarrollo de un sistema de puntuación, se requiere un proceso de validación para confirmar su precisión y naturaleza predictiva. Esto puede lograrse a menudo comparando el sistema con una gran base de datos de traumatismos bien elaborada, como un registro estatal de traumatismos o una base de datos gubernamental.

VI. MECANISMOS DE LESIÓN (*v.* cap. 29)

A. Principios. Los traumatismos pueden ser el pronóstico de múltiples mecanismos de lesión, como traumatismos contusos, lesiones penetrantes, lesiones térmicas (que se tratarán en un capítulo posterior) o una combinación de los tres. Estos mecanismos suelen dar lugar a patrones de lesión distintos. El reconocimiento de los patrones de lesión comunes a cada mecanismo es esencial para el diagnóstico y el tratamiento rápidos de las lesiones asociadas.

B. Traumatismo contuso

1. **Tipos**
   a. **Colisión de accidentes de tráfico.**
      i. **Determinantes de la lesión.**
         a) Magnitud de la fuerza/energía de la colisión.
         b) Dirección de la fuerza.
         c) Ubicación del ocupante en el vehículo.

- **d)** Utilización de un dispositivo de sujeción.
- **e)** Tipo de vehículo(s) implicado(s) en la colisión.

ii. Patrones de lesión.

- **a) Frontal.** Suele verse como un patrón de «hacia arriba y por encima» o «hacia abajo y por debajo». El vehículo y su pasajero suelen ser impulsados «hacia arriba y por encima» del otro vehículo, lo que provoca lesiones en el tronco y la cabeza. En los impactos frontales «hacia abajo y por debajo», el ocupante es impulsado bajo la columna de dirección, a menudo golpeando las rodillas contra el salpicadero. En este caso, la parte superior de la pierna y la pelvis absorben gran parte del impacto.
- **b) Lateral.** Si la energía se transfiere al vehículo directamente y este se detiene, este mecanismo da lugar a un patrón de lesión compatible con una lesión por aplastamiento lateral de la columna vertebral, el tronco y la pelvis. Sin embargo, si se transmite movimiento al vehículo, el tronco suele ser impulsado lateralmente mientras la cabeza permanece en su posición original, lo que da lugar a una flexión y rotación lateral de la columna cervical que provoca fracturas y lesiones ligamentosas.
- **c) Por detrás.** Los patrones de lesión con este mecanismo dependerán de la presencia o ausencia de un impacto posterior después de la colisión inicial, ya que es común golpear otro objeto por delante del vehículo como resultado de la colisión. La lesión más común que se observa es la hiperextensión de la columna cervical y la lesión resultante durante la aceleración hacia adelante tras el impacto.
- **d) Rotacional.** En estas colisiones, los patrones de lesión suelen ser una combinación de patrones de impacto frontal y lateral.
- **e) Volcadura o vuelco.** Las colisiones por volcadura o vuelco son muy impredecibles en cuanto a los patrones de lesión, ya que puede haber traumatismos en el ocupante del vehículo desde una multiplicidad de direcciones.
- **f) Expulsión.** Los ocupantes del vehículo que son expulsados durante una colisión tienen el mayor potencial de lesiones. En una colisión, el vehículo ofrece cierta protección al ocupante. Los ocupantes expulsados pierden esa protección, además de la ganancia de la velocidad del vehículo, y se ha comprobado que tienen cuatro veces más probabilidades de requerir el ingreso en una unidad de cuidados intensivos y cinco veces más probabilidades de morir tras la lesión.

iii. Papel de los sistemas de sujeción

- **a) Prevención de lesiones.** Los cinturones de seguridad de tres puntos fueron introducidos por primera vez en 1967 por Bohlin, lo que dio lugar a una disminución significativa de la mortalidad en comparación con los ocupantes sin cinturón durante las colisiones. La combinación de cinturones de seguridad y *airbags* reducen la mortalidad a casi la mitad.
- **b) Lesiones asociadas.** Aunque los sistemas de sujeción y los *airbags* han disminuido significativamente la morbilidad y la mortalidad de las colisiones en los últimos años, plantean algunos riesgos. Los cinturones de seguridad pueden provocar un aumento de la presión intraabdominal, lo que da lugar a lesiones intestinales y otras lesiones intraabdominales, así como a la rotura del diafragma y lesiones de la columna lumbar. Las lesiones atribuibles a la correa del hombro incluyen fracturas de costillas, fracturas de clavícula y lesiones cerebrovasculares contusas. La colocación incorrecta de los cinturones de seguridad aumenta la probabilidad de estas lesiones asociadas. El despliegue del *airbag* tiene el potencial de causar lesiones, normalmente relacionadas con el contacto directo con este. Sin embargo, el 96 % de todas las lesiones asociadas al *airbag* son leves.

b. Colisión entre peatones y automóviles. El patrón de lesiones causado por estas colisiones depende tanto del tamaño del peatón como del tamaño del automóvil que causa la lesión.

- **i. Adultos.** La tríada clásica de lesiones incluye fractura de tibia y peroné, lesión del tronco y la lesión cerebral (tríada de Waddell).
- **ii. Niños.** Por el contrario, un niño que es atropellado por un vehículo automóvil suele recibir el impacto inicial del parachoques a la altura de la pelvis o el fémur. El capó suele golpear el tórax, y el niño suele ser arrastrado por debajo del vehículo, lo que suele provocar un traumatismo multisistémico grave.

c. Caídas. Las caídas son un problema cada vez mayor y pueden dar lugar a múltiples impactos. Aunque históricamente la altura de la caída ha sido el principal determinante de mortalidad, las cifras de muerte por caídas a ras de suelo en Estados Unidos están aumentando.

d. **Agresión.** Las lesiones craneales y faciales son las más comunes con este mecanismo. Las posturas defensivas pueden dar lugar a lesiones en las extremidades superiores e inferiores. Sin embargo, también puede haber lesiones en el tronco como resultado de patadas o pisotones.

C. **Lesión penetrante (*v.* cap. 29)**

1. **Tipos**

a. **Heridas de bala.** Es necesario que el cirujano que atiende a un paciente con una herida de bala tenga conocimientos básicos de balística. La balística se refiere al estudio del vuelo, el comportamiento y la mecánica de los proyectiles. Al describir un proyectil y su movimiento, se aplican tres categorías de balística: interna, externa y terminal.

i. **Balística interna.** Los efectos del diseño de la bala y del arma y el material dentro del arma se conocen como balística interna.

a) **Características del proyectil.** Los principales componentes del diseño de la bala que influyen en la balística son el peso de la bala, su composición (plomo con o sin un revestimiento metálico separado para permitir o prevenir la deformación) y la carga de pólvora utilizada.

b) **Características del arma.** A excepción de las escopetas, las armas actuales tienen una serie de crestas y ranuras en espiral («estriado») que recubren el interior del cañón y que imparten un giro a la bala a lo largo de su eje longitudinal. El giro de la bala le da estabilidad después de salir del arma (tablas 2-1 y 2-2). El diámetro interior del cañón se expresa en centésimas o milésimas de pulgada, que es el calibre del arma.

ii. **Balística externa.** Las principales fuerzas que actúan sobre una bala y que afectan su comportamiento después de salir del cañón del arma son la gravedad y el arrastre.

a) **Gravedad.** Todos los proyectiles tienen la misma tasa de aceleración hacia el suelo debido a la gravedad. Sin embargo, los proyectiles más rápidos viajarán más lejos que los más lentos antes de golpear el suelo.

b) **Arrastre.** El arrastre es la fuerza producida por la resistencia del aire o el fluido al paso de la bala. El arrastre aumenta exponencialmente con la velocidad; la densidad de la sección (masa dividida por el área de la sección transversal) disminuye el arrastre. Por tanto, el menor efecto sobre el arrastre se da en un proyectil pesado y estrecho.

c) **Estabilidad.** La estabilidad de un proyectil en vuelo también está sujeta a variaciones.

iii. **Balística terminal.** La balística terminal describe el comportamiento de un proyectil en los tejidos.

a) **Energía cinética.** La energía cinética (EC) de un proyectil es proporcional a la masa (m) del proyectil por su velocidad (v) al cuadrado. Por tanto, la cantidad de energía cinética de una bala depende en gran medida de su velocidad. Las balas actuales se han diseñado para maximizar la cantidad de energía cinética que se disipa en el tejido.

b) **Cavitación.**

TABLA 2-1 Datos balísticos de las pistolas

Calibre (pulgadas / mm)	Tipo de arma	Peso de la bala (g)	Velocidad de la boca del cañón (m/s)	Energía cinética (J)
0.22 / 5.588	22 corto	1.8	67	97.62
0.25 / 6.35	25 automática	3.24	247	99
0.38 / 9.652	38 Special	10.24	265	356.6
0.354 / 8.9916	9 mm Luger	7.45	352	462.33
0.357 / 9	357 Magnum	10.24	430	943.65
0.44 / 11.176	44 Magnum	15.55	448	1 559.2

TABLA 2-2 Datos balísticos de los rifles

Calibre (pulgadas / mm)	Tipo de arma	Peso de la bala (g)	Velocidad de la boca del cañón (m/s)	Energía cinética (J)
0.22 / 5.588	Remington 22	2.6	360	168
0.223 / 5.66	M-16	3.56	975	1692
0.30 / 7.62	AK-47	8	1067	2339
0.270 / 6.86	270 Winchester	9.7	884	3810
0.308 / 7.82	30–0	9.7	887	3823

1) **Permanente.** El tamaño de la cavidad permanente causada por el paso de la bala por el tejido suele ser relativamente pequeño.
2) **Temporal.** Además, se forma una cavidad temporal. Esta cavidad es el resultado de las ondas creadas por la bala que son perpendiculares a la dirección de su recorrido, que comprimen los tejidos adyacentes. Los proyectiles de alta energía tienden a causar una mayor cavidad temporal. El tipo de tejido que atraviesa la bala también determina el efecto de la cavidad temporal.

c) **Heridas de escopeta.** A diferencia de los cañones estriados, el interior de un cañón de escopeta es liso. Una escopeta dispara múltiples esferas metálicas a gran velocidad, pero se desacelera rápidamente debido a su aerodinámica desfavorable. Las escopetas tienen la mayor capacidad de herir a una distancia relativamente corta (4-5 m). Se denominan generalmente en términos de «calibre», y las de menor calibre son en realidad de gran calibre. Dentro de un cartucho de escopeta, los perdigones están separados de la pólvora por una guata de plástico o cartón. Debe buscarse la guata cuando un paciente esté herido por una escopeta, ya que no es identificable radiográficamente. Estas heridas deben examinarse en serie, ya que es posible obviar una mayor extensión de destrucción tisular inicialmente no evidente.

d) **Heridas de arma blanca.** A diferencia de las heridas por arma de fuego, las puñaladas son heridas de baja energía causadas por armas «de mano». El tipo de arma y su longitud es poco predictiva de la lesión real.

D. **Lesión combinada**

1. **Lesiones por onda expansiva.** Además de la experiencia militar actual, las heridas por onda expansiva son lesiones raras, pero no infrecuentes, con la que se encuentran los cirujanos traumatólogos en activo. La familiaridad con los patrones de lesión asociados es esencial para cualquier cirujano traumatólogo en ejercicio.

   a. **Lesión primaria por onda expansiva.** Las lesiones primarias por onda expansiva son causadas por diferenciales de presión. Los tejidos más vulnerables son la membrana timpánica, los pulmones, el intestino y el encéfalo.

   b. **Lesión secundaria por onda expansiva.** Cuando los restos del artefacto explosivo son recogidos por la onda expansiva e impulsados hacia la víctima, se producen lesiones secundarias por la onda expansiva.

   Estas lesiones son más comunes que las lesiones primarias por onda expansiva y pueden causar importantes heridas contusas y penetrantes. Hay que tener en cuenta que cuando se produce la onda expansiva hay una amplia dispersión de los escombros, por lo que hay que procurar realizar la evaluación de las heridas más allá del lugar de la lesión más evidente.

   c. **Lesión terciaria por onda expansiva.** La lesión terciaria después de una explosión se da cuando se produce un colapso estructural y posterior atrapamiento. El patrón de la lesión depende en gran medida del tipo de onda expansiva y de la estructura, pero pueden producirse síndromes compartimentales y un síndrome de aplastamiento que provoque rabdomiólisis.

d. Lesión cuaternaria. La exposición térmica y otras exposiciones ambientales contribuyen a las lesiones cuaternarias. Estas lesiones pueden incluir quemaduras o lesiones por inhalación.

Lecturas recomendadas

Baker SP, O'Neill B, Haddon W, et al. The injury severity score: a method for describing patients with multiple injuries and evaluating emergency care. *J Trauma* 1974;14(3):187–196.

BleedingControl.org. https://www.bleedingcontrol.org/. Accessed November 27, 2018.

Carter PR, Maker VK. Changing paradigms of seat belt and air bag injuries: what we have learned in the past 3 decades. *J Am Coll Surg* 2010;210(2):240–252.

Champion HR, Holcomb JB, Young LA. Injuries from explosions: physics, biophysics, pathology, and required research focus. *J Trauma* 2009;66(5):1468–1477.

Champion HR, Sacco WJ, Copes WS, et al. A revision of the Trauma Score. *J Trauma* 1989;29(5):623–629.

National Academies of Science Engineering and Medicine. *A National Trauma Care System: Integrating Military and Civilian Trauma Systems to Achieve Zero Preventable Deaths After Injury*. Washington, DC: Author; 2016.

Eastman AB. Wherever the dart lands: toward the ideal trauma system. *J Am Coll Surg* 2010; 211(2):153–168.

Hoyt DB, Ko CY, eds. *Optimal Resources for Surgical Quality and Safety*. Chicago, IL: American College of Surgeons; 2017.

Hunt J, Weintraub S, Marr A. Kinematics of trauma. In: Feliciano D, Mattox K, Moore E, eds. *Trauma*. 6th ed. New York: McGraw-Hill Medical; 2008.

Maiden N. Ballistics reviews: mechanisms of bullet wound trauma. *Forensic Sci Med Pathol* 2009; 5(3):204–209.

Malone DL, Kuhls D, Napolitano LM, et al. Back to basics: validation of the admission systemic inflammatory response syndrome score in predicting outcome in trauma. *J Trauma* 2001;51(3):458–463.

Meredith JW, Evans G, Kilgo PD, et al. A comparison of the abilities of nine scoring algorithms in predicting mortality. *J Trauma* 2002;53(4):621–628; discussion 628–629.

Meredith JW. If Charles L. Scudder could see us now. *J Am Coll Surg* 2017;224(5):761–770.

Model Trauma System Planning and Evaluation. https://www.hsdl.org/?abstract&did=463554. Published 2006. Accessed November 28, 2018.

National Academy of Sciences (US) and National Research Council (US) Committee on Trauma; National Academy of Sciences (US) and National Research Council (US) Committee on Shock. *Accidental Death and Disability: The Neglected Disease of Modern Society*. Washington, DC: National Academies Press; 1966.

Rotondo M, Cribari C, Smith RS, eds. *Resources for Optimal Care of the Injured Patient*. Chicago, IL: American College of Surgeons; 2014.

Rutledge R, Osler T, Emery S, et al. The end of the Injury Severity Score (ISS) and the Trauma and Injury Severity Score (TRISS): ICISS, an international classification of diseases, ninth revision-based prediction tool, outperforms both ISS and TRISS as predictors of trauma patient survival. *J Trauma* 1998;44(1):41–49.

Talley CL, Campbell BT, Jenkins DH, et al. Recommendations from the American College of Surgeons Committee on Trauma's Firearm Strategy Team (FAST) Workgroup: Chicago Consensus I. *J Am Coll Surg* 2019;228(2):198–206.

Trauma System Agenda for the Future: Appendices. https://one.nhtsa.gov/people/injury/ems/emstrauma-system03/index.htm. Accessed November 19, 2018.

Trunkey DD. Trauma. Accidental and intentional injuries account for more years of life lost in the U.S. than cancer and heart disease. Among the prescribed remedies are improved preventive efforts, speedier surgery and further research. *Sci Am* 1983;249(2):28–35.

Volgas DA, Stannard JP, Alonso JE. Ballistics: a primer for the surgeon. *Injury* 2005;36(3):373–379.

WISQARS (Web-based Injury Statistics Query and Reporting System)|Injury Center|CDC. https://www.cdc.gov/injury/wisqars/index.html. Accessed November 12, 2018.

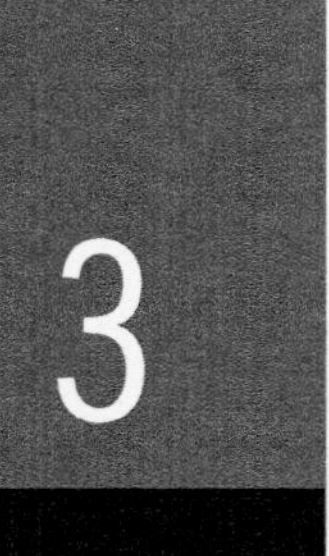

Respuesta fisiológica a las lesiones

Vanessa Nomellini y Carrie Sims

I. ANTECEDENTES. Las lesiones inducen cambios significativos en todos los sistemas orgánicos. La combinación de las respuestas sistémicas al miedo, el dolor, la hemorragia y la lesión tisular contribuyen a la respuesta fisiopatológica a la lesión (tabla 3-1).

- **A.** Definición de choque: perfusión tisular inadecuada para mantener la función de los órganos específicos.
  - **1.** Advertencia: **la presión arterial es una mala medida de la perfusión tisular.**
  - **2.** La hipoxia tisular conduce al metabolismo anaeróbico y a la generación de lactato.
- **B.** Clasificación de los choques (*v.* cap. 6)
  - **1.** Hipovolémico y hemorrágico.
    - **a.** El choque hemorrágico es la forma más común de choque en el paciente traumático.
  - **2.** El choque traumático es una entidad independiente en los pacientes lesionados e incluye elementos de otros tipos de choque.
  - **3.** Cardiógeno.
  - **4.** Vasógeno.
    - **a.** Séptico.
    - **b.** Neurógeno.
  - **5.** Obstructivo.
- **C.** El grado de respuesta celular y fisiológica a la hemorragia depende de la clase de choque. Clases de choque hemorrágico (tabla 3-2):
- **D.** Objetivos del tratamiento.
  - **1.** Identificar la fuente con antelación.
  - **2.** Controlar rápidamente la hemorragia.
  - **3.** Restablecer rápidamente el volumen de sangre.
  - **4.** Evitar la tríada letal de acidosis, hipotermia y coagulopatía.

II. RESPUESTA CELULAR AL CHOQUE. En respuesta a la hipoperfusión tisular, se producen una serie de cambios celulares:

- **A.** Disminución del suministro de oxígeno (SO_2):
  - **1. SO_2 = CO × contenido de oxígeno.**
  - **2. Contenido de oxígeno = ([Hgb] × 1.35 × SaO_2) + (PaO_2 × 0.003).**
- **B.** La disminución de la oxigenación tisular conduce a metabolismo anaeróbico, que provoca un aumento de la producción de lactato y acidosis.
- **C.** Las células son sometidas a estrés y producen radicales libres de oxígeno, desarrollan disfunciones en múltiples vías celulares y mitocondriales, y envían señales de peligro que activan una respuesta inflamatoria sistémica.
- **D.** Si la hipoperfusión es continua, las funciones celulares se comprometen cada vez más con la liberación continua de mediadores tóxicos. Esto conduce a un círculo vicioso que puede convertirse en **un choque descompensado o incluso irreversible.**
- **E.** El restablecimiento del flujo sanguíneo (es decir, la reperfusión) puede exacerbar la generación de radicales libres de oxígeno y señales de peligro, lo que activa aún más la respuesta inflamatoria.

III. RESPUESTA NEUROENDOCRINA. La respuesta inmediata a la lesión es la liberación de varios mediadores que conducen a la estimulación de casi todos los sistemas orgánicos para restaurar la perfusión y proporcionar sustrato para la respuesta al estrés agudo.

- **A.** Sistema nervioso autónomo:
  - **1.** Las catecolaminas (noradrenalina, adrenalina y dopamina) se liberan en respuesta a la hipotensión, el dolor y el miedo.
    - **a.** La tirosina es el sustrato para la síntesis de dopamina. Este neurotransmisor se hidroxila para formar noradrenalina, la cual es, entonces, metilada en la médula suprarrenal para crear adrenalina.
    - **b.** La liberación de catecolaminas provoca un aumento del tono simpático.
    - **c.** Vasoconstricción periférica mediada por α_1.

TABLA 3-1 Respuesta del sistema de órganos

Sistema de órganos	Respuesta fisiológica
Cardiovascular	Taquicardia Disminución de la presión arterial
Renal	Disminución del flujo sanguíneo renal, menor producción de orina
Suprarrenal	Mayor liberación de cortisol
Pulmonar	Aumento del volumen respiratorio por minuto (ventilación minuto) Por mayor frecuencia y volumen corriente
Sistema nervioso central	Alteración del estado mental (directa o indirecta)
Esplácnico (visceral)	Disminución del flujo sanguíneo Desintegración de la función de barrera
General	Edema: • Mayor cantidad de sodio corporal total • Líquido intersticial • Permeabilidad capilar • Hiponatremia • Citocinas locales Hipermetabolismo Leucocitosis

De Peitzman AB, Rhodes M, Schwab CW, y cols. *The Trauma Manual*. 4th ed. Philadelphia, AP: Wolters-Kluwer; 2013.

d. Aumento de la frecuencia cardíaca y de la contractilidad mediada por β_1.
e. La liberación de catecolaminas también provoca un aumento de la glucogenólisis, la gluconeogénesis, la cetogénesis y la lipólisis para generar la energía necesaria.

2. Vía antiinflamatoria colinérgica:
a. La estimulación vagal provoca la liberación de acetilcolina en los órganos del sistema reticuloendotelial (p. ej., hígado, bazo, sonda gastrointestinal).

TABLA 3-2 Signos y síntomas de hemorragia por clase

Parámetro	Clase I	Clase II (leve)	Clase III (Moderada)	Clase IV (grave)
Pérdida de sangre aproximada	<15 %	15 %–30 %	31 %–40 %	>40 %
Ritmo cardíaco	↔	↔/↑	↑	↑/↑↑
Presión arterial	↔	↔	↔/↓	↓
Presión del pulso	↔	↓	↓	↓
Frecuencia respiratoria	↔	↔	↔/↑	↑
Producción de orina	↔	↔	↓	↓↓
Puntuación de la escala de coma de Glasgow	↔	↔	↓	↓
Déficit de base[a]	0 a −2 mEq/L	−2 a −6 mEq/L	−6 a −10 mEq/L	−10 mEq/L o menos
Necesidad de hemoderivados	Monitorizar	Posible	Sí	Protocolo de transfusión masiva

[a]El exceso de base es la cantidad de base (HCO_3^-, en mEq/L) que está por encima o por debajo del rango normal en el organismo. Una cifra negativa se denomina déficit de bases e indica acidosis metabólica.

Reproducido con permiso del American College of Surgeons, Committee on Trauma. *Advanced Trauma Life Support for Doctors: ATLS® Student Course Manual*. 10th ed. Chicago, IL: American College of Surgeons; 2018:49. Tabla 3-1.

b. La acetilcolina interactúa con los receptores nicotínicos de los macrófagos tisulares y regula a la baja la secreción de citocinas.

B. Sistema endocrino: el efecto neto es la proteólisis, la lipólisis, la glucogenólisis, la gluconeogénesis y la disminución de la captación periférica de glucosa (resistencia relativa a la insulina) para ser utilizada preferentemente por los órganos vitales.

1. Liberación de corticotropina de la hipófisis → liberación de cortisol desde la glándula suprarrenal.
   a. Estimula la gluconeogénesis.
   b. Aumenta la liberación de aminoácidos del músculo esquelético.
   c. Activa la lipólisis.
2. La liberación de vasopresina por parte de la hipófisis provoca:
   a. Vasoconstricción.
   b. Reabsorción de agua.
   c. Aumento de la gluconeogénesis hepática.
   d. Promoción de la formación de plaquetas procoagulantes.
   e. El choque prolongado y/o la reanimación masiva conducen a la deficiencia de vasopresina y al desarrollo de vasoplejía.
3. Liberación de la hormona del crecimiento desde la hipófisis:
   a. Aumenta la captación de aminoácidos.
   b. Disminuye el transporte hepático de glucosa.
4. Liberación de tiroxina desde la glándula tiroides:
   a. Aumenta el impulso simpático y el consumo de oxígeno.
   b. Aumenta el índice metabólico y la producción de calor.
   c. Aumenta la gluconeogénesis y la glucólisis.
5. Liberación de renina desde el aparato yuxtaglomerular del riñón → liberación de angiotensina desde el hígado → liberación de aldosterona desde las glándulas suprarrenales:
   a. Angiotensina II:
      i. Vasoconstricción periférica y esplácnica.
      ii. Disminución de la excreción de sodio (Na) y agua por el riñón.
   b. Aldosterona:
      i. Aumento de la reabsorción de Na y agua en el riñón.
      ii. Aumento de la excreción de potasio.
6. Liberación de glucagón del páncreas:
   a. Aumenta la glucogenólisis hepática, la gluconeogénesis y la lipolisis.
7. Liberación de insulina del páncreas:
   a. Aumenta la glucólisis y la síntesis de proteínas y disminuye la gluconeogénesis.
   La hiperglucemia temprana después de la lesión se produce debido a una relativa resistencia a la insulina.

IV. **RESPUESTA INMUNITARIA.** Además de estimular el sistema neuroendocrino, el sistema inmunitario se activa para iniciar el proceso de curación de la herida. Sin embargo, su activación puede ser contraproducente, ya que puede provocar vasodilatación y una mayor lesión tisular.

A. Las citocinas son liberadas por varios tejidos en respuesta a una lesión tisular e incluyen:

1. Interleucinas (IL-1β, IL-6): quimiocinas proinflamatorias tempranas que regulan la adhesión leucocitaria-endotelial, inician la desgranulación de los neutrófilos y activan la cascada de la coagulación.
2. Factor de necrosis tumoral α (TNF-α): liberado principalmente por los macrófagos en respuesta a la IL-1β y la IL-6, promueve la adhesión de los leucocitos mediante el aumento de la expresión de selectinas e integrinas; puede causar fiebre, depresión cardíaca y coagulación intravascular diseminada.

B. Los eicosanoides son mediadores lipídicos liberados por la membrana plasmática que influyen en el tono vascular y la respuesta inmunitaria.

1. Prostaglandinas: vasodilatación, agregación plaquetaria, relajación del músculo liso respiratorio.
2. Tromboxanos: vasoconstricción, agregación plaquetaria, activación de neutrófilos, incremento de la permeabilidad de la membrana.
3. Leucotrienos: quimiotaxis y activación de neutrófilos, broncoconstricción, aumento de la permeabilidad vascular.

C. El complemento se activa ante una lesión tisular y tras una isquemia para iniciar una respuesta inmunitaria que destruya los patógenos invasores. La activación también puede provocar lesiones tisulares secundarias, especialmente en los pulmones:

1. Estimula la adherencia, la activación y la desgranulación de los leucocitos.
2. Facilita la opsonización y la fagocitosis.
3. Promueve la lisis celular osmótica.
4. Vasodilata y aumenta la permeabilidad vascular.

D. Las células inmunitarias innatas se liberan en la circulación:
   1. Los neutrófilos, y luego los macrófagos, migran al lugar de la lesión para iniciar el proceso de cicatrización de la herida y evitar que cualquier patógeno cause una infección.
   2. Se generan tanto citocinas proinflamatorias (IL-6, TNF-α) como antiinflamatorias (IL-2, IL-10).
   3. Dada su respuesta inespecífica, también pueden producirse daños en los tejidos locales.

E. Tanto los mediadores proinflamatorios como los antiinflamatorios se liberan simultáneamente tras la lesión (fig. 3-1):
   1. Cuando la respuesta proinflamatoria es igual en magnitud y duración a la respuesta antiinflamatoria, los pacientes heridos se recuperarán rápida y tempranamente.
   2. Si la respuesta proinflamatoria es excesiva, los pacientes desarrollan un síndrome de respuesta inflamatoria sistémica (SRIS). Si no se controla, puede provocar disfunción orgánica temprana.
   3. Por el contrario, cuando la respuesta antiinflamatoria es excesiva, los pacientes desarrollan un SRIS. Si no se controla, los pacientes son susceptibles de sufrir efectos adversos secundarios, como una infección, que pueden provocar una disfunción orgánica tardía.
   4. Si la lesión es lo suficientemente grave o si los pacientes desarrollan infecciones secundarias, una respuesta inflamatoria continua puede dar lugar al síndrome de catabolismo inflamatorio persistente (SCIP):
      a. Estancias prolongadas en la UCI (> 14 días).
      b. Inflamación persistente (proteína C reactiva > 150 μg/dL y concentraciones de proteína de unión al retinol < 10 μg/dL).
      c. Inmunosupresión (recuento total de linfocitos < 800/mm^3).
      d. Estado catabólico (concentración de albúmina sérica < 3.0 mg/dL, índice de creatinina/talla (ICT) < 80 %, y pérdida de peso > 10 %, o índice de masa corporal < 18 kg/m^2 durante la hospitalización actual).

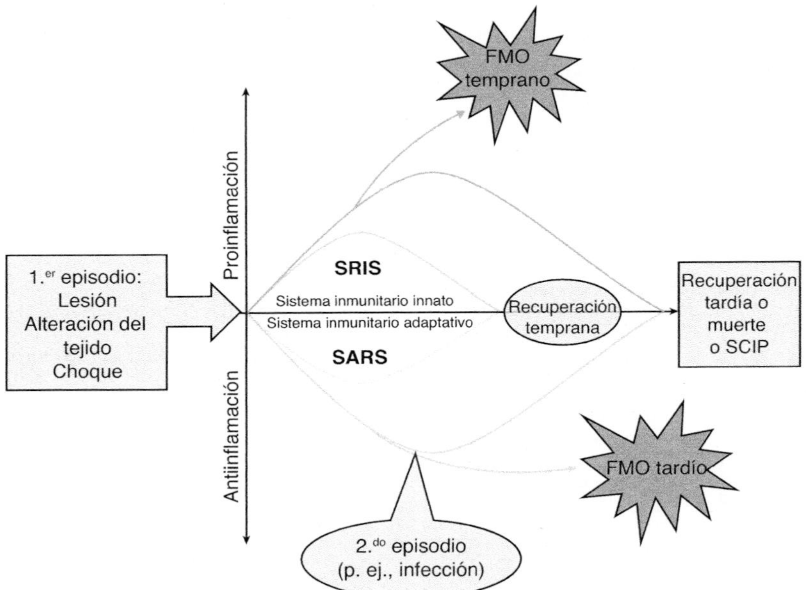

Figura 3-1. Marco teórico del fallo multiorgánico (FMO) tras la lesión. Modelo inmunitario-inflamatorio sincrónico. SCIP, síndrome de catabolismo por inflamación-inmunosupresión persistente; SARS, síndrome antiinflamatorio de respuesta sistémica; SRIS, síndrome de respuesta inflamatoria sistémica. (Reimpreso de Sauaia A, Moore FA, Moore EE. Postinjury inflammation and organ dysfunction. *Crit Care Clin* 2017;33(1):167-191. Copyright © 2016 Elsevier. Con permiso.)

V. RESPUESTA CARDIOVASCULAR Y RESPIRATORIA. Las respuestas neuroendocrinas e inmunitarias provocan cambios inmediatos en los sistemas cardiovascular y respiratorio para restablecer y mantener la perfusión de los tejidos.

- **A.** La preservación del gasto cardíaco está mediada principalmente por los receptores β_1.
  - **1.** Gasto cardíaco = frecuencia cardíaca × volumen sistólico.
  - **2.** El volumen sistémico está determinado por la precarga, la poscarga y la contractilidad.
- **B.** El aumento del tono vascular está mediado por la activación de los receptores α_1 de las catecolaminas, la vasopresina y la angiotensina II. La sangre se desvía entonces de los órganos no esenciales (p. ej., músculo esquelético, intestino) para mantener la perfusión hacia el encéfalo y el corazón.
- **C.** Óxido nítrico (ON):
  - **1.** Se expresa de forma constitutiva en las células endoteliales.
  - **2.** Promueve la vasodilatación.
  - **3.** La fase descompensada o tardía se asocia a una mayor producción de ON y al desarrollo de hipotensión resistente.
- **D.** Activación de quimiorreceptores en el cuerpo carotídeo y la aorta:
  - **1.** Estimulada por la hipoxemia, la acidosis y la hipercarbia.
  - **2.** Activa la respuesta al estrés mediada por el centro para aumentar el impulso respiratorio que conduce a un aumento de la frecuencia respiratoria y de los volúmenes corrientes.

VI. RESPUESTA HEMATOLÓGICA. En respuesta a la hemorragia, se activan las vías de hiper e hipocoagulación. La hipocoagulación se ve exacerbada por la acidosis, la hipotermia, la acidosis, la hipocalcemia, la reanimación con cristaloides y la transfusión masiva. Es importante destacar que **el grado de coagulopatía se correlaciona directamente con la tasa de mortalidad.**

- **A.** Estímulos que inducen la coagulación, conducen a la hipercoagulabilidad, o ambos:
  - **1.** Tras la lesión de un vaso sanguíneo, la sangre queda expuesta al espacio subendotelial. Esta lesión provoca entonces la inflamación y la activación endotelial para la vasoconstricción y la liberación del factor tisular (FT).
  - **2.** Formación de fibrina:
    - **a.** Vía de activación por contacto (vía intrínseca).
    - **b.** Vía FT (vía extrínseca; es la vía principal en los traumatismos):
      - **i.** El FT expuesto en el espacio subendotelial entra en contacto con el factor VII para formar el FT-VIIa, que a su vez activa los factores IX y X.
      - **ii.** La activación del factor X es inhibida casi inmediatamente por el inhibidor de la vía del FT.
      - **iii.** El factor Xa y el factor Va forman un complejo de protrombinasa que convierte la protrombina en trombina.
      - **iv.** La trombina convierte el fibrinógeno en fibrina.
      - **v.** La trombina también activa otros factores de la cascada de la coagulación, incluidos el V y el VIII.
      - **vi.** La trombina activa directamente las plaquetas.
      - **vii.** La trombina activa el Factor XIII para que forme enlaces covalentes que entrecrucen los polímeros de fibrina.
  - **3.** Adhesión y activación de las plaquetas:
    - **a.** El colágeno activa las plaquetas para que se unan a través de los receptores de glucoproteína Ia/IIa para formar un trombo (hemostasia primaria).
    - **b.** Las plaquetas activadas liberan difosfato de adenosina (ADP), serotonina, factor activador de plaquetas, factor de Von Willebrand, factor plaquetario 4 y tromboxano A_2.
    - **c.** El factor de Von Willebrand liberado tanto por el endotelio como por las plaquetas refuerza el trombo al unir las plaquetas a las fibrillas de colágeno.
- **B.** Factores que disminuyen la capacidad de formar coágulos:
  - **1.** Una hemorragia importante hace que se pierdan todos los componentes de la sangre, incluidos los factores de la coagulación.
  - **2.** La hipoperfusión en el choque grave puede estimular la liberación de trombomodulina.
    - **a.** Activa las vías de anticoagulación, como la proteína C y la fibrinolisis activada por la trombina.
    - **b.** Tiene función inhibidora.
    - **c.** Estimula la fibrinolisis.
  - **3.** Hipotermia.
  - **4.** Acidosis.
  - **5.** Hiperfibrinólisis.
- **C.** Claves para el manejo de la cascada de la coagulación tras una lesión:
  - **1.** Obtener el control de la hemorragia lo antes posible.
  - **2.** Reanimar con hemoderivados para minimizar la dilución de los factores de la coagulación.
  - **3.** Minimizar la reanimación con cristaloides.

4. Seguir de cerca los parámetros de coagulación (tromboelastografía [TEG] y cociente internacional normalizado [INR, *international normalized ratio*]) y corregirlos en consecuencia.
5. Minimizar la hipotermia y la acidosis.
6. Minimizar la hipocalcemia.

Lecturas recomendadas

American College of Surgeons Committee on Trauma. *Advanced Trauma Life Support Manual.* Chicago, IL: American College of Surgeons; 2008.

Hoyt DB, Coimbra R. General considerations in trauma. In: Mullholland MW, Lillemoe KD, Doherty GM, et al., eds. *Greenfield's Surgery: Scientific Principles and Practice.* 4th ed. Philadelphia, PA: Lippincott Williams & Wilkins; 2006.

Jan BV, Lowry SF. Systemic response to injury and metabolic support. In: Brunicardi FC, ed. *Schwartz's Principles of Surgery.* 9th ed. New York, NY: McGraw Hill Co. Inc.; 2010.

Moore FA, Moore EE. Initial management of life threatening trauma. *ACS Surgery, Principles and Practice. Section 7, Trauma and Thermal Injury*; 2010. Decker.acssurgery.com

Sauaia A, Moore FA, Moore EE. Postinjury inflammation and organ dysfunction. *Crit Care Clin* 2017;33:167–191.

Manejo de la vía aérea y anestesia

Paul E. Phrampus, Henry E. Wang y Donald M. Yealy

I. CONSIDERACIONES GENERALES. Asegurar una adecuada oxigenación, ventilación y protección contra la aspiración es la prioridad cuando se trata a un paciente lesionado. Los pacientes traumáticos presentan retos fisiológicos y anatómicos que aumentan la complejidad del manejo de la vía aérea.

- **A. El manejo de la vía aérea debe seguir un plan claro, organizado y sistemático, que incluya la previsión de fallos y la previsión de acciones alternativas/de rescate.** Los procedimientos de atención de la vía aérea van desde el posicionamiento y la simple aplicación de oxígeno complementario hasta la intubación endotraqueal (IET) o la intervención quirúrgica, como la cricotiroidotomía de urgencia.
- **B.** Asumir que todos los pacientes traumáticos tienen una lesión en la columna cervical, un traumatismo craneal e hipovolemia, por lo que debe intervenirse con inmovilización cervical, oxígeno complementario para evitar la hipoxemia (que puede empeorar cualquier lesión neurológica) y reanimación con líquidos en respuesta a la hipotensión.
- **C. La mayoría de los pacientes traumáticos requieren el uso de fármacos para facilitar la IET.** Para ello, es necesario que el personal tenga la formación y la experiencia necesarias para manejar los fármacos que provocan sedación profunda y los destinados a recibir el bloqueo neuromuscular (BNM) que facilita la IET.
- **D. La persona más experimentada disponible debe realizar la intervención de la vía aérea de los pacientes *in extremis*.** No debe realizarse ningún otro procedimiento durante la intubación u otros esfuerzos de manejo de la vía aérea.
- **E. El manejo de la vía aérea del paciente traumático es un esfuerzo de equipo.** La comunicación entre el responsable de la vía aérea y el líder del equipo de traumatología es esencial. La decisión final de realizar la IET u otros procedimientos avanzados de la vía aérea debe recaer en el jefe del equipo de traumatología.
- **F. La reanimación y el manejo de la vía aérea en los pacientes con traumatismos graves comienza en el terreno y en el servicio de urgencias, continúa durante la cirugía y sigue en la unidad de cuidados intensivos.** Los equipos de traumatología deben trabajar juntos y unir los esfuerzos de reanimación en estas tres áreas.

II. ANATOMÍA. Las estructuras clave que se visualizan durante la IET son la epiglotis, la vallécula, las cuerdas vocales y los pliegues aritenoepiglóticos (fig. 4-1). En la figura 4-2 se muestra una vista transversal de las estructuras de la vía aérea durante la intubación bucotraqueal. Los puntos de referencia anatómicos para la cricotiroidotomía se incluyen en la figura 4-3.

III. INTERVENCIONES BÁSICAS EN LA VÍA AÉREA. Todas las intervenciones deben realizarse con inmovilización cervical en línea. Pueden ser necesarios dos o tres ejecutores para mantener el control básico de las vías.

- **A. En pacientes despiertos y con respiración espontánea**, debe administrarse oxígeno complementario para mantener la saturación arterial en o por encima del 95 %; a menudo, esto requiere una **mascarilla con reservorio** con oxígeno al 100 % (10-15 L/min).
- **B. En pacientes semiconscientes u obnubilados:**
  1. Si es posible, introducir una **vía aérea bucofaríngea** o **nasofaríngea** (debe tenerse cuidado al insertar este último dispositivo en un paciente con sospecha de fractura de la parte media de la cara o de la base del cráneo).
  2. Utilizar la maniobra **impulso mandibular** (**tracción de la mandíbula**) para abrir la vía aérea. *No* utilizar la inclinación de la cabeza/elevación del mentón en pacientes traumáticos por el riesgo de lesión de la columna cervical.
  3. Si el paciente no respira espontáneamente, si el esfuerzo respiratorio es inadecuado o si la saturación de oxígeno desciende por debajo del 95 % en el contexto de oxígeno complementario, inciar la ventilación manual con una bolsa (balón) de reanimación (BR).
     - **a.** La BR del paciente traumático se realiza mejor con dos ejecutores: uno para realizar la maniobra de desplazamiento mandibular (tracción de la mandíbula) y sellar la máscara y el otro para apretar la bolsa.

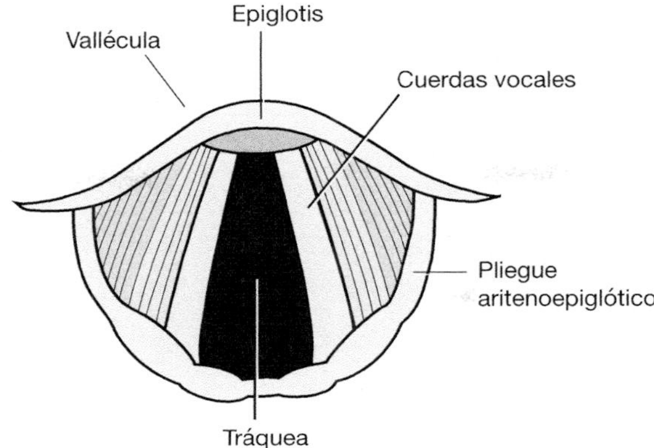

Figura 4-1. Anatomía normal de la laringe.

4. Utilizar la aspiración de gran calibre para mantener la vía aérea libre de sangre y secreciones.

IV. INTERVENCIONES AVANZADAS EN LA VÍA AÉREA-IET (BUCOTRAQUEAL). Si las intervenciones básicas de la vía aérea fallan o no permiten mantener una oxigenación y ventilación adecuadas, el siguiente paso es el manejo avanzado. La IET es el método más común de manejo avanzado, protege la vía aérea de la aspiración y facilita la ventilación controlada. La intubación bucotraqueal es el método más común y el preferido de IET en los pacientes traumáticos. Las técnicas alternativas/de rescate y quirúrgicas se describen en las secciones VII y VIII.

A. Consideraciones generales

1. **Considerar la IET de todos los pacientes traumáticos como una «vía aérea difícil»**; lo mejor es que la realice el técnico más cualificado disponible. Existe un alto potencial de fallo de la IET en los pacientes traumáticos, de modo que **hay que estar preparado para ello**.
2. La IET requiere la coordinación de múltiples tareas. La mejor manera de hacerlo es con tres reanimadores.
3. La mayoría de los pacientes traumáticos requieren fármacos (sedación profunda o secuencia rápida de intubación [SRI]) para facilitar la IET (Sección VI).
4. El abordaje videolaringoscópico (utilizando Glidescope o Storz C-Mac) puede ayudar a mejorar el acceso visual a la abertura glótica. La videolaringoscopia también permite compartir la toma de decisiones entre el equipo asistencial, si es necesario, y facilita el aprendizaje global durante y después de la asistencia.
5. La IET debe realizarse con inmovilización manual de la columna cervical en línea. Debe solicitarse a un auxiliar que desprenda la parte delantera del collarín cervical y que mantenga la cabeza y el cuello en su posición. Nunca debe utilizarse la posición de cabeza hiperextendida en pacientes traumáticos, **tampoco flexionar o extender la cabeza** para facilitar la IET.
6. En caso de lesión facial grave que distorsione las estructuras bucales o de la vía aérea, puede ser necesario proceder directamente a otra intervención avanzada (p. ej., una sonda supraglótica o un tubo quirúrgico).

B. Indicaciones para la IET. Estas son indicaciones generales y no abarcan todos los posibles escenarios clínicos.

1. Apnea o casi apnea.
2. Obstrucción de la vía aérea o compromiso respiratorio que no se alivia con las intervenciones básicas.
3. Reducción del estado de alerta por traumatismo craneal o cualquier otra causa.
4. Forcejeo no resuelto con oxígeno.
5. Dificultad respiratoria (taquipnea grave, aumento del trabajo respiratorio, cianosis, hipoxemia, etc.).
6. Lesión facial o de cuello con potencial compromiso de la vía aérea.
7. Lesión o disfunción de la pared torácica con compromiso respiratorio.
8. Hipotensión persistente o resistente.
9. Necesidad de procedimientos diagnósticos o terapéuticos en pacientes con riesgo de deterioro (p. ej., tomografía computarizada en pacientes somnolientos, etc.).

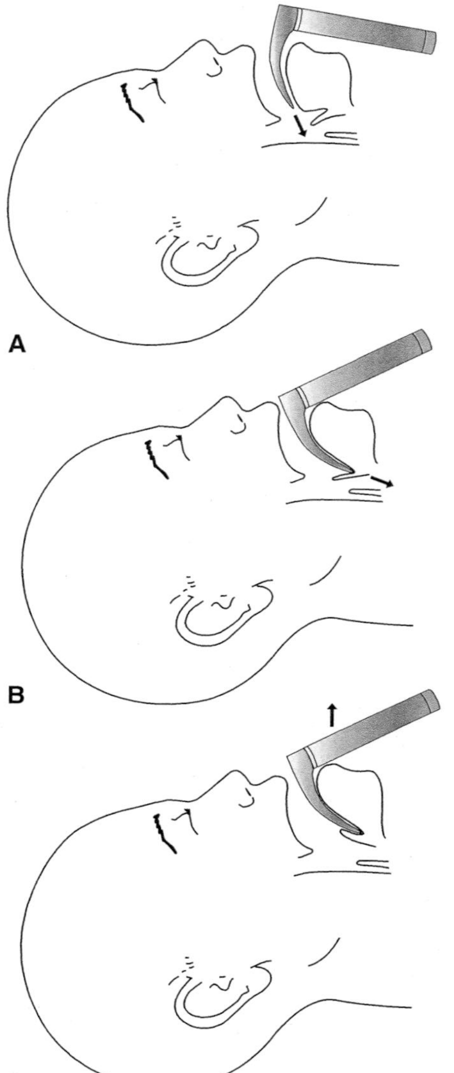

Figura 4-2. Técnica de laringoscopia para la intubación bucotraqueal del paciente traumático. Obsérvese que la columna cervical debe mantenerse en línea (**la flexión, la extensión o la rotación de la cabeza están contraindicadas**). **A:** Inserción de la hoja y desplazamiento de la lengua. **B:** Punta de la hoja de Macintosh insertada en la vallécula. **C:** La lengua y la mandíbula se mueven en sentido anterior para exponer la abertura glótica.

C. Técnica de intubación bucotraqueal

1. **Preparar y evaluar todo el equipo de intubación *antes* de la llegada del paciente.**
   a. Para un adulto típico de 50 a 80 kg, use una cuchilla curva **(Macintosh n.° 3 o 4) o recta (Miller n.° 3)**. Pruebe la luz antes de comenzar.
   b. **Utilizar un tubo endotraqueal del núm. 7 a 7.5 en mujeres adultas de tamaño medio y un tubo núm. 7.5 a 8.0 en los hombres.** Los niños menores de 8 años necesitan tubos más pequeños sin globos (*v.* cap. 26). Insertar un estilete ligeramente lubricado y comprobar que el globo no tiene fugas.
   c. Preparar y probar la aspiración de gran calibre.
   d. Preparar fármacos (Sección VI).

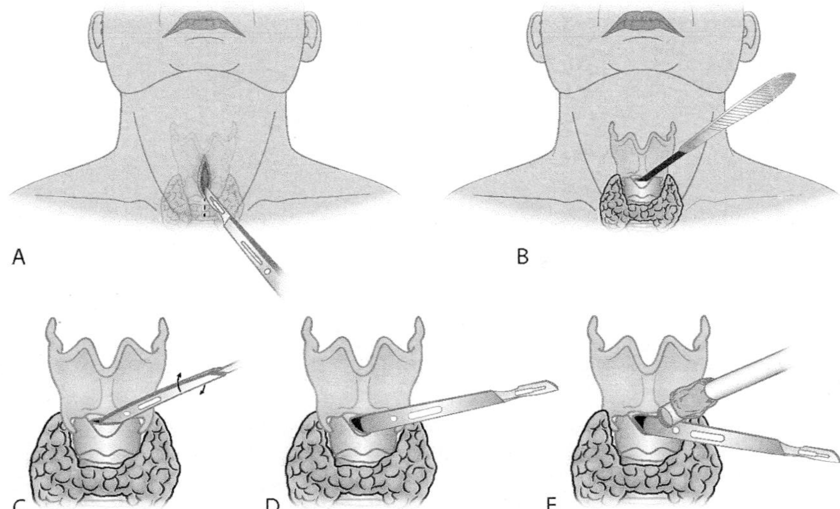

Figura 4-3. Técnica de cricotiroidotomía. **A:** Dibujo que representa la incisión longitudinal inicial a través de la piel. **B:** Identificar y realizar una incisión transversal en la membrana cricotiroidea. **C:** Insertar el dispositivo de disección romo (extremo del bisturí o de la pinza hemostática). **D:** Girar o extender la disección roma para crear una abertura en la membrana cricotiroidea. Debe procurarse evitar la fractura del cartílago cricoides. **E:** Mientras se mantiene la abertura clara, insertar el tubo endotraqueal.

   e. Preparar un plan de atención a la vía aérea alternativo/de rescate (Secciones VII y VIII).

2. **La intubación bucotraqueal requiere al menos tres reanimadores (fig. 4-4).**
   a. **Reanimador 1**: el proveedor más experimentado; realiza la laringoscopia y la colocación del tubo endotraqueal.
   b. **Reanimador 2**: realiza la inmovilización manual de la columna cervical.
   c. **Reanimador 3**: proporciona oxigenación, ayuda al reanimador 1 con la laringoscopia (entrega del equipo al intubador, etc.), facilita la verificación de la colocación del tubo y realiza la ventilación después de la intubación.
3. La mayoría de los pacientes estarán en posición supina. Si no es así, debe acostarse al paciente y ajustar la altura de la cama para facilitar la laringoscopia. **El reanimador 2 mantiene la inmovilización manual de la columna cervical.**

   Recomendamos que el reanimador 2 se coloque de lado del paciente, de cara al intubador. Esto proporciona más espacio al intubador y facilita el uso de ambas manos para sujetar el cuello y la mandíbula. Es importante que este reanimador mantenga la inmovilización mediante el contacto con el cráneo y no limite la movilidad de la mandíbula durante los intentos de laringoscopia.
4. **El reanimador 3 debe oxigenar al paciente** utilizando una mascarilla con reservorio o ventilación manual con BR (Sección III). Utilizar O_2 al 100 % (10 a 15 L/min). Si es posible, optimizar la oxigenación y la ventilación (respiración espontánea o asistida) durante 3 min a 4 min; esta técnica maximiza las reservas de oxígeno pulmonar. Si es posible, oxigenar hasta una SaO_2 del 100 %.
5. **Garantizar el funcionamiento del catéter intravenoso para la administración de medicamentos.**
6. Cuando se le indique, **el reanimador 2 desprende el collarín cervical mientras mantiene la estabilización cervical.**
7. **Administrar fármacos sedantes y/o paralizantes** (Sección V).
8. **Realizar una laringoscopia** (introducir la hoja o rama de laringoscopio y exponer las cuerdas vocales) (fig. 4-2).
   a. Con una **hoja curva (Macintosh)**, introducir la hoja en el lado derecho de la boca del paciente y mover la lengua hacia la izquierda. Introducir la punta de la hoja en la vallécula (el espacio entre la lengua y la epiglotis); la presión ejercida sobre el ligamento

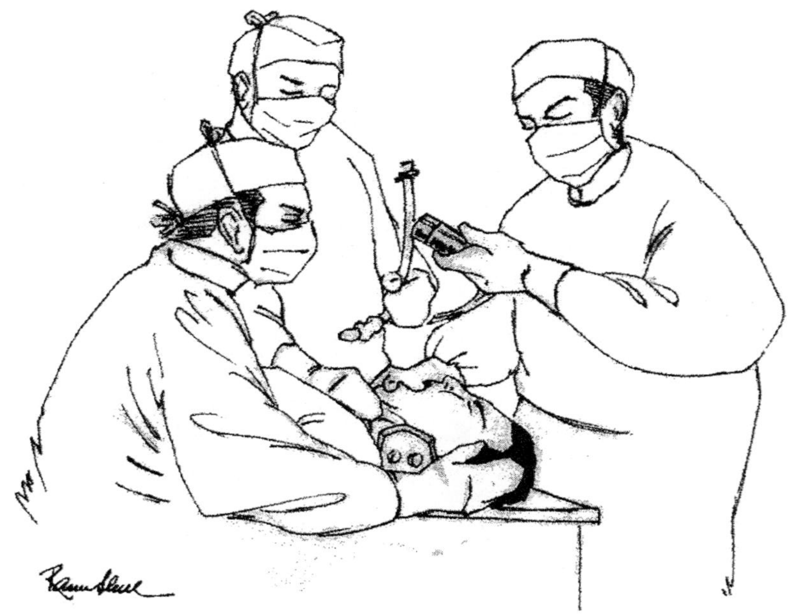

Figura 4-4. Posiciones de tres reanimadores para la IET del paciente traumático.

hioepiglótico levantará la epiglotis y dejará al descubierto las cuerdas vocales. Con una **hoja recta (Miller)**, introducir igualmente la hoja en el lado derecho de la boca del paciente, pero levantar directamente la epiglotis con la punta de la hoja.

b. Mantener la estabilización en línea de la columna cervical. La presión cricoidea puede mejorar la visión laringoscópica (o dificultarla); **debe utilizarse solo a petición** de un técnico en laringoscopia.

c. **Limitar la duración de cada intento de laringoscopia a 30 s. Detenerse antes si la SaO_2 desciende al 92 %.** (Precaución: la desaturación de oxígeno puede ser brusca en pacientes traumáticos).

d. No realizar ningún otro procedimiento durante la laringoscopia.

9. **Introducir el tubo endotraqueal.**

a. Colocar la punta del tubo justo después de las cuerdas vocales. En un paciente típico de 70 kg, el tubo debe colocarse a una **profundidad de 21 cm a 22 cm para las mujeres adultas y de 22 a 23 cm para los hombres adultos** (indicados por los marcadores de profundidad en el tubo) medidos en los incisivos centrales.

b. Si se presentan dificultades para pasar el tubo endotraqueal a través de la abertura de las cuerdas vocales, debe considerarse la posibilidad de utilizar una guía flexible de goma.

Se trata de un estilete semirrígido con una punta angulada distal que permite la inserción glótica cuando la visión es limitada. Debe pasarse el tubo endotraqueal por encima de la guía y a través de las cuerdas vocales.

c. Sujetar el tubo manualmente **hasta que se confirme su colocación y el asistente esté preparado para asegurarlo.** Inflar el globo con 8 mL a 10 mL de aire, retirar el estilete y colocar el dispositivo de bolsa-válvula.

d. Si la colocación del tubo falla, parar y volver a ventilar manualmente con BR. A continuación, volver a intentar la IET con una mejor posición.

Si no se consigue después de un total de tres intentos o si se produce hipoxemia a pesar del uso de la BR, pasar directamente a las técnicas de intervención de la vía aérea alternativas/de rescate. Pasar antes a dicha vía si se encuentran claros obstáculos para la intubación durante los primeros intentos de IET.

10. **Confirmar la colocación correcta del tubo.** La colocación incorrecta (esofágica o hipofaríngea) puede ser rápidamente mortal. Ningún método de monitorización o confirmación del tubo es infalible. Utilizar una combinación de examen focalizado y dispositivos auxiliares para confirmar la colocación.
    a. **Exploración física dirigida.** Auscultar el epigastrio (debería ser normal). Auscultar los vértices y las bases de ambos pulmones; debe haber ruidos respiratorios y estos deben ser iguales, y el tórax debe elevarse normalmente. Cada uno de estos hallazgos puede ser engañoso o difícil de apreciar, especialmente en condiciones de reanimación.
    b. **Detección de la concentración de dióxido de carbono en volumen corriente.** Si el tubo está correctamente colocado, habrá dióxido de carbono en el tubo endotraqueal. Este es el método más preciso para confirmar su colocación, pero no es infalible, especialmente en caso de parada cardíaca o choque.
        i. La presencia de CO_2 espirado sugiere una colocación traqueal correcta (aunque solo en raras ocasiones la colocación hipofaríngea permitirá la detección de CO_2). La ausencia de CO_2 espirado significa una colocación incorrecta (es decir, esofágica) o una mala perfusión.
        ii. Los **detectores colorimétricos de dióxido de carbono** pasan de color púrpura a amarillo en presencia de dióxido de carbono. Son imprecisos cuando se mojan o se exponen al aire durante períodos prolongados.
        iii. Los capnógrafos digitales o los equipos que muestran la capnografía en forma de onda no son susceptibles a los artefactos de humedad y proporcionan una importante información continua.
    c. Si existe alguna duda, realizar una laringoscopia (revisualización directa) para confirmar visualmente el paso del tubo por las cuerdas vocales. **(Precaución: esta técnica puede ser imprecisa, especialmente cuando las estructuras de la vía aérea están alteradas por una lesión). Si se mantienen las dudas, retirar el tubo, probar la ventilación manual con BR o pasar a la opción de fallo de la colocación.**
    d. **Métodos en los que no se debería confiar** para confirmar la colocación del tubo: el empañamiento del tubo (el contenido gástrico puede empañarlo), la radiografía de tórax (solo identifica la posición vertical, no la colocación intratraqueal) y la saturación de oxígeno (la desaturación puede no producirse hasta varios minutos después de la colocación errónea del tubo).
11. **Asegurar el tubo** con un soporte comercial para tubos, o, si no está disponible, cinta adhesiva o umbilical.
12. **Volver a colocar el collarín de inmovilización cervical.**
13. Colocar una sonda bucogástrica a menos que esté contraindicado.

D. **Características que aumentan el riesgo de una IET difícil.** Aunque la dificultad suele depender de la experiencia del técnico, las siguientes características se asocian a dificultad para realizar la IET. La presencia de múltiples factores reduce el umbral para proceder a intervenciones alternativas/de rescate de la vía aérea. En general, **debe considerarse que todos los pacientes traumáticos tendrán intubación complicada.**
    1. **Características anatómicas asociadas a dificultades para la realización de IET.**
        a. Obesidad.
        b. Cuello corto.
        c. Boca pequeña.
        d. Mordida cubierta (sobremordida) o mordida abierta (submordida).
        e. Movilidad limitada del cuello.
        f. Traumatismo o lesión de la vía aérea.
    2. **Escenarios clínicos asociados a dificultades para la realización de IET.**
        a. Traumatismo craneal/facial/cuello u otra lesión importante.
        b. Lesiones por inhalación.
        c. Hipotensión.
        d. Paciente intoxicado o combativo.
        e. Repetidos intentos fallidos en el terreno.

E. **Manejo de los esfuerzos fallidos de IET.** Un error común es no reconocer los intentos de intubación inútiles y retrasar las intervenciones alternativas/de rescate de la vía aérea.
    1. ***Asumir que todos los intentos de intubación fracasarán.*** Debe establecerse un plan claro de atención de la vía aérea alternativo/de rescate antes del primer intento de IET.
    2. **Reevaluar, oxigenar y ventilar antes de cada intento sucesivo.**
    3. **Cambiar el equipo, la técnica o el técnico con cada esfuerzo de intubación**; evitar repetir el mismo abordaje fallido.
    4. **No realizar más de tres intentos de laringoscopia en total** (con independencia del número de técnicos). Si no tiene éxito después de tres intentos, pasar directamente a un plan de atención de la vía aérea alternativo/de rescate.

V. ASISTENCIA FARMACOLÓGICA DURANTE LA INTUBACIÓN

A. Consideraciones generales

1. Mientras que los pacientes en coma profundo o en parada cardíaca pueden ser intubados sin fármacos, **la mayoría de los pacientes traumáticos están despiertos, resistentes o no relajados y deben recibir sedantes y BNM para facilitar una IET segura y rápida**. Un propósito secundario de la asistencia farmacológica es minimizar la respuesta autónoma (p. ej., presiones sanguínea e intracraneal) a la IET, que puede ser estresante en un paciente que ya está en compromiso fisiológico por la lesión.
2. A la hora de elegir una pauta farmacológica, lo mejor es **asumir que existe tanto hipovolemia como traumatismo craneoencefálico**. Este abordaje permite un mayor margen de seguridad porque cualquiera de las dos situaciones puede ser difícil de excluir en los primeros minutos tras la llegada del paciente.

   Deben utilizarse fármacos de acción corta para facilitar una rápida recuperación si los esfuerzos de la IET fallan.
3. El uso de BNM como parte de la SRI es útil, pero tiene posibles riesgos. Un paciente paralizado con fármacos no tiene tono en la vía aérea ni esfuerzo respiratorio. Si la IET no se realiza fácilmente, podría producirse una muerte rápida. **Los bloqueadores neuromusculares solo deben ser utilizados por personal debidamente capacitado.**

B. Régimen preferido.
El abordaje ideal optimizará las condiciones de intubación a la vez que permitirá una rápida recuperación si se produce un fallo de la IET. **Con base en esta consideración, aunque hay muchos regímenes farmacológicos posibles, recomendamos la combinación de fármacos etomidato (0.3-0.5 mg/kg IV) + succinilcolina (1 mg/kg).** Ambos fármacos deben administrarse consecutivamente y en secuencia rápida (IV durante 3 a 5 s para cada fármaco). Véase la tabla 4-1 para el resumen de otras combinaciones de sedantes/inducción y BNM.

C. Pretratamiento.
El pretratamiento con otros fármacos es común, pero su valor no está probado.

1. La lidocaína intravenosa puede atenuar las respuestas de la presión sanguínea y de la presión intracraneal a la IET, pero el beneficio de esta técnica en los pacientes traumáticos es incierto y queda minimizado si se producen intentos prolongados.
2. El pretratamiento con un bloqueador neuromuscular no despolarizante puede prevenir las fasciculaciones por succinilcolina, pero ofrece pocos beneficios prácticos.
3. La atropina puede ayudar a compensar la bradicardia asociada a la succinilcolina en los niños (*v.* cap. 26).
4. Si el paciente está hipotenso (presión arterial sistólica [PAS] < 100 mmHg), la laringoscopia y la ventilación con presión positiva pueden provocar deterioro hemodinámico y parada cardíaca. Si es posible, antes de la administración de los fármacos de SRI, debe intentarse mitigar la hipotensión con líquidos intravenosos, transfusión de sangre, hipertensores continuos o vasopresores dependientes de dosis.

D. Parálisis y sedación después de la intubación

1. El **mantenimiento del BNM** después de la intubación es una necesidad común, que suele lograrse con un medicamento no despolarizante. El vecuronio (0.04-0.075 mg/kg IV; 3-5 mg en un adulto de 70 kg) proporciona de 30 min a 35 min de parálisis. La repetición de dosis más bajas (0.01-0.02 mg/kg IV; 0.7-1.4 mg en un adulto de 70 kg) proporcionará de 12 min a 15 min adicionales de parálisis. (Precaución: **Los efectos del BNM no despolarizante suelen ser acumulativos y las dosis repetitivas pueden causar una parálisis prolongada**).
2. **Proporcionar sedación concurrente** con una benzodiacepina como **lorazepam** (0.025-0.05 mg/kg IV; 2-4 mg en un adulto de 70 kg) o **diazepam** (5-10 mg IV). El **propofol** (5-50 mg/kg/min en infusión constante, ajustado según sea necesario) es otra opción, monitorizando de cerca la hipotensión.

E. Técnicas no recomendadas

1. Excepto en el caso de pacientes en coma, obnubilados o en parada cardíaca, no intubar a los pacientes traumáticos sin los regímenes anteriores. Posponer estos agentes es cruel y tiene menos probabilidades de resultar en una intubación exitosa, así como puede ser estresante para el paciente desde el punto de vista hemodinámico. La intubación con anestésicos tópicos (p. ej., lidocaína, tetracaína, cetacaína) por sí sola tampoco es un abordaje recomendado por las mismas razones.
2. El uso de una «sedación leve» para facilitar la IET, que a menudo se intenta con benzodiacepinas (midazolam, lorazepam o diazepam) u opioides (morfina, meperidina, hidromorfona) es arriesgado y probablemente fallará. En dosis sedantes convencionales, estos medicamentos tienen un inicio lento e impredecible y a menudo no proporcionan condiciones de intubación adecuadas.
3. **Reconocer a los pacientes con alto riesgo de fallo de la intubación.** Ejemplos de ello son los pacientes que respiran espontáneamente con lesiones faciales importantes y/o los que

TABLA 4-1 Fármacos utilizados habitualmente para facilitar la intubación endotraqueal

Medicamento	Dosificación	Notas
Sedación/inducción		
Etomidato	0.2-0.3 mg/kg IV; 15-20 mg en un adulto de 70 kg. Inicio: 30-60 s. Duración: 10 min.	Puede causar hipotensión. Puede causar supresión suprarrenal (relevancia clínica incierta)
Ketamina	1-2 mg/kg IV; 70-140 mg en un adulto de 70 kg. Inicio: 30-60 s. Duración: 5-10 min.	Aumenta la presión intracraneal: debe evitarse cuando hay traumatismo craneal
Fentanilo	2-5 mcg/kg IV; 150-350 mg en un adulto de 70 kg	Es menos probable que cause hipotensión que otros opioides. No tiene efecto amnésico
Propofol	1-2 mg/kg IV; 70-140 mg en un adulto de 70 kg. Inicio: < 1 min	Causa hipotensión
Tiopental	3-5 mg/kg IV; 210-350 mg en un adulto de 70 kg	Causa hipotensión
Metohexital	1-3 mg/kg IV; 70-210 mg en un adulto de 70 kg	Causa hipotensión
Bloqueadores neuromusculares		
Succinilcolina	1-2 mg/kg IV; 70-140 mg en un adulto de 70 kg. Inicio: 1 min. Duración: 5-7 min.	Provoca fasciculaciones. Puede provocar hiperpotasemia. Contraindicaciones relativas: quemaduras >24 h, >1 semana de paresia o disfunción motora, lesión del globo ocular, hernia cerebral inminente
Vecuronio	0.08-0.10 mg/kg IV; 5-7 mg en un adulto de 70 kg. Inicio 2-3 min. Duración: 30-35 min.	
Rocuronio	0.6-1.2 mg/kg IV; 45-85 mg en un adulto de 70 kg. Inicio: 1.0-1.5 min. Duración: 20-30 min.	Excelente alternativa a la succinilcolina

presentan una hemorragia importante en la vía aérea. **La SRI en este contexto convierte al paciente que respira espontáneamente en un paciente con apnea; en este sentido, la intubación falla, la catástrofe acecha.**

En estas situaciones, debe posponerse el BNM y utilizar cuidadosamente la sedación profunda solo con etomidato (0.15-0.3 mg/kg IV; 10 mg a 20 mg en un adulto de 70 kg). Debe prepararse al paciente y abrir las bandejas de instrumentos para realizar el acceso quirúrgico inmediato a la vía aérea si esto falla. Desaconsejamos el uso rutinario de esta técnica en pacientes traumáticos.

VI. **ALTERNATIVAS A LA INTUBACIÓN BUCOTRAQUEAL (ATENCIÓN ALTERNATIVA/DE RESCATE DE LA VÍA AÉREA).** En casos en los que los esfuerzos de IET fallen o no sean viables, existen técnicas alternativas o de rescate de la vía aérea. La opción quirúrgica también es viable (Sección VIII).

A. **La vía aérea supraglótica (VSG) (mascarilla laríngea [ML], sonda laríngea [SL], i-Gel)** son relativamente fáciles de insertar y permiten la ventilación casi tan bien como un tubo endotraqueal. La VSG puede proporcionar una vía aérea «puente» adecuada hasta la ejecución de técnicas alternativas de IET o la colocación de una vía aérea quirúrgica. El personal de urgencias médicas prehospitalarias utiliza la vía aérea supraglótica en muchos pacientes enfermos o traumáticos (*v.* cap. 11).

B. Tanto si se introduce en el ámbito prehospitalario como en el de urgencias, **hay que resistirse a la tentación de retirar y sustituir inmediatamente una vía aérea supraglótica.** Debe asumirse que la laringoscopia convencional será muy difícil en estos pacientes. Aunque existen varias estrategias para cambiar de vía aérea supraglótica a tubo endotraqueal, un método excelente es utilizar un broncoscopio de fibra óptica y un estilete intubador flexible hueco (catéter *Aintree*). Como alternativa, en el caso de un traumatismo facial grave o de la necesidad prevista de ventilación prolongada, puede ser prudente realizar una traqueotomía temprana. Si la vía aérea supraglótica funciona adecuadamente, la conversión a tubo endotraqueal o a traqueotomía es un proceso de urgencia, no de emergencia.

C. La intubación nasotraqueal (nasal) es una opción, aunque no se recomienda en los pacientes con traumatismos graves. Suele realizarse de forma «ciega» en pacientes que respiran espontáneamente. Es técnicamente más difícil que la intubación bucotraqueal, puede causar un traumatismo importante en la vía aérea y ofrece pocas ventajas sobre la intubación bucal.

No debe intentarse en pacientes apneicos o con fracturas de la parte media de la cara, la nariz o la base del cráneo. Un tubo nasotraqueal provoca casi siempre sinusitis después de 48 h, y requiere el uso de tubos endotraqueales de menor diámetro que pueden complicar el manejo del respirador. Todo tubo nasotraqueal debe pasar a ser bucotraqueal después de 24 h si el paciente está estabilizado. Esto requiere un plan cuidadoso y un equipo de expertos a pie de cama.

VII. ABORDAJE QUIRÚRGICO DE LA VÍA AÉREA. La vía aérea quirúrgica cubre la necesidad cuando las intervenciones básicas y los esfuerzos de IET no tienen probabilidades de éxito o han fracasado. El equipo debe estar preparado de antemano y disponible en la sala de reanimación. En la figura 4-3 se muestran los puntos de referencia de estas técnicas.

A. Cricotiroidotomía a cielo abierto. Se prefiere a la insuflación por chorro debido a que el equipo es más sencillo y a que permite una mejor protección de la aspiración y la colocación de una vía aérea de gran calibre para la aspiración. La mayoría de los clínicos están familiarizados con esta técnica.

1. Técnica (fig. 4-3).
   a. Palpar el cartílago tiroideo; identificar la membrana cricotiroidea descendida inmediatamente caudal. Seguir sujetando el cartílago tiroideo con el pulgar y el tercer dedo, y utilizar el segundo dedo para palpar la membrana cricotiroidea.
   b. Realizar una incisión longitudinal de 3 cm en la línea media sobre la membrana. En un cuello delgado con puntos de referencia claros, es aceptable realizar una incisión cutánea transversal.
   c. Extender la piel con los dedos o retractores, e identificar los puntos de referencia clave mediante palpación (cartílago tiroideo, membrana cricotiroidea). Este procedimiento se realiza por palpación, no por visualización.
   d. Realizar una incisión transversal (1.5-2.0 cm) a través de la membrana cricoidea. El procedimiento se realiza esencialmente con la ayuda del tacto. Si no puede visualizarse la membrana, hay que realizar la incisión donde se palpe la membrana blanda. No hay que hacer una incisión demasiado profunda para evitar que el esófago se lesione a través de la pared posterior de la tráquea.

      No fracturar el cartílago cricoides durante el procedimiento. Acceder a través de la extensión transversal, no vertical.
   e. Insertar una cánula de traqueotomía Shiley núm. 5 o 6 o un tubo endotraqueal núm. 5.5 o 6.0, e inflar el globo.
   f. Colocar un dispositivo de bolsa-válvula, y confirmar la colocación del tubo.
   g. Sujetar el tubo manualmente para evitar que se desprenda y/o que el tallo principal derecho migre hasta que esté asegurado.
2. Las complicaciones incluyen hemorragia (que se evita limitando el tamaño de la incisión y controlando la hemorragia con presión local), colocación incorrecta, hipoxemia secundaria al tiempo prolongado del procedimiento, perforación esofágica, fractura laríngea y enfisema subcutáneo. La estenosis suele ser un problema si se deja durante períodos prolongados debido al diámetro estrecho y contenido del área del cricoides. La cricotiroidotomía debe pasar a traqueotomía después de que el paciente se haya estabilizado.
3. Las contraindicaciones relativas a la cricotiroidotomía son traumatismos laríngeos o que esta se realice en menores de 10 años. En los niños solo debería realizarse la traqueotomía (difícil de realizar rápidamente sin práctica) o técnicas de aguja (ventilación en chorro).
4. Existen equipos de cricotiroidotomía percutánea con dilatadores. Estos equipos requieren aplicar la técnica Seldinger con una serie de dilatadores. Facilitan la inserción, pero requieren formación y práctica de uso.

B. Traqueostomía. La traqueostomía suele reservarse para situaciones no urgentes una vez completados los cuidados iniciales. Una posible excepción es la presencia de fractura laríngea o cuando hay compromiso de la integridad de la membrana cricoidea.

C. Insuflación con catéter translaríngeo percutáneo (cricotiroidotomía con aguja o ventilación en chorro)

1. Técnica.
   a. La tráquea es una vía pasiva para la exhalación en este procedimiento. Por tanto, la única contraindicación absoluta para la ventilación en chorro es la obstrucción completa de la vía aérea (un caso muy raro).
      Con el uso del dispositivo especial de ventilación en chorro se producen volúmenes corrientes de 700 mL a 1 000 mL.
   b. Contrariamente a lo que se piensa, la ventilación en chorro correcta funciona correctamente durante intervalos largos si se utiliza con la fuente de alta presión adecuada (40 a 50 psi) a una tasa de inspiración: espiración de 1:3 s.
   c. Las complicaciones de la ventilación en chorro incluyen barotrauma, hemorragia local, hipotensión por sobreventilación y disminución del retorno venoso, colocación inadvertida con el consiguiente enfisema subcutáneo o mediastínico, hipoxia, hipercarbia y arritmias por intentos prolongados.
2. Un catéter transtraqueal puede trasladarse fácilmente a cricotiroidotomía convencional. El catéter puede servir de guía para identificar la membrana cricoidea. A modo de ayuda, también puede pasarse un alambre guía de tipo Seldinger a través del catéter.

VIII. ANESTESIA PARA EL PACIENTE CON TRAUMATISMO MAYOR

A. Consideraciones generales

1. La reanimación del paciente con traumatismo grave comienza en el servicio de urgencias, pero continúa en el quirófano y después de la cirugía en la unidad de cuidados intensivos. La anestesia y la intervención quirúrgica pueden exacerbar las pérdidas de líquidos y sangre. Es esencial anticipar y tratar proactivamente las pérdidas de líquidos y sangre antes, durante y después de la intervención quirúrgica. El anestesiólogo desempeña un papel importante como puente para los cuidados de reanimación entre el servicio de urgencias, el quirófano y la unidad de cuidados intensivos.
2. Dado que la mayoría de los anestésicos son vasodilatadores directos e inotrópicos negativos, estos deben administrarse en dosis reducidas durante la fase inicial de la reanimación cuando el paciente traumático tiene inestabilidad hemodinámica.

B. Acceso vascular

El acceso vascular es esencial en el paciente con traumatismo grave. Una vez entallado para una intervención quirúrgica urgente, el acceso al paciente puede resultar difícil. Por tanto, es aconsejable anticiparse y colocar los catéteres vasculares.

1. Catéteres venosos periféricos.
   a. Colocar dos catéteres intravenosos de gran calibre en las venas periféricas de los pacientes con traumatismos graves (catéteres de calibre 14 a 16).
   b. Utilizar la extremidad superior para el acceso intravenoso, a menos que exista la posibilidad de una lesión venosa importante en el brazo, la parte superior del tórax o el cuello ipsolateral que interfiera con el flujo de líquidos hacia la circulación central.
   c. La colocación de un catéter intravenoso de gran calibre en la extremidad superior es fundamental si se sospecha de una lesión en una de las venas ilíacas o en la vena cava inferior, ya que el líquido administrado a través de un catéter en la vena femoral puede no llegar a la circulación central.
   d. La canalización ayuda cuando el acceso periférico es difícil, normalmente realizados en el pliegue antecubital en la vena basílica o cefálica o en el tobillo en la vena safena mayor.
   e. El acceso intraóseo es una alternativa cuando el acceso intravenoso es difícil o no es posible. El lugar de acceso preferido es la superficie anteromedial de la tuberosidad tibial. Otros lugares de acceso intraóseo son el esternón, la porción distal del fémur, los maléolos laterales o mediales, la cresta ilíaca y la porción distal del radio.
2. Catéteres venosos centrales.
   a. Los catéteres centrales se introducen con frecuencia, mediante la técnica de Seldinger, en las venas subclavia, yugular interna o femoral en pacientes con traumatismo grave. Para transfusiones rápidas de grandes cantidades de líquido de reanimación o hemoderivados, una opción posible es el uso de un sistema introductor de 7 a 7.5 French en una ubicación central.
   b. Estos procedimientos requieren experiencia debido al riesgo de complicaciones graves (neumotórax, hemotórax, infección, arritmias ventriculares, punción arterial). Si el tiempo lo permite, puede utilizarse guía ecográfica para la identificación correcta de los vasos y la colocación del catéter.
3. Catéteres arteriales.
   a. La colocación de un catéter arterial permite la monitorización continua de la presión arterial sistémica y la medición frecuente de la gasometría arterial.
   b. El lugar de acceso preferido es la arteria radial mediante la técnica de Seldinger. Los lugares de acceso alternativos son las arterias cubital, braquial o femoral.

C. Reanimación con líquidos

Los principios de la reanimación con líquidos se tratan en detalle en el capítulo 5. A continuación, se listan algunas consideraciones generales:

1. La monitorización y la evaluación del estado volémico son esenciales en el paciente con traumatismo delicado y pueden llevarse a cabo por medios tanto invasivos como no invasivos.
2. La reanimación con líquidos comienza en el servicio de urgencias, pero continúa durante la fase de quirófano. La reanimación con líquidos en el quirófano debe tener en cuenta los líquidos y hemoderivados administrados previamente en el servicio de urgencias y sobre el terreno, si se dispone de la información. En los pacientes con hemorragias graves, algunos clínicos utilizan la estrategia denominada «hipotensión permisiva», con la que se limita la administración de líquidos a un máximo de 20 mL/kg con el objetivo de una presión arterial media (PAM) de 60 mm Hg.
3. Las soluciones cristaloides isotónicas, preferiblemente la solución de lactato de Ringer, son el volumen inicial para la reanimación con líquidos en los traumatismos. Deben evitarse cantidades excesivas de cualquier solución cristaloide, especialmente la solución salina normal, debido al potencial de acidosis metabólica hiperclorémica y de lesión renal. Las soluciones coloides, incluidas la albúmina, el hidroxietilalmidón y el dextrano, ofrecen pocos beneficios.
4. Los pacientes con hemorragia deben recibir **transfusiones de sangre** lo antes posible; la sangre completa está ganando popularidad como sustituto de la hemorragia, pero sigue siendo menos utilizada. El **plasma** y las **plaquetas** deben administrarse con las transfusiones de eritrocitoss siempre que se necesiten más de 3 o 4 unidades. Muchos centros utilizan paquetes de transfusión masiva de 6 unidades de eritrocitos, 4 unidades de plasma fresco congelado y 1 unidad («paquete de 4 o 6») de plaquetas. Véase el capítulo 8 sobre transfusión para más detalles.
5. Los fármacos vasoactivos (catecolaminas, vasopresina) pueden ayudar a restablecer la perfusión tisular. **Los vasoactivos no sustituyen la reposición de la volemia**, sino que son un tratamiento transitorio adicional para mantener la presión de perfusión de los órganos.

D. Anestésicos

1. Anestesia general.
   a. Tras la inducción, es habitual la anestesia general con una combinación de anestésicos inhalados volátiles y opioides. Como la mayoría de los anestésicos son vasodilatadores directos e inotrópicos negativos, deben utilizarse dosis reducidas durante la fase inicial de la reanimación cuando haya inestabilidad hemodinámica.
   b. Si hay preocupación por el estado de alerta del paciente durante la fase inicial de la cirugía de urgencia por un traumatismo grave, pequeñas dosis de benzodiacepinas pueden proporcionar una amnesia adecuada para el período perioperatorio.
   c. Lograr la paralización intraoperatoria de los pacientes traumáticos para optimizar la ventilación y disminuir el consumo de oxígeno. La monitorización de la función neuromuscular es fundamental, ya que las funciones hepática y renal pueden ser anómalas tras un traumatismo grave.
   d. Ventilar a los pacientes traumáticos con abordajes de volumen controlado a un volumen corriente de 6 mL/kg a 8 mL/kg de peso corporal ideal y con una pequeña cantidad de presión positiva telespiratoria (PPTE; 4 a 6 cm H_2O). Los objetivos de $PaCO_2$ se sitúan entre 30 mm Hg y 35 mm Hg, y se consiguen ajustando la frecuencia respiratoria, no el volumen corriente. Iniciar con un 100 % de O_2, y ajustar a una mezcla de oxígeno y aire según las respuestas. Añadir óxido nitroso a los gases suministrados por el respirador no ofrece ninguna ventaja.
   e. Controlar la temperatura corporal para mantenerla cerca del valor fisiológico, excepto en el caso de los pacientes con lesiones cerebrales traumáticas o después de una parada cardíaca, en los que ayuda una hipotermia moderada y controlada.
   f. La producción de orina debe ser de al menos 0.5 mL/kg/h a 1.0 mL/kg/h.
2. Anestesia regional.
   a. La anestesia regional es adecuada para los traumatismos aislados de las extremidades si no existen coagulopatías u otras contraindicaciones. La anestesia regional no es adecuada para procedimientos torácicos, abdominales, pélvicos o neuroquirúrgicos.
   b. Las ventajas de la anestesia regional incluyen la atenuación de la respuesta al estrés, la disminución del riesgo de hemorragia o de trombosis venosa, la optimización del pronóstico de la cirugía microvascular y un mejor control del dolor.
   c. Las desventajas de la anestesia regional incluyen la incapacidad de corregir el deterioro de la oxigenación o la ventilación, el riesgo de absceso epidural o hematoma después de la anestesia neuroaxial, el daño a los nervios periféricos después de los bloqueos de conducción, simpatectomía y, quizá, daño nervioso.

d. La analgesia epidural torácica o lumbar puede proporcionar una excelente analgesia a los pacientes con traumatismos torácicos o abdominales graves.

AXIOMAS

- Las intervenciones básicas en la vía aérea (p. ej., oxígeno, dispositivos de permeabilidad, ventilación manual con BR) complementan las intervenciones avanzadas (p. ej., IET): primero se utilizan elementos que mantienen al paciente oxigenado, y después se busca la ventilación adecuada y la protección contra la aspiración.
- El manejo de la vía aérea necesita un plan claro, organizado y sistemático, que incluya la anticipación de los fallos y la existencia de intervenciones alternativas/de rescate preparadas y conocidas.
- Toda la vía aérea en los traumatismos debe considerarse como «vía aérea difícil». Debe asumirse, asimismo, que todos los pacientes traumáticos tienen una lesión en la columna cervical, un traumatismo craneal e hipovolemia.
- Considerar la videolaringoscopia para las intubaciones en los traumatismos.
- La mayoría de los pacientes traumáticos requieren el uso de medicamentos para facilitar la IET. Solo el personal experimentado debe utilizar BNM con fármacos paralizantes para facilitar la IET.
- La persona más experimentada debe realizar el manejo de la vía aérea. No debe realizarse ningún otro procedimiento durante la intubación u otros esfuerzos de manejo de la vía aérea.
- La decisión de realizar una IET u otros procedimientos avanzados de la vía aérea debe recaer en el jefe del equipo de traumatología.
- Tener precaución al administrar fármacos anestésicos, ya que la dosis habitual por la masa corporal puede ser demasiado alta debido a la hipovolemia asociada al traumatismo grave.

Lecturas recomendadas

Bolliger D, Gorlinger K, Tanaka KA. Pathophysiology and treatment of coagulopathy in massive hemorrhage and hemodilution. *Anesthesiology* 2010;113:1205–2019.

Fouche Y, Sikorski R, Dutton RP. Changing paradigms in surgical resuscitation. *Crit Care Med* 2010;38:S411–S420.

Kovacs G, Sowers N. Airway management in trauma. *Emerg Med Clin North Am* 2018;36(1):61–84.

McCunn M, Gordon EK, Scott TH. Anesthetic concerns in trauma victims requiring operative intervention: the patient too sick to anesthetize. *Anesthesiol Clin* 2010;28:97–116.

Roberts JR, Custalow CB, Thomsen TW, eds. *Clinical Procedures in Emergency Medicine*. 7th ed. Philadelphia, PA: Elsevier; 2018.

Semler MW, Self WH, Wanderer JP, et al. Balanced crystalloids versus saline in critically ill adults. *N Engl J Med* 2018;378:829–839. doi:10.1056/NEJMoa1711584.

Walls RM. Airway management. *Rosen's Emergency Medicine: Concepts and Clinical Practice*. 7th ed. Philadelphia, PA: Elsevier; 2018:3–22.

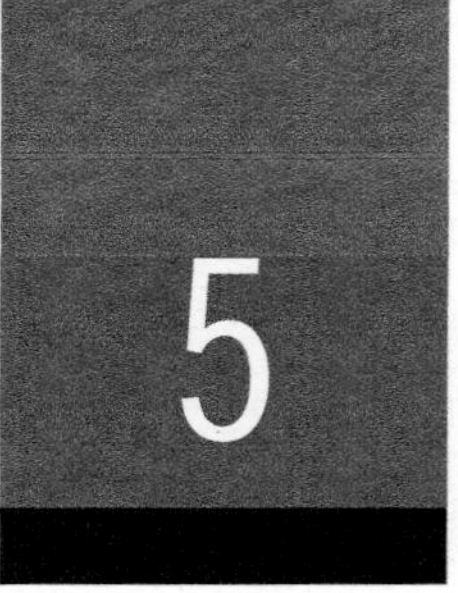

5 Evaluación inicial y reanimación[1,2]

Brian P. Smith y C. William Schwab

I. INTRODUCCIÓN

A. La reanimación del paciente traumático debe considerarse como un período de evaluación e intervención continua durante el cual se corrigen las anomalías fisiológicas y bioquímicas y se restablece la homeostasis. Comienza en el lugar de la lesión con la atención prestada por los transeúntes y puede variar mucho en función de las maniobras necesarias para evacuar al paciente de ese lugar y trasladarlo para atención traumatológica definitiva. La reanimación requiere una evaluación casi continua del paciente para guiar los procedimientos diagnósticos y terapéuticos concurrentes.

B. La reanimación del paciente traumático requiere un abordaje organizado y sistemático que utilice un protocolo probado. El curso de reanimación *Advanced Trauma Life Support* (ATLS) del American College of Surgeons ofrece un abordaje inicial para un paciente inestable con lesiones que ponen en peligro su vida (tabla 5-1). Los principios del ATLS son aplicables a la reanimación por un solo médico o al entorno del centro de traumatología (abordaje en equipo). Este curso se complementa con programas como *Definitive Surgical Trauma Care* (DSTC), *Stop the Bleed* (STB), *Advanced Surgical Skills for Exposure in Trauma* (ASSET), *Disaster Management and Emergency Preparedness* (DMEP) y otros, que hacen hincapié en la importancia de la preparación y la práctica, así como en el papel fundamental de la comunicación que vincula a los proveedores prehospitalarios con los médicos de traumatología y urgencias, y con otros especialistas de apoyo clave (banco de sangre, radiología, quirófano, etc.). El equipo multidisciplinar de traumatología puede variar en tamaño y debe estar basado en el protocolo según la **«hemodinámica»** del paciente y el **mecanismo de la lesión** (contusa o penetrante) (fig. 5-1). La reanimación de pacientes con traumatismos requiere un espacio designado y recursos para atender a todo el espectro de pacientes lesionados (niños, pacientes embarazadas, múltiples víctimas, etc.). En este capítulo se presenta un abordaje orientado al equipo para la evaluación inicial y la reanimación.

II. OBJETIVOS Y MOMENTO DE LA REANIMACIÓN.

El objetivo principal del primer reconocimiento es corregir la fisiología anómala. Las amenazas inmediatas para la vida que deben reconocerse y tratarse son las siguientes:

- Obstrucción de la vía aérea.
- Neumotórax a tensión.
- Neumotórax abierto.
- Hemotórax masivo.
- Hemorragia persistente.
- Taponamiento cardíaco.
- Tórax inestable.

A. Optimizar la perfusión

1. Hemorragia (minimizarla): el primer paso esencial para optimizar la perfusión es el control de la hemorragia. Debe lograrse lo antes posible.
   a. Las hemorragias que son susceptibles de presión directa, taponamiento y aplicación de torniquetes deben ser tratadas como tales.
   b. Esto debe hacerse tan pronto como sea posible (en el terreno) y continuar hasta que el paciente llegue a un lugar donde pueda controlarse con pinzas, suturas o derivaciones (fig. 5-2).

[1]Véanse los capítulos 26 a 28 para las poblaciones especiales.

[2]Este capítulo se ha modificado a partir del capítulo original creado por Michael Rhodes, MD, FACS, y nuestro trabajo continúa con sus numerosas contribuciones al cuidado de los pacientes lesionados, su dedicación al aprendizaje permanente y su brillantez a la hora de aportar sentido común a situaciones clínicas complicadas, como la reanimación de pacientes traumáticos.

TABLA 5-1	Fases de la evaluación inicial y la reanimación

Evaluación primaria (15 s)
- **A** (*Airway*) vía aérea con control de la columna vertebral
  → Voz, intercambio de aire, permeabilidad, inmovilización cervical
- **B** (*Breathing*) Respiración
  → Ruidos respiratorios, pared torácica, venas del cuello
- **C**irculación
  → Actividad mental, color de la piel, pulso, presión arterial, venas del cuello, hemorragia externa
- **D**iscapacidad (neurológica)
  → Pupilas, movimiento de las extremidades (lugar y tipo), voz
- **E**xposición del paciente

Reanimación
- General: electrocardiograma, oximetría de pulso, acceso intravenoso, pruebas de laboratorio
- Concurrente con lesiones que ponen en riesgo la vida identificadas en la evaluación primaria
- Incluir accesos gástricos o uretrales, o realizar con evaluación secundaria

Evaluación secundaria
- Exploración de la cabeza a los pies (incluida la columna vertebral)
- Antecedentes con base en nemotecnia AFEITE: **A**, alergias; **F**, fármacos; **E**, enfermedades anteriores; **I**, última ingesta; **T**, traumatismo (episodios relacionados con)
- Pruebas de imagen
- La segunda evaluación puede diferirse hasta después del quirófano en pacientes inestables o en pacientes *in extremis*

Cuidados definitivos
- Cirugía (puede estar en fase de reanimación)
- Entablillado
- Medicamentos (las 3 «aes»): analgésicos, antibióticos, antitetánica
- Especialistas
- Derivación

Evaluación terciaria
- Realizar evaluaciones primarias y secundarias en 24 h para detectar lesiones ocultas o no detectadas
- Creación de una lista de «problemas» con la identificación específica del médico que se ocupa de cada uno de ellos

Modificado de American College of Surgeons Committee on Trauma. *Advanced Trauma Life Support Manual*. Chicago, IL: American College of Surgeons; 2008.

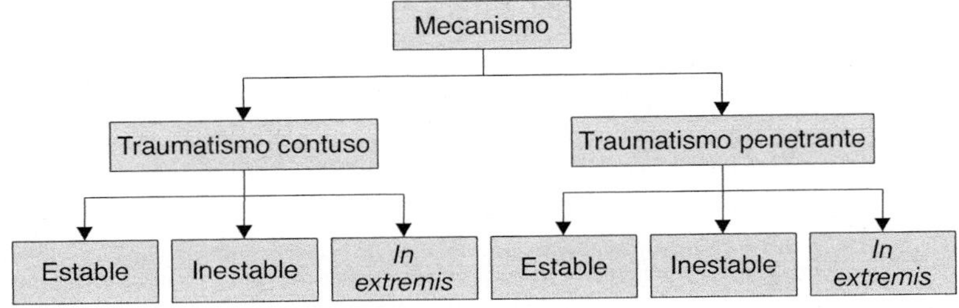

Figura 5-1. Evaluación inicial del servicio de urgencias.

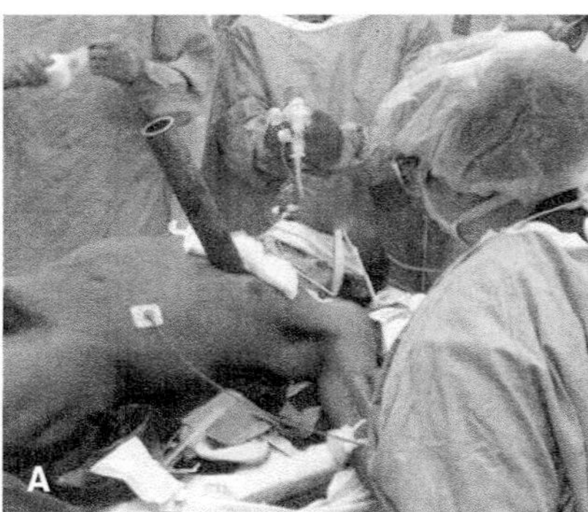
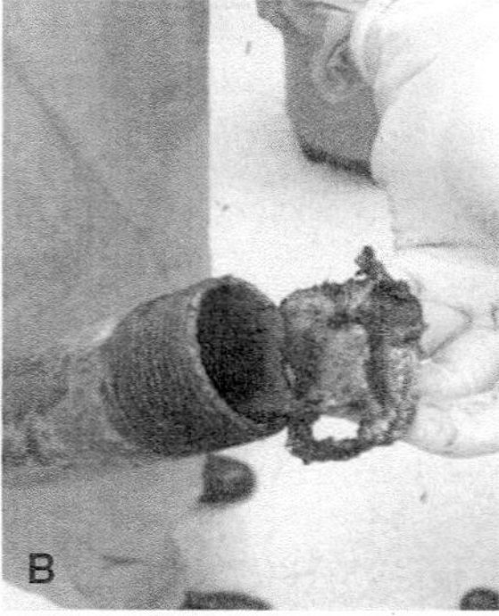

Figura 5-2. Los dos objetivos fundamentales de la reanimación son restablecer la perfusión normal y minimizar el riesgo de una futura infección en el ejemplo. El paciente necesitaba tanto restablecer la perfusión normal mediante la retirada del tubo insertado **(A)**, pero el cirujano también requirió retirar el trozo de camisa **(B)** que se había introducido en el espacio torácico.

c. La hemorragia central o de la unión con el tronco requiere técnicas más avanzadas tales como el control quirúrgico abierto o la oclusión endovascular con globo.
El retraso en el control quirúrgico o endovascular de la hemorragia aumenta la mortalidad (es decir, hay que hacer hincapié en la importancia de los minutos). El tiempo medio hasta la muerte por hemorragia después de la lesión es de 1.6 h.

d. Lo ideal es reanimar al paciente sangrante con líquidos que simulen la sangre en cuanto a la expansión del volumen plasmático, la capacidad de transporte de oxígeno, y la capacidad de coagulación y minimizar la hemorragia existente. La reanimación con hemoderivados debe tener en cuenta tres elementos clave: reposición del volumen sanguíneo perdido para llenar el árbol vascular y el corazón, restitución de la capacidad de transporte de oxígeno de los eritrocitos y reposición de los factores de la coagulación para ayudar a detener la hemorragia. Varios centros civiles han pasado a utilizar sangre completa (como en la práctica militar), en lugar del tratamiento con hemoderivados. Siempre que sea posible, la reanimación debe guiarse por la medición de hemoglobina (o hematocrito), el recuento de plaquetas, el tiempo de trombina y protrombina (con el cociente internacional normalizado [INR, *international normalized ratio*]) y el perfil de trombosis (mediante tromboelastometría rotacional [ROTEM] o tromboelastografía [TEG]) (*v.* cap. 8).

   i. El ácido tranexámico (ATX) debe utilizarse como complemento en pacientes con fibrinolisis.

2. «Choque» obstructivo (*v.* caps. 6, 35 y 36): el neumotórax a tensión y el taponamiento pericárdico simulan el choque hemorrágico y deben seguir siendo prioritarios en el diagnóstico diferencial de choque entre los pacientes lesionados.

   a. El neumotórax a tensión (fig. 5-3) es frecuente y debe tratarse con descompresión del espacio pleural. Lo ideal es que sea un diagnóstico clínico, basado en los hallazgos de dificultad respiratoria, hipotensión, disminución de los ruidos pulmonares e hipertimia en el hemitórax afectado. La desviación traqueal es un hallazgo tardío. La distensión venosa yugular (DVY) puede estar ausente en el paciente hipovolémico.

   b. El taponamiento pericárdico debe ser tratado con pericardiotomía. Los hallazgos clásicos son hipotensión, tono cardíaco apagado y DVY (tríada de Beck). Los tres componentes **no** suelen estar presentes, por lo que es fundamental un alto nivel de sospecha.

3. Traumatismo craneoencefálico (TCE). Esto merece una consideración especial debido a la creciente frecuencia con la que se complica con hemorragias coagulopáticas. El uso de anticoagulantes e inhibidores plaquetarios está muy extendido y requiere una evaluación y supresión, si es necesario. Los cirujanos traumatólogos deben ser expertos en la farmacología de todos los anticoagulantes. Se recomienda la coordinación con el neurocirujano y las directrices institucionales predeterminadas.

B. Minimizar la infección

1. Una vez tratadas las amenazas inmediatas para la vida, los esfuerzos para minimizar la infección se convierten en un componente clave del tratamiento. La infección después de una lesión sigue siendo una carga sanitaria importante y la sepsis después de una lesión

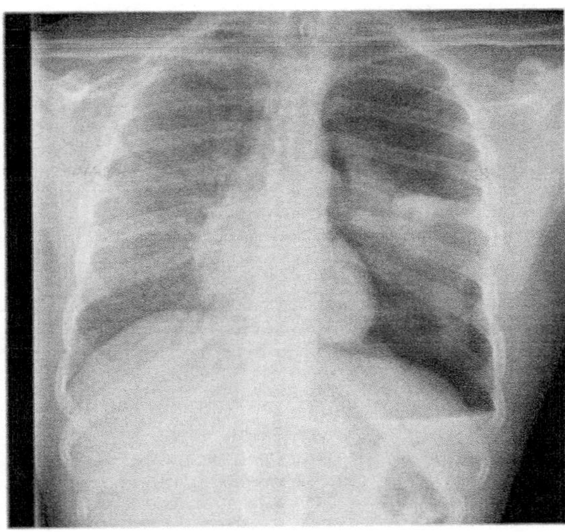

Figura 5-3. Gran neumotórax de lado izquierdo con fisiología de tensión en desarrollo. En este caso, el corazón y las estructuras mediastínicas comienzan a alejarse de lado izquierdo afectado, lo que finalmente provoca hipotensión por la disminución de la precarga cardíaca.

sigue siendo un reto contra las muertes evitables. Aunque estas complicaciones pueden no suponer una amenaza inmediata para la vida, las intervenciones tempranas destinadas a reducir el riesgo de infección deben seguir siendo una prioridad durante la reanimación, una vez que se hayan abordado otros problemas mortales.

2. Las heridas abiertas deben ser tratadas de forma agresiva con desbridamiento quirúrgico hasta llegar al tejido sano, y con un cuidado diligente para minimizar la aparición de infecciones.
3. Las lesiones ortopédicas abiertas deben tratarse rápidamente con antibióticos en función de la gravedad de la herida (clasificación de Gustilo-Anderson), así como de la naturaleza del contaminante. El desbridamiento cuidadoso de las heridas y el uso juicioso del material ortopédico son factores importantes para la curación de heridas.
4. Los cirujanos deben ser conscientes del riesgo asociado a los campos quirúrgicos contaminados.
   a. Deben emplearse técnicas de control de daños para minimizar la contaminación en curso cuando sea apropiado.
   b. Las ostomías a nivel de la piel deben utilizarse para minimizar el riesgo de infección en las lesiones en las que no es adecuada la reparación directa o la resección y anastomosis.

C. Momento de la reanimación

1. Todos los pacientes traumáticos deben ser tratados con un alto índice de sospecha de lesiones graves y críticas. Los pacientes deben ser examinados y manejados con un sentido de urgencia.
2. La hipotensión, **así como la presión arterial baja sostenida, no solo es una medida que confirma la «inestabilidad» del paciente, sino que también es altamente predictiva de hemorragia continua y significativa**. Más de la mitad de las muertes tempranas se producen en pacientes hipotensos en los primeros 60 min después de la lesión. Esto subraya la importancia de la atención prehospitalaria, del inicio del control de la hemorragia y del comienzo de la reanimación. Los **pacientes que responden de forma transitoria a la administración de volumen** y **los que no responden** (generalmente por una hemorragia en curso) requieren el control quirúrgico de la hemorragia, así como una mayor reanimación con hemoderivados y la supresión de la coagulopatía del traumatismo.
3. Los informes prehospitalarios informan al equipo de traumatología sobre la gravedad de la lesión. Estos informes deben ser inclusivos y estar estructurados para asegurar una transferencia eficiente de la información clínica. Un ejemplo de herramienta de informe

útil es el esquema MIST (mecanismo, lesiones, signos/síntomas y tratamientos [*Mechanism, Injuries, Signs/Symptoms, and Treatments*]), disponible en el capítulo 11. Otros detalles como la intrusión de vehículos, la hemorragia estimada en la escena del accidente, las exposiciones ambientales, el tiempo de transporte, etc., también proporcionan elementos cruciales que ayudan a caracterizar el potencial de lesión y la respuesta a los tratamientos hasta el momento del traslado al centro de traumatología.

4. El *índice de choque* (frecuencia cardíaca/presión arterial sistólica [PAS]) es una herramienta rápida y útil para identificar a los pacientes que necesitan una reanimación rápida. Los pacientes con una frecuencia cardíaca superior a la PAS tienen una alta sensibilidad y especificidad para necesitar una transfusión masiva.
5. **También puede sospecharse una lesión significativa** a partir de la interpretación de algunas frases clave verbalizadas por los pacientes:
   «Me estoy ahogando»: disfunción de la vía aérea.
   «No puedo tragar»: disfunción de la vía aérea.
   «No puedo respirar»: disfunción ventilatoria.
   «Déjenme sentarme»: disfunción ventilatoria, hipoxia, taponamiento cardíaco.
   «Por favor, ayúdenme»: hemorragia, hipoxemia.
   «Voy a morir»: hemorragia, hipoxemia.
   «Tengo sed»: hemorragia.
   «Me duele la barriga»: irritación peritoneal.
   «No puedo mover las piernas»: lesión medular.
   «Por favor, hagan algo por mi dolor»: lesión significativa.
   «¿Dónde estoy?»: traumatismo craneal, hipoxia, hipercarbia.

III. **ESQUEMAS DE REANIMACIÓN.** En la siguiente sección se describen los abordajes de reanimación basados en mecanismos de lesión contusa y penetrante en pacientes estables e inestables. Se mantiene un alto índice de sospecha para todos los pacientes, con independencia de su estabilidad. Sin embargo, los médicos deben estar especialmente atentos a los pacientes con signos que sugieran inestabilidad. Entre estos pacientes, la incidencia de lesiones vasculares importantes (con hemorragia) es alta, y la atención al paciente debe centrarse en el control inmediato de la hemorragia. La reanimación debe basarse en un abordaje de reanimación con control de daños (RCD), con control inmediato de la hemorragia accesible, acceso intravenoso rápido y restitución de la sangre y los hemoderivados (protocolo de transfusión masiva) de camino a un quirófano. Se siguen y documentan las directrices del ATLS (o soporte vital avanzado en traumatismo [SVAT]) a menos que las directrices locales de la institución indiquen la exclusión de uno o más de los pasos siguientes. Las recomendaciones que figuran a continuación tienen por objeto orientar al médico de cabecera y no sustituyen en modo alguno el criterio del médico que atiende a los pacientes lesionados. Todas las intervenciones y diagnósticos deben utilizarse con criterio, teniendo en cuenta sus riesgos y beneficios asociados. Sin embargo, debe evitarse cualquier tendencia a minimizar un abordaje agresivo hasta que se diagnostique toda lesión grave (tabla 5-2).

A. **Adulto *ESTABLE* con traumatismo contuso**
   1. Evaluar la vía aérea, la respiración, la circulación y la discapacidad neurológica (escala de coma de Glasgow [GCS, *Glasgow Coma Score*], incapacidad de mover las extremidades con la misma fuerza [SCA, síndrome de la médula espinal]).
   2. Inmovilizar la columna cervical.
   3. Administrar O_2.
   4. Insertar al menos una vía intravenosa periférica (calibre 18 o mayor).
      a. El acceso intravenoso difícil debe complementarse con el uso de ecografía a pie de cama para establecer las vías periféricas.
   5. Entablillar las extremidades deformadas.
   6. Evaluar si hay lesiones ocultas.
      a. Cabeza, cuello, pecho, abdomen, pelvis, columna vertebral y extremidades.
      b. Uso *selectivo* de exploraciones rectales y pélvicas.
   7. Limitar el líquido intravenoso.
   8. Realizar estudios radiológicos **seleccionados** según lo indicado por la anamnesis, el mecanismo de la lesión y la exploración física. Considerar:
      a. Radiografía de tórax (normalmente rutinaria) complementada con ecografía abdominal extendida (en caso de contusión abdominal) (E-FAST, *extended focused assesment with sonography in trauma*) para valorar un posible deslizamiento pleural y hemotórax.
      b. Es más útil completar la evaluación radiográfica de la columna cervical con una TC, que suele combinarse con una tomografía computarizada (TC) cerebral.
      c. Las radiografías de pelvis deben realizarse en pacientes con exploraciones de pelvis inestables o sensibles, anomalías de la cadera que sugieran fracturas o luxaciones intraarticulares, y en los que no puedan completarse exploraciones de pelvis fiables.

TABLA 5-2	Criterios para el paciente traumático adulto inestable

Fisiología alterada
- Puntuación de la Escala de Coma de Glasgow (GCS) ≤14
- Pulso <60 o >120 lat/min
- Presión arterial <90 mm Hg después de una prueba de sobrecarga líquida de 2 L
- Presión arterial sistólica >190 mm Hg
- Frecuencia respiratoria <12 o >24 resp/min
- Intercambio gaseoso deficiente (p. ej., SaO_2 <90 %)
- Temperatura <33° C

Alteración de los hallazgos físicos
- Parálisis
- Disfonía o ronquera/imposibilidad de hablar
- Respiración dificultosa
- Dolor intenso
- Sitio(s) de hemorragia externa
- Paciente combativo

Hallazgos anatómicos alterados
- Deformidad(es) grave(s): columna vertebral, cuello, tórax, extremidades
- Herida penetrante desde la cabeza hasta la fosa poplítea

Aumento del índice de sospecha
- Edad >55 años
- Arterioparía coronaria
- Enfermedad pulmonar obstructiva
- Hepatopatía
- Diabetes mellitus de tipo 1
- Anticoagulación o antecedentes de coagulopatía
- Antecedentes de enfermedades mentales
- Embarazo

d. FAST (ecografía abdominal focalizada en traumatismos) y E-FAST recomendados en todos los pacientes con mecanismos de lesión que sugieren traumatismos de alta energía, lesiones torácicas, abdominales y pélvicas, y sensibilidad abdominal.

e. TC craneal/cervical con cualquier alteración de la conciencia, amnesia, cefalea o antecedentes de anticoagulación. Puden utilizarse varias escalas puntuación clínica, como la *Canadian Head Injury Score* o la *New Orleans Injury Rule*, para ayudar a evaluar el riesgo y guiar la toma de decisiones clínicas.

f. TC de la columna cervical con cualquier dolor a la palpación en la línea media cervical, déficit neurológico focal, o para pacientes con limitación para una exploración adecuada por lesiones distractoras, alteración de la conciencia o intoxicación. De forma similar a la TC craneal, pueden utilizarse varias escalas de puntuación, como *Nexus Criteria* o la *Canadian C-Spine Rule*, para complementar la toma de decisiones en pacientes estables.

g. TC abdominal y pélvica: si hay dolor a la palpación en el abdomen, en la fosa lumbar o en la espalda, hematuria macroscópica o microscópica con signos y síntomas, FAST positivo e indeterminado y alto índice de sospecha (*v.* cap. 39).

h. Considerar la posibilidad de realizar una «exploración panorámica» (TC craneal/cervical/torácica/abdominal/pélvica/columna vertebral) en pacientes con mecanismo de lesión de alta energía, signos o síntomas en varias regiones del cuerpo y anamnesis o exploración poco fiables. Aunque el riesgo de la radiación y la rentabilidad de la «exploración panorámica» siguen siendo objeto de debate, algunos datos sugieren una disminución de la mortalidad ajustada al riesgo cuando se realiza en pacientes adecuadamente seleccionados.

i. La TC torácica sola o la TC abdominal es poco frecuente en adultos. En la mayoría de las lesiones de alta energía en la región del tronco, se recomienda una TC torácica y abdominopélvica combinada. Si hay antecedentes de lesiones por aceleración/deceleración (p. ej., un accidente de tráfico >40 km/h, una caída >3 m), dolor en la parte media de la espalda, o el hallazgo de cualquier anomalía en el mediastino en la radiografía de tórax, se recomienda una angiografía por TC del tórax con vistas aórticas.

j. Angiografía por TC del cuello si hay signo de cinturón de seguridad en el cuello, fractura de la columna vertebral, fractura compleja de la región mediofacial de la mandíbula, lesión de tipo colgante, soplo carotídeo o un déficit neurológico sin otra causa aparente.
k. Uso selectivo de radiografías para el dolor focal a la palpación o el dolor con el movimiento.

B. **Adulto *INESTABLE* con traumatismo contuso.** La siguiente sección describe el concepto tradicional ABCDE del abordaje ATLS. En aquellos casos con hemorragia externa o de la unión en curso, el abordaje se modifica a C-ABCDE, donde la «C» inicial representa el control de la hemorragia externa con presión directa, torniquete(s) y otras técnicas, seguido de la vía aérea, la respiración, etc.

1. Evaluar la hemorragia manifiesta en curso.
   a. Aplicar presión directa en los lugares de la hemorragia y establecer el control del torniquete cuando corresponda.
   b. Pueden utilizarse fármacos hemostáticos tópicos para ayudar a promover la coagulación y aumentar el efecto del taponamiento.
      i. Los apósitos hemostáticos pueden extenderse en forma de gasa o polvo.
      ii. Las espumas y esponjas inyectables podrían ser beneficiosas en el futuro, pero por el momento no han sido probadas.
      iii. El cirujano debe permanecer atento para retirar todos los cuerpos extraños una vez que el paciente haya sido estabilizado.
2. **Evaluar la vía aérea** (con inmovilización de la columna vertebral).
   a. Permeabilidad, voz, estridor, cuerpos extraños, lengua, laceraciones, saturación de O_2.
   b. Opciones de tratamiento (*v.* cap. 4 para indicaciones específicas).
      i. Administración del 100 % de O_2 (por mascarilla).
      ii. Succión, tracción de mandíbula, vía aérea bucal, vía aérea nasofaríngea.
      iii. Intubación endotraqueal con parálisis de urgencia y secuencia rápida de intubación (*v.* cap. 4).
      iv. En el caso de que la intubación bucal-endotraqueal no pueda lograrse inmediatamente, la vía aérea puede ser asistida con complementos tales como vía aérea bucal y ventilación con bolsa de reanimación, o vía aérea supraglótica como una sonda laríngea, una mascarilla laríngea y una vía aérea traqueoesofágica de doble luz. Sin embargo, deben considerarse como vía aérea inestable y, en última instancia, debe lograrse el control definitivo de éstas.
      v. Vía aérea quirúrgica: en caso de que no pueda establecerse la intubación bucotraqueal, el proveedor debe realizar una cricotiroidotomía.
3. **Evaluar la respiración.**
   a. Expresión facial (ansiedad, angustia, deprimida), frecuencia respiratoria, profundidad y calidad de la respiración (superficial o dificultosa), palidez de la piel o cianosis, uso de músculos accesorios (cuello y abdomen).
   b. Tráquea (línea media, crepitación), venas del cuello (planas o distendidas), ruidos respiratorios (disminuidos o ausentes), simetría del tórax (buscar inestabilidad torácica anterior o lateral, o entablillado), cianosis central, saturación de O_2 (pulsioximetría).
   c. Opciones de tratamiento (*v.* cap. 4 para indicaciones específicas).
      i. Intubación endotraqueal (con monitorización de la saturación de O_2 y del CO_2 al final de la espiración).
      ii. Descompresión con aguja del tórax, unilateral o bilateral, seguida de la inserción de un drenaje torácico.
      iii. Drenaje(s) torácico(s), unilateral(es) o bilateral(es).
      iv. Respirador (manual o mecánico).
      v. Analgesia, sedación (opioides sistémicos ajustados, opioides inhalados).
      vi. Parálisis farmacológica **determinada por la situación clínica.**
4. **Evaluar la circulación.**
   a. Color de la piel y las mucosas, actividad mental, pulsos palpables, agitación.
   b. Calidad del pulso, presión arterial, cianosis periférica, temperatura de la piel, presencia de hemorragia externa.
   c. Presión arterial, llenado capilar.
   d. Saturación de O_2, monitorización del electrocardiograma (ECG).
   e. Opciones de tratamiento.
      i. Dos vías periféricas de gran calibre.
      ii. Garantizar la obtención del tipo de sangre y la muestra de compatibilidad cruzada.
      iii. Inserción inmediata de un acceso intraóseo hasta que se establezca un acceso venoso periférico o central.
      iv. Iniciar el protocolo de transfusión masiva.

v. En caso de hipotensión profunda o persistente, iniciar una transfusión temprana de hemoderivados (o de sangre completa si está disponible).
vi. Notificar al quirófano de un caso de traumatismo.
vii. Si hay signos de hipovolemia persistente (p. ej., hipotensión, taquicardia, déficit de base), comprobar la existencia de hemorragia oculta en una de las cinco regiones.
   a) **Exterior:** (mirar bajo los vendajes), espalda, nalgas, occipucio, axilas.
   b) **Cavidad torácica:** tráquea, venas del cuello, auscultación/percusión, **radiografía de tórax temprana** y E-FAST, drenaje(s) torácico(s).
   c) **Cavidad peritoneal:** palpación, FAST, aspirado peritoneal diagnóstico (selectivo), laparotomía exploratoria.
   d) **Retroperitoneo:** exploración física (anillo pélvico inestable, laceración perineal, faja pélvica, radiografía pélvica, arteriografía, empaquetamiento pélvico quirúrgico).
   e) **La oclusión rápida de la aorta con un globo endovascular puede considerarse para pacientes inestables con hemoperitoneo o hemorragia pélvica diagnosticados. Sin embargo, esto suele requerir un gran equipo de traumatología, con personas capaces de colocar rápidamente globos endovasculares aórticos mientras el equipo de traumatología pasa al control definitivo de la hemorragia. Debe evitarse el retraso en el control quirúrgico de la hemorragia cavitaria.**
   f) **Extremidades:** fracturas, especialmente si son bilaterales o femorales.
viii. **Si la búsqueda de hemorragias no es reveladora**, otras **causas** de **hipotensión** son las siguientes:
   a) Neumotórax a tensión.
   b) Rotura o taponamiento cardíaco.
   c) Choque neurógeno (lesión medular).
   d) Lesión cardíaca grave y contusa (muy infrecuente).
   e) Choque cardiógeno (insuficiencia cardíaca descompensada o infarto de miocardio).
   f) Choque distributivo no traumático (insuficiencia suprarrenal, sepsis).

5. **Evaluar la discapacidad neurológica: en los pacientes con un pronóstico en la GCS ≤ 8 debe sospecharse una lesión cerebral significativa. Del mismo modo, los déficits neurológicos laterales o focales son sugestivos de una lesión neurológica que probablemente requiera craneotomía descompresiva.**
   a. Realizar y documentar la exploración neurológica focalizada (*v.* caps. 30 y 32) **antes de intubar** y paralizar al paciente: GCS, pupilas, y movilidad general y sensibilidad de **todas** las extremidades (para determinar la presencia de una lesión medular).
   b. Palpar la cabeza y la columna vertebral (dar la vuelta al paciente).
   c. Opciones de tratamiento. El objetivo es prevenir una lesión neurológica secundaria.
      i. Administración de O_2.
      ii. Intubación (intubación de secuencia rápida con parálisis y sedación de urgencia).
      iii. Manitol o solución salina hipertónica.
      iv. TC cerebral y de la columna vertebral.
      v. Monitorización de la presión intracraneal.
      vi. Ventriculostomía.
      vii. Craniotomía.
6. **Extremidades**
   a. Inspeccionar las extremidades y las articulaciones en busca de asimetría, angulación, hematoma, laceración, hinchazón y perfusión. Identificar las principales luxaciones articulares.
   b. Palpación de pulsos, seguido de Doppler.
   c. Realizar exploraciones motoras y sensoriales focalizadas.
   d. Opciones de tratamiento (*v.* cap. 40 para indicaciones específicas).
      i. Aplicar presión directa para controlar la hemorragia.
      ii. Considerar compuestos hemostáticos para grandes heridas hemorrágicas.
      iii. Realinear las deformidades significativas y entablillar.
      iv. Cubrir las heridas abiertas con un apósito estéril.
      v. Aplicar tracción cuando sea adecuado.
7. Colocar una **sonda nasogástrica** o **bucogástrica** y una **sonda urinaria** a la mayor brevedad posible **si no está contraindicado** o **interfiere** con la evaluación o estabilización de la vía aérea, la respiración, la circulación o la disfunción neurológica.
8. **Pruebas de imagen** en el ***paciente inestable con traumatismo contuso.***
   a. **Se recomiendan según lo permita el tiempo y la situación clínica (en el área de reanimación)**

i. **Radiografía de tórax**. Posición supina, coordinada con el equipo de traumatología, cámara a la máxima distancia (bajo la camilla de reanimación); retención inspiratoria, utilizar dos para capturar todo el tórax, la parte inferior de la columna cervical y la superior del abdomen (diafragmas).

ii. Radiografías pélvicas similares a las de los pacientes estables; deben realizarse en pacientes con exploraciones de pelvis inestables o doloridos, anomalías de la cadera que sugieran fracturas o luxaciones intraarticulares y pacientes en los que no puedan completarse exploraciones de pelvis fiables. Los pacientes con inestabilidad hemodinámica no explicada por otros motivos también deben someterse a este tipo de radiografías.

iii. Debe realizarse una ecografía abdominal (en caso de contusión abdominal) (FAST, *focused abdominal sonography for trauma*) para evaluar la hemorragia dentro de la cavidad peritoneal. Las exploraciones negativas deben repetirse durante la reanimación debido al cambio en la sensibilidad a medida que aumenta el volumen de hemoperitoneo.

iv. En general, **el resto de pruebas de imagen deben diferirse hasta que se hayan estabilizado la vía aérea, la respiración y la circulación**. Existen excepciones, como cuando se requiere una radiografía de tórax o de pelvis para identificar una hemorragia «oculta» (*v.* anteriormente). A veces, debe iniciarse la cirugía sin realizar ninguna prueba de imagen.

b. TC (si hay estabilidad hemodinámica). La TC realizada en un paciente inestable es peligrosa. Siempre requiere más tiempo del que supone el clínico. Los estudios en el paciente traumático deben obtenerse solo en unidades de TC con capacidad de monitorización completa, fácil visualización de todo el cuerpo del paciente y un equipo de médicos y personal enfermero capaz de realizar todos y cada uno de los procedimientos para salvar la vida en caso de que se produzca una crisis (p. ej., cricotiroidotomía, descompresión torácica, decisión de cirugía).

Lo ideal es que el TC se encuentre en el área de reanimación y cerca del quirófano. Los escáneres rápidos más recientes permiten la obtención rápida de imágenes de la cabeza, el tórax y el abdomen, lo que permite realizar estudios en *pacientes que responden bien seleccionados* cuando están respaldados por el juicio clínico, la logística y un radiólogo proactivo.

Las pruebas de imagen seleccionadas pueden ayudar en el triaje de las lesiones críticas múltiples (p. ej., un paciente con puntuación baja en la GCS y con FAST indeterminado).

i. Cabeza: si GCS < 15.

ii. Tórax: si se sospecha de contusión o hay anatomía dudosa del mediastino.

iii. Abdomen y pelvis: si hay signos o síntomas o no pueden examinarse.

iv. Columna vertebral: si hay sospecha por la exploración física o las radiografías simples.

C. **Adulto *ESTABLE* con traumatismo penetrante** (**requiere antecedentes adicionales de lesiones previas por armas de fuego y presencia de balas o fragmentos retenidos**).

1. Evaluar al paciente en cuanto a la vía aérea, la circulación, cualquier disfunción neurológica y la exposición completa.
2. Documentar el **número** y los **lugares** de las heridas penetrantes. Marcar todos los orificios de la piel con marcadores metálicos (clips, rotulador opaco, etc.) y cinta adhesiva *ancha* mientras se realiza una exploración de 360° del cuerpo y de las regiones intertriginosas (dar la vuelta a la izquierda y a la derecha). **No identificar las heridas como de entrada o de salida**; esto no es fiable en la exploración externa. Simplemente debe describirse lo que se observa en la exploración, incluyendo punteado, quemaduras, etc.
3. **Establecer la trayectoria**: esto es vital para determinar las estructuras anatómicas con riesgo de perforación y penetración.
4. Opciones de tratamiento.
   a. Administrar O_2.
   b. Asegurar las vías intravenosas periféricas (seleccionarlas de manera que no haya una posible lesión vascular entre el sitio de la vía y el corazón). Minimizar los líquidos intravenosos.
   c. **Estudios de laboratorio** del «paciente estable», tipo y pruebas cruzadas de la muestra obtenida.
   d. **Radiografía de tórax complementada con E-FAST**.
   e. Colocar una sonda nasogástrica y una sonda urinaria en pacientes *seleccionados*.
5. Evaluar al paciente en busca de lesiones significativas, en función de los lugares de la lesión: exploración física y radiografía; tanto la radiografía simple como la TC son complementarias para determinar con precisión la trayectoria. En muchos casos, la radiología

simple es adecuada para clarificar la localización de la bala y la necesidad de estudios adicionales. El contraste intravenoso y bucal puede utilizarse para mejorar las imágenes viscerales y detectar perforaciones de vísceras huecas. Otras opciones de diagnóstico son las siguientes:

a. **Cabeza**: TC de cara y cuello sin contraste.
b. **Cuello**: es frecuente la angiografía por TC. Complementos ocasionales: estudio de deglución con contraste, endoscopia, arteriografía, exploración del cuello. **(Precaución: comprobar la vía aérea repetidamente durante las evaluaciones diagnósticas con bajo umbral de intubación).**
c. **Tórax**: radiografía de tórax; se prefiere el TC con contraste intravenoso. Estudios complementarios: angiografía, broncoscopia, contraste esofágico, ecocardiografía, ventana cardíaca, toracotomía y esternotomía media.
d. **Abdomen, espalda o fosa lumbar**: se prefiere la TC con contraste intravenoso. Estudios complementarios: TC con contraste intravenoso y oral, lavado peritoneal diagnóstico, exploración local de la herida, repetición de la ecografía, laparoscopia y laparotomía.
e. **Extremidades**: pulsos, exploración motora y sensitiva, índice tobillo-brazo, ecografía doble, angiografía por TC, arteriografía, exploración quirúrgica.

D. Adulto *INESTABLE* con traumatismo penetrante. Asegúrese de averiguar cualquier antecedente de lesiones previas por armas de fuego y la presencia de balas o fragmentos retenidos.

La probabilidad de una lesión/lesiones vasculares o una hemorragia visceral importante es alta. Realizar una reanimación muy breve para determinar la(s) fuente(s) convincente(s) de la hemorragia e iniciar la RCD como fase momentánea de camino a un quirófano listo. Si el paciente se estabiliza con la administración de sangre, pueden realizarse estudios diagnósticos y de imagen adicionales con las mismas precauciones que se describen en el apartado Adulto inestable con traumatismo contuso.

1. Evaluar la vía aérea del paciente, el intercambio de gases adecuado, o una posible disfunción circulatoria o neurológica. En determinados pacientes (los que están a punto de morir o casi a punto de morir), puede ser útil realizar un registro inmediato para evaluar todos los lugares de la lesión antes de los tradicionales estudios primarios y secundarios.
2. Evaluar el número y los lugares de las heridas penetrantes. Marcar todos los orificios de la piel con marcadores metálicos (clips y cinta adhesiva ancha) mientras se realiza una exploración de 360° del cuerpo y de las regiones intertriginosas).
3. **Establecer la trayectoria:** esto es vital para determinar las estructuras anatómicas con riesgo de penetración y perforación. Se requiere una inspección rápida y completa de las superficies de la piel, los orificios corporales y una exploración limitada con radiografía simple según se indique. Esto es primordial, ya que la clasificación correcta de la cavidad guiará al cirujano hacia la incisión y la exposición adecuadas.
   a. E-FAST.
   b. Radiografías simples para establecer la trayectoria: esto es fundamental para determinar las estructuras anatómicas con riesgo de penetración y perforación, y pueden realizarse después de estabilizar al paciente si es necesario.
4. **Opciones de tratamiento**
   a. **Vía aérea**
      i. Administrar O_2 al 100 %.
      ii. Succión.
      iii. Intubación y ventilación endotraqueales: la decisión de intubar debe sopesarse frente a los riesgos de la sedación química y la parálisis, así como de la ventilación con presión positiva (todo lo cual puede *disminuir* la precarga cardíaca, lo que agravaría el choque hipovolémico).
      iv. Vía aérea quirúrgica (p. ej., para heridas destructivas de la cara).
   b. **Respiración**
      i. Descompresión con aguja del tórax, unilateral o bilateral.
      ii. Tubo(s) torácico(s), unilateral(es) o bilateral(es).
      iii. Ventilación (manual o mecánica).
      iv. Toracotomía anterolateral, izquierda o bilateral, de urgencia.
   c. **Circulación**
      i. Insertar dos vías intravenosas de gran calibre; si es difícil, insertar con acceso intraóseo o acceso venoso central.
      ii. Asegurarse de que se ha obtenido el grupo sanguíneo y la prueba de compatibilidad cruzada.
      iii. Considerar una vía central de gran calibre, iniciar la infusión de lactato de Ringer caliente, activar el protocolo de transfusión masiva e iniciar la RCD. **En general,**

no debe superarse una presión arterial (PA) objetivo de 80 mm Hg a 90 mm Hg hasta el control definitivo de la lesión en el quirófano.

a) Acceso intravenoso **por encima** y **por debajo** del diafragma en el traumatismo penetrante del **tronco**.
b) Evitar la colocación de la vía intravenosa de forma que la herida de bala se encuentre entre el lugar de la vía y el corazón.
c) **Buscar los lugares de hemorragia:**
   1) **Cavidad torácica**: desviación traqueal, venas del cuello, ruidos respiratorios bilaterales iguales, radiografía de tórax, drenajes torácicos (bilaterales si no se conoce la trayectoria precisa).
   2) **Cavidad abdominal**: laparotomía exploratoria, ecografía o lavado peritoneal diagnóstico (heridas de arma blanca).
   3) Si la hipotensión continúa, buscar taponamiento cardíaco, neumotórax a tensión.
   4) Lesión medular oculta.
   5) **Evidencia o antecedentes de gran hemorragia en el lugar de los hechos, en el camino o dentro de la ropa del paciente.**
   6) Evaluar los «signos duros de traumatismo vascular», como ausencia de pulsos, hemorragia pulsátil o diseminación del hematoma, o la presencia de un estremecimiento o soplo que pueda explicar la hemorragia no controlada de una herida en la extremidad.

d. Colocar una sonda nasogástrica o bucogástrica y una sonda urinaria a la mayor brevedad posible.
e. El paciente con **inestabilidad hemodinámica** con una **herida penetrante** en el **tórax** puede requerir drenaje(s) torácico(s) y toracotomía en el servicio de urgencias o en el quirófano.
   i. El drenaje torácico puede ser diagnóstico o terapéutico.
   ii. Si el paciente sigue con inestabilidad hemodinámica después de insertar un drenaje torácico, realizar una toracotomía en el servicio de urgencias o en el quirófano.
   iii. Si está estable después de la colocación y de la trayectoria mediastínica o transmediastínica (*v.* cap. 35), realizar lo siguiente.
      a) Repetir la ecografía o la ventana pericárdica.
      b) TC de tórax con contraste arterial. Si no pueden excluirse definitivamente las lesiones de la vía aerodigestiva con la exploración física, la determinación de la trayectoria y la TC, se procederá a lo siguiente, según sea necesario:
         1) Broncoscopia, esofagoscopia.
         2) Estudio de contraste esofágico.
f. El paciente que permanece con **inestabilidad** hemodinámica con una herida **penetrante** en el **cuello,** el tórax, el **abdomen** o las **extremidades** requiere el control de la hemorragia en el **quirófano**.
   i. **En el caso de lesiones de múltiples cavidades o de una sola cavidad con múltiples lesiones, deberá movilizarse ayuda quirúrgica adicional.**

E. **Paciente *in extremis***

1. El paciente *in extremis* se presenta con hallazgos anatómicos o fisiológicos que provocarán la **muerte en pocos minutos** si no se corrigen inmediatamente. Estos pacientes suelen tener signos de vida como pupilas reactivas, esfuerzos respiratorios espontáneos o movimientos espontáneos, pero por lo demás presentan choque profundo o insuficiencia respiratoria.

   El sello distintivo del paciente *in extremis* es la pérdida del pulso palpable. Esto requiere un ***abordaje de tratar*** y luego diagnosticar y la instrucción de que todo el mundo va a beneficiarse de una táctica de **cirugía AHORA.**
2. Exponer al paciente completamente y darle la vuelta.
3. Si no está intubado, **intubarle**.
   a. Si no puede intubarse o temporizar la vía aérea, **obtener una vía aérea quirúrgica.**
4. Establecer el mecanismo de la lesión.
   a. Traumatismo contuso (fig. 5-4).
      i. Realizar toracotomías bilaterales con aguja, dedo o sonda.
      ii. Aplicar la reducción pélvica circunferencial con una sábana o dispositivo t-POD (inmovilizador pélvico).
      iii. Comprimir cualquier hemorragia externa.
      iv. Considerar la toracotomía de reanimación o la oclusión con globo de la aorta.
      v. Establecer el acceso para la reanimación (intravenoso, intraóseo, cateterismo central, etc.) y proceder al ATLS.
   b. Traumatismo penetrante (fig. 5-5).

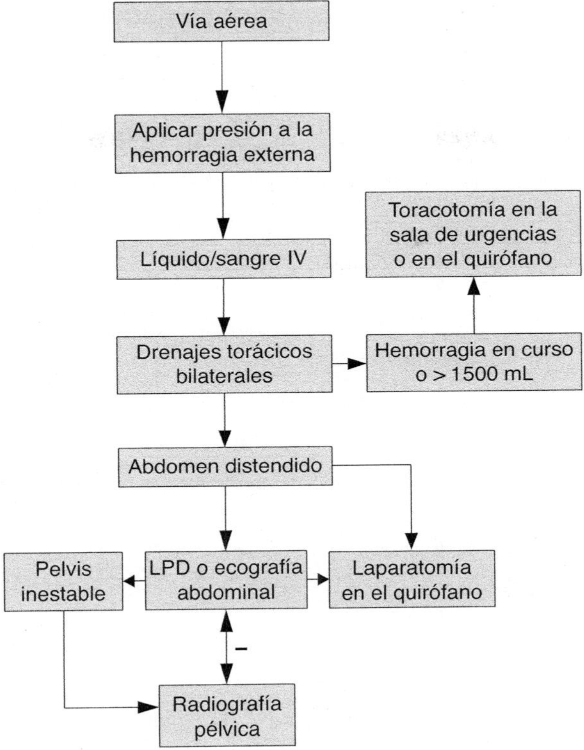

Figura 5-4. Paciente con traumatismo contuso *in extremis*. LPD, lavado peritoneal diagnóstico.

i. Realizar una toracotomía izquierda de reanimación y una toracostomía tubular derecha o una toracotomía anterior bilateral.
ii. Comprimir la hemorragia externa.
iii. Establecer el acceso de reanimación (intravenoso, intraóseo, cateterismo central, etc.) y proceder al ATLS.

F. Víctimas múltiples

1. Los escenarios con múltiples pacientes requieren un liderazgo definido y la ejecución de los trabajos con hincapié en la comunicación temprana y continuada. No se debe ser renuente a movilizar recursos adicionales en administración, especialidades críticas, enfermería y otras profesiones relacionadas con la salud según sea necesario. Prepararse para el peor escenario y reducir la intensidad según sea necesario son tácticas sólidas, en lugar de minimizar la respuesta.
2. El jefe del equipo de traumatología (el médico más veterano) debe asignar a los médicos y al personal enfermero a áreas específicas, y las personas designadas no deben cubrir varias áreas simultáneamente.
3. El jefe del equipo de traumatología debe rotar de paciente a paciente para supervisar el manejo, priorizar la atención, supervisar las acciones de los equipos individuales de traumatología y asignar el personal médico que llega.
4. A medida que la estimación del número de víctimas aumenta, se requiere la transición a una estructura formal de control de accidentes con múltiples víctimas o catástrofes.
5. Los cuidados deben reducirse a los mínimos aceptables si las necesidades de una situación superan los recursos disponibles.

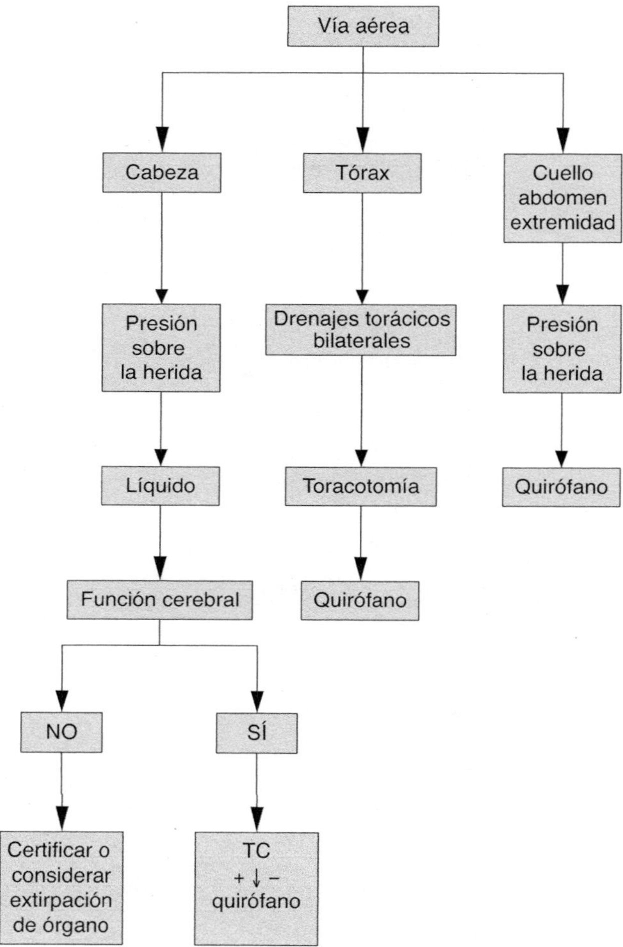

Figura 5-5. Paciente con traumatismo penetrante *in extremis*.

6. Debe priorizarse el triaje, la protección de la seguridad de los pacientes y de los cuidadores (especialmente en caso de un tiroteo masivo o de atentado terrorista) y la movilización de recursos.

IV. PROTOCOLOS DE TRANSFUSIÓN MASIVA

A. Todos los hospitales deben mantener un protocolo de transfusión masiva avalado por las partes interesadas críticas. Es obligatorio, para todos los programas de traumatología, contar con un protocolo de desangramiento específico en coordinación con sus locales y regionales.

B. El protocolo debe movilizar sangre completa (cuando esté disponible) y/o terapia de hemoderivados en una proporción cercana a 1:1:1 (RCD).
   1. La distribución de la sangre al lugar de la transfusión debe ser automática y continua.
   2. Un grupo designado de personas debe ser capaz de activar y terminar el protocolo de transfusión masiva.

C. Los coadyuvantes sanguíneos pueden incluir ATX, factores de la coagulación, vitamina K, concentrado de complejo de protrombina, crioprecipitado y vasoactivos, según sea apropiado dentro de cada programa de traumatología.

AXIOMAS

- El **paciente traumático inestable** puede definirse por la posible necesidad de cirugía o la necesidad de un procedimiento invasivo para restablecer la fisiología normal.
- El mecanismo de la lesión y la presencia de hipotensión sostenida son factores determinantes de la necesidad de cirugía de urgencia.
- La exploración física de evaluación rápida del paciente, complementada con la radiografía y la ecografía, son fiables para determinar los problemas críticos de la vía aérea, el tórax y la respiración, la pérdida de volumen y la interferencia con la circulación. Se recomienda la hipotensión permisiva (PA sistólica de 90 mm Hg) con reanimación con hemoderivados hasta que se obtenga el control definitivo de la hemorragia.
- El paciente traumático *in extremis* puede requerir tratamiento antes del diagnóstico.

Lecturas recomendadas

American College of Surgeons Committee on Trauma. *Advanced Trauma Life Support Manual*. Chicago, IL: American College of Surgeons; 2008.

ACS TQIP Massive Transfusion in Trauma Guidelines. Accessed on December 15, 2018. https://www.facs.org/~/media/files/quality%20programs/trauma/tqip/massive%20transfusion%20in%20trauma%20guildelines.ashx

Berwick DM, Downey AS, Cornett EA. A national trauma care system to achieve zero preventable deaths after injury: recommendations from a National Academies of Sciences, Engineering, and Medicine report. *JAMA* 2016;316(9):927–928. doi: 10.1001/jama.2016.8524.

Bulger EM, Snyder D, Schoelles K, et al. An evidence-based prehospital guideline for external hemorrhage control: American College of Surgeons Committee on trauma. *Prehosp Emerg Care* 2014;18(2):163–173. doi: 10.3109/10903127.2014.896962.

Caputo ND, Stahmer C, Lim G, et al. Whole-body computed tomographic scanning leads to better survival as opposed to selective scanning in trauma patients: a systematic review and meta-analysis. *J Trauma Acute Care Surg* 2014;77(4):534–539.

Constantini TW, Coimbra R, Holcomb JB, et al. Current management of hemorrhage from severe pelvic fractures: results of an American Association for the Surgery of Trauma multi-institutional trial. *J Trauma Acute Care Surg* 2016;80(5):717–725. doi: 10.1097/TA.0000000000001034.

Lack WD, Karunakar MA, Angerame MR, et al. Type III open tibia fractures: Immediate antibiotic prophylaxis minimizes infection. *J Orthop Trauma* 2015;29(1):1–6. doi: 10.1097/BOT.0000000000000262.

Moran CG, Webb C, Brohi K, et al. Lessons in planning from mass casualty events in UK. *BMJ* 2017;359:j4765. doi: 10.1136/bmj.j4765.

Remick KN, Schwab CW, Smith BP, et al. Defining the optimal time to the operating room may salvage early trauma deaths. *J Trauma Acute Care Surg* 2014;76(5):1251–1258. doi: 10.1097/TA.0000000000000218.

Schroll R, Swift D, Tatum D, et al. Accuracy of shock index versus ABC score to predict need for massive transfusion in trauma patients. *Injury* 2018;49(1):15–19. doi: 10.1016/j.injury.2017.09.015.

Taghavi S, Jayarajan SN, Ferrer LM, et al. «Permissive hypoventilation» in a swine model of hemorrhagic shock. *J Trauma Acute Care Surg* 2014;77(1):14–19. doi: 10.1097/TA.0000000000000278.

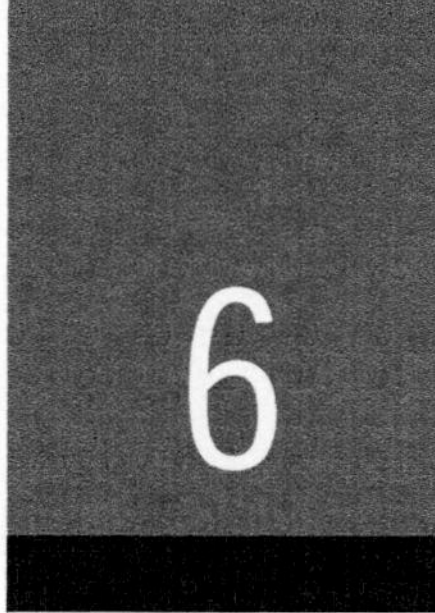

Choque

J. B. Moses y Jason L. Sperry

El choque se define como un suministro inadecuado de oxígeno y nutrientes a los tejidos, a fin de mantener la función metabólica celular normal. La importancia de intentar identificar la causa del choque y, al mismo tiempo, tratarlo, es inestimable. **Debe tratarse el choque de forma empírica mientras se busca la etiología.**

I. CLASIFICACIÓN

A. Hipovolémico y hemorrágico. La causa más común de choque en el paciente lesionado es la hipovolemia por hemorragia. Esta etiología se asume y se trata hasta que se demuestre lo contrario en todos los pacientes traumáticos con choque.

B. Choque traumático. El choque traumático es una entidad independiente en los pacientes heridos e incluye elementos de otras formas de choque. Este evoluciona a partir de la hemorragia aguda/hipovolemia y la liberación de mediadores proinflamatorios como resultado de una lesión tisular directa que disminuye el tono vasomotor periférico. La misma hemorragia aguda, con independencia del volumen, también puede promover efectos proinflamatorios. La combinación de estas alteraciones da lugar a hipoperfusión global, mientras que cada componente por separado puede no hacerlo.

C. Choque cardiógeno. El choque cardiógeno es el resultado de una función inadecuada del bombeo del corazón. Se ve afectada la contractilidad y el gasto cardíaco disminuye, con la consiguiente hipoperfusión. En el paciente lesionado, el choque cardiógeno suele deberse a una lesión directa del corazón, en la mayoría de los casos, se genera una lesión cardíaca contusa. Este grado de disfunción cardíaca es poco común en el paciente traumático. En segundo lugar, la cardiopatía intrínseca es más común entre los pacientes traumáticos de mayor edad y puede provocar una alteración de la acción de la bomba cardíaca asociada al estrés de la lesión sobre la cardiopatía preexistente.

D. Choque vasógeno. El choque vasógeno se produce cuando la resistencia vascular disminuye lo suficiente como para reducir la presión de perfusión en los lechos tisulares periféricos. Las etiologías subyacentes incluyen anafilaxia, crisis suprarrenal, sepsis y choque neurógeno, con las dos últimas como formas más frecuentes en los pacientes traumáticos.

1. **Choque séptico.** El choque séptico se produce como consecuencia de una infección, a menudo en una fase posterior de la evolución del paciente lesionado. El choque surge cuando la respuesta proinflamatoria local del organismo, diseñada para potenciar la eliminación de los microbios, pasa a ser sistémica, con una profunda vasodilatación. También se produce fuga capilar y pérdida de volumen intravascular.
2. **Choque neurógeno.** El choque neurógeno se produce con la pérdida del tono simpático tras una lesión medular en la región cervical o torácica superior. La pérdida del tono simpático aumenta la capacidad vascular y disminuye el gasto cardíaco.

E. Choque obstructivo. El choque obstructivo se produce cuando se dificulta la precarga del corazón como pronóstico de la obstrucción del llenado venoso o de la compresión directa del corazón. En los traumatismos, esto se produce en el contexto de un taponamiento cardíaco o de un neumotórax a tensión, que requieren un diagnóstico y un tratamiento rápidos durante el reconocimiento primario. En la unidad de cuidados intensivos, el neumotórax a tensión puede ser una complicación de la colocación de una vía central o de un volutraumaumatismo (sobredistensión del pulmón) por ventilación mecánica.

II. RESPUESTA FISIOLÓGICA. El organismo organiza una respuesta fisiológica compleja ante la hipoperfusión para mantener la homeostasis y la perfusión de los tejidos más importantes (es decir, el cerebro y el corazón). Esta respuesta se adapta en función de los diferentes tipos de choque.

A. Señalización aferente. El sistema nervioso central (SNC) integra varias señales aferentes en el contexto de la hipoperfusión y el deterioro del suministro de oxígeno. Los barorreceptores de los cuerpos carotídeos y del arco aórtico, los receptores de volumen de las aurículas y los quimiorreceptores de la tensión de oxígeno, el dióxido de carbono (CO_2) y la presión parcial de oxígeno (PO_2) perciben los cambios que señalan la hipoperfusión y actúan a través del eje hipotálamo-hipófiso-suprarrenal (HHS) y del sistema nervioso autónomo (SNA) para poner en marcha mecanismos compensatorios.

B. Cardiovascular. El sistema cardiovascular tiene tres respuestas principales a la hipoperfusión, mediadas por vías neuroendocrinas. La activación del SNA provoca un aumento de la frecuencia cardíaca (FC) y de la contractilidad a través de los receptores β-1, que aumentan el gasto cardíaco. La pérdida del aporte simpático en el contexto del choque neurógeno bloquea este aumento de la FC. La disfunción intrínseca de la bomba en el choque cardiógeno no será superada por el aumento de la activación simpática. La activación de los receptores α-1 por el SNA y las hormonas adrenérgicas da lugar a la contracción del músculo liso vascular y al aumento de la resistencia vascular. El grado de aumento del tono vasomotor depende del lecho tisular regional, con una derivación selectiva de sangre de los órganos menos vitales (es decir, piel, intestino, riñón) para mantener la perfusión al cerebro y al corazón durante la amenaza inmediata de hipoperfusión. Evidencia reciente señala que la disminución de la variabilidad de la FC es un indicador de mal pronóstico en los pacientes con choque, ya que estas relaciones compensatorias altamente integradas se desacoplan y se produce la descompensación.

C. Neuroendocrina. La médula suprarrenal libera adrenalina y noradrenalina para producir efectos vasomotores. El sistema renina-angiotensina-aldosterona se activa, además de la liberación de la hormona antidiurética (vasopresina), para promover la reabsorción de agua en el riñón y una mayor modulación de los lechos vasculares regionales. La liberación de cortisol y glucagón contribuye a un estado catabólico para aumentar los sustratos energéticos disponibles para las células. El cortisol también aumenta la retención de sodio y agua debido a sus efectos en los túbulos renales.

D. Inmunitaria e inflamatoria. Aunque en el contexto del choque séptico suele haber una intensa respuesta inflamatoria e inmunitaria, todas las formas de choque promueven un estado proinflamatorio, ya que la lesión tisular local puede pasar a ser sistémica. Entre los mediadores importantes de esta reacción se encuentran las citocinas, el complemento, los radicales de oxígeno, los eicosanoides y el óxido nítrico. Entre las citocinas importantes que tienen efectos tempranos en la respuesta proinflamatoria sistémica se encuentran el factor de necrosis tumoral α (TNF-α), la interleucina 1 (IL-1), la IL-2 y la IL-6. Muchos de los eicosanoides tienen fuertes propiedades vasoactivas. Se reconoce que el óxido nítrico tiene un papel cada vez más importante en la modulación de la hipoperfusión.

E. Efectos celulares. A medida que el suministro de oxígeno a la célula disminuye, la fosforilación oxidativa y la producción de trifosfato de adenosina (ATP) se ralentizan y la célula desvía sustratos hacia el metabolismo anaeróbico, lo que produce lactato. A medida que el suministro de ATP se agota, comienzan a fallar diversas funciones celulares dependientes de la energía, como la síntesis de enzimas, la reparación y expresión del ADN y la transducción de señales. Además, la ATPasa Na^+/K^+ de membrana se vuelve incapaz de mantener el gradiente electroquímico de la membrana celular, con la consiguiente entrada de sodio y después de agua, lo que provoca hinchazón y lisis celulares. La acumulación de subproductos del metabolismo y de especies radicales es directamente tóxica para las células. Se produce una acidosis local y sistémica que provoca una alteración de la actividad enzimática y de la señalización intracelular del calcio. Las alteraciones de la microcirculación local reciben la influencia de muchos subproductos metabólicos y pueden agravar la deuda de oxígeno en el tejido, así como promover un mayor daño proinflamatorio como resultado del atrapamiento y la activación de los neutrófilos.

III. MANIFESTACIONES DEL CHOQUE. Los hallazgos en un paciente con choque son marcadores de hipoperfusión y del intento del cuerpo por compensar. Los signos de un choque temprano pueden ser leves, de modo que deben buscarse cuidadosamente para prevenir acontecimientos en cascada. Es importante subrayar que las anomalías manifiestas de los signos vitales son un hallazgo tardío en el choque, particularmente la hipotensión. Los pacientes con una presión arterial normal o casi normal pueden tener una hipoperfusión profunda. Si esto no se reconoce, las probabilidades de mortalidad y la morbilidad aumentarán. Una presión arterial anormal indica descompensación fisiológica. Los hallazgos pueden variar entre las formas de choque y pueden proporcionar pistas sobre la etiología subyacente. Esencialmente, el choque es una disfunción de la siguiente ecuación: Presión arterial (PA) = frecuencia cardíaca (FC) × volumen sistémico (VS) × resistencia vascular sistémica (RVS).

A. Pronósticos clínicos

1. Choque hipovolémico. En función del grado de pérdida de volumen, los primeros signos incluyen vasoconstricción periférica, taquicardia, ansiedad o confusión. Un paciente que toma β-bloqueadores, con síndrome del seno enfermo o un deportista puede no manifestar taquicardia. A medida que la hipovolemia y la hemorragia avanzan, las extremidades se enfrían y humedecen, la producción de orina disminuye (menos útil en la fase aguda) y el estado mental se deteriora. Los pacientes pueden volverse combativos o no responder. La falta de respuesta, debida exclusivamente a la hipovolemia representa el fallo final de la compensación fisiológica: el paro cardíaco es inminente. La hipotensión suele ser evidente solo cuando se pierde el 30 % o más del volumen sanguíneo. La presión venosa central (PVC) disminuye con la pérdida de volumen, pero los umbrales absolutos que identifican el choque son vagos; por ejemplo, una PVC «normal» de 8 no excluye la pérdida de volumen.

2. **Choque cardiógeno.** Los pacientes también tendrán que mostrar vasoconstricción periférica y alteración del estado mental. Puede haber taquicardia u otras disritmias, y los nuevos cambios en el electrocardiograma (ECG), como el bloqueo del haz o las anomalías de la onda T, sugieren lesión o fallo cardíaco. A menudo pueden obtenerse antecedentes de cardiopatía preexistente o evidencia de traumatismo torácico (p. ej., fractura del esternón). La insuficiencia cardíaca en la exploración o en la radiografía de tórax puede ser evidente en función de la agudeza de la aparición y del tiempo transcurrido. La ecocardiografía es la prueba de elección para confirmar este diagnóstico.
3. **Choque vasógeno.** Los pacientes se caracterizan por una respuesta hiperdinámica, observada por un aumento del gasto cardíaco con taquicardia. Puede haber hipotensión. En el choque vasógeno, la vasodilatación hace que las extremidades estén calientes y con perfusión aparentemente adecuada. Suele haber fiebre y leucocitosis, sobre todo en la sepsis, que puede no ir acompañada de una fuente de infección evidente.
4. **Choque neurógeno.** Los pacientes muestran manifestaciones similares a las del choque vasógeno, incluyendo extremidades calientes e hipotensión. Debido a la pérdida de retroalimentación simpática al sistema cardiovascular, habrá una disminución del gasto cardíaco. Los pacientes suelen mostrar bradicardia, aunque puede haber una FC normal o rápida. Los pacientes tendrán defectos sensoriales y/o motores consistentes con una lesión de la médula espinal en la distribución apropiada. Suele haber coexistencia de hipovolemia, de modo que la infusión de volumen es un primer paso clave. Además, hasta que se demuestre lo contrario, hay que asumir que el paciente con choque neurógeno tiene también una fuente de hemorragia.
5. **Choque obstructivo.** Los pacientes con **neumotórax a tensión** suelen presentar una rápida progresión del choque grave y de la descompensación. Debido a la rápida progresión de la descompensación, **el neumotórax a tensión debe ser un diagnóstico clínico, no radiográfico**. El paciente desarrollará taquicardia, hipotensión y extremidades frías. Se producirá una disminución de los ruidos respiratorios, si es que los hay, en el lado afectado. El hipertimpanismo puede ser difícil de apreciar en la sala de traumatología. La presencia de distensión venosa yugular no es fiable, especialmente en el paciente con hipovolemia por la hemorragia. La desviación traqueal es un hallazgo tardío, a menudo no presente. El diagnóstico y el tratamiento deben realizarse simultáneamente como se describe a continuación. El **taponamiento cardíaco** se presenta clásicamente con la tríada de Beck de hipotensión, distensión de las venas yugulares y ruidos cardíacos apagados, aunque es común que alguno de estos hallazgos no esté presente. El ECG puede mostrar un voltaje del complejo QRS bajo o variable, o taquicardia. El grado de alteración clínica está relacionado con la agudeza en el desarrollo del taponamiento, más que con el volumen del hemopericardio. La ecografía focalizada y la sospecha clínica son claves en la detección rápida (tabla 6-1).

B. **Coagulopatía del traumatismo**

1. **Coagulopatía adquirida.** Forma parte de la «tríada letal» de hipotermia, acidosis y coagulopatía. Los pacientes desarrollan un deterioro de la coagulación durante la reanimación debido a la hemodilución de los factores de la coagulación circulantes y a las alteraciones funcionales de las enzimas de la cascada de la coagulación por la hipotermia. Este fenómeno subraya la importancia de utilizar líquidos calientes y ha dado lugar al concepto de reanimación hemostática. En los protocolos de transfusión masiva en el paciente con hemorragia se utilizan cocientes plasma:sangre y plaquetas:sangre de al menos 1:2, a fin de combatir el desarrollo de coagulopatía adquirida relacionada con la reanimación de gran volumen, con evidencia aún más reciente que apoya el uso de proporciones de 1:1.
2. **Coagulopatía traumática aguda.** Reconocida ahora como una entidad separada, la lesión grave y la hipoperfusión conducen a una coagulopatía endógena en el período inmediatamente posterior a la lesión, antes de la hemodilución de la reanimación y el inicio de la hipotermia. Un cociente internacional normalizado (INR, *international normalized ratio*) anómalo en el momento del ingreso es un predictor independiente de mortalidad. Esta coagulopatía traumática se asocia con la activación sistémica del sistema anticoagulante de la proteína C y la hiperfibrinólisis. La mortalidad y el fallo orgánico se han asociado a coagulopatía traumática aguda, y la comprensión de la compleja respuesta de la coagulación tras la lesión está justo iniciando.

C. **Endoteliopatía del traumatismo (ET).** El endotelio debe concebirse como un órgano independiente del cuerpo con una superficie aproximada de 5 000 m^2. Como en todos los sistemas

TABLA 6-1 Perfiles de choque

	Presión arterial	Precarga, presión venosa central, presión de enclavamiento capilar pulmonar	Frecuencia cardíaca	Poscarga, Resistencia vascular sistémica, extremidades	Saturación de oxihemoglobina venosa mixta
Hipovolémico	↓	↔ o ↓	↑	↑ Frío, humedad	↑ o ↓
Cardiógeno	↓	↑	↑, ↔, ↓	↑ Frío, humedad	↓
Vasógeno	↓	↔ o ↓	↑	↓ Caliente	↑
Neurógeno	↓	↔ o ↓	↔ o ↓	↓ Caliente	↑
Obstructivo	↓	↑, ↔, ↓	↑	↑ Frío, humedad	↑ o ↓

de órganos, existe una compleja interacción en su microentorno. La endoteliopatía inducida por el choque va desde la activación endotelial hasta el aumento de la permeabilidad capilar. El glucocáliz endotelial es una compleja red de proteoglucanos y glucoproteínas unidos a la membrana y cargados negativamente que recubren la parte luminal del endotelio vascular.

1. **Sindecano 1, trombomodulina soluble, ADN libre de células (ADNlc).** Múltiples estudios han evaluado el uso de sindecano 1 (proteoglucano de heparina-sulfato, CD138), trombomodulina soluble (CD141) y ADN libre de células en correlación con la Escala de gravedad de la lesión (ISS, *Injury Severity Score*), la duración de la estancia hospitalaria y la mortalidad. Rodrigues y cols. constataron un aumento proporcional de los tres biomarcadores. Un aumento de 50 ng/mL en el sindecano 1 se correlacionó con un aumento del 15 % en el ADNlc, y un aumento de 1 ng/mL en la trombomodulina, con un aumento del 20 % en el ADNlc.
2. **Trampas extracelulares de neutrófilos (NET, *neutrophil extracellular traps*), patrones moleculares asociados a daño (celular) (DAMP, *damage-associated molecular patterns*) y patrones moleculares asociados a patógenos (PAMP, *pathogen-associated molecular patterns*).** Los neutrófilos circulantes se activan cuando detectan DAMP y PAMP, que posteriormente aumentan las NET. Las NET son redes de fibras extracelulares de ADN de neutrófilos diseñadas para proteger frente a la infección mediante la adhesión a patógenos. Esencialmente, las NET expulsan su contenido citoplasmático intracelular a la matriz extracelular.
3. **Albúmina.** González y cols. han evaluado el uso de la albúmina como marcador de gravedad de la endoteliopatía. Utilizando el punto de corte de menos de 3.6 g/dL, los pacientes tenían más probabilidades de requerir transfusiones de sangre más frecuentes, de aumentar la estancia hospitalaria y de aumentar la mortalidad.

D. Cuantificación de la hipoperfusión

1. **Deuda de oxígeno.** Cuando el suministro de oxígeno disminuye, la demanda de oxígeno de las células supera el suministro de oxígeno, lo que da lugar a una deuda de oxígeno. El grado de esta deuda se correlaciona directamente con el grado y la duración de la hipoperfusión, así como con la supervivencia en caso de hemorragia. La medición directa de la deuda de oxígeno es difícil, por lo que es necesario realizar mediciones indirectas de la hipoperfusión en curso.
2. **Lactato y déficit de base.** Los niveles de lactato y el déficit de base arterial son mejores indicadores de la deuda de oxígeno que la presión arterial, el gasto cardíaco y la pérdida de volumen en el choque. Estas dos herramientas son más útiles para establecer la tendencia de la deuda y el tratamiento, que para establecer la deuda en un momento determinado. La incapacidad o el retraso para corregir las concentraciones elevadas de lactato o el déficit de base refleja una hipoperfusión continua y un mayor riesgo de mortalidad.

IV. MANEJO. El choque requiere un diagnóstico y un tratamiento simultáneos; el tratamiento inicial suele ser empírico. El paciente lesionado en estado de choque suele tener elementos de varios tipos de choque, y siempre debe suponerse la presencia de un choque hipovolémico subyacente hasta que se demuestre lo contrario.

A. ABC. El abordaje inicial del choque sigue el manejo del soporte vital avanzado en traumatismo (SVAT, o ATLS en inglés, de *Advanced Trauma Life Support*), que incluye asegurar la vía aérea en pacientes con alteración del estado mental y asegurar una ventilación adecuada para el suministro de oxígeno.

Es obligatorio el acceso intravenoso temprano con dos líneas periféricas de gran calibre preferiblemente, o un acceso central si es necesario. Cualquier hemorragia externa debe ser detenida con presión directa (o torniquetes para las extremidades gravemente hemorrágicas) como maniobra temporal. Los líquidos deben calentarse, y debe realizarse calentamiento externo para prevenir la hipotermia y la subsiguiente coagulopatía.

B. Choque hipovolémico y hemorrágico. Los pacientes traumáticos deben recibir un bolo inicial de 1 L a 2 L de cristaloides. Si se reconoce inmediatamente un choque profundo en un paciente con gran volumen o hemorragia en curso, debe iniciarse rápidamente la transfusión de sangre (sin pruebas cruzadas). Además, la reanimación con líquidos o hemoderivados nunca debe retrasar el control quirúrgico de la hemorragia; cualquier retraso en el control quirúrgico de la hemorragia aumenta la mortalidad en el paciente con hipotensión. En los pacientes con hemorragias de gran volumen, la hipotensión permisiva puede ser importante para retrasar la hemorragia por el aumento de la presión arterial y la dilución de los factores de la coagulación. Especialmente en los traumatismos penetrantes, la reanimación con limitación de volumen puede ser beneficiosa hasta que se alcance el control quirúrgico de la hemorragia. En el estudio *Prospective, Observational, Multicenter, Major Trauma Transfusion* (PROMMTT) se observó que los pacientes con proporciones de plaquetas:eritrocitos y plasma:eritrocitos inferiores a 1:2 tenían entre tres y cuatro veces más probabilidades de morir que los pacientes que recibieron proporciones de 1:1:1 o superiores en las primeras 24 h. En un ensayo aleatorizado posterior, *Pragmatic, Randomized Optimal Platelet and Plasma Ratios* (PROPPR), se constató una tasa significativamente menor de muerte por pérdida sanguínea total en los pacientes que recibieron proporciones de transfusión de 1:1. Se ha constatado que la transfusión de sangre prehospitalaria se asocia con un beneficio de mortalidad a las 24 h y a los 30 días. En el estudio más reciente sobre el uso de plasma médico prehospitalario aéreo se observó una mortalidad significativamente menor a los 30 días en aquellos pacientes heridos con choque que recibieron plasma prehospitalario de forma temprana. Asimismo, en el ensayo CRASH-2 ha podido demostrarse una reducción de la mortalidad por cualquier causa en los pacientes que recibieron ácido tranexámico (ATX). Hubo una mejora de la mortalidad por hemorragia aguda en todos los pacientes traumáticos con una presión arterial sistólica (PAS) inferior a 90 mm Hg, una FC superior a 100, o ambas, que requirieron al menos 1 unidad de concentrado de eritrocitos y a los que se administró una infusión en bolo de 1 g de ATX durante 10 min, seguida de 1 g durante 8 h. La mortalidad no mejoró si se administraba después de 3 h de la identificación.

1. Conceptualmente, los pacientes con choque hemorrágico se clasifican en pacientes que responden, de forma transitoria y que no responden a la reanimación inicial con líquidos. Las dos últimas categorías son pacientes con fuentes continuas de hemorragia y que, o bien se deterioran tras una mejora inicial, o bien siguen presentando signos continuos de hipoperfusión a pesar de la reanimación. Estos pacientes presentan una hemorragia quirúrgica y requieren una intervención quirúrgica o endovascular rápida para detener la hemorragia (tabla 6-2).
2. **Tórax.** La hemorragia del parénquima pulmonar, de los grandes vasos del tórax o de las heridas cardíacas puede provocar una pérdida de sangre importante. Si se sospecha en pacientes deteriorados, deben colocarse tubos torácicos bilaterales. La hemorragia brusca (> 1 500 mL de sangre devuelta inmediatamente o >200 mL/h durante más de 3 h) justifica el inicio de una intervención quirúrgica. En los pacientes *in extremis*, debe considerarse la posibilidad de realizar una toracotomía de reanimación en el entorno adecuado en un paciente con signos de vida presentes.
3. **Abdomen.** Los pacientes con dolor abdominal, peritonitis o distensión junto con choque tienen evidencia de hemorragia intraabdominal (o sepsis). La ecografía abdominal focalizada o el aspirado/lavado peritoneal diagnóstico pueden identificar hemoperitoneo en pacientes sin hallazgos obvios en el examen. Los pacientes con evidencia de traumatismo abdominal y deterioro de la perfusión sin otra causa deben ser explorados rápidamente en el quirófano.
4. **Retroperitoneo/pelvis.** Los pacientes con fracturas pélvicas «en libro abierto» o distractoras pueden perder cantidades significativas de sangre en el retroperitoneo. Debe colocarse inmediatamente una faja pélvica una vez identificada. Si no se encuentra ninguna otra

TABLA 6-2 Respuesta de los pacientes

	Respuesta al bolo inicial de líquidos	Hemorragia continua	Intervención quirúrgica inmediata	Transfusión de sangre inmediata
Pacientes que responden	Sí	Posible	No	No
Pacientes con respuesta transitoria	Sí, brevemente	Sí	Sí	Sí
Pacientes que no responden	No	Sí	Sí	Sí

fuente de hemorragia en la entrevista exhaustiva y hay evidencia de hemorragia en curso, la angiografía con embolización puede detener la hemorragia. Puede considerarse el empaquetamiento pélvico en aquellos pacientes con fractura pélvica e inestabilidad persistente.

5. **Huesos largos.** Los pacientes con fracturas de fémur pueden perder grandes cantidades de sangre. La reducción y el entablillado pueden reducir la hemorragia y el dolor, seguidos de un tratamiento ortopédico definitivo.
6. **Externas.** Las lesiones de tejidos blandos pueden provocar hemorragias externas que suelen ser fáciles de identificar en la exploración y en los informes de campo. Al principio se controlan con presión directa hasta que puede lograrse un control definitivo. En caso de hemorragia persistente, como en el caso de grandes heridas en el cuero cabelludo, pueden colocarse rápidamente suturas en forma de ocho o suturas continuas.

C. **Choque traumático.** Además de tratar los elementos del choque hemorrágico como se ha indicado anteriormente, deben tomarse medidas para limitar el daño tisular secundario y continuo y el estado proinflamatorio resultante. Esto incluye el desbridamiento temprano y frecuente del tejido desvitalizado, la estabilización de las lesiones ortopédicas y el cuidado meticuloso de las heridas de los tejidos blandos.

D. **Choque cardiógeno.** Una vez excluida la hipovolemia como causa del choque, la administración de líquidos debe ser cuidadosamente monitorizada. Los pacientes con choque cardiógeno conocido, pueden beneficiarse de una monitorización hemodinámica invasiva, como la colocación de una vía venosa central y arterial. Existe una variedad de métodos invasivos y no invasivos para monitorizar de cerca el gasto cardíaco y otros parámetros hemodinámicos que pueden guiar el uso de soporte inotrópico como la dobutamina. En estados de choque resistente, puede ser de ayuda el uso de un balón de contrapulsación aórtico. El objetivo del tratamiento en el choque cardiógeno es de apoyo hasta que el corazón se recupere de la lesión. Si es necesario, la revascularización coronaria puede mejorar la función cuando la vasculopatía complica el traumatismo agudo.

E. **Choque vasógeno**

1. **Choque séptico.** La reanimación con líquidos es el primer paso en la atención de la sepsis. En el paciente traumático, la sepsis se hace evidente en un momento posterior del curso de la lesión o en aquellos pacientes con presentación retrasada. Aquellos con hipotensión persistente pueden requerir apoyo vasopresor. La noradrenalina y la vasopresina son dos de las opciones habituales.

   Los pacientes también deben ser evaluados para detectar una posible disfunción cardíaca subyacente, ya que el estado proinflamatorio también puede perjudicar la función de la bomba.

   a. **Recomendaciones de la *Surviving Sepsis Campaign* de 2016**
      i. Cateterismo venoso central y arterial precoces.
      ii. Hemocultivos en una fase inicial y antibióticos empíricos de amplio espectro en la primera hora tras la identificación de la sepsis o el choque séptico.
      iii. Bolo inicial de líquido cristaloide intravenoso de al menos 30 mL/kg en las primeras 3 h.
      iv. Noradrenalina como vasopresor de primera línea y adición de adrenalina o vasopresina para alcanzar la presión arterial media (PAM) objetivo de $\geq$65 mmHg.

   b. El tratamiento de la infección subyacente es primordial. Debe iniciarse inmediatamente un tratamiento empírico de amplio espectro **dentro de la primera hora con dos antibióticos concurrentes de diferentes clases**, con la búsqueda de la fuente de infección.

El control de la fuente es esencial, y cualquier cúmulo purulento debe ser drenado, el tejido desvitalizado desbridado y los cuerpos extraños infectados eliminados.

c. Los antibióticos deben reducirse a fin de cubrir los patógenos probables a medida que se descubre una fuente, y guiarse en última instancia por los datos de los cultivos y las susceptibilidades institucionales. Si no se encuentra una fuente tras una evaluación exhaustiva, debe suspender el tratamiento antibiótico empírico y seguir de cerca el curso clínico.

d. Los tratamientos inmunomoduladores siguen siendo experimentales en la actualidad. La insuficiencia suprarrenal puede coexistir en los pacientes sépticos, y debe considerarse en los pacientes con evidencia de choque en curso. No se ha alcanzado un consenso sobre la sustitución de corticosteroides en el paciente traumático más allá de la insuficiencia suprarrenal.

2. **Choque neurógeno.** La administración de líquidos es el tratamiento inicial de elección. Una vez corregida la hipovolemia o descartada como causa del choque, los pacientes con hipotensión persistente pueden requerir apoyo vasopresor. La fenilefrina es una opción común por su actividad α-agonista pura. La duración del apoyo necesario suele ser inferior a 48 h, ya que el organismo se compensa. La monitorización invasiva con una vía arterial facilita el ajuste de los vasopresores.

F. **Choque obstructivo.** Como se ha señalado anteriormente, el choque obstructivo debe ser diagnosticado y tratado en rápida sucesión o simultáneamente a fin de evitar el deterioro y la muerte. En el caso del neumotórax a tensión, debe realizarse rápidamente la colocación de un drenaje torácico con aguja seguida de la inserción de una sonda. En el taponamiento cardíaco, puede realizarse una toracotomía emergente para los pacientes *in extremis*. Los pacientes con una evolución más estable deben ser trasladados al quirófano para realizar una ventana pericárdica. Los intentos de drenaje percutáneo suelen ser inútiles en el taponamiento agudo.

V. **PUNTOS FINALES DE LA REANIMACIÓN.** El tratamiento del choque es exitoso cuando se eliminan la deuda de oxígeno y la acidosis y se restablece el metabolismo aeróbico; es difícil medir de forma fiable cuándo se ha conseguido esto. Aunque la necesidad de continuar con la reanimación es evidente cuando las constantes vitales son anómalas, la normalización de la presión arterial, la FC y la diuresis puede producirse ante una hipoperfusión continua medida por las concentraciones de lactato o el déficit de bases.

A. **Puntos finales de la reanimación por hipoperfusión tisular inducida por sepsis durante las primeras 6 h:** PVC 8 mm Hg a 12 mm Hg, PAM ≥65 mm Hg, diuresis ≥0.5 mL/kg/h, y saturación central venosa de oxígeno ($Scvo_2$) ≥70 %.

B. **Déficit de lactato y de bases.** Al igual que los marcadores del estado acidobásico han demostrado ser útiles para la cuantificación inicial del choque, se ha demostrado que la reversión del estado acidobásico anómalo predice el pronóstico y guía los esfuerzos de reanimación. La incapacidad de eliminar el lactato en las 48 h siguientes a la lesión se asocia a un aumento de la mortalidad.

El déficit de base persistentemente elevado (hasta 96 h) es un marcador de las necesidades de reanimación en curso y puede encontrarse a pesar de que las constantes vitales y la diuresis sean normales. Como precaución, ambas medidas pueden verse alteradas con el consumo de alcohol o drogas.

C. **Tonometría gástrica.** Esta tecnología aprovecha la derivación selectiva de sangre del cuerpo durante el choque, por lo que el suministro de sangre al intestino disminuye en favor de otros órganos vitales. La reducción subclínica de la irrigación sanguínea gástrica da lugar a una depresión regional del pH; el CO_2 resultante puede medirse mediante técnicas de difusión. La normalización del pH gástrico se correlaciona con la mortalidad. Sin embargo, la difícil evaluación de ello, así como la necesidad de suprimir el ácido gástrico y retener la alimentación gástrica, ha limitado la aplicación clínica.

D. **Espectroscopía de infrarrojo cercano.** Esta tecnología emergente tiene cada vez más evidencia solida que demuestra que una saturación de oxígeno tisular (StO_2) ≤75 % ayuda a identificar a los pacientes en estado de choque persistente y se asocia con un peor pronóstico en los pacientes traumáticos. Actualmente ya hay dispositivos de StO_2 utilizados en la eminencia tenar disponibles comercialmente para su uso clínico.

E. **pH tisular, oxígeno y dióxido de carbono.** La medición transcutánea, subcutánea o sublingual del estado acidobásico regional funciona según los mismos principios que la tonometría gástrica, pero son más accesibles clínicamente. Hasta la fecha, la utilidad clínica sigue siendo incierta.

F. **Índice de volumen diastólico final del ventrículo derecho (RVEDVI, *right ventricular end-diastolic volume index*).** Obtenido a partir de la monitorización hemodinámica invasiva, el RVEDVI se correlaciona mejor con la precarga cardíaca. Evidencia preliminar constata que las intervenciones para aumentar el RVEDVI dieron lugar a la reversión de la isquemia intestinal subclínica y a una menor insuficiencia orgánica en los pacientes traumáticos.

AXIOMAS

- El choque representa un estado de hipoperfusión que no puede descartarse por la presencia de signos vitales normales.
- Los pacientes traumáticos están en situación de choque hipovolémico por hemorragia hasta que se demuestre lo contrario.
- La reanimación se produce de forma concurrente a la evaluación del paciente en choque.
- Utilizar la reanimación hemostática con un abordaje 1:1:1.
- Minimizar la infusión de cristaloides.
- Iniciar rápidamente el ATX en pacientes con choque hemorrágico.
- Evitar la «tríada letal» de hipotermia, acidosis y coagulopatía.
- Reconocer los pacientes que responden de los transitorios y de los que no responden.
- La intervención quirúrgica por hemorragia no debe retrasarse por maniobras diagnósticas u otras terapéuticas.
- El objetivo final de la reanimación es el restablecimiento del metabolismo aeróbico de los tejidos, que puede guiarse por una serie de medidas.

Lecturas recomendadas

Barelli S, Alberio L. The role of plasma transfusion in massive bleeding: protecting the endothelial glycocalyx? *Front Med (Lausanne)* 2018;5:91.

Beekley AC, Martin MJ, Nelson T, et al. Continuous noninvasive tissue oximetry in the early evaluation of the combat casualty: a prospective study. *J Trauma* 2010;69(Suppl 1):S14–S25.

Blackbourne LH, Baer DG, Cestero RF, et al. Exsanguination shock: the next frontier in prevention of battlefield mortality. *J Trauma* 2011;71(1 Suppl):S1–S3.

Brohi K, Cohen MJ, Ganter MT, et al. Acute traumatic coagulopathy: initiated by hypoperfusion: modulated through the protein C pathway? *Ann Surg* 2007;245(5):812–818.

Cohen MJ, West M. Acute traumatic coagulopathy: from endogenous acute coagulopathy to systemic acquired coagulopathy and back. *J Trauma* 2011;70(5 Suppl):S47–S49.

CRASH-2 collaborators; Roberts I, Shakur H, et al. The importance of early treatment with tranexamic acid in bleeding trauma patients: an exploratory analysis of the CRASH-2 randomised controlled trial. *Lancet* 2011;377(9771):1096–1101, 1101.e1091–1101.e1092.

CRASH-2 collaborators; Shakur H, Roberts I, et al. Effects of tranexamic acid on death, vascular occlusive events, and blood transfusion in trauma patients with significant haemorrhage (CRASH-2): a randomised, placebo-controlled trial. *Lancet* 2010;376(9734):23–32.

Davis JW. The relationship of base deficit to lactate in porcine hemorrhagic shock and resuscitation. *J Trauma* 1994;36(2):168–172.

Davis JW, Dirks RC, Kaups KL, et al. Base deficit is superior to lactate in trauma. *Am J Surg* 2018;215(4):682–685.

Davis JW, Parks SN, Kaups KL, et al. Admission base deficit predicts transfusion requirements and risk of complications. *J Trauma* 1996;41(5):769–774.

Fox EE, Holcomb JB, Wade CE, et al. Earlier endpoints are required for hemorrhagic shock trials among severely injured patients. *Shock* 2017;47(5):567–573.

Gonzalez Rodriguez E, Cardenas JC, Lopez E, et al. Early identification of the patient with endotheliopathy of trauma by arrival serum albumin. *Shock* 2018;50(1):31–37.

Gonzalez Rodriguez E, Ostrowski SR, Cardenas JC, et al. Syndecan-1: a quantitative marker for the endotheliopathy of trauma. *J Am Coll Surg* 2017;225(3):419–427.

Harbrecht BG, Forsythe RM, Peitzman AB. Management of shock. In: Feliciano DV, Mattox KL, Moore EE, eds. *Trauma*. 6th ed. New York, NY: McGraw Hill Co Inc.; 2008:213–234.

Holcomb JB, del Junco DJ, Fox EE, et al. The prospective, observational, multicenter, major trauma transfusion (PROMMTT) study: comparative effectiveness of a time-varying treatment with competing risks. *JAMA Surg* 2013;148(2):127–136.

Holcomb JB, Tilley BC, Baraniuk S, et al. Transfusion of plasma, platelets, and red blood cells in a 1:1:1 vs a 1:1:2 ratio and mortality in patients with severe trauma: the PROPPR randomized clinical trial. *JAMA* 2015;313(5):471–482.

Mikulaschek A, Henry SM, Donovan R, et al. Serum lactate is not predicted by anion gap or base excess after trauma resuscitation. *J Trauma* 1996;40(2):218–222; discussion 222–214.

Morris JA Jr, Norris PR, Ozdas A, et al. Reduced heart rate variability: an indicator of cardiac uncoupling and diminished physiologic reserve in 1,425 trauma patients. *J Trauma* 2006;60(6):1165–1173; discussion 1173–1164.

Naumann DN, Hazeldine J, Dinsdale RJ, et al. Endotheliopathy is associated with higher levels of cell-free DNA following major trauma: a prospective observational study. *PLoS One* 2017;12(12):e0189870.

Neff JP, Chang MC. Hemodynamic management and shock. In: Flint L, Meredith JW, Schwab CW, et al., eds. *Trauma: Contemporary Principles and Therapy*. Philadelphia, PA: Lippincott Williams & Wilkins; 2008:675–683.

Rhodes A, Evans LE, Alhazzani W, et al. Surviving sepsis campaign: International guidelines for management of sepsis and septic shock: 2016. *Crit Care Med* 2017;45(3):486–552.

Shackelford SA, Del Junco DJ, Powell-Dunford N, et al. Association of prehospital blood product transfusion during medical evacuation of combat casualties in Afghanistan with acute and 30-day survival. *JAMA* 2017;318(16):1581–1591.

Sperry JL, Guyette FX, Brown JB, et al. Prehospital plasma during air medical transport in trauma patients at risk for hemorrhagic shock. *N Engl J Med* 2018;379(4):315–326.

Zuckerbraun BS, Peitzman AB, Billiar TR. Shock. In: Brunicardi FC, ed. *Schwartz's Principles of Surgery*. 9th ed. New York, NY: McGraw Hill Co Inc.; 2010:89–112.

7 Cirugía de control de daños

Lillian Liao, Brian J. Eastridge y Michael Rotondo

I. HISTORIA Y EVOLUCIÓN DEL CONTROL DE DAÑOS. Los pacientes gravemente heridos mueren a causa de una hemorragia con pérdida sanguínea total y por las consecuencias mortales del desajuste fisiológico. La filosofía de la cirugía de control de daños (CCD), adquirida de la gestión de catástrofes marítimas, se desarrolló para mantener al paciente «a flote» mediante la realización de procedimientos quirúrgicos truncados con el objetivo de controlar la hemorragia y la contaminación con riesgo vital inmediato, seguidos de una reanimación intensiva en la unidad de cuidados intensivos (UCI) para corregir la cascada mortal de hipotermia, coagulopatía y acidosis. Posteriormente, el paciente es devuelto al quirófano para la reparación definitiva de la lesión y el cierre de las cavidades del tronco. Del mismo modo, el concepto de CCD también facilita el triaje quirúrgico de los pacientes con hemorragia durante los acontecimientos con múltiples víctimas tanto civiles como militares, lo que optimiza la utilización del tiempo y los recursos del procedimiento quirúrgico. Inicialmente conceptualizado para el tratamiento de lesiones toracoabdominales, el concepto de CCD se ha integrado posteriormente en otros elementos de la atención de lesiones quirúrgicas, como la ortopedia y la neurocirugía.

II. INDICACIONES DE CONTROL DE DAÑOS. Existen varias indicaciones clínicas que justifican la necesidad de realizar un CCD. Cada cirujano y centro debe evaluar los casos en función de la complejidad de la lesión y de las ventajas de un abordaje abreviado para estabilizar el estado del paciente.

A. Indicaciones fisiológicas

1. Acidosis (pH <7.2 o déficit de base >8).
2. Coagulopatía (hemorragia no quirúrgica, aumento del cociente internacional normalizado [INR, *international normalized ratio*]), trombocitopenia, hipofibrinogenemia, transfusión masiva que requiera más de 10 unidades de eritrocitos centrifugados o reposición de volumen sanguíneo).
3. Hipotermia (temperatura <35° C).
4. Inestabilidad hemodinámica o hipoperfusión profunda.

B. Indicaciones sobre el patrón de lesiones

1. Lesiones complejas.
   - **a.** Múltiples lesiones penetrantes en el tronco.
   - **b.** Lesiones penetrantes o contusas de alta energía.
   - **c.** Lesiones vasculares y viscerales.
   - **d.** Traumatismos multisistémicos que requieren priorización.
2. Necesidad de un abordaje combinado endovascular y abierto.
3. Pacientes geriátricos con reserva fisiológica limitada.

C. Indicaciones de recursos

1. Coordinación de la atención con múltiples especialidades quirúrgicas.
2. Gestión de daños más allá de la capacidad de recursos de la instalación.

III. SECUENCIA DE CONTROL DE DAÑOS. El concepto inicial de CCD, publicado en 1993, se basaba en tres principios básicos: cirugía abreviada para controlar la hemorragia y la contaminación, estabilización fisiológica en la UCI y cirugía definitiva. En los últimos 25 años, este concepto de secuenciación ha madurado y se ha ampliado para integrar los elementos más destacados de la reanimación prequirúrgica.

A. Reanimación

1. **Prehospitalaria.** El reconocimiento prehospitalario del choque hemorrágico y el transporte rápido son elementos vitales para minimizar el tiempo hasta el control definitivo de la hemorragia tras la lesión. Sobre el terreno, se ha constatado que el uso de torniquetes es una herramienta útil para limitar la hemorragia en las lesiones de las extremidades. La incorporación de la transfusión prehospitalaria de sangre y plasma también puede ampliar la ventana de supervivencia entre la hemorragia traumática y el control quirúrgico definitivo de esta.
2. **Área de reanimación del hospital.** Para el paciente herido con choque hemorrágico, ha surgido el paradigma de la reanimación con control de daños (RCD), basado en la misma

filosofía previamente mencionada. La premisa básica de la RCD se basa en los elementos esenciales de la reanimación hemostática para tratar la coagulopatía del traumatismo de forma temprana y agresiva, junto con la hipotensión permisiva. El objetivo de la hipotensión permisiva es mantener la presión arterial sistólica a un nivel acorde con la perfusión hasta el control definitivo de la hemorragia. Una vez reconocido el choque hemorrágico, debe iniciarse la reanimación con una transfusión de proporción equilibrada de eritrocitos, plasma y plaquetas o sangre completa para que tenga efecto sobre el control hemostático. Esta reanimación equilibrada mejora la supervivencia y reduce la frecuencia de necesidad de laparotomía temporal. Cada centro que gestione pacientes heridos debe tener un protocolo de transfusión masiva que garantice la disponibilidad de los hemoderivados necesarios. Además, para guiar esta reanimación deben utilizarse los valores de laboratorio, como la gasometría arterial, el lactato sérico, la tromboelastografía (TEG) y las pruebas de coagulación y ácido láctico. Con el diagnóstico de choque hemorrágico, y para el control definitivo de la hemorragia, el paciente debe ser transportado rápidamente al quirófano. Prolongar el tiempo en el área de reanimación para la estabilización solo retrasará la atención, empeorará los parámetros fisiológicos y aumentará el riesgo de muerte **(cualquier retraso en el control quirúrgico de la hemorragia activa aumenta la mortalidad)**, de modo que **cada minuto marca la diferencia.** Con estos elementos esenciales de la RCD, se ha reducido la necesidad de CCD.

3. Los complementos de la reanimación inicial deben seguir los axiomas del *Advanced Trauma Life Support* (ATLS), en español soporte vital avanzado en traumatismo (SVAT). La radiografía de tórax complementada con ecografía abdominal focalizada en traumatismos (FAST, *focused abdominal sonography for trauma*), la aspiración peritoneal diagnóstica y la radiografía de la pelvis ayudan a identificar el origen de la hemorragia y a enfocar el plan operativo. Cuando se lesionan varias cavidades, lo ideal es que varios equipos trabajen juntos.

B. **Fase I de control de daños.** El objetivo de esta fase es obtener el control quirúrgico de la hemorragia y la contaminación. La reparación definitiva se difiere hasta que el paciente haya normalizado sus parámetros fisiológicos.

1. El posicionamiento del paciente puede ser un reto. En la mayoría de los casos, la posición supina permitirá el acceso a todas las cavidades que requieran una posible exploración, al tiempo que se mantendrán las precauciones para la columna vertebral en el paciente con traumatismo contuso. Cuando sea necesario un abordaje toracoabdominal, debe «subirse» el lado afectado del tórax en un rollo, de 20 a 30 grados por delante del plano coronal con el brazo ipsolateral elevado y extendido para maximizar la exposición (posición de solicitud de taxi modificada). Se prepara al paciente desde la escotadura esternal hasta el área suprapúbica e, idealmente, hasta la mitad del muslo, para permitir todas las contingencias quirúrgicas. Esta preparación también permite el acceso a la ingle en caso de que sea necesaria una angioembolización.

2. **Abrir primero la cavidad hemorrágica más apremiante.** Hay que acceder a la cavidad abdominal con una incisión estándar en la línea media. El objetivo inicial es identificar y controlar la fuente de la hemorragia. Debe evacuarse la sangre de dentro del peritoneo, y aumentar de forma juiciosa y metódica el taponamiento en el peritoneo, incluyendo las vísceras sólidas. Deben taponarse las vísceras sólidas para reaproximar la anatomía. La obtención de un estado de hemostasia transitoria mediante el taponamiento dará tiempo a los equipos quirúrgicos y de anestesia a fin de formular un plan para controlar la fuente de la hemorragia. El destaponamiento debe iniciar en el área sin hemorragia activa. Hay que realizar un control inicial de la hemorragia, pero la reparación definitiva solo debe aplicarse a aquellos pacientes con una fisiología normal. Cuanto más compleja sea la lesión, mayor será la alteración fisiológica. En estos pacientes, la reparación definitiva debe reservarse para otro día.

   a. Las hemorragias vasculares importantes pueden desviarse temporalmente en el contexto de una CCD. En el caso de una lesión vascular combinada con una lesión visceral, la contaminación debe controlarse antes de la colocación del injerto. La colocación de una derivación arterial permite un flujo sanguíneo continuo a los órganos específicos sin comprometer las opciones de reparación más tarde. Las lesiones venosas importantes pueden tratarse mediante ligadura, cuando sea necesario, o mediante derivación temporal. Cuando se requiere la ligadura o una derivación temporal en la vena cava inferior y las venas ilíacas, la hipertensión venosa de las extremidades inferiores puede precipitar el denominado síndrome compartimental y la posible necesidad de realizar fasciotomías de los cuatro compartimentos. En estos casos es fundamental realizar exámenes vasculares seriados de las extremidades inferiores.

   b. **Hemorragia de órganos sólidos o pélvica.** Si el taponamiento no controla adecuadamente la hemorragia, deben considerarse otros complementos intervencionistas como parte de la fase II de control de daños. En el caso de una hemorragia arterial significativa del hígado, el bazo, el riñón o la pelvis, debe considerarse la angioembolización junto con el control quirúrgico convencional. De forma alternativa, la hemorragia no controlable del bazo o del riñón puede tratarse mediante esplenectomía o nefrectomía.

c. El paciente no debe salir del quirófano hasta que se haya tratado toda la hemorragia activa susceptible de control quirúrgico. Si esta **hemorragia quirúrgica** no se controla, el paciente estará destinado a volver al quirófano antes de lo previsto. Este regreso imprevisto aumenta el riesgo de muerte.

d. El control de la contaminación del tubo digestivo debe realizarse de proximal a distal:

i. Las lesiones de vísceras huecas son la fuente más común de contaminación dentro del peritoneo. Estas lesiones se tratan con suturas simples o resección con grapas para controlar el drenaje de líquidos y material fecal. La reparación definitiva se difiere hasta que se haya restablecido la fisiología. Este período también permite desarrollar un plan para restablecer la continuidad intestinal.

ii. Las lesiones biliares complejas deben ser drenadas. Deben realizarse estudios de imagen durante la fase III de control de daños según sea necesario, misma fase en la que debe llevarse a cabo la reparación definitiva.

iii. Las lesiones pancreáticas son complejas de manejar, pero todas pueden ser tratadas, en esta etapa, con un amplio drenaje. Las lesiones pancreáticas distales también pueden tratarse con drenaje hasta la fase III de control de daños. La pancreatectomía distal con preservación del bazo no debe realizarse durante esta fase, pero puede considerarse cuando el paciente se reincorpore tras la corrección fisiológica.

e. **Preservación de la fascia abdominal.** Una vez que se haya controlado la hemorragia y la contaminación, debe colocarse un sistema de cierre abdominal temporal. En la actualidad existen dos opciones habituales: un sistema *vacuum pack* (cierre al vacío) de fabricación casera y un dispositivo de cierre de heridas por presión negativa disponible en el mercado. El sistema *vacuum pack* consiste en una cubierta estéril de chasis de rayos X que protege el intestino. La fascia se deja abierta; se colocan dos toallas estériles sobre el chasis. Dentro de las toallas estériles se incrustan dos drenajes de Blake® de 18 Fr y se conectan a una bombilla de aspiración de gran depósito. Se utiliza un gran adhesivo Ioban™ para cubrir la abertura de la piel y se aplica una aspiración baja y continua. De forma alternativa, puede utilizarse un dispositivo de tratamiento de heridas por presión negativa, disponible en el mercado. En cualquiera de los dos casos, se aplica una aspiración continua en el abdomen para drenar el líquido peritoneal y permitir cierta medialización de la fascia, de modo que pueda lograrse el cierre definitivo más tarde. En cualquiera de los casos, el aumento secuencial de la tensión medial de la fascia, distribuida uniformemente, mejora las tasas de su cierre definitivo en las fases posteriores de control de daños.

C. Fase II de control de daños. Esta fase también se conoce como período de reanimación, que tiene lugar en la UCI. Una vez que se ha conseguido controlar la hemorragia y la contaminación en la fase I, el paciente es trasladado a la UCI para la fase II. El objetivo ahora es restablecer la fisiología normal, para que el paciente pueda volver al quirófano para la reparación definitiva. Además, este es también el momento de realizar una evaluación terciaria del paciente en busca de otras lesiones no diagnosticadas inicialmente.

1. Preparación para la fase II de control de daños. A medida que la cirugía inicial de control de daños llega a su fin, debe alertarse a la UCI. El equipo de la UCI debe prepararse para el manejo clínico continuo del paciente, incluyendo necesidades de reanimación, requerimientos del respirador y termorregulación.

2. Control de la perfusión tisular. El objetivo final de la fase II de control de daños es normalizar la perfusión tisular, que se logra mediante la corrección de la hipotermia, la coagulopatía y la acidosis. La evaluación de las constantes vitales por sí sola puede dar al equipo una falsa sensación de seguridad, ya que el paciente puede seguir teniendo una mala perfusión tisular. La monitorización de la presión arterial, junto con la monitorización no invasiva del gasto cardíaco, puede ayudar a evaluar la optimización de la precarga mediante el análisis del contorno del pulso arterial. Los marcadores metabólicos de la perfusión tisular, incluidos el déficit de base y las concentraciones de lactato, también son útiles para guiar la reanimación posquirúrgica.

3. La tríada letal. Incluso después de controlar quirúrgicamente la hemorragia, corregir la hipotermia, la coagulopatía y la acidosis sigue siendo primordial. Dicha corrección de estos parámetros fisiológicos debe producirse simultáneamente.

a. Hipotermia. La hipotermia altera la capacidad del organismo para funcionar de forma óptima al deteriorar la actividad enzimática necesaria para regular la hemostasia. Una hipotermia grave interrumpe la agregación plaquetaria, empeora la coagulopatía y exacerba la hemorragia y la hipoperfusión tisular. Su control suele ser suficiente con medidas simples de recalentamiento ambiental, aplicación de líquidos calientes, uso de calentadores de sangre y calentamiento del respirador. Entre los métodos más agresivos de recalentamiento se incluyen el lavado de la cavidad corporal y la derivación (*bypass*) venovenosa o arteriovenosa extracorpórea.

b. **Coagulopatía.** El concepto de coagulopatía traumática aguda ha evolucionado en la última década (*v.* cap. 8). La coagulopatía precoz es un predictor independiente de una mayor disfunción orgánica específica, infección y mortalidad.
   i. La corrección de la coagulopatía del paciente con hemorragia debe iniciarse con la reposición de lo perdido, ya sea con reanimación con una proporción equilibrada de hemoderivados o con sangre completa. Aunque los críticos argumentan que los estudios retrospectivos tienen un sesgo de supervivencia, numerosos estudios evaluados en metaanálisis han constatado que la mortalidad disminuye con una estrategia de transfusión equilibrada. La transfusión de sangre completa está ganando adeptos a medida que estudios recientes han ido constatando su seguridad y eficacia. La ventaja de este tipo de transfusión es que evita la necesidad de manejar las proporciones de los componentes.
   ii. El fibrinógeno es fundamental para la formación de coágulos. Las hemorragias provocan una pérdida importante de fibrinógeno. La fibrinólisis como resultado de una lesión conduce a un mayor consumo de fibrinógeno. El ácido tranexámico (ATX), un agente antifibrinolítico, puede bloquear el consumo de fibrina. Sin embargo, no hay pruebas claras de que el uso de ATX aporte beneficios con respecto a la mortalidad temprana, lo que sugiere que el beneficio puede estar relacionado con el efecto antiinflamatorio o inmunomodulador.

c. **Acidosis.** Un pH inferior a 7.2 o un déficit de bases ≥ 8 da lugar a la alteración de los procesos fisiológicos responsables de la coagulación normal y la agregación plaquetaria. Si no se corrige, la acidosis exacerbará la hemorragia y, en última instancia, conducirá al colapso cardiovascular. Cuando la acidosis metabólica no se corrige a pesar de una reanimación adecuada, debe considerarse la posibilidad de que otra lesión haya pasado inadvertida, lo que debe impulsar una nueva exploración inmediata.

4. **Otras consideraciones de la fase II de control de daños**
   a. **Manejo del respirador.** En los pacientes con choque hemorrágico son frecuentes la lesión pulmonar aguda o el síndrome de dificultad respiratoria aguda. Deben utilizarse estrategias de protección pulmonar del respirador para optimizar la oxigenación y la ventilación y, al mismo tiempo, minimizar las lesiones pulmonares asociadas al respirador (*v.* cap. 47).

D. **Fase III de control de daños.** Tras un período de normalización fisiológica, el paciente vuelve al quirófano para la reparación definitiva de las lesiones. En todo caso, es posible que los pacientes regresen antes debido al empeoramiento de su estado clínico.

1. **Reapertura de una laparotomía reciente.** Se realiza una aproximación sistemática a la reparación definitiva. Como regla general, se lleva a cabo una nueva exploración sistemática de toda la cavidad abdominal. A medida que se encuentran lesiones intestinales, se realiza la reparación quirúrgica definitiva. Retrasar esta reparación quirúrgica definitiva tras la reanimación fisiológica posterga el posterior cierre abdominal. Este mayor período con el abdomen abierto puede provocar un aumento de las tasas de infección, formación de fístulas y pérdida de dominio abdominal. Debe irrigarse todo el abdomen.
2. **Estomas.** Cuando sea necesario, deberán realizarse estomas en la pared del abdomen mediante técnicas quirúrgicas habituales. Sin embargo, la colocación del estoma debe llevarse a cabo en una posición no habituales. Así, la ostomía no debe fijarse en la línea media, pues aumenta la prevalencia de heridas infectadas futuras en la zona, y crea desafíos a la hora de colocar el aparato para controlar el efluente. En segundo lugar, utilizar el músculo recto como abertura para el estoma provoca una pérdida crítica de fascia y músculo para el cierre fascial retardado. Por tanto, se recomienda la colocación del estoma de 4 cm a 5 cm lateral al recto. Esto permite la desviación con una fácil colocación del aparato y evita el daño a los tejidos que son críticos para el cierre de la línea media. La reparación definitiva para la continuidad o la reubicación del estoma se lleva a cabo en un momento posterior.
3. **Cierre primario de la fascia.** La fascia abdominal debe cerrarse lo antes posible. Sin embargo, si dicho cierre no puede lograrse sin tensión, el abdomen del paciente vuelve a cerrarse temporalmente y se traslada al paciente de nuevo a la UCI. El cierre prematuro de la fascia cuando un paciente ha sido sometido a reanimación masiva puede provocar un síndrome compartimental abdominal (SCAb). El pronóstico de un paciente con SCAb es extremadamente malo.
4. **Cierre fascial secuencial.** El cierre primario de la fascia puede no lograrse en la primera o segunda cirugía de recuperación. Por ello, se utilizan técnicas de cierre fascial secuencial

(CFS) para mejorar el índice de cierre. La tracción medial progresiva de la fascia mejora el cierre primario y disminuye la formación de fístulas. El CFS puede llevarse a cabo utilizando dispositivos de cierre disponibles en el mercado o procedentes de la propia empresa. La técnica consiste en colocar un plástico no adhesivo sobre la víscera, suturar una malla temporal de Vicryl® o polipropileno en el borde de la fascia y realizar una tracción medial secuencial de la fascia hasta que se alcance el cierre primario de la misma. Durante este período, debe optimizarse la fisiología del paciente y, sobre todo, el estado de los líquidos. Lo ideal es que el cierre secuencial del abdomen se logre en una semana.

5. **Cierre con malla.** Si el cierre fascial primario no es posible, se sutura una malla absorbible en la fascia para evitar la evisceración. El cierre de la malla requiere un plan de injerto de piel de espesor parcial cuando se haya formado tejido de granulación sobre la malla absorbible. Este proceso suele durar de 2 a 3 semanas. La reparación de esta hernia ventral planificada se produce una vez que el injerto de piel puede separarse/levantarse del contenido subyacente.
   a. Las técnicas con malla permanente para la liberación de la fascia o la cobertura con colgajo de piel no deben utilizarse para la CCD. Estas aumentan la probabilidad de infección y de complicaciones de la herida, y limitan significativamente las opciones de reparación de la pared del abdomen cuando el paciente esté física y fisiológicamente preparado.

IV. AMPLIACIÓN DEL CONTROL DE DAÑOS. El concepto de procedimientos e intervenciones por etapas en pacientes traumáticos con choque hemorrágico se ha extendido mucho más allá de los confines de la cirugía general. Ortopedistas, obstetras, cirujanos vasculares y profesionales de otras disciplinas quirúrgicas han adoptado ya el concepto de «control de daños».

A. **Ortopedia.** La estabilización de las fracturas puede disminuir significativamente la morbilidad y la mortalidad. Asimismo, la fijación externa se utiliza ampliamente para la estabilización de fracturas de extremidades y de la pelvis. Cuando se aplican a la pelvis, los fijadores externos pueden limitar el aumento del volumen pélvico y afectar el taponamiento venoso.

B. **Obstetricia.** La incidencia de placenta adherente (acreta) ha aumentado y parece ir en paralelo al aumento de las tasas de partos por cesárea. Se ha teorizado que la deformidad cicatricial del miometrio es la causa de la placenta adherente sobre la cicatriz. Esta puede provocar una hemorragia masiva, que requerirá una transfusión masiva en una proporción de 1:1:1, así como CCD con taponamiento pélvico.

C. **Cirugía vascular.** La derivación vascular temporal se describió por primera vez en 1971. El concepto sirve para un doble propósito de control de la hemorragia y restauración de la perfusión distal. Esta técnica debería formar parte del arsenal de todos los cirujanos de traumatología.

D. **Cirugía torácica.** Es aconsejable evitar la neumonectomía y la lobectomía protocolarias en circunstancias de grave alteración fisiológica. En su lugar, se aconseja la resección en cuña no anatómica o la tractotomía pulmonar con control hemostático y neumostático.

V. MORBILIDAD/MORTALIDAD DE LA CIRUGÍA DE CONTROL DE DAÑOS. En las últimas tres décadas se ha documentado bien el beneficio de la CCD con respecto a la supervivencia. La morbilidad asociada a la CCD es un problema de los que sobreviven. Debido a las importantes lesiones sufridas, una tercera parte de los pacientes que se someten a CCD sufren al menos una complicación importante.

A. **Complicaciones abdominales**
   1. Las complicaciones de la herida abdominal son frecuentes. El cierre abdominal puede no ser alcanzable durante la fase I. El edema tisular y el edema intestinal pueden impedir el cierre de la fascia. Si durante este período la fascia se cierra bajo tensión, puede desarrollarse un SCAb. Cuando se realiza bajo tensión o ante un exceso de edema de los tejidos blandos, también puede producirse una necrosis de borde de la fascia, lo que da lugar a una dehiscencia de la misma. En este caso, la pared del abdomen debe desbridarse hasta el tejido sano. Si se consigue el cierre de la fascia, la piel se deja abierta para que cicatrice por segunda intención.
   2. Puede producirse la formación de fístulas debido a la exposición prolongada del intestino en una herida abierta. La inflamación de la pared del intestino se produce cuando este se encuentra expuesto al aire; su adherencia a los bordes de la fascia provoca tensión. Con el movimiento, pueden producirse desgarros que produzcan una fístula enteroatmosférica. Una vez que se desarrolla una fístula, el paciente debe quedar bajo ayuno absoluto (NPO, *nil per os*) estricta, se inicia la nutrición parenteral y, como acción primordial, se controla el drenaje de aspiración. Con fístulas más distales, los pacientes pueden tolerar una nutrición enteral elemental.
   3. La infección intraabdominal o el desarrollo de abscesos en pacientes sometidos a CCD se sitúa entre el 12 % y el 67 %. Estos pueden requerir el drenaje por métodos percutáneos. Es necesario un alto índice de sospecha.

B. Síndrome de dificultad respiratoria aguda/neumonía. La tasa de infección entre los pacientes sometidos a CCD es elevada. La neumonía es una de las causas más comunes de infección en esta población.

Pseudomonas aeruginosa, especies de *Staphylococcus*, *Acinetobacter baumannii* y especies de *Klebsiella* son los patógenos más habitualmente identificados. La lesión pulmonar aguda o el síndrome de dificultad respiratoria aguda son frecuentes en los pacientes con lesiones graves debido a la magnitud de la inflamación asociada al traumatismo grave. La estrategia de ventilación debe realizarse para mantener la oxigenación y la ventilación a la vez que se minimiza el barotraumatismo.

C. Insuficiencia multiorgánica (*v.* cap. 44). La insuficiencia multiorgánica es frecuente (~50 % de la población de pacientes) en el contexto de un traumatismo grave que requiere una CCD. La mortalidad de los pacientes con al menos dos insuficiencias multiorgánicas oscila entre el 20 % y el 70 %. La insuficiencia respiratoria es la más común, seguida de las disfunciones cardiovascular, renal y hematológica. Cada insuficiencia orgánica adicional aumenta el riesgo de muerte.

AXIOMAS

- La CCD aumenta la probabilidad de supervivencia en un grupo de pacientes de alta mortalidad.
- La CCD requiere un juicio clínico inteligente desde el principio de la evaluación clínica.

Lecturas recomendadas

Cannon JW. Prehospital damage-control resuscitation. *N Engl J Med* 2018;379(4):387–388.

Cannon JW, Khan MA, Raja AS, et al. Damage control resuscitation in patients with severe traumatic hemorrhage: a practice management guideline from the Eastern Association for the Surgery of Trauma. *J Trauma Acute Care Surg* 2017;82(3):605–617.

Cap AP, Pidcoke HF, Spinella P, et al. Damage control resuscitation. *Mil Med* 2018;183(Suppl 2):36–43.

Cheatham ML, Safcsak K. Is the evolving management of intra-abdominal hypertension and abdominal compartment syndrome improving survival? *Crit Care Med* 2010;38(2):402–407.

Coccolini F, Roberts D, Ansaloni L, et al. The open abdomen in trauma and non-trauma patients: WSES guidelines. *World J Emerg Surg* 2018;13:7.

Cristaudo A, Jennings S, Gunnarsson R, et al. Complications and mortality associated with temporary abdominal closure techniques: a systematic review and meta-analysis. *Am Surg* 2017;83(2):191–216.

Diaz JJ Jr, Cullinane DC, Khwaja KA, et al. Eastern Association for the Surgery of Trauma: management of the open abdomen, part III. Review of abdominal wall reconstruction. *J Trauma Acute Care Surg* 2013;75(3):376–386.

Diaz JJ Jr, Dutton WD, Ott MM, et al. Eastern Association for the Surgery of Trauma: a review of the management of the open abdomen—part 2. Management of the open abdomen. *J Trauma* 2011;71(2):502–512.

Duchesne JC, McSwain NE Jr, Cotton BA, et al. Damage control resuscitation: the new face of damage control. *J Trauma* 2010;69(4):976–990.

Harvin JA, Kao LS, Liang MK, et al. Decreasing the use of damage control laparotomy in trauma: a quality improvement project. *J Am Coll Surg* 2017;225(2):200–209.

Harvin JA, Podbielski J, Vincent LE, et al. Damage control laparotomy trial: design, rationale and implementation of a randomized controlled trial. *Trauma Surg Acute Care Open* 2017;2(1):e000083.

Holcomb JB, Jenkins DH. Get ready: whole blood is back and it's good for patients. *Transfusion* 2018;58(8):1821–1823.

Joseph B, Azim A, Zangbar B, et al. Improving mortality in trauma laparotomy through the evolution of damage control resuscitation: analysis of 1,030 consecutive trauma laparotomies. *J Trauma Acute Care Surg* 2017;82(2):328–333.

Kimball EJ, Kim W, Cheatham ML, et al. Clinical awareness of intra-abdominal hypertension and abdominal compartment syndrome in 2007. *Acta Clin Belg* 2007;62(Suppl 1):66–73.

Lichte P, Kobbe P, Dombroski D, et al. Damage control orthopedics: current evidence. *Curr Opin Crit Care* 2012;18(6):647–650.

Martin RR, Byrne M. Postoperative care and complications of damage control surgery. *Surg Clin North Am* 1997;77(4):929–942.

Mathew S, Smith BP, Cannon JW, et al. Temporary arterial shunts in damage control: experience and outcomes. *J Trauma Acute Care Surg* 2017;82(3):512–517.

Pape HC, Krettek C. [Damage control orthopaedic surgery]. *Unfallchirurg* 2003;106(2):85–86.

Pape HC, Krettek C. Management of fractures in the severely injured—influence of the principle of "damage control orthopaedic surgery". *Unfallchirurg* 2003;106(2):87–96.

Reilly PM, Rotondo MF, Carpenter JP, et al. Temporary vascular continuity during damage control: intraluminal shunting for proximal superior mesenteric artery injury. *J Trauma* 1995;39(4):757–760.

Rotondo MF, Bard MR. Damage control surgery for thoracic injuries. *Injury* 2004;35(7):649–654.

Rotondo MF, Zonies DH. The damage control sequence and underlying logic. *Surg Clin North Am* 1997;77(4):761–777.

Rotondo MF, Schwab CW, McGonigal MD, et al. 'Damage control': an approach for improved survival in exsanguinating penetrating abdominal injury. *J Trauma* 1993;35(3):375–382; discussion 382–373.

Spinella PC, Pidcoke HF, Strandenes G, et al. Whole blood for hemostatic resuscitation of major bleeding. *Transfusion* 2016;56(Suppl 2):S190–S202.

Van PY, Holcomb JB, Schreiber MA. Novel concepts for damage control resuscitation in trauma. *Curr Opin Crit Care* 2017;23(6):498–502.

Waibel BH, Rotondo MM. Damage control surgery: it's evolution over the last 20 years. *Rev Col Bras Cir* 2012;39(4):314–321.

Watson JJ, Nielsen J, Hart K, et al. Damage control laparotomy utilization rates are highly variable among Level I trauma centers: pragmatic, randomized optimal platelet and plasma ratios findings. *J Trauma Acute Care Surg* 2017;82(3):481–488.

Woolley T, Thompson P, Kirkman E, et al. Trauma Hemostasis and Oxygenation Research Network position paper on the role of hypotensive resuscitation as part of remote damage control resuscitation. *J Trauma Acute Care Surg* 2018;84(6S Suppl 1):S3–S13.

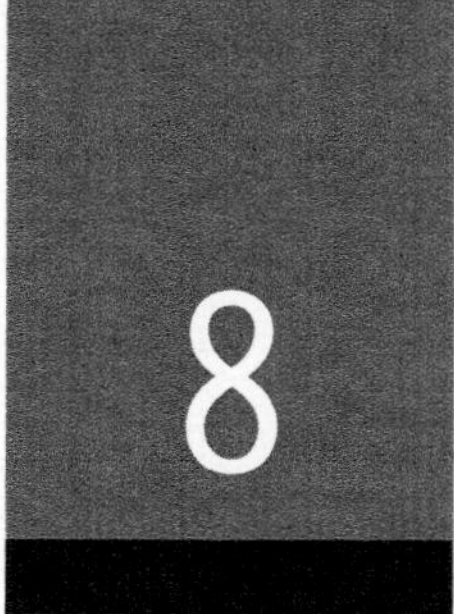

Sangre y transfusión

Joshua J. Sumislawski, Matthew D. Neal y Mitchell Jay Cohen

I. INTRODUCCIÓN. La transfusión de hemoderivados es un componente clave en el tratamiento del choque hemorrágico. Las transfusiones de sangre aumentan el volumen intravascular, incrementan la capacidad de transporte de oxígeno y corrigen la coagulopatía. A pesar de reducir la mortalidad y la morbilidad después de un traumatismo, conllevan riesgos únicos. Este capítulo se centra en las estrategias de transfusión para los pacientes gravemente heridos.

II. EPIDEMIOLOGÍA Y ANTECEDENTES

A. Cada año se transfunden aproximadamente 16 millones de unidades de sangre en Estados Unidos, y entre el 10 % y el 15 % de todas las unidades de eritrocitos se administran a pacientes lesionados. Sin embargo, en la última década, el número de pacientes que reciben al menos 10 unidades de eritrocitos en las primeras 24 h ha disminuido en un 40 %, debido a los cambios en el momento y la selección de la administración de hemoderivados.

La hemorragia no controlada sigue siendo una de las principales causas de mortalidad tras una lesión, ya que representa el 23 % de todas las muertes y el 40 % en las 24 h siguientes al ingreso. La muerte secundaria al desangrado suele producirse en las primeras 6 h.

B. El fallo en el control de la hemorragia puede atribuirse a la imposibilidad de detener la **hemorragia anatómica** (hemorragia que requiere sutura, grapado o ligadura) o de corregir una coagulopatía, que puede empeorar la hemorragia anatómica o causar una **hemorragia no quirúrgica** persistente (hemorragia que de otro modo se espera que se detenga espontáneamente).

C. En la década de 1980, se pensaba que la coagulopatía después de un traumatismo era principalmente yatrógena como resultado de la hipotermia, la acidosis y la hemodilución derivada de la reanimación con grandes volúmenes de líquidos cristaloides y transfusiones no equilibradas de hemoderivados. Desde entonces, se ha reconocido que una tercera parte de los pacientes gravemente heridos presentan una coagulopatía antes de la reanimación. Esta se desarrolla después de una lesión grave por el deterioro de la hemostasia y un aumento de la fibrinólisis, con independencia de las causas yatrógenas, y se ha denominado **coagulopatía traumática aguda (CTA)**.

D. Observaciones recientes de poblaciones militares y civiles han permitido perfeccionar el concepto de reanimación hemostática. Entre los cambios se incluyen la limitación de la administración temprana de líquidos cristaloides, la defensa del uso de torniquetes y hemostáticos para el control directo de las hemorragias, y el establecimiento de objetivos de reanimación centrados en la preservación de la homeostasis fisiológica y de la coagulación, en lugar del restablecimiento de las constantes vitales normales.

1. La reanimación convencional implica la administración de grandes volúmenes de soluciones cristaloides isotónicas para restablecer la presión arterial normal, seguidas de eritrocitos para aumentar la capacidad de transporte de oxígeno. Posteriormente se administra plasma y plaquetas para contrarrestar los efectos de la hemodilución.
2. La reanimación hemostática tiene como objetivo mantener el volumen intravascular, la capacidad de transporte de oxígeno y la coagulación normal mediante la administración preventiva de hemoderivados que se aproximen a las pérdidas en curso. Aunque la proporción óptima de eritrocitos, plasma y plaquetas es incierta, en la actualidad la práctica habitual es una estrategia de reanimación basada en plasma con una proporción eritrocitos:plasma de al menos 1:2. Existe un interés creciente por el uso de sangre completa de tipo O de baja titulación y sin pruebas cruzadas, en contraposición a la reanimación con hemoderivados, en el paciente traumático hemorrágico. Esta práctica está muy arraigada en la medicina militar, pero recientemente se constató su factibilidad y seguridad en un importante hospital universitario civil, sin complicaciones como la hemólisis y con un desperdicio mínimo de producto.

III. FISIOPATOLOGÍA

A. Coagulación normal. La coagulación tras una lesión tisular se inicia por la exposición del factor tisular subendotelial, lo que da lugar a una serie de activaciones de las proteasas (cascada de la coagulación), la producción y la «descarga» de trombina, y la conversión del fibrinógeno en fibrina. La fibrina se entrecruza y se combina con las plaquetas para formar un trombo hemostático. Estas acciones procoagulantes están equilibradas por los anticoagulantes innatos (proteína C activada, inhibidor de la vía del factor tisular y antitrombina) y la fibrinólisis, cuya función es romper el coágulo cuando ya no es necesario. Por tanto, la coagulación normal puede definirse como un equilibrio entre los procesos hemostáticos y fibrinolíticos, que permite la formación de coágulos específicos de un tejido en una zona lesionada sin que se produzca una trombosis sistémica.

B. **Coagulopatía traumática aguda.** Una tercera parte de los pacientes con lesiones graves presentan una coagulopatía asociada a la lesión tisular y a la hipoperfusión, pero que es distinta de la coagulopatía yatrógena y de la coagulación intravascular diseminada. Este fenómeno, conocido como CTA, se caracteriza por una alteración de la formación de coágulos y una mayor degradación de estos. La etiología de la CTA es compleja y en ella intervienen numerosos mecanismos, como el sistema del complemento, la inflamación estéril (aséptica), la proteína C activada, la disfunción plaquetaria y endotelial y los cambios en el grado de fibrinólisis.

C. **Coagulopatía yatrógena.** Aunque se considera que la CTA es el principal factor de la regulación incorrecta de la coagulación tras una lesión, múltiples mecanismos pueden agravarla de forma yatrógena durante la reanimación.

   1. **Hipotermia.** Casi dos terceras partes de los pacientes traumáticos presentan una temperatura de 36° C o inferior; el 9 % tiene una temperatura ≤33° C. La hipotermia puede clasificarse como leve (36 - 34° C), moderada (34 - 32° C) o grave (<32° C).
      a. La hipotermia afecta la cascada de la coagulación mediante la inhibición de la actividad del factor tisular, la agregación, la adhesión plaquetarias, y mediante la prolongación de la formación de trombina. La inhibición enzimática de la cascada de la coagulación comienza a temperaturas inferiores a 33° C.
      b. Las medidas para prevenir la hipotermia incluyen la administración de líquidos calientes, el uso de mantas y dispositivos de calentamiento y el aumento de la temperatura ambiente.
   2. **Acidosis.** La acidosis metabólica puede ser el resultado de una perfusión tisular inadecuada y la consiguiente acumulación de lactato. Puede ser exacerbada por la administración de grandes volúmenes de solución salina normal debido a su alta concentración de cloruro (154 mEq/L). La acidosis interfiere con el engranaje de los complejos de factores de la coagulación, que incluyen el calcio y fosfolípidos con carga negativa.
   3. **Hemodilución.** La coagulopatía por dilución es el resultado de la transfusión de grandes volúmenes de líquidos cristaloides intravenosos, de la reanimación no equilibrada con hemoderivados, o de ambos. La dilución de los factores de la coagulación y las plaquetas limita la extensión del trombo de fibrina y plaquetas que puede formarse en el lugar de la lesión.
   4. **Hipocalcemia.** El calcio es un cofactor necesario en varios pasos de la cascada de la coagulación (factor IV). Los eritrocitos se conservan en citrato, que se une al calcio. Aunque los estudios no han demostrado una mejora del pronóstico con la corrección de la hipocalcemia, a menudo se administra calcio intravenoso a los pacientes que reciben transfusiones de gran volumen.

IV. MONITORIZACIÓN DE LABORATORIO.

El objetivo de los estudios de laboratorio es proporcionar una evaluación oportuna de la capacidad de transporte de oxígeno y del estado de la coagulación.

A. **Tipificación, cribado y pruebas cruzadas de compatibilidad.** Este estudio debe enviarse en primer lugar para preparar los hemoderivados adecuados para el paciente.

B. **Hemograma completo.** Proporciona la concentración de hemoglobina (para evaluar la capacidad de transporte de oxígeno) y el recuento de plaquetas.

C. **Pruebas de coagulación**

   1. **Tiempo de protrombina (TP).** Evalúa la vía extrínseca de la cascada de la coagulación (factores I, II, V, VII y X).
   2. **Tiempo de tromboplastina parcial (TTP).** Evalúa la vía intrínseca de la cascada de la coagulación (factores VIII, IX, XI y XII).
   3. **Cociente internacional normalizado.** El TP puede variar entre instituciones según el tipo de sistema analítico utilizado. El INR se ideó para estandarizar estos pronósticos, con un índice de sensibilidad internacional específico para cada sistema analítico. Sin embargo, estas pruebas son problemáticas en los pacientes traumáticos por múltiples razones.
   4. El estado de coagulación en los pacientes traumáticos está en constante cambio, ya que reciben continuamente grandes volúmenes de hemoderivados. Se requieren al menos 30 min para que las pruebas de coagulación habituales arrojen pronósticos, por lo que no reflejan el estado de coagulación del paciente cuando dichos pronósticos llegan.
   5. Para realizar estos ensayos, la muestra de sangre se calienta a 37° C y se mezcla con plasma pobre en plaquetas, lo que no representa el verdadero estado de coagulación en un paciente hipotérmico. Un TP superior a 1.3 veces el normal tras una lesión grave es un cri-

terio diagnóstico de CTA. Si bien la prevalencia de TP prolongado es mayor, el tiempo de tromboplastina parcial activada (TTPa) prolongado, es más específico de la CTA y tiene un valor predictivo más sólido con respecto a la mortalidad. Las alternativas a las pruebas de coagulación tradicionales, como la tromboelastografía, ofrecen una evaluación más precisa de la coagulación *in vivo*.

D. Fibrinógeno y dímero D

1. El fibrinógeno es una glucoproteína plasmática soluble convertida por la trombina en fibrina durante la formación del coágulo. El dímero D es un producto de degradación de la fibrina obtenido tras la disolución del coágulo.
2. Las concentraciones bajas de fibrinógeno y elevadas de dímero D pueden actuar como marcadores indirectos del consumo de factores de la coagulación y de hiperfibrinólisis, respectivamente.
3. Las concentraciones de dímero D están elevadas en la mayoría de los pacientes traumáticos, por lo que su significado clínico no está claro.
4. Los datos sugieren un beneficio del aumento de las concentraciones de fibrinógeno, lo que sugiere el papel que puede desempeñar, durante la reanimación, el aumento del numero de mediciones de las cifras de fibrinógeno.

E. Ensayos hemostáticos viscoelásticos. En la **tromboelastografía (TEG)** se evalúan las propiedades viscoelásticas de la formación y degradación de coágulos en sangre completa fresca o con citrato. Esta prueba sintetiza la información de las pruebas convencionales (TP/INR, TTP, tiempo de trombina, fibrinógeno y recuento de plaquetas) en una única lectura dinámica que cuantifica el tiempo de inicio del coágulo, la fuerza de este y la fibrinólisis. Con la TEG se obtienen pronósticos a partir de los 5 min, y se facilita el tratamiento dirigido a la coagulopatía.

1. La TEG (fig. 8-1) se realiza en una pequeña alícuota de sangre completa.
2. Pueden derivarse múltiples parámetros estandarizados de la prueba y ser calculados por el *software*.
   a. **R (tiempo de reacción).** Tiempo transcurrido desde el inicio de la prueba hasta que la amplitud alcanza los 2 mm, lo que corresponde a la fase de inicio de la coagulación. El tiempo R se prolonga en el contexto de deficiencias de los factores de la coagulación, anticoagulantes e hipofibrinogenemia, y puede acortarse en los estados de hipercoagulabilidad.
   b. **K (tiempo de formación del coágulo).** Tiempo entre R y el punto en el que la amplitud alcanza los 20 mm, que mide el tiempo necesario para alcanzar un grado de viscoelasticidad normalizado tras el inicio de la coagulación. Este parámetro corresponde a la fase de potenciación de la formación del coágulo durante la cual la trombina comienza a escindir el fibrinógeno soluble. El tiempo K se prolonga por el agotamiento de los factores de la coagulación, el fibrinógeno o las plaquetas.

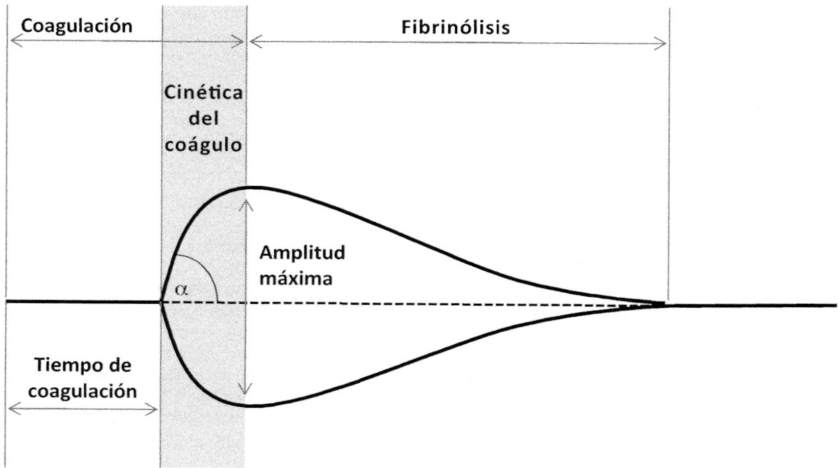

Figura 8-1. Medición de la tromboelastografía (TEG).

c. **A (ángulo).** El ángulo formado por una línea tangente desde el tiempo R a la amplitud de 20 mm alcanzada en el tiempo K, que corresponde a una pendiente normalizada de polimerización de la fibrina y fortalecimiento del coágulo. Se observan ángulos reducidos con el agotamiento del factor de la coagulación, la hipofibrinogenemia, la trombocitopenia y la disfunción plaquetaria.

d. **Amplitud máxima (AM).** Amplitud máxima del trazado alcanzada tras el inicio del coágulo, que corresponde a la fuerza máxima del coágulo a través de las interacciones plaqueta-fibrina mediadas por la glucoproteína GP IIb-IIIa. La AM se reduce en caso de hipofibrinogenia, trombocitopenia o disfunción plaquetaria.

e. **Porcentaje de lisis a los 30 min (LY30, *percent lysis at 30 minutes*).** Porcentaje de disolución del coágulo a los 30 min después del momento en que se alcanzó la AM, cuantificando la cantidad de fibrinólisis.

3. La TEG, que se desarrolló originalmente como un complemento en el punto de atención durante la derivación cardiopulmonar y el trasplante de hígado, ha surgido como una herramienta para guiar la reanimación en los traumatismos. A diferencia de los ensayos de coagulación convencionales, la TEG puede identificar déficits específicos en el sistema de coagulación y dirigir el tratamiento de dichos déficits. Recientemente, la TEG se ha estudiado en un ensayo prospectivo y aleatorizado, en el que se ha constatado que mejora la supervivencia cuando se utiliza para guiar la reanimación tras una lesión, en comparación con las pruebas convencionales.

4. **Tromboelastometría rotacional (ROTEM, *rotational thromboelastometry*).** La ROTEM es otro ensayo viscoelástico disponible y se basa en principios similares a los de la TEG. En la TEG, el recipiente de la muestra oscila alrededor de una clavija fija, mientras que, en la ROTEM, la clavija oscila en un recipiente fijo. Los pronósticos gráficos de ambos ensayos son similares en apariencia, y, aunque no son intercambiables, los parámetros específicos de ROTEM se corresponden con los parámetros de TEG mencionados anteriormente, pero con una nomenclatura distinta.
   a. El tiempo de coagulación (TC) se corresponde con el tiempo R.
   b. El tiempo de formación del coágulo (TFC) se corresponde con el tiempo K.
   c. Tanto en la ROTEM como en la TEG se utiliza el parámetro ángulo.
   d. La firmeza máxima del coágulo (FMC) se corresponde con la AM.
   e. El índice de lisis a 30 min (LI30) se corresponde con el LY30.

V. **PRODUCTOS DE TRANSFUSIÓN.** La reanimación de los pacientes gravemente heridos requiere el conocimiento de los productos disponibles para la transfusión. Además del tratamiento con hemoderivados, en pacientes con coagulopatía grave pueden utilizarse factores procoagulantes.

A. **Eritrocitos.** Una unidad de eritrocitos tiene un volumen de 225 mL a 350 mL y un hematocrito del 65 % al 80 % y debería aumentar la hemoglobina en 1 g/dL.

1. **Obtención.** Los eritrocitos se obtienen de donantes como unidades autólogas o alogénicas.
2. **Cribado.** Las unidades autólogas pueden no someterse al cribado si se recogen y transfunden en el mismo centro. Todas las unidades alogénicas se someten a pruebas de detección de enfermedades infecciosas y se agrupan según los sistemas de tipificación sanguínea ABO y Rh. La transfusión de eritrocitos debe iniciarse lo antes posible, pero, dado que para el cribado se requieren al menos 15 min, es posible que no haya unidades del tipo requerido disponibles para el paciente con necesidad inmediata. Por tanto, las transfusiones iniciales consisten en eritrocitos de tipo O sin pruebas de compatibilidad cruzada. Las mujeres en edad fértil deben recibir sangre de tipo O, Rh negativo, aunque se desconoce la tasa de sensibilización al antígeno Rh cuando se utiliza sangre sin pruebas cruzadas, Rh positivo. Otras personas deben recibir sangre de tipo O, Rh positivo, si la necesitan antes de que se disponga de unidades del tipo requerido o con pruebas cruzadas.
3. Dado que el suministro de unidades de eritrocitos de tipo O es limitado, deben administrarse unidades del tipo requerido una vez que se conozca el tipo de sangre. No existen datos sobre el límite de sangre de tipo O que puede transfundirse antes de cambiar al tipo específico, pero se sugiere que, después de 8 a 10 unidades de sangre sin pruebas cruzadas, se continúe con las unidades de tipo O hasta que pueda obtenerse otra prueba cruzada.
4. **Reducción de leucocitos.** Durante la separación sin filtrar de la sangre completa, algunos leucocitos permanecen con los eritrocitos. Estos leucocitos se citan como causantes de una serie de complicaciones asociadas a la transfusión, como reacciones transfusionales no hemolíticas, inmunodepresión y aumento de las infecciones posquirúrgicas. Las ventajas de la leucocitorreducción, aunque son costosas, son lo suficientemente notables como para que se realice en la mayor parte de la sangre administrada en Estados Unidos.

B. **Plasma.** El plasma es el componente líquido de la sangre completa que queda después de la eliminación de los componentes celulares. Se congela inmediatamente después de la separación y se descongela directamente antes de la transfusión. Cada unidad debe ser ABO compatible. Una unidad de plasma contiene de 200 mL a 250 mL, pero las unidades procedentes de la aféresis pueden contener de 400 mL a 600 mL. Además, el plasma contiene 250 mg/dL de fibrinógeno, así como todos los factores de la coagulación, incluidos los factores lábiles V y VIII, albúmina, proteínas fibrinolíticas e inmunoglobulinas.

El plasma puede prepararse de dos formas: plasma fresco congelado (PFC), que se congela en las 8 h siguientes a la flebotomía, y plasma congelado en 24 h (PFC24). Esta última técnica se desarrolló para facilitar el aumento de las donaciones de sangre en lugares situados fuera de los bancos de sangre. Aunque la actividad del factor disminuye en el PFC24, en comparación con el PFC, la importancia clínica de esta reducción sigue siendo desconocida. El plasma puede transfundirse hasta 5 días después de la descongelación, y las concentraciones de la mayor parte de su contenido permanecen estables, excepto los factores lábiles, que pueden disminuir hasta un 40 % después de 5 días. El factor VIII es el más afectado, y los factores V, VII y X disminuyen en menor medida. Recientemente, la atención se ha centrado en el uso prehospitalario del plasma, con un gran estudio aleatorizado en el que se observó una disminución del 10 % de la mortalidad asociada a la transfusión de plasma en pacientes gravemente heridos con riesgo de hemorragia. Los beneficios del plasma podrían estar relacionados con el momento de la administración en relación con la lesión, ya que otro ensayo aleatorizado con tiempos de transporte más cortos no mostró ningún beneficio global en la supervivencia asociado al plasma prehospitalario.

C. **El crioprecipitado** es una solución proteica derivada del plasma mediante centrifugación. Contiene la misma cantidad total de fibrinógeno, factor de Von Willebrand y factores VIII y XIII que una unidad de plasma, pero en un volumen menor (~ 15 mL). Cada unidad debería aumentar el fibrinógeno sérico en 5 mg/dL.

Aunque no existe un nivel definido a partir del cual debe sustituirse el fibrinógeno, la mayoría de las directrices solicitan la administración de fibrinógeno para concentraciones inferiores a 100 mg/dL. Datos recientes sugieren que las concentraciones de fibrinógeno disminuyen al principio del traumatismo y que las más altas, de hasta 150 mg/dL a 200 mg/dL, podrían seguir estando asociadas a un aumento de la hemorragia perioperatoria.

D. **Plaquetas.** La mayoría de las unidades de plaquetas proceden de un único donante mediante aféresis. Este proceso sustituye al método anterior de utilizar «paquetes de seis» de donantes agrupados y reduce el riesgo de complicaciones debido a la exposición a múltiples donantes. Una unidad obtenida mediante mezcla de sangres contiene aproximadamente 5.5×10^{10} plaquetas suspendidas en 40 a 70 mL de plasma.

Una unidad obtenida mediante aféresis contiene $\geq 3 \times 10^{11}$ plaquetas y es el equivalente a un paquete de seis plaquetas obtenidas con mezcla de sangres. Durante el almacenamiento de la sangre, las plaquetas se separan del componente plasmático y se almacenan a temperatura ambiente con agitación constante durante una vida útil de 5 a 7 días. Sin embargo, en estudios actuales se está examinando si el almacenamiento en frío de las plaquetas procedentes de aféresis a 4° C permite una mejor preservación de su función hemostática. Cada unidad de aféresis de un solo donante o un paquete de seis de cuatro a ocho donantes debería aumentar el recuento de plaquetas entre 30 000/L y 50 000/L.

El recuento de plaquetas en el momento del ingreso está inversamente correlacionado con la supervivencia a las 24 h. Aunque dicho recuento no proporciona información sobre la actividad plaquetaria, aquellos inferiores a 100 000/L suelen ser insuficientes en el contexto de una hemorragia en curso.

E. **Sangre completa.** A pesar del desarrollo del tratamiento con hemoderivados en la década de 1960, el ejército estadounidense ha seguido utilizando sangre completa fresca para la reanimación debido a la incapacidad de mantener bancos de sangre en combate. El uso de sangre completa fresca en los recientes conflictos en Afganistán e Irak ha mostrado pronósticos prometedores e indica que su uso permitiría obtener un mejor pronóstico con respecto a la mortalidad que el tratamiento con hemoderivados. La experiencia reciente en un gran hospital civil ha constatado la viabilidad y la seguridad del uso de sangre completa del grupo O sin pruebas cruzadas y de baja titulación como estrategia de reanimación de primera línea tras la activación del protocolo de transfusión masiva.

El uso de sangre completa en este contexto se ha restringido a los hombres y mujeres puérperas debido a la incompatibilidad con Rh. El uso de sangre completa en centros civiles sigue siendo un área de investigación activa.

F. **Procoagulantes.** Además de la reposición de los factores de la coagulación y las plaquetas mediante transfusión, existen varios fármacos hemostáticos para el tratamiento de la coagulopatía grave en el paciente lesionados.

1. **Factor VIIa recombinante.** El factor VIIa recombinante (rFVIIa) es una proteasa de serina que aumenta la hemostasia al activar el factor X e inducir una descarga de trombina en las plaquetas activadas. Se desarrolló para el tratamiento de la hemofilia y las deficiencias congénitas del factor y posteriormente se utilizó para corregir los efectos de los anticoagulantes como la warfarina. Aunque reduce el consumo de hemoderivados después de una

lesión, el rFVIIa no tiene un beneficio relacionado con la supervivencia en la población traumática.

2. **Concentrado de complejo de protrombina.** El concentrado de complejo de protrombina (CCP) está enriquecido con los factores II, VII, IX y X y se desarrolló originalmente para las complicaciones hemorrágicas de la hemofilia B. El CCP puede corregir rápidamente la coagulopatía inducida por warfarina, especialmente en pacientes con lesiones cerebrales. Aunque es caro, es más fácil de usar y administra menos volumen que el plasma, y el CCP se ha convertido en el fármaco de elección para la reversión urgente de los efectos de la warfarina. El CCP también ha demostrado revertir los efectos de los anticoagulantes orales directos en ausencia de antídotos específicos. Se está investigando la utilidad de la CCP en el tratamiento de la CTA.
3. **Tratamiento antifibrinolítico.** Los datos de estudios clínicos sugieren que el ácido tranexámico (ATX), un antifibrinolítico de unión al enlace de la lisina del plasminógeno que reduce la incidencia de la mortalidad por cualquier causa en los pacientes traumáticos. Aunque el ATX podría ser apropiado para determinados pacientes con hiperfibrinólisis, trabajos recientes han constatado la posibilidad de que un subgrupo de pacientes pueda experimentar una detención de la fibrinólisis y correr el riesgo de sufrir complicaciones tromboembólicas posteriores. Estos pacientes podrían no beneficiarse del ATX y, dado que los pacientes que lo reciben más de 3 h después de la lesión tienen un mayor riesgo de mortalidad, se están realizando estudios para determinar el grupo óptimo de pacientes que podrían beneficiarse de su administración selectiva.

   El ácido aminocaproico, un inhibidor de la unión del plasminógeno basado en lisina, reduce la hemorragia perioperatoria durante la cirugía programada, pero no se ha evaluado en la población traumática.
4. **Desmopresina.** La desmopresina, una forma sintética de vasopresina, se desarrolló para el tratamiento de las diátesis hemorrágicas heredadas y las hemorragias urémicas. La desmopresina induce la liberación de factor de Von Willebrand por parte de las células endoteliales, lo que desencadena la estabilización del factor VIII y conduce a una mayor hemostasia. Se utiliza para corregir el efecto antiplaquetario del ácido acetilsalicílico (aspirina) y la insuficiencia renal. La desmopresina no tiene un papel definido en el tratamiento de la CTA.

VI. ESTRATEGIAS PARA LA TRANSFUSIÓN

A. **Indicaciones para la transfusión.** Los pacientes con hemorragias activas de gran volumen o con signos vitales compatibles de **choque** hemorrágico deben recibir una transfusión con independencia de su hemoglobina sérica. Los pacientes con estabilidad hemodinámica no deben recibir transfusiones a menos que la hemoglobina sérica sea inferior a 7 g/dL.

1. **Respuesta hemodinámica.** Los pacientes con hipotensión grave (presión arterial sistólica <70 mm Hg) atribuible a una hemorragia deben recibir sangre inmediatamente. Aquellos con presiones sanguíneas sistólicas más altas pueden ser sometidos a una prueba de sobrecarga líquida para determinar su respuesta.

   Los pacientes con respuesta transitoria antes de desarrollar hipotensión o con una respuesta incompleta deben recibir sangre. La transfusión inicial no es necesaria en aquellos pacientes que responden a la prueba de sobrecarga líquida o que tienen una presión arterial normal.
2. **Indicadores de laboratorio**
   a. **Déficit de base y lactato.** El déficit de base (DB) y el lactato corresponden a una disminución de la perfusión sistémica. Un DB inferior a −6 mmol/L o un lactato superior a 6 mmol/L a la llegada son factores de riesgo de mortalidad temprana y reflejan la necesidad de reanimación.
   b. **Hematocrito.** Un hematocrito inicial normal no excluye la posibilidad de una gran hemorragia. Las determinaciones seriadas de hematocrito pueden reflejar una hemorragia lenta en curso, pero siguen siendo normales a pesar de una hemorragia importante.

B. **Protocolos de transfusión masiva y reanimación hemostática.** La obtención y administración de grandes volúmenes de hemoderivados para los pacientes en estado crítico **requiere** la coordinación mediante un **protocolo de transfusión masiva (PTM)**. Los PTM proporcionan orientación al banco de sangre y a los médicos tratantes, mejorando la supervivencia y la coagulopatía.

1. **Indicaciones para la activación del PTM**
   a. Inestabilidad hemodinámica en el terreno o a la llegada (presión arterial sistólica [PAS] <70 mm Hg *o* 71 a 90 mm Hg con frecuencia cardíaca >100 lat/min).
   b. Lesión penetrante en el tronco.
   c. Lesión pélvica importante.
   d. Ecografía abdominal focalizada en traumatismos (FAST, *focused abdominal sonography for trauma*) positiva en al menos dos cuadrantes.

2. **Respuesta inicial de laboratorio y del banco de sangre a la activación del PTM**
   a. Debe extraerse una muestra de sangre del paciente y enviarla para su tipificación, cribado y cotejo.
   b. Liberación inmediata de unidades sin pruebas cruzadas de eritrocitos y plasma (primer envío).
      i. Cuatro unidades de eritrocitos.
      ii. Dos unidades de plasma.
   c. Liberación posterior de hemoderivados de tipo específico (segundo envío).
      i. Cuatro unidades de eritrocitos.
      ii. Dos unidades de plasma.
      iii. Una unidad de plaquetas de aféresis.
      iv. Diez unidades de crioprecipitado.
3. **Transfusión empírica.** Hasta que se disponga de los pronósticos de laboratorio, la reanimación debe comenzar con la transfusión empírica de los hemoderivados obtenidos del primer y segundo envíos del banco de sangre.

   El objetivo de esta fase es lograr una proporción de 1:1:1. Una unidad de aféresis de plaquetas es aproximadamente igual al número de plaquetas que se observa en el mismo volumen de 6 unidades de eritrocitos y plasma. Por tanto, se transfunde una unidad de plaquetas después de 6 unidades de eritrocitos y plasma, con lo que se consigue una **proporción 1:1:1 que simula la sangre completa.**
4. **Reanimación dirigida a objetivos.** Los esfuerzos de reanimación deben dirigirse a la corrección de las deficiencias de coagulación observadas en los estudios de laboratorio iniciales enviados a la llegada del paciente, una vez que haya pronóstico.
   a. **TEG.** Se han determinado los factores desencadenantes de la transfusión protocolizados para los pacientes con coagulopatía basados en la TEG, y deben utilizarse según los pronósticos de los parámetros individuales.
      i. Tiempo de coagulación activado > 128 s: dos unidades de plasma.
      ii. Ángulo α < 65°: diez unidades de crioprecipitado.
      iii. AM < 55 mm: una unidad de aféresis de plaquetas.
      iv. LY30 > 9 %: 1 g de ATX.
   b. **Ensayos de coagulación convencionales.** Como se comentó anteriormente, los ensayos de coagulación convencionales tienen múltiples desventajas que limitan su capacidad para guiar la reanimación. Cuando no se dispone de ensayos hemostáticos viscoelásticos como la TEG, la transfusión debe continuar de forma empírica, pero puede ser asistida con activadores tradicionales no basados en la evidencia cuando sea apropiado.
      i. INR > 1.4: dos unidades de plasma.
      ii. Plaquetas < 50 000/L: una unidad de plaquetas de aféresis.
      iii. Fibrinógeno < 100 mg/dL: diez unidades de crioprecipitado.
5. **Indicaciones para la finalización del PTM**
   a. Valores de laboratorio normalizados y/o sin evidencia de hemorragia.
   b. Los datos actuales sugieren que un protocolo de reanimación que incluya **altas proporciones de plasma:eritrocitos:plaquetas, administrado de forma temprana y agresiva mientras se limita el uso de cristaloides, mejora el pronóstico**. Este concepto ha desplazado en gran medida la práctica anterior de administrar altos volúmenes de cristaloides seguidos de eritrocitos, normalmente con poco plasma y plaquetas.
   c. Los estudios actuales adolecen del problema del sesgo de supervivencia: los pacientes que reciben 1:1:1 pueden sobrevivir no por el plasma y las plaquetas en sí mismas, sino porque sangraban lentamente y sobrevivieron el suficiente tiempo como para recibir el plasma y las plaquetas en las proporciones prescritas. Muchos médicos creen en los beneficios de la proporción 1:1:1, pero no se ha definido bien la población objetivo de estas proporciones elevadas. Debido a estas preocupaciones, los pacientes sin necesidad de transfusión masiva son tratados en respuesta a déficits específicos de laboratorio.

VII. **RIESGOS Y COMPLICACIONES.** Aunque son necesarias para mantener el volumen intravascular, la capacidad de transporte de oxígeno y la coagulación normal, las transfusiones de sangre conllevan riesgos específicos.

A. **Cambios metabólicos en la sangre almacenada durante más tiempo.** Las unidades de eritrocitos pueden almacenarse a 4° C durante 21 a 42 días, en función del medio de almacenamiento utilizado. La media de edad de una unidad de eritrocitos transfundida es de 13 a 37 días, según el grupo ABO/Rh y el medio de almacenamiento, y las unidades de eritrocitos más antiguas suelen asignarse a instalaciones de mayor uso.

Durante el almacenamiento, pueden producirse múltiples cambios en la unidad.

1. **Concentración de potasio.** El aumento del tiempo de almacenamiento conduce a un incremento de las concentraciones de potasio dentro de la unidad.

2. **Acidosis.** Una disminución del pH de la unidad puede provocar acidosis cuando se transfunden grandes volúmenes de eritrocitos.
3. **Capacidad de transporte de oxígeno.** La disminución de los niveles de 2,3-difosfoglicerato desplaza la curva de disociación de oxígeno hacia la izquierda, lo que aumenta la afinidad por el oxígeno y disminuye la descarga de oxígeno.

B. **Riesgos de enfermedades infecciosas.** Cada unidad de sangre almacenada es examinada para detectar enfermedades transmisibles. A pesar de este control, existe la posibilidad de que una unidad contaminada sea transfundida a un paciente. Aunque este riesgo es pequeño, cada paciente debe ser advertido de este riesgo cuando sea posible. Las transfusiones urgentes para salvar vidas son una excepción.

Riesgo estimado de transfusión por unidad transfundida.

1. Virus de la inmunodeficiencia humana (VIH): 1 por cada 2 000 000.
2. Hepatitis B: 1 por cada 205 000.
3. Hepatitis C: 1 por cada 2 000 000.

C. **Reacciones no hemolíticas a la transfusión.** La mayoría de las unidades de eritrocitos almacenados contienen leucocitos que no fueron eliminados durante la separación de los componentes. Una reacción a la transfusión no hemolítica febril es el resultado de la liberación de citocinas de estos leucocitos restantes al activarse en el receptor de la transfusión. Los síntomas clínicos incluyen fiebre o escalofríos que suelen resolverse con tratamiento de apoyo.

D. **Reacciones hemolíticas a la transfusión.** Este tipo de reacciones pueden ser inmunitarias y no inmunitarias.

1. **No inmunitarias.** Cuando los eritrocitos almacenados se dañan antes de la transfusión, puede producirse hemoglobinemia y hemoglobinuria como consecuencia de la destrucción inmediata de los eritrocitos tras la transfusión. Esta reacción hemolítica no inmunitaria no suele presentar síntomas clínicos significativos.
2. **Inmunitarias.** Una reacción hemolítica aguda a la transfusión, suele ser el pronóstico de la transfusión de sangre ABO incompatible. Los antígenos de los eritrocitos transfundidos interactúan con los anticuerpos del receptor, lo que provoca hemólisis de los eritrocitos. Entre los anticuerpos involucrados se incluyen la inmunoglobulina M (IgM) anti-A o anti-B. La activación de estos anticuerpos puede provocar hemólisis intravascular grave, y que puede ser mortal, mediada por el complemento, hemoglobinemia, hemoglobinuria, coagulación intravascular diseminada (CID), insuficiencia renal y colapso cardiovascular mediado por el complemento. La incidencia de estas reacciones a la transfusión y de la aloinmunización es menor en los pacientes traumáticos que reciben sangre que en los no traumáticos, probablemente debido a la inmunosupresión asociada al choque hemorrágico.
3. **Tratamiento y evaluación de la anemia hemolítica inmunitaria o no inmunitaria (tabla 8-1)**
   a. Detener la transfusión inmediatamente.
   b. Solución salina normal para mantener una diuresis ≥ 0.5 mL/kg.
   c. Avisar al banco de sangre.
   d. Excluir el error administrativo comprobando de nuevo la unidad, la etiqueta de transfusión y la identificación del paciente.
   e. Enviar nuevas muestras de sangre para los análisis de laboratorio.
      i. Prueba de antiglobulina directa en la muestra postransfusional.
      ii. Hemograma completo.
      iii. Bilirrubina.
   f. Aplazar futuras transfusiones hasta que se complete el estudio.

E. **Lesión pulmonar aguda relacionada con la transfusión (TRALI, *transfusion related acute lung injury*).** La **TRALI** es un síndrome transfusional potencialmente mortal que causa hipoxemia y edema pulmonar no cardiógeno dentro de las 6 h siguientes a la transfusión. La incidencia de TRALI es mayor en pacientes que han recibido transfusiones de plasma o plaquetas, en lugar de eritrocitos. La fisiopatología de la TRALI es variada, con vías mediadas por anticuerpos e independientes de los mismos. Ambas vías tienen en común que el receptor susceptible tiene granulocitos activados en el endotelio pulmonar. El pronóstico final es edema pulmonar y daño alveolar. La definición de TRALI del National Heart, Lung, and Blood Institute es (1) lesión pulmonar aguda (LPA) que se produce dentro de las 6 h siguientes a la transfusión, (2) ausencia de LPA antes de la transfusión y (3) ausencia de relación temporal con un factor de riesgo alternativo de LPA.

El aumento de las unidades de plasma utilizadas en las reanimaciones actuales supone un cierto riesgo de desarrollo de TRALI. Las estrategias de reducción del riesgo de TRALI incluyen plasma de predominio masculino, plasma de mujeres no nulíparas o que han recibido una transfusión sometida a pruebas de anticuerpos HLA, y plasma de mujeres nulíparas. A pesar del aumento de la transfusión de plasma en los traumatismos, la incidencia de TRALI sigue siendo baja (1 caso por cada 100 000 unidades de producto administrado).

TABLA 8-1 Estrategias para reducir las complicaciones de la transfusión masiva

Complicación	Estrategias para reducir las complicaciones
Hipotermia	Calentar la habitación
	Calentar la superficie del paciente con mantas y lámparas de calor
	Gases inspirados en calor y humedad para los respiradores
	Calentar todos los líquidos intravenosos y hemoderivados administrados
Coagulopatía	Transfundir eritrocitos:PFC en proporción 1:1
	Pruebas viscoelásticas (ROTEM, TEG) para guiar la reanimación de hemoderivados
	Comprobar las pruebas de coagulación, incluido el fibrinógeno
	Transfundir crioprecipitado si la concentración de fibrinógeno es baja
Trombocitopenia	Transfundir plaquetas para mantener un recuento de plaquetas >100 000 para formar un coágulo estable
Anomalías electrolíticas	El agotamiento del calcio se produce de forma secundaria a la quelación del citrato; se corrige con calcio intravenoso
	Medir las concentraciones de potasio, calcio (ionizado) y magnesio en sangre
	Reponer los electrólitos a los valores normales según lo indicado
Trastornos acidobásicos	Bicarbonato sódico o trometamina para la acidosis metabólica grave con inestabilidad hemodinámica o insuficiencia renal
TRALI	Utilizar la estrategia de transfusión restrictiva una vez controlada la hemorragia
	Utilizar PFC de hombres o de mujeres nulíparas
TACO	Suspender la reanimación con líquidos cristaloides
	Considerar el uso de diuréticos intravenosos

PFC, plasma fresco congelado; ROTEM, tromboelastometría rotacional; TACO, Sobrecarga circulatoria asociada a la transfusión; TEG, tromboelastografía; TRALI, Lesión pulmonar aguda relacionada con la transfusión.

Reproducido de Napolitano L. Transfusion management. En: Britt LD, Peitzman AB, Jurkovich GJ, y cols., eds. *Acute Care Surgery*. 2nd ed. Philadelphia, AP: Wolters Kluwer; 2019, con permiso. Tabla 14.6.

F. **Sobrecarga circulatoria asociada a la transfusión (TACO, *transfusion-associated circulatory overload*).** La **TACO** es el pronóstico de un aumento de la presión venosa central y del volumen sanguíneo pulmonar inmediatamente después de la transfusión. Este aumento de la presión hidrostática conduce a la filtración de líquido en el espacio alveolar. Esta afección puede ser difícil de distinguir de otras reacciones a la transfusión, especialmente la TRALI. Los pacientes con TACO suelen presentar muchas características similares, como dificultad respiratoria e infiltrados intersticiales en la radiografía de tórax, así como ortopnea, cianosis y taquicardia. Los rasgos distintivos que diferencian la TACO de otras reacciones son la hipertensión, los estertores y la distensión venosa yugular, pero no todos los pacientes con TACO presentan estas anomalías.

La incidencia de TACO es mayor en los extremos de edad (<3 y >60 años) y en aquellos con disfunción cardíaca subyacente. Se estima que se produce después de aproximadamente el 0.03 % al 8 % de las transfusiones de sangre. No existe un tratamiento bien definido, más allá de la asistencia respiratoria continuada, la interrupción de las transfusiones y la consideración del uso de diuréticos. Al igual que en la TRALI, la capacidad de diagnosticar con precisión la TACO en pacientes con traumatismos agudos como única entidad patológica es difícil.

G. **Hipercoagulabilidad.** Los agentes procoagulantes que aumentan o aceleran la coagulación pueden aumentar el riesgo de episodios de tromboembolismo venoso (TEV) después de una lesión. Las primeras inquietudes en torno al uso del rFVIIa surgieron a raíz de las observaciones de TEV, por lo demás inesperadas, en soldados de combate previamente sanos. Inicialmente se observó un aumento del riesgo trombótico en estudios antiguos, pero estudios más recientes que utilizan un producto reformulado sugieren un riesgo trombótico adicional mínimo asociado al uso de estos productos.

1. El uso de ATX no se asoció con un mayor riesgo de en la tasa de TEV, en comparación con el placebo.
2. Aunque estos datos agregados sugieren que el riesgo adicional de TEV no aumenta con el uso de procoagulantes, el perfil de riesgo de los pacientes traumáticos para TEV es alto, con evidencia reciente que apunta al desarrollo de un estado de hipercoagulación tras un traumatismo mayor. En la última década, nuevos estudios han reconocido que un grupo seleccionado de pacientes traumáticos alcanza un estado de hipercoagulabilidad con la detención de la fibrinólisis. La mortalidad en estos pacientes es elevada como consecuencia de episodios tromboembólicos posteriores. Por tanto, es esencial que, tras la corrección del choque hemorrágico y la finalización de la reanimación, la profilaxis y el seguimiento de la posible TEV se inicien de inmediato.

AXIOMAS

- La coagulopatía traumática aguda se caracteriza por una alteración de la hemostasia y cambios en la fibrinólisis, y se produce hasta en una tercera parte de los pacientes traumáticos.
- La reanimación hemostática después de una lesión debe incluir una alta proporción de plasma y plaquetas en la sangre, con proporciones de al menos 1:2, consideradas como estándar de atención.
- Cuando se administra dentro de las 3 h siguientes a la lesión, el ATX puede reducir la mortalidad tras un traumatismo.
- La monitorización viscoelástica se considera el estándar actual de atención para monitorizar la coagulopatía después de una lesión.

Lecturas recomendadas

Borgman MA, Spinella PC, Perkins JG, et al. The ratio of blood products transfused affects mortality in patients receiving massive transfusions at a combat support hospital. *J Trauma* 2007;63(4):805–813.

Brohi K, Cohen MJ, Ganter MT, et al. Acute traumatic coagulopathy: initiated by hypoperfusion: modulated through the protein C pathway? *Ann Surg* 2007;245(5):812–818.

Brohi K, Singh J, Heron M, et al. Acute traumatic coagulopathy. *J Trauma* 2003;54(6):1127–1130.

Cotton BA, Harvin JA, Kostousouv V, et al. Hyperfibrinolysis at admission is an uncommon but highly lethal event associated with shock and prehospital fluid administration. *J Trauma Acute Care Surg* 2012;73(2):365–370.

Gonzalez E, Moore EE, Moore HB, et al. Goal-directed hemostatic resuscitation of trauma-induced coagulopathy: a pragmatic randomized clinical trial comparing a viscoelastic assay to conventional coagulation assays. *Ann Surg* 2016;263(6):1051–1059.

Holcomb JB, Minei KM, Scerbo ML, et al. Admission rapid thrombelastography can replace conventional coagulation tests in the emergency department: experience with 1974 consecutive trauma patients. *Ann Surg* 2012;256(3):476–486.

Holcomb JB, Tilley BC, Baraniuk S, et al. Transfusion of plasma, platelets, and red blood cells in a 1:1:1 vs a 1:1:2 ratio and mortality in patients with severe trauma: the PROPPR randomized clinical trial. *JAMA* 2015;313(5):471–482.

Kashuk JL, Moore EE, Sawyer M, et al. Primary fibrinolysis is integral in the pathogenesis of the acute coagulopathy of trauma. *Ann Surg* 2010;252(3):434–442; discussion 443–444.

Neal MD, Hoffman MK, Cuschieri J, et al. Crystalloid to packed red blood cell transfusion ratio in the massively transfused patient: when a little goes a long way. *J Trauma Acute Care Surg* 2012;72(4):892–898.

Shakur H, Roberts I, Bautista R, et al. Effects of tranexamic acid on death, vascular occlusive events, and blood transfusion in trauma patients with significant haemorrhage (CRASH-2): a randomised, placebo-controlled trial. *Lancet* 2010;376(9734):23–32.

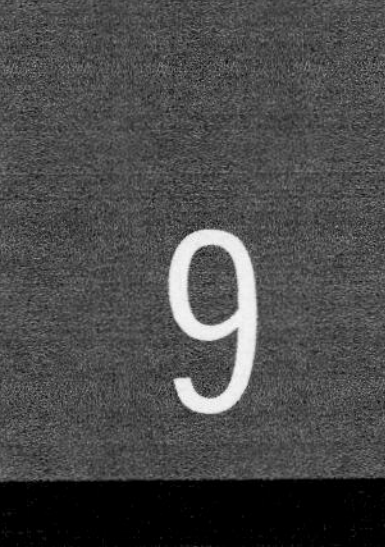

Nutrición

Stacy Pelekhaty y Rosemary Kozar

I. INTRODUCCIÓN. El inicio de la nutrición enteral en el paciente traumático puede ser un reto. El íleo posquirúrgico y el edema intestinal, la anastomosis intestinal y la enfermedad intraabdominal contribuyen a la imposibilidad de alcanzar una nutrición adecuada. A pesar de estos retos, es posible lograrlo de forma segura y rápida. La justificación básica del apoyo nutricional sigue siendo la misma: prevenir la desnutrición proteica aguda, modular la respuesta inmunitaria y promover la función intestinal normal, aunque la forma de conseguirlo ha cambiado. En este capítulo se presentan los datos que respaldan las prácticas actuales, los fundamentos de los cambios que se han producido a lo largo del tiempo y la información práctica para proporcionar apoyo nutricional al paciente lesionado.

II. METABOLISMO EN LOS TRAUMATISMOS

A. El traumatismo induce una cascada hormonal caracterizada por concentraciones elevadas de cortisol, hormona del crecimiento, vasopresina y glucagón. En las primeras 24 a 48 h después de la lesión, el paciente entra en la fase de reflujo del metabolismo del estrés, caracterizada por hipotensión y hipometabolismo. Entre 48 y 72 h después de la lesión, el paciente pasa a la fase de flujo o catabólica del metabolismo del estrés. La cambiante respuesta inflamatoria da lugar a hipermetabolismo, movilización de las reservas endógenas de proteínas y grasas, y una elevada gluconeogénesis con resistencia periférica a la insulina. La proteína del músculo esquelético se degrada a un ritmo superior al de la síntesis de proteínas musculares, lo que provoca un balance de nitrógeno negativo y desgaste muscular.

B. El paciente pasa de la fase catabólica a la fase anabólica, o de convalecencia, siempre que se resuelva la inflamación. El momento de la fase anabólica depende de la gravedad de la lesión. La reducción de la inflamación sistémica da lugar a una reducción del catabolismo, lo que permite un balance de nitrógeno positivo. Si la inflamación persiste durante más de 14 días en el contexto de los cuidados continuos en la unidad de cuidados intensivos (UCI) y de disfunción orgánica, el paciente evoluciona hacia una enfermedad crítica crónica y desarrolla el denominado síndrome catabólico inflamatorio persistente (SCIP). El SCIP se caracteriza por inflamación continua con catabolismo proteico persistente, desgaste muscular progresivo, alteración de la función inmunitaria y disminución de las concentraciones séricas de proteínas. Los objetivos nutricionales para cada fase del metabolismo posterior a la lesión se resumen en la tabla 9-1.

III. EVALUACIÓN NUTRICIONAL

A. Desnutrición. El diagnóstico de desnutrición en el paciente traumático ha evolucionado en los últimos 5 años. En 2012, la American Society for Parenteral and Enteral Nutrition (ASPEN) y la American Dietetic Association (ahora con la nueva denominación Academy for Nutrition and Dietetics) publicaron una declaración de consenso sobre el diagnóstico de **desnutrición en pacientes adultos.** Según estas directrices, el diagnóstico se basa en una exploración física exhaustiva centrada en la nutrición para identificar la presencia de pérdida de grasa o músculo, acumulación de líquidos o signos de insuficiencias de micronutrientes. Además, las entrevistas con el paciente o su representante para determinar la ingesta nutricional reciente proporcionan información valiosa sobre la duración y el grado de las insuficiencias nutricionales. Por último, las alteraciones en las concentraciones séricas de proteínas, como la prealbúmina, la albúmina y la proteína C reactiva, pueden ser útiles para evaluar la inflamación. *Las proteínas séricas ya no se consideran un marcador fiable del estado nutricional en los pacientes críticos*, y las directrices de la Society of Critical Care Medicine (SCCM) y de la ASPEN de 2016 para la nutrición en adultos críticamente enfermos desaconsejan su uso para diagnosticar desnutrición en esta población de pacientes. Los diagnósticos de desnutrición de la Academy for Nutrition and Dietetics y la ASPEN y las características comúnmente utilizadas en el paciente hospitalizado se resumen en la tabla 9-2.

B. Evaluación de las necesidades nutricionales. Las intervenciones nutricionales efectivas dependen de la evaluación precisa de las necesidades nutricionales, especialmente de energía y proteínas. Las consecuencias de la sobrealimentación incluyen hiperazoemia, hiperglucemia,

TABLA 9-1 Fases del metabolismo tras la lesión

Fase del metabolismo	Características	Intervenciones nutricionales
Ebb (hipometabolismo o choque)	SRIS Glucogenólisis y gluconeogénesis	Nutrición enteral temprana Alimentación hipocalórica
Catabólica	Movilización de las reservas de proteínas y grasas Aumento de la gluconeogénesis hepática Resistencia periférica a la insulina Hipermetabolismo	Alimentación isocalórica y rica en proteínas
Anabólica	Resolución del metabolismo del estrés	Alimentación isocalórica frente a alimentación hipercalórica para favorecer la recuperación de la masa corporal magra perdida
SCIP	Catabolismo proteico persistente	Alimentación isocalórica y rica en proteínas Considerar fármacos anabólicos (oxandrolona, propranolol)

SRIS, síndrome de respuesta inflamatoria sistémica; SCIP, síndrome catabólico inflamatorio persistente.

hipertrigliceridemia, desequilibrios electrolíticos, inmunosupresión, alteraciones del estado de hidratación, esteatosis hepática y dificultad para el destete de la ventilación mecánica. La sobrealimentación es especialmente perjudicial en las fases de reflujo y catabólica del metabolismo del estrés.

Las consecuencias de la subalimentación son más probables a lo largo de un período prolongado e incluyen la disminución del impulso ventilatorio y la debilidad de los músculos respiratorios, lo que dificulta el retiro de la ventilación mecánica, deteriora la función de los órganos y la cicatrización de las heridas, y provoca inmunosupresión y bajas concentraciones séricas de proteínas en ausencia de inflamación.

C. Energía

1. La calorimetría indirecta (CI) mide el oxígeno consumido (VO_2) y el dióxido de carbono producido (VCO_2) para calcular el gasto calórico y el cociente respiratorio (CR). Las directrices ASPEN/SCCM de 2016 recomiendan el uso de la CI, cuando esté disponible,

TABLA 9-2 Diagnóstico de desnutrición

Característica	Desnutrición en enfermedades agudas	Desnutrición en enfermedades crónicas	Desnutrición en el contexto de circunstancias sociales o ambientales
Ingesta nutricional inadecuada	≥5 días	≥1 mes	≥1-3 meses
Pérdida de peso	1 semana a 3 meses	1 mes a 1 año	1 mes a 1 año
Inflamación	Presente	Presente	Ausente
Hallazgos físicos:			
Pérdida de músculo	De leve a moderada	De leve a grave	De leve a grave
Pérdida de grasa	De leve a moderada	De leve a grave	De leve a grave
Acumulación de líquidos	Moderada a grave	De leve a grave	De leve a grave

para la evaluación de las necesidades energéticas en adultos en estado crítico. Si la CI se realiza en un estado de reposo postabsortivo, se aproxima al gasto calórico en reposo (GCR). Para compensar el efecto termogénico de los alimentos y la actividad física, puede añadirse entre un 10 % y un 15 % adicional al GCR. La norma de atención en la mayoría de las UCI es continuar con el apoyo nutricional enteral o parenteral, y, por tanto, es más factible medir la CI en un estado postabsortivo. La CI obtenido en el paciente despierto y en estado postabsortivo se denomina gasto calórico medido (GCM), y el apoyo nutricional debe dirigirse al 100 % de este valor. Para obtener resultados óptimos, debe lograrse un estado estable con menos del 10 % de variación en todos los valores durante 10 min a 15 min.

2. En condiciones de laboratorio, el CR se correlaciona con la quema de diferentes sustratos. Sin embargo, en los pacientes que reciben una nutrición de sustratos mixtos, el CR no es fiable como medida para ajustar la composición de macronutrientes o la prescripción nutricional. El rango fisiológico para el CR es de 0.67 a 1.3, y los resultados de la CI que notifiquen un CR fuera de este rango deben desestimarse. Si se sospecha que la alimentación es inadecuada desde el punto de vista clínico, los resultados de la CI, junto con una evaluación de los parámetros de laboratorio y la ingesta nutricional, pueden orientar los ajustes adecuados del régimen nutricional.
3. Cuando no se dispone de CI, para estimar las necesidades energéticas los clínicos se basan en ecuaciones predictivas del gasto calórico. Estas ecuaciones varían en complejidad, desde simples kcal/kg hasta ecuaciones que incorporan la altura, el peso, la edad, el sexo y el marcador inflamatorio. Las directrices ASPEN/SCCM de 2016 respaldan las ecuaciones simples basadas en el peso. Sin embargo, la Academy of Nutrition and Dietetics respalda las ecuaciones de la Penn State (Pennsylvania State University) para los adultos críticamente enfermos con ventilación mecánica. Actualmente no hay consenso sobre el método adecuado para estimar las necesidades energéticas en adultos no ventilados y en estado crítico. En la tabla 9-3 se muestran las ecuaciones de estimación más utilizadas.

D. Proteínas

1. Las proteínas desempeñan un papel fundamental en el apoyo a las necesidades metabólicas del paciente tras una lesión. En un amplio estudio retrospectivo sobre el balance de nitrógeno en adultos lesionados se descubrió que era más probable que se alcanzara el balance de nitrógeno con un aporte proteico de 2 g/kg/día o superior, y que se producía una mayor excreción de nitrógeno en la orina con dosis superiores a 2.5 g/kg/día. Por tanto, parece adecuada la estimación de necesidades proteicas para los pacientes no obesos en 2 g/kg/día. Los pacientes que requieren apoyo extracorpóreo, como la oxigenación por membrana extracorpórea (ECMO, *extracorporeal membrane oxygenation*) o la terapia de reemplazo renal continua, tienen mayores necesidades de proteínas, y es apropiado proporcionar más de 2 g/kg/día.
2. Los pacientes obesos experimentan una mayor inflamación de base relacionada con la actividad de las adipocitocinas, y la estimación de las necesidades nutricionales se complica por la controversia sobre el peso óptimo a utilizar para las estimaciones basadas en el peso. Las directrices ASPEN/SCCM de 2016 aconsejan el suministro de al menos 2 g/kg de peso corporal ideal (PCI)/día para los pacientes obesos con un índice de masa corporal (IMC) de 30 kg/m^2 a 40 kg/m^2 y 2.5 g/kg de PCI/día para los pacientes con un IMC $\geq$40 kg/m^2. Dadas las mayores necesidades proteicas de los pacientes traumáticos, así como las posibles implicaciones de la inflamación crónica en esta población, está justificada una estrecha vigilancia para garantizar que las estimaciones iniciales sean adecuadas para cada paciente.

IV. APOYO NUTRICIONAL

A. Nutrición enteral frente parenteral. La nutrición parenteral total (NPT) se introdujo en la década de 1970, pero, a pesar de su disponibilidad, la nutrición enteral (NE) era más económica y cómoda de suministrar. Con el tiempo, los estudios confirmaron que la NE estimulaba la respuesta inmunitaria y la inmunocompetencia, y que los nutrientes administrados por vía enteral eran funcionales y se procesaban eficazmente incluso en el paciente crítico. Además, se constató una mayor asociación de la NPT con más infecciones, incluida la sepsis relacionada con el catéter. Sin embargo, datos más recientes sugieren que esto ya no es cierto. En general, la nutrición enteral es la vía preferida en todos los pacientes en los que no existe una contraindicación.

B. Nutrición enteral. La nutrición enteral temprana favorece la estructura y la función gastrointestinal, y en el paciente quirúrgico en estado crítico puede reducir la hiperpermeabilidad intestinal, mejorar el flujo sanguíneo intestinal, promover el vaciado gástrico y estimular la inmunidad asociada al intestino. La NE es claramente la forma preferida de complemento nutricional en pacientes traumáticos y quirúrgicos que tienen acceso enteral. Hay pocas contraindicaciones absolutas para la nutrición enteral, pero pueden incluirse complicaciones funciona-

TABLA 9-3 Ecuaciones utilizadas para estimar el gasto calórico

Población de pacientes	Denominación	Ecuación
Todos los adultos con lesiones traumáticas	Basada en el peso	25-35 kcal/kg
Ventilación mecánica	Penn State 2003b	(Mifflin St Jeor × 0.96) + (VM × 31) + ($T_{máx}$ × 167) − 6.212
	Penn State 2010 (edad > 60 años, IMC ≥ 30 kg/m²)	(Mifflin St Jeor × 0.71) + (VM × 64) + ($T_{máx}$ × 85) − 3.085
Pacientes en estado crítico con obesidad	Subalimentación permisiva	IMC 30 a 50 kg/m²; 11-14 kcal/kg de peso real
		IMC ≥ 50 kg/m²; 22-25 kcal/kg de peso ideal
Quemaduras	Ecuación de Toronto	-4.343 + (10.5 × % SCT) + (0.23 × aporte calórico) + (0.84 × ecuación de Harris-Benedict) + (114 × $T_{máx}$) − (4.5 × días después de la lesión)
Lesión medular aguda, con ventilación mecánica	Penn State 2003b o Fórmula de Weir modificada	(Mifflin St Jeor × 0.96) + (VM × 31) + ($T_{máx}$ × 167) − 6.212 o [3.94 × (VCO_2 / 0.85)] + [1.1 × VCO_2]
Embarazo		200-300 kcal/día adicionales para el segundo o tercer trimestre

IMC: índice de masa corporal; VM: ventilación minuto; SCT: superficie corporal total; $T_{máx}$: temperatura máxima en las 24 h anteriores

- Mifflin St Jeor no está validada para pacientes intensivos
  - Hombres: [peso (kg) × 10] + [altura (cm) × 6.25] − [edad (años) × 5] + 5
  - Mujeres: [peso (kg) × 10] + [altura (cm) × 6.25] − [edad (años) × 5] − 161
- Ecuación de Hamwi para el peso ideal
  - Hombres: 48 kg por los primeros 152.4 cm + 1.1 kg por cada cm adicional
  - Mujeres: 45 kg por los primeros 152.4 cm + 0.9 kg por cada cm adicional
- El VCO_2 se obtiene del respirador

les tales como obstrucción intestinal, peritonitis, íleo progresivo, hemorragia gastrointestinal masiva o isquemia gastrointestinal. Entre las contraindicaciones relativas sugeridas se incluyen intolerancia probada a la nutrición enteral e intolerancia asociada a síndrome de intestino corto, fístula de alto gasto y enfermedad inflamatoria intestinal. No obstante, siempre que sea posible, debe intentarse la NE aunque no sea posible la alimentación a dosis completas. En múltiples estudios se ha constatado la tolerancia de la alimentación en pacientes críticos y ventilados mecánicamente, y en pacientes con cirugía intestinal reciente. De hecho, los datos apoyan la alimentación proximal a una anastomosis intestinal reciente. Según 16 estudios de nivel 2, la nutrición enteral temprana reduce las complicaciones infecciosas y la mortalidad, y se recomienda ampliamente en pacientes con ventilación mecánica tras una reanimación adecuada.

1. **Momento.** Las directrices ASPEN/SCCM de 2016 recomiendan el inicio de la nutrición enteral, en pacientes críticos con estabilidad hemodinámica que se prevé que no podrán seguir una nutrición adecuada por vía oral, tan pronto como sea posible, preferiblemente dentro de las primeras 24 h a 48 h. La investigación en pacientes traumáticos apoya esta recomendación. La nutrición enteral es factible en pacientes con abdomen abierto y en aquellos sometidos a hipotermia terapéutica.

2. **Tipos de fórmulas**
   a. Las fórmulas para NE pueden dividirse en múltiples categorías. Las fórmulas habituales, poliméricas, proporcionan nutrientes en forma de polipéptidos y polisacáridos intactos con una mezcla de aceites para satisfacer las necesidades de ácidos grasos esenciales. Las fórmulas semielementales contienen proteínas e hidratos de carbono parcialmente hidrolizados y pueden tener una mezcla diferente de aceites para facilitar la absorción. Las fórmulas elementales contienen aminoácidos libres, monosacáridos y un alto porcentaje de grasas procedentes de triglicéridos de cadena media (TCM). Las fórmulas para enfermedades específicas están diseñadas para atender las necesidades nutricionales únicas de enfermedades crónicas concretas, como la enfermedad renal crónica o la diabetes mellitus. Las fórmulas para mejorar la inmunidad se complementan con nutrientes que se cree que favorecen o modulan la respuesta inflamatoria. Las fórmulas de NE complementados con glutamina ya no se producen. Los productos para NE varían en cuanto a concentración, osmolalidad, contenido de proteínas y contenido de fibra, entre otras características. Las instituciones elaboran su formulario de NE, y normalmente puede obtenerse una copia a través del nutricionista registrado. En la tabla 9-4 se muestra un ejemplo de formulario.
   b. Los factores del paciente que deben tenerse en cuenta a la hora de seleccionar un producto para NE son los antecedentes médicos o quirúrgicos, los valores de laboratorio actuales, la gravedad y el tipo de lesiones, y el acceso a la alimentación. Las consideraciones sobre la fórmula de NE pueden incluir la concentración, el contenido de proteínas, el tipo de aceites, el contenido de carbohidratos, el contenido de electrólitos y la osmolaridad. La mayoría de los pacientes traumáticos no requieren restricciones de volumen, y las fórmulas para NE de menor concentración tienen una osmolaridad más baja, lo que tiende a mejorar la tolerancia gastrointestinal. La selección de un producto de NE con una alta concentración de proteínas reduce la dependencia de los complementos proteicos modulares por separado, lo que puede mejorar el aporte nutricional.
   c. Aunque no hay diferencia en la incidencia de diarrea entre las fórmulas poliméricas, semielementales y elementales, las semielementales suelen tener un mayor contenido en proteínas. Las fórmulas semielementales son apropiadas para los pacientes con malabsorción pronosticada relacionada con insuficiencia pancreática o edema intestinal. Las fórmulas elementales tienen una mayor osmolaridad y deben reservarse para los pacientes que hayan demostrado una mala absorción con las fórmulas semielementales o que requieran restricciones de grasas de cadena larga por derrames de quilo.
   d. Las fórmulas para pacientes con diabetes pueden mejorar el control de la glucosa en sangre. Sin embargo, estas fórmulas tienden a ser elevadas en grasas de cadena larga y en osmolaridad y pueden ser difíciles de tolerar para el paciente crítico. Las fórmulas con pocas cantidades de electrólitos son adecuadas para los pacientes con insuficiencia renal que presentan anomalías electrolíticas. Aquellos sometidos a un tratamiento de sustitución renal continuo suelen beneficiarse de fórmulas estándar con más proteínas y electrólitos debido a la eliminación o depuración continua de solutos en las mayores necesidades de proteínas.
   e. Los complementos modulares enterales incluyen proteínas, carbohidratos, grasas de cadena larga, grasas de cadena media y fibra. El complemento modular más utilizado en la población adulta es la proteína para satisfacer las necesidades estimadas cuando la fórmula de NE es inadecuada. El aceite TCM proporciona una fuente de energía concentrada para los pacientes con necesidades elevadas o malabsorción. La fibra soluble puede mejorar la diarrea, si bien es importante determinar la causa de su aparición (p. ej., *Clostridium difficile*, medicamentos hipertónicos, malabsorción) para así poder dirigir las intervenciones de forma adecuada.
3. **Nutrición enteral estándar frente a dietas de refuerzo inmunitario.** Las dietas de refuerzo inmunitario son fórmulas enterales complementadas con nutrientes específicos, como la glutamina, la arginina, los nucleótidos y los ácidos grasos ω-3, que ejercen efectos de refuerzo inmunitario. Aunque en la mayoría de los ensayos realizados en pacientes con traumatismos y cáncer se han observado beneficios, estudios más recientes en pacientes críticos y con sepsis no han mostrado ningún beneficio o sugieren que son perjudiciales. Por tanto, estas fórmulas ya no se recomiendan de forma rutinaria. Existen recomendaciones similares para la administración aislada de glutamina, pero de nuevo estos resultados no se han podido reproducir en los pacientes traumáticos. Las directrices ASPEN/SCCM de 2016 recomiendan que en los pacientes traumáticos se consideren las fórmulas para NE de refuerzo inmunitario con arginina y aceite de pescado, especialmente en aquellos con neurotraumatismos. Sin embargo, deben evitarse en los pacientes sépticos.
4. **Vía óptima para la administración de la nutrición enteral.** El acceso puede dividirse en gástrico (y duodenal) y yeyunal, con opciones de empuje, endoscópicas, radiológicas y quirúr-

TABLA 9-4 Ejemplo de fórmulas enterales comunes

	Formulario de nutrición enteral							
Nombre	**Fibersource® HN**	**Promote® 1.0**	**Glucerna® 1.5**	**Novasource® Renal**	**Vital AF 1. 2®**	**Peptamen® Intense VHP**	**Pivot® 1.5**	**Vivonex® 1.0**
Características	Polímero, fórmula de descarga	Polímero, alto en proteínas	Concentrado, alto en proteínas y bajo en carbohidratos	Bajo en electrólitos, concentrado	Semielemental, alto en proteínas con aceite de pescado	Semielemental, muy rico en proteínas con aceite de pescado	Semielemental, concentrado, alto en proteínas con aceite de pescado y arginina	Elementos, muy poca grasa, malabsorción severa o fuga de quilo
Concentración	1.2	1.0	1.5	2	1.2	1.0	1.5	1.0
Proteína g/L (% kcal)	54 (18 %)	62.5 (25 %)	82.5 (22 %)	90.7 (18 %)	75 (35 %)	92 (37 %)	93.8 (35 %)	50 (20 %)
Grasa g/L (% kcal)	40 (29 %)	28 (25 %)	75 (45 %)	100 (45 %)	54 (39 %)	38 (34 %)	51 (30 %)	11.6 (10 %)
Carbohidratos g/L (% kcal)	164 (53 %)	138 (50 %)	133 (33 %)	183 (37 %)	110 (36 %)	76 (29 %)	172 (35 %)	176 (70 %)
Fibra g/L	15.2	—	16	—	5	4.4	7.5	—
Líquido libre (% volumen)	81 %	83 %	79 %	72 %	81 %	84 %	76 %	85 %
mL para cumplir el 100 % de la CDR	1 250	1 000	1 000	1 000	1 185	1 500	1 000	1 500

CDR, cantidad diaria recomendada.

gicas. En el caso de los pacientes que van a ser alimentados por vía gástrica, puede colocar una sonda nasogástrica blanda y sin derivación. También existen sondas nasoyeyunales de colocación ciega. Si dicha colocación falla, una opción es una sonda nasoyeyunal colocada por vía endoscópica. La alimentación nasoyeyunal puede realizarse de forma indefinida, pero, si se evidencia la necesidad de un acceso a largo plazo, puede colocarse una gastrostomía endoscópica percutánea (GEP) o una GEP con extensión yeyunal (GEP-y). En el caso de los pacientes identificados como candidatos a alimentación yeyunal y sometidos a laparotomía, puede colocarse una sonda de alimentación de yeyunostomía abierta o de gastroyeyunostomía.

5. **Lugar óptimo para la administración de la nutrición enteral.** Cuando se han comparado la nutrición gástrica y la pospilórica, la alimentación por el intestino delgado presenta una ventaja en cuanto al riesgo de neumonía, pero no hay diferencias en cuanto a la mortalidad. Cuando sea factible, debe intentarse la introducción de sondas en el intestino delgado. Si esto falla, puede establecerse la alimentación gástrica, a menos que haya factores de alto riesgo de aspiración asociados, como el uso de paralizantes, la posición supina o cantidades constantemente elevadas de residuos. Comenzar en fases iniciales con fármacos procinéticos puede beneficiar a estos pacientes. Aunque los datos son contradictorios, generalmente la alimentación por el intestino delgado se asocia a un mayor porcentaje de éxito relacionado con objetivos nutricionales, así como dichos objetivos se alcanzan más rápidamente.

   Una ventaja potencial de la alimentación por intestino delgado en pacientes traumáticos y quirúrgicos es que no es necesario interrumpirla para realizar procedimientos quirúrgicos. Sin embargo, en la actualidad muchas instituciones están adoptando protocolos que eliminan las órdenes de ayuno absoluto (NPO, *nil per os*), excepto para los procedimientos de la vía aérea o gastrointestinales, incluso en los pacientes que reciben alimentación gástrica.

6. **Estrategias para optimizar el suministro.** A pesar de los conocidos beneficios de la nutrición enteral en la mejora del pronóstico, muchos pacientes críticos no cumplen el objetivo nutricional calculado. La adecuación nutricional, definida como el número total de calorías recibidas/número total de calorías necesarias, es baja, especialmente en los pacientes quirúrgicos, ya que hasta el 75 % de ellos están infraalimentados. Tradicionalmente, se emplean protocolos de alimentación basada en una tasa horaria fija. En la figura 9-1 se muestra un ejemplo. Para mejorar el suministro, las estrategias tradicionales de alimentación por tasa horaria se están sustituyendo por estrategias de volumen total diario prescrito. El concepto es que, si hay un período de interrupción de la alimentación, puede calcularse el volumen de alimentos perdidos y, por tanto, «recuperarse» el déficit en las horas siguientes. Se ha constatado que la alimentación con un volumen total diario prescrito mejora la adecuación nutricional y es segura incluso en pacientes traumáticos y quirúrgicos.

7. **Eficacia del suministro nutricional**
   a. Los métodos más estudiados de monitorización nutricional incluyen proteínas de fase aguda, como la albúmina y la prealbúmina, y medidas antropométricas. El impacto de la nutrición en los valores de laboratorio se ve agravado por muchos factores, y los pronosticos de investigaciones actuales sobre su aplicabilidad en el entorno de la UCI son contradictorios. Aunque las proteínas viscerales pueden ser útiles una vez que se ha resuelto la respuesta inflamatoria, ya no se recomiendan para la monitorización nutricional en pacientes críticos.
   b. Los nutricionistas emplean una serie de estrategias para controlar la adecuación de la nutrición. Las pruebas seriadas con pesas, junto con una exploración física centrada en la nutrición, pueden identificar signos tempranos de desgaste muscular o de grasa.
   c. La monitorización seriada de la CI puede asegurar que las prescripciones nutricionales se ajusten a los cambios en la demanda metabólica. Además, el balance de nitrógeno ofrece una herramienta relativamente sencilla para evaluar la adecuación nutricional, especialmente el aporte de proteínas. El balance de nitrógeno se calcula utilizando el nitrógeno ureico en orina de 24 h (NUO) y el aporte nutricional en 24 h, según la siguiente fórmula: ingesta de nitrógeno (g/día) – [(NUO (g/día) / 0.85) + 2], donde 2 es un factor establecido para las pérdidas insensibles por heces, pelo, sudor y descamación de la piel. Los resultados del balance de nitrógeno son menos fiables en pacientes con pérdidas de nitrógeno no cuantificables, como heridas que drenan o bajo terapia de reemplazo renal; insuficiencia renal en desarrollo o en resolución; o producción de orina inferior a 1 L/día.

8. **Obstáculos en el suministro de NE**
   a. La intolerancia a la NE es un obstáculo para el suministro nutricional adecuado. La definición de *intolerancia a la NE* varía en la literatura, pero generalmente se acepta

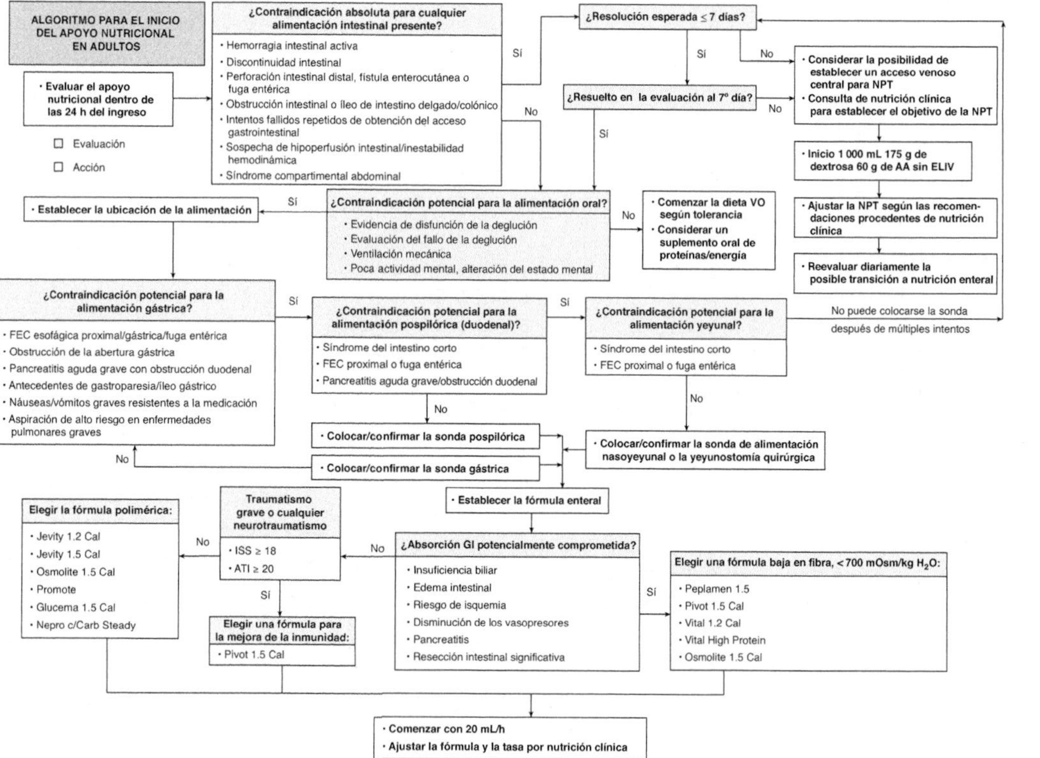

Figura 9-1. Ejemplo de algoritmo para iniciar el apoyo nutricional. AA, aminoácidos; ATI, índice de traumatismo abdominal (*Abdominal Trauma Index*); ELIV, emulsión lipídica intravenosa; FEC, fístula enterocutánea; ISS, Escala de gravedad de la lesión (*Injury Severity Score*).

que incluye uno o más de los siguientes aspectos: cambios en la exploración abdominal, emesis o regurgitación, diarrea o volumen residual gástrico (VRG) elevado. El VRG ha mostrado una correlación contradictoria con complicaciones tales como la aspiración, la emesis y la neumonía asociada al respirador, y la aspiración de contenido gástrico a través del dispositivo de alimentación aumenta el riesgo de oclusión de este. Con base en las recomendaciones actuales, se aconseja suspender la monitorización rutinaria del VRG en los pacientes críticos en favor de una monitorización estrecha de los cambios en la exploración gastrointestinal. En las instituciones en las que siguen utilizando la monitorización del VRG, un volumen de 500 mL parece reducir las interrupciones innecesarias de la NE.

b. El uso de vasopresores, el intestino en discontinuidad después de una cirugía de control de daños, o la presencia de íleo, pueden impedir una alimentación temprana adecuada. El abdomen abierto y la anastomosis intestinal reciente no son contraindicaciones para la alimentación temprana. En un metaanálisis reciente sobre la alimentación posquirúrgica precoz frente a la tradicional en pacientes con anastomosis intestinal se observó una reducción significativa de las complicaciones posquirúrgicas totales en los pacientes que recibieron algún tipo de apoyo nutricional (ya fuera nutrición enteral o dieta) en las 24 h siguientes a la cirugía, incluso si se suministraba cerca de la anastomosis.

- **Cálculos**

  Para calcular los objetivos de infusión de NE:

  1. Establecer objetivos de energía y proteicos.
  2. Para determinar el volumen objetivo diario, dividir el objetivo de energía por la concentración de la fórmula (p. ej., 1.0, 1.2 o 1.5).
     a. Para la alimentación en tasa horaria fija, dividir el volumen objetivo por las horas que deben infundirse (p. ej., 24 para la alimentación continua) para calcular la tasa de infusión por hora.
  3. Determinar las proteínas aportadas por el volumen diario multiplicando el volumen en litros por los g Pro/L.
  4. Si el volumen objetivo no proporciona el objetivo mínimo de proteínas, añadir complementos proteicos modulares para alcanzar el objetivo de proteínas.

9. Consecuencias de una alimentación inadecuada. Aunque las necesidades calóricas precisas de los pacientes en estado crítico no están bien definidas y dependen de numerosos factores, es bien sabido que una ingesta calórica adecuada es importante. En un estudio observacional prospectivo de pacientes en estado crítico, un aumento de 1 000 cal/día redujo significativamente la mortalidad, con los efectos más pronunciados en aquellos pacientes con un IMC inferior a 25 o superior a 35.

En un estudio reciente de más de 7 000 pacientes intubados en la UCI, se observó una asociación significativa entre el porcentaje de calorías prescritas recibidas y la mortalidad a los 60 días. Los pacientes que recibían más de dos terceras partes de las calorías prescritas tenían menos probabilidades de morir que los que recibían menos de una tercera parte de las calorías prescritas. El porcentaje óptimo de calorías prescritas fue aproximadamente del 80 % al 85 %.

C. Nutrición parenteral. La NPT es apropiada en situaciones en las que la NE se retrasa, o está contraindicada, o no puede proporcionar una nutrición adecuada para satisfacer las necesidades del paciente. Algunos ejemplos de condiciones que justifican la NPT son obstrucción del intestino delgado, íleo prolongado, náuseas y vómitos resistentes, malabsorción, síndrome del intestino corto, fístula enterocutánea de alto gasto o discontinuidad intestinal. Sus desventajas incluyen necesidad de un acceso vascular, posible infección de dicho acceso con la infección del torrente sanguíneo asociada, sepsis, gasto por la sonda, necesidad de monitorizar los electrólitos y ajustar la fórmula, e hiperglucemia. Existen varios tipos de fórmulas específicas de aminoácidos para la NPT.

1. Suplementación parenteral de la nutrición enteral. Casaer y cols. investigaron recientemente la NPT complementaria temprana, o la NPT junto con la NE, en un ensayo multicéntrico prospectivo aleatorizado. Todos los pacientes recibieron NE temprana, pero fueron asignados aleatoriamente a NPT temprana (<48 h) o tardía (>día 7). La supervivencia fue igual entre los grupos, pero el grupo de NPT tardía tuvo menos infecciones en la UCI y una mayor probabilidad de recibir el alta. Aunque en el estudio se constató que el uso temprano de NPT complementaria no es beneficioso, este tuvo varias limitaciones: la mayoría de los pacientes no presentaban desnutrición al ingresar en la UCI, se excluyeron los que presentaban desnutrición grave, la población de pacientes procedía de una cohorte de cirugía cardíaca, y casi la mitad de los pacientes fueron extubados al segundo día, lo que sugiere que aquellos pacientes que podrían haberse beneficiado de la nutrición complementaria no fueron incluidos en el estudio.

Con base en un amplio estudio observacional prospectivo en el que se constató que la nutrición recibida al principio de la estancia en la UCI de un paciente afectaba la mortalidad de este, especialmente en el caso de una ingesta nutricional inadecuada en pacientes con un IMC inferior a 25 o superior a 35, recientemente Wischmeyer y cols. completaron un ensayo piloto prospectivo aleatorizado para determinar si la NP complementaria junto con la NE a pacientes en la UCI con bajo peso y obesidad podía mejorar la administración. Los autores descubrieron que el suministro era superior en los pacientes que recibían NP complementaria sin que aumentaran las infecciones. El estudio piloto no tuvo la potencia necesaria para detectar diferencias en el pronóstico, pero se observó una tendencia a la disminución de la mortalidad y a la mejora del pronóstico, especialmente en los pacientes con un IMC más bajo.

Sin embargo, en la actualidad *no hay pruebas suficientes que apoyen los beneficios de la NPT complementaria temprana en pacientes traumáticos en estado crítico*. Debe considerarse si los pacientes no toleran más del 80 % del objetivo de NE al final de la primera semana en la UCI.

2. **Composición.** La NP se suministra normalmente a través de un acceso central, conocido como NPT, que puede proporcionar el 100 % de las necesidades nutricionales del paciente. La NP se compone de aminoácidos, dextrosa, emulsión lipídica intravenosa (ELIV), electrólitos, vitaminas y minerales adaptados a las necesidades individuales. Las soluciones madre de aminoácidos oscilan entre el 10 % y el 20 %, y los aminoácidos son los que más volumen aportan a la solución final. La dextrosa es la que menos contribuye al volumen final, ya que se extrae de una solución madre del 70 %. En la mayoría de las poblaciones adultas se utilizan ELIV al 20 %, pero existen soluciones madre al 10 % y al 30 %.

   Hasta hace poco, la única ELIV aprobada por la Food and Drug Administration (FDA) de Estados Unidos era una emulsión de aceite de soja, que ha demostrado tener efectos proinflamatorios debido a la alta concentración de ácidos grasos ω-6. En la actualidad está disponible una ELIV de cuarta generación que contiene una mezcla de aceites de soja, TCM, aceituna y pescado (SMOFlipid®) para su uso en pacientes adultos. Según los metaanálisis, las ELIV que contienen aceite de pescado parecen ser seguras para los adultos en estado crítico, y pueden reducir la mortalidad y los días de ventilación. Las ELIV con aceite de pescado parecen mejorar los triglicéridos séricos y las pruebas de función hepática en pacientes que no toleran las compuestas con aceite de soja. Las ELIV no pueden infundirse en pacientes con alergia a la soja o al huevo, y el SMOFlipid® debe evitarse también en pacientes con alergia al pescado y al cacahuete.

3. **Complicaciones.** Dado que la NP evita el primer paso protector de la sonda gastrointestinal, es fácil inducir complicaciones por sobrealimentación. Para minimizar el riesgo de sobrealimentación, las órdenes de NP no deben proporcionar más del 100 % de lo previsto o del GCM. Limitar la infusión de ELIV a menos de 1 g/kg/día y la infusión de dextrosa a menos de 5 mg/kg/min reduce el riesgo de hipertrigliceridemia e hiperglucemia.

   Las complicaciones a largo plazo de la NP incluyen infecciones de la vía central y disfunción hepática. Las estrategias para reducir las complicaciones hepáticas incluyen evitar la sobrealimentación, limitar ELIV a base de aceite de soja, cambiar a ELIV a base de aceite de pescado, estadificar la NPT para infundir menos de 24 h/día y permitir la alimentación por sonda alimentaria o una pequeña cantidad de ingesta oral para estimular las contracciones de la vesícula biliar.

   - **Cálculos para la NPT:**
     1. Establecer objetivos de energía y proteicos.
     2. Determinar la energía y el volumen que debe proceder de las ELIV.
        a. 0.5 g/kg × peso (kg) = g/día.
        b. Gramo / 20 % = volumen.
        c. Gramo / 10 kcal/g = energía procedente de la ELIV.
     3. Determinar la energía y el volumen que debe proceder de las proteínas.
        a. Proteína objetivo = aminoácidos objetivo.
        b. Proteína objetivo (g/día) / solución madre (10 a 20 %) = volumen.
        c. Proteína objetivo (g/día) × 4 kcal/g = energía procedente de la proteína.
     4. Proporcionar la energía restante en forma de dextrosa y determinar el volumen.
        a. Objetivo de energía – 2c – 3c = energía procedente de la dextrosa.
        b. Energía procedente de la dextrosa / 3.4 kcal/g = g de dextrosa.
        c. Gramo de dextrosa / 70 % = volumen.
     5. Determinar la NTP final.
        a. Volumen: 2b + 3b + 4c + 200 mL para electrólitos, vitaminas y minerales.
        b. Energía 2c + 3c + 4b.
     6. Para los pacientes con riesgo de síndrome de realimentación, iniciar la NP al 50 % del objetivo de dextrosa y monitorizar estrechamente los electrólitos.

D. Nutrición oral

1. La ingesta oral es con frecuencia subóptima en los pacientes con traumatismos intensivos, ya que la respuesta al estrés induce a la anorexia. Además, muchos medicamentos tienen efectos secundarios tales como náuseas, vómitos, cambios de sabor o estreñimiento, que dificultan aún más los esfuerzos por satisfacer las necesidades nutricionales mediante la ingesta oral. Al igual que la NE temprana, la intervención nutricional oral temprana puede mejorar la tolerancia.

   En un ensayo prospectivo aleatorizado se descubrió que la intervención nutricional oral temprana y multimodal, que incluye goma de mascar, agua y zumo inmediatamente después de despertarse de la anestesia, seguida de complementos nutricionales orales programados, estimulantes del apetito y un programa de medios relacionados con la comida, así como el avance gradual de la dieta, dieron como resultado una reducción del tiempo hasta el primer flato y la primera deposición, así como una menor incidencia de íleo posquirúrgico prolongado sin un aumento de las complicaciones. Los protocolos de recuperación mejorada después de la cirugía (ERAS, *enhanced recovery after surgery*) que incorporan alimentación y movilización tempranas han demostrado ser seguros en los pacientes traumáticos, no dieron lugar a complicaciones adicionales y redujeron en un día en la duración de la estancia hospitalaria.

2. Las dietas orales deben liberalizarse hasta lo menos restrictivo posible sin que se produzcan complicaciones. Si la ingesta oral del paciente sigue siendo escasa a pesar de la liberalización de la dieta, los complementos nutricionales orales como batidos, pudines, helados ricos en proteínas y barritas nutricionales pueden mejorar la ingesta nutricional. Estos complementos, suministrados en forma de bolos intermitentes o de infusión de NE durante las horas en las que no se realizan las comidas, pueden ayudar a la transición de los pacientes hacia una ingesta oral adecuada, y evitar a la vez las complicaciones de la subalimentación y la desnutrición.

V. COMPLICACIONES DEL APOYO NUTRICIONAL

A. Síndrome de realimentación

1. Los pacientes con desnutrición presente al ingreso corren el riesgo de sufrir un síndrome de realimentación con el inicio de la ingesta nutricional. Si bien puede estar provocado por la ingesta de alimentos por vía oral, es más frecuente cuando el apoyo nutricional enteral o parenteral se inicia de forma agresiva. Se debe un cambio abrupto del metabolismo basado en las grasas, que predominaba en el estado sin estrés y de hambre, a un metabolismo basado principalmente en los carbohidratos. Este segundo tipo de metabolismo es responsable de una rápida absorción de electrólitos, lo que hace que las concentraciones intra y extracelulares disminuyan rápidamente.

2. Las características del síndrome de realimentación incluyen hipofosfatemia, hipocalemia e hipomagnesemia. Los pacientes también pueden presentar hiperglucemia y un aumento de las concentraciones séricas de sodio. El síndrome de realimentación puede dar lugar a complicaciones que pongan en peligro la vida del paciente, como insuficiencia respiratoria relacionada con hipofosfatemia y arritmias cardíacas debidas a hipopotasemia.

3. El inicio lento de la nutrición en los pacientes con desnutrición da tiempo a corregir las alteraciones electrolíticas antes de que pongan en peligro su vida. En un ensayo controlado aleatorizado, los pacientes con síndrome de realimentación que fueron tratados con restricción calórica tuvieron duraciones de estancia similares, pero mejoraron significativamente la mortalidad y el tiempo de supervivencia a los 60 días que los que recibieron atención establecida.

   Los pacientes con riesgo de padecer síndrome de realimentación también deben recibir complementos de tiamina (mínimo de 100 mg durante 5 días) para prevenir el desarrollo de encefalopatía de Wernicke. También puede añadirse un multivitamínico diario hasta que los pacientes toleren una ingesta nutricional adecuada que proporcione al menos el 100 % de los requerimientos diarios aconsejados.

B. Isquemia mesentérica no oclusiva. La mayor preocupación en los pacientes alimentados que están recibiendo vasopresores es el riesgo de isquemia intestinal debido al aumento de la demanda de energía del intestino por la alimentación. Aunque la mortalidad por necrosis intestinal no oclusiva fulminante se acerca al 50 %, la incidencia parece estar disminuyendo, posiblemente debido a las mejores técnicas de reanimación. No hay datos definitivos sobre la alimentación en pacientes bajo tratamiento vasopresor, pero datos retrospectivos sugieren que puede ser segura cuando se utiliza con precaución. Khalid y cols., en un estudio de más de 1 000 pacientes sometidos a ventilación mecánica y vasopresores, descubrieron que la NE temprana frente a la tardía era segura y, de hecho, ha mostrado efectos beneficiosos en la reducción de la mortalidad. Al examinar diferentes vasopresores y dosis, una dosis de noradrenalina inferior a 12.5 µg/min, la utilización de fenilefrina y la exclusión de dopamina y vasopresina se asociaron con la tolerancia a la NE en un amplio estudio retrospectivo.

CONCLUSIÓN

La administración de apoyo nutricional temprano y adecuado es un componente crítico de la atención integral del paciente quirúrgico. El conocimiento de las distintas opciones de NE, las indicaciones de la NE frente a la NP y las complicaciones de las distintas modalidades de administración de nutrición son fundamentales para ofrecer una atención óptima al paciente lesionado.

Lecturas recomendadas

Acosta-Escribano J, Fernández-Vivas M, Grau Carmona T, et al. Gastric versus transpyloric feeding in severe traumatic brain injury: a prospective, randomized trial. *Intensive Care Med* 2010;36(9):1532–1539.

Alberda C, Gramlich L, Jones N, et al. The relationship between nutritional intake and clinical outcomes in critically ill patients: results of an international multicenter observational study. *Intensive Care Med* 2009;35(10):1728–1737.

Alverdy J, Chi HS, Sheldon GF. The effect of parenteral nutrition on gastrointestinal immunity. *Ann Surg* 1985;202:681–690.

Bertolini G, Iapichino G, Radrizzani D, et al. Early enteral immunonutrition in patients with severe sepsis: results of an interim analysis of a randomized multicentre clinical trial. *Intensive Care Med* 2003;29(5):834–840.

Boateng AA. Refeeding syndrome: treatment considerations based on collective analysis of literature case reports. *Nutrition* 2010;26(2):156–167.

Bruns BR, Kozar RA. Feeding the postoperative patient on vasopressor support: feeding and pressor support. *Nutr Clin Pract* 2016;31(1):14–17.

Casaer MP, Mesotten D, Hermans G, et al. Early versus late parenteral nutrition in critically ill adults. *N Engl J Med* 2011;365(6):506–517.

Chields BA, Pidcoke HF, Chung KK, et al. Are visceral proteins valid markers for nutritional status in the burn intensive care unit? *J Burn Care Res* 2015;36(3):375–380.

Chourdakis M, et al. Effect of early compared with delayed enteral nutrition on endocrine function in patients with traumatic brain injury: an open-labeled randomized trial. *JPEN J Parenter Enteral Nutr* 2012;36(1):108–116.

Dickerson RN. Using nitrogen balance in clinical practice. *Hosp Pharm* 2005;40(12):1081–1085.

Dickerson RN, Pitts SL, Maish GO III, et al. A reappraisal of nitrogen requirements for patients with critical illness and trauma. *J Trauma Acute Care Surg* 2012;73(3)549–557.

Doig GS, et al. Restricted versus continued standard caloric intake during the management of refeeding syndrome in critically ill adults: a randomised, parallel-group, multicentre, single-blind controlled trial. *Lancet* 2015;12(3):943–952.

Dsun DL, Li WM, Li SM, et al. Comparison of multi-modal early oral nutrition for the tolerance of oral nutrition with conventional care after major abdominal surgery: a prospective, randomized single-blind trial. *Nutr J* 2017;16(1):11.

Earthman CP. Body composition tools for the assessment of adult malnutrition at the bedside: a tutorial on research considerations and clinical applications. *JPEN J Parenter Enteral Nutr* 2015;39(7):787–822.

Elke G, Felbinger TW, Heyland DK. Gastric residual volume in critically ill patients: a dead marker or still alive? *Nutr Clin Pract* 2015;30(1):59–71.

Escuro AA, Hummell AC. Enteral formulas in nutrition support practice: is there a better choice for your patient? *Nutr Clin Pract* 2016;31(6):709–722.

Ferrie S, Tsang E. Monitoring nutrition in critical illness: what can we use? *Nutr Clin Pract* 2017; 33(1):133–146.

Finnerty CC, Mabvuure NT, Ali A, et al. The surgically induced stress response. *JPEN J Parenter Enteral Nutr* 2013;37(5):21S–29S.

Fraipont V, Preiser JC. Energy estimation and measurement in critically ill patients. *JPEN J Parenter Enteral Nutr* 2013;37(6):705–713.

Friedman G, Flávia Couto CL, Becker M. Randomized study to compare nasojejunal with nasogastric nutrition in critically ill patients without prior evidence of altered gastric emptying. *Indian J Crit Care Med* 2015;19(2):71–75.

Gramlich L, Kichian K, Pinilla J, et al. Does enteral nutrition compared to parenteral nutrition result in better outcomes in critically ill adult patients? A systematic review of the literature. *Nutrition* 2004;20(10):843–848.

Harvey SE, Parrott F, Harrison DA, et al.; CALORIES Trial Investigators. Trial of the route of early nutritional support in critically ill adults. *N Engl J Med* 2014;371(18):1673–1684.

Haugen HA, Chan LN, Li F. Indirect calorimetry: a practical guide for clinicians. *Nutr Clin Pract* 2007;22:377–388.

Heidegger CP, Berger MM, Graf S, et al. Optimisation of energy provision with supplemental parenteral nutrition in critically ill patients: a randomised controlled clinical trial. *Lancet* 2013;381(9864):385–393.

Heyland DK, Cahill N, Day AG. Optimal amount of calories for critically ill patients: depends on how you slice the cake. *Crit Care Med* 2011;39(12):2619–2626.

Heyland DK, Dhaliwal R, Drover JW, et al.; Canadian Critical Care Clinical Practice Guidelines Committee. Canadian clinical practice guidelines for nutrition support in mechanically ventilated, critically ill adult patients. *JPEN J Parenter Enteral Nutr* 2003;27(5):355–373.

Heyland DK, Dhaliwal R, Drover JW, et al.; for the Guidelines Committee. Clinical practice guidelines for nutrition support in the adult critically ill patient. *JPEN J Parenter Enteral Nutr* 2003;27:355–373.

Heyland DK, Dhaliwal R, Wang M, et al. The prevalence of iatrogenic underfeeding in the nutritionally 'at-risk' critically ill patient: results of an international, multicenter, prospective study. *Clin Nutr* 2015;34(4):659–666.

Heyland D, Muscedere J, Wischmeyer PE, et al.; Canadian Critical Care Trails Group. A randomized trial of glutamine and antioxidants in critically ill patients. *N Engl J Med* 2013;368(16):1489–1497.

Jansen JO, Turner S, Johnston AM. Nutritional management of critically ill trauma patients in the deployed military setting. *J R Army Med Corps* 2011;157(3 Suppl 1):S344–S349.

Jolliet P, Pichard C, Biolo G, et al. Enteral nutrition in intensive care patients: a practical approach. Working Group on Nutrition and Metabolism, ESICM. European Society of Intensive Care Medicine. *Intensive Care Med* 1998;24(8):848–859.

Khalid I, Doshi P, DiGiovine B. Early enteral nutrition and outcomes of critically ill patients treated with vasopressors and mechanical ventilation. *Am J Crit Care* 2010;19(3):261–268.

Kozar RA, McQuiggan MM, Moore EE, et al. Postinjury enteral tolerance is reliably achieved by a standardized protocol. *J Surg Res* 2002;104(1):70–75.

Krebs ED, O'Donnell K, Berry A, et al. Volume-based feeding improves nutritional adequacy in surgical patients. *Am J Surg* 2018;216(6):1155–1159.

Lee J, Wiliams GW, Kozar RA, et al. Multitargeted feeding strategies improve nutrition outcome and are associated with reduced pneumonia in a level 1 trauma intensive care unit. *JPEN J Parenter Enteral Nutr* 2017 Mar 1:148607117699561.

Lofgren E, Mabesa T, Hammarqvist F, et al. Early enteral nutrition compared to outcome in critically ill trauma patients at a level one trauma centre. *South Afr J Clin Nutr* 2015;28(2):70.

Mancl EE, Muzevich KM. Tolerability and safety of enteral nutrition in critically ill patients receiving intravenous vasopressor therapy. *JPEN J Parenter Enteral Nutr* 2013;37(5):641–651.

Manzaneres W, Dhaliwal R, Jurewitsch B, et al. Parenteral fish oil lipid emulsions in the critically ill: a systematic review and meta-analysis. *JPEN J Parenter Enteral Nutr* 2014;38(1):20–28.

Masejo A, Montejo-Gonzalez JC, Vaquerizo-Alonso C, et al. Diabetes-specific enteral nutrition formula in hyperglycemic, mechanically ventilated, critically ill patients: a prospective, open-label, blind-randomized, multicenter study. *Crit Care* 2015;19:390.

Mateu-de-Antonio J, Florit-Sureda M. Effects unrelated to anti-inflammation of lipid emulsions containing fish oil in parenteral nutrition for adults. *Nutr Hosp* 2017;34(1):193–203.

McClave SA, Lowen CC, Kleber MJ, et al. Clinical use of the respiratory quotient obtained from indirect calorimetry. *JPEN J Parenter Enteral Nutr* 2003;27:21–26.

McClave SA, Spain DA, Skolnick JL, et al. Achievement of steady state optimizes results when performing indirect calorimetry. *JPEN J Parenter Enteral Nutr* 2003;27(1):16–20.

Mochizuki H, Trocki O, Dominioni L. Mechanism of prevention of postburn hypermetabolism and catabolism by early enteral feeding. *Ann Surg* 1984;200:297–306.

Moore SM, Burlew CC. Nutrition support in the open abdomen. *Nutr Clin Pract* 2016;31(1):9–13.

Moore FA, Feliciano DV, Andrassy RJ, et al. Early enteral feeding, compared with parenteral, reduces postoperative septic complications. The results of a meta-analysis. *Ann Surg* 1992;216(2):172–183.

Moore FA, Moore EE, Jones TN, et al. TEN vs. TPN following major abdominal trauma reduced septic morbidity. *J Trauma* 1989;29(7):916–924.

Moore FA, Phillips SM, McClain CJ, et al. Nutrition support for persistent inflammation, immunosuppression, and catabolism syndrome. *Nutr Clin Pract* 2017;32(S1):121S–127S.

Moydien MR, Oodit R, Chowdhury S, et al. Enhanced recovery after surgery (ERAS) in penetrating abdominal trauma: a prospective single-center pilot study. *S Afr J Surg* 2016;54(4):7–10.

Osland E, Yunus RM, Khan S, et al. Early versus traditional postoperative feeding in patients undergoing resectional gastrointestinal surgery: a meta-analysis. *JPEN J Parenter Enteral Nutr* 2011;35(4):473–487.

Parent B, Seaton M, O'Keefe GE. Biochemical markers of nutrition support in critically ill trauma victim. *JPEN J Parenter Enteral Nutr* 2016 Oct 1:148607116671768.

Paris MT, Mourtzakis M, Day A, et al. Validation of bedside ultrasound of muscle layer thickness of the quadriceps in the critically ill patient (VALIDUM study): a prospective multicenter study. *JPEN J Parenter Enteral Nutr* 2017;41(2):171–180.

Pradelli L, Mayer K, Muscaritoli M, et al. N-3 fatty acid-enriched parenteral nutrition regimens in elective surgical and ICU patients: a meta-analysis. *Crit Care* 2012;16:R184.
Raman M, Almutairfi A, Mulesa L, et al. Parenteral nutrition and lipids. *Nutrients* 2017;9(4):388.
Rice TW, Mogan S, Hays MA, et al. Randomized trial of initial trophic versus full-energy enteral nutrition in mechanically ventilated patients with acute respiratory failure. *Crit Care Med* 2011;39(5):967–974.
Schlein KM, Coulter SP. Best practices for determining resting energy expenditure in critically ill adults. *Nutr Clin Pract* 2014;29(1):44–45.
Sheean PM, Peterson SJ, Perez SG, et al. The prevalence of sarcopenia in patients with respiratory failure classified as normally nourished using subjective global assessment and computer tomography. *JPEN J Parenter Enteral Nutr* 2014;38(7):873–879.
Simsek T, Simsek HU, Canturk NZ. Response to trauma and metabolic changes: posttraumatic metabolism. *Ulus Cerrahi Derg* 2014;30:153–159.
Taylor BE, McClave SA, Martindale RG, et al. Guidelines for the provision and assessment of nutrition support therapy in the adult critically ill patient: Society of Critical Care Medicine (SCCM) and American Society for Parenteral and Enteral Nutrition (A.S.P.E.N.). *JPEN J Parenter Enteral Nutr* 2016;40(2):159–211.
Tilg H, Moschen AR. Role of adiponectin and PBEF/visfatin as regulators of inflammation: involvement in obesity-associated diseases. *Clin Sci (Lond)* 2008;114(4):275–288.
Van Zanten AR, Sztark F, Kaisers UX, et al. High-protein enteral nutrition enriched with immune-modulating nutrients vs standard high-protein enteral nutrition and nosocomial infections in the ICU: a randomized clinical trial. *JAMA* 2014;312(5):514–524.
White JV, Guenter P, Jensen G, et al.; The Academy Malnutrition Work Group; The A.S.P.E.N. Malnutrition Task Force; the A.S.P.E.N. Board of Directors. Consensus statement: Academy of Nutrition and Dietetics and American Society for Parenteral and Enteral Nutrition: characteristics recommended for the identification and documentation of adult malnutrition (undernutrition). *JPEN J Parenter Enteral Nutr* 2012;36:275–283.
Williams ML, Nolan JP. Is enteral feeding tolerated during therapeutic hypothermia? *Resuscitation* 2014;85:1469–1472.
Wischmeyer PE, Hasselmann M, Kummerlen C, et al. A randomized trial of supplemental parenteral nutrition in underweight and overweight critically ill patients: the TOP-UP pilot trial. *Crit Care* 2017;21(1):142.
Wolfe RR. The 2017 Sir David P Cuthbertson lecture. Amino acids and muscle protein catabolism in critical care. *Clin Nutr* 2018;37:1093–1100.
Yeh DD, Johnson E, Harrison T, et al. Serum levels of albumin and prealbumin do not correlate with nutrient delivery in surgical intensive care unit patients. *Nutr Clin Pract* 2018;33(3):419–425.

10 Complicaciones de la curación de heridas

Rafael G. Ramos-Jimenez y Matthew D. Neal

Los tejidos lesionados o infectados recuperan su integridad y función mediante el proceso de cicatrización de las heridas. En circunstancias fisiológicas, la mayoría de los tejidos lesionados pueden recuperar la arquitectura y la función anteriores a la lesión. Sin embargo, los pacientes en estado crítico, como las poblaciones de traumatología y cirugía general de urgencia (CGU), se enfrentan a factores de estrés que pueden agotar sus reservas fisiológicas y comprometer la cicatrización de las heridas. En este capítulo se analizan los aspectos clínicos de la cicatrización, sus complicaciones y su prevención y tratamiento.

I. EPIDEMIOLOGÍA

A. En Estados Unidos, las infecciones de sitio quirúrgico (ISQ) son las infecciones hospitalarias más comunes y costosas. Cada año se producen en el país entre 160 000 y 300 000 ISQ, con un coste estimado de entre 3 500 y 10 000 millones de dólares. La Organización Mundial de la Salud (OMS) estima que la prevalencia de ISQ es de 2 a 20 veces mayor en los países con ingresos bajos y medios que en los de ingresos altos, y que las ISQ afectan hasta a una tercera parte de los pacientes.

B. Los pacientes con ISQ tienen una mayor estancia hospitalaria, un mayor riesgo de reingreso y el doble de probabilidades de morir que los controles ajustados por edad y comorbilidad que se someten a intervenciones similares. A pesar de estos resultados, el cumplimiento por parte de los proveedores de las intervenciones que han demostrado prevenir las ISQ sigue siendo escaso. Hasta el 55 % de las ISQ podrían ser «razonablemente evitables» con el cumplimiento de las directrices actuales.

C. Las cohortes de traumatología y CGU presentan complicaciones tisulares y de las heridas significativamente mayores que los pacientes sometidos a cirugía programada, así como una mayor mortalidad. Se analizará la prevención, la detección y el tratamiento de estas complicaciones en los ámbitos prequirúrgico, quirúrgico y posquirúrgico.

II. ESTRATEGIAS PREQUIRÚRGICAS

A. El entorno prequirúrgico de los pacientes con CGU y traumatismos es el servicio de urgencias, la sala de hospitalización o la estación de traumatismos. En el entorno de emergencias/urgencias, la optimización de los problemas *crónicos* está muy limitada por el riesgo de retrasar la intervención adecuada. Si es posible, las alteraciones fisiológicas *agudas*, a excepción de las hemorragias con desangrado, deben corregirse antes de la intervención quirúrgica. En las infecciones quirúrgicas, debe iniciarse rápidamente el uso de antibióticos adecuados, el control de la fuente y las intervenciones que optimicen la perfusión tisular, la normotermia, la normoxia y el control glucémico.

B. Por otra parte, en el caso de la cirugía ambulatoria, los problemas quirúrgicos no urgentes y la enfermedad quirúrgica crónica, la optimización de los problemas de salud *crónicos*, la desnutrición y la fragilidad constituyen la base del éxito de la cicatrización de las heridas. En la tabla 10-1 se resumen los problemas de salud crónicos asociados a un mayor riesgo de complicaciones de las heridas, junto con las intervenciones que han demostrado ser útiles para minimizar este riesgo.

C. La enfermedad hepática crónica, o cirrosis, se ha relacionado *intensamente* con un mal pronóstico quirúrgico en la cirugía de urgencia, y es crucial un abordaje multidisciplinar que incluya a hepatólogos y la consideración de la candidatura a un trasplante. La optimización de la coagulopatía, la hipertensión portal, la ascitis y la desnutrición se recomiendan en el entorno prequirúrgico y, aunque son intuitivamente válidas, faltan datos prospectivos sobre la eficacia de estas intervenciones. Los pacientes cirróticos presentan un riesgo elevado de descompensación hepática *tras* la anestesia general, por lo que es prudente realizar una evaluación exhaustiva del riesgo y utilizar calculadoras de riesgo validadas, como la calculadora MELD de Mayo Clinic.

D. En todas las evaluaciones prequirúrgicas debe incluirse una valoración del estado nutricional. Los marcadores bioquímicos (es decir, albúmina, prealbúmina, etc.) se han utilizado durante mucho tiempo como indicadores nutricionales *y* pronóstico en la cirugía. La relación entre

TABLA 10-1 Clasificación de la valoración, el desarrollo y la evaluación de recomendaciones (GRADE), Iniciativa global para la enfermedad pulmonar obstructiva crónica (GOLD), *odds ratio* (OR) y riesgo relativo (RR)

Enfermedad crónica y complicaciones en la curación de heridas

Enfermedad	Factor de riesgo o intervención	Efecto	Nivel de evidencia (GRADE)
EPOC	GOLD clase 3 o 4	OR = 4.0	Baja calidad
Diabetes	$HbA_{1c} \geq 7\%$	OR = 2.13	Calidad moderada
Enfermedad renal crónica	La enfermedad renal crónica en estadio 3 o 4 se asocia con un aumento significativo de infecciones de las heridas	RR = 2.6	Calidad moderada
Dependencia del tabaco	Heterogéneo, pero se observa un efecto con al menos 4 semanas de abandono del tabaco antes de la cirugía	RR = 0.56	Alta calidad
Dependencia del alcohol	No es un factor de riesgo *independiente* para las infecciones del sitio quirúrgico	—	Calidad moderada

EPOC, enfermedad pulmonar obstructiva crónica; GOLD, *Global Strategy for the Diagnosis, Management, and Prevention of COPD;* GRADE, *Grading of Recommendations, Assessment, Development and Evaluation.*
Reproducido con permiso de Ramos-Jimenez RG, Neal MD. *Complications of wound healing.* En: Britt LD, Peitzman AB, Jurkovich GJ, y cols., eds. *Acute Care Surgery.* 2nd ed. Philadelphia, PA: Wolters Kluwer; 2019:92. Tabla 9.1.

una nutrición adecuada y el pronóstico quirúrgico se pone de manifiesto en la albúmina sérica, que ocupa el segundo lugar después del estado de la American Society of Anesthesiologists (ASA) como predictor de morbilidad y mortalidad perioperatorias.

E. La herramienta *Nutrition Risk Screening* 2002 (NRS-2002) proporciona una evaluación más detallada que los marcadores bioquímicos y ha sido ampliamente validada en pacientes sometidos a cirugía abdominal. La puntuación oscila entre 0 y 7, y una puntuación ≥3 indica riesgo nutricional. En la tabla 10-2 se ilustra la NRS-2002, y en la tabla 10-3 se resumen las recomendaciones para la optimización nutricional prequirúrgica.

F. La fragilidad describe un dominio de riesgo que *no* es capturado por la desnutrición y las enfermedades comórbidas. Puede conceptualizarse como una disminución de la capacidad para recuperarse de las agresiones fisiológicas, y se mide más comúnmente con cinco elementos: pérdida de peso involuntaria de más de 4.5 kg en el último año, fuerza de agarre por debajo del percentil 20, agotamiento autoinformado, baja actividad física, y lentitud de la marcha medida por una prueba de 4 min. La fragilidad intermedia se corresponde con una puntuación de 2 o 3, y la fragilidad, con una de 4 o 5.

G. Una puntuación de fragilidad de 2 o 3 se traduce en un aumento del doble de complicaciones posquirúrgicas, según la definición del *National Surgical Quality Improvement Project* (NSQIP). La fragilidad se ha relacionado con complicaciones posquirúrgicas con *independencia* de la edad. La prehabilitación y el asesoramiento nutricional se han utilizado para optimizar a los pacientes frágiles con buenos resultados.

H. Aunque es objeto de mucho debate, las directrices recientes recomiendan el uso de preparaciones intestinales tanto mecánicas *como* antibióticas para disminuir el riesgo de ISQ en pacientes sometidos a cirugía colorrectal.

I. El reconocimiento prequirúrgico del paciente con alto riesgo de hernia ventral (HV) posquirúrgica es el primer paso para la reducción del riesgo. Los factores de riesgo, como tabaquismo, herida contaminada o sucia (clases III y IV), índice de masa corporal (IMC) superior a 25 kg/m², ISQ incisional, transfusiones de sangre y grosor de los tejidos abdominales subcutáneos, son factores independientes de HV. En opinión de los autores, la reparación programada de la incisión o de la HV en pacientes sin síntomas obstructivos debe aplazarse hasta *después* de dejar de fumar durante un período de al menos 4 semanas.

J. La mayoría de las estrategias prequirúrgicas comentadas no son aplicables en situaciones de urgencia o emergencia. Sin embargo, su uso en las intervenciones que siguen al procedimiento de referencia ayudará a minimizar el riesgo de complicaciones de la herida.

TABLA 10-2 Deterioro del estado nutricional

Nutritional risk screening (NRS-2002)			
Deterioro del estado nutricional		**Gravedad de la enfermedad**	
Ausente (puntuación 0)	Estado nutricional normal	Ausente (puntuación 0)	Necesidades nutricionales normales
Leve (puntuación 1)	Pérdida de peso > 5 % en 3 meses Ingesta de alimentos inferior al 50 a 75 % de las necesidades normales en la semana anterior	Leve (puntuación 1)	Fractura de cadera Pacientes crónicos, en particular con complicaciones agudas: cirrosis y EPOC Hemodiálisis crónica, diabetes, oncología
Moderado (puntuación 2)	Pérdida de peso > 5 % en 2 meses IMC 18.5 a 20.5 y estado general deteriorado Ingesta de alimentos entre el 25 al 60 % de las necesidades normales en la semana anterior	Moderado (puntuación 2)	Cirugía abdominal mayor Enfermedad cerebrovascular Neumonía grave Malignidad hematológica
Grave (puntuación 3)	Pérdida de peso > 5 % en 1 mes (15 % en 3 meses) IMC < 18.5 y estado general deteriorado o ingesta de alimentos entre el 0 al 25 % de las necesidades normales en la semana anterior	Grave (puntuación 3)	Lesión en la cabeza Trasplante de médula ósea Pacientes de cuidados intensivos (APACHE > 10)
Edad	Si es ≥ 70 años, añadir 1 a la puntuación total		

EPOC, enfermedad pulmonar obstructiva crónica; IMC, índice de masa corporal.

Reimpreso de Kondrup J, Allison SP, Elia M, y cols. ESPEN guidelines for nutrition screening 2002. *Clin Nutr* 2003;22(4):415-421. Copyright © 2003 Elsevier. Con permiso. Ramos-Jimenez RG, Neal MD. Complications of wound healing. En: Britt LD, Peitzman AB, Jurkovich GJ, y cols., eds. *Acute Care Surgery*. 2nd ed. Philadelphia, PA: Wolters Kluwer; 2019:93. Tabla 9.2.

TABLA 10-3 Intervenciones nutricionales prequirúrgicas

Población estudiada	Intervención	Efecto	Nivel de evidencia (GRADE)
Pacientes sometidos a cirugía abdominal con un NRS ≥ 5	Un mínimo de 7 días de nutrición parenteral o enteral antes de la cirugía	Tasa de complicaciones del 25.6 % en los que recibieron apoyo nutricional frente al 50.6 % en el grupo de control	Calidad moderada
Pacientes sometidos a resección colorrectal por cáncer	Ingesta oral de arginina y ácidos grasos n-3 durante 5 días antes de la cirugía	Tasa de infección del 12 % en el grupo de apoyo nutricional prequirúrgico frente al 32 % en el control	Calidad moderada
Revisión sistemática y metaanálisis de ensayos aleatorizados con pacientes quirúrgicos	Nutrición heterogénea pero mayoritariamente inmunomoduladora (IN) frente a los complementos nutricionales estándar (ONS)	No hay diferencias significativas entre IN y ONS	Alta calidad

GRADE, *Grading of Recommendations, Assessment, Development and Evaluation*.

Reproducido con permiso de Ramos-Jimenez RG, Neal MD. *Complications of wound healing*. En: Britt LD, Peitzman AB, Jurkovich GJ, y cols., eds. *Acute Care Surgery*. 2nd ed. Philadelphia, PA: Wolters Kluwer; 2019:93. Tabla 9.3.

III. ESTRATEGIAS QUIRÚRGICAS

A. Los principios comúnmente aceptados de la conducta intraoperatoria se resumen en la tabla 10-4. A continuación, se analizan los aspectos más controvertidos de la reducción de riesgos intraoperatorios y cómo *pueden* ayudar a minimizar las complicaciones de la cicatrización de las heridas.

B. Los paños adhesivos impregnados de yodo llevan utilizándose en la práctica desde la década de 1980, y, aunque los estudios iniciales mostraron una gran reducción de las ISQ, otros no lograron mostrar un beneficio significativo en la reducción de las ISQ.

Teniendo esto en cuenta, las directrices nacionales más recientes para la prevención de ISQ concluyen que *no hay* pruebas suficientes para recomendar el uso rutinario de paños impregnados de yodo.

La Society for Healthcare Epidemiology of America (SHEA)/Infectious Diseases Society of America (IDSA) y la OMS también *desaconsejan* su uso.

C. Los protectores de heridas demostraron inicialmente ser beneficiosos en la cirugía colorrectal; pruebas más recientes han ampliado sus beneficios a la cirugía abdominal. Sin embargo, en el mayor ensayo controlado aleatorizado multicéntrico de pacientes sometidos a laparotomía con y sin uso de protectores de heridas, el ensayo ROSSINI, no logró constatarse ninguna reducción en la prevención de ISQ. Las directrices recientes sugieren que los protectores de heridas *podrían* ser beneficiosos, especialmente para la cirugía colorrectal y biliar programadas, y recomiendan su uso *secundario*.

D. Las directrices actuales *no* apoyan el uso de la irrigación con antibióticos para la prevención de ISQ. Por otra parte, un metaanálisis de siete ensayos controlados aleatorizados (ECA) en el que se comparó la irrigación con povidona yodada acuosa frente a la irrigación con solución salina se observó una reducción *estadísticamente significativa* de las ISQ cuando se utilizó

TABLA 10-4 Intervenciones antisépticas estándar y manejo intraoperatorio

Intervención	Descripción	Intensidad de la recomendación	Nivel de evidencia (GRADE)
Antisepsia de manos	El uso de exfoliantes de clorhexidina sin agua o de exfoliantes tradicionales con base de agua antes de ponerse la bata y los guantes es apropiado y equivalente	Fuerte	Moderado
Preparación del área quirúrgica	El uso de preparados de clorhexidina es apropiado y mejor que otros preparados	Fuerte	Bajo-moderado
Profilaxis antibiótica	Administrar los antibióticos adecuados dentro de 1 h antes del procedimiento o 2 h para vancomicina o fluoroquinolonas	Fuerte	Moderado
Oxigenación perioperatoria	Utilización de una fracción inspiratoria de oxígeno (FiO_2) del 80 % intraoperatoria y posquirúrgica durante 2 - 6 h	Fuerte	Moderado
Normotermia	Evitar la hipotermia con el uso de dispositivos de calentamiento	Condicional	Moderado
Normovolemia	Terapia de líquidos intraoperatoria dirigida por objetivos	Condicional	Bajo
Control de la glucosa	Control de la glucemia intraoperatoria (110 - 150 mg/dL)	Condicional	Bajo

GRADE, *Grading of Recommendations, Assessment, Development and Evaluation.*
Reimpreso de Surgical Site Infection: New WHO Recommendations. Lancet 2016; y Ban KA, Minei JP, Laronga C. American College of Surgeons and Surgical Infection Society: surgical site infection guidelines, actualización de 2016. *J Am Coll Surg* 2017;224(1):59-74. Con permiso. Ramos-Jiménez RG, Neal MD. Complications of wound healing. En: Britt LD, Peitzman AB, Jurkovich GJ, y cols., eds. *Acute Care Surgery*. 2nd ed. Philadelphia, PA: Wolters Kluwer; 2019:94. Tabla 9.4.

povidona yodada. De acuerdo con las directrices actuales, la irrigación con antibióticos *no* debe utilizarse de forma rutinaria para la prevención de las ISQ.

E. **Cierre del abdomen**

1. Las opciones para el cierre después de una laparotomía pueden resumirse como *cierre primario temprano* (en la cirugía inicial), *cierre definitivo temprano* (durante la hospitalización inicial) y *cierre primario retardado* (CPR). Cada una de estas estrategias tiene sus ventajas y desventajas, y un conocimiento exhaustivo de sus beneficios relativos conduce a una selección adecuada de pacientes y cuidados posquirúrgicos.
2. Recientemente, la European Hernia Society ha publicado unas directrices que recopilan la evidencia más reciente que subyace al cierre de la laparotomía media *programada* (tabla 10-5). El cierre en escenarios de cirugía *de urgencia* se ha estudiado de forma prospectiva. Se instruyó a los participantes en una «técnica estandarizada de cierre de la fascia» que se definió como un cierre continuo con sutura lentamente absorbible en una proporción de herida:sutura de 1:4. Posteriormente, todos los pacientes sometidos a una laparotomía de urgencia en la línea media se cerraron de esta forma estandarizada. El estudio mostró una diferencia estadísticamente significativa en la tasa de dehiscencia al comparar el método de cierre estandarizado con las cohortes históricas. En opinión de los autores, el cierre de la laparotomía es más adecuado cuando los tejidos viables se aproximan de una forma libre de tensión con el método descrito anteriormente.
3. En las cohortes de traumatismos y sepsis intraabdominal, las heridas contaminadas/sucias están sobrerrepresentadas. En este contexto, el cierre de la piel debe retrasarse con el fin de retrasar las ISQ. Otra alternativa es el uso de dispositivos de presión negativa en las heridas abiertas, lo que mejora los resultados cosméticos, facilita el tratamiento de las heridas y reduce las ISQ.
4. La imposibilidad de realizar *un cierre primario temprano* (es decir, la necesidad de un *cierre definitivo temprano* o *CDT*) es un indicador de la gravedad del daño fisiológico y se asocia a una mortalidad a los 6 meses de casi el 40 %. Para minimizar las complicaciones

TABLA 10-5 Cierre de laparotomía media

Intervención	Recomendación	Efecto	Fuerza de la recomendación	Nivel de evidencia (GRADE)
Sutura continua frente a interrumpida	Continua	OR = 0.59 para HV	Fuerte	Alto
Cierre masivo frente a cierre monocapa	Cierre monocapa	—	Débil	Bajo
Relación entre la longitud de la sutura y la longitud de la herida	4:1	OR = 3.7 para HV	Débil	Moderado
Material de sutura	De absorción lenta	OR = 0.6 para HV	Fuerte	Alto
«Pequeños bocados» frente a «grandes bocados»	«Pequeños bocados» (a 0.5-0.8 cm del borde de la herida, separados por intervalos de 0.5 cm)	OR = 2.1 para HSQ cuando las mordeduras son grandes OR = 3.7 para VH cuando se utilizan bocados grandes	Débil	Moderado

HSQ, herida en el sitio quirúrgico; HV, hernia ventral; OR, *odds ratio*.

de la herida en los pacientes a los que no puede realizárseles un cierre *primario temprano*, el cierre de la pared del abdomen debería considerarse prioritario, y debería realizarse una evaluación *diaria* de los factores que limitan el cierre, seguido de las intervenciones adecuadas (es decir, diuresis, gestión de la coagulopatía, etc.). No es de extrañar que el riesgo de contracción del borde de la herida, de fístula, de necesidad de reparación con malla, de separación de componentes y/o de HV planificada sea mayor en los pacientes que tienen el abdomen abierto durante un período prolongado.

5. Estudios recientes en los que se han comparado las estrategias de *cierre definitivo temprano no mostraron diferencias* en los resultados entre la reparación temprana con malla y la separación temprana de los componentes. Pueden obtenerse pronósticos funcionales comparables con el CDT con HV planificada seguida de la reparación definitiva de esta.

IV. ESTRATEGIAS POSQUIRÚRGICAS

A. La exploración cuidadosa de las heridas quirúrgicas y la monitorización activa de la dehiscencia de la herida, el seroma, el hematoma o la infección potenciales son las estrategias más importantes para minimizar las complicaciones. La detección rápida de estas complicaciones de la herida facilita el tratamiento adecuado y es clave para obtener buenos pronósticos.

B. El seroma es una acumulación de líquido que se desarrolla en un espacio muerto. Retrasa la cicatrización de la herida y aumenta el riesgo de infección. La mejor manera de prevenir esta complicación es eliminar el espacio muerto de la incisión quirúrgica.

C. La ecografía abdominal es un método seguro y eficaz para diagnosticar un seroma. Aunque no hay un consenso claro, algunos autores recomiendan la aspiración cuando el seroma alcanza un volumen de 20 mL. La aspiración debe realizarse de forma más agresiva si hay eritema suprayacente o signos de infección.

D. El hematoma es el pronóstico de una hemostasia inadecuada o de una hemorragia espontánea en pacientes con coagulopatía. Si no hay signos de hemorragia en curso, infección de la piel o necrosis cutánea, un hematoma puede tratarse de forma conservadora. Si la hemorragia es persistente, puede ser necesaria la exploración local de la herida con cauterización o ligadura de la hemorragia superficial en curso.

V. INFECCIONES DEL SITIO QUIRÚRGICO

A. Los principales factores de riesgo de ISQ son la necesidad de intervención quirúrgica urgente, la presencia de comorbilidades médicas, puntuaciones más altas en la Clasificación ASA del estado físico (ASA-PS) y la clasificación de las heridas contaminadas o sucias. La presencia de una ISQ aumenta drásticamente el riesgo de dehiscencia fascial (seis veces más) y de formación

TABLA 10-6 Clasificación ASA del estado físico (ASA-PS)
ASA 1 Paciente sano normal
ASA 2 Paciente con una alteración sistémica de leve a moderada que no provoca limitaciones funcionales. Ejemplos: hipertensión, diabetes mellitus, bronquitis crónica, obesidad mórbida y edad extrema
ASA 3 Paciente con alteración sistémica grave que provoca limitaciones funcionales. Ejemplos: hipertensión mal controlada, diabetes mellitus con complicaciones vasculares, angina de pecho, infarto de miocardio previo y enfermedad pulmonar que limita la actividad
ASA 4 Paciente con alteración sistémica grave que pone en peligro su vida con o sin el procedimiento previsto. Ejemplos: insuficiencia cardíaca congestiva, angina de pecho inestable, disfunción pulmonar, renal o hepática avanzada
ASA 5 Paciente mórbido que no se espera que sobreviva con o sin el procedimiento quirúrgico. Ejemplos: rotura de aneurisma de aorta abdominal, embolia pulmonar y traumatismo craneoencefálico con aumento de la presión intracraneal.
ASA 6 Cualquier paciente en el que el procedimiento sea una emergencia. Ejemplo: ASA 4E

Reproducido con permiso de Ramos-Jimenez RG, Neal MD. *Complications of wound healing*. En: Britt LD, Peitzman AB, Jurkovich GJ, y cols., eds. *Acute Care Surgery*. 2nd ed. Philadelphia, PA: Wolters Kluwer; 2019:95. Tabla 9.6.

de HV (cinco veces más). Dado que la presencia de una ISQ prepara el terreno para complicaciones posteriores, los esfuerzos deben centrarse en su *prevención*. Sin embargo, el aspecto más importante en el período posquirúrgico es el diagnóstico rápido y el tratamiento expedito.

B. La clasificación de las heridas se asocia con las tasas de ISQ: Del 1 % al 5 % para los casos limpios, del 3 % al 11 % para los casos limpios/contaminados, del 10 % al 17 % para los casos contaminados y más del 25 % para los casos sucios. Estas estimaciones han sido cuestionadas por datos más recientes que muestran tasas de ISQ más bajas para las heridas contaminadas y sucias (8.61 % y 11.80 %, respectivamente).

C. La clasificación de la herida (1 punto para contaminada o sucia), la puntuación ASA del paciente (1 punto ASA 3 a 5; *v.* tabla 10-6) y la duración del procedimiento (1 punto si es superior al percentil 75 de duración) constituyen el modelo de ajuste de riesgo de la National Healthcare Safety Network (NHSN) de Estados Unidos para las ISQ, que va de 0 (riesgo más bajo) a 3 (riesgo más alto).

D. El diagnóstico de ISQ debe realizarse de forma estandarizada, tal y como recomienda el Centro de Center for Disease Control and Prevention (CDC) (tabla 10-7). Las ISQ se clasifican, por su profundidad (fig. 10-1), en superficiales (subcutáneas sin implicación de la fascia y/o el músculo), profundas (con implicación de la fascia y/o el músculo) y orgánica/del espacio (con implicación de la cavidad abdominal interna).

E. La infección superficial afecta el tiempo de curación y la formación de la cicatriz. La infección profunda (descrita anteriormente) afecta la cicatrización de la fascia y aumenta el riesgo de HV y dehiscencia de la fascia. La infección orgánica/del espacio representa la mayor parte del aumento de la mortalidad asociada a ISQ. Las estimaciones actuales sugieren que el

TABLA 10-7 **Criterios para el diagnóstico de infecciones del sitio quirúrgico (ISQ) incisionales y orgánicas/de espacio en los 30 días siguientes a todos los procedimientos (1 año si se implanta material protésico)**

■ **ISQ INCISIONAL**

Superficial: afecta la piel o el tejido subcutáneo de la incisión *y* al menos a uno de los siguientes aspectos:

1. Drenaje purulento de la incisión superficial
2. Organismos aislados de un cultivo obtenido asépticamente de la incisión superficial
3. Uno o más de los siguientes: dolor, hinchazón localizada, eritema o calor, y la incisión es abierta deliberadamente por un cirujano, a menos que el cultivo de la incisión sea negativo
4. Diagnóstico de ISQ incisional superficial por parte del cirujano

Profunda: afecta la capa fascial o muscular de la incisión *y* al menos una de las siguientes:

1. Drenaje purulento de la incisión profunda, excluyendo el órgano/espacio[a]
2. Incisión con dehiscencia espontánea o que es abierta deliberadamente por un cirujano en presencia de fiebre (> 38° C), o dolor, a menos que el sitio tenga un cultivo negativo
3. Evidencia de infección en la exploración directa, durante la repetición de la cirugía, o mediante una exploración histopatológica o radiológica[b]
4. Diagnóstico de ISQ incisional profunda por parte del cirujano

ISQ orgánica/de espacio: infección de cualquier parte de la anatomía (p. ej., órganos o espacios creados quirúrgicamente) abierta o manipulada durante una cirugía *y* al menos una de las siguientes:

1. Drenaje purulento de un drenaje que se coloca en el órgano/espacio
2. Organismos aislados de un cultivo obtenido asépticamente del órgano/espacio
3. Evidencia de infección en la exploración directa, durante la repetición de la cirugía, o mediante una exploración histopatológica o radiológica[b]
4. Diagnóstico de una ISQ orgánica/de espacio por parte del cirujano

Para todas las clasificaciones, la infección se define como aquella que se produce en los 30 días siguientes a la cirugía si no se ha colocado ningún implante, o en el plazo de 1 año si se ha colocado un implante y la infección está relacionada con la incisión.

[a]Informar de la infección que afecta áreas de incisión superficiales y profundas como una ISQ incisional profunda.

[b]Informar de una ISQ orgánica/de espacio que drena espontáneamente a través de la incisión como una ISQ incisional profunda.

Adaptado de Mangram AJ, Horan TC, Pearson ML, y cols. Guideline for prevention of surgical site infection, 1999. Hospital Infection Control Practices Advisory Committee. *Infect Control Hosp Epidemiol* 1999;20(4):247-280. Reproducido con permiso. Ramos-Jimenez RG, Neal MD. Complications of wound healing. En: Britt LD, Peitzman AB, Jurkovich GJ, y cols., eds. *Acute Care Surgery*. 2nd ed. Philadelphia, PA: Wolters Kluwer; 2019:96. Tabla 9.7.

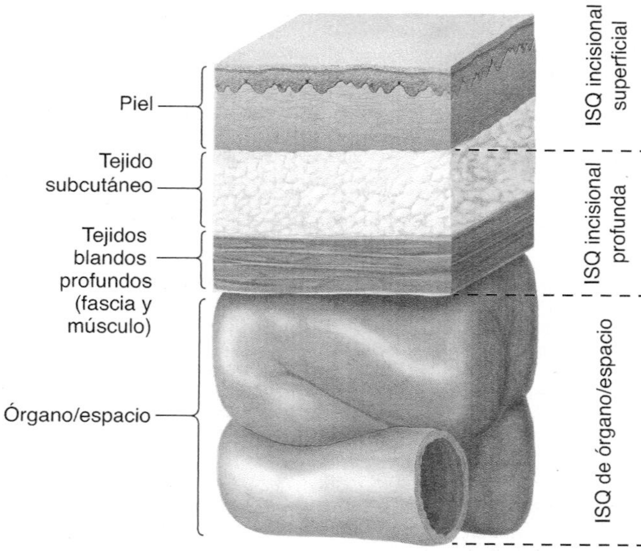

Figura 10-1. Corte transversal de la pared del abdomen. ISQ, incisión del sitio quirúrgico.

93 % del exceso de mortalidad atribuido a ISQ está relacionado con las infecciones orgánicas/del espacio.

F. Las cifras actuales sobre la incidencia de ISQ probablemente subestiman su verdadera incidencia. La mayoría de los estudios utilizan estimaciones de pacientes hospitalizados, lo que significa que los procedimientos quirúrgicos del mismo día y los pacientes que participan en protocolos de recuperación mejorada después de la cirugía, que son dados de alta antes del momento de presentación de las ISQ, están subrepresentados. Esto es relevante porque los informes de los pacientes externos dependen de los informes de los cirujanos.

G. Una vez realizado el diagnóstico de una ISQ, debe procederse a la incisión y el drenaje. Estos proporcionan datos sobre el cultivo de la herida y el control de la fuente, y permiten examinar la fascia en busca de dehiscencias o tractos fistulosos.

H. Las guías actuales recomiendan el uso de antibióticos para las ISQ *solo* en pacientes con signos sistémicos de infección o eritema de más de 5 cm con induración o necrosis. Se recomienda la cobertura empírica de organismos grampositivos y de la flora nativa del órgano intervenido.

VI. DEHISCENCIA FASCIAL

A. La dehiscencia fascial se produce entre el 0.4 % y el 3.5 % de todas las laparotomías, generalmente en los primeros 7 a 10 días después de la cirugía. Los factores de riesgo asociados *de forma independiente* a la dehiscencia son: intervención de urgencia, enfermedad pulmonar obstructiva crónica (EPOC), ascitis, ictericia, anemia e ISQ.

B. La dehiscencia fascial puede ir acompañada de evisceración, lo que constituye una indicación absoluta de intervención quirúrgica en pacientes que pueden tolerar la cirugía. Si un paciente no es candidato a la cirugía, debe instaurarse rápidamente el cuidado local de la herida con apósitos no adherentes para minimizar el riesgo de peritonitis.

C. Aunque *no se* recomienda el uso rutinario de suturas de retención para prevenir la dehiscencia fascial, hay algunos estudios, como el de Khorgami y cols., que demuestran que los pacientes de alto riesgo, definidos como aquellos con más de dos factores de riesgo de dehiscencia, experimentan tasas reducidas de dehiscencia fascial y evisceración.

VII. HERNIA VENTRAL

A. Los factores de riesgo independientes para HV son: índice de masa corporal (IMC) superior a 25, intervención urgente, clasificación de herida contaminada/sucia e ISQ. Como se comenta en la sección «Estrategias quirúrgicas», se ha constatado existen varias estrategias para tratar la HV equivalentes. Por tanto, el tratamiento de la HV debe guiarse por la familiaridad del proveedor con los procedimientos y sus complicaciones.

AXIOMAS

- La mayoría de las ISQ y sus efectos posteriores son evitables.
- Comprender las comorbilidades, el estado nutricional y la indicación de la cirugía en los pacientes permite optimizar la intervención y reducir el riesgo de una complicación de la herida.
- La incorporación de recomendaciones basadas en la evidencia a los cuidados, tanto en el ámbito agudo como en el crónico, disminuirá el riesgo de complicaciones de las heridas.
- Los abordajes de diagnóstico sistemático y la gestión basada en la evidencia de las ISQ y las complicaciones de las heridas conducen a un mejor pronóstico.
- Los cirujanos de cuidados intensivos pueden proporcionar una reducción global del riesgo mediante la agrupación de intervenciones exitosas en las etapas prequirúrgica, quirúrgica y posquirúrgica.

Lecturas recomendadas

Allegranzi B, Bischoff P, de Jonge S, et al. New WHO recommendations on intraoperative and postoperative measures for surgical site infection prevention: an evidence-based global perspective. *Lancet Infect Dis* 2016;16:e288–e303.

Allegranzi B, Zayed B, Bischoff P, et al. New WHO recommendations on preoperative measures for surgical site infection prevention: an evidence-based global perspective. *Lancet Infect Dis* 2016;16:e276–e287.

Anderson DJ, Podgorny K, Berríos-Torres S, et al. Strategies to prevent surgical site infections in acute care hospitals: 2014 update. *Infect Control Hosp Epidemiol* 2014;35:605–627.

Ban KA, Minei J, Laronga C, et al. American College of Surgeons and Surgical Infection Society: Surgical Site Infection Guidelines, 2016 Update. *J Am Coll Surg* 2017;224:59–74.

Itatsu K, Yokoyama Y, Sugawra G, et al. Incidence of and risk factors for incisional hernia after abdominal surgery. *Br J Surg* 2014;101:1439–1447.

Khorgami Z, Shoar S, Laghaie B, et al. Prophylactic retention sutures in midline laparotomy in high-risk patients for wound dehiscence: a randomized controlled trial. *J Surg Res* 2013;180(2):238–243. doi:10.1016/j.jss.2012.05.012.

Magill SS, Edwards J, Bamberg W, et al. Multistate point-prevalence survey of health care–associated infections. *N Engl J Med* 2014;370:1198–1208.

Makary MA, Segev D, Pronovost P, et al. Frailty as a predictor of surgical outcomes in older patients. *J Am Coll Surg* 2010;210:901–908.

Muysoms FE, Antoniou SA, Bury K, et al. European Hernia Society guidelines on the closure of abdominal wall incisions. *Hernia* 2015;19:1–24.

Sørensen LT, Hemmingsen UB, Kirkeby LT, et al. Smoking is a risk factor for incisional hernia. *Arch Surg* 2005;140:119–123.

Sørensen LT, Malaki A, Wille-Jørgensen P, et al. Risk factors for mortality and postoperative complications after gastrointestinal surgery. *J Gastrointest Surg* 2007;11:903–910.

Tolstrup MB, Watt SK, Gögenur I. Reduced rate of dehiscence after implementation of a standardized fascial closure technique in patients undergoing emergency laparotomy. *Ann Surg* 2017;265:821–826.

Umscheid CA, Mitchell M, Doshi J, et al. Estimating the proportion of healthcare-associated infections that are reasonably preventable and the related mortality and costs. *Infect Control Hosp Epidemiol* 2011;32:101–114.

World Health Organization (WHO). *Report on the Burden of Endemic Health Care-Associated Infection Worldwide. WHO Library Cataloguing-in-Publication Data*; 2011. http://whqlibdoc.who.int/publications/2011/9789241501507_eng.pdf

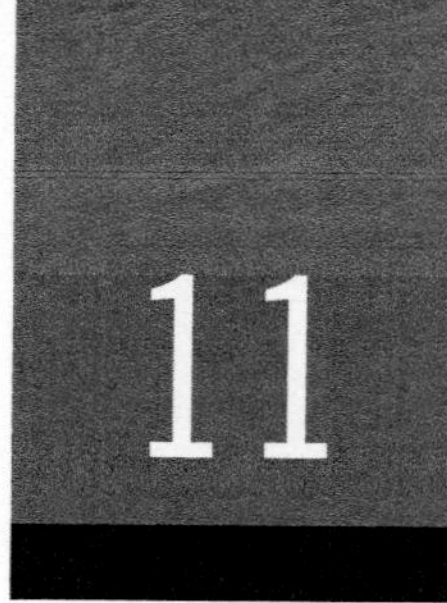

Respuesta de campo, triaje y manejo prehospitalario

Joshua B. Brown y Christian Martin-Gill

I. **SISTEMAS DE TRAUMATOLOGÍA PREHOSPITALARIOS.** Existe una variación significativa entre los sistemas prehospitalarios de traumatología, basada en la disponibilidad de recursos y las necesidades de la comunidad.

A. La **estructura** de los sistemas prehospitalarios en Estados Unidos está definida por la autoridad reguladora de cada estado, que establece mecanismos para desarrollar protocolos de tratamiento y autorizar a las personas que prestan atención prehospitalaria. Cada uno de ellos define los niveles de atención y el alcance de la práctica. La legislación estatal define los reglamentos de los servicios médicos de urgencia, y los protocolos pueden ser estatales, regionales o locales en función de la autoridad conferida por cada uno de ellos.

1. Muchos estados cuentan con consejos regionales o de distrito de los servicios médicos de urgencia con autoridad reguladora para supervisar la certificación de los proveedores y el desarrollo de protocolos a nivel local.

B. En general, el **nivel de atención** proporcionado por el personal del servicio médico de urgencia se divide en soporte vital básico (SVB) y soporte vital avanzado (SVA).

1. **Soporte vital básico.** Los cuidados de SVB en traumatismos incluyen la evaluación del paciente, el control de la hemorragia, las maniobras no invasivas de la vía aérea y la ventilación, la administración de oxígeno, la restricción del movimiento de la columna vertebral y el entablillado de fracturas. El uso del torniquete para detener la hemorragia/desangrado de las extremidades se ha añadido recientemente.

2. **Soporte vital avanzado.** El SVA incluye intervenciones tales como la intubación endotraqueal (IET), la descompresión torácica, el acceso intravenoso (IV), la reanimación con líquidos y la administración de medicamentos vasoactivos.

3. Los primeros auxilios y los técnicos de urgencias médicas son los que proporcionan el SVB, mientras que los paramédicos son los que proporcionan el SVA. Muchos estados (en Estados Unidos; *v.* legislación de cada país) reconocen otros niveles de proveedores, entre los técnicos de urgencias médicas y los paramédicos, que pueden realizar intervenciones específicas.

   En Estados Unidos se ha intentado estandarizar los niveles de proveedores de servicios médicos de urgencia en cuatro niveles de atención, definidos por el ámbito de práctica nacionales: respondedor médico de urgencia, que son los primeros respondedores, es decir, técnicos de urgencias médicas capaces de realizar la mayoría de las intervenciones de SVB, pero no de transportar al hospital; técnicos de urgencias médicas proveedores de SVB con educación adicional de evaluación y tratamiento que pueden transportar al hospital; técnicos de urgencias médicas avanzados, capaces de realizar procedimientos seleccionados tales como la colocación de vía aérea supraglótica y la administración de líquidos intravenosos; y paramédicos, es decir, el nivel más alto disponible en la mayoría los sistemas de técnicos de urgencias médicas. En Estados Unidos, los médicos prestan poca atención prehospitalaria directa, y la mayor parte de su participación se limita al apoyo administrativo, educativo y de garantía de calidad a los proveedores de los servicios médicos de urgencia.

C. Las **empresas que ofrecen servicios de urgencia** tienen características diversas. Algunas trabajan con vehículos de respuesta rápida para iniciar la respuesta médica, pero no para transportar a los pacientes al hospital, a menudo en el nivel de SVB. Algunos de estos servicios proporcionan atención de nivel SVA, de modo que complementan a las empresas de transporte que trabajan predominantemente en el nivel SVB. Todas estas empresas pueden proporcionar una respuesta única o escalonada en el nivel tanto SVB como SVA. Los servicios médicos de urgencia pueden ser proporcionados por los bomberos o por una agencia de servicios independiente como parte del sistema de seguridad pública local (policía, bomberos y servicios médicos de urgencia). Los organismos de seguridad pública pueden dedicar personal a los servicios médicos de urgencia, o el personal pueden ser bomberos, técnicos de rescate u otros. Las empresas pueden ser de propiedad municipal (que reciben subvenciones locales), privadas, voluntarias o proceder de hospitales. Las empresas de regiones de mayor tamaño y con mayor volumen de servicios suelen emplear personal remunerado, mientras que las regiones más rurales a menudo dependen de voluntarios o emplean proveedores básicos remunerados complementados por voluntarios.

II. El **TRIAJE DE CAMPO** cumple dos funciones: (1) determinar qué pacientes necesitan ser trasladados a un centro de traumatología en función de la gravedad de la lesión y (2) priorizar la atención de los pacientes durante accidentes con recursos limitados (múltiples víctimas). Los proveedores deben determinar si cada paciente requiere las capacidades de un centro de traumatología utilizando datos y recursos limitados en el lugar de la lesión.

A. El **triaje individual** con paciente traumáticos lo realiza el personal del servicio médico de urgencia a través de una evaluación secuencial en la que deben valorarse la fisiología (signos vitales), las lesiones anatómicas, el mecanismo de la lesión y la consideración especial del paciente. El proveedor busca criterios de alto riesgo que anuncien una lesión grave y el beneficio del transporte a un centro de traumatología.

1. Los pacientes con signos vitales anómalos o lesiones anatómicas de alto riesgo son trasladados al nivel más alto de atención traumatológica. Los pacientes que cumplen los criterios de alto riesgo deben evitar los hospitales más cercanos por aquellos con mayores capacidades.
2. Los criterios relacionados con el mecanismo de la lesión permiten identificar la transferencia potencial de energía significativa al paciente para mejorar la detección de lesiones. Los criterios mecanicistas son sensibles, pero menos específicos, que las anomalías fisiológicas o anatómicas.
3. Los criterios de consideración especial incluyen la edad, el uso de anticoagulantes, las quemaduras o el embarazo, que identifican a los pacientes con mayor riesgo de mal pronóstico o que necesitan recursos especializados. En general, los pacientes que solo tienen criterios de mecanismo o de consideración especial pueden ser llevados generalmente a centros de traumatología de nivel inferior.
4. El American College of Surgeons Committee on Trauma y los Centers for Disease Control de Estados Unidos elaboraron directrices para la evaluación escalonada de los pacientes lesionados (fig. 11-1). Estas directrices constatan una alta especificidad, pero una sensibilidad variable. Se actualizan periódicamente tras la revisión de la evidencia publicada. Es posible que en futuras versiones se incorporen criterios objetivos, como el lactato prehospitalario y la telemetría de notificación automática de accidentes.

B. El **triaje de múltiples víctimas** implica priorizar a los pacientes cuando las necesidades superan los recursos. El objetivo del triaje es hacer el mayor bien para el mayor número de pacientes mediante la identificación y la priorización de los pacientes potencialmente salvables para su tratamiento inmediato, evacuación y transporte. Otro precepto es no gastar recursos en pacientes que tienen pocas probabilidades de sobrevivir.

1. El **inicio** de un accidente con múltiples víctimas y el triaje se produce con la llegada de los primeros proveedores de servicios de urgencia al lugar. Notificar a los recursos de seguridad pública y convocar a recursos adicionales. El triaje de múltiples víctimas es un proceso dinámico que requiere la reevaluación frecuente de los pacientes en el lugar de los hechos y a su llegada al hospital.
2. El algoritmo de triaje **SALT** (*triage stands for sort-assess-life saving*) es un sistema común de triaje de múltiples víctimas ampliamente respaldado (fig. 11-2). Debe realizarse una evaluación global de los pacientes ambulatorios, de los que realizan movimientos no estereotipados y de los que no se mueven o tienen lesiones evidentes que ponen en peligro su vida. Debe evaluarse y tratar a los individuos con maniobras simples para salvar la vida, como el control básico de la hemorragia y la abertura de la vía aérea. Asimismo, hay que clasificar a los pacientes en cuatro categorías: mínima necesidad, necesidad retardada, necesidad inmediata y muerte/expectativa de muerte para priorizar la evacuación y el transporte.
3. El algoritmo de triaje **START** (*simple triage and rapid treatment*) es otro sistema de triaje comúnmente utilizado. Clasificar a todos los pacientes ambulatorios como mínimos y retirarlos de la zona. Evaluar las respiraciones, la perfusión basada en el pulso radial y el llenado capilar, y el estado mental basado en la capacidad de seguir órdenes sencillas. Los pacientes muerte/expectativa de muerte se definen por la ausencia de respiración tras un intento de abrir la vía aérea. Los pacientes con necesidad inmediata se definen por la frecuencia respiratoria anómala, la ausencia de pulso radial o el retraso en el llenado capilar, o la incapacidad para seguir órdenes.
4. Las **categorías de triaje** son similares en todos los algoritmos de triaje y se corresponden con los códigos de color de las etiquetas de triaje disponibles en el mercado.
   a. **Rojo: atención inmediata**; se refiere a los heridos más graves. Incluye a los pacientes con lesiones importantes en la cabeza, el tórax o el abdomen para los que se requiere

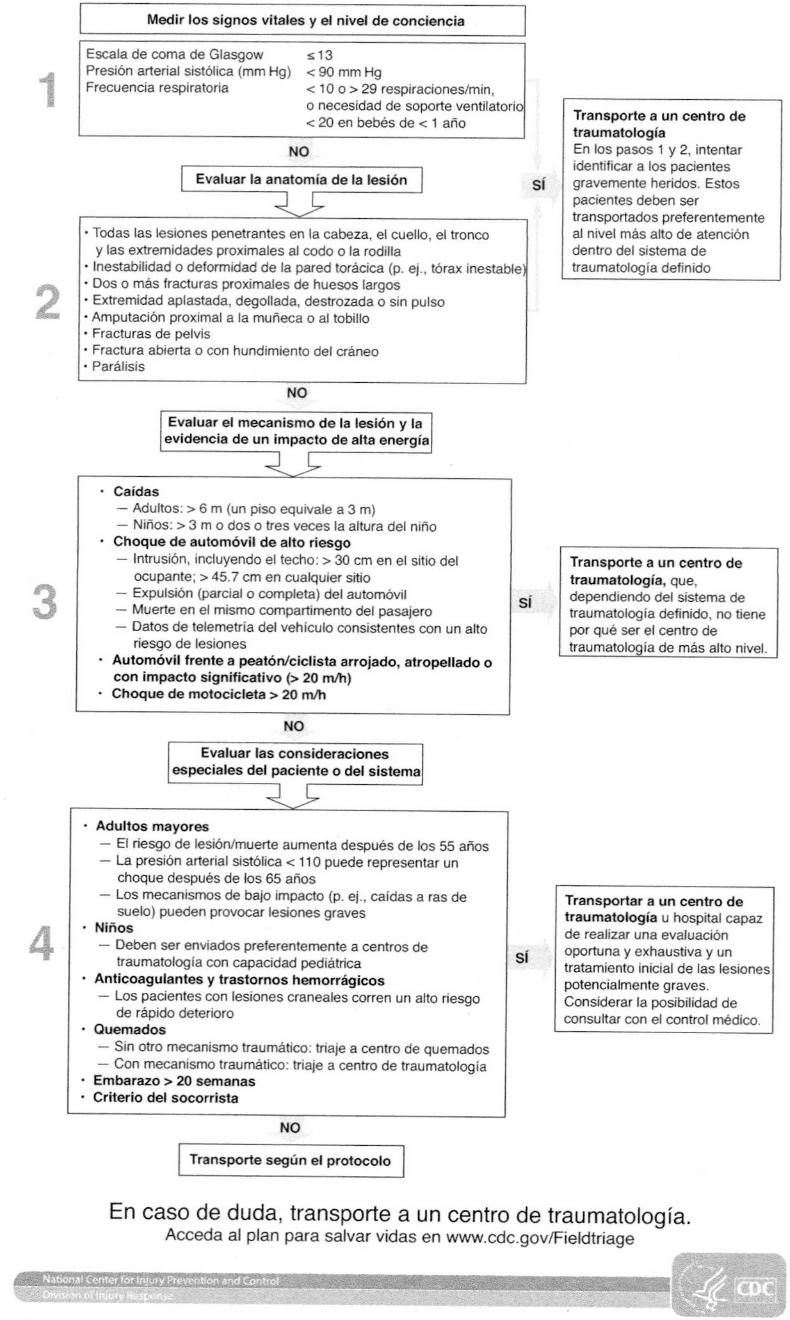

Medir los signos vitales y el nivel de conciencia
1
Escala de coma de Glasgow ≤13
Presión arterial sistólica (mm Hg) < 90 mm Hg
Frecuencia respiratoria < 10 o > 29 respiraciones/min, o necesidad de soporte ventilatorio < 20 en bebés de < 1 año
NO
Evaluar la anatomía de la lesión
2
· Todas las lesiones penetrantes en la cabeza, el cuello, el tronco y las extremidades proximales al codo o la rodilla
· Inestabilidad o deformidad de la pared torácica (p. ej., tórax inestable)
· Dos o más fracturas proximales de huesos largos
· Extremidad aplastada, degollada, destrozada o sin pulso
· Amputación proximal a la muñeca o al tobillo
· Fracturas de pelvis
· Fractura abierta o con hundimiento del cráneo
· Parálisis
SÍ
Transporte a un centro de traumatología
En los pasos 1 y 2, intentar identificar a los pacientes gravemente heridos. Estos pacientes deben ser transportados preferentemente al nivel más alto de atención dentro del sistema de traumatología definido
NO
Evaluar el mecanismo de la lesión y la evidencia de un impacto de alta energía
3
· Caídas
— Adultos: > 6 m (un piso equivale a 3 m)
— Niños: > 3 m o dos o tres veces la altura del niño
· Choque de automóvil de alto riesgo
— Intrusión, incluyendo el techo: > 30 cm en el sitio del ocupante; > 45.7 cm en cualquier sitio
— Expulsión (parcial o completa) del automóvil
— Muerte en el mismo compartimento del pasajero
— Datos de telemetría del vehículo consistentes con un alto riesgo de lesiones
· Automóvil frente a peatón/ciclista arrojado, atropellado o con impacto significativo (> 20 m/h)
· Choque de motocicleta > 20 m/h
SÍ
Transporte a un centro de traumatología, que, dependiendo del sistema de traumatología definido, no tiene por qué ser el centro de traumatología de más alto nivel.
NO
Evaluar las consideraciones especiales del paciente o del sistema
4
· Adultos mayores
— El riesgo de lesión/muerte aumenta después de los 55 años
— La presión arterial sistólica < 110 puede representar un choque después de los 65 años
— Los mecanismos de bajo impacto (p. ej., caídas a ras de suelo) pueden provocar lesiones graves
· Niños
— Deben ser enviados preferentemente a centros de traumatología con capacidad pediátrica
· Anticoagulantes y trastornos hemorrágicos
— Los pacientes con lesiones craneales corren un alto riesgo de rápido deterioro
· Quemados
— Sin otro mecanismo traumático: triaje a centro de quemados
— Con mecanismo traumático: triaje a centro de traumatología
· Embarazo > 20 semanas
· Criterio del socorrista
SÍ
Transportar a un centro de traumatología u hospital capaz de realizar una evaluación oportuna y exhaustiva y un tratamiento inicial de las lesiones potencialmente graves. Considerar la posibilidad de consultar con el control médico.
NO
Transporte según el protocolo
En caso de duda, transporte a un centro de traumatología.
Acceda al plan para salvar vidas en www.cdc.gov/Fieldtriage
National Center for Injury Prevention and Control
Division of Injury Response
CDC

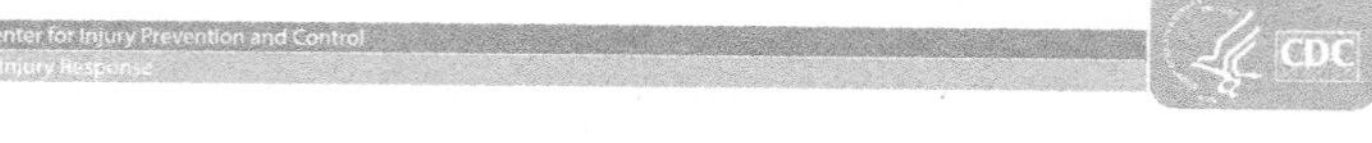

Figura 11-1. Directrices para el triaje de campo de pacientes lesionados, edición de 2011.

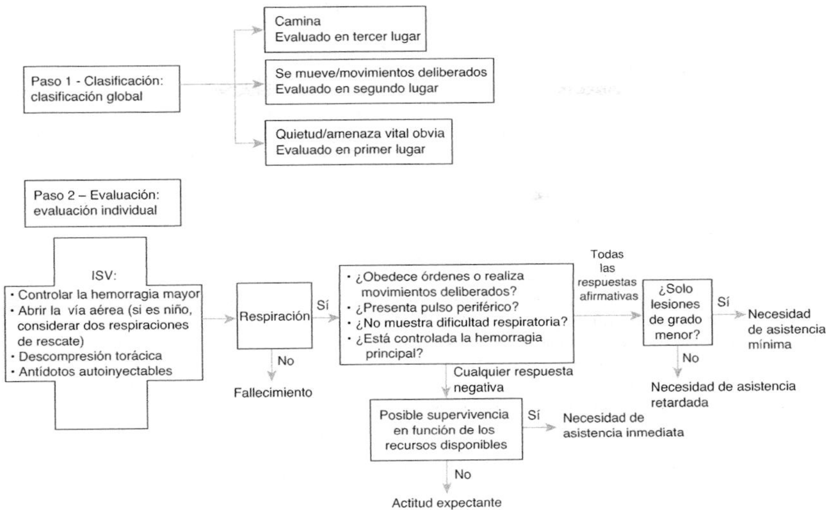

Figura 11-2. Algoritmo de triaje SALT (*triage stands for sort-assess-life saving*). (Reproducido de SALT mass casualty triage: concept endorsed by the American College of Emergency Physicians, American College of Surgeons Committee on Trauma, American Trauma Society, National Association of EMS Physicians, National Disaster Life Support Education Consortium, and State and Territorial Injury Prevention Directors Association. *Disaster Med Public Health Prep* 2008;2(4):245-246, con permiso). ISV, intervenciones para salvar la vida.

atención quirúrgica o especializada inmediata. Debe identificarse a estos pacientes clínicamente por los signos de respiración anómala o mala perfusión.

b. **Amarillo: atención retardada**; se refiere a heridos menos graves. Incluye a los pacientes que aún requieren tratamiento intrahospitalario, pero cuyo estado clínico permite un retraso moderado hasta la atención definitiva sin poner en peligro la vida.
c. **Verde: atención mínima**; aquellos pacientes en los que no se han identificado lesiones que pongan en peligro la vida o las extremidades. Hay que volver a evaluar a estos pacientes una vez que se hayan clasificado todos los pacientes para atención inmediata o retrasada.
d. **Negro: muerte/expectativa de muerte**; pacientes que han fallecido o tienen lesiones que ponen en peligro su vida y que requieren recursos no disponibles dadas las limitaciones del accidente con múltiples víctimas y su baja probabilidad de supervivencia. Los pacientes que se clasificarían en «rojo» en determinadas circunstancias podrían clasificarse en «negro» cuando los recursos son limitados.

C. Diversos factores limitan la **precisión del triaje.** Las lesiones y la fisiología del paciente son dinámicas, mientras que los recursos para realizar una evaluación precisa en el lugar de la lesión son limitados. La sobrevaloración de la urgencia de algunos pacientes («sobretriaje») se produce cuando un paciente no necesita recursos especializados y es trasladado a un centro de traumatología (falso positivo). Lo contrario, la infravaloración de la urgencia («subtriaje»), se produce cuando un paciente que sí necesita los recursos de un centro de traumatología no es trasladado a uno (falso negativo). Tradicionalmente, la comunidad de la atención traumatológica ha tratado de limitar el subtriaje para evitar que se pierdan pacientes gravemente heridos a expensas del sobretriaje, con la sugerencia de que el subtriaje se limite al 5 % y aceptando una tasa de sobretriaje del 35 %. Sin embargo, el sobretriaje puede sobrecargar los recursos de un centro de traumatología, especialmente en una situación de múltiples víctimas.

III. **LA EVALUACIÓN Y EL MANEJO PREHOSPITALARIO** del paciente herido es similar al abordaje hospitalario. Además, hay varios retos en el entorno prehospitalario que pueden resultar desconocidos para el personal hospitalario. La seguridad es una cuestión clave; a los proveedores de servicios médicos de urgencia se les enseña en primer lugar a evaluar y asegurarse de que la escena es segura para la entrada antes de iniciar el contacto con el paciente (seguridad de la escena). Estas amenazas a la seguridad pueden presentarse de muchas formas, incluyendo pacientes o transeúntes agresivos, estructuras o vehículos inestables, exposición a sustancias químicas peligrosas o tráfico distraído en el lugar.

A. **Restricción del movimiento de la columna vertebral (RMCV).** La RMCV es uno de los pilares del tratamiento de los traumatismos del personal del servicio médico de urgencia para cualquier mecanismo que pueda provocar una lesión de la columna vertebral. La RMCV comienza cuando los proveedores de servicios médicos de urgencia inician el resto de su evaluación. Los proveedores estabilizan manualmente la columna cervical aplicando un collarín cervical rígido en el lugar de los hechos. Cuando el paciente está listo para ser transportado, se le coloca en una tabla rígida para posicionamiento de la columna vertebral.

   Por último, dado que el collarín cervical rígido restringe el movimiento de rotación y lateral, pero no restringe la flexión y la extensión, la seguridad aumenta con el uso de un dispositivo de inmovilización cervical (con frecuencia bloques laterales de plástico, espuma, cartón o, en ocasiones, sacos de arena) y la fijación de la barbilla y la frente a la tabla rígida con correas o cintas.

   1. Más recientemente, en algunos estados y regiones se han establecido protocolos de **restricción selectiva del movimiento de la columna vertebral.** No existen datos de calidad que permitan definir la eficacia y la seguridad del uso de una tabla rígida para posicionamiento larga, con complicaciones documentadas que incluyen dolor secundario, rotura de la piel, dificultad en el manejo de la vía aérea y ocultación de partes del cuello y la cara para su exploración. Los protocolos de RMCV selectivos implican la aplicación de la restricción a un número limitado de pacientes traumáticos y la omisión de la tabla rígida para posicionamiento larga en favor del collarín cervical y el transporte en la camilla estándar del servicio médico de urgencias (con las sujeciones adecuadas).

B. La **vía aérea** se evalúa inmediatamente mediante la valoración del nivel de conciencia y el intento de comunicación con el paciente. Cuando la permeabilidad es una preocupación, deben realizarse maniobras sencillas de abertura de la vía aérea, como la técnica de impulso mandibular (tracción de la mandíbula). La colocación de una vía aérea no invasiva (bucal o nasofaríngea) es una maniobra complementaria para mantener la permeabilidad de las vías.

   1. La **intubación endotraqueal** se realiza la mayoría de las veces por la incapacidad de proteger la vía aérea, seguida de una oxigenación o ventilación inadecuadas. La disponibilidad de sedación y parálisis para la secuencia rápida de intubación varía según el protocolo local, pero no suele estar disponible para los proveedores de servicios de urgencia en el terreno. El equipo de aspiración y de rescate de la vía aérea es esencial. La videolaringoscopia está disponible en algunos organismos de servicios médicos de urgencia. Debe intentarse tras una preoxigenación adecuada y con estabilización en línea de la columna cervical si está indicado. Una cantidad limitada de evidencia sugiere que la intubación prehospitalaria en algunas circunstancias se asocia a un peor pronóstico, posiblemente debido a la hipoxia y la hipotensión durante el intento y a la hipocapnia por hiperventilación después de establecer una vía aérea avanzada, o ambas cosas. Esto pone de manifiesto la necesidad de una mejora rigurosa de la calidad y de una formación continua para mantener esta habilidad en los paramédicos.
   2. La **vía aérea supraglótica** es una opción generalizada para el manejo prehospitalario de la vía aérea. Estas requieren menos habilidad y se colocan en menos tiempo. Se colocan en la hipofaringe y se utilizan globos o gel preformado para aislar la abertura glótica para la ventilación. Entre la vía aérea supraglótica disponible se encuentra la mascarilla laríngea, el tubo de doble luz esofagotraqueal, el tubo laríngeo y las vías i-gel. Estas pueden permanecer colocadas durante la fase inicial de evaluación y reanimación en el centro de traumatología. La familiaridad con el dispositivo o dispositivos utilizados localmente facilita el cambio de estas vías por una tubo endotraqueal si la ventilación es ineficaz o una vez que se han realizado otras intervenciones de estabilización inmediata. La técnica para intercambiar estos dispositivos varía; algunos dispositivos permiten la intubación a través de un puerto o permiten la colocación de sondas gástricas para descomprimir el estómago.
   3. La **vía aérea quirúrgica** es el último recurso para obtener una vía segura en un paciente con traumatismo maxilofacial o laríngeo grave; rara vez se realiza sobre el terreno. Los proveedores realizan una ventilación a chorro transtraqueal o una cricotiroidotomía quirúrgica, según el protocolo local. Entre la gran destreza de la ventilación con mascarilla y la inserción de vía aérea glótica o supraglótica, la exposición del personal del servicio médico de urgencia a las técnicas quirúrgicas para la vía aérea es excepcionalmente rara y de uso limitado en la práctica.

C. Evaluar la **respiración** después de confirmar una vía aérea permeable o asegurar una. Proporcionar a los pacientes oxígeno complementario, a través de una cánula nasal o una mascarilla con reservorio, cuando mantengan su propia vía aérea. La auscultación es un reto en el entorno prehospitalario debido al ruido, y la percusión tiene poco valor.

1. La **ventilación** con una bolsa de reanimación (BR) junto con una vía aérea avanzada o un complemento no invasivo para la vía aérea es lo habitual. Si el paciente puede ser ventilado con complementos simples y BR, es posible que la vía aérea avanzada sea innecesaria.
   a. Algunas instituciones utilizan respiradores de transporte, especialmente los servicios médicos aéreos. Estos pueden ser sofisticados, con capacidades similares a la mayoría de los respiradores habituales de la unidad de cuidados intensivos (UCI).
2. La **descompresión torácica** puede realizarse sobre el terreno en caso de sospecha de neumotórax a tensión. Debe descomprimirse a los pacientes en presencia de sonidos respiratorios ausentes o disminuidos, desviación traqueal, distensión venosa yugular, aumento del trabajo respiratorio, mala oxigenación o dificultad para la ventilación con signos de choque. El personal del servicio médico de urgencia debe favorecer la descompresión ante la presencia de cualquier duda o preocupación, ya que se dispone de pocos datos para confirmar el diagnóstico y un neumotórax a tensión no detectado puede provocar la muerte.
   a. Insertar un catéter largo (≥ 3 cm) de gran calibre (10-14) en el segundo espacio intercostal sobre la parte superior de la costilla en la línea medioclavicular. Una ubicación alternativa para la colocación es en el cuarto espacio intercostal en la línea axilar anterior (la pared torácica es más delgada en esta ubicación, lo que evita el riesgo de colocación medial en las estructuras mediastínicas) (fig. 11-3). Los catéteres venosos normales son demasiado frágiles y cortos como para descomprimir adecuadamente el espacio pleural. Es esencial utilizar un catéter comercial que sea más largo y rígido.
   b. Los catéteres aguja pueden ocluirse fácilmente después de su inserción, especialmente en el contexto de un hemoneumotórax. Si el paciente mejora después de la descompresión, pero vuelve a empeorar, realizar una segunda descompresión con aguja en el mismo lado.
   c. Para los pacientes *in extremis*, o cuando no está claro en qué lado está el neumotórax a tensión, realizar una descompresión bilateral con aguja en el terreno. Un paciente con

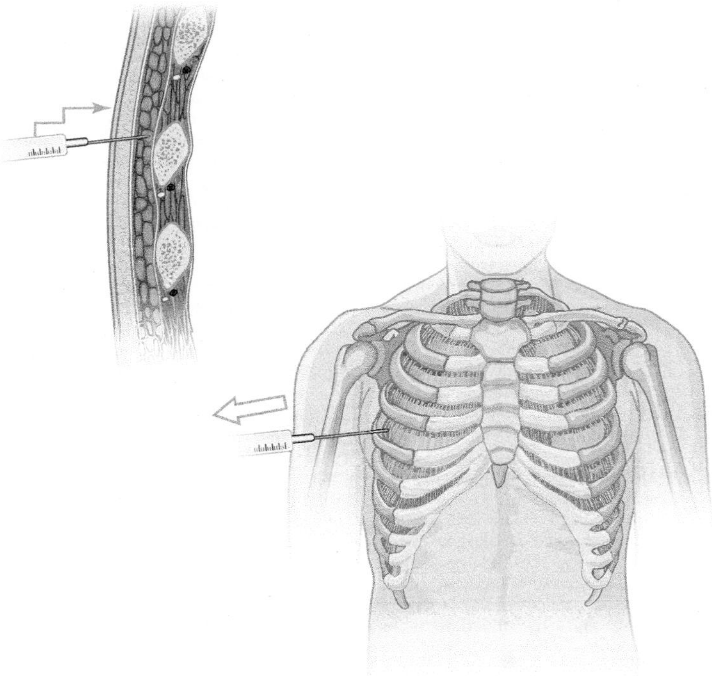

Figura 11-3. Técnica de colocación de un drenaje torácico con aguja.

descompresión por aguja requerirá la colocación de un drenaje torácico a su llegada al centro de traumatología. Retirar el catéter después de la colocación exitosa del drenaje torácico.

D. Circulación

1. El **control de la hemorragia** es un principio de la atención traumatológica básica. La experiencia en conflictos militares y en accidentes con víctimas civiles múltiples ha puesto de manifiesto en repetidas ocasiones su importancia como parte del tratamiento del traumatismo. Aplicar presión directa. Para las heridas grandes o profundas, colocar un apósito hemostático que ayude a la coagulación. Taponar las heridas con apósitos hemostáticos en las áreas en las que sea difícil aplicar presión directa o no pueda colocarse un torniquete.
   a. Los torniquetes han recuperado su importancia en el manejo de las hemorragias de las extremidades tras los informes sobre la mejora de la supervivencia en lesiones en el campo de batalla. Datos civiles han constatado también la eficacia y los beneficios de supervivencia en pacientes con lesiones vasculares periféricas, con datos limitados que indiquen efectos adversos. Los torniquetes comerciales funcionan bien; los improvisados pueden fallar o aumentar la hemorragia por hipertensión venosa en la extremidad. El programa *Stop the Bleed* del American College of Surgeons Committee on Trauma (bleedingcontrol.org), dirigido a las fuerzas del orden y a los transeúntes como primeros intervinientes, hace hincapié en esta acción para salvar vidas.
   b. Existe disponibilidad, y se están investigando activamente, de **coadyuvantes hemostáticos,** como el ácido tranexámico, apósitos hemostáticos con sustancias que aceleran la coagulación, torniquetes de unión para las heridas de la ingle o del hombro, y el globo de reanimación aórtico endovascular (REBOA, *resuscitative endovascular balloon occlusion of the aorta*).
2. **Acceso intravenoso (IV).** El acceso IV es una intervención habitual en los pacientes traumáticos. **No hay que retrasar el transporte para la atención definitiva que permita realizar el acceso IV,** sino que hay que intentar establecerlo en ruta cuando sea posible.
   a. El acceso periférico de gran calibre (16) es ideal. Si el acceso es difícil, limitar los intentos sobre el terreno y colocar un acceso intraóseo (IO). Considerar el acceso IO primario en pacientes *in extremis*. El acceso IO es muy popular en los pacientes traumáticos debido a la rapidez y facilidad de acceso en pacientes a menudo hipovolémicos. La elección del lugar para el acceso IO debe tener en cuenta y evitar cualquier lesión sospechosa en las extremidades o en la pelvis.
3. El tipo de líquido para **reanimación** y el volumen son controvertidos. El cristaloide sigue siendo el líquido prehospitalario por defecto por su amplia disponibilidad, bajo coste y durabilidad.
   a. Recomendamos solución de lactato de Ringer, en lugar de solución salina, para evitar la acidosis y la lesión renal.
   b. Se desaconseja la reanimación con grandes volúmenes de cristaloides, especialmente en pacientes con lesiones penetrantes y hemorragias en curso. **No debe intentarse normalizar las constantes vitales,** solo ayudar a la compensación. Lo mejor es administrar pequeños bolos en función de la perfusión y el estado mental, evitando la hipotensión en el traumatismo craneoencefálico (TCE).
   c. En datos militares y de pequeñas series civiles se ha observado una mejora del pronóstico con hemoderivados prehospitalarios, y los ensayos en curso están evaluando el beneficio de sangre prehospitalaria. En un ensayo aleatorizado multicéntrico reciente se ha constatado una mejora de la supervivencia en pacientes gravemente heridos que recibieron plasma prehospitalario.

E. Evaluar la **discapacidad** por medio de la determinación del nivel de conciencia y la respuesta motora o sensorial alterada que puede representar una lesión cerebral o espinal. La exploración pupilar puede indicar una hernia y es importante en pacientes con sospecha de TCE.

1. Utilizar escalas de puntuación de las lesiones neurológicas. Clásicamente, la escala AVPU de evaluación del estado de conciencia ha permitido clasificar al paciente como alerta, con respuesta a la estimulación verbal, respuesta a estímulos dolorosos y sin respuesta. La escala de coma de Glasgow (GCS, *Glasgow Coma Scale*) evalúa la abertura de los ojos, la respuesta verbal y la respuesta motora de 3 a 15 (normal). Los pacientes con una GCS ≤ 8 suelen tener traumatismo craneoencefálico (TCE) grave, y esto se utiliza como punto de corte para considerar la intubación para la protección de la vía aérea. La fiabilidad de la GCS entre los evaluadores es limitada, y algunos utilizan solo la puntuación del componente motor de la escala, especialmente en el ámbito prehospitalario.
2. El **TCE** es una fuente de muerte y discapacidad entre los pacientes lesionados. La GCS y la exploración pupilar pueden ayudar a identificar a los pacientes con TCE. En pacientes con sospecha de presión intracraneal elevada, algunos protocolos permiten el uso de hiperosmolares como el manitol o el suero salino hipertónico, aunque hay poca evidencia para

su uso prehospitalario. La ventilación asistida puede utilizarse en pacientes con signos claros de herniación inminente/real hasta un objetivo de CO_2 al final de la espiración de 35 mmHg, aunque hay que tener cuidado, ya que una ventilación excesiva puede causar vasoconstricción y daño cerebral.

a. En el entorno prehospitalario, el personal del servicio médico de urgencia está preparado para reconocer los TCE, prevenir las lesiones secundarias por hipotensión e hipoxia, e iniciar el transporte rápido a un centro de traumatología con capacidad neuroquirúrgica.

F. El **entablillado de la fractura** limita las lesiones secundarias, las hemorragias y el dolor. Entablillar las fracturas en posición anatómica o funcional si es posible, y extender la inmovilización a la articulación superior y a la inferior a la fractura. Evaluar el estado neurovascular de la extremidad antes y después de entablillar. Las férulas más utilizadas son de cartón, de cartón acolchadas, de aire inflable, de vacío y de tipo escalera de alambre acolchadas. Para los pacientes con fracturas de fémur, las férulas de tracción, como las de Hare y Sager, alivian el dolor y disminuyen el riesgo de hemorragia. Estas férulas se colocan debajo de la pierna y proporcionan tracción en el tobillo para reducir la fractura de fémur.

G. La **parada cardíaca traumática** puede ser consecuencia de numerosas afecciones. En general, los pacientes en parada tras una lesión penetrante tienen una mayor probabilidad de supervivencia que los que sufren una parada tras una lesión contusa. Las condiciones que conducen a una parada cardíaca pueden requerir un tratamiento específico, como la electrocución/golpe por rayo, el ahogamiento, el ahorcamiento, la hipotermia o la parada por una causa médica anterior a la lesión (p. ej., un infarto de miocardio resultante de una colisión con un vehículo automóvil).

1. El **intento de reanimación** se basa en una evaluación de la capacidad de supervivencia. El American College of Surgeons Committee on Trauma y la National Association of EMS Physicians elaboraron directrices para limitar la reanimación en caso de parada traumática (tabla 11-1).
2. **Finalizar la reanimación** después de un intento de reanimación tras evaluar la probabilidad de supervivencia. En la tabla 11-1 se exponen directrices similares.
3. Las **intervenciones** para la parada traumática se centran en la(s) causa(s) subyacente(s) más probable(s). Las causas más comunes son: obstrucción/pérdida de la vía aérea, hipoventilación/hipoxia, neumotórax a tensión, hemorragia, taponamiento pericárdico y lesión expansiva del sistema nervioso central. Otras consideraciones adicionales son:
   a. Priorizar el transporte rápido a un centro de traumatología; minimizar el tiempo en el terreno.
   b. Controlar la vía aérea por el medio más expedito y sencillo posible con maniobras básicas de la vía aérea si puede ventilarse con una BR.
   c. Descomprimir con agujas a los pacientes con evidencia de traumatismo torácico.
   d. Controlar la hemorragia y descomprimir el neumotórax a tensión. Las compresiones torácicas son improductivas hasta que se corrijan. Debe darse prioridad a otras intervenciones si los recursos son limitados (p. ej., acceso IV/IO, entablillado).
   e. Informar de la presencia de cualquier signo de vida en el lugar de los hechos o durante el transporte. Los signos de vida pueden orientar el tratamiento posterior, incluida la toracotomía de reanimación. Además de los signos vitales, debe prestarse atención a la presencia de cualquier respuesta pupilar, esfuerzo motor, esfuerzo respiratorio o actividad eléctrica cardíaca.
   f. Informar de la duración estimada de la parada cardíaca, lo que también puede orientar los esfuerzos de reanimación.

IV. El **TRANSPORTE** al centro de traumatología es una función clave del sistema de urgencias médicas.

A. El **transporte terrestre** es el método más común. Los equipos terrestres del servicio médico de urgencias son los primeros en acudir a la llamada, y realizan la evaluación y el tratamiento iniciales como se ha indicado anteriormente.

1. Las **luces de emergencia y la sirena** en las ambulancias terrestres permiten reducir de forma limitada los tiempos de respuesta y transporte en función de la geografía, las condiciones de la carretera y las leyes de tráfico locales. Hay datos contradictorios sobre si la respuesta y el transporte con luces y sirena reducen los tiempos prehospitalarios, y ningún estudio ha mostrado una mejora del pronóstico. La disminución media de los tiempos de respuesta es de 2 min en entornos urbanos y de 4 min en entornos rurales. Además, el personal del servicio médico de urgencia tiene más probabilidades de resultar herido en colisiones con vehículos de motor mientras opera en modo urgente. En la mayoría de los casos, el servicio responde al lugar de los hechos en modo urgente y luego decide, en función de la gravedad del paciente, si lo transporta también del mismo modo. Por ello, muchos sistemas de urgencias médicas y organizaciones nacionales abogan por un uso limitado de las luces y la sirena.

TABLA 11-1 Directrices para limitar y finalizar la reanimación en caso de parada cardíaca traumática

Limitación de la reanimación

- Debe limitarse la reanimación en pacientes con lesiones incompatibles con la vida (decapitación o hemicorporectomía).
- Es apropiado limitar la reanimación en los pacientes en los que se prevé que van a fallecer.
- Debe suspenderse la reanimación cuando haya evidencia de paro cardíaco prolongado (rigidez o lividez cadavérica).
- La reanimación puede limitarse en los pacientes con traumatismo contuso que presenten apnea, falta de pulso y ausencia de actividad electrocardiográfica organizada a la llegada del personal.
- La reanimación puede limitarse en los pacientes con traumatismos penetrantes que presenten apnea, falta de pulso y ningún otro signo de vida (movimiento espontáneo, actividad electrocardiográfica, respuesta pupilar) a la llegada del personal.
- Cuando el mecanismo de la lesión no se correlaciona con el estado clínico, lo que sugiere una causa no traumática de la parada cardíaca, deben seguirse las medidas de reanimación habituales.

Finalización de la reanimación

- La evacuación rápida a cuidados definitivos cuando es posible el control definitivo de la hemorragia es el objetivo principal de la atención de los servicios médicos de urgencia a los pacientes traumáticos. Los esfuerzos de reanimación no deben prolongar el tiempo en el terreno.
- Los servicios médicos de urgencia deben tener protocolos que permitan a los proveedores terminar la reanimación de ciertos pacientes adultos en paro cardíaco traumático.
- Puede considerarse la finalización de la reanimación cuando no hay signos de vida y no hay retorno de la circulación espontánea a pesar de las intervenciones de campo apropiadas, incluyendo reanimación cardiopulmonar (RCP) mínimamente interrumpida.
- Los protocolos deben definir un intervalo específico de RCP que acompañe a las intervenciones de reanimación. Se ha sugerido un intervalo de 15 min antes de la finalización de la reanimación; sin embargo, se carece de pruebas para un intervalo específico.
- La finalización de los protocolos de reanimación debe incluir procedimientos establecidos para el manejo apropiado del paciente fallecido en el terreno y servicios de apoyo adecuados para la familia del paciente.
- La finalización de los protocolos de reanimación requiere la supervisión activa del médico.
- La finalización de los protocolos de reanimación debe incluir disposiciones para situaciones clínicas, ambientales o poblacionales localmente específicas para las que el protocolo no es aplicable.
- La finalización de la reanimación puede no ser práctica después de que se haya iniciado el transporte.

Adaptado de la declaración conjunta del 2012 del Joint American College of Surgeons Committee on Trauma y de la National Association of EMS Physicians. Millin MG, Galvagno SM, Khandker SR, y cols. Withholding and termination of resuscitation of adult cardiopulmonary arrest secondary to trauma: resource document to the joint NAEMSP-ACSCOT position statements. *J Trauma Acute Care Surg* 2013;75(3):459-467, con permiso.

2. Las conocidas expresiones ***scoop and run*** **(«cargar y ejecutar»)** y ***stay and play*** **(«permanecer y jugar»)** se refieren a dos filosofías distintas de la atención prehospitalaria en el lugar de los hechos, partiendo de la base que las intervenciones avanzadas en pacientes lesionados retrasan el transporte y no mejoran el pronóstico. Según la filosofía *scoop and run*, hay que evaluar y transportar a estos pacientes rápidamente con intervenciones prehospitalarias mínimas o nulas. Según la filosofía *stay and play*, las intervenciones críticas en el entorno prehospitalario (control de la hemorragia, descompresión con agujas, manejo básico de la vía aérea) pueden salvar la vida y se retrasarían demasiado si se realizaran en el centro de traumatología. El abordaje único entre estas dos filosofías no es óptimo. La evidencia muestra que algunos pacientes se benefician de las intervenciones prehospitalarias, mientras que otros se benefician de minimizar el tiempo antes de la llegada al hospital. Por tanto, es necesario que el personal del servicio médico de urgencia realice una evaluación cuidadosa en el lugar de los hechos para diferenciar a las dos poblaciones. Siempre que sea posible, hay que realizar intervenciones para salvar la vida en el camino.

B. El **transporte médico aéreo** puede proporcionar una mayor rapidez, recursos clínicos y acceso a la atención. En las distancias más largas, es más rápido que el transporte terrestre y reduce el tiempo prehospitalario total. Además, las capacidades avanzadas y la elevada experiencia de las tripulaciones de vuelo pueden proporcionar un mayor nivel de atención a los pacientes gravemente heridos. Por último, el transporte aéreo amplía el acceso a la atención en un centro de traumatología cuando, de otro modo, los pacientes serían trasladados a un centro sin traumatología en ambulancia terrestre.

1. Las **cuestiones relacionadas con la aviación** introducen una complejidad adicional. La mayor parte del transporte médico aéreo se realiza en helicópteros configurados para objetivos médicos.
   a. Los programas pueden emplear aviones con uno o dos motores, lo que afecta la seguridad y la potencia de elevación. Algunos programas emplean reglas de vuelo por instrumentos (IFR, *instrumental flight rules*), que permiten el transporte en condiciones meteorológicas más adversas, capacidades de visión nocturna, y sistemas de alerta y conocimiento del terreno (TAWS, *terrain awareness and warning system*), que permiten aumentar la seguridad en condiciones meteorológicas o de iluminación adversas, así como en el aterrizaje en superficies no convencionales. La meteorología y la visibilidad son factores clave a la hora de aceptar una misión.
   b. Los accidentes en los que se ven involucrados helicópteros médicos son, por suerte, poco frecuentes, si bien devastadores, y suelen provocar víctimas mortales y lesiones graves en la tripulación, el paciente y el piloto. La decisión de aceptar una misión recae en toda la tripulación, que, según las buenas prácticas, no tiene ninguna información sobre el estado del paciente antes de decidir si acepta o rechaza la misión.
2. La **fisiología del vuelo** rara vez puede tener consecuencias clínicas para el paciente a mayor altura.
   a. El vuelo en helicóptero se realiza normalmente a altitudes de 2 000 a 3 000 pies sobre el suelo, donde los cambios de presión tienen poco efecto en la fisiología del paciente. El volumen de un gas confinado a 2 000 pies se expandirá solo un 5 % en comparación con el nivel del suelo.
   b. El transporte de pacientes con neumotórax o traumatismo craneoencefálico es seguro en estas condiciones.
   c. Los transportes de ala fija de larga distancia suelen estar presurizados hasta 6 000 a 8 000 pies, lo que disminuye la presión parcial de oxígeno (PO_2) y expande el volumen de gas en aproximadamente un 25 % a un 30 %.
   d. A los pacientes en transportes de ala fija con presiones en cabina de mayor altitud se les debe colocar un drenaje torácico para el neumotórax antes del vuelo. Los pacientes deberán ser monitorizados estrechamente para detectar hipoxia y otras secuelas de los cambios barométricos en las cavidades llenas de líquido, como el oído y los senos paranasales.
3. Las **tripulaciones** suelen estar formadas por un equipo de pilotos y un enfermero paramédico. Algunos programas utilizan dos proveedores paramédicos o de enfermería, y una minoría utiliza un terapeuta respiratorio como miembro de la tripulación. Los médicos de vuelo pueden participar como miembros regulares de la tripulación. Los equipos especializados suelen ocuparse de necesidades específicas, como los transportes neonatales o con soporte vital.
4. El **entorno de vuelo** es difícil, debido al ruido, las vibraciones y el espacio limitado durante el vuelo. Los procedimientos invasivos, como el acceso IV/IO y la intubación, suelen realizarse antes del vuelo, a menos que un cambio de estado requiera procedimientos durante este. Las tripulaciones de vuelo dependen de radios con auriculares para la comunicación con la tripulación y el paciente, así como para la notificación al centro de traumatología.
5. Entre las **capacidades avanzadas** suelen incluirse el uso de la secuencia rápida de intubación, respiradores mecánicos y hemoderivados para la reanimación. Algunos medicamentos necesarios están fuera del ámbito de la práctica o pueden no estar disponibles en el personal de tierra, pero sí en los equipos de vuelo.
6. Entre las **intervenciones que aumentan la seguridad** se incluyen el establecimiento de un área de aterrizaje segura junto con unidades de bomberos o de servicios médicos de urgencia que puedan responder, así como garantizar la seguridad del personal de tierra al acercarse al helicóptero (fig. 11-4). La mayoría de las empresas de transporte médico aéreo imparten clases en el área aterrizaje y sobre seguridad del avión a los primeros intervinientes. Puede establecerse un área de aterrizaje en el lugar de los hechos para permitir la carga directa del paciente en el helicóptero. Si no existe un área de aterrizaje segura en este punto, esta debe establecerse en las proximidades, lo que requiere un breve transporte del paciente por tierra para llegar al helicóptero.
7. El **triaje médico aéreo** es un proceso complejo, que tiene en cuenta la gravedad de la lesión del paciente, la distancia hasta el centro de traumatología, el tráfico y las condiciones meteorológicas, así como la disponibilidad de los recursos locales del servicio médico

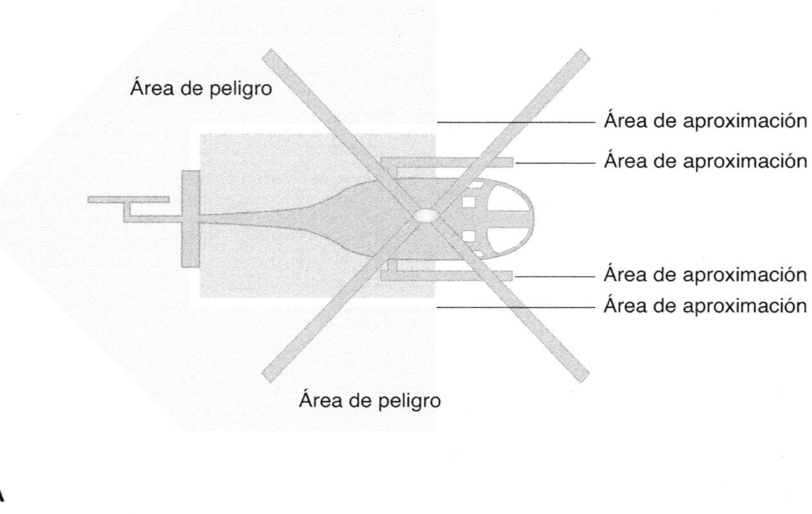

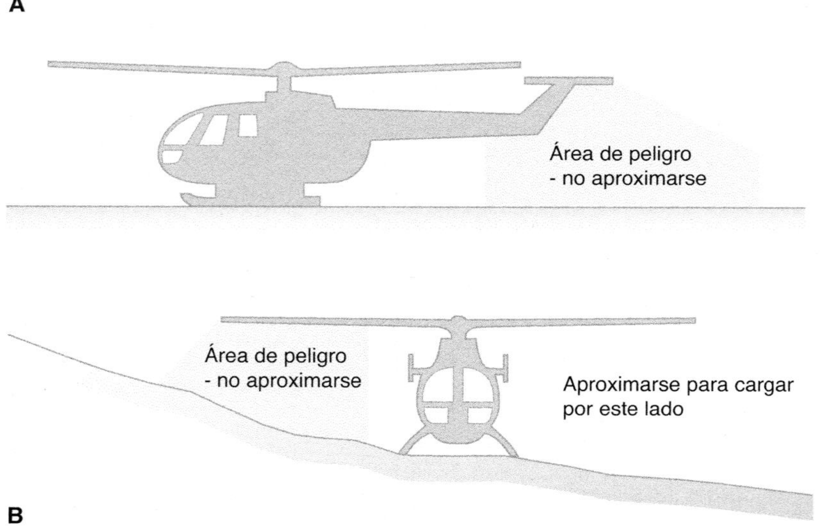

Figura 11-4 A y B: Deben practicarse las mismas normas de seguridad tanto si los motores del helicóptero están en marcha como si están apagados.

- No acercarse al helicóptero a menos que lo indique un miembro del equipo de vuelo.
- Mantenerse alejado del helicóptero en todo momento, a menos que se esté acompañado por un miembro del equipo de vuelo.
- La aproximación al helicóptero debe hacerse siempre por la parte delantera del mismo, y el alejamiento debe seguir la misma dirección.
- La aproximación al helicóptero en una pendiente **nunca** debe hacerse del lado ascendente. Acercarse siempre desde el lado descendente, porque la distancia del rotor principal al suelo es mucho mayor. Tener siempre en cuenta el espacio libre entre las palas.
- **Nunca** caminar por la zona del rotor de cola.
- No se permite la presencia de personal no autorizado a menos de 30.5 m de la aeronave.
- No deben llevarse dispositivos intravenosos ni otros objetos por encima de la cabeza, y los objetos largos deben llevarse paralelos al suelo.

de urgencia. El beneficio del transporte médico aéreo para los pacientes traumáticos sigue siendo controvertido y el sobretriaje es común. Hay que tener en cuenta el coste, la seguridad y la necesidad a la hora de seleccionar este tipo de transporte. Existen pocas directrices basadas en la evidencia para el triaje médico aéreo, y muchas extrapolan los criterios de triaje traumatológico existentes. Existe un subconjunto de criterios de triaje con el que puede discriminarse entre los pacientes que pueden beneficiarse del transporte médico aéreo y los que no. Estos criterios identificados como útiles para el triaje médico aéreo incluyen GCS ≤ 13, frecuencia respiratoria inferior a 10 o superior a 29 respiraciones/min, fracturas inestables de la pared torácica/tórax inestable, sospecha de hemotórax o neumotórax, parálisis, tres o más regiones anatómicas del cuerpo lesionadas, o presencia de cualquier criterio fisiológico más cualquier otro criterio anatómico de las directrices nacionales de triaje de campo (fig. 11-1).

V. La **TRANSFERENCIA DEL PACIENTE** es vital para asegurar que los proveedores del centro de traumatología tengan un conocimiento preciso de su estado de salud en el momento de la llegada. El servicio de urgencias prehospitalarias debe informar sobre: edad del paciente, mecanismo de la lesión, antecedentes relevantes, signos vitales, lesiones identificadas en el examen, intervenciones realizadas, respuesta a dichas intervenciones y cambios en el estado en ruta. Entre las prácticas óptimas se incluyen un informe estandarizado, como el esquema MIST (mecanismo, lesiones, signos/síntomas y tratamientos [*Mechanism, Injuries, Signs/Symptoms, and Treatments*]). Además, realizar una breve pausa ayuda a que el miembro designado del equipo de traumatología reciba la información correcta y necesaria, lo que asegura que no se pierdan los elementos críticos durante el traspaso

AXIOMAS

- La estructura, el nivel de atención y la organización de los sistemas de traumatología prehospitalaria en Estados Unidos son muy variables. Los proveedores deben estar familiarizados con su sistema local y sus capacidades.
- El triaje es una tarea clave de los proveedores prehospitalarios. El triaje de campo requiere una filosofía centrada en el paciente individual y en evitar el subtriaje, a diferencia del triaje de múltiples víctimas, centrado en el mayor bien para el mayor número de pacientes.
- La evaluación y el soporte vital básico, como las maniobras básicas de la vía aérea y el control de la hemorragia, constituyen la base de una buena atención sobre el terreno. La identificación de los pacientes con mayor probabilidad de beneficiarse de una atención más avanzada sobre el terreno requiere una evaluación continua.
- Para tomar la decisión sobre el tipo de transporte ideal hasta el centro de traumatología, es esencial considerar la gravedad del paciente y los factores logísticos.
- La transferencia estandarizada de pacientes por parte de los proveedores prehospitalarios permite el rápido inicio de la evaluación de los pacientes en el centro de traumatología, a la vez que garantiza la transmisión de información crítica desde el servicio de urgencias prehospitalario al equipo de traumatología.

Lecturas recomendadas

Brown JB, Gestring ML, Guyette FX, et al. Development and validation of the air medical prehospital triage score for helicopter transport of trauma patients. *Ann Surg* 2016;264:378–385.

Bulger EM, Snyder D, Schoelles K, et al. An evidence-based prehospital guideline for external hemorrhage control: American College of Surgeons Committee on Trauma. *Prehosp Emerg Care* 2014;18(2):163–173.

Burns JB Jr, Branson R, Barnes SL, et al. Emergency airway placement by EMS providers: comparison between the King LT supralaryngeal airway and endotracheal intubation. *Prehosp Disaster Med* 2010;25(1):92–95.

Cotton BA, Jerome R, Collier BR, et al. Guidelines for prehospital fluid resuscitation in the injured patient. *J Trauma Acute Care Surg* 2009;67(2):389–402.

Davis DP, Peay J, Sise MJ, et al. Prehospital airway and ventilation management: a trauma score and injury severity score-based analysis. *J Trauma* 2010;69(2):294–301.

SALT mass casualty triage: concept endorsed by the American College of Emergency Physicians, American College of Surgeons Committee on Trauma, American Trauma Society, National Association of EMS Physicians, National Disaster Life Support Education Consortium, and State and Territorial Injury Prevention Directors Association. *Disaster Med Public Health Prep* 2008;2(4):245–246.

Galvagno SM Jr, Haut ER, Zafar SN, et al. Association between helicopter vs ground emergency medical services and survival for adults with major trauma. *JAMA* 2012;307(15):1602–1610.

Guyette F, Suffoletto B, Castillo JL, et al. Prehospital serum lactate as a predictor of outcomes in trauma patients: a retrospective observational study. *J Trauma* 2011;70(4):782–786.

Millin MG, Galvagno SM, Khandker SR, et al. Withholding and termination of resuscitation of adult cardiopulmonary arrest secondary to trauma: resource document to the joint NAEMSP-ACSCOT position statements. *J Trauma Acute Care Surg* 2013;75(3):459–467.

Newgard CD, Fu R, Zive D, et al. Prospective validation of the national field triage guidelines for identifying seriously injured persons. *J Am Coll Surg* 2016;222(2):146–158 e142.

Sasser SM, Hunt RC, Faul M, et al. Guidelines for field triage of injured patients. *MMWR Recomm Rep* 2012;61:1–20.

Spaite DW, Hu C, Bobrow BJ, et al. The effect of combined out-of-hospital hypotension and hypoxia on mortality in major traumatic brain injury. *Ann Emerg Med* 2017;69(1):62–72.

Teixeira PGR, Brown CVR, Emigh B, et al. Civilian prehospital tourniquet use is associated with improved survival in patients with peripheral vascular injury. *J Am Coll Surg* 2018;226(5):769–776 e761.

Thomas SH, Brown KM, Oliver ZJ, et al. An evidence-based guideline for the air medical transportation of prehospital trauma patients. *Prehosp Emerg Care* 2014;18(Suppl 1):35–44.

White CC IV, Domeier RM, Millin MG; Standards, Clinical Practice Committee NAoEMSP. EMS spinal precautions and the use of the long backboard—resource document to the position statement of the National Association of EMS Physicians and the American College of Surgeons Committee on Trauma. *Prehosp Emerg Care* 2014;18(2):306–314.

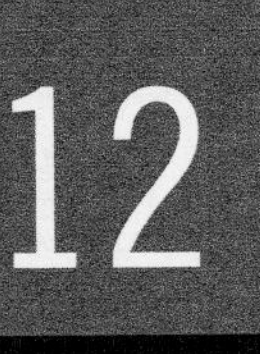

Recuperación y transporte interhospitalario de pacientes traumáticos

Francis X. Guyette y Jason Cohen

I. INTRODUCCIÓN. Los pacientes cuyas necesidades superan los recursos de los hospitales locales pueden requerir el traslado a un hospital capaz de proporcionar la atención definitiva. El transporte interhospitalario urgente se produce tras la estabilización inicial del paciente traumático en el centro de referencia. El pronóstico relacionado con los traumatismos mejora en los pacientes con lesiones graves atendidos en centros especializados en traumatología. Un centro de traumatología debe tener:

A. Un centro de derivación y comunicación para facilitar los traslados.

B. Equipos de divulgación para proporcionar a los centros de referencia una formación continua.

C. Programas de educación pública sobre los sistemas de traumatología y la prevención de lesiones.

D. El traslado del paciente traumático requiere la identificación continua de los cambios y la atención durante el trayecto hasta el centro receptor, con comunicación al mismo. Para garantizar la continuidad de los cuidados se requiere:

1. Personal y equipos especializados.
2. Coordinación entre la institución remitente y la receptora.
3. Disponibilidad de dirección médica durante el transporte.

II. ANTES DEL TRANSPORTE. Es responsabilidad del **médico remitente** determinar el nivel de atención necesario para transportar al paciente de forma segura a la atención definitiva. Los sistemas de transporte emplean **directores médicos expertos** en medicina de transporte para consultar con el médico remitente y ayudar a proporcionar una atención óptima.

A. Evaluar la necesidad de traslado. Una considerable minoría de los traslados (entre el 24 % y el 37 %) son dados de alta desde el servicio de urgencias receptor.

1. Muchos requieren procedimientos breves no disponibles en el centro de referencia.
2. La telemedicina y la integración del sistema de traumatología pueden reducir la necesidad de traslado.

B. Asegurarse de que se dispone del nivel de atención adecuado durante el transporte. El transporte debe contar con personal con experiencia y equipo para continuar la **reanimación**, manejar las condiciones médicas subyacentes del paciente y responder a cualquier posible complicación.

1. Los niveles de atención varían según el estado (en Estados Unidos), pero se ajustan a los niveles establecidos por el *National EMS Scope of Practice* (tabla 12-1). Estos niveles incluyen la atención prestada por un:
   a. **Técnico médico de emergencias (TME) (soporte vital básico):** para pacientes que están estabilizados hasta el punto de no requerir monitorización cardíaca o hemodinámica continua, manejo de la vía aérea, reanimación de volumen, líquidos intravenosos o medicamentos.
   b. **TME avanzado (soporte vital avanzado intermedio):** para pacientes estabilizados hasta el punto de no requerir monitorización cardíaca o hemodinámica continua, manejo de la vía aérea, reanimación de volumen o medicamentos. A menudo, esta persona es capaz de suministrar líquidos intravenosos (de mantenimiento).
   c. **Paramédico (soporte vital avanzado):** para pacientes estabilizados por los centros remitentes, que pueden perder estabilidad durante el transporte. Los paramédicos se encargan de la monitorización cardíaca, la administración continua de líquidos, el mantenimiento de la vía aérea avanzada/ventilación mecánica y un número limitado de tratamientos farmacológicos.
   d. **Paramédico de cuidados críticos (cuidados críticos):** para pacientes que requieren cuidados de nivel de unidad de cuidados intensivos (UCI), aquellos con alto riesgo de descompensación, y aquellos que requieren ventilación mecánica avanzada, reanimación activa, manejo de dispositivos invasivos, o monitorización.
2. El personal de transporte puede no estar entrenado en el uso de ciertos equipos hospitalarios (bombas intravenosas, respiradores u otros dispositivos); **hay que conocer y abordar**

TABLA 12-1 Niveles de atención para el transporte entre centros

	Soporte vital básico (TME)	Soporte vital avanzado intermedio (TME avanzado)	Soporte vital avanzado (paramédico)	Cuidados críticos (paramédico de cuidados críticos)
Signos vitales, inmovilización de la columna vertebral, control básico de la hemorragia	Sí	Sí	Sí	Sí
Monitorización no invasiva, reanimación con cristaloides	No	Sí (limitado por la jurisdicción)	Sí	Sí
Medicamentos vasoactivos, ácido tranexámico	No	No	Sí (limitado por la jurisdicción)	Sí
Ventilación mecánica	No	No	Sí (limitado por la jurisdicción)	Sí
Sedación y parálisis	No	No	Sí (limitado por la jurisdicción)	Sí
Sangre y hemoderivados	No	No	No[a]	Sí
Dispositivos médicos invasivos	No	No	No[a]	Sí
Monitorización invasiva	No	No	No	Sí

[a]Algunas jurisdicciones permiten a los paramédicos con formación adicional transportar sangre y dispositivos invasivos con la aprobación del director médico.
TME, técnico médico de emergencia.

esta cuestión antes del transporte. El personal del servició médico de urgencias solo debe realizar las tareas para las que está capacitado, certificado/licenciado y acreditado por su director médico.

3. Un médico, con experiencia en medicina prehospitalaria y de transporte, debe proporcionar la dirección médica, incluyendo protocolos del equipo, políticas, formación y gestión de la calidad final. Si el médico remitente proporciona la dirección médica durante el transporte, las órdenes y los planes de traslado deben analizarse antes de la salida.

C. **Determinar el tipo de transporte (aéreo o terrestre).**
   1. **Determinado por las necesidades del paciente.**
      a. **Considerar la evacuación médica por aire para condiciones críticas de tiempo e intervenciones necesarias.**
      b. **Consultar con un médico experto en transporte.**
      c. **Considerar el tipo de transporte y el nivel de atención por separado, reconociendo que en algunos lugares los niveles más altos de atención solo pueden estar disponibles a través del transporte médico aéreo.**
   2. **Consideraciones secundarias**
      a. **Condiciones meteorológicas.**
      b. **Disponibilidad de recursos locales.**
      c. **Geografía y patrones de tráfico.**

D. **Enviar los registros clave de atención al paciente con el paciente.**

1. Incluir los resultados de todas las intervenciones terapéuticas y diagnósticas.
2. Llevar copias de todos los estudios de imagen.
3. Obtener el consentimiento del paciente para el traslado (cuando sea posible).
4. La telerradiología y los registros médicos electrónicos integrados permiten al personal del centro de traumatología ver los registros antes y después de la llegada. Las comunicaciones electrónicas permiten al equipo de traumatología ayudar a los centros de referencia en la gestión de los pacientes y, potencialmente, identificar a aquellos que no necesitan ser trasladados a un centro de traumatología.

E. Es esencial que el equipo de transporte establezca una comunicación directa con los médicos remitentes y aceptantes. La comunicación con el médico remitente debe detallar la siguiente información:
1. **Identificación** del paciente y anamnesis.
2. **Mecanismo de la lesión** y circunstancias del suceso.
3. **Gestión prehospitalaria** antes de la llegada al servicio de urgencias.
4. **Intervenciones** realizadas durante la estabilización inicial y respuesta del paciente.
5. **Hallazgos pertinentes de la exploración física.**
6. **Tratamiento continuo.**
7. **Posibles complicaciones** que pueden surgir durante el transporte.

F. El equipo de transporte realiza su propia evaluación dirigida, equivalente a una evaluación primaria, sin retrasar indebidamente el transporte. Esta evaluación debe incluir, pero no limitarse a, lo siguiente:
1. **Vía aérea**
   a. **Volver a comprobar la vía aérea** o evaluar la posición adecuada del dispositivo con métodos apropiados que pueden incluir visualización directa, CO_2 al final de la espiración, auscultación o radiografía de tórax. Asegurarse de que durante todo el transporte se supervise continuamente un método para detectar el desplazamiento inadvertido del tubo (es decir, capnografía de onda).
2. **Sistema respiratorio**
   a. **Documentar el estado respiratorio** antes de iniciar el transporte.
   b. **Comprobar el funcionamiento adecuado del equipo de ventilación.**
   c. **Comprobar o colocar la sonda gástrica** para evitar la aspiración en pacientes obnubilados o intubados.
   d. **Comprobar la posición de cualquier sonda** o dispositivo (p. ej., colocación de un drenaje torácico). Los drenajes torácicos deben tener dispositivos de drenaje pleural conectados y colocados en la aspiración para el transporte.
3. **Sistema cardiovascular**
   a. **Documentar la frecuencia cardíaca, el pulso, la oximetría de pulso y la presión arterial** antes de iniciar el transporte.
   b. **Controlar la hemorragia externa** y reevaluar los vendajes aplicados para el control de la hemorragia.
   c. **Asegurar dos catéteres intravenosos/intraóseos (IV/IO) de gran calibre.**
   d. **Asegurar el suministro adecuado de hemoderivados** para el traslado (si está disponible).
   e. **Conectar las líneas invasivas** (p. ej., líneas arteriales, líneas de presión venosa central [PVC] y catéteres de la arteria pulmonar) al monitor de transporte para permitir la monitorización hemodinámica continua durante el transporte.
   f. **Conectar al paciente al monitor del electrocardiógrafo.**
4. **Sistema nervioso central**
   a. **Documentar el examen neurológico y la puntuación de la escala de coma de Glasgow (GCS, *Glasgow Coma Scale*)** antes de iniciar el transporte o la administración de paralizantes o sedantes.
   b. **Asegurar la cabeza y la columna cervical, torácica y lumbar** según sea necesario. Asegurar la restricción del movimiento de la columna vertebral en caso de lesiones medulares conocidas o sospechosas. No utilizar de forma rutinaria la inmovilización con tablas largas para la fijación de la columna vertebral.

G. **Durante el transporte. Conocer qué médico es responsable de la dirección médica en línea.** La responsabilidad de la dirección médica variará según las prácticas locales y las políticas del servicio de transporte. Notificar al médico receptor los cambios en el estado del paciente durante el trayecto.
1. **Estabilizar al paciente en la medida de lo posible en el centro de referencia. No retrasar el transporte para realizar pruebas diagnósticas** que no puedan tratarse o intervenciones que no vayan a beneficiar inmediatamente al paciente.
2. **Asegurarse de que las capacidades del equipo coinciden con las órdenes dadas para la atención continuada del paciente.** Cuando el equipo de transporte utiliza órdenes o pro-

tocolos permanentes (el componente esencial de la dirección médica *offline*), el médico remitente verifica que estén presentes los medicamentos, el personal y el equipo adecuados.

3. **Proporcionar monitorización hemodinámica continua** a los pacientes con posible inestabilidad.
4. **Mantener la atención durante el transporte al mismo nivel o superior al que se proporciona en el centro de referencia.** Los pacientes inestables necesitan un proveedor capacitado al lado de la cama durante el transporte; esto puede requerir un proveedor médico del centro de envío.
5. **Continuar la reanimación en ruta.** Proporcionar reanimación continua por volumen, administración de medicamentos y otros apoyos cuando esté indicado.
6. **Establecer comunicación** por radio, móvil o teléfono por satélite para obtener dirección médica y proporcionar actualizaciones a la instalación receptora.

H. **Después del transporte.** A la llegada a la instalación receptora:

1. Entregar un informe completo al equipo de traumatología receptor. Incluir un breve resumen de la anamnesis y los tratamientos iniciales, seguido de una actualización de cualquier cambio en el camino y cualquier intervención.
2. Entregar toda la documentación de la institución remitente al jefe del equipo receptor.
   a. Si el paciente es trasladado para procedimientos de diagnóstico y con un plan para ser **trasladado** de nuevo a la institución de origen, las mismas regulaciones de traslado se aplican ahora al primer hospital receptor.
   b. Si los procedimientos de diagnóstico revelan nuevas evidencias de inestabilidad presente o **potencial,** estabilizar o tratar de prevenir el deterioro antes de regresar.

I. **Consideraciones legales.** El traslado de pacientes de una institución a otra está regulado por la legislación federal. La legislación que creó los requisitos de estabilización y traslado de pacientes para hospitales y médicos en Estados Unidos es la **Consolidated Omnibus Budget Reconciliation Act (COBRA) de 1985.** Esta es la norma legal vigente. Uno de los principales objetivos de esta resolución es garantizar la igualdad de acceso a los tratamientos de urgencia a todas las personas, con independencia de su capacidad de pago.

1. **COBRA atribuye la responsabilidad del traslado del paciente al hospital y al médico remitentes.**
   a. Las **infracciones** pueden dar lugar a la finalización de los privilegios de Medicare para el médico y el hospital.
   b. Un **hospital** puede recibir una multa de entre 25 000 y 50 000 dólares por infracción.
   c. Un **médico** puede ser multado personalmente con 50 000 dólares por cada infracción.
   d. Un **paciente** puede demandar al hospital ante un tribunal civil por daños personales.
2. La **Emergency Medical Treatment and Labor Act (EMTALA),** establecida por la legislación COBRA, regula el modo en que los pacientes pueden ser trasladados de un hospital a otro. Los hospitales no pueden trasladar a los pacientes a menos que el traslado sea «apropiado», que el paciente consienta el traslado después de haber sido informado de los riesgos de este y que el médico remitente certifique que los beneficios médicos esperados del traslado superan los riesgos. Los traslados apropiados deben cumplir los siguientes criterios:
   a. El hospital de traslado debe proporcionar atención y estabilización dentro de sus posibilidades.
   b. Las copias de las anamnesis y los estudios de imagen deben acompañar al paciente.
   c. El centro receptor debe tener espacio disponible y personal cualificado y estar de acuerdo en aceptar el traslado.
   d. El transporte interhospitalario debe ser realizado por personal cualificado y con el equipamiento necesario.

AXIOMAS

- Los beneficios médicos previstos de la prestación de atención traumatológica especializada en el centro receptor deben superar los riesgos del traslado.
- El nivel de atención durante el transporte debe ser equivalente o superior al que recibiría el paciente en el centro de referencia.
- El nivel de atención y el tipo de transporte vienen determinados por las necesidades del paciente, pero deben ser independientes el uno del otro.
- Los médicos directores deben desarrollar y mantener un sistema de transporte interhospitalario y actuar como consultores en medicina del transporte.

Lecturas recomendadas

Accreditation Standards of the Commission on Accreditation of Air Medical Services. 10th ed. Sandy Springs, SC: Commission on Accreditation of Air Medical Services; 2015.

American College of Emergency Physicians. *Appropriate Utilization of Air Medical Transport in the Out-of-Hospital Setting*. Dallas, TX: Author; 2008.

Brown JB, Stassen NA, Bankey PE, et al. Helicopters and the civilian trauma system: national utilization patterns demonstrate improved outcomes after traumatic injury. *J Trauma* 2010;69(5):1030–1034; discussion 1034–1036.

Emergency Medical Treatment and Active Labor Act of 1986: Consolidated Omnibus Budget Reconciliation Act of 1986, §9121, 42USC, §1395dd.

Goldstein SD, Van Arendonk K, Aboagye JK, et al. Secondary overtriage in pediatric trauma: can unnecessary patient transfers be avoided? *J Pediatr Surg* 2015;50(6):1028–1031.

Nathens AB, Jurkovich GJ, Cummings P, et al. The effect of organized systems of trauma care on motor vehicle crash mortality. *JAMA* 2000;283(15):1990–1994.

Nathens AB, Jurkovich GJ, Maier RV, et al. Relationship between trauma center volume and outcomes. *JAMA* 2001;285(9):1164–1171.

O'Connor RE, Swor RA. Verification of endotracheal tube placement following intubation. National Association of EMS Physicians Standards and Clinical Practice Committee. *Prehosp Emerg Care* 1999;3(3):248–250.

Omnibus Budget Reconciliation Act of 1989, §6018, 42USC, §1395cc (West Supp. 1990).

Tang A, Hashmi A, Pandit V, et al. A critical analysis of secondary overtriage to a level I trauma center. *J Trauma Acute Care Surg* 2014;77(6):969–973.

The National EMS Scope of Practice Model; 2018.

Thomson DP, Thomas SH; Physicians AMSCotNAoE. Guidelines for air medical dispatch. *Prehosp Emerg Care* 2003;7(2):265–271.

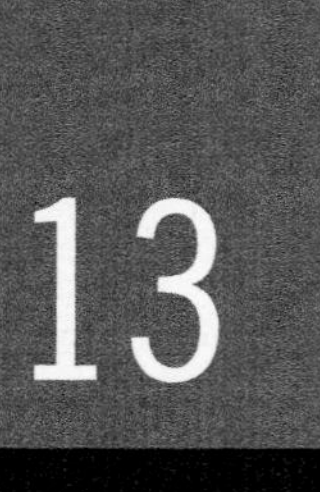

13 Catástrofes y accidentes con múltiples víctimas

Susan M. Briggs

I. INTRODUCCIÓN. Nadie puede predecir la etiología o la complejidad de la próxima catástrofe dado el espectro de amenazas actuales. Las exigencias de la atención a las catástrofes han cambiado en la última década en cuanto a los tipos de amenazas, el campo de intervenciones y el alcance de la atención. Muchas de las catástrofes actuales se producen en entornos «austeros» y a menudo presentan situaciones complejas, como una catástrofe natural que da lugar a una catástrofe de origen humano (p. ej., el terremoto de Fukushima y la catástrofe nuclear). Las catástrofes con armas de destrucción masiva (biológicas, químicas y radioactivas), accidentales o intencionadas (terrorismo), y los siniestros con tiradores activos que provocan múltiples víctimas presentan retos únicos en la preparación y respuesta ante catástrofes.

Los cirujanos de traumatología y cuidados intensivos y los sistemas de traumatología deben estar preparados para responder tanto a **accidentes (catastróficos) con múltiples víctimas** (AMV) como a **eventos con múltiples víctimas** (EMV). Los AMV causan un número de víctimas lo suficientemente grande como para interrumpir los servicios de atención médica en la comunidad o región afectada. En un AMV, la *DEMANDA* de recursos siempre *SUPERA* la *OFERTA* de recursos disponibles. Esto contrasta con los EMV, en los que los recursos médicos se ven forzados (recursos prehospitalarios, hospitalarios o ambos), pero no se ven desbordados.

La atención traumatológica en catástrofes NO es lo mismo que la atención traumatológica convencional. El objetivo de la atención médica en catástrofes es el **«mayor bien para el mayor número de víctimas»**. La atención en las catástrofes requiere un cambio fundamental (**«atención de gestión de crisis»**) en la atención a las víctimas para lograr este objetivo. Un abordaje coherente de las catástrofes, basado en la comprensión de sus características comunes y en la experiencia de respuesta que requieren, se está convirtiendo en la práctica aceptada en todo el mundo. Esta estrategia, denominada respuesta AMV, tiene como objetivo principal reducir la mortalidad y la morbilidad de la catástrofe.

El personal quirúrgico se enfrenta a AMV cada vez más complejos, como los sucesos de tiradores activos y los artefactos explosivos improvisados (AEI) colocados intencionadamente. Lo aprendido de la experiencia militar han constatado ser extremadamente valioso, ya que muchos de los desafíos para los equipos de traumatología son similares, tales como múltiples víctimas simultáneas, lesiones por ondas expansivas, armamento de alta capacidad y velocidad, y lesiones en múltiples regiones del cuerpo, vísceras y extremidades. La estrategia básica consiste en dirigir los limitados recursos de traumatología hacia el tratamiento de las víctimas que se espera que sobrevivan, con independencia de la etiología del AMV. Los «cuidados mínimamente aceptables», de los cuales la cirugía de control de daños es un componente esencial de la atención, son la clave para el manejo de los AMV, ya sea en el departamento de urgencias, en el quirófano o en las unidades de cuidados intensivos (UCI).

La seguridad en la escena, ya sea en el entorno prehospitalario u hospitalario, es la primera prioridad en cualquier AMV antes de la prestación de la atención médica. El conocimiento de la situación del accidente, en particular la posibilidad de un accidente con material peligroso, es una alta prioridad y aumenta la seguridad y el éxito de la respuesta al desastre.

II. AMENAZAS DE CATÁSTROFES. Las catástrofes naturales pueden clasificarse como **catástrofes de impacto súbito** (agudas) o **catástrofes de aparición crónica** (lenta). Las primeras suelen causar una mortalidad y morbilidad significativas de forma inmediata como pronóstico directo del suceso principal (p. ej., terremotos).

Las catástrofes crónicas (p. ej., sequías) causan mortalidad y morbilidad a través de efectos secundarios prolongados, como brotes de enfermedades infecciosas, deshidratación y desnutrición. Las catástrofes de origen humano pueden ser involuntarias o intencionadas (terrorismo), y abarcan desde las catástrofes tecnológicas hasta AMV que incluyen armas de destrucción masiva (ADM; agentes radioactivos, biológicos y químicos).

A. Armas de destrucción masiva. Las catástrofes con ADM, ya sean accidentales o intencionadas (terrorismo), suponen un reto importante para los proveedores de servicios médicos por varias razones:

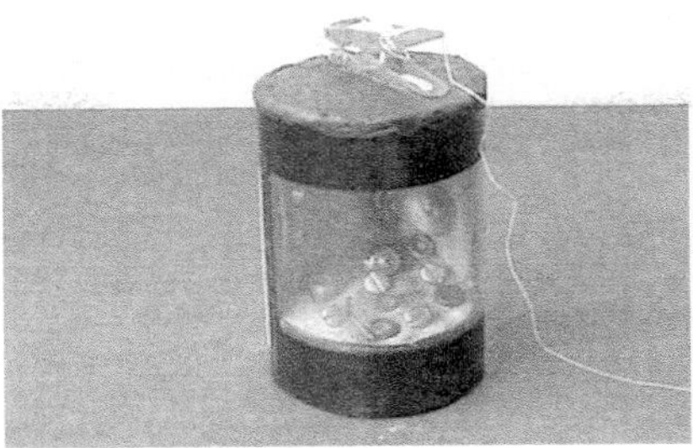

Figura 13-1. Artefacto explosivo improvisado.

1. Las ADM pueden producir un número de víctimas lo suficientemente elevado como para desbordar los sistemas sanitarios, incluida la capacidad quirúrgica.
2. Las ADM pueden producir un gran número de víctimas **«expectantes»** (víctimas que no se espera que sobrevivan).
3. Las ADM pueden producir un entorno **«contaminado»**. El personal de traumatología debe ser capaz de realizar el triaje, la estabilización inicial y la posible atención quirúrgica definitiva fuera de los centros sanitarios tradicionales.
4. Las ADM producen un número significativo de víctimas **«psicógenas»**, lo que complica enormemente los esfuerzos de rescate y triaje.

B. **Terrorismo.** Los atentados terroristas plantean importantes retos para los proveedores de servicios médicos, ya que el espectro de agentes utilizados es ilimitado e incluye armas convencionales, explosivos y ADM. Más del 70 % de los atentados terroristas incluyen el uso de armas explosivas. Los AEI son una preocupación particular para los proveedores de traumatología (fig. 13-1). Estos atentados suponen un reto importante debido a la complejidad de las lesiones (lesiones primarias, secundarias, terciarias y cuaternarias por onda expansivas). El personal de respuesta también debe ser consciente de la posibilidad de atentados secundarios dirigidos a dañar al personal médico. Los terroristas no tienen por qué matar gente para lograr sus objetivos. Solo tienen que crear un clima de miedo y pánico para saturar el sistema sanitario (p. ej., atentados con sarín/ántrax).

III. **PREPARACIÓN PARA LAS CATÁSTROFES.** La preparación ante las catástrofes es la clave para responder con éxito a las mismas, con independencia de su etiología. Un concepto clave en la gestión de las catástrofes es el abordaje de **«todos los riesgos»**. Este abordaje se basa en un único plan para todas las catástrofes, con independencia de su etiología, con ramificaciones que abordan los riesgos específicos de una determinada localidad u organización. Todos los planes deben contar con la participación de los principales responsables de seguridad pública (p. ej., bomberos, policía), así como de las organizaciones médicas y de salud pública. Los planes de catástrofes deben tener en cuenta a las poblaciones con necesidades especiales, a menudo olvidadas en la planificación, como las personas con discapacidad, los niños, los adultos mayores, las personas con pocos recursos económicos y las personas sin hogar.

Los centros y sistemas de traumatología son una parte fundamental de la preparación local y regional, y deben participar en todas las fases de la preparación y respuesta ante una catástrofe. La preparación previa, incluido el conocimiento de los centros locales de traumatología y de cuidados intensivos y las posibles asociaciones entre civiles y militares, es de suma importancia. Los cirujanos y otros especialistas en traumatología deben ser incluidos en todos los aspectos de la planificación previa a la catástrofe, no solo a nivel local, sino también a nivel regional y nacional.

Las actividades de preparación para las catástrofes consisten en concienciar a las organizaciones prehospitalarias y hospitalarias sobre posibles situaciones de catástrofe, formar al personal y adquirir equipos para apoyar sus actividades de respuesta. Es importante determinar el equilibrio entre lo que se necesita en las catástrofes y lo que está disponible en términos de personal y equipo en una organización o instalación específica antes de que ocurra una catástrofe. La preparación debe incluir simulacros prácticos, no solo ejercicios teóricos, para determinar la verdadera magnitud de los problemas del sistema.

La preparación de los hospitales incluye las actividades que un hospital lleva a cabo para identificar los riesgos ambientales y físicos específicos de sus instalaciones y los recursos necesarios (suministros, equipos, personal) para responder a los desastres tanto internos como externos. Es importante que los hospitales determinen sus propios umbrales, reconociendo que sus planes de catástrofes deben abordar tanto los AMV como los EMV. Los hospitales deben planificar un aumento del volumen de pacientes superior al normal, que se estima entre el 10 % y el 20 % en un AMV. Es importante distinguir el **«espacio de aumento»** (recursos como camas, respiradores) de la **«capacidad de aumento»** (personal cualificado para atender los recursos adicionales). La preparación del hospital debe incluir lo siguiente:

A. Planes de seguridad, incluido el cierre del hospital si es necesario.
B. Etiquetas de triaje y sitio para víctimas no urgentes fuera del servicio de urgencias.
C. Lugares y equipos de descontaminación fuera del hospital.
D. Centro de control de accidentes separado del servicio de urgencias.
E. Sistema de control de accidentes del hospital (incluidos los números de contacto).
F. Notificación del personal de servicio y del que no está de servicio.
G. Sistemas de comunicación redundantes en caso de pérdida de líneas telefónicas fijas y circuitos celulares.
H. Centro de información pública para informar oportunamente a la prensa, al personal del hospital y a las familias.
I. Equipo, suministros o recursos especiales basados en los riesgos locales suficientes para mantener las intervenciones del hospital durante un mínimo de 72 h.
J. Planficación que garantice el flujo unidireccional de pacientes desde el servicio de urgencias a las unidades de rayos X, quirófano, UCI y hospitalización.
K. Planes para detener todos los procedimientos no urgentes, incluidos los quirúrgicos, y lugares designados para trasladar a los pacientes internos en caso necesario.
L. Acuerdos previos para transportar a las víctimas o a los pacientes hospitalizados a otros centros si es necesario.
M. Formación del personal hospitalario en los aspectos médicos y no médicos de la gestión de catástrofes.
N. Simulacros prácticos con varios departamentos del hospital, en los que se aborden las necesidades específicas de respuesta de cada departamento.
O. Sistema de documentación de las víctimas ingresadas en el hospital.

IV. PRINCIPIOS CLAVE DE LA RESPUESTA A LAS CATÁSTROFES. Los principios clave de la respuesta a las catástrofes son los mismos con independencia del lugar donde esta se produzca (prehospitalaria y hospitalaria).

A. Principio núm. 1. Los proveedores de servicios médicos no pueden utilizar las estructuras de control tradicionales cuando participan en la respuesta a una catástrofe. El sistema de control de accidentes (SCA) es un sistema modular/adaptable para todos los incidentes e instalaciones prehospitalarias y hospitalarias y es el estándar aceptado para toda respuesta a desastres. El sistema de comando de incidentes hospitalarios (SCIH) es una adaptación del SCA para

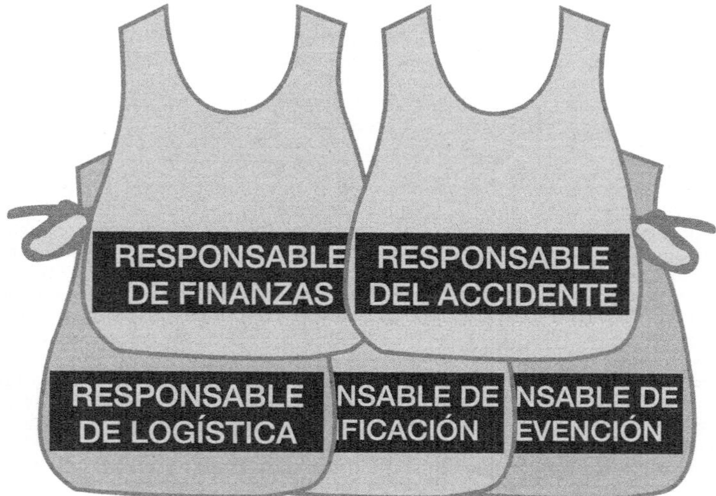

Figura 13-2. Sistema de control de accidentes.

uso hospitalario, que permite una coordinación efectiva en las actividades de preparación y respuesta a desastres con organizaciones prehospitalarias, de seguridad pública y otras organizaciones de respuesta (fig. 13-2). El sistema de los centros de traumatología son componentes importantes del SCA.

Los requisitos funcionales, no los títulos, determinan la jerarquía del SCA. La estructura organizativa se construye en torno a cinco actividades principales de gestión (control de incidentes, intervención, planificación, logística y finanzas/administración).

1. Los puestos clave del SCA son los siguientes:
   a. **Responsable del accidente.** Mantiene la responsabilidad general de la respuesta a la catástrofe y establece los objetivos y prioridades de esta.
   b. **Responsable de la intervención.** Dirige las actividades de todas las organizaciones que responden a la catástrofe, incluido el personal médico. La sección de intervenciones incluirá a los médicos supervisores de las unidades individuales, como los cirujanos a cargo de la sala de urgencias, el quirófano y las UCI.
   c. **Responsable de logística.** Proporciona recursos y apoyo logístico para satisfacer las necesidades de la catástrofe.
   d. **Responsable de planificación.** Desarrolla el plan de acción del accidente (plan para llevar a cabo los objetivos de la respuesta a la catástrofe), supervisa el progreso y hace recomendaciones para una mayor respuesta operativa.
   e. **Responsable de finanzas/administración.** Controla los costes, gestiona los asuntos jurídicos y mantiene los registros de personal.
   f. El responsable del accidente es asistido por el **oficial de enlace,** el **oficial de seguridad** y el **oficial de información pública.**
   g. El responsable del accidente puede nombrar a varios expertos en la materia, según sea necesario, para responder a la catástrofe.
2. Los conceptos clave del SCA son los siguientes:
   a. **La estructura del SCA es la misma con independencia de la naturaleza de la catástrofe.** La única diferencia radica en la experiencia particular del personal clave y en el alcance del SCA utilizado en una catástrofe concreta.
   b. Todo el personal de respuesta, médico y no médico, debe adherirse a la estructura del SCA para evitar consecuencias negativas.
   c. Una parte importante de la planificación de la catástrofe es la identificación del responsable del accidente y de otros puestos clave **ANTES** de que se produzca la catástrofe (24 h al día y 7 días a la semana).
   d. Cada persona dentro de la estructura de control debe supervisar SOLO de 3 a 7 personas.
3. Esto es muy diferente de las estructuras de control prehospitalarias/hospitalarias convencionales.
   a. **Unidad de control:** cada persona depende de una sola persona y hay un solo responsable del accidente, con independencia del número de organizaciones involucradas.

B. **Principio núm 2.** Todas las catástrofes tienen elementos comunes. La respuesta a las catástrofes incluye aspectos básicos de salud pública y médicos (similares al ABC de la atención traumatológica) que son los mismos en todas ellas. La diferencia radica en el grado de alteración de las infraestructuras médicas y de salud pública y la cantidad de ayuda exterior (regional, nacional, internacional) que se necesita para satisfacer las necesidades de las víctimas. Una evaluación rápida por parte del personal experimentado en catástrofes determinará qué **«capacidades funcionales»** (de salud pública y médicas) son necesarias para satisfacer las demandas de la fase *aguda* de las catástrofes.
   1. Problemas de salud pública
      a. Agua, alimentos, refugio, saneamiento, seguridad/protección, transporte, comunicación, enfermedades endémicas/epidémicas
   2. Preocupaciones médicas
      a. Búsqueda y rescate, triaje, atención médica definitiva, evacuación

C. **Principio núm. 3.** Una «capacidad de respuesta» eficaz no se basa en voluntarios bien intencionados y fácilmente disponibles. El personal de respuesta a las catástrofes debe comprender los principios básicos de la respuesta a las catástrofes (SCA, triaje de catástrofes, descontaminación general) para ser miembros eficaces de los equipos de catástrofes. Todos los proveedores implicados en la respuesta deben garantizar su seguridad personal mediante las vacunas adecuadas a sus funciones en la respuesta a la catástrofe (local, nacional, internacional) antes de que ésta se produzca.

D. **Principio núm. 4.** La atención a los traumatismos en las catástrofes **NO** es lo mismo que la atención traumatológica convencional. La atención a las lesiones traumáticas en catástrofes requiere un cambio fundamental en el abordaje de la atención a las víctimas («atención para la gestión de crisis»). El objetivo de la atención traumatológica convencional es el **MAYOR BIEN**

PARA CADA PACIENTE. La *gravedad de la lesión/enfermedad* es el principal determinante de la atención médica. El objetivo de la atención traumatológica en catástrofes es el **MAYOR BIEN PARA EL MAYOR NÚMERO DE VÍCTIMAS.** Los determinantes de la atención son la *gravedad de las lesiones, la probabilidad de supervivencia* y los *recursos disponibles* (personal, logística, medios de evacuación).

V. **RESPUESTA MÉDICA A LAS CATÁSTROFES.** Los cirujanos traumatólogos están especialmente cualificados para participar en los cuatro aspectos de la respuesta médica a las catástrofes, dada su experiencia en la toma de decisiones rápidas, la reanimación, la cirugía de control de daños y los cuidados intensivos.

VI. **BÚSQUEDA Y RESCATE.** Muchos países, entre ellos Estados Unidos, han desarrollado equipos especializados de búsqueda y rescate como parte integral de sus planes nacionales de catástrofes.

Los miembros de estos equipos, que reciben formación especializada en entornos de espacios confinados, son los siguientes:

A. Un panel de especialistas en traumatología.
B. Especialistas técnicos con conocimientos en materiales peligrosos, ingeniería estructural, cirugía de equipos pesados y metodología técnica de búsqueda y rescate.
C. Caninos entrenados y adiestradores.

Los centros de traumatología deben estar preparados para desplegar el personal adicional que sea necesario en el lugar de la catástrofe con el equipo adecuado (p. ej., equipos de amputación, torniquetes, hemostáticos, etc.).

VII. **TRIAJE. El triaje es un *proceso dinámico* de toma de decisiones que consiste en ajustar las necesidades de los pacientes a los recursos disponibles.** El triaje es el aspecto más importante y psicológicamente desafiante de la respuesta médica ante una catástrofe, tanto en la fase prehospitalaria como en la hospitalaria. El triaje de catástrofes es significativamente diferente del triaje de traumatismo convencional. El principal objetivo y desafío del triaje en catástrofes es identificar a la *pequeña minoría* de pacientes con lesiones graves que requieren tratamientos vitales urgentes, incluida la cirugía de control de daños, de la *gran mayoría* de víctimas no críticas.

Los pacientes críticos que tienen la mayor posibilidad de sobrevivir con el menor gasto de tiempo y recursos tienen prioridad para ser tratados en primer lugar.

A. **Errores de triaje.** Los errores de triaje, en forma de sobrevaloración («sobretriaje») y de infravaloración («subtriaje») de la urgencia de algunos pacientes, siempre están presentes en medio del caos de los sucesos con múltiples víctimas. El *subtriaje* es la asignación de heridos críticos que requieren atención inmediata a una categoría «retrasada». Por tanto, conduce a retrasos en el tratamiento, con un aumento de la mortalidad y la morbilidad. El *sobretriaje* es la asignación de supervivientes no críticos sin lesiones que pongan en peligro su vida a la atención urgente inmediata. Cuanto mayor es la incidencia del sobretriaje, más se sobrecarga el sistema médico, con un aumento de la mortalidad y la morbilidad.

B. **Niveles de triaje.** Se han definido tres niveles de triaje médico en caso de catástrofe. **El nivel utilizado en cualquier fase de la catástrofe dependerá de la relación entre las VÍCTIMAS y las CAPACIDADES.** Muchos AMV/EMV tendrán múltiples niveles de triaje a medida que los pacientes traumáticos se desplazan desde el lugar de la catástrofe hasta la atención médica definitiva.

Triaje de campo (nivel 1). Categorización rápida de las víctimas que pueden necesitar atención médica inmediata «allí donde se encuentran», en un centro de recogida de víctimas o en el servicio de urgencias. Las víctimas se designan como «agudas» o «no agudas».

Puede utilizarse un código de colores. Los cirujanos de traumatología y de cuidados intensivos deben participar activamente en este nivel de triaje, con independencia de la ubicación.

Triaje médico (nivel 2). Categorización rápida de las víctimas por parte de personal médico experimentado en un lugar de recogida de víctimas o en un centro médico fijo o móvil. Las víctimas se clasifican en las siguientes categorías:

1. **ROJO (URGENTE):** se requieren intervenciones para salvar vidas.
2. **AMARILLO (DIFERIDO):** no se requieren intervenciones inmediatas para salvar la vida.
3. **VERDE (MENOR):** mínima o nula atención médica o bajas psicógenas.
4. **NEGRO:** víctimas fallecidas.

El triaje en el hospital debe realizarse en un lugar separado del servicio de urgencias. A menudo es necesario que los cirujanos realicen un triaje adicional en el servicio de urgencias para priorizar a las personas que necesitan intervenciones quirúrgicas. Es importante tener en cuenta la capacidad del centro receptor y la necesidad de trasladar al paciente a otros centros de la región.

C. **Categoría expectante (paliativa) del triaje de víctimas.** La categoría de víctimas «expectantes» es exclusiva de los AMV. Las víctimas se clasifican como «expectantes» si no se espera que sobrevivan debido a la gravedad de sus lesiones (lesiones por aplastamiento masivo o quemaduras) o enfermedades subyacentes y/o recursos limitados. Actualmente, muchos sistemas de triaje clasifican a las víctimas «expectantes» como una categoría separada y con una designación de color diferente. La clasificación en esta categoría sigue siendo controvertida. Se han propuesto muchos modelos basados en la gravedad de las lesiones, la edad, las enfermedades subyacentes y la estabilidad hemodinámica de las víctimas en el momento del rescate. Los criterios que hoy se utilizan como directrices para la categoría «expectantes» son los siguientes:

1. Paro cardíaco en el terreno.
2. Gravedad de las enfermedades comórbidas.
3. Necesidad de intubación y ventilación en el lugar de los hechos.
4. Lesiones craneales.
5. Quemaduras masivas (> 80 % de la superficie corporal total).

D. **Triaje de evacuación (nivel 3).** El triaje de evacuación es a menudo un área descuidada de la preparación para desastres. Las prioridades para el traslado a centros médicos se asignan a las víctimas de la catástrofe utilizando la misma clasificación por colores que el triaje médico.

VIII. **ATENCIÓN MÉDICA DEFINITIVA.** La atención médica definitiva se refiere a la atención que mejorará, en lugar de simplemente estabilizar, el estado de una víctima. La atención máxima aceptable para todos los pacientes traumáticos no es posible en las primeras etapas de la catástrofe, dado el gran número de víctimas en una AMV. **En las fases iniciales de la catástrofe, solo es posible una atención traumatológica mínimamente aceptable que permita realizar intervenciones para salvar vidas.**

La cirugía de control de daños es un componente importante de la atención para la gestión de crisis, con independencia de la especialidad quirúrgica (cirugía traumatológica y de cuidados intensivos, torácica, ortopédica, etc.).

El triaje secundario en cuanto a las prioridades para la cirugía de control de daños y las unidades de cuidados intensivos suele ser necesario cuando se presentan múltiples víctimas en el hospital. El cirujano a cargo en el quirófano debe decidir rápidamente si cada paciente requiere cirugía de control de daños y clasificarlos según la gravedad de la lesión y la probabilidad de supervivencia.

La cirugía de control de daños limita las intervenciones traumatológicas al control de la hemorragia y la contaminación. El uso de protocolos de transfusión masiva, torniquetes y hemostáticos son complementos para el control de la hemorragia. La anestesia espinal y regional, así como la sedación intravenosa y las infusiones intraóseas, son importantes coadyuvantes de la atención traumatológica en las catástrofes.

Como se ha mencionado anteriormente, **las competencias clínicas,** y **no los títulos,** determinan las funciones de los proveedores de servicios médicos en la respuesta a las catástrofes.

Los equipos de gestión de catástrofes están diseñados y formados para proporcionar capacidades *funcionales* específicas, como traumatismos, quemaduras, cuidados intensivos, pediatría y obstetricia. Cuando se desconoce el número de víctimas, los proveedores de cuidados intensivos y los cirujanos de traumatología deben ser los primeros en responder, ya sea en el terreno o en el hospital.

IX. **EVACUACIÓN.** La evacuación puede ser útil en una catástrofe para descomprimir el área y proporcionar atención traumatológica especializada a víctimas específicas, como las que tienen quemaduras y lesiones por aplastamiento. Los traumatólogos con experiencia en cuidados intensivos son recursos cada vez más valiosos en las catástrofes.

X. **ARMAS DE DESTRUCCIÓN MASIVA**

A. **Agentes biológicos.** El terrorismo biológico consiste en el uso intencionado de microorganismos o toxinas para matar o dañar a los seres humanos. La exposición a agentes biológicos puede ser accidental o intencionada (terrorismo). Los agentes que se cree que tienen el mayor potencial como armas de bioterrorismo son los siguientes:

1. *Bacillus anthracis* (ántrax), bacteria.
2. *Yersinia pestis* (peste), bacteria.
3. *Francisella tularensis* (tularemia), bacteria.
4. *Clostridium botulinum* (botulismo), toxina.
5. Virus de la viruela mayor.
6. Virus de la fiebre hemorrágica como el Ébola y el Marburgo.

B. **Vías de exposición.** La ruta de exposición más preocupante con los agentes biológicos es la inhalación. La exposición oral a los agentes biológicos puede darse directa o secundariamente después de un ataque con aerosol. Los agentes con mayor potencial de transmisión de persona a persona (peste neumónica, viruela y fiebres hemorrágicas virales) constituyen el mayor peligro. **La protección más eficaz e importante contra los agentes biológicos es la protección física.** Quitarse la ropa eliminará más del 85 % de los agentes. Cualquier exposición dérmica debe ser tratada inmediatamente mediante una descontaminación general con agua y jabón.

C. **Profilaxis y terapia.** Las defensas médicas contra algunos agentes biológicos son limitadas. Existen vacunas que protegen frente a algunos agentes biológicos (ántrax, viruela), y los antibióticos pueden ser eficaces contra agentes bacterianos como el ántrax, la peste y la tularemia si se administran con suficiente antelación. Las catástrofes con agentes biológicos tienen un impacto significativo en el sistema sanitario por las siguientes razones:

1. Terror en las poblaciones afectadas y en los sistemas de atención médica.
2. Gran cantidad de víctimas y necesidad significativa de UCI/medicación especial.
3. Problemas con el manejo de las víctimas fallecidas.

XI. **AGENTES QUÍMICOS.** La liberación de agentes químicos puede ser involuntaria (accidentes industriales) o voluntaria (terrorismo). Muchos agentes químicos, especialmente los de guerra, son líquidos y deben ser dispersados para que alcancen su máxima eficacia. Existen tres métodos generales de dispersión:

A. Aerosolización con un pulverizador aéreo.
B. Aerosolización del líquido con onda expansiva (AEI + cisterna de cloro).
C. Dejar que el líquido se evapore (ataques con sarín en Tokio).

El tiempo es esencial en la descontaminación y el tratamiento de víctimas de agentes químicos. Las áreas de tratamiento deben estar a favor del viento y en subida con respecto al lugar de la contaminación. Es importante que las instalaciones de descontaminación estén **separadas** del servicio de urgencias.

XII. **RESPUESTA A UN INCIDENTE QUÍMICO**

A. **Agentes nerviosos.** Los agentes nerviosos son parientes tóxicos de los insecticidas organofosforados. Causan efectos al interrumpir el mecanismo normal por el cual los nervios se comunican con los músculos, las glándulas y otros nervios (fig. 13-3).

1. **Mecanismo de acción de los agentes nerviosos.** Los agentes nerviosos entran en el cuerpo por vía percutánea (a través de la piel) o por inhalación (a través de los pulmones). Los agentes nerviosos más importantes son: GA (tabún), GB (sarín), GD (somán), GF y VX. Sus principales efectos clínicos son los siguientes:
   a. **Ojos:** miosis (pupilas pequeñas y puntiformes).
   b. **Nariz:** rinorrea (secreción nasal).
   c. **Boca:** sialorrea.
   d. **Piel:** diaforesis.
   e. **Vía aérea:** broncoconstricción y broncorrea.

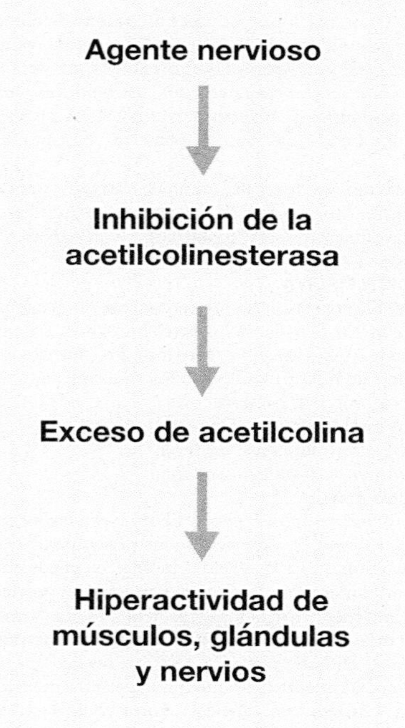

Figura 13-3. Mecanismo de acción de los agentes nerviosos.

f. **Tubo digestivo:** hipermotilidad (calambres, náuseas, vómitos, diarrea).
g. **Sistema urinario:** micción involuntaria.
h. **Músculos esqueléticos:** fasciculaciones, contracciones, fatiga y parálisis flácida.
i. **Sistema cardiovascular:** Frecuencia cardíaca variable.
j. **Sistema nervioso central:** Depende de la dosis (gran exposición a vapores o líquidos: pérdida de conciencia, convulsiones, apnea).

2. **Tratamiento de los agentes nerviosos**
   a. **Atropina (2-6 mg intravenosa [IV]):** antídoto para los músculos lisos y las glándulas exocrinas.
   b. **Piridoxina (2-PAM):** antídoto para los sitios del músculo esquelético.
   El momento de la administración de la 2-PAM es crítico. La unión de los agentes nerviosos a la colinesterasa puede hacerse irreversible con el tiempo.
   c. **Diazepam:** se utiliza como anticonvulsivo según sea necesario. Los antídotos comerciales pueden ser administrados por el personal médico con el equipo de protección adecuado antes de la descontaminación.

B. **Vesicantes.** Los agentes vesicantes causan eritema y vesículas en la piel, así como lesiones en los ojos, la vía aérea y otros órganos. La clave del tratamiento es la descontaminación completa lo antes posible. La mostaza de azufre no tiene un antídoto específico. El BAL es el antídoto específico para la lewisita.

C. **Cianuro de hidrógeno.** El cianuro de hidrógeno tiene una larga historia como veneno mortal, ya que causa la muerte a los pocos minutos de la exposición. El antídoto es la hidroxocobalamina (5 g IV [preferida]) o el paquete de antídoto frente al cianuro.

D. **Agentes pulmonares.** Los agentes pulmonares provocan un edema pulmonar que puede agravarse con el esfuerzo. El fosgeno y el cloro son los agentes más comunes. El edema pulmonar provocado por el fosgeno y el cloro causa ahogamiento seco hasta el punto de que la víctima puede quedar hipóxica y con apnea.

E. **Agentes antidisturbios** (gases lacrimógenos o lacrimógenos). El tratamiento es sintomático, con abundante irrigación de los ojos y la piel con agua o solución salina normal.

XIII. **AGENTES RADIOACTIVOS.** La liberación de material radioactivo acarrearía, muy probablemente, los siguientes escenarios:

A. Detonación de un dispositivo nuclear.
B. Fusión de un reactor nuclear: fusión del combustible nuclear dentro de un reactor con liberación de materiales radioactivos al medio ambiente (accidente nuclear de Fukushima).
C. Dispersión de material mediante el uso de un explosivo convencional (dispositivo de dispersión radiológica [DDR] o «bomba sucia»).
D. Dispersión no explosiva de material radioactivo.

Los tipos de radiación incluyen radiación no ionizante, que no daña los tejidos, y radiación ionizante, que sí los daña. La radiación electromagnética y la de partículas («polvo de material radioactivo») son los dos tipos de radiación ionizante que se observan en las catástrofes. La exposición a la radiación puede consistir en una irradiación externa (en todo el cuerpo o localizada), en una contaminación (restos de radiación) interna y externa, o ambas. **Los intervinientes deben asumir tanto la contaminación externa como la interna cuando responden a catástrofes con agentes radioactivos.**

E. **Efectos médicos de la radiación ionizante:**
   1. Daño tisular focal y necrosis.
   2. Síndrome de radiación aguda (pronóstico de la exposición de todo el cuerpo).
   3. Efectos a largo plazo (cáncer de tiroides, leucemia).

F. **Tratamiento de las víctimas de la radiación:**
   1. El retiro de la ropa en víctimas con contaminación externa elimina más del 90 % de la contaminación.
   2. Los efectos de la radiación se retrasan: el triaje de los traumatismos se realiza según los protocolos convencionales de traumatismos.
   3. Descontaminación: antes, durante o después de la estabilización inicial, en función de la gravedad de la lesión.
   4. La cirugía de urgencia, así como el cierre de las heridas quirúrgicas, debe realizarse de forma temprana.
   5. Deben conocerse las limitaciones de los dispositivos de detección de radiación disponibles. Protegerse hasta que la víctima esté libre de toda contaminación por radiación.

XIV. **DESCONTAMINACIÓN.** La descontaminación es la eliminación de materiales peligrosos de las personas o equipos contaminados sin contaminar aún más a la víctima, a los rescatistas o a las instalaciones médicas (hospitales móviles o fijos). Los principios básicos en la respuesta a cualquier siniestro con materiales peligrosos son los mismos, con independencia de los agentes involucrados. Quitarse la ropa y las joyas puede reducir la contaminación hasta en un 85 %. En un AMV, la elección de la descontaminación (general o parcial frente a la completa) dependerá de factores tales como el número de víctimas, la gravedad de la contaminación, la gravedad de las lesiones y los recursos disponibles. La descontaminación general (parcial) consiste en retirar la ropa y las joyas del paciente y, si es posible, regar todo su cuerpo con agua. La descontaminación completa implica el retiro de toda la ropa y las joyas y la descontaminación completa del cuerpo del individuo con agua.

Es importante que el personal médico se proteja durante la descontaminación con el nivel adecuado de equipo de protección individual (EPI). El EPI de nivel A proporciona el nivel más alto de protección de la piel, los ojos y la vía aérea. Consiste en un traje de protección química totalmente encapsulado y requiere su propio suministro de aire. Normalmente lo llevan los intervinientes que trabajan en la «zona caliente». Las protecciones de nivel B proporcionan el mismo nivel de protección respiratoria y ocular que el nivel A, pero menos protección de la piel. Este es el nivel de protección habitual que llevará el personal en la línea de descontaminación. El nivel C consiste en respiradores purificadores de aire y ropa resistente a los productos químicos; es el nivel de EPI de la mayoría de los intervinientes que prestan atención médica tras la descontaminación de los pacientes. El nivel D es una protección mínima y consiste en un equipo de precauciones universales estándar, como bata quirúrgica, guantes, mascarilla y protección ocular.

Es importante **asegurarse de que el hospital, especialmente el servicio de urgencias, no se contamine de forma secundaria.** No prestar atención a esta cuestión puede resultar en la contaminación y la necesidad de cuarentena de toda la instalación. La policía local y/o el equipo de seguridad del hospital pueden tener que cerrar el centro para evitar que las víctimas contaminadas entren en el mismo.

La elección de la técnica de descontaminación (descontaminación completa frente a descontaminación en general) depende del número de víctimas, la gravedad de la contaminación, la gravedad de las lesiones y los recursos disponibles.

A. **Descontaminación general.** Consiste en retirar la ropa y las joyas del paciente e irrigar todo su cuerpo con mangueras de agua o con espray. Es el tipo de descontaminación que se suele utilizar en los AMV y EMV.

B. **Descontaminación completa.** Carpas portátiles o instalaciones fijas de descontaminación. El lugar de descontaminación está organizado en tres zonas:
   1. **Zona de exclusión (caliente):** área contaminada.
   2. **Zona de reducción de contaminación (tibia):** área de descontaminación. La zona tibia debe estar en contra del viento y en dirección ascendente con respecto a la zona caliente. Con el equipo de protección adecuado, los intervinientes pueden administrar antídotos intramusculares (IM) y procedimientos médicos sencillos para salvar vidas, como el control de hemorragias, a las víctimas a la espera de descontaminación.
   3. **Zona de apoyo (fría):** área de tratamiento del paciente.

XV. LESIONES POR CATÁSTROFES

A. **Lesiones por onda expansiva.** La lesión por onda expansiva son lesiones multisistémicas que ponen en peligro la vida, causadas por muchos tipos de desastres. En comparación con otras víctimas traumáticas, las víctimas de las ondas expansivas tienden a sufrir más lesiones traumáticas, a sufrir afectación en diversas localizaciones anatómicas y a tener mayores puntuaciones de gravedad de las lesiones. Las lesiones predominantes entre los supervivientes de ondas expansivas son heridas convencionales por traumatismo penetrante y contuso. La capacidad de supervivencia, la mortalidad y la morbilidad de una lesión por onda expansiva se correlacionan significativamente con el hecho de que las víctimas se encuentren en espacios abiertos o cerrados.

   Las Lesión por onda expansiva pueden ser accidentales o intencionadas (terrorismo). Los explosivos pueden clasificarse como explosivos de alto orden o de alta energía (AE) o de bajo orden o de baja energía (BE), y causan diferentes patrones de lesión. La **detonación** de los primeros (p. ej., C-4, Semtex, ANFO, TNT) produce una onda de choque de sobrepresurización definida. La **deflagración** de los segundos (p. ej., bombas de tubería [tubo], cócteles Molotov) producen una onda expansiva subsónica y carecen de onda de choque. Un ejemplo de ataque con AEI es el uso de una «bomba casera» y/o un dispositivo destructivo diseñado para causar muerte o lesión.

B. **Lesión primaria por onda expansiva (LEPOE).** Las LEPOE son el pronóstico del efecto directo de la onda expansiva (que viaja a velocidades supersónicas) sobre el cuerpo. Las LEPOE afectan los órganos que contienen gas: **pulmón**, **oídos** y **tubo digestivo**. La lesión pulmonar más común es la contusión. Otras lesiones pulmonares posibles oscilan desde neumotórax/hemotórax hasta fístulas arteriovenosas (fuente de émbolos gaseosos). Las lesiones abdominales por onda expansiva son una causa importante de mortalidad y morbilidad. Pueden ser ocultas y difíciles de diagnosticar y oscilan desde hemorragias hasta isquemia de la mucosa, necrosis intestinal y perforaciones. El oído medio es especialmente sensible a las Lesión por onda expansiva, y la rotura de la membrana timpánica (tímpano) puede ser un marcador útil de este tipo de lesiones. Sin embargo, la rotura aislada de las membranas sin otros síntomas NO es un marcador de alto riesgo de Lesión por onda expansiva asociadas.

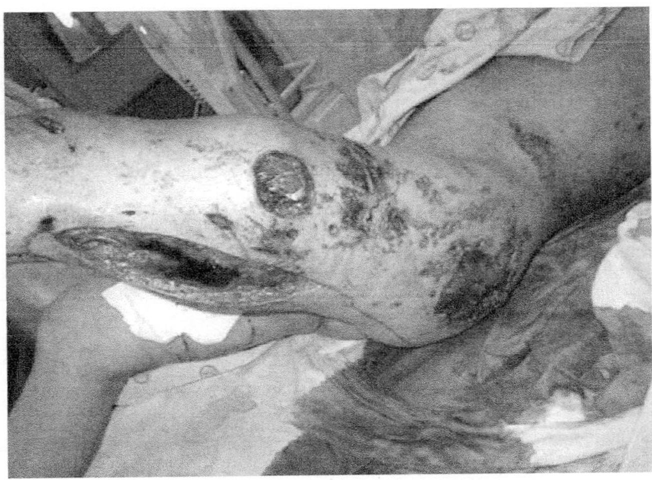

Figura 13-4. Lesión secundaria por onda expansiva de un artefacto explosivo improvisado.

C. **Lesiones secundarias por onda expansiva.** Estas lesiones son causadas por los restos generados por la onda expansiva. Una de las prácticas favoritas de los terroristas es llenar un AEI con tornillos, pernos, tuercas y otros objetos pequeños y afilados (fig. 13-4). Son frecuentes los traumatismos significativos de tejidos blandos, internos y ortopédicos provocados por los proyectiles propulsados.

D. **Lesiones terciarias por onda expansiva.** Estas lesiones las provoca la propulsión del cuerpo por la onda de choque contra objetos sólidos (p. ej., paredes). Las víctimas sufren importantes lesiones por traumatismo, como traumatismos craneoencefálicos, lesiones de órganos sólidos y lesiones ortopédicas complejas. También pueden producirse lesiones penetrantes cuando objetos del entorno atraviesan o se clavan en el cuerpo de las víctimas.

E. **Lesiones cuaternarias por onda expansiva.** Estas lesiones abarcan el resto de los daños causados por la onda expansiva, como quemaduras, lesiones por aplastamiento, síndromes compartimentales e inhalaciones tóxicas (monóxido de carbono, polvo, gases calientes).

XVI. **LESIONES POR APLASTAMIENTO.** Las lesiones por aplastamiento se definen como la compresión de partes del cuerpo que causan daños musculares y nerviosos localizados; se observan tanto en catástrofes naturales como en las provocadas por el ser humano. Las extremidades inferiores son el lugar más común de afectación.

Las manifestaciones sistémicas están causadas por la rabdomiólisis traumática (descomposición muscular y liberación de componentes celulares musculares tóxicos y electrólitos en el sistema circulatorio). Las anomalías metabólicas incluyen *acidosis* (concentraciones bajas de pH en la sangre), *hipercalemia* e *hipocalcemia*.

En la actualidad se han establecido importantes directrices para el tratamiento prehospitalario de las víctimas con lesiones por aplastamiento, que ya se han puesto en práctica con los equipos de búsqueda y rescate.

A. Tratar previamente a los heridos con aplastamiento prolongado (>4 h), así como a aquellos con exploraciones neurológica o vascular anómalas, con 1 L a 2 L de solución salina normal **ANTES** de liberar el objeto de aplastamiento, siempre que sea posible.

B. Si no es posible realizar un tratamiento previo, considerar la posibilidad de aplicar un torniquete en las extremidades aplastadas y mantenerlo hasta que se inicie la administración de líquidos (infusión IV o intraósea [IO]). El riesgo de deterioro agudo y muerte con la liberación repentina de la presión en la extremidad afectada (síndrome de reperfusión) es un riesgo importante. El síndrome de reperfusión se manifiesta por hipovolemia aguda y anomalías metabólicas.

C. Monitorizar a los heridos para detectar síntomas de síndrome compartimental (no es necesario que haya fractura para que se desarrolle el síndrome).

D. La amputación de una extremidad aplastada se considera el último recurso y debe ser lo más distal posible.

XVII. RESUMEN. Un abordaje coherente de las catástrofes, basado en la comprensión de sus características comunes y en la experiencia de respuesta que requieren, se está convirtiendo en la práctica aceptada en todo el mundo. El personal de traumatología y de cuidados intensivos es esencial en la respuesta a las catástrofes. El objetivo de toda respuesta es reducir la mortalidad crítica asociada a la misma. **La mortalidad crítica se define como el porcentaje de supervivientes gravemente heridos que fallecen posteriormente.** Numerosos factores influyen en la mortalidad crítica, entre ellos los siguientes:

A. Aplicación del sistema de control de accidentes por parte de las organizaciones prehospitalarias y hospitalarias.

B. Precisión del triaje, en particular la incidencia del sobretriaje de las víctimas.

C. Movimiento rápido de los pacientes hacia la atención definitiva.

D. Aplicación de los procedimientos de control de daños.

E. Coordinación de la preparación y respuesta a las catástrofes en el ámbito regional.

Lecturas recomendadas

Briggs SM. *Advanced Disaster Medical Response Manual for Providers*. 2nd ed. Woodbury, CT: Cine-Med Publishing, Inc.; 2014.

Briggs SM. Role of civilian surgical teams in response to international disasters. *Bull Am Coll Surg* 2010;95(1):14–17.

Briggs SM, Fox A. Disaster preparedness and response. In: Committee on Trauma, eds. ATLS. 10th ed. Chicago, IL: American College of Surgeons; 2018:289–300.

Explosions and blast injuries. CDC. https://www.cdc.gov/masstrauma/preparedness/primer.pdf

Federal Emergency Management Agency. US Department of Homeland Security. Appendix b: Incident command system. http://www.fema.gov/pdf/emergency?nims/NIMS_AppendixB.pdf. Accessed April 21, 2011.

Feliciano DV, Anderson GV Jr, Rozycki GS, et al. Management of casualties from the bombing at centennial Olympics. *Am J Surg* 1998;176(6):538–543.

https://www.fema.gov/national-incident-management-system

Joint Committee to Create a National Policy to Enhance Survivability from Mass Casualty Shooting Events. Improving survival from active shooter events: the Hartford Consensus. *Bull Am Coll Surg* 2013;98(6):14–16.

Management of Radiological Casualties. https://www.hsdl.org/?view&did=775962

Meara J, McClain C, Mooney D, et al., eds. *Global Surgery and Anesthesia Manual: Providing Care in Resource-Limited Settings*. Boca Raton, FL: CRC Press; 2015.

Medical Management of Chemical Casualties Handbook. https://www.cs.amedd.army.mil/Portlet.aspx?ID=a0968070-71b0-46c0-a139... Accessed September 28, 2017.

Remick KN, Shackelford S, Oh JS, et al. Surgeon preparedness for mass casualty events: adapting essential military surgical lessons for the home front. *Am J Disaster Med* 2016;11(2):77–87.

Smith ER, Shapiro G, Sarani B. Fatal wounding pattern and causes of potentially preventable deaths following the Pulse Night Club shooting event. *Prehosp Emerg Care* 2018;22(6):662–668.

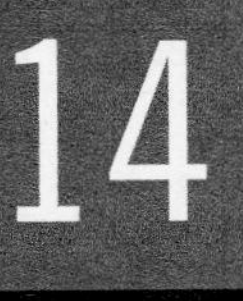

Activación y respuesta del equipo de traumatología

Ronnie N. Mubang, Patrick M. Reilly y William S. Hoff

I. RESPUESTA AL TRAUMATISMO. La respuesta ideal a un paciente lesionado que llega a un centro sanitario viene determinada por dos factores principales: (1) la forma en que se clasifica al paciente en la fase prehospitalaria y (2) el tipo de centro al que este se transporta.

A. **Capacidad de la institución.** Los recursos disponibles para tratar a los pacientes traumáticos dependen de la institución. A continuación, se describen los criterios para los centros de traumatología definidos por el American College of Surgeons Committee on Trauma (ACS-COT). Los centros de traumatología se designan como centros de traumatología para adultos y/o pediátricos.

1. **Nivel I.** Se trata de centros regionales/terciarios integrales capaces de proporcionar una atención total al paciente traumático, desde la prevención hasta la rehabilitación. Disponen de un equipo de traumatología interno las 24 h del día para la reanimación completa de los pacientes lesionados y para poder proporcionar atención quirúrgica definitiva para las lesiones más complejas. El equipo de traumatología está dirigido por un cirujano traumatólogo, un médico de urgencias o un residente de cirugía experimentado. Entre los subespecialistas rápidamente disponibles se encuentran la cirugía ortopédica, la neurocirugía, la cirugía plástica, etc. Los centros de nivel I suelen estar ubicados en áreas de gran densidad de población y se distinguen, además, por sus programas de investigación, formación, prevención y divulgación. Estos centros también cumplen los requisitos de volumen mínimo anual de traumatismos.
2. **Nivel II.** Las capacidades clínicas son similares a las de los centros de nivel I. Desde estos centros puede proporcionarse atención definitiva a la mayoría de los pacientes traumáticos. En este nivel no se requieren recursos altamente especializados (p. ej., cirugía cardíaca, cirugía microvascular), por lo que puede ser necesario derivar al paciente a los centros de traumatología de nivel I. Tampoco se requiere un cirujano de traumatología interno, pero debe estar disponible para recibir al paciente a su llegada. Los centros de nivel II suelen estar situados en áreas suburbanas. Estos centros son capaces de iniciar la atención definitiva de un paciente traumático.
3. **Nivel III.** Suelen prestar servicio en áreas rurales con dificultades para poder cumplir los requisitos para ser centros de nivel I o II. En estos centros puede proporcionarse evaluación rápida, reanimación, cirugía, cuidados intensivos y estabilización. Se requiere la disponibilidad de un cirujano contratado para proporcionar estabilización quirúrgica de urgencia. Algunas subespecialidades (p. ej., la neurocirugía) no son necesarias. Los pacientes complejos son trasladados de forma rutinaria a centros de traumatología de nivel I o II.
4. **Nivel IV.** En estos centros se realiza la evaluación inicial y la valoración de los pacientes lesionados, es decir, el soporte vital avanzado en traumatismo (SVAT). Suelen ser pequeños hospitales o clínicas que atienden a regiones más remotas. La cobertura quirúrgica no es obligatoria, y la mayoría de los pacientes requerirán el traslado a niveles de atención superiores. Establecer relaciones con los centros de traumatología de nivel I, II y III es fundamental para el rápido traslado de los pacientes.
5. **Nivel no designado.** La mayoría de los hospitales de Estados Unidos no tienen una designación específica de centro de traumatología. Todos los hospitales deben establecer los recursos disponibles para el manejo de los pacientes lesionados y definir formalmente los planes de traslado de los pacientes que superen su «umbral de recursos».

B. **Niveles de respuesta.** Todos los hospitales deben tener un protocolo de respuesta establecido, que incluya personal preasignado para atender a los pacientes lesionados. En los hospitales con nivel no designado, en los que no se dispone de un equipo completo de traumatología, la organización del procedimiento (p. ej., personal, tareas, etc.) facilitará la evaluación inicial, la reanimación y el traslado de los pacientes lesionados, lo que optimizará el pronóstico del paciente. Los centros de traumatología utilizan niveles de respuesta predeterminados basados en criterios de triaje establecidos regionalmente. La composición del equipo de traumatología varía según el nivel de respuesta al traumatismo:

1. **Respuesta completa** (p. ej., «código rojo»). El nivel más alto de respuesta diseñado para pacientes gravemente heridos. La definición de paciente traumático grave se basa en la necesidad potencial de una intervención quirúrgica inmediata y está validada por la política interna de la institución. Los criterios mínimos reconocidos por el ACS-COT para una respuesta completa son los siguientes.
   a. Presión arterial sistólica confirmada inferior a 90 mmHg para los adultos e hipotensión específica de la edad para los niños.
   b. Heridas penetrantes en el cuello, el tórax, el abdomen o las extremidades proximales al codo/rodillas.
   c. Escala de coma de Glasgow (GCS, *Glasgow Coma Scale*) inferior a 9 con un mecanismo de traumatismo.
   d. Traslado interhospitalario con transfusiones continuas de eritrocitos.
   e. Pacientes con compromiso respiratorio que requieren estabilización de la vía aérea/pacientes intubados desde el lugar de los hechos.
   f. Discreción del médico de urgencias.
   El nivel más alto de activación despliega los recursos más críticos con tiempos de respuesta mínimos. Los tiempos de respuesta están definidos por cada centro de traumatología y se supervisan como parte de la mejora del rendimiento. Los proveedores que normalmente se incluyen en este nivel de respuesta son el cirujano traumatólogo, el médico de urgencias, el personal de enfermería formado en traumatología, el personal de enfermería de quirófano, los técnicos de radiología, los técnicos de laboratorio, los terapeutas respiratorios y los trabajadores sociales.
2. **Respuesta modificada** (p. ej., «traumatismo de nivel II», «alerta de traumatismo»). Respuesta destinada normalmente a pacientes fisiológicamente estables y pruebas neurológicas normales, pero con potencial de lesiones graves según el mecanismo de la lesión o los hallazgos anatómicos. En muchos centros de traumatología, este nivel puede no incluir un cirujano inicialmente, pero el médico de urgencias suele ser el líder del equipo de traumatología.
   Los proveedores que normalmente se incluyen en este nivel de activación son el personal de enfermería de traumatología, los técnicos de radiología, los técnicos de laboratorio y el personal de apoyo. Puede activarse otro personal en función de las necesidades del paciente a su llegada.
3. **Consulta de traumatología.** En la mayoría de los centros de traumatología, esta respuesta se reserva para las lesiones de baja energía o con afectación de un solo sistema/aparato en pacientes estables. Los pacientes son evaluados completamente por un médico de urgencias antes de la consulta con un traumatólogo.

II. ÁREA DE REANIMACIÓN DE TRAUMATISMOS

A. Planta física

1. Se requiere un área de reanimación de traumatismos (ART) específica para cualquier centro de traumatología de nivel I o II y debería considerarse en cualquier servicio de urgencias hospitalario que reciba un volumen importante de pacientes lesionados o al que pueda llegar un paciente lesionado sin previo aviso.
2. La ART debe ser segura, con acceso limitado al personal no médico.
3. Lo ideal es que la ART permita un fácil acceso al quirófano, a la sala de radiología (escáner de tomografía computarizada), a la unidad de cuidados intensivos (UCI) y a las salas de llamadas del personal.
4. Esta área debe ser lo suficientemente grande como para acomodar a todos los miembros del equipo de traumatología (es decir, de 5 a 10 personas). El espacio también debe permitir la libre circulación del personal prehospitalario dentro y fuera del área, la reanimación completa, la evaluación radiográfica básica, la estabilización ortopédica y los procedimientos quirúrgicos de urgencia necesarios:
   a. Intubación de la vía aérea.
   b. Cricotiroidotomía.
   c. Inserción de catéteres venosos centrales.
   d. Inserción de globo de reanimación aórtico endovascular (REBOA, *resuscitative endovascular balloon occlusion of the aorta*).
   e. Colocación de un drenaje torácico.
   f. Colocación de sondas urinarias y nasogástricas.
   g. Toracotomía en el servicio de urgencias.
   h. Ecografía abdominal focalizada en traumatismos (FAST, *focused abdominal sonography for trauma*).
   i. Lavado peritoneal diagnóstico (LPD).
   j. Entablillado de fracturas.
   k. Irrigación y sutura de la herida.

5. Otras consideraciones de la ART son las siguientes:
   a. La iluminación debe ser suficiente y debe permitir el libre acceso al paciente y la facilidad de movimiento del personal y del equipo a través de los espacios de trabajo.
   b. La hipotermia debe prevenirse activamente durante la reanimación. Entre las medidas específicas para prevenir la hipotermia se encuentran los termostatos específicos de la ART, ajustados a un nivel más alto que el del servicio de urgencias general, y las lámparas de calor en el techo.
   c. Debe existir un proceso para suministrar eritrocitos empaquetados sin pruebas cruzadas (O-negativo), especialmente en los hospitales en los que el banco de sangre se encuentra a una distancia considerable del servicio de urgencias. Lo ideal es que el laboratorio o el banco de sangre, como parte de la respuesta al traumatismo, proporcione sangre O-negativa en una nevera.

      Los centros de traumatología de nivel I y II deben contar con un protocolo de transfusión masiva (PTM) diseñado para suministrar grandes volúmenes de eritrocitos empaquetados, plasma descongelado y plaquetas, idealmente en una proporción de 1:1:1.
   d. Cada institución debe contar con directrices para la reanimación de pacientes con traumatismos múltiples dentro de los límites de la ART o de urgencias definido. Asimismo, para alcanzar protocolos óptimos de triaje de múltiples víctimas y de gestión de desastres, es esencial un plan predeterminado para el crecimiento temporal del área a otras áreas de atención. También debe establecerse un plan para la movilización de personal adicional tanto de dentro como de fuera de la institución.

B. Ropa de protección

1. Cualquier líquido corporal debe considerarse una fuente potencial de enfermedades transmisibles y, por tanto, deben imponerse precauciones universales de barrera para todos los miembros del equipo de traumatología. Específicamente, los guantes no estériles, la bata impermeable, la mascarilla quirúrgica, las gafas protectoras y los cubrezapatos son obligatorios para todos los miembros del equipo que puedan entrar en contacto directo con un paciente.
2. En muchas ocasiones se realizan estudios radiográficos en paralelo a la reanimación. Los miembros del equipo de traumatología que puedan trabajar cerca del paciente mientras se realizan las radiografías deben llevar el equipo de protección adecuado (p. ej., chalecos o delantales de plomo). Disponer de estas prendas evita la necesidad de interrumpir la reanimación durante las radiografías y permite una reanimación horizontal.
3. Las prendas de protección deben estar disponibles en un área designada adyacente al área de reanimación, a la vista de quienes puedan entrar en esta. El jefe del equipo de traumatología o el registrador deben supervisar y hacer cumplir las precauciones universales de barrera y garantizar que se llevan las prendas de protección radiográficas en la medida de lo posible.
4. A veces es inevitable que lleguen al centro pacientes lesionados sin notificación previa. En estos casos, debe desarrollarse un protocolo para relevar al personal que, por necesidad, ha entrado en la ART sin precauciones universales de barrera.

   Los miembros del equipo de protección deben proporcionar un relevo rápido a aquellos que no han tenido la oportunidad de usar ningún equipo de protección. El objetivo final es minimizar el número total de personas no protegidas durante una determinada reanimación.
5. Debe haber receptáculos apropiados y visibles disponibles para la eliminación del equipo de protección usado dentro de los confines del cubículo de traumatología. Así pues, no es aconsejable que el personal de la ART salga con la bata, los guantes, etc. sucios.

C. Equipo. La cantidad mínima de equipos y suministros necesarios para reanimar eficazmente a un paciente debe estar disponible en la ART. La ubicación del equipo y los suministros debe incluirse en una lista de verificación de orientación formal para los proveedores de traumatología y como parte de las competencias anuales del personal. Aunque puede ser necesaria una reposición frecuente, la eliminación del inventario redundante optimiza el espacio de reanimación y facilita la estandarización de la atención.

1. Pueden utilizarse carros o bandejas para almacenar el equipo de uso más frecuente (p. ej., carro de vía aérea, bandeja de toracotomía). Las bandejas con equipos deben contener solo los instrumentos y materiales absolutamente necesarios para realizar un procedimiento determinado. Deben ser fácilmente accesibles, estar expuestas abiertamente y estar claramente etiquetadas para su rápida identificación. El abordaje más lógico consiste en almacenar los suministros en una configuración de la cabeza a los pies, con el equipo de la vía aérea y los collares cervicales almacenados cerca de la cabeza de la camilla, las bandejas de toracotomía cerca de la parte media, y los materiales de entablillado cerca de los pies de la camilla.

TABLA 14-1	Equipos y suministros de acceso inmediato
Cabeza de camilla Equipo para el manejo de la vía aérea, incluyendo múltiples tubos endotraqueales, oxígeno, dispositivos de aspiración, vía aérea oral/nasal, balones de reanimación y laringoscopios	
Bandeja #1 Equipo para acceso intravenoso, acceso intraóseo, tubos intravenosos, flebotomía, gasometría arterial, equipo REBOA, equipo de monitorización de la presión arterial	
Bandejas #2 y #3 Bandejas para colocación de un drenaje torácico, tubos torácicos (36 F, 40 F), material de sutura apropiado	
Bandeja #4[a] Equipo de diagnóstico de lavado peritoneal	
Pie de camilla Sistema de drenaje torácico	
Lado izquierdo Globo de presión arterial manual, cables de electrocardiograma, monitor de oximetría de pulso	

[a]Equipo de ecografía.
REBOA; globo de reanimación aórtico endovascular.

2. El equipo necesario para tratar las afecciones agudas que ponen en peligro la vida debe almacenarse cerca de la camilla, en la proximidad del miembro de traumatología que más probablemente deba utilizarlo (tabla 14-1; fig. 14-1).
3. Los equipos y materiales adicionales que se indican a continuación pueden almacenarse por todo el espacio de trabajo de reanimación. Los equipos grandes y portátiles deben ser fácilmente visibles y accesibles.

   Los artículos más pequeños pueden almacenarse en estantes y mostradores o en bandejas o cubos designados. No se recomiendan los armarios, ya que las puertas cerradas impiden la identificación rápida y la facilidad de acceso.
   a. Respirador mecánico.
   b. Dispositivo de infusión/calentamiento rápido.
   c. Catéter venoso central (equipos de catéteres de la arteria pulmonar).
   d. Equipo de REBOA/ de monitorización de la presión intraarterial.
   e. Bandejas de instrumental (p. ej., de cirugía básica o plástica).
   f. Monitores portátiles.
   g. Carro de sutura.
   h. Dispositivos de tracción.
   i. Férulas de extremidades preformadas.
   j. Monitores (cajas de visualización de rayos X).
   k. Máquina de ecografía.
   l. Ordenadores.
4. Debe disponerse de un modesto inventario de equipos y suministros para reemplazar los artículos utilizados desde otras áreas (p. ej., angiocatéteres, tubos intravenosos).
5. El equipo y los suministros deben ser almacenados en un portador portátil que pueda ser transportado con el paciente fuera de la ART. El contenido sugerido incluye lo siguiente:
   a. Accesos a la vía aérea nasales y orales.
   b. Juego de cricotiroidotomía.
   c. Equipo y tubos de aspiración.
   d. Sonda de oximetría de pulso.
   e. Globo de presión arterial manual.
   f. Fijaciones pélvicas.
   g. Angiocatéteres (calibre 14, 16 y 18).
   h. Tubos intravenosos y adaptadores.
   i. Jeringas (3.5 y 10 mL).
   j. Paquetes de inserción intraósea.
   k. Suministros de flebotomía.
   l. Jeringas de gasometría arterial.
   m. Jeringa de irrigación (60 mL).
   n. Apósitos, gasas, esparadrapo.
   o. Medicamentos (*v.* II., a continuación).
   p. Formularios adicionales para la documentación.
   q. Listas de teléfonos y páginas de internet.

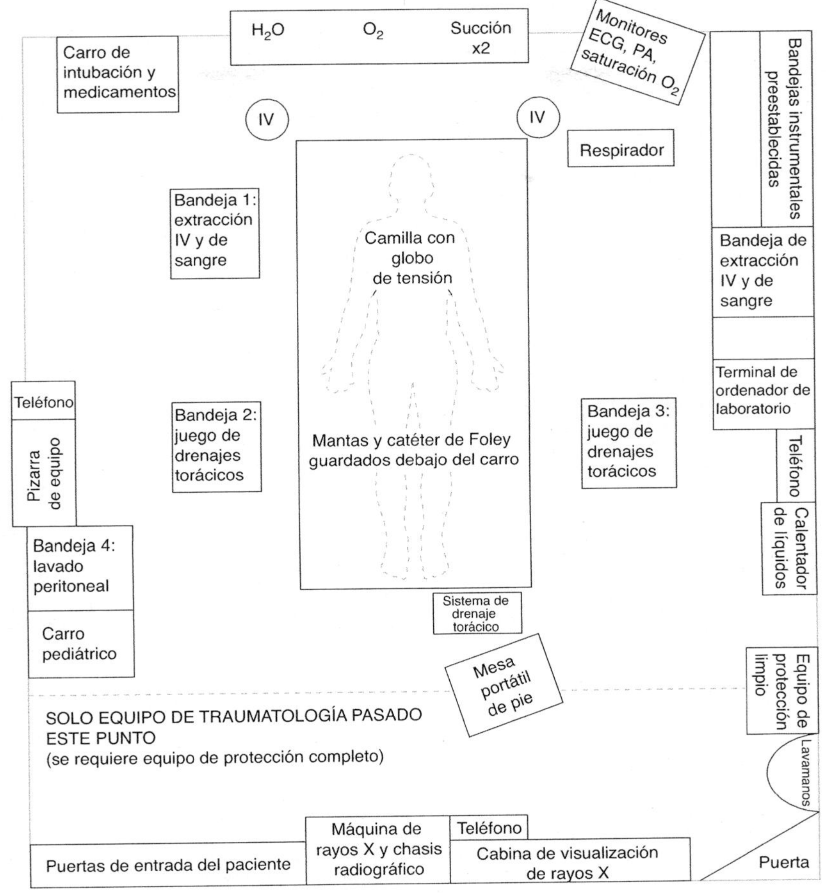

Figura 14-1. Disposición del área de reanimación de traumatismos.

6. El equipo y los medicamentos específicos para la reanimación pediátrica deben almacenarse en un carro separado. Este debe estar equipado con una cinta de Broselow para calcular rápidamente las dosis de medicación y seleccionar el equipo del tamaño adecuado.
7. En el centro del espacio de trabajo de reanimación debe ubicarse camilla de reanimación. Lo ideal es que se guarden varios artículos debajo de esta:
   a. Batas para pacientes.
   b. Unidades de calentamiento.
   c. Pequeño tanque de oxígeno.
   d. Sondas nasogástricas/bucogástricas.
   e. Bandeja de riego.
   f. Globo automático de presión arterial.
   g. Derivaciones para electrocardiograma (ECG).
   h. Derivaciones para oximetría de pulso.

D. Medicamentos en la ART. Además de los medicamentos definidos y almacenados en el carro de reanimación, debe almacenarse un pequeño inventario de medicamentos en el cubículo de traumatología. Las instituciones que utilizan sistemas informatizados de almacenamiento de medicamentos en la ART o en el servicio de urgencias deben desarrollar un método que facilite el acceso a los medicamentos de necesidad inmediata.

1. Los fármacos de disponibilidad inmediata incluyen aquellos para el manejo agudo de la vía aérea (inducción de secuencia rápida):
   a. Sedantes: etomidato, propofol, ketamina, midazolam.
   b. Paralizantes: succinilcolina, rocuronio, vecuronio. Lo ideal es que estos fármacos se almacenen en jeringas etiquetadas para su administración instantánea.
2. Entre los fármacos fácilmente disponibles se incluyen analgésicos y antimicrobianos: sulfato de morfina, fentanilo, naloxona, toxoide tetánico, cefazolina y un aminoglucósido.
3. Los medicamentos que deben estar disponibles son: difenilhidantoína, dextrosa al 50 %, manitol, solución salina hipertónica (NaCl al 3 %), tiamina, magnesio y calcio.

E. **Comunicación.** Es esencial una comunicación fiable entre los miembros del equipo de traumatología y con las áreas externas a la ART. Los siguientes son elementos que facilitan esta comunicación:

1. La comunicación con los proveedores prehospitalarios antes de la llegada del paciente mejora la preparación del equipo de traumatología. En condiciones extremas (p. ej., traumatismo torácico penetrante, llegada de múltiples pacientes, etc.), disponer de esta información permite al jefe del equipo de traumatología informar a los miembros del equipo y asegurarse de que cada uno entiende su papel y puede anticipar posibles contingencias. El informe directo del médico jefe es el método más sencillo para proporcionar esta información
   a. Puede ser útil instalar un «tablón de anuncios» para registrar la anamnesis, los hallazgos físicos y los resultados de las pruebas, y para mostrar los números de localizador pertinentes de los consultores de guardia y del personal auxiliar.
   b. La comunicación y, por tanto, el funcionamiento del equipo de traumatología, mejoran si se identifica claramente al líder. Todas las instrucciones para el equipo deben provenir de este. Si la atención del paciente es asumida por un miembro alternativo del equipo (p. ej., un residente de cirugía), es esencial que el equipo sepa que se ha asignado un nuevo líder.
   c. La comunicación eficiente en todo el hospital es fundamental. Debe haber extensiones telefónicas dedicadas al quirófano, a la sala de tomografía computarizada, al banco de sangre y a la UCI, y el uso de estas extensiones debe limitarse al equipo de traumatología. En los centros de traumatología de gran volumen debe considerarse la posibilidad de contar con un terminal informático de laboratorio y una estación de radiología digital.
   d. La comunicación entre el equipo de traumatología y el personal del quirófano es más fácil si se establece un sistema de clasificación de pacientes. Dicho sistema permite al personal del quirófano y del banco de sangre organizar los recursos y asignar el personal. El sistema de clasificación de pacientes traumáticos descrito en la tabla 14-2 es un ejemplo. Al principio de la reanimación, solo una persona debe ser responsable de comunicar la clasificación del quirófano al personal responsable del mismo.

F. **Gestión de datos y documentación**

1. Debe facilitarse un espacio donde documentar las intervenciones de reanimación y que sirva como área desde la que puede observarse el flujo de actividad en la ART.
2. Debe disponerse de pantallas de ordenador suficientes y adecuadamente situadas para (1) visualizar los estudios diagnósticos realizados en la ART: el equipo informático debe permitir el acceso a los estudios realizados en los hospitales de transferencia; y (2) visualizar los resultados de las pruebas de laboratorio.
3. En los centros con uso de anamnesis electrónica, el acceso informático debe ser tal que permita la documentación concurrente de médicos y personal enfermero.

III. EQUIPO DE TRAUMATOLOGÍA

A. **Definición.** El equipo de traumatología es un grupo organizado de profesionales que realiza la evaluación inicial y la reanimación de los pacientes con lesiones graves. La composición del equipo, el nivel de respuesta y las responsabilidades de cada miembro son específicos de cada institución. Las funciones y la ubicación predefinidas durante la reanimación del paciente traumático son vitales para un esfuerzo organizado de reanimación. El personal específico incluye lo siguiente:

1. **Jefe del equipo de traumatología:** esta persona asume todas las responsabilidades del paciente lesionado en la ART durante varias fases, desde la evaluación inicial, la reanimación y los procedimientos para salvar la vida. El líder de traumatología se encarga de la comunicación durante la reanimación y de garantizar la disciplina en materia de ruidos durante la reanimación del paciente. El líder de traumatología puede ser el cirujano de traumatología, el médico de urgencias o un residente de cirugía experimentado, en función de la institución.
2. **Médico adjunto de traumatología:** un cirujano general con formación e interés demostrados en la atención traumatológica. En los centros de traumatología designados, el cirujano

TABLA 14-2	Sistema de clasificación de pacientes traumáticos

Clase A Paciente inestable: requiere una intervención quirúrgica inmediata; no se requiere una evaluación adicional de la lesión (p. ej., radiografías o estudios de laboratorio).

El acceso inmediato al quirófano es fundamental.

Iniciar el protocolo de transfusión masiva de sangre y hemoderivados (p. ej., plasma fresco congelado, plaquetas) en proporción 1:1:1.

Clase B Paciente inestable: alta probabilidad de intervención quirúrgica en 15-30 min.

Evaluación de la lesión en curso, incluyendo imágenes: ecografía, rayos X.

Probable transfusión masiva.

Clase C Paciente estable: probabilidad de intervención quirúrgica en 2 h.

Evaluación completa de la lesión (p. ej., tomografía computarizada) en curso.

Sangre con pruebas cruzadas o específica de tipo y pantalla suficiente.

Clase D Paciente estable: probabilidad mínima de intervención quirúrgica (lesiones menores).

traumatólogo suele ser el líder del equipo de traumatología. El cirujano es responsable del triaje de los pacientes para quirófano, del escáner de tomografía computarizada o de la UCI, en función de la necesidad y la estabilidad del paciente. El adjunto de traumatología mantiene una estrecha comunicación con el personal enfermero encargado de la unidad de traumatología para la asignación de camas.

3. **Médico de urgencias:** en muchos hospitales, el médico de urgencias funciona como líder del equipo de traumatología en función de la gravedad percibida de las lesiones y de si hay varios pacientes implicados. Lo ideal es que estos médicos tengan la certificación *Advanced Trauma Life Support* (ATLS). Además, según los protocolos de la institución, puede ser responsable del manejo de la vía aérea.
4. **Anestesista:** médico con conocimientos especiales en el manejo de la vía aérea, la sedación y la analgesia. En algunos centros de traumatología, esta función puede ser desempeñada por un/a enfermero/a anestesista certificado/a.
5. **Personal de enfermería especializado en traumatología:** personal de enfermería del servicio de urgencias con formación especializada e interés demostrado en la atención traumatológica. Estos miembros del equipo colocan los dispositivos de monitorización (ECG, pulsioximetría) y se encargan de garantizar el funcionamiento de las vías intravenosas. También son responsables de obtener la primera presión arterial manual.
6. **Personal enfermero responsable de la documentación:** se encargan de documentar de forma precisa el proceso reanimación. También ayudan a movilizar recursos adicionales (banco de sangre, quirófano, servicios de consulta)
7. **Médicos residentes:** los residentes de medicina de urgencias o cirugía y los becarios de traumatología pueden asumir funciones activas en el equipo de traumatología. En los centros de traumatología de nivel I y II, los residentes de cirugía experimentados y los internos de traumatología pueden actuar como líderes del equipo de traumatología.
8. **Terapeuta respiratorio:** terapeuta disponible para ayudar en la evaluación y manejo del estado respiratorio del paciente, así como en la configuración y manejo del respirador mecánico cuando sea necesario. También acompañan al paciente traumático al TC, al quirófano o a la UCI cuando es necesario.
9. **Técnicos de radiología:** los técnicos deben estar disponibles en todas las reanimaciones de traumatología y estar preparados para obtener radiografías según las indicaciones del jefe del equipo.
10. **Subespecialistas quirúrgicos:** aunque no suelen participar en la evaluación inicial, los consultores quirúrgicos (p. ej., cirujanos ortopédicos, neurocirujanos) son miembros vitales del equipo.
11. **Otro personal:** el equipo de traumatología también puede incluir personal de enfermería quirúrgica, técnicos de atención al paciente, técnicos de laboratorio, técnicos de ECG, sacerdotes, trabajadores sociales, personal de transporte y coordinadores asistenciales. En muchos centros de traumatología, los profesionales avanzados (p. ej., personal de enfermería y asistentes médicos) tienen asignadas funciones regulares.

B. Durante los períodos de gran volumen o alta agudeza (p. ej., múltiples víctimas), debe haber un proceso establecido para movilizar personal adicional. Además, debe estar disponible el personal de guardia adecuado.

1. **Funciones y responsabilidades.** Con una notificación previa adecuada, el equipo de traumatología puede organizarse y ubicarse antes de la llegada del paciente. En la figura 14-2 se ilustra un esquema genérico de ubicación. Las responsabilidades específicas de los respectivos miembros del equipo de traumatología se describen en la tabla 14-3 y en la figura 14-2.

C. **Escenario de múltiples pacientes**

1. Todos los hospitales deben estar preparados para la llegada de pacientes con traumatismos múltiples, una situación que puede desbordar los recursos del centro mejor preparado. La definición de «pacientes múltiples» es específica de cada institución, y se basa en gran medida en la dotación de personal, la disponibilidad de recursos y la gravedad de los pacientes lesionados.
2. El jefe del equipo de traumatología es responsable de asignar el personal disponible para garantizar una reanimación segura y eficaz de cada paciente.
3. Debe formularse un plan de triaje para ubicar a los pacientes y asignar recursos con base en el informe prehospitalario y en los primeros hallazgos clínicos, por ejemplo:
   a. Ubicar a los pacientes en función de las necesidades percibidas. Por ejemplo, los pacientes con lesiones craneales graves deben colocarse cerca del respirador mecánico.
   b. Asignar un reanimador principal para cada paciente bajo la supervisión directa de un jefe de equipo. Los proveedores de cada paciente deben saber quién actúa como líder del equipo para dicho paciente. La comunicación efectiva entre estas personas es de suma importancia.
   c. Reclutar personal adicional. El personal de enfermería, los proveedores prehospitalarios y los técnicos debidamente capacitados son fuentes potenciales de asistencia

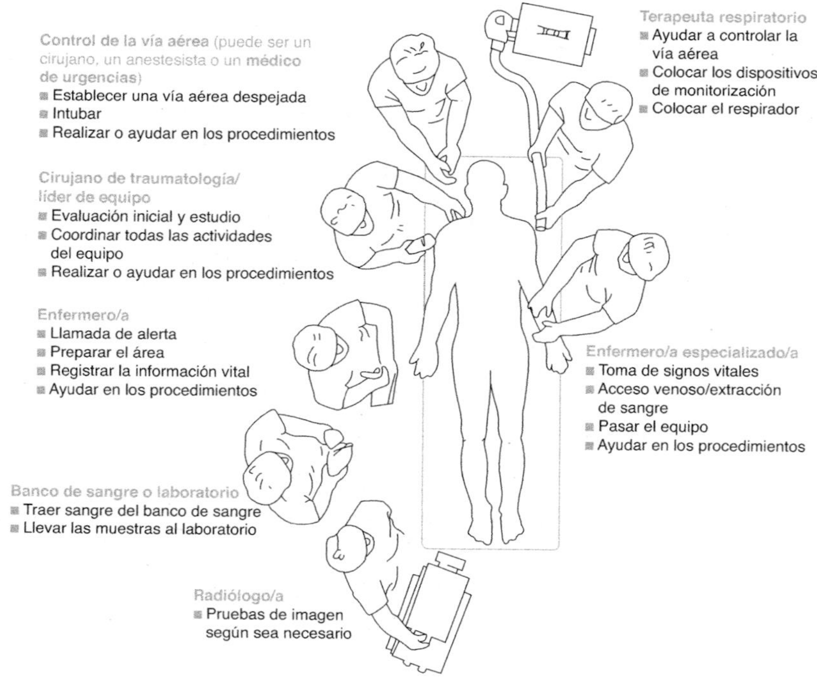

Figura 14-2. Ubicaciones y funciones de los miembros del equipo de traumatología.

interna inmediata. El personal de guardia (p. ej., cirujanos ortopédicos) también puede movilizarse para ayudar en la fase de reanimación.

d. Reasignar el personal y los recursos en función de los resultados de la evaluación primaria de cada paciente.

TABLA 14-3 Funciones y responsabilidades del equipo de traumatología

Líder del equipo de traumatología Responsable principal de dirigir a los miembros individuales del equipo, coordinar las intervenciones de reanimación y formular los planes para el manejo definitivo. Es responsable del triaje hacia el quirófano, la unidad de cuidados intensivos (UCI) o el escáner de tomografía computarizada (TC). Debe asegurar la disciplina relacionada con el ruido en el área de reanimación de traumatismos (ART). Garantiza la comunicación adecuada con el/la enfermero/a responsable para la asignación de camas y la disponibilidad de estas. En los centros más grandes, especialmente los que cuentan con programas de formación, el líder del equipo de traumatología puede ser un cirujano traumatólogo, un médico de urgencias, un interno de traumatología y un residente quirúrgico experimentado o jefe.

Reanimador principal Cirujano o médico de urgencias responsable de la evaluación inicial y de la realización de procedimientos quirúrgicos, según sea necesario. El reanimador ideal debe prestar mucha atención al informe prehospitalario y debe ser capaz de verbalizar todos los aspectos de la evaluación y reanimación del paciente lesionado. En los hospitales más pequeños, esta persona también asume el papel de líder del equipo.

Gestor de la vía aérea Anestesiólogo, enfermero/o anestesista certificado/a, médico de urgencias o cirujano responsable principal de la evaluación y gestión de la vía aérea. Los procedimientos requeridos pueden incluir: intubación endotraqueal, inserción de sondas nasogástricas o bucogástricas y asistencia en la inmovilización de la columna cervical. También se espera que maneje paralizantes, sedantes y analgésicos relacionados con la intubación y que asista en el manejo médico durante situaciones complejas.

Asistente Responsable de exponer al paciente, colocar las derivaciones electrocardiográficas y el oxímetro de pulso, y ayudar en los traslados de pacientes. Además, se le puede solicitar que ayude en cualquier procedimiento necesario. En función de la institución, puede ser un médico (p. ej., un residente de cirugía) o, en los hospitales no docentes, un/a enfermero/a de traumatología o técnico/a de medicina de urgencias.

Enfermero/a de traumatología Prepara la sala de traumatología para la llegada del paciente. Actúa como personal de enfermería principal del paciente durante la fase de reanimación de los cuidados. Se encarga de controlar las constantes vitales y de realizar determinados procedimientos (p. ej., acceso intravenoso, flebotomía, catéteres urinarios). Asiste en los traslados de pacientes, acompaña al paciente fuera de la ART y se presenta en la unidad receptora.

Registrador/documentalista Debe ser un enfermero/a con amplia experiencia en reanimación en traumatología. Es responsable de documentar los acontecimientos de la reanimación en una hoja de flujo apropiada. Facilita la comunicación y la movilización de recursos adicionales (p. ej., banco de sangre, quirófano, consultores). También puede ayudar a coordinar las intervenciones de reanimación.

Técnico respiratorio Responsable de la evaluación de la vía aérea y la respiración y de la colocación de los dispositivos de monitorización adecuados (p. ej., oxímetro de pulso). Asiste al responsable de la vía aérea en la intubación y la configuración del respirador. También acompaña a los pacientes traumáticos al quirófano, a la UCI o al escáner de TC según sea necesario.

Técnico de radiología Realiza los estudios radiográficos necesarios según las indicaciones del jefe del equipo de traumatología. Ayuda a posicionar al paciente para los estudios requeridos. Procesa los estudios de imagen y los devuelve completados a la ART.

Técnico de laboratorio Extrae muestras de sangre y las transporta al laboratorio para su procesamiento. Entrega la sangre a la ART antes de la llegada del paciente. Transporta sangre y hemoderivados adicionales al paciente según sea necesario.

Sacerdote/trabajador social/coordinador asistencial Ayuda a identificar al paciente. Se comunica entre el equipo de traumatología y la familia del paciente.

e. Trasladar a los pacientes estables a otras áreas del servicio de urgencias en función de la valoración clínica.

IV. TRANSFERENCIA DEL PACIENTE AL EQUIPO DE TRAUMATOLOGÍA

A. El informe prehospitalario oficial en el momento de la llegada del paciente representa la transición de la atención de los proveedores prehospitalarios al equipo de traumatología. Suponiendo una notificación previa adecuada, el equipo de traumatología debe reunirse antes de la llegada del paciente para recibir el informe.

B. Con pocas excepciones (p. ej., compromiso de la vía aérea), los pacientes deben mantenerse en la camilla de transporte hasta que se complete el informe prehospitalario. Una vez que el paciente ha sido trasladado a la camilla de reanimación, el equipo de traumatología puede dedicar toda su atención al informe.

La disciplina relacionada con el ruido es fundamental durante el informe prehospitalario; el jefe del equipo debe garantizar 45 s de silencio absoluto para permitir el «traspaso» verbal de los proveedores prehospitalarios.

C. El informe prehospitalario debe ser un resumen conciso proporcionado por un solo proveedor prehospitalario y dirigido a todo el equipo de traumatología. La nemotecnia *MIVT* ofrece un método conciso para el informe prehospitalario: *M* = mecanismo de la lesión, factores asociados pertinentes, *I* = lesiones identificadas en la evaluación prehospitalaria, *V* = signos vitales y *T* = tratamiento proporcionado en la fase prehospitalaria. El jefe del equipo de traumatología puede ayudar a facilitar un informe prehospitalario conciso.

D. Tras el informe y la transferencia del paciente, un miembro designado del equipo de traumatología puede intentar obtener una anamnesis más detallada por parte de los proveedores prehospitalarios.

AXIOMAS

- La notificación previa a la llegada del paciente facilita una respuesta organizada y ofrece al jefe del equipo de traumatología la oportunidad de coordinar la introducción de los miembros del equipo, el resumen de la información conocida sobre el paciente y el plan de cuidados, así como la oportunidad de ajustar las funciones y responsabilidades según sea necesario.
- Las precauciones universales de barrera deben aplicarse por todos los miembros del equipo de traumatología que puedan entrar en contacto directo con el paciente.
- El esquema de colocación del personal para la ART debe ser una rutina establecida. El equipo y los suministros deben estar estandarizados, ser fácilmente accesibles y estar almacenados en una secuencia clínicamente lógica.
- Minimizar la comunicación verbal entre los miembros del equipo de traumatología durante la reanimación.
- La presencia de un líder identificado del equipo de traumatología promueve la eficiencia y facilita la formulación de un plan definitivo. Cualquier cambio en el liderazgo debe ser comunicado al equipo.
- El jefe del equipo debe intentar mantener una visión panorámica de la reanimación.
- La información del estado del paciente, la indicación clara de las prioridades y el plan de cuidados y los pasos siguientes deben ser verbalizados continuamente por el jefe del equipo.

Lecturas recomendadas

Alanezi K, Alanzi F, Faidi S, et al. Survival rates for adult trauma patients who require cardiopulmonary resuscitation. *CJEM* 2004;6(4):263–265. www.cjem-online.ca/v6/n4/p263.

American College of Surgeons Committee on Trauma. *Resources for the Optimal Care of the Injured Patient.* Chicago, IL: American College of Surgeons; 2014.

Barach P, Weinger MB. Trauma team performance. In: Wilson WC, Grande CM, Hoyt DB, eds. *Trauma: Emergency Resuscitation, Perioperative Anesthesia, Surgical Management.* Vol. I. New York, NY: Informa Healthcare USA, Inc.; 2007.

Cannon JW, Khan MA, Raja AS, et al. Damage control resuscitation in patients with severe traumatic hemorrhage: a practice management guideline from the Eastern Association for the Surgery of Trauma. *J Trauma Acute Care Surg* 2017;82(3):605–617.

Center for Disease Control. Recommendations for prevention of HIV transmission in health-care settings. *MMWR Morb Mortal Wkly Rep* 1987;36(Suppl 2S):1S–18S.

Chhangani SV, Papadakos PJ, Wilson WC, et al. Resuscitation suite and operating room readiness. In: Wilson WC, Grande CM, Hoyt DB, eds. *Trauma: Emergency Resuscitation, Perioperative Anesthesia, Surgical Management.* Vol. I. New York, NY: Informa Healthcare USA, Inc.; 2007.

Christensen EF, Deaken CD, Vilke GM, et al. Prehospital care and trauma systems. In: Wilson WC, Grande CM, Hoyt DB, eds. *Trauma: Emergency Resuscitation, Perioperative Anesthesia, Surgical Management.* Vol. I. New York, NY: Informa Healthcare USA, Inc.; 2007.

Cole E, Crichton N. The culture of a trauma team in relation to human factors. *J Clin Nurs* 2006;15:1257–1266.

Dehli T, Fredriksen K, Osbakk SA, et al. Evaluation of a university hospital trauma team activation protocol. *Scand J Trauma Resusc Emerg Med* 2011;19:1–7.

Demetriades D, Martin M, Salim A, et al. Relationship between American College of Surgeons trauma center designation and mortality in patients with severe trauma (injury severity score > 15). *J Am Coll Surg* 2006;202:212–215.

DiGiacomo JC, Hoff WS. Universal barrier precautions in the emergency department. *Hosp Physician* 1997;33:11.

Driscoll PA, Vincent CA. Organizing an efficient trauma team. *Injury* 1992;23:107.

Fernandez L, McKenney MG, McKenney KL, et al. Ultrasound in blunt abdominal trauma. *J Trauma* 1998;45:841.

Guidelines for field triage of injured patients: recommendations of the national expert panel on field triage. *MMWR Recomm Rep* 2009;58(RR01):1–35. www.cdc.gov/mmwr/preview/mmwrhtml/rr5801a1.htm. Accessed January 9, 2012.

Gunnels D, Gunnels M. The critical response nurse role: an innovative solution for providing skilled trauma nurses. *Int J Trauma Nurs* 2001;7:3.

Haire J. Communication and trauma management. *Emerg Nurse* 1998;6:24–30.

Hertz D, Ben Ezer Y. Pitfalls in trauma team work. *Aust Emerg Nurs J* 1997;1:30–31.

Hjortdahl M, Ringen AH, Naess AC, et al. Leadership is the essential non-technical skill in the trauma team—results of a qualitative study. *Scand J Trauma Resusc Emerg Med* 2009;17:48–56.

Hoff WS, Reilly PM, Rotondo MF, et al. The importance of the command-physician in trauma resuscitation. *J Trauma* 1997;43:772.

Mackenzie EJ, Rivara FP, Jurkovich GJ, et al. A national evaluation of the effect of trauma center care on mortality. *N Engl J Med* 2006;354:366–378.

Maull KI, Rhodes M. Trauma center design. In: Feliciano DB, Moore EE, eds. *Trauma*. Norwalk, CT: Appleton & Lange; 1996.

Moore EE. Resuscitation and evaluation of the injured patients. In: Zuidema GD, Rutherford RB, Ballinger WF, eds. *The Management of Trauma*. Philadelphia, PA: WB Saunders; 1985.

Morgan T, Berger P, Land S, et al. Trauma center design and the OR. *AORN J* 1986;44:416.

O'Brien J, Fothergill-Bourbonnais F. The experience of trauma resuscitation in the emergency department: themes from seven patients. *J Emerg Nurs* 2004;30:216.

TeamSTEPPS®: Strategies and Tools to Enhance Performance and Patient Safety. Rockville, MD: Agency for Healthcare Research and Quality. http://www.ahrq.gov/qual/teamstepps

Young P, Sample J, Zimmerman ME, et al. Trauma team activation: not just for trauma patients. *J Emerg Trauma Shock* 2017;10(3):151–153.

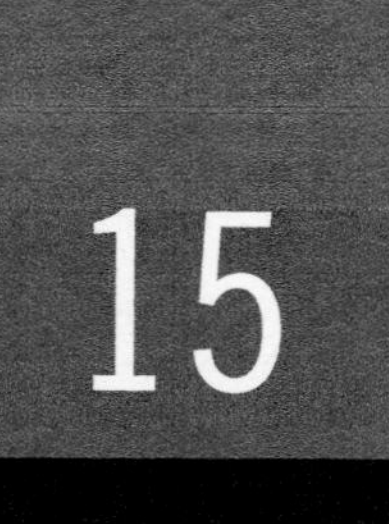

15 Pruebas de imagen en pacientes traumáticos

Muhammad Omer Afzal y Sridhar Shankar

I. INTRODUCCIÓN. En las dos últimas décadas se ha producido una rápida evolución de la imagen médica. Aunque no se han introducido nuevas modalidades de imagen, los cambios progresivos en la tomografía computarizada (TC), la resonancia magnética (RM), la ecografía e incluso la radiografía convencional han aumentado la confianza en el diagnóstico y han mejorado su rendimiento. Diversas modalidades de imagen proporcionan una evaluación rápida, precisa y no invasiva de las lesiones óseas y de tejidos blandos. La modalidad de imagen más adecuada depende de factores como la ubicación y la disponibilidad de los equipos, la estabilidad del paciente y la experiencia y las vías de atención locales.

Modalidades de imagen

A. Radiografía convencional (RC) planar. La RC («radiografías») proporciona un método rápido, aunque impreciso, para evaluar a los pacientes. Es muy adecuada para evaluar la arquitectura ósea y para el cribado en lesiones torácicas. La evaluación inmediata del paciente traumático comienza con radiografías anteroposteriores (AP) de tórax y pelvis, estudios que pueden realizarse con la técnica portátil, sin mover al paciente de la sala de reanimación de traumatismos. La realización de otras radiografías, como las de los huesos largos, suele aplazarse hasta después de la reanimación inicial y la realización de la TC. Sin embargo, pueden realizarse radiografías selectivas como parte del estudio primario según sea necesario. Las radiografías de la columna vertebral tienen un papel limitado para la detección primaria de fracturas en adultos, pero siguen siendo una parte importante de la evaluación de la columna vertebral en los niños.

B. Tomografía computarizada (TC). La TC se ha convertido en la norma de referencia para la evaluación de pacientes traumáticos «estables». Los avances en la tomografía computarizada con multidetectores (TACMD) permiten una evaluación rápida y completa de los huesos, los tejidos blandos y los vasos. En el contexto de politraumatismos, una «exploración panorámica» (TC craneal, espinal, torácica, abdominal y pélvica) no solo identifica, sino que también evalúa, la gravedad de la lesión, lo que ayuda a priorizar la atención y a tomar decisiones algorítmicas.

1. Los datos de imágenes volumétricas de la zona objetivo se obtienen en formato axial y suelen reconstruirse con un grosor de 0.5 mm a 1 mm. Los datos brutos también se utilizan para reconstruir imágenes en planos sagitales, coronales y, si es necesario, tridimensionales (3D), y esto mejora significativamente la precisión del diagnóstico cuando se realiza como protocolo habitual.
2. El contraste intravenoso (IV) se administra cuando se realizan angiogramas por TC y para la TC torácica, abdominal y pélvica. Se utilizan técnicas de bolo dividido y multifásicas hechas a medida para el traumatismo. Por el contrario, no suele ser necesario cuando se realiza una TC craneal y la columna cervical.
3. Las limitaciones incluyen la exposición a radiación ionizante, especialmente en pacientes pediátricos y embarazadas, y un pequeño riesgo de nefropatía inducida por contraste.

C. Resonancia magnética (RM). La resonancia magnética se prefiere a la TC en determinados contextos clínicos, especialmente en la evaluación de lesiones musculoesqueléticas y de tejidos blandos. La RM ofrece una evaluación de las lesiones cerebrales, de la columna vertebral y de la médula, o de las anomalías vasculares que no son evidentes en otras modalidades. Sin embargo, la RM requiere mucho tiempo y permite un acceso mínimo al paciente durante el procedimiento; en conjunto, estos factores limitan la aplicación en la evaluación inicial del paciente traumático. En la actualidad, la RM se utiliza después de la estabilización, a menudo para detectar lesiones neurológicas, lesiones ligamentosas o fracturas ocultas. Las limitaciones de la RM incluyen largos tiempos de adquisición de imágenes, disponibilidad limitada y falta de compatibilidad de ciertos dispositivos de soporte vital.

D. Ecografía o ultrasonografía. La ecografía es una herramienta valiosa para el tratamiento de los pacientes traumáticos. La ecografía abdominal focalizada en traumatismos (FAST, *focused abdominal sonography for trauma*) ha sustituido en gran medida al lavado peritoneal diagnóstico (LPD) en pacientes inestables. El pericardio, la fosa hepatorrenal, el espacio subfrénico izquierdo, los conductos paracólicos y la bolsa de Douglas se evalúan con ecografía. El diagnóstico rápido del hemoperitoneo puede realizarse de forma no invasiva en el paciente traumático con una sensibilidad del 70 % al 85 %. La ecografía es precisa para el diagnóstico del taponamiento pericárdico, lo que permite reducir la necesidad de realizar una ventana pericárdica diagnóstica. La ecografía Doppler también puede utilizarse para evaluar las lesiones vasculares periféricas.

E. **Angiografía.** La angiografía bidimensional estándar ha sido sustituida en gran medida por la angiografía por TC en el diagnóstico de lesiones vasculares. Si dicha gammagrafía es equívoca o negativa ante un alto índice de sospecha, la angiografía es un estudio dinámico con una resolución espacial muy alta, que permite detectar la extravasación vascular. Además, su papel terapéutico en este tipo de lesiones se ha ampliado. La angiografía con embolización es el procedimiento de elección para las lesiones de difícil acceso (p. ej., las de la arteria vertebral, los vasos pélvicos, el retroperitoneo) y los vasos seleccionados del tórax, el abdomen y las grandes masas musculares.

F. **Medicina nuclear.** Tiene un papel limitado en la evaluación aguda de los pacientes traumáticos. La gammagrafía y el flujo cerebral de medicina nuclear se utilizan para confirmar la ausencia de flujo intracraneal para confirmar el diagnóstico clínico de muerte cerebral en el contexto de un traumatismo cerebral generalizado. La gammagrafía de ventilación-perfusión puede utilizarse para excluir una embolia pulmonar cuando no puede utilizarse un contraste IV. La gammagrafía renal y hepatobiliar puede utilizarse para caracterizar la función renal y excluir una fuga biliar o de orina tras el traumatismo (fig. 15-1).

G. **Fluoroscopia.** La visualización en tiempo real de las vísceras huecas tras la administración de contraste constituye la base de la fluoroscopia. La esofagografía se utiliza con contraste hidrosoluble, tras una lesión penetrante en el cuello o un neumomediastino inexplicable, para evaluar la integridad del esófago. La uretrografía retrógrada se utiliza en los traumatismos pélvicos para evaluar la uretra. La serie gastrointestinal superior y la serie del intestino delgado se utilizan en contextos no urgentes para evaluar el estómago y el intestino. En función de la experiencia local, algunos centros utilizan la TC para evaluar el intestino y el colon tras un traumatismo o una intervención quirúrgica.

II. TRAUMATISMOS CRANEALES Y CRANEOENCEFÁLICOS

A. **Radiografía simple de cráneo.** La radiografía simple de cráneo tiene un papel limitado y se utiliza en casos de lesiones penetrantes del cráneo para determinar el curso, la ubicación o el

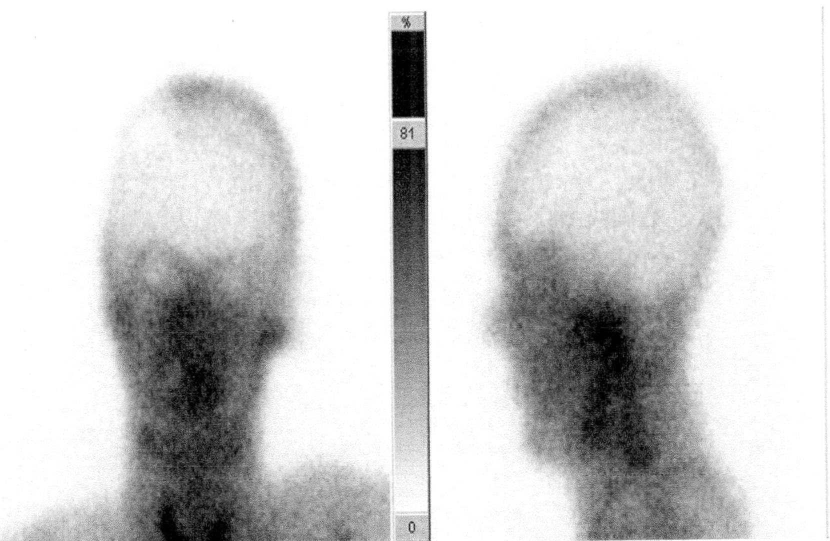

Figura 15-1. Imágenes planares de una gammagrafía cerebral de medicina nuclear con ^{99m}Tc-HMPAO en las que no se observa líquido intracraneal.

número de disparos de bala o fragmentos de cuerpos extraños, así como posibles fragmentos de cráneo con hundimiento.

B. TC cerebral. La TC cerebral debe ser la herramienta de cribado inicial para los pacientes con síntomas que indiquen un riesgo moderado o alto de traumatismo craneal cerrado. Los pacientes con traumatismo craneal, antecedentes de pérdida de conciencia o secuelas derivadas de la conmoción requieren una evaluación mediante TC sin contraste. Las imágenes de TC deben visualizarse con tres ventanas: cerebro (muestra el edema, la interfaz de sustancia gris-blanca, los ventrículos y las cisternas), hueso (perfila las fracturas, los fragmentos óseos) y sangre (lesiones expansivas, hemorragia). El realce con contraste se utiliza de forma selectiva tras la exploración sin contraste si se considera que existen agrupaciones ocultas de líquido extraaxial, abscesos, tumores u obstrucción de los senos venosos, aunque rara vez se requiere en el período postraumático inmediato, y a veces se sustituye por la RM una vez que el paciente se ha estabilizado.

1. Hallazgos comunes de la TC en las lesiones cerebrales

a. Las **fracturas basilares** de cráneo pueden aparecer en el 20 % de las lesiones craneofaciales, y la TC es esencial para una evaluación completa. Sin embargo, una TC negativa no excluye este tipo de fractura, especialmente con hallazgos físicos positivos o un neumocéfalo inexplicable. Las fracturas basilares de cráneo pueden ir acompañadas de una fuga de líquido cefalorraquídeo (LCR), daños en la arteria carótida interna o lesiones en los nervios craneales. La TC multicorte con reconstrucción multiplanar de secciones finas mejora en gran medida la facilidad y la precisión del diagnóstico de las fracturas basilares de cráneo. La cisternografía por TC, que consiste en la obtención de imágenes de alta resolución de la base del cráneo tras la inyección de un contraste yodado intratecal, puede ayudar a localizar una fuga de LCR de una fractura oculta de la base del cráneo. Esta técnica no suele realizarse en el contexto agudo.

b. Los **hematomas epidurales** son el pronóstico de la rotura de las arterias y de los grandes senos venosos, lo que provoca una acumulación de sangre que desprende la duramadre de la bóveda craneal interna. La región temporal del cráneo es la que más comúnmente se lesiona, lo que da lugar a un desgarro de la arteria meníngea media. El aspecto característico de un hematoma epidural es una acumulación de líquido biconvexo (lentiforme) que no cruza las líneas de sutura intactas del cráneo, pero que puede cruzar la línea media si se rompen los senos venosos.

c. Los **hematomas subdurales** son el pronóstico de la disección de la sangre de las venas rotas que tienden un puente sobre el espacio subdural. Estos hematomas suelen localizarse entre la duramadre y la membrana aracnoidea. El hematoma subdural típico consiste en una acumulación de líquido en forma de medialuna que se ajusta a la calvaria y a la corteza cerebral subyacente. El reconocimiento de los hematomas subdurales atípicos a veces se ve favorecido por la TC coronal o la repetición de la TC con realce. Los hematomas subdurales suelen ir acompañados de una contusión parenquimatosa cercana (fig. 15-2).

d. La **hemorragia subaracnoidea** es frecuente en la cisterna basilar de los pacientes tras un traumatismo craneal. La TC sin contraste detecta alrededor del 90 % de estas hemorragias en las primeras 24 h, con independencia de la causa, ya que la mayor densidad de la sangre sustituye a la densidad del agua del LCR en la cisterna y los surcos. Al igual que la hemorragia subaracnoidea no traumática, la evaluación vascular con angiografía es importante si el grado de hemorragia es desproporcionado con respecto al mecanismo del traumatismo (fig. 15-3).

e. Lesión por cizallamiento o lesión cerebral difusa (LCD). La mayoría de las lesiones del parénquima cerebral son causadas por lesiones por cizallamiento; son comunes las lesiones múltiples y bilaterales. Los mecanismos de aceleración-desaceleración lineal y rotacional causan cizallamiento a lo largo de las interfaces de tejidos de diferentes densidades, como el LCR y el cerebro, así como las uniones gris-blanco con el cerebro y las meninges.

La TC sin realce puede mostrar múltiples lesiones hemorrágicas focales pequeñas con un efecto de masa mínimo, pero es una prueba insensible. En un paciente con depresión neurológica grave observada en un estudio de TC relativamente normal, debe considerarse la posibilidad de una LCD (o lesión cerebrovascular). La RM es más precisa en el diagnóstico de la LCD, en particular la imagen ponderada por susceptibilidad (SWI, *susceptibility-weighted imaging*). Si no se dispone de SWI, debe realizarse una prueba de imagen de gradiente de eco (GRE, *gradient recalled echo*) sensible a la hemosiderina en todos los pacientes traumáticos. Las áreas de hemorragia aparecerán como puntos oscuros focales. Las hemorragias petequiales múltiples, predominantemente en la interfaz de sustancia gris-blanca y dentro del cuerpo calloso, son características de la LCD.

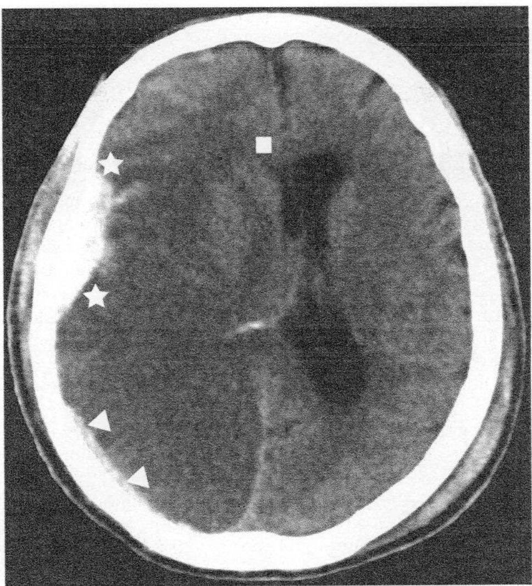

Figura 15-2. Vista axial de una TC cerebral en la que se observa un hematoma epidural (*estrellas*) y una pequeña hemorragia subdural (*triángulos*) que provoca un desplazamiento de la línea media y una hernia subfalcalina (*cuadrado*).

f. **Las contusiones cerebrales y los hematomas parenquimatosos** son hallazgos relativamente comunes en la TC cerebral después de una lesión. Dichas lesiones pueden fusionarse o agrandarse. En estos pacientes se recomienda una TC de seguimiento rutinaria en un plazo de 24 h a 48 h, o antes si hay cambios en la exploración neurológica. La RM cerebral con SWI/GRE puede ser útil para evaluar la extensión de la lesión, que puede ser subestimada por la TC (fig. 15-4).

III. **TRAUMATISMO FACIAL.** Las lesiones faciales rara vez suponen una amenaza directa para la vida, pero a menudo se asocian a una obstrucción de la vía aérea, a una lesión de la cabeza o de la columna cervical, o a una lesión del globo ocular. En ocasiones, la hemorragia nasal, nasofaríngea o bucal requiere atención inmediata.

A. **Se prefiere la TC para evaluar las fracturas faciales;** las radiografías simples suelen pasar por alto las lesiones y son difíciles de interpretar debido a la superposición ósea.

B. La **TC de la cara** puede obtenerse en el momento de la TC craneal si el estado del paciente lo permite. Las imágenes de TC adquiridas por técnica helicoidal pueden reformatearse en conjuntos de datos de algoritmos óseos axiales y coronales de sección fina.

Las reconstrucciones 3D a partir del conjunto de datos volumétricos proporcionan una delineación óptima de las fracturas del tercio medio facial y la relación espacial de los fragmentos (fig. 15-5A y B).

IV. **LESIÓN DE LA COLUMNA VERTEBRAL.** Debe considerarse que todo paciente con un mecanismo de lesión apropiado tiene una lesión en la columna vertebral hasta que se excluya con imágenes o por características clínicas.

A. **Columna cervical. Basándose en los criterios NEXUS (*Nexus Low-Risk Criteria* [NLC]), una víctima adulta de traumatismo, con estado normal de conciencia (alerta) y que se comunica, sin lesiones que le «distraigan» del dolor en la columna, que niegue síntomas como dolor cervical, sin intoxicación por drogas ni alcohol, y que no presente signos tales como dolor cervical a la palpación, puede ser «evaluado» sobre la base de la exploración clínica.** Los pacientes que no cumplan todos los criterios anteriores, incluidos los inconscientes y aquellos con intoxicación, los que no se comunican o los que tienen varias lesiones, necesitan una autorización para radiografía. El collarín cervical no debe retirarse hasta que se haya evaluado la columna vertebral.

1. El objetivo de la evaluación radiográfica es identificar posibles lesiones óseas de la columna vertebral que no hayan causado un déficit neurológico. En el paciente con inestabilidad hemodinámica, proteger e inmovilizar la columna, tratar la afección que causa la inestabilidad y despejar la columna cuando el estado del paciente lo permita. **No debe**

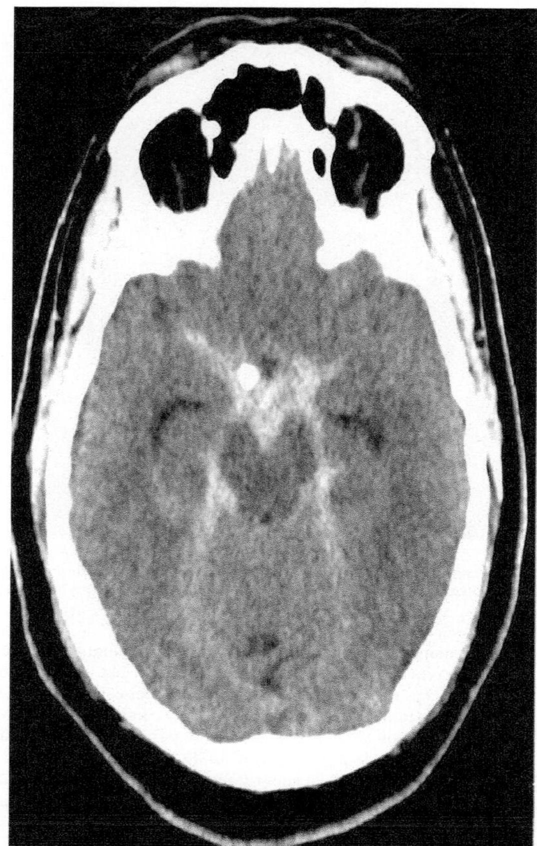

Figura 15-3. Gran hemorragia subaracnoidea en las cisternas basales.

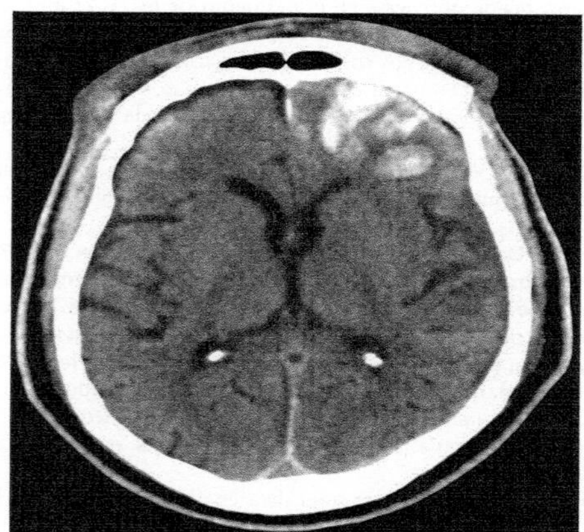

Figura 15-4. TC craneal axial en la que se observa una gran hemorragia intraparenquimatosa frontal izquierda.

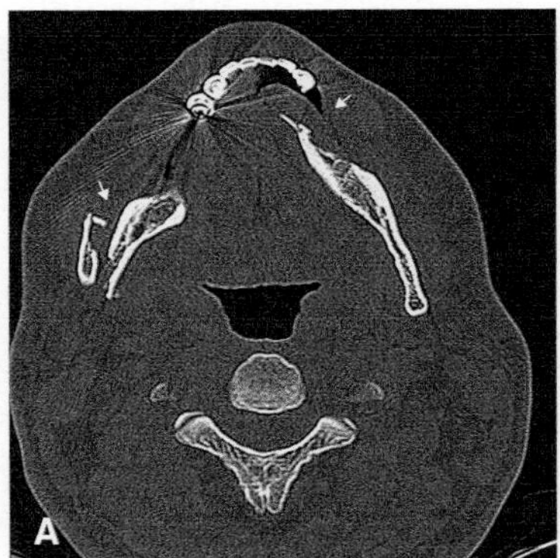

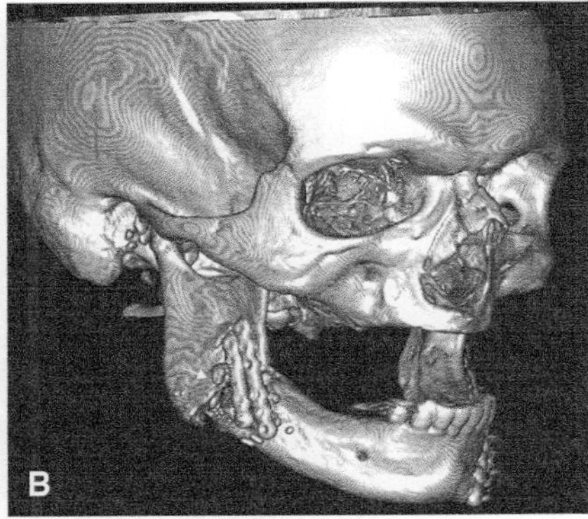

Figura 15-5. A: TC de la cara en la que se observan fracturas desplazadas que afectan las ramas bilaterales de la mandíbula (*flechas*). **B:** La reconstrucción tridimensional posterior a la reparación de las fracturas mandibulares muestra una mejor alineación (*flecha*).

perderse tiempo intentando despejar la columna vertebral en un paciente con inestabilidad hemodinámica.

2. **Las radiografías laterales, AP y de odontoides (proyección con la boca abierta) de la columna vertebral técnicamente adecuadas son las proyecciones mínimas necesarias para evaluar la columna vertebral desde el punto de vista radiográfico.** Las técnicas útiles para definir mejor la columna vertebral incluyen la «proyección del nadador» o las proyecciones oblicuas izquierda y derecha. La RC tiene una sensibilidad menor (52 %) para la detección de lesiones de la columna cervical; en particular, las fracturas de la región superior de esta no se visualizan, o se visualizan de forma incompleta. Otros estudios, como las proyecciones adicionales, la TC o la RM, pueden delimitar estas lesiones o investigar áreas que no se visualizan bien en las radiografías simples.
3. **La TC es la modalidad de elección** para la sospecha de lesión de la columna cervical. La TC tiene una sensibilidad del 98.5 %, en comparación con el 52 % de la RC en esta población de alto riesgo, y permite reducir el tiempo de trabajo en traumatología y mejorar la disposición del paciente desde el cubículo de traumatología.
   a. La **TC** de la columna cervical se obtiene en el plano axial sin contraste IV utilizando un algoritmo óseo de alta resolución. Con los datos axiales se realizan reconstrucciones sagitales y coronales.
   b. La reconstrucción multiplanar aumenta la precisión del diagnóstico. Las imágenes sagitales son fundamentales para evaluar la alineación y diagnosticar lesiones confusas. La revisión de las partes blandas, incluido el hematoma prevertebral, puede orientar sobre la localización de estas lesiones.
   c. Las lesiones ligamentosas y medulares pueden no ser evidentes o ser subestimadas en la TC. En un caso de traumatismo cervical confirmado en la TC, la RM ayuda a detectar estas lesiones (fig. 15-6).
4. **Se recomienda la RM en pacientes que presentan alteración del estado mental o déficit neurológico tras un traumatismo, con o sin anomalías óseas en la TC.** También se recomienda la RM en pacientes con TC positiva para la búsqueda lesiones no contiguas. Es la prueba de elección para las lesiones de la médula espinal, los ligamentos y los discos. En los pacientes con mielopatía, la RM puede establecer la localización, la extensión y la naturaleza de la lesión medular, así como demostrar la localización y la naturaleza de la lesión de la raíz nerviosa en los pacientes con radiculopatía. Los hemoderivados dentro de una contusión medular (hematomielia) predicen déficits funcionales posteriores. Debe obtenerse una RM para evaluar la médula espinal o ante la sospecha de lesión ligamentosa, como la rotura del complejo ligamentoso posterior debido a una subluxación anterior (latigazo cervical) (fig. 15-7A y B).

B. **Columna torácica y lumbar.** Las radiografías simples de la columna torácica y lumbar son una opción de cribado inicial. Los signos y síntomas del mecanismo de la lesión sugieren una lesión en la columna. **Si se planifica una TC craneal y toracoabdominal, las reconstrucciones de la columna vertebral se obtienen fácilmente y ofrecen un mayor detalle, evitan la necesidad**

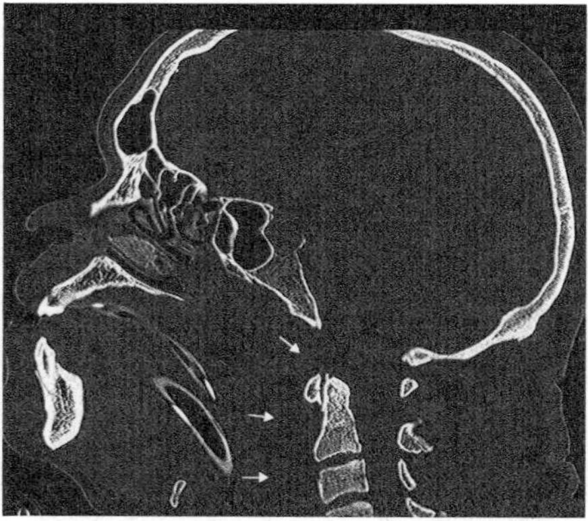

Figura 15-6. Reconstrucción sagital por TC de la columna cervical en la que se observa la disociación atlantooccipital con aumento del intervalo basión-proceso odontoides y hematoma prevertebral (*flechas amarillas*).

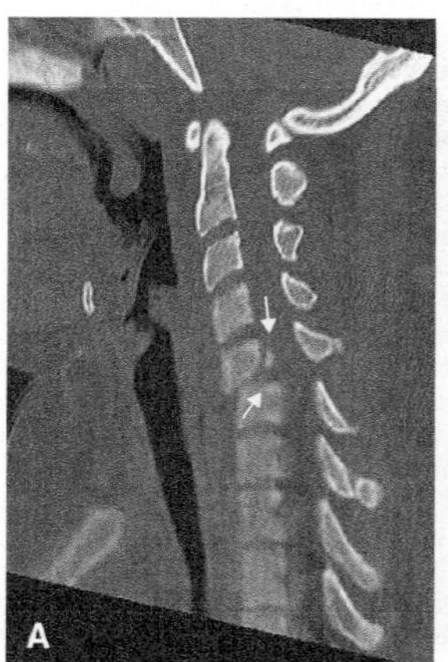

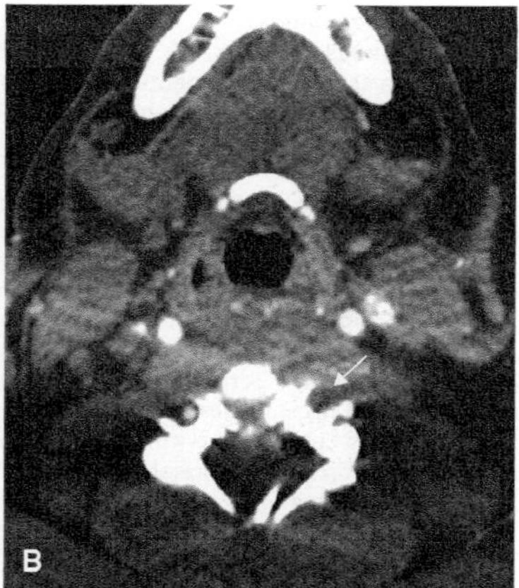

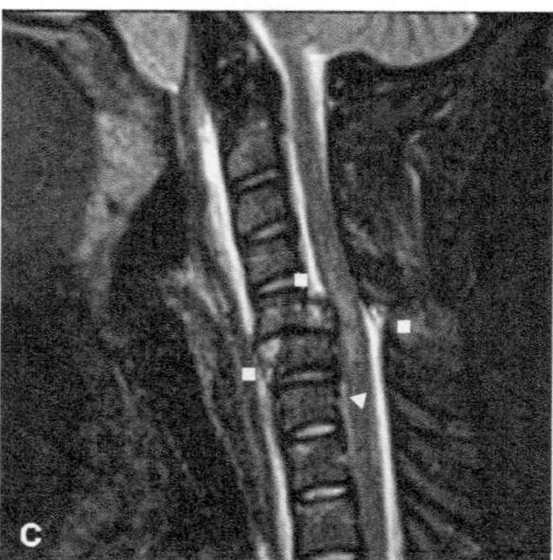

Figura 15-7. A: TC sagital de la columna cervical en la que se observa una fractura de la vértebra C5 con subluxación anterior (*flechas*). **B:** Angiografía por TC cervical del mismo paciente en la que se observa una oclusión traumática de la arteria vertebral izquierda (*flecha*). **C:** RM sagital con secuencia STIR en la que de nuevo se observa la subluxación de la fractura en C5. También se observa una lesión ligamentosa de los ligamentos longitudinales anterior y posterior, del ligamento amarillo (*cuadrados*), y lesión de la médula cervical (*triángulo*).

de realizar placas simples y no suponen una exposición adicional a la radiación. En el paciente con lesiones distractoras (p. ej., fracturas torácicas o pélvicas) o una lesión concurrente de la columna vertebral, es necesario realizar una serie completa de la columna torácica y lumbar (T/L). Ciertos mecanismos de lesión justifican esta evaluación radiográfica completa: colisiones entre automóviles y peatones, choques por vuelco, propulsión desde un vehículo, colisiones en las que los pasajeros no llevaban puesto el cinturón de seguridad, choques entre motocicletas o caídas desde una altura significativa.

1. Las radiografías simples deben incluir dos proyecciones de la región corporal en cuestión: normalmente AP y lateral. Las proyecciones oblicuas pueden ser útiles, pero es preferible la TC dirigida a la región donde se sospecha la lesión. Los estudios con dispositivos portátiles suelen ser poco prácticos debido al tamaño del paciente, y el detalle óseo necesario para excluir una fractura en la radiografía suele estar ausente. En esta circunstancia, deben completarse las radiografías del paciente en el departamento de radiología, con la debida supervisión y la presencia del equipo de traumatología. La TACMD también ofrece la posibilidad de revisar de forma fiable las áreas de interés reconstruyendo las imágenes obtenidas de las exploraciones del tórax, el abdomen y la pelvis. Para la evaluación de las lesiones de la médula espinal y de los ligamentos, se recomienda la RM.

V. TRAUMATISMO TORÁCICO

A. **La radiografía de tórax (CXR) forma parte de la evaluación primaria en los traumatismos torácicos, incluso si se ha planificado una TC.** La CXR puede mostrar afecciones que requieren tratamiento inmediato, incluyendo un gran neumotórax o hemotórax, posición incorrecta de dispositivos de soporte vital, mediastino ensanchado y fracturas. Debe obtenerse una CXR frontal AP en todos los casos de traumatismos graves. Lo ideal es obtener una placa de tórax en posición erguida para reducir los artefactos. Sin embargo, cuando la posición erecta no es posible, la imagen se realiza en posición supina (fig. 15-8).

B. **La TC es actualmente la modalidad de imagen de elección para el estudio de los traumatismos torácicos.** La TC ha cambiado el manejo de hasta el 20 % de los casos de traumatismos torácicos en adultos con una CXR inicial normal.

1. **Las imágenes helicoidales axiales se obtienen tras la administración IV de contraste.** Para reducir el tiempo de obtención de imágenes y la exposición al contraste, las imágenes de tórax suelen combinarse con las de abdomen y pelvis. Los datos axiales se utilizan para crear ventanas óseas y pulmonares con reconstrucciones sagitales y coronales
2. En el caso de traumatismos penetrantes, la determinación de la trayectoria del proyectil proporciona información fundamental para determinar los órganos potencialmente afectados. Los marcadores en las heridas de entrada y salida se utilizan para determinar el curso del proyectil.
3. Las lesiones de la pared torácica se identifican con frecuencia en la CXR. Sin embargo, debido a su limitada sensibilidad, se justifica la realización de proyecciones adicionales de RX ósea o de TC. Esta información puede utilizarse para determinar el riesgo de tórax en

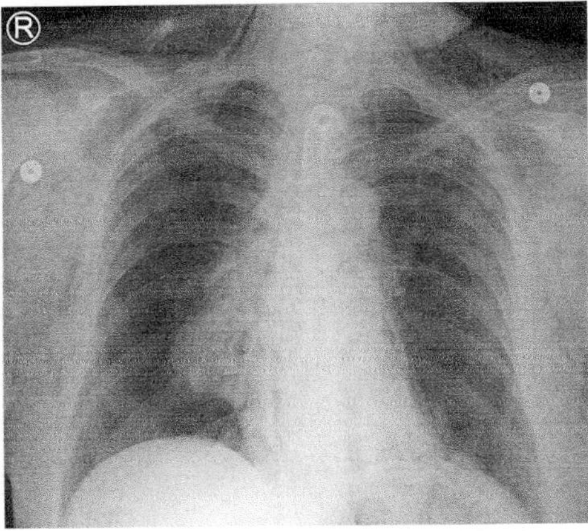

Figura 15-8. Radiografía de tórax con dispositivo portátil en la que se observa un neumotórax de lado derecho con colapso del pulmón derecho.

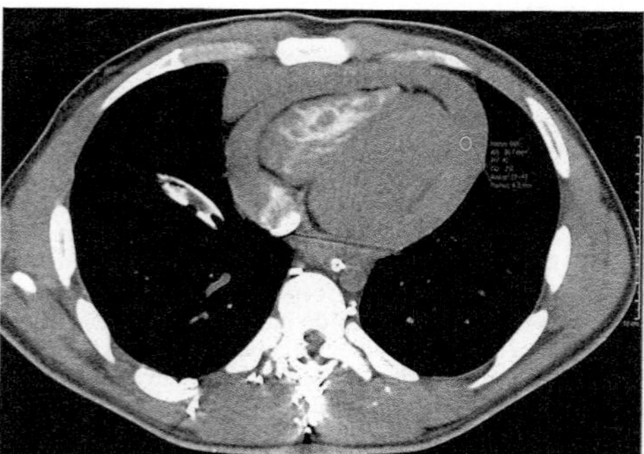

Figura 15-9. TC de tórax en la que se observa un gran hemopericardio basado en la alta densidad del líquido (42 UH).

placas. La localización del traumatismo óseo también ayuda a orientar al clínico hacia el lugar de la lesión subyacente de los tejidos blandos.

4. El **neumotórax** y el **hemotórax** suelen poder diagnosticarse con la CXR. La presencia de un desplazamiento del mediastino, el aplanamiento del diafragma ipsolateral y la hiperexpansión del tórax ipsolateral son signos de neumotórax a tensión que requieren una intervención. Del 10 % al 50 % de los neumotórax por traumatismo contuso no son visibles en las radiografías en decúbito supino y solo se visualizan en la TC. El hemotórax y el hemopericardio pueden diferenciarse del simple derrame en una TC midiendo la densidad del líquido. El hemotórax suele tener valores entre 35 UH y 70 UH. La presencia de **hemopericardio** sugiere una lesión cardíaca subyacente (fig. 15-9).
5. El **neumomediastino** puede deberse a la extensión del aire de la lesión alveolar o puede asociarse a una lesión traqueal o esofágica más importante. En la TC, la irregularidad de la tráquea sugiere una lesión traqueal, y el líquido alrededor del esófago o el hidroneumotórax se observa con una lesión esofágica.
6. La TC permite diagnosticar y cuantificar con precisión el alcance de las lesiones pulmonares, incluidas las **contusiones y laceraciones pulmonares.** Estas se presentan como áreas de consolidación irregular y cavidades pulmonares llenas de aire o de líquido (neumatoceles traumáticos intensivos). La presencia de estas lesiones ayuda al clínico a predecir la necesidad de asistencia respiratoria y a determinar el riesgo de complicaciones posteriores, como neumonía, síndrome de dificultad respiratoria y discapacidad pulmonar a largo plazo (fig. 15-10A y B).

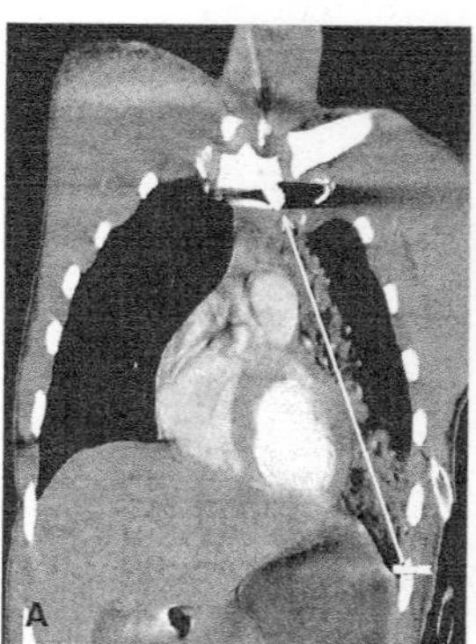

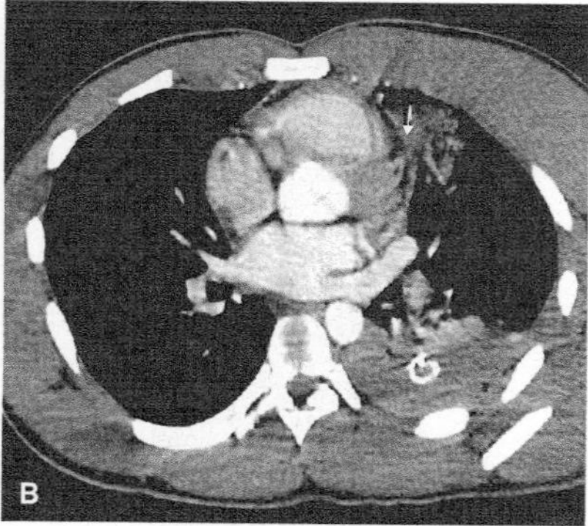

Figura 15-10. A: Trayectoria de TC dibujada (*flecha*) en un caso de arma de fuego en la que se observa una lesión en el tórax con laceración pulmonar y hemotórax. La proximidad al corazón hace temer una lesión cardíaca. **B:** Imagen axial en la que se observa una oclusión traumática de la arteria coronaria descendente anterior, probablemente por una lesión relacionada con la onda de choque (*flecha*).

7. El diagnóstico de **rotura diafragmática** es difícil de realizar en una placa simple. La aparente elevación y distorsión del hemidiafragma (generalmente el izquierdo) puede ser evidente junto con hallazgos adicionales tales como el derrame pleural o las fracturas costales. La alteración del diafragma, la presencia de contenidos abdominales fuera del contorno del diafragma (es decir, órganos abdominales en posición dependiente cerca de las costillas), la sonda nasogástrica en el tórax y el aspecto «pellizcado» del intestino herniado son signos fiables. La TC mediante reconstrucciones sagitales y coronales puede ser útil para apreciar la alteración del contorno del diafragma, pero, incluso con la TC, este diagnóstico puede ser a veces difícil (fig. 15-11).
8. Debe sospecharse una **lesión aórtica aguda** en cualquier paciente que sufra una lesión por desaceleración significativa. El tipo y el lugar más común de la lesión aórtica es un desgarro incompleto a través de la íntima y la media de la aorta torácica descendente, inmediatamente distal a la arteria subclavia izquierda.
    a. En la **CXR, la hemorragia mediastínica** que se presenta como un mediastino ensanchado tiene una especificidad de solo el 5 % al 10 %. Además, entre el 7 % y el 10 % de los pacientes con lesión de la aorta torácica tienen una radiografía de tórax normal en el momento del ingreso. Por tanto, cualquier paciente con un mecanismo de lesión significativo debe someterse a una angiografía por TC del tórax si está estable.
    b. La **TC,** además de confirmar la hemorragia mediastínica, puede mostrar la lesión aórtica real y su extensión: colgajo de disección, cambios en el contorno de la aorta, seudoaneurisma y extravasación de contraste. El uso de reconstrucciones 3D y multiplanares ayuda a determinar la relación de la lesión con las ramas aórticas, la longitud de la lesión y las anomalías coexistentes, lo que ayuda a la planificación quirúrgica (figs. 15-12 y 15-13).
    c. Se realiza un angiograma por TC de seguimiento para determinar la eficacia del tratamiento (anticoagulación, derivación [*stent*] endovascular, quirúrgico).

VI. TRAUMATISMO ABDOMINAL

A. **Traumatismo penetrante.** Los traumatismos penetrantes por heridas de bala en el abdomen constituyen un problema especial en la evaluación prequirúrgica.

1. **Placas de tórax y abdomen.** Las radiografías simples de tórax y abdomen ayudan a determinar la trayectoria y la localización de los cuerpos extraños opacos y a identificar las lesiones en el paciente estable. Se utilizan radiografías de gran tamaño con marcadores radiográficos colocados sobre cada lugar de penetración en la piel. Suelen ser necesarias dos películas, una bajo el tórax y la segunda superponiéndose ligeramente al tórax, pero cubriendo el abdomen y la pelvis. Puede identificarse aire libre intraperitoneal, lo que sugiere una lesión de víscera hueca. Hay dos advertencias importantes. En primer lugar, los proyectiles de baja velocidad no siempre van en línea recta. A menudo golpean tejidos sólidos, incluidos los huesos, la pared del abdomen y los órganos, y luego cambian de

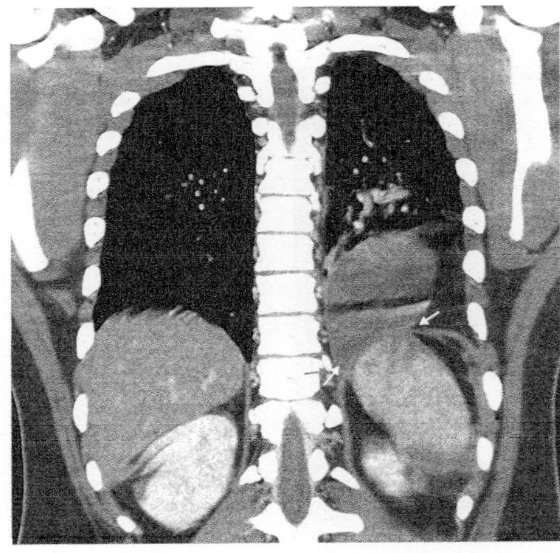

Figura 15-11. Rotura diafragmática traumática con herniación del estómago hacia el tórax (*flechas*).

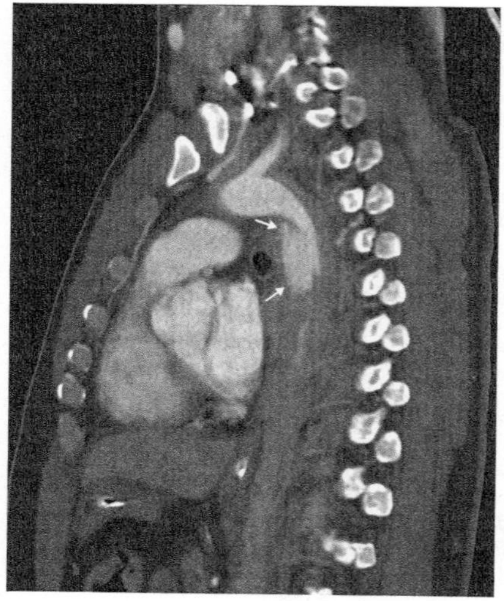

Figura 15-12. Vista sagital de una aortografía por TC en la que se observa una lesión aórtica con formación de un seudoaneurisma (*flechas*). Se observa también hematoma mediastínico y mal flujo distal.

dirección. En segundo lugar, es mejor diferir las radiografías en el paciente inestable con una clara lesión intraabdominal.

2. **TC.** La TC desempeña un papel importante a la hora de clasificar a los pacientes con estabilidad hemodinámica con tronco penetrado para someterlos a cirugía o a tratamiento expectante. La TC tiene una sensibilidad, especificidad y precisión del 94 %, el 95 % y el 95 %, respectivamente, para predecir la necesidad de laparotomía.
   a. Para la TC, el paciente debe estar en un estado de estabilidad hemodinámica. Entre las contraindicaciones relativas se incluyen neumoperitoneo en la radiografía, signos de peritonitis, hematuria, hematoquecia y hematemesis. Debe considerarse la exploración quirúrgica.
   b. Se **utiliza una TC de doble fase con contraste intravenoso, que tiene dos fases,** la fase arterial inicial y una segunda exploración después de que el contraste haya alcanzado el sistema colector renal a través del abdomen y la pelvis. **La administración de contraste oral, rectal y vesical (triple contraste)** es opcional, ya que puede suponer un retraso de 30 min a 90 min, que no suele ser apropiado en un contexto de traumatismo agudo. En estudios recientes se han observado sensibilidades similares sin contraste oral y rectal para la evaluación de lesiones intestinales.

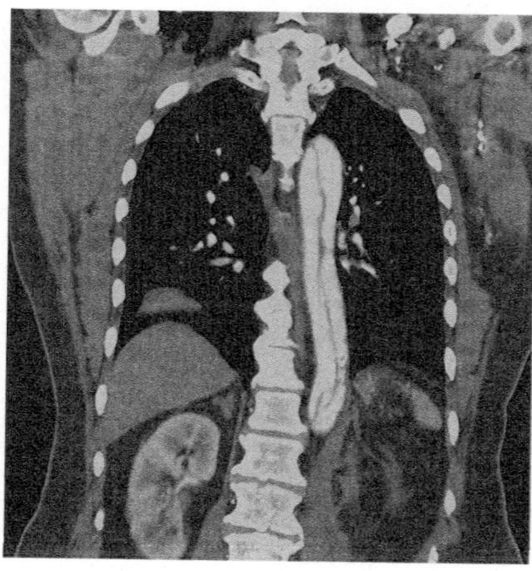

Figura 15-13. Vista coronal de una aortografía por TC en la que se observa una disección aórtica traumática.

c. Utilizando la herida de entrada y salida, se crea una **trayectoria de TC** para determinar las estructuras en el curso de la bala, lo que permite un abordaje para el que se requiere menos tiempo. La trayectoria de la herida se identifica como un área lineal de hemorragia, focos de gas y fragmentos de bala. La trayectoria de TC puede ser difícil con múltiples heridas de entrada.
d. La TC tiene una precisión del 98 % para diagnosticar o excluir la **afectación peritoneal.** Los signos incluyen líquido intraperitoneal (visualizado en el 85 % de los casos) y neumoperitoneo (visualizado solo en el 35 % de los casos).
e. La TC tiene una precisión limitada para las **lesiones de vísceras huecas.** La combinación de la trayectoria de TC que se extiende hasta el órgano hueco (estómago, intestino) con los signos indirectos, como aire libre, grosor focal de la pared, hematoma mesentérico y líquido interasa, son predictores de lesiones. La extravasación de contraste oral/rectal, aunque es específica, solo se observa en el 19 % de las lesiones de espesor total. La acumulación fecal y la peritonitis fecal son signos indirectos de lesión del colon cuando la trayectoria de TC se extiende hasta el colon. **Se sugiere una TC de seguimiento para los casos equívocos en 8 h a 12 h** (fig. 15-14A, B).
f. Los **órganos sólidos** comúnmente lesionados son el hígado, el bazo y los riñones. Las imágenes de doble fase también ayudan a evaluar la presencia de lesiones vasculares o complicaciones relacionadas con lesiones de órganos sólidos, como extravasación arterial aguda o fuga del sistema colector renal.

B. **Traumatismo abdominal cerrado.** A la hora de seleccionar los distintos métodos de diagnóstico para evaluar los traumatismos abdominales cerrados, deben tenerse en cuenta muchos factores: estado clínico del paciente, precisión de los resultados, experiencia y conocimientos de quienes realizan e interpretan el examen, coste, seguridad y disponibilidad del procedimiento.

1. **La radiografía simple no es útil para identificar una lesión abdominal significativa tras un traumatismo abdominal cerrado.**
2. **Ecografía.** En los pacientes con **inestabilidad hemodinámica**, la exploración FAST ha sustituido al LPD como herramienta de cribado. La presencia de líquido en la FAST en pacientes inestables suele resultar en una intervención quirúrgica. La ecografía es menos precisa que la TC en el diagnóstico de las lesiones de las vísceras abdominales sólidas y no muestra las lesiones intestinales ni el origen de la hemorragia. La exploración **FAST** se utiliza de forma simultánea a la reanimación temprana para la detección rápida de posible hemoperitoneo.
3. **En los pacientes estables, la TC ha sustituido al LPD** como método de cribado de los traumatismos abdominales cerrados. La TC es precisa para identificar y cuantificar el hemoperitoneo, así como para identificar el lugar y la extensión de las lesiones de órganos sólidos; el diagnóstico por TC de las lesiones intestinales es más difícil.
   a. La TC proporciona información valiosa sobre el grado y la extensión de las lesiones viscerales abdominales, la extensión de la hemorragia y otros criterios que se correlacionan con el grado de lesión y el pronóstico de la American Association for the Surgery of Trauma (AAST). Una TC correctamente realizada e interpretada permite constatar de forma fiable la existencia de una hemorragia activa (extravasación), que suele indicar la necesidad de una intervención quirúrgica urgente o de una embolización angiográfica con catéter.
   b. El **hemoperitoneo** y el **líquido peritoneal libre** son los hallazgos más comunes en los traumatismos contusos. La sangre puede diferenciarse del líquido midiendo la densidad. La sangre mide más (30-45 UH) y el líquido mide menos (<20 UH). La sangre adyacente al lugar de la hemorragia está parcialmente coagulada y tiene una densidad más alta (45-70 UH) denominada «**signo del coágulo centinela**». Se utiliza para localizar la hemorragia cuando el origen no es evidente. El líquido de baja densidad puede proceder de una ascitis preexistente o de la rotura de una víscera hueca, incluida la vejiga urinaria. Normalmente, en las mujeres en edad reproductiva puede observarse una pequeña cantidad de líquido pélvico. La presencia de líquido pélvico libre en hombres sin lesión de órgano sólido asociada (lo que sugiere una lesión de víscera hueca o mesentérica) justifica una estrecha observación y, si es necesario, se sugiere repetir la TC.
   c. **Las lesiones de bazo, hígado y suprarrenales** se identifican como áreas geográficas lineales hipodensas en las vísceras implicadas acompañadas casi siempre de hematomas adyacentes. La comparación de la fase temprana (arterial) y tardía (excretora) de las imágenes puede ayudar a diagnosticar una hemorragia arterial activa. Esta se presenta como un área de rubor de contraste, que persiste y se agranda con el tiempo. Por el contrario, las malformaciones arteriovenosas traumáticas se presentan como un rubor temprano que se desvanece con el tiempo. Ambas lesiones requieren cirugía o embolización angiográfica con catéter. Las lesiones suprarrenales se presentan como masas suprarrenales de alta densidad con hematoma adyacente (fig. 15-15).

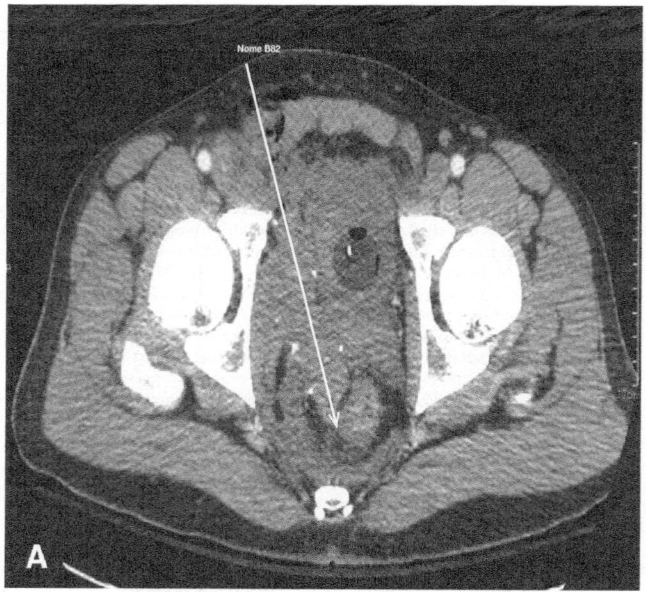

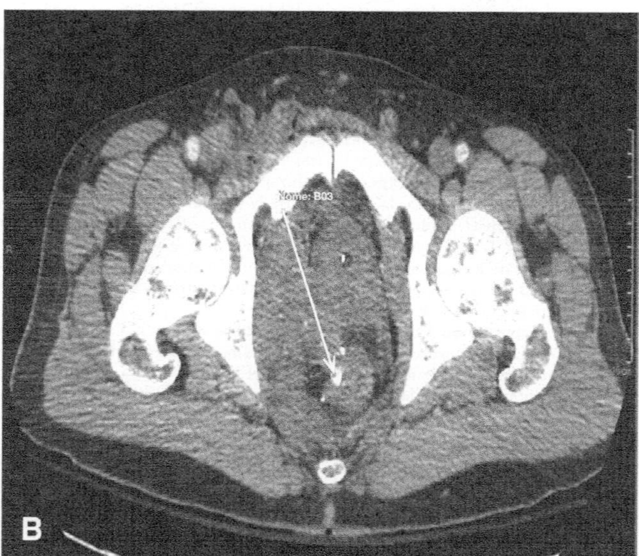

Figura 15-14. A y B: Trayectoria de TC dibujada *(flechas)* para un caso de lesión por arma de fuego en la pelvis, en la que se observa la extensión al recto. La lesión se verificó en la cirugía.

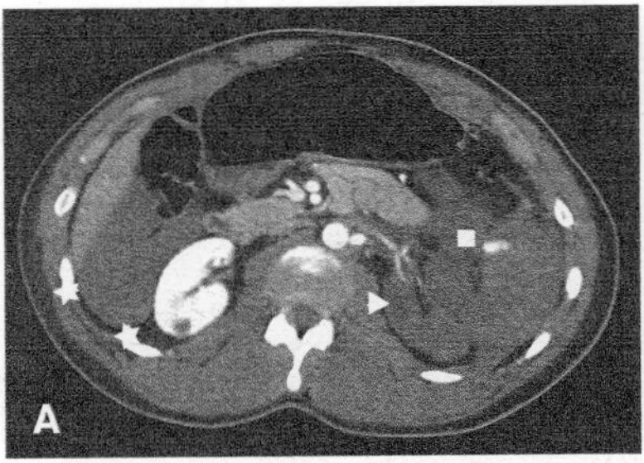

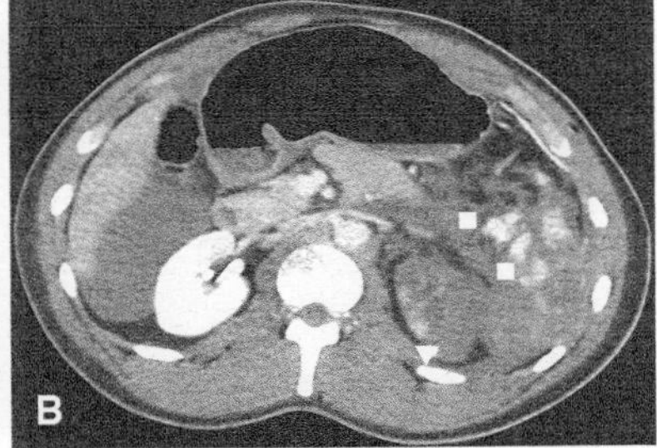

Figura 15-15. **A y B:** TC de doble fase del abdomen en la que se observa un gran hemoperitoneo. Desvascularización del riñón izquierdo (*triángulos*). Bazo destrozado con extravasación arterial activa (*cuadrados*). Sangre en el receso hepatorrenal (*estrellas*).

d. La TC tiene una sensibilidad del 75 % al 90 % para detectar una **lesión pancreática**. El líquido en el espacio peripancreático y los defectos lineales en el parénquima pancreático sugieren una lesión pancreática. En los casos dudosos, se recomienda repetir las pruebas de imágenes. La pancreatografía por TC y RM puede utilizarse para evaluar la integridad del conducto pancreático. En casos equívocos, se justifica una TC o colangiopancreatografía retrógrada endoscópica (CPRE) de seguimiento (fig. 15-16).

e. La presencia de acumulación retroperitoneal de contraste, gas extraluminal o rotura de la pared del duodeno debe levantar la sospecha de una posible **perforación duodenal**. Se sospecha de contusión duodenal con engrosamiento focal de la pared del duodeno superior a 4 mm. En ambas situaciones puede observarse líquido, hematoma y grasa peritoneal en el retroperitoneo.

f. La TC de doble fase puede proporcionar una delimitación precisa de una **laceración renal**, ayudar a determinar la presencia y la localización de un hematoma renal, con o sin extravasación arterial activa, e indicar la presencia de extravasación urinaria o de segmentos desvascularizados del parénquima renal. Lo más importante es que la TC puede ayudar a diferenciar las lesiones menores de las que requieren intervención. La extravasación de contraste solo en fase retardada sugiere una lesión del sistema colector o del uréter. La arteriografía o flebografía renal selectiva puede proporcionar información detallada sobre la lesión vascular. La pielografía retrógrada es valiosa para evaluar la integridad ureteral y de la pelvis renal en caso de sospecha de lesión de la unión ureteropélvica (fig. 15-17A, B).

g. El diagnóstico de las **lesiones de víscera hueca** es probablemente el aspecto más difícil de la evaluación radiográfica del paciente traumático. Los hallazgos de la TC

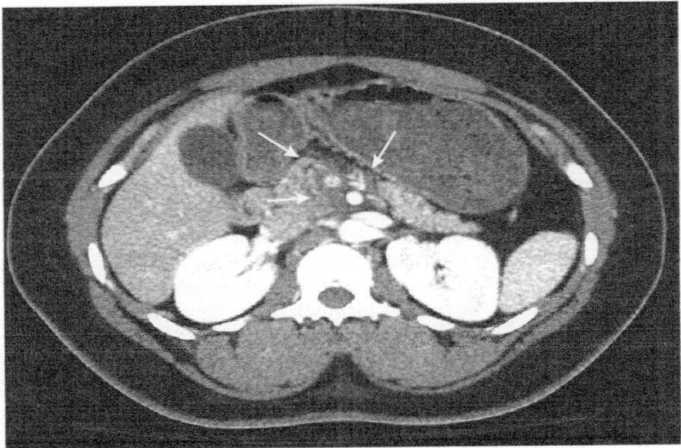

Figura 15-16. Laceración pancreática que afecta el conducto pancreático (*flechas*).

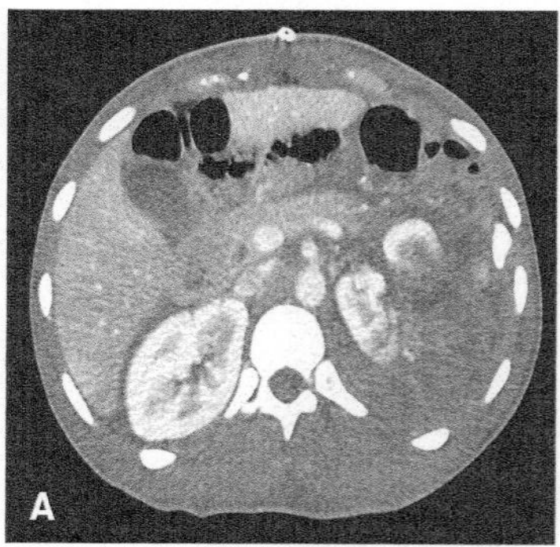

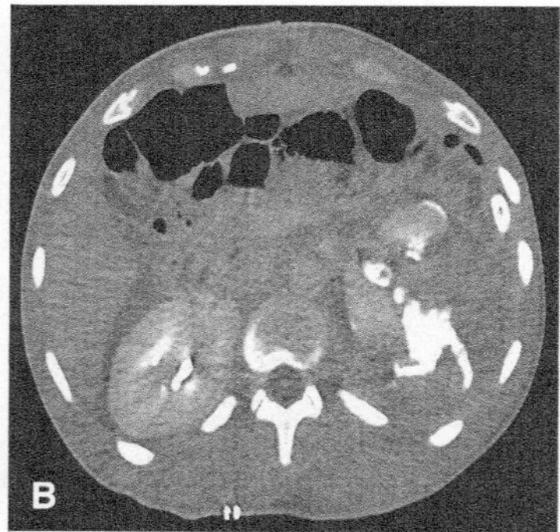

Figura 15-17. A y B: Laceración renal izquierda de grado IV con extravasación de contraste del sistema colector que solo se observa en las imágenes diferidas.

indicativos de lesiones intestinales incluyen aire extraluminal o contraste oral, y los hallazgos sugestivos incluyen engrosamiento de la pared intestinal o mesentérica, y líquido libre intraperitoneal. Se ha constatado que la TC es muy precisa cuando hay un hallazgo positivo o en el caso de una exploración completamente negativa. Sin embargo, se ha comunicado que la sensibilidad de la TC para las lesiones de víscera hueca es del 70 % al 90 %.

La presencia de lesiones mesentéricas concurrentes puede aumentar la confianza del diagnóstico. Las **lesiones mesentéricas** en la TC aparecen como hematomas mesentéricos, extravasación arterial activa, irregularidad de los vasos mesentéricos o arrosariamiento de estos, o corte abrupto. **Si la TC es equívoca o hay una alta sospecha clínica de lesión intestinal, es obligatorio un estrecho seguimiento clínico con exámenes seriados. Los pacientes sin estado neurológico intacto son especialmente problemáticos, y el diagnóstico suele retrasarse.**

VII. TRAUMATISMO PÉLVICO

A. **La radiografía simple AP de la pelvis es la clave para el diagnóstico precoz de la fractura de esta.** Si el paciente está consciente, puede comunicarse y no presenta síntomas ni lesiones distractoras, este estudio radiográfico no es esencial. Este examen radiográfico requiere una proyección pélvica frontal que incluya las crestas ilíacas, ambas articulaciones de la cadera y la porción proximal de ambos fémures. Esto puede complementarse con proyecciones angulares de la pelvis de las partes caudal («entrada») y cefálica («salida»), ya que proporcionan una delimitación más precisa de la extensión y la relación de las fracturas pélvicas y las alteraciones articulares.

B. **Uretrografía retrógrada (UGR) y cistograma.** La rotura de la vejiga o la laceración uretral se produce en aproximadamente el 20 % de los pacientes con rotura del anillo pélvico. La UGR está indicada en cualquier paciente masculino que presente sangre en el meato uretral, incapacidad para orinar, hematoma escrotal o hematoma perineal. Ante cualquiera de estos hallazgos, debe realizarse una UGR antes de la inserción de una sonda de Foley en todos los pacientes masculinos.

   1. **Técnica para la UGR en pacientes masculinos.** Utilizando una jeringa de irrigación llena de material de contraste estéril al 30 %, se inyectan 10 mL de contraste a través del meato uretral. Inmediatamente se obtienen dos películas en AP y en ángulo **oblicuo** de 30°. De forma alternativa, se coloca un catéter Foley de 8 F en el meato uretral con el globo en la uretra distal, y se inyectan 10 mL de contraste de forma retrógrada.
   2. **El sitio más común de rotura uretral** es la unión uretral membranosa de la próstata. La lesión se presenta como una **extravasación de contraste** adyacente a la uretra. La **visualización parcial** indica una rotura incompleta, que se indica por la ausencia de material de contraste en la vejiga o en la uretra prostática.
   3. Una vez confirmada la integridad de la uretra mediante UGR, se introduce una sonda de Foley en la vejiga, seguida de una cistografía para evaluar la integridad del órgano. En la mayoría de los centros de traumatología, la **cistografía por TC** ha sustituido a la cistografía convencional en los pacientes con sospecha de lesión vesical. La vejiga urinaria se llena con aproximadamente 250 mL a 300 mL de contraste hidrosoluble diluido a través de la sonda de Foley, que se pinza, seguida de imágenes axiales helicoidales de la pelvis

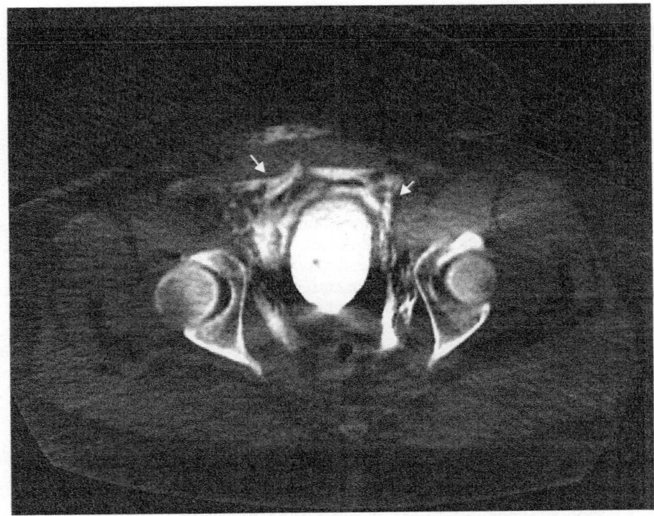

Figura 15-18. Cistograma por TC en el que se observa la rotura extraperitoneal de la vejiga urinaria (*flechas*).

con la vejiga llena de contraste y una segunda serie de imágenes después de que se haya drenado la vejiga.

C. El TC es rápido y preciso para diagnosticar fracturas pélvicas, hemorragias activas y presencia de lesiones viscerales adicionales.

1. La **TC pélvica** suele realizarse en combinación con la de tórax y abdomen utilizando un protocolo de poscontraste de doble fase. Sin embargo, antes de la fase retardada de la imagen, la vejiga urinaria se llena de contraste diluido mediante una inyección retrógrada a través de una sonda Foley, si está presente. Las imágenes 3D generadas por ordenador a partir de los cortes axiales de TC de la pelvis ayudan a la visualización y la reconstrucción prequirúrgica de las fracturas pélvicas complejas.
2. La cistografía por TC se realiza llenando la vejiga urinaria con contraste diluido a través de la sonda Foley y con la obtención de imágenes axiales como se ha descrito anteriormente (fig. 15-18).

D. La **angiografía pélvica inmediata** es el mejor examen en pacientes con inestabilidad hemodinámica por fractura pélvica, ya que permite identificar los focos de hemorragia arterial pélvica y la embolización con catéter. Entre el 6 % y el 18 % de los pacientes con rotura del anillo pélvico inestable tienen una lesión arterial pélvica que justifica la embolización. Cuando se encuentra una hemorragia arterial pélvica en la angiografía, la embolización ocluye con éxito la arteria sangrante en el 80 % al 90 % de los casos. Después de la embolización terapéutica, se requiere una arteriografía de finalización para asegurar el control de la hemorragia. Si hay un plexo venoso desgarrado o fragmentos de hueso esponjoso que sangran, es posible que la embolización angiográfica no tenga éxito y que se requiera una intervención quirúrgica inmediata.

VIII. PRUEBAS DE IMAGEN EN LA UNIDAD DE CUIDADOS INTENSIVOS (UCI). Las técnicas de imagen comentadas en este capítulo son aplicables al paciente traumático en la UCI. Los pacientes que requieren cuidados en esta unidad pueden someterse a muchos de los estudios de imagen necesarios en este mismo espacio.

A. Radiografía de tórax

1. Se justifica una **CXR diaria** en cualquier paciente que se encuentre en situación de insuficiencia respiratoria aguda, que esté sometido a ventilación mecánica, que tenga un drenaje torácico o que esté en tratamiento por una enfermedad pulmonar aguda (puede variar según el protocolo del hospital).
2. **CXR diarias selectivas en la UCI** para el seguimiento de los pacientes en modo de desconexión del respirador sin cambio de estado cardiopulmonar.
3. **CXR indicada después de lo siguiente:**
   a. Cualquier deterioro cardíaco o pulmonar agudo.

b. Cualquier procedimiento torácico invasivo (p. ej., colocación de un drenaje torácico, catéter venoso central, sonda de alimentación o endoscopia).

B. Tomografía computarizada

1. **TC craneal.** La TC craneal se utiliza cuando se produce un cambio inexplicable en el estado neurológico o como seguimiento de una TC previa de un traumatismo craneal. La TC para encefalopatía o insuficiencia orgánica multisistémica tiene un bajo rendimiento.
2. **TC de tórax.** La TC de tórax puede ser útil para delinear la enfermedad subyacente en la insuficiencia pulmonar aguda (p. ej., consolidación pulmonar, acumulaciones loculadas, empiema, embolia pulmonar).
3. **TC de abdomen**
   a. En los casos de empeoramiento o continuación de los síntomas, la TC de abdomen se utiliza para confirmar la estabilidad y excluir complicaciones en los casos de lesiones traumáticas vasculares o viscerales avanzadas.
   b. Se recomienda la TC de seguimiento en casos de lesión equívoca en la primera exploración para confirmar los hallazgos iniciales.
   c. En los casos de fiebre inexplicable y aumento de las concentraciones de leucocitos, se utiliza para excluir complicaciones como absceso, pancreatitis y perforación.
   d. Con las intervenciones vasculares, incluyendo la colocación de derivaciones y la embolización, se utiliza para determinar la eficacia del tratamiento y establecer la línea de base para el seguimiento.

C. Ecografía

1. La **ecografía a pie de cama en la UCI** es útil para localizar acumulaciones de líquido y diagnosticar colecistitis alitiásica. La ecografía también puede utilizarse para colocar un catéter de drenaje a pie de cama (colecistostomía).
2. La **ecografía doble** puede ser útil para detectar una trombosis venosa o una lesión arterial.
3. La ecografía está indicada si hay sospecha de taponamiento pericárdico.

IX. CONSIDERACIONES ADICIONALES (ALERGIA AL CONTRASTE, SEGURIDAD DE LA RESONANCIA MAGNÉTICA, OBESIDAD, RADIACIÓN). Más allá del mecanismo de la lesión y de la estabilidad del paciente, hay varias consideraciones adicionales para la planificación e interpretación óptimas de los estudios de imagen en pacientes traumáticos, incluyendo la seguridad de la radiación y de la RM, el acceso a las imágenes y las mejores estrategias de imagen para el paciente obeso.

A. Alergia al contraste. Las reacciones de tipo alérgico a los medios de contraste actuales yodados y basados en gadolinio son infrecuentes (yodados: 0.6 % agregado, 0.04 % grave; a base de gadolinio: 0.01 % a 0.22 % agregado, 0.008 % grave). Una reacción previa de tipo alérgico o desconocido a la misma clase de medio de contraste se considera el mayor factor de riesgo para predecir futuros episodios adversos. La premedicación no previene todas las reacciones. Tiene una eficacia limitada en los pacientes de alto riesgo y en los casos de reacciones moderadas o graves. Los pacientes deben recibir información sobre su riesgo de reacción según la política y la práctica locales (tabla 15-1).

TABLA 15-1	Régimen de premedicación para la alergia al contraste intravenoso

Premedicación progamada (premedicación oral de 12-13 h)

1. A base de prednisona: 50 mg de prednisona VO a las 13 h, 7 h y 1 h antes de la administración del medio de contraste, más 50 mg de difenhidramina IV, IM o VO 1 h antes de la administración del medio de contraste
2. A base de metilprednisolona: 32 mg de metilprednisolona VO 12 y 2 h antes de la administración del medio de contraste. Se pueden añadir 50 mg de difenhidramina como en la opción 1

Premedicación intravenosa acelerada (en orden decreciente de conveniencia)

1. Succinato sódico de metilprednisolona 40 mg IV o succinato sódico de hidrocortisona 200 mg IV inmediatamente, y luego cada 4 h hasta la administración del medio de contraste, más difenhidramina 50 mg IV 1 h antes de la administración del medio de contraste. Este régimen suele tener una duración de 4-5 h
2. Sulfato sódico de dexametasona 7.5 mg IV inmediatamente, y luego cada 4 h hasta la administración del medio de contraste, más difenhidramina 50 mg IV 1 h antes de la administración del medio de contraste
3. Succinato sódico de metilprednisolona 40 mg IV o hidrocortisona sódica 200 mg IV, más difenhidramina 50 mg IV, cada uno 1 h antes de la administración del medio de contraste. Este régimen, y todos los demás regímenes con una duración <4-5 h, no tiene evidencia de eficacia. Puede considerarse en situaciones de urgencia cuando no hay alternativas

IM, vía intramuscular; IV, vía intravenosa; VO, vía oral.

B. **Seguridad de la radiación.** Hay que tener en cuenta la relación riesgo-beneficio de cualquier estudio, especialmente cuando implica radiación ionizante. La disminución de la dosis de radiación es especialmente importante en la población pediátrica y en las embarazadas, si puede hacerse sin perjudicar la precisión del diagnóstico.

Las formas de reducir la dosis de radiación son las siguientes:

1. Reducción de los parámetros de dosis de radiación para la TC. Los dos parámetros principales son los miliamperios segundo (mAs) y el kilovoltaje pico (kVp). Los escáneres actuales de TC pueden calcular automáticamente la dosis de radiación por exploración, y esta información puede tabularse y compararse con las tablas de dosis recomendadas.
2. Eliminar las evaluaciones redundantes (p. ej., no realizar radiografías de la columna vertebral si se ha realizado una TC).
3. Realizar estudios de seguimiento con una técnica que requiera menos radiación o que directamente no la requiera (p. ej., el seguimiento de un derrame pleural con radiografías o ecografías, en lugar de TC).
4. No realizar TC multifásicas cuando no son necesarias (p. ej., la TC craneal poscontraste tiene poco papel en la evaluación del traumatismo agudo).
5. No repetir las exploraciones que se han realizado en una institución externa antes del traslado del paciente, si las exploraciones anteriores son de calidad diagnóstica.

C. **Seguridad de la RM**

1. Existen muchas contraindicaciones absolutas y relativas a la RM. Una RM de 3.0 Tesla implica un campo magnético más de 30 000 veces más fuerte que el del campo magnético de la Tierra, lo que puede interferir con dispositivos médicos implantados y cuerpos extraños metálicos. Dado que no siempre se dispone de un historial médico detallado en los pacientes traumáticos, deben llevarse a cabo cuidadosos procedimientos de detección para evitar lesiones al paciente y a los cuidadores. Algunos cuerpos extraños metálicos pueden convertirse en proyectiles, calentar el tejido adyacente y, si forman un bucle (como un collar metálico o un cable de electrocardiografía en bucle), pueden actuar como generadores de corriente eléctrica en el terreno magnético alterno.
2. Para cada RM pueden requerirse más de 30 min, y bastante más si se evalúan varias partes del cuerpo (p. ej., RM de toda la columna vertebral). Debe determinarse que es seguro que, durante la prueba, el paciente esté fuera de la UCI o de la planta, con el conocimiento de que el escáner de RM puede tener menos capacidades de monitorización y reanimación que la UCI.

D. **Revisión electrónica y móvil de las imágenes**

1. La evaluación traumatológica actual es mejor si incluye el acceso a la visualización electrónica de imágenes médicas en un sistema de comunicación y almacenamiento (o archivado) de imágenes (PACS). Esto permite un fácil acceso a las imágenes de comparación, la manipulación de las imágenes (p. ej., *zoom* y medición) y la revisión simultánea de estas por parte de diferentes médicos y en diferentes lugares. Asimismo, elimina la posibilidad de que se pierdan imágenes.
2. El acceso al PACS permite la revisión de imágenes por parte de subespecialidades y médicos que no se encuentran en el hospital o que están en un hospital diferente, lo que permite un rápido triaje de los pacientes y la planificación de una posible intervención quirúrgica y/o del traslado del paciente.
3. La revisión de las imágenes es posible actualmente en los dispositivos móviles, lo que aumenta aún más la capacidad de triaje rápido de los pacientes y la obtención de información de subespecialidades.

E. **Inteligencia artificial.** El aprendizaje automático y la inteligencia artificial se utilizan actualmente para mejorar la precisión del diagnóstico. En el futuro, estos sistemas pueden utilizarse para optimizar las listas de trabajo, priorizar los casos, preanalizar los casos en aplicaciones de gran volumen en las que la fatiga del observador puede ser un factor, extraer información de las imágenes que no es evidente a simple vista, y mejorar la calidad de las imágenes reconstruidas.

Lecturas recomendadas

ACR Contrast Manual. Version 10.3; 2018. https://www.acr.org/-/media/ACR/Files/Clinical-Resources/Contrast_Media.pdf

Brody JM, Leighton DB, Murphy BL, et al. CT of blunt trauma bowel and mesenteric injury: typical findings and pitfalls in diagnosis. *Radiographics* 2000;20(6):1525–1536.

Butela ST, Federle MP, Chang PJ, et al. Performance of CT in detection of bowel injury. *AJR Am J Roentgenol* 2001;176:129–135.

Gunn ML, Clark RT, Sadro CT, et al. Current concepts in imaging evaluation of penetrating transmediastinal injury. *Radiographics* 2014;34(7):1824–1841.

Holmes JF, Mirvis SE, Panacek EA, et al. Variability in computed tomography and magnetic resonance imaging in patients with cervical spine injury. *J Trauma* 2002;53:524–530.
Image Gently—Alliance for Radiation Safety in Pediatric Imaging. http://www.imagegently.org
Lawson CM, Daily BJ, Ormsby CB, et al. Missed injury in the era of the trauma scan. *J Trauma Acute Care Surg* 2011;70:452–458.
Linsenmaier U, Wirth S, Reiser M, et al. Diagnosis and classification of pancreatic and duodenal injuries in emergency radiology. *Radiographics* 2008;28(6):1591–1602.
Mirvis SE, Shanmuganathan K, Miller BH, et al. Traumatic aortic injury: diagnosis with contrast-enhanced thoracic CT—five-year experience at a major trauma center. *Radiology* 1996;200:413–422.
Munera F, Rivas LA, Nunez DB Jr, et al. Imaging evaluation of adult spinal injuries: emphasis on multidetector CT in cervical spine trauma. *Radiology* 2012;263(3):645–660.
Munib S. Machine learning and artificial intelligence in radiology. *J Am Coll Radiol* 2018;15(8):1139–1142.
Phelan HA, Velmahos GC, Jurkovich GJ, et al. An evaluation of multidetector computed tomography in detecting pancreatic injury: results of a multicenter AAST study. *J Trauma* 2009;66(3):641–647.
Phillipp MO, Kubin TM, Hormann M, et al. Three-dimensional volume rendering of multidetector-row CT data: applicable for emergency radiology. *Eur J Radiol* 2003;48:33–38.
Ptak T, Rhea JT, Novelline RA. Radiation dose is reduced in a single-pass whole-body multi-detector row CT trauma protocol compared with a conventional segmented method: initial experience. *Radiology* 2003;229:902–905.
Soto JA, Anderson SW. Multidetector CT of blunt abdominal trauma. *Radiology* 2012;265(3):678–693.
Yao DC, Jeffrey RB, Mirvis SE, et al. Using contrast-enhanced helical CT to visualize arterial extravasation after blunt abdominal trauma: incidence and organ distribution. *AJR Am J Roentgenol* 2002;178:17–20.

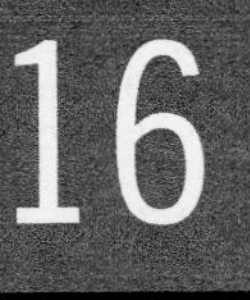

16 Técnicas endovasculares, globos y angioembolización

Jason Pasley, Melanie Hoehn y Megan Brenner

I. INTRODUCCIÓN

A. Los avances tecnológicos y la formación en habilidades han llevado a las técnicas endovasculares más allá del ámbito programado y a la gama de productos de los médicos que atienden a pacientes inestables con hemorragias traumáticas y no traumáticas. Las técnicas endovasculares son especialmente útiles en regiones a las que no puede accederse fácilmente con una exposición quirúrgica abierta.

El abordaje endovascular debe considerarse para cualquier tipo de hemorragia, ya sea como medida temporal, como puente para el control de la hemorragia, como parte de un procedimiento híbrido o como tratamiento definitivo. El uso de estas técnicas depende de los recursos institucionales y, sobre todo, del patrón de lesión, la fisiología y las afecciones preexistentes del paciente.

B. El tratamiento guiado por imágenes fue realizado inicialmente por radiólogos intervencionistas. En las últimas décadas, las intervenciones con catéteres se han ampliado, especialmente en la cirugía vascular, área en la que una enfermedad relacionada con la edad puede tratarse de forma menos invasiva.

C. Las salas híbridas son cada vez más comunes en los hospitales, ya que permiten el abordaje combinado de métodos abiertos y endovasculares, o los tratamientos estrictamente endovasculares, de determinadas lesiones.

II. MODALIDADES DE IMAGEN PARA EL DIAGNÓSTICO DE LESIONES VASCULARES

A. La identificación de los lugares de la lesión es clave para desarrollar un plan de tratamiento para el control de la hemorragia.

1. La fácil disponibilidad y el aumento de la sensibilidad y la especificidad para las lesiones vasculares de la angiografía por tomografía computarizada (ATC) por contraste han hecho de esta una opción atractiva con respecto al anterior patrón de referencia, la angiografía convencional.
2. Las imágenes de TC pueden ayudar a localizar lesiones de órganos sólidos o lesiones vasculares directas que pueden ser susceptibles de control y reparación endovascular.
3. Si los pacientes no están estables para la TC o si el hábito corporal del paciente impide la obtención de imágenes por TC, puede emplearse la angiografía diagnóstica para las lesiones vasculares a fin de desarrollar el plan quirúrgico.
4. La angiografía muestra los patrones de flujo dinámicos a través de las áreas en las que se sospecha una lesión y puede ser tanto diagnóstica como terapéutica.
5. Una vez identificada una lesión que requiere tratamiento, pueden utilizarse sucesivamente varios métodos endovasculares para el control de la hemorragia.

B. Limitaciones

1. La exposición a la radiación es una de las limitaciones de la angiografía, ya que expone a rayos nocivos al paciente, al operador y al personal.
2. Otras limitaciones incluyen la naturaleza invasiva del procedimiento, así como una pequeña tasa de nefropatía por una carga de contraste intravenoso (IV).

III. TRATAMIENTO ENDOVASCULAR EN PACIENTES INESTABLES/SELECCIÓN DE PACIENTES

A. La selección de pacientes es clave para encontrar lesiones adecuadas para una intervención endovascular.

B. La inestabilidad hemodinámica ya no es una indicación absoluta para una cirugía abierta.

C. La oclusión con globo puede ayudar al control proximal de la hemorragia significativa, lo que permite que se lleve a cabo una reanimación adicional, la estabilización del paciente y el puente al tratamiento definitivo.

1. La oclusión puede producirse en la aorta con el globo de reanimación aórtico endovascular (REBOA, *resuscitative endovascular balloon occlusion of the aorta*) o en otros grandes vasos del cuerpo con otros globos.
2. Estas técnicas pueden sustituir potencialmente la necesidad de una toracotomía o una laparotomía con pinzamiento aórtico en determinados pacientes.

3. La oclusión con globo también puede ayudar a controlar la hemorragia en escenarios abdominales con problemas quirúrgicos difíciles, como el acceso en la pancreatitis hemorrágica o las múltiples adherencias en pacientes con laparotomía previa.

D. En los pacientes con alta sospecha de lesión vascular, puede ser favorable realizar la cirugía en una sala híbrida, donde un procedimiento puede pasar rápidamente a ser abierto si es necesario o donde pueden ser necesarias tanto técnicas abiertas como endovasculares.

IV. ENDOPRÓTESIS CUBIERTAS PARA LA REPARACIÓN DE VASOS LESIONADOS

A. Las endoprótesis cubiertas son uno de los pilares del tratamiento endovascular de las hemorragias traumáticas y no traumáticas, en el que se requiere la preservación del flujo.

B. Si un vaso no está completamente seccionado y/u ocluido, y puede pasarse de forma segura una aguja guía a través de la lesión, puede usarse una endoprótesis (*stent*) para restablecer el flujo.

C. Los componentes clave para el éxito de la colocación de la endoprótesis son un «área de anclaje» sana del vaso, tanto proximal como distalmente, sin ocluir las ramificaciones críticas.

D. Ciertas lesiones requieren técnicas avanzadas y métodos novedosos como las endoprótesis fenestradas, ramificadas o «en chimenea». Sin embargo, pueden requerir mucho tiempo y no son adecuadas en un paciente inestable.

E. En este escenario se prefiere una endoprótesis cubierta, que suele ser de nitinol autoexpandible o expandible con globo.

F. El despliegue del globo permite una gran precisión y la oposición de la endoprótesis frente a la pared del vaso. Sin embargo, no deben utilizarse en áreas de compresión o acodamiento, como la articulación de la rodilla o el hombro.

G. La colocación de endoprótesis venosas se ha realizado en un número limitado de casos seleccionados debido a la dificultad de la exposición quirúrgica abierta. Se dispone de datos limitados sobre la colocación en estas localizaciones; por tanto, actualmente su uso debe ser selectivo.

H. En los traumatismos, los injertos de endoprótesis se han utilizado con éxito en caso de desgarro o lesión de la íntima, concretamente en la aorta torácica descendente.

1. La reparación endovascular de la aorta torácica (REVAT) ha dado lugar a una mejora de la morbilidad y la mortalidad, en comparación con la reparación aórtica abierta, específicamente en pacientes con traumatismo cerrado de aorta (TCA).
2. A través de dos estudios de la American Association for the Surgery of Trauma (AAST), se observaron ventajas significativas en el uso de técnicas endovasculares para esta lesión.
   a. Al comparar la REVAT con las técnicas abiertas, se observó una necesidad de transfusión significativamente menor y una disminución de la mortalidad.
   b. En esta serie, las fugas internas fueron significativas en un 13.6 %; pero con los avances tecnológicos de la última década, esta complicación ha disminuido en algunos centros de gran volumen.
3. En la mayoría de los casos de TCA, la lesión aórtica está inmediatamente distal al origen de la arteria subclavia izquierda (ASCI) (fig. 16-1A).
   a. La mayoría de las medidas de diámetro necesarias para el dimensionamiento del injerto se basan en la ATC prequirúrgica.
   b. La angiografía intraoperatoria y la ecografía intravascular (EIV) ofrecen información adicional para decidir el mejor abordaje y el tamaño del dispositivo.
   c. Las consideraciones clave son el «área de anclaje», el diámetro de la aorta y las características de la lesión.
   d. Con un «área de anclaje» proximal corta, la ASCI puede cubrirse, y se ha observado una morbilidad mínima con este procedimiento (fig. 16-1B).
   e. La evaluación prequirúrgica de la arteria vertebral es necesaria al menos mediante ATC, que permite documentar la permeabilidad para limitar las complicaciones en función de la localización del origen de la arteria vertebral.
   f. Si se observa un flujo insuficiente de la arteria vertebral, o si el paciente se ha sometido a revascularización coronaria previa con lesión isquémica miocárdica aguda, y el área de anclaje necesita cubrir la ASCI, una derivación (*bypass*) carótida-subclavia izquierda proporcionará flujo a la extremidad izquierda.
   g. La evaluación de la isquemia posquirúrgica de las extremidades superiores es una práctica establecida y la intervención se realiza solo si está clínicamente justificada.
4. La lesión cerrada de aorta abdominal también puede tratarse con la colocación de una endoprótesis. Aunque solo se ha observado en pequeñas series de casos, se han utilizado endoprótesis endovasculares, globos de extensión y extensiones de extremidades.
   a. Aunque las lesiones abdominales adicionales, como las de víscera hueca, suelen requerir una reparación abierta, si se agregan a una lesión vascular, la reparación endovascular podría ser beneficiosa, específicamente en la contaminación generalizada, para limitar la infección, así como en las zonas difíciles de explorar mediante la técnica abierta.

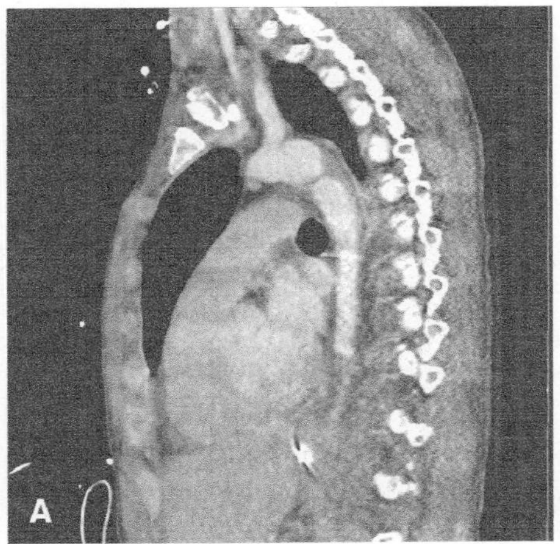

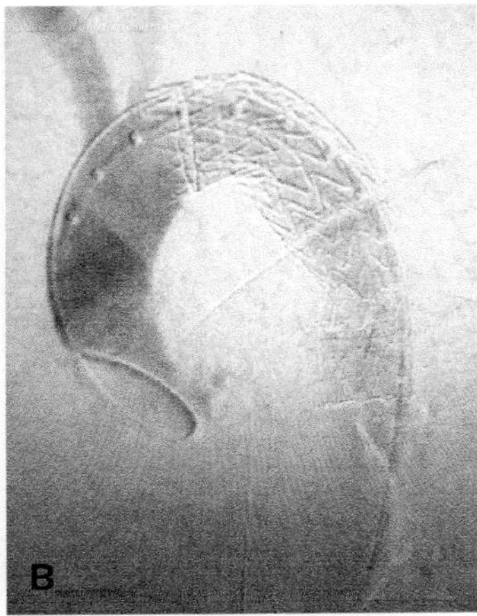

Figura 16-1. A: Traumatismo cerrado de aorta (TCA) de grado 3 distal a la arteria subclavia izquierda. **B:** Debido a la proximidad de la lesión a la arteria subclavia izquierda, el origen se cubrió con endoprótesis cubierta.

  b. El principal factor limitante es la proximidad de la lesión a los principales vasos de la rama aórtica. En estos casos, puede considerarse la posibilidad de utilizar injertos fenestrados o la técnica de la chimenea.

5. Con el éxito de las endoprótesis cubiertas para la TCA, se han ido utilizando cada vez más en otras localizaciones anatómicas.
   a. Branco y cols. observaron que la utilización de endoprótesis cubiertas ha aumentado significativamente de 2002 a 2010 (del 0.3 % al 9 %), con menores tasas de mortalidad intrahospitalaria.
   b. La anatomía es el factor clave para evaluar la idoneidad de un abordaje endovascular.
      i. Las áreas de anclaje proximal y distal de 1 cm son ideales, pero no siempre es posible.
      ii. Es importante prestar atención a las relaciones anatómicas específicas de las estructuras vasculares, ya que puede ser necesario sacrificar ciertas ramificaciones para el despliegue adecuado de la endoprótesis.
      iii. El conocimiento del suministro vascular específico de la región es clave, para evitar la isquemia de las estructuras adyacentes.
   c. Se desconoce la permeabilidad a largo plazo, pero es probable que dependa de la ubicación.
      i. Las endoprótesis autoexpandibles de nitinol pueden utilizarse en lugares en los que es posible el acodamiento o la compresión, ya que son más flexibles y vuelven a su forma original tras la compresión.
6. Se necesita una gran experiencia endovascular para realizar transecciones completas en la posición axilosubclavia, pero incluso con este grado de lesión, puede utilizarse un abordaje anterógrado/retrógrado para pasar un alambre a través de un área de lesión.
7. Se ha informado que la colocación de endoprótesis en las extremidades inferiores ha tenido cierto éxito y es una opción viable en los pacientes que no pueden tolerar la reparación quirúrgica abierta o cuya anatomía hace que la exposición sea extremadamente difícil y el control proximal muy complicado.
8. **Las endoprótesis se han utilizado para reparar lesiones yatrógenas tanto en el sistema vascular pélvico como en el femoral.**

   Por tanto, es razonable considerar el uso de un abordaje similar en las lesiones vasculares de la pelvis y la parte superior de la pierna.

I. Otro lugar clave para el uso de la endoprótesis es en la lesión cerebrovascular grave y contusa, con la que puede cubrirse el área de la lesión, lo que evita el trombo y el estancamiento, a la vez que se preserva el flujo cerebral (fig. 16-2).
   1. Las endoprótesis descubiertas en las disecciones de la arteria carótida interna (ACI) están indicadas con mayor frecuencia en el caso de que la lesión sea grande y empeore en la vigilancia a pesar del tratamiento médico o de que el paciente tenga un alto riesgo de

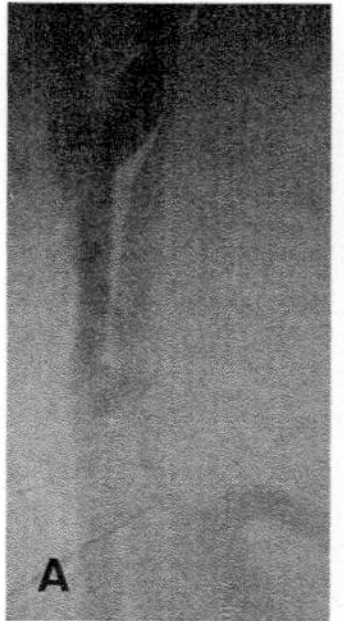

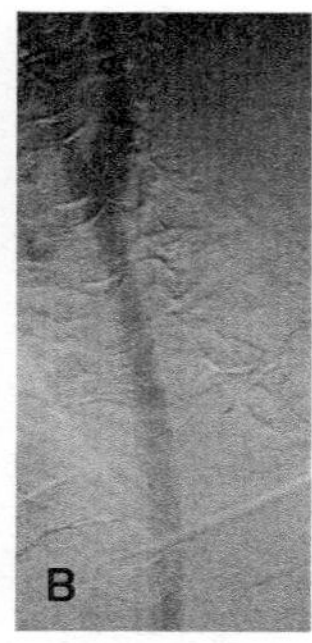

Figura 16-2. Fístula arteriovenosa de la arteria carótida común izquierda **(A)** excluida con endoprótesis cubierta **(B)**.

enfermedad cerebrovascular y no pueda tolerar el tratamiento médico durante un período prolongado.

2. El uso de endoprótesis para la hemorragia activa, especialmente en la porción superior extracraneal o intracraneal proximal de la ACI, tiene la ventaja de la accesibilidad en una ubicación que de otro modo sería difícil de obtener para el control vascular.
3. La lesión de la arteria carótida común en pacientes estables que no requieren un control urgente de la hemorragia puede tratarse con una endoprótesis cubierta.

V. REBOA: INDICACIONES Y TÉCNICA

A. Las indicaciones y ubicaciones para la colocación de un REBOA se determinan en función de la fisiología del paciente y de la presunta fuente de hemorragia.

En un paciente traumático, la exploración primaria junto con los complementos adecuados, la radiografía de tórax/pelvis y la ecografía abdominal focalizada en traumatismos (FAST, *focused abdominal sonography for trauma*) pueden identificar los posibles lugares de hemorragia potencialmente mortales.

1. Si se sospecha una hemorragia intraabdominal, el globo debe insertarse y colocarse a nivel del diafragma, en la denominada zona 1 de despliegue.
2. Si se sospecha o se identifica una hemorragia pélvica o de la unión, sin componente abdominal, el globo se inserta y se infla en la bifurcación aórtica en la zona 3.
3. La colocación del dispositivo puede realizarse en el área de reanimación mediante rayos X (fig. 16-3) o en el quirófano, con fluoroscopia.
4. La mejora de la presión arterial sistólica con el inflado del globo debería confirmar la colocación correcta. La realización de imágenes adicionales puede ayudar a confirmar la colocación correcta.
5. Entre las contraindicaciones relativas para la colocación de un REBOA se incluyen la sospecha de una lesión vascular importante por encima del diafragma, ya que el inflado del globo podría empeorar estas lesiones.

B. El REBOA se coloca mediante un abordaje quirúrgico abierto o percutáneo con o sin guía ecográfica.

1. En una serie institucional, el 33 % se realizó mediante acceso percutáneo, y en el 67 % el acceso se realizó por corte quirúrgico.
2. Esta técnica puede realizarse en pacientes que responden o no responden de forma transitoria a los métodos de reanimación tradicionales.
3. Este procedimiento puede realizarse en pacientes hipotensos, antes de la parada, lo que ofrece una alternativa a la toracotomía de urgencia para la hemorragia abdominal o pélvica en pacientes hipotensos que no están en parada cardíaca, y evita a su vez dicha parada.

C. En los pacientes que llegan al centro de traumatología en parada cardíaca, la reanimación cardiopulmonar puede seguir desempeñando un papel, en función mecanismo de la lesión y del presunto origen de la hemorragia.

D. En los pacientes que llegan en parada cardíaca tras un traumatismo sin afectación torácica, la reanimación cardiopulmonar con masaje cardíaco cerrado puede ser una alternativa a la toracotomía de urgencia y al masaje cardíaco abierto para determinados pacientes.

1. En los casos en los que la única razón para acceder a la cavidad torácica es la oclusión aórtica, el uso de un REBOA puede ser una alternativa razonable. En el caso de los pacientes en parada cardíaca, su colocación debe ser en la zona 1, con independencia del origen de la hemorragia, hasta que pueda recuperarse la circulación espontánea (RCE).
2. Una vez alcanzada la RCE, pueden realizarse investigaciones adicionales y colocar el globo de forma adecuada, en función de la hemodinámica del paciente.

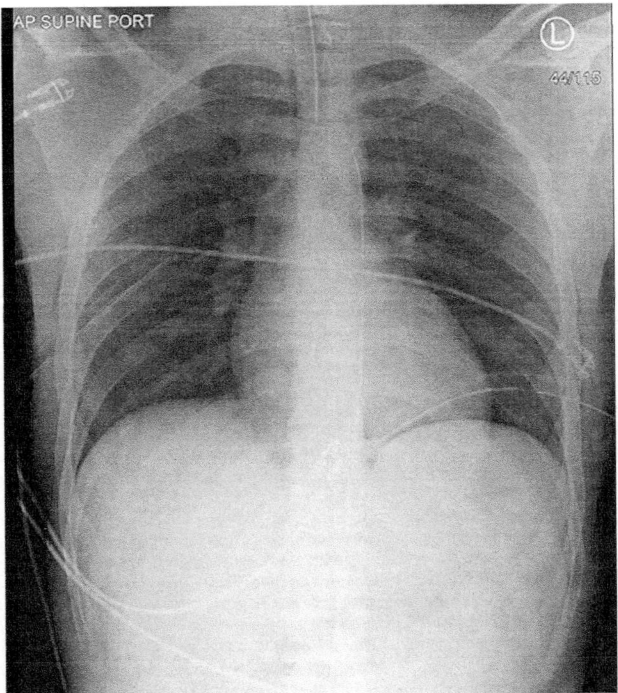

Figura 16-3. ER-REBOA en la zona 1. Se obtiene una radiografía de tórax antes de inflar el globo para confirmar su ubicación.

E. La temporización de la hemorragia con un REBOA permite a los equipos médicos controlar la hemorragia que pone en peligro la vida de una manera mínimamente invasiva y luego tomar otras decisiones de manejo.

F. En entornos con pocos recursos, un REBOA puede disminuir el flujo de entrada y, por tanto, limitar las hemorragias y la necesidad de transfusiones de sangre. También puede estabilizar temporalmente a los pacientes en espera de otras intervenciones.

G. En ciertas situaciones, pueden realizarse otros estudios de imagen y dejar tiempo para una consulta médica adicional o para analizar con la familia los deseos de atención del paciente. La obtención de imágenes adicionales de TC puede ayudar a determinar el abordaje más adecuado para una lesión específica o para múltiples lesiones, que pueden requerir técnicas abiertas, endovasculares o una combinación de estas. En una serie clínica se observó que varios pacientes a los que se colocó un REBOA por una hemorragia pélvica grave no necesitaron embolización. Parece que este tipo de globo, al proporcionar un control del flujo de entrada durante un período, puede ser un tratamiento para pequeñas hemorragias arteriales y/o venosas que causan inestabilidad hemodinámica.

H. Los principales retos de este procedimiento se derivan del acceso a la arteria femoral común (AFC), especialmente en los pacientes en parada cardíaca sin pulso palpable.

1. En estos pacientes, hay que pasar rápidamente a una técnica abierta si los métodos percutáneos no tienen éxito. Con independencia de si se realiza una toracotomía de urgencia o se coloca un REBOA, la clave es el acceso y la exposición.
2. Muchos centros han optado por la creación de un acceso de AFC de pequeño calibre en todos los pacientes hipotensos que llegan al centro de traumatología; este lugar de acceso acelera rápidamente la colocación de un REBOA en caso necesario.

I. Los tiempos máximos de oclusión aórtica no se conocen en este momento.

1. Con una oclusión prolongada, la carga isquémica aumenta.
2. Los tiempos de oclusión de la zona 1 inferiores a 60 min parecen ser tolerados en los pacientes con una supervivencia razonable, en comparación con los superiores a este tiempo.

3. Se ha observado que la oclusión de la zona 3 se tolera durante varias horas siempre que se controle la perfusión distal.
4. Con independencia del lugar de la oclusión, para evitar una isquemia prolongada los pacientes deben ser trasladados lo más rápidamente posible al quirófano, a la sala endovascular, a la sala híbrida o al lugar de atención definitiva.
5. También hay que tener en cuenta los factores del paciente, como la edad, el tamaño del vaso, la calcificación de este y la vasculopatía periférica.

VI. REBOA: COMPLICACIONES

A. Las complicaciones de un REBOA pueden darse en los distintos pasos del procedimiento.

B. Las complicaciones del acceso pueden suponer una amenaza para las extremidades, en función de la ubicación del lugar de acceso y de la duración del tiempo de permanencia. En Japón se notificó una pérdida de extremidades de hasta el 21 %, aunque no se clarificó si dicha pérdida estuvo relacionada con el procedimiento, fue secundaria a la lesión inicial o fue combinación de ambas.

1. El acceso arterial ideal es en la AFC, ya que la canulación más distal en la arteria femoral superficial (AFS) tiene un mayor riesgo de trombosis arterial debido a un vaso de menor diámetro. Si el acceso se coloca demasiado proximal y se entra en la arteria ilíaca externa, puede producirse una hemorragia incontrolada y no comprimible tras el retiro del globo. Por tanto, la colocación correcta y precisa del globo debe realizarse con una guía ecográfica o un corte abierto, o por medio de puntos de referencia si ese es el método preferido por los médicos con una experiencia significativa en la realización del acceso.

VII. La mala posición del globo y su rotura pueden producirse debido a una posición inicial incorrecta o a su desplazamiento. En función de su ubicación y del grado de inflado, esto puede causar complicaciones importantes.

A. La colocación del globo demasiado cercana al arco aórtico proximal o el corazón puede provocar una poscarga ventricular excesiva, o la oclusión del arco o de los vasos cardíacos.

B. Distalmente, el inflado en la arteria ilíaca ipsolateral (fig. 16-4) puede provocar la rotura del globo. El inflado excesivo en cualquier posición puede provocar la rotura del globo o de la arteria, así como una lesión vascular local. Puede producirse una mala posición del catéter que lleve a una canulación inadvertida de los vasos de la rama (fig. 16-5). Esto debe identificarse rápidamente y corregirse mediante estudios de imagen después de la inserción y antes del inflado.

VIII. El manejo del globo es importante para limitar las complicaciones de un REBOA.

A. El retiro debe realizarse lo antes posible, una vez que se haya obtenido la hemostasia y haya mejorado la coagulopatía. Se ha observado que los globos más pequeños presentan menos complicaciones incluso cuando se dejan colocados durante 24 h. Sin embargo, en opinión de los expertos, se recomienda retirarlos lo antes posible para evitar cualquier problema de limitación del flujo a la extremidad.

B. Se han observado trombos arteriales en el catéter y coágulos a través del puerto lateral incluso de vainas pequeñas. Por tanto, algunos autores recomiendan la angiografía femoral en la mesa antes del retiro del globo. Tras dicho retiro, debe observarse la palpación de pulso distal en la pierna ipsolateral.

Esto debe compararse también con el lado contralateral. Cualquier discrepancia debe ser motivo de preocupación, y debe realizarse una investigación adicional que incluya una angiografía/trombectomía.

C. Para una evaluación adicional del lugar de acceso en busca de posibles problemas, se recomienda realizar una ecografía doble inguinal a las 24 h o 48 h después del retiro del globo, para comprobar si hay indicios de seudoaneurisma u otras complicaciones locales.

IX. ANGIOEMBOLIZACIÓN

A. La angioembolización se ha convertido en una técnica clave para controlar las hemorragias en casi todos los lechos vasculares, tanto en pacientes traumáticos como no traumáticos.

B. El flujo sanguíneo se ocluye colocando material trombogénico en el vaso sanguíneo, lo que interrumpe el flujo y, a su vez, conduce a la activación de la cascada de coagulación, con lo que se forman coágulos al interrumpir el flujo a un área concreta.

C. Pueden utilizarse múltiples materiales para la embolización, como espirales y tapones metálicos, partículas, y fármacos líquidos. La elección del material depende del escenario, y todos los dispositivos tienen diversas ventajas e inconvenientes.

D. Las espirales metálicas se utilizan con frecuencia para ocluir vasos tanto en el ámbito traumático como en el no traumático. La decisión sobre el dispositivo depende del tamaño del vaso a ocluir, de la anatomía del paciente y de la experiencia del médico.

1. Esta técnica provoca una trombosis local en el lugar de la colocación, de modo que se requieren los factores de coagulación del paciente para la formación del trombo.
2. La vasculatura distal permanece intacta, lo que disminuye las probabilidades de isquemia distal. Sin embargo, la preservación de algo de flujo también podría ser una desventaja.

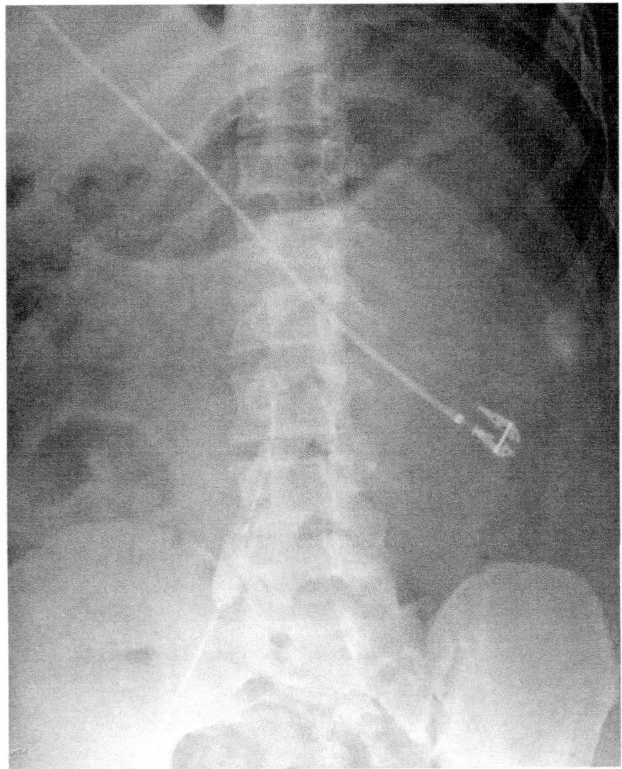

Figura 16-4. El globo puede identificarse en la arteria ilíaca común derecha. La rotura se produjo por un exceso de inflado en relación con el diámetro del vaso, ya que se interpretó que estaba colocado en la aorta. No se identificó la pérdida del pulso femoral izquierdo y la presión arterial sistólica no aumentó de forma adecuada al inflarse.

3. Las espirales son alambres metálicos de diversos diámetros y longitudes que se fabrican para adoptar una forma «enrollada» cuando se despliegan. Suelen estar recubiertas de fibras trombogénicas para ayudar a iniciar la cascada de coagulación.
4. Las espirales estándar tienen un grosor de 0.035 mm o 0.038 mm y requieren un catéter de 5F para su despliegue.
5. Las espirales más pequeñas pueden colocarse a través de un microcatéter.
6. La selección de la espiral depende del vaso objetivo; las de 0.035 mm se utilizan en la vasculatura proximal (fig. 16-6), mientras que la embolización más distal/selectiva requiere un microcatéter.
7. La mayoría de las espirales son desmontables y, si es necesario, pueden retirarse antes del despliegue.

E. Los tapones pueden utilizarse cuando se desea una oclusión proximal en un vaso de mayor diámetro.

F. Estos se suministran mediante un sistema de globos, y puede controlarse mejor el suministro preciso.

G. Si no se colocan adecuadamente, pueden volver a sujetarse y colocarse en el lugar deseado. No suele producirse desplazamiento.

H. Debido a su rigidez, se necesitan globos especialmente rígidos para su colocación, lo que limita ciertas áreas de uso de este producto.

X. La espuma de gelatina el principal medio de embolización de partículas utilizado para la oclusión no selectiva de vasos.

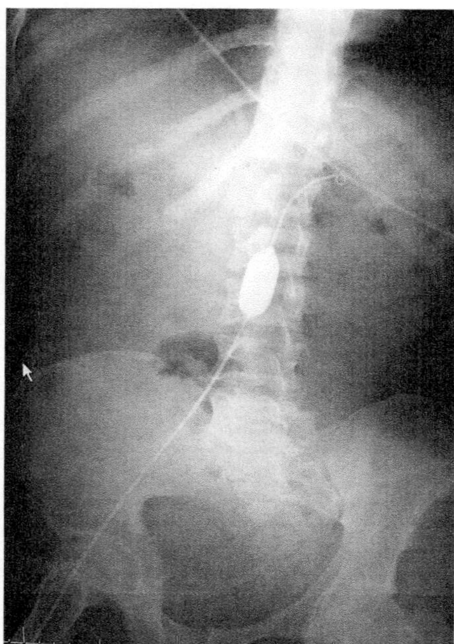

Figura 16-5. Desplazamiento involuntario de la punta P hacia la arteria renal izquierda. El globo se desinfló levemente y el catéter se retrajo varios centímetros hasta la zona 3 distal.

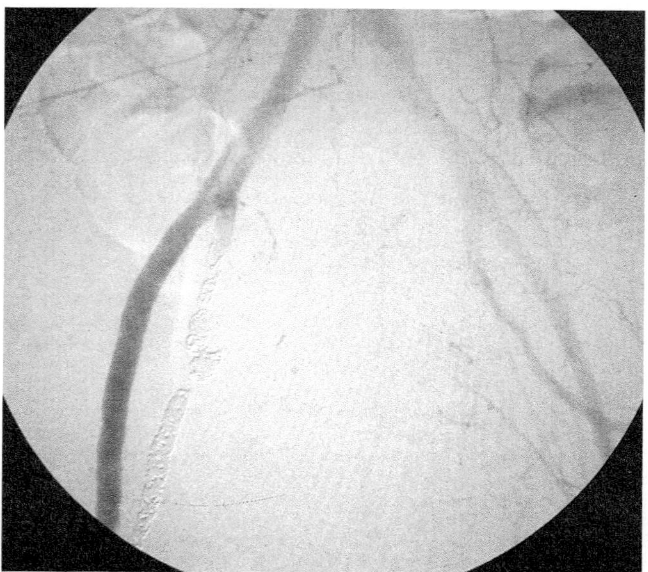

Figura 16-6. Embolización con espiral de la arteria ilíaca interna derecha.

A. Pueden ocluirse múltiples vasos ramificados mediante su administración desde un sitio proximal, como la arteria ilíaca interna.
B. La isquemia distal es más común con la embolización con este medio.
C. El principal factor de oclusión de los vasos es el tamaño de las partículas, ya que las más pequeñas pueden ocluir vasos más pequeños con menos flujo colateral, lo que suele provocar isquemia y necrosis significativas.
D. La esponja de espuma de gelatina suele cortarse en trozos pequeños mezclarse con un sistema de jeringa. El corte de los trozos tiende a dar lugar a partículas más consistentes, mientras que el sistema de solución acuosa (*slurry*) puede dar lugar a varios tamaños pequeños no uniformes.
E. La recanalización suele producirse en torno a las 2 semanas, aunque puede retrasarse; por tanto, la trombosis no es permanente.

XI. Los fármacos líquidos no suelen utilizarse en traumatología, salvo en limitados informes de casos. Estos fármacos son difíciles de controlar debido a su forma líquida. Por tanto, solo pueden utilizarse por proveedores experimentados.
A. Se observa isquemia distal significativa con el uso de estos fármacos. Dos fármacos, el n-butil-cianoacrilato y el copolímero de etilenvinilalcohol, no requieren factores de coagulación del paciente para funcionar, lo que supone una ventaja.
B. La trombina también se ha utilizado para el tratamiento percutáneo del seudoaneurisma, en particular después de la cateterización. En este momento, el uso de este fármaco es limitado debido a los requisitos específicos de las dimensiones del cuerpo y del cuello. El uso de ecografía para el diagnóstico y el tratamiento puede estar limitado en los traumatismos por la disponibilidad y la experiencia del proveedor.

XII. EMBOLIZACIÓN COMBINADA
A. Si los pacientes carecen de factores de coagulación adecuados, el doble uso de estos dos medios puede ayudar a la trombosis.
B. Debido a su naturaleza de mayor tamaño, las espirales también pueden utilizarse para proteger la vasculatura distal, antes del despliegue de espuma de gelatina y evitando que se desplace distalmente.

XIII. ANGIOEMBOLIZACIÓN DE SITIO ESPECÍFICO
A. La angioembolización es un pilar para las lesiones de órganos sólidos, como las hemorragias de hígado, bazo o riñón, así como las hemorragias pélvicas.
B. En función del lugar de la lesión, puede producirse una embolización selectiva o no selectiva.
C. Las ramas laterales de los grandes vasos de la extremidad o la pelvis también pueden someterse a embolización si provocan un cambio significativo en la hemodinámica por la hemorragia.
D. Los intervencionistas experimentados también pueden realizar una angioembolización de arterias intercostales hemorrágicas, aunque esta técnica requiere mucho tiempo y trabajo, ya que ambos lados de las intercostales suelen requerir una intervención para evitar una hemorragia continua.

Esta modalidad no es realista en un paciente con inestabilidad hemodinámica por traumatismo torácico.

E. La angioembolización en las lesiones cerebrovasculares contusas también requiere una gran destreza para llevar a cabo un tratamiento dirigido y evitar la embolización distal.
F. **Embolización pélvica:** tras un traumatismo, la hemorragia pélvica puede tener diversos orígenes, según el patrón y el mecanismo de la fractura.

1. La hemorragia puede ser venosa, arterial o de las propias estructuras óseas.
2. La hemorragia arterial suele deberse a las ramas profundas de la arteria ilíaca interna, una zona de difícil acceso por vía abierta.
3. En este contexto, se recomienda la angioembolización, como se ha indicado anteriormente.
4. Las lesiones venosas se taponarán si el retroperitoneo está intacto, o puede disminuirse el flujo de salida venoso mediante la angioembolización de la vasculatura arterial asociada en la región.
5. En los pacientes con un traumatismo pélvico importante, suele ser necesario un tratamiento multimodal. La embolización puede utilizarse en asociación con REBOA, taponamiento preperitoneal, laparotomía exploratoria o colocación de un fijador externo o un fijador externo.
6. Los pacientes hipotensos con lesiones pélvicas importantes pueden tratarse mejor en una sala híbrida, donde pueden realizarse varios procedimientos simultáneos o en serie sin moverlos.

G. **Embolización esplénica:** la embolización angiográfica debe considerarse en los pacientes para los que no se logra el tratamiento no quirúrgico del traumatismo esplénico (grado I/II/III) o en aquellos con niveles más altos de lesión (grado III/IV/V) con o sin extravasación activa (fig. 16-7).

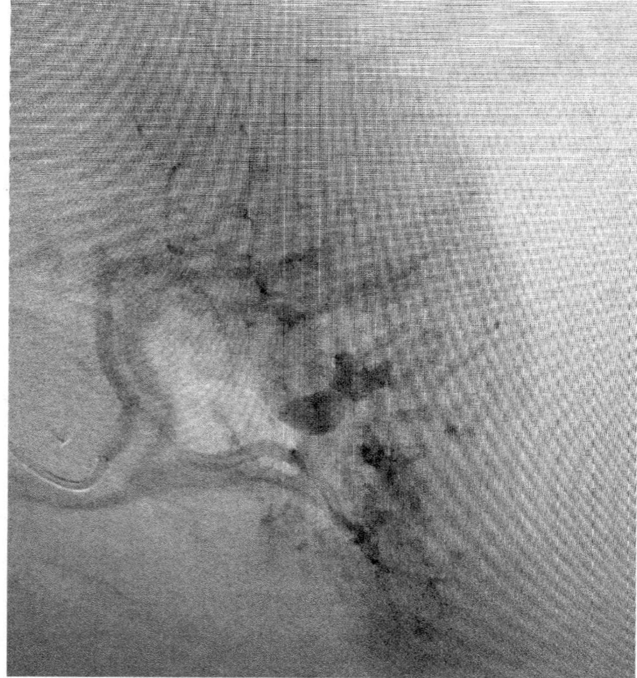

Figura 16-7 Lesión esplénica tras una colisión en un accidente de tráfico.

1. Datos recientes sugieren que la tasa de éxito de la angioembolización en las lesiones de grado IV es superior al 95 %.
2. Alta tasa de fallo en las lesiones de grado V, por lo que la esplenectomía debe seguir siendo considerada.
3. También debe emplearse la angioembolización si se observan seudoaneurismas en los estudios de imagen de seguimiento, ya que estas lesiones pueden progresar y dar lugar a complicaciones mortales.
4. La embolización con espiral proximal de la arteria esplénica principal provoca una reducción significativa del flujo de entrada de la arteria esplénica, lo que facilita una trombosis en el área lesionada, así como su remodelación.
5. El bazo sigue siendo viable, con base en el flujo colateral, y conserva cierto grado de función.
6. La embolización selectiva puede utilizarse con la colocación de microcatéteres y la embolización dirigida al objetivo, lo que proporciona un flujo normal al resto del bazo.
7. Entonces se produce un infarto esplénico parcial, en ocasiones con formación de abscesos. Estas cuestiones deben tenerse en cuenta al considerar la embolización de la arteria esplénica frente a la angioembolización selectiva.

H. **Embolización hepática:** debido a las importantes diferencias en la anatomía vascular, los traumatismos hepáticos con hemorragia son tratados de forma diferente a los traumatismos esplénicos.
   1. La hemorragia venosa es frecuente en los traumatismos hepáticos, en comparación con el bazo, y el sistema venoso portal debe tenerse en cuenta al evaluar los traumatismos en este órgano.
   2. La embolización proximal no puede utilizarse en los traumatismos hepáticos ni en el bazo debido a la falta de flujo colateral.
   3. La isquemia hepática es difícil de predecir, y los pacientes reaccionan de forma diferente a la isquemia hepática: algunos permanecen estables y otros requieren hepatectomías parciales importantes.

4. El tratamiento no quirúrgico de las lesiones hepáticas es muy exitoso, incluso en los grados más altos.
5. En general, la angioembolización hepática desempeña un papel después de una laparotomía de control de daños. Las múltiples técnicas para controlar la hemorragia hepática incluyen empaquetamiento, suturas y otros métodos. La angioembolización es un complemento importante para tratar la hemorragia hepática significativa.
6. Siempre que sea posible, debe realizarse una embolización distal.
7. Puede realizarse una embolización no selectiva, normalmente con espuma de gelatina. Sin embargo, esto puede dar lugar a grandes áreas de necrosis hepática en hasta el 40 % de los pacientes, algunos de los cuales requerirán una resección hepática significativa debido a esta complicación.

I. **Angioembolización de otras regiones:** aunque las técnicas endovasculares se han utilizado en otras muchas regiones del cuerpo con cierto éxito, los datos son limitados.
   1. Se han descrito lesiones renales, de la pared torácica, intercostales, en las arterias lumbares, en las ramas de la arteria carótida externa, en la profunda, en el tronco tirocervical, y en las arterias axilar y pulmonar.
   2. Algunas de estas regiones son difíciles de abordar desde una perspectiva abierta, por lo que, si es necesario intervenir, puede considerarse el tratamiento endovascular en función de cada caso.

XIV. IMPORTANCIA DE UNA SALA DE FLUOROSCOPIA/SALA HÍBRIDA PARA TRAUMATISMOS

A. Muchos pacientes con politramatismos requieren múltiples pruebas, especialistas, procedimientos y transfusiones, lo que suele requerir el traslado del paciente a varias partes del hospital.
B. Estos transportes pueden ser arriesgados en un paciente inestable.
C. Un quirófano híbrido puede servir como lugar único en el que puede realizarse cirugía de control de daños y angiografía mientras se realiza la reanimación de control de daños.
D. Los procedimientos ortopédicos pueden tener lugar de forma simultánea o secuencial a la angioembolización o a la laparotomía exploratoria.
E. Aunque es menos frecuente, en estas salas también puede realizarse una craneotomía o una toracotomía.
F. Los materiales básicos para una sala híbrida incluyen: mesa de fluoroscopia, arco en C portátil o unidad de fluoroscopia de suelo fija, y suministros quirúrgicos y endovasculares abiertos.

AXIOMAS

- La ATC puede ayudar a identificar el lugar de la hemorragia.
- La selección del paciente y la localización de la lesión son claves en el tratamiento endovascular.
- La REVAT ha cambiado el paradigma del tratamiento de las lesiones torácicas contusas.
- Las indicaciones de un REBOA dependen de la fisiología del paciente y de la sospecha del origen de la hemorragia.

Lecturas recomendadas

Antevil JL, Holmes JF, Lewis D, et al. Successful angiographic embolization of bleeding into the chest wall after blunt thoracic trauma. *J Trauma* 2006;60(5):1117–1118.

Azizzadeh A, Valdes J, Miller CC III, et al. The utility of intravascular ultrasound compared to angiography in the diagnosis of blunt traumatic aortic injury. *J Vasc Surg* 2011;53(3):608–614.

Beitner MM, Suh N, Dowling R, et al. Penetrating liver injury managed with a combination of balloon tamponade and venous stenting. A case report and literature review. *Injury* 2012;43(1):119–122.

Bradley MJ, Bonds BW, Chang L, et al. Open chest cardiac massage offers no benefit over closed chest compressions in patients with traumatic cardiac arrest. *J Trauma Acute Care Surg* 2016;81(5):849–854.

Branco BC, DuBose JJ, Zhan LX, et al. Trends and outcomes of endovascular therapy in the management of civilian vascular injuries. *J Vasc Surg* 2014;60(5):1297–1307.

Brenner M, Hoehn M, Teeter W, et al. Trading scalpels for sheaths: catheter-based treatment of vascular injury can be effectively performed by acute care surgeons trained in endovascular techniques. *J Trauma Acute Care Surg* 2016;80(5):783–786.

Brenner M, Teeter W, Hadud M, et al. Long-term outcomes of thoracic endovascular aortic repair: a single institution's 11-year experience. *J Trauma Acute Care Surg* 2017;82(4):687–693.

Brenner M, Teeter W, Hoehn M, et al. Use of resuscitative endovascular balloon occlusion of the aorta for proximal aortic control in patients with severe hemorrhage and arrest. *JAMA Surg* 2018;153(2):130–135.

Colling KP, Irwin ED, Byrnes MC, et al. Computed tomography scans with intravenous contrast: low incidence of contrast-induced nephropathy in blunt trauma patients. *J Trauma Acute Care Surg* 2014;77(2):226–230.

D'Amours SK, Rastogi P, Ball CG. Utility of simultaneous interventional radiology and operative surgery in a dedicated suite for seriously injured patients. *Curr Opin Crit Care* 2013;19(6):587–593.

Dabbs DN, Stein DM, Scalea TM. Major hepatic necrosis: a common complication after angioembolization for treatment of high-grade liver injuries. *J Trauma* 2009;66(3):621–627; discussion 627–629.

Davidson AJ, Russo RM, Reva VA, et al. The pitfalls of REBOA: risk factors and mitigation strategies. *J Trauma Acute Care Surg* 2018;84(1):192–202.

de Mestral C, Dueck AD, Gomez D, et al. Associated injuries, management, and outcomes of blunt abdominal aortic injury. *J Vasc Surg* 2012;56(3):656–660.

Demetriades D, Throdorou D, Cornwell M, et al. Evaluation of penetrating injuries of the neck: prospective study of 223 patients. *World J Surg* 1997;21:41–48.

Demetriades D, Velmahos GC, Scalea TM, et al. Diagnosis and treatment of blunt thoracic aortic injuries: changing perspectives. *J Trauma* 2008;64(6):1415–1418; discussion 1418–1419.

Dubose JJ. How I do it: partial resuscitative endovascular balloon occlusion of the aorta (P-REBOA). *J Trauma Acute Care Surg* 2017;83(1):197–199.

DuBose JJ, Rajani R, Gilani R, et al.; Endovascular Skills for Trauma and Resuscitative Surgery Working Group. Endovascular management of axillo-subclavian arterial injury: a review of published experience. *Injury* 2012;43(11):1785–1792.

DuBose JJ, Scalea TM, Brenner M, et al. The AAST prospective Aortic Occlusion for Resuscitation in Trauma and Acute Care Surgery (AORTA) registry: data on contemporary utilization and outcomes of aortic occlusion and resuscitative balloon occlusion of the aorta (REBOA). *J Trauma Acute Care Surg* 2016;81(3):409–419.

Hoehn MR, Hansraj NZ, Pasley AM, et al. Resuscitative endovascular balloon occlusion of the aorta for non-traumatic intra-abdominal hemorrhage. *Eur J Trauma Emerg Surg* 2018. doi:10.1007/s00068-018-0973-0. [Epub ahead of print.]

Kataoka Y, Minehara H, Kashimi F, et al. Hybrid treatment combining emergency surgery and intraoperative interventional radiology for severe trauma. *Injury* 2016;47(1):59–63.

Kirkpatrick AW, Vis C, Dubé M, et al. The evolution of a purpose designed hybrid trauma operating room from the trauma service perspective: the RAPTOR (Resuscitation with Angiography Percutaneous Treatments and Operative Resuscitations). *Injury* 2014;45(9):1413–1421.

Manley JD, Mitchell BJ, DuBose JJ, et al. A modern case series of resuscitative endovascular balloon occlusion of the aorta (REBOA) in an out-of-hospital, combat casualty care setting. *J Spec Oper Med* 2017;17(1):1–8.

Merchant M, Pallan P, Prabhakar N, et al. Treatment of traumatic thoracic and iliac venous injury with endovascular stent-grafts. *J Vasc Interv Radiol* 2013;24(12):1920–1923.

Miller PR, Chang MC, Hoth JJ, et al. Prospective trial of angiography and embolization for all grade III to V blunt splenic injuries: nonoperative management success rate is significantly improved. *J Am Coll Surg* 2014;218(4):644–648.

Moore LJ, Brenner M, Kozar RA, et al. Implementation of resuscitative endovascular balloon occlusion of the aorta as an alternative to resuscitative thoracotomy for noncompressible truncal hemorrhage. *J Trauma Acute Care Surg* 2015;79(4):523–530; discussion 530–532.

Nemoto C, Ikegami Y, Suzuki T, et al. Repeated embolization of intercostal arteries after blunt chest injury. *Gen Thorac Cardiovasc Surg* 2014;62(11):696–699.

Pasley J, Brenner M, Pasley A, et al. Contemporary utilization of Zone 3 REBOA for temporary control of pelvic and junctional hemorrhage reliably achieves hemodynamic stability in severely injured patients. *J Trauma Acute Care Surg*; 2019;86(1):79–85.

Piffaretti G, Tozzi M, Lomazzi C, et al. Endovascular treatment for traumatic injuries of the peripheral arteries following blunt trauma. *Injury* 2007;38(9):1091–1097.

Romagnoli A, Teeter W, Pasley J, et al. Time to aortic occlusion: it's all about access. *J Trauma Acute Care Surg* 2017;83(6):1161–1164.

Saito N, Matsumoto H, Yagi T, et al. Evaluation of the safety and feasibility of resuscitative endovascular balloon occlusion of the aorta. *J Trauma Acute Care Surg* 2015;78(5):897–903.

Schurr MJ, Fabian TC, Gavant M, et al. Management of blunt splenic trauma: computed tomographic contrast blush predicts failure of nonoperative management. *J Trauma* 1995;39(3):507–512.

Sclafani SJ, Weisberg A, Scalea TM, et al. Blunt splenic injuries: nonsurgical treatment with CT, arteriography, and transcatheter arterial embolization of the splenic artery. *Radiology* 1991;181(1): 189–196.

Shalhub S, Starnes BW, Tran NT, et al. Blunt abdominal aortic injury. *J Vasc Surg* 2012;55(5):1277–1285.

Simeone A, Demlow T, Karmy-Jones R. Endovascular repair of a traumatic renal artery injury. *J Trauma* 2011;70(5):1300.

Stannard A, Eliason JL, Rasmussen TE. Resuscitative endovascular balloon occlusion of the aorta (REBOA) as an adjunct for hemorrhagic shock. *J Trauma* 2011;71(6):1869–1872.

Stewart DK, Brown PM, Tinsley EA Jr, et al. Use of stent grafts in lower extremity trauma. *Ann Vasc Surg* 2011;25(2):264.

Teeter WA, Matsumoto J, Idoguchi K, et al. Smaller introducer sheaths for REBOA may be associated with fewer complications. *J Trauma Acute Care Surg* 2016;81(6):1039–1045.

Teeter W, Bradley M, Romagnoli A, et al. Treatment effect or effective treatment? Total cardiac compression fraction and end tidal CO_2 is higher in patients receiving REBOA compared to RT. *Am Surg* 2018;84(10):1691–1695.

Wallace GA, Starnes BW, Hatsukami TS, et al. Intravascular ultrasound is a critical tool for accurate endograft sizing in the management of blunt thoracic aortic injury. *J Vasc Surg* 2015;61(3):630–635.

Weltz AS, Harris DG, O'Neill NA, et al. The use of resuscitative endovascular balloon occlusion of the aorta to control hemorrhagic shock during video-assisted retroperitoneal debridement or infected necrotizing pancreatitis. *Int J Surg Case Rep* 2015;13:15–18.

Yuan KC, Hsu YP, Wong YC, et al. Management of complicated lumbar artery injury after blunt trauma. *Ann Emerg Med* 2011;58(6):531–535.

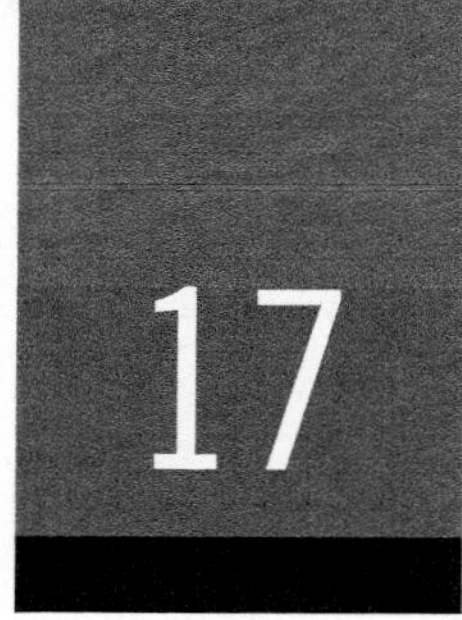

Sepsis

Anthony J. Lewis y Matthew R. Rosengart

Cada año, más de un millón de pacientes son hospitalizados en Estados Unidos con diagnóstico de sepsis. De ellos, el 29 % muere en el hospital, lo que hace que la sepsis sea la causa de casi una de cada dos muertes intrahospitalarias. En todo el mundo, sigue siendo un reto aún más complicado, pues impone una carga desproporcionada en términos de morbilidad, mortalidad y asignación de recursos, en relación con otras entidades de enfermedad.

Además, a medida que las cifras de población de edad avanzada aumenta, también aumenta el «coste» de la sepsis, ya que los adultos mayores tienen 1.5 veces más probabilidades de morir y tres veces menos de volver a casa que los pacientes más jóvenes (es decir, <65 años). A pesar de que la sepsis es una enfermedad frecuente, sigue habiendo mucha lentitud a la hora de diagnosticar y aplicar tratamientos de valor probado: antibióticos, control del foco infeccioso (control de la fuente) y medidas de apoyo para tratar la disfunción de los órganos. De hecho, los estudios destacan que en menos de la mitad de los pacientes el diagnóstico se realiza de forma oportuna y en menos aún se administran antibióticos y reposición de la volemia a tiempo (<4 h). Y, sin embargo, es indiscutible que la finalización rápida del conjunto de cuidados para la sepsis, incluidas estas dos sencillas intervenciones, se asocia a una menor mortalidad intrahospitalaria ajustada al riesgo.

I. FISIOPATOLOGÍA. Desde la descripción de referencia de que la infusión de factor de necrosis tumoral α (TNF-α) exógeno da lugar al fenotipo del choque séptico, ha surgido un complejo paradigma de la fisiopatología del choque distributivo. Los patrones moleculares asociados a patógenos (PAMP, *pathogen-associated molecular patterns*; como el lipopolisacárido) iniciales son reconocidos por los receptores de reconocimiento de patrones (PRR, *pattern recognition receptors*; como el receptor de tipo *toll* 4 [TLR4]) del huésped y producen una elaboración aberrante de mediadores inflamatorios (p. ej., citocinas) y patrones moleculares asociados a daño (DAMP, *danger-associated molecular patterns*; como el ADN mitocondrial) adicionales, que también pueden participar en vías similares. El posterior desorden en el tránsito de leucocitos, la lesión endotelial y la activación de la coagulación conducen a disfunción mitocondrial; en última instancia, una cascada de disfunción del endotelio, el músculo liso vascular y el miocardio culmina en la secuela fisiopatológica del choque (fig. 17-1).

A. Un elemento central de este paradigma es un endotelio lesionado. En afecciones de la homeostasis, el endotelio regula un delicado equilibrio de anticoagulantes (p. ej., trombomodulina, proteína C, activador tisular del plasminógeno) y procoagulantes (p. ej., factor tisular). La compleja cascada de adhesión de múltiples pasos que recluta a las plaquetas y a las células inmunitarias a los sitios de infección o lesión es de vital importancia, si bien es igualmente imperativa la restricción (tanto temporal como geográfica) de estos procesos a los momentos y regiones de necesidad.

B. Sin embargo, durante la sepsis, la activación endotelial por citocinas, especies reactivas de oxígeno (ROS, *reactive oxygen species*), DAMP o PAMP conduce a la activación diseminada de las cascadas de coagulación y las plaquetas. Al inclinarse la balanza hacia la procoagulación, se produce una trombosis microvascular que provoca isquemia regional.

C. La producción endotelial incontrolada de óxido nítrico (NO) subyace a la vasoplejía y a la abertura de derivaciones arteriovenosas, lo que aleja la sangre oxigenada de los tejidos susceptibles. La expresión inadecuada de las moléculas de adhesión endotelial (p. ej., E-selectina, molécula(s) de adhesión intercelular [ICAM-1, *intercellular adhesion molecules*]) recluta la adhesión firme y la activación de los leucocitos, lo que obstruye aún más el flujo y exacerba la producción regional de citocinas inflamatorias y ROS.

1. A medida que la inflamación se propaga, la liberación adicional de citocinas tanto directamente de las células endoteliales como de los leucocitos reclutados conduce a mayor daño microvascular local, alteración de las uniones (intercelulares) estrechas (o herméticas), edema e hipoxia tisular.

D. El sello fisiopatológico de la mortalidad por sepsis es el desarrollo secuencial de fallos en los sistemas orgánicos que acaban provocando una alteración completa de la homeostasis, lo que conduce a la muerte. La disfunción endotelial con la activación de un estado procoagulante y

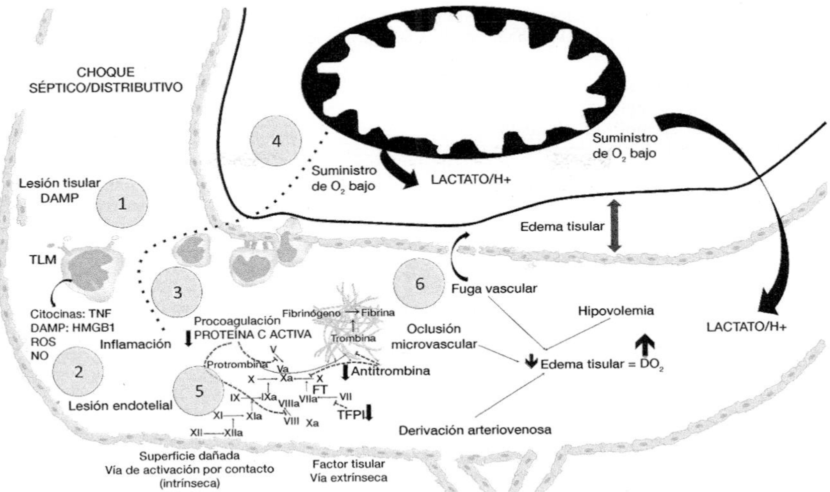

Figura 17-1. Biología y fisiopatología de la sepsis y el choque séptico. *1.* El choque distributivo es prototípicamente la consecuencia de la sepsis y comienza por el reconocimiento por parte de las células inmunitarias de patrones moleculares asociados a patógenos (PAMP), como el lipopolisacárido (LPS). La liberación sistémica de citocinas, especies reactivas de oxígeno (ROS) y óxido nítrico (NO) conduce a lesión endotelial. *2.* La activación y la lesión endotelial conducen a la regulación al alza de iNOS y a la liberación de NO, lo que provoca vasodilatación sistémica y la abertura de derivaciones arteriovenosas, lo que a su vez reduce el suministro de O_2. *3.* La regulación al alza de los receptores intercelulares de los leucocitos (LFA-1, MAC-1) y de las células endoteliales (ICAM-1, VCAM-1, selectinas) conduce al reclutamiento sistémico de leucocitos, al aumento de la inflamación y a la oclusión microvascular, lo que reduce así el suministro de O_2. *1.* La hipovolemia (es decir, la hemorragia) reduce la precarga y el gasto cardíaco (GC), lo que conduce a una reducción del suministro de O_2, que cae por debajo de un umbral crítico necesario para mantener el metabolismo oxidativo. *4.* La glucólisis y el metabolismo anaerobio (es decir, la fermentación) se producen para mantener la producción de trifosfato de adenosina (ATP) para apoyar las funciones celulares vitales, pero son procesos ineficientes y producen H^+ y lactato. Con la lesión tisular concurrente, se liberan patrones moleculares asociados a daño (DAMP) y comprometen el sistema inmunitario, lo que lleva a inflamación y choque distributivo. *5.* El aumento de la expresión del factor tisular (FT) y la reducción de la antitrombina III, la trombomodulina y el inhibidor del péptido del factor tisular generan un estado protrombótico, lo que activa las cascadas de coagulación intrínseca y extrínseca. En última instancia, la producción de fibrina conduce a oclusión microvascular, reducción del suministro de O_2 e isquemia tisular. *6.* La pérdida de las uniones estrechas endoteliales conduce a fuga vascular e hipovolemia. El aumento del edema intersticial y tisular incrementa el gradiente de difusión, lo que reduce el suministro de O_2 y conduce a isquemia celular.

la posterior deposición de trombos microvasculares desempeña un papel en los fenotipos de disfunción orgánica observados en la sepsis.

1. Sin embargo, el fallo orgánico temprano de la sepsis se produce en el contexto de cambios histológicos leves. La falta de cambios significativos en el examen histológico de los tejidos ha llevado a proponer que los cambios subyacentes en la función inducida por la sepsis son más «funcionales que estructurales».
2. Las alteraciones bioenergéticas resultantes de los trastornos de la homeostasis celular, junto con el aumento de la autofagia y otras respuestas adaptativas al estrés, conducen a un cambio en el abordaje del metabolismo celular, pasando de las funciones especializadas de los tejidos de los órganos a un fenotipo más simple y no especializado centrado principalmente en la autoconservación.
3. La disminución de la función fenotípica específica del tejido facilita la reducción de los requerimientos metabólicos generales de la célula. Sin embargo, esto se manifiesta clínicamente como una disfunción del órgano. La fisión/fusión mitocondrial, la mitofagia y la regulación de la capacidad de fosforilación oxidativa a través de la biogénesis mitocondrial interactúan para impartir efectos en la capacidad de producción de energía celular. Sin embargo, el hipometabolismo persistente después de la erradicación del organismo agresor solo puede tolerarse durante un tiempo antes de que se produzca una lesión celular irreversible y, por tanto, tisular u orgánica. En este caso, los pacientes se manifiestan clínicamente con un fallo orgánico a largo plazo o permanente.

II. MANEJO. Los considerables avances en medicina de cuidados intensivos han mejorado la probabilidad de supervivencia relacionada con la sepsis. Los principios de los cuidados siguen siendo los mismos:

- Diagnóstico rápido.
- Reanimación rápida.
- Antibióticos empíricos adecuados.
- Control de la fuente cuando sea posible.

Sin embargo, una cantidad abrumadora de datos subraya ahora que el tratamiento de esta enfermedad requiere mucho tiempo y que la atención conjunta de la sepsis, prestada con rapidez, salva vidas. Pero primero hay que reconocer la enfermedad.

III. DIAGNÓSTICO. Las recientes terceras International Consensus Definitions for Sepsis and Septic Shock (Sepsis-3) han reestructurado el paradigma conceptual de la sepsis, con definiciones que se escalonan según el riesgo de muerte intrahospitalaria.

- La **sepsis** es el desarrollo de una disfunción orgánica potencialmente mortal debido a una regulación incorrecta de la respuesta a la infección. Clínicamente, la disfunción orgánica puede calificarse y cuantificarse mediante un aumento de al menos 2 en la puntuación para evaluación del fallo orgánico secuencial [relacionado con la sepsis] (SOFA, *Sequential Organ Failure Assessment*). La sepsis definida por estas características posee una mortalidad intrahospitalaria superior al 10 %.
- El **choque séptico** define un subgrupo de pacientes con sepsis que presentan graves anomalías circulatorias, celulares y metabólicas. La puesta en marcha clínica puede lograrse mediante la identificación de una necesidad de vasopresores para mantener una presión arterial media superior a 65 mm Hg y una concentración de lactato sérico superior a 2 mmol/L tras el restablecimiento de la euvolemia. Esta combinación se asocia a una mortalidad intrahospitalaria superior al 40 %.

A. La presencia de un choque distributivo en ausencia de traumatismo o hemorragia manifiestos debería sugerir una gran infección como etiología más probable. El SOFA rápido (qSOFA, *quick SOFA*) proporciona un medio rápido para identificar la sepsis y a los pacientes que pueden experimentar un peor pronóstico; al menos DOS de los parámetros del qSOFA: frecuencia respiratoria $\geq$22 resp/min, alteración mental y presión arterial sistólica $\leq$100 mm Hg.

B. Se han propuesto muchos biomarcadores individuales para ayudar a discriminar la inflamación estéril del traumatismo de la inflamación séptica. Sin embargo, todavía están siendo sometidos a investigación básica y validación. La procalcitonina, un biomarcador ampliamente utilizado en Europa, se recomienda en la actualidad por la Infectious Disease Society of America como complemento de diagnóstico en pacientes febriles en estado crítico. Los datos del estudio MOSES (*MOnitoring SEpsis* Study) sugieren una fuerte información pronóstica. Otros parámetros bioquímicos, como las concentraciones de lactato en sangre y el déficit de bases, pueden afinar el diagnóstico clínico y servir de objetivos durante la optimización y la estabilización del choque. Las concentraciones de lactato se incluyen ahora en la nueva definición consensuada de choque séptico, y las mediciones seriadas de lactato se utilizan ampliamente en la práctica para monitorizar la respuesta al tratamiento.

IV. TRATAMIENTO. El tratamiento inicial del paciente séptico suele ser empírico y se basa en una evaluación rápida y en conjunto de los datos demográficos (p. ej., estado de inmunodeficiencia), la exposición infecciosa previa (p. ej., residente en una residencia de adultos mayores) y el probable origen séptico (p. ej., neumonía frente a infección de las vías urinarias [IVU]).

A. Cristaloides. Aunque hace unos años el proveedor médico podía elegir entre una variedad de soluciones cristaloides, datos recientes confirman que lo óptimo es una solución equilibrada. La solución salina normal, utilizada históricamente en la reanimación inicial, fue inicialmente objeto de escrutinio por originar daños, y datos recientes apoyan su relegación a la «historia». Inicialmente, un ensayo australiano informó de la asociación entre un mayor riesgo de lesión renal aguda (LRA) y fallo con el uso de soluciones ricas en cloruro. En dos grandes ensayos pragmáticos, aleatorizados por grupos y cruzados múltiples, uno en adultos en estado crítico y otro en adultos sin estado crítico, se observaron tasas más bajas del resultado compuesto de muerte por todas las causas, terapia de sustitución renal o disfunción renal persistente con cristaloides equilibrados, en comparación con el uso de solución salina. Un reciente metaanálisis de más de 18 000 pacientes corrobora estos resultados. En este se observó que los cristaloides equilibrados eran ligeramente superiores a la solución salina (*odds ratio* [OR] 0.78; intervalo de confianza [IC] del 95 %: 0.58 a 1.05) en el riesgo de LRA.

B. Coloides

1. Aunque aparentemente es ventajoso en la expansión de volumen del paciente crítico (p. ej., fuente de presión oncótica, reducción de la carga de sodio), gran parte de este beneficio percibido es teórico. De hecho, la disfunción endotelial interrumpe la barrera

endotelial durante la sepsis, lo que conduce a una rápida extravasación de moléculas de mayor peso molecular, como la albúmina, en el intersticio. En el ensayo ALBIOS se estudió el uso de albúmina en el tratamiento de la sepsis grave y no se observó una diferencia en la mortalidad a los 28 días, en comparación con los cristaloides, aunque un análisis *post hoc* de un subgrupo con sepsis grave sugirió un modesto beneficio (riesgo relativo [RR] 0.86; IC del 95 %: 0.77 a 0.99).

2. Por el contrario, se ha confirmado un daño considerable con la administración de soluciones de hidroxietilalmidón (HES). Tanto el ensayo 6S como el ensayo CHEST, en los que se comparó HES al 6 % con cristaloides, se observó un mayor riesgo de terapia de sustitución renal con el tratamiento con almidón. Además, en el ensayo 6S, en el que se comparó el HES al 6 % con la solución de acetato de Ringer, se encontró un mayor riesgo de mortalidad a los 90 días con el uso del primero (RR 1.17; IC del 95 %: 1.01 a 1.36). Con los metaanálisis se ha alcanzado a una conclusión similar: el HES, en comparación con los cristaloides o la albúmina, aumenta la mortalidad (RR 1.11; IC del 95 %: 1.00 a 1.23) y el riesgo de diálisis (RR 1.36; IC del 95 %: 1.08 a 1.72). Por tanto, se ha llegado al consenso de que la HES es perjudicial, y los coloides no se recomiendan, en general, en el tratamiento de la sepsis.

C. **Vasopresores**

1. Aunque, por definición, el choque séptico requiere apoyo vasopresor, aún no se ha identificado el fármaco preferido. En el estudio *Sepsis Occurrence in Acutely Ill Patients* (SOAP II) se comparó la norepinefrina con la dopamina y no se observaron diferencias en el resultado primario de mortalidad a 30 días. La dopamina se asoció con más episodios cardiovasculares adversos, específicamente arritmias. En un metaanálisis en el que se compararon la dopamina y la norepinefrina en sujetos con choque séptico se observó una mortalidad elevada con la dopamina (RR 1.12; IC del 95 %: 1.01 a 1.20). En un ensayo clínico aleatorizado multicéntrico en el que se comparó la norepinefrina con la epinefrina no se encontró diferencia alguna en el tiempo hasta alcanzar una presión arterial media superior a 65 mmHg, aunque hubo una mayor tasa de episodios adversos en el grupo de la epinefrina.
2. Así, el consenso promulgado en las directrices nacionales es que la norepinefrina sirve como vasopresor inicial en el tratamiento del choque séptico con un límite de dosis fisiológico superior de 0.2 µg/kg/min. Este límite es teórico; sin embargo, el aumento de las dosis para mantener una presión de perfusión aceptable debe equilibrarse con los riesgos de vasoconstricción.
3. En algunas circunstancias, la reposición de la volemia y las dosis suprafisiológicas de norepinefrina (> 0.2 µg/kg/min) resultan inadecuadas para restaurar la hemodinámica y revertir los parámetros del choque (p. ej., la concentración de lactato). En estas circunstancias, se recomienda la vasopresina a una dosis fija de 0.04 unidades/min. Se cree que el cierto beneficio de la administración de vasopresina a los pacientes se debe a una deficiencia relativa de la hormona en el estado de choque.
4. Datos actuales apoyan su capacidad para reducir el uso de norepinefrina. Sin embargo, no se ha observado ningún beneficio para la supervivencia. Un estudio reciente que resume la evidencia actual de cuatro ensayos controlados aleatorizados (ECA) con 1 039 pacientes arrojó conclusiones similares: no hay mejora en las tasas de mortalidad (RR 0.92; IC del 95 %: 0.78; 1.08; $p = 0.32$) al comparar la norepinefrina con la vasopresina en el tratamiento del choque séptico.

D. **Antibióticos.** Datos clínicos disponibles sugieren que **el tiempo es esencial en la administración del tratamiento con antibióticos**, y que se observa un aumento gradual de la mortalidad a medida que se producen retrasos en este. Estudios más recientes subrayan los beneficios de la supervivencia cuando se administra de forma expeditiva un conjunto de cuidados para la sepsis, que incluye la reposición de la volemia y la administración de antibióticos. En la tabla 17-1 se detalla el algoritmo de trabajo para la selección de antibióticos utilizado por nuestro personal de la unidad de cuidados intensivos (UCI) en el manejo de una variedad de estados sépticos (tabla 17-1).

E. **Corticosteroides.** El uso de corticosteroides en el tratamiento de la sepsis es controvertido, y las directrices actuales recomiendan su uso solo para los estados de choque que son resistentes a la reposición de la volemia y al apoyo vasopresor. En un reciente ensayo clínico aleatorizado no se encontraron pruebas de que los corticoesteroides sirvieran para prevenir la progresión a un estado de choque en pacientes con sepsis. Numerosos ensayos han evaluado el uso de corticoesteroides en la sepsis sin que se hayan observado beneficios en la administración de dosis altas (es decir, suprafisiológicas), pero con conclusiones menos claras con el tratamiento de dosis más bajas.

En un metaanálisis en el que se analizó el uso de corticosteroides en la sepsis grave/choque séptico se encontró un beneficio de mortalidad a los 28 días en los pacientes que recibieron un

TABLA 17-1 Antibióticos

Diagnóstico	Tratamiento empírico	Tratamiento alternativo	Notas
Traumatismos abdominales penetrantes, vísceras perforadas, casos limpios contaminados	**Cefuroxima** 1.5 g IV cada 8 h + **Metronidazol** 500 mg IV cada 6 h	**Tigeciclina** 100 mg IV como dosis de carga y luego 50 mg IV cada 12 h	**Curso:** 24 h **Ejemplos:** cirugía intestinal programada, perforación colonoscópica del intestino limpio, intestino isquémico, pero no perforado
Infección intraabdominal (IIA) leve-moderada adquirida en la comunidad	**Cefuroxima** 1.5 g IV cada 8 h + **Metronidazol** 500 mg IV cada 6 h	**Tigeciclina** 100 mg IV como dosis de carga y luego 50 mg IV cada 12 h	**Tratamiento:** 4 días después del control de la fuente, a menos que el paciente presente inmunodepresión o bacteriemia. Si presenta inmunodepresión, tratamiento de 7 días o hasta la resolución de los síntomas (afebril, recuento de leucocitos normal, reanudación de la función gastrointestinal), lo que ocurra primero. Si presenta bacteriemia, tratamiento de 7 días después de la eliminación de los cultivos de sangre. **Ejemplos:** úlcera duodenal perforada > 24 h antes de la cirugía
IIA grave adquirida en la comunidad	**Piperacilina/ tazobactam** 4.5 g IV cada 6 h o **Cefepima** 2 g IV cada 12 h + **Metronidazol** 500 mg IV cada 6 h	**Aztreonam** 2 g IV cada 8 h + **Metronidazol** 500 mg IV cada 6 h + **Vancomicina** 15-20 mg/kg IV cada 12 h o **Ciprofloxacina** 400 mg IV cada 12 h + **Metronidazol** 500 mg IV cada 6 h + **Vancomicina** 15-20 mg/kg IV cada 12 h	**Curso:** el mismo curso que la IIA leve-moderada **Ejemplos:** isquemia mesentérica con choque séptico
Cobertura antifúngica para IIA	**Fluconazol** 400 mg IV como dosis de carga y luego 200 mg IV cada 24 h	**Caspofungina** 70 mg IV **como dosis de carga** y luego 50 mg IV cada 24 h	**Curso:** el mismo curso que para la fuente primaria **Indicaciones:** perforación de la porción superior del tubo digestivo, IIA posquirúrgica o recurrente, desbridamiento quirúrgico de infección pancreática, cultivos positivos para *Candida* spp. **Fármaco:** fluconazol a no ser que esté con vasopresores, entonces caspofungina

TABLA 17-1	Antibióticos (*Continuación*)		
Diagnóstico	**Tratamiento empírico**	**Tratamiento alternativo**	**Notas**
Cobertura contra enterococos resistentes a la vancomicina (VRE) para IIA	**Linezolid** 600 mg IV cada 12 h	**Tigeciclina** 100 mg IV como dosis de carga y luego 50 mg IV cada 12 h	**Curso:** el mismo curso que para la fuente primaria **Indicaciones:** colonizados con ERV, trasplante de hígado con infección hepatobiliar
Colitis por *C. difficile*	**Vancomicina** 125 mg VO cada 6 h Si es grave: **Vancomicina** 500 mg VO cada 6 h + **Metronidazol** 500 mg IV cada 8 h Si íleo: + **Vancomicina** 500 mg/500 mL por vía rectal		**Curso:** 14 días **Grave:** 1. Hipotensión/choque 2. íleo 3. Ingreso en la unidad de cuidados intensivos por *C. difficile* 4. Fallo del órgano terminal sin otra explicación 5. Examen de empeoramiento con 125 mg 6. Lactato >2.5 mmol/L 7. Recuento de leucocitos >55 000 × 10/L9
Colangitis	**Piperacilina/ tazobactam** 4.5 g IV cada 6 h	**Aztreonam** 2 g IV cada 8 h + **Metronidazol** 500 mg IV cada 6 h o **Ciprofloxacina** 400 mg IV cada 12 h + **Metronidazol** 500 mg IV cada 6 h	**Curso:** 7 días después del drenaje biliar
Infección necrosante de los tejidos blandos (INTB) polimicrobiana	**Piperacilina/ tazobactam** 4.5 g IV cada 6 h + **Vancomicina** 15-20 mg/kg IV cada 12 h + **Clindamicina** 900 mg IV cada 8 h	**Ciprofloxacina** 400 mg IV cada 12 h + **Vancomicina** 15-20 mg/kg IV cada 12 h + **Clindamicina** 900 mg IV cada 8 h	**Curso:** 4 días después del último desbridamiento
INTB por estreptococos del grupo A	**Penicilina G** 4 millones de unidades cada 4 h + **Clindamicina** 900 mg IV cada 8 h	**Vancomicina** 15-20 mg/kg IV cada 12 h + **Clindamicina** 900 mg IV cada 8 h	**Fármaco:** utilizar las recomendaciones para la INTB polimicrobiana y reducir la penicilina G tras el diagnóstico microbiológico
Fracturas abiertas de grado I/II	**Cefazolina** 1 g IV cada 8 h	**Vancomicina** 15 mg/ kg IV cada 12 h	**Curso:** 48 h después de la lesión

(*Continúa*)

TABLA 17-1 Antibióticos (*Continuación*)

Diagnóstico	Tratamiento empírico	Tratamiento alternativo	Notas
Fracturas abiertas de grado III	**Piperacilina/ tazobactam** 4.5 g IV cada 6 h	**Ciprofloxacina** 400 mg IV cada 12 h + **Vancomicina** 15-20 mg/kg IV cada 12 h	**Curso:** 7 días después de la lesión **Ejemplos:** lesión generalizada de tejidos blandos, lesión vascular, fracturas segmentarias abiertas, heridas que han estado abiertas >8 h antes del primer lavado
Fractura mandibular abierta	**Ampicilina/ sulbactam** 3 g IV cada 6 h	**Clindamicina** 600 mg IV cada 8 h	**Prequirúrgico**: 3 días **Perioperatorio:** 24 h después de la fijación **Ejemplos:** fracturas abiertas o a través de un área dentada
Fractura mandibular cerrada	**Ampicilina/ sulbactam** 3 g IV cada 6 h	**Clindamicina** 600 mg IV cada 8 h	**Prequirúrgico:** no indicado **Perioperatorio:** 24 h después de la fijación
Fracturas de la parte media de la cara (incluidos los huesos nasales)	**Ampicilina/ sulbactam** 3 g IV cada 6 h	**Clindamicina** 600 mg IV cada 8 h	**Prequirúrgico:** no indicado **Perioperatorio:** 24 h después de la fijación
Fracturas de la tabla posterior del seno frontal	**Ceftriaxona** 2 g IV ×1	**Aztreonam** 2 g IV cada 8 h + **Vancomicina** 15-20 mg/kg IV cada 12 h	**Prequirúrgico:** 24 h después de la lesión **Perioperatorio:** 24 h después de la fijación
Fracturas de la tabla anterior del seno frontal	**Ceftriaxona** 2 g IV ×1	**Aztreonam** 2 g IV cada 8 h + **Vancomicina** 15-20 mg/kg IV cada 12 h	**Prequirúrgico:** no indicado **Perioperatorio:** 24 h después de la fijación
Neumonía hospitalaria precoz	**Ampicilina/ sulbactam** 3 g IV cada 6 h	**Moxifloxacin** 400 mg IV cada 24 h	**Curso:** 8 días **Ejemplo:** ≤3 días en el hospital y residente de la comunidad
Neumonía hospitalaria tardía	**Cefepima** 2 g IV cada 12 h + **Vancomicina** 15-20 mg/kg IV cada 12 h o **Piperacilina/ tazobactam** 4.5 g IV cada 6 h + **Vancomicina** 15-20 mg/kg IV cada 12 h o **Meropenem** 1 g IV cada 8 h + **Vancomicina** 15-20 mg/kg IV *cada 12 h*	**Aztreonam** 2 g IV cada 8 h + **Metronidazol** 500 mg IV cada 6 h o **Ciprofloxacina** 400 mg IV cada 12 h + **Metronidazol** 500 mg IV cada 6 h	**Curso:** 8 días **Ejemplo:** ≥4 días en el hospital, residente de un centro de enfermería especializada, con insuficiencia renal crónica o exposición previa a antibióticos en el último mes **Fármaco:** meropenem si el paciente ha recibido piperacilina/tazobactam y cefepima en los últimos 30 días

ciclo largo (>5 días) de hidrocortisona (o equivalente) a dosis bajas (<300 mg/día) (RR 0.84; IC del 95 %: 0.71 a 1.00). Sin embargo, una revisión sistemática y un metaanálisis adicionales no lograron demostrar el mismo beneficio en cuanto a la mortalidad, aunque se encontró que el choque mejoró significativamente en los puntos temporales de 7 y 28 días. Utilizamos la hidrocortisona en una dosis intravenosa (IV) de 100 mg tres veces al día durante un máximo de 7 días para el tratamiento del choque séptico resistente a la reposición de la volemia y al apoyo vasopresor.

F. Monitorización invasiva

1. Los pacientes con sepsis que evolucionan hacia choque séptico requieren una monitorización frecuente para evaluar el estado clínico y la respuesta al tratamiento. La colocación de un catéter venoso central facilita la infusión de medicamentos vasoactivos y escleróticos, y es probable que la colocación temprana de un catéter venoso central sea preferible en el paciente séptico en estado crítico. Los catéteres subclavios se asocian a un menor riesgo de infección, en comparación con los catéteres de la vena yugular interna o femoral.
2. El estudio denominado tratamiento temprano dirigida por objetivos en la sepsis grave (EGDT, *early goal-directed therapy in severe sepsis*) de Rivers y cols. abogó por la colocación de catéteres venosos centrales capaces de medir de forma continua la saturación venosa central de oxígeno. Sin embargo, en cuatro grandes ECA en los que se compró EGDT con la atención habitual no se observó beneficio alguno en ninguno de los resultados primarios o secundarios.
3. Las directrices recomiendan la colocación de un catéter arterial para facilitar la monitorización de la presión arterial en los pacientes que están en estado de choque y reciben vasopresores. Además, esto facilita el análisis seriado de la gasometría arterial.
4. En el pasado, se promovió la cateterización de la arteria pulmonar para la monitorización de diversos parámetros hemodinámicos. Sin embargo, las pruebas disponibles no apoyan la mejora del pronóstico de mortalidad o coste con la colocación rutinaria de catéteres en la arteria pulmonar, por lo que no se recomiendan de forma rutinaria.

   Se han explorado métodos alternativos de medición del gasto cardíaco mediante el análisis del contorno del pulso, pero los datos actuales no apoyan su uso rutinario en el choque séptico debido a la preocupación por la fiabilidad de la medición en el estado vasoprotector.

V. PROTOCOLOS. Con el estudio inicial de Rivers y cols. sobre EGDT, los abordajes basados en protocolos para la reanimación del choque séptico se han convertido en el estándar de atención en muchas instituciones y se han incorporado ampliamente a las directrices de sociedades e internacionales. Sin embargo, más recientemente, en tres grandes ensayos clínicos de atención protocolizada no se observó ventaja alguna en la supervivencia: ProCESS, ARISE y ProMISe, realizados en Estados Unidos, Oceanía y el Reino Unido, respectivamente.

En un metaanálisis realizado tras la publicación de estos tres ensayos tampoco se identificó ningún beneficio de mortalidad de la EGDT. Los biomarcadores de inflamación sistémica, coagulopatía, hipoxia tisular y permeabilidad endotelial no se modificaron en los pacientes que recibieron EGDT, en comparación con la atención habitual.

Sin embargo, en las comparaciones entre estos ensayos recientes y el ensayo inicial de EGDT deben tenerse en cuenta la mayor gravedad de la enfermedad en el ensayo de Rivers y cols. y la tendencia generalizada en la mejora del pronóstico de la sepsis en su publicación inicial, una consecuencia probablemente debida a la generalización de protocolos de atención a la sepsis en la institución. Por tanto, la comparación de EGDT con la «atención habitual» en la era actual puede reflejar una comparación de esta con otros protocolos, en lugar de EGDT con ningún protocolo, como fue el caso en el ensayo Rivers y cols.

En cualquier caso, estos datos «negativos» no deben descartar la importancia de un reconocimiento/diagnóstico rápido, la administración rápida de antibióticos, la obtención de cultivos y el control de la fuente de infección.

VI. NUEVOS TRATAMIENTOS. A medida que el conocimiento de la fisiopatología de la sepsis sigue evolucionando, se buscan nuevos tratamientos biológicos. Una serie de fármacos dirigidos a muchas de las vías mencionadas (p. ej., unión de anticuerpos de lipopolisacárido [LPS], TNF-α, receptor de interleucina 1 y TLR4) no han demostrado ser beneficiosos para reducir la mortalidad y, en algunos casos, los datos sugieren que son perjudiciales.

La proteína C activada (drotrecogina α), inicialmente promocionada como una «solución milagrosa», se retiró del mercado debido a la falta de beneficios, como se informó en los ensayos ADDRESS y PROWESS-SHOCK. Sigue siendo interesante el uso del azul de metileno, que inhibe la guanilato ciclasa en la vía vasodilatadora del NO. Se ha informado de que aumenta la presión arterial y disminuye las necesidades de vasopresores, aunque el tamaño de la muestra y la potencia insuficientes limitaron las conclusiones sobre la influencia en el pronóstico relacionado con la mortalidad.

AXIOMAS

- El control temprano de la fuente, los antibióticos apropiados y la reposición de la volemia son las armas características para combatir la infección en el tratamiento del paciente séptico en estado crítico.
- La sepsis es el desarrollo de una disfunción orgánica que pone en peligro la vida debido a una mala regulación de la respuesta a la infección.
- El choque séptico es un subgrupo de pacientes con sepsis que presenta graves anomalías circulatorias, celulares y metabólicas.

Lecturas recomendadas

Angus DC, Barnato AE, Bell D, et al. A systematic review and meta-analysis of early goal-directed therapy for septic shock: the ARISE, ProCESS and ProMISe Investigators [Internet]. *Intensive Care Med* 2015;41:1549–1560.

Annane D, Bellissant E, Bollaert P-E, et al. Corticosteroids in the treatment of severe sepsis and septic shock in adults: a systematic review [Internet]. *JAMA* 2009;301:2362–2375.

Caironi P, Tognoni G, Masson S, et al. Albumin replacement in patients with severe sepsis or septic shock [Internet]. *N Engl J Med* 2014;370:1412–1421.

De Backer D, Aldecoa C, Njimi H, et al. Dopamine versus norepinephrine in the treatment of septic shock: a meta-analysis [Internet]. *Crit Care Med* 2012;40:725–730.

Deutschman CS, Tracey KJ. Sepsis: current dogma and new perspectives [Internet]. *Immunity* 2014;40:463–475.

Evans IVR, Phillips GS, Alpern ER, et al. Association between the New York sepsis care mandate and in-hospital mortality for pediatric sepsis [Internet]. *JAMA* 2018;320:358–367.

Haase N, Perner A, Hennings LI, et al. Hydroxyethyl starch 130/0.38–0.45 versus crystalloid or albumin in patients with sepsis: systematic review with meta-analysis and trial sequential analysis [Internet]. *BMJ* 2013;346:f839.

Kumar G, Kumar N, Taneja A, et al. Nationwide trends of severe sepsis in the 21st century (2000–2007). *Chest* 2011;140:1223–1231.

Marshall JC, Maier RV, Jimenez M, et al. Source control in the management of severe sepsis and septic shock: an evidence-based review [Internet]. *Crit Care Med* 2004;32:S513–S526.

Mazuski JE, Tessier JM, May AK, et al. The Surgical Infection Society revised guidelines on the management of intra-abdominal infection [Internet]. *Surg Infect (Larchmt)* 2017;18:1–76.

Otero RM, Nguyen HB, Huang DT, et al. Early goal-directed therapy in severe sepsis and septic shock revisited: concepts, controversies, and contemporary findings. *Chest* 2006;130:1579–1595.

Rhodes A, Evans LE, Alhazzani W, et al. Surviving sepsis campaign: international guidelines for management of sepsis and septic shock: 2016 [Internet]. *Intensive Care Med* 2017;43:304–377.

Russell JA, Walley KR, Singer J, et al. Vasopressin versus norepinephrine infusion in patients with septic shock [Internet]. *N Engl J Med* 2008;358:877–887.

Self WH, Semler MW, Wanderer JP, et al. Balanced crystalloids versus saline in noncritically ill adults [Internet]. *N Engl J Med* 2018;378:819–828.

Semler MW, Self WH, Wanderer JP, et al. Balanced crystalloids versus saline in critically ill adults [Internet]. *N Engl J Med* 2018;378:829–839.

Seymour CW, Gesten F, Prescott HC, et al. Time to treatment and mortality during mandated emergency care for sepsis [Internet]. *N Engl J Med* 2017;376:2235–2244.

Seymour CW, Kahn JM, Martin-Gill C, et al. Delays from first medical contact to antibiotic administration for sepsis [Internet]. *Crit Care Med* 2017;45:759–765.

Seymour CW, Liu VX, Iwashyna TJ, et al. Assessment of clinical criteria for sepsis: for the Third International Consensus Definitions for Sepsis and Septic Shock (Sepsis-3) [Internet]. *JAMA* 2016;315:762–774.

Singer M, Deutschman CS, Seymour CW, et al. The Third International Consensus Definitions for Sepsis and Septic Shock (Sepsis-3) [Internet]. *JAMA* 2016;315:801–810.

Vincent JL, Moreno R, Takala J, et al. The SOFA (Sepsis-related Organ Failure Assessment) score to describe organ dysfunction/failure. On behalf of the Working Group on Sepsis-Related Problems of the European Society of Intensive Care Medicine [Internet]. *Intensive Care Med* 1996;22:707–710.

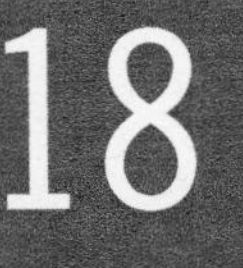

Infecciones, uso y manejo de antibióticos

Charles Vasquez y Lewis J. Kaplan

I. EPIDEMIOLOGÍA DE LA INFECCIÓN POSTERIOR A LA LESIÓN

A. Incidencia y factores influyentes. La incidencia de la infección tras una lesión se aproxima al 25 %. Las tasas de infección tras una exposición química, biológica, radiológica y nuclear son más variables y dependen de la naturaleza de la exposición. Aunque la mayoría de las muertes relacionadas con lesiones se producen en las primeras 24 h por desangramiento o lesiones expansivas en el sistema nervioso central, la principal causa de muerte después de las primeras 24 h es la infección, que a menudo se manifiesta como síndrome de disfunción multiorgánica (SDMO). El riesgo de infección está relacionado con una multiplicidad de factores que incluyen, entre otros, (1) la respuesta inmunitaria del huésped a la lesión y el estrés; (2) la exposición al grado de contaminación microbiana en afecciones de urgencia; (3) la inoculación directa de las heridas por la ropa, la suciedad o los desechos; (4) el tratamiento de transfusión de componentes sanguíneos; (5) el catabolismo y la desnutrición proteico-calórica resultante; (6) el control glucémico; (7) el compromiso inmunitario preexistente del huésped (edad, malignidad, tratamiento inmunomodulador); y (8) la adecuación del control de la fuente. La infección de sitio quirúrgico (ISQ) afecta entre el 2 % y el 5 % de los pacientes que se someten a una intervención quirúrgica y representa hasta el 20 % de las infecciones hospitalarias, con un coste total para el sistema que se aproxima a los 10 000 millones de dólares al año.

Una profilaxis antibiótica adecuada reduce el riesgo de infección en el lugar de la lesión, así como las ISQ. Es igualmente importante señalar que una profilaxis inadecuada y/o prolongada puede *aumentar* el riesgo de infección. La reducción precoz del grado de contaminación microbiana, la reanimación rápida y el tratamiento antibiótico empírico oportuno y adecuado son las piedras angulares de una profilaxis satisfactoria de la infección posterior a la lesión.

B. Patrones de infección. Las infecciones tras una lesión se producen en el tejido lesionado, en el lugar de la cirugía (incisión superficial o profunda, espacio de órganos) o en lugares alejados, y se manifiestan como una infección asociada a la atención sanitaria o adquirida en el hospital, como la neumonía, la infección del torrente sanguíneo asociada a la vía central (ITSAVC) o la infección de las vías urinarias asociada al catéter (IVUAC) (fig. 18-1). Consideradas en conjunto, las infecciones hospitalarias son tan frecuentes como las de los propios tejidos lesionados. Los factores que impulsan el aumento del riesgo de infección están bien caracterizados (fig. 18-2). La exposición reciente a los antimicrobianos es un factor de riesgo que contribuye a complicaciones infecciosas y no infecciosas después de procedimientos programados. Los pacientes ingresados en la unidad de cuidados intensivos (UCI) se enfrentan a factores de riesgo adicionales, debido a la gravedad de la lesión subyacente, a la insuficiencia orgánica en desarrollo y a las características del paciente, como la fragilidad (fig. 18-3).

C. Comparación con pacientes quirúrgicos en estado crítico (no traumáticos). La epidemiología de la infección tras una lesión difiere en cierta medida de la de otros pacientes quirúrgicos en estado crítico. Los pacientes traumáticos son más propensos a desarrollar una infección más temprana después de la lesión que los pacientes bajo programación quirúrgica. Los pacientes lesionados son más parecidos a los que requieren una intervención quirúrgica aguda y de urgencia. La exposición previa al sistema sanitario (incluida la exposición a los antibióticos) y el momento de aparición de la infección deben ayudar a guiar el tratamiento antimicrobiano empírico para aquellos con sospecha de infección.

II. FACTORES DE RIESGO.

El huésped corre el riesgo de invasión patógena microbiana siempre que se rompa una barrera epitelial natural (p. ej., piel, mucosa de la vía aérea, mucosa gastrointestinal, mucosa urotelial). La colonización de las barreras epiteliales naturales se produce incluso en huéspedes sanos. Sin embargo, la invasión no se produce a menos que se produzca una lesión u otro mecanismo de inoculación o rotura de la barrera. Lesiones, sondajes e incisiones rompen la barrera epitelial y crean una puerta para la entrada de patógenos. La inmunidad innata proporciona una vigilancia continua frente a la invasión de patógenos y estimula una respuesta de reparación (inflamación), que puede dar lugar a un aumento contraproducente de la respuesta inflamatoria que es destructiva para el huésped. De hecho, las falta de regulación de las respuestas del huésped

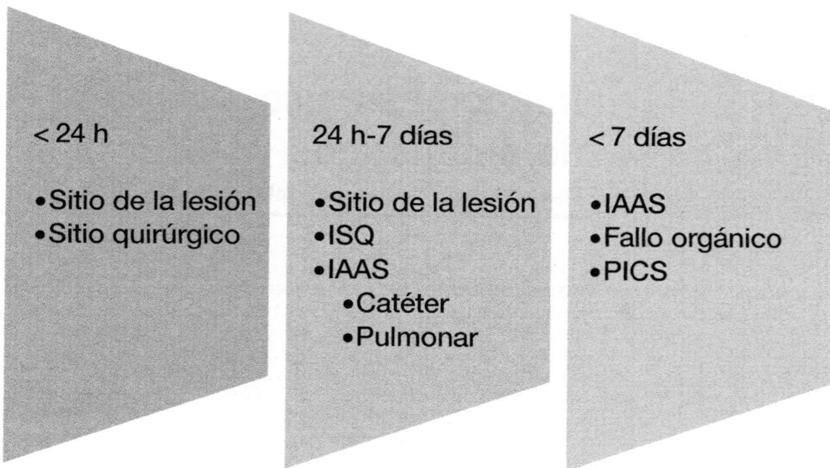

Figura 18-1. Patrones de infección. IAAS, infección asociada a la atención sanitaria; ISQ, infección de sitio quirúrgico; PICS, síndrome de inflamación persistente, inmunosupresión y catabolismo.

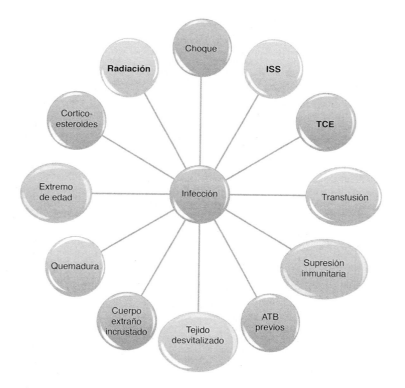

Figura 18-2. Factores de riesgo postinfección. ATB, antibióticos; ISS, Escala de gravedad de lesiones; TCE, traumatismo craneoencefálico.

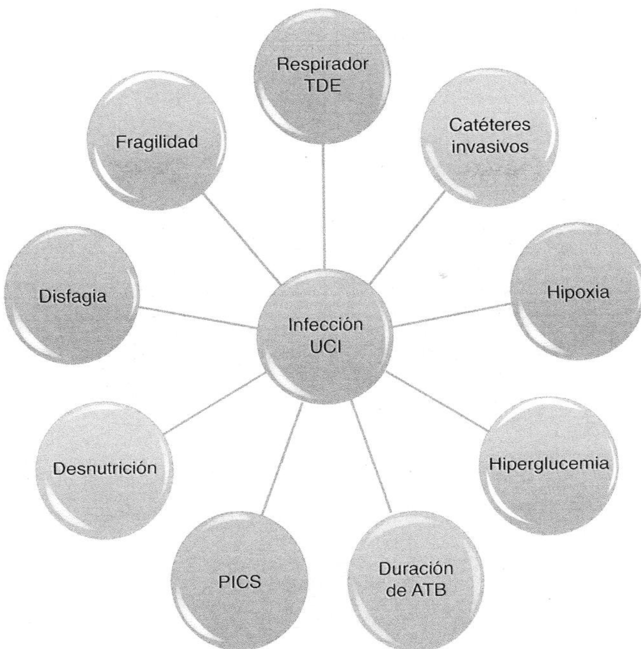

Figura 18-3. Factores de riesgo de infección específicos de la UCI. ATB, antibióticos; PICS, síndrome de inflamación persistente, inmunosupresión y catabolismo; TDE, tiempo de estancia.

son un factor de riesgo para el fallo en la eliminación de patógenos. El ejemplo más extremo de este tipo de respuesta es el **síndrome de inflamación persistente, inmunosupresión y catabolismo** (**PICS**, *persistent inflammation, immunosuppression, and catabolism syndrome*) que se da sobre todo en pacientes con una larga estancia en la UCI relacionada con infecciones recurrentes y fallos orgánicos.

A. **Gravedad de la lesión.** La gravedad de la lesión está directamente relacionada con el riesgo de infección. El choque y una mayor puntuación en la Escala de gravedad de lesiones (ISS, *Injury Severity Score*) aumentan el riesgo de infección, al igual que las lesiones de múltiples cavidades, en comparación con las lesiones de una sola cavidad o de una sola extremidad. Además, el riesgo de infección intraabdominal aumenta a medida que aumenta el número de órganos lesionados.

   Junto con el riesgo de infección, la lesión tisular también origina una cascada de respuestas inflamatorias que se entrelazan con la activación de las cascadas del complemento y de la coagulación. Algunas de estas respuestas pueden mejorar la defensa endógena, pero otras pueden degradar la capacidad inmunitaria.

B. **Disfunción inmunitaria**
   1. La respuesta inmunitaria a la lesión es inmediata y compleja y no se conoce bien (fig. 18-4). Las consecuencias de los desafíos a la inmunidad del huésped después de una lesión incluyen, entre otras, la activación de:
      a. Coagulación como pronóstico de la exposición al factor tisular, la disfunción endotelial y la activación de las plaquetas.
      b. Los leucocitos mononucleares y polimorfonucleares provocan la liberación de citocinas pro y antiinflamatorias y la activación de las defensas del huésped frente a la invasión microbiana.
      c. Depresión eventual de la inmunidad innata y adaptativa con inmunosupresión del huésped y predisposición a infecciones posteriores en quienes no logran restablecer el equilibrio funcional inmunitario.

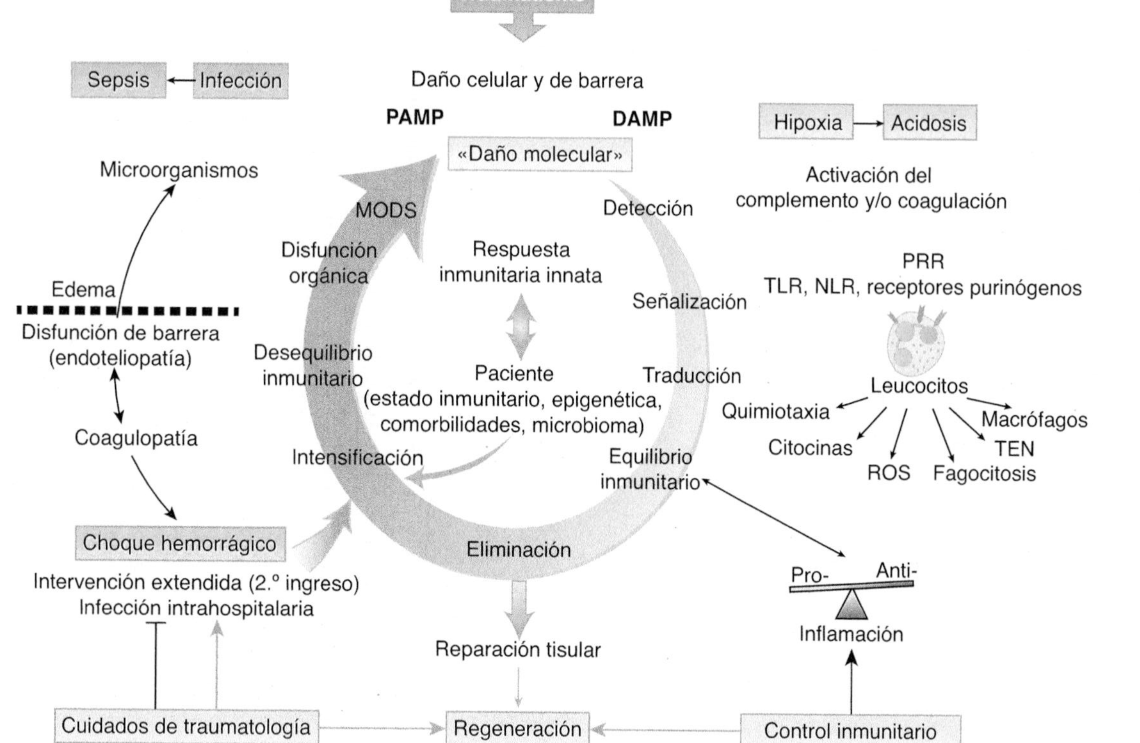

Figura 18-4. Respuestas inmunitarias innatas protectoras y nocivas a las lesiones. DAMP, patrones moleculares asociados a daño; NLR, receptores de tipo NOD; PAMP, patrones moleculares asociados a patógenos; PRR, receptores de reconocimiento de patrones; TEN, trampas extracelulares de neutrófilos; TLR; receptor de tipo *toll*.

d. Las complejas interacciones entre múltiples sistemas orgánicos se están aclarando cada vez más como «**inmunología del traumatismo**», que tiene una relación directa con las lesiones de los órganos, el fallo de estos y el síndrome de dificultad respiratoria.

2. **Inflamación y respuesta al estrés.** La respuesta hormonal del estrés que caracteriza la respuesta de «lucha o huida»:
   a. Aumenta la función cardiovascular a través del sistema nervioso simpático.
   b. Mejora la glucogenólisis.
   c. Moviliza el músculo magro periférico y posteriormente la grasa como combustible (catabolismo).
   d. Mejora la coagulación.
   e. Estimula una respuesta de citocinas proinflamatorias para iniciar el proceso de reparación tisular. Aunque la mayor parte de lo anterior apoya la defensa del huésped, hay que tener en cuenta que la inmunidad innata y la adaptativa están disminuidas, en parte, por las acciones del cortisol que se libera en respuesta a la lesión tisular (fig. 18-5).

C. **Comorbilidad médica.** Las comorbilidades médicas también influyen en la capacidad de respuesta a un inóculo patógeno. La edad es una comorbilidad importante, pues los individuos en los extremos de edad tienen un mayor riesgo de infección (fig. 18-2). Asimismo, las personas con obesidad, desnutrición, diabetes mellitus, hipotermia, insuficiencia o disfunción orgánica crónica (hepática y renal en particular), así como las que han sido sometidas a trasplante previo de órganos sólidos o líquidos, tienen un mayor riesgo de infección. Los anticuerpos monoclonales dirigidos (incluidos los inhibidores del punto de control inmunitario) se utilizan cada vez más para tratar una amplia gama de síndromes autoinmunitarios, de modo que deben tenerse en cuenta.

Cada vez hay más datos que apoyan la hipoxemia perioperatoria y el sexo masculino como importantes factores de riesgo de infección. Curiosamente, el uso de estatinas antes de la lesión puede ser protector.

D. **Transfusión**

1. El tratamiento de transfusión de componentes sanguíneos suele incluir eritrocitos empaquetados, plasma fresco congelado (PFC), plaquetas y crioprecipitado. La hemorragia perilesional debe tratarse con el control de la hemorragia y la restauración del volumen sanguíneo.

   También se utiliza cada vez más la sangre completa fresca. La transfusión se ha asociado durante mucho tiempo a un mayor riesgo de infección después de una lesión. Los datos anteriores sobre el riesgo de infección después de la transfusión se confunden con el impacto del exceso de sal y agua, en particular con respecto a la neumonía perilesional. Los cambios en la reanimación, que se alejan de los cristaloides y favorecen el tratamiento con componentes biológicamente activos, pueden alterar esta asociación.
   a. Entre las consecuencias importantes de la transfusión en el sistema inmunitario se incluyen el cambio del fenotipo de los linfocitos T colaboradores hacia el subtipo inmunosupresor (Th2) y el aumento inadecuado de la inflamación sistémica.
   b. Los eritrocitos empaquetados también desarrollan una «lesión por almacenamiento» después de aproximadamente 2 semanas, que agota el 2,3-difosfoglicerato eritrocitario y las reservas de trifosfato de adenosina (ATP) de la membrana celular, lo que en última instancia disminuye el suministro de oxígeno (DO_2) y la deformabilidad de los eritrocitos, respectivamente. Esto segundo aumenta la formación de eritrocitos en pila de monedas y contribuye a la obstrucción mecánica de la microcirculación. No obstante, en estudios poblacionales de gran tamaño, la edad de los eritrocitos empaquetados transfundidos no se ha asociado con infección o disfunción orgánica.
   c. Cada unidad de eritrocitos empaquetados contiene aproximadamente 200 mg de hierro libre, que favorece el crecimiento microbiano y potencia la peroxidación de los lípidos junto con el oxígeno a través de las reacciones de Fenton y Haber-Weiss.

E. **Hiperglucemia**

1. Las alteraciones de la normoglucemia son frecuentes y reflejan un aumento del tono de las catecolaminas, así como una mayor actividad suprarrenal tras la lesión.
2. La hiperglucemia aumenta el riesgo de infección tanto en pacientes diabéticos como no diabéticos.
3. Las recomendaciones actuales apoyan mantener la glucosa por debajo de 180 mg/dL y por encima de 80 mg/dL para los pacientes lesionados que requieren cuidados intensivos. Datos de reciente aparición indican que los pacientes con hiperglucemia por enfermedad crítica (pero no los diabéticos) pueden experimentar mejoras incrementales en el pronóstico manteniendo la glucosa por debajo de 140 mg/dL, pero esto no representa la norma actual de atención.
4. Los pacientes con choque y los que presentan edema periférico y anasarca pueden no absorber fácilmente la insulina subcutánea. Por tanto, para ellos es mejor una infusión de

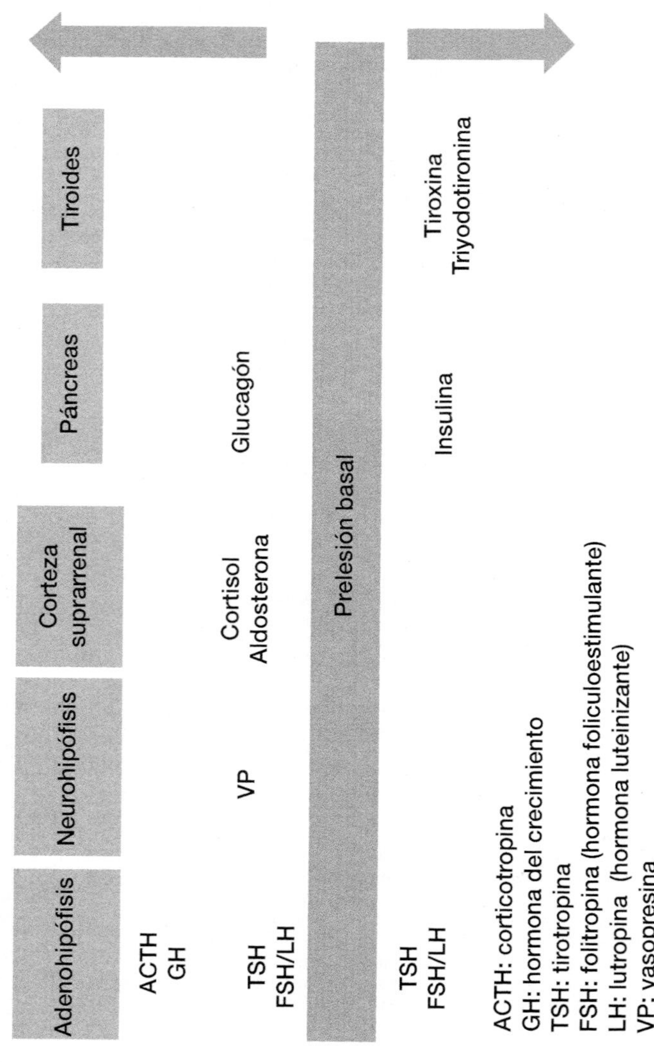

Figura 18-5. Respuesta hormonal a la lesión.

insulina. Estos pacientes también pueden arrojar resultados confusos en las mediciones de glucosa por punción en el dedo, debido a la mala perfusión periférica. Para garantizar la precisión, las mediciones iniciales deben correlacionarse con una concentración sérica.

5. El manejo de la infusión de insulina debe llevarse a cabo mediante un abordaje unificado, a fin de evitar la hipoglucemia yatrógena. La hipoglucemia es especialmente peligrosa en pacientes intubados o sedados o con lesiones cerebrales traumáticas, ya que no pueden comunicar eficazmente los síntomas de la hipoglucemia. La hipoglucemia yatrógena se relaciona con resultados adversos que incluyen (pero no se limitan a) choque y convulsiones.
6. La alteración de la homeostasis de la glucosa durante una enfermedad crítica o una lesión no presagia una diabetes posterior en aquellos pacientes con un control de la glucosa previamente normal. Sin embargo, en una cantidad determinada de pacientes se observa hiperglucemia como manifestación de una diabetes no diagnosticada previamente, lo que justifica el análisis rutinario de la glucohemoglobina ($HgbA_{1C}$) en aquellos con hiperglucemia. No obstante, múltiples aspectos de la respuesta del huésped contribuyen a la alteración del metabolismo de la glucosa. Entre estos aspectos se incluyen (fig. 18-6):
   a. Incremento de la captación y utilización periférica de la glucosa
   b. Rápida movilización de las reservas de glucógeno hepático para favorecer la utilización de la glucosa cerebral
   c. Incremento de la gluconeogénesis a partir de la movilización de la masa corporal magra
   d. Incremento de la resistencia periférica a la insulina
7. Es importante destacar que la hiperglucemia perjudica la función de las células inmunitarias, así como la capacidad de los coadyuvantes para llegar a los lugares de destino.
   a. La activación de los neutrófilos aumenta la generación de moléculas de adhesión tanto celulares como endoteliales, lo que conduce a un deterioro de la microcirculación y a una reducción del suministro de oxígeno y de los fármacos antimicrobianos.
   b. Las quimiocinas estimuladas por la insulina disminuyen e impiden el tránsito de neutrófilos a los sitios de lesión o inoculación.
   c. Los fagocitos (especialmente los alveolares residentes) manifiestan una disminución del estallido respiratorio y, por tanto, un deterioro de la eliminación de los microbios.

III. PREVENCIÓN DE LA INFECCIÓN

A. **Principios.** La prevención de la infección es un objetivo clave del tratamiento tras una lesión; **es más fácil prevenirla que tratarla.** Entre las consecuencias de la infección después de una lesión se incluyen: prolongación de la atención hospitalaria, insuficiencia orgánica, coste y, en algunos casos, muerte. Los principios generales para prevenir la infección incluyen limpieza tópica, desbridamiento del tejido desvitalizado, eliminación de cuerpos extraños y evitación de cuerpos extraños terapéuticos innecesarios, como drenajes y catéteres intravasculares. Al mismo tiempo, la administración de antibióticos específicos de corta duración y las medidas de control de la infección son eficaces para reducir la probabilidad de infección tras la lesión.

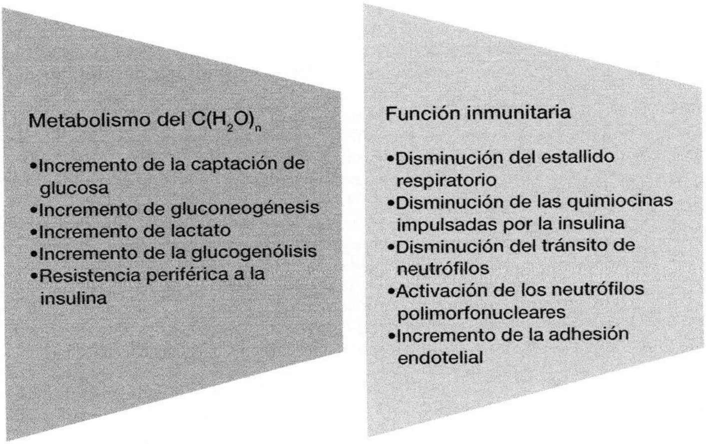

Metabolismo del $C(H_2O)_n$
•Incremento de la captación de glucosa
•Incremento de gluconeogénesis
•Incremento de lactato
•Incremento de la glucogenólisis
•Resistencia periférica a la insulina
Función inmunitaria
•Disminución del estallido respiratorio
•Disminución de las quimiocinas impulsadas por la insulina
•Disminución del tránsito de neutrófilos
•Activación de los neutrófilos polimorfonucleares
•Incremento de la adhesión endotelial

Figura 18-6. Alteración del metabolismo de la glucosa.

B. Control de la infección

1. El control de la infección es una responsabilidad individual que se ve beneficiada por la presencia de líderes especializados en todas las líneas de servicio y disciplinas. Como tal, los especialistas en prevención de infecciones (PI), los especialistas en enfermedades infecciosas (EI), los farmacéuticos, los responsables de seguridad y los equipos de administración de antimicrobianos tienen cada uno un papel específico que complementa a los miembros del equipo, los empleados del hospital y los visitantes. De hecho, el control de infecciones forma parte de la atención centrada en el paciente y la familia. Las piedras angulares del control de infecciones son la higiene de manos, el uso de barreras mecánicas, la administración de antimicrobianos y la mejora del rendimiento.
   a. **La higiene de manos es el medio más eficaz para reducir la propagación de la infección**, pero habitualmente se ve afectada por la falta de cumplimiento. Para que sea eficaz, la limpieza de manos con agua y jabón requiere un mínimo de 30 s a 45 s, así como una manipulación adecuada del equipo. Los limpiadores de manos con alcohol en gel son tan eficaces como el agua y el jabón para la limpieza de posibles patógenos habituales (la notable excepción son las esporas de *Clostridium difficile*, frente a las que el alcohol es ineficaz) y gozan de tasas de cumplimiento mucho más altas. Los jefes de equipo, así como los jefes de unidad, tienen la responsabilidad de establecer prácticas adecuadas para los miembros del equipo como una forma de mejorar el cumplimiento predicando con el ejemplo, una forma eficaz y probada de aumentar la cultura relacionada con la higiene y el rendimiento locales.
   b. Las medidas mecánicas de control de las infecciones (como las precauciones universales) tienen como objetivo reducir la transmisión de patógenos entre centros e individuos. Las instalaciones hospitalarias y los pacientes albergan una gran carga bacteriana fácilmente compartible. De hecho, una habitación de hospital individual refleja el microbioma de un individuo en cuestión de horas.

   Por tanto, la higiene de manos y los guantes deben preceder al contacto con el paciente, mientras que las precauciones universales (es decir, gorro, mascarilla, bata, guantes y gafas protectoras) deben utilizarse siempre que haya riesgo de salpicaduras de líquidos corporales (siempre mientras se está en la sala de traumatología y comúnmente en la UCI). Las medidas de control mecánico de la infección están significativamente ausentes en el caso de los animales de servicio y la mayoría de los animales terapéuticos.

   El aislamiento de contacto es otra forma de uso de barreras disponible para prevenir la propagación de patógenos como el *Staphylococcus aureus* resistente a la meticilina (SARM), los enterococos resistentes a la vancomicina (ERV), *el C. difficile* o los bacilos gramnegativos (BGN) multidrogorresistentes (MDR). Sin embargo, el aislamiento de contacto puede disminuir la cantidad de tiempo que los cuidadores están en contacto directo con el paciente, ya que ponerse la ropa de protección requiere mucho tiempo. Además, el aislamiento de contacto es tan eficaz como las barreras utilizadas. El hecho de ponerse y quitarse la ropa de forma adecuada, en el que se hizo hincapié y se analizó durante el brote de ébola relativamente reciente, se practica menos de forma rutinaria. Además, la barrera de contacto funciona bien para el personal, pero menos para dispositivos tales como equipos de radiología portátiles o aparatos de ecografía. El aumento de la penetración de interfaces de pantalla táctil que soportan barreras superficiales y facilitan la limpieza resuelve algunos de estos problemas, pero no las ruedas de los dispositivos ni el calzado de los proveedores.

   Por supuesto, los dispositivos sanitarios, como los estetoscopios, y los atuendos, como las corbatas o las batas de laboratorio, sirven como fómites que pueden transmitir patógenos. Algunos servicios sanitarios han prohibido ambos atuendos, así como las mangas largas, en la UCI.

   Los catéteres que atraviesan la piel sirven como portales de entrada de patógenos naturales y/o no naturales del huésped. Los drenajes endotraqueales, intravasculares, vesicales y residentes en la cavidad o que la atraviesan están asociados a infección. Por lo tanto, el control de la infección también incluye el uso y el cuidado adecuados de los dispositivos. Los principios clave son los siguientes:
      i. Evitar la inserción de catéteres cuando sea posible.
      ii. Emplear una protección de barrera completa para la inserción de todos los catéteres intravasculares (es decir, catéteres centrales de inserción periférica [CCIP], catéter venoso central [CVC], línea arterial, introductor de globo, catéter para la arteria pulmonar [CAP]) que no sean catéteres periféricos de longitud corta.
      iii. Preparación adecuada de la piel, incluyendo soluciones a base de alcohol de gluconato de clorhexidina y corte de la piel, pero no afeitado cuando sea necesario eliminar el vello. La clorhexidina es bactericida, viricida y fungicida cuando se

deja secar y ofrece mejores resultados que las soluciones de preparación de la piel a base de povidona yodada.

iv. La selección del lugar de inserción de la línea de CVC también influye en el riesgo de infección: ingle >yugular interna >subclavia = inserción periférica.

v. Evaluación periódica de los apósitos del catéter para mantener la limpieza y evitar el movimiento en el lugar del catéter. Es esencial el cambio regular de los apósitos de los catéteres para evitar la acumulación de humedad y la maceración de la piel. Un protocolo para el manejo de los apósitos ayuda a realizar regularmente el cuidado del catéter. La utilización rutinaria de apósitos impregnados de clorhexidina también puede reducir las ITSAVC.

vi. El retiro oportuno debe realizarse cuando el uso del catéter sea superior a los riesgos de mantenerlo. Esta evaluación es ideal como parte de una lista de control de las rondas diarias, asegurando que se convierta en una parte habitual de la práctica habitual. Todas las vías de urgencia que se hayan colocado en condiciones no ideales deben cambiarse tan pronto como sea posible.

vii. Reconocimiento de que cualquier catéter que atraviese una barrera cutánea incrementa el riesgo de infección, y de que los catéteres de diálisis no tunelizados conllevan el mayor riesgo de infección del torrente sanguíneo. El riesgo de infección aumenta con cualquier catéter que ocupe un orificio natural, incluidos los nasoentéricos y los tubos endotraqueales bucales. En consecuencia, cada día de intubación endotraqueal y ventilación mecánica aumenta el riesgo de neumonía (aproximadamente un 3 % al día durante la primera semana y un 1 % al día a partir de entonces). Sigue siendo controvertido si la traqueotomía para facilitar las medidas de limpieza del árbol traqueobronquial y la disminución del trabajo respiratorio disminuye el riesgo de infección, en comparación con los tubos endotraqueales tradicionales.

viii. La evaluación diaria de la necesidad de un tubo bucotraqueal permanente es esencial para la liberación oportuna de la ventilación mecánica. Igualmente importantes son los protocolos de desconexión del respirador, independientes del médico, pero dirigidos por el terapeuta respiratorio (TR). Los abordajes impulsados por el TR conducen a una desconexión más rápida y a una menor duración de la ventilación mecánica como parte de un abordaje basado en el equipo de cuidados intensivos que aprovecha la presencia de los TR las 24 h del día, los 7 días de la semana, en lugar de los intensivistas.

Algunos datos sugieren que los protocolos impulsados por el personal enfermero funcionan de manera similar. La mayor atención a los métodos no invasivos de asistencia respiratoria parece haber disminuido el uso de técnicas de ventilación invasivas. La bipresión positiva en la vía aérea (BiPAP, *bilevel positive airway pressure*), la presión positiva continua (PPC) y los sistemas de cánula nasal de alto flujo parecen ser eficaces en una serie de circunstancias dentro y fuera de la UCI, especialmente cuando existe una afección rápidamente reversible que puede ser tratada de forma simultánea.

ix. La profilaxis con fármacos no suele estar indicada para prevenir la infección asociada a dispositivos intravasculares o de transcavidades. No hay datos que apoyen el uso de «profilaxis» antibiótica para los drenajes de succión cerrados, con independencia de su ubicación. Tampoco está indicada la «profilaxis» antibiótica tópica para estos dispositivos.

x. Algunos pacientes pueden beneficiarse del uso de catéteres especiales impregnados de plata o fármacos, pero su uso rutinario sigue sin estar respaldado. Diversos estudios apoyan el uso de dispositivos especiales para indicaciones específicas, como los tubos endotraqueales bucales con capacidad de succión subglótica para reducir la incidencia de neumonía asociada al respirador (NAR), las sondas urinarias impregnadas de plata para reducir la incidencia de infecciones de las vías urinarias (IVU), y las líneas de CVC impregnadas de minociclina/rifampina para reducir la incidencia de ITSAVC. Si bien estos datos son precisos, para la prevención de infecciones es mejor evitar la inserción de catéteres cuando sea apropiado y retirarlos rápidamente cuando esté clínicamente justificado.

xi. Los medios menos invasivos de evaluación hemodinámica, como las sondas de forma de onda de presión arterial en la yema del dedo, pero principalmente la evaluación ecográfica a pie de cama de los índices de volumen, como la susceptibilidad al colapso y el tamaño de la vena cava inferior (VCI), el tamaño y la función de la cámara cardíaca, y el cálculo no invasivo del gasto cardíaco, han reducido sustancialmente el uso de herramientas invasivas, como el CAP, para la monitorización hemodinámica. Este cambio ha ayudado a disminuir el uso de catéteres en muchas UCI, con la correspondiente disminución de la tasa de infección del torrente sanguíneo en esta población de pacientes.

c. **Programas de administración de antimicrobianos (PAA).** Los PAA son más que simples prácticas de restricción de antibióticos. Estos programas incluyen la formación de los médicos en relación con las pautas de prescripción, el apoyo informático a la toma de decisiones, la administración por protocolo y los programas de restricción de formularios. Debido a la creciente prevalencia de los patógenos MDR, es crucial que el tratamiento antibiótico empírico inicial se dirija adecuadamente, se administre en dosis suficientes para asegurar la eliminación de las bacterias, y se reduzca el espectro (*desescalada*), tan pronto como sea posible, sobre la base de los datos microbiológicos y la respuesta clínica. Además, la interrupción oportuna del tratamiento es igualmente importante para reducir la presión de selección de los organismos MDR.

En consecuencia, en los PAA se da una asociación planificada entre farmacéuticos, expertos en PI, expertos en EI y los médicos para utilizar de forma adecuada y eficaz el arsenal antimicrobiano con el fin de maximizar el beneficio para el paciente y minimizar los riesgos para el paciente y la población asociados al uso de antimicrobianos. Se apoya en un antibiograma como documento vivo, así como en medidas para limitar el uso de antimicrobianos empíricos e interrumpir el tratamiento en caso de que no haya infección. Los paquetes de fármacos específicos pueden rotarse en función del tiempo en un método «cíclico», por ejemplo, para reducir la presión impulsora de la selección de organismos MDR específicos. Se han propuesto otras estrategias, como la rotación de antibióticos, así como la programación empírica de antibióticos para lograr un índice de heterogeneidad de antibióticos superior a 0.85. Algunos han defendido la desrestricción completa, pero no está bien aceptada como estrategia factible. De hecho, la homogeneidad de los antibióticos se asocia con la no susceptibilidad generalizada en múltiples ámbitos de la atención. Ningún abordaje ha demostrado ser mejor que otro, y todos ellos deben reflejar el espectro de los aislamientos prevalentes para la gama específica de tipos de pacientes a los que se presta atención. Adaptar la atención a los fármacos más limitados y eficaces es un principio básico del tratamiento de desescalada y puede incluir la transición a fármacos orales cuando la biodisponibilidad tras la administración oral es paralela a la de la infusión intravenosa. Entre los actores de los PAA se encuentran médicos de todas las especialidades, especialistas en EI, profesionales del control de infecciones y proveedores de farmacia, incluyendo sobre todo a los farmacéuticos. Dado que la toma de decisiones se basa en los resultados del laboratorio de microbiología, los profesionales de medicina de laboratorio son actores clave en estas iniciativas.

IV. PRINCIPIOS DEL TRATAMIENTO ANTIBIÓTICO

A. Farmacocinética y farmacodinámica

1. La farmacocinética (FC) describe los principios de absorción, distribución y metabolismo de los fármacos. Las relaciones dosis-respuesta están influidas por la dosis, el intervalo de dosificación y la vía de administración. Las concentraciones plasmáticas y tisulares del fármaco están influidas por la absorción, la distribución y la eliminación, que a su vez dependen del metabolismo y la excreción del fármaco. Las concentraciones séricas del fármaco pueden correlacionarse o no con el efecto o la eficacia de este, en función de la penetración tisular, no obstante, en la medida en que se correlacionan, las relaciones entre la concentración local del fármaco y el efecto se definen por los principios farmacodinámicos (FD).
2. Los conceptos básicos de la FC informan la prescripción efectiva de antibióticos e incluyen lo siguiente:
   a. La *biodisponibilidad* es el porcentaje de la dosis del fármaco que llega a la circulación. La biodisponibilidad es del 100 % tras la administración intravenosa, pero se ve afectada por la absorción, el tiempo de tránsito intestinal y el grado de metabolismo hepático tras la administración oral.
   b. La *semivida* ($T_{1/2}$), el tiempo necesario para que la concentración sérica del fármaco se reduzca a la mitad, refleja tanto el aclaramiento como el *volumen de distribución* (V_D). El V_D, una constante de proporcionalidad derivada sin importancia fisiológica particular que es independiente del aclaramiento de un fármaco o de la $T_{1/2}$, es útil para estimar la concentración plasmática del fármaco que puede alcanzarse con una dosis determinada.

      El V_D varía sustancialmente debido a la fisiopatología; un V_D reducido provoca una mayor concentración plasmática del fármaco para una dosis determinada, mientras que la sobrecarga de líquidos y la hipoalbuminemia (que disminuyen la unión del fármaco) aumentan el V_D, lo que hace más compleja la dosificación.
   c. El *aclaramiento* representa el volumen de líquido que queda libre de fármaco por unidad de tiempo, ya sea por distribución tisular, metabolismo o eliminación. Cono-

cer las características de aclaramiento del fármaco es importante para determinar la dosis necesaria para mantener una concentración en estado estable. La eliminación del fármaco puede ser por metabolismo, excreción o eliminación artificial, incluida la diálisis.

En los pacientes con el abdomen abierto, el aclaramiento también se produce a través del espacio peritoneal y se incrementa durante los episodios de lavado peritoneal. La mayoría de los fármacos son metabolizados por el hígado en compuestos polares para su excreción renal, que puede producirse por filtración o por transporte activo o pasivo. El grado de filtración viene determinado por el tamaño y la carga molecular y por el número de nefronas funcionales. En general, si más del 40 % del fármaco administrado, o de sus metabolitos activos, se elimina sin cambios en la orina, la función renal está disminuida y se requiere un ajuste de la dosis.

3. La FD es única para el tratamiento antibiótico, porque las interacciones fármaco-paciente, fármaco-microbio y microbio-paciente son todas importantes. La interacción clave del fármaco es con el microbio. La fisiología microbiana, el tamaño del inóculo, la fase de crecimiento microbiano, los mecanismos de resistencia, el microambiente (p. ej., el pH local) y la respuesta del huésped son factores importantes a tener en cuenta. Debido a la resistencia microbiana, la administración de un supuesto fármaco terapéutico puede no ser microbicida si no se consigue una concentración adecuada.
4. Los parámetros de FD de los antibióticos que se determinan mediante análisis de laboratorio incluyen la *concentración inhibidora mínima* (CIM), que es la concentración sérica más baja del fármaco que inhibe el crecimiento bacteriano (una CIM_{90} define una inhibición del 90 %). Sin embargo, algunos antibióticos pueden suprimir el crecimiento bacteriano a concentraciones subinhibidoras (*efecto postantibiótico*, EPA). Puede observarse un EPA apreciable con los aminoglucósidos y las fluoroquinolonas para las bacterias gramnegativas y con algunos fármacos β-lactámicos (especialmente los carbapenémicos) frente a *S. aureus*. Sin embargo, las pruebas de CIM pueden no detectar subpoblaciones bacterianas resistentes dentro del inóculo (p. ej., la «heterorresistencia» de S. *aureus* y *P. aeruginosa*). Además, los resultados *in vitro* pueden ser irrelevantes si las bacterias son inhibidas solo por concentraciones de fármacos que no pueden alcanzarse clínicamente.
5. Existen varias estrategias analíticas sofisticadas, como la determinación de la relación entre la concentración sérica máxima y la CIM, la duración de la concentración plasmática por encima de la CIM (T > CIM) y el área de la curva de concentración plasmática-tiempo por encima de la CIM (el *área bajo la curva* o ABC). En consecuencia, los aminoglucósidos presentan una destrucción dependiente de la concentración, mientras que los fármacos β-lactámicos presentan una eficacia determinada por el tiempo que se encuentra por encima de la CIM. En el caso de los antibióticos β-lactámicos caracterizados por un $T_{1/2}$ corto, puede ser eficaz administrar esos fármacos por infusión continua o prolongada (p. ej., piperacilina-tazobactam). Algunos fármacos (p. ej., las fluoroquinolonas) presentan ambas propiedades. La eliminación de bacterias aumenta a medida que se incrementa la concentración hasta un punto de saturación, después del cual el efecto es independiente de la concentración.
6. El coeficiente de reparto es una característica que describe la proporción de un fármaco que está presente en un tejido, espacio o líquido específico. Esta propiedad debe guiar la elección de un fármaco determinado, ya que, para ser eficaz, este debe llegar al espacio objetivo en una concentración suficiente para serlo.

   Por ejemplo, los fármacos con una escasa penetración pulmonar y un bajo coeficiente de partición no deberían seleccionarse para el tratamiento de la neumonía, incluso para organismos por lo demás susceptibles. Un ejemplo es la inactivación de la daptomicina por el agente tensioactivo pulmonar.

B. **Tratamiento antibiótico empírico.** El tratamiento antibiótico empírico debe administrarse con criterio, es decir, en el momento adecuado, a la dosis correcta y dirigida frente a los patógenos que se prevén culpables. Un tratamiento poco juicioso da lugar a un tratamiento insuficiente de la infección establecida o a uno innecesario cuando el paciente solo tiene inflamación o colonización bacteriana. Ambas situaciones pueden ser perjudiciales y costosas. El tratamiento inadecuado (p. ej., el retraso, tratamiento mal dirigida frente a los patógenos habituales, falta de tratamiento de los patógenos MDR) conduce inequívocamente a un aumento de la morbilidad y la mortalidad.

1. *Administración de antibióticos*. La prescripción adecuada de antibióticos no solo optimiza la atención al paciente, sino que también apoya las prácticas de control de infecciones y preserva la ecología microbiana.
2. La *elección del antibiótico se* basa en varios factores interrelacionados (fig. 18-7):
   a. La actividad frente a los patógenos identificados o probables (para el tratamiento empírico) es primordial, suponiendo que pueden distinguirse los organismos infectantes

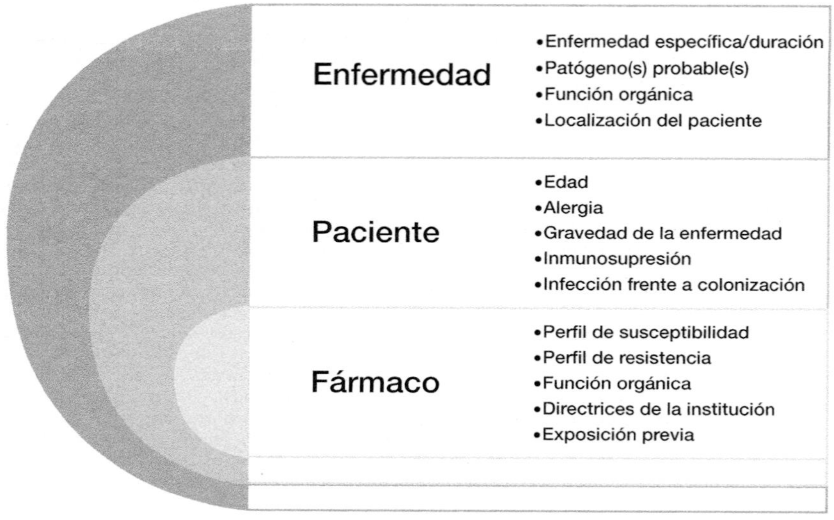

Enfermedad
•Enfermedad específica/duración
•Patógeno(s) probable(s)
•Función orgánica
•Localización del paciente
Paciente
•Edad
•Alergia
•Gravedad de la enfermedad
•Inmunosupresión
•Infección frente a colonización
Fármaco
•Perfil de susceptibilidad
•Perfil de resistencia
•Función orgánica
•Directrices de la institución
•Exposición previa

Figura 18-7. Factores que guían la selección de antibióticos.

y colonizadores, y que siempre se desea la cobertura de espectro eficaz más estrecha. La estimación de los patógenos probables depende del proceso de enfermedad que se considere responsable; de si la infección es comunitaria, sanitaria u hospitalaria; y de si hay o es probable que haya organismos MDR. El conocimiento local de los patrones de resistencia a los antimicrobianos es esencial, incluso a nivel de unidades específicas. El desarrollo y la reevaluación periódica de los antibiogramas locales son fundamentales para garantizar que las prácticas de prescripción se apliquen eficazmente.

b. Entre los factores específicos del paciente de importancia se encuentran la edad, la discapacidad, la inmunosupresión, la función orgánica intrínseca, la alergia previa u otra reacción adversa, y el tratamiento antibiótico u hospitalización reciente.

c. Entre los factores institucionales de importancia se encuentran las directrices que especifican un tratamiento concreto, la disponibilidad de fármacos específicos en el formulario, los brotes de infecciones causadas por organismos MDR y los programas de control de antibióticos. Además, conocer la tasa de referencia de los organismos MDR en una unidad o centro específico, como un hospital de cuidados agudos a largo plazo o una residencia de adultos mayores, es esencial para tomar una decisión informada sobre el tratamiento empírico.

d. Es importante que el tratamiento empírico para cualquier infección intrahospitalaria incluya una amplia actividad frente a todos los patógenos probables, ya que se asocia con un mejor pronóstico; lo contrario también es cierto.

3. Fármacos disponibles para el tratamiento: los fármacos pueden elegirse en función del espectro, ya sea dirigido (tabla 18-1) o amplio (tabla 18-2) (p. ej., antiseudomonas, antianaerobios), además de los factores mencionados anteriormente. Pueden incorporarse antifúngicos empíricos para los pacientes de riesgo, según proceda (tabla 18-3). El tratamiento de amplio espectro, en particular para los pacientes con choque séptico y los que se enferman gravemente mientras reciben atención hospitalaria, puede beneficiarse del tratamiento combinado para atacar a los patógenos gramnegativos y grampositivos. Por ejemplo, si se sospecha de un patógeno grampositivo intrahospitalario (p. ej., ISQ, ITSAVC, neumonía adquirida en el hospital (NAH)/NAR) o el SARM es endémico, la vancomicina empírica (o linezolid) es apropiada. La combinación común de vancomicina y piperacilina-tazobactam se asocia cada vez más con lesión renal aguda en pacientes que reciben regímenes terapéuticos, pero parece poco común en aquellos que reciben 72 h o menos de cobertura empírica.

Algunos expertos recomiendan el tratamiento con doble fármaco para las infecciones graves por *seudomonas* (es decir, un fármaco β-lactámico antiseudomonas más un amino-

TABLA 18-1	Fármacos para tratamiento empírico dirigido

Antiseudomonas
Piperacilina-tazobactam
Cefepima, ceftazidima
Ceftazidima-avibactam, meropenem-vaborbactam
Imipenem-cilastatina, meropenem, doripenem (no ertapenem a menos que se combine con un aminoglucósido)
Ciprofloxacina, levofloxacina (en función de los patrones locales de susceptibilidad)
Aminoglucósidos (gentamicina, amikacina, tobramicina)
Polimixinas (polimixina B, colistina [polimixina E])

Espectro de aplicación
Grampositivos
Glucopéptido (vancomicina, telavancina)
Lipopéptido (daptomicina; no para neumonía conocida/sospechada)
Oxazolidinona (linezolid)

Gramnegativos
Cefalosporina de tercera generación (no ceftriaxona)
Cefalosporina de cuarta generación (cefepima)
Monobactama
Polimixinas (polimixina B, colistina [polimixina E])

Antianaerobios
Metronidazol

TABLA 18-2	Fármacos para tratamiento empírico de amplio espectro

Amplio espectro
Piperacilina-tazobactam
Ceftazidima-avibactam, meropenem-vaborbactam
Carbapenem (imipenem-cilastatina, doripenem, meropenem)
Fluoroquinolonas (en función de los patrones de susceptibilidad locales)
Tigeciclina (más un fármaco antiseudomonas)

Antianaerobios
Metronidazol
Carbapenémicos
Fármacos combinados β-lactámicos/β-lactamasas
Tigeciclina

Anti-SARM
Ceftarolina
Daptomicina (no para uso en neumonía conocida/sospechada)
Minociclina (solo oral)
Linezolid
Telavancin
Tigeciclina (no en mujeres embarazadas ni en niños menores de 8 años)
Vancomicina

glucósido), pero las pruebas de eficacia son contradictorias, especialmente en los pacientes posquirúrgicos. Sin embargo, en los pacientes con un riesgo excepcionalmente elevado de desarrollar infecciones por organismos MDR o que han sido tratados previamente por estas, la «doble cobertura» puede aumentar la probabilidad de que el organismo esté cubierto por al menos un fármaco. En esta situación, el tratamiento debe reducirse rápidamente una vez que se disponga de las susceptibilidades antimicrobianas. La decisión de realizar una doble cobertura se basa en el conocimiento del antibiograma local, pero cada vez más se complementa con el diagnóstico molecular rápido. Los fármacos para la cobertura empírica o terapéutica pueden clasificarse en función del espectro de acción, así como del lugar de acción.

TABLA 18-3	Fármacos para tratamiento empírico
Equinocandinas (fármacos de primera línea preferidos para el choque séptico o la neutropenia) Caspofungina Micafungina Anidulafungina	
Azoles Fluconazol Voriconazol	
Otros Anfotericina B	

4. **Fármacos activos en la pared bacteriana: antibióticos β-lactámicos.** El grupo de antibióticos β-lactámicos está formado por las penicilinas, las cefalosporinas, los monobactámicos y los carbapenémicos. Dentro de este grupo, varios fármacos se han combinado con inhibidores de la β-lactamasa para ampliar el espectro de actividad. Se reconocen varios subgrupos de antibióticos dentro del grupo, en particular varias «generaciones» de cefalosporinas y penicilinas resistentes a la penicilinasa.
   a. **Penicilinas.** Las penicilinas semisintéticas resistentes a la penicilinasa incluyen la meticilina, la nafcilina, la oxacilina, la cloxacilina y la dicloxacilina. Estos fármacos se utilizan principalmente como tratamiento para las cepas sensibles de estafilococos. Los pacientes hospitalizados no deben ser tratados de forma empírica con estos fármacos, debido a las elevadas tasas actuales de SARM. Prácticamente todos los enterococos son resistentes. Sin embargo, si el aislado de *S. aureus* es susceptible, estos fármacos son el tratamiento de elección debido a su mayor eficacia, perfil de seguridad y estrecho rango terapéutico. Con la excepción de las carboxipenicilinas y las ureidopenicilinas, las penicilinas conservan poca o ninguna actividad frente a la mayoría de los BGN. Las carboxipenicilinas (ticarcilina y carbenicilina) y las ureidopenicilinas (azlocilina, mezlocilina y piperacilina; a veces denominadas acilampicilinas) tienen cierta actividad frente a BGN y *P. aeruginosa*. Las ureidopenicilinas tienen una mayor actividad intrínseca frente a *seudomonas*, pero ninguna se utiliza ya de forma generalizada sin un inhibidor de la β-lactamasa en combinación (p. ej., sulbactam, tazobactam, ácido clavulánico), que aumenta la eficacia del fármaco principal (piperacilina > ticarcilina > ampicilina) y, en menor medida, del inhibidor (tazobactam > sulbactam ~ ácido clavulánico). El espectro de actividad varía, por lo que el clínico debe estar familiarizado con cada uno de los fármacos.

      Todos los fármacos inhibidores de la β-lactamasa en combinación son eficaces frente a los estreptococos, el *S. aureus* sensible a la meticilina (SASM) y los anaerobios (excepto *C. difficile)*. La piperacilina-tazobactam tiene el espectro de actividad más amplio y la mayor potencia entre los fármacos β-lactámicos frente a *P. aeruginosa*. La ampicilina-sulbactam es poco fiable frente a *E. coli* y *Klebsiella* (tasa de resistencia ~ 50 %), pero es útil frente a algunas cepas de *Acinetobacter* spp. debido a la actividad de la parte de sulbactam. El avibactam y el vaborbactam son nuevas β-lactamasas actualmente disponibles en combinación con ceftazidima (avibactam) o meropenem (vaborbactam) para tratar la infección por organismos MDR.
   b. **Cefalosporinas.** Más de 20 cefalosporinas constituyen esta clase. Las características de los fármacos varían mucho, pero son similares dentro de cuatro amplias «generaciones». Los fármacos de primera y segunda generación solo son útiles para la profilaxis, las infecciones no complicadas o la desescalada después de conocer los resultados de las pruebas de susceptibilidad. Los fármacos de «tercera generación» tienen una mayor actividad frente a BGN (algunos tienen una actividad específica frente a seudomonas), pero la mayoría son ineficaces frente a cocos grampositivos (CGP) y ninguno frente a los anaerobios.

      La cefepima, la cefalosporina de «cuarta generación» disponible en Estados Unidos, tiene una mayor actividad antiseudomona y ha recuperado la actividad frente a la mayoría de los CGP, pero no frente a SARM. La ceftarolina (dosis habitual, 600 mg intravenosos [IV] cada 12 h) no está clasificada, pero tiene una actividad frente a SARM única entre las cefalosporinas, a la vez que conserva una actividad modesta (comparable a la de los fármacos de primera generación) frente a BGN. Ninguna de las cefalosporinas es activa frente a enterococos. La heterogeneidad del espectro, especialmente entre los fármacos de tercera generación, requiere un amplio conocimiento de todos estos fármacos.

i. Las *cefalosporinas de tercera generación* incluyen la cefoperazona, la cefotaxima, la cefpodoxima, el cefprozil, la ceftazidima, el ceftibuten, la ceftizoxima, la ceftriaxona y el loracarbef. Poseen un espectro de actividad modestamente extendido frente a las bacterias gramnegativas, pero no frente a las grampositivas (excepto la ceftriaxona) o las anaerobias. Las cefalosporinas de tercera generación, especialmente la ceftazidima, se han asociado a la inducción de la producción de β-lactamasa de espectro extendido (BLEE) entre muchas de las enterobacterias. La actividad es fiable solo frente a las especies de enterobacterias no productoras de BLEE, incluyendo *Enterobacter, Citrobacter, Providencia* y *Morganella*. La actividad ya no es fiable para el uso empírico como monoterapia frente a BGN no fermentadores (p. ej., *Acinetobacter* spp., *P. aeruginosa, S. maltophilia*).

ii. *Cefalosporina de cuarta generación*. La cefepima tiene una actividad más amplia que la de las cefalosporinas de tercera generación (la actividad antiseudomonas supera la de la ceftazidima), mientras que la actividad antigrampositiva es comparable a la de una cefalosporina de primera generación. El perfil de seguridad es excelente y tiene un potencial reducido de inducción de producción de BLEE. No tiene actividad frente a enterococos ni frente a anaerobios entéricos. Al igual que los carbapenémicos, la cefepima parece ser intrínsecamente más resistente a la hidrólisis por β-lactamasas, pero no lo suficiente como para ser de forma empírica fiable frente a bacterias productoras de BLEE.

c. **Monobactámicos.** El aztreonam tiene un espectro de actividad frente a los BGN similar al de las cefalosporinas de tercera generación, sin actividad frente a los organismos grampositivos ni frente a los anaerobios. El aztreonam no es un potente inductor de β-lactamasas. La resistencia al aztreonam está muy extendida, pero el fármaco puede ser útil para el tratamiento dirigido frente a cepas susceptibles conocidas y para tratar a pacientes alérgicos a la penicilina, ya que la incidencia de la reactividad cruzada es baja.

d. **Carbapenémicos.** Los carbapenémicos tienen una configuración del anillo β-lactámico que hace que estos fármacos sean resistentes a la hidrólisis por las β-lactamasas. En Estados Unidos hay cuatro fármacos disponibles: imipenem-cilastatina, meropenem, doripenem y ertapenem. Excepto el último, los carbapenémicos tienen el espectro antibacteriano más amplio (y generalmente comparable) de todos los antibióticos, con una excelente actividad frente a los estreptococos aerobios y anaerobios, los estafilococos sensibles a la meticilina y prácticamente todos los BGN, excepto *Acinetobacter, Legionella, P. cepacia* y *S. maltophilia*. La actividad frente a las enterobacterias supera la de todos los antibióticos, con las posibles excepciones de la piperacilina-tazobactam y la cefepima, y las actividades de meropenem y doripenem frente a *P. aeruginosa* solo se acercan a la de la amikacina. El ertapenem no es útil frente a seudomonas spp., *Acinetobacter* spp., *Enterobacter* spp. o SARM, pero su larga semivida permite una dosis diaria. Por ello, el ertapenem solo es útil en contadas ocasiones en la UCI.

Todos los carbapenémicos son fármacos excepcionales. Por tanto, no hay razón para combinar el tratamiento con metronidazol. El meropenem y el doripenem tienen menos potencial de neurotoxicidad (en particular, convulsiones) que el **imipenem**-cilastatina, que está contraindicado en pacientes con enfermedades o lesiones activas del sistema nervioso central (excepto la médula espinal). Con todos los carbapenémicos, la alteración generalizada de la microbiota microbiana del huésped puede dar lugar a sobreinfecciones (p. ej., hongos, *C. difficile, Stenotrophomonas*, enterococos resistentes). El ertapenem es muy activo frente a las enterobacterias productoras de BLEE y también tiene menos potencial de neurotoxicidad que el imipenem-cilastatina.

5. **Fármacos activos en la pared bacteriana: lipoglucopéptidos.** La vancomicina, un lipoglucopéptido soluble, es bactericida para los organismos en división. La penetración tisular de la vancomicina es generalmente pobre, lo que limita su eficacia. Tanto *S. aureus* como *S. epidermidis* suelen ser susceptibles a la vancomicina, aunque las CIM para *S. aureus* están aumentando, lo que requiere dosis más elevadas para que surta efecto y conduce a tasas de fallo clínico que pueden superar el 50 %. *Streptococcus pyogenes*, los estreptococos del grupo B, *S. pneumoniae* (incluido *S. pneumoniae* resistente a la penicilina [SPRP]) y *C. difficile* también son susceptibles. La mayoría de las cepas de *E. faecalis* se inhiben (pero no mueren) con concentraciones alcanzables, pero cada vez hay más evidencia de que *E. faecium* es resistente a la vancomicina (REV).

a. Entre las indicaciones actuales de la vancomicina se incluyen las infecciones graves causadas por SARM/*Staphylococcus epidermidis* resistente a meticilina (SERM), las infecciones por grampositivos en pacientes con alergia grave a la penicilina, y como tratamiento oral de primera línea (o por enema en pacientes con íleo) para los casos de infección por *C. difficile* (ICD), debido a la disminución de las tasas de recaída, así como a la resolución más rápida de la diarrea. La vancomicina parenteral (actualmente se recomienda una dosis inicial de 15 mg/kg para pacientes con función renal normal, para lograr una concentración mínima de 15-20 µg/mL) debe infundirse durante al menos 1 h para evitar la toxicidad (p. ej., «síndrome del hombre rojo»).

La telavancina, un derivado sintético de la vancomicina, ha sido aprobada para el tratamiento de infecciones complicadas de piel y tejidos blandos. El fármaco es activo frente al SARM, los neumococos, incluidos los SPRP, y los enterococos sensibles a la vancomicina, con CIM generalmente inferiores a 1 µg/mL. Parece existir un mecanismo de acción doble, que incluye destrucción de la membrana celular *e* inhibición de la síntesis de la pared celular. Los efectos secundarios más comunes son alteraciones del gusto, náuseas, vómitos y cefalea. Puede haber un pequeño aumento del riesgo de lesión renal aguda, pero hay factores de confusión que ensombrecen la fuerza de esta asociación. La dosis habitual es de 10 mg/kg, en infusión intravenosa durante 60 min, cada 24 h durante 7 a 14 días. Es necesario reducir la dosis en quienes padecen una enfermedad renal crónica (ERC).

6. **Fármacos activos en la pared bacteriana: lipopéptido cíclico.** La daptomicina tiene una potente y rápida actividad bactericida frente a la mayoría de los organismos grampositivos a través de una rápida despolarización de la membrana, la expulsión de potasio, la detención de la síntesis de ADN, ARN y proteínas, y la muerte celular. La daptomicina presenta una destrucción dependiente de la concentración y tiene una larga semivida (8 h). Se recomienda una dosis de 4 mg/kg una vez al día para las infecciones complicadas de tejidos blandos, mientras que la dosis para la bacteriemia es de 6 mg/kg/día. El intervalo de dosificación debe aumentarse a 48 h si el aclaramiento de creatinina es inferior a 30 mL/min. La daptomicina es activa frente a muchas bacterias grampositivas aerobias y anaerobias, incluidas las cepas MDR como SARM, SERM y ERV. La daptomicina también es eficaz frente a muchos anaerobios, como *Peptostreptococcus* spp., *C. perfringens* y *C. difficile*.

   La resistencia a la daptomicina es rara tanto para SARM como para ERV. Es importante señalar que la daptomicina no debe utilizarse para el tratamiento de la neumonía o el tratamiento empírico cuando esta se encuentra en el diagnóstico diferencial, incluso si el organismo es susceptible, porque la daptomicina penetra mal en el tejido pulmonar (bajo coeficiente de partición) y también es inactivada por el agente tensioactivo pulmonar. Datos recientes sugieren que dosis más altas de daptomicina (>9 mg/kg) se asocian a una resolución más rápida de la bacteriemia por ERV.

7. **Fármacos que actúan en la pared bacteriana: polimixinas.** Las polimixinas son antibióticos péptidos cíclicos y catiónicos que tienen residuos de ácidos grasos. La polimixina B y la polimixina E (colistina) se diferencian por un solo aminoácido. Las polimixinas se unen a la membrana externa bacteriana aniónica, lo que provoca un efecto detergente que altera la integridad de la membrana. La unión de alta afinidad a la fracción lipídica A del lipopolisacárido puede demostrar un efecto neutralizador de la endotoxina. Los preparados comerciales de polimixina B están estandarizados, pero los de colistimetato (un profármaco menos tóxico de la colistina que se administra clínicamente) no lo están. Por tanto, la dosificación clínicamente adecuada depende del preparado específico que se utilice. La mayoría de los informes recientes describen el uso de colistimetato, pero los fármacos parecen ser terapéuticamente equivalentes.

   La dosis de polimixina B es de 1.5 mg/kg/día a 2.5 mg/kg/día (15 000-25 000 U/kg) en dosis divididas, mientras que la dosis de colistimetato oscila entre 2.5 mg/kg/día y 6 mg/kg/día, también en dosis divididas. El diluyente es voluminoso, lo que aumenta sustancialmente la ingesta diaria de líquidos. Los fármacos presentan una rápida eliminación bacteriana dependiente de la concentración frente a la mayoría de los BGN, como *E. coli*, *Klebsiella* spp., *Enterobacter* spp., *P. aeruginosa*, *S. maltophilia* y *Acinetobacter* spp., incluidos MDR aislados. Las combinaciones de polimixina B o colistimetato y rifampicina presentan una actividad sinérgica *in vitro*.

   La absorción en los tejidos es escasa, pero se ha descrito la administración intratecal e inhalatoria a pesar de los bajos coeficientes de partición. Las tasas de respuesta clínica en las infecciones de la vía aérea parecen ser menores que en otras localizaciones de la infección. Las polimixinas cayeron en desgracia debido a su nefro y neurotoxicidad, pero la aparición de patógenos MDR ha restablecido su utilidad clínica en ausencia de otros fármacos eficaces. Hasta el 40 % de los pacientes tratados con colistimetato (entre el 5 % y el 15 % en el caso de la polimixina B) presentarán un aumento de la concentración de creatinina sérica; el tratamiento de sustitución renal es menos frecuente. La neurotoxicidad (5-7 % para ambos) suele manifestarse como debilidad muscular esquelética global o polineuropatía. El reciente interés (ensayo EUPHRATES) en el uso de la hemoperfusión de polimixina B como tratamiento complementario para aquellos con infección grave sugiere un beneficio potencial en la eliminación de la endotoxina, pero no mejora las tasas de mortalidad.

8. **Inhibidores de la síntesis de proteínas.** Varias clases de antibióticos, aunque estructuralmente diferentes y con espectros de actividad divergentes, ejercen sus efectos antibacterianos mediante la unión a los ribosomas bacterianos y la inhibición de la síntesis de proteínas. Esta clasificación es importante desde el punto de vista mecánico, ya que vincula conceptualmente varias clases de antibióticos que tienen pocos miembros clínicamente útiles.
   a. ***Aminoglucósidos.*** El uso de aminoglucósidos está resurgiendo debido a la expansión de los perfiles de resistencia. Los aminoglucósidos se unen a la subunidad ribosómica 30S bacteriana, lo que inhibe la síntesis de proteínas. La gentamicina tiene una modesta actividad frente a CGP (no frente a SARM). Por lo demás, el espectro de actividad de los distintos fármacos es casi idéntico.
   b. Debido al potencial de nefro y ototoxicidad, actualmente los aminoglucósidos rara vez se utilizan como tratamiento de primera línea, excepto como un socio sinérgico para tratar una infección grave por *seudomonas*, endocarditis enterocócica, o una infección causada por un bacilo gramnegativo MDR en un paciente de alto riesgo para organismo MDR. Como tratamiento de segunda línea, estos fármacos son eficaces frente a enterobacterias, ligeramente eficaces frente a *Acinetobacter*, y tienen una eficacia limitada frente a *P. cepacia, Aeromonas* spp. y *S. maltophilia*. Los aminoglucósidos destruyen a las bacterias de forma más eficaz con un pico de concentración/CIM superior a 12. Por tanto, es necesaria una dosis de carga y se realiza una monitorización de la concentración sérica del fármaco. El tratamiento sinérgico con un fármaco β-lactámico es teóricamente eficaz porque el daño de la pared bacteriana causado por dicho fármaco mejora la penetración intracelular del aminoglucósido, pero las pruebas de la mejora del pronóstico son controvertidas, especialmente con la dosificación convencional.
   c. La dosis convencional para infecciones graves requiere 5 mg/kg/día de gentamicina o tobramicina tras una dosis de carga de 2 mg/kg o 15 mg/kg/día de amikacina tras una dosis de carga de 7.5 mg/kg. La FC es variable e impredecible en pacientes críticos, y a veces son necesarias dosis más altas (p. ej., en pacientes quemados). Las dosis altas (p. ej., 7 mg/kg/día de gentamicina; 20 mg/kg/día de amikacina) administradas una vez al día pueden obviar estos problemas en muchos pacientes. En los pacientes con ERC que no dependen de la diálisis es necesario reducir considerablemente la dosis. En aquellos con dependencia de la diálisis debe administrarse una dosis de mantenimiento después de cada tratamiento de hemodiálisis, ya que estos fármacos se eliminan a través de las membranas de diálisis. Para los pacientes sometidos a técnicas de soporte renal continuo (es decir, hemofiltración venovenosa continua [HFVVC], HFVVC con diálisis y HFVVC con hemodiafiltración), es esencial la monitorización rutinaria de la concentración terapéutica para asegurar la concentración adecuada para la eliminación bacteriana. La colaboración con un farmacéutico clínico es esencial para garantizar una dosis adecuada y forma parte de un programa de administración de antimicrobianos.
   d. Las ***tetraciclinas*** se unen de forma irreversible a la subunidad ribosómica 30S, pero, a diferencia de los aminoglucósidos, solo son bacteriostáticas, en lugar de ser bactericidas. La resistencia generalizada limita la utilidad de las tetraciclinas en el ámbito hospitalario (con dos excepciones, la doxiciclina y la tigeciclina). Las tetraciclinas son activas frente a los anaerobios; *los Actinomyces* pueden tratarse con éxito. La doxiciclina es activa frente a *B. fragilis*, pero se utiliza poco para esta finalidad. La doxiciclina se utiliza cada vez más para el tratamiento del SARM adquirido en la comunidad (SARMc) y ha sido utilizada con éxito como fármaco para el tratamiento de las infecciones de transmisión sexual. Todas las tetraciclinas están contraindicadas en el embarazo y en menores de 8 años, debido a su toxicidad dental.
      i. La tigeciclina es una glicilciclina derivada de la minociclina. Con las principales excepciones de *seudomonas* spp. y *P. mirabilis*, el espectro de actividad es amplio, incluyendo muchas bacterias grampositivas y gramnegativas MDR, como SARM, ERV y *Acinetobacter* spp. La tigeciclina supera la resistencia bacteriana típica a las tetraciclinas porque su estructura facilita la unión al ribosoma con mayor afinidad. La tigeciclina es activa frente a los estreptococos aerobios y anaerobios, los estafilococos, el SARM, el SERM y los enterococos, incluido el ERV. La actividad frente a los BGN se dirige a las enterobacterias, incluidas las cepas productoras de BLEE, *P. multocida, S. maltophilia, E. aerogenes* y *Acinetobacter* spp. La actividad antianaerobia es excelente, lo que la hace útil en infecciones intraabdominales

complicadas, así como en infecciones complicadas de la piel y de las estructuras cutáneas.

e. Las ***oxazolidinonas*** se unen a la subunidad ribosómica 50S, lo que impide la formación de complejos con la subunidad 30S. Se bloquea el ensamblaje de un complejo de iniciación funcional para la síntesis de proteínas, lo que impide la traducción del ARN mensajero (ARNm). Por tanto, el linezolid es bacteriostático frente a la mayoría de los organismos susceptibles. También es igualmente activo frente a SASM, SARM, los enterococos susceptibles y resistentes a la vancomicina, los neumococos susceptibles, y SPRP. La mayoría de los BGN son resistentes, pero *Bacteroides* spp. son susceptibles. El linezolid no requiere una reducción de la dosis en los pacientes con ERC y presenta una excelente penetración en los tejidos, pero no se sabe con certeza si esto proporciona un beneficio clínico en el tratamiento. Un metaanálisis sugiere que el linezolid es equivalente a la vancomicina para NAH/NAR, lo que ha llevado a algunos clínicos a concluir que debería sustituir a la vancomicina como tratamiento de primera línea para las infecciones graves causadas por CGP, especialmente en aquellos con ERC.

9. **Fármacos que alteran los ácidos nucleicos**

a. Las *fluoroquinolonas* inhiben la síntesis del ADN bacteriano mediante la inhibición de la ADN girasa, que pliega el ADN en una superhélice para prepararlo para su replicación. Las fluoroquinolonas presentan un amplio espectro de actividad y una excelente absorción y biodisponibilidad por vía oral, y son generalmente bien toleradas. Los efectos secundarios conocidos que limitan a estos fármacos son la fotosensibilidad, los daños en los cartílagos (en la infancia más que en los adultos) y los daños en los tendones que conducen a la rotura, sobre todo del tendón de Aquiles. Se trata de fármacos potentes con una desafortunada propensión a inducir rápidamente resistencia. Entre los fármacos con formulaciones tanto parenterales como orales se encuentran la ciprofloxacina, la levofloxacina y la moxifloxacina (que tiene una cierta actividad antianaerobia), que apoyan la sustitución terapéutica de los fármacos en aquellas personas con una vía gastrointestinal funcional (también conocida como conversión de IV a oral).

Las fluoroquinolonas son más activas frente a los BGN entéricas, en particular enterobacterias y *Haemophilus* spp. Hay cierta actividad frente a *P. aeruginosa*, *S. maltophilia* y cocos gramnegativos. La actividad frente a CGP es variable (menor para la ciprofloxacina y mejor para la moxifloxacina). La ciprofloxacina ha sido la más activa frente a *P. aeruginosa*, pero el uso generalizado y liberal de las fluoroquinolonas está provocando rápidamente una resistencia que puede limitar la utilidad futura de estos fármacos. Su uso se ha relacionado particularmente con la aparición de *E. coli*, *Klebsiella* spp., *P. aeruginosa* y SARM resistentes. Las fluoroquinolonas prolongan el intervalo QTc y pueden precipitar la arritmia ventricular *torsades de pointes*, por lo que la medición electrocardiográfica del intervalo QTc antes y durante el tratamiento con fluoroquinolonas es útil en los pacientes hospitalizados. Además, las fluoroquinolonas interactúan con la warfarina, lo que provoca una rápida y marcada prolongación del cociente internacional normalizado (INR, *international normalized ratio*), lo que hace que la estrecha vigilancia de la anticoagulación terapéutica sea un elemento esencial de la atención.

10. **Antibióticos citotóxicos**

a. El *metronidazol* frente a casi todos los anaerobios y muchos parásitos protozoarios. Tiene una potente actividad bactericida frente a *B. fragilis, Prevotella* spp., *Clostridium* spp. (incluido *C. difficile*) y cocos anaerobios, aunque es ineficaz en la actinomicosis. La resistencia sigue siendo rara a pesar de su uso común. El metronidazol provoca daños en el ADN tras la reducción intracelular del grupo nitro del fármaco. Actuando como aceptador de electrones preferente, es reducido por las proteínas transportadoras de electrones de bajo potencial de oxidorreducción, lo que disminuye la concentración intracelular del fármaco inalterado y mantiene un gradiente transmembrana que favorece la captación del fármaco adicional.

Así, el fármaco penetra bien en casi todos los tejidos, incluido el tejido neural, lo que lo hace eficaz para infecciones profundas y el tratamiento de infecciones bacterianas no caracterizadas por su rápida replicación. La absorción tras la administración oral o rectal es rápida y casi completa. El $T_{1/2}$ del metronidazol es de 8 h, debido a un metabolito hidroxi activo. Cada vez más, el metronidazol IV se administra cada 8 h a 12 h en reconocimiento del metabolito activo, pero es posible una dosis diaria. No es necesario reducir la dosis en caso de ERC, pero el fármaco se dializa eficazmente y la administración debe programarse para que siga a la diálisis si se utiliza una dosis diaria. La FC en pacientes con insuficiencia hepática sugiere una reducción de la dosis del 50 % con un deterioro significativo.

b. *Trimetoprima-sulfametoxazol (TMP-SMX).* Las sulfonamidas ejercen una actividad bacteriostática al interferir en la síntesis del ácido fólico bacteriano, un paso necesario para la síntesis del ADN. La resistencia está muy extendida, lo que limita su uso. La adición de sulfametoxazol a la trimetoprima, que impide la conversión del ácido dihidrofólico en ácido tetrahidrofólico por la acción de la dihidrofolato reductasa (en sentido inverso a la acción de las sulfonamidas), acentúa la actividad bactericida de la trimetoprima. Por tanto, la combinación de TMP-SMX es activa frente a *S. aureus, S. pyogenes, S. pneumoniae, E. coli, P. mirabilis, Salmonella* y *Shigella* spp., *Yersinia enterocolitica, S. maltophilia, L. monocytogenes* y *Pneumocystis jiroveci.* TMP-SMX es el tratamiento de elección para las infecciones causadas por S. *maltophilia* y el tratamiento ambulatorio y a veces hospitalario de las infecciones causadas por SARM adquirido en la comunidad (SARM-AC). Existe una combinación de dosis fija de TMP-SMX de 1:5 para la administración parenteral. La formulación oral habitual es de 80:400 mg, pero existen comprimidos de menor y mayor potencia. La absorción oral es rápida y la biodisponibilidad es casi del 100 %. La penetración en los tejidos es excelente.

Diez mililitros de la formulación parenteral contienen 160:800 mg de fármaco. Pueden administrarse dosis completas (150-300 mg de TMP en 3-4 dosis divididas) si el aclaramiento de creatinina es superior a 30 mL/min, pero el fármaco no se recomienda cuando dicho aclaramiento es inferior a 15 mL/min. Además, se requiere una cuidadosa vigilancia de la LRA, así como de la hipercalemia, con una duración del tratamiento superior a 1 semana en los adultos mayores, un efecto que se reconoce fácilmente cuando se utiliza TMP-SMX como parte de un esquema de manejo de descolonización del SARM.

11. Duración de la administración del fármaco terapéutico. El punto final del tratamiento antibiótico sigue siendo en gran medida indefinido. Sin embargo, algunas pautas generales son útiles. Si los cultivos son negativos, el tratamiento antibiótico empírico debe interrumpirse en la mayoría de los casos entre las 48 h y 72 h siguientes al inicio del tratamiento empírico. El tratamiento antibiótico innecesario aumenta el riesgo de infección MDR. Por tanto, el tratamiento prolongado con cultivos negativos no suele estar justificado. La morbilidad del tratamiento antibiótico también incluye reacciones alérgicas; desarrollo de sobreinfecciones intrahospitalarias (p. ej., fúngicas, enterocócicas e infección por *Clostridium difficile* [ICD]); toxicidad y lesiones en los órganos (como se ha descrito anteriormente para la LRA); reducción del rendimiento de los cultivos posteriores; e insuficiencia de vitamina K con coagulopatía o acentuación del efecto de la warfarina. Si la infección es evidente, el tratamiento se continúa según lo indicado clínicamente. Algunas infecciones pueden tratarse con un tratamiento de duración relativamente corto, de 4 ± 1 días (incluida la infección intraabdominal), como se demostró en el ensayo STOP-IT de 2015, o con un tratamiento más corto de 8 días para los pacientes con neumonía, en comparación con los 15 días.

Las duraciones de tratamiento más cortas pueden depender de la idoneidad del control del foco. Toda decisión de iniciar la administración de antibióticos debe ir acompañada de una decisión *a priori* sobre la duración del tratamiento y de una evaluación de si la infección en cuestión requiere un control del foco. Una razón para continuar el tratamiento más allá del punto final predeterminado debe ser convincente. La eliminación de las bacterias es rápida en respuesta a los fármacos eficaces, pero la respuesta del huésped puede no remitir inmediatamente. Por tanto, la respuesta clínica del paciente no debe ser el único factor determinante. Si un paciente sigue presentando un síndrome de respuesta inflamatoria sistémica (SRIS) en el punto final predeterminado, es más útil interrumpir el tratamiento y reevaluar la infección persistente o nueva, los patógenos MDR y las causas no infecciosas del síndrome, que continuar el tratamiento sin una razón racional para hacerlo.

V. DURACIÓN DE LOS FÁRMACOS PROFILÁCTICOS PARA PREVENIR LA INFECCIÓN DEL SITIO QUIRÚRGICO

A. Es importante que los antibióticos con semividas de eliminación cortas (p. ej., cefazolina y cefoxitina) se redosifiquen intraoperatoriamente (p. ej., cada 3 h para la cefoxitina y cada 4 h para la cefazolina) para garantizar que las concentraciones tisulares sigan siendo adecuadas durante el período vulnerable en el que la incisión está abierta. Existen datos sólidos que apoyan la dosificación de la cefazolina en función del peso, en lugar de una dosis fija. Del mismo modo, los pacientes que reciban una transfusión masiva deben volver a dosificar su(s) fármaco(s) con la reposición de un volumen de sangre circulante.

La infección del sitio quirúrgico, y solo la infección del sitio quirúrgico, se previene con profilaxis antibiótica. Su administración más de 24 h después de la lesión aumenta el riesgo de infección intrahospitalaria. Por tanto, no debe extenderse más allá de 24 h. La idoneidad de la profilaxis de las ISQ prequirúrgica, pero no perilesión, se recoge en Estados Unidos como parte del conjunto de medidas básicas del *Surgical Care Improvement Program* (SCIP), que incluye la puntualidad de la administración (SCIP-1), el fármaco específico que se selecciona (SCIP-2) y la finalización oportuna dentro de las 24 h siguientes al final de la cirugía (SCIP-3). El SCIP procede de la Joint Commission (www.jointcommission.org/assets/1/6/SCIP-Measures-012014. pdf).

B. En numerosos ensayos prospectivos aleatorizados se ha constatado que entre 12 h y 24 h de profilaxis antibiótica para una lesión abdominal penetrante es equivalente a 5 días de profilaxis, incluso cuando hay una lesión de colon, siempre que la cirugía se realice dentro de las 12 h siguientes a la lesión. Los traumatismos abdominales penetrantes sin lesión intestinal solo requieren una única dosis prequirúrgica de profilaxis antibiótica.

C. Los procedimientos de inserción de catéteres de acceso vascular no requieren profilaxis antibiótica. Sigue habiendo controversia en cuanto a la colocación de un drenaje torácico, con algunos datos que sugieren un beneficio adicional en aquellos casos en los que no se produce una evacuación completa del espacio pleural inmediatamente después de la inserción del catéter. Cabe destacar que esta controversia no incluye la inserción de catéteres en J en el espacio pleural; se limita a las sondas estándar de gran calibre. Los catéteres permanentes, incluidos los drenajes de succión cerrados, *nunca* deben recibir profilaxis antibiótica prolongada. No hay ningún beneficio en dicha terapia, y el riesgo es que, si se desarrolla una infección, es más probable que provenga de un patógeno MDR.

VI. MICROBIOLOGÍA

A. Principios de resistencia. Las bacterias utilizan diversos mecanismos para desarrollar y mantener la resistencia a los antibióticos, la cual puede ser heredada o adquirida (ambas existen en muchas bacterias). Las bacterias que aprovechan múltiples mecanismos se describen con un fenotipo MDR y se definen como organismos MDR. Los mecanismos moleculares de resistencia incluyen los siguientes (fig. 18-8):

1. Negación del acceso al objetivo. Este mecanismo reduce la permeabilidad al antibiótico, así como aumenta la evacuación de los que acceden al medio interno bacteriano.

a. La permeabilidad de la pared bacteriana disminuye por cambios en los canales de porina, entre los que se incluyen la regulación a la baja de los canales de porina o el aumento de la selectividad a las sustancias que pueden pasar a través de ellos. Esta característica es especialmente importante para los BGN con paredes complejas, y afecta especialmente a los aminoglucósidos, los β-lactámicos, el cloranfenicol, las sulfonamidas, las tetraciclinas, los carbapenémicos y posiblemente a las fluoroquinolonas. Los carbapenémicos, en particular, crean una presión para la mutación del gen de la porina y la expresión de la porina, lo que favorece el desarrollo de la resistencia.

b. Los antibióticos pueden ser extrudidos activamente por las bombas de expulsión una vez que han entrado en la célula. Mientras que algunas bombas son muy específicas (tetraciclina), muchas extruden activamente múltiples fármacos (reciben el nombre de

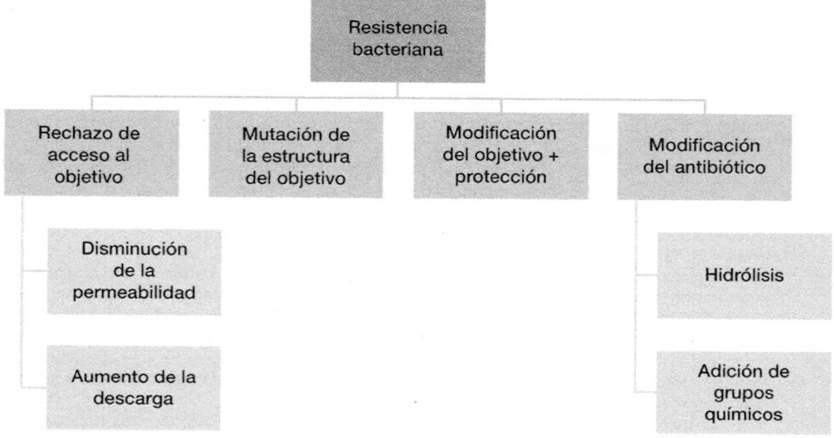

Figura 18-8. Mecanismos de resistencia.

bombas de expulsión MDR). Los genes que codifican las bombas de expulsión MDR se han movilizado en plásmidos y, por tanto, pueden transferirse entre diferentes bacterias. La extrusión de bombas de expulsión afecta a los macrólidos, las lincosamidas, las estreptograminas, las fluoroquinolonas y las tetraciclinas. Se ha observado una sobreexpresión de la bomba de expulsión en el caso de *P. aeruginosa* y *S. aureus* en particular, y se asocia con la represión de las proteínas del canal de porina. Se han descrito desencadenantes moleculares y ambientales de la sobreexpresión de la bomba de expulsión.

2. **Cambio relacionado con la mutación en el objetivo terapéutico del antibiótico.** Los cambios en la estructura del objetivo del antibiótico que permiten la unión de este, pero que no impiden la función del objetivo, también confieren resistencia, y una selección para las bacterias que expresan la mutación.
   a. La alteración del objetivo para la unión del antibiótico en la pared bacteriana (p. ej., las proteínas de unión a la penicilina, que son enzimas importantes para la formación de la matriz de peptidoglucano de la pared de las bacterias grampositivas) afecta a los fármacos β-lactámicos y a la vancomicina, mientras que la alteración de las enzimas del objetivo puede afectar a los fármacos β-lactámicos, las sulfonamidas, las fluoroquinolonas y la rifampicina.
   b. La transformación es un proceso en el que la captación de ADN ambiental puede llevar a la formación de genes en mosaico que conducen a la modificación de proteínas. *S. pneumoniae* es el prototipo de este proceso tras adquirir ADN de *S.* mitis creando enzimas insensibles a la penicilina. El gen *mecA* que se encuentra en el SARM es otro ejemplo que codifica la proteína 2a de unión a la penicilina insensible a los β-lactámicos. *mecA* se ha movilizado de forma múltiple, ya que puede encontrarse en una variedad de especies de *Staphylococcus*.
3. **Modificación o protección del objetivo.** Este mecanismo no requiere una modificación a nivel de genes, sino que se basa en procesos de modificación postraduccionales, como la metilación, para desactivar el ataque de los antibióticos.
   a. La metilación del ribosoma cambia el sitio de unión y protege frente a la actividad de los macrólidos, las lincosamidas y las estreptograminas.
   b. Se observan resultados similares para la resistencia a los fenicoles, las pleuromutilinas, las lincosamidas y las oxazolidinonas.
   c. Los genes que codifican la metilación suelen movilizarse en plásmidos.
   d. La topoisomerasa IV y la ADN girasa están protegidas por proteínas de repetición pentapéptida codificadas por los genes *qnr* que se encuentran en los plásmidos y que permiten que las quinolonas se unan y luego impulsen su liberación, lo que asegura la protección del objetivo.
   e. La resistencia a la polimixina se debe a la alteración de los componentes del lipopolisacárido (LPS), como el lípido A (se añade fosfoetanolamina), lo que reduce la afinidad de unión del LPS a la polimixina. *Klebsiella pneumoniae* cumple este mecanismo.
   f. Se cree que la resistencia a la daptomicina está relacionada con cambios en la disposición de las bicapas de fosfolípidos, que da lugar a una reubicación de las regiones densas de cardiolipina de una forma que retrasa la unión de la daptomicina.
4. **Modificación directa del antibiótico.** Este mecanismo incluye la escisión hidrolítica basada en enzimas, así como la modificación química. La primera se produce mediante la producción de enzimas específicas que inactivan los antibióticos, ya sea por mecanismos mediados por plásmidos o por cromosomas, que afectan en general a los aminoglucósidos, los fármacos β-lactámicos (β-lactamasas), el cloranfenicol, los monobactámicos, los macrólidos y los carbapenémicos (carbapenemasas).

   β-Lactamasas: los miembros de la familia de enterobacterias suelen expresar enzimas β-lactamasas codificadas por plásmidos, que modifican o destruyen el núcleo β-lactámico fundamental de las penicilinas, las cefalosporinas y los carbapenémicos. Estas enzimas son exclusivas de las bacterias. La clasificación molecular de las β-lactamasas se basa en las secuencias de nucleótidos y aminoácidos de estas enzimas. Hasta la fecha, se reconocen cuatro clases en la clasificación estructural de Ambler (A-D), que se correlacionan con la clasificación funcional.
   a. Las β-lactamasas de clase A incluyen enzimas de los tipos TEM, SHV y KPC y cientos de variantes de TEM. La TEM está codificada por un plásmido y está mediada por un transposón, lo que permite una rápida propagación a otros BGN. La TEM-1 es la β-lactamasa más comúnmente encontrada en el BGN. Aunque las β-lactamasas de tipo TEM se encuentran con mayor frecuencia en *E. coli* y *K. pneumoniae*, también se encuentran en otros BGN con una frecuencia creciente. Las sustituciones de un solo aminoácido pueden producir el fenotipo BLEE, pero las BLEE de más amplio espectro suelen tener múltiples sustituciones de aminoácidos.

Las enzimas SHV comparten una importante homología de secuencia con las TEM y tienen una estructura general similar; se han descrito más de 60 variantes. Son el tipo de BLEE predominante en Europa y Estados Unidos y se encuentran en todo el mundo. Las BLEE hidrolizan específicamente las cefalosporinas de espectro extendido, así como oxiimino-monobactama aztreonam. Por tanto, las BLEE confieren resistencia a estos antibióticos y a los oxiimino-β-lactámicos relacionados. Se cree que las BLEE se derivaron inicialmente de los genes para TEM-1, TEM-2 o SHV-1 mediante mutaciones que alteran la configuración de aminoácidos alrededor del sitio activo de estas β-lactamasas, lo que amplía el espectro de antibióticos β-lactámicos susceptibles de ser hidrolizados por esas enzimas.

Las BLEE suelen estar codificadas por plásmidos. Estos plásmidos también suelen llevar genes que codifican la resistencia a otras clases de fármacos (p. ej., aminoglucósidos). La combinación de una β-lactamasa de clase A más otra mutación (p. ej., una mutación de la porina) puede conferir resistencia a los carbapenémicos. Por tanto, las opciones de antibióticos en el tratamiento de los organismos productores de BLEE pueden ser limitadas. Las carbapenemasas continúan emergiendo, y la resistencia crea enterobacterias resistentes a los carbapenémicos (ERCa) que se han aislado de una gran cantidad de lugares del cuerpo, así como de dispositivos de diagnóstico y terapéuticos, especialmente los diseñados para el uso del tubo digestivo. La resistencia a las carbapenemasas confiere resistencia a las oxiiminocefalosporinas, así como a las cefamicinas (p. ej., cefoxitina y cefotetán). Una cantidad pequeña de enzimas de clase A, sobre todo las enzimas KPC mediadas por plásmidos, son carbapenemasas eficaces. Los aislados que producen KPC suelen expresar resistencia a las fluoroquinolonas y a los aminoglucósidos, pero suelen seguir siendo susceptibles a las polimixinas o a la tigeciclina. Se han notificado aislados «panresistentes», como los identificados como ERCa. En los infectados con ERCa, se ha observado que contribuyen a la muerte en hasta un 50 % de los casos. Datos recientes informan de la buena eficacia tanto de la ceftazidima-avibactam como del meropenem-vaborbactam frente a ERCa, lo que quizá los establece como opciones terapéuticas de rescate, además de las polimixinas de uso más extendido.

b. Las β-lactamasas de clase B difieren estructuralmente de las enzimas de clase A y requieren la presencia de zinc para catalizar su actividad; por tanto, todas se consideran metalo-β-lactamasas. Estas son las β-lactamasas de mayor interés clínico en la actualidad. El gen *NDM-1* (*New Delhi metallo-beta-lactamase*) está actualmente muy extendido en *E. coli* y *K. pneumoniae* de la India y Pakistán y se ha introducido en otros países (Estados Unidos también), debido a la relativa facilidad de viajar alrededor del mundo y, en particular, al turismo médico. Las bacterias que expresan *NDM* también son resistentes a los carbapenémicos. La metalo-β-lactamasa mediada por VIM (*verona integron*) es otra metalo-β-lactamasa notificada en *seudomonas* spp.

c. Las β-lactamasas de clase C suelen conocerse como β-lactamasas de tipo AmpC (pero también se denominan cefalosporinasas) y suelen aislarse de BGN resistentes a cefalosporinas de espectro extendido. Las β-lactamasas de tipo AmpC están codificadas en los cromosomas de muchos BGN, especialmente *P. aeruginosa*, pero también *Citrobacter*, *Serratia* y *Enterobacter* spp., donde su expresión suele ser inducible.

La AmpC también puede aparecer en *E. coli,* pero no suele ser inducible, aunque puede hiperexpresarse mediante desrepresión. Las β-lactamasas AmpC también pueden ser transportadas en plásmidos. A diferencia de las BLEE, hidrolizan cefalosporinas de espectro extendido (cefamicinas y oxiimino-β-lactamasas), pero no son inhibidas por los inhibidores de β-lactamasas. Las cepas productoras de AmpC suelen ser resistentes a oxiimino-β-lactamasas y a cefamicinas, pero son susceptibles a los carbapenémicos. Sin embargo, la disminución de la expresión de porinas o el aumento de la expresión de la bomba de expulsión pueden hacer que una cepa de este tipo sea también resistente a los carbapenémicos. La sobreproducción de AmpC por *P. aeruginosa* puede ser difícil de determinar debido a los múltiples mecanismos de resistencia que suelen expresar las seudomonas MDR, pero la sobreproducción de AmpC es un factor importante en la bacteriemia persistente y la selección inicial de un tratamiento inadecuado.

Por el contrario, la desrepresión de AmpC se produce cuando las proteínas de la vía de inducción se ven comprometidas por una mutación cromosómica, lo que da lugar a una sobreproducción constitutiva incluso en ausencia de un fármaco β-lactámico. Varios fenotipos de desrepresión parcial y completa de AmpC son frecuentes en las *seudomonas*, más que en las *enterobacterias*. Las cepas con desrepresión parcial pueden conservar con menos frecuencia la sensibilidad a la cefepima y se recomienda realizar pruebas de sensibilidad específicas.

d. Las β-lactamasas de clase D, también conocidas como β-lactamasas oxacilina-hidrolizantes (OXA), son menos comunes que las β-lactamasas de tipo D, e hidrolizan la oxacilina y las penicilinas antiestafilocócicas relacionadas. Estas β-lactamasas son poco inhibidas por el ácido clavulánico.

Mientras que la mayoría de las BLEE se han encontrado en *E. coli*, *K. pneumoniae* y otras enterobacterias, las BLEE de tipo OXA se han observado principalmente en *P. aeruginosa* y confieren principalmente resistencia a las cefalosporinas. Sin embargo, algunas sustituciones de aminoácidos pueden conferir el fenotipo BLEE. Las β-lactamasas OXA también se dan en *Acinetobacter* spp. Debe preverse la resistencia concurrente a las fluoroquinolonas y los aminoglucósidos.

e. *Inhibición estérica de la unión del antibiótico a su sitio objetivo:* de forma similar a la metilación de los sitios objetivo de los ribosomas, la modificación de los fármacos mediante la adición de grupos químicos no funcionales inactiva el fármaco al impedir su unión al sitio activo objetivo. Se ha descrito la adición de una serie de grupos químicos.

Los aminoglucósidos se ven significativamente afectados por este mecanismo, y se conocen tres clases de enzimas modificadoras de los aminoglucósidos, que incluyen las acetiltransferasas, las fosfotransferasas y las nucleotidiltransferasas.

B. **Bacterias resistentes específicas.** La agrupación de bacterias de mayor interés clínico para el desarrollo de resistencia puede recordarse como patógenos «ESKAPE» (*Enterococcus faecium, S. aureus, Klebsiella pneumoniae, complejo Acinetobacter calcoaceticus-baumannii,* seudomonas *aeruginosa* y *Enterobacter* spp.).

1. Ciertas clases de antibióticos están más relacionadas con la aparición de resistencia que otras clases. En el caso de SARM, la colonización y la infección se han asociado con la exposición previa a glucopéptidos, cefalosporinas y fluoroquinolonas. La colonización con *C. difficile se* ha asociado particularmente con cefalosporinas, fluoroquinolonas y clindamicina (aunque cualquier antibiótico, incluso una dosis única de una cefalosporina de primera o segunda generación utilizada adecuadamente para la profilaxis quirúrgica y las utilizadas para el tratamiento de la ICD, puede conducir a ICD).

a. **Cocos grampositivos (CGP).** Los CGP son, en conjunto, la causa más común de infección tras una lesión. Entre ellas se encuentran las infecciones tras neurocirugía (p. ej., ventriculitis tras la monitorización invasiva de la presión intracraneal), sinusitis, ITSAVC, infecciones asociadas a dispositivos/implantes e infecciones complicadas de la piel y de las estructuras cutáneas.

Las infecciones de la vía aérea y de las vías urinarias (IVU) también pueden ser causadas por CGP. Cada vez más, los estafilococos coagulasa negativos (SCN) se reconocen como bacterias patógenas en pacientes inmunodeprimidos y pueden aislarse de los hemocultivos.

2. *S. aureus* es el patógeno más importante entre los CGP. El 60 % de las cepas adquiridas en el hospital son resistentes a la meticilina (SARM), mientras que hasta el 50 % de las cepas adquiridas en la comunidad (SARM-AC) son ahora resistentes en algunas regiones de Estados Unidos. La resistencia estafilocócica a la vancomicina se ha notificado, pero sigue siendo poco frecuente y solo se induce tras una exposición prolongada a la vancomicina entre pacientes debilitados (p. ej., pacientes en diálisis). *S. aureus* es un patógeno importante en la sinusitis, las infecciones del torrente sanguíneo relacionadas con catéteres (ITSRC), las infecciones de la piel y de las estructuras cutáneas, y la neumonía.

3. *S. epidermidis* es casi siempre resistente a la meticilina (SERM, 85 %) y es el principal patógeno en las infecciones asociadas a ITSAVC y a dispositivos/implantes.

4. *Enterococcus* spp. puede causar infecciones de la piel y de las estructuras cutáneas, ITSRC e infecciones de las vías urinarias. Alrededor del 30 % de los enterococos son resistentes a la vancomicina (ERV), pero el patrón es específico para cada especie. Mientras que el 70 % de los *E. faecium* aislados son ERV, lo mismo ocurre solo con el 3 % de los *E. faecalis* aislados.

El ERV representa una amenaza principalmente para los pacientes debilitados tras una hospitalización prolongada. La colonización de las heces con ERV suele preceder a la infección invasiva, y la colonización fecal es casi imposible de erradicar. Los factores de riesgo para la adquisición de ERV incluyen hospitalización prolongada, vivir en una residencia de adultos mayores, reingreso en la UCI y tratamiento con vancomicina o cefalosporinas de tercera generación.

5. Debido a la alta prevalencia de SARM, la vancomicina sigue siendo el antibiótico más prescrito para CGP resistentes, a pesar de la escasa penetración en los tejidos y el riesgo concurrente de toxicidad.

6. Las alternativas para el tratamiento del SARM incluyen linezolid, tigeciclina, daptomicina (**no** para la neumonía), ceftarolina (indicada solo para las infecciones bacterianas agudas de la piel y de las estructuras cutáneas) y quinupristina/dalfopristina (utilizada raramen-

te debido a sus múltiples toxicidades). Mientras que la doxiciclina se utiliza a menudo para el SARM-AC, se utiliza menos en la atención hospitalaria para el SARM adquirido en el hospital.

a. **Bacilos gramnegativos.** Los BGN son menos comunes como patógenos que los grampositivos, pero son importantes en la patogenia de las infecciones de la vía aérea inferior (especialmente tras la inoculación de una herida) y de las intraabdominales. Aunque las enterobacterias como *E. coli* o *Klebsiella* spp. predominan en la infección intraabdominal, *P. aeruginosa* es el segundo patógeno más común de la UCI en general y la bacteria más íntimamente asociada a la muerte por infección adquirida en el hospital. P. *aeruginosa* puede infectar prácticamente cualquier tejido, incluidos la membrana sinovial y el humor vítreo. La bacteriemia por *P. aeruginosa* puede causar o complicar una neumonía, a la que pueden seguir infecciones metastásicas. La resistencia a los antimicrobianos es un problema importante en el caso de P. *aeruginosa*, *Acinetobacter* spp. y *Klebsiella* spp. y está aumentando entre las enterobacterias distintas de *Klebsiella*.

7. La resistencia a las cefalosporinas entre los BGN puede ser el pronóstico de la inducción de β-lactamasas cromosómicas tras una exposición prolongada o repetida al antibiótico. Las cefalosporinas de espectro extendido se vuelven ineficaces cuando bacterias como los BGN entéricos mutan para producir constitutivamente una β-lactamasa que normalmente es una enzima inducible. Aunque la resistencia a las cefalosporinas puede producirse por varios mecanismos, se ha identificado la aparición de β-lactamasas mediadas por cromosomas como consecuencia del uso de cefalosporinas de tercera generación. Las tasas de resistencia disminuyen cuando se restringe su uso, y esta guía favorece el despliegue uniforme de un AEP. Las bacterias mutantes desarrollan rápidamente resistencia tanto a las cefalosporinas como a otras clases enteras de antibióticos β-lactámicos. Por tanto, está justificado restringir el uso de la ceftazidima, especialmente cuando se trata de una bacteria productora de BLEE.
8. Los carbapenémicos y los aminoglucósidos generalmente conservan una actividad microbicida útil frente a las cepas productoras de BLEE, pero las cepas productoras de BLEE pueden causar infecciones mortales debido a un reconocimiento tardío y al consiguiente tratamiento empírico retrasado o inadecuado. Por desgracia, las pruebas rutinarias de susceptibilidad antimicrobiana no detectan las cepas productoras de BLEE. Una sospecha clínica elevada debería ir seguida de pruebas de laboratorio confirmatorias del organismo sospechoso, pero algunos laboratorios clínicos ya no realizan pruebas rutinarias de BLEE. En cambio, se han reducido los valores críticos la sensibilidad de los BGN frente a las cefalosporinas y los carbapenémicos. En caso de duda, actualmente el laboratorio tiene la tendencia a etiquetar un organismo como no susceptible, para dirigir el tratamiento hacia otro fármaco de una clase diferente.
9. El problema de la resistencia relacionada con BGN no se limita a la resistencia a las cefalosporinas. Las metaloproteinasas y las carbapenemasas amenazan la utilidad de los carbapenémicos para el tratamiento de *seudomonas* y *Acinetobacter*, como se ha señalado anteriormente.
10. El problema de resistencia de más rápido crecimiento para los BGN en Estados Unidos es la resistencia a las quinolonas, sobre todo frente a las *seudomonas*, pero cada vez más frente a las enterobacterias. La resistencia a las quinolonas está mediada en su mayor parte cromosómicamente, principalmente por cambios en los sitios objetivo (ADN girasa o topoisomerasa IV) para el antibiótico. Los cambios en la permeabilidad o la expulsión también pueden causar resistencia a las quinolonas.
11. La resistencia a las quinolonas se produce si para el tratamiento inicial se elige un fármaco o una dosis de eficacia inferior a la máxima. La resistencia a una quinolona también puede aumentar la CIM de otras quinolonas frente al organismo, por lo que para el tratamiento empírico con quinolonas es esencial un fármaco altamente activo administrado en la dosis adecuada.

C. **Hongos y levaduras**

1. La mayoría de los hongos y levaduras son patógenos oportunistas avirulentos que no amenazan a los pacientes sanos. Las infecciones fúngicas más comunes adquiridas en la atención sanitaria están causadas por *Candida* spp., que forman parte de la microbiota intestinal en aproximadamente una cuarta parte de los pacientes. En este sentido, 15 especies distintas pueden provocar enfermedades en el ser humano, pero hasta el 90 % de estas infecciones clínicas están relacionadas con solo cinco especies: *C. albicans*, *C. glabrata*, *C. tropicalis*, *C. krusei* y *C. parapsilosis*. Sin embargo, estas infecciones también deberían ser inusuales en el paciente crítico o lesionado «típico» que no presenta neutropenia. A menos que se produzcan en un paciente profundamente inmunodeprimido (es decir, quimioterapia contra el cáncer con neutropenia, trasplante de médula ósea o trasplante de órganos

sólidos no renales), las infecciones fúngicas suelen ser el pronóstico del uso excesivo de antibióticos o del fallo de la defensa endógena del huésped. El uso cada vez más frecuente de anticuerpos monoclonales para afecciones distintas del trasplante de órganos sólidos o líquidos puede aumentar el riesgo de infección vírica o fúngica después de la lesión; está justificado un estudio adecuado en dichos pacientes. El tratamiento antibiótico de amplio espectro prolongado suprime la microbiota del huésped y crea la oportunidad para el crecimiento excesivo de microbiota comensal. La Infectious Disease Society of America ha revisado las directrices de 2016 sobre el tratamiento empírico y terapéutico de la infección invasiva por *Candida*, y ha dividido a los pacientes en aquellos con y sin neutropenia, así como en aquellos con infección probada o sospechosa.

2. Las recomendaciones actuales son tratar los hongos aislados de la sangre, o una cavidad, pero evitar el tratamiento antifúngico de los hisopos de la superficie de la herida y, en particular, de las muestras de orina en los pacientes que tienen un catéter urinario permanente. En su lugar, se justifica el retiro del catéter o, como mínimo, su cambio. La colonización superficial por *Candida* no requiere tratamiento.
   a. En el paciente no neutropénico, el tratamiento inicial para la fungemia debe ser con una equinocandina (es decir, caspofungina, micafungina o anidulafungina). El fluconazol puede utilizarse en aquellas personas sin exposición previa a los antifúngicos y en las que se haya excluido la colonización fúngica resistente a los azoles. El tratamiento en los pacientes que responden debe ser de 2 semanas después de la resolución de la fungemia. La intolerancia, la alergia o el fallo del tratamiento con los fármacos mencionados deben conducir al tratamiento con anfotericina B, preferiblemente con una formulación basada en lípidos para mitigar la LRA.

      El voriconazol puede ser útil para aquellos pacientes que puedan beneficiarse de una cobertura adicional contra el moho, pero esto no siempre está claro hasta después de que se hayan analizado los cultivos. No se ha observado ningún beneficio del voriconazol como fármaco inicial, en comparación con el fluconazol, para el tratamiento de la candidemia.
   b. La prescripción generalizada de fluconazol ha provocado la aparición de resistencias entre *Candida* spp. que antes eran susceptibles al fluconazol (p. ej., *C. albicans*, *C. tropicalis*). Se recomienda realizar una prueba de sensibilidad a los azoles, que puede informar sobre el tratamiento de reducción de la dosis en los pacientes que responden a las equinocandinas después de 5 a 7 días y con aclaramiento del torrente sanguíneo.
   c. *C. glabrata* puede ser sensible a dosis más elevadas de fluconazol o voriconazol; el tratamiento debe guiarse por las pruebas de sensibilidad.
   d. El tratamiento de reducción de *C. krusei* debe realizarse con voriconazol.
3. El tratamiento empírico de las presuntas infecciones fúngicas invasivas probablemente no sea necesario en la mayoría de las unidades que tienen una baja incidencia de dichas infecciones, pero debe tener en cuenta la posibilidad de que se produzca *Candida* resistente si se administra. La mayoría de los datos se acumulan en aquellos con fiebre persistente y junto con neutropenia (a menudo en aquellos con malignidad concurrente), un intricado poco común después de una lesión aguda.
   a. El tratamiento empírico beneficia más a los pacientes con choque séptico, con factores de riesgo de infección fúngica invasiva y en los que no hay otra etiología clara de la infección. La toma de decisiones clínicas también depende de los marcadores sustitutivos de la candidiasis invasiva, los datos de los cultivos y la importancia asignada a los factores de riesgo en un paciente concreto.
   b. En cuanto a aquellos con fungemia documentada, el tratamiento inicial debe emplear una equinocandina como tratamiento de primera línea, seguido, en orden descendente de preferencia, por el fluconazol y luego la anfotericina B de formulación lipídica.
   c. La duración del tratamiento en los pacientes que responden también es similar y se orienta a 2 semanas. La falta de respuesta en 4 o 5 días debe hacer que se suspenda el fármaco y se reevalúe para buscar una etiología alternativa.
4. No hay datos convincentes que sugieran que deba utilizarse un fármaco para *prevenir* la infección fúngica en pacientes con enfermedades críticas. Algunos sugieren que el baño de clorhexidina puede ser útil para ayudar a controlar los microbios de la superficie, incluidos los hongos, y disminuir la incidencia de la infección del torrente sanguíneo.
5. La infección intraabdominal se beneficia del tratamiento antifúngico empírico en pacientes con perforación de la porción superior del tubo digestivo, dehiscencia anastomótica o pancreatitis necrosante con necrosis infectada.
   a. La duración del tratamiento está guiada por la adecuación del control de la fuente en lugar de una duración predeterminada (como para el tratamiento de la fungemia).
   b. La selección del agente terapéutico se realizará de la misma forma que en los pacientes sin neutropenia.

VII. INFECCIONES INTRAHOSPITALARIAS. Entre las infecciones intrahospitalarias, las pleuropulmonares (p. ej., neumonía, empiema) son más frecuentes que la bacteriemia, que a su vez es más frecuente que las IVU. En esta sección se examinan los factores que contribuyen a aumentar el riesgo de infección después de una lesión, se considera lo que puede hacerse para reducir el riesgo y se determina la mejor manera de lograr esta reducción del riesgo.

A. Neumonía. La infección asociada a la atención sanitaria más común tras una enfermedad o lesión crítica es la neumonía adquirida en el hospital (NAH). La NAH es un subconjunto de las infecciones adquiridas en el hospital. Es importante señalar que la vigilancia y el seguimiento de la neumonía asociada al respirador (NAR) han evolucionado desde 2011 con la insistencia de los episodios adversos asociados al respirador, y la NAR y fue adoptada por la National Healthcare Safety Network (NHSN) de los Centers for Disease Control and Prevention (CDC) en enero de 2013. Este cambio reflejó la labor de un grupo de trabajo multiprofesional que articuló un abordaje de consenso para la monitorización. Cabe destacar que la incidencia de NAR parece estar disminuyendo y puede verse afectada específicamente por el mayor uso de modalidades de soporte ventilatorio no invasivo. Los pacientes lesionados pueden tener un riesgo específico de desarrollar neumonía (o empiema, que complica el ~5 % de los casos de neumonía postraumática).

1. Las lesiones de la pared torácica (p. ej., fracturas de costillas) disminuyen la distensibilidad torácica y dificultan la limpieza del árbol traqueobronquial. Dado que la lesión ya se ha producido, la fijación de la pared torácica no abordará el impacto inicial de la lesión, pero puede favorecer la limpieza del árbol y la eliminación del grado de contaminación microbiana bacteriana.
2. Las lesiones pulmonares directas (p. ej., lesiones penetrantes, contusión pulmonar) o indirectas (p. ej., síndrome de dificultad respiratoria aguda) pueden reducir las defensas pulmonares locales del huésped.
3. Los traumatismos craneoencefálicos pueden producir obnubilación o coma y alterar los reflejos de la vía aérea, lo que conlleva un mayor riesgo de aspiración del contenido bucal y gástrico.
4. Los factores de riesgo yatrógenos incluyen reposo prolongado en cama, posición supina, intubación traqueal o nasogástrica, analgésicos opioides, sedantes y ventilación mecánica prolongada, todo lo cual aumenta el riesgo de neumonía. Incluso un solo día de ventilación mecánica aumenta de forma demostrable el riesgo de NAR. La ventilación no invasiva y el soporte de oxígeno con cánula nasal de alto flujo parecen no tener el mismo riesgo.
5. La profilaxis de la neumonía se apoya directa e indirectamente en el «paquete de ventilación» de cinco elementos, que incluye:
   a. Posicionar la cabecera de la cama 30 grados hacia arriba
   b. Descanso diario de la sedación, ensayos de respiración espontánea y evaluación para la liberación de la ventilación mecánica
   c. Profilaxis de la hemorragia de la mucosa gástrica relacionada con el estrés
   d. Profilaxis de la enfermedad tromboembólica venosa
   e. Higiene bucal diaria con un colutorio de gluconato de clorhexidina al 0.12 %.
6. Algunos autores describen la NAH o la NAR como de **inicio temprano** o de **inicio tardío**, con el momento de inicio más de 5 días después del ingreso o de la intubación, respectivamente. No está claro si esta distinción es importante.
   a. La microbiología de la **NAH/NAR de inicio temprano** difiere, ya que es más probable que esté causada por bacterias relativamente susceptibles a los antibióticos, como *S. pneumoniae*, *H. influenzae* o SASM, cuyo lugar de origen fue la comunidad y no un centro sanitario, y en aquellas personas sin incompetencia inmunitaria.
   b. La **NAH de aparición tardía** y especialmente la NAR tienden a ser causadas por SARM, *P. aeruginosa*, *Acinetobacter* spp. y enterobacterias (aunque la neumonía por *E. coli* es relativamente infrecuente).
7. El diagnóstico de NAR es controvertido. La faringe se coloniza poco después de la hospitalización con patógenos potenciales. Asimismo, la vía aérea artificial (p. ej., cánulas endotraqueales o de traqueotomía) se recubren de una biopelícula que alberga patógenos (especialmente *P. aeruginosa*) y que ayuda a evitar la acción de los antibióticos. La biopelícula también crea condiciones favorables para la latencia bacteriana en el sentido de que hay una porción sésil que permanece residente en la biopelícula y una porción planctónica que se desprende cuando la biodensidad bacteriana es suficiente para desencadenar la acción de las proteínas de percepción de *quorum*. Las bacterias que no se replican activamente no son susceptibles a la acción de los antibióticos.
   a. La obtención rutinaria de esputo para cultivo y las pruebas de susceptibilidad mediante aspiración endotraqueal común pueden contaminar la muestra con estos «colonos» de la vía aérea superior, lo que conduce a sobrediagnóstico y a un consiguiente sobretratamiento de la NAR.

b. Para reducir este riesgo, se ha postulado la realización de **pruebas microbiológicas cuantitativas de esputo** obtenidas mediante una técnica que minimice la probabilidad de contaminación. La broncoscopia de fibra óptica con lavado broncoalveolar (LBA) o la técnica de cepillo protegido (catéter telescopado) pueden reducir el riesgo de contaminación de la muestra y aumentar la precisión al incrementar la especificidad del diagnóstico, lo que hace que la administración de antibióticos sea más precisa y ofrece la oportunidad de mantener el tratamiento antibiótico en aquellos sin infección o finalizar el tratamiento empírico en aquellos con colonización sin infección activa.

El umbral para el diagnóstico de NAR es de 10^4 unidades formadoras de colonias (ufc)/mL (algunos autores sostienen que el umbral debería ser de 10^5 ufc/mL para los pacientes traumáticos) de un solo organismo y de 10^3 ufc/mL para la técnica de cepillo protegido. También se recomienda reducir el umbral en 1 $\log^{10}$ para tener en cuenta la dificultad de aislar bacterias en el laboratorio en presencia de antibióticos. Se han desarrollado técnicas para la obtención de muestras con ayuda de LBA y técnica de cepillo protegido sin broncoscopia, por lo que la microbiología cuantitativa puede ser más importante que la propia broncoscopia. No obstante, la evaluación broncoscópica permite evaluar la persistencia de la secreción y la presencia o ausencia de inflamación de la mucosa, lo que puede proporcionar información sobre si existe o no una infección activa.

8. Los organismos causantes más comunes de NAR son SARM y *P. aeruginosa*, y para ambos aplica la necesidad de tratamiento antibiótico empírico inicial eficaz. **Los tratamientos antibióticos mal dirigidos (frente a patógenos resistentes) y con retraso de la NAR son las principales causas de fallo terapéutico y muerte**. Los datos sugieren que la duración del tratamiento debe ser tan solo de 8 días para la mayoría de los casos de NAR, con la posible excepción de los casos causados por BGN no fermentadores (p. ej., *P. aeruginosa*, *Acinetobacter* spp., *Stenotrophomonas maltophilia*), que pueden requerir hasta 2 semanas de tratamiento.
9. La tasa de mortalidad de la neumonía que complica una lesión es de aproximadamente el 20 %, mientras que es de aproximadamente el 35 % para la NAR en pacientes quirúrgicos en estado crítico. No se sabe si esta diferencia está relacionada con el momento de aparición, la microbiología o los factores subyacentes del huésped, como la edad o la gravedad de la enfermedad/lesión. El tratamiento basado en la microbiología cuantitativa puede estar asociado a una menor mortalidad. La confianza en la microbiología cuantitativa puede aumentar la confianza del médico en la ausencia de neumonía cuando las pruebas no son reveladoras, lo que permite suspender el tratamiento con antibióticos, lo que es indudablemente beneficioso para los pacientes sin infección y que, por tanto, no necesitan antibióticos.

B. Infección del torrente sanguíneo asociada a la vía central

1. Los pacientes traumáticos y no traumáticos de la UCI con inestabilidad hemodinámicas a menudo requieren un acceso intravenoso fiable de gran calibre. Estos catéteres, que suelen colocarse en venas centrales (p. ej., la femoral, la yugular interna o la subclavia), son propensos a la infección local y a la infección del torrente sanguíneo, aunque su incidencia está disminuyendo gracias a unas prácticas de control de la infección rigurosas y eficaces.
2. La prevención mediante el cumplimiento estricto del control de la infección y la técnica de inserción adecuada es crucial, ya que los pacientes traumáticos corren un riesgo especialmente alto de infección de los catéteres venosos centrales. Cuando se colocan en circunstancias programadas (controladas), una técnica de inserción adecuada requiere la preparación del campo quirúrgico con clorhexidina (no con solución de povidona yodada), la cobertura de todo el lecho en un campo estéril y la colocación por parte del cirujano de un gorro, una mascarilla y una bata y guantes estériles. El secado de la piel es esencial para reducir el grado de contaminación microbiana superficial.
3. Cuando se incumple el procedimiento o la técnica estéril, el riesgo de infección aumenta exponencialmente, y el catéter debe retirarse y sustituirse (si sigue siendo necesario) en un lugar diferente utilizando una técnica estéril tan pronto como la afección del paciente lo permita (idealmente antes de 24 h).
   a. El riesgo más elevado de infección está en los catéteres de la vena femoral, y el más bajo corresponde a los catéteres colocados por la vía subclavia.
   b. Los catéteres venosos periféricos (CVP), los CCIP y los CVC tunelizados (p. ej., Hickman, Broviac) presentan menos riesgo de infección que los CVC percutáneos.
   c. Campañas de información, iniciativas educativas y el cumplimiento de los protocolos de inserción son complementos eficaces para disminuir el riesgo de ITSAVC.
   d. El uso de catéteres recubiertos de antibióticos y antisépticos es controvertido; pueden disminuir el riesgo de infección, pero no parecen adecuados para su uso rutinario.

4. Clásicamente, la infección del catéter se diagnosticaba por el aislamiento de más de 15 ufc de un segmento del catéter mediante la técnica semicuantitativa de la placa de rodillo. El diagnóstico de ITSAVC se confirmaba cuando los aislamientos de la sangre y del catéter cultivado eran idénticos. Los criterios actuales para el diagnóstico de ITSAVC incluyen la presencia de un CVC y la bacteriemia concurrente dentro de contextos temporales específicos en torno al momento en que se colocó el catéter en relación con el momento en que se identificó la infección del torrente sanguíneo confirmada por el laboratorio. Se excluyen patógenos específicos, y los que se identifiquen no deben ser atribuibles a la infección en otro sitio que no sea el catéter (https://www.cdc.gov/nhsn/ pdfs/training/2018/clabsi-508.pdf). Claramente, el diagnóstico y la atribución son complejos, y la notificación precisa es confirmada por una persona capacitada, a menudo un especialista en PI que trabaja con el programa de enfermedades infecciosas de la institución..

   Los patógenos de las infecciones del torrente sanguíneo intrahospitalarias son predominantemente CGP, más comúnmente SERM, SARM y enterococos. *Candida* sp. es en general el cuarto patógeno más común de las infecciones intrahospitalarias del torrente sanguíneo, pero es poco común en pacientes con lesiones agudas. Muchos centros ya no cultivan los segmentos de los catéteres, y existe mucha presión para reducir el uso de CVC y de ITSAVC, ya que esta complicación es rastreada por la *National Healthcare Safety Network*, así como por la Joint Commission, de diversas maneras. Aunque no se trata de complicaciones hospitalarias no reembolsables por Medicare, de los cuales hay 29 agrupados en siete categorías (https://psnet.ahrq.gov/primers/primer/3), la ITSAVC no es una de ellas. En cambio, hay campañas para reducir la tasa de ITSAVC a cero, como la campaña *Getting To Zero* de los grupos Leapfrog (https://www.leapfroggroup.org/sites/default/files/Files/Final_ GettingToZero.pdf), por ejemplo. La consecución de una tasa cero de ITSAVC ha sido cuestionada por muchos, en particular en los casos posteriores a una lesión, en los que puede producirse una bacteriemia transitoria y un acceso vascular inicial subóptimo para la transfusión de componentes y la administración de líquidos, junto con la contaminación externa procedente de la lesión inicial.

   a. SERM no solo es la causa más común de ITSAVC, sino también la causa más común de falsos positivos en los hemocultivos debido a la contaminación durante el proceso de obtención. Una técnica adecuada para la obtención y el procesamiento de los hemocultivos debería dar lugar a una tasa de falsos positivos (contaminación) de hasta el 3 %. El aislamiento de SERM a partir de un único hemocultivo representa probablemente un contaminante (no tratar), especialmente si el paciente no tiene ningún dispositivo permanente susceptible de infección secundaria (p. ej., una prótesis articular o una válvula cardíaca). En su lugar, para la fidelidad de la evaluación se recomiendan dos conjuntos de hemocultivos de sitios separados.
   b. Los patógenos BGN son menos comunes, y las ITSAVC fúngicas son inusuales en los pacientes traumáticos.
   c. El tratamiento consiste en el retiro del catéter (en el caso de los CCIP o catéteres percutáneos) y la administración de antibióticos por vía parenteral, al menos al principio. Las infecciones del torrente sanguíneo asociadas a la vía central causadas por SARM requieren al menos 2 semanas de tratamiento; algunas autoridades abogan por un tratamiento más prolongado (p. ej., de 4 a 6 semanas) debido al riesgo de infección metastásica y a los factores de virulencia que favorecen la adherencia a estructuras como las superficies de las válvulas cardíacas, especialmente cuando hay flujo turbulento. Puede optarse por la vancomicina o el linezolid para la ITSAVC por SARM (o SERM cuando el tratamiento esté indicado), con la daptomicina como alternativa. El tratamiento para la ITSAVC enterocócica o gramnegativa viene dictado por la susceptibilidad bacteriana, sin que exista un consenso claro en cuanto a la duración de este, salvo que probablemente no sea necesario alargarlo más de 2 semanas. Más allá del retiro del catéter, el tratamiento de la ITSAVC fúngica es controvertido. Algunas autoridades recomiendan el retiro del catéter como único tratamiento; otras recomiendan al menos 2 semanas de tratamiento antifúngico sistémico tras el último hemocultivo positivo. El tratamiento en pacientes con fungemia persistente, que presentan un alto riesgo de muerte, debe ser más prolongado. Aunque a menudo se pone en marcha al identificar la fungemia, la exploración de la retina no suele ser reveladora en ese momento. Si se realiza en el momento del diagnóstico de la fungemia, es esencial repetir la exploración a la semana. En los casos de fungemia persistente, debe repetirse la exploración para excluir una nueva afectación de la retina, incluso si la exploración inicial no fue reveladora.

C. Peritonitis/infección intraabdominal

1. La peritonitis asociada habitualmente a la víscera perforada se denomina **peritonitis secundaria. La peritonitis secundaria es polimicrobiana**, con predominio de BGN anaero-

bios (p. ej., *B. fragilis*) y aislamiento habitual de *E. coli* y *Klebsiella* spp.; puede cultivarse una variedad de organismos, especialmente si hay un origen colónico. Pueden ser apropiados numerosos regímenes antibióticos de espectro adecuado, pero los antibióticos por sí solos son inadecuados para la resolución, ya que **la peritonitis secundaria siempre debe impulsar la búsqueda de un sitio de discontinuidad intestinal**, especialmente en el contexto de una lesión.

a. El **control quirúrgico de la fuente** es una parte crucial del manejo de la infección intraabdominal y debe lograrse, ya sea mediante drenaje percutáneo de una acumulación discreta o cirugía laparoscópica o abierta. El tratamiento antibiótico es necesario, pero complementario, al igual que la reanimación con líquidos y los imperativos de manejo médico de la sepsis o el choque séptico (incluidos los articulados por la *Surviving Sepsis Campaign* [SSC], que impulsa las nuevas definiciones de sepsis y choque séptico en lugar de sepsis, sepsis grave y choque séptico).

2. Cuando en un paciente hospitalizado se desarrolla peritonitis secundaria como una complicación de la enfermedad o el tratamiento, es probable que la microbiota refleje la encontrada en el hospital. Esto se reconoce como algo cada vez más importante, y se refleja en los fármacos recomendados en las directrices terapéuticas para la infección intraabdominal complicada de la *Surgical Infection Society* (SIS) y la *Infectious Diseases Society of America* (IDSA). Por ejemplo, los enterococos, *Enterobacter* y *seudomonas* son más prevalentes, mientras que *E. coli* y *Klebsiella* son menos comunes. El tratamiento antibiótico debe ajustarse en consecuencia para la peritonitis intrahospitalaria, con mayor hincapié en la cobertura empírica de los enterococos, SARM y las levaduras, y **debe lograrse el control quirúrgico de la fuente.** El fallo de dos procedimientos de control de la fuente con acumulaciones intraabdominales persistentes con o sin espacio abdominal abierto se denomina **peritonitis terciaria.**

a. **Peritonitis terciaria.** La peritonitis terciaria representa un fallo de las defensas del huésped. Por tanto, es controvertido si es una infección invasiva verdadera o más bien una colonización de la cavidad peritoneal con defensas locales incompetentes del huésped. Este último punto de vista se ve respaldado por la observación de que las bacterias aisladas habitualmente en la peritonitis terciaria son oportunistas avirulentas como SERM, enterococos, *seudomonas* y *C. albicans*. Algunas autoridades recomiendan que estos pacientes se traten con una técnica de abdomen abierto, de modo que pueda realizarse un lavado peritoneal manual bajo sedación o anestesia, comúnmente en la cabecera de la UCI. A veces, no hay alternativa al manejo de abdomen abierto si la infección se extiende hasta afectar la pared del abdomen, y se requiere un desbridamiento extenso. Tanto la morbilidad como la mortalidad aumentan en aquellos pacientes sometidos a tratamiento de abdomen abierto cuando no puede lograrse el cierre primario de la fascia en la cirugía inicial.

D. Infección por *Clostridium difficile* (ICD) (v. cap. 61)

1. La ICD (antes colitis seudomembranosa) se desarrolla porque el tratamiento con antibióticos altera el equilibrio de la microbiota colónica, lo que permite la selección y el crecimiento excesivo de *C. difficile*, presente en la microbiota fecal del 3 % de los huéspedes sanos. Cualquier antibiótico puede inducir esta presión de selección, incluso cuando se administra adecuadamente como profilaxis quirúrgica de dosis única. Es importante notar que la clindamicina, las cefalosporinas de tercera generación y las fluoroquinolonas tienen una predilección particularmente más elevada para la inducción de ICD que otros fármacos. Incluso los antibióticos utilizados para tratar la ICD (p. ej., el metronidazol) se han asociado con ICD.

2. La ICD es indudablemente una infección intrahospitalaria. Las esporas pueden persistir en superficies inanimadas durante períodos prolongados, y los patógenos pueden transmitirse de un paciente a otro a través de equipos contaminados (p. ej., cuñas, termómetros rectales) o en las manos de los trabajadores sanitarios. **El alcohol en gel que se utiliza de forma generalizada para la desinfección de las manos no es activo frente a las esporas de *C. difficile*. Por tanto, es necesario lavarse las manos con agua y jabón cuando se atiende a un paciente infectado o durante los brotes.**

3. El espectro clínico de la ICD es amplio, y va desde asintomático (el 8 % de los pacientes afectados no tienen diarrea) hasta pancolitis transparietal potencialmente mortal con perforación y sepsis o choque séptico.

   El paciente típico tendrá fiebre, distensión abdominal, diarrea voluminosa y a menudo acuosa, y leucocitosis significativa. La hematoquecia no es frecuente y, si se observa, debe impulsar a considerar un diagnóstico alternativo.

4. El diagnóstico mediante el análisis de las enterotoxinas en una muestra de heces fresca ha sustituido en gran medida a la colonoscopia. Hasta el 50 % de los pacientes no presentan las seudomembranas mucosas colónicas «características».

5. El tratamiento de los casos leves consiste dejar de administrar el antibiótico dañino. El tratamiento antibiótico oral específicamente activo frente a *C. difficile* se prescribe cuando hay motilidad gastrointestinal. Según las directrices más recientes de la IDSA, actualmente el tratamiento de primera línea es con vancomicina oral en lugar de metronidazol, como se recomendaba anteriormente. La vancomicina parenteral es ineficaz. La fidaxomicina es un antibiótico macrólido no absorbible igual de eficaz que la vancomicina oral para el tratamiento de la ICD de leve a moderada, y puede asociarse con un menor riesgo de recurrencia. Sin embargo, el papel de la fidaxomicina en el tratamiento de la ICD más grave sigue sin estar claro.
6. Determinados pacientes con enfermedad más temprana que no se encuentran *in extremis* pueden beneficiarse de un abordaje quirúrgico modificado que se realiza por laparoscopia. Esta técnica, pionera en Pittsburgh, combina la ileostomía de asa con el lavado colónico distal para reducir el grado de contaminación microbiana y de toxinas del colon y proporciona acceso para la instilación anterógrada de antibióticos. El éxito informado es bueno, con una preservación del colon muy mejorada, en comparación con la extirpación quirúrgica del colon afectado tradicional.
7. En ocasiones, los pacientes con enfermedad grave pueden requerir una colectomía abdominal. La prevalencia de enfermedad grave ha aumentado notablemente con la aparición de una cepa más virulenta de *C. difficile*. Esta nueva cepa (NAP1-027) ha sufrido una mutación de un gen que suprime la producción de toxina, de modo que se elabora mucha más toxina, lo que da lugar a una enfermedad sistémica clínicamente grave. La colectomía abdominal para la ICD conlleva una alta morbilidad y mortalidad y vale la pena evitarla si el paciente puede ser tratado de manera segura y efectiva de otro modo. El mayor riesgo de fallo terapéutico médico se define por una edad avanzada, leucocitosis superior a 20 000/mm^3, acidosis láctica y eosinófilos periféricos indetectables. Si el paciente desarrolla choque séptico, salvarle la vida es menos probable incluso con una colectomía, por lo que la aparición de choque puede ser demasiado tarde para una intervención quirúrgica eficaz.
8. En la actualidad, el trasplante fecal es el tratamiento recomendado para aquellos con ICD recurrente que por lo general no se encuentran en estado agudo y que no reciben tratamiento antibiótico concurrente. Se han publicado informes anecdóticos sobre la realización de trasplante fecal en el entorno agudo con rescate exitoso a pesar del tratamiento antibiótico concurrente, lo que presagia el posible uso ampliado de este abordaje en los pacientes hospitalizados. Los datos sobre la eficacia y las indicaciones apropiadas aún no se han recopilado ni relacionado.

E. Sinusitis

1. La sinusitis intrahospitalaria es una infección de espacio cerrado, rara pero peligrosa, difícil de diagnosticar y, por tanto, controvertida en cuanto a su incidencia e importancia.
2. Los pacientes con sondas transnasales (en particular la intubación nasotraqueal, cuya incidencia es de una tercera parte a partir de los 7 días) y las lesiones maxilofaciales tienen un riesgo especial. La secreción nasal purulenta o maloliente es una pista obvia para el diagnóstico, pero no siempre está presente. Por tanto, la sinusitis debe buscarse radiográficamente mediante TC de los huesos faciales para identificar el engrosamiento u opacificación de la mucosa sinusal. Dado que el proceso suele estar oculto, cuanto más se busque el diagnóstico, más a menudo se confirmará.
3. La sinusitis debe sospecharse en cualquier paciente con sepsis, sobre todo si los cultivos iniciales de las posibles fuentes responsables no son reveladores. Si se sospecha una sinusitis, el diagnóstico puede confirmarse mediante aspiración sinusal maxilar, lavado y cultivo por medio de una técnica aséptica. Es esencial el retiro concurrente de la sonda nasal. Los posibles patógenos son CGP, BGN (incluyendo *P. aeruginosa*) y hongos (incidencia, 8 %). El tratamiento inicial debe basarse en los patrones de susceptibilidad locales. La mayoría de los antibióticos por los que podría optarse alcanzan una adecuada penetración en los tejidos. La duración del tratamiento debe basarse en la respuesta clínica del paciente. Los casos resistentes pueden requerir un lavado repetido del seno o un procedimiento de drenaje formal.
4. La sinusitis es un factor que predispone a NAR y puede ser una fuente de patógenos que acceden a la vía aérea inferior. La asociación puede ser temporal, ya que ambas infecciones se asocian a una intubación endotraqueal prolongada. Sin embargo, hay un 85 % de concordancia entre los patógenos de la sinusitis y los de la neumonía en los pacientes que desarrollan NAR, lo que da crédito a la hipótesis de que el drenaje purulento de los senos infectados inocula la vía aérea inferior y provoca una infección invasiva.

F. Úlcera por presión. Las úlceras por presión que se producen después del ingreso son **úlceras por presión adquiridas en el hospital (UPAH)** y son objeto de un seguimiento riguroso como **complicaciones** prevenibles de la atención. La infección de una úlcera por presión puede ser evidente o estar oculta. Los pacientes tienen un riesgo sustancialmente mayor con el reposo en cama prolongado (>7 días), que puede mitigarse con ropa de cama especializada y con la rotación y reposicionamiento rutinario del paciente para aliviar la presión en los dominios susceptibles. El tratamiento vasopresor, la carga hidrosalina en forma de cristaloides de gran volumen y una mala nutrición pueden ser factores de riesgo adicionales. La obesidad grave es un claro factor de riesgo, dado que la rotación y el posicionamiento rutinarios de estos pacientes pueden ser una tarea complicada. La mayoría de las úlceras por presión se forman en la zona presacra, pero las úlceras pueden formarse en cualquier lugar donde se ejerza una presión incesante sobre el tejido. Por ejemplo, si no se cambia periódicamente la posición del tubo endotraqueal en los labios, puede producirse una ulceración en la comisura de la boca. Asimismo, la ulceración por presión occipital es consecuencia de collares cervicales mal ajustados, cuando se utilizan en un paciente obnubilado o cuando se retrasa el «despeje» de la columna cervical.

Cuando se evalúa a un paciente en busca de una infección oculta, debe inspeccionarse sistemáticamente la piel en busca de úlceras por presión. Estas pueden clasificarse en estadio I (eritema no blanqueable), estadio II (espesor parcial), estadio III (pérdida de piel de espesor total) y estadio IV (pérdida de tejido de espesor total). Los estadios III y IV de las úlceras por presión pueden requerir desbridamiento, así como tratamiento antibiótico sistémico cuando van acompañadas de celulitis. En raras ocasiones, una úlcera por presión puede pasar a ser una infección necrosante de los tejidos blandos que ponga en peligro la vida del paciente. Cuando hay una escara negra, las úlceras por presión se denominan no estadificables y no requieren tratamiento antibiótico a menos que haya celulitis concurrente.

G. Infección de las vías urinarias (IVU)

1. La IVU es la principal infección intrahospitalaria en los pacientes hospitalizados, pero no es tan frecuente como la ISQ y la neumonía en los pacientes quirúrgicos o traumáticos. El **principal factor de riesgo de IVU es, con diferencia, una sonda vesical permanente**. La medición de la presión intraabdominal a través de una sonda de Foley también es un factor de riesgo independiente, debido a la interrupción de la vía de líquidos estériles.
2. La incidencia de bacteriuria/candiduria asociada al sondaje urinario es de aproximadamente un 5 % por día de sondaje. Suele representar una colonización, rara vez es sintomática y es una causa poco probable de fiebre o infección secundaria del torrente sanguíneo, incluso en pacientes con inmunodepresión, a menos que haya obstrucción de las vías urinarias, antecedentes de manipulación urológica reciente, lesiones, cirugía o neutropenia.
3. Del mismo modo que las ITSAVC y la NAR, recientemente la IVUAC ha copado la atención para tratar de reducir su incidencia. Entre las tácticas de prevención eficaces se encuentran evitar el cateterismo o hacerlo durante un período breve (p. ej., <24 h en el caso de los pacientes sometidos a cirugía programada) y el uso de catéteres recubiertos de aleación de plata cuando se requiera instrumentación. Además, otras medidas efectivas incluyen evitar el movimiento del catéter y el vaciado frecuente de las cámaras de recogida para mantener el flujo y evitar la estasis. Por último, un protocolo proactivo dirigido por el personal de enfermería que impulse el retiro rápido de las sondas urinarias es clave para garantizar el cumplimiento del retiro oportuno.
4. Los signos y síntomas tradicionales (p. ej., disuria, tenesmo, dolor pélvico o en el costado, fiebre o escalofríos) que se correlacionan con una IVU bacteriana en pacientes no cateterizados rara vez se registran en pacientes de la UCI con bacteriuria o candiduria documentada asociada a la sonda ($>10^5$ ufc/mL). En la UCI, la mayoría de las IVU están relacionadas con las sondas urinarias y están causadas por BGN multirresistentes, *Enterococcus* spp. y levaduras.
5. Cuando la evaluación clínica sugiere que la vía urinaria es una fuente de infección, la muestra de orina debe evaluarse por microscopía directa, tinción de Gram y cultivo cuantitativo si el análisis de orina es anómalo. La muestra debe aspirarse del puerto de muestreo del catéter después de desinfectar el puerto con alcohol y no debe recogerse de la bolsa de drenaje. La orina obtenida para el cultivo debe llegar al laboratorio rápidamente para evitar la multiplicación de las bacterias dentro del receptáculo, lo que podría llevar a un diagnóstico erróneo de infección. Cualquier retraso debe impulsar la refrigeración de la muestra.
6. A diferencia las IVU adquiridas en la comunidad, en las que la piuria es altamente predictiva de una bacteriuria importante, este mismo signo puede estar ausente en la IVUAC. Incluso si hay piuria, no es un predictor fiable de IVU en presencia de un catéter. La concentración de bacterias o levaduras urinarias necesaria para causar una IVU sintomática o fiebre no está clara en presencia de una sonda permanente.
7. Es conveniente obtener muestras de orina en la evaluación de la fiebre, pero los cultivos de orina rutinarios o de «vigilancia» contribuyen poco al tratamiento del paciente. Las pruebas rápidas con tira reactiva, que detectan la esterasa leucocitaria y el nitrito, no son

fiables en el contexto de una IVU relacionada con el catéter. La prueba de la esterasa leucocitaria se correlaciona con el grado de piuria, que puede o no estar presente en la IVU relacionada con el catéter. La prueba del nitrito refleja las enterobacterias, que convierten el nitrato en nitrito, y, por tanto, no es fiable para detectar *Enterococcus* spp, *Candida* spp. y *Staphylococcus* spp.

VIII. LESIONES ESPECÍFICAS

A. Lesión abdominal

1. Los datos son inequívocos en cuanto a que la profilaxis de no más de 24 h de una cefalosporina de segunda generación (p. ej., cefoxitina) o una cefalosporina de primera generación más metronidazol es equivalente a un tratamiento más largo (p. ej., 5 días) para los traumatismos abdominales penetrantes con lesión de una víscera hueca, siempre que la cirugía se realice en las 12 h siguientes a la lesión. Los traumatismos penetrantes que no lesionan una víscera hueca solo necesitan una dosis única de antibióticos administrada antes de la cirugía. Un fármaco de primera generación será claramente suficiente.
2. Aunque no está tan bien estudiado, el principio es similar para los traumatismos abdominales contusos. Si se trata de forma no quirúrgica, no se requieren antibióticos. Si se realiza una cirugía, la duración de la profilaxis (una dosis única o 24 h de profilaxis) viene determinada por el patrón de la lesión.
3. El abdomen puede dejarse abierto temporalmente como parte de una laparotomía de control de daños. No hay pruebas de que el abdomen abierto requiera profilaxis antibiótica, incluso si se emplea una prótesis como parte del cierre temporal. Se recomienda otra dosis de antibiótico profiláctico dirigido a la microbiota de la piel (p. ej., CGP) en el momento del cierre o la reconstrucción de la pared del abdomen.
4. Tampoco hay pruebas de que se necesiten antibióticos profilácticos si se realiza una embolización del hígado y el bazo como parte del tratamiento no quirúrgico de una lesión contusa de esos órganos. Aunque la supuración del tejido desvitalizado es un riesgo tras la angioembolización terapéutica por radiología intervencionista en caso de lesión hepática o del bazo, no hay datos que apoyen la profilaxis antibiótica rutinaria.
5. El riesgo de infección asociado al período postesplenectomía tardío (incluida la bacteriemia por CGP encapsulada, en su mayor parte, o «sepsis postesplenectomía») es real en el caso de los niños, pero bajo en el de los adultos, incluso en los mayores de 65 años. La profilaxis antibiótica por vía oral sigue siendo una práctica habitual en torno a los procedimientos invasivos para quienes se han sometido a una esplenectomía, como medio para prevenir infecciones secundarias tales como la endocarditis.
6. Todas las personas que se someten a una esplenectomía deben recibir la vacuna neumocócica polivalente, con dosis de refuerzo a intervalos de 5 años. La práctica actual incluye la vacunación frente a *Haemophilus influenzae* y *Neisseria meningitidis,* así como frente al neumococo; se desconoce el momento óptimo de las dosis de refuerzo, si es que las hay. También se desconoce si, de forma similar, los pacientes que han sido sometidos a embolización esplénica o a la poco frecuente esplenorrafía deben ser vacunados. La función inmunitaria de los esplenocitos no puede evaluarse *in vivo*, y el grado de desvitalización del bazo varía de un paciente a otro.

   Vacunamos a todos los pacientes adultos esplenectomizados en el momento del alta hospitalaria para garantizar la administración de la vacuna. El momento óptimo después de la esplenectomía traumática para la vacunación sigue sin estar claro. Además, recomendamos que el individuo asplénico lleve una pulsera de alerta médica, así como una tarjeta en la cartera o en el bolso. Por último, animamos a estos pacientes a que introduzcan los datos médicos en la aplicación médica disponible de su teléfono inteligente por si se produce una alteración del estado mental y no pueda compartirse dicha información en el futuro.

B. Traumatismos torácicos.

Existen pocos datos para guiar la profilaxis antibiótica de los traumatismos torácicos. En el caso de los traumatismos contusos, no está indicada, incluso en presencia de contusión pulmonar.

1. En caso de sospecha de aspiración de contenido gástrico líquido, no se requiere tratamiento antibiótico. La aspiración de partículas de gran tamaño puede beneficiarse del rescate, pero no tiene una indicación definitiva de tratamiento antibiótico. Dos terceras partes de los pacientes que aspiran no desarrollan neumonía, por lo que es razonable no administrar antibióticos (técnicamente tratamiento empírico, no profiláctico en este caso) hasta que se obtengan pruebas objetivas de neumonía. Si se inician los antibióticos, deben suspenderse en un plazo de 48 h a 72 h si no se ha demostrado la existencia de la afección.
2. El tratamiento antibiótico de las lesiones torácicas penetrantes debe regirse por la decisión de administrar o no profilaxis antibiótica para los traumatismos torácicos y puede guiarse en gran parte por la adecuación de la descompresión del espacio pleural. Con una lesión toracoabdominal (y la correspondiente mayor incidencia de empiema torácico),

los principios que deben guiar al clínico son los que rigen la profilaxis antibiótica para el traumatismo abdominal penetrante.

3. La profilaxis de los tubos de drenaje torácico es controvertida. La actualización más reciente de las directrices de la Eastern Association for the Surgery of Trauma (EAST) sobre la profilaxis antibiótica tras la inserción de una drenaje torácico no pudo respaldar ninguna recomendación a favor o en contra del uso de antibióticos para reducir la incidencia de empiema o neumonía como parte del tratamiento del hemoneumotórax traumático.

C. **Fracturas.** La profilaxis antibiótica prolongada de las fracturas abiertas es bien conocida entre los cirujanos ortopédicos, a pesar de que las prácticas actuales solo se apoyan en datos retrospectivos de los años 70. Las directrices de la EAST y la SIS recomiendan 24 h de profilaxis de las fracturas abiertas de huesos largos de grado I a II con un fármaco activo frente a CGP (nivel I). Para las fracturas abiertas de grado III, se recomienda añadir un fármaco activo frente a BGN (nivel II), pero durante un máximo de 72 h (*no* 72 h después de cada cirugía de fractura, lo que conlleva la administración indefinida de antibióticos, ni 24 h después de que se haya logrado la cobertura de los tejidos blandos).

Una recomendación adicional para el uso de dosis elevadas de penicilina si hay contaminación fecal o *clostridiosis* potencial (como después de una lesión en un entorno agrícola) también se apoya como una recomendación de nivel I. No obstante, otros abordajes, como el uso de cefazolina para el grado I/II y de ceftriaxona para el grado III, que omiten la cobertura combinada para las fracturas de grado III, no aumentaron las tasas de ISQ posquirúrgicas evaluadas mediante las herramientas de la NHSN.

D. **Lesiones cutáneas y de los tejidos blandos.** Los problemas para la mayoría de los especialistas que tratan lesiones traumáticas cutáneas y de los tejidos blandos son tres: (1) desbridamiento de una herida contaminada, (2) profilaxis de una herida contaminada, y (3) tratamiento antibiótico de una herida ya infectada. Las heridas superficiales pueden tratarse bien con agua y jabón, así como con un lavado (sin alta presión) para disminuir el grado de contaminación microbiana bacteriana y eliminar los restos adheridos; los datos sugieren que el uso de una solución de lavado estéril no añade ningún beneficio al agua del grifo. Los restos adheridos o los restos en una herida más profunda merecen ser desbridados para reducir el grado de contaminación microbiana y también se beneficiarán del lavado; no hay más datos que los relativos al uso de soluciones de lavado estériles para este tipo de heridas. No obstante, la mayoría de estas no necesitan profilaxis antibiótica. Las heridas contaminadas, como las que presentan grandes cantidades de suciedad, material fecal, tienen tejido desvitalizado (necrótico) o se han sumergido en agua estancada, merecen desbridamiento, lavado y profilaxis antibiótica. En general, basta con una cefalosporina de primera generación más metronidazol. Existen datos razonables que apoyan la conveniencia de **evitar** el uso de dispositivos de irrigación de alta presión para evitar que las bacterias o los hongos se incrusten más profundamente en los tejidos.

Las heridas con infección evidente no necesitan profilaxis, sino la administración de fármacos terapéuticos junto con el drenaje y/o el desbridamiento. Los patógenos más comunes de las **heridas** traumáticas infectadas son CGP aerobios (p. ej., *S. aureus*), con los BGN aerobios (p. ej., *E. coli*, *P. aeruginosa*) como agentes menos comunes. El tratamiento antibiótico, cuando está indicado (para la infección manifiesta), debe dirigirse contra los patógenos probables. Numerosos antibióticos de varias clases están aprobados para el tratamiento de la infecciones complicadas de la piel y de las estructuras cutáneas.

1. Los factores de riesgo de infección posterior de las laceraciones reparadas en el servicio de urgencias incluyen diabetes mellitus, edad (aumento del riesgo por año), persistencia de un cuerpo extraño y anchura de la herida. Las laceraciones de la región de la cabeza/cuello y de la mano tienen menos probabilidades de infectarse debido a la fuerte irrigación sanguínea de estas áreas, que transporta eficazmente oxígeno y células efectoras inmunitarias a los lugares de inoculación. A pesar del mayor riesgo de infección que suponen algunas heridas, hay pocas pruebas de que las lesiones traumáticas deban recibir profilaxis antibiótica; en general, no se recomienda su administración.
2. Se conjetura que las mordeduras de animales y de personas se infectan debido al gran inóculo bacteriano que se deposita en los tejidos profundos y a los desafíos resultantes inherentes al cuidado local de las heridas.
   a. Los patógenos difieren en las heridas por mordedura según la especie, y las mordeduras de perro y gato muestran una predilección por *Eikenella corrodens* y *Pasteurella multocida*, respectivamente. *La Eikenella* es conocida por desplazarse a lo largo de las vainas de los tendones, lo que hace que un mal tratamiento de la inoculación provoque una incapacidad invalidante tras una lesión en la mano. Algo similar ocurre tras las mordeduras humanas, ya que la *Eikenella* suele ser un comensal bucal humano. El cuidado de la herida debe incluir irrigación, ya que generalmente se trata de heridas punzantes. Sin embargo, pueden originarse colgajos de piel a modo «desgarro cerra-

do», algo que normalmente ocurre cuando la persona mordida aparta con fuerza el miembro del animal atacante antes de que este la suelte. Estas heridas se tratan mejor con desbridamiento quirúrgico, evacuación del hematoma y, a menudo, drenaje, ya que no es raro que el mecanismo de la lesión deje un gran espacio sin drenar. Además, estas lesiones son propensas a isquemia cutánea, ya que los vasos sanguíneos que la alimentan se desprenden durante la separación del tejido de la fascia subyacente. Así, los mecanismos inmunitarios habituales del huésped pueden ser menos eficaces porque la competencia inmunitaria del huésped está alterada, lo que hace de la profilaxis antibiótica un abordaje apropiado.

Un metaanálisis que incluyó ocho ensayos clínicos aleatorizados y controlados con placebo sobre profilaxis con penicilina o macrólidos de las heridas por mordedura de perro reveló una reducción de la tasa de infección en más de un 40 % con respecto a la tasa de infección de control del 16 %. Se observaron mayores grados de reducción de la infección en las mordeduras de manos, lo que quizá refleje el impacto del flujo sanguíneo en la administración de antibióticos. La profilaxis con amoxicilina/clavulanato es el tratamiento actual de primera línea, si bien su duración no está bien establecida (la práctica común es de 5 a 7 días). Se requiere una reevaluación cuidadosa de la herida.

b. Es probable que las mordeduras humanas provoquen una infección por anaerobios bucales (p. ej., estreptococos anaerobios, raramente *Bacteroides fragilis*), así como por *Eikenella*, como se ha indicado anteriormente.

E. Nutrición. Todavía existe un amplio debate sobre la fórmula ideal, la ruta y el ritmo de alimentación de los pacientes lesionados. Sin embargo, el efecto de la alimentación enteral temprana para reducir el riesgo de infección tras un traumatismo o una lesión por quemadura está bien establecido.

Además, se sabe que aquellos pacientes que han estado sin comer durante 72 h o más suelen haber perdido su sistema de enzimas en las microvellosidades (borde en cepillo) luminales, necesario para gestionar el apoyo nutricional luminal complejo. Para estos pacientes, parece razonable el uso de una fórmula elemental durante 72 h para reconstruir el glucocáliz, y puede reducir la incidencia o la diarrea «asociada a la alimentación por sonda». La elaboración de los objetivos nutricionales está fuera del alcance de este capítulo (v. cap. 9).

IX. FACTORES DE IMPACTO ADICIONALES DE LAS INFECCIONES PERIOPERATORIAS (FIG. 18-9).

Recientemente, el American College of Surgeons (ACS) y la Surgical Infection Society examinaron el impacto de una serie de elementos en las ISQ posquirúrgicas. Aunque no se aborda específicamente el tratamiento quirúrgico de los traumatismos, es lógicamente plausible que las recomendaciones sean igualmente pertinentes después de las lesiones. Los elementos incluyen siete dominios y proporcionan orientación para su abordaje tanto desde una perspectiva prehospitalaria como institucional. Algunos elementos que son específicamente relevantes para los pacientes heridos son los siguientes:

1. El gorro quirúrgico tipo *bouffant* (recomendado por la Association of Perioperative Registered Nurses) y los típicos casquetes quirúrgicos (recomendados por la ACS siempre que cubran la mayor parte del pelo) parecen igualmente eficaces.
2. El tratamiento térmico perioperatorio debe tener como objetivo la normotermia.
3. Tanto la povidona como la clorhexidina son excelentes preparadores de la piel cuando se combinan con alcohol.
4. Un exfoliante de clorhexidina sin agua tiene la misma eficacia que un exfoliante tradicional con agua y requiere menos tiempo.
5. Se recomienda el uso de guantes dobles durante la cirugía.
6. Se recomienda cambiar los guantes, en lugar de volver a lavarlos, durante los casos de cirugía colorrectal. También se recomienda cambiar el instrumental.
7. Se recomienda el oxígeno complementario de alta concentración (80 %) en el posquirúrgico inmediato de las intervenciones realizadas con anestesia general.
8. No hay impacto en la ISQ relacionado con el momento del retiro del apósito.
9. La exploración diaria de las heridas puede disminuir las ISQ en las heridas contaminadas.
10. El control de la glucosa a largo plazo no está asociado a ISQ, pero el control glucémico agudo sigue siendo esencial para reducir su incidencia y debe ser de 110-150 mg% en todos los pacientes que no tengan problemas cardíacos. Para personas con cardiopatías, el objetivo adecuado es menos de 180 mg%.
11. El tratamiento de la herida con cicatrización al vacío sobre una incisión cerrada después de abertura colorrectal, así como después de la cirugía vascular inguinal, puede disminuir las ISQ.
12. Los antibióticos profilácticos deben ajustarse al peso.
13. Cuando se disponga de ellas, deben utilizarse suturas antibióticas para los casos abdominales limpios y contaminados.

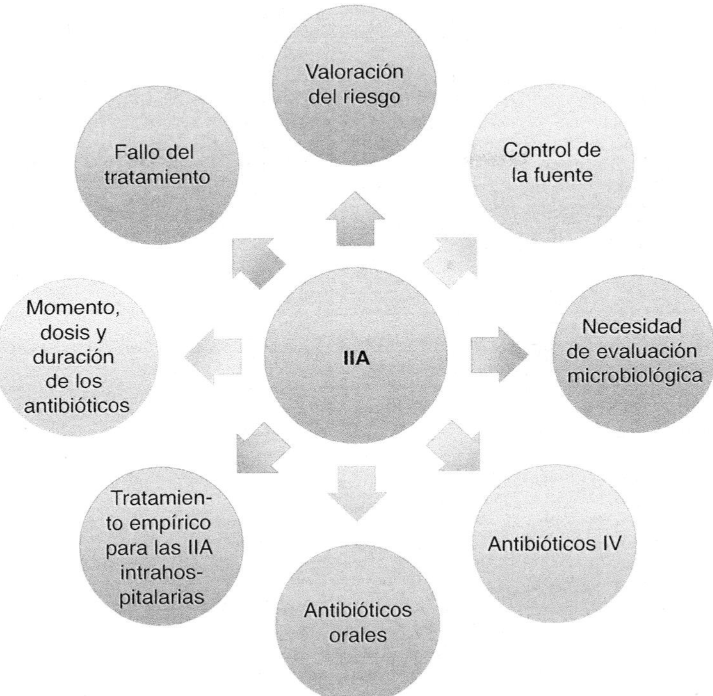

Figura 18-9. Manejo de la infección intraabdominal (IIA).

Otros elementos que son importantes incluyen cambios en la descontaminación de las habitaciones que pueden relacionarse con la persistencia de organismos MDR e ICD en particular. A tal efecto, existen pruebas razonables de que la descontaminación con luz ultravioleta entre la ocupación de los pacientes reduce las tasas de ICD. La base de este efecto es que la rápida colonización de la habitación se produce con la ocupación de la habitación que refleja el microbioma único del paciente, así como del personal. Como pronóstico, la limpieza tópica sola puede ser insuficiente para abordar la colonización ambiental.

AXIOMAS

- Seleccionar el o los fármacos más adecuados posibles que cubran adecuadamente los patógenos sospechosos o conocidos. Utilizar la dosis más baja que probablemente sea eficaz para el sitio de infección sospechoso o conocido.
- Si se utiliza un tratamiento empírico amplio para una infección grave, hay que limitar la prescripción terapéutica lo antes posible basándose en los datos microbiológicos.
- Los datos no confirmatorios de infección deben impulsar la finalización del tratamiento antibiótico tan rápidamente como sea posible, pero no después de 72 h tras el inicio del tratamiento.
- La profilaxis antibiótica de la ISQ debe prescribirse durante un intervalo corto, a menudo, justo antes de la cirugía, y puede no requerir dosis adicionales. No hay datos que apoyen el uso rutinario de profilaxis antibiótica que supere las 24 h, excepto en circunstancias muy seleccionadas.
- Los huéspedes alterados pueden beneficiarse de la profilaxis antibiótica si su capacidad para organizar una respuesta inmunitaria, o para llevar elementos efectores a un sitio objetivo, se ve afectada por la comorbilidad, las secuelas de la lesión o la prescripción de fármacos terapéuticos.
- La duración del tratamiento antibiótico depende, idealmente, del lugar de la infección, del organismo(s) culpable(s) y de la respuesta del huésped. En general, no existe una duración del tratamiento universalmente acordada y estable para una infección determinada.

- La mejor manera de evitar las infecciones hospitalarias es lavarse las manos y adoptar un abordaje global de la atención a los pacientes, así como del manejo de los catéteres. La prevención es más fácil y rentable que el tratamiento.
- Realizar una evaluación diaria de la necesidad de cada antibiótico o dispositivo que se esté utilizando para la atención del paciente. El cese oportuno del tratamiento o el uso de dispositivos innecesarios reduce las tasas de infección hospitalaria y las complicaciones relacionadas. Una lista de comprobación puede ser especialmente útil en este sentido.
- En general, con respecto a la prescripción de antibióticos, menos es más y reduce la presión de selección que impulsa la generación de organismos MDR.
- No existe un papel basado en la evidencia o respaldado para los fármacos tópicos, los antibióticos para los drenajes de succión cerrados o los antibióticos añadidos a las soluciones de irrigación de la herida después de la lesión.

Lecturas recomendadas

Acker A, Leonard J, Seamon MJ, et al. Leaving contaminated trauma laparotomy wounds open reduces wound infections but does not add value. *J Surg Res* 2018;232:450–455.

Allegranzi B, Zayed B, Bischoff P, et al. New WHO recommendations on intraoperative and postoperative measures for surgical site infection prevention: an evidence-based global perspective. *Lancet Infect Dis* 2016;12:e288–e303.

Arabyat RM, Raisch DW, McKoy JM, et al. Fluoroquinolone-associated tendon-rupture: a summary of reports in the Food and Drug Administration's adverse event reporting system. *Expert Opin Drug Saf* 2015;14(11):1653–1660.

Armstrong BA, Betzold RD, May AK. Sepsis and septic shock strategies. *Surg Clin North Am* 2017;97(6):1339–1379.

Bagdasarian N, Rao K, Malani PN. Diagnosis and treatment of *Clostridium difficile* in adults. A systematic review. *JAMA* 2015;313(4):398–408.

Ban KA, Minei JP, Laronga C, et al. Executive summary of the American College of Surgeons/surgical Infection Society Surgical Site Infection Guidelines—2016 Update. *Surg Infect (Larchmt)* 2017;18(4):379–382. doi:10.1089/sur.2016.214.

Barie PS. Multidrug-resistant organisms and antibiotic management. *Surg Clin North Am* 2012;92:345–391.

Bird D, Zambuto A, O'Donnel C, et al. Adherence to ventilator-associated pneumonia bundle and incidence of ventilator-associated pneumonia in the Surgical Intensive Care Unit. *Arch Surg* 2010;145(5):465–470.

Blair JM, Webber MA, Baylay AJ, et al. Molecular mechanisms of antibiotic resistance. *Nat Rev Microbiol* 2015;13:42–51.

Blyth DM, Mende K, Weintrob AC, et al. Resistance patterns and clinical significance of Candida colonization and infection in combat-related injured patients from Iraq and Afghanistan. *Open Forum Infect Dis* 2014;1(3):ofu109. https://doi.org/10.1093/ofid/ofu109

Blyth DM, Yun HC, Tribble DR, et al. Lessons of War: combat-related injury infections during the Vietnam War and Operation Iraqi and Enduring Freedom. *J Trauma Acute Care Surg* 2015;79(4): S227–S235.

Bosarge PL, Como JJ, Fox N, et al. Management of penetrating extraperitoneal rectal injuries: an Eastern Association for the Surgery of Trauma practice management guideline. *J Trauma Acute Care Surg* 2016;80(3):546–551.

Cai B, Cai Y, Liew YX, et al. Clinical efficacy of polymyxin monotherapy versus non-validated polymyxin combination therapy versus validated polymyxin combination therapy in extensively drug-resistant gram-negative bacilli infections. *Antimicrob Agents Chemother* 2016;60:4013–4022. https://doi.org/10.1128/AAC.03064-15

Carson JL, Guyatt G, Heddle N, et al. Clinical practice guideline from the AABB: red blood cell transfusion thresholds and storage. *JAMA* 2016;316:2025–2035. doi:10.1001/jama.2016.9185.

Chastre J, Wolff M, Fagon JY, et al.; PneumA Trial Group. Comparison of 8 vs. 15 days of antibiotic therapy for ventilator-associated pneumonia in adults: a randomized trial. *JAMA* 2003;290: 2588–2598.

Chen LH, Wilson ME. The globalization of healthcare: implications for the Infectious Disease clinician. *Clin Infect Dis* 2013;57(12):1752–1759.

Chow AW, Benninger MS, Brook I, et al. IDSA clinical practice guideline for acute bacterial rhinosinusitis in children and adults. *Clin Infect Dis* 2012;54(8):e72–e112.

Chromik AM, Meiser A, Holling J, et al. Identification of patients at risk for development of tertiary peritonitis on a surgical intensive care unit. *J Gastrointest Surg* 2009;13(7):1358–1367.

Chuang Y-C, Lin H-Y, Chen P-Y, et al. Survival of patients with vancomycin-resistant *Enterococcus faecium* bacteremia treated with conventional or high doses of daptomycin or linezolid is associated with the rate of bacterial clearance. *Crit Care Med* 2018;46(10):1634–1642.

Coleman JJ, Zarzaur B. Surgical management of abdominal trauma: hollow viscus injury. *Surg Clin North Am* 2017;95(5):1107–1117.

Dancer SJ. The role of environmental cleaning in the control of hospital-acquired infection. *J Hosp Infect* 2009;73:378–385.

Darouiche RO, Wall MJ Jr, Itani KM, et al. Chlorhexidine-alcohol versus povidone-iodine for surgical-site antisepsis. *N Engl J Med* 2010;362:18–26.

Davidson JE, Mendis JM, Huynh T-G, et al. Family centered care interventions to minimize family intensive care unit syndrome and Post-intensive Care Syndrome Family. In: Netzer G, ed. Families in the Intensive Care Unit. Cham, Switzerland: Springer; 2018:187–215.

Dellinger RP, Bagshaw SM, Antonelli M, et al. Effect of targeted Polymyxin B hemoperfusion on 28-day mortality in patients with septic shock and elevated endotoxin level: the EUPHRATES randomized clinical trial. *JAMA* 2018;320(14):1455–1463.

de Vries FE, Gans SL, Solomkin JS, et al. Meta-analysis of lower perioperative blood glucose target levels for reduction of surgical-site infection. *Br J Surg* 2017;104(2):e95–e105.

de Vries FE, Wallert ED, Solomkin JS, et al. A systematic review and meta-analysis including GRADE qualification of the risk of surgical site infections after prophylactic negative pressure wound therapy compared with conventional dressings in clean and contaminated surgery. *Medicine* 2016;95(36):e4673.

DuBose JJ, Scalea TM, Holcomb JB, et al. Open abdominal management after damage-control laparotomy for trauma: a prospective observational American Association for the Surgery of Trauma multicenter study. *J Trauma* 2013;74(1):113–122.

Eachempati SR, Hydo LJ, Shou J, et al. The pathogen of ventilator-associated pneumonia does not influence the mortality rate of surgical intensive care unit patients treated with a rotational antibiotic system. *Surg Infect (Larchmt)* 2010;11:13–20.

Evans SR, Hujer AM, Jiang H, et al. Rapid molecular diagnostics, antibiotic treatment decisions, and developing approaches to inform empiric therapy: PRIMERS I and II. *Clin Infect Dis* 2016;62(2):181–189.

Falagas ME, Alexiou VG, Peppas G, et al. Do changes in antimicrobial resistance necessitate reconsideration of surgical antimicrobial prophylaxis strategies? *Surg Infect (Larchmt)* 2009;10:557–562.

Fernandez JF, Levine SM, Restrepo MI. Technologic advances in endotracheal tubes for prevention of ventilator-associated pneumonia. *Chest* 2012;142(1):231–238.

Ferrer M, Torres A. Epidemiology of ICU-acquired pneumonia. *Curr Opin Crit Care* 2018;24(5):325–331.

France DJ, Leming-Lee S, Jackson T, et al. An observational analysis of surgical team compliance with perioperative safety practices after crew resource management training. *Am J Surg* 2008;195(4):546–553.

Fry D. Topical antimicrobials and the open surgical wound. *Surg Infect (Larchmt)* 2016;17(5):520–524.

Global Alliance for Infections in Surgery Working Group. A global declaration on appropriate use of antimicrobial agents across the surgical pathway. *Surg Infect (Larchmt)* 2017;18(8):846–853. doi: 10.1089/sur.2017.219.

Goldberg SR, Anand RJ, Como JJ, et al. Prophylactic antibiotic use in penetrating abdominal trauma. An Eastern Association for the Surgery of Trauma practice management guideline. *J Trauma* 2012;73(5):S321–S325.

Guidry CA, Shah PJ, Dietch ZC, et al. Recent anti-microbial exposure is associated with more complications after elective surgery. *Surg Infect (Larchmt)* 2018;19(5):1–7.

Hall MG, McGillicuddy E, Kaplan LJ. Biofilm: basic principles, pathophysiology, and implications for clinicians. *Surg Infect (Larchmt)* 2014;15(1):1–7.

Hammond DA, Smith MN, Li C, et al. Systematic review and metaanalysis of acute kidney injury associated with concomitant vancomycin and piperacillin/tazobactam. *Clin Infect Dis* 2017;64(5):666–674.

Healthcare Associated Infection (HAI) Data. National Data for acute care hospitals. 2016. https://gis.cdc.gov/grasp/PSA/HAIReport.html. Accessed November 8, 2018.

Hoff W, Bonadies JA, Cachecho R, et al. Prophylactic antibiotic use in open fractures—update. *J Trauma* 2011;70(3):751–754.

Holland TL, Raad I, Boucher HW, et al. Effect of algorithm-based therapy vs usual care on clinical success and serious adverse events in patients with Staphylococcal bacteremia. A randomized clinical trial. *JAMA* 2018;320(12):1249–1258.

Howard BM, Kornblith LZ, Christie SA, et al. Characterizing the gut microbiome in trauma: significant changes in microbial diversity occur early after severe injury. *Trauma Surg Acute Care Open* 2017; 2:e000108. doi:10.1136/tsaco-2017-000108.

Huang W, Qin S, Sun Y, et al. Establishment of multiple organ dysfunction syndrome early warning score in patients with severe trauma and its clinical significance: a multicenter study. *Zhonghua Wei Zhong Bing Ji Jiu Yi Xue* 2018;30(1):41–46.

Huber-Lang M, Lambris JD, Ward PA. Innate immune responses to trauma. *Nat Immunol* 2018;19:327–341.

Johnson DB, Chandra S, Sosman JA. Immune checkpoint inhibitor toxicity in 2018. *JAMA* 2018;320(16):1702–1703.

Joseph B, Jokar TO, Hassan A, et al. Redefining the association between old age and poor outcomes after trauma: the impact of frailty syndrome. *J Trauma Acute Care Surg* 2017;82(3):575–581.

Kalil AC, Metersky ML, Klompas M, et al. Management of adults with hospital-acquired and ventilator-associated pneumonia: 2016 clinical practice guidelines by the Infectious Diseases Society of America. *Clin Infect Dis* 2016;63(5):e61–e111.

Kaml GJ, Davis KA. Surgical critical care for the patient with sepsis and multiple organ dysfunction. *Anesthesiol Clin* 2016;34(4):681–696.

Kaplan LJ, Pameijer C, Solomon M, et al. Decubitus ulceration leading to necrotizing fasciitis. *Adv Wound Care* 1998;11(4):185–189.

Kar P, Plummer MP, Ali Abdelhamid Y, et al. Incident diabetes in survivors of critical illness and mechanisms underlying persistent glucose intolerance. *Crit Care Med* 2019;47:e103–e111. doi:10.1097/CCM.0000000000003524.

Klingensmith NJ, Coopersmith CM. The gut as the motor of multiple organ dysfunction in critical illness. *Crit Care Clin* 2016;32(2):203–212.

Krinsley JS, Maurer P, Holewinski S, et al. Glucose control, diabetes status, and mortality in critically ill patients: the continuum from intensive care unit admission to hospital discharge. *Mayo Clin Proc* 2017;92(7):1019–1029.

Kulaylat AS, Buonomo EL, Scully KW, et al. Development and validation of a prediction model for mortality and adverse outcomes among patients with peripheral eosinopenia on admission for *Clostridium difficile* infection. *JAMA Surg* 2018;153(12):1127–1133. doi:10.1001/jamasurg.2018.3174.

Lax S, Nagler CR, Gilbert JA. Our interface with the built environment: immunity and the indoor microbiota. *Trends Immunol* 2015;36(3):121–123.

Levin J, Riley LS, Parrish C, et al. The effect of portable pulsed ultraviolet light after terminal cleaning on hospital-associated *Clostridium difficile* infection in a community hospital. *Am J Infect Control* 2013;41(8):746–748.

Liu C, Bayer A, Cosgrove SA, et al. Clinical practice guidelines by the Infectious Diseases Society of America for the treatment of methicillin-resistant *Staphylococcus aureus* infections in adults and children. *Clin Infect Dis* 2011;52:285–292.

Logan LK, Weinstein RA. The epidemiology of carbapenem-resistant Enterobacteriaceae: the impact and evolution of a global menace. *J Infect Dis* 2017;215(Suppl 1):S28–S36.

Macy E. Penicillin and beta-lactam allergy: epidemiology and diagnosis. *Curr Allergy Asthma Rep* 2014;4:476.

Magill SS, Klompas M, Balk R, et al. Developing a new, national approach to surveillance for ventilator-associated events. *Crit Care Med* 2013;41(11):2467–2475.

Marquet K, Liesenborgs A, Bergs J, et al. Incidence and outcome of inappropriate in-hospital empiric antibiotics for severe infection: a systematic review and meta-analysis. *Crit Care* 2015;19:63.

Marshall JC, Cook DJ, Christou NV, et al. Multiple organ dysfunction score: a reliable descriptor of a complex clinical outcome. *Crit Care Med* 1995;23:1638–1652.

Martin N, Pascual JL, Crowe D, et al. Comfort at the crossroads: service, therapy and emotional support animals in the ICU and at the end-of-life. *J Trauma Acute Care Surg* 2018;84:978–984. doi: 10.1097/TA.0000000000001877.

Maung AA, Kaplan LJ. Splenic injury: surgical management. In: *Up-To-Date*. www.uptodate.com. Accessed November 5, 2018.

May A. An argument for the use of aminoglycosides in the empiric treatment of ventilator-associated pneumonia. *Surg Infect (Larchmt)* 2016;17(3):329–333.

May AK, Stafford RE, Bulger EM, et al. Treatment of complicated skin and soft tissue infections. *Surg Infect (Larchmt)* 2009;10(5):467–499.

Mazuski JE, Tessier JM, May AK, et al. The Surgical Infection Society revised guidelines on the management of intra-abdominal infection. *Surg Infect (Larchmt)* 2017;18(1):1–76.

McClave SA, Taylor BE, Martindale RG, et al. Guidelines for the provision and assessment of nutrition support therapy in the adult critically ill patient. *JPEN J Parenter Enteral Nutr* 2016;40(2):159–211.

McDonald LC, Gerding DN, Johnson S, et al. Clinical practice guidelines for *Clostridium difficile* infection in adults and children: 2017 update by the Infectious Disease Society of American (IDSA) and the Society for Healthcare Epidemiology of America (SHEA). *Clin Infect Dis* 2018;66(7):e1–e48.

McPeak J, Mikklesen ME. The evolution of the post intensive care syndrome. *Crit Care Med* 2018;46(9):1551–1552.

Mira JC, Brakenridge SC, Moldawer LL, et al. Persistent inflammation, immunosuppression, and catabolism syndrome. *Crit Care Clin* 2017;33(2):45–258.

Moore SM, Burlew CC. Nutrition support in the open abdomen. *Nutr Clin Pract* 2015;31(1):9–13.

Moore FA, Duane TM, Hu CKC, et al. Presumptive antibiotics in tube thoracostomy. *J Trauma* 2012;73(5):S341–S344.

Moore LSP, Freeman R, Gilchrist MJ, et al. Homogeneity of antimicrobial policy, yet heterogeneity of antimicrobial resistance: antimicrobial non-susceptibility among 108717 clinical isolates from primary, secondary and tertiary care patients in London. *J Antimicrob Chemother* 2014;69(12): 3409–3422.

Morris AM, Bai A, Burry L, et al. Long-term effects of phased implementation of antimicrobial stewardship in academic ICUs 2007–2015. *Crit Care Med* 2019;47:159–166. doi:10.1097/CCM.0000000000003514

Mueller EW, Hanes SD, Croce MA, et al. Effect from multiple episodes of inadequate empiric antibiotic therapy for ventilator-associated pneumonia on morbidity and mortality among critically ill trauma patients. *J Trauma* 2005;58:94–101.

Nair GB, Niederman MS. Using ventilator-associated pneumonia rates as a health care quality indicator: a contentious concept. *Semin Respir Crit Care Med* 2017;38(03):237–244.

Namas RA, Vodovotz Y, Almahmoud K, et al. Temporal patterns of circulating inflammation biomarker networks differentiate susceptibility to nosocomial infection following blunt trauma in humans. *Ann Surg* 2016;263(1):191–198.

NICE-SUGAR Study Investigators; Finfer S, Chittock DR, Su SY, et al. Intensive versus conventional glucose control in critically ill patients. *N Engl J Med* 2009;360(13):1283–1297.

O'Grady NP, Alexander M, Burns LA, et al. Guidelines for the prevention of intravascular catheter-related infections. *Clin Infect Dis* 2011;52(9):e162–e193.

O'Neal PB, Itani KMF. Antimicrobial formulation and delivery in the prevention of surgical site infection. *Surg Infect (Larchmt)* 2016;17(3):275–285.

Oughton MT, Loo VG, Dendukuri N, et al. Hand hygiene with soap and water is superior to alcohol rub and antiseptic wipes for removal of *Clostridium difficile*. *Infect Control Hosp Epidemiol* 2009;30:939–944.

Pappas PG, Kauffman CA, Andes DR, et al. Clinical practice guideline for the management of candidiasis: 2016 update by the Infectious Diseases Society of America. *Clin Infect Dis* 2016;62(4):e1–e50.

Parreco J, Buicko J, Cortolillo N, et al. Risk factors and costs associated with nationwide nonelective readmission after trauma. *J Trauma Acute Care Surg* 2017;83(1):126–134.

Patel PK, Gupta A, Vaughn VM, et al. Review of strategies to reduce central line-associated blood stream infection (CLABSI) and catheter-associated urinary tract infection (CAUTI) in adult ICUs. *J Hosp Med* 2017;13(2):105–116.

Piper GL, Maerz LL, Maung AA, et al. When the ICU is the operating room. *J Trauma Acute Care Surg* 2013;74(3):871–875.

Prescott HC, Angus DC. Enhancing recovery from sepsis: a review. *JAMA* 2018;319:62–75.

Prevaldi C, Paolillo C, Locatelli C, et al. Management of traumatic wounds in the Emergency Department: position paper from the Academy of Emergency Medicine and Care (AcEMC) and the World Society of Emergency Surgery (WSES). *World J Emerg Surg* 2016;11:30.

Privitera GP, Costa AL, Brusaferro S, et al. Skin antisepsis with chlorhexidine versus iodine for the prevention of surgical site infection: a systematic review and meta-analysis. *Am J Infect Control* 2017;45(2):180–189.

Raad I, Mohamed JA, Reitzel RA, et al. Improved antibiotic-impregnated catheters with extended-spectrum activity against resistant bacteria and fungi. *Antimicrob Agents Chemother* 2012;56:935–941. doi:10.1128/AAC.05836-11.

Rhodes A, Evans LE, Alhazzani W, et al. Surviving sepsis campaign: guidelines for management of sepsis and septic shock 2016. *Crit Care Med* 2017;45(3):486–552.

Rodriguez L, Jung HS, Goulet JA, et al. Evidence-based protocol for prophylactic antibiotics in open fractures: improved antibiotic stewardship with no increase in infection rates. *J Trauma Acute Care Surg* 2014;77(3):400–408.

Rohde JM, Dimcheff DE, Blumberg N, et al. Health care–associated infection after red blood cell transfusion. A systematic review and meta-analysis. *JAMA* 2014;311(13):317–1326.

Rybak MJ, Lomaestro BM, Rotschaefer JC, et al. Vancomycin therapeutic guidelines: a summary of consensus recommendations from the Infectious Diseases Society of America, the American Society of Health-System Pharmacists, and the Society of Infectious Disease Pharmacists. *Clin Infect Dis* 2009;49:325–327.

Sawyer RG, Claridge JA, Nathens AB, et al. Trial of short-course antimicrobial therapy for intraabdominal infection. *N Engl J Med* 2015;372:1996–2005.

Sen S, Johnston C, Greenhalgh D, et al. Ventilator-associated pneumonia prevention bundle significantly reduces the risk of ventilator-associated pneumonia in critically ill burn patients. *J Burn Care Res* 2016;37(3):166–171.

Sharpe J, Magnotti L, Weinberg JA, et al. Gender disparity in ventilator-associated pneumonia following trauma: identifying risk factors for mortality. *J Trauma Acute Care Surg* 2014;77(1):161–165.

Silverman JA, Mortin LI, Vanpraagh AD, et al. Inhibition of daptomycin by pulmonary surfactant: in vitro modeling and clinical impact. *J Infect Dis* 2005;191:2149–2152.

Singer M, Deutschman CS, Seymour CW, et al. The third International Consensus definitions for sepsis and septic shock (Sepsis-3). *JAMA* 2016;315(8):801–810.

Solomkin JS, Mazuski J, Blanchard JC, et al. Introduction to the centers for disease control and prevention and the healthcare infection control practices advisory committee guideline for the prevention of surgical site infections. *Surg Infect (Larchmt)* 2017;18(4):385–393.

Tacconelli E, Cataldo MA, Dancer SJ, et al. ESCMID guidelines for the management of the infection control measures to reduce transmission of multidrug-resistant Gram-negative bacteria in hospitalized patients. *Clin Microbiol Infect* 2014;20(s1):1–55.

Thokala N, Kealey C, Kennedy J, et al. Comparative activity of silver-based antimicrobial composites for urinary catheters. *Int J Antimicrob Agents* 2018;52(2):66–171.

Toleman MA, Bugert JJ, Nizam SA. Extensively drug-resistant New Delhi metallo-β-lactamase-encoding bacteria in the environment, Dhaka, Bangladesh, 2012. *Emerg Infect Dis* 2015;21(6):1027–1030.

Vella MA, Pascual JL, Kaplan LJ. High-flow nasal cannula system: not just another nasal cannula. *JAMA Surg* 2018;153:854–855. doi:10.1001/jamasurg.2018.1984.

Vogel JA, Newgard CD, Holmes JF, et al. Validation of the denver emergency department trauma organ failure score to predict post-injury multiple organ failure. *J Am Coll Surg* 2016;222(1):73–82.

Wei S, Rodriguez EG, Chang R, et al. Elevated syndecan-1 after trauma and risk of sepsis: a secondary analysis of patients from the Pragmatic, Randomized Optimal Platelet and Plasma Ratios (PROPPR) Trial. *J Am Coll Surg* 2018;227:587–595. https://doi.org/10.1016/j.jamcollsurg.2018.09.003

Wood G, MacLeod B, Moffat S. Weaning from mechanical ventilation: physician-directed vs a respiratory-therapist-directed protocol. *Respir Care* 1995;40(3):19–224.

Wunderink RG, Giamarellos-Bourboulis EJ, Rahav G, et al. Effect and safety of meropenem-vaborbactam versus best-available therapy in patients with carbapenem-resistant Enterobacteriaceae infections: the TANGO II randomized clinical trial. *Infect Dis Ther* 2018;7:439–455. https://doi.org/10.1007/s40121-018-0214-1

zur Weisch PA, Kouyos R, Abel S, et al. Cycling empirical antibiotic therapy in hospitals: meta-analysis and models. *PLoS Pathog* 2014;10(6):e1004225. https://doi.org/10.1371/jounral.ppat.1004225

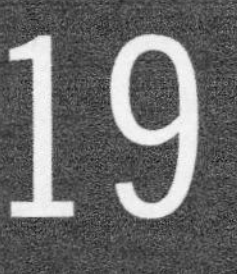

19 Tratamiento del dolor por traumatismo

Alex M. Dressler, Scott A. Brancolini y Donald M. Yealy

I. PRINCIPIOS BÁSICOS DE LA ANALGESIA. En todos los tipos de tratamiento del dolor se aplican seis principios básicos de la analgesia.

A. Individualizar la vía de administración y la dosis del analgésico.

1. Los pacientes no responden del mismo modo a los estímulos dolorosos, lo cual depende de diversos factores, como el tipo y la gravedad de la lesión, y la composición psicológica y genética. Además, las necesidades analgésicas individuales varían en función del momento del día y del uso previo de analgésicos o sustancias recreativas.

Aunque se sugieren dosis iniciales (tabla 19-1), la cantidad y el horario deben modificarse en función de la respuesta.

2. Los pacientes pueden tener expectativas con respecto al hecho de «estar completamente libres de dolor»; estas expectativas son, a menudo, poco realistas. Un objetivo mejor es proporcionar el confort suficiente para un nivel de dolor tolerable sin efectos secundarios. El nivel de alivio esperado debe debatirse con cada paciente para asegurar la comprensión tanto del proveedor como del receptor.

3. La inyección intramuscular (IM) no ofrece ninguna ventaja analgésica con respecto a la administración oral o intravenosa (IV) debido a la absorción errática y al dolor de la inyección. La variabilidad de la absorción con la inyección IM (debido a la hidratación, el tono simpático, el lugar del músculo y la hora del día) limita la capacidad de ajustar de forma oportuna la analgesia a la necesidad, lo que a menudo conduce a estimaciones de dosis inconsistentes. El uso de analgesia IM debe ser poco frecuente y en el contexto de una nueva necesidad por falta de opciones oral, rectal o IV.

a. Otras vías de administración, como las inyecciones subcutáneas, menos dolorosas, son opciones en pacientes con intolerancia a medicamentos orales y sin acceso intravenoso.

4. Los analgésicos transdérmicos deben reservarse para contextos en los que la necesidad basal está bien determinada por la administración previa, y no como una alternativa aguda cuando las vías oral e IV no son posibles.

B. Ofrecer analgésicos en función del tiempo durante las fases de dolor agudo.

1. La dosificación en función del tiempo proporciona concentraciones sanguíneas estables de analgesia, lo que evita las fluctuaciones a menudo observadas con la dosificación según sea necesario (PRN, *pro re nata*). Permite reducir las solicitudes de medicación, pero también rechazarla si no es necesaria. Esta estrategia mejora la autonomía del paciente y aumenta la sensación de analgesia percibida.

2. La dosificación en función del tiempo es la mejor para la mayoría de los preparados analgésicos, incluidos los antiinflamatorios no esteroideos (AINE), el paracetamol y los analgésicos opioides. Cuando se suministren analgésicos orales, la medicación debe ofrecerse en función del perfil farmacológico (p. ej., hidrocodona u oxicodona cada 4-6 h durante todo el día) en la fase aguda de la lesión. Asimismo, los opioides parenterales también deben administrarse en función del tiempo mediante infusión horaria (p. ej., morfina, 1-2 mg/h en pacientes no tratados con opioides) o a través de un dispositivo de analgesia controlada por el paciente (ACP).

C. Los opioides son la piedra angular del tratamiento del dolor agudo grave.

1. Los opioides, administrados en pequeños incrementos cada 5 min a 10 min (p. ej., 1-5 mg de morfina, 0.2-1.0 mg de hidromorfona o 25-50 µg de fentanilo para la mayoría de los adultos que no han recibido opioides), en función del dolor y las respuestas fisiológicas, siguen siendo los mejores fármacos para las lesiones graves o el dolor posquirúrgico inicial. Los orales suelen ser baratos, eficaces y bien tolerados por los pacientes con dolor continuo de moderado a grave en el período posquirúrgico o tras la lesión inicial.

a. Evaluar el riesgo de un trastorno por consumo de opioides (TCO) si se administran más de 3 días de tratamiento con opioides. Aunque casi cualquier persona puede desarrollar el trastorno, suele existir un mayor riesgo en aquellos con abuso previo de

TABLA 19-1 Analgésicos opioides

Nombre	Dosis equianalgésica (mg) Oral	Dosis equianalgésica (mg) IV[a]	Dosis oral inicial Adultos	Dosis oral inicial Niños
	(mg e intervalo de horas en adultos)		(mg e intervalo de horas)	(mg/kg)
Agonistas puros				
Morfina	30 cada 3-4	5 cada 1-2	15-30 cada 3-4	0.3
Hidromorfona				
Codeína[b]	4-6 cada 3-4	1 cada 3-4	2-4 cada 4-6	No se recomienda
Oxicodona	120-130 cada 3-4	—	30-60 cada 3-4	0.5-1
Hidrocodona	30 cada 3-4	—	10-20 cada 3-4	0.3
Metadona	30 cada 3-4	—	10-20 cada 3-4	—
Levorphanol	20 cada 6-8	5 cada 6-8	5-10 cada 6-8	0.2
Agonistas-antagonistas mixtos	—	0.05 cada 0.5-1 (50 µg)	—	—
Nalbufina	—	5 cada 3-4	—	—
Butorphanol	—	1 cada 2-4	—	—

[a]Tras la titulación inicial, que se realiza con esta dosis a intervalos de 10 min en función de la respuesta; no se trata de dosis finales recomendadas, sino de dosis iniciales equipotentes.
[b]Puede causar sedación y estreñimiento en dosis mayores de 60-90 mg; se prefiere la oxicodona y la hidrocodona.
c, cada.

opioides o sustancias, sobredosis previa, consumo crónico existente de opioides o síndrome de dolor a largo plazo, o consumo de benzodiazepinas.

b. Comprobar el programa de control de medicamentos recetados de la región en concreto antes de extender los opioides fuera del entorno de atención inicial aguda: esto puede ayudar a identificar los patrones de uso y el mal uso.

c. Evitar los opioides de acción prolongada para el cuidado; reservarlos tras consultar con un experto en tratamiento del dolor.

2. Para la analgesia controlada por el paciente se utilizan pequeños bolos de un opioide (normalmente hidromorfona o morfina) cada 6 min a 10 min como máximo, con «intervalos de bloqueo» para evitar el exceso, lo que permite un alivio seguro y eficaz. La ACP requiere cierta «carga» inicial (alivio obtenido de la titulación a pie de cama) antes del tratamiento de mantenimiento. Puede combinarse con infusiones de dosis bajas para disminuir de forma segura las necesidades y aumentar el alivio. Los planes de atención con ACP son siempre mejores si se realizan junto con profesionales del dolor agudo (en función de los recursos locales).

D. Los mejores niveles de analgesia se logran con el tratamiento combinado, especialmente en los síndromes de dolor leve a moderado y después del control inicial del agudo grave.

1. Incluir un AINE con un opioide siempre que sea posible para proporcionar analgesia por dos métodos diferentes y sinérgicos. Evitar en caso de cirugía neurológica, trastorno hemorrágico existente o pérdida de sangre de gran volumen, o si se utilizan otros fármacos anticoagulantes/antiplaquetarios. Los AINE también pueden aumentar el riesgo de episodios cardiovasculares adversos. Todos los AINE tienen efectos similares cuando se administran en dosis equipotentes. **Se recomienda utilizar el fármaco/la vía de administración menos costosa para el intervalo más corto** (tabla 19-2).

a. El ketorolaco (30 mg IM o 15 mg IV) no es más eficaz que el ibuprofeno oral (600 mg) o la indometacina (50 mg). Reservar el ketorolaco para su uso a corto plazo (<3 días)

TABLA 19-2	Analgésicos no opioides, AINE		
Fármaco	**Dosis habitual en adultos**	**Dosis habitual en pediatría**	**Comentarios**
Oral			
Paracetamol	650-1 000 mg cada 4 h	10-15 mg/kg cada 4 h	El paracetamol carece de actividad antiinflamatoria
Ácido acetilsalicílico	650-1 000 mg cada 4 h	10-15 mg/kg cada 4 h[a]	Es la referencia contra la que se comparan los demás AINE. Inhibe de manera irreversible la agregación plaquetaria (hasta 2 semanas); puede causar hemorragia posoperatoria
Ibuprofeno (Motrin, otros)	400-600 mg cada 4-6 h	10 mg/kg cada 6-8 h	Disponible con numerosos nombres comerciales y como genérico
Naproxeno (Anaprox, Naprosyn, otros)	500-550 mg dosis inicial, seguida de 250-275 mg cada 6-8 h	ND	Disponible con numerosos nombres comerciales y como genérico
Etodolaco (Lodine)	300-500 mg 2 veces/día	ND	Su seguridad y eficacia en pacientes menores a 18 años no ha sido establecida
Meloxicam (Mobic)	7.5-15 mg/día	ND	No se debe utilizar en pacientes pediátricos con un peso <60 kg
Diclofenaco (Voltaren)	100-150 mg/día en dosis divididas (50 mg 2 veces/día o 3 veces/día, o 75 mg 2 veces/día)	ND	Disponible por VO, IV, tópico Su seguridad y eficacia en pacientes menores a 18 años no ha sido establecida
Parenteral			
Ketorolaco trometamina (Toradol)	30-60 mg IM o 15 mg IV de dosis inicial, seguida de 15 o 30 mg cada 6 h		Su uso parenteral no debe ser mayor a 5 días
Ibuprofeno (Caldolor)	400 mg para el dolor leve a moderado, hasta 800 mg para el dolor moderado a grave, cada 6 h, con una dosis máxima de 3200 mg/día	6 meses hasta 12 años: 400 mg cada 4-6 h, según sea necesario. La dosis máxima diaria es de 40 mg/kg o 2400 mg, lo que sea menor. 12-17 años: 400 mg IV cada 4-6 h, según sea necesario. La infusión debe durar al menos 10 min. La dosis diaria máxima es de 2400 mg	Indicado en adultos y en pacientes pediátricos a partir de los 6 meses
Diclofenaco (Dyloject)	37.5 mg cada 6 h, hasta una dosis máxima de 150 mg/día	ND	

[a] Contraindicado en pacientes con fiebre o ante la evidencia de infección viral.
Con la posible excepción del trisalicilato y del salsalato, todos los AINE presentan efectos antiplaquetarios. Además, estas dosis están asociadas con su máximo efecto analgésico, aunque un incremento en las dosis puede tener mayor efecto antiinflamatorio, también se acompaña de mayores efectos secundarios. AINE, antiinflamatorios no esteroideos.

en aquellos pacientes que no puedan tomar un AINE económico por vía oral. Las dosis más elevadas no mejoran la analgesia, sino que aumentan el riesgo de complicaciones.

b. El ibuprofeno parenteral es otra opción, 400 mg para el dolor leve a moderado y 800 mg para el moderado a grave. Puede utilizarse cada 6 h para una dosis máxima de 3200 mg/día.

c. El diclofenaco es otro AINE intravenoso. La dosis recomendada es de 37.5 mg cada 6 h según sea necesario para una dosis máxima total de 150 mg/día.

d. Los AINE orales selectivos (denominados inhibidores de la cicloxigenasa 2 [COX-2]) ofrecen efectos analgésicos y antiinflamatorios similares a los AINE tradicionales, con una menor frecuencia de efectos secundarios gastrointestinales (GI) y menos efectos antiplaquetarios. Sin embargo, son más caros que los tradicionales y no evitan los efectos secundarios GI o renales. Estas formulaciones deben reservarse para aquellos pacientes intolerantes a los AINE tradicionales o con alto riesgo de complicaciones que necesiten un tratamiento prolongado.

e. Los AINE tópicos (gel de diclofenaco) pueden ayudar mejor y con menos absorción sistémica a las regiones de dolor focal del paciente susceptibles de tratamiento tópico (p. ej., lesiones articulares).

2. Asimismo, el paracetamol aumenta la analgesia de los opioides y los AINE, lo que permite un mayor alivio del dolor con menos toxicidad. Cuando se utilicen preparados combinados de paracetamol y opioides, hay que vigilar la dosis diaria del primero para evitar la toxicidad, especialmente en pacientes con enfermedades hepáticas. El paracetamol IV puede ayudar a tratar el dolor leve o moderado, a menudo junto con un opioide.

3. Los antieméticos y las fenotiazinas/butirofenonas no aumentan la analgesia y pueden incrementar los efectos secundarios (especialmente la sedación y la hipotensión). Estos fármacos deben utilizarse para tratar afecciones específicas, pero no deben añadirse de forma rutinaria a los regímenes analgésicos.

4. Las benzodiazepinas (midazolam, diazepam, lorazepam) son sedantes puros. Estos fármacos disminuyen la ansiedad, producen amnesia y provocan relajación muscular esquelética, lo que aumenta la analgesia percibida. Sin embargo, los sedantes puros no deben utilizarse solos para tratar el dolor debido a la falta de analgesia. Si se utilizan en combinación con un opioide (p. ej., durante una manipulación ortopédica), hay que reducir la dosis de cada uno para evitar la disminución de la función respiratoria clínica o la hipotensión.

5. La ketamina es un derivado de la fenciclidina que actúa como antagonista del receptor *N*-metil-D-aspartato (NMDA). La ketamina puede administrarse por vía IV o IM, si bien es preferible la primera. Para la analgesia pueden utilizarse pequeños bolos intravenosos (10-25 mg) o infusión intravenosa. Los episodios de urgencia y otros efectos secundarios son infrecuentes con este cuidadoso régimen.

6. Los anticonvulsivos (gabapentina o pregabalina) pueden utilizarse para el dolor agudo o crónico. Ambos actúan mediante la inhibición de los canales de calcio dependientes de voltaje (CCDV).

7. Los antidepresivos, incluidos los tricíclicos (amitriptilina o nortriptilina), así como los nuevos fármacos (venlafaxina o duloxetina), pueden ser útiles tanto para el dolor como para la depresión asociada al dolor mal controlado y al trauma.

8. Los relajantes musculares/antiespasmódicos ayudan a tratar el espasmo muscular que a menudo se produce en el contexto de una lesión y produce dolor. El baclofeno, un agonista del ácido γ-aminobutírico (GABA) en los receptores $GABA_B$ del cerebro y la médula espinal, es un fármaco eficaz para el dolor musculoesquelético. Otras opciones antiespasmódicas son la tizanidina, la ciclobenzaprina o el metocarbamol.

E. Reconocer y tratar los efectos secundarios del tratamiento analgésico.

1. Los AINE provocan inhibición de la agregación plaquetaria, disfunciones gastrointestinales que oscilan desde dispepsia hasta hemorragia gastrointestinal, insuficiencia renal y (raramente) cambios en el estado mental. Estas complicaciones se producen con independencia de la vía de administración (es decir, el ketorolaco parenteral provoca efectos secundarios similares a los de cualquier dosis equipotente de un AINE oral) y se tratan con la interrupción del fármaco.

2. La analgesia con opioides se asocia a náuseas (hasta en un 40 % de los pacientes), sedación, picor, estreñimiento, retención urinaria e hipotensión. El tratamiento de los efectos secundarios inducidos por los opioides incluye la disminución de la dosis o el cambio de la vía de administración del fármaco, así como el tratamiento del efecto secundario.

a. La hipotensión inducida por los opioides es el pronóstico de la disminución del tono simpático periférico, la liberación de histamina y la vasodilatación. Suele ser leve y transitoria, pero puede ser dramática en pacientes con depresión simpática o hipovolemia. La mejor manera de evitar la hipotensión es optimizar el estado de volumen y administrar el fármaco en dosis pequeñas y tituladas. Si se produce hipotensión, deben suspenderse más dosis y administrarse infusiones de bolo cristaloide. Los antagonistas de los opioides **no** revierten la hipotensión inducida por estos.

b. La urticaria después de un opioide puede ser el pronóstico de la liberación de histamina o de la actividad de los receptores opioides. La urticaria se produce con todos los fármacos en diversos grados, especialmente cuando se administran por vía IV o en el espacio epidural. Los antihistamínicos pueden ser eficaces para aliviar el picor, y los antagonistas de los opioides (0.1-0.2 mg de naloxona) se utilizan para los casos resistentes o graves. Trabajos recientes han constatado que un agonista de los receptores κ-opioideos (clorhidrato de nalfurafina) puede prevenir o tratar el prurito.

c. La disminución de la función respiratoria y la sedación se producen conjuntamente, y la segunda suele preceder a la disminución de la función respiratoria clínica. Ambas pueden revertirse con dosis incrementales de un antagonista opioideo. Se recomienda naloxona 0.04 mg cada minuto para una frecuencia respiratoria reducida (preparada con una ampolla de 0.4 mg diluida hasta 10 cc con solución salina y administrada 1 cc cada vez) para revertir el efecto excesivo, pero mantener la analgesia. Para los pacientes con coma o apnea/casi apnea, deben administrarse 0.4 mg IV de naloxona inmediatamente, y repetirse cada 5 min según sea necesario.

F. Es mejor tratar el dolor pronto que tarde.

1. Hay pruebas de que «el dolor engendra dolor», secundario a la neuromodulación periférica y central que se produce tras un estímulo doloroso prolongado, como una lesión. Esto suele determinarse «fenómeno de enrollamiento».
2. El tratamiento precoz del dolor puede disminuir la necesidad general de analgésicos y mejorar la satisfacción del paciente. Del mismo modo, evitar los períodos de analgesia inadecuada también ayudará a evitar la regulación al alza de los receptores del dolor y, por tanto, a mejorar el alivio del dolor.
3. El tratamiento del dolor titulada tempranamente puede alterar las respuestas simpáticas a la lesión y mejorar el flujo sanguíneo regional, ayudando aún más a la reanimación. La administración excesiva de analgésicos puede producir la respuesta contraria.

II. VISIÓN GENERAL: TRATAMIENTO DEL DOLOR POR TRAUMATISMO

A. Los principios del tratamiento del dolor en el paciente traumático incluyen los principios analgésicos básicos expuestos y los principios del tratamiento del dolor posquirúrgico agudo.

B. Algunos pacientes traumáticos presentan necesidades especiales: los pacientes con dolor grave durante la reanimación, aquellos con problemas de abuso de sustancias y aquellos con problemas psicológicos, ya sea en el momento de la lesión o durante la fase de rehabilitación.

C. Una pequeña proporción de pacientes traumáticos requerirá analgesia durante un período prolongado o desarrollará un síndrome de dolor crónico como pronóstico de la lesión. La mejor manera de tratarles es con un abordaje multidisciplinario que incluya a los médicos de traumatología y de atención primaria, un médico especialista en dolor, fisioterapeutas y clínicos psicosociales.

D. Muchos pacientes que sufren un traumatismo tienen o corren un mayor riesgo de desarrollar un trastorno por consumo de opioides (*v.* anteriormente). Hay que ser sincero a la hora de evaluar este potencial y abrirse a los objetivos de la atención (mejora general de la salud, no solo tratamiento del dolor) y a las mejores opciones analgésicas.

III. ANALGESIA DURANTE LA REANIMACIÓN

A. No debe demorarse el inicio la analgesia durante la reanimación a menos que se dé una de estas tres afecciones:

1. Inestabilidad hemodinámica.
2. Disminución de la función respiratoria.
3. Sedación profunda o coma.

En los pacientes sin estas contraindicaciones, la administración de opioides intravenosos titulados atenúa el dolor y permite interpretar correctamente a la respuesta fisiológica (especialmente la presión arterial y el nivel de conciencia). ***Cualquier*** opioide o fármaco sistémico de inducción puede causar hipotensión, con la frecuencia y el grado como diferencias importantes entre regímenes.

B. El fentanilo es el fármaco que causa menos efectos hemodinámicos y es el fármaco de elección para el alivio del dolor durante la reanimación. Dosis de 0.25 µg/kg a 0.50 µg/kg (50-100 µg para el adulto medio) cada 5 min a 10 min producen una analgesia clínica segura hasta 60 min en la mayoría de los pacientes. Los efectos secundarios se tratan como se ha indicado anteriormente. La rigidez de la pared torácica, que puede comprometer la ventilación, puede observarse con cualquier dosis, pero es extremadamente rara en las dosis recomendadas para la analgesia. Se trata con ventilación con presión positiva, fármacos de reversión de opioides y (en casos graves) bloqueo neuromuscular con intubación endotraqueal.

C. Otros opioides económicos (1-5 mg de morfina, 0.2-1 mg IV de hidromorfona) producen una analgesia más prolongada, pero se asocian a más efectos hemodinámicos. Estos fármacos son más aptos para pacientes que han respondido bien a la renimación. Otros opioides sintéticos (alfentanilo, sufentanilo, remifentanilo) ofrecen pocas ventajas a un coste más elevado y pueden contribuir a la sensibilización central.

IV. SEDACIÓN Y ANALGESIA DURANTE PROCEDIMIENTOS

A. Los pacientes suelen necesitar asistencia farmacológica cuando se planifican procedimientos dolorosos o que provocan ansiedad. Existe un continuo entre la sedación suave y la analgesia sistémica y la anestesia general. En general, cuanto más profundo sea el reflejo previsto o potencial y el cambio en la capacidad de respuesta, más estrechamente debe ser supervisado el paciente por expertos capacitados.

B. Los complementos ambientales y de otro tipo aliviarán las percepciones dolorosas y la ansiedad. Entre estos se encuentran los siguientes:
   1. Entorno cómodo (luces tenues, zona tranquila, distracción o música si es posible).
   2. Una forma de comunicación tranquila y clara, con educación al paciente sobre las respuestas esperadas y pidiendo su opinión para ayudar a mejorar la atención (p. ej., «si siente más dolor, hágamelo saber y le daré más medicina»).
   3. Entablillado y manipulación mínima o suave de las partes lesionadas.
   4. Presencia de familiares o amigos (si es posible, seguro y deseado).
   5. Intentos de distraer al paciente o ayudarle a pensar en otros escenarios calmantes o agradables.
   6. Anestésicos locales o tópicos para aliviar los estímulos nociceptivos.

C. La mayoría de los procedimientos pueden realizarse de forma segura y confortable con sedación leve (sin dolor pero que provoca ansiedad, por ejemplo, estudios radiológicos) o con sedación consciente/analgesia sistémica (dolor y ansiedad previstos, por ejemplo, desbridamiento de heridas, cuidado de articulaciones o fracturas). La monitorización de las respuestas, las constantes vitales y la oximetría de pulso pueden ser realizadas por un médico o por personal enfermero con la supervisión del médico.

D. El ayuno es a menudo una preocupación. Si el procedimiento es urgente, para salvar la vida o mantener una extremidad, no debe retrasarse. En el caso de procedimientos menos urgentes, debe seguirse la práctica local habitual o las directrices de la American Society Of Anesthesiologists (ASA). Se suele pensar que un paciente traumático tiene el «estómago lleno»; la secuencia rápida de intubación es segura si se requiere el control de la vía aérea (*v.* cap. 4).

E. Regímenes
   1. Los opioides son la piedra angular del alivio del dolor durante los procedimientos. El fentanilo titulado (0.25-0.5 µg/kg [a menudo, de 50-100 µg en adultos]) cada 2 min o 3 min en función de la respuesta es un método habitual. Existen otros opioides como alternativa (morfina o hidromorfona), aunque la duración y los efectos hemodinámicos difieren de la cantidad limitada que se observa con el fentanilo.
   2. Las benzodiazepinas, especialmente el midazolam (en incrementos de 1-2 mg en adultos) o el diazepam (en incrementos de 2.5-5 mg), son más aptos para los procedimientos que requieren sedación o relajación muscular. Estos fármacos no alivian el dolor, aunque los pacientes pueden no recordarlo.
   3. La combinación de opioides y benzodiazepinas se utiliza a menudo para procedimientos que requieren alivio del dolor y la ansiedad o alivio del dolor y relajación muscular. Lo mejor es administrar primero la benzodiazepina y luego añadir dosis tituladas del opioide. El cuidado del efecto es fundamental, ya que puede producirse un efecto aditivo o sinérgico, con el consiguiente riesgo de complicaciones en la vía aérea o en la hemodinámica.
   4. Pueden utilizarse otros fármacos, como la ketamina (incrementos de 0.25 mg/kg IV, que crea un «estado disociativo» con raras reacciones de urgencia o laringoespasmo) y el etomidato (incrementos de 0.05-0.1 mg/kg, que crea una buena sedación, pero un pequeño riesgo de sedación profunda y algunas mioclonías ocasionales). El etomidato alterará el funcionamiento suprarrenal, incluso después de una dosis, aunque esto rara vez es una preocupación clínica en ausencia de otra disfunción suprarrenal o de un uso prolongado.
   5. El propofol titulado, un fármaco potente y de muy corta duración, puede proporcionar sedación, además de amnesia y efectos antieméticos, pero **no es un analgésico**. Por tanto, debe utilizarse también un opioide, normalmente fentanilo. La ventana entre la sedación deseada y la pérdida completa de la protección de la vía aérea o la apnea con el uso de propofol puede ser errática, aunque es corta. Solo debe utilizarse con oximetría de pulso, electrocardiografía (ECG) y monitorización capnográfica y con un experto en vía aérea que no esté involucrado en el procedimiento principal. Lo más frecuente es utilizar bolos intravenosos de 50-100 µg en un adulto hasta obtener la profundidad deseada, reconociendo la corta duración (minutos).
   6. Otro abordaje es el denominado «ketofol», con una mezcla 1:1 de ketamina 10 µg/cc y propofol 10 µg/cc, administrando luego dosis lentas de 1 a 3 cc cada una hasta conseguir el efecto deseado. La combinación conserva los efectos secundarios de cada fármaco, pero

es mucho menos frecuente que cualquiera de los dos por separado en regímenes equitativos. Produce buenos pronósticos y cortos intervalos de recuperación.

F. Salvo para la intubación rápida, en el área de traumatología, el servicio de urgencias o en planta no se realiza anestesia general. Los procedimientos que la requieren se llevan a cabo mejor en el quirófano.

G. En los raros casos en los que se planifica una sedación profunda (p. ej., para la reducción de la cadera o la cardioversión), hay que utilizar una monitorización continua (ECG, presión arterial automatizada y oxímetro de pulso obligatorios, capnografía útil) y disponer de un médico y un miembro del personal enfermero dedicados exclusivamente a administrar los fármacos y a monitorizar al paciente.

Estas dos personas deben ser expertas en reconocer las complicaciones y el tratamiento, lo cual requiere conocimientos sobre los fármacos de reversión y cardíacos, además de habilidad en el soporte de la vía aérea y la intubación endotraqueal. **El médico que realiza el procedimiento no puede encargarse de esta monitorización.** La sedación profunda suele realizarse con etomidato o propofol y fentanilo, como se ha descrito anteriormente, normalmente con dosis totales mayores.

1. Debido a la necesidad de una estrecha vigilancia, la sedación profunda suele realizarse en el quirófano, aunque el servicio de urgencias y la unidad de cuidados intensivos (UCI) son ubicaciones aceptables si se dispone del personal y los recursos adecuados.

H. Durante el procedimiento de sedación/analgesia sistémica de cualquier nivel, cree un registro para documentar lo siguiente:

1. Exploración inmediata antes del procedimiento (incluida la revisión del examen anterior, alergias, medicamentos y última comida si es después de la evaluación inicial).
2. Medición seriada de los signos vitales, las respuestas a los estímulos, la lectura de la oximetría y cualquier intervención. Lo mejor es hacerlo cada 5 min.
3. Complicaciones, incluidos (pero sin limitarse a) vómitos, pérdida de conciencia o de respiración, cambios de ritmo, erupciones, disnea, agitación o cualquier actividad involuntaria.
4. Programación clara de medicamentos y dosis, incluida la vía.
5. Período de recuperación, incluidas la recuperación del estado anterior al procedimiento o del funcionamiento adecuado a la edad, así como de la capacidad de sentarse, caminar (si se permite) y tomar líquidos por vía oral.

V. NECESIDADES ANALGÉSICAS ESPECIALES

A. Fracturas de costillas/dolor en la pared torácica

1. Las fracturas de costillas pueden provocar afectación pulmonar y neumonía. Los opioides sistémicos, especialmente a través de la administración parenteral programada o por ACP/goteo continuo, son eficaces en la mayoría de los pacientes.
2. Estos pacientes pueden beneficiarse de la *analgesia epidural* continua.
   a. Indicaciones: dolor moderado a grave no controlado por opioides sistémicos en aquellos con afectación pulmonar preexistente o inminente.
   b. Contraindicaciones: coagulopatía, hipovolemia, fractura de la columna vertebral, infección cutánea en el lugar de colocación previsto y desgarro de la duramadre. La heparina de bajo peso molecular puede utilizarse si han pasado más de 8 h desde la colocación del catéter antes de administrar la dosis. Debe retirarse cualquier catéter al menos 12 h después de la última dosis de anticoagulante. Estas directrices solo se aplican a los pacientes que reciben una dosis profiláctica (40 mg/día SC) y no una dosis de tratamiento o una dosis cada 12 h.
   c. Métodos: inyección seguida de infusión continua de opioides (sin conservantes, normalmente morfina o fentanilo) y anestésicos locales (lidocaína o bupivacaína), solos o juntos. Estos alivian bien el dolor a dosis más bajas debido a la colocación del fármaco cerca del sitio activo.
   d. El éxito se mide por el alivio adecuado del dolor y la mejora de la mecánica pulmonar (o la preservación de lo casi normal en aquellos sin impedimentos). Cuando se infunde un anestésico local, el nivel de bloqueo dermatómico puede estimarse a partir de una prueba de punción (epidérmica).
   e. La duración del tratamiento depende de la respuesta clínica. Por lo general, los catéteres se retiran después de 3 a 5 días (aunque se aceptan intervalos más largos en ausencia de complicaciones o infecciones). A la mayoría de los pacientes se les pueden administrar otros regímenes sistémicos en 48 h.
   f. Los catéteres epidurales deben retirarse inmediatamente si aparecen signos de infección (eritema, drenaje) o si dejan de funcionar correctamente.
   g. La disminución de la función respiratoria es poco frecuente, en comparación con las dosis sistémicas equipotentes, pero puede producirse de forma temprana (minutos después de la inyección debido a la absorción sistémica) o tardía (horas después de la inyección debido a la diseminación rostral).

h. El prurito es común con los opioides epidurales. Los antihistamínicos o los antagonistas de los opioides (a dosis bajas) pueden utilizarse para revertir el prurito provocado por la administración de opioides epidurales; estos últimos suelen añadirse en dosis bajas a la infusión.

3. Los *bloqueos paravertebrales torácicos continuos* también son eficaces para controlar el dolor en las fracturas costales o en el posquirúrgico de una toracotomía o laparotomía.
4. Puede considerarse el bloqueo del músculo serrato anterior en las fracturas de costales anteriores.
5. También es eficaz el bloqueo nervioso intercostal individual (con bupivacaína al 0.25 % o al 0.5 % con epinefrina) en pacientes con tres o menos fracturas costales.
6. La administración pleural de un anestésico local (p. ej., 10-15 mL de bupivacaína de una solución de 0.25-0.5 %) puede proporcionar un buen alivio del dolor durante 6 h a 12 h. Aunque puede instilarse a través de un drenaje torácico, no se recomienda en las fases iniciales del tratamiento, ya que el tubo debe sujetarse durante 20 min o 30 min para permitir el contacto con la pleura. Más comúnmente, puede ser útil un catéter de pequeño calibre en el espacio extrapleural durante un procedimiento de tórax abierto, utilizado en el posquirúrgico como vía para la anestesia pleural.

B. Lesión nerviosa

1. Cualquier traumatismo puede provocar lesiones directas en los nervios.
2. Aquellos pacientes que refieren un dolor descrito como ardiente, de naturaleza eléctrica, o aquellos pacientes que refieren un dolor que parece desproporcionado con respecto a la magnitud de la lesión traumática, pueden tener una lesión neuropática (dolor por lesión nerviosa).
3. La analgesia con opioides por sí sola no suele ser beneficiosa para el tratamiento a largo plazo. Es habitual el uso de coadyuvantes, como antidepresivos y estabilizadores de membrana (medicamentos anticonvulsivos).
   a. Los antidepresivos tricíclicos son el mejor recurso para quienes padecen este dolor y alteraciones del sueño, por sus efectos sedantes. Los fármacos más utilizados son la amitriptilina (10-25 mg), la nortriptilina (25-50 mg) y la trazodona (25-50 mg). Suelen iniciarse a la hora de acostarse y se aumenta la dosis y la frecuencia en función de las respuestas, con dosis más bajas en los adultos mayores.
   b. Los antidepresivos inhibidores selectivos de la recaptación de serotonina pueden usarse para otros sin alteración del sueño (p. ej., 20 mg/día de fluoxetina o 50 mg/día de sertralina inicialmente).
   c. También son útiles la carbamazepina (100-200 mg tres veces al día), la fenitoína (1 g inicialmente seguido de 100-200 mg dos veces al día) o la gabapentina (300 mg/día inicialmente, con posible aumento de la frecuencia a dos o tres veces al día [aumento según se tolere y de forma escalonada]), con ajuste de las dosis al alza según sea necesario.
4. A menudo es necesario el asesoramiento de médicos especializados en el tratamiento avanzado del dolor para que ayuden con el plan analgésico y la titulación. Las concentraciones sanguíneas de estos diversos fármacos no suelen predecir el éxito.

   Es necesario controlar los efectos secundarios (p. ej., recuentos sanguíneos seriados y estudios de la función hepática en los pacientes que toman carbamazepina y ECG en los pacientes de edad avanzada o con anomalías de la conducción que toman un antidepresivo tricíclico).

C. Fractura/luxación de cadera

1. Los principios y abordajes de la analgesia para el dolor o los procedimientos son los mismos que los señalados anteriormente.
2. El bloqueo del nervio femoral, mediante una inyección guiada por ecografía cerca del pliegue inguinal con lidocaína (1 %) o bupivacaína (0.5 %), proporciona un alivio del dolor excelente y no sistémico que puede durar horas. Es una opción para muchos pacientes y se tolera bien.

D. Tratamiento con opioides a largo plazo

1. Aquellos pacientes que requieren múltiples procedimientos quirúrgicos, o aquellos con grandes lesiones ortopédicas (fijadores externos, fracturas pélvicas), pueden requerir tratamiento con opioides durante intervalos prolongados, con el desarrollo consecuente de tolerancia a los opioides.
2. Los pacientes que reciben un tratamiento con opioides de forma regular durante más de 2 semanas corren el riesgo de padecer un síndrome de abstinencia si el opioide se interrumpe bruscamente. Los agonistas/antagonistas opioideos mixtos o parciales (p. ej., butorfanol, pentazocina, nalbufina) pueden producir síndrome de abstinencia y deben evitarse.
3. Los signos de abstinencia de opioides incluyen hipertensión, taquicardia, epífora, sialorrea, piloerección y ansiedad.

4. El síndrome de abstinencia de opioides puede evitarse asegurando que el **tratamiento con opioides se interrumpa de acuerdo con un programa de reducción gradual** que disminuya la cantidad en un 20 % cada 24 h a 48 h.
5. El uso terapéutico puede causar adicción a los opioides. Por lo común, la prescripción de opioides a largo plazo permite pasar de un síndrome de dependencia no reconocido a un síndrome de dependencia a los opioides. **No debe proporcionarse un tratamiento continuado con opioides a largo plazo sin buscar la ayuda de un especialista en dolor.**

VI. CONSIDERACIONES ESPECIALES

A. Mal uso de opioides y trastorno por consumo de opioides

Con el aumento del abuso y la muerte relacionados con los opioides, en 2016, los Centers for Disease Control and Prevention (CDC) respondieron con nuevas directrices. En estas se exponen recomendaciones para la prescripción de medicamentos opioides para el dolor crónico, excluyendo el cáncer, los cuidados paliativos y el final de la vida. Aunque estas directrices se dirigen a la prescripción del dolor crónico, siguen siendo aplicables a la gestión del tratamiento del dolor agudo después de un traumatismo. Según los CDC, casi 2 millones de estadounidenses de 12 años o más abusaron de los opioides con receta o fueron dependientes de ellos en 2014. La *National Survey on Drug Use and Health* (NSDUH) de 2014 informó de que 4.3 millones de habitantes de Estados Unidos hacían un uso no médico de los opioides recetados.

Cuando se utilicen opioides, hay que utilizar la menor dosis efectiva posible para reducir los riesgos de trastorno por consumo de opioides y sobredosis. Esto incluye a los pacientes que son dados de alta a casa después de una lesión traumática. El médico que da el alta no debe prescribir más cantidad de la necesaria para la duración prevista del dolor lo suficientemente grave como para requerir opioides: debe pensarse en días de prescripción, no en semanas. Tres días o menos suelen ser suficientes; rara vez se necesitarán más de 7 días.

Se sabe que los pacientes que toman opioides durante más tiempo suelen consumirlos en un intervalo de tiempo mucho más tardío, probablemente en alguna evidencia de uso indebido u otra exposición no útil. Hay que vigilar de cerca la dependencia no terapéutica o recreativa de opioides si se prescriben después de las fases agudas.

B. Manejo del dolor traumático agudo en un paciente con dolor crónico subyacente

El dolor agudo sobre crónico puede ser muy difícil de tratar. Hay que delimitar el aumento del dolor relacionado con un nuevo episodio traumático y cómo se relaciona con el dolor basal del paciente. Los pacientes en tratamiento crónico con opioides tendrán una mayor tolerancia y pueden sufrir hiperalgesia debido al uso crónico de estos.

Estos pacientes suelen estar familiarizados con los distintos componentes de la atención multimodal del dolor y pueden resistirse a utilizar cosas que «no les funcionaron» en el pasado. En este grupo es importante utilizar adyuvantes, en lugar de un tratamiento solo con opioides. Los opioides en inyección IV lenta para los brotes de dolor o la ACP se inician a menudo y tienen utilidad en los períodos postraumáticos o posquirúrgicos inmediatos, pero deben retirarse a medida que se toleran en el intento de establecer un régimen que sea similar a su régimen de antes del traumatismo. El objetivo debe ser dar de alta a los pacientes sin aumentar su dosis de opioides equivalente a la morfina. Debe aconsejarse a los pacientes que el objetivo es devolver su función al estado anterior al acontecimiento, no estar completamente libre de dolor.

AXIOMAS

- El dolor se trata mejor de forma temprana y continua. No hay que exigir a los pacientes despiertos que pidan alivio.
- Los opioides intravenosos son la piedra angular del tratamiento del dolor agudo *inicial* grave. Los AINE y el paracetamol son complementos útiles en el dolor moderado a grave y a menudo adecuados en los síndromes de dolor leve a moderado.
- Deben evitarse los analgésicos intramusculares.
- Adaptar los regímenes analgésicos a cada persona, ya que se observa una variación de 5 a 10 veces en los pacientes que no toman opioides y aún mayor en los que utilizan estos fármacos u otros sedantes de forma crónica.
- La dosis ideal de opioides es la que crea analgesia sin sedación excesiva ni efecto hemodinámico, con dosis máximas basadas en los efectos secundarios, más que en las cantidades absolutas. El cambio de opioides antes de una titulación adecuada ofrece pocos beneficios.
- Cuando se proporcione sedación para el procedimiento y analgesia sistémica, hay que vigilar los efectos excesivos (especialmente el impulso respiratorio y los reflejos de protección); los contratiempos suelen estar relacionados con la falta de búsqueda, reconocimiento o tratamiento rápido de la sedación excesiva/profunda.

- Debe pensarse en el riesgo de originar o estimular un trastorno por consumo de opioides, especialmente si utiliza un opioide durante más de 3 días en cualquier paciente. Debe mantenerse una conversación abierta con el paciente para aclarar sus preocupaciones y opciones.

Lecturas recomendadas

Acute Pain Management: Operative or Medical Procedures and Trauma. Rockville, MD: US Department of Health and Human Services, Agency for Health Care Policy and Research; February 1992.

Barnett ML, Olenski AR, Jena AB. Opioid-prescribing patterns of emergency physicians and risk of long-term use. *N Engl J Med* 2017;376:663–673.

Centers for Disease Control. National Center for Health Statistics. National Vital Statistics System. Provisional Counts of Drug Overdose Deaths, as of 8/6/2017.

Green SM. Fasting is a consideration-not a necessity-for emergency department procedural sedation and analgesia. *Ann Emerg Med* 2003;42:647–650.

Green SM, Yealy DM. Procedural sedation goes Utstein: the Quebec guidelines. *Ann Emerg Med* 2009;53(4):436–438.

Rudd RA, Seth P, David F, et al. Increases in drug and opioid-involved overdose deaths—United States, 2010–2015. *MMWR Morb Mortal Wkly Rep* 2016;65:1445–1452.

Ruth WJ, Burton JH, Bock AJ. Intravenous etomidate for procedural sedation in emergency department patients. *Acad Emerg Med* 2001;8:13–18.

Shah A, Hayes CJ, Martin BC. Characteristics of initial prescription episodes and likelihood of long-term opioid use—United States, 2006–2015. *MMWR Morb Mortal Wkly Rep* 2017;66:265–269.

Ward KR, Yealy DM. Systemic analgesia and sedation in managing orthopedic emergencies. *Emerg Med Clin North Am* 2000;18:141–166.

Willman EV, Andolfatto G. A prospective evaluation of "ketofol" (ketamine/propofol combination) for procedural sedation and analgesia in the emergency department. *Ann Emerg Med* 2007;49(1):23–30.

20 Tromboembolia venosa

Selma Marie Siddiqui y Elliott R. Haut

I. **DEFINICIONES. La tromboembolia venosa (TEV) se refiere a** cualquier coágulo patológico que suele dividirse en embolia pulmonar (EP) o **trombosis venosa profunda (TVP). La EP se define como cualquier coágulo en la arteria pulmonar principal o sus ramas en el pulmón.** La **TVP** se define como un coágulo (obstructivo o no) en cualquier sistema venoso profundo, incluidas la vena cava inferior (VCI), la pelvis, la extremidad inferior (también la pantorrilla) o la extremidad superior.

II. **FISIOPATOLOGÍA.** El desarrollo del coágulo se relaciona con la **tríada de Virchow:**

A. **Estasis.** Flujo no laminar que permite el contacto de las plaquetas con el endotelio.

B. **Lesión del endotelio.** Exposición de las plaquetas a la matriz extracelular.

C. **Hipercoagulabilidad.** Exceso de factores procoagulantes circulantes en relación con los factores anticoagulantes.

1. Los coágulos suelen formarse alrededor de las válvulas de las venas de la pantorrilla. En los pacientes traumáticos, la **lesión directa de la íntima** de los vasos en el pulmón, la pelvis o las extremidades puede ser el episodio inicial. A esto le sigue la adhesión plaquetaria, la activación del sistema procoagulante y la liberación de trombina. La actividad procoagulante es mucho mayor en los pacientes traumáticos que en los no lesionados. Clásicamente, la EP se ha atribuido a la embolia de la TVP desde las venas de la pelvis o la extremidad inferior hacia los pulmones. Sin embargo, datos más recientes sugieren que los coágulos en los pulmones de los pacientes traumáticos son probablemente trombosis pulmonares originadas en el pulmón, en lugar de proceder de embolias.

III. **EPIDEMIOLOGÍA.** Según los Centers for Disease Control and Prevention (CDC), la TVP afecta a aproximadamente 900 000 personas cada año en Estados Unidos. Es probable que esta cifra esté infravalorada, ya que muchos casos pasan desapercibidos para el paciente y el médico, y muchas fuentes citan una incidencia anual superior a los 2 millones. Según los CDC, cada año se producen más de 300 000 casos de EP en Estados Unidos, de los cuales más de 100 000 son mortales. La incidencia global de EP en la población lesionada es del 0.3 %. Sin embargo, aumenta hasta casi el 5 % en los pacientes de alto riesgo.

La mortalidad por EP en pacientes con lesiones graves puede llegar al 50 %, con la muerte súbita como síntoma de presentación de EP en hasta el 25 % de los pacientes. En el mayor estudio prospectivo sobre TVP en pacientes traumáticos no tratados se encontró una incidencia del 58 % utilizando evaluación por flebografía, con un 18 % de estas TVP localizadas en las venas proximales. El traumatismo sigue siendo uno de los mayores factores de riesgo de TEV en los pacientes hospitalizados, y la TEV es una de las complicaciones más comunes y clínicamente significativas para los pacientes traumáticos hospitalizados.

IV. **FACTORES DE RIESGO.** La TVP y la EP son principalmente enfermedades del paciente hospitalizado, con factores de riesgo similares. La TEV se clasifica, además, como *provocada* o *no provocada*; la segunda se desarrolla debido a un aumento temporal y reversible de los factores de riesgo (es decir, traumatismo, cirugía). En la tabla 20-1 se ofrece una lista de muchos factores de riesgo principales y secundarios. Los factores de riesgo más importantes son: tener más de 75 años, haber sido sometido a cirugía mayor, haber sufrido traumatismo importante, tener una neoplasia activa con o sin quimioterapia, estar embarazada o en puerperio, haber sufrido una TEV o una flebitis superficial, haber llevado un catéter venoso central o un marcapasos transvenoso, tener una enfermedad neurológica con paresia y tener insuficiencia cardíaca congestiva. Los factores de riesgo **específicos de los pacientes traumáticos** son edad avanzada, fractura compleja de extremidades inferiores o de la pelvis, transfusiones de sangre múltiples (>4), Escala de coma de Glasgow (GCS, *Glasgow Coma Score*) inferior a 8, Escala de lesiones abreviada (AIS, *Abbreviated Injury Score*) superior a 2 con un traumatismo craneoencefálico o una fractura de extremidades inferiores, lesión o reparación/ligadura vascular, factores de coagulación anómalos en el momento del ingreso, catéteres venosos femorales, cirugías de más de 2 h de duración, más de 3 días con apoyo mecánico ventilatorio, obesidad, lesión medular e inmovilización. Además de las escalas de Wells y Caprini para la población general, se han desarrollado el perfil de evaluación del riesgo de Greenfield

TABLA 20-1 Factores de riesgo de tromboembolia venosa (TEV)
A. Factores de riesgo generales:
40 años
Hospitalización
Procedimiento ortopédico
Cirugía mayor (abdominal, urológica, ginecológica)
Procedimiento de neurocirugía
Embarazo o puerperio
Terapia hormonal activa
Antecedentes personales de TVP/EP
Antecedentes familiares de TVP/EP
Enfermedad maligna activa con o sin quimioterapia
Estado de hipercoagulabilidad (p. ej., deficiencia de antitrombina III)
Enfermedad médica aguda
Insuficiencia cardíaca congestiva (ICC)
Enfermedad cerebrovascular isquémica
Infarto de miocardio
Sepsis
Trastorno neurológico con paresia
Inmovilización
Hospitalización reciente (<90 días)
Antecedentes de cirugía de venas varicosas
Antecedentes de flebitis superficial
Obesidad
Catéteres venosos centrales o cables de estimulación transvenosa
Infección activa/sepsis
Enfermedades inflamatorias del intestino
B. Factores de riesgo específicos del traumatismo:
Escala de coma de Glasgow (GCS) ≤8
Aumento de la puntuación en la Escala de gravedad de lesiones (ISS)
Transfusión de sangre
Procedimiento quirúrgico ≥2 h
Fractura compleja de la extremidad inferior
Fractura compleja de pelvis
Lesión medular
Lesión o reparación/ligadura vascular
Catéteres venosos centrales femorales
Escala de lesiones abreviada (AIS) ≥3 con lesión en la cabeza/fractura de extremidades inferiores
Días con respirador >3

(*Greenfield Risk Assessment Profile*) y el sistema de puntuación embólica en traumatismos (*Trauma Embolic Scoring System*) para estimar mejor el riesgo de TVP o EP en los pacientes traumáticos.

V. **LOCALIZACIÓN**

A. **TVP en la pantorrilla.** Se trata de un coágulo localizado en uno o más de los tres grandes vasos con denominación distales a la vena poplítea. Si no se trata, entre el 15 % y el 28 % de estos pueden extenderse proximalmente. Sin embargo, también pueden resolverse sin complicaciones. El tratamiento de la TVP en la pantorrilla es controvertido. Los riesgos significativos de extensión son incremento de dímero-D sin causa alternativa para el aumento, más de 5 cm de trombosis, venas múltiples, proximidad a las venas proximales, no provocada, malignidad, estado de hospitalización o antecedentes de TVP. En ausencia de estos factores de riesgo, puede evitarse la anticoagulación terapéutica; sin embargo, durante 2 semanas o ante cualquier cambio clínico debe realizarse una ecografía Doppler de seguimiento (EDS) semanal. En pocas palabras, muchas TVP en la pantorrilla de pacientes externos pueden dejarse sin tratar, pero con un estrecho seguimiento clínico y ecográfico. La TVP en la pantorrilla en pacientes hospitalizados más enfermos suele justificar la anticoagulación.

B. **Trombosis de la vena iliofemoral.** Puede producirse por separado o como extensión de una TVP más distal. Los hallazgos pueden ser sutiles. Los síntomas clásicos son dolor, hinchazón y calor. Mayor incidencia en pacientes que han tenido líneas venosas centrales femorales. Debe evaluarse para excluir *flegmasia cerulea dolens* (edema, cianosis y dolor), que está causada por una extensa oclusión trombótica de las venas principales y colaterales de la pierna; esto puede requerir un tratamiento más urgente ya que puede progresar a gangrena venosa. Esto puede progresar a *flemasia cerulea albicans* («pierna de leche»), que es una mayor hinchazón de la pierna hasta el punto de comprometer el flujo arterial.

C. **Trombosis de las venas pélvicas.** Históricamente, se pensaba que solo representaba una pequeña proporción de las TVP. Sin embargo, se ha notificado una trombosis venosa pélvica aislada de hasta el 21 % mediante flebografía por resonancia magnética (RM). A menudo no se detecta con EDS, y se identifica mediante tomografía computarizada (TC) y/o RM.

D. **Trombosis de las extremidades superiores.** TVP en las venas yugular, subclavia, axilar o braquial. Comúnmente relacionada con la cateterización venosa de las extremidades superiores (es decir, líneas venosas centrales subclavias o yugulares o líneas de catéteres centrales de inserción periférica [CCIP]) con tasas de hasta el 46 %. La incidencia de EP puede alcanzar el 12 %. El riesgo aumenta con el incremento del diámetro del catéter y la duración del cateterismo. El tratamiento se extrapola de los regímenes de tratamiento para la TVP de las extremidades inferiores. Las recomendaciones suelen incluir anticoagulación y retiro del catéter (si es posible).

VI. **COMPLICACIONES.** La TEV es una causa importante de morbilidad y mortalidad que afecta la duración de la estancia hospitalaria y el coste asociado.

A. **Síndrome postrombótico (SPT).** Es la complicación más frecuente, ya que las válvulas venosas son destruidas por el trombo, lo que da lugar a síntomas de hinchazón de la pierna, dolor, pesadez y decoloración que pueden aliviarse elevando la pierna. El STP se diagnostica clínicamente por los antecedentes de TVP más los síntomas y los hallazgos del examen de telangiectasias, engrosamiento de la piel y/o ulceración. La incidencia de STP pasados 6 meses de la TVP puede ser del 20 % al 50 %. La clasificación CEAP (clínica, etiológica, anatomía y fisiopatología) o la Escala de Villalta para SPT pueden ayudar al diagnóstico y a medir la gravedad del STP. Las medias de compresión pueden ayudar a controlar los síntomas, pero no se ha constatado que prevengan el desarrollo del STP.

B. **Embolia pulmonar.** La incidencia de EP después de un traumatismo varía según la población, el patrón de la lesión, la profilaxis de la TEV utilizada y el método de detección. En general, entre el 1 % y el 2 % de los pacientes con TVP después de un traumatismo desarrollarán síntomas de EP, pero hasta el 30 % pueden presentar una EP silenciosa relativamente asintomática. La mortalidad por EP oscila entre el 12 % y el 50 %, pero en general ha ido disminuyendo con el tiempo.

C. **Complicaciones locales.** Las ramificaciones locales de la TVP, poco frecuentes, incluyen *flegmasia cerulea dolens* (extremidad edematosa y azulada) o *flegmasia alba dolens* (pierna de leche) con posible ulceración, pérdida de flujo arterial y/o gangrena venosa resultante. Aunque estos acontecimientos son muy raros, la TVP que conduce a una presión tan alta como para causar necrosis muscular y/u oclusión del flujo arterial debe ser considerada en todos los pacientes con nuevos hallazgos en la exploración física aguda consistentes con estos diagnósticos. Las intervenciones para ambas formas incluyen tratamiento rápido con heparina intravenosa y pueden requerir trombólisis farmacológica o mecánica.

VII. **DIAGNÓSTICO**

A. El diagnóstico de EP en el paciente traumático suele quedar oculto por otros problemas médicos y quirúrgicos. La disnea, el dolor torácico pleurítico y la hemoptisis son síntomas de presentación comunes, y los pacientes pueden referir una «sensación de muerte inminente». Los hallazgos clínicos más comunes, taquicardia o taquipnea, pueden tener una variedad de etiologías en los pacientes traumáticos, y otros signos como hipoxemia, anomalías en el electrocardiograma (ECG) o los hallazgos en la radiografía no son sensibles ni específicos para el diagnóstico. En el caso de TVP, las quejas subjetivas de dolor o hinchazón de la extremidad afectada no son frecuentes. Solo el 40 % de los pacientes presentan signos o síntomas clínicos. Las quejas clásicas de molestias en la pantorrilla, edema, distensión venosa y dolor en la dorsiflexión del pie (*signo de Homans*) se observan en menos del 30 % de los pacientes.

1. **Exploración física.** La taquicardia es el signo físico más frecuente asociado a EP, seguido de la taquipnea. En el caso de EP masiva, pueden producirse cianosis e hipotensión; por desgracia, se trata de síntomas inespecíficos.

2. **Pruebas de laboratorio**

a. La **gasometría arterial (GA)** es la prueba de laboratorio más útil para consolidar una sospecha de EP. El 90 % de los pacientes con la afección tendrán una PaO_2 en aire ambiente inferior a 80 mmHg. La hipocarbia (por taquipnea) y la hipoxemia son las anomalías iniciales más comunes en la GA. Sin embargo, en el paciente traumático, estas anomalías pueden estar presentes por diversas razones.

b. Los **dímeros-D** son un producto de degradación de la fibrina, y este valor de laboratorio aumenta cuando hay trombosis venosa. Lamentablemente, los productos de degradación de la fibrina suelen estar aumentados en las primeras 48 h después del traumatismo y en muchos otros pacientes hospitalizados. Por tanto, no es aconsejable basarse totalmente en este valor para diagnosticar TEV en el paciente traumático. Sin embargo, una concentración normal de dímero-D sí permite excluirla, lo que hace del pronóstico negativo de la prueba algo bastante útil.

3. **Electrocardiograma (ECG).** Los cambios en el ECG son frecuentes, ya que hasta el 70 % de los pacientes presenta alguna anomalía. La taquicardia sinusal es el hallazgo más común. Sin embargo, también pueden estar presentes signos de sobrecarga del hemicardio derecho, incluyendo la clásica onda S prominente en la derivación I, con onda Q e inversión de la onda T en la derivación III (signo S1Q3T3). El ECG es importante en la evaluación, ya que la EP y el infarto de miocardio comparten gran parte de la misma sintomatología.
4. **Pruebas radiológicas para la EP**
   a. **Radiografía de tórax.** Los hallazgos clásicos en la radiografía de tórax con EP incluyen el *signo de Westermark* (oligemia radiotransparencia con vasos pulmonares proximales dilatados) o *joroba de Hampton* (opacificación en forma de cuña en la periferia). Por desgracia, estos hallazgos son poco frecuentes y difíciles de diferenciar de la atelectasia o la neumonía como causa de los síntomas de disnea, taquicardia o hipoxemia.
   b. **Angiografía pulmonar por TC.** Las recientes generaciones de escáneres de TC espiral multicorte han permitido realizar la angiografía pulmonar por TC (ATC) como prueba diagnóstica; en la actualidad, es la prueba más común para el diagnóstico de EP. Las ventajas incluyen la fácil disponibilidad de la TC en la mayoría de las instituciones, así como la capacidad de diagnosticar otros procesos parenquimatosos o pleurales que puedan causar las anomalías fisiológicas que motivaron el estudio de una posible EP. Los datos de sensibilidad y especificidad de la prueba están por encima del 90 %, aunque algunos datos recientes sugieren que el hallazgo de émbolos pequeños y periféricos puede ser de poca importancia. Cada vez es mayor la tendencia a no tratar estas pequeñas embolias subsegmentarias, ya que muchas pueden resolverse sin tratamiento.
   c. **Gammagrafía de ventilación/perfusión (gammagrafía V/Q).** La gammagrafía V/Q puede ser útil en el diagnóstico de EP. Sin embargo, otras anomalías pulmonares limitan su utilidad. La gammagrafía V/Q es más precisa en presencia de una radiografía de tórax normal. El paciente traumático con contusiones pulmonares, neumonía por aspiración, lesión pulmonar aguda relacionada con la transfusión u otra neumopatía disminuye la utilidad de la gammagrafía V/Q. En el caso de los pacientes traumáticos con una alta probabilidad previa de EP, es menos probable que esta prueba añada valor, dado que incluso una gammagrafía de baja probabilidad se asocia a una incidencia de EP del 14 %. La gammagrafía V/Q es más útil en pacientes con una baja probabilidad preprueba de EP en el que el valor predictivo negativo del estudio de baja probabilidad es del 98 %. La ventaja de la prueba es que no requiere contraste intravenoso y, por tanto, puede utilizarse en pacientes con graves reacciones anafilácticas al contraste o en aquellos con una función renal muy pobre.
   d. **Ecocardiografía.** La ecocardiografía es una opción más para el diagnóstico de la EP. Es más útil en los casos de posible EP masiva en los que un diagnóstico rápido es útil para ayudar a decidir el uso de trombólisis. Aunque es difícil ver el coágulo real, pueden observarse otros hallazgos en determinados pacientes. Por ejemplo, si la prueba muestra dilatación del ventrículo derecho, hipocinesia/disfunción del ventrículo derecho y/o hipertensión pulmonar, el diagnóstico de EP es más probable. El *signo de McConnell* es el hallazgo ecográfico más específico en pacientes con EP. Consiste en un patrón regional de disfunción ventricular derecha, acinesia de la pared libre media e hipercontractilidad del vértice. Las ventajas añadidas de la ecocardiografía son su carácter portátil (no es necesario transportar a un paciente crítico) y la ausencia de radiación.
   e. **Angiografía pulmonar.** La angiografía pulmonar formal, convencional y con catéter, sigue siendo el patrón de referencia histórico para el diagnóstico de EP. La prueba es invasiva e implica una carga de contraste intravenoso. Las ventajas incluyen la posibilidad de una intervención terapéutica invasiva inmediata (v. más adelante) y/o la colocación de un filtro de VCI si está indicado.
5. **Pruebas radiológicas para la detección de TVP**
   a. **Ecografía doble.** La ecografía doble combina la ecografía en modo B en tiempo real con Doppler. En pacientes sintomáticos, la sensibilidad y la especificidad son superiores al 95 %. La **compresibilidad** de la vena en toda su longitud es el aspecto clave en la evaluación de la TVP. La compresibilidad completa de la vena excluye trombosis, y la compresibilidad incompleta confirma al menos una trombosis no oclusiva. La adición de imágenes de flujo en color puede ser útil en exámenes técnicamente difíciles. Otros hallazgos de la ecografía doble incluyen un trombo ecogénico dentro de la luz de la vena, distensión venosa, ausencia completa de señal Doppler espectral o en color de la luz de la vena, o pérdida de la «fasicidad» del flujo, respuesta a Valsalva o

aumento. Entre las limitaciones se incluyen las características del paciente (obesidad, edema o intolerancia al examen), obstrucción por dispositivos médicos (yesos, vendajes, etc.) o compresión externa de una vena por una enfermedad perivenosa (tumor, hematoma). La ecografía puede ser poco fiable para evaluar las venas ilíacas o pélvicas y la VCI. Esta técnica se ha convertido en la principal herramienta de diagnóstico para la identificación de TVP.

i. **Ecografía doble de vigilancia**. La vigilancia rutinaria de los pacientes con alto riesgo de TVP aumentará el rendimiento en el descubrimiento de TVP asintomática. Sin embargo, no hay pruebas sólidas de que esta práctica disminuya las tasas de EP, y la relación coste-eficacia de este abordaje sigue siendo controvertida. Existe una amplia variación en la práctica clínica debido a los numerosos documentos y directrices con diferentes recomendaciones sobre el tema. Ya no se recomienda la ecografía doble de vigilancia rutinaria en pacientes traumáticos con profilaxis de TVP, pero puede considerarse para los pacientes de mayor riesgo en los que la tromboprofilaxis farmacológica está contraindicada.

b. **Flebografía con contraste**. Aunque la flebografía con contraste sigue siendo el patrón de referencia histórico para el diagnóstico de TVP, rara vez se utiliza debido a la precisión de las pruebas dobles no invasivas.

La flebografía es invasiva y requiere la inyección intravenosa de un medio de contraste con los riesgos asociados. Sin embargo, se considera que es 100 % sensible y específica. El diagnóstico requiere un defecto de llenado intraluminal constante en dos vistas o un corte abrupto de una vena profunda.

c. **Flebografía por TC (FTC)**. Para la FTC se utiliza un contraste de fase venosa para visualizar directamente la VCI, la pelvis y las venas de las extremidades inferiores. Puede programarse inmediatamente después de una angiografía pulmonar por TC (APTC) o utilizarse sola. Sin embargo, cuando se combinan ambas pruebas, se ha sugerido una mayor dosis de contraste IV necesaria para la visualización precisa de los vasos. La FTC puede estar plagada de artefactos, como los producidos por los aparatos ortopédicos, o un pobre realce venoso, especialmente en las venas distales. La sensibilidad y la especificidad son del 89 % al 100 % y del 94 % al 100 %, respectivamente. Algunas de las ventajas de la FTC son su carácter no invasivo, la fácil disponibilidad de la TC en la mayoría de los hospitales, incluso fuera de horario, y la capacidad de un único estudio para diagnosticar tanto EP como TVP.

d. **Resonancia magnética/flebografía por resonancia magnética (RM/FRM)**. Esta prueba tiene una sensibilidad y especificidad del 91 % y 94 %, respectivamente. La utilidad en relación con la ecografía doble y la TC se limita a aquellos en los que la TC está contraindicada (p. ej., pacientes embarazadas).

VIII. PROFILAXIS

A. Dado que los pacientes traumáticos tienen un alto riesgo de desarrollar TEV, todos los pacientes traumáticos mayores deben ser sometidos a alguna forma de profilaxis para la TEV desde el momento del ingreso. Muchos centros han desarrollado algoritmos unificados para la profilaxis de la TEV que incluyen combinaciones de dispositivos mecánicos (es decir, dispositivos de compresión secuencial [DSC]) con tratamiento farmacológico. Estos protocolos unificados, que incluyen listas de comprobación en papel y/o herramientas informáticas de apoyo a la toma de decisiones clínicas, han constatado mejorar la profilaxis de la TEV y disminuir los daños evitables de la TEV.

B. Si no puede iniciarse la profilaxis farmacológica debido al riesgo de hemorragia, debe utilizarse la profilaxis mecánica hasta que pueda iniciarse con seguridad. La profilaxis debe continuarse de forma rutinaria al menos hasta el alta. En algunos casos de lesiones ortopédicas en las que el riesgo de TEV sigue siendo alto, los pacientes deben ser dados de alta con una profilaxis farmacológica ambulatoria prolongada, con preferencia para una heparina de bajo peso molecular (HBPM), aunque se están estudiando otros fármacos (p. ej., ácido acetilsalicílico) para ver si pueden ser alternativas adecuadas. El traumatismo craneoencefálico ya no es una contraindicación para la profilaxis farmacológica en todos los pacientes. Sin embargo, es necesario evaluar el riesgo de hemorragia antes de iniciar el tratamiento. En general, los pacientes con hemorragias intracerebrales pequeñas y estables pueden iniciar la profilaxis farmacológica 24 h después de su última TC craneal estable.

C. El pronto retiro de los catéteres venosos centrales reducirá el riesgo de TVP en la vena central a la que se accede y, en particular, puede ayudar a prevenir las TVP de las extremidades superiores, ya que estas suelen estar asociadas a los catéteres.

D. Debe tenerse precaución al considerar la anestesia neuroaxial en pacientes con profilaxis farmacológica, y el fármaco debe mantenerse durante el tiempo adecuado antes de la punción de la duramadre, la inserción o el retiro de catéteres permanentes (es decir, catéteres epidurales para lesiones torácicas contusas).

E. **Heparina no fraccionada (HNF) subcutánea.** La HNF en dosis bajas (5 000 unidades inyectadas por vía subcutánea 8-12 h) principalmente potencia la capacidad de la antitrombina III para inactivar el factor X activado (FXa) y bloquea la conversión de protrombina y fibrinógeno en trombina y fibrina. Entre las complicaciones del uso de heparina se incluyen principalmente hemorragias y riesgo de desarrollo de trombocitopenia inducida por heparina (TIH). Aunque la HNF se utiliza regularmente como profilaxis en pacientes de cirugía general y clínicos, no debe utilizarse de forma rutinaria en pacientes traumáticos.

Numerosos estudios han comparado la heparina subcutánea con las HBPM, en los cuales se han observado menores tasas de TEV y menos complicaciones hemorrágicas con las segundas. Algunos pacientes deben ser tratados preferentemente con HNF. Por ejemplo, los pacientes con un aclaramiento de creatinina inferior a 30 mL/min no deben recibir HBPM debido al aclaramiento renal.

F. **Heparinas de bajo peso molecular.** Las HBPM son destilados de heparina no fraccionada que tienen un efecto anti-FXa mayor y más prolongado, una mejor biodisponibilidad y un menor riesgo de TIH. La HBPM en la población traumática reduce la incidencia de TVP significativamente más que la HNF (con dosificación dos o tres veces al día) o los métodos mecánicos solos. Las complicaciones hemorrágicas son equívocas o menores en los pacientes que reciben HBPM que en los que reciben HNF. En consecuencia, la mayoría de las directrices recomiendan actualmente la enoxaparina como HBPM a una dosis de 30 mg cada 12 h para la profilaxis de la TEV en pacientes traumáticos (incluidos los pacientes con traumatismo craneoencefálico) cuando no existe ninguna contraindicación (p. ej., disfunción renal). Sigue habiendo dudas sobre la pauta de dosificación ideal de HBPM, ya es posible que esta pauta no ofrezca protección adecuada a todos los pacientes. Algunos estudios sugieren una dosificación diferente basada en el peso o la modificación de la dosis o basada en la prueba del nivel de anti-FXa.

G. **Inhibidores selectivos de FXa.** Se trata de una clase de fármacos anticoagulantes que proporcionan específicamente una inhibición de la antitrombina III de FXa sin ninguna inhibición directa de la trombina o la fibrina. Fondaparinux, el fármaco más estudiado de esta clase, también tiene una semivida más larga que la HBPM que permite una dosis diaria, junto con evidencia preliminar de que puede tener menos propiedades inmunomoduladoras que la heparina. El fondaparinux ha demostrado reducir el riesgo relativo de TEV en un 50 %, en comparación con la HBPM, en grandes ensayos ortopédicos. Sin embargo, no se utiliza con frecuencia en pacientes traumáticos debido a la insuficiencia de datos.

H. **Inhibidores orales de FXa e inhibidores directos de la trombina.** Hay varias formulaciones orales en evaluación clínica para los traumatismos. La Food and Drug Administration (FDA) de Estados Unidos ha aprobado el uso de rivaroxabán y dabigatrán para la prevención de TEV en pacientes sometidos a cirugía **programada** de reemplazo de rodilla o cadera. Aunque en estudios más recientes se ha constatado que el rivaroxabán es eficaz para la profilaxis en pacientes con fracturas pélvicas, todavía no está aprobado por la FDA. Dado que esta clase de anticoagulantes no se ha estudiado en la población de pacientes traumáticos hospitalizados, **no se recomienda** para la profilaxis rutinaria de la TEV.

I. **Ácido acetilsalicílico (aspirina).** El ácido acetilsalicílico se utiliza cada vez más para la profilaxis de la TEV en pacientes sometidos a cirugía ortopédica programada, con resultados dispares. Esto ha llevado a utilizarlo en pacientes con fractura de cadera aislada o con traumatismos ortopédicos.

Algunos traumatólogos ortopédicos sugieren su uso en traumatismos ortopédicos, y hay estudios en curso en los que se están examinando los resultados. Algunos traumatólogos generales están añadiendo ácido acetilsalicílico a la HBPM en determinados pacientes traumáticos de alto riesgo, con base en evidencia tromboelastográfica.

J. **Antagonistas de la vitamina K (AVK).** Los AVK (p. ej., warfarina) se estudiaron en el pasado en los pacientes con fractura pélvica, antes del uso rutinario de otros fármacos. La dosis debe ser controlada y el objetivo es un cociente internacional normalizado (INR, *international normalized ratio*) de 1.5 a 2. Sin embargo, el riesgo de complicaciones hemorrágicas es alto, la reversión es difícil y **no se recomienda** en la población traumática general.

K. **Dispositivos de compresión secuencial (DCS).** Los DCS pueden prevenir la TEV sustituyendo mecánicamente la bomba muscular de la pantorrilla en el paciente traumático. Estos dispositivos se expanden de forma intermitente para aumentar el flujo sanguíneo y expulsar la sangre de las extremidades inferiores. Un segundo mecanismo de acción de los DCS es la activación del sistema fibrinolítico (es decir, la liberación del factor de Von Willebrand). La compresión venosa intermitente provoca la liberación de activadores del plasminógeno en el endotelio venoso.

Este es el medio por el que los DCS son eficaces cuando se colocan en las extremidades superiores en los casos en los que no pueden utilizarse las extremidades inferiores (es decir, yesos, heridas). Por desgracia, no pueden utilizarse hasta en el 65 % de los pacientes traumáticos debido a fracturas o implantes. Además, aunque el mecanismo de acción parece lógico, los ensayos prospectivos aleatorizados en pacientes traumáticos no han constatado un beneficio significativo de los DCS frente a la no profilaxis en la prevención de la TEV. Su uso se recomienda **junto** con la profilaxis farmacológica. Sin embargo, cuando el paciente no puede recibir la segunda, los DCS son seguros y pueden ser beneficiosos.

L. **Bombas de pie AV.** El descubrimiento de una bomba venosa en la cara plantar del pie en 1983 condujo al desarrollo de un dispositivo para reproducir esta acción. Al igual que los DCS, estas bombas pueden utilizarse junto con regímenes de profilaxis farmacológica o solas cuando esta segunda está contraindicada. Las bombas de pie AV pueden ser una alternativa segura cuando no pueden colocarse DCS o estos no se ajustan bien.

M. **Filtros de VCI.** Se ha estudiado el papel de los filtros profilácticos temporales de la VCI y las recomendaciones a favor o en contra de su uso han variado a lo largo de los años. Aunque el filtro VCI puede ser una opción adecuada para los pacientes con un riesgo muy elevado de TEV en los que la profilaxis farmacológica supone un riesgo de hemorragia demasiado alto, su uso es mucho menos frecuente que hace una década. El filtro profiláctico de la VCI puede precipitar más trombos de los que evita. En particular, el hecho de no retirar los filtros temporales puede suponer un riesgo a largo plazo de complicaciones asociadas al filtro, como fractura y embolización del mismo, así como trombosis de la vena cava.

IX. TRATAMIENTO DEFINITIVO

A. Los objetivos del tratamiento definitivo de la TEV incluyen prevenir la propagación del coágulo y facilitar su lisis para mitigar cualquier consecuencia a largo plazo. En el caso de la TVP, los objetivos específicos incluyen reducción del riesgo de EP por TVP, preservación de la función de la válvula venosa, reducción de la hinchazón de las extremidades, alivio del dolor y prevención del STP y la recurrencia. El tratamiento debe durar un mínimo de 3 meses, tiempo en el cual deben resolverse los factores de riesgo reversibles y evaluarse el posible tratamiento prolongado o de por vida.

En la TVP de las extremidades superiores asociada a catéteres venosos centrales permanentes, puede dejarse colocado un catéter que funcione normalmente y que siga siendo necesario para la administración de la medicación mientras el paciente recibe anticoagulación terapéutica.

1. **Anticoagulación.** La anticoagulación es el pilar del tratamiento de la TEV, siempre que no exista contraindicación alguna. Existen varias formas de tratamiento anticoagulante, con diferentes mecanismos de acción y tipos de administración.
   a. **Heparina.** Durante décadas, la heparina intravenosa fue el tratamiento inicial establecido para el tratamiento de la TEV y normalmente se iniciaba con una dosis en bolo seguida de una infusión continua. El tiempo de tromboplastina parcial (TTP) y el tiempo de tromboplastina parcial activado (TTPa) se utilizan de forma relativamente intercambiable y se monitorizan para ajustar la dosis de heparina a fin de mantenerlos en el rango terapéutico (50-80 s, en función del laboratorio concreto). El uso de heparina intravenosa requiere mucho trabajo y tanto el exceso como la insuficiencia de anticoagulación pueden tener consecuencias devastadoras. Muchos hospitales cuentan con protocolos dirigidos por personal enfermero para unificar los cambios de dosis, que han demostrado mejorar el tiempo en rango terapéutico (*v.* la tabla 20-2 para un ejemplo de protocolo). Una vez que se alcanza el rango terapéutico y no existe ninguna contraindicación para el tratamiento oral, suele iniciarse un régimen oral de mayor duración.
   b. **HBPM.** La HBPM a dosis más altas que para la profilaxis ha demostrado ser un tratamiento eficaz para la TEV y se ha convertido en el fármaco de elección para la mayoría de los casos. La HBPM requiere menos trabajo que la infusión de heparina, ya que no es necesario monitorizar las pruebas de laboratorio y el paciente puede ser capacitado y dado de alta en casa con inyecciones subcutáneas de HBPM mientras se inicia el tratamiento oral. Las concentraciones de anti-FXa pueden ser monitorizadas para documentar las concentraciones terapéuticas de los compuestos de HBPM; sin embargo, esto no se lleva a cabo de forma rutinaria. Las opciones de dosificación más comunes incluyen una dosis de 1.5 mg/kg/día o 1 mg/kg dos veces al día.
   c. **Inhibidores directos de la trombina (IDT).** Son una clase de compuestos que se unen directamente a la trombina para impedir su interacción con los sustratos de la enzima. Incluyen la lepirudina, el argatroban y la desirudina, entre otros. Estos compuestos suelen ser caros y se reservan para tratar la TVP o la EP en los casos en que la heparina está contraindicada (p. ej., TIH). Por lo general, los pacientes pasan a un tratamiento oral similar a la infusión de heparina o al tratamiento con HBPM. El dabigatrán, un IDT oral, está aprobado por la FDA para el tratamiento de la TVP en pacientes que ya han recibido de 5 a 10 días de tratamiento parenteral y proporciona un tratamiento ambulatorio sin la necesidad de realizar análisis de sangre frecuentes y los ajustes de

TABLA 20-2	Nomograma para la dosis terapéutica de heparina
1. Dosis inicial	
Bolo	80 unidades/kg
Infusión	18 unidades/kg/h
2. Evaluación de su eficacia - iniciar 4-6 h después del bolo inicial o de cambios en la dosis	
Medir TTP/TTPa	Rango terapéutico objetivo ~ 50-80 s
3. Nomograma de ajuste de heparina	
TTP/TTPa	Ajuste
<41 s	BOLO nuevo de 80 unidades/kg INCREMENTE la infusión 4 unidades/kg/h
41-49 s	BOLO nuevo de 40 unidades/kg INCREMENTE la infusión 2 unidades/kg/h
50-80 s	Sin cambios
81-100 s	DISMINUYA la infusión 2 unidades/kg/h
101-125 s	MANTENGA la infusión 60 min DISMINUYA la infusión 3 unidades/kg/h
>125 s	MANTENGA la infusión Repita TTP c 2h REINICIE cuando el TTP <100 DISMINUYA la infusión 5 unidades/kg/h
4. Indicaciones concurrentes	
BH con recuento de plaquetas por lo menos en una ocasión durante otro día mientras se administra heparina	
No inyecciones intramusculares	
Búsqueda de sangre oculta en heces	
Interrumpir la profilaxis para TEV (p. ej., HNF o HBPM)	

dosis que se observan con los AVK. Aunque no hay estudios específicos que evalúen la IDT oral para el tratamiento de la TEV en pacientes traumáticos, las directrices CHEST más recientes para el tratamiento antitrombótico de la TEV (del American College of Chest Physicians) recomiendan el dabigatrán (110 mg una vez, y luego 220 mg/día por vía oral) por encima del VKA para el tratamiento de la TVP o la EP. Dada la introducción relativamente reciente de esta clase de anticoagulantes, el coste puede ser prohibitivo para algunos pacientes.

d. **Inhibidores orales de FXa.** El rivaroxabán (15 mg por vía oral dos veces al día durante 21 días, luego 20 mg/día por vía oral), el apixabán (10 mg por vía oral dos veces al día durante 7 días, luego 5 mg dos veces al día por vía oral) y el edoxabán (60 mg/día) están aprobados por la FDA para el tratamiento de la TVP en pacientes que han recibido de 5 a 10 días de tratamiento parenteral. Cualquiera de estos regímenes se recomienda por encima del tratamiento con AVK para el tratamiento de la TVP en las directrices CHEST actualizadas de 2016. Al igual que con el IDT oral, el coste de estos inhibidores orales de FXa puede limitar el acceso de los pacientes.

e. **Antagonistas de la vitamina K (warfarina).** La warfarina se inicia después de alcanzar el rango terapéutico de la heparina o el IDT o después de 24 h de HBPM, siempre que no se prevea la necesidad de revertir la anticoagulación. No debe administrarse warfarina hasta que sean terapéuticos en otro modo de anticoagulación, debido al riesgo de necrosis cutánea inducida por la warfarina y al riesgo de empeoramiento del coágulo debido a un estado de hipercoagulabilidad temporal. Se controla el tiempo de protrombina (TP) y el INR, y la dosis de warfarina se ajusta para mantener el INR de 2.0 a 3.0 durante la duración del tratamiento.

X. **FILTROS DE VCI.** La colocación de un filtro en la VCI está muy indicada para la prevención de la EP en pacientes con EP recurrente o progresión de la TVP iliofemoral a pesar de una anticoagulación terapéutica adecuada. También se recomienda para algunos pacientes con TVP proximal y contraindicaciones o hemorragias activas con anticoagulación terapéutica. Las indicaciones ampliadas para las que debe considerarse la colocación de un filtro de VCI incluyen durante/después de una embolectomía pulmonar quirúrgica, pacientes con una reserva cardiopulmonar muy limitada (en los que otra embolia pulmonar puede suponer una amenaza para la vida) y pacientes con trombos grandes de la VCI o de la vena ilíaca que flotan libremente.

XI. **TROMBÓLISIS.** La trombólisis dirigida por catéter puede estar indicada en algunos pacientes con EP, TVP o ambas.

A. **Trombólisis para la TVP.** Se recomienda su uso en pacientes con TVP con síntomas graves, incluida *flegmasia*. También puede incluirse la administración de trombolíticos sistémicos si se teme una pérdida inminente de la extremidad y no hay contraindicaciones o riesgo de hemorragia (p. ej., hemorragia intracraneal, estado posquirúrgico). En el reciente ensayo ATTRACT no se observó beneficio significativo alguno de la trombólisis dirigida por catéter más heparina frente al tratamiento con heparina sola. Sin embargo, algunos subgrupos de pacientes pueden seguir beneficiándose de esta terapia agresiva.

B. **Trombólisis para la EP.** Este método de tratamiento suele estar contraindicado en el paciente traumático. Los trombolíticos incluyen estreptoquinasa, urocinasa y activador recombinante del plasminógeno tisular (alteplasa, reteplasa y tenecteplasa; APtr), y se reservan para **pacientes** con EP masiva o submasiva que presenten hipotensión o inestabilidad hemodinámica y no tengan contraindicaciones (p. ej., riesgo de hemorragia, hemorragia intracraneal, cirugía reciente). El tratamiento trombolítico puede ser dirigido por catéter o administrado sistémicamente. En los pacientes de la unidad de cuidados intensivos (UCI) no se ha documentado ninguna diferencia de resultados en ambos tipos de administración del tratamiento.

XII. **EMBOLECTOMÍA POR ASPIRACIÓN PARA LA EP.** La embolectomía por aspiración o por catéter puede estar justificada en individuos con compromiso hemodinámico con EP central de gran tamaño y con contraindicación para la administración de trombolíticos. El procedimiento es realizado casi siempre por radiólogos intervencionistas o cirujanos vasculares y requiere una angiografía pulmonar, lo que puede dar lugar a más émbolos periféricos, entre otras complicaciones. Hay pocos datos sobre este procedimiento en la población traumática.

XIII. **EMBOLECTOMÍA QUIRÚRGICA.** En general, la extracción quirúrgica del émbolo de la arteria pulmonar central (*procedimiento de Trendelenburg*) se dejó de usar y pasó a considerarse como hazaña, pero recientemente se ha ido realizando con mejores tasas de éxito que en el pasado. Puede ser la única opción en pacientes con parada cardiaca inminente o disfunción/infarto grave del ventrículo derecho. El procedimiento suele realizarse bajo derivación (*bypass*) cardiopulmonar con anticoagulación (por tanto, si la anticoagulación está contraindicada, como en el caso de una hemorragia intracraneal, la embolectomía puede no ser factible, ya que el paciente puede necesitar anticoagulación para la derivación +/– el posquirúrgico). Aunque esta cirugía también es técnicamente posible para la TVP en las venas principales (ilíaca, femoral), su uso es muy infrecuente y no se recomienda.

Lecturas recomendadas

Geerts WH, Code KI, Jay RM, et al. A prospective study of venous thromboembolism after major trauma. *N Engl J Med* 1994;331:1601–1606.

Geerts WH, Jay RM, Code KI, et al. A comparison of low-dose heparin with low molecular weight heparin as prophylaxis against venous thromboembolism after major trauma. *N Engl J Med* 1996;335:701–707.

Gould MK, Garcia, DA, Wren SM, et al. Prevention of VTE in nonorthopedic surgical patients: Antithrombotic Therapy and Prevention of Thrombosis, 9th ed: American College of Chest Physicians Evidence-Based Clinical Practice Guidelines. *Chest* 2012;141(2 Suppl):e227S–e277S.

Haut ER, Lau BD, Kraenzlin FS, et al. Improved prophylaxis and decreased rates of preventable harm with the use of a mandatory computerized clinical decision support tool for prophylaxis for venous thromboembolism in trauma. *Arch Surg* 2012;147(10):901–907.

Haut ER, Chang DC, Pierce CA, et al. Predictors of post-traumatic deep vein thrombosis (DVT)—hospital practice vs. patient factors: an analysis of the National Trauma Data Bank (NTDB). *J Trauma* 2009;66(4):994–999.

Jaff MR, McMurtry MS, Archer SL, et al. Management of massive and submassive pulmonary embolism, iliofemoral deep vein thrombosis, and chronic thromboembolic pulmonary hypertension: a scientific statement from the American Heart Association. *Circulation* 2011;123(16):1788–1830.

Knudson MM, Ikossi DG. Venous thromboembolism after trauma. *Curr Opin Crit Care* 2004;10:539–548.

Pierce CA, Haut ER, Kardooni S, et al. Surveillance bias and deep vein thrombosis in the National Trauma Data Bank (NTDB): the more we look, the more we find. *J Trauma* 2008;64:932–937.

Rogers FB, Cipolle MD, Velmahos G, et al. Practice management guidelines for the prevention of venous thromboembolism in trauma patients: the EAST Practice Management Guidelines Work Group. *J Trauma* 2002;53(1):142–164.

21 Prácticas de quirófano, abordajes quirúrgicos

Elizabeth Dauer, Lars Sjoholm y Amy Goldberg

I. ACCESIBILIDAD DEL QUIRÓFANO

A. Cada segundo puede ser importante en el cuidado del paciente gravemente herido. El acceso rápido y listo al quirófano es esencial para proporcionar una atención de calidad al paciente traumático.

1. En la medida de lo posible, el servicio de urgencias y el quirófano deben estar situados muy cerca para limitar el tiempo de transporte dentro del hospital.
2. Deben existir protocolos dentro de cada institución sobre las rutas de transporte, el uso prioritario de los ascensores y los requisitos para el transporte del paciente en estado crítico.
3. Debe haber teléfonos con conexión directa con el quirófano y el banco de sangre para una comunicación rápida y abierta con estas áreas.
4. En un escenario de múltiples pacientes, debe existir un sistema de comunicación para alertar a todos los proveedores y a las áreas esenciales del hospital de la presencia de múltiples víctimas y de la posible necesidad de aumentar los recursos.
5. El paciente siempre debe ser transportado al quirófano con el equipo de reanimación.
6. Deben establecerse directrices institucionales para el aplazamiento de las cirugías programadas a fin de dar prioridad a los casos urgentes.
7. El hospital debe disponer de un equipo completo de quirófano en todo momento para una atención quirúrgica rápida.

II. COMUNICACIÓN

A. El quirófano, la anestesia y el banco de sangre deben ser alertados tan pronto como se decida la intervención quirúrgica para así disponer del máximo tiempo de preparación.

B. Debe informarse al quirófano del procedimiento que va a realizarse para priorizar la preparación del equipo.

C. Las transferencias entre los proveedores de atención médica representan un momento crítico en la atención de un paciente. La transición de la atención del personal del servicio de urgencias al equipo del quirófano debe ser completa, pero concisa. La información transmitida debe incluir la anamnesis, el mecanismo de la lesión, las intervenciones realizadas en el área de reanimación, los líquidos y productos sanguíneos administrados, las vías de acceso intravenoso y los planes de cirugía.

D. Los cirujanos y los anestesistas deben estar en constante comunicación durante el caso con respecto a los hallazgos de cirugía, la abertura de las cavidades corporales, la liberación de las pinzas en las principales estructuras vasculares y los planes de cirugía.

E. La unidad receptora posquirúrgica, especialmente la unidad de cuidados intensivos (UCI), debe ser notificada lo antes posible sobre el paciente para asegurar la disponibilidad de camas y la preparación adecuada de los equipos y medicamentos necesarios.

III. CONFIGURACIÓN DEL QUIRÓFANO

A. Los casos de traumatismo quirúrgico pueden requerir un gran volumen de equipos, así como de personal quirúrgico.

El quirófano debe ser lo suficientemente grande como para acomodar todo el equipo necesario y, al mismo tiempo, proporcionar el espacio adecuado para que el personal pueda maniobrar según sea necesario dentro de la sala.

B. Los proveedores de cuidados dentro de los departamentos de anestesia y cirugía deben acordar una configuración estandarizada de los equipos para minimizar los residuos, mejorar la seguridad del paciente y aumentar la eficiencia.

1. Todos los pacientes deben tener una monitorización unificada mediante electrocardiograma, pulsioximetría y presión arterial.

   Debe considerarse la posibilidad de utilizar una vía arterial y un acceso venoso central en todos los pacientes con compromiso hemodinámico o que requieran transfusión de productos sanguíneos.
2. Deben realizarse pruebas de gasometría arterial y de electrólitos en el punto de atención.

3. Debe crearse un carro de traumatología diseñado para albergar un conjunto de equipo quirúrgico establecido que facilite la preparación y reduzca el tiempo de localización de los instrumentos. Este carro debe incluir lo siguiente:
   a. Una bandeja de laparotomía con una pinza aórtica y/o un compresor.
   b. Una bandeja de toracotomía con un retractor Finochietto, separador de costillas, cuchillo esternal Lebsche y pinzas Duval.
   c. Una sierra esternal.
   d. Un juego de pinzas vasculares.
   e. Múltiples recipientes y tubos de aspiración.
   f. Tubo y dispositivo para la extracción de sangre.
   g. Derivaciones intravasculares.
   h. Tubos para drenaje torácico.
   i. Dispositivos de grapado lineal.
   j. Suturas y ligaduras más utilizadas.
   k. Paños, toallas estériles, compresas de laparotomía.
4. El quirófano de traumatología debe disponer de los siguientes equipos adicionales:
   a. Mesa de quirófano con capacidad fluoroscópica.
   b. Monitores para la visualización de estudios radiológicos.
   c. Aparato de transfusión rápida.
   d. Calentadores de líquidos.
   e. Dispositivo de calentamiento externo bajo el cuerpo del paciente.
   f. Múltiples sistemas de aspiración.
   g. Dispositivos de energía para dividir el mesenterio.
   h. Fármacos tópicos.
   i. Lámparas de frente.
5. Si está disponible, puede utilizarse un *quirófano híbrido* en circunstancias especiales.
   a. Puede utilizarse en situaciones en las que se prevea un abordaje multidisciplinar para el control de la hemorragia o el manejo quirúrgico de las lesiones con cirugía vascular, ortopedia y/o radiología intervencionista.
   b. En el diseño de un quirófano híbrido debe tenerse muy en cuenta que todas las disciplinas que utilizarán el espacio estén de acuerdo con la configuración y el equipamiento.
   c. Antes de iniciar el uso de la sala híbrida en una institución, todos los médicos y el personal que vayan a intervenir en estos casos deben recibir formación y estar familiarizados con el equipo.
   d. El deseo de utilizar la sala híbrida nunca debe retrasar la intervención.

IV. DESARROLLO DE LA CIRUGÍA

A. Cuando varios servicios quirúrgicos vayan a realizar intervenciones en el mismo entorno quirúrgico, deberá llevarse a cabo un debate multidisciplinar para delinear la secuencia adecuada de las intervenciones.

B. Los pacientes deben colocarse en la mesa de quirófano y disponer de una preparación de la piel y de un abordaje adecuados que permita el acceso a todas las posibles intervenciones. El vendaje habitual es del mentón a las rodillas (fig. 21-1). Sin embargo, las extremidades pueden prepararse en el campo si lo justifica el complejo de la lesión.

C. Los complementos del estudio inicial, como la ecografía abdominal focalizada en traumatismos (FAST, *focused abdominal sonography for trauma*) y la radiografía de tórax, pueden ser útiles para identificar una hemorragia potencialmente mortal y ayudar a priorizar el orden de exploración de las cavidades corporales en el quirófano.

D. La hemorragia del torso debe controlarse antes de cualquier intervención en las extremidades o la cabeza. Puede utilizarse un torniquete durante un corto período para controlar la hemorragia de las extremidades mientras se consigue controlar la hemorragia de tórax y/o abdomen.

   La sutura temporal puede controlar la hemorragia de los tejidos blandos.

E. El control de la hemorragia puede obtenerse con empaquetamiento o compresión manual, antes del tratamiento definitivo de la lesión.

F. Las cavidades corporales deben explorarse de forma sistemática para identificar primero las hemorragias vasculares importantes. Durante la laparotomía, antes de evaluar las lesiones intraabdominales, debe empaquetarse el abdomen en los cuatro cuadrantes e inspeccionar las regiones retroperitoneales en busca de hematomas. La secuencia de la laparotomía traumatológica consiste en, primero, controlar primero la hemorragia; después, la contaminación gastrointestinal; finalmente, se realiza una evaluación exhaustiva de todos los órganos abdominales.

G. La exposición es fundamental para identificar y reparar las lesiones. Esto puede requerir la asistencia de otros cirujanos para ayudar a la succión, la retracción y la movilización de las estructuras.

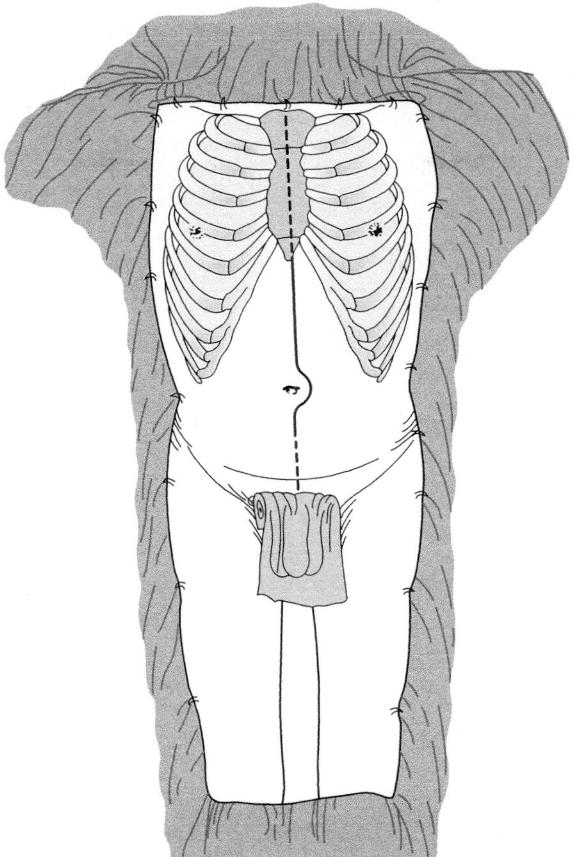

Figura 21-1. Colocación habitual de paños quirúrgicos para traumatismos.

H. En caso de inestabilidad hemodinámica, hipotermia, acidosis y coagulopatía, deben emplearse técnicas de control de daños para minimizar el tiempo de la cirugía y acelerar el traslado a la UCI para la reanimación. Estas técnicas incluyen, entre otras, las siguientes.

1. Empaquetamiento intraabdominal, pélvico y/o preperitoneal.
2. Resección intestinal con extremos ciegos.
3. Cierre temporal del abdomen y/o del tórax con cicatrización al vacío.
4. Colocación de una derivación intravascular.
5. Ligadura, más que reparación, de la mayoría de las estructuras venosas principales.
6. Fijación externa de los huesos largos principales.

V. CAPACITACIÓN DE LOS EQUIPOS

A. La atención perioperatoria del paciente traumático requiere un abordaje multidisciplinar entre cirujanos, anestesistas, personal enfermero, personal de quirófano, personal de urgencias, servicios auxiliares y la unidad de recepción posquirúrgica.

1. La capacitación mediante simulación centrada en la actuación del equipo de traumatología permite comprender la asignación de funciones, enseñar las habilidades de comunicación, identificar los retos del sistema y desarrollar la confianza entre el equipo de atención.
2. La capacitación didáctica y práctica para los equipos quirúrgicos de los quirófanos puede aumentar el conocimiento de los procedimientos, el uso de los equipos y la resolución de problemas.

Lecturas recomendadas

American College of Surgeons Committee on Trauma Resources for Optimal Care of the Injured Patient. Chicago, IL. 2014.

Cherry R, Ali J. Current concepts in simulation-based trauma education. *J Trauma* 2008;65(5):1186–1193.

Faircloth A, Ford M. Implementing a perpetual anesthesia setup standardized for the trauma room in a level I trauma center. *AANA J* 2013;81(1):43–49.

Ingraham A, Ayturk M, Kiefe C, et al. Adherence to 20 emergency general surgery best practices: results of a national survey. *Ann Surg* 2008. doi:10.1097/SLA.0000000000002746.

Perkins R, Lehner K, Armstrong R, et al. Model for team training using the advanced trauma operative management course: pilot study analysis. *J Surg Educ* 2015;72(6):1200–1208.

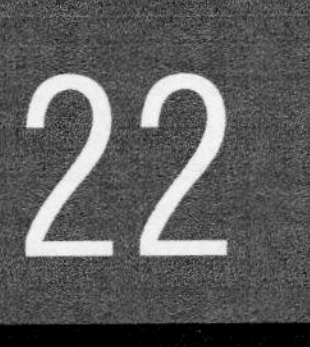

Desarrollo de un sistema de traumatología

Frederick B. Rogers y C. William Schwab

INTRODUCCIÓN

La mayoría de las personas dan por sentado que, si se lesionan, su hospital local está preparado, dispuesto y capacitado para proporcionarles la mejor atención posible a ellos o a sus seres queridos. Por desgracia, la realidad de la situación en Estados Unidos (y en otros lugares del mundo) es que no siempre es así. Los traumatismos, incluidos los involuntarios y los voluntarios, son la causa del 59 % de las muertes entre las personas de 1 a 44 años (más muertes que las de las enfermedades transmisibles e infecciosas combinadas), 199 800 muertes en 2014 (una persona cada 3 min), la hospitalización de 2.5 millones de personas al año y el coste de 613 000 millones (2013) de dólares estadounidenses al año. Las trágicas consecuencias de los traumatismos son que provocan la muerte y la amputación de extremidades sobre todo en los más jóvenes, con lo que «roban» muchos años productivos e infligen una carga insufrible a las familias debido a la muerte y la discapacidad. **En la mayoría de las situaciones de traumatismo, trasladar al paciente adecuado al hospital adecuado y en el momento adecuado es toda una hazaña logística.** Los líderes de los niveles local, estatal y federal de Estados Unidos, además de las comunidades médicas, se han esforzado por armar el sistema óptimo de traumatología que proporcione «una transición fluida entre cada fase de la atención, que integre los recursos existentes para mejorar el pronóstico del paciente». Para que un sistema funcione eficazmente en la prestación de la atención traumatológica, debe abarcar todo el espectro en su modelo de sistema, incluidas la prevención, la atención prehospitalaria, la atención hospitalaria y la rehabilitación. Un principio básico del desarrollo de un sistema de traumatología es que *lo incluya todo*. Es decir, en el sistema de traumatología ideal, todos los hospitales participarían plenamente en la medida de sus capacidades y recursos. Aunque se necesitan centros de traumatología altamente especializados (nivel I) capaces de proporcionar el más alto nivel de atención terciaria y cuaternaria, el hecho es que el 85 % de los pacientes pueden ser tratados en hospitales locales comprometidos con la atención traumatológica. Pasar por alto estos hospitales para enviarlos al centro de traumatología de nivel superior agotaría rápidamente los recursos de ese hospital y limitaría su capacidad para atender a los pacientes más graves que necesitan los servicios especializados de un centro de traumatología de nivel I. La verdadera funcionalidad del sistema de traumatología significaría que, con independencia del lugar donde se produzca una lesión, el paciente será trasladado a un nivel de atención acorde con sus lesiones. En los últimos 50 años se ha avanzado mucho en el desarrollo de sistemas de traumatología, pero aún queda mucho trabajo por hacer.

Historia del desarrollo del sistema de traumatología en Estados Unidos

La mayor parte de los avances en la atención traumatológica proceden de las grandes guerras, como consecuencia de la atención a los heridos en el campo de batalla. En particular, Corea y Vietnam aportaron

Conflicto	Avances en la atención a los traumatismos
Guerra Civil	Triaje, puestos de socorro, transporte rápido a los hospitales de campaña, anestesia utilizada por primera vez
Primera Guerra Mundial	Técnicas de antisepsia (yodo y solución de Dakin), tecnología de rayos X, tipificación de sangre, entablillado de fracturas
Segunda Guerra Mundial y Corea	Técnicas avanzadas de reanimación, fijación cerrada de fracturas, antibióticos, transporte aeromédico, reparación vascular directa
Vietnam	Transporte rápido en helicóptero, reparación vascular directa
Irak y Afganistán	Uso de torniquetes, técnicas de reanimación (proporción 1:1:1), estación quirúrgica avanzada, control de daños

los conceptos de un abordaje sistémico para despejar el campo de batalla, la comunicación, el control de las hemorragias y el tratamiento por etapas de los heridos graves.

En 1966, se produjo un cambio de paradigma en el abordaje de la atención traumatológica en una publicación de la Academia Nacional de Ciencias titulada *Accidental Death and Disability: The Neglected Disease of Modern Society* (Muerte accidental y discapacidad: la enfermedad olvidada de la sociedad moderna). Este fue un punto de inflexión para los traumatismos. Poco después, la *National Highway Safety Act* de 1966 estableció el sistema *Emergency Medical Services* (EMS), para reducir la morbilidad y la mortalidad de los accidentes automovilísticos. A principios de la década de 1970, bajo el liderazgo del Dr. David Boyd, Illinois utilizó la financiación del Congreso y desarrolló un sistema rudimentario de traumatología en todo el estado, con el Hospital del Condado de Cook en Chicago como primer centro de traumatología establecido en Estados Unidos. En 1976, el American College of Surgeons (ACS) publicó *Optimal Hospital Resources for the Care of the Seriously Injured* (Recursos hospitalarios óptimos para la atención de los heridos graves), que establecía requisitos explícitos para los hospitales en función del nivel de atención traumatológica que ofrecían. A continuación, la ACS y los departamentos de salud estatales (Pennsylvania, Virginia y otros) verificaron que los hospitales eran centros de traumatología. Se trataba de un proceso voluntario que implicaba una visita de dos días y una revisión por parte de representantes del Comité de Traumatología del ACS. La designación formal no corría a cargo de la entidad, sino normalmente de los organismos estatales o gubernamentales. A medida que los centros de traumatología se iban poblando por todo Estados Unidos, el siguiente paso importante en el desarrollo del sistema de traumatología fue la elaboración del *Model Trauma Care System Plan* en 1992 por parte de la Health Resources and Service Administration (HRSA). Este modelo exigía un sistema de atención de traumatismos *inclusivo*, que incluyera no solo los centros de traumatología, sino todos los centros de atención sanitaria. En 2002, la HRSA llevó a cabo un estudio (*Model Trauma Systems Planning and Evaluation and Disaster Readiness to Mass Casualty Events*), que proporcionaba directrices a los profesionales de la atención traumatológica sobre el desarrollo del sistema de traumatología, y señalaba el mosaico de desarrollo del sistema de traumatología estatal en Estados Unidos hasta la fecha. También señalaba, entre paréntesis, que los sistemas de traumatología más desarrollados eran los que mejor podían hacer frente a los accidentes con múltiples víctimas. En 2007, el Institute of Medicine publicó *Hospital-Based Emergency Care at the Breaking Point*. Este informe volvía a hacer hincapié en el desarrollo desigual de los sistemas de traumatología en Estados Unidos, ya que la atención avanzaba rápidamente en algunas partes del país mientras que otras zonas, como las rurales, estaban poco desarrolladas. Este informe hizo un gran énfasis en la necesidad continua del desarrollo del sistema de traumatología con un mayor abordaje en la reducción de vidas perdidas por lesiones traumáticas. Más recientemente, en 2016, la National Academy of Sciences, Engineering and Medicine (NASEM) publicó *A National Trauma Care System: Integrating Military and Civilian Trauma Systems to Achieve Zero Preventable Injury Deaths* (Un sistema nacional de atención traumatológica: integración de los sistemas de traumatología militares y civiles para lograr cero muertes evitables). Este informe hacía hincapié en una sólida asociación entre militares y civiles en la que los avances en materia de traumatología, realizados en el campo de batalla, pudieran incorporarse rápidamente a los centros civiles de traumatología de Estados Unidos. El informe de la NASEM emitió 11 recomendaciones para madurar el sistema de traumatología de la nación: un fuerte liderazgo federal, la coordinación entre los sectores militar y civil de la traumatología y el flujo continuo de información bidireccional, y una mayor colaboración entre los estados. Además, el desarrollo y la fusión de datos para abordar las lagunas en la atención traumatológica y un plan nacional de investigación traumatológica con mayor financiación fueron los temas centrales. El trabajo de los participantes en esta colaboración continúa en la actualidad.

¿Qué es un centro de traumatología?

Actualmente, la ACS reconoce y verifica cuatro niveles de atención traumatológica en los hospitales.

Nivel I

- Atención traumatológica del más alto nivel, con cirujanos generales con formación específica en atención traumatológica en el hospital, 24 h al día y 365 días al año, para una disponibilidad inmediata para atender al paciente lesionado.
- Disponibilidad inmediata de atención de subespecialidades (ortopedia, neurocirugía, anestesiología, medicina de urgencias, radiología, medicina interna, cuidados maxilofaciales y críticos).
- Normalmente se encuentran en centros médicos académicos asociados a una residencia quirúrgica.
- Hospital de referencia para la región.
- Papel de liderazgo en educación e investigación.
- Cumple con un estándar de volumen mínimo (1 200 pacientes/año) según lo establecido por la ACS.

Nivel II

- Cuenta con personal las 24 h del día, los 365 días del año, con cirujanos especializados en traumatología y proporciona atención definitiva al paciente traumático con el mismo nivel de apoyo de subespecialidad que el nivel I.

- Algunas necesidades de atención terciaria, como la cirugía cardíaca, la hemodiálisis o la cirugía microvascular, pueden derivarse al nivel I.
- Se fomenta la residencia quirúrgica y la investigación, pero no se exige.
- Muchos niveles II están situados en regiones menos pobladas y densas del país (suburbios, zonas rurales).

Nivel III

- Disponibilidad de cirujanos generales las 24 h del día (no necesariamente cirujanos traumatólogos con formación) y falta de apoyo de subespecialidades como neurocirugía o cuidados intensivos.
- Se sitúan habitualmente en zonas rurales y han desarrollado acuerdos de transferencia con instituciones colaboradoras de nivel I o II para la atención definitiva.

Nivel IV

- Ubicados en zonas rurales, pueden incluir a hospitales de acceso crítico sin cirujanos en plantilla.
- La filosofía del nivel IV es estabilizar las lesiones que ponen en peligro la vida o las extremidades y, a continuación, trasladar al paciente rápidamente al nivel I o II para que reciba los cuidados definitivos.

Cabe señalar que algunos estados de Estados Uinidos reconocen los centros de traumatología de nivel V, pero no la ACS oficialmente. Estos centros se encuentran en algunos de los estados más rurales o fronterizos, y son análogos al puesto de socorro del batallón en un entorno militar austero. Una vez más, su función principal es estabilizar al paciente y transferirlo rápidamente a los cuidados definitivos.

¿Funcionan los centros y sistemas de traumatología?

Sin lugar a duda, ¡sí! Múltiples estudios han documentado los efectos beneficiosos de los centros de traumatología, especialmente los que funcionan dentro de un sistema de traumatología bien organizado. Mackenzie y cols. compararon hospitales que eran centros de traumatología de nivel I con centros no traumatológicos con pacientes emparejados con lesiones de moderadas a graves y descubrieron que los pacientes ingresados en centros de traumatología de nivel I se asociaban a una reducción del 25 % de la mortalidad. Además, si se sigue el progreso de los registros nacionales de traumatismos, como el *National Trauma Databank*, que contiene información sobre, literalmente, millones de pacientes lesionados ingresados en centros de traumatología de todo Estados Unidos, la morbilidad y la mortalidad generales han disminuido de forma constante y significativa desde la década de 1980.

Nathens y cols. analizaron 22 estados con sistemas de traumatología organizados y compararon los resultados con los de aquellos estados sin estos. Después de controlar la edad, las leyes estatales de velocidad, las leyes de restricción y la distribución de la población, los autores constataron una reducción del 9 % en la mortalidad por accidentes automovilísticos en aquellos estados con un sistema de traumatología organizado. El grupo de Haider presentó datos en el Congreso clínico del ACS de 2018 que analizó 1.95 millones de muertes por lesiones contusas y penetrantes (1999-2016) comunicadas a los CDC. Señalaron que la mejora del acceso a los centros de traumatología con mejores sistemas de traumatología podría salvar potencialmente hasta 7601 muertes por lesiones al año.

¿Cuál es el estado actual de los sistemas de traumatología?

El sistema nacional de traumatología en Estados Unidos, tal y como existe actualmente, es un mosaico de sistemas estatales individuales, algunos bastante maduros, y otros estados sin un sistema de traumatología en funcionamiento. La mayoría de los sistemas han evolucionado orgánicamente y, como tales, no son directamente comparables entre sí. En esencia, es un «sistema de sistemas» que aún se encuentra en distintos grados de desarrollo. La National Association of State EMS Officials (NASEMSO) ha compilado recientemente (2016) un inventario del desarrollo del sistema de traumatología en el país.

- El 82 % de los estados contaban con legislación o normas para designar centros de traumatología.
- El 16 % tenía autoridad legislativa para limitar el número de centros de traumatología.
- El 67 % participó en actividades de prevención de traumatismos.
- El 31 % tenía una función identificada en el plan estatal de catástrofes.
- Solo el 21 % utiliza los criterios/estándares del ACS para la designación estatal de traumatismos.
- El 89 % tenía centros de traumatología de nivel I.
- El 94 % tenía centros de traumatología de nivel II.
- El 89 % tenía centros de traumatología de nivel III.
- El 63 % tenía centros de traumatología de nivel IV.
- Ocho estados reconocen los centros de traumatología de nivel V.
- El 34 % no tiene un puesto de supervisión médica para los traumatismos.
- El 26 % utiliza las directrices de triaje de campo de los CDC sin modificaciones para su protocolo de triaje de traumatismos.
- El 46 % utiliza las directrices de triaje de campo de los CDC con alguna modificación.

Según la NASEMSO, el punto fuerte de los sistemas de traumatología «nacionales» era la estrecha alineación de los programas de traumatología y de los EMS a nivel estatal. La mayoría de los estados tienen algún tipo de autoridad legislativa para designar centros de traumatología; hay una participación activa en las actividades de prevención de lesiones y el uso de las directrices de triaje de campo de los CDC. Se identificaron debilidades significativas: falta de programas estatales de traumatología en tener un papel de coordinación para el plan estatal de respuesta a desastres; muchos estados carecen de la dirección médica del sistema estatal de traumatología; inconsistencia en la educación obligatoria de traumatología para los proveedores; y, falta de apoyo financiero para los programas estatales de traumatología a nivel federal. Cabe señalar que en los últimos años ha habido un enorme crecimiento en el número de centros de traumatología en Estados Unidos. Actualmente hay cerca de 1 600 centros (de un total de 6 210 hospitales), lo que representa un aumento del 27 % en el número de centros desde 2010. Esto es a pesar del hecho de que el número total de centros de nivel I ha disminuido. Lamentablemente, la mayor parte de este crecimiento se ha producido *ad hoc*, guiado por imperativos financieros y del sistema sanitario, y como resultado, con un exceso de centros de traumatología en muchas localidades urbanas y suburbanas, mientras que muchas áreas rurales quedan totalmente desprovistas de cobertura.

SITUACIÓN ACTUAL Y RETOS

Los catastróficos acontecimientos del 11 de septiembre de 2001 cambiaron irremediablemente la mentalidad de la población de Estados Unidos respecto a su propia seguridad. De repente, la realidad de la guerra donde tanta gente trabajaba y vivía. La preparación para acontecimientos con múltiples víctimas, como el terrorismo, debe estar inextricablemente entretejida en el tejido de un sistema de traumatología bien organizado. De hecho, la mejor preparación para un accidente o catástrofe con múltiples víctimas es un sistema de traumatología bien organizado. El Comité de Traumatología del ACS ha tomado la iniciativa de ofrecer cursos de preparación para múltiples víctimas. Sin embargo, no existe un requisito obligatorio de capacitación en caso de catástrofe para proveedores, hospitales y centros de traumatología. Nuestros primeros intervinientes en la comunidad de los EMS suelen tener pocos recursos. El apoyo de los EMS en muchas comunidades rurales (áreas que son objetivos «blandos» tentadores para los terroristas) es «una milla de ancho y una pulgada de profundidad», es decir, muchas comunidades rurales tienen una o incluso comparten un servicio de ambulancia con otra ciudad. Cuando se produce una catástrofe con múltiples víctimas, estos recursos se verían fácilmente desbordados. Evidentemente, hay mucho trabajo por hacer, y los cirujanos traumatólogos y la comunidad traumatológica deben asumir un papel de liderazgo en la preparación para múltiples víctimas.

Otro foco importante del desarrollo futuro del sistema de traumatología es la atención traumatológica rural. Gran parte del crecimiento de los centros y sistemas de traumatología en los últimos 50 años se ha centrado en las principales áreas metropolitanas con centros de traumatología de nivel I en los principales centros médicos académicos. Este crecimiento dispar del sistema de traumatología urbano/suburbano ha dejado a muchas de las comunidades rurales sin una cobertura traumatológica adecuada. Puede decirse que la traumatología rural es la enfermedad olvidada del siglo XXI. Aunque solo una cuarta parte de la población estadounidense vive en zonas rurales, el hecho es que más de la mitad (56.9 %) de las muertes causadas por accidentes de tráfico se producen en estas zonas. **El riesgo de muerte por lesión es 1.22 veces mayor en las regiones más rurales, en comparación con las urbanas** (índice de confianza [IC] del 95 %: 1.07 a 1.39). Para resaltar aún más este problema, una revisión reciente señaló que de los 21 413 artículos sobre temas relacionados con los traumatismos encontrados en la National Library of Medicine publicados desde el *White paper* original de 1966, solo 270 artículos (1.2 %) hacen referencia específica a los traumatismos rurales. Mientras que la prensa académica y no especializada presta mucha atención a los problemas urbanos, como la violencia con armas de fuego, en las comunidades rurales sigue habiendo una carnicería silenciosa.

La atención traumatológica en zonas rurales plantea retos únicos. La lejanía, la escasa población, la dificultad del terreno, los recursos limitados, los problemas de descubrimiento (es decir, encontrar realmente a un paciente lesionado) restringen la llegada del paciente al hospital en la llamada «hora de oro». Una vez que el paciente es trasladado a un hospital comunitario rural, es posible que los proveedores no tengan experiencia en la atención de pacientes traumáticos con lesiones graves debido al bajo volumen que atraviesa el umbral del servicio de urgencias. Además, muchos hospitales rurales no cuentan con los recursos necesarios, como un banco de sangre bien equipado o servicios de cuidados intensivos para atender las necesidades del paciente traumático rural. La política y la cultura, el individualismo y la independencia necesarios para prosperar en un entorno rural pueden a veces obstaculizar el desarrollo del sistema de traumatología estatal.

Hay algunos avances positivos en el desarrollo de los sistemas de traumatología rural en los últimos 10 años. El más importante es el rápido crecimiento de los centros de traumatología de nivel IV en muchos hospitales rurales, que ahora están ampliando la cobertura del sistema a grandes extensiones rurales. El desarrollo por parte del Comité de Traumatología del ACS del *Rural Trauma Team Development Courser*, una versión ligera del conocido *Advanced Trauma Life Support* (ATLS) diseñado para todos los profesionales de traumatología en el entorno rural, incluidos terapeutas respiratorios, técnicos de rayos X, proveedores de práctica avanzada, personal enfermero, etc., ha sido ampliamente difundido y recibido favorablemente. La telemedicina se utiliza actualmente de forma cooperativa entre los centros de traumatología de nivel I y los hospitales rurales para el traslado virtual del paciente traumático al centro de traumatología de nivel I, lo que permite que el experimentado cirujano de traumatología de nivel I proporcione asesoramiento y apoyo en línea al proveedor rural. El transporte aeromédico es otra forma prometedora de salvar las barreras geográficas y de los proveedores en los entornos rurales, pero lamentablemente el clima y el terreno pueden limitar su disponibilidad.

Otro problema inmediato en el desarrollo del sistema de traumatología ha sido el crecimiento ilimitado del número de centros de traumatología en los últimos años. Mientras que aparentemente parecería que un aumento del 27 % desde 2010 es bueno para los pacientes, por desgracia la mayor parte de este crecimiento *no está regulado*, y muchos de los nuevos centros de traumatología se construyen en las regiones más ricas, cerca de los centros de traumatología de nivel I y II existentes. El efecto neto es que estos nuevos centros desvían a los pacientes de los centros de traumatología existentes y, en esa medida, representan una amenaza existencial para los programas académicos de traumatología que dependen de un cierto volumen de pacientes para cumplir con los estándares del programa de formación de posgrado, investigación y mantenimiento de los resultados. Existe una relación directa entre el volumen de traumatismos y la mejora del pronóstico. Hasta ahora, solo ocho estados han promulgado leyes que intentan regular el crecimiento sin restricciones de los centros de traumatología. El coste de la atención traumatológica aumenta con la proliferación no regulada de centros, un coste que soporta no solo el paciente, sino toda la sociedad.

Recientemente se han propuesto varios abordajes novedosos para este dilema. El Comité de Traumatología del ACS intentó desarrollar un método objetivo para determinar el número ideal de nuevos centros necesarios en un sistema de traumatología. Esta herramienta, la *Needs-Based Assessment of Trauma Systems* (NBATS), tiene en cuenta seis factores. Una puntuación predice el número adicional de centros que pueden ser necesarios en un área geográfica específica. Puede utilizarse la cartografía geoespacial para determinar las ubicaciones óptimas y las áreas de necesidad para el desarrollo de centros de traumatología. El futuro del desarrollo de los sistemas de traumatología se basa en el empleo de herramientas de diseño inteligentes, como las mencionadas anteriormente, para ubicar de forma óptima los centros dentro de un sistema existente para beneficiar al máximo al paciente traumático (y no a los mandatos financieros o del sistema de salud, que son la norma actual). Además, es primordial que los organismos que dirigen los sistemas de traumatología proporcionen gobernanza y regulación sobre el crecimiento de un sistema de traumatología establecido.

Orientaciones futuras para el desarrollo de sistemas de traumatología

A pesar del crecimiento en los últimos 25 años de los profesionales dedicados a la atención de pacientes lesionados y del desarrollo de excelentes centros de traumatología, Estados Unidos sigue siendo un *sistema de sistemas* con grandes disparidades de estructura, gobernanza, política y resultados. Literalmente, la supervivencia viene determinada por el lugar en el que se produce la lesión y por si el sistema prehospitalario es capaz de clasificar y transportar al hospital adecuado. El elemento indispensable que ha impedido el desarrollo uniforme de los sistemas en todo el país es la falta de una entidad federal responsable de las normas, la política y la supervisión de los resultados en todos los ámbitos. La escasez de datos (en su mayor parte solo se dispone de datos de base hospitalaria) y la vinculación de datos entre los componentes del sistema (atención prehospitalaria, hospitalaria y posterior al alta) impiden los esfuerzos por perfeccionar los tratamientos y estrategias individuales para mejorar los pronósticos. Se carece de la capacidad de generar estudios poblacionales que permitan determinar la prevalencia de muertes evitables, y se estima que entre el 20 % y el 25 % de las muertes por traumatismo al año lo hacen por una lesión que podría haberse curado si se optimizara la atención. El ámbito prehospitalario es el que tiene mayor potencial de mejora. En esta misma época, las Fuerzas Armadas de Estados Unidos, en respuesta a las guerras de Irak y Afganistán, registraron la tasa de mortalidad más baja jamás registrada. El Military Health System (MHS) desarrolló un sistema global de traumatología, apoyado por un liderazgo superior motivado, la abstracción de datos y el análisis desde el punto de la lesión hasta la recuperación. La clave para ello fue un ágil proceso de mejora del rendimiento que, en muchos casos, difundió rápidamente los análisis de las deficiencias y los nuevos conocimientos a la dirección y a los proveedores. El Joint Trauma System fue desarrollado en el campo de batalla por cirujanos militares y enmarcado en los principios de un sistema sanitario de aprendizaje continuo. A este abordaje sistémico, a la capacidad de corregir rápidamente las carencias y a la unificación de la atención se le atribuye la salvación de vidas a un ritmo sin precedentes. El tratamiento y el manejo complejos se aplicaron en todo el mundo a intervalos, en entornos austeros, con la necesidad de cuidados intensivos aeromédicos de larga distancia y completados a miles de kilómetros del punto de la lesión. En la mayoría de los casos, los pacientes lesionados regresaron a Estados Unidos a los pocos días de sufrir la lesión y sus familias fueron incluidas en los esfuerzos de recuperación.

Las conclusiones y recomendaciones del informe de la NASEM de 2016 establecen el objetivo de *lograr* ***cero muertes evitables*** *y minimizar la discapacidad* tras una lesión para toda la población de Estados Unidos. Para lograrlo, el informe recomendaba la integración de las entidades de traumatología militar y civil (cuando proceda) para crear un único sistema nacional de traumatología. Este sistema nacional debería tener un flujo bidireccional continuo de datos y conocimientos, y trabajar en armonía para garantizar la preparación médica militar para el combate y la optimización de las respuestas civiles a las catástrofes y la atención traumatológica. Las recomendaciones adicionales a los Secretaries of Health and Human Services (HHS) y del Departamento de Defensa (DOD) incluyeron lo siguiente: captura digital de la experiencia de atención al paciente, mejora de los datos y los vínculos de datos a través de todas las fases de tratamiento y recuperación, mejora coordinada del rendimiento de todo el sistema, y apoyo a la investigación para generar la mejor atención basada en la evidencia. Dos recomendaciones vitales fueron la creación de un plan nacional de investigación sobre traumatismos con una mayor financiación acorde con la carga que suponen las lesiones para la sociedad y la ampliación de las asociaciones entre militares y civiles para garantizar una plantilla experta en atención a los traumatismos que sea compartida por cada sector.

El apoyo legislativo y la asignación de fondos no tardaron en llegar y han proporcionado una respuesta considerable a las principales recomendaciones. El ACS ha consolidado una asociación dinámica con el MHS para identificar el conjunto de habilidades críticas para la cirugía de combate. El Joint Trauma System se ha convertido en una dirección permanente en la medicina militar para supervisar y coordinar la preparación médica. Está en marcha la aplicación del plan general para desarrollar varios hospitales militares como centros de traumatología que participen en el sistema civil de traumatología. Han comenzado las reuniones entre las partes interesadas para perfeccionar y conectar los datos entre los SME y el *National Trauma Data Bank* (NTDB). El Comité de Traumatología del ACS ha iniciado el desarrollo de un conjunto de datos de resultados a largo plazo (>1 año) que en un futuro próximo puede proporcionar nuevos conocimientos sobre la recuperación y señalar las modificaciones que son necesarias en todo el compendio de cuidados. Para mantener una fuerza de trabajo militar experta en traumatología, el Departamento de Defensa ha comenzado a crear asociaciones civiles adicionales con centros de traumatología para la formación, la educación y el mantenimiento de conocimientos y habilidades. Estas experiencias de aprendizaje bidireccional reposicionan simultáneamente al sector civil de la traumatología para aprender de los militares y perfeccionar las respuestas a las catástrofes y a las múltiples víctimas. Por último, el apoyo ya conseguido y las sinergias derivadas de la combinación de las partes interesadas y los líderes del sistema de traumatología militar y civil proporcionan una capacidad muy mejorada para identificar problemas, evolucionar y probar soluciones. El potencial para lograr el objetivo final de «cero muertes prevenibles» después de una lesión está al alcance de la mano, y los próximos 10 años de desarrollo del sistema de traumatología parecen ser un camino dinámico.

Lecturas recomendadas

American College of Surgeons. Optimal hospital resources for care of the seriously injured. *Bull Am Coll Surg* 1976;61:15–22.

Baker SP, O'Neill B, Ginsburg MJ, et al. *The Injury Fact Book*. 2nd ed. New York: Oxford University Press Inc.; 1992:26–28;52–53;65–70.

Branas CC, MacKenzie EJ, Williams JC, et al. Access to trauma centers in the United States. *JAMA* 2005;239:2626–2633.

Brown JB, Rosengart MR, Kahn JM, et al. Impact of volume change over time on trauma mortality in the United States. *Ann Surg* 2017;266:173–178.

Center for Disease Control (CDC). *Key Injury and Violence Data*. https://www.cdc.gov/injury/wisqars/overview/key_data.html

Hashmi ZG, Jarman MP, Uribe-Leitz T, et al. Access delayed is access denied: relationship between access to trauma center care and pre-hospital death. *J Am Coll Surg* 2019;228:9–20.

Horst MA, Gross BW, Cook AD, et al. A novel approach to optimal placement of new trauma centers within an existing trauma system using geospatial mapping. *J Trauma Acute Care Surg* 2017;83:705–710.

Institute of Medicine. *Hospital-Based Emergency Care: At the Breaking Point*. Washington, DC: National Academy Press; 2007. https://www.nap.edu/read/11621/chapter/1

Mackenzie EJ, Hoyt DB, Sacra JC, et al. National inventory of hospital trauma centers. *JAMA* 2003;289:1515–1522.

MacKenzie EJ, Rivara FP, Jurkovich GJ, et al. A national evaluation of the effect of trauma-center care on mortality. *N Engl J Med* 2006;354:366–378.

Myers SR, Branas CC, French BC, et al. Safety in numbers: are major cities the safest places in the United States? *Ann Emerg Med* 2013;62:408–418.

Nathens AB, Jurkovich GJ, Maier RV, et al. Relationship between trauma center volume and outcomes. *JAMA* 2001;285:1164–1171.

Nathens AB, Jurkovich GJ, Rivara FP, et al. Effectiveness of state trauma systems in reducing injury-related mortality: a national evaluation. *J Trauma* 2000;48:25–30; discussion 30–31.

National Academies of Science, Engineering, and Medicine. *A National Trauma Care System-Integrating Military and Civilian Trauma Systems to Achieve Zero Preventable Deaths After Injury*. Washington, DC: National Academies Press (US); 2016.

National Academy of Sciences (US) and National Research Council (US) Committee on Trauma; National Academy of Sciences (US) and National Research Council (US) Committee on Shock. *Accidental Death and Disability: The Neglected Disease of Modern Society*. Washington, DC: National Academies Press (US); 1966.

National Association of State EMS Officials. *Status of State Trauma System Planning and Development*. 2016. http://www.nasemo.org

Rogers FB, Shackford SR, Osler TM, et al. Rural trauma: the challenge for the next decade. *J Trauma* 1999;47:802–821.

Tepas JJ III, Kerwin AJ, Ra JH. Unregulated proliferation of trauma centers undermines cost efficiency of population-based injury control. *J Trauma Acute Care Surg* 2014;76:579–581.

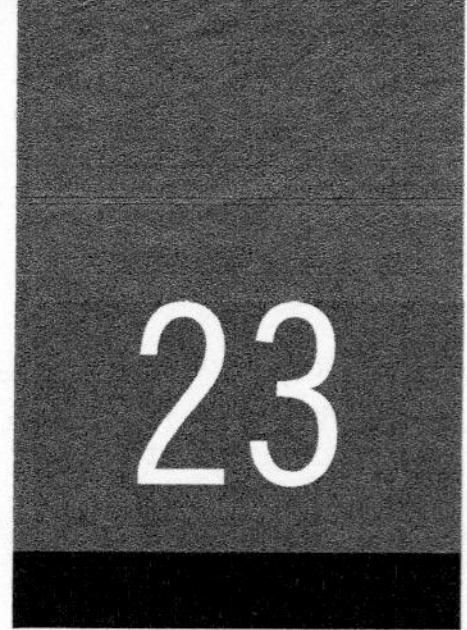

Prevención de lesiones

Cody L. Mullens y Douglas J. Wiebe

I. INTRODUCCIÓN

A. En todo el mundo, las lesiones son la principal causa de muerte durante la primera mitad de la vida y son una fuente común de morbilidad y discapacidad a largo plazo. Los cirujanos traumatólogos y los médicos de urgencias están a la vanguardia de la asistencia y son fundamentales para la investigación científica de las lesiones y su prevención.

B. Los mecanismos más comunes de muerte por lesiones en Estados Unidos incluyen el tráfico rodado, las intoxicaciones, las armas de fuego y las caídas. En 2016 se produjeron más de 160 000 muertes relacionadas con lesiones involuntarias en Estados Unidos, lo que hace que estas sean la tercera causa de muerte en general en el país. El homicidio y el suicidio son otras causas de muerte relacionadas con las lesiones que son especialmente frecuentes, y ambas se encuentran entre las cinco principales causas de muerte desde la adolescencia hasta la edad adulta media.

C. En todo el mundo, las lesiones se están convirtiendo rápidamente en la principal amenaza para la salud de las personas de todas las edades, especialmente en los países en desarrollo. Las lesiones representan el 10 % de la mortalidad global. En un año cualquiera, aproximadamente una de cada tres personas sufrirá una lesión lo suficientemente grave como para requerir atención médica.

D. Los traumatismos afectan a personas de todas las profesiones y condiciones sociales, pero afectan de forma desproporcionada a personas con pocos recursos económicos, lo cual origina una de las mayores fuentes de desigualdad sanitaria mundial entre los países desarrollados y los países en desarrollo. Las personas que mueren por traumatismos son en promedio 30 años más jóvenes que las que mueren por otras causas. En 2016, las lesiones involuntarias representaron el 23 % de todos los años de vida potencialmente perdidos (AVPP) antes de los 65 años. Además, el suicidio y el homicidio representaron más de 1.5 millones de AVPP en 2016 en Estados Unidos.

E. Más del 90 % de las muertes por lesiones en el mundo se producen en países de ingresos bajos y medios, y las muertes por lesiones per cápita son tres veces mayores en los países de ingresos bajos que en los de ingresos altos. Los accidentes de tráfico son la principal causa de muerte en el mundo para los jóvenes de 10 a 24 años.

F. Además, por cada muerte debida a la guerra y el conflicto, hay tres y cinco muertes por homicidio y suicidio, respectivamente.

G. La mortalidad por sí sola no caracteriza adecuadamente los efectos físicos, psicosociales y económicos de las lesiones. Aproximadamente 27 millones de personas lesionadas son tratadas y dadas de alta por los servicios de urgencias de Estados Unidos cada año.

H. Las lesiones más comunes se producen por caídas, golpes no vehiculares (es decir, agresiones) y tráfico. Casi 1 de cada 6 estadounidenses recibe tratamiento por lesiones en algún momento de su vida, y más de 2.5 millones de estadounidenses son hospitalizados por lesiones cada año. En 2013, solo en Estados Unidos, las pérdidas médicas y económicas totales a lo largo de la vida debidas a las lesiones se estimaron en más de 670 000 millones de dólares.

I. Los médicos suelen centrarse en la reanimación y el tratamiento definitivo de las lesiones. Sin embargo, para mejorar la salud es necesario ampliar la misión médica para incluir la prevención. Los médicos están en una posición única para aprovechar sus conocimientos y experiencias clínicas para impulsar la investigación, la política y la divulgación relacionadas con las lesiones y su prevención.

II. ENTENDER LA PREVENCIÓN DE LESIONES

A. Las lesiones se producen a lo largo de una línea de tiempo o continuidad: desde los precursores tempranos hasta el acontecimiento definitorio de la enfermedad, pasando por las consecuencias inmediatas y a largo plazo. Las oportunidades para prevenir o mejorar las lesiones difieren en consecuencia a lo largo de este continuo:

1. **Prevención primaria.** La prevención primaria trata de evitar completamente las lesiones modificando la susceptibilidad o reduciendo la exposición.

2. **Prevención secundaria.** La prevención secundaria emplea la detección temprana y el tratamiento rápido de las lesiones una vez que se producen.
3. **Prevención terciaria.** La prevención terciaria se centra en limitar la discapacidad y restablecer la función de las personas lesionadas.

B. Aunque el sistema médico se basa en las prevenciones secundaria y terciaria, la prevención primaria es una forma potencialmente más eficiente de aliviar la carga de las lesiones. Por ello, la prevención de todo tipo de lesiones es una prioridad y una expectativa del personal de los hospitales, tanto de los centros de traumatología como de los que no lo son. El Comité de Traumatología del American College of Surgeons (ACS) establece que el personal de los centros de traumatología eduque al público sobre las lesiones como un importante problema de salud pública.

III. LA CIENCIA DE LA PREVENCIÓN DE LESIONES

A. La ciencia de la prevención de lesiones tiene sus raíces en la medicina, la salud pública, la criminología y la ingeniería, entre otras. Uno de los primeros intentos de sistematizar el abordaje de la prevención de lesiones fue el del Dr. William Haddon, en forma de diez contramedidas para las lesiones:

1. Impedir la existencia del peligro en primer lugar.
2. Reducir la cantidad de peligro que se produce.
3. Prevenir la liberación del peligro que ya existe.
4. Modificar la liberación del peligro que ya existe.
5. Separar, en el tiempo y en el espacio, el peligro y lo que debe protegerse.
6. Separar, por medio de una barrera material, el peligro y lo que debe protegerse.
7. Modificar las cualidades básicas relevantes del peligro.
8. Hacer que lo que va a protegerse sea más resistente a los daños del peligro.
9. Contrarrestar el daño ya hecho por el peligro.
10. Estabilizar, reparar y rehabilitar el objeto del peligro.

B. Aunque los traumatismos causados por accidentes de tráfico siguen siendo la principal causa de muerte por lesiones en Estados Unidos, sus índices han disminuido considerablemente en los últimos 25 años (fig. 23-1). Este descenso es el resultado de los esfuerzos de prevención sistemáticos y multifacéticos que incluyen la implementación de sistemas de vigilancia adecuados (p. ej., *Fatality Analysis Reporting System* de la National Highway Traffic Safety Administration), la aplicación de regulaciones gubernamentales (como la actualización de los *Federal Motor Vehicle Safety Standards*), la introducción de dispositivos de seguridad activos (como los cinturones de seguridad) y pasivos (como los *airbags*), la mejora del diseño de las carreteras (como los carriles de giro a la izquierda), y la promoción de cambios en las normas sociales (como la prohibición de conducir en estado de embriaguez), y la mejora de la atención de los sistemas de atención de traumatismos.

C. Este éxito no se extiende a todos los mecanismos de lesión, como puede verse en el aumento concurrente de la mortalidad por lesiones por armas de fuego durante el mismo período en que disminuyeron las muertes por lesiones por accidentes de tráfico (fig. 23-1). No obstante, las estrategias de prevención de lesiones que han tenido éxito en la reducción de los traumatismos causados por accidentes de tráfico también pueden utilizarse para abordar otras lesiones importantes, como las relacionadas con armas de fuego y caídas. Para garantizar una alta

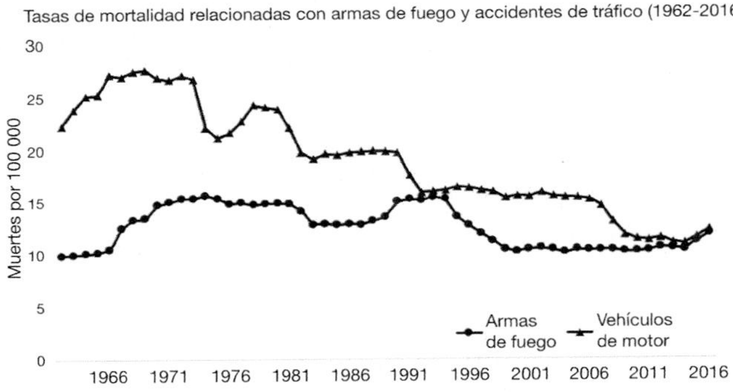

Figura 23-1. Tasas de mortalidad relacionadas con armas de fuego y accidentes de tráfico en Estados Unidos (Fuente: Centers for Disease Control: National Center for Injury Prevention and Control).

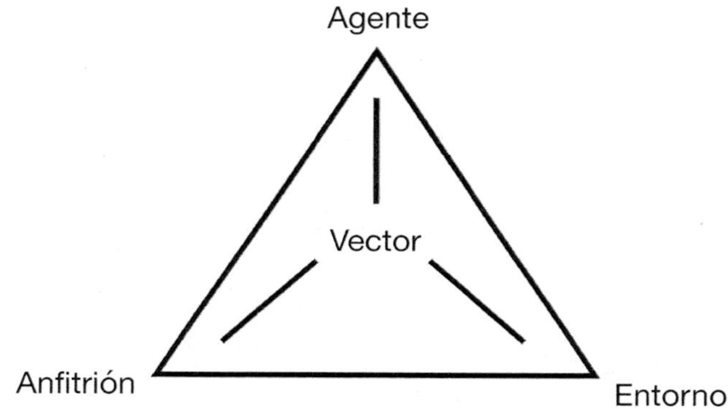

Figura 23-2. Modelo tradicional de salud pública.

probabilidad de éxito, estas estrategias de prevención son mejores cuando son multifacéticas, diversificando la cartera de prevención para defenderse del fallo de una sola intervención. Además, los analistas de la prevención de lesiones utilizan óptimamente pruebas sólidas y con el entendimiento de que las lesiones no son acontecimientos azarosos.

D. Los siguientes pasos guían un abordaje científico de prevención de lesiones:

1. **Determinar la magnitud y las características del problema.** Los datos de vigilancia dan una indicación del alcance de una lesión. Los datos nacionales y estatales pueden ayudar a identificar las tendencias en la asignación de recursos para abordar los problemas de lesiones prioritarios. Los registros electrónicos de los servicios médicos de urgencia, las bases de datos de altas hospitalarias, los registros de traumatismos y los datos de los certificados de defunción electrónicos pueden utilizarse para estudiar las lesiones específicas de una comunidad local.
2. **Identificar los factores de riesgo y determinar cuáles son potencialmente modificables.** Un modelo tradicional de salud pública es un marco útil para identificar y abordar los factores de riesgo modificables de las lesiones (fig. 23-2). Los componentes de este modelo son los anfitriones (las personas y sus comportamientos de riesgo), los agentes (automóviles, armas de fuego, cuchillos) y el entorno (físico [es decir, diseño de las carreteras, alfombras tiradas, mala iluminación, espacio urbano deteriorado]; económico [es decir, alto nivel de desempleo]; social [es decir, acceso a drogas y alcohol y su consumo]; y temporal [es decir, estación u hora del día]). Al categorizar los riesgos de lesión en receptores, agentes y entorno, puede crearse una cartera completa de intervenciones que ponga de manifiesto la complejidad de la cadena etiológica de acontecimientos que conducen a la lesión. El análisis de estos acontecimientos es un paso importante en la identificación de los factores de riesgo modificables. Dado que la aparición de una lesión suele ser el pronóstico de una serie de procesos complejos, a menudo no médicos, resulta útil trabajar con un equipo interdisciplinar que incluya a personas y otros profesionales de la salud, epidemiólogos, ingenieros, criminólogos, politólogos, economistas y científicos del comportamiento.

	Fase previa al suceso	Suceso	Fase posterior al suceso
Anfitrión			
Agente			
Entorno físico			
Entorno social			

Figura 23-3. Matriz de Haddon para la prevención de lesiones.

E. Existe un modelo más específico, la matriz de Haddon, que identifica los factores de riesgo desde múltiples puntos de vista en varios momentos en relación con la aparición de una lesión (fig. 23-3). La matriz identifica los factores que contribuyen a la lesión antes del suceso, durante el mismo y después del suceso, y desglosa los factores en receptores, agentes y entorno (tanto físico como social).

1. Tomando como ejemplo la violencia con armas de fuego, minimizar el abuso de sustancias (receptor), mantener las armas de fuego en el hogar bajo llave y descargadas (agente), añadir luces en las calles y espacios verdes en los barrios (entorno físico), y la eliminación de las armas de fuego en las regiones geográficas después de los conflictos, todo ello contribuye a los factores modificables previos al suceso.
2. En el momento del suceso, el retiro del conflicto (receptor), la aplicación de la restricción de acceso a las armas de fuego para las personas con antecedentes penales graves (agente) (entorno físico) y la presencia de adultos en el vecindario (entorno social) son factores de riesgo que contribuyen a la prevención de la violencia con armas de fuego en una comunidad en el momento de un suceso.
3. Maximizar la respuesta de los testigos al arma de fuego alertando a los servicios médicos de urgencia y enseñando estrategias para detener la hemorragia (receptor), la investigación posterior al tiroteo y la confiscación del arma de fuego (agente), la facilitación del transporte rápido a la atención médica adecuada (es decir, un centro de traumatología) (entorno físico) y la asignación de fondos para abordar los problemas de las armas de fuego en el ámbito comunitario con el fin de prevenir futuros problemas (entorno social) son todos ejemplos de intervenciones posteriores al suceso después de un acto de violencia con armas de fuego. Este modelo más detallado puede ayudar a los médicos a identificar las áreas de intervención para prevenir futuros acontecimientos perjudiciales.

F. Todos los centros de traumatología deben participar en la prevención de traumatismos y liderar el examen de la eficacia de la aplicación de las intervenciones en el ámbito local. A falta de un programa de investigación en prevención, los centros de traumatología pueden tomar como referencia las intervenciones que han demostrado ser eficaces en otras comunidades y examinar si estas mismas intervenciones pueden transferirse a la comunidad local. El apoyo público *a priori*, el compromiso de los líderes comunitarios y políticos y la cobertura de los medios de comunicación son indicadores de que una estrategia de intervención tiene más probabilidades de ser aplicada con éxito. El razonamiento de estas estrategias se realiza mejor si están vinculadas a resultados específicos y medibles (p. ej., sensación de seguridad de la población, incidencia de las lesiones, mortalidad), que deben debatirse y decidirse antes de la aplicación real.

G. Implementar y evaluar las estrategias más prometedoras. Las estrategias que se sabe que son eficaces pueden constituir la base de un nuevo programa de prevención de lesiones; ejemplos de ello son el uso del cinturón de seguridad, los sistemas de sujeción infantil y los programas de conductor designado.

IV. RESPONSABILIDADES DE LOS MÉDICOS

A. Los médicos tienen dos funciones principales: encabezar la prevención de los traumatismos en el ámbito comunitario e incorporar la prevención específica de los pacientes en la práctica diaria.

1. **Educar al público de que las lesiones son sucesos prevenibles y no azarosos.** Los médicos son miembros respetados de la comunidad y pueden respaldar con fuerza la prevención de lesiones. Las lesiones no son sucesos aleatorios y deben abordarse en consecuencia. Debe solicitarse a los traumatólogos que consideren la posibilidad de evitar la palabra «accidente» de cualquier diálogo que pueda ayudar a desacreditar el fatalismo general y a situar las lesiones de forma más apropiada en una base sólida de salud pública con otras enfermedades. Presentar perfiles únicos de individuos con riesgo de sufrir lesiones ayuda a identificar los grupos de alto riesgo y los factores que contribuyen a la lesión.
2. **Reclutar colegas y colaborar con los actores clave.** Los esfuerzos de prevención eficaces requieren una multitud de habilidades que van más allá de las que suelen tener los médicos. Por ejemplo, involucrar al departamento de relaciones con los medios de comunicación del hospital puede ser clave para establecer contactos con los medios locales y para enmarcar cualquier mensaje de prevención de lesiones que deba ser comunicado. Establecer contactos con los líderes de la comunidad y los cargos electos aportará nuevas ideas, nuevos contactos y nuevas personas con conocimientos y recursos no médicos para ayudar a resolver los problemas.
3. **Identificar las lesiones prioritarias que hay que abordar en la comunidad.** Definir el problema de las lesiones específico de la comunidad local ayuda a enmarcar los esfuerzos y a dirigir los recursos a las lesiones que tienen el mayor impacto en la comunidad local. Es importante centrarse en una población de riesgo específica; un buen primer paso es utilizar los datos de los registros de los centros de traumatología. Esto proporcionará información

sobre la naturaleza de las lesiones más habituales en el centro en cuestión. Los análisis de los datos locales pueden ponerse en contexto comparándolos con estadísticas estatales y nacionales. Estos datos pondrán de manifiesto las lesiones de importancia para la comunidad a la que atiende el centro. Las lesiones a las que se debe dar prioridad para las actividades de prevención son las más frecuentes, las que originan una mayor mortalidad o las que tienen más probabilidades de provocar una discapacidad prolongada. Los datos específicos de la comunidad local son los más persuasivos a la hora de generar un interés y un compromiso sostenidos por parte del público y los líderes de la comunidad.

4. **Difundir información sobre lesiones de importancia para la comunidad.** El público en general tiene un conocimiento básico de las lesiones en su comunidad local. En algunos casos, esta comprensión puede estar sesgada e impulsada por el suceso más reciente de gran repercusión que haya recibido la atención de los medios de comunicación locales o nacionales. Estos casos destacados no suelen reflejar adecuadamente la naturaleza del problema de las lesiones en una comunidad concreta. Además, el público en general está constantemente expuesto a mensajes que destacan los riesgos de una variedad de amenazas, pero tienen una comprensión o conocimiento limitado de cómo sopesar la importancia de estos diversos riesgos para sus comunidades o sus propias vidas. Los médicos de urgencias y traumatólogos están en una posición privilegiada para comunicar el perfil de riesgo de lesiones en sus comunidades específicas y para informar al público del riesgo relativo de diversas actividades o comportamientos. De este modo, es importante decidir los principales mensajes de prevención de lesiones que se transmitirán a la comunidad y educar a los colegas de profesión para que sean portavoces objetivos y basados en datos de estos mensajes.

5. **Conseguir financiación y poner en marcha proyectos locales.** En el entorno sanitario actual, los hospitales a menudo no pueden financiar o poner en marcha de forma independiente actividades de prevención dirigidas a la comunidad. Por ello, los analistas de la prevención de lesiones suelen tener éxito cuando crean un comité asesor compuesto por líderes de la comunidad, que pueden ayudar a obtener fondos para apoyar las intervenciones basadas en la comunidad.
   a. Además, aunque muchos centros de traumatología no pueden emprender grandes programas de investigación para crear y probar estrategias de prevención de lesiones, pueden utilizar programas de prevención ya establecidos. El uso de estos programas que ya han demostrado ser eficaces es eficiente y puede asegurar el interés y la financiación de los líderes locales.
   b. El uso eficiente de fondos limitados también puede lograrse centrándose en un mecanismo específico de lesión, un factor de riesgo específico o una población objetivo específica. La elección de un programa de prevención específico se rige tanto por los datos como por el interés y la voluntad de la comunidad de apoyar y participar.
   c. Junto con los colegas, el comité asesor y las instituciones colaboradoras de la comunidad, debe elaborarse un plan de ejecución que sirva de hoja de ruta sobre lo que hay que lograr y quién es responsable en cada momento. Dicho plan debe evaluarse con frecuencia para asegurarse de que las actividades planificadas se están llevando a cabo y de que el programa producirá resultados (debe incluirse tanto aquello que ha tenido éxito como aquellas estrategias que han fallado y que pueden interrumpirse posteriormente).

6. **Ayudar a tomar decisiones políticas.** Las intervenciones más eficaces son las que salvaguardan la salud pública de forma pasiva, más que las que requieren un cambio de comportamiento activo. A diferencia de las intervenciones activas (normalmente campañas de educación), las pasivas no requieren que los individuos hagan nada para protegerse (p. ej., un mejor diseño de las carreteras, *airbags*, suelo acolchado en las residencias de adultos mayores).
   a. Las intervenciones pasivas pueden suscitar la desaprobación de la población si se consideran un límite a las libertades personales y una carga para la vida cotidiana de las personas a las que se pretende proteger. También pueden tener consecuencias no deseadas.
   b. Los responsables políticos recurren con frecuencia a expertos en la materia para obtener información y ayudar a tomar decisiones. Los médicos pueden presentar su testimonio ante los órganos legislativos, lo que les da la oportunidad de presentar datos relevantes combinados con los aspectos humanos de las lesiones. El desarrollo de políticas adecuadas y razonables de prevención de lesiones es una función importante que los centros de traumatología pueden realizar en apoyo de esto.
   c. Los médicos encabezan de forma proactiva los esfuerzos para promulgar leyes basadas en datos y centradas en la preservación de la salud. En este caso, es importante asegurar el apoyo de uno o más legisladores clave y su personal para auspiciar la legislación.

7. **Trabajar con la industria para mejorar el diseño y la seguridad de los productos.** Una estrategia para reducir la carga de las lesiones es trabajar directamente con la industria en la creación de productos más seguros. La colaboración con la Consumer Product Safety Commission, los fabricantes de automóviles, los fabricantes de asientos de seguridad para niños o los fabricantes de armas de fuego para establecer normas de seguridad para sus productos son algunos ejemplos de la participación de la industria en el pasado por parte de los proveedores de atención sanitaria.
8. **Incorporar la prevención de lesiones en la práctica diaria.** Los médicos pueden incorporar la prevención de lesiones como parte fundamental de la práctica clínica diaria.
   a. Los pacientes traumáticos pueden ser especialmente receptivos al asesoramiento preventivo individualizado de los profesionales sanitarios durante el «momento de enseñanza» que sigue a una lesión. Un primer paso útil es documentar los factores de riesgo que han podido contribuir al episodio de la lesión. La documentación de los factores de riesgo específicos orientará las posibles intervenciones y conducirá a estrategias adecuadas para reducir futuras lesiones. Estas estrategias pueden incluir asesoramiento, enseñanza y derivación a orientadores en materia de abuso.
9. **Sistematizar las exploraciones de rutina para identificar a los pacientes de riesgo.** Los médicos deben poner en marcha exploraciones rutinarias sistemáticas para identificar a los pacientes con riesgo de tendencia a la recidiva.
   a. Las pruebas para detectar la presencia de violencia interpersonal (abuso doméstico y de niños); consumo de drogas ilegales (exámenes biológicos); caídas en adultos mayores (entorno físico, afecciones comórbidas, medicamentos); y abuso de alcohol (Cuestionario CAGE [*Questionnaire for Alcohol Abuse*], exámenes biológicos) pueden ayudar a identificar a los pacientes de alto riesgo. Por ejemplo, el Cuestionario CAGE ha demostrado ser eficaz para identificar a los pacientes con problemas de alcoholismo. El paciente debe responder a cuatro preguntas: ¿le ha molestado alguna vez la gente criticándole su forma de beber?, ¿ha tenido usted la impresión de que debería beber menos?, ¿se ha sentido alguna vez mal o culpable por su forma de beber?, ¿alguna vez lo primero que se ha planteado por la mañana ha sido beber para calmar sus nervios o para librarse de la resaca? Una respuesta positiva a cualquiera de estas preguntas sugiere la necesidad de una intervención, y una respuesta positiva a dos más de estas preguntas debería impulsar la derivación a un tratamiento contra el alcohol.
10. **Reducir la tendencia a la recidiva derivando a los pacientes de alto riesgo a los servicios adecuados.** La vinculación de los pacientes identificados como de alto riesgo (por una prueba como las definidas anteriormente o por las circunstancias del suceso) con los servicios comunitarios establecidos puede reducir la tendencia a la recidiva. Dichas intervenciones incluyen, entre otras, asesoramiento individual de los pacientes de riesgo (p. ej., uso del cinturón de seguridad y del casco, almacenamiento seguro de las armas de fuego); asesoramiento grupal por parte de profesionales capacitados; derivación a los servicios hospitalarios adecuados (p. ej., abuso de sustancias, seguimiento psiquiátrico); y vinculación a los recursos de la comunidad (p. ej., líneas telefónicas directas de abuso doméstico y refugios). Aunque no sea posible para todos los médicos, las incursiones en la comunidad a fin de visitar los servicios de primera línea y conocer las afecciones y los factores de riesgo reales que generan lesiones son muy educativas y mejorarán cualquier programa de prevención de lesiones hospitalario.

RESUMEN

Los médicos son fundamentales en la atención y la prevención de lesiones. El analista de la prevención que utiliza intervenciones probadas en la práctica clínica es tan fundamental como el analista de la prevención basada en la investigación, que se centra en gran medida en la creación de conocimientos generalizables sobre la prevención de lesiones.

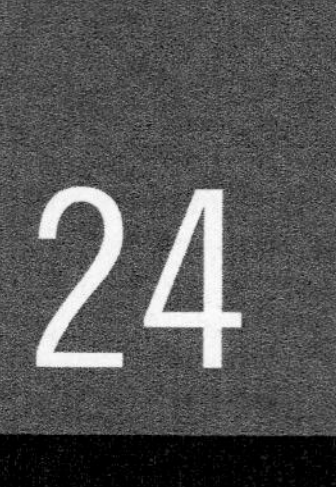

24 Problemas de rehabilitación en el ámbito de la traumatología

John A. Horton III

I. INTRODUCCIÓN

A. Los traumatismos provocan lesiones que pueden afectar temporal o permanentemente el funcionamiento de los pacientes. Las lesiones medulares (LM), los traumatismos craneoencefálicos [TCE] y los politraumatismos graves (sobre todo si provocan amputaciones [AMP] o quemaduras graves en toda la superficie corporal [QTSC]) son algunos de los acontecimientos que más alteran la vida de los pacientes. Estos crean la necesidad de servicios de rehabilitación durante y después de los cuidados agudos para minimizar o evitar los impedimentos que afectan la capacidad de cuidar de sí mismos, de cumplir con los roles sociales habituales y de volver a las actividades diarias. Algunas lesiones (p. ej., LM, TCE, AMP, QTSC) afectan numerosas funciones fisiológicas, psicológicas, sociales y vocacionales hasta el punto de que el individuo corre un riesgo extremo de perder para siempre su independencia funcional. El equipo de rehabilitación tiene la tarea de educar y entrenar al paciente en las habilidades necesarias y proporcionar el equipo necesario para optimizar la función, maximizar el retorno a la independencia y permitir el restablecimiento de una «existencia significativa». Comenzar este proceso en el entorno de los cuidados intensivos y continuar con el proceso de rehabilitación es esencial para optimizar el pronóstico y facilitar la adaptación del paciente.

B. La prevención de complicaciones incapacitantes durante la fase de cuidados agudos del tratamiento minimiza las intervenciones necesarias durante la fase de rehabilitación. Las lesiones secundarias provocan una disminución de la función y complican los cuidados. Comúnmente, la debilidad secundaria es el resultado de la inmovilización prolongada del paciente. Aunque no suele ser una amenaza directa para la vida de la víctima, estos problemas secundarios pueden limitar la recuperación funcional final, retrasar sustancialmente la evolución del paciente y contribuir significativamente a los costes totales de la atención sanitaria.

II. EFECTOS GENERALES DE LOS NEUROTRAUMATISMOS Y DE LA INMOVILIZACIÓN TRAS UNA LESIÓN

A. El desacondicionamiento cardiovascular se produce rápidamente con cualquier período de inactividad, y los mecanismos vasculares periféricos y del corazón pierden la capacidad de responder a los factores de estrés. Con ciertos tipos de lesiones (p. ej., LM con su pérdida asociada de control del sistema nervioso simpático), la incapacidad de mantener la presión de perfusión con los cambios de postura puede inhibir los intentos de movilizar al paciente. **El abordaje más importante de este problema es minimizar la inmobilización** y poner al paciente en posición vertical lo antes posible. Los beneficios adicionales de esta movilización temprana incluyen la mejora del funcionamiento respiratorio, con una disminución de la atelectasia y las complicaciones.

1. Un aumento de la frecuencia cardíaca en reposo de 0.5 lat/min/día inducido por el reposo se suma a cualquier cambio en la frecuencia de esfuerzo. El efecto combinado de estos cambios es una taquicardia en reposo y una reducción de la capacidad para satisfacer las demandas de oxígeno con la actividad; **este se alarga hasta 2 meses después de la vuelta a la actividad.**
2. Muchos factores periféricos, como la disminución del volumen vascular, la pérdida de respuestas adaptativas del reflejo barorreceptor a la postura erguida y el aumento de la acumulación de sangre en las venas de las extremidades inferiores, contribuyen a la intolerancia del paciente a la postura erguida tras la inmovilización.
   a. En individuos sanos, la respuesta adaptativa a la posición vertical puede perderse totalmente tras 3 semanas de reposo absoluto en cama. Los pacientes de edad avanzada pierden esta capacidad aún más rápidamente, y el retorno a la situación inicial es más lento. Las enfermedades premórbidas concurrentes (p. ej., lesiones cerebrovasculares o cardiovasculares) hacen que los individuos de edad avanzada sean menos tolerantes a esta caída postural de la presión arterial.

      Aumentar los períodos en los que se está sentado con los pies apoyados en el suelo ayuda a los esfuerzos de reacondicionamiento de quienes no pueden estar de pie. El uso de sistemas de inclinación o reclinación en las sillas de ruedas puede facilitar la tolerancia a esta actividad. En los casos graves, puede utilizarse una mesa basculante para colocar progresivamente a la persona en posición vertical mientras se controla la presión arterial.

b. Las prendas compresivas, las medias elásticas de longitud completa para compresión y las fajas abdominales pueden limitar la acumulación venosa y proporcionar apoyo a la presión sanguínea mientras se produce la adaptación.

c. Atención específica a la nutrición para mantener las concentraciones de proteínas plasmáticas, la función del sistema inmunitario y la hidratación adecuada para ayudar a combatir la hipotensión.

d. En los casos graves que no responden a las prendas de compresión, puede ayudar el aumento de la ingesta de sal (hasta 1 g por vía oral cuatro veces al día), el uso de fármacos simpaticomiméticos (seudoefedrina, efedrina, midodrina [preferido debido a la falta de efectos centrales] o fenilefrina), o la administración de mineralocorticoesteroides (fludrocortisona).

e. En personas con TCE y aumentos o fluctuaciones de la presión intracraneal, la precaución debe guiar cualquier movilización agresiva.

B. Las contracturas articulares se producen cuando una articulación no está sometida a una amplitud de movimiento pasiva o activa frecuente. La formación de **contracturas** (restricción de la amplitud de movimiento debido a la cicatrización/acortamiento de los tejidos blandos) suele ser consecuencia de un espasmo muscular no tratado debido a un deterioro de la motoneurona superior (LM y TCE). La **espasticidad** se define como una respuesta al estiramiento dependiente de la velocidad. Este movimiento involuntario provoca una tensión muscular sostenida e incontrolada que crea un acortamiento sin oposición de los músculos que cruzan la articulación. La tensión muscular se desequilibra, lo que reduce la movilidad de la articulación afectada. Cuando la limitación resultante de la amplitud articular persiste, los tejidos blandos que rodean la propia articulación también pueden contraerse. La remodelación del tejido conectivo que rodea la articulación contribuye a disminuir su elasticidad. La contractura posterior que se produce es el resultado de este acortamiento prolongado y del aumento de la rigidez de los tejidos blandos de la articulación. En el paciente con quemaduras, estas restricciones pueden ser especialmente complicadas debido a la cicatrización de la piel y la formación de escaras. Se requiere un cuidado especializado de la herida para prevenir y reparar estas restricciones. En el paciente con AMP, si no se mantiene la amplitud de movimiento en el muñón, puede producirse una contractura con las consecuencias que se describen a continuación.

1. Las contracturas contribuyen a aumentar la morbilidad.

   a. Las dificultades para posicionar al paciente pueden conducir a la formación de úlceras de decúbito.

   b. La higiene, especialmente en el perineo, las palmas de las manos y las axilas, es complicada.

   c. Las contracturas también inhiben la recuperación funcional a medida que se recupera la función o el control motor. Esto lleva a una rehabilitación prolongada, a la posible necesidad de una intervención quirúrgica (liberación de la contractura) y a costes más elevados. Las contracturas también pueden limitar la funcionalidad del paciente a largo plazo, lo que impide la obtención de todo el potencial de recuperación.

2. **Hay que prevenir las contracturas**

   a. Para evitar la formación de estas deformidades, suele bastar con realizar un recorrido completo de todas las articulaciones al menos dos veces al día. Siempre que sea posible, es preferible que el paciente realice una amplitud de movimiento activa, ya que ayuda a mantener la fuerza y el control motor. Si la fuerza muscular es débil, pero voluntaria, es preferible utilizar la amplitud de movimiento activa asistida. En casos de parálisis o coma, debe utilizarse la amplitud de movimiento pasiva. Esto puede ser difícil si ya existe espasticidad o rigidez graves.

   b. La posición del paciente puede ayudar a reforzar los beneficios del tratamiento después de realizar la amplitud de movimiento. La posición prona proporciona un estiramiento prolongado de los flexores de la cadera. La colocación de férulas en las muñecas, las manos y los tobillos también es útil para reforzar las ganancias de la amplitud de movimiento y prevenir una mayor deformación. Deben utilizarse férulas de forma intermitente (no continua) para evitar la rotura de la piel en las áreas de contacto con la férula.

   c. Otras modalidades físicas, junto con la amplitud de movimiento, permiten un mayor estiramiento.

      i. El calor profundo mediante el empleo de ultrasonidos puede incrementar la elasticidad del colágeno, no obstante puede estar contraindicado en regiones con implantes metálicos.

ii. El enfriamiento del músculo ayuda a disminuir la actividad del mecanismo del huso muscular y, por tanto, a disminuir el tono muscular.

d. El enyesado en serie de una extremidad es útil para proporcionar un estiramiento prolongado. Se aplica una escayola o un yeso de fibra de vidrio, pero debe prepararse para acolchar las prominencias a fin de evitar una lesión de la piel. El estiramiento se mantiene mientras el material del yeso se cura. La escayola suele dejarse en su sitio de 3 a 5 días antes de retirarla. Una vez que se ha conseguido la posición deseada mediante una serie de aplicaciones progresivas de la escayola, esta puede cortarse por la mitad longitudinalmente (bivalva) y utilizarse como férula de reposo.

e. La neurólisis focal es otra herramienta frente a la formación de contracturas. La reducción temporal del tono muscular mediante el empleo de bloqueos de puntos motores o de nervios periféricos con fármacos neurolíticos (p. ej., fenol, con una duración del efecto de entre 6 y 12 meses) o fármacos de bloqueo neuromuscular (p. ej., toxina botulínica, con una duración del efecto de entre 1 y 3 meses) es útil en los casos en los que el tono impide la amplitud completa de una articulación. Estas intervenciones deben realizarse bajo dirección electromiográfica, ecográfica o de un estimulador, y pueden ser necesarias antes de que el entablillado o el enyesado en serie puedan tener éxito. El fenol produce una neurólisis directa. Se han descrito varios serotipos de toxina botulínica (A, B, C, D y E), pero solo el A y el B están disponibles comercialmente en Estados Unidos.

f. Los medicamentos antiespásticos se utilizan para reducir la hiperreactividad del músculo esquelético. Este fenómeno es común, aunque suele ser de aparición tardía, en el paciente con lesión craneal y en aquellos pacientes con enfermedad cerebrovascular o LM. Los medicamentos más comunes son el baclofeno, la tizanidina, el diazepam y el dantroleno sódico.

i. El baclofeno y el diazepam son fármacos análogos al ácido γ-aminobutírico (GABA) y proporcionan una mejor inhibición descendente a las vías desinhibidas de la médula espinal. Ambos fármacos pueden producir sedación, y el baclofeno puede reducir el umbral de las convulsiones. El retiro rápido del baclofeno puede provocar convulsiones, hipertermia o colapso sistémico. En la práctica general, el baclofeno se emplea con mayor frecuencia en pacientes con LM y quizás sea menos beneficioso en pacientes con espasticidad de origen cerebral.

ii. La tizanidina es un agonista α2-adrenérgico que, aunque sedante, también proporciona una inhibición de las vías descendentes que promueve la disminución del tono muscular. Algunos defienden su uso en situaciones de tono de las extremidades superiores más prominentes o en la disminución del dolor disestésico. Al igual que el baclofeno, se utiliza con más frecuencia en pacientes con LM.

iii. El dantroleno sódico es un fármaco de acción periférica que actúa a nivel del retículo sarcoplásmico y parece producir menos alteraciones cognitivas entre los pacientes con lesiones del sistema nervioso central (SNC). Este fármaco se utiliza con precaución en aquellos con alteraciones hepáticas; debe vigilarse la necrosis hepática (transaminasas seriadas).

C. **Las úlceras por presión son una complicación común, pero prevenible.** La aplicación prolongada de presión es el factor principal en el desarrollo de rotura de la piel. Las lesiones se producen sobre las prominencias óseas cuando la presión del peso corporal no se alivia durante períodos prolongados. La presión provoca la oclusión de los vasos sanguíneos perforantes, lo que da lugar a daños isquémicos en la piel y los tejidos blandos subyacentes. Esto es más frecuente en la superficie de contacto hueso/tejido blando. Las presiones más altas provocan la rotura en un tiempo más corto que las presiones más bajas. La evidencia de una lesión en la superficie de la piel puede ser solo un indicio del alcance total del daño subyacente, que ya se ha producido.

1. Múltiples factores contribuyen al desarrollo de estas peligrosas lesiones:

a. El cizallamiento, ya sea entre la piel y las superficies de apoyo o dentro de los tejidos blandos, provoca isquemia a presiones más bajas que cuando no hay cizallamiento.

b. La anemia provoca un mayor riesgo de daño isquémico debido a la falta de disponibilidad de oxígeno en los tejidos profundos.

c. La humedad excesiva de la piel por la transpiración o la orina reduce la resistencia a los daños superficiales de la piel.

d. Una mala nutrición predispone a una mala cicatrización de las heridas y también a una menor resistencia a la rotura de la piel debido a la disminución de la calidad de la formación y remodelación del colágeno.

e. La infección puede llevar a la rotura de la piel con la sepsis con aumento de la fuga capilar e incremento del edema y el deterioro del flujo sanguíneo a las áreas propensas a la presión.

f. La falta de sensibilidad y la alteración del estado mental también contribuyen al desarrollo de úlceras por presión. La sensación de dolor protectora normal o la conciencia de dolor que de otro modo provocaría un cambio de posición, está ausente, lo que no alivia la presión y facilita el desarrollo de una lesión.

2. **La prevención de la ulceración debe ser el objetivo.**
   a. Colocación cuidadosa del paciente. Es esencial la rotación frecuente del paciente, inicialmente cada 2 h aproximadamente. Es fundamental prestar más atención al occipucio, las escápulas, el sacro, las tuberosidades isquiáticas, los trocánteres mayores, los maléolos y los talones, dada la frecuencia de rotura en estos lugares. Las almohadas y los bloques de espuma pueden aliviar la presión sobre estas prominencias óseas o distribuirla a otras regiones.

      Como se ha señalado anteriormente, la **movilización y el posicionamiento tempranos fuera de la cama son un componente clave** de este posicionamiento, con cuidado de evitar el posicionamiento estático prolongado sin una distribución adecuada del peso, con independencia del entorno.
   b. Lo ideal es inspeccionar la piel, al menos en cada turno. Si se observan signos de rotura, es esencial aliviar la presión en la región. El primer signo de daño es un área de eritema no blanqueante. La palpación puede revelar una induración del tejido blando subyacente. Si está presente, es posible que ya se haya producido un daño más extenso, lo que hace que la situación sea más crítica para tratarla con mayor agresividad.
   c. El control de la incontinencia urinaria e intestinal para evitar el contacto prolongado entre la piel y la orina o las heces es importante para prevenir la irritación e infección de la piel.
   d. Para los pacientes de alto riesgo, el uso de colchones y superficies de asiento especializados es un componente rentable de un programa de prevención de las úlceras de decúbito.

D. **Osificación heterotópica (OH).** La osificación heterotópica es un proceso patológico durante el cual se forma hueso nuevo dentro del tejido blando periarticular. La hipótesis es que el traumatismo promueve la desinhibición de factores que permiten que las células mesenquimatosas pluripotentes se conviertan en células similares a los osteoclastos. Histológicamente, el hueso normal se desarrolla en los tejidos blandos que rodean la articulación.

1. Este proceso debe distinguirse de la **miositis osificante traumática**, en la que se forma hueso dentro de los músculos traumáticos, a menudo debido a la osificación del hematoma intramuscular.
2. Entre las poblaciones con riesgo de padecer OH se encuentran las personas con quemaduras, TCE, LM y aquellas con inmovilización prolongada. Tras una LM o una TCE, la incidencia es del 11 % al 79 %.
3. Las distribuciones de la osificación y el curso temporal son diferentes en la lesión de la médula espinal y en la cerebral. En ambos casos, se desarrollan por debajo del nivel de la lesión neurológica alrededor de las articulaciones principales. El proceso parece ser más agresivo en las extremidades con mayor tono muscular relacionado con la espasticidad.
4. La afectación de las extremidades superiores es más frecuente en las lesiones cerebrales. La OH tiende a ser más extensa y persistente después de una LM.
5. La manifestación más temprana de OH es la pérdida dolorosa de la amplitud de movimiento. Por lo demás, se observa una sorprendente similitud con la presentación clínica de la trombosis venosa profunda, con una extremidad caliente, hinchada y eritematosa. La OH también puede manifestarse como «fiebre de origen desconocido».
6. Herramientas de diagnóstico.
   a. La gammagrafía ósea trifásica es la prueba más temprana y específica para confirmar el diagnóstico. La primera y la segunda fase son anómalas en la OH.
   b. La fosfatasa alcalina puede utilizarse para rastrear la actividad relativa de la formación de hueso nuevo, aunque el aumento de esta enzima tiende a ser inespecífica.
   c. Se ha sugerido que las pruebas adicionales (proteína C reactiva y la creatinina fosfocinasa) son útiles en el espectro diagnóstico.
   d. La resonancia magnética (RM) y la ecografía también pueden utilizarse para confirmar la sospecha de lesión.
7. Las consecuencias de este proceso incluyen la pérdida dolorosa de la amplitud de movimiento y la compresión de las estructuras vasculares o neurológicas, lo que puede dar lugar a una trombosis venosa secundaria o a un dolor neuropático importante debido a la compresión de las estructuras neurales afectadas. La masa ósea también puede provocar la aparición de úlceras por presión en la piel subyacente. Y, lo que es más importante, la OH puede dar lugar simplemente a una articulación fija e inmóvil, lo que provoca incapacidad para sentarse o caminar.

8. Tratamiento.
   a. La principal modalidad empleada es la amplitud de movimiento vigorosa (activa o pasiva) para mantener la menor restricción de movimiento de la articulación afectada. Cuando la sensibilidad está preservada (TCE, LM incompleta), la amplitud puede ser dolorosa, lo que lleva a un aumento de la agitación. La analgesia adecuada puede facilitar la fisioterapia. El empleo de dispositivos de movimiento pasivo continuo también es una opción para preservar la amplitud de la articulación en aumento de los tratamientos.
   b. El tratamiento con etidronato disódico (20 mg/kg de dosis enteral durante 1 a 3 meses, seguido de 10 mg/kg durante 3 meses) es el tratamiento farmacológico adicional más común. Aunque su uso no se ha generalizado, un grupo ha defendido el uso del tratamiento parenteral en las primeras etapas de la evolución de las personas con LM y características de OH. La profilaxis de la OH con etidronato disódico y su utilidad en el tratamiento a largo plazo no está clara.
   c. Si no se dispone de etidronato, los bisfosfonatos alternativos (p. ej., 1600 mg/día de clodronato por vía oral durante 6 meses para los pacientes con enfermedad más grave y, para la enfermedad menos grave, 3 meses iniciales de tratamiento con dosis elevada, con una dosis reducida [800 mg/día] durante 3 meses adicionales) pueden ser eficaces, con evidencia disponible limitada pero relativamente convincentes.
   d. También se han utilizado la indometacina y otros antiinflamatorios no esteroideos (AINE). La evidencia sugiere su utilidad en las LM. Su eficacia es más convincente tras la sustitución total de la cadera que en los traumatismos. Además, el aumento del riesgo de erosión gástrica, especialmente dado el mayor riesgo en la población con lesiones traumáticas, limita el uso de esta clase de fármacos.
   e. La radiación focal (~ 500 GY), tanto como profilaxis como tratamiento, parece ser eficaz para las áreas focalizadas de afectación. Cuando se requiere una resección quirúrgica temprana para reducir el fenómeno de la compresión, la radiación temprana después de la cirugía puede prevenir la recurrencia. El empleo de esta modalidad es más común después de la resección quirúrgica y no es común en el tratamiento primario.
   f. Puede ser necesaria la resección quirúrgica para mejorar la amplitud de movimiento, especialmente cuando la articulación se ha paralizado o impide ganancias funcionales. La cirugía suele retrasarse de 12 a 18 meses después de la lesión, o hasta que la repetición de la gammagrafía ósea trifásica no muestre osificación activa. Con una buena recuperación neurológica, la cirugía suele ofrecer un buen pronóstico. La osificación tiende a reaparecer en casos de mala recuperación neurológica o con la resección mientras la osificación está activa.

E. Respuesta musculoesquelética a la inmovilización. **Al igual que el ejercicio conduce al fortalecimiento, la inmovilidad conduce a la debilidad tanto muscular como ósea.**
   1. **Efecto muscular.** El reposo absoluto en cama provoca una pérdida por semana del 10 % al 15 % de la fuerza muscular. Las fibras musculares de *tipo I* (de contracción lenta), que predominan en los músculos antigravitatorios, son el tejido predominantemente perdido en este proceso. Esta reducción de la capacidad de las fibras de tipo I, combinada con el desacondicionamiento cardiovascular, conduce a una escasa resistencia cuando el paciente recupera la movilidad. Las fibras de *tipo II* (de contracción rápida) y la naturaleza anaerobia de las tareas de fuerza se conservan relativamente en este proceso degenerativo. El resultado es que, con el reentrenamiento, la fuerza se recupera rápidamente (semanas), mientras que la resistencia requiere mucho más tiempo para restablecerse (meses). Cuando se requiere la inmovilización durante un período, es esencial mantener la fuerza mediante ejercicios terapéuticos. Incluso cuando no es posible alcanzar la amplitud de movimiento, los ejercicios isométricos pueden ayudar a prevenir la debilidad. Cuando el paciente está despierto y coopera, las oportunidades de realizar ejercicios regulares para la parte superior e inferior del cuerpo pueden facilitarse con un trapecio sobre la cama y con tiras especiales codificadas por colores hechas de láminas de látex elástico con un grosor específico, que pueden proporcionar ejercicios de resistencia controlados para el paciente mientras está en la cama o sentado en una silla de ruedas. Contracciones diarias del 20 % al 30 % de la contracción voluntaria máxima durante varios segundos son suficientes para mantener la fuerza. Los ejercicios deben incluir movimiento (isotónico o isocinético), siempre que sea posible, para ayudar a mantener el movimiento articular y el control motor, así como el fortalecimiento.
   2. **Efecto óseo.** La fuerza del esqueleto depende de las fuerzas de la gravedad y de la tracción muscular que actúan sobre los huesos. Con la inactividad, predomina la actividad osteoclástica, con la consiguiente descomposición de la corteza y de la sustancia trabecular del hueso. Esta descomposición puede ser profunda en la tetraplejía aguda en hombres jóvenes, lo que da lugar a una excreción de calcio muy elevada, con formación de cálculos

y/o hipercalcemia. La actividad muscular voluntaria y el ejercicio con peso son importantes para revertir esta osteoporosis por inactividad. Una vez reanudada la actividad, la recuperación de la densidad ósea de base puede llevar años. La osteoporosis por inactividad es particularmente problemática en individuos con osteoporosis preexistente por otras razones (mujeres posmenopáusicas). Una hidratación adecuada y la vigilancia de las manifestaciones clínicas de la hipercalcemia por inmovilización son importantes para prevenir los efectos adversos de esta afección. El uso profiláctico de fármacos que inhiben la actividad osteoblástica u osteoclástica en los pacientes de riesgo no es concluyente, pero resulta prometedor para limitar el grado de osteoporosis por inactividad.

III. PROBLEMAS FRECUENTES DESPUÉS DE UNA LESIÓN

A. La agitación se define como un conjunto de comportamientos excesivos que van desde inquietud motora e impulsividad. Se observan comportamientos que van desde labilidad emocional hasta agresión verbal y física, a menudo con amnesia postraumática (APT). Se correlaciona más con los antecedentes de enfermedad psiquiátrica premórbida y abuso de sustancias que con la gravedad de la lesión o la presencia de hipoxemia. La agitación se produce entre el 11 % y el 42 % de los pacientes con lesiones cerebrales, en función de los criterios de diagnóstico utilizados para la evaluación. La Escala de comportamiento agitado de Corrigan (ABS, [*Agitated Behavior Scale*]) es una prueba de 14 variables que describe y monitoriza la agitación del paciente, y que también sirve como medida de la capacidad de respuesta del paciente a los planes de tratamiento. Una puntuación de 22 o más sugiere una agitación significativa.

B. Escala de comportamiento agitado. Al final del período de observación, indicar si el comportamiento descrito en cada variable estaba presente y, en caso afirmativo, en qué grado: leve, moderado o extremo.

Utilizar los siguientes valores numéricos y criterios para las puntuaciones.

1 = inexistente: la conducta no está presente.

2 = leve: la conducta está presente, pero no impide la realización de otras conductas contextualmente apropiadas (el individuo puede redirigirse espontáneamente, o la continuación de la conducta agitada no interrumpe la conducta apropiada).

3 = moderado: el individuo necesita ser redirigido de una conducta agitada a una apropiada, pero responde a dicha indicación.

4 = extremo: el individuo no es capaz de llevar a cabo una conducta apropiada debido a la interferencia de la conducta agitada, incluso cuando se le señaliza o redirecciona externamente.

1. Mantiene poco la atención, se distrae con facilidad, es incapaz de concentrarse.
2. Impulsivo, impaciente, tolera mal el dolor o la frustración.
3. Poco cooperador, no deja que le cuiden, exigente.
4. Es violento o amenaza a las personas o la propiedad.
5. Explosivo o con ataques de ira imprevisibles.
6. Se balancea, se frota, gime o manifiesta otra conducta autoestimulante.
7. Tira de los tubos y las ataduras de la cama.
8. Vaga por las áreas de tratamiento.
9. Está inquieto, va y viene, se mueve excesivamente.
10. Muestra comportamientos repetitivos, motores o verbales.
11. Habla rápido, alto o en exceso.
12. Cambia de humor repentinamente.
13. Llora o se ríe con facilidad y de una manera excesiva.
14. Se hace daño o insulta.

Puntuación total: __________

C. Una puntuación de 22 o más sugiere una agitación significativa

El tratamiento de la agitación en el TCE sigue una progresión gradual, y los psicotrópicos se utilizan solo como último recurso debido a sus efectos sobre el rendimiento cognitivo y motor y la recuperación. Comienza con la exclusión de cualquier factor orgánico o metabólico (infección, hipoxemia, medicamentos, empeoramiento vespertino) que pueda causar o contribuir a las conductas. Cuando sea posible, debe establecerse un patrón normal de sueño-vigilia mediante la promoción de una higiene del sueño adecuada (registros de sueño, entorno con poca luz) o el uso juicioso de fármacos no sedantes/de acción corta (trazodona, ramelteón, melatonina). También se emplean métodos no farmacológicos tales como la modificación ambiental y los planes conductuales. No se recomienda el uso a largo plazo de antipsicóticos y benzodiazepinas en favor de antipsicóticos atípicos, estabilizadores del estado de ánimo, β-bloqueadores lipofílicos y estimulantes.

Muchos pacientes con lesiones medulares, especialmente aquellos con tetraplejía, tendrán una lesión cerebral concurrente que a menudo se pasa por alto durante las medidas de reanimación y el tratamiento médico agudo. El diagnóstico se basa en la observación de déficits cognitivos y conductuales que podrían afectar la participación y la rehabilitación. La mejor forma de detectarlo es buscando evidencias en la anamnesis (pérdida de conciencia, APT, hipoxemia, tiempos de extracción prolongados) junto con déficits neuronales. Los estudios de neuroimagen pueden mostrar contusiones cerebrales locales, hemorragias petequiales o hemorragia axónica difusa. Evitar algunos medicamentos comunes (bloqueadores H_2 y bloqueadores dopaminérgicos), que pueden afectar negativamente la lesión cerebral en recuperación.

D. Disreflexia autónoma. La disreflexia autónoma se produce en pacientes que han sufrido una LM en un nivel neurológico de T6 (8) o superior. En las LM de niveles inferiores, el control simpático descendente intacto minimiza o evita el síndrome. Es más frecuente en las LM completas que en las lesiones de clasificación incompleta. La aparición suele retrasarse desde la lesión inicial y aparece entre 2 semanas y 2 meses después de la lesión, una vez que ha pasado el «choque espinal» que permite la propagación de la actividad refleja. La secuencia de acontecimientos para provocar este fenómeno que pone en peligro la vida es la siguiente:

El estímulo nocivo se produce por debajo del nivel neurológico de la lesión. Se produce un flujo simpático reflexivo sin oposición. Se produce vasoconstricción y piloerección por debajo del nivel neurológico de la lesión. La presión arterial aumenta (>20 mm Hg) por encima de las presiones sistólicas basales.

En respuesta a una presión arterial elevada, los barorreceptores de los grandes vasos y el flujo de salida vagal siguen intactos y se estimulan; se produce una bradicardia asociada. También se observa vasodilatación y enrojecimiento por encima del nivel neurológico.

1. **Causas.** Las causas más comunes son sobredistensión de la vejiga y del intestino, úlcera de decúbito y uña encarnada. Existen otras causas: fracturas, ropa ajustada, arrugas de las sábanas por debajo del paciente, urgencias intraabdominales, estimulación agresiva del programa intestinal, dismenorrea, orgasmo con actividad sexual e inicio del parto en el embarazo.
2. **Tratamiento.** Sentar a los pacientes con disreflexia autónoma en posición vertical. Así se aprovecha la tendencia a una presión arterial baja con la postura erguida en el paciente con LM. Dado que este síndrome se produce en respuesta a un estímulo nocivo, la primera y más importante premisa es identificar y eliminar el estímulo; para ello hay que buscar un estímulo incitador. El alivio de la distensión del intestino o la vejiga suele ser el único tratamiento necesario, con un rápido retorno de la presión arterial a la normalidad.

   Cuando la causa no se identifica y corrige fácilmente, hay que controlar la presión arterial con fármacos. Suele aplicarse ungüento de nitroglicerina sobre la piel. Una vez eliminado el estímulo incitador, se reduce el riesgo de hipotensión resultante. El nifedipino sublingual o de «morder y tragar» (10 mg) es una alternativa y puede repetirse en 15 min o 20 min si es necesario. Hay que tener cuidado, ya que esto también puede causar una caída precipitada de la presión arterial o arritmia cardíaca.

   En los casos resistentes, puede utilizarse apresolina intravenosa, nitroprusiato o anestesia intradural (raquídea).
3. **Prevención.** En los casos en los que las actividades diarias de manejo del intestino o de la vejiga producen disreflexia autónoma, el uso de anestésicos tópicos (gel de lidocaína o alternativas) limita los estímulos cutáneos y el riesgo de desarrollar estos síntomas. En los casos recurrentes (como en el caso de las rutinas intestinales), pueden administrarse 1 mg a 2 mg de prazosina por la noche o guanetidina oral, comenzando con 5 mg/día, ambas de forma profiláctica. La mecamilamina, inicialmente con 2.5 mg dos veces al día y con titulación posterior hasta una dosis total de 25 mg/día, es un fármaco alternativo. También se han empleado parches de clonidina.

   El uso de medicamentos relajantes vesicales anticolinérgicos también puede reducir el estímulo nocivo de la distensión vesical y disminuir el riesgo de disreflexia recurrente.

E. Vejiga neurógena. La vejiga neurógena es una de las alteraciones más graves de la función fisiológica tras un traumatismo neurológico. En la LM, la insuficiencia renal por infecciones frecuentes combinadas con reflujo y posterior pielonefritis fue la principal causa de muerte hasta las dos últimas décadas. En la actualidad, la insuficiencia renal es menos frecuente debido al tratamiento agresivo y a la vigilancia de la función de la vejiga neurógena.

En las personas no lesionadas, la función coordinada de las vías sensoriales, reflejas y motoras voluntarias permite una eliminación normal. Las vías que participan en el proceso son las vías motoras autónomas (simpáticas y parasimpáticas) y somáticas. La clasificación de la disfunción vesical requiere un conocimiento detallado de estas vías y está fuera del alcance de este capítulo.

En su lugar, se presenta un protocolo de atención para el tratamiento agudo de la vejiga neurógena en la LM. Este protocolo permite el manejo seguro del paciente mientras se abordan otros problemas agudos. Para el tratamiento definitivo de la vejiga neurógena, es necesario realizar más estudios y equilibrarlos con los factores sociales para crear la atención óptima para el individuo.

1. **Considerar la posible existencia de una vejiga neurógena es el factor más importante para el diagnóstico y el tratamiento.** Cualquier proceso que pueda afectar el control equilibrado de la vejiga (TCE, LM, lesión del plexo lumbosacro, enfermedad cerebrovascular) puede causar vejiga neurógena. El paciente con una lesión neurológica puede mantener una buena producción de orina con una vejiga que funciona con un volumen residual muy alto, lo que induce un alto riesgo de infección (fuga con retención). Deben comprobarse los volúmenes residuales posmiccionales para asegurarse de que la vejiga se vacía correctamente. Unos volúmenes recurrentes de más de 100 mL indican disfunción de la vejiga. El protocolo que sigue será suficiente en la fase aguda del tratamiento en todos los tipos de traumatismos.
   - **a.** Retirar la sonda de Foley o suprapúbica a menos que sea necesario por una lesión uretral o vesical coexistente, diabetes insípida, diuresis farmacológica, grandes cargas de líquidos u otras afecciones en las que se espera un alto volumen de orina. El retiro de una sonda permanente disminuye el riesgo de infección.
   - **b.** Establecer un vaciado cronometrado/monitorizado de los volúmenes urinarios. El vaciado cronometrado del paciente (inicialmente cada 4 h o 6 h) permite comprobar los volúmenes urinarios adecuados, de modo que puede lograrse la continencia. Si los volúmenes en estas comprobaciones son ligeramente elevados (>300-400 cc), la ingesta es adecuada; si el paciente no puede vaciar voluntariamente, se utilizará el sondaje intermitente para vaciar la vejiga y eliminar la estasis.
   - **c.** Para los pacientes con LM, iniciar un programa de sondaje intermitente lo antes posible después de la lesión, a menos que esté contraindicado. Realizar un sondaje estéril a menos que el paciente esté siendo enseñado, casos en los que debe utilizarse una «técnica limpia».
   - **d.** Los volúmenes urinarios con sondaje no deben exceder de 300 mL a 500 mL. Ajustar la frecuencia del sondaje/higiene según el patrón de vaciado del paciente. Registrar todos los volúmenes de vaciado y los episodios de incontinencia en una tabla de frecuencia y volumen.
   - **e.** Restringir la ingesta de líquidos del paciente cuando esté en sondaje intermitente para que la diuresis total sea de 1 500 mL/24 h a 2 000 mL/24 h.

     En general, para la vigilancia de por vida del paciente con vejiga neurógena está indicada una combinación de pruebas de imagen y pruebas secuenciales de presiones vesicales. Este estudio se suele trasladar al ámbito ambulatorio y se inicia aproximadamente 6 meses después de la lesión aguda.
   - **f.** Obtener cultivos de orina con sospecha de infección **sintomática**. La existencia de un cultivo bacteriano «positivo» por sí sola no es suficiente para impulsar el tratamiento en ausencia de cualquiera de los **síntomas** concurrentes descritos. No administrar antibióticos profilácticos ni antisépticos urinarios a menos que se documente una infección urinaria complicada. Dicha infección debe determinarse por los siguientes síntomas posibles:
     - **i.** Fiebre no atribuible a otra enfermedad.
     - **ii.** Aumento de la espasticidad.
     - **iii.** Disreflexia autónoma.
     - **iv.** Retención de orina o incontinencia como desviación de los patrones establecidos.
     - **v.** Hematuria.
     - **vi.** Más de 50 leucocitos por campo de gran aumento en la evaluación microscópica.
     - **vii.** Evidencia de enfermedad de cálculos.
     - **viii.** Bacteriuria: más de 100 000 UFC (unidades formadoras de colonias)/mL en una muestra obtenida por sondaje intermitente, o cualquier crecimiento en muestras obtenidas de sondas permanentes.

F. **Intestino neurógeno.** La disfunción intestinal neurógena suele coexistir en pacientes con vejiga neurógena, ya que las vías de control son similares. El objetivo de un programa intestinal es la eliminación fecal controlada con períodos intermedios de continencia para que el individuo pueda participar en las actividades diarias sin preocuparse por la inadecuación social.

Todos los pacientes traumáticos pueden tener disfunción intestinal, especialmente estreñimiento. Dado que los pacientes con LM suelen tener la sensación rectal y perineal deteriorada o ausente, los síntomas de disfunción intestinal pueden estar ausentes o ser imprecisos. La falta de apetito o el malestar inespecífico pueden ser la única indicación de que existe un problema de retención de heces. El establecimiento de la eliminación en todos los casos mejorará la comodidad del paciente y, en última instancia, reducirá la duración de la estancia.

Normalmente, en el período inicial después de una LM, existe un íleo. Una vez que este disminuye, lo que se da normalmente a los 2 o 3 días, debe iniciarse el programa intestinal (*v.* más adelante). Cuando el programa comienza a dar los resultados esperados, puede modificarse según convenga. El patrón intestinal del paciente antes de la lesión es la mejor guía para modificar el horario. En general, los individuos que tenían movimientos intestinales rutinarios y diarios continuarán con este patrón después de la lesión. Es posible que los individuos que tenían movimientos intestinales menos frecuentes requieran un programa intestinal menos frecuente a largo plazo.

Las deposiciones líquidas frecuentes pueden indicar que la motilidad intestinal es excesiva o que las heces impactadas están bloqueando el recto o el colon. Las heces líquidas de arriba pasan alrededor de esta obstrucción y se filtran por el ano. Es posible detectar un colon lleno en la exploración, pero el método más fiable de detección es obtener una radiografía simple de abdomen. Si se observa una obstrucción fecal, hay que evacuar el colon e iniciar un programa intestinal rutinario y fiable. Se desaconseja encarecidamente el uso de bolsas rectales u otros dispositivos de obtención externa o el uso de pañales para eliminar la posibilidad de daños secundarios en la piel.

1. La clasificación del intestino neurógeno como una lesión de las motoneuronas superior o inferior es esencial para el tratamiento adecuado.
   a. En los casos de lesión de la motoneurona superior (tetraplejía), los arcos reflejos sacros están intactos. La presencia de estos reflejos ayuda a iniciar la evacuación intestinal. En algunos casos, el individuo puede iniciar la evacuación con la estimulación digital (estiramiento) del esfínter anal o el uso de un supositorio. El uso de la estimulación digital junto con el uso de supositorios es fundamental para iniciar un régimen de evacuación consistente «a demanda».
   b. En las lesiones de la motoneurona inferior (lesiones del cono medular o de la cola de caballo), los reflejos locales se pierden. Esta situación es más difícil de controlar, y a menudo requiere una desimpactación digital rutinaria. El uso de fármacos que aumentan el volumen de las heces puede evitar la fuga libre de heces, y, en combinación con la higiene periódica de la bóveda rectal inferior, es la opción de tratamiento preferida.
2. El siguiente programa intestinal para personas con LM también puede aplicarse a otras entidades clínicas en las que el control intestinal es un problema.

   Un protocolo típico de manejo intestinal consiste en un ablandador de heces titulado según sea necesario y un laxante estimulante suave, administrado por vía oral, coordinado con un enema laxante (o supositorio en pacientes seleccionados). El uso de fármacos espesantes también puede facilitar la consistencia adecuada de las heces para mejorar los movimientos. Inicialmente, esto se hace en un horario diario para que la evacuación se produzca en un momento conveniente para el paciente y el personal de enfermería. El protocolo para la evacuación vespertina es docusato sódico (100 mg) dos veces al día, dos comprimidos de senósidos AB al mediodía, con un enema o un supositorio de bisacodilo rectal, en combinación con la estimulación digital del recto por la noche. Si se desea la evacuación matutina, el senósido AB se administra a la hora de acostarse.

IV. ALCANCE DE LA REHABILITACIÓN TRAS UN TRAUMATISMO

A. La rehabilitación de los pacientes después de un traumatismo se produce en varias etapas, cada una de las cuales tiene su lugar correspondiente.

1. Los centros de rehabilitación subaguda, creados en gran medida con las revisiones de la política de Medicare de 2009 y 2010 y en la implementación del sistema de pago prospectivo para los centros de rehabilitación de pacientes hospitalizados (IRF, *inpatient rehabilitation facilities*).

   Se trata de un entorno para fines de rehabilitación que proporcionará una menor intensidad general de los servicios terapéuticos durante un mayor período. La capacidad de estos centros para hacer frente a los problemas médicos en curso es variable. Si el paciente no cumple los criterios para recibir servicios de rehabilitación en un IRF, pero a la vez no puede cuidarse a sí mismo en la comunidad y se beneficiaría de algún grado de tratamiento para seguir recuperándose de sus lesiones, entonces los servicios de rehabilitación subaguda son apropiados.
2. La rehabilitación hospitalaria aguda es necesaria cuando los pacientes no pueden manejar sus propias necesidades básicas de autocuidado o movilidad debido a limitaciones físicas o cognitivas. El objetivo de la rehabilitación hospitalaria es restablecer la capacidad de las rutinas básicas de la vida diaria para que el paciente pueda desenvolverse con seguridad en la comunidad con un mínimo de asistencia física o supervisión. Lo ideal es que los pacientes vuelvan a ser independientes tanto física como cognitivamente, aunque esto no siempre es posible. Las intervenciones de rehabilitación se dirigen a minimizar la cantidad de asistencia física o cognitiva que el paciente necesitará al volver a la comunidad. La mayoría de los centros siguen las directrices de Medicare para la admisión en un IRF, como se indica a continuación.
   a. El paciente debe requerir la intervención terapéutica activa y continuada de múltiples disciplinas terapéuticas (fisioterapia, terapia ocupacional, logopedia o terapia protésica/ortopédica), una de las cuales debe ser fisioterapia o terapia ocupacional.

b. El paciente debe requerir un programa intensivo de rehabilitación; suele consistir en al menos 3 h de tratamiento al día durante al menos 5 días a la semana.
c. Debe esperarse razonablemente que el paciente participe activamente en el programa de rehabilitación intensiva y se beneficie de esta. Se espera que el paciente obtenga una mejora medible (que tenga un valor práctico para mejorar la capacidad funcional del paciente o su adaptación a las deficiencias) como resultado de la rehabilitación, y se espera que dicha mejora se produzca en un período prescrito.
d. El paciente debe requerir la supervisión de un médico.
e. El paciente debe requerir un abordaje interdisciplinario intensivo y coordinado para la rehabilitación.

3. Las fases iniciales de la rehabilitación ambulatoria están dirigidas a mejorar la capacidad del paciente para volver a participar activamente en la comunidad fuera del hogar y a mejorar la capacidad del paciente para llevar a cabo actividades instrumentales más complejas de la vida diaria (p. ej., cocinar, lavar la ropa, gestionar las finanzas, mantener el hogar).

   Estas tareas implican habilidades organizativas y ejecutivas más complejas que suelen verse afectadas en las lesiones cerebrales. Los pacientes pueden requerir ayuda con problemas de conducta que alteran sus relaciones interpersonales. También pueden abordarse, junto con las limitaciones cognitivas, déficits residuales que limitan la movilidad en la comunidad. Esta fase de la rehabilitación se denomina a veces «reincorporación a la comunidad».
4. La fase final de la rehabilitación consiste en ayudar a la persona afectada (que ahora suele denominarse «cliente» en lugar de «paciente») a volver a tener algún tipo de empleo competitivo. Denominada «rehabilitación profesional», comporta la enseñanza de habilidades de formación que permitan al individuo volver al lugar de trabajo. También puede implicar la prestación de algunos servicios de asistencia (p. ej., adquisición de empleo y asesoramiento laboral), así como la colocación de prueba en puestos de trabajo voluntario en la comunidad.

AXIOMAS

- El equipo de rehabilitación debe enseñar al paciente las habilidades para volver a ser independiente.
- La discapacidad secundaria es el resultado de la inmovilización prolongada del paciente.
- Las contracturas y las úlceras de decúbito pueden y deben prevenirse.
- El reposo absoluto en cama provoca una pérdida de fuerza muscular por semana de entre el 10 % y el 15 %. Es esencial mantener la fuerza mediante ejercicios terapéuticos.

Lecturas recomendadas

Banovac K, Sherman AL, Estores IM, et al. Prevention and treatment of heterotopic ossification after spinal cord injury. *J Spinal Cord Med* 2004;27(4):376–382.

Bar-Shai M, Carmeli E, Coleman R, et al. Mechanisms in muscle atrophy in immobilization and aging. *Ann N Y Acad Sci* 2004;1019:475–478.

Bogner J. The Agitated Behavior Scale. *The Center for Outcome Measurement in Brain Injury*. 2000. http://www.tbims.org/combi/abs. Accessed December 01, 2018.

Campagnolo DI, Kirshblum S, Nash RF, et al., eds. *Spinal Cord Medicine*. 2nd ed. Philadelphia, PA: Lippincott Williams & Wilkins; 2011:261–274.

Consortium for Spinal Cord Medicine. Neurogenic bowel management in adults with spinal cord injury. *J Spinal Cord Med* 1998;21(3):248–293.

Consortium for Spinal Cord Medicine. Acute management of autonomic dysreflexia: individuals with spinal cord injury presenting to health-care facilities. *J Spinal Cord Med* 2002;25(Suppl 1):S67–S88.

Consortium for Spinal Cord Medicine. Bladder management for adults with spinal cord injury: a clinical practice guideline for health-care providers. *J Spinal Cord Med* 2006;29(5):527–573.

Consortium for Spinal Cord Medicine Clinical Practice Guidelines. Pressure ulcer prevention and treatment following spinal cord injury: a clinical practice guideline for health-care professionals. *J Spinal Cord Med* 2001;24(Suppl 1):S40–S101.

Evans WJ. Skeletal muscle loss: cachexia, sarcopenia, and inactivity. *Am J Clin Nutr* 2010;91(4): 1123S–1127S.

Lombard L, Zafonte R. Agitation after traumatic brain injury: considerations and treatment options. *Am J Phys Med Rehabil* 2005;84(10):797–812.

Medicare Benefit Policy Manual, Chapter 1—Inpatient Hospital Services Covered Under Part A (Rev. 234, 03-10-17) Section 110.2—Inpatient Rehabilitation Facility Medical Necessity Criteria.

Schuetz P, et al. Amino-bisphosphonates in heterotopic ossification: first experience in five consecutive cases. *Spinal Cord* 2005;43(10):604–610.

Silver J, Yudofsky S, Anderson K. Aggressive disorders. In: Silver JM, McAllister TW, Yudofsky SC, eds. *Textbook of Traumatic Brain Injury*. Washington, DC: American Psychiatric Press; 2005.

Wagner AK, Fabio T, Zafonte RD, et al. Physical medicine and rehabilitation consultation: relationships with acute functional outcome, length of stay and discharge planning after traumatic brain injury. *Am J Phys Med Rehabil* 2003;82(7):526–536.

Warden DL, Gordon B, McAllister TW, et al. Guidelines for the pharmacologic treatment of neurobehavioral sequelae of traumatic brain injury. *J Neurotrauma* 2006;23(10):1468–1501.

Zafonte R, Lombard L, Elovic E. Antispasticity medications: uses and limitations of enteral therapy. *Am J Phys Med Rehabil* 2004;83(10 Suppl):S50–S58.

25 Cuidados paliativos

Myrick C. Shinall Jr y Zara Cooper

I. INTRODUCCIÓN

A. Cuidados paliativos. Los cuidados paliativos son cuidados médicos dirigidos a mejorar la calidad de vida y a reducir el sufrimiento de los pacientes con enfermedades o lesiones graves, más que a curar la enfermedad subyacente. Son responsabilidad de todos los médicos que tratan a pacientes gravemente enfermos. Los **cuidados paliativos especializados** son proporcionados por proveedores expertos con formación y experiencia especiales. Los **cuidados paliativos primarios** se refieren a los cuidados paliativos prestados por proveedores no especializados (p. ej., traumatólogos).

B. Los cuidados paliativos especializados se desarrollaron a partir de la creación de centros de cuidados paliativos, a través de los cuales quería proporcionarse una atención centrada en el bienestar de los pacientes con enfermedades incurables. Los cuidados paliativos no son sinónimo de centro de cuidados paliativos. Al contrario, estos centros son actualmente una subárea de los cuidados paliativos.

C. Los cuidados paliativos especializados son intrínsecamente multidisciplinarios. Además de los médicos o los profesionales sanitarios superiores, los equipos de cuidados paliativos suelen incluir una combinación de trabajadores sociales, sacerdotes, coordinadores asistenciales y psicólogos.

II. EVALUACIÓN DE LOS CUIDADOS PALIATIVOS

A. En las primeras 24 h del ingreso, el equipo de traumatología debe realizar las siguientes evaluaciones y abordarlas en una reunión con el paciente y/o la familia:

1. Evaluar el pronóstico con base en el patrón de la lesión del paciente, el funcionamiento previo a la lesión, las enfermedades premórbidas, la edad y la fragilidad.
2. Determinar si el paciente tiene documentos de voluntades anticipadas (*v.* secciones V.A.1 y V.A.2).
3. Identificar a los miembros importantes de la familia u otros apoyos que son los que toman las decisiones clave.
4. Evaluar y tratar el dolor y otros síntomas (*v.* sección III).
5. Identificar al representante legal del paciente (*v.* definición en la sección V.A.3).
    a. Si el paciente está despierto y alerta, pedirle que diga el nombre del representante.
    b. Los documentos de planificación anticipada de la asistencia suelen designar a un representante legal.
    c. Si un paciente incapacitado no ha designado previamente a un representante o si el equipo cree que la persona designada no está dispuesta o no puede actuar como un representante apropiado (como en el caso de sospechas de beneficio secundario de la enfermedad), los procedimientos para designar a un representante dependerán de la ley corriente y de la política local del hospital.

B. La detección de las necesidades adicionales de cuidados paliativos debe producirse a lo largo de la estancia del paciente.

1. La denominada «pregunta sorpresa» ha resultado útil para identificar las necesidades de cuidados paliativos: «¿le sorprendería que este paciente muriera en los próximos 12 meses?». La respuesta «no, no me sorprendería» desencadena una consideración más profunda de las necesidades de cuidados paliativos.
2. La respuesta «no» a la pregunta sorpresa suele poder clasificarse en dos categorías:
    a. Categoría 1: pacientes con incertidumbre respecto a la recuperación y supervivencia a largo plazo, pero con una probabilidad razonable de sobrevivir hasta el alta hospitalaria y volver a casa.
        i. Algunos ejemplos son los pacientes jóvenes y sanos con TCE moderados o los pacientes mayores con lesiones múltiples.
        ii. Analizar los objetivos de los cuidados en relación con lo que sería una calidad de vida mínimamente aceptable, si las intervenciones pueden lograr esta calidad de

vida y los límites de la intensificación de los cuidados, incluidas las maniobras de reanimación cardiopulmonar.

b. Categoría 2: pacientes con alto riesgo de muerte intrahospitalaria o de ser dados de alta a un centro de cuidados de personas dependientes.
   i. Algunos ejemplos serían los pacientes jóvenes y sanos con TCE grave o hemorragia importante y los pacientes mayores con múltiples comorbilidades y traumatismos de moderados a graves.
   ii. En el análisis sobre los objetivos de la atención, presentar las opciones de atención centrada en la comodidad junto con las opciones de tratamiento para prolongar la vida. Puede ser apropiada la planificación de los cuidados al final de la vida o de los cuidados paliativos.

III. SÍNTOMAS

A. Dolor

1. **Dolor total.** El dolor total es el concepto de que la experiencia del dolor no solo depende de los estímulos nociceptivos, sino de cualquier otro malestar que experimenten los pacientes al enfrentarse a una enfermedad grave. El dolor (o cualquier otro síntoma) que no responda a un tratamiento médico adecuado justifica la búsqueda de los factores psicosociales, existenciales o espirituales que contribuyen a la angustia del paciente.
2. Los daños en los distintos tejidos provocan diferentes tipos de dolor que responden de forma diferente al tratamiento.
   a. Dolor somático: dolor bien localizado en los tejidos blandos de la piel, la pared corporal y las extremidades.
   b. Dolor óseo: dolor localizado en los huesos.
   c. Dolor muscular bien localizado.
   d. Dolor visceral: dolor poco localizado e indeterminado asociado a la lesión de un órgano interno.
   e. Dolor cólico: dolor poco localizado, creciente y decreciente, asociado al estiramiento excesivo de una víscera hueca obstruida.
   f. Dolor neuropático: dolor que normalmente se experimenta como ardor, hormigueo o entumecimiento.
3. El primer paso en el tratamiento del dolor es evaluar si el estímulo nociceptivo puede eliminarse (p. ej., reparando una lesión o extirpando un órgano o tejido comprometido).
4. Los opioides son el pilar para el control del dolor agudo grave o al final de la vida. Sin embargo, a largo plazo, inducen hiperalgesia y adicción, por lo que son una mala elección para el dolor crónico. Los opioides deben utilizarse en la dosis más baja y durante el menor tiempo posibles para lograr un control adecuado del dolor. Siempre que sea posible, deben utilizarse analgésicos no opioides coadyuvantes para minimizar o eliminar la necesidad de opioides.
5. Entre los analgésicos no opioides más comunes a tener en cuenta se encuentran los siguientes:
   a. Paracetamol: puede programarse con seguridad en la mayoría de los pacientes sin efectos adversos. Se requiere precaución en pacientes con hepatopatía.
   b. Antiinflamatorios no esteroideos (AINE): en general son seguros de programar, especialmente para una duración limitada. Se requiere precaución en pacientes con o en riesgo de disfunción renal.
   c. Anticonvulsivos (p. ej., gabapentina, pregabalina): especialmente útiles en el dolor neuropático, pero también pueden ser un complemento útil en el somático. Se requiere precaución debido al potencial de abuso y a los efectos sedantes.
   d. Antidepresivos tricíclicos: útiles para el dolor neuropático, especialmente si la depresión o la ansiedad contribuyen al dolor. Muchos prolongan el intervalo QT, por lo que se aconseja controlar el electrocardiograma (ECG).
   e. Relajantes musculares: más útiles para el dolor muscular debido a espasmos. Su uso está limitado por sus efectos sedantes.
6. La escala del dolor de la Organización Mundial de la Salud (OMS) ofrece un algoritmo escalonado para tratar el dolor. El dolor crónico debe abordarse ascendiendo por la escala de forma escalonada, mientras que el dolor agudo puede tratarse con un rápido ascenso hasta la parte superior de la escala, con un descenso gradual a medida que se logra el control del dolor.
   a. Primer peldaño: analgésicos no opioides (p. ej., paracetamol, AINE).
   b. Segundo peldaño: analgésico no opioide + opioide débil (p. ej., codeína).
   c. Tercer peldaño: analgésico no opioide + opioide fuerte (p. ej., morfina).

B. Náusea

1. Se define como la sensación desagradable de necesidad de vomitar.
2. Diagnóstico diferencial de las causas de náusea (**VOMIITS**).

   a. Vestibulares (trastornos del oído interno, por ejemplo, vértigo).
   b. Obstrucción del tubo digestivo.
   c. Metabólicas (p. ej., uremia).
   d. Inflamación del tubo digestivo.
   e. Incremento de la presión Intracraneal.
   f. Toxinas.
   g. pSicológicas (p. ej., ansiedad, anticipación).
3. La náusea está mediada por complejas vías neuronales en las que intervienen una gran variedad de neurotransmisores, como la acetilcolina, la histamina, la dopamina y la serotonina. El tratamiento farmacológico se dirige a estos neurotransmisores.
   a. Antagonistas de la serotonina (p. ej., ondansetrón, dolasetrón): única clase de antieméticos ampliamente utilizados sin efectos sedantes significativos.
   b. Antihistamínicos (p. ej., prometazina, difenhidramina).
   c. Anticolinérgicos (p. ej., hioscina).
   d. Antipsicóticos (p. ej., haloperidol, proclorperazina).
   e. Procinéticos (p. ej., metoclopramida).
   f. Cannabinoides (p. ej., dronabinol, nabilona).
   g. Ansiolíticos (p. ej., lorazepam): si la ansiedad contribuye a las náuseas.

C. Estreñimiento

1. El tratamiento farmacológico para el estreñimiento incluye emolientes, fármacos espesantes, y laxantes estimulantes y osmóticos.
   a. Emolientes: aceite mineral y docusato (evidencia limitada de eficacia; no deben utilizarse como único fármaco para prevenir o controlar el estreñimiento).
   b. Fármacos de carga: psilio y metilcelulosa; requieren una importante ingesta de agua por vía oral para evitar la impactación.
   c. Laxantes estimulantes: bisacodilo y hoja Sen.
   d. Laxantes osmóticos: polietilenglicol, lactulosa y sorbitol.
   e. Antagonistas opioideos: naloxegol, metilnaltrexona y lubiprostona; suelen ser caros y su eficacia comparada con la de los laxantes estimulantes u osmóticos tradicionales no está bien establecida.
2. Minimización o eliminación de los opioides en cualquier paciente con estreñimiento significativo.
3. A la inversa, cuando se prescriba un opioide, debe prescribirse también un estimulante y/o un laxante osmótico como profilaxis del estreñimiento.

D. Disnea

1. Primero hay que buscar las causas reversibles. La disnea puede ser consecuencia de una oxigenación o ventilación insuficientes, así como de un aporte insuficiente de oxígeno a los tejidos (anemia, choque) o de una demanda excesiva de oxígeno por parte de los tejidos.
2. La oxigenoterapia humidificada puede aliviar la sensación de disnea incluso en situaciones de saturación arterial de oxígeno (SaO_2) adecuada. Para los pacientes que ya reciben oxígeno, el aumento del flujo suele aliviar la disnea.
3. Los complementos no farmacológicos para la disnea incluyen un respirador para insuflar aire en la cara del paciente y mantener el aire fresco y seco.
4. Dosis bajas de opioides reducen la disnea. Este efecto es distinto de la supresión respiratoria inducida por estos fármacos. La supresión respiratoria se produce con dosis superiores a las analgésicas, mientras que el alivio de la disnea se produce con dosis inferiores a las analgésicas.
5. La disnea suele desencadenar ansiedad, que empeora la disnea. Los ansiolíticos ayudan si la ansiedad es un componente importante de la experiencia de disnea del paciente.

E. Delirio

1. El delirio es un estado confusional agudo que se caracteriza por fluctuaciones del nivel de consciencia y déficits de atención. Los pacientes con delirio pueden mostrar hipo o hiperactividad.
2. El pilar del tratamiento del delirio es la prevención y la eliminación de las causas subyacentes. Su reconocimiento justifica los intentos de:
   a. Identificar y tratar los estados de enfermedad subyacentes (p. ej., infección, hipoxia).
   b. Suspender la medicación que origina el delirio (p. ej., opioides, sedantes).
   c. Normalizar la relación del paciente con su entorno.
      i. Mejorar la higiene del sueño.
      ii. Proporcionar ayudas sensoriales, como gafas o audífonos.
      iii. Participar en conversaciones de orientación.
      iv. Reducir al mínimo las alarmas y la vigilancia invasiva.
3. Ningún tratamiento farmacológico ha demostrado ser eficaz en el tratamiento del delirio. La agitación puede tratarse con antipsicóticos o sedantes.

IV. CUIDADOS PALIATIVOS EN LA UNIDAD DE CUIDADOS INTENSIVOS

A. Más de 500 000 estadounidenses mueren en la unidad de cuidados intensivos (UCI) cada año, y el 50 % de los pacientes mueren después de retirar o mantener el soporte vital. El manejo de los síntomas cerca del final de la vida es un conjunto de habilidades críticas para los clínicos en la UCI (*v.* sección VII). Además, hasta la mitad de los pacientes dados de alta en un hospital de cuidados agudos de larga duración morirán en el año siguiente al ingreso.

B. Existen dos modelos de prestación de cuidados paliativos en la UCI.

1. **Modelo integrador:** el equipo de cuidados intensivos ofrece cuidados paliativos primarios a todos los pacientes.
   a. Nelson y cols. desarrollaron un «paquete» de cuidados paliativos para la UCI, que incluye medidas de proceso para abordar la mejora de la comunicación, la toma de decisiones y el manejo de los síntomas (tabla 25-1).
   b. Todos los pacientes reciben los beneficios de los cuidados paliativos en la UCI. Un modelo integrador en la UCI de traumatología se asocia con una disminución de la duración de la estancia sin un aumento de la mortalidad.
2. **Modelo consultivo:** se utilizan **factores desencadenantes** que permitan identificar a los pacientes con necesidad de cuidados paliativos.
   a. La aplicación de estos desencadenantes aumentan las consultas para cuidados paliativos y reducen los días de hospitalización. Sin embargo, los pacientes pueden ser identificados demasiado tarde y, como consecuencia, no beneficiarse de los cuidados.

C. Reuniones familiares interdisciplinarias. Las reuniones familiares interdisciplinarias se asocian a una disminución de la duración de la estancia en la UCI y a un aumento de la satisfacción de las familias sin que haya una mayor mortalidad.

1. El paquete de medidas asistenciales y comunicación (tabla 25-1) incluye una reunión familiar interdisciplinaria al quinto día. Las reuniones familiares en fases iniciales ayudan a establecer objetivos para la hospitalización, permiten a los clínicos conocer y respetar al paciente como persona y pueden ayudar a crear alianzas con la familia antes de que surjan decisiones difíciles sobre la finalización del tratamiento.
2. La mnemotecnia **VALUE** ayuda a guiar a los clínicos que realizan conferencias sobre el final de la vida, y su uso se asocia con la disminución de las tasas de trastorno de estrés postraumático (TEPT) entre los familiares.
   a. V (*Value family statements*): valorar la declaración familiar.
   b. A (*Acknowledge family emotions*): abordar las emociones familiares.
   c. L (*Listen to the family*): escuchar a la familia.
   d. U (*Understand the patient as a person*): entender al paciente como una persona.
   e. E (*Elicit family questions*): obtener preguntas de la familia.

D. Retiro de la ventilación mecánica (RVM). El RVM es una habilidad importante y debe abordarse como cualquier otro procedimiento.

1. Antes del retiro, la comunicación con la familia debe centrarse en el interés superior del paciente y en alinear el tratamiento con los objetivos de la atención.

TABLA 25-1 Paquete de medidas asistenciales y comunicación para la unidad de cuidados intensivos

Día 1	Día 3	Día 5
Identificar al médico responsable	Ofrecer consulta de trabajo social	Llevar a cabo una reunión familiar interdisciplinaria
Obtener las voluntades anticipadas	Ofrecer apoyo espiritual	
Dirigir la preferencia por la reanimación cardiopulmonar		
Distribución del manual de información para la familia		
Evaluar el dolor regularmente		
Manejar el dolor de forma óptima		

Adaptado con permiso de BMJ Publishing Group Ltd de Nelson JE, Mulkerin CM, Adams LL, et al. Improving comfort and communication in the ICU: a practical new tool for palliative care performance measurement and feedback. *Qual Saf Health Care* 2006;15(4):264-271.

2. El RVM suele estar asociado a la angustia física de los pacientes y a la angustia psicológica de los familiares. Los clínicos deben anticiparse y atender a ambos.
   a. Antes de la extubación, los pacientes reciben opioides y/o benzodiazepinas para tratar la disnea y la ansiedad, respectivamente. Titular los sedantes para el confort (*v.* sección VII).
   b. Las familias deben estar preparadas para lo que ocurrirá en el momento de la extubación y conocer cómo se tratarán los síntomas por el miembro del personal enfermero de cabecera, y se les debe dar una estimación general de cuándo se espera que el paciente muera (horas, días, semanas). La incertidumbre sobre el momento de la muerte debe indicarse y reiterarse, especialmente cuando los pacientes no mueren poco después del RVM. Las familias tienden a reconsiderar su decisión si los pacientes no mueren poco después de la extubación. En este caso, los médicos deben recordarles la afección clínica general de los pacientes y cómo este curso de tratamiento se alinea con los objetivos del paciente.

V. COMUNICACIÓN EN LAS ENFERMEDADES GRAVES

A. La mayoría de los pacientes en la UCI son incapaces de tomar decisiones y deben confiar en representantes. Estos representantes deben documentarse en las 24 h siguientes al ingreso.
   1. **Voluntades anticipadas avanzadas (VA) y testamentos vitales.** Estos documentos indican a los médicos cómo proceder con el tratamiento médico si un paciente no puede hablar por sí mismo. Las VA se asocian a tasas más altas de atención acorde con los objetivos.
   2. **Orden médica de tratamiento para mantener la vida (POLST, physician orders for life-sustaining treatment).** La POLST es un conjunto de órdenes médicas relativas a las limitaciones de las intervenciones para mantener la vida, como la hidratación, la alimentación, la reanimación y la hospitalización. Es transferible a otros centros sanitarios y está disponible en más de 30 estados.

      Deben solicitarse las VA existentes en el momento del ingreso, especialmente para los pacientes con alto riesgo de muerte en el hospital (el 33 % de los adultos mayores hospitalizados las tienen).
   3. Los pacientes en la UCI suelen carecer de capacidad, por lo que se requieren **representantes** que puedan tomar decisiones médicas en su nombre. Estos deben ser identificados al principio de la estancia en la UCI. El documento que designa a este representante o apoderado se denomina **poder notarial duradero** o **permanente.**
      a. Los representantes deben basarse principalmente en el «**juicio sustitutivo**», es decir, en lo que el paciente declaró en sus VA o en lo que se cree que el paciente haría si pudiera.
      b. Si se desconocen los deseos del paciente, los representantes y los médicos deben utilizar el «**criterio del mejor interés**» para determinar la opción de tratamiento adecuada.
      c. Los representantes están sometidos a una enorme angustia psicológica y sufren altas tasas de depresión y TEPT tras la muerte de un ser querido. La comunicación frecuente y clara con el equipo clínico se asocia con mejores resultados psicológicos para los representantes en los meses posteriores a la estancia en la UCI.

B. Con frecuencia, los médicos deben tomar decisiones clínicas difíciles, dar malas noticias y establecer objetivos de atención a los pacientes con enfermedades que limitan su vida (*v.* sección III). La comunicación con los pacientes graves implica un conjunto importante de habilidades que hay que dominar, y las conversaciones difíciles requieren preparación y formación. Los cirujanos se enfrentan cada vez más a decisiones sobre la cirugía en adultos mayores frágiles y en otros pacientes gravemente enfermos cerca del final de la vida. Aunque la intervención quirúrgica puede tratar de forma inmediata la afección que pone en peligro la vida, puede agravar la enfermedad subyacente que limita la vida del paciente. En tales circunstancias, hay que tomar decisiones compartidas.
   1. En la tabla 25-2 se muestra una estrategia de comunicación estructurada, basado en las mejores prácticas y en la opinión de los expertos, para facilitar la toma de decisiones de tratamiento acordes con los objetivos para los pacientes graves con urgencias quirúrgicas.
   2. En los casos en los que el pronóstico de las intervenciones importantes es incierto, un abordaje útil para la toma de decisiones es la realización de un **ensayo de duración limitada**. Puede probarse una estrategia de intervención durante un período predeterminado estableciendo las medidas de éxito previstas. Si el paciente no mejora, se interrumpe la intervención. Las expectativas mutuas entre los médicos y las familias evitan una estancia innecesariamente prolongada y reducen los conflictos.
   3. Las principales habilidades de comunicación en enfermedades graves para los cirujanos incluyen **dar malas noticias**, **responder a la emoción**, **obtener objetivos y valores** y **hacer recomendaciones de tratamiento.**
      a. Dar malas noticias es difícil porque a menudo uno se siente responsable, y las emociones generan muchas veces incomodidad. A la hora de dar malas noticias, es importante cumplir con lo siguiente:

TABLA 25-2 Estrategia de comunicación estructurada para facilitar el tratamiento acorde con los objetivos en cirugía de cuidados intensivos

Componente	Objetivos	Ejemplos de frases
Pronóstico	Evaluar el pronóstico	Revisión de la anamnesis y conversaciones con otros médicos
Conectar y promover	Abordar los síntomas, revisar las voluntades anticipadas, lograr la comprensión del paciente/representante de la salud del paciente	Cuéntame cómo ha estado su salud últimamente. ¿Qué tipo de cosas no puede hacer debido a su salud?
Informar	Describir el problema agudo en el contexto de la salud subyacente del paciente	Me preocupa que lo que ha ocurrido hoy cambie realmente el curso de las cosas
Resumir	Establecer un entendimiento compartido	Tal y como yo lo veo, hoy hemos dado con algo que ha agravado un grave problema
Pausa	Permitir al paciente o al representante procesar la información, expresar sus emociones	Puedo ver que esto es muy difícil de escuchar
Opciones	Describir los beneficios, las cargas y los resultados probables de las opciones quirúrgicas y no quirúrgicas, incluidos los cuidados paliativos	He aquí algunas formas de abordar este problema...
Objetivos	Recabar los objetivos del paciente, las prioridades de salud y los sacrificios aceptables	¿Ha pensado qué cosas serían las más importantes para usted si estuviera muy enfermo? ¿Qué estaría dispuesto a hacer para conseguir X?
Recomendar	Recomendar tratamientos que estén alineados con los objetivos del paciente. Considerar un camino limitado en el tiempo del tratamiento agresivo con parámetros claros para la reevaluación	En base a lo que es más importante para usted, sugiero que procedamos con la cirugía. Veamos cómo están las cosas en 48 h. Si las cosas no mejoran, deberíamos cambiar nuestro enfoque para poder lograr lo que es más importante para su padre
Apoyo	Resumir los próximos pasos y reafirmar la relación con independencia del curso del tratamiento o del pronóstico	Le proporcionaremos la mejor atención posible

Adaptado de Cooper Z, Koritsanszky LA, Cauley CE, et al. Recommendations for best communication practices to facilitate goal-concordant care for seriously ill older patients with emergency surgical conditions. *Ann Surg* 2016;263(1):1-6, con permiso.

i. Indicar al paciente cómo entiende la situación con preguntas como: *¿qué le han dicho otros médicos?*
ii. Pedir permiso para darles noticias (¿es *un buen momento para hablar?).*
iii. Lanzar una «señal de advertencia» para indicar que se acercan malas noticias (**lo siento,** *esto no es lo que esperábamos*).
iv. Ser claro y directo, y evitar la jerga médica y los eufemismos (*la biopsia es un cáncer*).
v. Reconocer la emoción.
vi. Resumir la información.
vii. Describir los siguientes pasos y el seguimiento.

b. **Responder a la emoción** transmite que el clínico está intentando comprender la experiencia del paciente.
   i. Algunos EJEMPLOS útiles para transmitir empatía son **(NURSE)**:
      a) Nombrar la emoción: «*parece enfadado*».
      b) Comprensión (*Understanding*): «*quiero entender lo que piensa sobre esto*».
      c) Respeto: «*puedo ver lo mucho que hace por él*».
      d) Apoyo (*Supporting*): «*haré todo lo posible para conseguir la ayuda que necesita*».
      e) Exploración: «*¿podría decirme más sobre este tema?*».

c. Para proporcionar una atención que sea coherente con las prioridades del paciente, hay que **obtener deliberadamente sus objetivos y valores**. Las siguientes preguntas son útiles para facilitar los tratamientos acordes con los objetivos.
   i. *¿Cómo describiría su salud actual?*
   ii. *¿Qué actividades de su día a día son más importantes para usted?*
   iii. *¿Cómo espera que le ayude este tratamiento?*
   iv. *¿Qué tipos de tratamientos le preocupan más?*
   v. *¿Qué estaría dispuesto a hacer para conseguir un pronóstico aceptable?*

d. **Hacer recomendaciones de tratamiento.** Los médicos suelen temer que las recomendaciones socaven la autonomía del paciente. Sin embargo, proporcionar una mala información aumenta la probabilidad de que los pacientes tomen decisiones discordantes. Recomendar tratamientos en el contexto de los objetivos del paciente.

   Ejemplo: *con base en lo que me ha dicho que es más importante para usted, le recomendaría la cirugía, ya que es lo más probable que le ayude a volver a caminar sin dolor.*

VI. PRONÓSTICO

A. El pronóstico requiere un abordaje holístico que tenga en cuenta la lesión o la enfermedad con riesgo vital inminente en el contexto de las comorbilidades y la debilidad subyacentes del paciente.

   Como se ha comentado anteriormente, la respuesta a la **pregunta sorpresa** («¿le sorprendería que este paciente muriera en los próximos 12 meses?») proporciona una cierta ayuda. La respuesta «no» se asocia a un aumento de la mortalidad a un año en los pacientes adultos mayores de cirugía general de urgencia y traumatología, así como de diálisis, y los pacientes graves. Esto debería desencadenar la valoración para cuidados paliativos.

B. **Fragilidad.** La fragilidad es la incapacidad de soportar el estrés fisiológico y está altamente asociada con un pronóstico adverso, incluyendo complicaciones, altas no domiciliarias y mortalidad en pacientes de edad avanzada. Se han utilizado varios abordajes para estimar la fragilidad.
   1. Joseph y cols. han desarrollado un **índice de fragilidad específico para los traumatismos** con el fin de identificar a los pacientes adultos mayores con mayor riesgo de un pronóstico adverso. Se trata de una escala de 15 variables que pueden extraerse de la anamnesis.
   2. La **Vulnerable Elders Survey** es una encuesta de 13 variables para detectar la fragilidad y desencadenar consultas geriátricas en pacientes traumáticos. La consulta geriátrica en pacientes con pronóstico positivo se asoció con una mejora del estado funcional a los 6 meses.
   3. La **Escala FRAIL** de fragilidad es una herramienta de cribado validada para adultos mayores residentes en la comunidad en clínicas de atención primaria y también se utiliza en algunos centros de traumatología para detectar la fragilidad.
      a. Fatiga, Resistencia, Ambulación, Enfermedad (*Illness*) y Pérdida de peso (*weight Loss*) (>5 % en los últimos 6 meses).

C. El *Geriatric Trauma Outcomes Score* (GTOS) ha sido validado como herramienta para predecir la mortalidad intrahospitalaria entre los pacientes traumáticos de edad avanzada.
   1. GTOS = edad + (2.5 × ISS [Escala de gravedad de lesiones o *Injury Severity Score*]) + 22 (si el paciente recibe una transfusión de eritrocitos en las primeras 24 h).
      a. En la figura 25-1 se muestra un nomograma que correlaciona el GTOS con la probabilidad de muerte.

VII. ATENCIÓN AL PACIENTE EN ESTADO TERMINAL

A. Gestión de los síntomas

   1. El manejo agresivo de los síntomas del final de la vida puede resultar angustioso para el personal, que puede sentir que está acortando la vida del paciente.
      a. Un principio ampliamente aceptado en bioética es la *regla del doble efecto*, que establece que una acción que tiene tanto un efecto bueno (p. ej., aliviar el dolor) como un efecto malo (p. ej., acortar la vida) es moralmente justificable si no se lleva a cabo para conseguir el efecto malo y si el efecto bueno es lo suficientemente importante desde el punto de vista moral como para compensar el efecto malo.

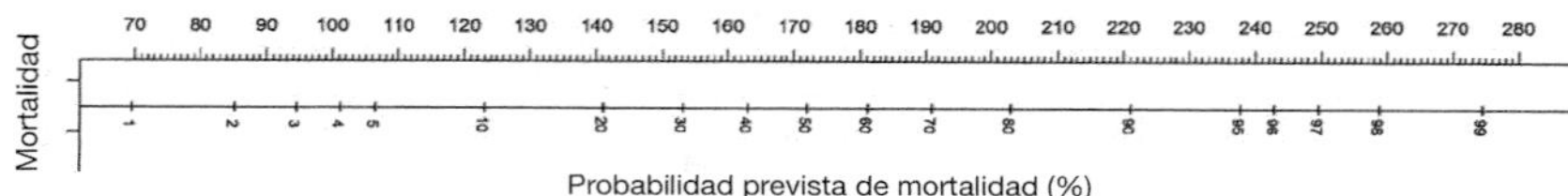

Figura 25-1. Nomograma que correlaciona el *Geriatric Trauma Outcomes Score* (GTOS) con la probabilidad de mortalidad intrahospitalaria. (Reproducido de Cook AC, Joseph B, Inaba K, y cols. Multicenter external validation of the Geriatric Trauma Outcome Score: a study by the Prognostic Assessment of Life and Limitations After Trauma in the Elderly (PALLIATE) consortium. *J Trauma Acute Care Surg* 2016;80(2):204-209, con permiso). ISS, Escala de gravedad de lesiones.

b. No está claro que el tratamiento agresivo de los síntomas del final de la vida acorte la vida de los pacientes si los médicos dosifican el tratamiento en función de los síntomas.

2. El dolor debe tratarse con opioides que deben dosificarse frecuentemente en función de la expresión de dolor o angustia del paciente.

a. Las infusiones continuas de opioides son apropiadas si el paciente requiere una dosificación frecuente a un ritmo constante. Una infusión continua requerirá de 4 a 5 semividas del fármaco para alcanzar el estado estable, por lo que debe disponerse de dosis frecuentes en bolo si se inicia una infusión o se titula su dosis, ya que el goteo no tendrá un efecto inmediato.

b. Si es adecuado, es preferible controlar el dolor del paciente con dosis intermitentes de opioides más que con infusiones continuas, ya que libera al paciente del palo vertical del gotero.

c. Los pacientes que pueden tomar medicamentos por vía oral suelen beneficiarse de los opioides enterales, que proporcionan un alivio del dolor más duradero que las formulaciones intravenosas.

d. Las formulaciones líquidas concentradas de opioides (p. ej., morfina, hidromorfona) pueden administrarse por vía oral. Los líquidos concentrados pueden administrarse con gotero y se ingerirán por reflejo al tragarlos involuntariamente.

e. Las formulaciones transdérmicas de opioides (p. ej., parches de fentanilo) suelen requerir hasta 12 h para alcanzar un efecto analgésico completo y son difíciles de titular. En general, no son tan útiles como otros preparados para la analgesia al final de la vida.

3. Los opioides son el principal tratamiento farmacológico para la disnea al final de la vida.

a. El oxígeno complementario alivia de forma inconsistente la disnea terminal y puede prolongar el proceso de muerte.

b. Si la disnea se acompaña de ansiedad o agitación, una benzodiazepina de duración intermedia (p. ej., lorazepam) es un complemento útil del tratamiento con opioides.

4. Los *estertores* se definen como la respiración ronca que se produce al final de la vida cuando las secreciones orales se acumulan en la parte posterior de la faringe. Es angustioso para los pacientes y el personal, pero a menudo no angustia a los pacientes.

a. La aspiración de las secreciones o el cambio de posición del paciente pueden aliviar el estertor.

b. Los medicamentos anticolinérgicos (glicopirrolato, hioscina) se utilizan con frecuencia para tratar el estertor, pero su eficacia no está probada.

5. El delirio terminal es frecuente. Como con cualquier paciente con delirio, el tratamiento principal es dejar de administrar los medicamentos que provocan el delirio, la normalización de la relación del paciente con el entorno y el tratamiento de las causas reversibles. Los antipsicóticos y los sedantes pueden utilizarse para tratar la agitación, pero no necesariamente mejoran el delirio.

B. Duelo

1. El duelo es una respuesta normal a cualquier pérdida importante. Incluye respuestas emocionales, cognitivas y conductuales a la pérdida. La expresión del duelo está muy determinada por las normas culturales y los patrones familiares y difiere notablemente de una persona a otra. El duelo suele experimentarse como tristeza, lo que lo distingue de la depresión, que se caracteriza por la pérdida de autoestima.

2. Los pacientes cognitivamente intactos y los familiares pueden experimentar un duelo anticipado cuando se acerca la muerte.

3. Es normal que se produzca un período de duelo intenso tras la muerte de un ser querido. Sin embargo, un pequeño porcentaje desarrollará el denominado duelo complicado, que se manifiesta como una experiencia de duelo prolongada y debilitante. Los que sufren un duelo complicado pueden beneficiarse de la derivación a un profesional de la salud mental.

4. Los médicos pueden ayudar a los pacientes/familias en su duelo:
   a. Analizar honestamente el pronóstico, los objetivos y el tratamiento para que pueda procesarse un duelo anticipado normal.
   b. Indagar sobre las respuestas emocionales a las malas noticias y dar a los pacientes/familias espacio para expresar su dolor en la conversación.
   c. Contratación de trabajadores sociales, sacerdotes o psicólogos/psiquiatras.

C. Los *cuidados paliativos* son un conjunto de servicios médicos, centrados en el confort, que se prestan a los pacientes con una esperanza de vida limitada que desean renunciar al tratamiento de prolongación de la vida. En Estados Unidos, la mayor parte de los cuidados paliativos están financiados por Medicare, y las prestaciones de cuidados paliativos de otros planes de seguros suelen seguir el modelo de Medicare. Por tanto, la normativa de Medicare dicta en gran medida cómo se prestan estos cuidados.

1. Los cuidados paliativos son prestados por los centros de cuidados paliativos, que son entidades privadas (con o sin ánimo de lucro) que tienen un contrato con Medicare u otras aseguradoras.
2. Los pacientes son aceptados a recibir cuidados paliativos cuando cumplen los siguientes criterios:
   a. Su enfermedad sigue su curso natural, o su esperanza de vida es de 6 meses o menos según la opinión de dos médicos (normalmente el médico que le remite al centro y el médico del centro).
   b. Están dispuestos a renunciar al tratamiento de prolongación de la vida de su enfermedad terminal y a todas las afecciones relacionadas con su pronóstico terminal.
3. Cuando un paciente que cumple estas condiciones se inscribe en un centro de cuidados paliativos, dicho centro asume la responsabilidad de todos los cuidados relacionados con las afecciones asociadas al pronóstico terminal. A cambio de una tarifa fija por día del proveedor de seguros, el centro debe proporcionar:
   a. Todos los medicamentos relacionados con las afecciones cubiertas.
   b. Cualquier equipo médico duradero necesario.
   c. Cualquier tratamiento necesario para el alivio sintomático o el confort.
   d. Visitas regulares de un(a) enfermero(a), un auxiliar de enfermería, un trabajador social, un sacerdote y voluntarios.
   e. Acceso telefónico a un(a) enfermero(a) de cuidados paliativos las 24 h del día.
   f. Apoyo a la familia del paciente tras el fallecimiento.
4. Los cuidados paliativos pueden proporcionarse a los pacientes en cualquier entorno (hogar, residencia, hospital). Sin embargo, los cuidados de 24 h de un centro de cuidados paliativos solo se proporcionan a los pacientes que cumplen criterios estrictos de gravedad de la enfermedad y de los síntomas. No hay que exagerar la cantidad de apoyo que proporcionará el centro.
5. Si los pacientes desarrollan una afección totalmente ajena al pronóstico de muerte, pueden permanecer en el centro y recibir tratamiento activo para la afección no relacionada, con el reembolso típico del tratamiento por parte de su seguro. Por tanto, los pacientes con lesiones traumáticas que no están relacionadas con ninguna de las afecciones que les permitieron ingresar en el centro pueden permanecer en el mismo incluso mientras reciben la atención típica para sus lesiones.
6. Por otra parte, si una lesión traumática está relacionada con el pronóstico terminal de un paciente de cuidados paliativos (p. ej., una fractura patológica en un paciente con cáncer), el centro de cuidados paliativos es responsable económicamente de cualquier cuidado del traumatismo. El centro podría no estar dispuesto a pagar el tratamiento curativo del traumatismo, en cuyo caso el paciente tendría que revocar el centro para que el tratamiento fuera cubierto por el seguro.
7. Los pacientes pueden permanecer en cuidados paliativos mientras estén dispuestos a renunciar a los cuidados para prolongar la vida y tengan una esperanza de vida inferior a 6 meses, con independencia de que ya hayan superado las predicciones anteriores. No hay un límite máximo de tiempo durante el cual un paciente puede estar en cuidados paliativos.
8. Los pacientes pueden dejar el centro por:
   a. Revocación de los cuidados paliativos.
   b. Mejora clínica tal que su esperanza de vida supere los 6 meses.
   c. Conducta perturbadora o delictiva que ha provocado la expulsión del centro.
   d. Muerte.
9. No existe ningún límite reglamentario a los tratamientos que pueden ofrecer los centros de cuidados paliativos. Sin embargo, el bajo pago por día hace que muchos tratamientos

médicos sean económicamente insostenibles para un centro. El deseo de continuar con algunos tratamientos costosos puede ser una barrera para la inscripción en el centro.

10. Centros concretos pueden estar abiertas a negociar para que los pacientes continúen con algunos de estos tratamientos, pero los clínicos que deseen que se continúe con cualquiera de los siguientes para un paciente derivado a un centro de cuidados paliativos generalmente tendrán que defenderlas y pueden fracasar a la hora de convencer a un centro para que las proporcionen:
    a. Líquidos intravenosos.
    b. Nutrición parenteral total.
    c. Vasopresores o inótropos.
    d. Ventilación mecánica.
    e. Antibióticos intravenosos.
    f. Transfusiones de sangre.
    g. Diálisis, especialmente hemodiálisis.
    h. Quimioterapia o radioterapia.
11. Los pacientes no tienen que aceptar el estado de no reanimar/no intubar para inscribirse en el centro de cuidados paliativos.

Lecturas recomendadas

American College of Surgeons. Statement of Principles of Palliative Care. https://www.facs.org/about-acs/statements/50-palliative-care

American College of Surgeons Trauma Quality Improvement Project. ACS TQIP Palliative Care Best Practices Guidelines. https://www.facs.org/~/media/files/quality%20programs/trauma/tqip/palliative_care.ashx

Blinderman CD, Billings JA. Comfort care for patients dying in the hospital. *N Engl J Med* 2015;373:2549–2561.

Cook D, Rocker G. Critical care medicine: dying with dignity in the intensive care unit. *N Engl J Med* 2014;370:2506–2514.

Cooper Z, et al. Pitfalls in communication that lead to nonbeneficial emergency surgery in elderly patients with serious illness: description of the problem and elements of a solution. *Ann Surg* 2014;260(6):949–957.

Cooper Z, et al. Recommendations for best communication practices to facilitate goal-concordant care for seriously ill older patients with emergency surgical conditions. *Ann Surg* 2016;263(1):1–6.

George N, Barrett N, McPeake L, et al. Content validation of a novel screening tool to identify emergency department patients with significant palliative care needs. *Acad Emerg Med* 2015;22(7):823–837.

Joseph B, Pandit V, Zangbar B, et al. Validating trauma-specific frailty index for geriatric patients: a prospective analysis. *J Am Coll Surg* 2014;219:10–17.

Morley JE, Malmstrom TK, Miller DK. A simple frailty questionnaire (FRAIL) predicts outcomes in middle aged African Americans. *J Nutr Health Aging* 2012;16:601–608.

Mosenthal AC, et al. Integrating palliative care in the surgical and trauma intensive care unit: a report from the Improving Palliative Care in the Intensive Care Unit (IPAL-ICU) Project Advisory Board and the Center to Advance Palliative Care. *Crit Care Med* 2012;40(4):1199.

Nelson JE, Curtis JR, Mulkerin C, et al. Choosing and using screening criteria for palliative care consultation in the ICU: a report from the Improving Palliative Care in the ICU (IPAL-ICU) advisory board. *Crit Care Med* 2013;41(10):2318–2327.

Saliba D, Elliott M, Rubenstein LZ, et al. The vulnerable elders survey: a tool for identifying vulnerable older people in the community. *J Am Geriatr Soc* 2001;49:1691–1699.

26 Traumatismos en la infancia

Gary W. Nace y Michael L. Nance

I. INTRODUCCIÓN. Más de 8 millones de menores de 15 años visitan cada año los servicios de urgencias por una causa relacionada con lesiones en Estados Unidos. Los avances en la prevención y en la atención sanitaria han permitido reducir el número de muertes por lesiones involuntarias en la infancia en un 40 % (2000 a 2016). Las lesiones involuntarias siguen siendo la mayor causa de muertes en la infancia (de 1 a 14 años) que todas las demás enfermedades infantiles combinadas y son responsables de casi el 30 % de todos los años de vida potencial perdidos por debajo de los 65 años.

La mayor parte de la atención traumatológica pediátrica se produce fuera del entorno de un centro de traumatología pediátrica designado. Por tanto, es imperativo que los proveedores de cualquier hospital tengan un nivel básico de conocimientos y habilidades para proporcionar la atención pediátrica inicial y conocer las limitaciones de su institución. Sin embargo, debe haber un plan establecido para trasladar a los niños con lesiones graves a un nivel de atención superior cuando las afecciones superen los recursos disponibles. Los acuerdos de traslado preexistentes entre instituciones pueden facilitar el traslado y optimizar la atención.

II. MECANISMO DE LA LESIÓN

A. Los traumatismos contusos representan más del 90 % de las lesiones pediátricas en un centro de traumatología.

1. Las caídas son el tipo de lesión más frecuente.

2. Las colisiones de vehículos de motor son la causa más frecuente de mortalidad relacionada con las lesiones.

B. Los traumatismos penetrantes representan menos del 10 % de los ingresos por traumatismos pediátricos.

1. El traumatismo penetrante es tres veces más mortal que el cerrado.

2. El 75 % de las muertes se producen en el lugar de los hechos.

3. Las lesiones por arma de fuego son las más mortales (tasa del 9 % al 17 %).

III. ANATOMÍA Y FISIOLOGÍA

A. Las diferencias anatómicas y fisiológicas entre los niños y los adultos pueden tener posibles consecuencias clínicas (tabla 26-1). Además, las mediciones normales de la frecuencia respiratoria (FR), la frecuencia cardíaca y la presión arterial sistólica difieren de las de los adultos y varían con el aumento de la edad en los lactantes y los niños (tabla 26-2).

IV. EVALUACIÓN PRIMARIA. Los objetivos del tratamiento inicial de los traumatismos pediátricos son los mismos que los de los traumatismos en la edad adulta: restablecer y mantener el suministro de oxígeno; descubrir y tratar las lesiones en orden de mayor amenaza para la vida; y pasar de forma eficiente al tratamiento definitivo. Las diferencias específicas en la anatomía y la fisiología pediátricas determinan las modificaciones clave de los protocolos establecidos independientes de la edad del *Advanced Trauma Life Support* (ATLS). El acceso rápido a recursos en línea puede ayudar en el manejo del niño lesionado e incluye lo siguiente: *Manejo del traumatismo: aproximación al niño inestable* (www.uptodate.com).

A. Vía aérea

1. Un niño que habla, llora o respira espontáneamente probablemente tenga vía aérea permeable. El aleteo nasal y las retracciones esternales son signos distintivos de compromiso respiratorio. El estridor, la ronquera y los cambios en la calidad de la voz pueden indicar espasmo laríngeo o edema de la vía aérea.

2. La obstrucción bucofaríngea tiene su causa más frecuente en la lengua y puede ser manejada, en la mayoría de los casos, con succión bucal y el posicionamiento de la cabeza o de la barbilla en «posición de olfateo» mientras se procura mantener la inmovilización de la columna cervical si está indicado.

3. La ventilación con bolsa de reanimación proporciona una oxigenación y ventilación adecuadas para la mayoría de los pacientes traumáticos pediátricos.

4. Todos los centros de traumatología deben tener un protocolo (fig. 26-1) para la secuencia rápida de intubación (SRI) pediátrica. Las indicaciones para la intubación incluyen las

TABLA 26-1 Diferencias corporales generales entre niños y adultos y posibles consecuencias clínicas

Diferencia general del cuerpo	Posibles consecuencias clínicas
Disminución de la mineralización	Menos protección para las estructuras del sistema nervioso central y el tórax
Disminución de la fuerza	Disminución de la protección de la columna cervical y del abdomen
Disminución de la contractilidad en respuesta al efecto Starling	Dependencia del aumento de la frecuencia cardíaca para mantener el gasto cardíaco Mala tolerancia a la sobrecarga de líquidos
Diferencias en el tamaño y las relaciones de los órganos	Diferentes patrones de lesión El contenido abdominal sube al tórax La vejiga se sitúa por encima del borde de la pelvis Un corazón más grande Diferencias en la vía aérea Alteración del abordaje para el diagnóstico y el manejo
Gran relación superficie/peso	Vulnerabilidad a la hipotermia
Cuello más corto, cabeza más grande, laxitud de los ligamentos, disminución del soporte muscular	Mayor riesgo de lesión en la cabeza y de lesión por flexión de la columna cervical

siguientes: incapacidad para proteger la vía aérea (p. ej., puntuación de la Escala de coma de Glasgow ≤ 8; traumatismo facial significativo), incapacidad para ventilar (p. ej., tórax inestable) o incapacidad para oxigenar (p. ej., inhalación de humo).

5. La vía aérea pediátrica difiere de las del adulto en lo siguiente: una tráquea más corta, lo que provoca una intubación frecuente del tronco principal y una extubación fácil; y occipucio prominente, lengua grande y boca más pequeña, que hacen que la intubación traqueal bucal sea más difícil (tabla 26-3).

TABLA 26-2 Signos vitales normales según la edad

Intervalo de edad y peso	Frecuencia respiratoria (respiraciones/min)	Frecuencia cardíaca (latidos/min)	Presión arterial sistólica (mm Hg)	Gasto urinario (mL/kg/h)
Lactante menor: 0-12 meses (3-5 kg)	<60	<160	>60	2.0
Lactante mayor: 1-2 años (10-14 kg)	<40	<150	>70	1.5
Preescolar: 3-5 años (14-18 kg)	<35	<140	>75	1.0
Edad escolar: 6-12 años (18-36 kg)	<30	<120	>80	1.0
Adolescente: 13 años (36-70 kg)	<30	<100	>90	0.5

Adaptado con permiso del American College of Surgeons, Committee on Trauma. *Advanced Trauma Life Support for Doctors: ATLS® Student Course Manual*. 10th ed. Chicago, IL: American College of Surgeons; 2018:197. Tabla 10-5.

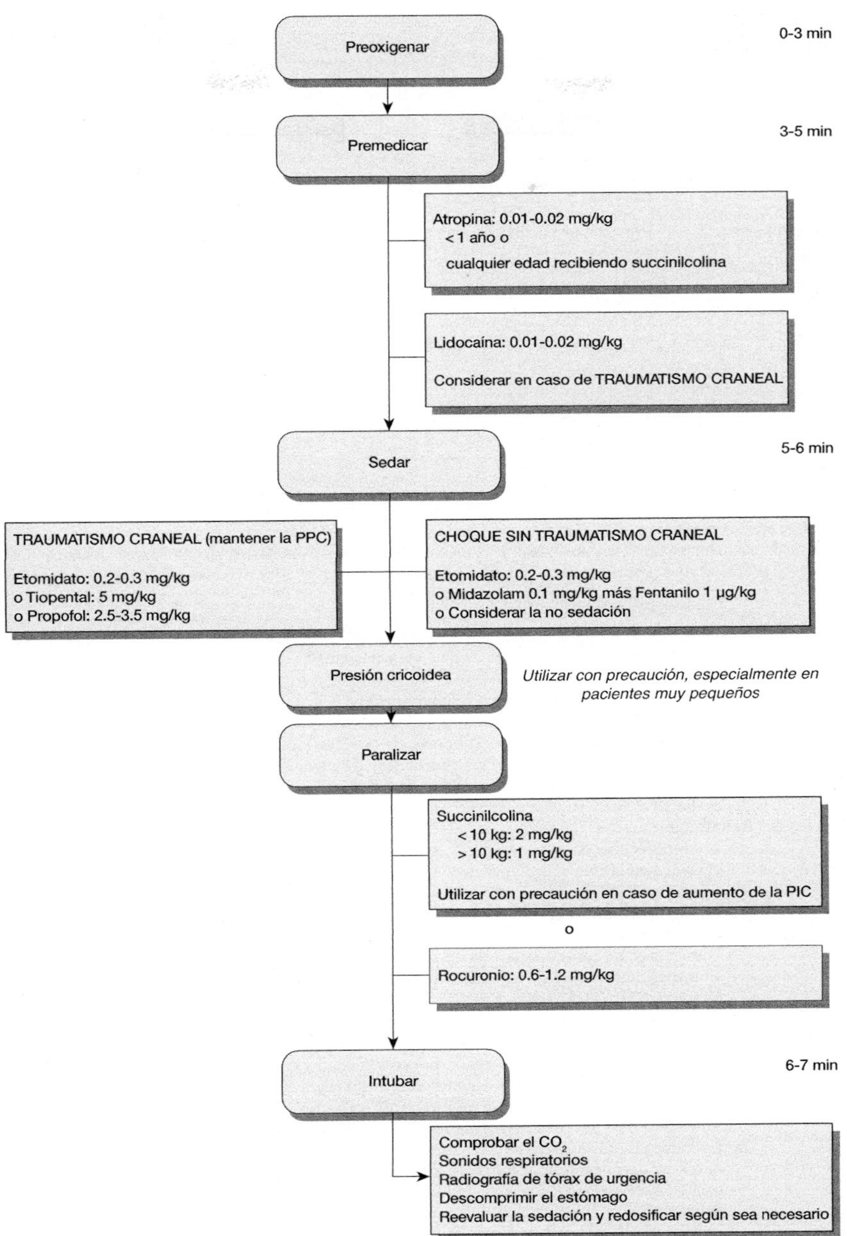

Figura 26-1. Protocolo de secuencia rápida de intubación en traumatismos pediátricos. PIC, presión intracraneal; PPC, presión de perfusion cerebral. (Modificado y reproducido con permiso de Zelicof-Paul A, Smith-Lockridge A, Schnadower D, y cols. Controversies in rapid sequence in intubation in children. *Curr Opin Pediatr* 2005;17(3): 355-362).

TABLA 26-3 Equipo para vía aérea

Intervalo de edad y peso	Mascarilla de oxígeno	Distancia de la tráquea media al labio	Tubo endotraqueal	Hoja de laringoscopio
Prematuro (3 kg)	Para prematuros, recién nacidos	8.0 cm	2.5-3.0 (sin globo)	0 recta
0-6 meses (3.5 kg)	Para recién nacidos	8.0-11.0 cm	3.0-3.5 (sin globo)	1 recta
6-12 meses (7 kg)	Pediátrica	11-12.5 cm	3.5-4.0 (con o sin globo)	1 recta
1-3 y (10-12 kg)	Pediátrica	12.5-14.0 cm	4.0-4.5 (con o sin globo)	1 recta
4-7 y (16-18 kg)	Pediátrica	14.0-17.0 cm	5.0-5.5 (con o sin globo)	2 recta o curva
8-10 y (24-30 kg)	Adulta	17.0-20.0 cm	5.5-6.5 (con globo)	2-3 recta o curva

En los adolescentes de más de 12 años y en los adultos jóvenes, utilizar cánulas endotraqueales de tamaño adulto con globo.
Adaptado con permiso del American College of Surgeons, Committee on Trauma. *Advanced Trauma Life Support for Doctors: ATLS® Student Course Manual*. 10th ed. Chicago, IL: American College of Surgeons; 2018:191. Tabla 10-3.

6. No se recomienda la intubación nasotraqueal debido al ángulo agudo entre la nasofaringe y la bucofaringe. La vía aérea quirúrgica (cricotiroidotomía) no suele estar indicada, especialmente en menores de 12 años. La ventilación transtraqueal percutánea mediante un angiocatéter puede ser una opción temporal para proporcionar oxigenación en la infancia más pequeños.
7. Las dosis de fármacos para el soporte de la vía aérea y cardiopulmonar, así como el tamaño de los dispositivos y los protocolos de atención, pueden deducirse del esquema de códigos de colores basado en la edad y la masa corporal de la cinta de emergencias pediátricas Broselow®.

B. Respiración

1. El compromiso de la vía aérea o de la ventilación es la causa más frecuente de parada cardíaca en la infancia.
2. Auscultar las axilas para minimizar el ruido del tórax contralateral. Descomprimir el estómago para evitar que este comprometa los esfuerzos respiratorios.
3. Si se sospecha un neumotórax a tensión, realizar una descompresión con aguja seguida de la inserción de un drenaje torácico. La colocación preferida del tubo para la descompresión torácica es en el 2.° espacio intercostal en la línea clavicular media. El hemotórax o el neumotórax en la radiografía de tórax o cuando se sospecha clínicamente se trata con la inserción de un drenaje torácico. Considerar la inserción del drenaje de menor calibre o de un catéter en J para el neumotórax aislado (tabla 26-4).
4. Ventilar a un ritmo y volumen acordes con la edad y el tamaño. Los volúmenes corrientes (VC) espontáneos normales oscilan entre 6 mL/kg y 8 mL/kg para los lactantes y los niños, aunque con frecuencia se requieren VC mayores (7-10 mL/kg) durante la ventilación asistida. Véase la tabla 26-2 para conocer la FR adecuada a la edad.
5. La incapacidad de escuchar los sonidos respiratorios adecuados en ambos campos pulmonares después de la intubación endotraqueal plantea la preocupación por posible intubación de tronco principal (más comúnmente el derecho) o neumotórax. Por tanto, debe evaluarse la ubicación del tubo endotraqueal mediante un examen y obtener una radiografía de tórax después de la intubación, el movimiento o la manipulación, o si las afecciones clínicas cambian bruscamente.

C. Circulación

1. El aumento de la frecuencia cardíaca es el indicador inicial más consistente del choque. Es posible que la presión arterial sistólica (PAS) no descienda hasta una fase tardía de la pérdida de volumen, lo que hace que una presión arterial normal sea una medida poco fiable del estado o de los puntos finales de la reanimación. El gasto cardíaco se mantiene

TABLA 26-4 Equipo complementario

Intervalo de edad	Sonda NG/BG	Sonda urinaria	Drenaje torácico	Catéter intravenoso
Prematuro	8 Fr	5 (de alimentación)	10–14 Fr	Calibre 22-24 ga
0-6 meses	10 Fr	5-8 (de alimentación)	12–18 Fr	Calibre 22 ga
6-12 meses	10 Fr	8 Fr	14–20 Fr	Calibre 22 ga
1-3 años	12 Fr	10 Fr	14–24 Fr	Calibre 20-22 ga
4-7 años	12 Fr	10–12 Fr	20–28 Fr	Calibre 20 ga
8-10 años	14 Fr	12 Fr	28–38 Fr	Calibre 18-20 ga

BG, bucogástrica; Fr, tamaño en french; ga, medida Gauge; NG, nasogástrica.
Adaptado con permiso del American College of Surgeons, Committee on Trauma. *Advanced Trauma Life Support for Doctors: ATLS® Student Course Manual*. 10th ed. Chicago, IL: American College of Surgeons; 2018:191. Tabla 10-3.

aumentando la frecuencia cardíaca, ya que el volumen corriente es relativamente fijo en la infancia temprana. La hipotensión refleja una pérdida de sangre superior al 45 % y es un signo tardío y ominoso de choque. La hipotensión se define como PAS < 70 + 2 × edad en años. La bradicardia sugiere un colapso cardiovascular inminente (tabla 26-5).

2. Obtener acceso a la circulación: vía intravenosa del mayor tamaño posible, una a cada lado del paciente, en las extremidades superiores o inferiores.

a. En niños hipotensos sin acceso intravenoso o en aquellos con acceso difícil, iniciar una línea intraósea (IO) para todos los líquidos de reanimación (incluyendo productos sanguíneos) y medicamentos. El lugar preferido es la tibia proximal, por debajo del nivel de la tuberosidad tibial. La canulación IO no debe realizarse distalmente a un sitio de fractura conocido; entre los sitios alternativos se incluyen el fémur distal o la tibia proximal contralateral. En niños despiertos, debe introducirse con anestesia local antes de la inserción. Entre los riesgos de la canulación IO se incluyen osteomielitis, síndrome compartimental y fractura yatrógena.

TABLA 26-5 Respuesta sistémica al choque hipovolémico en la infancia

Sistema	< 25 % de pérdida de sangre	Pérdida de sangre del 25 % al 45 %	> 45 % de pérdida de sangre
Cardíaco	Pulso débil y filiforme; aumento de la frecuencia cardíaca	Aumento de la frecuencia cardíaca	Hipotensión; taquicardia a bradicardia
Sistema nervioso central	Letargia, irritabilidad, confusión	Cambio en el nivel de conciencia; respuesta embotada al dolor	Estado comatoso
Piel	Frío, húmedo	Cianosis, disminución del llenado capilar, extremidades frías	Palidez, fría
Riñones	Disminución mínima de la diuresis, aumento de la gravedad específica	Oliguria	Anuria

Reproducido de Gaines BA, Scheidler MG, Lynch JM, et al. Pediatric trauma. En: Peitzman AB, Rhodes M, Schwab CW, et al., eds. *The Trauma Manual: Trauma and Acute Care Surgery*. 3rd ed. Philadelphia, PA: Wolters Kluwer Health/Lippincott Williams & Wilkins; 2008.

b. La colocación de un catéter venoso central permite el acceso de urgencia a la circulación venosa central, la monitorización de la presión venosa central y la administración de medicamentos o líquidos de reanimación. Utilizar una técnica estéril y una guía ecográfica, si está disponible, para colocar el catéter mediante la técnica de Seldinger en las venas yugular interna, subclavia o femoral.
c. Aunque es algo poco frecuente, puede ser necesaria la venodisección. El lugar preferido para el corte es la vena safena mayor anterior al maléolo medial en el tobillo o el muslo proximal por debajo de la unión con la vena femoral.

3. El volumen circulante total es de aproximadamente 80 mL/kg de peso corporal. La reanimación con líquidos comienza con 20 mL/kg de lactato de Ringer o solución salina normal que puede repetirse dos veces. Si no se observa ninguna mejora en la hemodinámica, transfundir con eritrocitos empaquetados de tipo O negativo (concentrado de eritrocitos) a 10 mL/kg. Buscar fuentes de hemorragia en curso mientras se planifica el control quirúrgico definitivo (fig. 26-2).
4. Además del control de la hemorragia, la hemorragia con desangrado justifica la activación inmediata del protocolo de transfusión masiva, de modo que los pacientes deben recibir una transfusión temprana de productos sanguíneos.
   a. Debe aplicarse una reanimación hemostática equilibrada de concentrado de eritrocitos, plasma fresco congelado (PFC), plaquetas y crioprecipitado para evitar la hemodilución de los factores de coagulación. La proporción ideal de productos administrados está por determinar, pero en la mayoría de los centros suele prescribirse 1:1:1 o 1:1:2 (PFC:plaquetas:concentrado de eritrocitos).

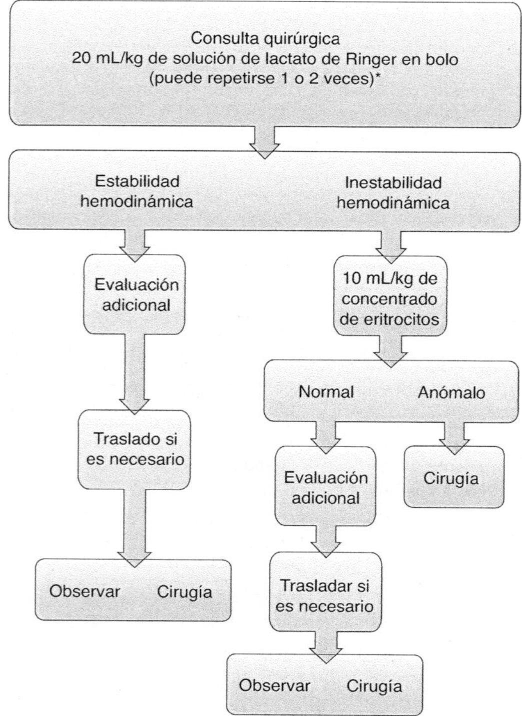

Figura 26-2. Diagrama de flujo para la reanimación de pacientes pediátricos con estabilidad e inestabilidad hemodinámica. La reanimación con líquidos adicionales debe guiarse a partir de la respuesta al bolo inicial. (Adaptado con permiso del American College of Surgeons, Committee on Trauma. *Advanced Trauma Life Support for Doctors: ATLS® Student Course Manual.* 10th ed. Chicago, IL: American College of Surgeons; 2018:199. Figura 10-6).

b. La reanimación dirigida por objetivos mediante tromboelastografía (TEG) ha demostrado ser útil, pero aún no se ha generalizado.
c. Puede administrarse ácido tranexámico (ATX) para tratar la hiperfibrinólisis. Dosis: 15 mg/kg en 10 min seguidos de 2 mg/kg/h en 8 h (hasta la dosis habitual en adultos de 1 g en 10 min seguido de 1 g en 8 h).

D. Discapacidad

1. Evaluar rápidamente la función neurológica.
2. La mejor herramienta es la Escala de coma de Glasgow (GCS, *Glasgow Coma Score*) para niños mayores de 5 años. Modificar para la mejor respuesta verbal en pacientes pediátricos preverbales (edad <2 a 4 años) (tabla 26-6).
3. Evaluar y documentar la GCS, el examen pupilar y un examen motor dirigido antes de cualquier bloqueo neuromuscular o sedación profunda.
4. Maniobras como el «roce del esternón» para provocar una respuesta de dolor en la infancia pueden causar daños y ser malinterpretadas. En su lugar, pellizque suavemente el músculo pectoral o golpee la planta del pie.
5. «El tiempo es cerebro». Las lesiones secundarias pueden prevenirse maximizando la oxigenación y el aporte de glucosa mediante la optimización de la presión de perfusión cerebral. Evitar lo siguiente:
   a. Hipoxemia: mantener la saturación de oxígeno ≥98 %.
   b. Hipercapnia o hipocapnia: mantener la presión parcial arterial de CO_2 ($PaCO_2$) entre 32 mmHg y 35 mm Hg.
   c. Hipotensión: mantener la presión arterial alrededor del percentil 50 para la edad (80 + 2 × edad en años).
   d. Hipoglucemia: tratar las concentraciones de glucosa en sangre inferiores a 60 mg/dL con 5 mL/kg de solución de dextrosa al 10 % por vía intravenosa, y comenzar con líquidos de mantenimiento que contengan dextrosa.
6. Manifestación de los traumatismos craneales en la infancia:
   a. Convulsiones: las convulsiones postraumáticas no son frecuentes, pero pueden aumentar las demandas metabólicas del cerebro. Considerar la posibilidad de administrar levetiracetam o fosfenitoína, especialmente en niños pequeños con hemorragia intracraneal. Considerar también la monitorización continua del electrocargiograma (EEG).

TABLA 26-6 Escala de coma de Glasgow pediátrica

Respuesta	Lactantes	Paciente no verbal <2-4 años
Apertura de ojos	4 Espontánea 3 A órdenes verbales 2 Al dolor 1 Sin respuesta	4 Espontánea 3 A la voz 2 Al dolor 1 Sin respuesta
Mejor respuesta verbal	5 Sonidos y balbuceos 4 Irritable/llora 3 Llora al dolor 2 Gemidos 1 Sin respuesta	5 Palabras apropiadas para la edad 4 Llora, pero se le puede consolar 3 Irritable de manera persistente 2 Agitación inquieta 1 Sin respuesta
Mejor respuesta motora	6 Movimientos espontáneos 5 Defensa al tacto 4 Defensa al dolor 3 Respuesta al dolor con postura de decorticación (flexión anómala) 2 Responde al dolor con posturas de descerebración (extensión anómala) 1 Sin respuesta	6 Espontánea 5 Localiza 4 Defensa al dolor 3 Flexión 2 Extensión 1 Sin respuesta

Modificado de Borgialli DA, Mahajan P, Hoyle HD Jr, et al. Performance of the Pediatric Glasgow Coma Scale Score in the evaluation of children with blunt head trauma. *Acad Emerg Med* 2016;23(8):878-884; Copyright © 2016 por la Society for Academic Emergency Medicine. Reimpreso con permiso de John Wiley & Sons, Inc.

b. Vómito: tratar sintomáticamente y buscar lesiones intraabdominales o craneales que hayan podido desencadenarlo.

E. **Exposición**

1. Quitar toda la ropa para exponer sin obstáculos todas las lesiones e incluir una rotación de tronco de 360° con inmovilización de la columna vertebral. Cubrir al paciente cuando haya terminado la exploración.
2. Los lactantes y los niños corren el riesgo de sufrir hipotermia debido a su elevada superficie corporal. Hay que protegerles de la exposición al frío (mantas, unidades de calentamiento, habitación caliente y líquidos) con cuidado de cubrir la cabeza y las extremidades.
3. Proteger de la presión de la piel (retirar de la tabla de rescate antes de 30 min).

V. EVALUACIÓN SECUNDARIA

A. **Cabeza**

1. Los traumatismos craneoencefálicos (TCE) causan más del 75 % de las muertes por traumatismos pediátricos.
2. *La TC es el mejor método para evaluar los TCE* y es fundamental para el diagnóstico precoz de las lesiones corregibles con cirugía.
3. El papel de las radiografías simples del cráneo en caso de lesión contundente es limitado.
4. Las laceraciones del cuero cabelludo pueden producir una hemorragia importante (a menudo infravalorada). Controlar la hemorragia de forma precoz con suturas temporales o pinzas para el cuero cabelludo e inspeccionar todas las laceraciones en busca de fracturas subyacentes.
5. Una fontanela abultada o tensa en un lactante sugiere un aumento de la presión intracraneal (PIC), de la presión sanguínea o hidrocefalia.
6. Los estudios de coagulación solo son útiles en determinados pacientes pediátricos con traumatismos craneales (p. ej., lesiones graves o coagulopatía subyacente conocida).

B. **Cuello**

1. Las lesiones de la columna cervical no son frecuentes en la infancia y normalmente se observan en aquellos que sufren un traumatismo por un objeto contundente de gran energía. Hay que inmovilizar la columna cervical lo antes posible y evaluar rápidamente las lesiones. Las fracturas pueden encontrarse en cualquier parte de la columna cervical, pero las lesiones en las vértebras superiores (C1-C3) son más frecuentes en menores de 8 años.
   a. La seudosubluxación de C3 sobre C2 es una variante normal que se da en el 40 % de los menores de 7 años.
   b. Las subluxaciones verdaderas se producen en aproximadamente el 10 % al 20 % de las lesiones de la columna vertebral y pueden encontrarse junto con fracturas asociadas.
   c. La luxación atlantooccipital se produce cuando el cráneo se separa de la columna vertebral cervical (debido a la laxitud del ligamento transversal en la infancia) y produce una lesión medular proximal; es casi 100 % mortal.
   d. En la infancia pueden producirse lesiones cerebrovasculares contusas de las arterias carótidas y vertebrales. Los factores de riesgo y los criterios de detección (aunque no hay consenso) son similares a los de los adultos e incluirían lesiones de alta energía en la cabeza y el cuello. No hay un consenso en cuanto al tratamiento más adecuado. Sin embargo, la mayoría recomienda como mínimo el ácido acetilsalicílico, a menos que esté contraindicado.
2. Exploración
   a. La apnea o la hipoventilación indican una lesión a nivel de la columna vertebral para el control diafragmático (C3, C4, C5). La hipotensión y la bradicardia pueden ser consecuencia de un choque neurógeno.
   b. La exploración del cuello incluye la palpación de las apófisis espinosas en busca de sensibilidad y deformidad mientras se mantiene la estabilización en línea de la columna vertebral.
   c. La exploración neurológica se centra en el tono general, la posición de la cabeza, la sensibilidad, la fuerza muscular y los reflejos, siempre con el intento de identificar el nivel vertebral o el dermatoma de la lesión.
3. *En la mayoría de los niños despiertos y conscientes pueden descartarse lesiones de la columna vertebral mediante una exploración clínica.* Cuando no es posible la exploración, se emplea la evaluación radiológica, cuya fase inicial incluye vistas anteroposterior (AP), lateral y odontoides. Puede ser necesaria una tomografía computarizada (TC) limitada de C1-C2. La TC de la columna cervical es sensible para la detección de lesiones vertebrales óseas, pero es inadecuada para despejar la columna cervical en el paciente pediátrico. Así, es mejor utilizarla de forma selectiva que de forma rutinaria. A menudo, lo mejor para los pacientes ingresados es un plan para mantener la inmovilización con el fin de volver a examinarlos y despejarlos más tarde (es decir, a la mañana siguiente). Los pacientes en los que no es posible el despeje (p. ej., dolor persistente, hallazgos neurológicos, alteración

del estado mental persistente) deben someterse a una resonancia magnética (RM) para evaluar la médula espinal y las estructuras de tejidos blandos adyacentes antes de retirar el collarín cervical.

C. Tórax

1. El reconocimiento temprano de las lesiones torácicas que ponen en peligro la vida es imperativo.
2. Debe realizarse una radiografía de tórax AP a la llegada de cualquier paciente que llegue intubado con traumatismo torácico o con disnea. Repetir las radiografías después de realizar las intervenciones (intubación, drenaje torácico) y ante cualquier deterioro.
3. Neumotórax a tensión: la elevación y la falta de movimiento del lado afectado del tórax son más evidentes en la exploración física que los hallazgos clásicos de hiperresonancia, venas del cuello distendidas e hipotensión.
4. El taponamiento cardíaco rara vez es una fuente de hipotensión en la infancia, pero se produce. La ecografía pericárdica permite un diagnóstico rápido.
5. Hemotórax: el drenaje inicial de alrededor del 20 % del volumen total de sangre (20 % × 80 mL/kg × peso [kg]) o las pérdidas continuas de 1 mL/kg/h a 2 mL/kg/h durante 4 h son indicaciones de intervención quirúrgica.
6. La lesión traqueobronquial se presenta con crepitación/aire subcutáneo en el cuello o el tórax y neumomediastino en la radiografía simple. La lesión se produce con mayor frecuencia en el cuarto anillo traqueal o por encima del mismo. Está indicada la intubación endotraqueal cuidadosa (con globo inflado distalmente a la lesión) seguida de broncoscopia y reparación quirúrgica (en un centro equipado para la derivación cardiopulmonar). En casos seleccionados, la observación cuidadosa y el tiempo pueden permitir la curación. Evaluar si hay lesiones asociadas, como desgarro esofágico, lesión de la columna vertebral o lesión de grandes vasos.
7. Las lesiones potencialmente mortales son las siguientes:
   a. Neumotórax: requiere descompresión con drenaje torácico de tamaño adecuado a la edad, colocado en la línea axilar anterior y media en el 4.º espacio intercostal.
   b. Las fracturas costales indican la gravedad de la lesión del torso (pulmones subyacentes u órganos abdominales superiores) y se asocian con un 10 % de riesgo de mortalidad por lesión asociada.
   c. La contusión pulmonar es la lesión más común del tórax debido a la elasticidad de la caja torácica y la transferencia de energía a los tejidos subyacentes. Puede asociarse a neumatoceles traumáticos. El manejo conservador con oxígeno complementario y fisioterapia torácica es la base del tratamiento. Menos del 5 % de los niños con esta lesión requieren ventilación mecánica.
   d. La contusión cardíaca es una lesión muy poco frecuente. Son sugestivas la arritmia o la hipotensión en el contexto de alta energía (p. ej., fractura esternal, costal y escapular). La sospecha justifica la monitorización cardíaca durante 24 h.

D. Abdomen

1. El 60 % de los niños con lesiones intraabdominales tienen una lesión craneal concurrente.
2. La inspección del abdomen y la palpación suave pueden ayudar a detectar lesiones intraabdominales. Los tactos rectales de rutina proporcionan poca información y en la mayoría de los casos deben omitirse. Entre las excepciones pueden incluirse el diagnóstico de fractura pélvica, equimosis perineal o lesión penetrante transpélvica con sospecha de lesión rectal.
3. La distensión gástrica por aire tragado es frecuente en los lactantes que lloran y en los niños que han recibido ventilación agresiva con bolsa de reanimación. Por tanto, está indicada la descompresión gástrica con sonda (*v.* tabla 26-4).
4. La TC con contraste oral (cuando sea práctico) e intravenoso es el estudio más sensible para evaluar la presencia de lesiones intraabdominales. Además, la TC puede proporcionar información sobre la localización y la gravedad (p. ej., laceración del hígado), lo que guiará las decisiones de tratamiento agudo y crónico.
5. La ecografía abdominal focalizada en traumatismos (FAST, *focused abdominal sonography for trauma*) no es lo suficientemente sensible como para sustituir a la TC en niños con estabilidad hemodinámica. La exploración FAST puede ser útil cuando no se dispone de TC o el niño está hipotenso y hay sospecha de una lesión intraabdominal. La ventana pericárdica también puede ser útil si hay preocupación por la trayectoria de la lesión. La ecografía con contraste puede resultar beneficiosa en la evaluación del paciente estable con sospecha de lesión intraabdominal.
6. En general, deben solicitarse pruebas de laboratorio selectivas para abordar problemas clínicos específicos. Un hemograma completo, la determinación del grupo sanguíneo y la prueba cruzada, y el análisis de orina, son pruebas iniciales razonables, con pruebas adicionales solicitadas solo en caso necesario, pero no de forma rutinaria. Si se sospecha

de una lesión abdominal, el análisis de orina, de las transaminasas hepáticas y de las concentraciones de enzimas pancreáticas pueden ayudar a determinar si la obtención de imágenes abdominales adicionales está justificada.

E. Pelvis

1. La prueba de Erichsen (de la roca pélvica) no revela información sobre las fracturas pélvicas estables, causa dolor y puede agravar el daño en las fracturas inestables.
2. Deben obtenerse radiografías de la pelvis con base en la sospecha clínica de la anamnesis y los hallazgos de la exploración física. Si se planifica una TC del abdomen y la pelvis, pueden omitirse las radiografías simples.
3. Utilizar la sonda vesical de forma selectiva (*v.* tabla 26-4.) La resistencia al paso de la sonda o la sangre en la uretra requiere una uretrografía retrógrada, especialmente en el contexto de una fractura pélvica.

F. Extremidades

1. Evaluar las extremidades en busca de deformidad y compromiso de la perfusión.
2. El uso de pruebas de imagen de las extremidades está guiado por la exploración clínica (p. ej., el paciente refiere dolor; anomalías en la exploración) y debe incluir la articulación por encima y por debajo del área de preocupación clínica.
3. Una férula en fases iniciales reduce el dolor y puede restablecer los pulsos. Las férulas pesadas pueden exacerbar el dolor y las lesiones.

VI. LA OBTENCIÓN DE IMÁGENES ES UN COMPONENTE VITAL EN LA MAYORÍA DE LAS EVALUACIONES DE TRAUMATISMOS. La selección de la modalidad de imagen adecuada (p. ej., radiografías simples frente a TC) ha suscitado interés en los últimos años debido al creciente reconocimiento de los efectos perjudiciales de la radiación ionizante en los pacientes, especialmente en la infancia. En la mayoría de los estudios, la TC fue la principal fuente de radiación en los pacientes pediátricos con traumatismos. Se recomienda el uso selectivo de la TC en función de los protocolos de reducción de riesgos empleados. El riesgo de la radiación no debe desalentar al clínico de obtener los estudios de imagen necesarios, sino más bien desalentar la obtención de imágenes por conveniencia. La TC de cuerpo entero rutinaria en la infancia puede generar más mal que bien. La TC torácica rara vez identifica lesiones pediátricas clínicamente relevantes que no puedan visualizarse en la radiografía de tórax. Puede consultarse información sobre los protocolos de reducción de riesgos para la obtención de imágenes pediátricas en www.pedrad.org.

VII. La evaluación terciaria consiste en una reexploración exhaustiva de todo el niño dentro de las primeras 24 h después del ingreso, con el objetivo de identificar lesiones pasadas por alto o la progresión de lesiones conocidas. Entre el 4 % y el 10 % de los niños ingresados por un traumatismo se les descubrirá una lesión oculta posteriormente, la mayoría de las cuales requerirán intervención.

VIII. LESIONES ESPECÍFICAS

A. Traumatismo craneoencefálico (TCE)

1. Los hematomas epidurales (HED) suelen asociarse a una fractura craneal subyacente. Estos se presentan a menudo con un intervalo coherente de 30 min a 60 min después de la lesión, seguido de un declive abrupto del estado mental.
2. El hematoma subdural (HSD) puede «florecer» durante las primeras 48 h.
3. El deterioro rápido y temprano del estado mental justifica una TC urgente (o repetición de TC) y de consulta neuroquirúrgica. El retraso en la exploración del estado mental en el contexto de una lesión conocida también puede justificar la repetición de las imágenes.
4. Las lesiones difusas (conmoción cerebral, lesión axónica difusa) son más frecuentes en la infancia.
5. En la mayoría de los casos, un pronóstico en la GCS de 8 o menos es indicativo de intubación, TC craneal inmediata y monitorización de la PIC.
6. La ventriculostomía ofrece un cierto control de la PIC, además de la monitorización, y es preferible en los TCE graves. La presión de perfusión cerebral debe mantenerse por encima de 40 mmHg en la infancia.
7. Los aumentos de la PIC pueden manejarse mediante una combinación de drenaje, bloqueo neuromuscular, sedación o solución salina al 3 % (bolo[s] de 5 a 10 mL/kg; infusión de 0.1-1.0 mL/kg/h). La osmolaridad sérica debe mantenerse por debajo de 320 mOsm/L. En caso de hernia, debe utilizarse hiperventilación ($PaCO_2$ <30 mmHg) y/o manitol (0.25-1 g/kg). La craniectomía descompresiva también permite reducir la PIC. Si no hay hernia, no debe utilizarse habitualmente manitol o hiperventilación para la profilaxis de la PIC.
8. Utilizar anticonvulsivos como la fosfenitoína y el levetiracetam de forma selectiva.
9. Los TCE leves pueden provocar déficits cognitivos mensurables que persisten durante meses después de la lesión. Se recomienda un seguimiento rutinario. El diagnóstico por imagen de los niños con traumatismos craneales de bajo riesgo puede guiarse por el algoritmo de la *Pediatric Emergency Care Applied Research Network* (PECARN) (fig. 26-3).

B. Conmociones cerebrales y lesiones de la columna cervical relacionadas con el deporte (*v.* cap. 30, Traumatismos craneales, y cap. 32, Lesiones de la médula espinal y la columna vertebral)

1. Las conmociones cerebrales son traumatismos craneoencefálicos leves que pueden producirse por mecanismos relacionados o no con el deporte. Los resultados de las pruebas de neuroimagen (TC craneal) suelen ser normales, aunque puede producirse una conmoción cerebral en el contexto de lesiones documentadas radiográficamente. Las pruebas neuropsicológicas pueden proporcionar datos objetivos a los pacientes, las familias y el equipo sanitario. El reposo cognitivo y físico inicial, seguido de un retorno gradual, es el pilar del tratamiento. La mayoría de las conmociones cerebrales se resuelven, normalmente en 7 a 10 días. La decisión de volver a jugar se basa en la resolución de los síntomas. El regreso prematuro al deporte puede tener consecuencias adversas, ya que el umbral para una nueva lesión es más bajo.
2. Las lesiones ligamentosas y las distensiones musculares son los tipos más comunes de lesiones cervicales menores pediátricas relacionadas con el deporte. También pueden pro-

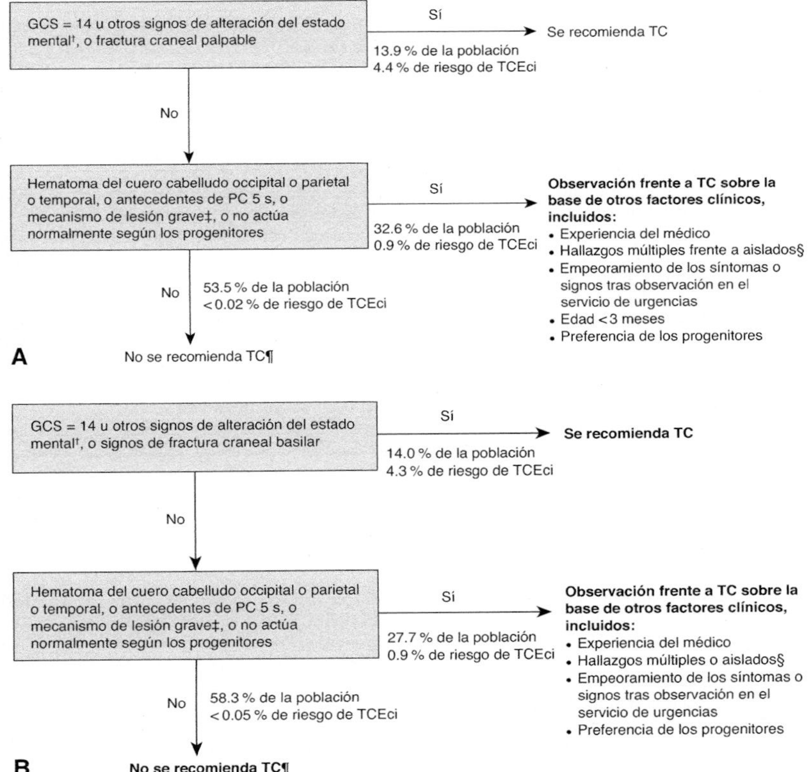

Figura 26-3. Algoritmo de tomografía computarizada (TC) recomendada para pacientes pediátricos menores de 2 años **(A)** y mayores de 2 años **(B)** con puntuaciones en la Escala de coma de Glasgow (GCS) de 14-15 tras un traumatismo craneoencefálico. TCEci: traumatismo craneoencefálico clínicamente importante; PC: pérdida de conciencia. *Los datos proceden de las poblaciones combinadas de derivación y validación. †Otros signos de alteración del estado mental: agitación, somnolencia, preguntas repetitivas o respuesta lenta a la comunicación verbal. ‡Mecanismo de la lesión grave: accidente de tráfico con expulsión del paciente, muerte de otro pasajero o vuelco; peatón o ciclista sin casco golpeado por un vehículo motorizado; caídas de más de 0-9 m (o más de 1-5 m [5 pies] para el apartado **B)**; o cabeza golpeada por un objeto de alto impacto. §Los pacientes con ciertos hallazgos aislados (es decir, sin otros hallazgos sugestivos de traumatismo craneoencefálico), como la PC aislada, la cefalea aislada, el vómito aislado y ciertos tipos de hematomas aislados en el cuero cabelludo en lactantes de más de 3 meses tienen un riesgo de TCEci sustancialmente inferior al 1 %. ¶Riesgo de TCEci excesivamente bajo, generalmente inferior al riesgo de neoplasias inducidas por TC. Por tanto, la TC no está indicada para la mayoría de los pacientes de este grupo. (Reproducido de Kuppermann N, Holmes JF, Dayan PS, y cols. Identification of children at very low risk of clinically-important brain injuries after head trauma: a prospective cohort study. *Lancet* 2009;374(9696):1160–1170. Copyright © 2009 Elsevier. Con permiso.)

ducirse lesiones graves, como la fractura y la luxación del cuerpo vertebral y la lesión de la médula espinal. Los síntomas más comunes asociados a las lesiones cervicales leves son dolor urente, entumecimiento y debilidad motora. Debe mantenerse la columna cervical inmovilizada desde el momento de la lesión hasta que se haya resuelto, con cuidado al retirar los cascos y las almohadillas de protección.

C. Traumatismo penetrante

1. El 50 % de los pacientes jóvenes heridos de bala presentará lesiones en múltiples regiones del cuerpo.
2. Las heridas de bala en el abdomen suelen requerir una laparotomía exploratoria.
3. La laparoscopia puede ser tanto diagnóstica como terapéutica en el paciente pediátrico con estabilidad hemodinámica con traumatismo abdominal penetrante. La identificación de la lesión suele justificar una laparotomía abierta para la reparación definitiva y la evaluación de todas las vísceras abdominales y las superficies peritoneales.

D. Bazo e hígado

1. El bazo es el órgano abdominal sólido que se lesiona con más frecuencia (40 % de las lesiones de órganos sólidos); las lesiones hepáticas representan entre el 15 % y el 30 % de las lesiones de órganos abdominales sólidos en la infancia.
2. La mayoría son lesiones de bajo grado (grados I, II y III de la American Association for the Surgery of Trauma), y más del 95 % no requieren intervención quirúrgica. Pocos (< 5 %) requieren transfusión.
3. La TC con contraste intravenoso tiene una sensibilidad superior al 98 % y proporciona una clasificación de las lesiones útil para tomar decisiones de tratamiento.
4. La cirugía está indicada para aquellos pacientes con inestabilidad hemodinámica, necesidad continua de transfusión, lesión diafragmática o lesión de víscera hueca.
5. Si está indicada la intervención quirúrgica, suele ser necesaria la esplenectomía, pero puede intentarse la esplenorrafia en las lesiones polares de bajo grado y si hay pocas otras lesiones. En el caso de lesiones hepáticas quirúrgicas, suele ser necesario el uso de empaquetamiento y cierre abdominal temporal.
6. Las indicaciones exactas para la angiografía y la embolización de la arteria esplénica (EAE) no están claras en la población pediátrica. Sin embargo, la EAE puede ser valiosa en caso de lesión aislada y de alto grado (grado 3 o superior) con evidencia de hemorragia en curso y compromiso hemodinámico. La extravasación por sí sola en la TC no justifica una angiografía o una EAE en el paciente clínicamente estable.
7. El tratamiento no quirúrgico de las lesiones hepáticas incluye la embolización angiográfica de los vasos hepáticos con hemorragia activa, en el niño con estabilidad hemodinámica y en centros con la experiencia adecuada.
8. La infección postesplenectomía fulminante (IPEF) se produce hasta en un 5 % (riesgo de por vida) de los pacientes esplenectomizados, y en un 50 % de estos se produce en los primeros 6 meses. La mortalidad estimada es del 38-69 %. La vacunación frente a *S. pneumoniae*, *Haemophilus influenzae* de tipo B y *Neisseria meningitidis* es necesaria de forma continua tras la esplenectomía.
9. El tratamiento a largo plazo de las lesiones de órganos sólidos no justifica la repetición de nuevos estudios radiológicos. Las indicaciones para la «vuelta al juego» son similares para las lesiones esplénicas y hepáticas pediátricas. Por ejemplo, la actividad normal puede reanudarse después del grado determinado obtenido en la TC más 2 semanas (p. ej., lesión esplénica de grado II = 4 semanas de restricción). Los deportes de contacto pueden requerir períodos más largos de restricción.

E. Duodeno y páncreas

1. Las lesiones duodenales y pancreáticas se producen por mecanismos similares y, aunque son poco frecuentes, se asocian a complicaciones graves. Debe sospecharse un traumatismo duodenal y pancreático en pacientes con dolor y náuseas en el contexto de un traumatismo epigástrico focal (p. ej., manillar de bicicleta; puñetazo o pisotón en la parte anterior del torso).
2. La TC con contraste intravenoso ayuda a delinear la gravedad de la laceración y, en ocasiones, el estado del conducto pancreático principal. En los casos en los que se sospecha una lesión ductal, la colangiopancreatografía retrógrada endoscópica (CPRE) proporciona información sobre la anatomía ductal y permite una posible intervención (p. ej., colocación de una endoprótesis). La pancreatografía por resonancia magnética (PRM) detalla el conducto, pero no proporciona una opción terapéutica. Tanto la CPRE como la PRM suelen requerir sedación o anestesia.
3. Los hematomas duodenales o las contusiones pancreáticas y las laceraciones menores se tratan con reposo intestinal (descompresión nasogástrica). En caso de obstrucción prolongada o anomalías enzimáticas, puede ser necesaria la nutrición parenteral total (NPT) o la alimentación nasoyeyunal.

4. La morbilidad y la mortalidad de las lesiones duodenales (60 % y 25 %, respectivamente) son consecuencia de la perforación y están relacionadas con el retraso en el diagnóstico y el tratamiento definitivo (a menudo en el contexto de un traumatismo no accidental).
5. El tratamiento y el pronóstico dependen en gran medida del estado del conducto pancreático. Un conducto intacto suele curarse con un tratamiento conservador. Un conducto alterado puede tratarse de forma quirúrgica o no quirúrgica, ambas con cursos difíciles.

F. Lesión intestinal

1. Los lugares más comunes de lesión intestinal son los puntos de fijación con el yeyuno, el íleon terminal y el colon descendente y sigmoideo.
2. El mecanismo adecuado, un abdomen sensible o un hematoma externo, y la presencia de líquido libre en ausencia de lesiones de órganos sólidos sugieren una lesión intestinal.
3. El uso de TC para diagnosticar lesiones intestinales por traumatismos abdominales contusos es un reto incluso cuando se administra contraste oral e intravenoso.
4. El «signo del cinturón de seguridad» incluye equimosis de la pared del abdomen por encima de la espina ilíaca anterior y lesión intestinal. A menudo se asocia a una fractura lumbar de Chance (fractura transversal del cuerpo vertebral).

G. Fracturas de pelvis

1. El 20 % de los pacientes pediátricos con fractura de pelvis también sufren lesiones abdominales.
2. La lesión uretral asociada o la inestabilidad hemodinámica son muy poco frecuentes.
3. Las fracturas pélvicas complejas/inestables son menos frecuentes en la población pediátrica.

H. Riñón

1. Categorizar mediante TC con contraste intravenoso (asegurar la obtención de imágenes diferidas). Para el grado 4 y superior con extravasación, reevaluar mediante TC o ecografía a las 48 h o 72 h. La evidencia de expansión del urinoma requiere la colocación de una endoprótesis o una nefrostomía percutánea.
2. El 95 % puede ser manejado sin nefrectomía quirúrgica o nefrorrafia (sutura de riñón).
3. La hipertensión puede desarrollarse entre 6 meses y 15 años después de la lesión del pedículo renovascular; se aconseja el control de la presión arterial a largo plazo.

I. Vejiga

1. Existe un mayor riesgo de rotura de la vejiga por un traumatismo contundente en la infancia. La mitad de las lesiones vesicales se asocian a otras lesiones abdominales y la mayoría se observan con fracturas de la pelvis.
2. El cistograma por TC con imágenes retardadas es la modalidad de diagnóstico más precisa.
3. La mayoría de las perforaciones extraperitoneales aisladas de la vejiga pueden tratarse con un drenaje con sonda de Foley durante 7 días, antibióticos y control del dolor.
4. La lesión intraperitoneal requiere una reparación primaria (en capas; sutura con monofilamento reabsorbible).

J. Lesiones genitales

1. La lesión genitoperineal es la compresión de los tejidos blandos del periné frente a la pelvis ósea y se produce por caídas, choques en bicicleta, abuso o actividades en el patio de recreo.
2. La hemorragia del periné se produce en un 50 % de los casos.
3. Suele indicarse la exploración bajo anestesia para permitir la evaluación completa y la reparación de las lesiones perineales.
4. Las estenosis uretrales y vaginales pueden ser el pronóstico de lesiones pasadas por alto.

IX. QUEMADURAS (*V.* CAP. 42)

A. Las quemaduras derivadas de incendios domésticos son la principal causa de muerte accidental en el hogar para los menores de 14 años. El 20 % de los niños quemados son víctimas de abusos, como resultado de la negligencia. Las quemaduras por escaldadura son la forma más común de lesión por quemadura.

B. Reanimación: el lactato de Ringer es el líquido de reanimación de elección en las primeras 24 h, guiado por la fórmula de Parkland/Baxter. Deben administrarse líquidos adicionales para alcanzar los puntos finales de reanimación establecidos, como la FC, la presión arterial y la diuresis adecuadas a la edad (tabla 26-2). Debido a las diferencias en la superficie corporal, deben utilizarse las tablas adecuadas para estimar la gravedad de las lesiones por quemaduras (tabla 26-7).

C. La hipotermia es un riesgo; no cubrir las quemaduras con apósitos mojados e impregnados de suero; utilizar gasas secas o sábanas limpias.

D. Derivar a todos los niños con quemaduras a un centro de quemados si existe alguno:

1. Quemaduras de espesor parcial superiores al 10 % de la superficie corporal total.
2. Quemaduras de tercer grado (de espesor total).

TABLA 26-7 Regla de los 9 para quemaduras pediátricas

	Edad (años)				
Región corporal	**0**	**1**	**5**	**10**	**Adulto**
Cabeza	19	17	13	11	7
Cuello	2	2	2	2	2
Tronco anterior	13	13	13	13	13
Tronco posterior	13	13	13	13	13
Nalgas	2.5	2.5	2.5	2.5	2.5
Genitales	1	1	1	1	1
Brazo	2.5	2.5	2.5	2.5	2.5
Antebrazo	3	3	3	3	3
Mano	2.5	2.5	2.5	2.5	2.5
Muslo	5.5	6.5	8	8.5	9.5
Pierna	5	5	5.5	6	7
Pie	3.5	3.5	3.5	3.5	3.5

Todos los valores son porcentajes de área de superficie corporal.
Reproducido de GAINE BA, Scheidler MG, Lynch JM, y cols. Pediatric trauma. En: Peitzman AB, Rhodes M, Schwab CW, y cols., eds. *The Trauma Manual: Trauma and Acute Care Surgery.* 3rd ed. Philadelphia, PA: Wolters Kluwer Health/Lippincott Williams & Wilkins; 2008.

3. Quemaduras en la cara, las manos, los pies, los genitales, el periné o las articulaciones principales.
4. Quemaduras eléctricas (incluidas lesiones por iluminación), quemaduras químicas y lesiones por inhalación.

X. TRAUMATISMOS INVOLUNTARIOS (MALTRATO INFANTIL)

A. Entre 1 y 1.5 millones de niños son maltratados anualmente. Se cree que una de cada 10 visitas a urgencias se debe a lesiones involuntarias, con 60 000 de estas graves. Los traumatismos craneales y abdominales conllevan un alto riesgo de mortalidad.

B. Todos los profesionales de la medicina tienen el deber de denunciar las sospechas de maltrato infantil. Esta obligación prevalece sobre las relaciones médico-paciente, conlleva sanciones por no informar y proporciona inmunidad si se informa de buena fe.

C. Historial sospechoso
   1. Lesión no presenciada, retraso en la búsqueda de atención, historia cambiante o evasiva u otros indicios de negligencia.
   2. Historial inverosímil (p. ej., «cayó del sofá» en un niño que no puede darse la vuelta, hematomas en niños que aún no caminan o gravedad de la lesión discordante con el mecanismo comunicado).
   3. Múltiples visitas a urgencias y múltiples lesiones en diferentes etapas de curación.

D. Patrones sospechosos de lesiones
   1. Cabeza: pérdida de pelo, desgarro del frenillo labial (u otras lesiones peribucales), hemorragias retinianas, hematomas detrás de las orejas.
   2. Lesión intracraneal (causa más común de muerte): hemorragia subdural crónica o subdural bilateral, hemorragias múltiples en diferentes etapas de curación; aumento del perímetro craneal.
   3. El «síndrome del lactante sacudido» se entiende mejor como «síndrome de impacto por sacudida» y es un patrón de lesión que se observa después de una fuerza contundente repetida en la cabeza, no simplemente por sacudida. Incluye edema cerebral, hemorragia intracraneal y hemorragia retiniana, y suele ir acompañado de múltiples fracturas costales.
   4. Aparato locomotor: fracturas en espiral atribuidas a una caída, fracturas múltiples en varios estados de curación, fracturas en asa de cubo (separación epifisaria-metafisaria producida por sacudidas o tirones), hematomas múltiples en varios estados de resolución.

E. Lesiones toracoabdominales asociadas al maltrato:

1. Fracturas costales (sobre todo si son múltiples o están en diferentes fases de curación).

2. Las lesiones duodenales y pancreáticas y la perforación del intestino delgado se observan con puñetazos o pisotones.

F. Lesiones por objetos domésticos (p. ej., mecheros, hebillas de cinturón).

G. Lesiones perineales sospechosas: múltiples hematomas en el periné, múltiples laceraciones en la vulva, laceraciones lineales en las paredes vaginales y lesiones en el recto.

H. Los niños con sospecha de ser víctimas de abuso deben ser sometidos a una evaluación exhaustiva (p. ej., estudio del esqueleto, exploración oftalmológica) para detectar otras lesiones.

XI. SISTEMAS DE PUNTUACIÓN EN TRAUMATISMOS PEDIÁTRICOS

A. Los sistemas de puntuación pretenden ofrecer un poder predictivo del pronóstico y crear medidas relativamente objetivas de la gravedad de las lesiones. Los sistemas de puntuación comúnmente utilizados, como la Escala de gravedad de lesiones (ISS, *Injury Severity Score*), tienden a sobreestimar el riesgo de morbilidad en la infancia.

B. Puntuaciones específicas en pediatría:

1. La valoración de traumatismo pediátrico (PTS, *Pediatric Trauma Score*) es el sistema de puntuación más común aplicado a los **pacientes pediátricos con traumatismo**. La PTS tiene en cuenta tanto los parámetros anatómicos y fisiológicos como las lesiones y se

TABLA 26-8 Valoración de traumatismo pediátrico (PTS)

Componente	+2	+1	−1
Peso	>20 kg	10–20 kg	<10 kg
Vía aérea	Normal	Con soporte oral o nasal	Intubado; cricotiroidectomía
Presión arterial sistólica	>90 mm Hg; pulsos periféricos normales	50–90 mm Hg; pulsos femorales/carotídeos palpables	<50 mm Hg; pulsos débiles o ausentes
Estado de conciencia	Despierto	Obnubilado; cualquier pérdida del estado de alerta	Comatoso
Piel	Sin lesiones	Menor: contusión; laceración; <7 cm y no atraviesa la fascia	Mayor: lesión penetrante a través de la fascia
Fracturas	Ninguna	Única; cerrada	Abierta; múltiple

Adaptado con permiso de Tepas JJ III, Mollitt DL, Talbert JL, et al. The pediatric trauma score as a predictor of injury severity in the injured child. *J Pediatr Surg* 1987;22(1):14–18. Copyright © 1987 Elsevier.

TABLA 26-9 Valoración de traumatismos pediátricos específica por edad (ASPTS)

GCS	PAS	Pulso	RR	Puntuación codificada
14–15	Normal	Normal	Normal	3
10–13	Hipotensión leve a moderada (PAS <media − 2SD)	Taquicardia (FC >media + SD)	Taquipnea (FR >media + SD)	2
4–9	Hipotensión severa (PAS <media − 3SD)	Bradicardia (FC <media − SD)	Hipoventilación (FR >media − SD)	1
3	0	0	0 o intubado	0

FR, frecuencia respiratoria; GCS, escala de coma de Glasgow; PAS, presión arterial sistólica.

Adaptado con permiso de Potoka DA, Schall LC, Ford HR, et al. Development of a novel age-specific pediatric trauma score. *J Pediatr Surg* 2001;36(1):106–112. Copyright © 2001 Elsevier.

utiliza para predecir el pronóstico. Un niño lesionado con una puntuación PTS inferior a 8 debe ser derivado a un centro de traumatología pediátrica, ya que esta puntuación se corresponde con el mayor riesgo de sufrir mortalidad, morbilidad y discapacidad evitables (tabla 26-8).

2. La valoración de traumatismos pediátricos específica por edad (ASPTS, *Age-Specific Pediatric Trauma Score*) utiliza la misma metodología, pero incorpora valores específicos por edad para la presión arterial sistólica, el pulso y la FR. La ASPTS es la suma total de los valores codificados para todas las variables. Una puntuación inferior a 10 es un factor predictivo de mayor mortalidad y sugiere la necesidad de traslado a un centro con capacidad pediátrica (tabla 26-9).

AXIOMAS

- Los traumatismos son la principal causa de muerte en la infancia.
- Deben conocerse las diferencias anatómicas y fisiológicas de los niños para dar un cuidado óptimo.
- La ventilación con bolsa de reanimación es el mejor abordaje para la mayoría de los casos, y es una mejor solución de urgencia que la intubación para el proveedor con experiencia pediátrica limitada.
- La hipoventilación es la causa más común de paro cardíaco en pacientes traumáticos pediátricos.
- La taquicardia es la manifestación inicial más común de la hipovolemia; la hipotensión es un hallazgo tardío.
- Los TCE son la causa más común de muerte por traumatismo pediátrico (75 %).
- Las lesiones de órganos sólidos pueden tratarse de forma no quirúrgica en la mayoría de los niños (95 %), con independencia de la gravedad.
- El maltrato infantil es común; debe ser considerado cuando los antecedentes no se ajustan a las lesiones o cuando existen lesiones inusuales.

Lecturas recomendadas

Alexiou GA, Sfakianos G, Prodromou N. Pediatric head trauma. *J Emerg Trauma Shock* 2011;4:403–408.

Chidester SJ, Williams N, Wang W, Groner JI. A pediatric massive transfusion protocol. *J Trauma Acute Care Surg* 2012;73:1273–1277.

Eckert MJ, Wertin TM, Tyner SD, et al. Tranexamic acid administration to pediatric trauma patients in a combat setting: the pediatric trauma and tranexamic acid study (PED-TRAX). *J Trauma Acute Care Surg* 2014;77:852–858.

Halstead ME, Walter KD; The Council on Sports, Medicine, and Fitness. Sport-Related Concussion in Children and Adolescents. *Pediatrics* 2010;126:597–611.

https://www.mdcalc.com/pecarn-pediatric-head-injury-trauma-algorithm. Accessed 12/10/2018.

Kochanek PM, Carney N, Adelson PD, et al. Guidelines for the acute medical management of severe traumatic brain injury in infants, children, and adolescents—second edition. *Pediatr Crit Care Med* 2012;13(Suppl 1):S1–S82.

Kuppermann N, Holmes JF, Dayan PS, et al. Identification of children at very low risk of clinically-important brain injuries after head trauma: a prospective cohort study. *Lancet* 2009;374:1160–1170.

Maw G, Furyk C. Pediatric massive transfusion: a systematic review. *Pediatr Emerg Care* 2018;34:594–598.

Mayglothling JA, Haan JM, Scalea TM. Blunt splenic injuries in the adolescent trauma population: the role of angiography and embolization. *J Emerg Med* 2011;41:21–28.

Notrica DM, Eubanks JW III, Tuggle DW, et al. Nonoperative management of blunt liver and spleen injury in children: evaluation of the ATOMAC guideline using GRADE. *J Trauma Acute Care Surg* 2015;79:683–693.

Streck CJ, Vogel AM, Zhang J, et al.; Pediatric Surgery Research Collaborative. Identifying children at very low risk for blunt intra-abdominal injury in whom CT of the abdomen can be avoided safely. *J Am Coll Surg* 2017;224:449–458.

Zelicof-Paul A, Smith-Lockridge A, Schnadower D, et al. Controversies in rapid sequence in intubation in children. *Curr Opin Pediatr* 2005;17:355–362.

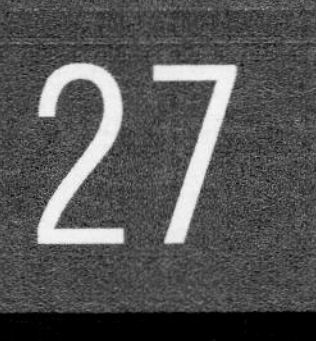

27 Atención a la paciente traumática embarazada

Rachel L. Warner, Daniel J. Grabo y C. William Schwab

I. INTRODUCCIÓN. Los traumatismos son la principal causa de muerte materna no obstétrica y complican hasta el 8 % de todos los embarazos. Casi el 46 % de las muertes maternas son atribuibles a los traumatismos, y las causas más comunes son las colisiones de vehículos de motor, las caídas y la violencia doméstica. La gravedad de las lesiones maternas y la edad gestacional están directamente relacionadas con el fallecimiento del feto. El tratamiento óptimo y precoz de la paciente traumática embarazada ofrece el mejor pronóstico para el feto, es decir, **SALVAR A LA MADRE; SALVAR AL FETO**. La reanimación del traumatismo y las prioridades del tratamiento inicial son las mismas que en las mujeres no embarazadas, pero modificadas para abordar los cambios que se producen en los trimestres progresivos del embarazo. Estos cambios alteran los patrones de las lesiones anatómicas y la respuesta fisiológica de la madre a las lesiones, lo que hace que estas pacientes sean más susceptibles de sufrir un retraso en el reconocimiento de las lesiones, una reanimación insuficiente y una reticencia por parte del médico y el cirujano a utilizar pruebas radiográficas y tratamientos establecidos.

Todos los centros de traumatología y servicios de urgencias deben disponer de directrices y protocolos de atención para guiar el tratamiento de la paciente traumática embarazada. Estas directrices deben incluir el acceso rápido a la consulta obstétrica las 24 h del día, los 7 días de la semana. Se ha constatado que tanto el pronóstico materno como neonatal después de la lesión mejoran con la atención en un centro de traumatología designado, en comparación con un centro sin especialización.

Lo ideal sería que existieran directrices de triaje para la derivación directa a los centros especializados. Sin embargo, si son tratadas inicialmente en un centro no especializado y necesitan ser trasladadas, estas pacientes deben ser transferidas a un centro que pueda proporcionar atención traumatológica en las mismas instalaciones que el centro obstétrico y neonatal.

II. CAMBIOS ANATÓMICOS Y FISIOLÓGICOS DEL EMBARAZO. Los cambios anatómicos y fisiológicos afectan todos los sistemas de órganos maternos y evolucionan durante todos los trimestres del embarazo. Véase un resumen en la tabla 27-1.

A. Unidad uteroplacentaria

1. El útero aumenta progresivamente de tamaño hasta convertirse en un órgano intraabdominal, y a las 12 semanas alcanza un tamaño por encima de la pelvis. *Véase* la figura 27-1.
   a. A las 20 semanas, alcanza el ombligo
   b. A término, casi 20 veces su tamaño antes del embarazo
2. La pared muscular se adelgaza a medida que el útero crece, lo que aumenta el riesgo de lesión directa del feto y de rotura.
3. Después de las 20 semanas, el útero grávido puede comprimir la vena cava inferior (VCI) en posición supina, lo que reduce el flujo sanguíneo al feto y provoca una disminución del retorno venoso al corazón, lo que a su vez provoca hipotensión materna, taquicardia, náuseas y mareos. Esto puede resolverse colocando a la paciente sobre el lado izquierdo con un bulto para alejar el útero de la VCI.
4. El aumento del flujo sanguíneo uterino, que constituye aproximadamente el 17 % del gasto cardíaco, conlleva un mayor riesgo de hemorragia.
5. La placenta carece de elasticidad y es propensa a separarse (desprendimiento).
6. La unidad uteroplacentaria carece de autorregulación y es sensible a las catecolaminas y los vasopresores. Por tanto, la hipotensión materna y el uso de vasopresores pueden comprometer el flujo sanguíneo placentario y la perfusión fetal, por lo que deben evitarse.

B. Los cambios cardiovasculares comienzan a partir de las 10 semanas de gestación, pero se acentúan durante el segundo y tercer trimestres.

1. El aumento del volumen plasmático (hasta un 50 %) crea una hipervolemia relativa. Por tanto, se requiere un mayor volumen de pérdida de sangre para que se desencadenen los signos y síntomas de choque, lo que dificulta el diagnóstico.
2. El gasto y la frecuencia cardíacos en reposo aumentan durante el embarazo y permanecen elevados hasta el parto.

TABLA 27-1 Cambios anatómicos y fisiológicos del embarazo y posibles consecuencias clínicas

Sistema/localización anatómica	Cambio anatómico/ fisiológico	Posibles consecuencias clínicas
Neurológico	Eclampsia	Aumento de la PIC Convulsiones Simulación de una lesión en la cabeza
Sistema cardiovascular	Aumento del GC, la FC y la PA Disminución del retorno venoso	Alteración de las constantes vitales, estado hiperdinámico, edema periférico, hipotensión oculta
Pulmonar/torácica	Aumento del VC Disminución de la CFR Edema de la vía aérea Diafragma elevado	Disminución de la $PaCO_2$ basal, disminución de la tolerancia a la hipoxia, obstrucción de la vía aérea Intubación difícil
Renal	Aumento de la FG Aumento del flujo sanguíneo renal	Alteración del equilibrio de sodio y agua
Hematológico	Expansión del volumen intravascular, mayor aumento del volumen plasmático que de los eritrocitos Aumento de los factores procoagulantes	Anemia del embarazo Pérdida de sangre de hasta 1 500 cc antes de la hipovolemia Mayor incidencia de TVP
Endocrino	La hipófisis se agranda con el aumento del flujo sanguíneo	Síndrome de Sheehan; insuficiencia hipofisaria relacionada con el choque
Musculoesquelético	Laxitud del ligamento pélvico	Lordosis pélvica Desplazamiento del centro de gravedad

CFR, capacidad funcional residual; FC, frecuencia cardíaca; FG, filtración glomerular; GC, gasto cardíaco; PA, presión arterial; PIC, presión intracraneal; TVP, trombosis venosa profunda; VC: volumen corriente.
Adaptado de Grabo D, Schwab CW. Capítulo 21B. Trauma in pregnant women. En: Peitzman AB, Rhodes M, Schwab CW, et al., eds. *The Trauma Manual: Trauma and Acute Care Surgery*. 4th ed. Philadelphia, PA: Wolters Kluwer Health/Lippincott Williams & Wilkins; 2012, con permiso.

3. Las alteraciones de la presión arterial se producen principalmente durante el segundo trimestre, y se manifiesta en forma de una reducción que vuelve a los niveles previos al embarazo al final del tercer trimestre.

   Si la paciente tiene hipertensión, es importante considerar diagnósticos alternativos como la preeclampsia.

C. Los cambios respiratorios se producen para satisfacer las crecientes necesidades de oxígeno y los cambios anatómicos.

   1. El aumento de tamaño del útero eleva el diafragma y provoca una disminución de la capacidad residual funcional y de los volúmenes corrientes. Para compensar, la ventilación materna aumenta por minuto.

      Esto conduce a un estado constante de alcalosis respiratoria. Por tanto, una presión parcial de CO_2 (pCO_2) normal indica una insuficiencia respiratoria inminente.

   2. Como resultado de estos cambios, la insuficiencia respiratoria se presenta de forma diferente en la paciente embarazada.

      Signos como la frecuencia respiratoria rápida, el aumento del trabajo respiratorio y la fatiga evidente justifican la intubación.

D. Entre los cambios hematológicos se incluyen los siguientes:

   1. Anemia fisiológica por aumento del volumen plasmático.
   2. Estado protrombótico por aumento de los factores de coagulación y disminución de la fibrinólisis. Esto conduce a un alto riesgo de episodios trombóticos.

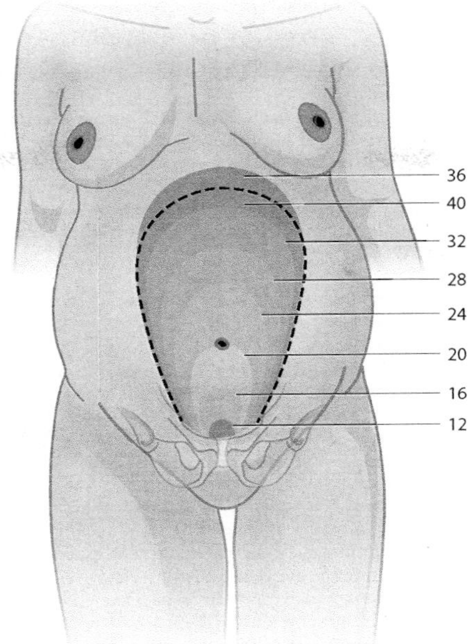

Figura 27-1. La medición de la altura del fondo uterino desde el hueso púbico puede utilizarse para una estimación rápida de la edad gestacional. (Reimpreso de Knudson MM. Trauma in pregnancy. In: Blaisdell FW, Trunkey DD, eds. *Trauma Management—Abdominal Trauma*, 2nd ed. New York, NY: Thieme Medical Publishers; 1993:331, con permiso. Figura 18-1).

E. Abdomen y pelvis.

1. La disminución del vaciado gástrico, la movilidad intestinal y el tono del esfínter esofágico aumentan el riesgo de aspiración.

2. El agrandamiento del útero desplaza las vísceras abdominales en sentido cefálico, altera los patrones de lesión y requiere modificaciones en los procedimientos de diagnóstico e intervención.

a. A finales del segundo y tercer trimestre, el desplazamiento cefálico del intestino dificulta el diagnóstico de las urgencias gastrointestinales comunes (apendicitis, colecistitis, etcétera).

b. Eleva los diafragmas (de modo que se requiere la colocación de los drenajes torácicos en un nivel superior).

c. Los cambios en la posición de la vejiga (intraabdominal) y la dilatación del sistema colector provocan un mayor riesgo de lesiones y de diagnóstico erróneo.

3. El aumento del flujo sanguíneo uterino provoca la dilatación de los vasos retroperitoneales y el aumento de la hemorragia por fractura pélvica.

4. La relajación de los ligamentos altera la apariencia radiográfica de la pelvis.

III. MECANISMOS DE LA LESIÓN

A. Traumatismos contusos

1. Los traumatismos abdominales contusos se asocian con una incidencia de hasta el 38 % de mortalidad fetal y pueden estar relacionados con complicaciones obstétricas como parto prematuro, desprendimiento de la placenta y hemorragia fetomaterna.

2. Las lesiones contusas directas en el feto son raras antes de las 12 semanas, dada la localización uterina intrapélvica.

3. Los accidentes de tráfico representan entre el 50 % y el 80 % de todos los traumatismos en mujeres embarazadas. La mayoría de las lesiones se atribuyen al uso incorrecto del cinturón de seguridad.

4. Las caídas son más frecuentes en las últimas etapas del embarazo, ya que el centro de gravedad se desplaza. Una de cada cuatro mujeres sufrirá alguna caída durante el embarazo.

5. La violencia doméstica se da en el 4 % al 8 % de los embarazos y se asocia con un 5 % de riesgo de muerte fetal.

B. Traumatismo penetrante

1. Las heridas de bala son más frecuentes que las de arma blanca y suelen estar asociadas a la violencia doméstica.
2. A medida que el embarazo avanza, el riesgo de lesiones uterinas y fetales aumenta debido al aumento de tamaño y a la localización intraabdominal.
   a. Las heridas penetrantes en la parte superior del abdomen pueden asociarse a lesiones gastrointestinales más complejas debido al desplazamiento cefálico de las vísceras.
   b. Las heridas de bala en el abdomen provocan lesiones fetales hasta en un 70 % y la muerte del feto entre un 40 % y un 65 %.

IV. PRINCIPIOS DE MANEJO

A. Consideraciones generales

1. Considerar la posibilidad de embarazo en todas las pacientes traumáticas de entre 10 y 55 años, y realizar pruebas de β-gonadotropina coriónica humana (GCH) a menos que las pacientes tengan una incapacidad conocida para concebir.
2. Las prioridades iniciales siguen siendo las mismas que las de los protocolos del *Advanced Trauma Life Support* (ATLS) del Comité de Traumatología del American College of Surgeons y se centran en asegurar la oxigenación materna y la estabilidad cardiopulmonar.
3. Los signos y síntomas de hemorragia aguda suelen estar ocultos en las pacientes embarazadas. Por tanto, es imprescindible una reanimación temprana y una investigación agresiva de la hemorragia.
4. En los casos de hemorragia materna, la madre desviará la sangre del feto para mantener la presión sanguínea materna. Por tanto, la reanimación del volumen y la monitorización fetal temprana son primordiales. Debe evitarse la hipotensión permisiva porque incluso una hipotensión menor afecta negativamente al feto.
5. La reanimación con hemoderivados en la paciente embarazada con choque y hemorragia debe realizarse en proporción 1:1:1 de los componentes. Todos los productos sanguíneos deben ser RH negativos hasta que se conozca el tipo de sangre, a fin de evitar la isoinmunización.
6. La administración de ácido tranexámico (ATX) es segura y debe considerarse en las hemorragias agudas.
7. Es necesario realizar una consulta obstétrica temprana y una evaluación fetal.
8. Las pacientes de más de 20 semanas de gestación deben ser trasladadas a un centro de traumatología si hay sospecha de un traumatismo de moderado a grave. Lo ideal es que el centro receptor colinde con los servicios de obstetricia y neonatología del lugar.

B. Modificaciones de la evaluación primaria

1. Colocar a las mujeres en el segundo y tercer trimestres sobre el lado izquierdo con un bulto de 15° (rollo suave bajo la parte inferior derecha del tórax, el abdomen y la pelvis) para alejar el útero grávido de la VCI. Esto aumentará el gasto cardíaco al incrementar el retorno venoso.
2. Debido a los cambios en la dinámica respiratoria y a la disminución de la capacidad residual funcional, el oxígeno complementario está siempre indicado en estas pacientes.
   a. *La intubación tiene una mayor tasa de fallo en la paciente embarazada debido al aumento de peso y al edema de la vía aérea. Por ello, lo ideal es que un* profesional *experimentado, como un experto en vía aérea de medicina de urgencias o un anestesista, se encargue de la vía aérea.*
   b. *Las mujeres embarazadas tienen un mayor riesgo de aspiración. Para la secuencia rápida de intubación, utilizar dosis más pequeñas de succinilcolina (1 mg/kg como máximo) debido a la producción placentaria de seudocolinesterasas.*
3. Al realizar procedimientos diagnósticos y terapéuticos invasivos, hay que tener en cuenta la alteración de la anatomía. El diafragma se eleva 4 cm; esto, unido a un mayor tejido mamario, altera la colocación del drenaje torácio (colocar el tubo 1-2 espacios intercostales más arriba) para evitar la colocación intraabdominal.
4. Si es necesario, es mejor el acceso venoso en las extremidades superiores. Abstenerse, si es posible, de utilizar catéteres femorales.
5. Considerar eclampsia en una paciente en el tercer trimestre con alteración del estado mental, hipertensión y una tomografía computarizada (TC) craneal normal.
6. Siempre que sea posible, el equipo de traumatología y el de obstetricia deben realizar una evaluación conjunta.

C. Modificaciones de la evaluación secundaria

1. Una anamnesis obstétrica completa incluye lo siguiente:
   a. Fecha de la última menstruación (FUM) y fecha prevista de parto (FPP).
   b. Percepción del movimiento fetal.

c. Estado del embarazo, cuidados prenatales y complicaciones conocidas.
d. Detección de abuso de sustancias.

2. Debe medirse la altura del fondo uterino. A grandes rasgos, las semanas de gestación se corresponden con los centímetros desde el pubis. A las 20 semanas, el fondo uterino se sitúa en el ombligo y a las 36 semanas, en el proceso xifoides. Una discrepancia en la fecha puede indicar rotura uterina o hemorragia.
3. La exploración abdominal debe incluir la evaluación de la sensibilidad uterina y la presencia de contracciones.
4. Debe realizarse una exploración vaginal externa para detectar sangre y líquidos e incluir una leve exploración suave de los labios y las paredes vaginales para detectar laceraciones.
5. La presencia de líquido amniótico puede confirmarse con un cambio de color del papel de nitrazina.
6. La consulta obstétrica, si está disponible, debe estar presente para evaluar la dilatación cervical, el borramiento del cuello uterino y el descenso fetal.
7. Cuando se determina que el feto es viable, debe establecerse una monitorización fetal continua lo antes posible.

D. **Evaluación fetal**

1. La edad de viabilidad del feto suele ser después de las 23 semanas de gestación.
2. Los tonos cardíacos fetales (TCF) pueden auscultarse con un estetoscopio a partir de las 20 semanas de gestación; antes de esto, es necesario un Doppler. Los tonos cardíacos fetales normales oscilan entre 120 lat/min y 160 lat/min. La bradicardia indica sufrimiento fetal y justifica una evaluación obstétrica inmediata.
3. La monitorización fetal continua debe iniciarse con una edad gestacional superior a las 20 semanas. Debe realizarla personal capacitado para interpretar los trazados en busca de signos de sufrimiento fetal (línea de base anómala, desaceleraciones o variabilidad).
4. La ecografía fetal ofrece una evaluación de la edad fetal, la actividad cardíaca, el movimiento y la integridad de la placenta.
5. La monitorización fetal debe continuar como mínimo de 2 h a 6 h después del traumatismo.

E. **Modalidades de diagnóstico**

1. La evaluación de laboratorio habitual debe incluir el tipo de sangre, la detección selectiva de anticuerpos, el hematocrito y estudios de coagulación.
2. La prueba de Kleihauer-Betke (KB) debe realizarse en todas las mujeres con traumatismos importantes.
   a. Pruebas de mezcla de sangre materna y fetal.
   b. Cuantifica la cantidad de células fetales presentes en la circulación materna.
3. La especificidad y la sensibilidad de la ecografía abdominal focalizada en traumatismos (FAST, *focused abdominal sonography for trauma*) son similares en pacientes embarazadas y no embarazadas.
4. El lavado peritoneal diagnóstico (LPD) supone un reto en la paciente embarazada debido al útero grávido y al desplazamiento de las vísceras abdominales.
   a. Si el útero se palpa por encima de la pelvis (>12 semanas de gestación), el LPD debe realizarse en posición supraumbilical con una técnica de visualización directa y abierta.
   b. Si es posible, debe colocarse una sonda de Foley y una sonda nasogástrica antes de realizar el procedimiento.
5. Las indicaciones para las imágenes radiográficas, incluida la TC, son las mismas que para la paciente no embarazada.
   a. Proteger el útero cuando sea posible.
   b. El feto es más sensible a las radiaciones ionizantes entre las 2 y las 7 semanas de gestación.
   c. Las radiaciones ionizantes se asocian a un retraso del crecimiento, un defecto del sistema nervioso central y un deterioro intelectual. Las dosis de radiación fetal inferiores a 50 mGy no se han asociado a efectos adversos y se han considerado seguras en cualquier momento del embarazo. La dosis de radiación fetal equivale al 30 % de la de la madre.
   d. Una evaluación radiológica completa del torso en un paciente con un traumatismo grave (radiografía de tórax/pelvis, TC de tórax, abdomen, pelvis) supone una dosis de radiación inferior a 50 mGy para el feto.
   e. *Véase* la tabla 27-2 para las dosis de radiación absorbida por la madre en los estudios radiográficos habituales de traumatología.
   f. Las pacientes que se encuentran en el primer trimestre deben someterse a radiografías limitadas, a menos que esté clínicamente indicado.
   g. La ecografía es una herramienta valiosa que no produce radiaciones ionizantes y puede evaluar la placenta, así como la hemorragia intraabdominal.

TABLA 27-2 Dosis de radiación absorbida por la madre en los estudios radiográficos habituales de traumatología

Estudio radiográfico	Dosis absorbida (mGy)
TC craneal	2
Radiografía de la columna cervical	1.5
TC de la columna cervical	6
Radiografía de tórax	0.1
TC de tórax	7
TC de abdomen/pelvis	10
Radiografía de pelvis	0.2

mGy, miliGray(s), unidad de medida de la dosis de radiación absorbida; TC, tomografía computarizada.

h. Cualquier exposición a la radiación debe ser analizada con el paciente y, en caso de preocupación por la dosis de radiación/exposición al feto, debe consultarse con un obstetra.

F. **Medicamentos en el embarazo**
1. La administración de toxoide tetánico es segura en el embarazo.
2. El uso de ATX a menos de 3 h de la hemorragia aguda es seguro.
3. Puede utilizarse la profilaxis antibiótica habitual. Evitar los aminoglucósidos, las quinolonas, el metronidazol y las sulfamidas.
4. Puede controlarse el dolor con paracetamol o narcóticos.
5. La enoxaparina o la heparina deben utilizarse para la profilaxis de la trombosis venosa profunda, ya que no atraviesan la placenta.
6. Pueden consultarse las directrices de los Centers for Disease Control and Prevention (CDC) para obtener más información sobre el uso de medicamentos en el embarazo: https://www.cdc.gov/pregnancy/meds/treatingfortwo/index.html.

G. **Laparotomía exploratoria**
1. Las indicaciones para la laparotomía son las mismas que para la paciente lesionada no embarazada.
2. La laparotomía no es una indicación de cesárea; el feto debería tolerar la intervención si ha habido una reanimación adecuada.
3. Manipular el útero con suavidad; evitar las torsiones y la tracción que puedan comprometer el flujo sanguíneo.
4. Es mejor realizar la laparatomía con una consulta de ginecología y obstetricia presente y capaz de aconsejar y, si es necesario, manejar a la madre y al recién nacido.

H. **Parto por cesárea de urgencia**
1. Indicaciones.
   a. El riesgo de sufrimiento fetal supera el riesgo de prematuridad.
   b. Desprendimiento de la placenta con sufrimiento fetal; rotura uterina.
   c. Fracturas graves de la pelvis o de la columna vertebral.
   d. Malposición fetal con parto prematuro.
   e. El útero grávido interfiere en la exposición de otras lesiones durante la laparotomía.
   f. Coagulación intravascular diseminada.
2. El parto por cesárea *perimortem* puede realizarse con un feto de al menos 25 semanas de gestación y con un intervalo de menos de 15 min entre la muerte materna y el parto.
   a. Lo ideal es hacerlo en los 4 min siguientes a la parada cardíaca materna.
   b. Continuar con la reanimación cardiopulmonar (RCP) materna.
   c. El apoyo neonatal debe estar disponible inmediatamente.
3. Técnica.
   a. Incisión vertical en la línea media.
   b. Incisión vertical del útero.
   c. Exponer la cabeza del bebé; succionar la bucofaringe.
   d. Dar a luz al bebé.
   e. Pinzar y separar el cordón umbilical.
   f. Extraer manualmente la placenta.
   g. Inspeccionar la superficie del endometrio en busca de membranas retenidas.

h. Cerrar el útero en capas con sutura absorbible.
i. Administrar oxitocina (20 unidades intravenosas) para tratar la hemorragia posparto.

V. PROBLEMAS EXCLUSIVOS DE LA PACIENTE TRAUMÁTICA EMBARAZADA

A. El desprendimiento de la placenta puede producirse con lesiones menores y es frecuente tras un traumatismo multisistémico o una lesión abdominal directa grave.
   1. Después de la muerte materna, el desprendimiento prematuro de placenta es la causa más común de muerte fetal.
   2. Las lesiones por cizallamiento separan el miometrio de la placenta.
   3. La evaluación incluye la monitorización fetal durante 4 h en la paciente de 20 semanas de edad gestacional que ha sufrido un traumatismo abdominal.
   4. La rotura puede producirse hasta 24 h después de la lesión.
   5. Un tono cardíaco fetal sugestivo de sufrimiento fetal junto con evidencia clínica de desprendimiento prematuro de placenta son indicaciones de cesárea de urgencia.
   6. Los grados menores de desprendimiento prematuro de placenta son compatibles con la supervivencia del feto.

B. La hemorragia fetomaterna es más frecuente en mujeres con traumatismos abdominales.
   1. Una pequeña cantidad (1 mL) de sangre fetal Rh positivo puede sensibilizar a una mujer Rh negativo.
   2. Todas las víctimas de traumatismos con Rh negativo deben recibir 300 µg de inmunoglobulina Rh en las 72 h siguientes a la lesión y otros 300 µg por cada 30 mL de sangre fetal estimada identificada en la circulación materna según la prueba de Kleihauer-Betke.

C. La coagulación intravascular diseminada suele ser el resultado de la embolia de líquido amniótico y la liberación de tromboplastina durante el desprendimiento de la placenta.
   1. El choque materno y la muerte pueden sobrevenir rápidamente.
   2. El tratamiento incluye cesárea urgente y evacuación uterina, además de reanimación con componentes sanguíneos.

D. La rotura uterina es una complicación poco frecuente (< 1 %), pero devastadora, del traumatismo abdominal contuso.
   1. Los factores de riesgo son lesiones por desaceleración rápida, lesiones uterinas directas, cesáreas previas y edad gestacional avanzada.
   2. La rotura de la pared uterina provoca la extrusión del feto hacia la cavidad abdominal y una extensa hemorragia.
   3. La sensibilidad uterina y abdominal, la forma anómala del útero y la discrepancia entre la altura del fondo uterino y la edad gestacional pueden indicar una rotura.
   4. El diagnóstico puede confirmarse con una radiografía abdominal.
   5. Se requiere tratamiento quirúrgico y obstétrico urgente.

E. El parto pretérmino (prematuro) puede complicar hasta el estado de hasta el 25 % de las pacientes traumáticas con un feto viable.
   1. Aproximadamente el 40 % de las pacientes traumáticas embarazadas tienen contracciones.
   2. Solo el 11 % se asocia a parto prematuro, que se trata con los protocolos obstétricos habituales.

VI. PREVENCIÓN DE LESIONES

A. Debe hacerse un uso adecuado de los cinturones de seguridad, tanto del cinturón de seguridad de falda como el de hombro, durante todas las etapas del embarazo. El cinturón a nivel de cadera debe colocarse bajo el abdomen de la embarazada, a través de las espinas ilíacas anterosuperiores.

B. Los signos de advertencia de violencia doméstica son los siguientes:
   1. Antecedentes de lesiones incoherentes.
   2. Visitas frecuentes al hospital.
   3. Depresión.
   4. La pareja no está dispuesta a irse.

C. La notificación temprana a los organismos adecuados puede salvar la vida de la madre y del feto.

D. La violencia interpersonal afecta a las pacientes adolescentes embarazadas en una proporción desproporcionadamente alta (hasta el 52 %). Están sometidas a una mayor probabilidad de traumatismos que las pacientes embarazadas adultas. Las lesiones más frecuentes son las de la cabeza y la cara, seguidas de las del abdomen. Es importante examinar de cerca a estas pacientes en busca de signos de violencia doméstica.

E. **Examinar e intervenir en caso de abuso de sustancias.**
   1. El abuso de sustancias y la adicción a los opioides son elevados entre los pacientes traumáticos, y la paciente traumática embarazada no es una excepción. Durante el embarazo, aproximadamente el 10 % de las mujeres sigue consumiendo alcohol y el 5 % consume drogas ilícitas.

2. El cribado debe realizarse en todas las pacientes embarazadas con el uso de herramientas como el SBIRT (*Screening, Brief Intervention, and Referral to Treatment*), así como los análisis de drogas en orina cuando estén indicados.

AXIOMAS

- **Salvar a la madre; salvar al feto.**
- El mejor tratamiento temprano del feto es la reanimación óptima de la madre.
- En la paciente embarazada puede presentarse una gran hemorragia sin cambios fisiológicos.
- En la paciente embarazada, la reanimación con hemoderivados debe realizarse en proporciones de componentes 1:1:1.
- Desplazar el útero hacia el lado izquierdo con un bulto después de las 20 semanas de gestación.
- La monitorización fetal continua debe establecerse lo antes posible.
- La consulta obstétrica temprana es óptima.

Lecturas recomendadas

EAST Practice Management Guidelines: https://www.east.org/education/practice-managementguidelines/pregnancy-and-trauma

Huls CK, Detlefs C. Trauma in pregnancy. *Semin Perinatol* 2018;42(1):13–20.

Medication Guide: https://www.cdc.gov/pregnancy/meds/treatingfortwo/index.html

Mendez-Figueroa H, Dahlke JD, Vrees RA, et al. Trauma in pregnancy: an updated systematic review. *Am J Obstet Gynecol* 2013;209(1):1–10.

Mirza FG, Devine PC, Gaddipati S. Trauma in pregnancy: a systematic approach. *Am J Perinatol* 2010;27(7):579–586.

Radiation In Pregnancy: https://www.ajronline.org/doi/10.2214/AJR.12.9091

Shakerian R, Thomson BN, Judson R, et al. Radiation fear: impact on compliance with trauma imaging guidelines in the pregnant patient. *J Trauma Acute Care Surg* 2015;78(1):88–93.

Wright TE, Terplan M, Ondersma SJ, et al. The role of screening, brief intervention, and referral to treatment in the perinatal period. *Am J Obstet Gynecol* 2016;215(5):539–547.

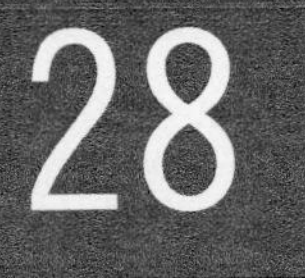

Traumatismos en adultos mayores

K. Conley Coleman, Daniel J. Grabo y C. William Schwab

I. INTRODUCCIÓN. La oficina del censo de Estados Unidos estima que 49 millones de la población del país tendrán 65 años o más en 2016, y se espera que esta cifra aumente a más de 70 millones en 2030. En 2050, una de cada cinco personas en Estados Unidos pertenecerá a este grupo de edad. Los traumatismos en los adultos mayores suponen 25 000 millones de dólares anuales en gastos sanitarios, y esta cifra seguirá aumentando a medida que la población de este grupo de edad siga creciendo.

Las características anatómicas y fisiológicas exclusivas de los adultos mayores pueden limitar su capacidad para responder adecuadamente a las lesiones y requieren un abordaje diferente para esta población de pacientes cada vez más numerosa.

Además, la presencia de afecciones médicas crónicas, los efectos de los medicamentos recetados y de venta libre, y el impacto potencial de la fragilidad deben ser considerados cuando se atiende al paciente traumático de edad avanzada. Una lesión considerada menor en un adulto joven puede provocar una morbilidad grave y un aumento de la mortalidad en los adultos mayores, especialmente en los mayores de 80 años. Por ello, deben tenerse en cuenta consideraciones especiales para estos pacientes cuando se lesionan, y es necesario modificar la evaluación, la reanimación y el tratamiento definitivo.

II. INFLUENCIA DE LAS AFECCIONES COMÓRBIDAS, LOS CAMBIOS FISIOLÓGICOS, LA MEDICACIÓN CRÓNICA Y LA FRAGILIDAD EN LOS ADULTOS MAYORES

A. En general, el envejecimiento de cada individuo se ve afectado por su genética, afecciones comórbidas, lesiones previas y discapacidades relacionadas, y la condición física. Cada individuo «envejece» de forma diferente, y la edad cronológica por sí sola no es un buen indicador de la edad fisiológica o la capacidad funcional. A continuación, se presentan afecciones y alteraciones que son comunes en las personas entre la séptima y la décima década de vida.

B. Afecciones comórbidas

1. La prevalencia de afecciones crónicas múltiples aumenta significativamente con la edad. El 68 % de los beneficiarios de Medicare tienen dos o más afecciones crónicas, mientras que el 36 % tienen cuatro o más.
2. Los más comunes son la hipertensión, la artrosis, la arteriopatía coronaria y la diabetes mellitus.
3. En la tabla 28-1 se ofrece una lista de las afecciones más comunes que se encuentran y las preguntas pertinentes para la elaboración de la anamnesis.

C. Cambios fisiológicos

1. **Sistema nervioso**
   a. La disminución de la masa de tejido cerebral provoca:
      i. Pérdida de volumen intracraneal y creación de más «espacio», que debe llenarse antes del aumento de la presión intracraneal.
      ii. Aumento de la lesión por cizallamiento vascular, que puede dar lugar a frecuentes hemorragias intracraneales.
   b. La disminución del flujo sanguíneo cerebral puede manifestarse como una sensación de embotamiento (visual, auditiva, táctil).
   c. La cognición y el sensorio pueden verse alterados por los cambios estructurales relacionados con la edad, los medicamentos activos del sistema nervioso central (SNC) o las enfermedades neurológicas preexistentes (p. ej., la demencia), lo que puede influir significativamente en la evaluación neurológica tras la lesión.
   d. Las alteraciones de la función cerebelosa, la marcha y el equilibrio aumentan la susceptibilidad a las lesiones, como las caídas.
   e. El deterioro funcional de la vista, el oído, la percepción del dolor y la propiocepción predispone a las lesiones y es común entre las personas de 60 años o más.
2. **Aparato cardiovascular**
   a. La disfunción miocárdica perjudica la capacidad de mejorar la contractilidad cardíaca en respuesta al estrés y al aumento de las catecolaminas.

TABLA 28-1 Afecciones comórbidas y antecedentes relevantes

Enfermedades crónicas	Antecedentes
Hipertensión	Cualquier medicamento para la hipertensión Antecedentes documentados
Cardiopatías	Antecedentes de cirugía cardíaca Cualquier medicación para el corazón, incluidos antiplaquetarios y anticoagulantes IM dentro de los 12 meses del ingreso IM más de 12 meses antes del ingreso
Diabetes mellitus	De tipos 1 y 2
Hepatopatías	Bilirrubina >2 mg/dL (en el momento del ingreso) Cirrosis
Malignidad	Historial documentado, actualmente en quimioterapia
Neumopatías (asma, EPOC)	Tratamiento broncodilatador
Obesidad	IMC >35 kg/m^2
Enfermedad renal	Creatinina sérica >2 mg/dL (en el momento de ingreso)
Enfermedades neurológicas (enfermedad cerebrovascular)	Antecedentes documentados

EPOC, enfermedad pulmonar obstructiva crónica; IM, infarto de miocardio; IMC, índice de masa corporal.
Adaptado con permiso de Grabo DJ, Schwab CW. Trauma in older adults. En: Peitzman AB, Rhodes M, Schwab CW, et al., eds. *The Trauma Manual: Trauma and Acute Care Surgery*. 4th ed. Philadelphia, PA: Wolters Kluwer Health/Lippincott Williams & Wilkins; 2012. Tabla 21C-1.

   b. Las anomalías de la conducción se desarrollan y dan lugar a diferentes formas de arritmias; la fibrilación auricular es la más común.
   c. La vasculopatía arterioesclerótica deteriora el flujo sanguíneo a los órganos y tejidos del SNC y del sistema arterial periférico.
   d. Los medicamentos cardiovasculares, incluidos los β-bloqueadores, los bloqueadores de los canales de calcio y otros, tienen como efecto secundario indeseable la atenuación de la taquicardia refleja o inducida por las catecolaminas y el aumento del gasto cardíaco.
   e. Los adultos mayores suelen ser dependientes de la precarga, y la hipovolemia (por deshidratación, uso de diuréticos, hemorragia, etc.) se tolera mal.
   f. La disminución de la sensibilidad a las catecolaminas (endógenas y exógenas) provoca una incapacidad para construir una respuesta taquicárdica adecuada al dolor, el estrés y la hipovolemia.
   g. La exploración del pulso periférico basal puede estar disminuida o ausente. La medición de la presión arterial puede ser engañosa debido a la hipertensión crónica subyacente, el uso de medicamentos antihipertensivos, los diuréticos o la deshidratación.

3. **Aparato respiratorio**
   a. La disminución de la distensibilidad de la pared torácica, de la fuerza muscular respiratoria y de la elasticidad pulmonar provoca colapso alveolar y disminución de la oxigenación arterial.
   b. La colonización crónica de la vía aérea superior y la atrofia del epitelio seudociliado que recubre las membranas bronquiales conducen a un deterioro de la eliminación de la materia particular (aspiración crónica) y de las bacterias.
   c. El dolor en el torso relacionado con la lesión puede acelerar el desarrollo de un esfuerzo inspiratorio deficiente, atelectasia y neumonía.
4. La anestesia/analgesia y los antiinflamatorios no esteroideos (AINE) son importantes alternativas a los narcóticos. Los opioides en dosis tituladas y con una cuidadosa supervisión de los efectos respiratorios son útiles.

Pueden administrarse de forma continua o en bolos de intervalo corto mediante bombas de analgesia controlada por el paciente (ACP).

5. **Sistema renal**
   a. La disminución de la masa de la corteza renal provoca una pérdida funcional de la misma de hasta el 25 %. La filtración glomerular (FG) disminuye y la reabsorción de los túbulos renales se ve afectada, lo que provoca problemas en la eliminación de solutos y el equilibrio hídrico.
   b. La masa corporal magra disminuye con la edad y la producción de creatinina se reduce. Las *concentraciones séricas de creatinina pueden permanecer dentro del rango normal, aunque hay un deterioro de la función renal.* Por tanto, debe calcularse el aclaramiento de creatinina (C_{Cr}) para evaluar la función:

$$C_{Cr}\ (\text{mL/min}) = (140 - \text{edad}) \times \text{masa (kg)}/\text{creatinina sérica} \times 72$$

   c. Utilizar los fármacos nefrotóxicos como el contraste intravenoso, los aminoglucósidos, los diuréticos y los vasopresores con cuidado y solo después de optimizar el estado de volumen. Considerar otros medicamentos en los adultos mayores.
6. **Sistema musculoesquelético**
   a. La artrosis es la segunda afección médica crónica más común en adultos mayores de 65 años en Estados Unidos. El dolor relacionado con la artrosis a menudo compromete la movilidad y perjudica la capacidad de evitar lesiones.
   b. Como resultado de la disminución de la masa muscular, la fuerza y la agilidad, los adultos mayores tienen una capacidad reducida para evitar obstáculos y lesiones graves, especialmente al caerse (reflejo de enderezamiento alterado).
   c. Los analgésicos, a menudo en forma de medicamentos de venta libre (ácido acetilsalicílico [aspirina], no esteroideos, etc.), se utilizan habitualmente y a menudo no se perciben como «medicamentos» cuando se elabora la anamnesis, a pesar del conocido impacto en la hemorragia o la función renal.

D. **Medicamentos crónicos**
1. Medicamentos y prescripción. Consultar al farmacéutico del hospital y a la farmacia del paciente directamente es útil para identificar cualquier medicamento, otra información (alergias, etc.), y la prescripción, dosificación e interacciones de los tratamientos de urgencia.
2. Los medicamentos crónicos que se encuentran con frecuencia en los adultos mayores se utilizan en el tratamiento de las enfermedades cardiovasculares.
3. El uso de fármacos antiplaquetarios (ácido acetilsalicílico y otros) y anticoagulantes, incluida la warfarina y los nuevos anticoagulantes orales (NACO), puede provocar un aumento de las hemorragias tras una lesión. Algunos de los efectos del uso de estos medicamentos pueden revertirse con relativa facilidad (antiplaquetarios y warfarina). Aunque muchos de los NACO tienen fármacos reversibles, estos medicamentos son caros y su disponibilidad es variable.
   a. La hemorragia en un paciente traumático con coagulopatía asociada a las plaquetas por el ácido acetilsalicílico y/o el clopidogrel suele tratarse con una transfusión de plaquetas. La desmopresina intravenosa (0.03 µg/kg) es una alternativa.
   b. La reversión de la coagulopatía inducida por la warfarina requiere lo siguiente:
      i. Grandes volúmenes de plasma (10-15 mL/kg; 4-6 unidades; 800-1 200 mL), que pueden dar lugar a edema pulmonar en el contexto de una reserva cardiopulmonar limitada que suele estar presente en los adultos mayores.
      ii. Los concentrados de complejo de protrombina (CCP) contienen factores de coagulación dependientes de la vitamina K derivados del plasma (tres o cuatro factores) y pueden utilizarse para revertir los efectos de la warfarina con menos volumen administrado al paciente. El CCP es eficaz para reducir el tiempo de reversión de la coagulopatía relacionada con la warfarina. El precio sigue siendo un problema, ya que una dosis puede costar entre 5 000 y 10 000 dólares, en función de la dosis necesaria.
      iii. La vitamina K intravenosa (5-10 mg) puede utilizarse como complemento de otras opciones de reversión de la warfarina en aquellos pacientes traumáticos con hemorragias potencialmente mortales. No debe utilizarse en aquellos pacientes con válvulas cardíacas mecánicas debido al mayor riesgo de trombosis.
4. Varias opciones nuevas de anticoagulación para el tratamiento de la fibrilación auricular no valvular y el tratamiento/prevención de la tromboembolia venosa. Estos anticoagulantes orales no antagonistas de la vitamina K, o NACO, actúan sobre el factor X activado (FXa) de la coagulación o la trombina y *no* son reversibles con plasma. El CCP es una opción para lograr la reversión en algunos de estos fármacos. *Véase* un resumen en la tabla 28-2.

TABLA 28-2 Reversión de nuevos anticoagulantes orales (NACO) comunes

	Apixabán	Betrixabán	Edoxabán	Rivaroxabán	Dabigatrán
Semivida (h)	12	20	12	10	12
Dializable	No	No	No	No	Sí
Fármaco de reversión	Andexanet α CCP	Andexanet α CCP	Andexanet α CCP	Andexanet α CCP	Idarucizumab

CCP, concentrado de complejo de protrombina.

a. El dabigatrán es un inhibidor directo de la trombina por vía oral que ha dejado de utilizarse en Estados Unidos por lo que la diálisis puede reducir sus efectos. El idarucizumab es un anticuerpo monoclonal que puede utilizarse para unir y revertir los efectos anticoagulantes del dabigatrán. El coste de reversión es de aproximadamente 4 000 dólares.
b. El apixabán, el betrixabán, el edoxabán y el rivaroxabán son inhibidores orales del FXa. Hasta hace poco, no existía ningún fármaco de reversión para estos fármacos, pero la Food and Drug Administration (FDA) de Estados Unidos ha aprobado recientemente andexanet α, una proteína recombinante del FXa que actúa como receptor señuelo y tiene una mayor afinidad por los fármacos que el FXa *in vivo*. Por el momento, no está disponible de forma generalizada y el coste de reversión es muy alto (~50 000 dólares).
c. En la actualidad, no se dispone de pruebas de laboratorio precisas para la detección de un estado coagulopático adquirido por los NACO. Las pruebas convencionales, como el tiempo de protrombina (TP)/cociente internacional normalizado (INR, *international normalized ratio*) (TP/INR) que se utiliza en la warfarina o el tiempo de tromboplastina parcial (TTP) que se utiliza en la heparina, no son precisas en relación con los NACO. Las pruebas viscoelásticas como la tromboelastografía (TEG) y la tromboelastometría rotacional (ROTEM) pueden proporcionar una correlación para la hemostasia y la eficacia de la reversión.

E. **Fragilidad.** La fragilidad es un síndrome de disminución de la reserva fisiológica y de la resistencia a los factores de estrés que suele darse en los adultos mayores. Puede producirse un aumento de la vulnerabilidad a los resultados adversos de salud, la discapacidad, las hospitalizaciones y la muerte. El papel de la fragilidad en el cuidado del paciente traumático de edad avanzada sigue evolucionando. Se ha constatado que la presencia de fragilidad predice complicaciones intrahospitalarias y una disposición adversa al alta hospitalaria. La mortalidad entre los pacientes traumáticos de edad avanzada está estrechamente asociada a la fragilidad. El índice de fragilidad (IF) puede ser útil como herramienta de evaluación para predecir el pronóstico en estos pacientes. En el capítulo 25 («Cuidados paliativos») se ofrece un mayor análisis sobre la fragilidad y su efecto en el manejo del paciente traumático de edad avanzada.

III. MECANISMOS DE LA LESIÓN

A. Caídas

1. Las caídas son la causa más frecuente de lesiones en las personas mayores.
2. Las caídas a ras de suelo son mecanismos de baja energía, pero a menudo provocan lesiones graves.
3. Las caídas en el hogar se producen en los baños, las escaleras, zonas mal iluminadas y sobre superficies de suelo irregulares o parcialmente cubiertas.
4. Las caídas pueden ser el resultado de cambios relacionados con la edad, como el deterioro de la visión, la inestabilidad postural, las alteraciones de la marcha, la falta de equilibrio o la disminución de la fuerza muscular. Las secuelas de afecciones médicas crónicas, como la inmovilidad debida a la artrosis y el síncope debido a una enfermedad cardiovascular, pueden contribuir a las caídas. El efecto de los medicamentos crónicos es un factor de riesgo de caídas, como la hipotensión ortostática por los fármacos antihipertensivos, y puede tener consecuencias devastadoras, como hemorragias potencialmente mortales por el uso de anticoagulantes.
5. Los programas de intervención frente a las caídas incluyen modificaciones en el hogar, control del tratamiento con múltiples fármacos y programas de fuerza y acondicionamiento físico. Se ha comprobado que son beneficiosos para atenuar los factores de riesgo de las caídas y la prevención de lesiones (reducción de la incidencia de caídas en un 19 %).

B. Accidentes de tráfico

1. Los pacientes de más de 75 años presentan la mayor tasa de accidentes mortales.

2. La disminución del tiempo de reacción, la visión, la coordinación y la movilidad, además de las afecciones comórbidas y la medicación, tienen efectos sobre la capacidad de conducción.
3. Las colisiones recurrentes pueden indicar la necesidad de restringir la conducción.
4. Los conductores de edad avanzada son más propensos a tener accidentes de tráfico durante las horas de luz y con buen tiempo, y, en general, tienen pocas restricciones de conducción por mandato estatal para su avanzada edad.
   Se recomienda informar al departamento de tráfico de la región y hablar con los miembros de la familia.

C. Colisiones entre peatones y automóviles

1. Más del 20 % de todas las víctimas mortales entre peatones y automóviles en Estados Unidos son personas mayores.
2. La disminución de la visión, la audición, la cognición y la velocidad de la marcha son factores predisponentes, así como el deterioro de la cognición y el juicio.
3. Medidas para identificar intersecciones peligrosas y ampliar la presencia de guardias de cruce son estrategias que pueden reducir las muertes de peatones de edad avanzada.

D. Lesiones relacionadas con la violencia

1. Las lesiones derivadas de agresiones representan entre el 4 % y el 14 % de los ingresos por traumatismos en personas mayores.
2. El suicidio es un motivo común de muertes relacionadas con armas en personas mayores, especialmente en aquellas que están socialmente aisladas, viven solas o han perdido recientemente a su cónyuge o se les ha diagnosticado una enfermedad grave.
3. El maltrato a las personas mayores es más común de lo que se denuncia. Cada año se denuncian más de 240 000 casos en Estados Unidos, pero es probable que haya más. Debe sospecharse de esta posibilidad cuando la persona mayor acude frecuentemente a urgencias por lesiones «menores», cuando presenta múltiples hematomas en diversas fases de curación, o cuando tiene una mala alimentación, un aspecto descuidado y mala higiene. Es necesario consultar a los servicios sociales.

E. Quemaduras (*v.* cap. 42, Quemaduras)

1. Los adultos mayores son especialmente vulnerables a las lesiones por quemaduras.
2. La cocina del hogar es un área habitual donde se producen estas lesiones, especialmente con los electrodomésticos para cocinar con fuego.
3. El adelgazamiento de la piel conduce a una lesión por quemadura más profunda.
4. La escaldadura parece ser la forma más común de lesión por quemadura.
5. Las quemaduras que afectan más de la mitad de la superficie corporal total son siempre mortales, y las lesiones por inhalación son mal toleradas.
6. La necesidad de grandes cantidades de reanimación se tolera mal debido a la limitación de la reserva cardiopulmonar; vigilar estrechamente el estado cardiopulmonar.

IV. ABORDAJE DE LA ATENCIÓN AL PACIENTE EN FUNCIÓN DE LA EDAD. La capacidad de respuesta a la enfermedad, las lesiones y el estrés fisiológico cambia con la edad. Cada individuo «envejece» de forma diferente, y el efecto de la genética, las afecciones comórbidas y la condición física dificultan la elaboración de modelos de resultados. A continuación, se presenta una serie de directrices relacionadas con la «edad» que proporcionan un abordaje para adquirir una anamnesis precisa, incluyendo antecedentes de capacidad funcional y otros factores necesarios para tratar al paciente adulto mayor:

A. Edad de 55 a 64 años

1. Asumir una leve disminución de la reserva fisiológica a los factores de estrés cardíacos o respiratorios.
2. Se espera una presencia más frecuente de enfermedades crónicas (diabetes mellitus, enfermedades cardiovasculares, hipertensión, cirugía previa, transfusión de sangre previa).
3. Sospecha del uso de medicamentos de prescripción o de venta libre.
4. Asumir que el paciente puede proporcionar una anamnesis precisa.
5. Buscar signos leves de disfunción de órganos, especialmente de los sistemas cardiovascular y respiratorio.
6. Proceder con los esquemas habituales de diagnóstico y manejo.
7. Cualquier sospecha de lesión cerebral justifica una tomografía computarizada (TC) craneal con o sin presencia de fármacos anticoagulantes o tratamiento con ácido acetilsalicílico.
8. Comprobar si existen directivas avanzadas para guiar las decisiones de atención.

B. De 65 a 80 años

1. Es de esperar la presencia de algunas alteraciones fisiológicas de los sistemas de órganos relacionadas con la edad y con las enfermedades adquiridas.
2. Presumir la presencia de enfermedades crónicas y de medicamentos de prescripción. Suponer un uso más frecuente de medicamentos sin receta. Asumir una mayor incidencia de cirugía previa y de posible transfusión de sangre.

3. Hay que tener en cuenta la capacidad del paciente para proporcionar una anamnesis fiable. A menudo es útil revisar los antecedentes con los familiares o el médico personal del paciente.
4. Realizar una reanimación temprana y adecuada para optimizar el rendimiento cardíaco y el suministro de oxígeno.
5. Cualquier antecedente de pérdida de conciencia o alteración del estado mental o de la función cognitiva o sensorial indica la presencia de una lesión cerebral y requiere la realización de imágenes cerebrales con TC.
6. Deben seguirse los esquemas habituales de diagnóstico y tratamiento, incluido el tratamiento quirúrgico agresivo temprano cuando esté indicado.
7. El pronóstico adverso, especialmente con lesiones graves en el SNC o un marcado deterioro fisiológico secundario a la lesión, es más frecuentes.
8. Comprobar si las voluntades anticipadas orientan los cuidados.

C. Edad de 80 años o más

1. Proceder como en la sección detallada anteriormente.
2. Puede esperarse un pronóstico adverso con lesiones moderadas o graves, especialmente con lesiones del SNC o cualquier lesión que cause disfunción fisiológica.
3. Después de la reanimación inicial intensiva y las maniobras de diagnóstico, volver a evaluar la magnitud de las lesiones del paciente y analizar la idoneidad de los cuidados con el paciente (si es competente) y sus familiares.
4. Comprobar con antelación las voluntades anticipadas.
5. Considerar la posibilidad de consulta precoz con expertos en cuidados paliativos y servicios sociales para ayudar a la familia y al equipo médico a tomar decisiones difíciles.

V. PRINCIPIOS DE MANEJO

A. Consideraciones generales

1. El tratamiento de los pacientes traumáticos de edad avanzada sigue los principios del *Advanced Trauma Life Support* (ATLS).
2. Es importante detectar a tiempo una respuesta fisiológica atenuada a las lesiones y a la pérdida de sangre (afecciones médicas crónicas y medicamentos).
3. Durante la fase inicial de reanimación, es obligatorio intentar ponerse en contacto con los familiares, los cuidadores y la farmacia del paciente para obtener información médica y voluntades anticipadas. *Los farmacéuticos del hospital pueden ser útiles para adquirir los registros de medicación de las farmacias y llevar a cabo una rápida conciliación de la medicación.* Los registros de la farmacia pueden tener otra información valiosa, por ejemplo, alergias, dirección del domicilio, etc.

B. Modificaciones de la evaluación primaria

1. **Vía aérea.** Debido a la falta de reserva pulmonar y a la alta probabilidad de enfermedad cardiovascular subyacente, la hipoxia leve se tolera mal.
2. **Respiración.** Buscar lesiones en la pared torácica.
   a. Obtener una radiografía de tórax temprana y un control adecuado del dolor.
3. **Circulación.** Las desviaciones de la presión arterial y la frecuencia cardíaca no son predictores adecuados de choque en el paciente adulto mayor con traumatismo contuso.
   a. Casi el 60 % de los pacientes adultos mayores con lesiones graves (ISS [Escala de gravedad de lesiones o *Injury Severity Score*]) >15) y el 25 % con lesiones críticas (ISS >25) no manifiestan hipotensión significativa (presión arterial sistólica [PAS] <90 mm Hg).
   b. La transfusión de sangre es necesaria en fases iniciales y la reanimación con cristaloides de gran volumen debe limitarse.
   c. Los dispositivos de monitorización invasiva, la ecografía a pie de cama y la ecocardiografía son complementos para determinar el estado del volumen y la respuesta al tratamiento.
4. **Discapacidad.** La evaluación neurológica puede ser difícil debido a demencia, enfermedad cerebrovascular u otras afecciones.
   a. La TC craneal es esencial para el diagnóstico precoz de las lesiones del SNC.
5. **Exposición.** Puede obtenerse información sobre el historial médico a partir de la inspección de la ubicación de las incisiones quirúrgicas.
   a. Puede haber grandes cantidades de sangre secuestrada en los tejidos elásticos de los adultos mayores (dorso y nalgas).
   b. Debido al adelgazamiento de la piel y a la escasa regulación de la temperatura, *los adultos mayores son susceptibles de sufrir hipotermia*, por lo que hay que procurar proporcionar un entorno cálido (aumento de la temperatura ambiente, unidades de calentamiento y mantas).
   c. El acolchado adicional y el reposicionamiento frecuente del paciente ayudan a evitar la rotura de la piel.

C. **Modificaciones de la evaluación secundaria**
   1. El efecto de la anamnesis, las afecciones médicas y los medicamentos deben considerarse junto con la historia y el mecanismo de la lesión.
      a. Por ejemplo, varias caídas y accidentes de tráfico en los adultos mayores son a menudo las secuelas de afecciones médicas no diagnosticadas y tratadas (arritmias cardíacas, isquemia cerebral transitoria, diabetes mellitus de tipo 2, etc.).
      b. Buscar afecciones coagulopáticas o medicamentos anticoagulantes/antiplaquetarios.
   2. La exploración física cuidadosa para detectar las cicatrices quirúrgicas es útil y puede ser difícil con el envejecimiento de la piel.
   3. Deben identificarse los dispositivos implantables, especialmente los cardíacos.
   4. Además de las mediciones rutinarias de laboratorio y de la monitorización, si existe ambigüedad o se produce un deterioro deben obtenerse: gasometría arterial, concentración de lactato, electrocardiograma, enzimas cardíacas, cultivos de sangre y análisis de orina.

D. **Traumatismos craneales y lesiones en la columna vertebral**
   1. El traumatismo craneoencefálico (TCE) en los adultos mayores se asocia a una elevada mortalidad (12-19 %).
      a. La demencia subyacente, la enfermedad cerebrovascular (ECV) previa y la presencia de sedantes o el uso antipsicóticos alteran la exploración del estado mental *y obligan a realizar una TC temprana craneal y de la columna vertebral.*
      b. *Es posible que la* TC craneal *deba preceder a la evaluación completa del paciente estable* después de que un estudio rápido revele una alteración del estado mental. Por ejemplo, en el paciente con demencia, alteración del estado mental, incluida confusión, y *posibilidad* de golpearse la cabeza, la TC es fundamental para detectar con precisión una hemorragia intracraneal que requiera observación en el hospital, consulta neuroquirúrgica y atención quirúrgica inmediata.
   2. La enfermedad articular degenerativa preexistente en la columna cervical puede predisponer a lesiones cervicales, con las fracturas odontoides como las más comunes.
      a. Las caídas desde la bipedestación pueden provocar hiperextensión cervical, compresión aguda de la médula espinal y lesiones en la parte central de la médula espinal.
      b. El «síndrome de cordón espinal central» conlleva un mal pronóstico, con una tasa de mortalidad de aproximadamente el 50 %, que probablemente esté relacionada con la insuficiencia respiratoria que surge de las complicaciones de la inmovilización cervical.
      c. La TC es la mejor modalidad de imagen inicial, y la resonancia magnética (RM) debe obtenerse en aquellos pacientes con lesiones presentes o posibles en la médula.

E. Pueden producirse lesiones importantes en el torso a partir de mecanismos de lesión menores. La exploración física suele ser poco fiable en el adulto mayor.
   1. La TC de tórax, abdomen y pelvis es la mejor manera de detectar lesiones.
   2. No se ha constatado que la TC con contraste intravenoso en pacientes traumáticos de edad avanzada aumente el riesgo de lesión renal aguda (LRA); sin embargo, se recomienda evitar las soluciones de contraste yodadas en los pacientes con riesgo de LRA (p. ej., enfermedad renal crónica [ERC], deshidratación).
   3. Se recomienda la celiotomía (laparotomía) temprana en el paciente adulto mayor con lesión de órganos abdominales sólidos, hemoperitoneo e inestabilidad hemodinámica.
   4. La mejora de la supervivencia de los pacientes adultos mayores con lesiones graves se produce con la reanimación de control de daños y las estrategias quirúrgicas.

F. La consulta temprana con medicina geriátrica es útil.

G. Ética y cuestiones relacionadas con el final de la vida.
   1. Las cuestiones de ética médica en torno a la atención de los adultos mayores lesionados son difíciles.
   2. Es conveniente iniciar esfuerzos de reanimación agresivos y mantenerlos hasta que pueda conocerse el estado funcional, el estado de salud, las directrices y los deseos del paciente.
   3. Los testamentos vitales o las voluntades anticipadas son cada vez más comunes. Sin embargo, es poco probable que la persona las lleve con ella en el momento de sufrir una lesión grave o de presentarse en el centro de traumatología o en el servicio de urgencias.
   4. El contacto temprano con un miembro de la familia, un médico personal o un cuidador puede aportar información crucial que puede influir en la toma de decisiones médicas.
   5. La participación temprana de los cuidados paliativos y los servicios sociales es obligatoria.
   6. La interpretación del paciente y de la familia de los documentos del final de la vida puede ser diferente de lo que está escrito o de lo que entienden los proveedores de servicios médicos, y es necesaria una comunicación abierta y repetitiva con todas las partes.
   7. Los sacerdotes son un recurso valioso y pueden ayudar a identificar y mejorar la comunicación con el paciente, los familiares y otros seres queridos.
   8. Una presentación realista de las lesiones, los cuidados y el pronóstico para el paciente y la familia es imprescindible para la toma de decisiones.

AXIOMAS

- La información precisa sobre las afecciones comórbidas, los medicamentos, la capacidad funcional y las voluntades anticipadas es clave para comprender las limitaciones del individuo en respuesta al estrés y las lesiones.
- La hipoxia y la hipercapnia son mal toleradas y deben ser tratadas en las fases más iniciales.
- Una frecuencia cardíaca y una presión arterial normales no implican normovolemia. Debe considerarse la posibilidad de realizar una monitorización invasiva temprana.
- La pérdida de conciencia o la alteración del estado mental es indicativa de TCE hasta que se demuestre lo contrario y requiere una evaluación urgente con TC craneal.
- La hipovolemia se tolera mal y se recomienda el control quirúrgico o angiográfico temprano de la hemorragia.

Lecturas recomendadas

Bonne S, Schuerer DJ. Trauma in the older adult: epidemiology and evolving geriatric principles. *Clin Geriatr Med* 2013;29(1):137–150.

Hashmi A, Ibrahim-Zada I, Rhee P, et al. Predictors of mortality in geriatric trauma patients: a systematic review and meta-analysis. *J Trauma Acute Care Surg* 2014;76:894–901.

Joseph B, Pandit V, Zangbar B, et al. Superiority of frailty over age in predicting outcomes among geriatric trauma patients: a prospective analysis. *JAMA Surg* 2014;149(8):766–772.

Kozar RA, Arbabi S, Stein DM, et al. Injury in the aged: geriatric trauma at the crossroads. *J Trauma Acute Care Surg* 2015;78(6):1197–1209.

Levy JH, Douketis J, Weitz JI. Reversal agents for non-vitamin K antagonist oral anticoagulants. *Nat Rev Cardiol* 2018;15(5):273–281.

Rommen PM, Kuhn S. Principles of damage control in the elderly. In: Pape HC, Peitzman A, Rotondo M, Giannoudis P, eds. *Damage Control Management in the Polytrauma Patient*. Cham, Switzerland: Springer; 2017.

Williams DM, Hodge A, Catino J, et al. Correlation of thromboelastography with conventional coagulation testing in elderly trauma patients on pre-existing blood thinning medications. *Am J Surg* 2018;216(5):874–880.

II Traumatismos

29 Introducción a los traumatismos: mecanismos de lesión

Brian C. Beldowicz y Gregory J. Jurkovich

Los traumatismos, o lesiones por fuerza física, se producen por mecanismos contusos, penetrantes o térmicos. La distinción de la causa de la lesión es algo más que una simple nomenclatura: el mecanismo de la lesión suele dictar abordajes de tratamiento específicos. Estos mecanismos de la lesión por fuerza física se dividen en categorías más específicas (tabla 29-1).

TRAUMATISMOS CONTUSOS O CERRADOS

I. ACCIDENTES DE TRÁFICO

A. Las lesiones se producen por la rápida disminución de la velocidad en una distancia corta (desaceleración). La gravedad de las lesiones depende de la energía transferida durante la desaceleración (Δ velocidad).

1. Las colisiones de vehículos de motor representan entre el 30 % y el 40 % de las muertes por causas involuntarias.
2. Los accidentes de tráfico causan al menos la mitad de los traumatismos craneales contusos (o cerrados) y lesiones de la médula espinal.
3. El riesgo de sufrir una lesión importante se multiplica por tres o por cinco si el paciente es expulsado (incluido un riesgo de 1 sobre 13 de sufrir una lesión en la columna vertebral).
4. El mayor riesgo de lesiones en los accidentes de tráfico se produce si otro ocupante muere, si hay expulsión parcial o total del paciente, o se produce una intromisión del habitáculo de más de 30.5 cm en el lado del ocupante y de más de 45.5 cm en cualquier lugar, incluido el techo.
5. Los accidentes de tráfico implican tres tipos de colisiones:
   - **a.** *Colisión primaria*: un vehículo motorizado impacta contra otro objeto.
   - **b.** *Colisión secundaria*: el paciente se golpea con los componentes internos del coche.
   - **c.** *Deformación inducida por la desaceleración*: resulta en un movimiento diferencial de partes anatómicas fijas y no fijas (p. ej., lesión por cizallamiento en el cerebro o transección de la aorta torácica).

B. Determinantes de la lesión

1. Magnitud de la fuerza (fuerza = masa × aceleración).
2. Físicamente, la desaceleración es una forma de aceleración negativa.
3. Ubicación del paciente (asiento delantero frente a asiento trasero, conductor frente a pasajero).
4. Dispositivos de sujeción (tabla 29-2).
   - **a.** El riesgo de lesiones es mayor en los pacientes sin sujeción.
   - **b.** El cinturón de seguridad de falda por sí solo reduce la mortalidad en un 50 % (pero con una mayor tasa de lesiones abdominales).
   - **c.** El cinturón de seguridad de falda está diseñado para ajustarse a la pelvis (las espinas ilíacas anterosuperiores). Si se lleva inadecuadamente sobre el abdomen, pueden producirse fracturas por compresión anterior de la parte superior de la columna lumbar (fracturas de Chance). Las contusiones del cinturón de seguridad de falda («signo del cinturón de seguridad») se asocian a lesiones pancreáticas, intestinales, del mesenterio y de la aorta. La contusión por cinturón de seguridad de falda y la fractura de Chance en niños se asocian con una incidencia del 65 % de lesiones intestinales.
   - **d.** Los sistemas de anclaje de tres puntos y los *airbags* proporcionan una protección óptima, especialmente en las colisiones frontales.
   - **e.** Los sistemas de anclaje de tres puntos reducen las colisiones secundarias del ocupante dentro del vehículo, evitan la expulsión y disminuyen sustancialmente las cifras de mortalidad. No están diseñados para prevenir las lesiones en las extremidades. Además, no tienen ningún efecto sobre los patrones de lesiones mayores en las colisiones laterales.

TABLA 29-1 Principales mecanismos de lesión

Traumatismos contusos	Traumatismos penetrantes	Traumatismos térmicos	Otros
Accidente de coche	Herida de bala o arma de fuego	Quemaduras, llamas	Ahorcamiento, estrangulamiento o asfixia
Accidente de motocicleta	Escopeta	Quemadura, química	Ahogamiento
Peatón contra automóvil	Puñalada o cuchillo o corte, perforación	Quemaduras, lesiones por inhalación	Electrocución
Caída			Intoxicación
Asalto			
Herida por onda expansiva			
Instrumento romo			
Bicicleta o vehículo de pedal			
Traumatismo no accidental o maltrato infantil			
Maquinaria o equipo			
Deporte o juego			

TABLA 29-2 Dispositivos de sujeción

A. Cinturón de seguridad de falda
B. Cinturón de seguridad de hombro
C. Cinturones de seguridad de hombro y de falda
D. *Airbags* (impacto frontal y lateral)

f. El cinturón de hombro no debe usarse sin el componente de falda; el conductor y los pasajeros pueden resbalar bajo esta sujeción.

g. Las lesiones por el cinturón de hombro se asocian a múltiples lesiones vasculares, incluidos daños en la íntima o trombosis de las arterias innominadas, subclavias, carótidas o vertebrales.

h. Los *airbags* amortiguan la desaceleración a lo largo de una mayor distancia/tiempo, en comparación con los sistemas de anclaje de tres puntos, por sí solos. La incidencia y la gravedad de las lesiones en las extremidades inferiores son mayores que las del torso y la cabeza. Sin embargo, los *airbags* pueden causar lesiones a los ocupantes que están orientados hacia atrás o que se apoyan en el volante o en el compartimento de otro pasajero.

C. Tipos de colisión

1. La mayoría de las lesiones en colisiones frontales son consecuencia del impacto con el volante, el parabrisas, el salpicadero o el suelo. Estas lesiones incluyen la cabeza y el cuello (10-37 %), el tórax (46 %), el abdomen (5-10 %), las extremidades superiores (46 %) y extremidades las inferiores (33-66 %).

2. Los impactos frontales suponen algo más de la mitad de las muertes de ocupantes de vehículos de motor, los impactos laterales el 27 % y el impacto por vuelco, alrededor del 20 %.

3. Choques laterales

a. Un choque lateral puede dar lugar a un impacto directo entre el vehículo y el ocupante debido al espacio limitado entre el ocupante y el vehículo que colisiona.

   b. Dado que hay poco material sustancial para amortiguar un impacto de este tipo, las colisiones laterales se asocian con el doble de mortalidad que los frontales.
   c. Los *airbags* laterales pueden reducir la puntuación de la gravedad de las lesiones hasta en una tercera parte.
   d. Más de 30.5 cm de ocupación en el lado del ocupante representa una probabilidad superior al 20 % de sufrir lesiones importantes.

4. Colisiones por impacto trasero
   a. Las colisiones por detrás no suelen causar lesiones graves, ya que solo el 8 % de estas provoca lesiones graves.
   b. Es común la lesión de extensión-flexión («latigazo»).

5. Colisiones por vuelco
   a. Debido a la naturaleza aleatoria de estas colisiones, los vectores de fuerza varían.
   b. La energía cinética del coche suele disiparse en una larga distancia.
   c. El colapso del techo puede producir traumatismos craneales graves, y más de 45.5 cm de ocupación en el techo o en cualquier pared lateral se asocia con un 20 % de probabilidad de lesiones graves.
   d. Las fuerzas de carga axial pueden provocar fracturas por compresión de la columna vertebral.

6. Expulsión
   a. La expulsión parcial o total de un ocupante está altamente asociada a lesiones graves. Junto con la muerte de un ocupante, es el principal indicador de la probabilidad de lesiones graves.

II. ACCIDENTES DE MOTOCICLETA O CICLOMOTOR

A. A diferencia de los accidentes de tráfico en coche, el conductor o el pasajero absorben el 100 % de la fuerza del impacto y su energía cinética asociada.
B. El 75 % de las muertes en motocicleta se producen por traumatismos craneales.
C. También son frecuentes las lesiones de la columna vertebral, la pelvis y las extremidades; las fracturas de la pelvis son especialmente graves y potencialmente mortales.
D. Alto riesgo de pérdida de la extremidad con lesiones abiertas o graves en la tibia y el peroné.

III. IMPACTOS ENTRE PEATONES Y AUTOMÓVILES

A. Aunque los impactos entre peatones y automóviles solo representan el 2 % de los accidentes de tráfico, suponen el 13 % de las muertes relacionadas con estos. Los niños, los adultos mayores y las personas con drogodependencia corren más riesgo de sufrir este mecanismo de lesión. El patrón de lesiones se representa en la figura 29-1. Los traumatismos en el torso (tórax, abdomen y pelvis) representan el 6 % de las lesiones; sin embargo, los musculoesqueléticos e intraabdominales son más frecuentes (35 % y 27 %, respectivamente).
B. Este tipo de impacto suele provocar la **tríada de lesiones de Waddle**: (1) fractura tibiofibular o de fémur, (2) lesión troncal y (3) lesión craneofacial. Por tanto, un paciente con dos componentes de la tríada de lesiones de Waddle presentará también el tercer componente.
C. En general, los niños pequeños tienden a ser «atropellados» y los adultos suelen ser lanzados por encima del coche, con impacto hacia la calle.
D. Como resultado del contacto entre la cadera y el guardabarros del vehículo de motor puede producirse una fractura de pelvis por compresión lateral.

IV. CAÍDAS

A. Las caídas en los adultos mayores, incluidas las caídas a ras de suelo, son la principal causa de mortalidad por lesiones involuntarias en Estados Unidos (recientemente han superado a los accidentes de tráfico). Los medicamentos anticoagulantes y otras comorbilidades contribuyen a ello.
B. Las lesiones sufridas en las caídas dependen de la distancia de la caída, la superficie golpeada y la posición en el impacto.
C. La energía en el momento del impacto es el producto del peso del paciente por la distancia de caída por las fuerzas gravitacionales.
   1. La energía cinética se disipa en el impacto a través del esqueleto y los tejidos blandos.
   2. La duración del impacto (es decir, la rapidez con la que el paciente se detiene) es fundamental para determinar la gravedad de las lesiones.
      a. La fuerza del impacto en un tiempo más corto aumenta la magnitud de la lesión.
      b. Las superficies más duras aumentan la gravedad de las lesiones debido a la desaceleración inmediata y a la transferencia de toda la energía al cuerpo (p. ej., hormigón frente a hierba, arena o nieve).
D. Las caídas de dos a tres veces la altura del paciente se asocian a más lesiones: mayores de 6 m en adultos y mayores de 3 m en niños. Las caídas desde un tercer piso tienen una mortalidad del 50 %. La supervivencia es rara en las caídas libres desde más de cinco pisos.
E. Los patrones de las lesiones difieren según la forma en que el paciente caiga. Si el paciente cae de pie desde una altura superior a los 3 o 4 metros, las lesiones pueden incluir fracturas

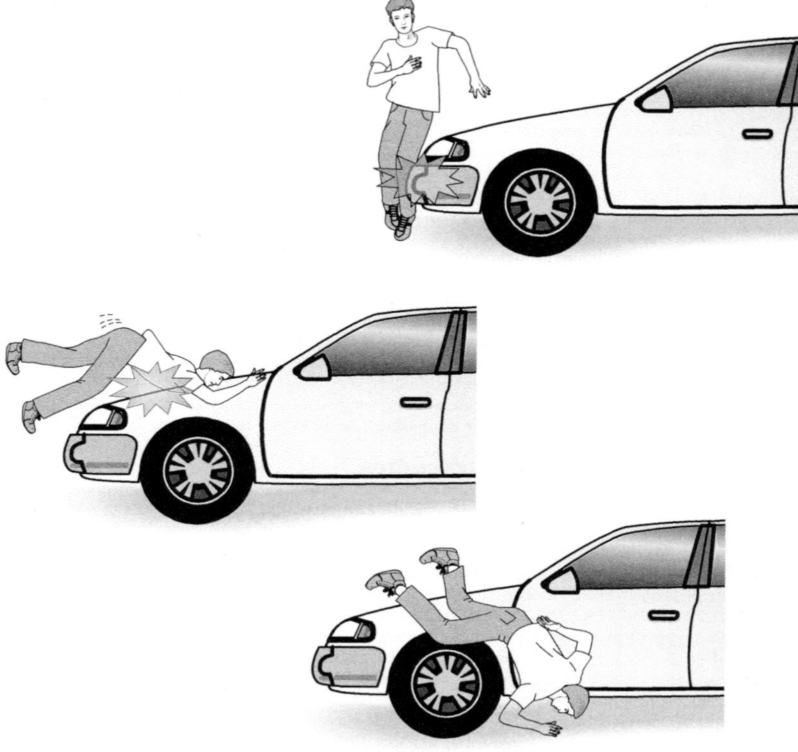

Figura 29-1. Impacto peatón-automóvil.

de calcáneo, extremidades inferiores, pelvis y columna vertebral. También pueden producirse lesiones de la aorta torácica y del riñón.

F. Las caídas con orientación horizontal dan lugar a una mayor disipación de energía y a menos lesiones. Se trata de un patrón de lesiones menos predecible e incluye traumatismos craneofaciales y fracturas de manos y muñecas, junto con lesiones viscerales abdominales y torácicas.

V. AGRESIONES (PUÑETAZOS, PATADAS, PISOTONES, GOLPES CON UN OBJETO)

A. Los hombres jóvenes son los que más se lesionan por este mecanismo, y los patrones de lesiones son variables (en función del arma, la posición de la persona agredida y la magnitud e intensidad del ataque).

B. Las lesiones craneales y faciales son más frecuentes (72 %).

C. La postura defensiva del paciente suele provocar lesiones en las extremidades inferiores (10 %).

D. Pueden producirse lesiones graves en el torso (incluidas las lesiones en el páncreas y en las vísceras huecas) por un golpe o una patada.

E. Un paciente intoxicado por agresión con una reducción en el nivel de conciencia tiene una lesión intracraneal hasta que se demuestre lo contrario.

VI. LESIÓN POR ONDA EXPANSIVA (LESIÓN PRIMARIA POR ONDA EXPANSIVA)

A. La *onda expansiva* es un área en rápido movimiento de aumento de la presión del aire que se irradia en todas las direcciones a partir de una onda expansiva, que puede ser frenada, debilitada o desviada por obstáculos. Los componentes fisiológicos de las lesiones causadas por una onda expansiva incluyen desprendimiento, implosión e inercia.

B. El *desprendimiento* es el desplazamiento y la fragmentación de material más denso en material menos denso, como se observa en la hemorragia alveolar.

C. La *implosión* es el desplazamiento de una sustancia menos densa en un material más denso, como se observa en una embolia de aire.

D. La *inercia* implica la tensión de cizallamiento creada por la onda expansiva que viaja a través de tejidos de diferentes densidades a diferentes velocidades, como puede observarse en la perforación intestinal no penetrante.

E. Las lesiones primarias por onda expansiva son causadas por la energía de la onda expansiva al atravesar tejidos de distintas resistencias.

F. La rotura de la membrana timpánica (MT) se considera a menudo una herramienta de cribado para la sospecha de otras formas de lesión primaria por onda expansiva, ya que es la estructura anatómica más vulnerable a las fluctuaciones de presión. Sin embargo, en un estudio del año 2009 sobre víctimas de ondas expansivas en Irak se constató que solo la mitad de los pacientes que presentaban otras lesiones primarias por onda expansiva tenían también rotura de la MT (*Trauma* 2009;67:210-211).

G. La *contusión pulmonar por onda expansiva* se produce entre el 0.6 % y el 8.4 % de las víctimas y está causado por una rotura de capilares que provoca hemorragia alveolar y reducción del intercambio de gases. Se asocia con una tasa de mortalidad estimada del 11 %, pero tiene una prevalencia del 17 % al 47 % en las muertes relacionadas con ondas expansivas. La contusión pulmonar por onda expansiva suele observarse en la radiografía de tórax como un «patrón en mariposa» de lesión pulmonar, ya que los alvéolos más cercanos al árbol bronquial son los que soportan la mayor transferencia de energía de la onda expansiva. En consonancia con otros patrones de contusión pulmonar, la contusión pulmonar por onda expansiva puede presentarse de forma retardada a medida que la contusión «florece». Sin embargo, cualquier compromiso respiratorio que se presente más de 48 h después de una lesión por onda expansiva debe considerarse relacionado con la sepsis, la respuesta inflamatoria sistémica o el síndrome de dificultad respiratoria del adulto (SDRA).

H. Daño secundario por la onda expansiva: el *viento de la onda expansiva* es un aire potente y sobrecalentado que sigue la estela de esta. Las lesiones secundarias son causadas por el impacto directo de los restos aéreos desplazados por este viento. Estas lesiones pueden ser contusas, penetrantes o ambas. Los fragmentos primarios proceden de la propia bomba. Los fragmentos secundarios proceden del entorno de la bomba.

I. Las lesiones terciarias por onda expansiva son el resultado del desplazamiento del cuerpo de la víctima en el espacio por el viento de la onda expansiva. Este tipo de lesiones suele seguir un patrón de lesión contundente, pero puede dar lugar a mecanismos de penetración por empalamiento.

J. Las amputaciones/avulsiones traumáticas se producen entre el 1 % y el 7 % de las víctimas, pero hay desacuerdo sobre si estas lesiones están relacionadas con una lesión primaria o terciaria o con una combinación de ambas. Existe una teoría que sugiere que los huesos se fracturan por la onda expansiva (primaria), pero los tejidos blandos se desgarran por el viento (terciaria).

K. Las lesiones cuaternarias por onda expansiva son un término utilizado para incorporar todas las demás lesiones derivadas de los efectos de la onda expansiva. Entre estas se encuentran las lesiones térmicas (quemaduras), la exposición a la radiación, la asfixia por consumo o desplazamiento de oxígeno de la onda expansiva, e incluso las reacciones psicológicas de estrés agudo.

TRAUMATISMOS PENETRANTES

I. HERIDAS DE BALA

A. Introducción. Para comprender los mecanismos de las lesiones por disparos, es importante entender la naturaleza de las armas de fuego y sus proyectiles. La **balística** es el estudio científico del movimiento de los proyectiles y se divide en tres categorías: *balística interna*, *externa* y *terminal*. La *balística interna* está relacionada con el diseño de la bala dentro del arma de fuego. La *balística externa* describe la bala en el aire. La *balística terminal* se refiere a las acciones de la bala en su objetivo. La *balística de heridas* es un subconjunto de la balística terminal y constituye el aspecto más importante de la balística que deben comprender los médicos. Sin embargo, para entender completamente el proceso de la herida, es necesario conocer todos los aspectos de la balística.

B. Tipos de armas de fuego. Las pistolas, los rifles, las pistolas de aire comprimido y las escopetas son las principales armas de fuego que se encuentran en las lesiones de civiles en Estados Unidos. El potencial de lesión de cada una de ellas es diferente, de modo que es importante conocer estas diferencias. Las armas totalmente automáticas son ilegales en Estados Unidos, y las lesiones causadas por estas armas son poco frecuentes. Estas armas solo se diferencian de los rifles y de las pistolas en su capacidad de cargar y disparar los siguientes cartuchos sin necesidad de soltar y volver a apretar el gatillo. Este tipo de automatización da lugar a una velocidad de disparo excepcionalmente alta. Una carabina M4 totalmente automática y de calidad militar puede disparar entre 700 y 1 000 cartuchos por minuto. Su equivalente civil, la AR-15 semiautomática, tiene una cadencia de tiro efectiva máxima de aproximadamente 75 cartuchos por minuto.

II. BALAS Y BALÍSTICA INTERNA

A. En la figura 29-2 se ilustran los principales componentes de la munición. La munición varía en tamaño, peso, forma y composición. El tamaño se refiere al diámetro más ancho de la propia bala y se mide en mm o en la fracción decimal de una pulgada (es decir, 9 mm, calibre 40 = 0.40 pulgadas; 0.357 Magnum = 0.357 pulgadas). La medición del calibre no tiene en cuenta el peso de la bala, la construcción de la bala o el tamaño de la carga, todos los cuales son factores importantes para determinar el potencial de herida (tablas 29-3 a 29-6). El peso se mide en gramos o granos (1 grano = 0.065 g).

B. Composición

1. Muchas balas siguen estando compuestas principalmente por plomo debido a su capacidad para impartir una fuerza considerable sobre un objetivo debido a su alta densidad. La mayoría de las balas constan de un núcleo de plomo rodeado de un revestimiento metálico, o *chaqueta* (a menudo de cobre), que reduce la fricción entre el cañón del arma y la bala y evita la deformación temprana de la bala por la ignición de la carga.
2. Una *bala con chaqueta metálica completa* suele tener un núcleo de plomo encerrado en un revestimiento de un metal más duro, como el cuproníquel o, menos comúnmente, una aleación de acero. El revestimiento evita la deformación de la bala al impactar contra su objetivo. Como resultado, es más probable que este tipo de munición atraviese un objetivo, lo que provoca menos daños en el objetivo principal, pero un mayor riesgo de daños adicionales en los objetivos de fondo. De acuerdo con la tercera declaración de la Conferencia de paz de La Haya de 1899, solo la munición con camisa metálica está permitida en los conflictos militares.
3. La *bala con chaqueta metálica parcial* (con los lados cubiertos, pero no la punta) sigue permitiendo altas velocidades de salida y tasas de fuego al reducir la fricción entre la bala y el cañón del arma. Sin embargo, la punta de plomo expuesta de estas balas es más probable que se deforme al golpear un objetivo. Esta deformación provoca una desaceleración más rápida de la bala, lo que da lugar a una mayor transferencia de energía al objetivo, lo que se traduce a su vez en un mayor potencial de heridas.
4. Una *bala de punta hueca* es un tipo de munición con revestimiento parcial con una concavidad abierta en su punta diseñada para una mayor expansión circunferencial y deformación al contacto con su objetivo.
5. Las *balas no deformables* para fines militares tienen un menor potencial de lesión y una mayor probabilidad de traspaso, y están diseñadas para inutilizar al objetivo previsto sin preocuparse por los daños secundarios. Las balas *deformables*, habituales en la caza y en las fuerzas del orden, tienen un mayor potencial de lesión, pero una menor probabilidad de traspaso, lo que se traduce en una mayor mortalidad para el objetivo previsto, pero un menor riesgo para los objetivos secundarios no previstos.

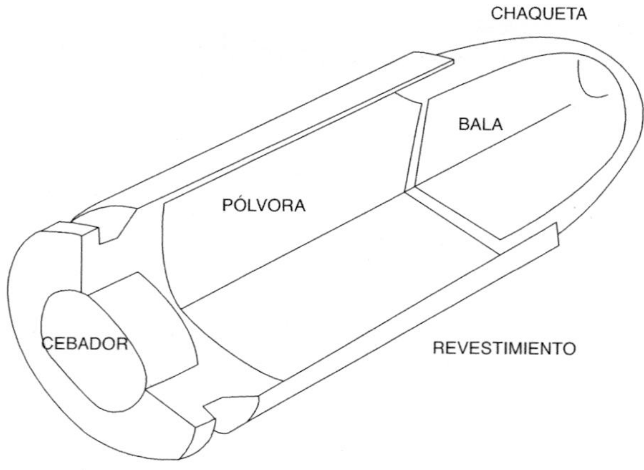

Figura 29-2. Componentes de la munición.

TABLA 29-3 Datos balísticos de cuatro pistolas

Calibre (pulgadas / mm)	Tipo de arma	Peso de la bala (g)	Velocidad de la boca del cañón (m/s)	Energía cinética (J)
0.25 / 6.35	25 automática	3.24	247	99
0.354 / 8.9916	9 mm Luger	7.45	352	462.33
0.357 / 9	357 Magnum	10.24	430	943 65
0.44 / 11.176	44 Magnum	15.55	448	1 559.2

TABLA 29-4 Datos balísticos de cuatro rifles

Calibre (pulgadas / mm)	Tipo de arma	Peso de la bala (g)	Velocidad de la boca del cañón (m/s)	Energía cinética (J)
0.22 / 5.588	Remington 22	2.6	360	168
0.223 / 5.66	M-16	3.56	975	1 692
0.270 / 6.86	270 Winchester	9.7	884	3 810
0.308 / 7.82	30-0	9.7	887	3 823

TABLA 29-5 Traumatismos contusos (cerrados): lesiones documentadas y posibles lesiones relacionadas

Lesión documentada	Posibles lesiones relacionadas
Hiperextensión del cuello	Lesión de la arteria carótida
Traumatismo esternal, escapular o torácico superior	Lesión aórtica torácica, contusión pulmonar y miocárdica, rotura auricular
Lesión de la pared torácica inferior (costilla 6-12)	Lesión lateral izquierda-esplénica
	Lesión hepática del lado derecho
Signo del cinturón de seguridad y fractura lumbar	Contusión/transección pancreática, rotura intestinal
Signo del cinturón de seguridad	Rotura intestinal, desgarro/contusión mesentéricos
Fractura pélvica grave	Rotura de vejiga, transección uretral, lesión rectal/vaginal
Luxación del hombro (anterior)	Lesión del nervio axilar
Luxación de la rodilla (posterior)	Lesión de la arteria poplítea (desgarro de la íntima/trombosis), fractura supracondílea del fémur
Fracturas bilaterales calcáneas	Fracturas de la columna vertebral, lesiones renales, lesiones aórticas, fracturas de las extremidades inferiores

TABLA 29-6 Traumatismos penetrantes: lesiones documentadas y posibles lesiones relacionadas

Lesión documentada	Posibles lesiones relacionadas
Cervical (penetración del músculo cutáneo del cuello)	Lesión de la vena yugular/arteria carótida, lesiones traqueales, lesiones esofágicas
Lesión transmediastínica	Lesión cardíaca/traqueobronquial y pulmonar/vascular/diafragmática/gastrointestinal
Lesión toracoabdominal	Lesión pulmonar/diafragmática/cardíaca/gastrointestinal
Lesión transabdominal	Lesión gastrointestinal/hepática/vascular
Lesión transpélvica	Lesión vesical/intestinal/uterina/vascular
Lesión en fosa lumbar	Lesión genitourinaria/intestinal

C. La velocidad de salida es el producto de la interacción entre las características de la munición y las del arma. Cuando el percutor o la placa de percusión de un arma golpean el cebador, este detona y enciende la carga dentro del casquillo. Los gases ardientes se expanden e impulsan la bala desde el manguito y a lo largo del cañón del arma. Las ranuras en espiral dentro del cañón del arma («estriado») imparten un giro a la bala a lo largo de su eje longitudinal, lo que crea un efecto giroscópico que evita la desviación de la bala de su línea de vuelo. Esto confiere a la bala una mayor estabilidad direccional cuanto más se aleja del cañón en el aire, lo que le permite desplazarse con mayor precisión que un proyectil no giratorio, de forma análoga al vuelo estable de un balón de fútbol cuando se lanza un pase largo con una espiral «perfecta», en comparación con la oscilación de cuando se lanza de forma imperfecta. Cuanto más largo sea el cañón, más tiempo tendrá la bala para acelerar y más rápido irá cuando salga del arma. Las balas disparadas desde rifles, por tanto, suelen salir del arma con una velocidad mucho mayor que desde una pistola (tablas 29-3 y 29-4).

1. Dado que la energía cinética de la bala es igual a la mitad de su masa multiplicada por el cuadrado de su velocidad, las balas de alta velocidad tienen una energía cinética mucho mayor que las de baja velocidad.

$$\mathrm{EC} = 1/2\ mv^2$$

(EC = energía cinética en julios, m = masa en gramos, v = velocidad en pies/segundo).

2. Sin embargo, la energía cinética es solo uno de los factores que determinan el potencial de las heridas de los disparos. Las heridas de bala de «alta velocidad» típicas de las balas disparadas por un rifle no son necesariamente sinónimo de heridas de «alta energía», que incorporan las propiedades balísticas terminales de la bala y no simplemente la balística interna de la bala y del arma utilizada para dispararla.

D. Balística terminal

1. Cuando la bala choca con el tejido humano, deja de girar. Al haber perdido su estabilidad direccional, ahora es capaz de «dar vueltas» (girar alrededor de su eje corto). El giro aumenta el tamaño del canal de la herida permanente y la cavitación temporal (*v.* más adelante). Una bala no deformada suele ser cónica en su punta, por lo que concentra más masa en su base. El impulso hará que dicha bala gire 180° y continúe a través del tejido con su base más pesada en cabeza. Si la bala se deforma por el impacto con el tejido, esta tendencia a dar vueltas se modificará e incluso puede desaparecer por completo. Una combinación de la balística interna de la bala y de la composición de su objetivo determinará la distancia desde el punto de contacto en la que la bala comenzará a dar vueltas. Las heridas que atraviesan estructuras delgadas, como las manos, los brazos o la parte inferior de las piernas, pueden no sufrir ningún efecto de la caída de la bala.
2. Las balas de fusil de alta velocidad, especialmente las de punta blanda y hueca, se fragmentan al impactar con el tejido. Esta fragmentación da lugar a un patrón cónico de expansión de la lesión permanente, ya que los fragmentos se separan unos de otros.

E. Balística de las heridas

1. El daño inmediato es la lesión tisular causada por la fuerza contundente de una bala contra el tejido más la presión creada inmediatamente alrededor de esta interfaz.

2. El canal de la herida permanente es donde se origina el daño inmediato.
3. Sin embargo, el daño tisular se extiende más allá de este canal. La *cavitación temporal* es la aceleración radial del tejido circundante cuando la energía pasa del proyectil al material que atraviesa.
4. Los tejidos más elásticos, como el pulmón o el tejido adiposo, disipan bien la energía, lo que da lugar a menores volúmenes de cavitación temporal. Los tejidos menos elásticos, como el cerebro, el hígado o el bazo (órganos sólidos), no disipan tan bien la energía, lo que da lugar a mayores volúmenes de cavitación temporal.
5. Los huesos modifican notablemente el comportamiento de las balas: alteran su trayectoria, las frenan y aumentan su deformación y fragmentación. En general, las balas y los fragmentos de bala siguen una trayectoria recta, incluso después de entrar en el tejido. Las balas que impactan en puntos de cambio rígido en la densidad del tejido, como la corteza ósea y la fascia densa, a menudo se desviarán de su curso inicial. Después de esta desviación, los fragmentos continuarán en una trayectoria relativamente recta a menos que encuentren otra interfaz sólida.
6. Cuando la boca del cañón se sitúa en contacto directo o muy cerca del objetivo, la energía tanto de la bala como gran parte de los gases de combustión del mecanismo de disparo entran en el paciente, lo que causa una mayor aceleración de los tejidos y lesiones más graves que las lesiones sin contacto.
7. **Pistolas de aire comprimido**
   a. Las pistolas de aire comprimido no utilizan una carga inflamable para propulsar sus proyectiles por el cañón, sino que se basan simplemente en la presión del aire procedente de bombas, muelles o botes de gas. Estas armas suelen disparar microesferas en forma de balas redondas o balas de plomo de desecho. Por lo general, estas armas tienen una baja velocidad de salida y un bajo potencial de causar heridas. La construcción de las armas de aire comprimido puede parecerse a la de los rifles o a la de las pistolas.
   b. Mientras que las lesiones de corto alcance con proyectiles de baja velocidad pueden ser mortales, las lesiones de medio y largo alcance suelen ser superficiales. El tejido subcutáneo ofrece la vía de menor resistencia para los proyectiles de baja velocidad, que pueden recorrer largas distancias a través del tejido subcutáneo, pero sin penetrar en la fascia. Este fenómeno es más frecuente a media y larga distancia y cuando el orificio de entrada se encuentra en un ángulo poco profundo con respecto a la superficie de la piel.
8. **Escopetas**
   a. Las heridas de escopeta difieren sustancialmente de las de rifle y pistola. A diferencia de la bala única de un cartucho de rifle o pistola, los cartuchos de escopeta suelen contener múltiples microesferas metálicas, también conocidas como *perdigones*. Normalmente, el cartucho de la escopeta es de plástico con un tapón de latón en la base que contiene el cebador.

      La carga está separada de los perdigones por un material de *guata* que puede ser de papel o de plástico. En las lesiones por contacto o a muy corta distancia, la guata saldrá proyectada hacia el paciente junto con los perdigones y los gases de expansión. Como las escopetas no tienen cañones estriados, sus perdigones no giran.
   b. El tamaño de los cartuchos de escopeta se mide por el *calibre*, no por el diámetro. Cuanto mayor es el calibre, menor es el diámetro. Los cartuchos de escopeta son mucho más grandes que los de rifle o pistola y, por lo general, contienen una carga y una masa total de proyectiles mucho mayores. Sin embargo, los perdigones se separan después de salir del cañón del arma y su velocidad disminuye rápidamente. A medida que los perdigones se dispersan, su área de distribución aumenta y la energía de cada perdigón disminuye. Por tanto, las diferencias de alcance afectan el potencial de herida de los perdigones mucho más que el de las balas. A distancias cortas (<4.5 m), las heridas de la escopeta suelen ser mucho más graves que las de la bala porque la energía total disponible es mucho mayor, pero, a medida que aumenta la distancia, el potencial de herida disminuye sustancialmente.
   c. La masa combinada de múltiples perdigones esparcidos en un área pequeña puede producir una destrucción masiva de tejidos blandos y huesos. A larga distancia, la mayor dispersión y la menor velocidad de los perdigones producen lesiones superficiales múltiples y muy separadas que a menudo son dolorosas, pero que rara vez ponen en peligro la vida. A media distancia, las lesiones por escopeta son menos predecibles, y su gravedad depende principalmente de la localización anatómica y de la densidad de los perdigones. Los perdigones vienen en muchos tamaños, pero cada cartucho individual suele contener solo un tamaño. Los perdigones de mayor tamaño se conocen como *perdigones para caza mayor*, y los de menor tamaño se denominan *perdigones*

para caza menor. La mayoría de las lesiones encontradas en la práctica clínica son de los segundos.

d. La gravedad de las lesiones por escopeta varía según el tipo de tejido y la anatomía local, al igual que ocurre con las lesiones por rifle o pistola. Las lesiones vasculares son especialmente preocupantes porque el menor tamaño de los perdigones hace que la embolización sea más probable que con las balas. Dicha embolia puede dar lugar a un infarto de los tejidos.

e. En el pasado, todos los perdigones eran de plomo. Sin embargo, las recientes normativas (Estados Unidos) sobre fauna silvestre exigen que sean de acero cuando se utilizan con aves acuáticas. Los perdigones de acero son ferromagnéticos y pueden moverse si el paciente se expone a un fuerte campo magnético, lo que causa un daño adicional. Por tanto, la resonancia magnética (RM) puede estar contraindicada en estos pacientes. Afortunadamente, los perdigones de acero y de plomo suelen distinguirse en la radiografía. Los de plomo tienden a deformarse y fragmentarse por el impacto con los tejidos blandos y el hueso, mientras que los de acero suelen permanecer redondos. El simple análisis de una radiografía es todo lo que se necesita para determinar si un paciente con una lesión por escopeta puede ser sometido a una RM.

III. EVALUACIÓN DE HERIDAS DE BALA

A. Es esencial una evaluación clínica y radiográfica rápida y precisa de las lesiones. Aunque las heridas de entrada y de salida tienen características diferentes, distinguir una de la otra no es fiable. **No describir las heridas como de entrada o de salida; referirse a ambas simplemente como heridas superficiales y caracterizar cuidadosamente su aspecto y localización.** Tanto el abordaje quirúrgico como la planificación de las pruebas de imagen se ven favorecidos por la rápida obtención de radiografías simples iniciales.

Antes de su obtención, deben colocarse marcadores metálicos junto a cada herida superficial. Son esenciales dos proyecciones perpendiculares de la zona lesionada. Si los proyectiles se encuentran a gran distancia del lugar de entrada, pueden no estar incluidos en el campo de visión de las radiografías iniciales. Si no se encuentra un proyectil de baja velocidad en las radiografías iniciales y no hay herida de salida, deben obtenerse radiografías adicionales en un campo de visión más amplio.

B. Con buenos datos de imagen, pueden determinarse los órganos en riesgo y formular el mejor plan de acción posible. En los pacientes inestables, a menudo solo hay tiempo para realizar una radiografía convencional antes de que el paciente deba ser llevado al quirófano. Estas películas iniciales esenciales pueden proporcionar información importante en cuanto a la calidad de la bala, la fragmentación, la vía de acceso u otros cuerpos extraños insospechados. En los pacientes estables, la tomografía computarizada (TC) ofrece una hoja de ruta más precisa de la lesión. Una evaluación rápida y precisa de la trayectoria del proyectil y su dirección de desplazamiento suele ayudar a planificar el abordaje quirúrgico, especialmente si el fragmento ha atravesado cavidades corporales, como la transmediastínica, la transdiafragmática o la transpélvica. Siempre que la bala o los perdigones estén cerca de los vasos principales, debe considerarse la realización de una angiografía convencional o por TC. Puede haber lesiones vasculares significativas, incluso cuando los pulsos periféricos son normales. A destacar: **la inestabilidad hemodinámica por presunto choque hemorrágico impide la realización de imágenes detalladas.**

C. En general, las balas que no causan problemas mecánicos pueden dejarse en los tejidos, con una excepción. Las balas que se dejan en las articulaciones sinoviales provocan una lenta lixiviación del plomo por el líquido sinovial. Esto conduce a cambios inflamatorios crónicos dentro de la membrana sinovial y a un aumento gradual de las concentraciones séricas de plomo. Al cabo de muchos años, el paciente desarrollará no solo una artropatía por plomo crónica y debilitante, sino también una intoxicación sistémica por plomo. Por tanto, hay que eliminar las balas y los perdigones dentro de las articulaciones sinoviales.

D. **Detalles de las pruebas de imagen.** La evaluación de las lesiones óseas y la distribución de los fragmentos óseos y de bala en las radiografías puede ser útil para determinar la dirección del recorrido, lo que es importante no solo para la evaluación clínica, sino también para la evaluación forense del incidente. Los fragmentos óseos y de bala suelen distribuirse a lo largo del recorrido de la bala dentro de los tejidos blandos, más allá del defecto óseo. Un examen cuidadoso de las imágenes debería revelar el biselado del hueso hacia la dirección del recorrido.

1. El grado de fragmentación de la bala también es visible en las radiografías. Las balas con chaqueta metálica completa suelen permanecer en una sola pieza y normalmente no se deforman. Estos proyectiles no suelen dejar un rastro de fragmentos de plomo a su paso. Por otro lado, las balas con punta hueca, sin chaqueta y con punta blanda tienden a deformarse en el impacto o a romperse, lo que deja un rastro de fragmentos metálicos a través de los tejidos blandos. Las balas de punta hueca para armas de fuego suelen deformarse muy rápidamente con una fragmentación mínima, mientras que las balas de punta blanda para rifles de alta velocidad suelen fragmentarse significativamente. Esta fragmentación de las balas de alta velocidad crea una apariencia de «tormenta de nieve de plomo» en las radiografías. El área sobre la que se depositan los fragmentos de la tormenta en los tejidos blandos se amplía a medida que aumenta la distancia desde el lugar de entrada. En la distribución cónica de fragmentos de plomo en las radiografías se observará el vértice del cono apuntando hacia el lugar de entrada.

2. Mientras que la composición de los perdigones (plomo frente a acero) puede determinarse normalmente a partir de su imagen radiográfica, como se ha dicho anteriormente, no ocurre lo mismo con las balas con chaqueta. El tipo de metal utilizado para la chaqueta no puede determinarse a partir de las radiografías. Debido a que los revestimientos de las balas a veces son de acero, cuando se desconoce cómo se ha construido la bala, no sea seguro someter a los pacientes con herida de bala a imágenes de RM.

IV. HERIDAS POR ARMA BLANCA

A. **Heridas de arma blanca.** Las puñaladas se producen con armas «de mano», como cuchillos, pero también se incluyen armas o agentes agresores más inusuales, como picos de hielo, fragmentos de vidrio, bordes afilados de metal o incluso postes de madera. La descripción de herida de arma blanca incluye la longitud, la anchura y la profundidad de penetración del agente agresor, aunque esta última dimensión rara vez se conoce en el momento de la evaluación inicial. Es útil tener una exploración directa del arma, ya que las percepciones del paciente o de los testigos pueden no ser exactas dado el estado emocional inestable en el momento de la lesión. El tamaño de la herida y la historia del tipo de arma no se correlacionan necesariamente con la profundidad de la herida o la trayectoria de esta.

B. **Heridas de corte.** Las heridas de corte suelen ser laceraciones largas de poca profundidad. Estas heridas tienden a abrirse, lo que permite una fácil inspección visual de su profundidad. Las **heridas por empalamiento** son aquellas en las que el agente agresor se clava en el paciente a lo largo del eje longitudinal de la hoja, dando lugar a una pequeña herida punzante en la piel y de profundidad desconocida. En el uso común, «puñalada» implica el uso de un cuchillo, mientras que «empalamiento» entraña un objeto más grande clavado en el torso. Si el agente sigue en el paciente a su llegada al centro de tratamiento, es mejor retirarlo en el quirófano. Un objeto empalado puede estar tapando los vasos principales y, por tanto, debe ser retirado bajo visión directa. De las heridas por arma blanca, la tasa de mortalidad del 4 % se debe principalmente a la lesión directa de los grandes vasos o del corazón.

C. **Empalamiento.** El empalamiento suele producirse como consecuencia de una caída sobre un objeto punzante o sostenido por maquinaria o herramientas neumáticas (pistolas de clavos), pero también incluye proyectiles de baja velocidad, como las flechas. La herida puede complicarse por la desaceleración brusca de la caída, por lesiones secundarias resultantes de la extracción por parte de personal no capacitado o por el desplazamiento involuntario del objeto de empalamiento durante el transporte.

D. Las flechas se disparan para la caza y el recreo. Las **ballestas** generan una velocidad de 61.0 m/s a 84.4 m/s. Los proyectiles no suelen atravesar los huesos que soportan el peso, pero penetran fácilmente en las costillas, el esternón, los elementos vertebrales posteriores y el calvario. Los **arcos de caza** pueden generar velocidades de flecha de hasta 74 m/s. La penetración de la flecha depende del momento de la flecha (peso y velocidad) y del tipo de punta (objetivo o caza). Estas heridas deben tratarse como un empalamiento.

AXIOMAS

- Los patrones de lesión están asociados al mecanismo de lesión.
- La gravedad de las lesiones depende de la energía transferida a la persona lesionada.
- Las caídas de 7.6 m a 9.1 m (tres pisos) tienen una mortalidad del 50 %.
- La trayectoria define la lesión anatómica.
- Debe seguirse toda la trayectoria/camino del agente penetrante para encontrar todas las lesiones.
- No describir las heridas de bala como heridas de salida o de entrada; describir únicamente la ubicación y el aspecto de las heridas.
- Los objetos que se clavan en el paciente deben ser retirados en el quirófano.

Lecturas recomendadas

Adams DB. Wound ballistics: a review. *Mil Med* 1982;147:831–835.

Benoit R, Watts DD, Dwyer K, et al. Windows 99: a source of suburban pediatric trauma. *J Trauma* 2000;49(3):477–482.

Centers for Disease Control and Prevention. Firearm-related deaths—Louisiana and Texas, 1970–1990. *JAMA* 1992; 267:3008–3009.

Choi CH, Pritchard J, Richard J. Path of bullet and injuries determined by radiography. *Am J Forensic Med Pathol* 1990;11:244–245.

Collins KA, Lantz PE. Interpretation of fatal, multiple, and exiting gunshot wounds by trauma specialists. *J Forensic Sci* 1994;39:94–99.

Dimaio VJM. *Gunshot Wounds: Practical Aspects of Firearms, Ballistics, and Forensic Techniques*. Boca Raton, FL: CRC Press; 1985:163–226, 257–265.

Fackler ML. How to describe bullet holes. *Ann Emerg Med* 1994;23:386–387.

Glezer JA, Minard G, Croce MA, et al. Shotgun wounds to the abdomen. *Am Surg* 1993;59:129–132.

Hollerman JJ, Fackler ML, Coldwell DM, et al. Gunshot wounds. I. Bullets, ballistics, and mechanisms of injury. *AJR Am J Roentgenol* 1990;155:685–690.

Hollerman JJ, Fackler ML, Coldwell DM, et al. Gunshot wounds. II. Radiology. *AJR Am J Roentgenol* 1990;155:691–702.

Lowenstein SR, Yaron M, Carrero R, et al. Vertical trauma: injuries to patients who fall and land on their feet. *Ann Emerg Med* 1989;18:161–165.

Macpherson AK, Rothman L, McKeag AM, et al. Mechanism of injury affects 6-month functional outcome in children hospitalized because of severe injuries. *J Trauma* 2003;55(3):454–458.

Mathews ZR, Koyfman A. Blast Injuries. *J Emerg Med* 2015;49(4):573–587.

McGwin G Jr, Metzger J, Porterfield JR, et al. Association between side air bags and risk of injury in motor vehicle collisions with near-side impact. *J Trauma* 2003;55(3):430–436.

Padra JC, Barone JE, Reed DM, et al. Expanding handgun bullets. *J Trauma* 1997;43:516–520.

Peng RY, Bongard F. Pedestrian versus motor vehicle accidents: an analysis of 5,000 patients. *J Am Coll Surg* 1999;189:343.

Phillips CD. Emergent radiologic evaluation of the gunshot wound victim. *Radiol Clin North Am* 1992;30:307–324.

Rouse DA. Patterns of stab wounds: a six-year study. *Med Sci Law* 1994;34:67–71.

Stefanopoulos PK, Pinialidis DE, Hadjigeorgiou GF, et al. Wound ballistics 101: the mechanisms of soft tissue wounding by bullets. *Eur J Trauma Emerg Surg* 2017;43:579–586.

Stern EJ. *Trauma Radiology Companion*. Philadelphia, PA: Lippincott-Raven; 1997.

Swan KG, Swan RC. Principles of ballistics applicable to the treatment of gunshot wounds. *Surg Clin North Am* 1991;71:221–239.

Yoshioka H, Seibel RW, Pillai K, et al. Shotgun wounds and pellet emboli: case reports and review of the literature. *J Trauma* 1995;39:596–601.

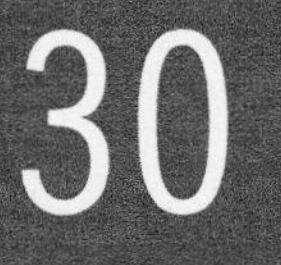

30 Traumatismo craneoencefálico

Michael A. Vella, James M. Schuster y Jose L. Pascual

El traumatismo craneoencefálico (TCE) es la causa más común de muerte por lesión. Cada año, dos millones de personas sufren un TCE en Estados Unidos, la mayoría de los cuales a causa de caídas y accidentes de tráfico. Aunque son menos frecuentes, las lesiones penetrantes (o cerradas) cerebrales suelen ser más mortales. Una media de 50 000 muertes y 500 000 ingresos hospitalarios al año son atribuibles a TCE, con un impacto económico de más de 80 000 millones de dólares solo en Estados Unidos. La naturaleza y la gravedad de la lesión primaria en el cerebro son de gran importancia, y se están evaluando constantemente múltiples estrategias de prevención de lesiones en grupos de riesgo. Sin embargo, la progresión posterior de la lesión cerebral, también denominada lesión cerebral secundaria, es el principal objetivo del tratamiento médico y quirúrgico. Las estrategias terapéuticas iniciales se centran en la reducción de la presión intracraneal (PIC) y en la prevención de lesiones cerebrales secundarias, y la atención óptima en estas áreas influye profundamente en el pronóstico.

I. FISIOPATOLOGÍA Y CARACTERIZACIÓN DE LA LESIÓN

A. **El daño tisular directo** que se produce en el TCE conduce a un deterioro de la regulación del **flujo sanguíneo cerebral** (FSC), inflamación, edema, vasoespasmo y disfunción metabólica, lo que culmina en el fallo de la membrana celular y en necrosis/apoptosis celular.

B. La **doctrina de Monro-Kellie** establece que, en un momento dado, el volumen total del contenido intracraneal debe permanecer constante debido a la rigidez del cráneo, que no es flexible. Con una lesión expansiva en expansión (es decir, hemorragia) o un edema cerebral, el líquido cefalorraquídeo (LCR) y el volumen sanguíneo dentro del cráneo disminuyen para compensar y mantener la PIC dentro de los límites normales. Esto se produce hasta que se alcanza el punto de descompensación en la curva de presión-volumen, momento en el que la PIC aumenta drásticamente para incrementos relativamente pequeños en el contenido de volumen.

C. **Presión de perfusión cerebral (PPC) = Presión arterial media - PIC.** La PPC no es el FSC, ya que la relación entre la presión y el flujo no es exacta. El mantenimiento de la perfusión cerebral es esencial en el tratamiento de los pacientes con TCE grave para evitar lesiones cerebrales secundarias.

1. El FSC normal es de 50 mL/100 g de tejido cerebral/min o el 15 % del gasto cardíaco, y esta tasa de flujo está estrechamente regulada para mantener la actividad metabólica del cerebro. Un FSC inferior a 20 mL/100 g de tejido cerebral/min provoca isquemia cerebral, y la muerte celular se produce a unos 5 mL/100 g de tejido cerebral/minuto. Una FSC superior a 65 mL/100 g de tejido cerebral/minuto provoca hiperemia del tejido cerebral y puede aumentar la PIC. El FSC está determinado por muchos factores, el más importante de los cuales es la PPC.
2. En circunstancias normales, la PPC es relativamente constante debido al sistema *autorregulador* intacto del cerebro. En el TCE, esta autorregulación puede perderse, y el médico de cabecera debe intervenir para mantener la PPC entre 60 mmHg y 70 mmHg.

D. La TCE se clasifica como **leve** (80 %), **moderada** (10 %) o **grave** (10 %), en función del nivel de disfunción neurológica clínica evidente en el momento de la evaluación inicial. La pérdida de conciencia (PC) es un indicador importante de TCE. La determinación de la puntuación de la **Escala de Coma de Glasgow (GCS, *Glasgow Coma Scale*)** lo antes posible y luego de forma seriada es esencial; los cambios en la parte de la puntuación motora de esta escala son los que más permiten pronosticar el pronóstico. La GCS tiene tres componentes: motor (6 puntos máximos), verbal (5 puntos máximos) y abertura de ojos (4 puntos máximos).

1. La GCS no puede evaluarse por simple observación y requiere la estimulación del paciente. En caso de asimetría en las puntuaciones de abertura de los ojos o motoras, se utiliza la mejor puntuación.
2. **Traumatismo craneoencefálico leve** = GCS de 13 a 15
   a. Breve período de PC u otros signos de conmoción cerebral.
   b. Entre el 10 % y el 35 % tendrá una lesión detectada en la tomografía computarizada (TC).

   c. Tipo de lesión cerebral más frecuente.
   d. El diagnóstico suele perderse en el momento de la lesión.
   e. El pronóstico es excelente (aunque puede tener consecuencias duraderas).
   f. La tasa de mortalidad es del 1 % y la de invalidez de larga duración, del 10 %.
3. **Traumatismo craneal moderado** = GCS de 9 a 12
   a. Confusión y posiblemente déficits neurológicos focales.
   b. El pronóstico es bueno, pero el 12 % evolucionará a TCE grave.
   c. La tasa de mortalidad es del 5 % y la de invalidez de larga duración, del 60 %.
4. **Traumatismo craneal grave** = GCS ≤ 8
   a. En general, es la definición aceptada de coma.
   b. La mortalidad es de alrededor del 20 %.
   c. La mayoría de los supervivientes tienen discapacidades importantes.
   d. El control temprano de la vía aérea es esencial.
   e. La PIC elevada es una causa común de muerte y discapacidad neurológica.
   f. Requiere tratamiento multimodal.

II. TIPOS DE LESIONES EXPANSIVAS HEMORRÁGICAS

A. Hematoma epidural (fig. 30-1)

1. Se produce entre el cráneo y la duramadre.
2. Forma característica biconvexa o lenticular delimitada por líneas de sutura.
3. Asociado a la lesión de la arteria meníngea media.
4. Puede asociarse a un intervalo lúcido.
5. El cerebro subyacente no suele estar lesionado y está sano.

B. Hematoma subdural (fig. 30-2)

1. Se produce entre la duramadre y la membrana aracnoidea.
2. Forma característica cóncava o de medialuna.
3. Asociada a hemorragia de las venas puente o a la laceración de los vasos corticales.
4. Asociado a una lesión cerebral subyacente más importante.

C. Hemorragia subaracnoidea (fig. 30-2)

1. Sangrado en el espacio subaracnoideo.

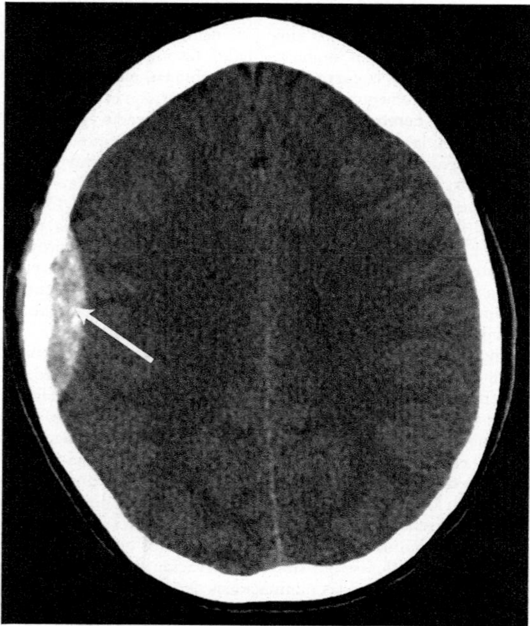

Figura 30-1. Hematoma epidural temporal derecho (*flecha*). (Reproducido con permiso de Flint L, Meredith JW, Schwab CW, y cols. *Trauma: Contemporary Principles and Therapy*. 1st ed. Philadelphia, PA: Wolters Kluwer Health/Lippincott Williams & Wilkins; 2008).

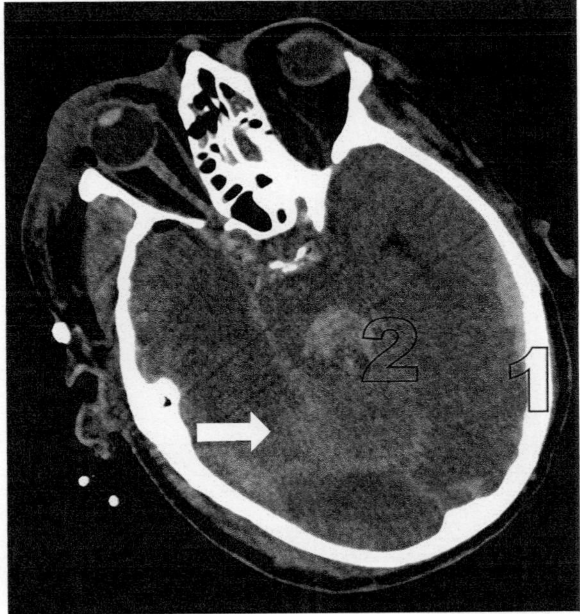

Figura 30-2. Hematomas subdural temporal izquierdo (*1*) y subaracnoideo posterior derecho (*flecha*). Obsérvese la sangre del cuarto ventrículo (*2*). (Reproducido con permiso de Flint L, Meredith JW, Schwab CW, y cols. *Trauma: Contemporary Principles and Therapy*. 1st ed. Philadelphia, PA: Wolters Kluwer Health/ Lippincott Williams & Wilkins; 2008).

2. Común en TCE y asociada con la hemorragia de las pequeñas arterias y venas corticales.

D. **Contusión/hemorragia intraparenquimatosa (fig. 30-3)**
   1. Se produce por una lesión en el propio parénquima cerebral.
   2. Más comúnmente en la región frontotemporal.
   3. Tiene un 20 % de riesgo de progresión en 24 h a 72 h con aumento de edema y efecto de masa.

E. **Lesión axónica difusa**
   1. Común en TCE grave.
   2. Asociada a lesiones por desaceleración y cizallamiento/estiramiento de los tejidos neuronales (materia gris-blanca).
   3. A menudo no se observa en la TC inicial (el 80 % es no hemorrágica y solo es visible en la resonancia magnética [RM]).

III. EVALUACIÓN INICIAL Y TRATAMIENTO DE LAS LESIONES CEREBRALES

A. **Principios generales**
   1. Los pacientes con sospecha de TCE, especialmente si están confusos o no responden, requieren una evaluación y un tratamiento de urgencia en un centro con capacidad para una intervención neuroquirúrgica inmediata. Los objetivos del tratamiento inicial incluyen el diagnóstico rápido y la evacuación de las lesiones expansivas intracraneales (cuando proceda), la reducción de la PIC elevada y la evitación de lesiones cerebrales secundarias.
      a. La **lesión cerebral secundaria** suele estar causada por **hipoxia** (saturación de oxígeno [SpO_2] < 90 % y presión parcial arterial de oxígeno [PaO_2] ≤ 60 mm Hg) o **hipotensión** (presión arterial sistólica [PAS] < 90 mm Hg). Un solo episodio de hipotensión en el paciente adulto con TCE empeora el pronóstico y aumenta la mortalidad hasta un 50 %. La hipoglucemia, la hiperglucemia, la hipertermia, la hipotermia, la hipercarbia y la anemia también causan lesiones cerebrales secundarias y empeoran el pronóstico.
      b. Todos los pacientes con signos clínicos de lesión cerebral deben ser evaluados con una **TC craneal**. Aquellos con hallazgos en la TC requieren ingreso en el hospital y un examen neurológico en serie.

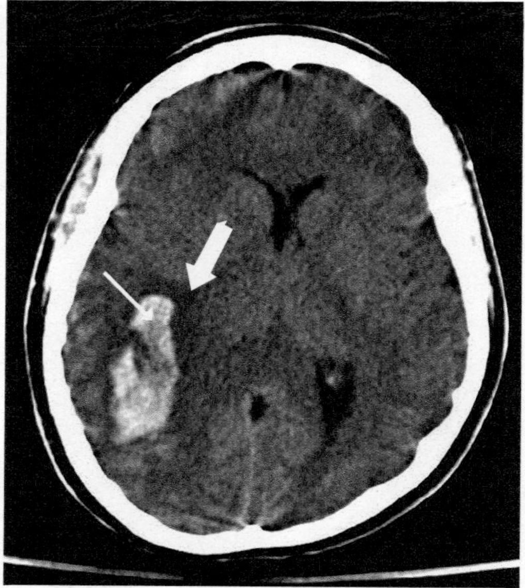

Figura 30-3. Hemorragia intraparenquimatosa del lóbulo temporal occipital derecho (*flecha pequeña*) con edema circundante (*flecha grande*). (Reproducido con permiso de Flint L, Meredith JW, Schwab CW, y cols. *Trauma: Contemporary Principles and Therapy*. 1st ed. Philadelphia, PA: Wolters Kluwer Health/ Lippincott Williams & Wilkins; 2008).

2. Las lesiones cerebrales graves están asociadas a isquemia cerebral. Por tanto, un objetivo terapéutico principal es mejorar la perfusión y la oxigenación cerebrales para evitar una mayor lesión isquémica en el vulnerable tejido cerebral penumbra.
3. El ingreso en la UCI debe considerarse en todos los pacientes con TCE de moderado a grave.

B. **Manejo inicial del paciente con lesión cerebral que no responde.** Comenzar con la evaluación primaria del *Advanced Trauma Life Support* (ATLS) (ABCDE):

1. **Vía aérea/respiración**
   a. Intubación con ventilación mecánica controlada.
   b. Si es posible, realizar una exploración neurológica focalizada, incluyendo evaluación de la GCS, la respuesta pupilar y los movimientos de las cuatro extremidades antes de la sedación farmacológica, la parálisis y la intubación.
      i. La ketamina puede utilizarse con seguridad como fármaco de inducción hemodinámicamente neutro en pacientes con sospecha de TCE o con TCE. Hay que tener cuidado con fármacos como el propofol/midazolam, que pueden inducir hipotensión y empeorar el FSC.
   c. Evitar la hipoventilación y la hiperventilación rutinaria. La hiperventilación persistente provoca vasoconstricción cerebral y puede empeorar la isquemia cerebral. Está indicada solo en el contexto de un deterioro neurológico abrupto con sospecha de herniación como tratamiento de rescate a corto plazo (minutos a 1 h).
   d. Asumir que todos los pacientes con TCE tienen una lesión en la columna cervical (columna C) hasta que se demuestre lo contrario, y mantener la inmovilización de la columna C en línea (collarín, sacos de arena) hasta que se excluya (pruebas de imagen y clínicas).
2. **Circulación**
   a. Acceso venoso y reanimación (se prefieren las vías antecubitales de gran calibre).
   b. Considerar el acceso intraóseo si no puede obtenerse una vía periférica rápidamente.
   c. **El concepto de «hipotensión permisiva» no debe aplicarse a los pacientes con TCE.** El objetivo es que la PAS sea de al menos 100 mmHg para mantener una PPC y un FSC adecuados.

d. Evitar los líquidos hipotónicos y la albúmina.
e. Administrar una reanimación con hemoderivados equilibrados en pacientes traumáticos hipotensos si hay sospecha de posibles hemorragias.

3. **Discapacidad**
   a. Cálculo de la GCS y evaluación de los signos de lateralización y de la respuesta pupilar.
   b. Debe realizarse un examen neurológico detallado durante el estudio del traumatismo secundario.
   c. Es primordial repetir frecuentemente los exámenes, incluyendo la revalorización de la GCS para determinar los cambios clínicos.
   d. Si hay signos de lateralización o la anisocoria, considerar osmoterapia temprana (particularmente con signos de efecto de masa en las imágenes).
4. **Exposición**
   a. Exponer al paciente para identificar las lesiones y cubrirlo rápidamente para evitar hipotermia y coagulopatía.

C. **Otras consideraciones iniciales**

1. Añadir **fármacos sedantes** si el paciente está agitado o combativo.
   a. Se recomiendan fármacos de acción corta para permitir una exploración neurológica intermitente.
   b. El fentanilo puede utilizarse para la sedación y la analgesia y se asocia a una menor hipotensión.
2. **Monitorización.** Monitorizar continuamente la presión arterial, el CO_2 cuantitativo telespiratorio y la saturación de oxígeno.
3. **Evaluación de laboratorio.** Comprobar la gasometría arterial (GA), la glucosa en sangre, los electrólitos, el tiempo de protrombina (TP), el tiempo de tromboplastina parcial (TTP), el hematocrito y el recuento de plaquetas. Con el tratamiento activo de la PIC elevada, deben medirse con frecuencia las concentraciones de sodio y la osmolalidad del suero. Realizar pruebas de la función plaquetaria o tromboelastografía según las prácticas locales.
4. **Imágenes.** Debe obtenerse TC craneal y de la columna vertebral rápidas (si el tiempo lo permite) para todas las clasificaciones de lesiones cerebrales. En función del tiempo, la distancia y las capacidades locales, puede ser necesario el traslado interhospitalario. Puede ser necesaria la derivación rápida a un centro capaz de realizar una intervención neuroquirúrgica inmediata. No hay que retrasar el traslado a la atención definitiva para obtener una TC craneal, ya que el diagnóstico precoz y la evacuación de las lesiones de masa craneal son fundamentales.

IV. TRATAMIENTO DE TCE GRAVE

A. Manejo de los cuidados intensivos de los pacientes con TCE grave (GCS ≤ 8). El objetivo es prevenir las lesiones cerebrales secundarias por medio de la limitación de la isquemia cerebral focal, la disminución de la demanda metabólica cerebral, la corrección de la hipoxia cerebral y el mantenimiento de una perfusión cerebral adecuada. Esto solo puede lograrse mediante la monitorización continua de varios parámetros fisiológicos y la utilización juiciosa de tratamientos para reducir la PIC elevada. En la figura 30-4 se muestra una visión general del tratamiento inicial del TCE grave.

1. **Control fisiológico**
   a. **Presión arterial.** Puede utilizarse una monitorización no invasiva, pero es preferible una línea arterial invasiva continua.
   b. **Frecuencia cardíaca, electrocardiograma (ECG), temperatura, pulsioximetría, volumen de CO_2 corriente al final de la espiración.**
   c. Considerar la monitorización de la **presión venosa central**, la ecografía u otros métodos no invasivos para determinar el estado del volumen y el gasto cardíaco.
   d. **Equilibrio de líquidos** (ingresos y egresos). Centrarse especialmente en la diuresis. Tener cuidado con la diabetes insípida, el síndrome de secreción inadecuada de hormona antidiurética (SIADH, *syndrome of inappropriate antidiuretic hormone*) y la pérdida de sal cerebral por TCE.
   e. **Evaluación de laboratorio.** GA cada 4 h a 6 h inicialmente o hasta la estabilización del paciente; electrólitos, glucosa y osmolalidad sérica (si se recibe manitol o solución salina hipertónica) cada 6 h; hemoglobina/hematocrito, TP, TTP y plaquetas cada 12 h como pauta general.
   f. **Monitorización de la PIC** como se indica (*v.* más adelante).
   g. **Catéter multimodal.** O_2 en tejido cerebral y/o microdiálisis cerebral si está disponible.
   h. Monitorización de la **saturación de O_2 en la vena yugular** o del **contenido de O_2** si está disponible.
2. **Consideraciones sobre el tratamiento inicial**
   a. **Presión arterial.** Mantener la PAS ≥ 100 mmHg (edades de 50 a 69 años). Considerar una PAS ≥ 110 mmHg para edades entre 15 y 49 años o ≥ 70 años. No hay papel para

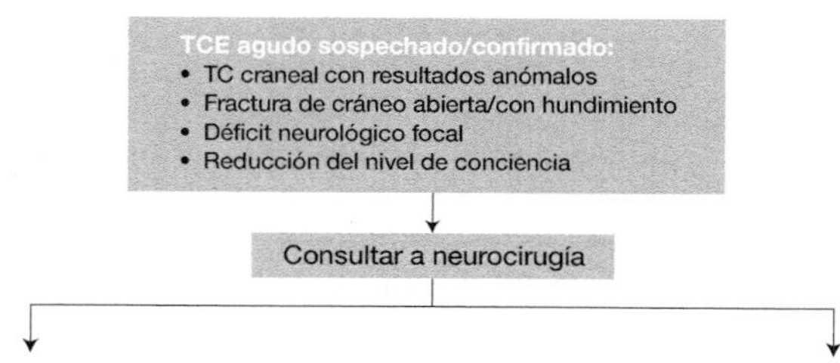

TCE agudo sospechado/confirmado:
• TC craneal con resultados anómalos
• Fractura de cráneo abierta/con hundimiento
• Déficit neurológico focal
• Reducción del nivel de conciencia
Consultar a neurocirugía

PARA TODOS LOS PACIENTES CON TCE/HIC

- Levetiracetam, 500 mg 2 veces/día (IV o VO)
- Repetir TC craneal 6 h después del ingreso
- Tratar el dolor, la ansiedad, la agitación con la *menor dosis efectiva* de sedación
- Evitar la hipotensión (PAS ≥ 100-110 mm Hg)
- Evitar la hipoxia (SaO_2 ≥ 90%)
- Evitar la fiebre (temperatura ≤ 38° C)
- Evitar la hiponatremia (Na ≥ 135 mEq/L)
- Mantener la glucosa sérica (80-200 mg/dL)
- Mantener plaquetas ≥ 50 000 (si hay HIC, considerar un objetivo más alto)
- Mantener Hb ≥ 7, INR ≤ 1.5
- Corregir coagulopatías según protocolo
- Profilaxis de TVP con DCS
- Iniciar heparina SC (5 000 U cada 8 h) a las 24 h si está BIEN por neurocirugía y repetir TC craneal estable
- Iniciar alimentación enteral lo antes posible
- Consultar a FT/TO lo antes posible

SI GCS ≤ 8

- Consultar cuidados neurocríticos
- Colocar un CVC
- Colocar monitor de PIC (DVE o parenquimatoso)
- Considerar monitorización avanzada (con colocación neuroquirúrgica)
- Mantener $PaCO_2/ETCO_2$ (35-45 mm Hg)
- Mantener la PPC (60-70 mm Hg)
- Mantener la PIC ≤ 20-25 mm Hg
- Iniciar monitorización continua de EEG si el mal estado mental se explica de otra manera

Si la PIC > 20 o hay signos de herniación

- Asegurar una sedación adecuada
- Hiperventilación *¡solo transitoria!*
- Administrar tratamiento hiperosmolar (elegir)
  - Manitol, 0.5-1 g/kg
  - 250 mL de NaCl al 3 % o 150 mL de NaCl al 5 %
  - 2 amp. de $NaHCO_3$ al 8.4 %
- La escalada del tratamiento requiere consulta con neurocirugía y cuidados neurocríticos

Figura 30-4. Algoritmo para el tratamiento del traumatismo craneoencefálico (TCE) agudo; CVC, catéter venoso central; DCS, dispositivos de compresión secuencial; DVE, drenaje ventricular externo; FT, fisioterapia; GCS, escala de coma de Glasgow; Hb, hemoglobina; HIC, hemorragia intracraneal; IV, intravenoso; Na, sodio; PAS, presión arterial sistólica; PIC, presión intracraneal; PPC, presión de perfusión cerebral; SC, subcutáneo; TC, tomografía computarizada; TO, terapia ocupacional; TVP, trombosis venosa profunda; VO, por vía oral. (Adaptado de la *Clinical Practice Guideline* de la División de Traumatología, Cuidados críticos quirúrgicos y Cirugía general de urgencia en la Perelman School of Medicine de la Universidad de Pennsylvania. Utilizado con permiso).

los medicamentos antihipertensivos en el TCE antes de que se realice la TC cerebral y la monitorización de la PIC.

b. **PPC.** Mantener la PPC entre 60 mm Hg y 70 mm Hg mientras se mantiene la PIC por debajo de 20 mm Hg. Puede aumentarse la PAM con volúmenes/vasopresores (es decir, fenilefrina/norepinefrina) si es necesario y suponiendo que no haya otras contraindicaciones (es decir, disección aórtica).

c. **Oxigenación/ventilación.** Mantener la $PaO_2 \geq 100$ mm Hg y la SpO_2 por encima del 95 %. Hiperventilación *solo* con herniación inminente (anisocoria súbita, signos de lateralización). Apuntar a la normocapnia (presión parcial de CO_2 [PCO_2] 35-45 mm Hg) y pH normal (7.35-7.45).

d. **Volemia.** Mantener la presión venosa central normal (8-12 mm Hg) y buscar euvolemia.

e. **Control glucémico/osmolaridad.** Evitar las soluciones intravenosas que contengan dextrosa; evitar el agua libre para la extensión del tratamiento activo a menos que haya diabetes insípida. Evitar la hiperglucemia con un objetivo de glucemia de 80 mg/dL a 180 mg/dL.

f. **Temperatura.** Mantener una temperatura normal (36-38° C). El beneficio de la hipotermia terapéutica en el TCE es controvertido y no se recomienda actualmente.
g. **Hemoglobina (Hb).** Mantener la Hb ≥ 7 g/dL. Los valores superiores a 10 g/dL se han asociado a un peor pronóstico.
h. **Parámetros de coagulación.** Mantener un cociente internacional normalizado (INR, *international normalized ratio*) inferior a 1.5 y las plaquetas $\geq 75 \times 100/mm^3$.
i. **Sodio.** Evitar la hiponatremia (135-145 mEq/L). Objetivo 155 mEq/L a 160 mEq/L si se trata la PIC elevada con soluciones hipertónicas.
j. **Profilaxis anticonvulsiva.** Las recomendaciones actuales son para el uso profiláctico de fenitoína durante los primeros 7 días después de la lesión en pacientes con hemorragia intracraneal.
   i. También puede considerarse el levetiracetam (1 000 mg en bolo seguido de 500 mg intravenoso/oral (IV/VO) dos veces al día durante 7 días), que suele ser menos costoso y se asocia a menos interacciones farmacológicas.
k. **Profilaxis de la tromboembolia venosa (TEV).** Los pacientes con TCE tienen un alto riesgo de TEV (20-30 %). Considerar la posibilidad de iniciar la profilaxis en las primeras 72 h después de la lesión en la mayoría de los pacientes o antes (24-48 h) en pacientes con repetición de la TC craneal estable y bajo riesgo de progresión. Puede administrarse heparina no fraccionada o de bajo peso molecular si no hay otras contraindicaciones.
l. **Profilaxis de la úlcera.** Considerar un inhibidor de la bomba de protones o un bloqueador H_2 en pacientes intubados y/o con coagulopatía. Estos fármacos pueden asociarse a un aumento de las complicaciones en los pacientes con TCE.
m. **Corticoesteroides.** No hay indicación para el uso de corticoesteroides en el TCE. Pueden estar asociados a una mayor mortalidad.
n. **Nutrición.** Comenzar la complementación nutricional dentro de las 24 h a 48 h de la lesión, asumiendo una hemodinámica apropiada. Se prefiere la alimentación enteral pospilórica. Lograr la alimentación deseada al séptimo día después de la lesión.
o. **Repetición de la TC craneal.** Normalmente debe obtenerse una repetición de la TC craneal 6 h después de la imagen inicial para detectar hematomas postraumáticos tardíos o con cualquier aumento brusco de la PIC o deterioro de la exploración neurológica.
   i. El beneficio de la repetición de la gammagrafía en pacientes con anticoagulantes y/o antiagregantes plaquetarios con una gammagrafía inicial normal no está claro; por tanto, a menudo también admitimos a un paciente para un período de observación y repetición de la gammagrafía.

3. **Directrices generales para la reversión de anticoagulantes comunes**
   a. **Antagonistas de la vitamina K (INR $\geq$ 1.4).** 10 mg IV de vitamina K y concentrado de complejo de protrombina (CCP) de tres o cuatro factores IV o 10-15 mL/kg de plasma fresco congelado (PFC) si no se dispone de CCP.
   b. **Inhibidores directos de la trombina (IDT):**
      i. **Dabigatrán.** Carbón activado (50 g) en las 2 h siguientes a la ingestión. 5 mg IV de idarucizumab; considerar hemodiálisis o repetir dosis si es resistente.
      ii. **Otros ITD/Inhibidores del factor X activado (FXa).** 50 U/kg IV de CCP activado o 50 U/kg de CCP de cuatro factores. Andexanet α (FXa recombinante, inactivado-zhzo) ha sido aprobado recientemente para la reversión de rivaroxabán y apixabán, pero actualmente es posible que no esté disponible en todas partes.
   c. **Heparina no fraccionada.** 1 mg IV de protamina por cada 100 unidades de heparina administradas en las 2 h o 3 h anteriores (hasta 50 mg de dosis única).
   d. **Enoxaparina.** 1 mg de protamina por cada 1 mg de enoxaparina administrado en las 8 h anteriores (hasta 50 mg de dosis única).
      i. 0.5 mg de protamina por cada 1 mg de enoxaparina administrada después de 8 h a 12 h.
   e. **Fármacos trombolíticos.** Crioprecipitado 10 unidades IV o 10-15 mg/kg IV de ácido tranexámico (ATX) si el crioprecipitado está contraindicado.
   f. **Fármacos antiplaquetarios.** Desmopresina (0.4 µg/kg IV × 1) y una unidad de aféresis de plaquetas si está prevista una intervención neuroquirúrgica.
      i. Considerar, si está disponible, la posibilidad de realizar pruebas de la función plaquetaria.
4. **Control de la PIC**
   a. No sustituir a las exploraciones radiográficas y físicas.
   b. Como norma general, la monitorización de la PIC está indicada en pacientes con GCS ≤ 8 y daño cerebral estructural en la TC craneal. Las opciones son los monitores del parénquima frente a drenaje ventricular externo. Los monitores parenquimatosos suelen combinarse con otros monitores multimodales (FSC, microdiálisis, oxigenación

cerebral). Solemos colocar un drenaje ventricular externo (DVE) por su doble utilidad terapéutica (drenaje de LCR) y diagnóstica (medición global de la PIC).

   i. Considerar la monitorización de la PIC en pacientes con GCS >8 con lesión(es) estructural(es) y alto riesgo de progresión (contusiones grandes o múltiples, coagulopatía).
   ii. Considerar la monitorización de la PIC en pacientes con GCS <8 y TC craneal normal si se dan dos más de las siguientes circunstancias: edad superior a 40 años, postura flexora o extensora unilateral o bilateral, y PAS inferior a 90 mm Hg.

c. Los monitores intraparenquimatosos no permiten el drenaje del LCR.

B. **Tratamiento de la PIC elevada.** Los objetivos son reducir la PIC y mantener una PPC adecuada mediante un abordaje escalonado, como se describe a continuación:

1. **Colocación.** Elevar la cabecera de la cama (>30° o Trendelenburg inverso) y aflojar el collarín cervical.
2. **Control del entorno.** Controlar la temperatura de la habitación para mantener la normotermia, disminuir la iluminación ambiental y limitar los estímulos externos.
3. **Analgesia/sedación.** Estos medicamentos disminuyen los estímulos externos al cerebro y reducen la demanda metabólica, por lo que disminuyen la PIC.
   a. Utilizar fármacos de acción corta que permitan una exploración neurológica frecuente.
   b. Debe recordarse que los sedantes no tienen efectos analgésicos, por lo que deben utilizarse ambos fármacos.
   c. Puede considerarse la parálisis neuromuscular, pero solo como última opción.
4. **Tratamiento hiperosmolar.** El fármaco ideal, el momento y la frecuencia de administración siguen sin estar claros. Por lo general, administramos suero salino hipertónico al 3 % a un ritmo continuo de 30 mL/h a 50 mL/h inicialmente y administramos bolos adicionales de suero salino hipertónico y/o manitol según sea necesario en función de la PIC y el sodio y la osmolalidad séricos.
   a. **Manitol.** Provoca diuresis osmótica y cambios reológicos favorables en los eritrocitos que disminuyen el edema intracerebral. El tratamiento en bolo (0.25-1.0 g/kg) debe utilizarse con efecto observado en min 20 a 60 min. Puede repetirse la dosis si no hay efecto en los 20 min siguientes a la dosis inicial y cada 6 h después para una PIC superior a 20 mm Hg. La osmolalidad debe mantenerse a menos de 320 miliosmol (mOsm).
      i. El manitol no tiene efecto por encima de 320 mOsm.
      ii. No debe administrarse en infusión continua ni dosificarse con más frecuencia que cada 6 h, ya que esto permitirá la igualación de las moléculas de manitol a través de las membranas y el posible empeoramiento del edema.
      iii. Ideal para pacientes con hipervolemia; utilizar con precaución en pacientes hipotensos.
   b. **Solución salina hipertónica (SSHT).** Se administra en bolo (250-500 mL de SSHT al 3 %) o en infusión continua (30-50 mL/h). También existen soluciones más concentradas. La dosis inicial puede administrarse por vía periférica, pero el uso continuado debe administrarse por vía central. Valorar hasta 155 mEq/L a 160 mEq/L de sodio en caso de PIC persistentemente elevada.

      Moviliza el agua de los tejidos por vía intravascular y es ideal en pacientes que también requieren reanimación de volumen.
   c. **Bicarbonato de sodio.** Aunque se utiliza con menos frecuencia, ha demostrado ser eficaz para reducir la PIC.
5. **Drenaje de LCR.** Si el DVE está colocado y la PIC es superior a 20 mm Hg, hay que considerar el drenaje continuo del LCR. Algunos recomiendan el drenaje intermitente para permitir la medición intermitente de la PIC.
6. **Hiperventilación aguda.** Suele utilizarse como maniobra de rescate en caso de herniación inminente. Puede utilizarse para tratar a algunos pacientes con PIC elevada cuando se detecta hiperemia (oxígeno cerebral elevado o diferencia escasa entre el contenido de oxígeno arterial y venoso) en los sistemas de monitorización complementarios. Solo debe utilizarse cuando exista una medida de sus efectos (p. ej., monitorización del oxígeno cerebral o del FSC); la hiperventilación debe cesar si afecta negativamente los parámetros mencionados.
7. **Coma por barbitúricos.** Se utiliza para la hipertensión intracraneal resistente cuando las medidas anteriores han fallado y se han alcanzado los umbrales de sodio y osmolar. *Evitar* la hipotensión. Requiere monitorización continua del EEG para el patrón paroxístico.
8. **Hipotermia.** En teoría, puede disminuir la PIC, aunque actualmente no se recomienda por falta de pruebas.
9. **Craniectomía descompresiva.** Se utiliza para el aumento resistente de la PIC sin una lesión quirúrgica (extracción de un gran colgajo óseo). Se utiliza cuando las medidas médicas han fallado, pero los beneficios siguen siendo controvertidos.

10. **Laparotomía descompresiva.** La hipertensión intraabdominal/síndrome compartimental abdominal puede aumentar la PIC.
    a. Considerar laparotomía descompresiva en pacientes con PIC resistente con hipertensión intraabdominal concurrente. Controvertido.
    b. Considerar la monitorización de las presiones vesicales en serie en pacientes de riesgo (politraumatismo, reanimación de gran volumen).
11. **Mantener una PPC superior a 60 mm Hg:** Con independencia de la PIC, si la PPC sigue siendo inferior a 60 mm Hg, considerar el uso de volumen y vasopresores para aumentar la PAM y mejorar la PPC.

C. Control complementario

1. Se utiliza para determinar el FSC óptimo, la autorregulación y la oxigenación, ya que puede producirse una alteración del suministro de oxígeno cerebral a pesar de que la PIC y la PPC sean normales. Un monitor de PIC parenquimatoso puede colocarse simultáneamente con otros dispositivos a través de un único orificio de trepanación como parte de un catéter multimodal. Recomendado como opción por la Brain Trauma Foundation.
    a. **Monitorización presión tisular de oxígeno cerebral ($PbtO_2$).** Se coloca un catéter de fibra óptica en la materia blanca del cerebro, en el área de penumbra de la lesión, para medir la oxigenación del tejido cerebral. Los ajustes de los parámetros de oxigenación (fracción de oxígeno inspirado [FiO_2], presión positiva telespiratoria [PEEP], *positive end-expiratory pressure*) y el manejo de la hemoglobina y la PIC pueden realizarse con base en las lecturas de la $PbtO_2$. Si se utiliza, la $PbtO_2$ debe mantenerse por encima de 15 mm Hg.
    b. **Microdiálisis cerebral.** Catéter colocado cerca de la lesión y utilizado para evaluar el microambiente bioquímico local del líquido intersticial (lactato, piruvato, glucosa, glicerol, glutamato).
    c. **Catéter de flujometría por dilución térmica.** Mide el FSC local.
    d. **Oximetría del bulbo de la vena yugular (SjO_2).** Se coloca un catéter retrógrado en la vena yugular interna (YI) dirigido hacia arriba, hacia el bulbo de la vena yugular. Se extraen muestras de sangre intermitentes del catéter para medir la saturación venosa de la sangre que sale del cerebro. El objetivo es equilibrar el consumo y el suministro de oxígeno. Lo normal es entre el 50 % y el 75 % (si se utiliza, mantener > 50 %).
    e. **Doppler transcraneal.** Método no invasivo para evaluar la circulación intracraneal. Tiene valor predictivo, pero tiene un uso limitado en el manejo clínico actualmente.
    f. **Evaluación de la autorregulación.** El índice de reactividad a la presión (PRx) se calcula a pie de cama con base en los cambios simultáneos de la presión arterial y la PIC. En los pacientes con alteración de la autorregulación (PRx anómala), puede orientarse hacia una PPC más baja (no < 50 mm Hg). También puede utilizarse el Doppler transcraneal para evaluar la autorregulación.

D. Otras consideraciones

1. En los pacientes con hipertensión intracraneal, considerar la posibilidad de retrasar los procedimientos no intracraneales durante 24 h a 48 h una vez que la PIC se haya estabilizado.
2. Considerar la traqueotomía temprana en pacientes con TCE grave.

E. Tratamiento quirúrgico de las lesiones expansivas

1. La evacuación quirúrgica de los HED, los HSD, las contusiones o las hemorragias intracerebrales que causan efecto de masa debe realizarse lo antes posible a criterio de un neurocirujano.
    a. En general, la evacuación quirúrgica está indicada si las lesiones son grandes o se asocian con un desplazamiento de la línea media ≥ 5 mm, compresión de las cisternas basales, coma o deterioro neurológico significativo.
    b. Véase la tabla 30-1 para un resumen general de las directrices quirúrgicas.

F. Pronóstico tras un TCE grave

1. Aunque el pronóstico final es difícil de establecer, especialmente en pacientes jóvenes, tras una TCE grave está muy correlacionado con la puntuación inicial de la GCS, la reactividad y el tamaño de las pupilas, la edad, la PIC (presiones > 20 mm Hg o incapacidad para reducir la PIC elevada), las lesiones quirúrgicas de la masa intracraneal (extensión del desplazamiento de la línea media), la hipotensión (presión arterial sistólica < 90 mm Hg) y la saturación yugular de O_2 inferior al 50 %.
2. El establecimiento y la disponibilidad de centros de rehabilitación especializados en traumatismos craneoencefálicos han mejorado enormemente el pronóstico a largo plazo de estos pacientes.

    Debe hacerse todo lo posible para trasladarles a un centro de rehabilitación de este tipo para que reciban un tratamiento agresivo en régimen de paciente hospitalizado una vez que estén médica y neurológicamente estables.

TABLA 30-1 Pautas generales para el tratamiento quirúrgico de las lesiones expansivas intracraneales

Tipo de lesión	Considerar cirugía
Hematoma epidural	Volumen >30 cm^3, grosor del coágulo >15 mm, desplazamiento >5 mm, GCS <9, déficit neurológico focal
Hematoma subdural	Grosor del coágulo >1 cm, desplazamiento >5 mm, GCS <9
Hemorragia intraparenquimatosa	Deterioro neurológico progresivo, efecto de masa, HIC resistente, GCS 6-8 con contusiones frontales o temporales >20 cm^3, desplazamiento >5 mm o compresión de cisternas, volumen >50 cm^3

GCS, escala de coma de Glasgow; HIC, hipertensión intracraneal.

V. TRATAMIENTO DEL TCE LEVE A MODERADO

A. Todos los pacientes con signos de **conmoción cerebral** (sinónimo de TCE leve) o TCE más grave deben someterse a una TC craneal para su evaluación y diagnóstico. La mayoría de los pacientes con TCE leves pueden ser observados con seguridad en el servicio de urgencias y dados de alta, aunque una pequeña cantidad corren el riesgo de sufrir hematomas intracerebrales postraumáticos tardíos o edema cerebral. La identificación de estos pacientes requiere una evaluación neurológica cuidadosa y el uso liberal de la TC. Los pacientes deben ser dados de alta solo si pueden ser observados durante al menos 24 h en casa después del alta por una persona de confianza. Debe proporcionarse información sobre los síntomas de conmoción cerebral a los pacientes y a sus familias.

B. Las características clínicas que se relacionan con un mayor riesgo de inflamación o hemorragia cerebral posterior son PC asociadas a amnesia postraumática o retrógrada.

C. Los pacientes con una TC anómala o los que presentan un déficit neurológico focal en la evaluación en el servicio de urgencias deben ser ingresados para una exploración seriada.

D. Los pacientes en estado de coagulopatía o que toman medicamentos anticoagulantes/antitrombóticos/antiplaquetarios pueden tener un mayor riesgo de progresión y deben ser ingresados en el hospital con una evaluación por TC. No está claro si los pacientes con una TC craneal inicial normal deben o no someterse a una nueva TC, pero cualquier sospecha justifica la repetición en este grupo de pacientes.

E. Síndrome de posconmoción cerebral

1. El síndrome posconmocional puede ser consecuencia de una lesión craneal relativamente leve.
2. Lo más habitual es que se produzcan cefalea, acúfenos, vértigo, inestabilidad de la marcha, labilidad emocional, déficits cognitivos, fatiga, trastornos del sueño, visión borrosa intermitente o irritabilidad.
3. Los síntomas suelen desaparecer en 12 semanas, pero pueden continuar durante meses o varios años. Rara vez son permanentes.
4. La mayoría de los síntomas se resuelven espontáneamente a las 2 semanas de la lesión.
5. Los fármacos β-bloqueadores, los antidepresivos tricíclicos o los antiinflamatorios no esteroideos pueden ser beneficiosos, así como la psicoterapia y la fisioterapia para aquellos que presentan una sintomatología prolongada.
6. En el caso de las personas con síntomas persistentes, es necesario remitirlas a un especialista en rehabilitación cerebral.

F. Regreso a la actividad deportiva tras un traumatismo craneal relacionado con el deporte

1. La evaluación general del deportista que sufre una lesión se basa en una valoración detallada de los dominios de los síntomas, los signos físicos, el deterioro del equilibrio, los cambios de comportamiento, el deterioro cognitivo y las alteraciones del sueño y la vigilia. Si alguno de los dominios es positivo, debe sospecharse que se trata de una conmoción cerebral relacionada con el deporte.
2. Cuando un deportista sufre una lesión en el campo de juego, se realiza una evaluación detallada en la línea de banda utilizando una de las diversas herramientas de evaluación. Si se diagnostica conmoción cerebral relacionada con el deporte, el jugador es retirado del juego inmediatamente. Esta decisión se basa, en última instancia, en un criterio médico sólido.
3. La vuelta a la actividad deportiva sigue un aumento gradual de la actividad después de un descanso de 24 h a 48 h. La progresión a la siguiente fase supone la ausencia de síntomas en la fase anterior.

a. Existen seis etapas que van desde las actividades cotidianas → andar → correr →.ejercicios sin contacto → ejercicios de contacto total → juego completo.
b. Cada etapa debe durar al menos 24 h y todo el proceso debe durar al menos una semana. El proceso es individualizado y la duración total varía en función de cada deportista, la edad, el deporte y la gravedad de la lesión.

VI. LESIÓN CEREBRAL PENETRANTE

A. Las lesiones penetrantes pueden subcategorizarse en heridas de bala y lesiones de menor velocidad; el pronóstico entre ambas es diferente.
1. **Heridas de bala.** Las heridas de bala en el cerebro conllevan una alta tasa de mortalidad. Cuando la bala atraviesa el tejido cerebral, provoca un cilindro de destrucción tisular que se extiende perpendicularmente desde el trazado de la bala hasta una distancia de hasta 10 veces el diámetro de esta.
a. El tratamiento general de la herida de bala en el cerebro sigue los mismos principios de reanimación cerebral que otras lesiones cerebrales. La incidencia de la PIC elevada es alta.
b. Por lo general, se recomienda el desbridamiento superficial de las heridas de entrada y salida, aunque no suele ser necesario recuperar todos los fragmentos de bala y hueso profundos.
c. Se recomiendan antibióticos IV de amplio espectro (al menos durante la cirugía) y el tratamiento anticonvulsivo profiláctico. Otras complicaciones son abscesos, infecciones, fugas de LCR, aneurismas y trombosis del seno venoso de la duramadre.
d. El pronóstico depende en gran medida de la trayectoria de la bala a través del cerebro. Si la bala atraviesa estructuras cerebrales profundas (p. ej., los ganglios basales o el tronco del encéfalo), atraviesa la fosa posterior o tiene una trayectoria bihemisférica, la tasa de mortalidad es elevada. Si la bala evita estas estructuras, el pronóstico puede ser más optimista.
e. Los pacientes con una puntuación inicial de GCS de 3 a 4 tendrán una alta tasa de mortalidad (>80 %). Por el contrario, el 80 % de los pacientes que son capaces de seguir órdenes en el momento del ingreso (GCS >8) tendrán una discapacidad leve o nula. La mortalidad es superior al 85 % si la trayectoria cruza la línea media.
2. **Heridas penetrantes de baja velocidad.** El factor más importante es la localización de la lesión cerebral. Si el proyectil daña la corteza motora, por ejemplo, la debilidad motora contralateral debería limitarse al área de la corteza dañada.
a. El proyectil puede estar taponando una lesión arterial intracraneal importante, por lo que solo debe retirarse el cuchillo u otros objetos que sobresalgan en el quirófano cuando el cirujano esté preparado para afrontar las consecuencias de una hemorragia importante.
b. Deben administrarse antibióticos perioperatorios y anticonvulsivos (7 días).

B. Tras un TCE penetrante (incluidos lesiones por proyectiles de alta o baja velocidad o no (p. ej., una puñalada), la angiografía puede ser útil para excluir un aneurisma traumático.

VII. FRACTURAS CRANEALES

A. Se producen en menos del 10 % de los TCE y se asocian a un mayor riesgo de hemorragia intracraneal y otras complicaciones (convulsiones, meningitis, parálisis nerviosa, etc.).

B. **Fracturas lineales de cráneo.** Las fracturas craneales lineales son las más comunes y suelen producirse sobre las convexidades laterales del cráneo.
1. La porción escamosa del hueso temporal en esta región es fina y está muy asociada a la arteria meníngea media. Las fracturas en esta región pueden desgarrar la arteria, que es la causa más común de HED.
2. En la mayoría de las fracturas craneales, no es la fractura, sino el coágulo sanguíneo subyacente o la contusión cerebral, lo que suscita preocupación.
3. Dado que estas lesiones asociadas se detectan mejor con la TC y no siempre se reconocen con las radiografías simples del cráneo, la TC craneal es el estudio diagnóstico de elección para los pacientes con sospecha de fractura craneal.

C. **Fractura craneal con hundimiento.** Estas fracturas suelen ser el resultado de un traumatismo por objeto contundente. Son fracturas conminutas con los fragmentos desplazados hacia dentro. Estas fracturas pueden ser abiertas (asociadas a una laceración del cuero cabelludo) o cerradas. Las fracturas craneales abiertas con penetración de la duramadre (incluidos los pacientes con neumocefalia) tienen un mayor riesgo de infección del sistema nervioso central (SNC).
1. Las indicaciones generales para la reparación quirúrgica de las fracturas craneales con hundimiento son evidencia de fuga de LCR, deformidad estética o fragmentos de hueso o cuero cabelludo contaminados que se introducen en el cerebro.

   Además, cuando se sospecha que hay un desgarro de la duramadre (normalmente indicado por el hundimiento del hueso más allá de la tabla interna), debe considerarse la reparación.

a. La reparación quirúrgica de estas fracturas no supondrán un cambio en el déficit neurológico asociado ni una disminución del riesgo de convulsiones posteriores.

2. Puede considerarse el uso de antibióticos perioperatorios (es decir, cefalosporina de primera generación) durante al menos 24 h, pero no es una práctica generalizada.
3. Se recomienda tratamiento profiláctico anticonvulsivo durante 7 días.

D. **Fractura craneal basilar.** La fractura craneal basilar, que se produce con mayor frecuencia a través del suelo de la fosa craneal anterior, puede alterar los huesos etmoidales y provocar una fuga de LCR a través de la nariz (rinorrea). Estas fracturas también pueden producirse a través de la parte posterior de los huesos petrosos, lo que provoca drenaje del LCR a través del oído (otorrea). Los déficits de los nervios craneales se asocian comúnmente con las fracturas basilares posteriores del cráneo, y los hallazgos deben buscarse en la exploración clínica.

1. La principal preocupación de las fracturas craneales basilares es la fuga de LCR asociada y el riesgo de meningitis.
2. No se recomienda el tratamiento antibiótico profiláctico.
3. **Control de la fuga de LCR.** Comenzar con la elevación de la cabecera de la cama a 45-60°. La mayoría de las fugas de LCR traumáticas se resuelven espontáneamente. Si la fuga no se detiene en 24 h a 72 h y es de gran volumen, o hay un neumocéfalo creciente, debe colocarse un DVE o un drenaje lumbar externo (DLE) de LCR (siempre que no haya contraindicaciones en la TC, como edema o lesión expansiva). Si esto no logra detener la fuga en 48 h a 72 h o hay una fuga recurrente después de pinzar el drenaje, el paciente debe ser llevado a reparación quirúrgica de la laceración de la duramadre.
   a. El sobredrenaje de LCR y la meningitis son complicaciones de los catéteres de drenaje de LCR. Debe pinzarse el drenaje si el paciente se descompensa o muestra signos clínicos de sobredrenaje.
4. Debido a la asociación entre las fracturas craneales basilares y las lesiones cerebrovasculares contusas, debe utilizarse la angiografía por TC temprana para detectar estas lesiones con la esperanza de prevenir la enfermedad cerebrovascular.

AXIOMAS

- El TCE es la causa más común de muerte tras una lesión.
- La TC sin contraste es la prueba diagnóstica inicial de elección para todos los pacientes con lesiones cerebrales.
- Los pacientes con lesiones craneales graves deben ser enviados rápidamente a un centro de traumatología.
- El tratamiento inicial se centra en la prevención de lesiones cerebrales secundarias y en el mantenimiento de la PPC y el FSC.
- El aumento de la PIC se maneja mediante un abordaje escalonado.
- El diagnóstico precoz y la evacuación de determinadas lesiones expansivas son fundamentales.

Lecturas recomendadas

Acosta-Escribano J, Fernandez-Vivas M, Grau Carmona T, et al. Gastric versus transpyloric feeding in severe traumatic brain injury: a prospective, randomized trial. *Intensive Care Med* 2010;36(9):1532–1539.

ACS TQIP Best Practices in the Management of Traumatic Brain Injury. Available at https://facs.org/quality-programs/trauma/tqip/best-practice. Accessed July 15, 2018.

American College of Surgeons. Chapter 6: Head trauma. In: *Advanced Trauma Life Support for Doctors–Student Course Manual.* 9th ed. Chicago, IL: American College of Surgeons Committee on Trauma; 2012:148–169.

Barbosa RR, Jawa R, Watters JM, et al. Evaluation and management of mild traumatic brain injury: an Eastern Association for the Surgery of Trauma practice management guideline. *J Trauma Acute Care Surg* 2012;73(5 Suppl 4):S307–S314.

Bourdeaux C, Brown J. Sodium bicarbonate lowers intracranial pressure after traumatic brain injury. *Neurocrit Care* 2010;13(1):24–28.

Bouzat P, Sala N, Payen JF, et al. Beyond intracranial pressure: optimization of cerebral blood flow, oxygen, and substrate delivery after traumatic brain injury. *Ann Intensive Care* 2013;3(1):23.

Bullock MR, Chesnut R, Ghajar J, et al. Surgical management of acute epidural hematomas. *Neurosurgery* 2006;58(3 Suppl):S7–S15.

Bullock MR, Chesnut R, Ghajar J, et al. Surgical management of traumatic parenchymal lesions. *Neurosurgery* 2006;58(3 Suppl):S25–S46

Cameron JL, Cameron AM. Chapter 205: The management of traumatic brain injury. In: *Current Surgical Therapy*. 12th ed. USA: Elsevier; 2017.

Carney N, Totten AM, O'Reilly C, et al. Guidelines for the management of severe traumatic brain injury, fourth edition. *Neurosurgery* 2017;80(1):6–15.

Chenoweth JA, Gaona SD, Faul M, et al.; Sacramento County Prehospital Research Consortium. Incidence of delayed intracranial hemorrhage in older patients after blunt head trauma. *JAMA Surg* 2018;153(6):570–575.

Chesnut RM, Marshall LF, Klauber MR, et al. The role of secondary brain injury in determining outcome from severe head injury. *J Trauma* 1993;34(2):216–222.

Chiang YH, Chao DP, Chu SF, et al. Early enteral nutrition and clinical outcomes of severe traumatic brain injury patients in acute stage: a multi-center cohort study. *J Neurotrauma* 2012;29(1): 75–80.

Chreiman KM, Dumas RP, Seamon MJ, et al. The intraosseous have it: a prospective observational study of vascular access success rates in patients in extremis using video review. *J Trauma Acute Care Surg* 2018;84(4):558–563.

Cooper DJ, Rosenfeld JV, Murray L, et al. Decompressive craniectomy in diffuse traumatic brain injury. *N Engl J Med* 2011;364(16):1493–1502.

Edwards P, Arango M, Balica L, et al. Final results of MRC CRASH, a randomised placebo-controlled trial of intravenous corticosteroid in adults with head injury-outcomes at 6 months. *Lancet* 2005;365(9475):1957–1959.

Feinstein AJ, Patel MB, Sanui M, et al. Resuscitation with pressors after traumatic brain injury. *J Am Coll Surg* 2005;201(4):536–545.

Frontera JA, Lewin JJ III, Rabinstein AA, et al. Guideline for reversal of antithrombotics in intracranial hemorrhage: executive summary. A statement for healthcare professionals from the Neurocritical Care Society and the Society of Critical Care Medicine. *Crit Care Med* 2016;44(12):2251–2257.

Gamble AJ, Kapinos G, Bastidas N, et al. Depressed skull and facial fractures. In: Kumar M, Levine J, Schuster J, Kofke A, eds. *Neurocritical Care Management of the Neurosurgical Patient*. Philadelphia, PA: Elsevier; 2018:283–292.

Hartl R, Gerber LM, Ni Q, et al. Effect of early nutrition on deaths due to severe traumatic brain injury. *J Neurosurg* 2008;109(1):50–56.

Holcomb JB, Tilley BC, Baraniuk S, et al. Transfusion of plasma, platelets, and red blood cells in a 1:1:1 vs a 1:1:2 ratio and mortality in patients with severe trauma: the PROPPR randomized clinical trial. *JAMA* 2015;313(5):471–482.

Hutchinson PJ, Kolias AG, Timofeev IS, et al. Trial of decompressive craniectomy for traumatic intracranial hypertension. *N Engl J Med* 2016;375(12):1119–1130.

Imberti R, Bellinzona G, Langer M. Cerebral tissue PO_2 and $SjvO_2$ changes during moderate hyperventilation in patients with severe traumatic brain injury. *J Neurosurg* 2002;96(1):97–102.

Inaba K, Menaker J, Branco BC, et al. A prospective multicenter comparison of levetiracetam versus phenytoin for early posttraumatic seizure prophylaxis. *J Trauma Acute Care Surg* 2013;74(3):766–771.

Jeremitsky E, Omert L, Dunham CM, et al. Harbingers of poor outcome the day after severe brain injury: hypothermia, hypoxia, and hypoperfusion. *J Trauma* 2003;54(2):312–319.

Joseph DK, Dutton RP, Aarabi B, et al. Decompressive laparotomy to treat intractable intracranial hypertension after traumatic brain injury. *J Trauma* 2004;57(4):687–693.

Kamel H, Navi BB, Nakagawa K, et al. Hypertonic saline versus mannitol for the treatment of elevated intracranial pressure: a meta-analysis of randomized clinical trials. *Crit Care Med* 2011;39(3):554–559.

Langlois JA, Rutland-Brown W, Wald MM. The epidemiology and impact of traumatic brain injury: a brief overview. *J Head Trauma Rehabil* 2006;21(5):375–378.

Levin HS, Diaz-Arrastia RR. Diagnosis, prognosis, and clinical management of mild traumatic brain injury. *Lancet Neurol* 2015;14(5):506–517.

Le Roux P, Kumar M. Penetrating traumatic brain injury. In: Kumar M, Levine J, Schuster J, et al., eds. Neurocritical Care Management of the Neurosurgical Patient. Philadelphia, PA: Elsevier; 2018:273–282.

MacLaren R, Reynolds PM, Allen RR. Histamine-2 receptor antagonists vs proton pump inhibitors on gastrointestinal tract hemorrhage and infectious complications in the intensive care unit. *JAMA Intern Med* 2014;174(4):564–574.

Magill ST, Rutledge W C, Hemphill JC, et al. Hemorrhagic mass lesions. In: Kumar M, Levine J, Schuster J, et al., eds. *Neurocritical Care Management of the Neurosurgical Patient*. Philadelphia, PA: Elsevier; 2018:261–271.

Mangat HS, Chiu YL, Gerber LM, et al. Hypertonic saline reduces cumulative and daily intracranial pressure burdens after severe traumatic brain injury. *J Neurosurg* 2015;122(1):202–210.

Marion DW, Puccio A, Wisniewski SR, et al. Effect of hyperventilation on extracellular concentrations of glutamate, lactate, pyruvate, and local cerebral blood flow in patients with severe traumatic brain injury. *Crit Care Med* 2002;30(12):2619–2625.

Marshall GT, James RF, Landman MP, et al. Pentobarbital coma for refractory intra-cranial hypertension after severe traumatic brain injury: mortality predictions and one-year outcomes in 55 patients. *J Trauma* 2010;69(2):275–283.

McCrory P, Meeuwisse W, Dvorak J, et al. Consensus statement on concussion in sport-the 5(th) international conference on concussion in sport held in Berlin, October 2016. *Br J Sports Med* 2017;51(11):838–847.

Mendelow AD, Gregson BA, Rowan EN, et al. Early surgery versus initial conservative treatment in patients with traumatic intracerebral hemorrhage (STITCH[Trauma]): the first randomized trial. *J Neurotrauma* 2015;32(17):1312–1323.

Miller JD, Sweet RC, Narayan R, et al. Early insults to the injured brain. *JAMA* 1978;240(5):439–442.

MRC CRASH Trial Collaborators, Perel P, Arango M, et al. Predicting outcome after traumatic brain injury: practical prognostic models based on large cohort of international patients. BMJ 2008;336(7641):425–429.

Nwachuku EL, Puccio AM, Fetzick A, et al. Intermittent versus continuous cerebrospinal fluid drainage management in adult severe traumatic brain injury: assessment of intracranial pressure burden. *Neurocrit Care* 2014;20(1):49–53.

Okonkwo DO, Shutter LA, Moore C, et al. Brain oxygen optimization in severe traumatic brain injury phase-II: a phase II randomized trial. *Crit Care Med* 2017;45(11):1907–1914.

Patel MB, Guillamondequi OD. Severe traumatic brain injury: medical and surgical management. In: Papadakos P, Gestring M, eds. *Encyclopedia of Trauma Care*. Heidelberg/Berlin: Springer; 2015:1711–1716.

Prabhakar H, Sandhu K, Bhagat H, et al. Current concepts of optimal cerebral perfusion pressure in traumatic brain injury. *J Anaesthesiol Clin Pharmacol* 2014;30(3):318–327.

Roberts I, Yates D, Sandercock P, et al. Effect of intravenous corticosteroids on death within 14 days in 10008 adults with clinically significant head injury (MRC CRASH trial): randomised placebo-controlled trial. *Lancet* 2004;364(9442):1321–1328.

Robertson CS, Hannay HJ, Yamal JM, et al. Effect of erythropoietin and transfusion threshold on neurological recovery after traumatic brain injury: a randomized clinical trial. *JAMA* 2014;312(1):36–47.

Le Roux P, Kumar M. Penetrating traumatic brain injury. In: Kumar M, Levine J, Schuster J, et al., eds. *Neurocritical Care Management of the Neurosurgical Patient*. Philadelphia, PA: Elsevier; 2018:273–282.

SAFE Study Investigators; Australian and New Zealand Intensive Care Society Clinical Trials Group, et al. Saline or albumin for fluid resuscitation in patients with traumatic brain injury. N Engl J Med 2007;357(9):874–884.

Sandwell S, Markandaya M. Neurotrauma: prognosis and outcome predictions. In: Papadakos P, Gestring M, eds. *Encyclopedia of Trauma Care*. Heidelberg/Berlin: Springer; 2015:1079–1082.

Schirmer CM, Kornbluth J, Heilman CB, et al. Gastrointestinal prophylaxis in neurocritical care. *Neurocrit Care* 2012;16(1):184–193.

Scudday T, Brasel K, Webb T, et al. Safety and efficacy of prophylactic anticoagulation in patients with traumatic brain injury. *J Am Coll Surg* 2011;213(1):148–153; discussion 153–144.

Seelig JM, Becker DP, Miller JD, et al. Traumatic acute subdural hematoma: major mortality reduction in comatose patients treated within four hours. *N Engl J Med* 1981;304(25):1511–1518.

Stocchetti N, Maas AI. Traumatic intracranial hypertension. *N Engl J Med* 2014;371(10):972.

Szaflarski JP, Sangha KS, Lindsell CJ, et al. Prospective, randomized, single-blinded comparative trial of intravenous levetiracetam versus phenytoin for seizure prophylaxis. *Neurocrit Care* 2010;12(2):165–172.

Taylor SJ, Fettes SB, Jewkes C, et al. Prospective, randomized, controlled trial to determine the effect of early enhanced enteral nutrition on clinical outcome in mechanically ventilated patients suffering head injury. *Crit Care Med* 1999;27(11):2525–2531.

Thomas SH, Orf J, Wedel SK, Conn AK. Hyperventilation in traumatic brain injury patients: inconsistency between consensus guidelines and clinical practice. *J Trauma* 2002;52(1):47–52; discussion 52–43.

Traumatic Brain Injury and Concussion; TBI: Get the Facts. https://www.cdc.gov/traumaticbraininjury/get_the_facts.html. Accessed July 15, 2018.

Vakil MT, Singh AK. A review of penetrating brain trauma: epidemiology, pathophysiology, imaging assessment, complications, and treatment. *Emerg Radiol* 2017;24(3):301–309.

Werner C, Engelhard K. Pathophysiology of traumatic brain injury. *Br J Anaesth* 2007;99(1):4–9.

Zeiler FA, Teitelbaum J, West M, et al. The ketamine effect on ICP in traumatic brain injury. *Neurocrit Care* 2014;21(1):163–173.

31

Lesiones maxilofaciales

William L. Chung, James M. Russavage y Mark W. Ochs

I. EVALUACIÓN DEL PACIENTE CON SOSPECHA DE TRAUMATISMO MAXILOFACIAL

A. Principios de tratamiento de las lesiones de tejidos duros y blandos

1. Las contusiones o laceraciones pueden ser indicativas de lesiones óseas subyacentes y deben alertar para la evaluación cuidadosa de cualquier prueba de imagen de los huesos.
2. Las fracturas del complejo maxilofacial deben tratarse antes del tratamiento definitivo de las partes blandas. El tratamiento de la fractura después del de los tejidos blandos puede interrumpir el cierre de estos, lo que dañaría aún más los tejidos blandos. Las fracturas expuestas a través de laceraciones deben considerarse para su reparación a través de la laceración, en lugar de la incisión habitual para la reparación de fracturas.
3. Los tejidos contaminados o dañados por aplastamiento o contusión corren el riesgo de infectarse si se realiza una reparación básica. La probabilidad de contaminación aumenta considerablemente y es directamente proporcional al tiempo transcurrido desde la lesión. Los antecedentes y el mecanismo de la lesión proporcionan pruebas de la posibilidad de que haya cuerpos extraños retenidos.

B. Evaluación primaria

1. Aliviar la obstrucción de la vía aérea.
2. Controlar la hemorragia.
3. Buscar lesiones de riesgo vital más inmediato (torácicas, abdominales, intracraneales, de las extremidades).
4. Asumir la lesión de la columna cervical y estabilizarla hasta que se descarte.
5. Realizar una evaluación neurológica.

C. Evaluación secundaria

1. Exploración completa de cabeza, ojos, oídos, nariz y garganta:
   a. Evaluación del cuero cabelludo y del cráneo (palpación).
   b. Evaluación de los nervios craneales (NC; especialmente el óptico, NC II). Evaluar la(s) función(es) estructural(es) en la proximidad de la lesión.
   c. Evaluación oftalmológica (simetría pupilar, reactividad, agudeza visual y movimiento ocular).
   d. Evaluación otológica (estructuras del oído externo y examen otoscópico).
   e. Evaluar las estructuras nasales, los senos paranasales, las glándulas salivales y los conductos asociados.

D. Fotografía. Considerar por cualquiera de las siguientes razones:

1. Mantenimiento de registros y documentación precisos.
2. Seguros y fines legales.
3. Evaluar la eficacia del tratamiento.

II. TRAUMATISMOS DENTOALVEOLARES

A. Anatomía

1. La dentición adulta está compuesta por 32 dientes, entre los que se encuentran los incisivos centrales y laterales bilaterales del maxilar y la mandíbula, los caninos, los primeros y segundos premolares, y los terceros molares. Normalmente, los terceros molares (muelas del juicio) están retenidos (impactados) o ausentes. Los dientes se numeran desde el tercer molar maxilar derecho (núm. 1), se avanza y se cruza la arcada hasta el tercer molar maxilar izquierdo (núm. 16), luego el tercer molar izquierdo mandibular (núm. 17), y se cruza hasta la muela del juicio derecha (núm. 32) (fig. 31-1A).
2. La dentición pediátrica consta de 20 dientes deciduos en total, incluidos los incisivos centrales y laterales bilaterales maxilares y mandibulares, los caninos y dos molares (fig. 31-1B). La dentición primaria se nombra con letras mayúsculas. La exfoliación de los dientes deciduos comienza aproximadamente a los 6 años, y la etapa de dentición mixta continúa hasta los 12 a 14 años. Los dientes están unidos a los procesos alveolares del maxilar y la mandíbula por ligamentos periodontales. El hueso alveolar en los grupos de edad más jóvenes sufre una deformación plástica cuando sufre un traumatismo.

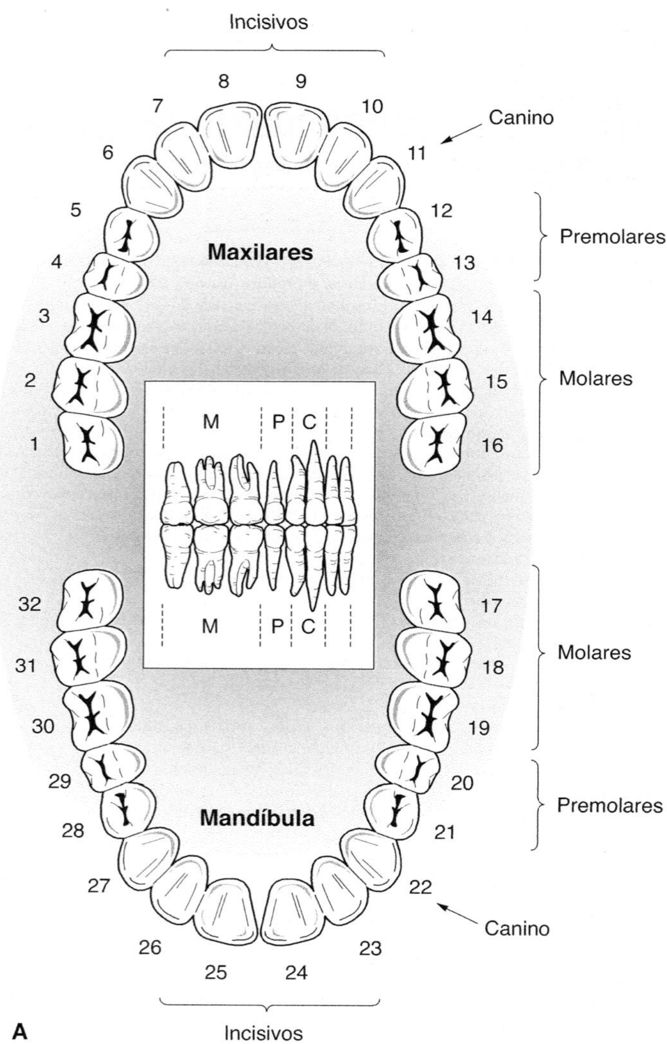

Figura 31-1. A: Arcadas dentales adultas.

B. Evaluación

1. Clínica

a. Deben contarse los dientes e intentar localizar cualquier diente que falte en el lugar de la lesión. En caso de dientes no contados o perdidos, considerar la posibilidad de una impactación traumática en el hueso local o en los tejidos blandos circundantes. Además, los dientes desprendidos pueden ser aspirados o tragados. Deben obtenerse imágenes adecuadas (radiografía de tórax o tomografía computarizada [TC]) para localizar los dientes perdidos.

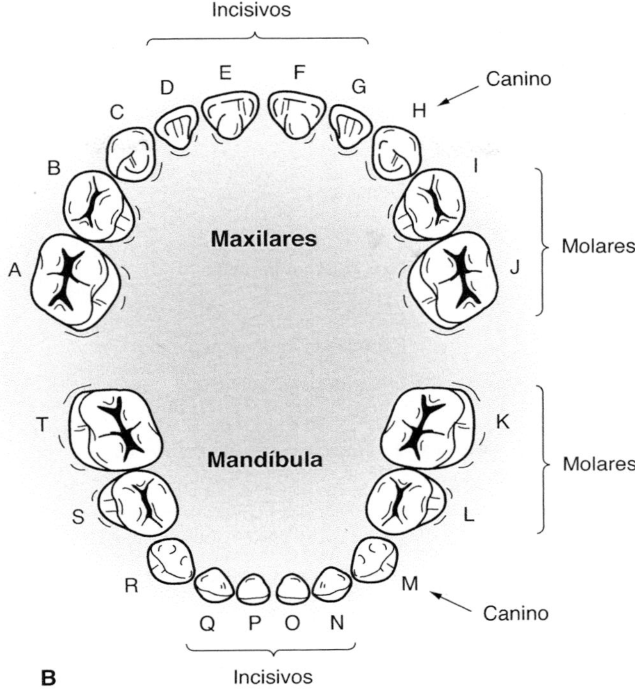

Figura 31-1. (*Continuación*) **B:** Arcadas dentales pediátricas.

b. Evaluar la oclusión. Si es posible, preguntar al paciente si la mordida es normal. Esta es una herramienta sensible para detectar una fractura dentoalveolar o facial. Evaluar la estabilidad y la simetría de la oclusión.

Las diferencias en la oclusión, los nuevos huecos en la arcada dental o las laceraciones de la encía, normalmente rosada, firme y adherida, deben hacer sospechar de una fractura.

c. Evaluar los dientes dañados o desplazados. Los fracturados pueden clasificarse por la profundidad y la localización de la fractura (fig. 31-2A, B). Los desplazados pueden estar totalmente arrancados (avulsionados) o subluxados, o puede haber una fractura alveolar asociada.

2. Radiografías

a. El examen panorámico es una buena radiografía de detección para la mayoría de los traumatismos dentoalveolares.

Si no está disponible, puede obtenerse una TC. Es mejor evaluar las fracturas dentales aisladas con radiografías dentales intrabucales. Si no se dispone de estas, debe buscarse una derivación odontológica temprana.

C. Manejo

1. La edad del paciente, el tipo de diente (deciduo o permanente), el estado de desarrollo del diente, la afección del diente antes del traumatismo, la motivación del paciente, el tiempo transcurrido desde la lesión y las lesiones asociadas deben tenerse en cuenta en el tratamiento del traumatismo dentoalveolar.

2. Las laceraciones de los tejidos blandos intrabucales suelen beneficiarse de un tratamiento mediante desbridamiento conservador, irrigación y reparación primaria con suturas reabsorbibles tras la estabilización o el tratamiento definitivo de la fractura dentoalveolar.

3. En general, las fracturas aisladas de la corona del diente necesitan una remisión urgente si la pulpa dental (apariencia rosa oscuro o roja) está expuesta o si los dientes son sensibles.

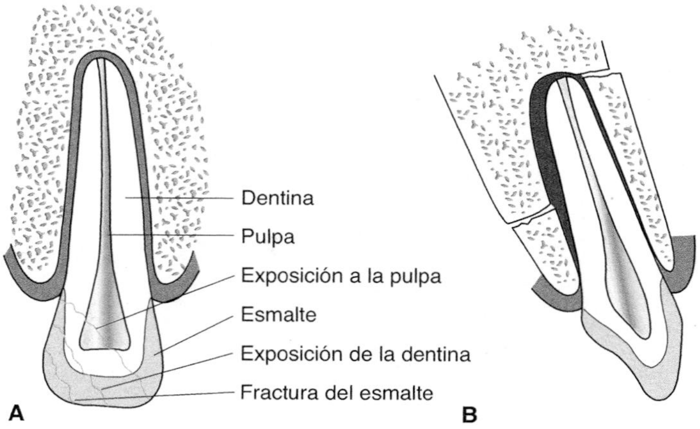

Figura 31-2. A y B: Nivel de las fracturas dentales.

a. Los dientes dislocados o subluxados y las fracturas dentoalveolares deben reducirse de forma urgente y estabilizarse con alambre y adhesión de resina compuesta. Las resinas compuestas son un material de relleno blanco opaco (similar al que utilizan los ortodoncistas para pegar los apliques ortodóncicos [*brackets*] a los dientes) que se activa químicamente o con luz ultravioleta.
b. Los dientes deciduos arrancados no deben reimplantarse debido a la baja tasa de éxito y a la posibilidad de dañar la dentición permanente subyacente en desarrollo.
c. Los dientes permanentes arrancados deben reimplantarse en el alveolo dental lo antes posible después del traumatismo. Lo ideal es la reimplantación inmediata. Si esto no es posible, el diente debe guardarse en un medio de almacenamiento adecuado (sistema de almacenamiento de dientes arrancados, vestíbulo bucal, leche, solución salina o toalla húmeda) y volver a colocarlo lo antes posible, preferiblemente en menos de 30 min. Un retraso de 2 h o la desecación de la raíz del diente afecta significativamente el pronóstico general del diente.

   Una vez reimplantado, el diente sigue necesitando una férula de resina compuesta a los dientes estables adyacentes y no debe estar en contacto intenso con la dentición opuesta durante la masticación.

III. **FRACTURA MANDIBULAR.** Aparte de las fracturas nasales, las fracturas mandibulares representan casi dos terceras partes de todas las fracturas maxilofaciales óseas. El mecanismo de la lesión suele ser un traumatismo contuso provocado por una agresión o un accidente de tráfico.

A. **Anatomía y localización de la lesión.** Las fracturas tienden a producirse en el lugar del impacto, en zonas de debilidad, y suelen ser múltiples. En la figura 31-3 se muestran las regiones anatómicas y la incidencia asociada de las fracturas. En los pacientes desdentados, la incidencia de las fracturas subcondíleas representa el 37 % de las fracturas de mandíbula y suele ir acompañada de una fractura del cuerpo contralateral. El haz neurovascular alveolar inferior entra en la mandíbula por la cara medial de la región media de la rama a través del foramen mandibular y atraviesa un canal intraóseo, y sale por el foramen mentoniano, situado inmediatamente por debajo de las puntas de las raíces bicúspides mandibulares. Es un nervio estrictamente sensorial (V_3) que inerva el labio inferior ipsolateral, los dientes y la encía.

B. **Evaluación**

1. **Clínica**

a. Situaciones urgentes.

i. Obstrucción de la vía aérea. Los cuerpos extraños (p. ej., dentaduras postizas, dientes arrancados) pueden obstruir la vía aérea, de modo que deben retirarse en el momento de la evaluación inicial.

   Además, dicha obstrucción puede producirse con fracturas bilaterales parasinfisarias o del cuerpo de la mandíbula. Debe distraerse el segmento anterior de la mandíbula mientras realiza la aspiración bucal. Estas maniobras pueden permitir que el paciente se coloque en posición semisupina o incluso sentado, pero debe asegurarse una vía aérea definitiva con urgencia.

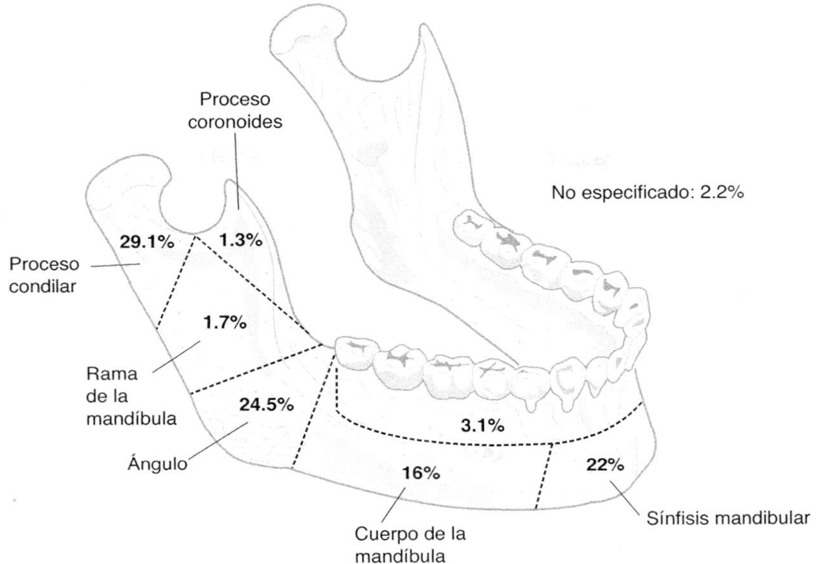

Figura 31-3. Anatomía mandibular y áreas de fractura.

ii. La hemorragia no suele ser un problema importante en las fracturas mandibulares.

a) La arteria alveolar inferior que viaja en el canal mandibular puede lacerarse durante la lesión inicial, pero la simple reducción de la fractura, la presión directa o la infiltración con epinefrina que contiene anestesia local suelen ser adecuadas para la hemostasia.

b) La hemorragia persistente o profusa suele estar asociada a una lesión penetrante, y la preocupación principal es asegurar la vía aérea. El control de la hemorragia debe realizarse, entonces, mediante exploración quirúrgica directa o, en raras ocasiones, radiología intervencionista. Para el control de la hemorragia se prefiere la reducción de la fractura y la estabilización temporal. El empaquetamiento local puede causar separación de la fractura, lo que da continuidad a la hemorragia.

b. Oclusión. La maloclusión es uno de los primeros signos clínicos detectables en los pacientes con una fractura mandibular. Si la fractura se encuentra en el segmento dentario de la mandíbula, puede notarse una notable deformidad en escalón o un hueco interdental.

La equimosis del suelo de la boca es patognomónica de una fractura parasinfisaria o del cuerpo de la mandíbula. Si la fractura se localiza en la región subcondílea, puede presentarse un desplazamiento del mentón hacia el lado afectado o una mordida abierta anterior o lateral (fig. 31-4).

c. En el lugar de la fractura puede haber signos de tejidos blandos, como equimosis, edema, dolor o laceraciones gingivales o de la mucosa.

d. Sensación. La parestesia o anestesia del labio inferior y del mentón es frecuente en los pacientes con fracturas de mandíbula situadas entre la región media de la rama y el canino. Un mayor desplazamiento óseo aumenta el riesgo de lesión del nervio alveolar inferior o incluso de sección (corte) transversal.

2. Radiografías. Las radiografías simples suelen ser suficientes para evaluar las fracturas mandibulares. En la mayoría de las lesiones basta con al menos dos proyecciones a 90°. Esto es especialmente importante en la región subcondílea, donde la superposición de otras estructuras puede simular u ocultar una fractura. La mejor radiografía inicial es el examen panorámico, acompañada de una proyección de Towne con la boca abierta. La TC puede ser útil para la evaluación de pacientes con fracturas condíleas o subcondíleas.

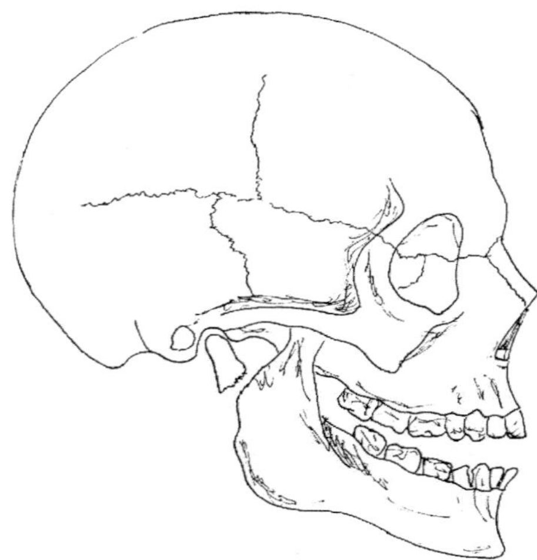

Figura 31-4. Mordida abierta anterior causada por una fractura condílea con colapso vertical posterior.

Esto aplica especialmente a los niños, ya que sus cóndilos están en desarrollo y no están completamente osificados, lo que dificulta la detección mediante radiología simple. Los pacientes (especialmente los niños) con una laceración del mentón y dolor o hinchazón preauricular deben ser evaluados para detectar una fractura condílea o subcondílea. Los informes de fractura coronoidea son infrecuentes y suelen asociarse a una fractura del complejo cigomático suprayacente que se desplazó medialmente, desplazamiento que originó la lesión.

C. Manejo

1. Inmovilización cervical

a. En función de la fuerza y el mecanismo de la lesión, debe mantenerse la inmovilización cervical hasta que pueda descartarse definitivamente una lesión de la columna vertebral.

2. Manejo de problemas urgentes

a. El manejo inicial debe ser el control de la vía aérea y la hemorragia. Lo primero se lleva a cabo con la distracción de los segmentos óseos que se han desprendido, si es posible. En caso de que haya afectación de la vía aérea, debe establecerse una intubación endotraqueal o una vía aérea quirúrgica antes de estabilizar y reparar la fractura mandibular.

3. Inmovilización temporal

a. La reducción parcial temporal y la estabilización de los segmentos de la fractura pueden proporcionar alivio sintomático, ayudar a controlar la hemorragia y minimizar el daño al haz neurovascular alveolar inferior.

Esto puede realizarse con un vendaje de Barton modificado (envoltura circunferencial desde el mentón hasta el vértice del cráneo) o con la colocación de un alambre de acero inoxidable (de calibre 24 a 26) alrededor de los cuellos de dos dientes a cada lado de la línea de fractura (fig. 31-5).

4. Tratamiento definitivo. Para una curación adecuada, las fracturas deben reducirse adecuadamente, fijarse e inmovilizarse. Esto suele lograrse mediante reducción abierta y fijación interna con tornillos. Sin inmovilización, los segmentos de la fractura suelen desplazarse por la tracción de los músculos de la masticación, lo que provoca una mala unión o falta de unión.

Las fracturas aisladas con desplazamiento mínimo, en particular las de la región condílea, pueden tratarse mediante alambrado de los dientes o fijación maxilomandibular (FMM). El período de FMM para las fracturas subcondíleas es de 2 a 3 semanas para evitar el riesgo de anquilosis; el tiempo para todas las demás fracturas mandibulares es de 6 semanas.

5. Antibióticos profilácticos. Las fracturas mandibulares que incluyen segmentos con dientes se consideran fracturas compuestas debido a la salida de saliva, bacterias y otros conta-

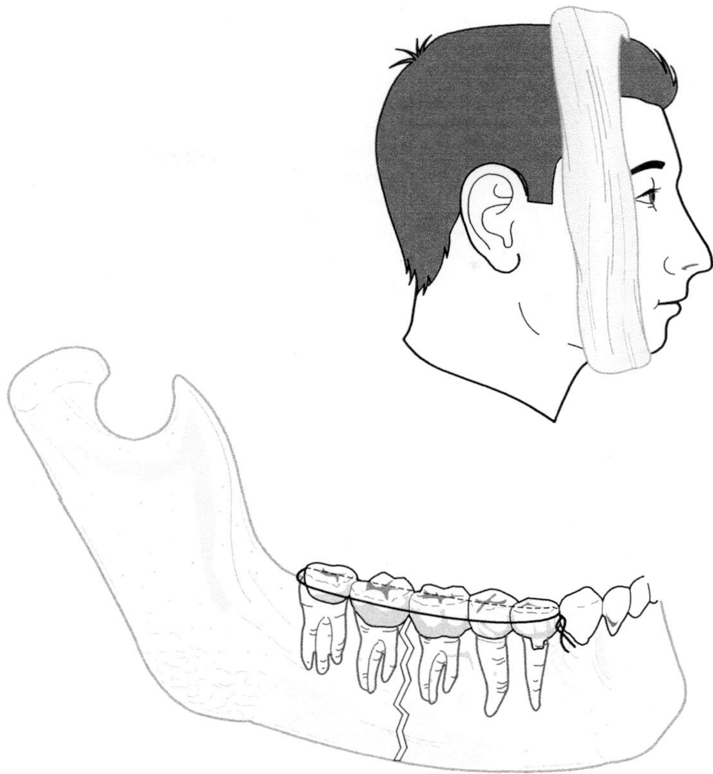

Figura 31-5. Proceso de alambrado para estabilizar una fractura mandibular anterior.

minantes a través del ligamento periodontal o del lugar de la fractura. Se recomiendan antibióticos profilácticos que cubran la mayoría de los microorganismos bucales (p. ej., penicilina) o una cefalosporina de primera generación, junto con suero salino bucal o enjuagues antimicrobianos. En pacientes con alergia a la penicilina, la clindamicina es una buena alternativa.

IV. FRACTURAS MEDIOFACIALES. La fractura mediofacial puede definirse como cualquier fractura del complejo orbitario-cigomaticomaxilar. El mecanismo de la lesión suele ser un traumatismo contuso provocado por una agresión o un accidente de tráfico.

A. Tratamiento general de las fracturas mediofaciales

1. Anatomía y localización de la lesión. El tercio mediofacial se divide en el maxilar, los complejos cigomáticos y el complejo nasal-orbitario-etmoideo (NOE) (fig. 31-6). Las fracturas tienden a producirse en el lugar del impacto y en las regiones intrínsecamente débiles del complejo mediofacial, incluidas suturas óseas, forámenes y aberturas.

a. El haz neurovascular infraorbitario entra en el complejo mediofacial a través de la región orbitaria por la fisura orbitaria inferior y luego atraviesa parcialmente un canal óseo a lo largo del suelo de la órbita para salir por el foramen infraorbitario en la cara anterior del maxilar. El nervio infraorbitario (V_2) transporta la sensación general al párpado inferior ipsolateral, la nariz lateral, el labio superior y el maxilar anterior.

2. Evaluación

a. Clínica.

i. Situaciones urgentes.

a) Obstrucción de la vía aérea. Los cuerpos extraños (p. ej., prótesis dentales, dientes arrancados) pueden obstruir la vía aérea y deben extraerse en la eva-

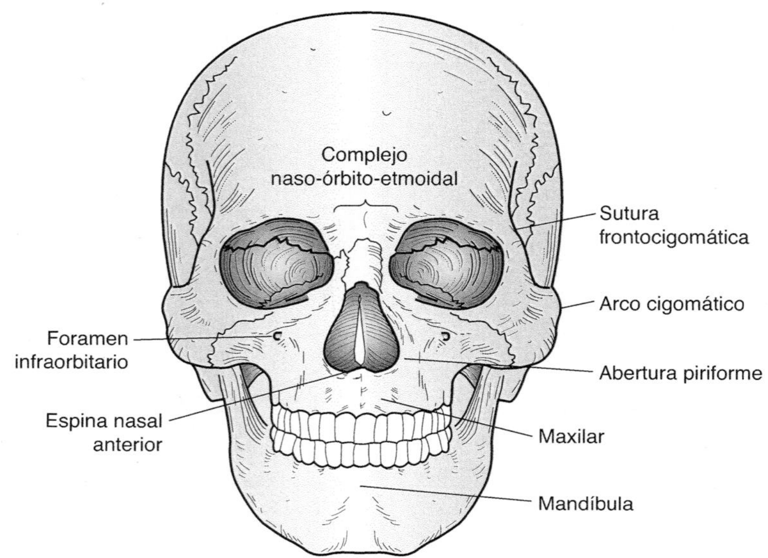

Figura 31-6. Anatomía del tercio medio facial.

luación inicial. En la mayoría de las situaciones clínicas, esta obstrucción se produce en pacientes con traumatismos panfaciales, incluidas las fracturas mandibulares graves.

b) Hemorragia. La hemorragia significativa es más frecuente en las fracturas mediofaciales que en las mandibulares. Las arterias palatinas descendentes, que viajan en un canal óseo a lo largo de la superficie posterior de la cavidad nasal dentro del hueso palatino, pueden causar hemorragia nasal posterior profusa. Otros vasos que pueden lesionarse son los plexos del tabique nasal, esfenopalatino y pterigoideo.

ii. Oclusión. Las alteraciones oclusales son uno de los primeros signos clínicos detectables en los pacientes con algunas fracturas mediofaciales. La movilidad de los dientes maxilares en relación con otras estructuras mediofaciales es patognomónica de una fractura maxilar.

Una fuerza dirigida hacia atrás de una magnitud significativa puede causar un impacto posterior del maxilar. Una mordida abierta anterior o posterior es indicativa de una fractura maxilar o mediofacial.

iii. Entre los signos de los tejidos blandos se incluyen equimosis, edema, dolor y laceraciones de la mucosa.

iv. Palpación. Palpar todos los huesos mediofaciales, incluidos el maxilar, los rebordes orbitarios, los cigomáticos y la nariz. Es frecuente que el exceso de sensibilidad del paciente no permita una exploración completa. Sin embargo, tomar los dientes maxilares anteriores con el pulgar y el índice e intentar un movimiento hacia arriba o de lado a lado mientras se estabiliza toda la frente con la mano contraria es crucial para detectar una fractura mediofacial.

v. Sensación. La parestesia o anestesia del labio lateral superior, la nariz y las mejillas es común en pacientes con una fractura que se extiende a través del foramen infraorbitario. La sección (corte) transversal completa del nervio infraorbitario es infrecuente en los traumatismos contusos.

vi. Exploración oftalmológica. Cualquier fractura que afecte la órbita o el complejo cigomático puede causar lesiones en el globo (bulbo) ocular u otros contenidos orbitarios. La exploración completa incluye las pupilas, la agudeza visual, la amplitud de movimiento del globo, la posición del globo y el globo propiamente dicho, incluyendo oftalmoscopia. Los movimientos extraoculares en múltiples campos de la mirada suelen haber disminuido en los pacientes con un edema orbitario importante, pero tienden a ser leves, sin que se produzca una parada repentina fija. La fractura orbitaria por estallido de una de las paredes orbitarias (más comúnmente el suelo orbitario medial) puede causar el atrapamiento de los músculos extraoculares (músculos rectos inferiores u oblicuos inferiores). Un punto de limitación firme, fijo y reproducible en la mirada hacia arriba o, más probablemente, en la mirada hacia abajo debe alertar al profesional de esta posibilidad. Es conveniente la consulta urgente con un especialista, ya que una isquemia muscular prolongada con la fibrosis resultante pueden provocar una alteración del movimiento a largo plazo.

vii. **Exploración nasal.** Un traumatismo nasal importante puede asociarse a obstrucción de la vía aérea nasal y a epistaxis importante.
   a) La epistaxis de los vasos anteriores puede controlarse con el paciente en posición vertical, compresas frías, aerosoles vasoconstrictores nasales tópicos, presión directa local o, con poca frecuencia, empaquetamiento nasal anterior.
   b) La epistaxis posterior puede requerir empaquetamiento por compresión.
   c) El tabique nasal debe ser evaluado para detectar la presencia de un hematoma en la región, que puede dar lugar a una pérdida localizada del soporte del tabique del dorso de la nariz y a una deformidad de «nariz en silla de montar».

viii. Exploración para detectar fugas de líquido cefalorraquídeo (LCR). Estas fugas suelen ser más frecuentes en las fracturas craneales mediofaciales, del seno frontal o de la base del cráneo.
   a) Las fracturas que afectan el complejo NOE involucran en ocasiones la lámina cribosa en la cara superior de la cavidad nasal y el suelo de la fosa craneal anterior.
   b) Las fracturas craneales basilares pueden afectar la porción petrosa del hueso temporal, lo que provoca una fuga de LCR.
   c) Se han descrito varias pruebas, entre la cuales la prueba del anillo y la toma de muestras de cloruro o glucosa, para establecer el diagnóstico de fuga de LCR, pero actualmente la prueba habitual se basa en la determinación de *β_2-transferrina* (positiva con fuga de LCR) en la muestra de drenaje obtenida.

ix. **Radiografías**
   a) La TC es la modalidad diagnóstica de elección para la evaluación completa de los traumatismos mediofaciales, con secciones finas (1.5 mm) en planos axiales a través del tercio mediofacial y las órbitas.

      Las vistas coronales directas son especialmente útiles en las fracturas orbitarias, pero el estado de la columna vertebral del paciente puede impedir su obtención.
   b) La radiografía panorámica es de poca utilidad en la evaluación del traumatismo mediofacial, excepto para determinar si existe una fractura mandibular concurrente.
   c) La obtención de imágenes prequirúrgicas de reconstrucción por TC en tres dimensiones (3D) es aconsejable en la planificación del tratamiento de las fracturas mediofaciales complejas o de las lesiones panfaciales.

3. Manejo

a. En el caso de las fracturas mediofaciales graves o múltiples, se mantiene la inmovilización cervical hasta que pueda descartarse definitivamente una lesión de la columna vertebral.

b. Manejo de problemas urgentes.
   i. El manejo inicial consiste en el control de la vía aérea y la hemorragia.
   ii. La hemorragia nasal posterior importante puede controlarse con la oclusión de la nasofaringe posterior con una sonda de Foley que sea introducida por vía transnasal en la nasofaringe, inflada con agua o solución salina. Se aplica una suave tracción anterior y luego se realiza un empaquetamiento nasal anterior.
   iii. La hemorragia profunda persistente puede ser problemática, y su control puede requerir la ligadura quirúrgica de las ramas de la arteria carótida externa en el cuello si la hemorragia es voluminosa o, en el caso de una hemorragia menos activa, con radiología intervencionista.
   iv. Debido al riesgo de colocación intracraneal inadvertida, la intubación nasal ciega (sin fibroendoscopia) con tubos endotraqueales o sondas nasogástricas está contraindicada en pacientes con sospecha de traumatismo mediofacial que involucre al complejo NOE.

c. Tratamiento de problemas oftalmológicos. Debe realizarse una consulta oftalmológica para las personas con posibles lesiones del globo ocular. La herniación de grasa a través de una laceración del párpado superior o una pupila irregular (no redonda) sugiere una lesión penetrante del globo.

d. Descongestionantes. Los descongestionantes en aerosol, como la fenilefrina o la oximetazolina, pueden utilizarse en pacientes con traumatismos mediofaciales graves, pues proporcionan alivio sintomático de la obstrucción de la vía aérea nasal y minimizan la epistaxis.

e. Prevención de edema. El tratamiento quirúrgico abierto de los traumatismos mediofaciales puede ser difícil cuando existe un edema importante.

La reparación quirúrgica suele retrasarse hasta que este se haya resuelto. La prevención del edema facial puede proporcionar alivio sintomático al paciente y acelerar el tratamiento definitivo.

i. Corticoesteroides. La administración de glucocorticoides puede acelerar la resolución del edema facial en pacientes con traumatismos maxilofaciales. Puede utilizarse dexametasona (4-8 mg) administrada por vía intravenosa (IV) cada 6 h o metilprednisolona (125 mg) IV cada 6 h durante 24 h a 48 h. La administración de corticoesteroides es de dudoso beneficio una vez que el edema está presente. Debe tenerse precaución al administrar dosis altas de corticoesteroides en pacientes con diabetes de tipo 1 o en pacientes con lesiones múltiples.

ii. La cabecera de la cama debe elevarse de 30° a 45° durante los primeros días después de sufrir un traumatismo facial.

iii. La aplicación intermitente de compresas frías solo durante las primeras 24 h puede ser beneficiosa para minimizar el edema facial (20 min sí y 20 min no).

f. El tratamiento definitivo de las fracturas por traumatismos mediofaciales debe aplazarse hasta que se realice una evaluación clínica y radiográfica completa y se haya estabilizado al paciente.

La cicatrización ósea puede comenzar pronto, a los 7 días después de la lesión. La reducción y la reparación pueden ser extremadamente difíciles si la cirugía se retrasa más de 2 semanas.

El tratamiento actual de las fracturas mediofaciales consiste en la reducción abierta y la fijación interna mediante miniplacas y tornillos de titanio. Las fracturas nasales, orbitarias, del complejo cigomático (trípode cigomático) y del arco cigomático con desplazamiento mínimo o sin desplazamiento pueden no requerir tratamiento quirúrgico. La seudoartrosis de estas fracturas aisladas es rara.

B. Fracturas de Le Fort. Las fracturas de Le Fort son aquellas fracturas mediofaciales que afectan el segmento dentoalveolar maxilar. El mecanismo y la localización del impacto suelen determinar el tipo de fractura. Las fracturas tienden a producirse en ciertos patrones del tercio medial de la cara y se clasifican tradicionalmente por el nivel más alto de fractura (fig. 31-7). La mayoría de las fracturas de Le Fort no son «puras» y pueden tener conminución, niveles o líneas de fractura adicionales y otras fracturas faciales asociadas.

C. Fractura del complejo cigomaxilar. Las fracturas del complejo cigomaticomaxilar (CCM, trípode cigomático o complejo malar) suelen producirse con un traumatismo directo en el contrafuerte cigomático facial. El hueso cigomático tiene cuatro puntos principales de estabilidad, con las siguientes conexiones (1) el hueso frontal en la sutura frontocigomática; (2) el maxilar en el reborde orbitario inferomedial; (3) el contrafuerte cigomaticomaxilar; y (4) el hueso temporal en el arco cigomático. Una fractura completa del complejo suele afectar estos cuatro puntos principales de estabilidad (fig. 31-8). En el segmento anterior, la fractura suele producirse en el maxilar, de forma oblicua, a través del foramen infraorbitario, debido a la naturaleza relativamente débil de este hueso, lo que da lugar a una alta incidencia de parestesia de la división sensivita V_2.

Otros hallazgos físicos significativos asociados a las fracturas del CCM son depresión (hundimiento) de la eminencia cigomática, hemorragia subconjuntival lateral, distopía ocular (niveles pupilares desiguales), ptosis palpebral, enoftalmos y fracturas palpables en los rebordes orbitarios inferior y lateral. Con un desplazamiento medial y posterior extremo, el paciente puede mostrar una abertura bucal limitada debido al pinzamiento del complejo fracturado contra el proceso coronoides de la mandíbula. Para el acceso bucal o la intubación, la desviación inicial de la mandíbula hacia el lado no lesionado puede despejar suficientemente esta obstrucción mecánica.

D. Fractura del arco cigomático. Las fracturas aisladas del arco cigomático suelen producirse por un traumatismo directo focal en el arco cigomático, lo que crea tres puntos de rotura con un patrón clásico en W (fig. 31-9). Los hallazgos físicos comunes son hundimiento en el lugar del traumatismo y dolor en la abertura mandibular causado por la tracción del músculo masetero. También puede haber limitación de la abertura mandibular debido a una obstrucción mecánica del proceso coronoides. La vista «submentovértex» suele ser suficiente para identificar esta fractura. Es deseable la reducción quirúrgica temprana (24 h) sin fijación interna

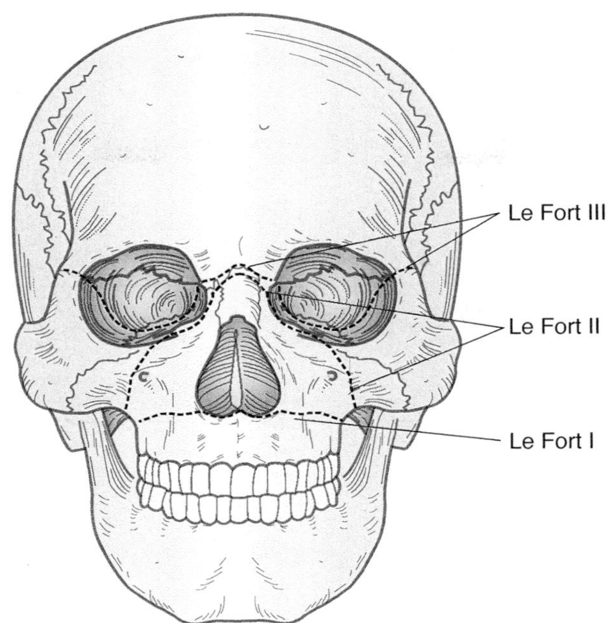

Figura 31-7. Niveles de fractura de Le Fort.

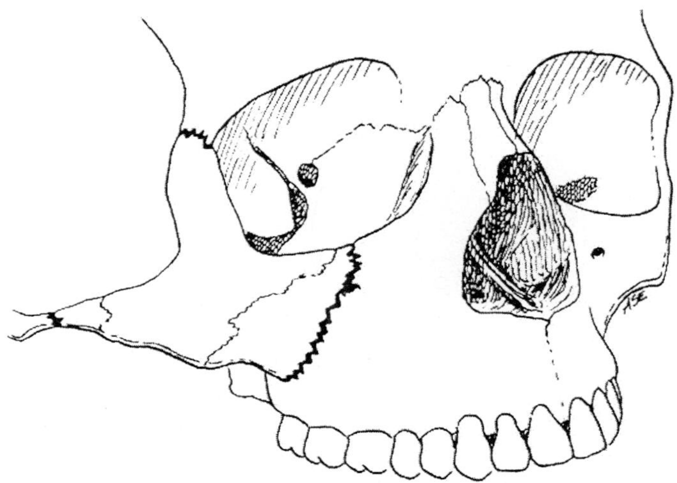

Figura 31-8. Fractura del complejo cigomaticomaxilar derecho.

a través de una incisión lateral en la ceja, en la línea del implantación del pelo en la zona temporal (abordaje temporal de Gillies) o maxilar vestibular. La estabilidad de la reducción de la fractura disminuye más allá de este tiempo y tiende a hundirse hacia dentro, por lo que se requiere una exposición más amplia (p. ej., incisión coronal) para el acceso directo y la colocación de placas.

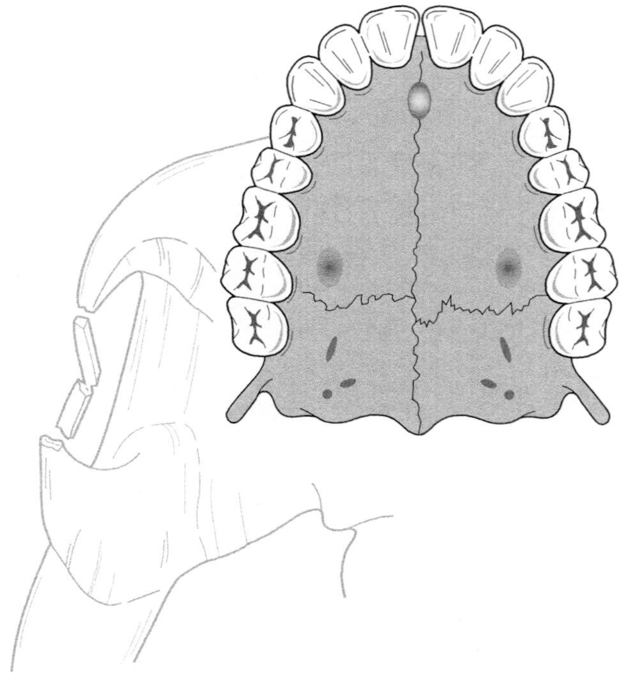

Figura 31-9. Fractura del arco cigomático derecho vista desde abajo.

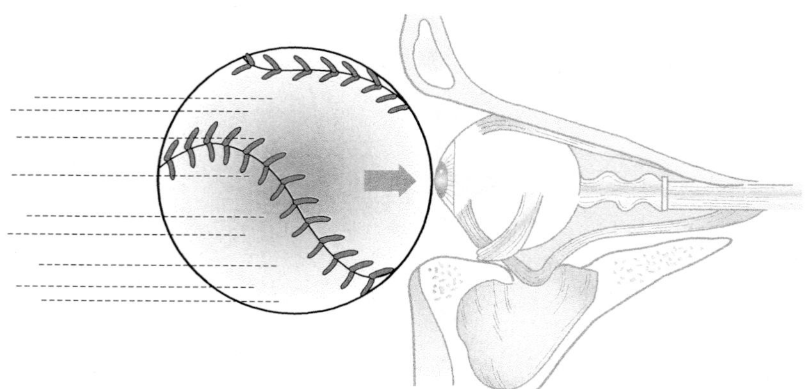

Figura 31-10. Fractura orbitaria por estallido.

E. **Fracturas orbitarias por estallido.** Se producen por un impacto directo en la órbita o el globo ocular (fig. 31-10). El suelo de la órbita y la pared medial de la órbita son las paredes más delgadas y las más comúnmente afectadas en este tipo de fracturas. El seno maxilar circundante y las celdillas neumáticas etmoidales actúan como «bolsas de aire de la órbita», de modo que amortiguan el golpe y absorben la fuerza y, por tanto, protegen hasta cierto punto contra la rotura del globo.

El prolapso de parte del contenido orbitario en estos espacios puede producir enoftalmos o distopía orbitaria debido a un aumento relativo del volumen orbitario. Además, la fascia suspensoria (cápsula de Tenon) o los músculos extraoculares pueden quedar atrapados en la línea de fractura, lo que provoca restricción del movimiento ocular y diplopía en determinados campos de la mirada. La TC coronal es muy valiosa para evaluar esta lesión y debe correlacionarse con los hallazgos clínicos. Las indicaciones para la corrección quirúrgica incluyen deformidad cosmética o funcional significativas. Una indicación relativa es que la fractura afecte a entre el 25 % y el 50 % de la superficie de la pared de la órbita. Si el edema lo permite, el momento óptimo para la reparación es dentro de las 24 h. Si existe edema importante, es conveniente reevaluar y reparar en un plazo de 5 a 7 días. Los corticosteroides sistémicos tienen una utilidad limitada para acelerar la resolución de este edema. Debe advertirse a los pacientes que no se suenen la nariz, ya que esto puede causar un enfisema orbitario importante. La reparación suele consistir en una reducción abierta o en la extirpación de los segmentos fracturados y, a continuación, la reducción del contenido orbitario con una posible reconstrucción con autoinjertos o implantes aloplásticos.

F. **Fractura nasal.** La fractura nasal es la fractura facial más común. La exploración completa debe incluir la evaluación de un hematoma en el tabique. Debe controlarse la epistaxis. El diagnóstico de una fractura nasal es principalmente clínico. La deformidad nasal, la desviación y la crepitación ósea con el movimiento son los hallazgos habituales. En ocasiones, las radiografías pueden ayudar al diagnóstico. Si el edema lo permite, la reducción temprana (entre 24-48 h) de las fracturas nasales y del tabique aisladas proporciona la mayor estabilidad. Si no es así, la reparación debe realizarse en un plazo de 5 a 7 días tras una resolución suficiente del edema. La reducción de las fracturas y luxaciones del tabique también debe realizarse en ese momento.

G. **Fractura del complejo NOE.** Se produce tras un impacto directo en la región. El diagnóstico suele realizarse mediante observación clínica y palpación directa en la región del dorso de la nariz y el ligamento palpebral medial (tendón del canto medial). Entre los hallazgos significativos se incluye el desplazamiento lateral de los ligamentos palpebrales mediales (telecanto), lo que provoca un aumento de la distancia entre estos (la distancia intercantal normal es de 30-34 mm). Una alteración significativa en esta región puede provocar epífora secundaria a la inflamación o al daño del sistema de drenaje lagrimal. La reparación quirúrgica primaria de las fracturas significativas incluye la reducción abierta y la colocación de placas en los segmentos óseos, con la reparación directa de los ligamentos palpebrales mediales. La reparación debe realizarse dentro de los primeros 7 a 10 días, ya que la reparación secundaria es difícil y a menudo conduce a un pronóstico adverso. Cuando se evalúa una lesión del globo y una fuga de LCR debe buscarse una lesión del NOE.

V. FRACTURA DEL SENO FRONTAL

A. **Anatomía y localización de la lesión.** El seno frontal suele estar dividido en mitades izquierda y derecha por un tabique en la línea media.

Ambos lados drenan en el meato medio de la nariz a través de sus respectivos conductos o forámenes nasofrontales. De los adultos, el 5 % no tiene seno frontal y el 5 % solo tiene un seno unilateral.

Un traumatismo en la región de la frente puede fracturar las paredes anteriores o posteriores del seno frontal o dañar los conductos nasofrontales. En caso de fractura de la pared posterior del seno, hay que tener en cuenta la posibilidad de una laceración de la duramadre o una lesión cerebral.

B. **Evaluación**

1. **Clínica**
   a. Situaciones urgentes.
      i. La fractura abierta de la tabla anterior y posterior del seno frontal se considera una urgencia por el alto riesgo de meningitis por exposición cerebral directa. Está indicada la intervención quirúrgica urgente.
      ii. Las contusiones cerebrales son frecuentes en las lesiones del seno frontal.
   b. Entre los signos locales se incluyen equimosis, edema, dolor y laceraciones cutáneas en el lugar de la fractura, así como fracturas y deformidad de la frente y del reborde orbitario superior.
   c. Sensación. Parestesia o anestesia de la frente y del cuero cabelludo. Los nervios supraorbitarios y supratrocleares (V1) inervan esta región.
   d. Exploración nasal y fuga de LCR. El traumatismo del complejo NOE puede estar asociado a una fractura del seno frontal. La fuga de LCR puede producirse en pacientes con fracturas del seno frontal. Cualquier secreción nasal que genere duda debe someterse a un nivel de β_2-transferrina.
2. **Radiografías.** La TC es la modalidad diagnóstica de elección para la evaluación completa del traumatismo del seno frontal. Suele bastar con secciones finas (1.5-3.0 mm) en el

plano axial a través de los senos paranasales. Las tablas anterior y posterior del seno frontal deben clasificarse como **fracturadas o no involucradas** y **desplazadas frente a no desplazadas**. El desplazamiento se define como superposición por la cantidad de grosor del hueso cortical adyacente.

Las distinciones intermedias, como el desplazamiento leve o moderado, son confusas y no tienen relevancia clínica. Una tabla posterior desplazada (márgenes de fractura superpuestos) se asocia a menudo con un desgarro de la duramadre o una lesión cerebral que requerirá una intervención neuroquirúrgica. Las radiografías simples pueden usarse como pruebas de detección inicial de lesiones óseas, pero no permitirán la evaluación del cerebro subyacente. La mejor serie radiográfica simple incluye la proyección de Caldwell y la cefalografía lateral.

C. Manejo

1. **Inmovilización cervical.** La inmovilización cervical debe mantenerse hasta que pueda descartarse una lesión de la columna vertebral.
2. Manejo de **problemas urgentes.** Las fracturas abiertas de las tablas anterior y posterior del seno frontal requieren exploración y tratamiento urgentes. Pueden tratarse con reparación cutánea primaria y tratamiento diferido de la lesión del seno frontal, según esté indicado.
3. **Antibióticos profilácticos.** La mayoría de las fracturas del seno frontal se llenan de sangre y mucosidad poco después del traumatismo. En estas situaciones suelen recomendarse antibióticos profilácticos que cubran la mayoría de los microorganismos de los senos (p. ej., ampicilina con clavulanato) o una cefalosporina de primera generación. La afectación de la tabla posterior suele cubrirse con un antibiótico de espectro más amplio que pueda atravesar la barrera hematoencefálica.
4. **Descongestionantes.** Debido al edema de la mucosa y a la posibilidad de afectación del drenaje del seno frontal, los descongestionantes deben utilizarse en pacientes con un traumatismo importante del seno frontal.
5. **Tratamiento definitivo.** El tratamiento definitivo de las fracturas de los senos frontales depende de la extensión de la fractura. Si hay una afectación significativa del sistema de drenaje de los senos, suele recomendarse la obliteración o la cranealización. Si solo está afectada la tabla anterior y no está desplazada, no suele ser necesario ningún tratamiento quirúrgico. Puede accederse directamente al seno frontal con desplazamiento significativo, lo que produce una deformidad cosmética, a través de la misma fractura o a través de una sinusotomía perinasal de liberación. El revestimiento de la mucosa se elimina por completo con curetaje y perforación para evitar la formación de un mucocele muy tardío (años después). A continuación, los conductos nasofrontales pueden obliterarse con injertos de fascia o hueso y el seno frontal puede obliterarse con tejido adiposo autólogo, hueso, pericráneo o materiales aloplásticos. Si solo se desplaza la tabla anterior sin afectar los conductos nasofrontales, puede realizarse una reparación primaria sin obliteración. La afectación o desplazamiento significativos de la tabla posterior suele requerir una exploración directa, con reparación o cranealización en función del grado de daño. Los senos frontales más pequeños en pacientes jóvenes pueden cranealizarse con el simple retiro de la pared posterior del seno, el alisamiento de los bordes, el retiro del revestimiento mucoso y la obliteración de los conductos frontonasales. Este tratamiento en pacientes de mayor edad y en aquellos con senos frontales grandes puede predisponerlos a desarrollar acumulaciones crónicas de líquido subdural. Con una fractura con desplazamiento de la tabla posterior, el desgarro de la duramadre asociado que requiere reparación neuroquirúrgica es la regla, más que la excepción.

VI. CONSIDERACIONES ANATÓMICAS EN LA REPARACIÓN DE TEJIDOS BLANDOS

A. Nervio facial. A menudo es poco práctico e innecesario identificar y suturar las ramas terminales del nervio facial. El plexo de fibras nerviosas hace que la regeneración de la actividad sea algo común, a pesar de la ausencia de sutura directa del nervio facial. Una aproximación razonablemente precisa de los tejidos suele permitir algo de regeneración del nervio mediante la neurotización del músculo.

1. No es necesario realizar la reparación del nervio por delante de una línea trazada en el canto lateral de los párpados.
2. Debe realizarse la sutura de los ramos con denominación del nervio facial y deben identificarse los ramos (fig. 31-11). Se recomienda la reparación primaria en el momento del tratamiento inicial.

B. Nervio trigémino. Los ramos sensitivos del nervio trigémino (fig. 31-12) en la región de la piel son pequeñas, y la aproximación es poco práctica e innecesaria. La recuperación parcial o completa de la sensibilidad suele producirse en un plazo de unos meses a un año, con una ligera hipoestesia a menudo presente. La contusión de los ramos del nervio trigémino también se produce como pronóstico de las fracturas.

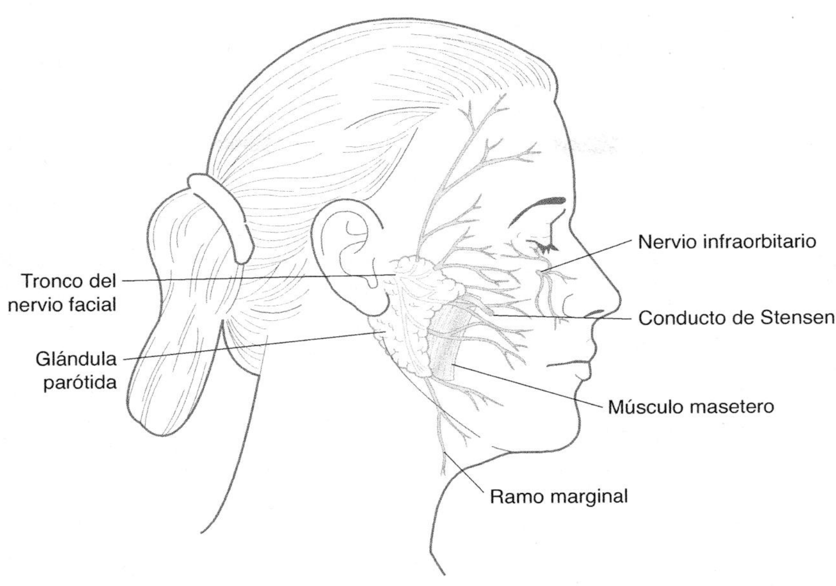

Figura 31-11. Anatomía profunda de la mejilla; se muestra el nervio facial, la glándula parótida, el conducto de Stensen y el músculo masetero.

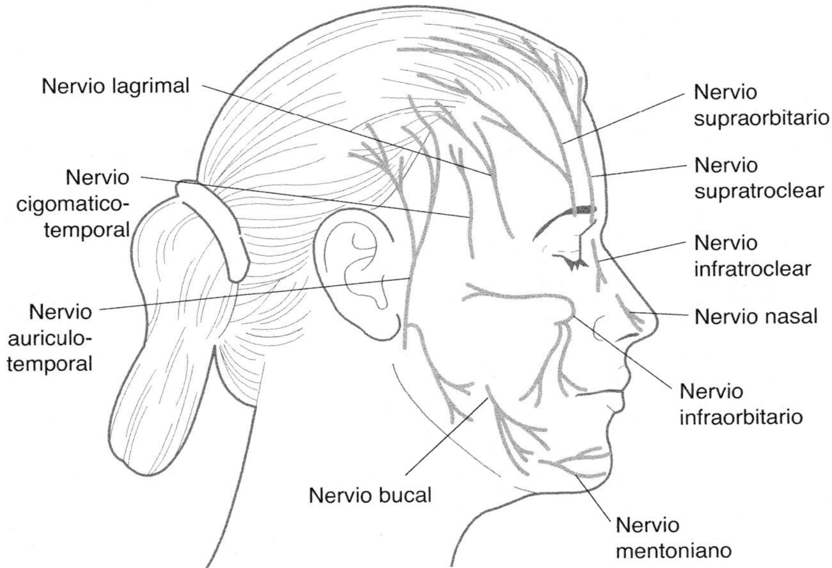

Figura 31-12. Distribución del nervio trigémino en la cara.

C. **Laceración del conducto parotídeo.** La laceración del conducto parotídeo debe repararse en el momento de cerrar la herida para evitar la fístula a la piel o a la mucosa de la boca.
   1. Para identificar el curso del conducto parotídeo, se traza una línea desde el trago del oído hasta la parte media del labio superior. El conducto atraviesa el tercio medio de la línea.
   2. El conducto parotídeo viaja adyacente al ramo maxilar del nervio facial. La parálisis de este ramo con una laceración suprayacente sugiere la posibilidad de una lesión del conducto parotídeo.
   3. El conducto parotídeo desemboca en la boca frente al segundo molar maxilar.
      a. Puede introducirse un tubo de silicona o una sonda de plata en la abertura del conducto y seguir el curso de este. El conducto puede irrigarse con solución salina utilizando un catéter intravenoso (p. ej., tipo Angiocath™ de tamaño 22).
      La aparición de suero salino en la herida indica que el conducto está lesionado. El extremo proximal del conducto puede identificarse en la herida expresando la secreción de saliva.
      b. Se coloca una sonda de silicona en el conducto y se repara la herida con suturas finas. La sonda se deja dentro durante un período de 2 semanas, según se tolere (fig. 31-13).

D. **Frente y cejas**
   1. Conservar la ceja. **No afeitar la ceja.**
   2. Reparar la capa muscular.

E. **Oídos.** Evaluar las heridas adyacentes y el oído medio e interno. La presencia de pérdida de audición, otorrea hemorrágica, fuga de LCR o lesión del nervio facial sugiere una lesión del oído medio o interno.
   1. La equimosis sobre la zona mastoidea se conoce como **signo de Battle**, un hallazgo asociado a fractura craneal basilar.
   2. El oído puede estar implicado en abrasiones, contusiones, laceraciones y hematomas.
      a. Las **abrasiones** se curan con la aplicación continuada de un apósito ligero y una pomada. Un apósito bien diseñado, convenientemente empapado (con algodón en aceite mineral), minimiza el edema y la hemorragia. Debe procurarse no presionar excesivamente, lo que impediría la circulación hacia la oreja (pabellón auricular).
      b. Las **laceraciones** de la oreja suelen ir asociadas a laceraciones del cartílago. El oído puede estar total o parcialmente avulsionado, pero suele ser viable cuando queda incluso un pequeño pedículo.
      El desbridamiento y la limpieza adecuados de la herida minimizan la probabilidad de condritis o deformidad posteriores.
         i. El oído debe suturarse cuidadosamente en su sitio y sujetarse adecuadamente con apósitos.
         ii. El conducto auditivo puede ser estenosado con una gasa de tipo Xeroform™.
         iii. El **cartílago** debe recortarse con precisión hasta el margen de la piel.
         iv. La **oreja** tiene numerosos puntos de referencia que permiten la colocación precisa de las suturas de la piel, lo que proporciona una excelente realineación y mínima deformidad.
   3. **Reparación**
      a. Desbridamiento conservador.
      b. Devolver los tejidos al punto de origen.
      c. Reparar el cartílago con sutura monofilamento **transparente** de 5-0 no absorbible.
      d. Reparar la piel con sutura monofilamento 6-0 no absorbible.

F. **Nariz.** Las laceraciones de la nariz pueden afectar la piel, el revestimiento del vestíbulo de la nariz o la membrana mucosa de la cavidad nasal, sobre todo en la unión del hueso y los cartílagos.
   1. Las heridas deben **aproximarse con precisión anatómica**, alineando con exactitud los bordes de las fosas nasales.
   2. Los hematomas del tabique pueden diagnosticarse fácilmente con una exploración con espéculo nasal. Evacuar inmediatamente el hematoma a través de una pequeña incisión en la mucosa o por aspiración con aguja.
   Un hematoma del tabique no tratado suele reabsorber y destruir el cartílago del tabique, especialmente cuando se infecta.
   3. Cuando se trata de una lesión que penetra en todas las capas de tejido blando de la nariz, lo más fácil es reparar primero el revestimiento de la membrana mucosa, con cátgut simple 4-0 u otra sutura reabsorbible.
   4. El desgarro de los cartílagos del tabique, lateral superior, alar y columelar suelen poder reaproximarse bajo visión directa a través de la herida y mantenerse en buena posición simplemente mediante reparación precisa del mucopericondrio subyacente y de la piel que lo recubre. Las suturas interrumpidas con polipropileno monofilamento 6-0 son ideales para dicho cierre de la piel.

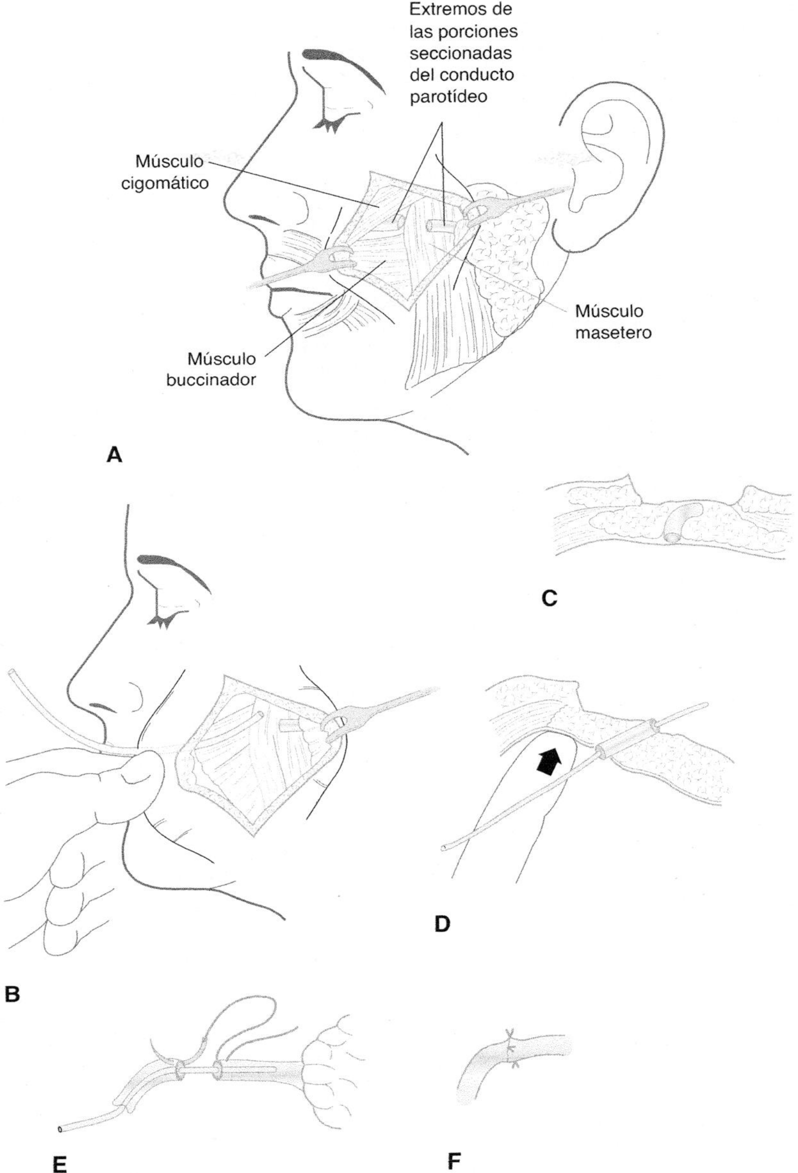

Figura 31-13. Reparación de un conducto parotídeo seccionado **(A)**, conducto seccionado **(B)**, tubo de silicona en el conducto **(C)**, angulación del conducto de Stensen en la mejilla **(D)**, estiramiento de la mucosa que facilita la colocación de la endoprótesis **(E)**, sutura del conducto bajo ampliación **(F)**, la endoprótesis durante 10 a 14 días.

a. A veces se rellena la nariz con una gasa impregnada con petrolato para mantener la posición de los fragmentos cartilaginosos u óseos.

G. Labios

1. Las laceraciones de los labios pueden afectar solo la piel superficial y los tejidos subcutáneos o extenderse hasta el músculo orbicular. También pueden producirse laceraciones de espesor total.
2. La hemorragia puede ser profusa si se secciona la arteria labial. La presión local o la ligadura del vaso controla la hemorragia.
3. El borde bermellón con la región cutánea y el borde bermellón con la región mucosa proporcionan puntos de referencia precisos que deben aproximarse con exactitud.
   a. La musculatura del labio debe cerrarse primero mediante suturas absorbibles de 4-0 o 5-0.
   b. La sangre y los restos deben limpiarse completamente del borde bermellón y debe realizarse una aproximación precisa.
   c. La membrana mucosa debe cerrarse con sutura absorbible 4-0 o 5-0.
   d. El cierre de la piel se realiza con sutura no absorbible 6-0 (fig. 31-14).

VII. ANESTESIA. La tranquilidad y la empatía, junto con una premedicación adecuada, permiten realizar procedimientos de importancia considerable con anestesia local.

A. Nervios. El bloqueo nervioso permite la anestesia regional de un campo amplio, con una dosis reducida de medicación y menos molestias. Las heridas menos complicadas (p. ej., pequeñas laceraciones) y algunas fracturas no complicadas de los huesos faciales (p. ej., fracturas nasales) pueden tratarse con anestesia local en un servicio de urgencias o en una consulta externa. Debe evitarse la inyección de anestésicos locales que contengan epinefrina en la punta de la nariz o en los lóbulos de las orejas, a fin de evitar una posible isquemia tisular.

B. Las lesiones más extensas suelen requerir anestesia general.

VIII. DESBRIDAMIENTO Y CUIDADOS. Es imprescindible limpiar a fondo las heridas de tejidos blandos antes de intentar cualquier tratamiento definitivo. Toda sangre y restos deben ser lavados cuida-

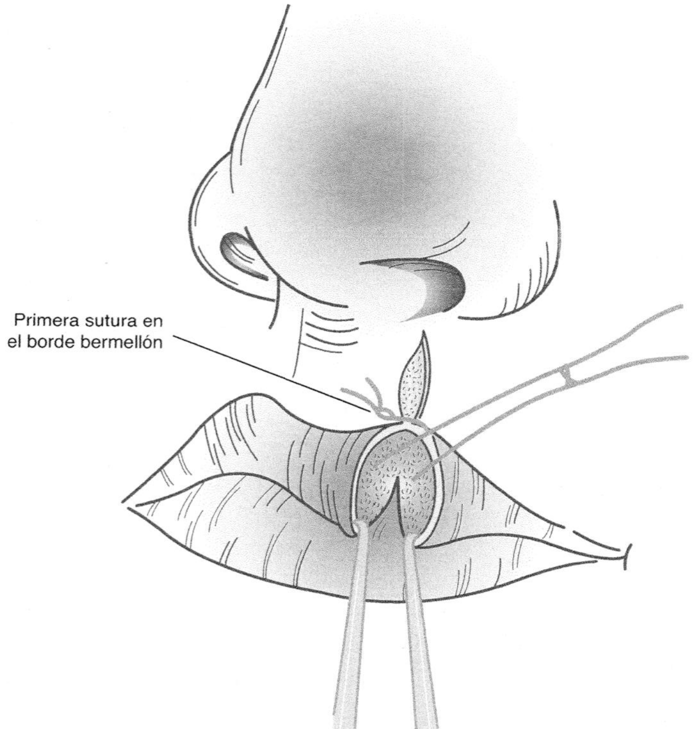

Figura 31-14. Reparación de una laceración vertical del labio.

dosamente de los tejidos con cantidades abundantes de agua y detergentes suaves. Debe retirarse cualquier material extraño como vidrio, pelo, ropa, estructuras dentales, trozos de prótesis dentales artificiales, pintura, grasa, grava o suciedad.

A. **A excepción de la extirpación de porciones de tejido con evidencia clara de desvitalización, el desbridamiento generalizado de los tejidos blandos tiene poca cabida en el tratamiento de las lesiones maxilofaciales.** Deben conservarse todos los tejidos que puedan integrarse en una reparación satisfactoria.
   1. Es preferible retener los tejidos que no sobrevivan que desbridar o destruir los que puedan ser importantes para el pronóstico final. La excelente irrigación sanguínea de la cara suele hacer innecesario un desbridamiento exhaustivo.

IX. **LIMPIEZA DE LA HERIDA.** Todas las heridas deben inspeccionarse cuidadosamente en busca de materiales extraños. Su eliminación es imprescindible para evitar la separación, la infección, el retraso en la cicatrización y la posterior pigmentación de la piel.

La presencia de materiales extraños y de hematomas reduce el inóculo bacteriano necesario para que se desarrolle la infección.

A. Los bordes del tejido pueden limpiarse con antisépticos diluidos, jabones detergentes y agua.

B. En raras ocasiones, pueden utilizarse disolventes (p. ej., éter, benceno o alcohol), que son necesarios para eliminar materiales no solubles en agua o que puedan eliminarse mediante fregado o desbridamiento.

   Puede ser necesario fregar con un cepillo bajo anestesia para eliminar el material extraño y evitar el desarrollo de una infección o un «tatuaje traumático». El material puede eliminarse inicialmente con fregado, la punta de una cuchilla núm. 11 o con una pequeña cuchilla dermatológica.

X. **TIPOS DE HERIDA**

A. **Abrasión**
   1. Limpiar con un jabón suave y no irritante o con povidona iodada. Cuando esté disponible, puede utilizarse gluconato de clorhexidina diluido en pacientes sensibles o alérgicos a la povidona iodada.
   2. Frotar con cuidado la suciedad, la grasa, el carbón y otros materiales de la herida.
   3. Aplicar un ligero apósito lubricante.
   4. Aplicar compresas húmedas (húmedo a húmedo) o una pomada antibacteriana para evitar la desecación y el secado de las superficies expuestas de la herida.

B. **Herida contusa**
   1. La mayoría de los hematomas se absorben gradualmente y ceden sin necesidad de tratamiento activo.
   2. El hematoma del párpado, la mejilla o la frente puede requerir un drenaje.
   3. Un hematoma del tabique nasal debe ser evacuado (vaciado) a través de una pequeña incisión en la mucosa del tabique o con una aguja de gran calibre.

C. **Laceración simple**
   1. La reparación debe llevarse a cabo después de que se hayan evaluado las estructuras subyacentes y se hayan retirado los cuerpos extraños.
   2. El tiempo transcurrido entre la lesión y la reparación es importante en relación con el riesgo de infección y la elección de la técnica de reparación.
   3. A excepción de las mordeduras de animales y los tatuajes traumáticos, la mayoría de las heridas de tejidos blandos de la cara, debidamente limpiadas y vendadas, pueden esperar una reparación primaria hasta 24 h sin riesgo de infección grave.
   4. Los tejidos desvitalizados deben ser extirpados, con independencia de su ubicación o de su importancia.
      a. Aunque el desbridamiento debe ser conservador, debe ser adecuado. Los bordes de las heridas irregulares y gravemente contusos deben extirparse de forma conservadora para obtener bordes de piel perpendiculares que sanen principalmente con una cicatriz mínima.
   5. Las dobles laceraciones paralelas muy cercanas entre sí pueden fusionarse en una sola herida extirpando el puente de piel intermedio, lo que facilita la reparación y reduce la formación de cicatrices.
   6. El tejido desplazado debe ser devuelto a su posición original.
   7. En ocasiones, es conveniente cambiar inmediatamente la dirección de una herida mediante una plastia en Z o hacer un colgajo de tejido para la cicatriz contraída en el momento de la reparación primaria de la herida.
   8. Si los tejidos marginales contundidos son de importancia anatómica, es mejor evitar el desbridamiento y considerar una cirugía reconstructiva secundaria.

D. **Laceración profunda.** Los músculos de la expresión facial (fig. 31-15) están tan íntimamente asociados a la piel que un cierre cuidadoso de la herida en capas proporciona una aproximación adecuada al músculo.

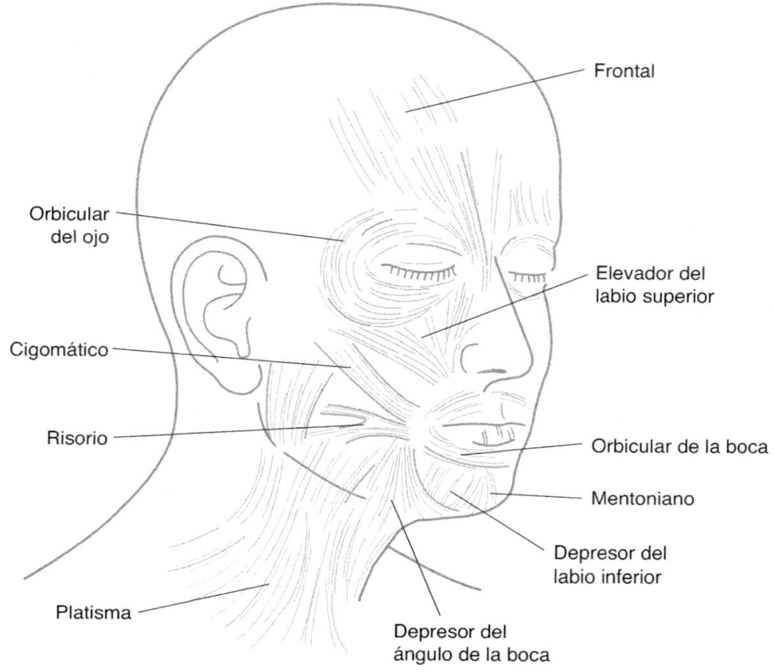

Figura 31-15. Músculos de la expresión facial.

1. Si es posible, las capas musculares faciales deben identificarse y cerrarse por separado con suturas finas absorbibles.
2. El cierre del músculo y la fascia en capas, incluido el tejido subcutáneo, restablece la función adecuada y evita la adherencia de la piel de la mejilla al músculo.

E. Retraso en el cierre de la herida principal

1. Indicaciones

a. Paciente atendido mucho después de la lesión.
b. Edema tisular amplio.
c. Hematoma subcutáneo.
d. Lesión por aplastamiento.
e. Contusión significativa de los bordes de la herida.
f. Desvitalización del tejido.

2. Tratamiento

a. Desbridamiento limitado para eliminar el tejido desvitalizado.
b. Apósitos húmedos.
c. Tratamiento con antibióticos.

3. El tratamiento continúa hasta la resolución del edema y la inflamación aguda y hasta que la herida tenga una apariencia limpia. Entonces es probable que el retraso del cierre primario tenga éxito.

F. El cierre primario en condiciones insatisfactorias puede contribuir a un aumento de la tensión, pérdida de tejido blando, infección y necrosis del tejido blando. Debe evitarse en la medida de lo posible la cicatrización por segunda intención.

XI. TÉCNICA DE CIERRE DE HERIDAS SIN SUTURA. Algunas heridas superficiales, especialmente en niños, responden bien a la aproximación con tiras adhesivas estériles disponibles en el mercado o con adhesivo cutáneo (cianoacrilato).

Puede colocarse benjuí o adhesivo líquido a lo largo de los bordes de la herida para ayudar a la adherencia del esparadrapo. El esparadrapo está reforzado y ofrece una fuerte resistencia a la tracción en dirección lateral.

A. El vendaje adhesivo puede proporcionar una aproximación uniforme de los márgenes del tejido y elimina el traumatismo de las suturas.
B. La desventaja es la posibilidad de que los bordes de la herida se alineen de forma desigual. Las tiras adhesivas pueden dejarse colocadas durante 2 o 3 semanas si está indicado, y la herida, así reforzada, evita la tracción lateral de la incisión.

XII. **TÉCNICA DE SUTURA.** Los resultados más satisfactorios en términos de cicatriz se obtienen tras la reparación de laceraciones faciales que son paralelas a las líneas de tensión de la piel relajada (fig. 31-16). Las técnicas básicas se describen en la figura 31-17. La elección de los materiales de sutura y las agujas quirúrgicas es amplia.

A. Si se ha conseguido un cierre adecuado de los tejidos subcutáneos y dérmicos, debería producirse una tensión mínima en el cierre de la piel. Por tanto, las suturas deben retirarse lo antes posible para evitar la cicatrización del orificio de sutura.

XIII. **RETIRO DE LAS SUTURAS.** Las heridas faciales tienen la ventaja de poseer una rica irrigación vascular, lo que contribuye a una curación temprana. Cuando la piel es fina, como en los párpados, las suturas pueden retirarse en 3 días. En el resto de la cara, las suturas pueden dejarse de 4 a 6 días. Las suturas en las orejas pueden permanecer de 10 a 14 días cuando se asocian a una lesión del cartílago subyacente.

XIV. **MORDEDURAS DE ANIMALES Y PERSONAS**

A. Lograr quirúrgicamente una herida limpia es un requisito previo esencial antes del cierre primario de la herida. Irrigar la herida con grandes cantidades de solución salina.
B. Como alternativa, el desbridamiento quirúrgico y la escisión de la herida pueden hacer que sea una lesión limpia.
C. La cobertura antibiótica de amplio espectro es obligatoria.
D. Dado que el riesgo de infección por mordeduras humanas es significativo, el cierre secundario rutinario de tales lesiones es un abordaje aceptado.

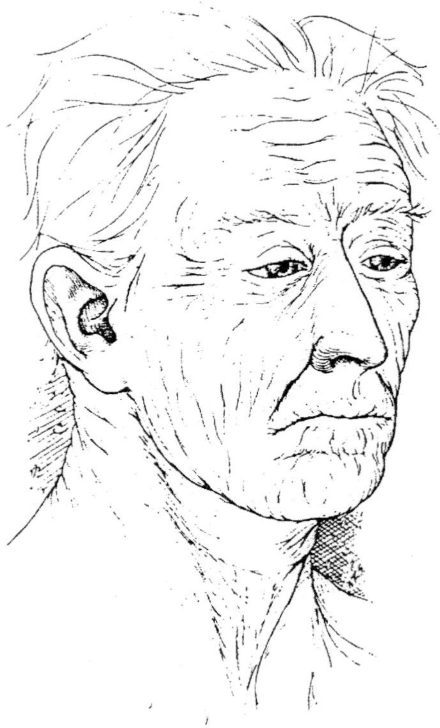

Figura 31-16. Líneas de tensión cutánea relajadas.

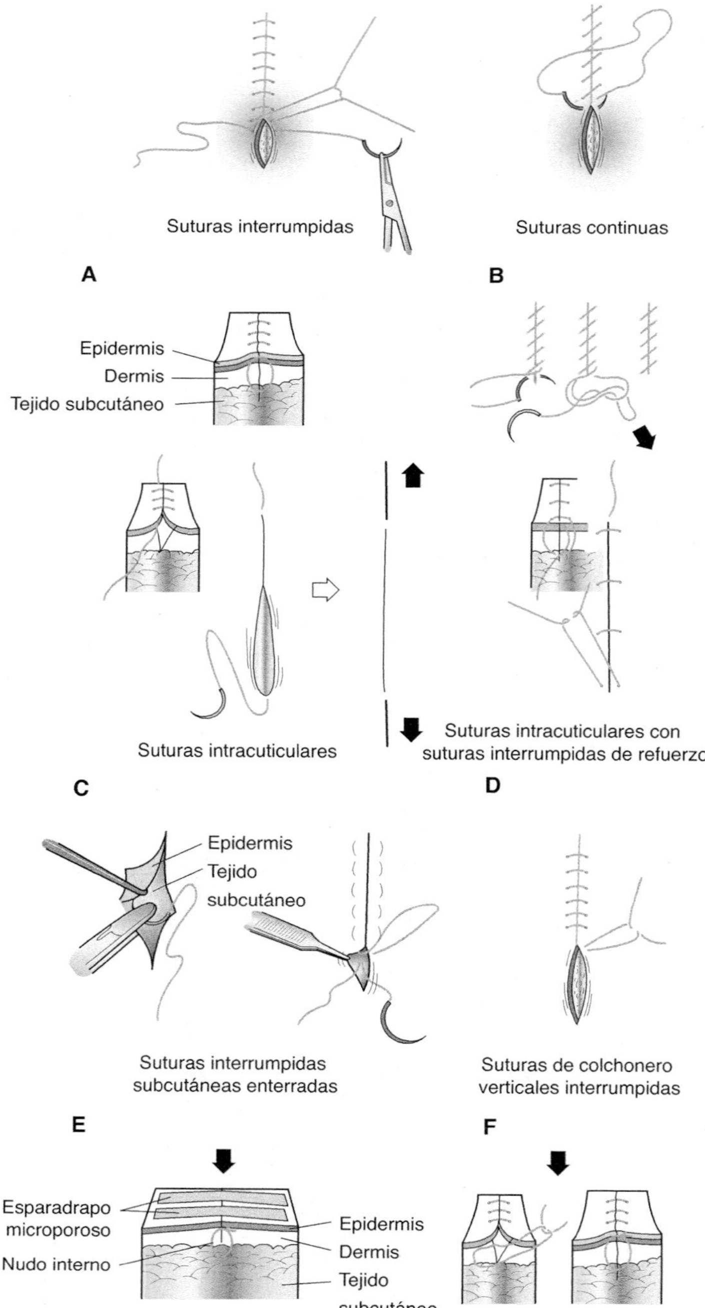
Suturas interrumpidas
Suturas continuas
A
B
Epidermis
Dermis
Tejido subcutáneo
Suturas intracuticulares
Suturas intracuticulares con suturas interrumpidas de refuerzo
C
D
Epidermis
Tejido subcutáneo
Suturas interrumpidas subcutáneas enterradas
Suturas de colchonero verticales interrumpidas
E
F
Esparadrapo microporoso
Nudo interno
Epidermis
Dermis
Tejido subcutáneo

Figura 31-17. A a F: Técnicas básicas de sutura.

AXIOMAS

- El control de la vía aérea y de la hemorragia es el objetivo inmediato en el tratamiento de las lesiones maxilofaciales.
- Debe asumirse que todos los pacientes con fracturas faciales tienen una lesión concurrente en la columna cervical.
- La maloclusión es un signo clínico importante de las fracturas mandibulares o maxilares.
- Los hematomas del tabique nasal deben ser identificados y evacuados (vaciados) para así evitar una deformidad de la nariz «en silla de montar».
- En las lesiones faciales rara vez se requiere un desbridamiento generalizado de los tejidos blandos; hay que preservar la mayor cantidad de tejidos posible.
- Las cicatrices de las heridas faciales están menos determinadas por los materiales de sutura y las agujas que por las características de la herida, el desbridamiento adecuado y la habilidad del cirujano.

Lecturas recomendadas

Larsen PE. Maxillofacial trauma. In: Miloro M, ed. *Peterson's Principles of Oral and Maxillofacial Surgery*. 2nd ed. Hamilton, ON: BC Decker; 2004:327–562.

Myers EN, Eibling DE, eds. *Operative Otolaryngology—Head and Neck Surgery*. 2nd ed. Philadelphia, PA: Elsevier Science; 2005.

Myers EN, Snyderman CH, eds. *Operative Otolaryngology—Head and Neck Surgery*. 3rd ed. Philadelphia, PA: Elsevier Science; 2017.

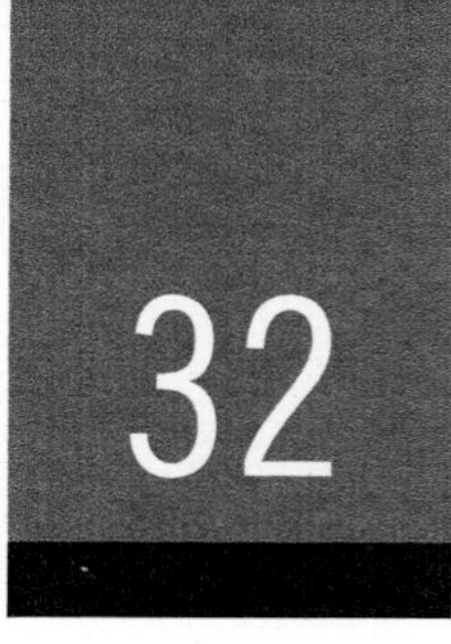

Médula espinal y columna vertebral

Patricia Zadnik Sullivan, Matthew Sanborn, Laclan J. Smith y Neil Malhotra

INTRODUCCIÓN

Cada año, cerca de 250 000 personas sufren una lesión en la columna vertebral. En Estados Unidos, aproximadamente 10 000 nuevos pacientes sufren una lesión medular (LM) cada año. El impacto de las LM es grande en relación con su incidencia, dada la frecuencia de la discapacidad y su aparición en una población relativamente joven en los años fuertes de productividad. El coste de las LM se estima en 9 700 millones de dólares al año.

Anatomía

La médula espinal humana tiene 31 niveles nerviosos: 8 nervios cervicales, 12 torácicos, 5 lumbares y 6 sacrococcígeos. El conducto vertebral está rodeado de estructuras óseas: el cuerpo vertebral en la parte anterior, los pedículos en la parte lateral y la lámina en la parte posterior. A excepción de la vértebra sacra, los cuerpos vertebrales se articulan entre sí a través del disco intervertebral anteriormente y de las articulaciones cigapofisarias posteriormente, lo que forma una unidad funcional de la columna vertebral. Las articulaciones cigapofisarias, las estructuras ligamentosas asociadas y otras articulaciones óseas (p. ej., la caja torácica) determinan el movimiento a través de dos cuerpos vertebrales (fig. 32-1). Los movimientos se producen en el plano sagital (flexión y extensión), en el plano coronal (flexión lateral) o en el plano transverso (rotación).

La médula espinal del adulto comienza a nivel de la unión cervicomedular al pasar por el foramen magno del cráneo para unirse a la médula del tronco del encéfalo. Tres capas de meninges rodean la médula, la primera contigua al compartimento craneal. La duramadre es la capa más externa y resistente, seguida de la aracnoides, que envuelve la médula espinal y contiene espacio para el líquido cefalorraquídeo (LCR). La piamadre está fuertemente adherida a la médula espinal, la cual se estrecha hasta terminar en el cono medular posterior al cuerpo vertebral L1-L2.

Los tractos de materia blanca de la médula espinal tienen axones que se originan en las motoneuronas superiores (MNS) del cerebro. Estos axones hacen sinapsis con las motoneuronas inferiores (MNI) dentro de la materia gris de la médula espinal, mediante el envío de axones en forma de raíces nerviosas y la cola de caballo (cauda equina). Las lesiones de las MNS o de sus axones provocan espasticidad, mientras que las lesiones de las MNI o de sus axones provocan parálisis flácida. Las lesiones de las MNS tienen peor pronóstico que las de las MNI, ya que las raíces nerviosas tienen mayor capacidad de reparación que la médula espinal. Las MNI tienen distribuciones motoras y sensitivas superpuestas, lo que permite que las lesiones de menor importancia tengan secuelas limitadas. Tras salir del conducto vertebral, las raíces nerviosas de las regiones cervical y lumbar se fusionan en plexos cervical y lumbar antes de separarse de nuevo como nervios específicos.

En la columna cervical, las raíces nerviosas salen por encima del pedículo del mismo número, con C1 saliendo entre el cráneo y el pedículo de C1 y C8 saliendo por debajo del pedículo de C7. El conducto vertebral en la región cervical suele ser más amplio que en las regiones torácica o lumbar. Las carillas articulares tienen una orientación coronal y se superponen unas a otras como tejas, lo que permite el acoplamiento de la flexión ipsolateral con la rotación axial contralateral.

En la columna cervical, el 50 % de la flexión y la extensión se produce entre el occipucio y C1, mientras que el 50 % de la rotación se produce entre C1 y C2. El resto del movimiento cervical tiene lugar en la región subaxial (por debajo de C2).

En la columna torácica, las raíces nerviosas salen por debajo de los pedículos de igual número, con la raíz nerviosa T1 saliendo por debajo del pedículo asociado al cuerpo vertebral T1. La columna torácica tiene poco movimiento debido a la orientación de las articulaciones cigapofisarias y a la estabilización añadida de la caja torácica.

Las raíces nerviosas lumbares también salen por debajo de los pedículos de igual número. Las articulaciones cigapofisarias de la columna lumbar tienen una orientación más sagital y permiten un movimiento moderado en el plano sagital mientras resisten la rotación. La transición de una columna torácica rígida a una zona lumbar móvil explica el elevado número de lesiones en la unión toracolumbar.

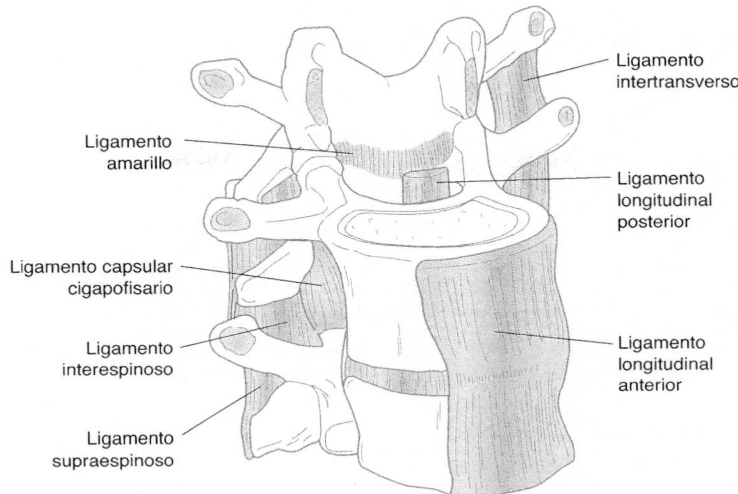

Figura 32-1. Anatomía ósea y ligamentosa básica de la columna vertebral.

Mecánica de las lesiones de la columna vertebral

Las lesiones de la columna vertebral son el pronóstico de las fuerzas aplicadas a la misma. Estas fuerzas pueden causar carga axial, hiperflexión, hiperextensión, tracción, rotación o una combinación de fuerzas. La lesión de la columna vertebral puede causar inestabilidad vertebral, definida por motivos radiográficos o clínicos. En el contexto agudo, las características radiográficas suelen determinar la estabilidad de la columna vertebral (*v.* más adelante).

La conceptualización de la columna vertebral como una serie de columnas de soporte proporcionó el marco tradicional para la comprensión de la estabilidad biomecánica. Denis describió el modelo de tres columnas de la columna vertebral para las fracturas toracolumbares. La columna anterior (el ligamento longitudinal anterior y los dos tercios anteriores del cuerpo vertebral y el disco), la columna media (el tercio posterior del cuerpo vertebral y el disco y el ligamento longitudinal posterior) y la columna posterior (las articulaciones cigapofisarias, la cápsula, el ligamento amarillo y los ligamentos posteriores) describen las principales columnas de soporte biomecánico general. Las lesiones en dos de las tres columnas crean inestabilidad real o potencial.

En los últimos años se ha desarrollado el Sistema de clasificación de lesiones de la columna vertebral (AOSpine), que conceptualiza las lesiones toracolumbares en términos de necesidad de descompresión quirúrgica y fusión. En el modelo AOSpine, el tipo de lesión, el grado de deformidad y la presencia de un déficit neurológico dictan la necesidad de intervención. Este modelo permite diferenciar las lesiones de la médula espinal de las lesiones de la columna vertebral: no todas las lesiones óseas dan lugar a una compresión de la médula espinal o del conducto. Las lesiones de la columna vertebral son interrupciones óseas o ligamentosas que dan lugar a fracturas o inestabilidad ligamentosa. La pérdida de estos elementos estabilizadores y de soporte puede dar lugar a la compresión y lesión de los elementos neurales. El diagnóstico de las lesiones de la columna vertebral se basa en criterios clínicos (dolor, sensibilidad o equimosis) y radiográficos en radiografías simples o tomografías. Las lesiones de la columna vertebral pueden producirse sin que se produzca una LM, al igual que la LM puede producirse sin que se produzca una fractura de la columna vertebral.

El **diagnóstico de una LM es clínico** y se complementa con estudios de imagen. Con frecuencia, el nivel de la LM se correlaciona con el nivel de la lesión de la columna vertebral, pero la LM puede producirse sin lesión de la columna vertebral. La lesión medular sin anomalía radiográfica (LMSAR) ocurre en personas muy jóvenes o en adultos mayores, en los que la laxitud ligamentosa o la estenosis del conducto, respectivamente, es un factor predisponente. Este término se desarrolló antes de la era de la resonancia magnética (RM). Actualmente, estos casos suelen mostrar una anomalía en los estudios de imagen.

Ciertas afecciones pueden alterar la biomecánica habitual de la columna vertebral y predisponer al paciente traumático a patrones de fractura inusuales. La espondilitis anquilosante o la hiperostosis

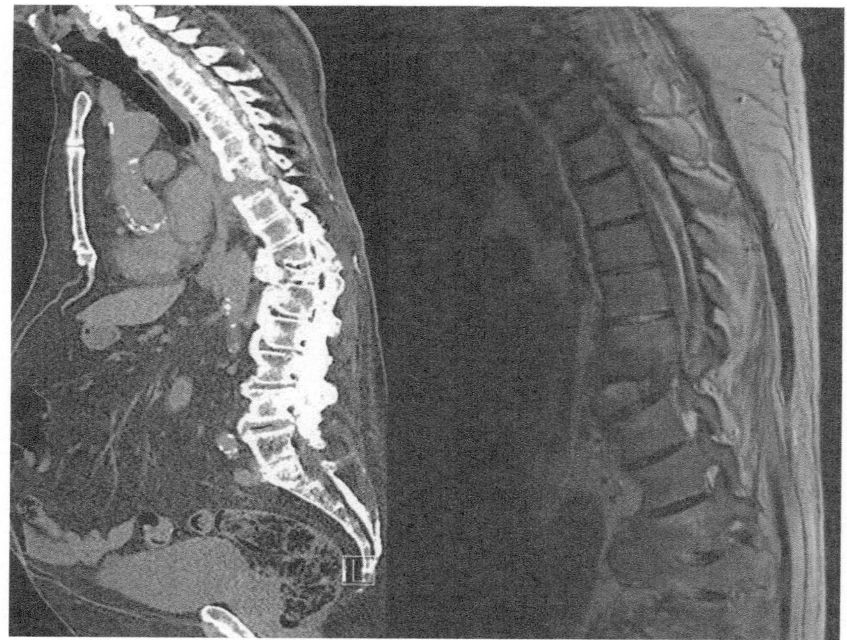

Figura 32-2. Tomografía computarizada (TC) sagital y resonancia magnética (RM) en las que se observa una lesión por luxación-fractura en T8 en un paciente con hiperostosis esquelética idiopática difusa.

esquelética idiopática difusa (HEID) pueden provocar la fusión de múltiples niveles de la columna vertebral, lo que se conoce como «columna de bambú» (fig. 32-2). Este aumento de la rigidez hace que la columna vertebral actúe como un largo hueso tubular, con fracturas resultantes de un traumatismo relativamente menor y que conducen a una inestabilidad importante. La osteoporosis es frecuente en la población de edad avanzada y se caracteriza por una disminución de la densidad del hueso normal. Esta disminución aumenta el riesgo de fracturas incluso por traumatismos menores, en particular del cuerpo vertebral. Estas fracturas por compresión vertebral rara vez se asocian a un déficit neurológico, pero pueden dar lugar a cifosis progresiva, dolor continuo o pérdida de estatura.

Medidas prehospitalarias

El tratamiento inicial de los pacientes con LM consiste en asegurar la vía aérea, mantener la oxigenación y la ventilación, y apoyar la circulación para prevenir lesiones neurológicas secundarias. Inmovilizar a todos los pacientes con sospecha de LME; se calcula que un 25 % de las lesiones medulares se producen después del traumatismo inicial, ya sea en el transporte o durante la reanimación temprana. Un collarín cervical rígido por sí solo no inmoviliza adecuadamente la columna en todas las direcciones. El uso de sacos de arena bilaterales y la inmovilización con esparadrapo son más eficaces para lograr la inmovilización cervical que cualquier dispositivo, especialmente en combinación con un collarín rígido. Cuando se produce una rotación del paciente (p. ej., para evitar la aspiración durante la emesis), debe realizarse con tres miembros del equipo de tratamiento, con uno de ellos dedicado a la estabilización de la columna cervical.

Las tablas de rescate planas y firmes facilitan la inmovilización de la columna vertebral, pero pueden provocar la rotura de la piel sobre las prominencias óseas y crear molestias secundarias. En un paciente con espondilitis anquilosante, este debe transportarse en la posición más cómoda, en lugar de forzar la columna vertebral en una posición «normal», ya que esto puede provocar la tracción de una fractura inestable. Lo ideal es utilizar una camilla o una tabla similar con bloques y correas de apoyo, y es mejor que el desplazamiento de la columna, para evitar el movimiento incontrolado.

Si es posible, el paciente con disfunción de la médula espinal debe trasladarse directamente a un centro de tratamiento definitivo, ya que el retraso puede acarrear un pronóstico más adverso, una hospitalización más larga y costes más elevados. Mantener la inmovilización completa hasta completar la evaluación inicial.

En pacientes con una LM puede producirse un choque hipovolémico y neurógeno. Antes de considerar un choque neurógeno, primero debe buscarse una posible hemorragia abdominal o pélvica, lesión aórtica o cardíaca, o hemorragia externa. El diagnóstico de choque neurógeno es de exclusión, causado por la interrupción del estímulo simpático. La bradicardia es un hallazgo clásico, pero no siempre está presente. Lo mismo ocurre con la piel caliente y seca. Con independencia de la causa, el choque debe tratarse precozmente (y hacer todo lo posible para evitar que un deterioro del choque inminente o compensado) para evitar una LM isquémica mayor. Iniciar primero la reposición de la volemia con la administración de líquidos cristaloides (preferiblemente lactato de Ringer). En el paciente traumático con hemorragia, la reanimación debe basarse en hemoderivados, y deben minimizarse los líquidos cristaloides. Añadir vasopresores para mantener una presión arterial adecuada solo cuando se esté seguro de que hay euvolemia.

Evaluación neurológica y exploración física

Después de la evaluación primaria, debe completarse una exploración neurológica focalizada: nivel de conciencia con la Escala de Coma de Glasgow (GCS, *Glasgow Coma Scale*), tamaño y reacción pupilar, signos de lateralización y nivel de LM por niveles motores y sensoriales. Además, durante la exploración secundaria, debe realizarse una exploración neurológica más detallada en búsqueda de sensibilidad o deformidad de la columna vertebral (p. ej., escalonamiento de los procesos espinosos). Los datos obtenidos deben utilizarse para guiar la evaluación radiológica. Evaluar el estado mental, los nervios craneales, las pruebas motoras, las pruebas sensoriales y los reflejos para valorar el funcionamiento global, y repetir la evaluación para detectar cualquier cambio a lo largo del tiempo.

En la **evaluación motora** se solicita al paciente que mueva todas las extremidades de manera individual para evaluar la fuerza. Puede utilizarse el protocolo de la American Spinal Injury Association/International Medical Society of Paraplegia (ASIA/IMSOP). La fuerza normal se califica como 5/5, y la debilidad leve como 4/5. Los grados 4 y 5 se basan en la cantidad de resistencia superada; a veces, el grado 4 se subdivide en tres divisiones adicionales para poder detallar la potencia (−4, 4, 4+). La capacidad de superar completamente la gravedad a través de una gama completa de movimientos, pero sin superar ninguna resistencia aplicada por el examinador, es de 3/5. El movimiento en toda una gama de movimientos, pero sin poder superar la gravedad, es de 2/5. El movimiento intermitente de los músculos es 1/5, y la ausencia de movimiento se corresponde con una puntuación de 0/5.

Las **pruebas sensoriales** del tacto ligero y la percepción del dolor ayudan a la obtención de imágenes y a los cuidados (fig. 32-3). Entre las herramientas de exploración útiles se incluyen un bastoncillo de algodón partido por la mitad o imperdibles. Prestar mucha atención al nivel de sensibilidad y a la asimetría.

Deben realizarse pruebas de reflejos en el bíceps (C5), el tríceps (C7), el braquiorradial, la rodilla (L4) y el tobillo (S1). Existen pruebas de reflejos especiales, como el reflejo maseterico, en el deltoides (C5), el pectoral, el abdominal superficial (T9-T12), el bulbo o cliterocavernoso (S3-S4), el reflejo anal (S5) y el de Babinski. Calificar los reflejos de las extremidades en una escala de 0 a 4, donde 0 representa la ausencia de actividad refleja, 1 representa una disminución de la actividad refleja, 2 representa una actividad refleja normal, 3 representa un aumento de la actividad refleja, y 4 representa una actividad refleja muy exagerada con clono sostenido. Una reflejo masetérico excesivo indica una lesión en la protuberancia o por encima de ella. Los reflejos bulbo o cliterocavernoso pueden conservarse en caso de lesión completa, pero se pierden durante una sección medular. Su reaparición puede indicar el final de un período de sección medular. Las respuestas de Babinski deben describirse en su totalidad, es decir, como presentes o ausentes (no «+» o «−»). La presencia de hallazgos en las MNS (hiperreflexia, pérdida de reflejos abdominales superficiales, respuestas de Babinski) indica una LM o del cono medular. La disminución de los reflejos implica una lesión de la MNI (cola de caballo y raíz nerviosa). La debilidad, la pérdida de sensibilidad y la disfunción vesical, intestinal y sexual se producen con lesiones de la MNS o de la MNI. Cabe destacar que las lesiones agudas de la MNS a menudo se presentan con aturdimiento de los reflejos o arreflexia, lo que simula una lesión de la MNI, y esto puede durar de 24 h a 48 h.

El predictor más sensible del pronóstico es la gravedad de la lesión neurológica, caracterizada por el nivel y la integridad del déficit. Los niveles se basan en el segmento más bajo con *función* sensorial y motora *normal* en ambos lados. Se dice que la lesión es completa cuando no hay función sensorial o motora por debajo del nivel de la lesión neurológica, incluidas la pérdida de la sensibilidad perianal y la función del esfínter. Los pacientes con lesiones incompletas mantienen parcialmente la función sensorial o motora por debajo del nivel de la lesión neurológica, por ejemplo, mantienen la sensación perianal y la función motora («conservación sacra»); esta última no incluye un reflejo bulbo o cliterocavernoso intacto, que puede estar presente en las lesiones completas.

En el entorno de cuidados intensivos, deben usarse términos específicos que indiquen el nivel neurológico, en lugar de usar términos generales (p. ej., paraparesia, tetraplejia). La escala de deterioro de la ASIA, que consiste en una escala de clasificación de cinco puntos (fig. 32-4), puede ser de ayuda:

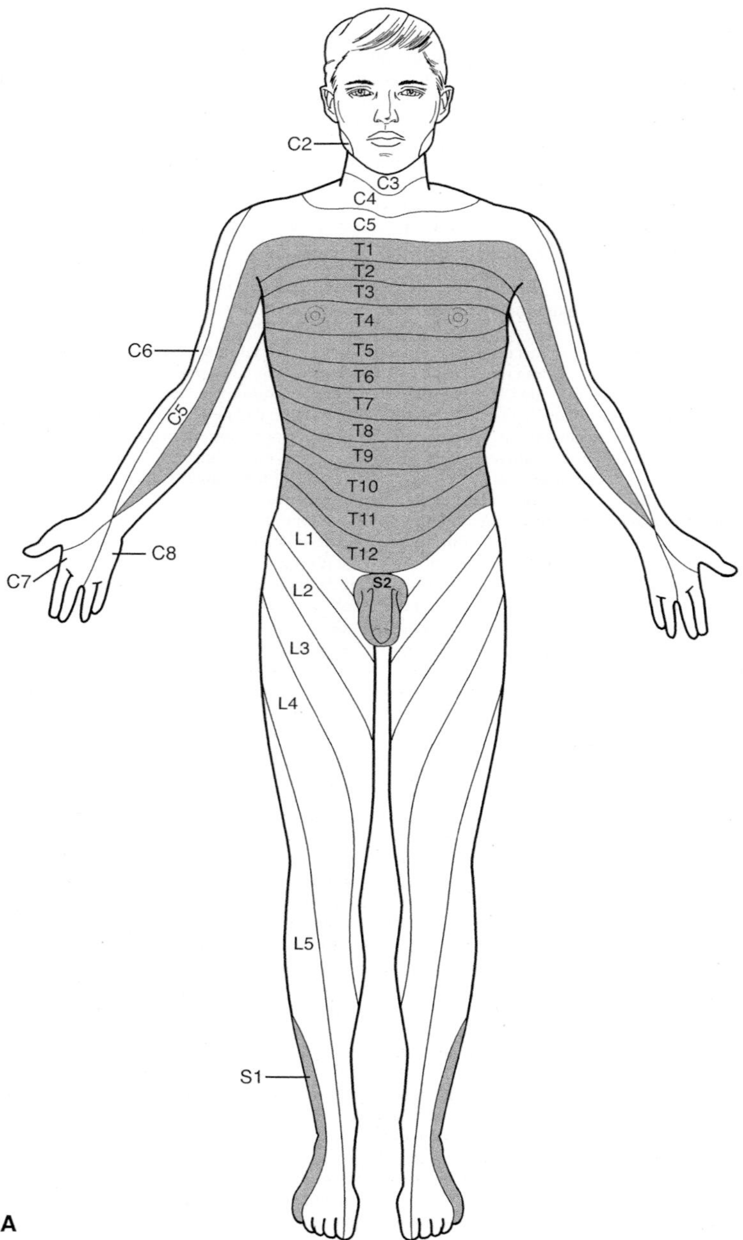

Figura 32-3. Dermatomas cervical, torácico, lumbar y sacro anteriores **(A)** y posteriores **(B)**.

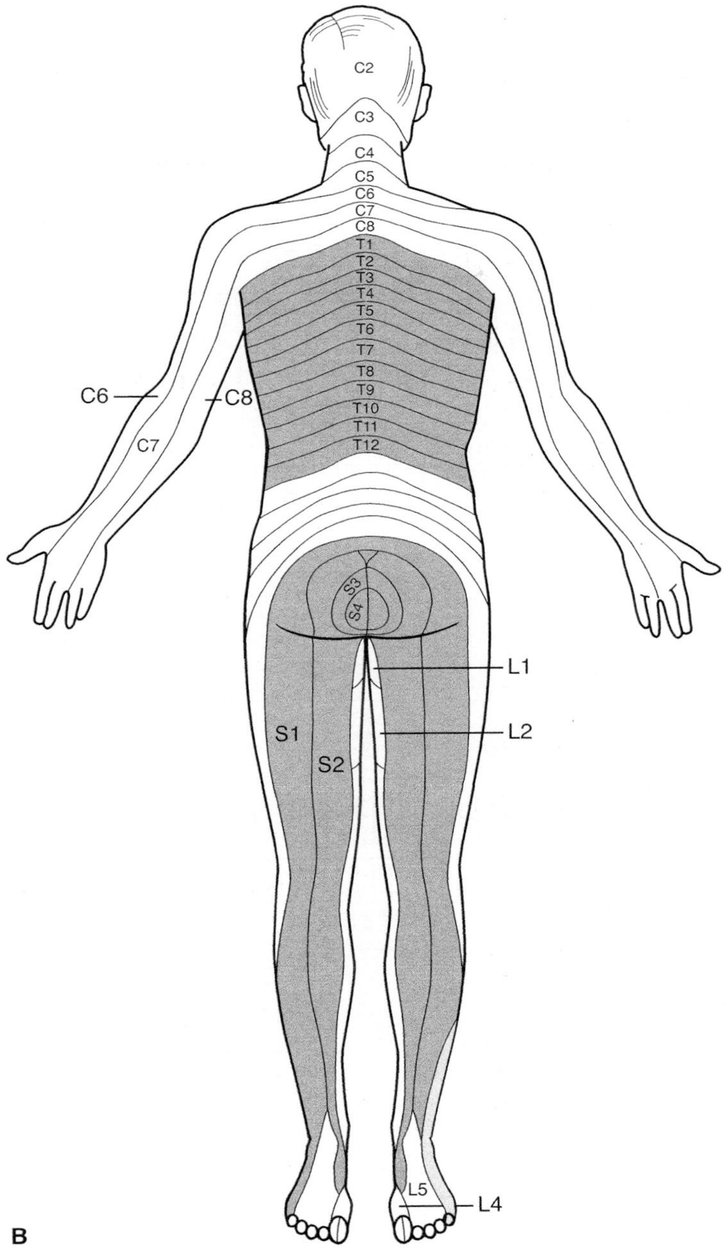

Figura 32-3. *(continuación)*

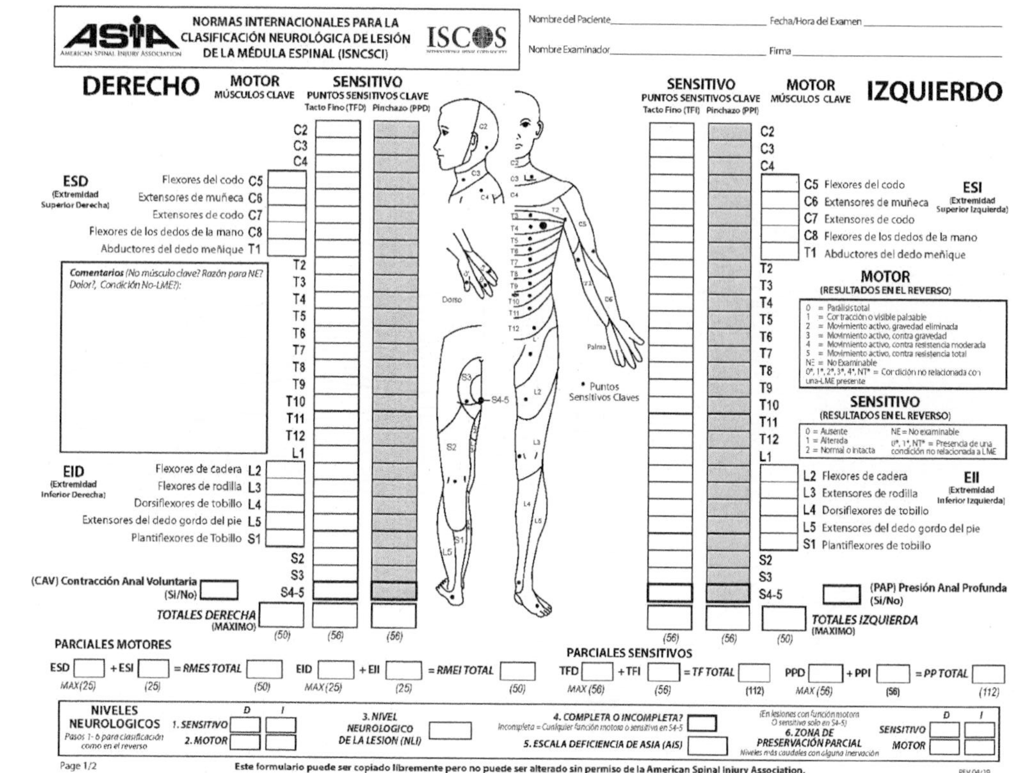

ASIA — American Spinal Injury Association

NORMAS INTERNACIONALES PARA LA CLASIFICACIÓN NEUROLÓGICA DE LESIÓN DE LA MÉDULA ESPINAL (ISNCSCI)

ISCOS

Nombre del Paciente ______ Fecha/Hora del Examen ______

Nombre Examinador ______ Firma ______

DERECHO

MOTOR — MÚSCULOS CLAVE

SENSITIVO — PUNTOS SENSITIVOS CLAVE — Tacto Fino (TFD) / Pinchazo (PPD)

C2, C3, C4

ESD (Extremidad Superior Derecha)

- Flexores del codo C5
- Extensores de muñeca C6
- Extensores de codo C7
- Flexores de los dedos de la mano C8
- Abductores del dedo meñique T1

T2, T3, T4, T5, T6, T7, T8, T9, T10, T11, T12, L1

Comentarios (No músculo clave? Razón para NE? Dolor?, Condición No-LME?):

EID (Extremidad Inferior Derecha)

- Flexores de cadera L2
- Flexores de rodilla L3
- Dorsiflexores de tobillo L4
- Extensores del dedo gordo del pie L5
- Plantiflexores de Tobillo S1

S2, S3, S4-5

(CAV) Contracción Anal Voluntaria (Si/No)

TOTALES DERECHA (MÁXIMO) (50) (56) (56)

Dorso · Palma · • Puntos Sensitivos Claves

IZQUIERDO

SENSITIVO — PUNTOS SENSITIVOS CLAVE — Tacto Fino (TFI) / Pinchazo (PPI)

MOTOR — MÚSCULOS CLAVE

C2, C3, C4

ESI (Extremidad Superior Izquierda)

- C5 Flexores del codo
- C6 Extensores de muñeca
- C7 Extensores de codo
- C8 Flexores de los dedos de la mano
- T1 Abductores del dedo meñique

T2, T3, T4, T5, T6, T7, T8, T9, T10, T11, T12, L1

MOTOR (RESULTADOS EN EL REVERSO)

- 0 = Parálisis total
- 1 = Contracción o visible palpable
- 2 = Movimiento activo, gravedad eliminada
- 3 = Movimiento activo, contra gravedad
- 4 = Movimiento activo, contra resistencia moderada
- 5 = Movimiento activo, contra resistencia total
- NE = No Examinable
- 0*, 1*, 2*, 3*, 4*, NT* = Condición no relacionada con una-LME presente

SENSITIVO (RESULTADOS EN EL REVERSO)

- 0 = Ausente
- 1 = Alterada
- 2 = Normal o intacta
- NE = No examinable
- 0*, 1*, NT* = Presencia de una condición no relacionada a LME

EII (Extremidad Inferior Izquierda)

- L2 Flexores de cadera
- L3 Extensores de rodilla
- L4 Dorsiflexores de tobillo
- L5 Extensores del dedo gordo del pie
- S1 Plantiflexores de tobillo

S2, S3, S4-5

(PAP) Presión Anal Profunda (Si/No)

TOTALES IZQUIERDA (MÁXIMO) (56) (56) (50)

PARCIALES MOTORES

ESD ☐ + ESI ☐ = RMES TOTAL ☐ — MAX (25) (25) (50)

EID ☐ + EII ☐ = RMEI TOTAL ☐ — MAX (25) (25) (50)

PARCIALES SENSITIVOS

TFD ☐ + TFI ☐ = TF TOTAL ☐ — MAX (56) (56) (112)

PPD ☐ + PPI ☐ = PP TOTAL ☐ — MAX (56) (56) (112)

NIVELES NEUROLOGICOS — Pasos 1- 6 para clasificación como en el reverso

1. SENSITIVO D ☐ I ☐
2. MOTOR D ☐ I ☐

3. NIVEL NEUROLOGICO DE LA LESION (NLI) ☐

4. COMPLETA O INCOMPLETA? ☐ — Incompleta = Cualquier función motora o sensitiva en S4-5

5. ESCALA DEFICIENCIA DE ASIA (AIS) ☐

(En lesiones con función motora O sensitiva solo en S4-5) 6. ZONA DE PRESERVACIÓN PARCIAL — Niveles más caudales con alguna inervación — SENSITIVO D ☐ I ☐ / MOTOR D ☐ I ☐

Page 1/2

Este formulario puede ser copiado libremente pero no puede ser alterado sin permiso de la American Spinal Injury Association.

REV 04/19

Figura 32-4. Formulario de evaluación de ASIA.

A. Pérdida completa de la función sensorial y motora (incluida la zona del sacro) por debajo del nivel neurológico.
B. Lesión incompleta, por la que se conserva la función sensorial por debajo del nivel de la lesión neurológica, incluida la zona del sacro.
C. Lesión incompleta con función motora preservada por debajo del nivel neurológico; la mayoría de los grupos preservados presentan una fuerza inferior a 3 (gravedad).
D. Lesión incompleta con función motora preservada por debajo del nivel neurológico; la mayoría de los grupos preservados presentan una fuerza superior a 3.
E. Exploración sensorial y motora normal.

Las LM pueden presentarse con grupos característicos de hallazgos que indican la región de la médula espinal afectada y reflejan el mecanismo de la lesión:

1. **LM posterior.** Lesión de la parte posterior de la médula, que resulta en una pérdida del sentido de la posición por una lesión en las columnas posteriores; rara vez es traumática y suele estar relacionada con una insuficiencia de vitaminas o una infección (p. ej., sífilis). Los pacientes desarrollan una pérdida del sentido de la posición y de la vibración.
2. **LM central.** Las lesiones de la parte central de la médula son frecuentes en la columna cervical de los pacientes que experimentan un movimiento excesivo en el plano sagital, especialmente en aquellos con estenosis preexistente del conducto vertebral. Se cree que estas lesiones son el pronóstico de la afectación vascular de las regiones centrales de la médula espinal. Los rasgos distintivos son debilidad de las extremidades superiores, más pronunciada que la de las inferiores, disfunción de la vejiga y grados variables de pérdida sensorial por debajo de la lesión.
3. **LM anterior.** La lesión de la parte anterior de la médula suele producirse en el contexto de un compromiso vascular y sugiere una oclusión de la arteria espinal anterior. El infarto de la médula espinal provoca la pérdida de todas las funciones motoras y sensoriales, excepto la propiocepción.
4. **Síndrome de Brown-Sequard.** Es muy raro observar el síndrome de Brown-Sequard en su forma pura; se trata de una lesión en la mitad lateral de la médula espinal. Se caracteriza por una pérdida de la función motora ipsolateral y del sentido de la posición ipsolateral y por la pérdida contralateral de la sensación de dolor y temperatura dos o tres segmentos por debajo del nivel de la lesión.
5. **Síndromes del cono medular y de la cola de caballo.** Los síndromes del cono medular y de la cola de caballo se producen a nivel toracolumbar y provocan diversos grados de debilidad, pérdida sensorial y disfunción vesical, intestinal y sexual. Las lesiones del cono afectan las MNS, lo que puede precipitar la hiperreflexia. Las lesiones del cono también pueden causar aturdimiento reflejo con pérdida del reflejo bulbocavernoso.

   El síndrome de cola de caballo suele ser el pronóstico de una lesión compresiva por debajo del nivel de la médula espinal, con la consiguiente disfunción intestinal/vesical, parestesias en la silla de montar y debilidad en las extremidades inferiores. Se trata de una urgencia quirúrgica en caso de traumatismo; hay que aliviar la compresión tan pronto como sea posible para lograr la máxima recuperación y evitar un mayor deterioro.

Exploración radiográfica

La columna cervical puede estar clínicamente libre de lesiones sin necesidad de recurrir a estudios de imagen en aquellos pacientes que han sufrido lesiones de mecanismo bajo y con una GCS de 15, sin evidencia de consumo de drogas o alcohol, con una exploración neurológica normal, sin dolor o sensibilidad cervical en la línea media y sin lesiones que distraigan o sean significativas. La regla canadiense de la columna cervical (*Canadian C-spine rule*; fig. 32-5) es un algoritmo validado para evitar la obtención de imágenes innecesarias. Para la mayoría de los pacientes traumáticos que no cumplen estas directrices, la evaluación radiográfica debe realizarse como sigue.

En la actualidad, casi todos los estudios de imagen de la columna vertebral con traumatismo se realizan mediante tomografía computarizada (TC) y son eficaces para detectar lesiones y limitar los estudios no diagnósticos. Cabe destacar que las fracturas cervicales que con mayor frecuencia se pasan por alto se encuentran en los niveles C1-C2 y C7 a T1, lo que suele ser el pronóstico de la obtención de imágenes inadecuadas (este hecho precipitó el uso de imágenes transversales, en lugar de radiografía simple, en los traumatismos).

Para una interpretación adecuada, los estudios radiográficos laterales básicos deben incluir la base del cráneo y el cuerpo vertebral T1. Puede ser necesaria una «proyección de nadador» para la evaluación completa de C7 a T1. Las vistas oblicuas también pueden ayudar a evaluar las vértebras C7 a T1, aunque la TC debe obtenerse tras dos intentos fallidos de obtener radiografías simples adecuadas.

La radiografía simple lateral se revisa prestando especial atención a tres líneas:

1. Línea posterior del cuerpo vertebral.
2. Línea anterior del cuerpo vertebral.
3. Línea espinolaminar (fig. 32-6).

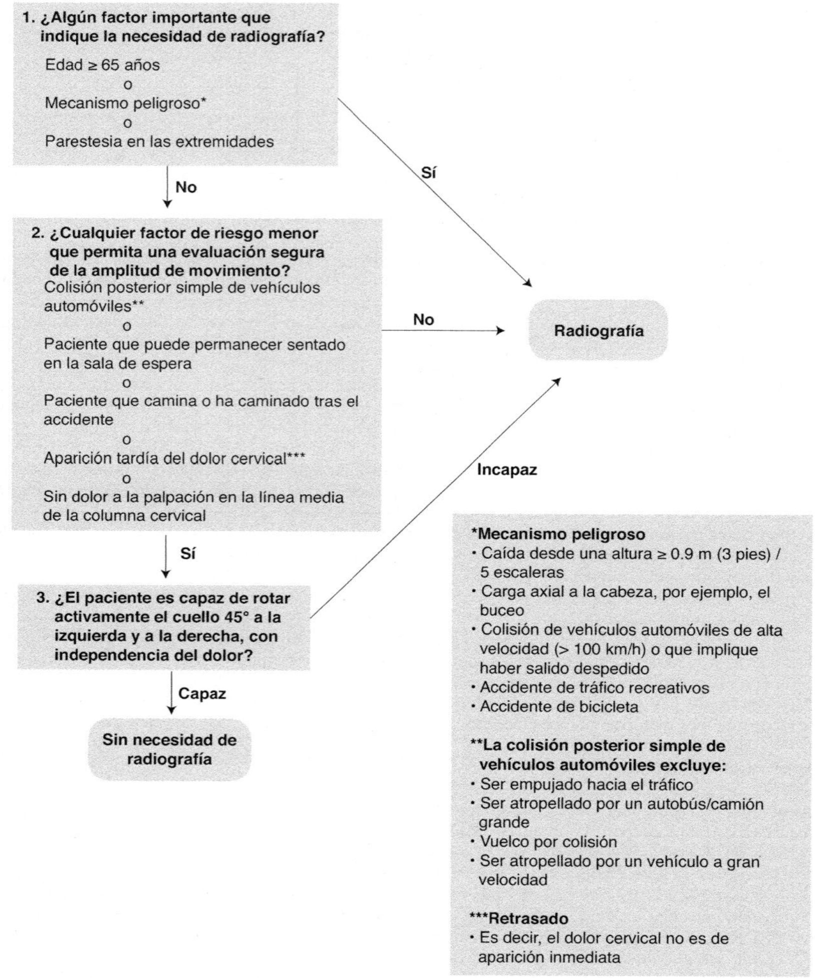

Figura 32-5. Regla canadiense de la columna cervical (*Canadian C-spine rule*). (De Clement CM, Stiell IG, Lowe MA, y cols. Facilitators and barriers to application of the Canadian C-spine rule by emergency department triage nurses. *Int Emerg Nurs* 2016;27:24-30. Con autorización de Elsevier.)

Estas líneas deberían ser ininterrumpidas y suaves. La apariencia de una columna recta (pérdida de lordosis cervical normal) indica un espasmo de los músculos extensores y es sugestivo de una lesión medular. La artropatía degenerativa asociada también puede ser una causa no traumática de enderezamiento cervical, por lo que es crucial examinar cualquier placa teniendo en cuenta la anatomía específica del paciente. Un collarín cervical rígido también puede causar la pérdida de lordosis. El conducto vertebral se define como la distancia desde la línea espinolaminar hasta la línea posterior del cuerpo vertebral. Esto

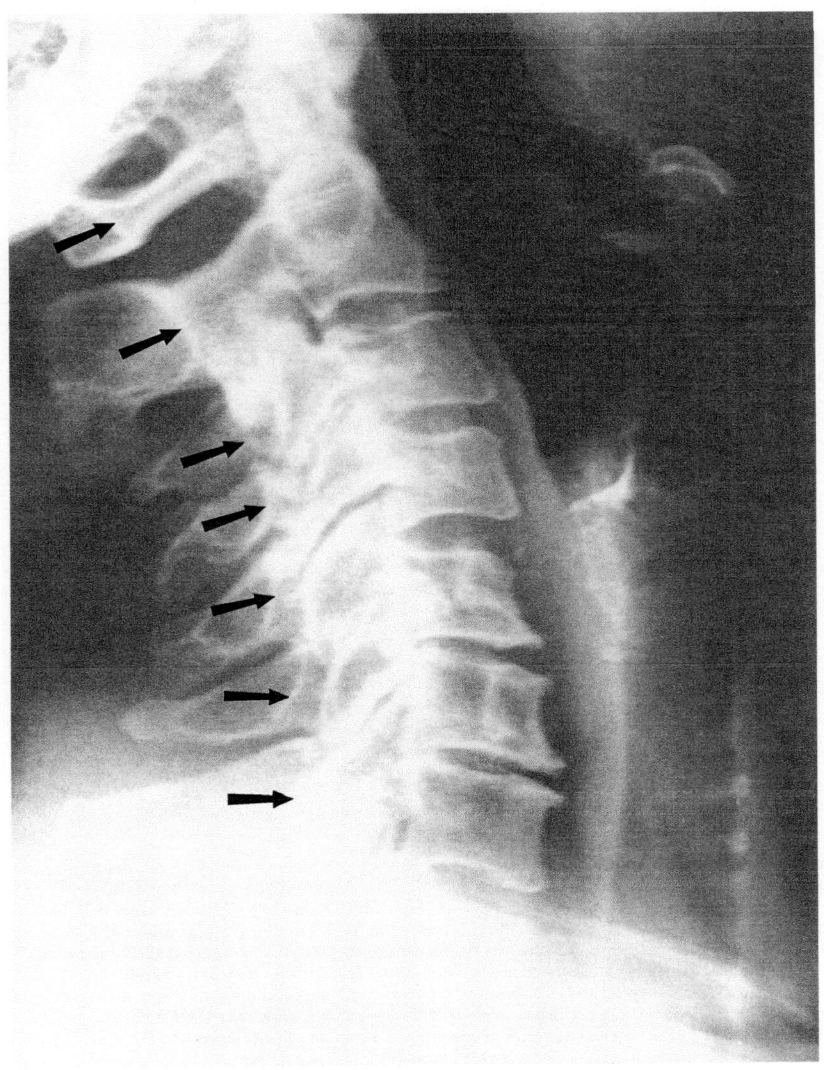

Figura 32-6. Radiografía lateral normal de la columna cervical en la que puede observarse la línea espinolaminar (*flechas*).

representa el espacio disponible para la médula y debe ser de al menos 13 mm en cada nivel. Un conducto más estrecho puede representar una lesión o una estenosis cervical congénita.

Observar, a continuación, los tejidos blandos. La tráquea contiene aire y proporciona una línea de contraste contra los cuerpos vertebrales. El edema prevertebral indica un hematoma sugestivo de una lesión de la columna vertebral. El espacio de los tejidos blandos no debe ser mayor de 6 mm por delante del cuerpo vertebral C2 y no mayor de 22 mm por delante de C6.

Hay que pensar en una posible luxación atlantooccipital (LAO) si se observa una distancia superior a 8.5 mm entre la base del cráneo y la punta del proceso odontoides en la TC (fig. 32-7). Del mismo modo, la distancia entre el cóndilo occipital y la superficie articular superior de C1 debe ser inferior

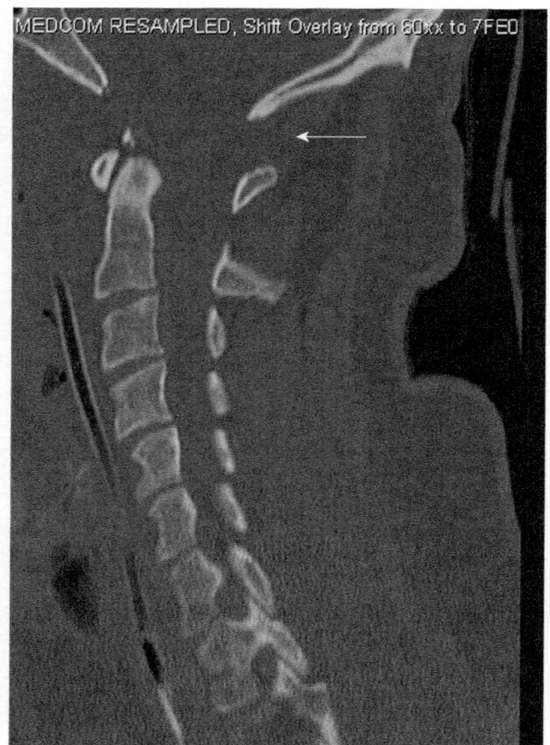

Figura 32-7. Luxación atlantooccipital (*flecha*).

a 1.4 mm en las TC sagitales reconstruidas. El diagnóstico erróneo o tardío de esta lesión puede ser catastrófico.

Otra distancia importante es el intervalo atlantodental, el espacio entre la cara anterior del proceso odontoides y el anillo de C1. Este espacio no debe superar los 3.5 mm en el adulto y los 5 mm en el niño. Distancias mayores indican una alteración del ligamento transverso, con la consiguiente inestabilidad.

Examinar las masas laterales de C1 con respecto a su relación con C2. Es normal que las masas laterales sobresalgan poco o nada. Un saliente bilateral combinado superior a 6.9 mm en la radiografía anteroposterior (AP) indica una fractura del anillo de C1, con probable rotura del ligamento transverso. Sin embargo, la rotura de este ligamento puede producirse sin un saliente superior a 6.9 mm. El proceso odontoides debe estar situado simétricamente entre las masas laterales de C2.

Evaluar la dentición con TC o a través de una radiografía del proceso odontoides con la boca abierta, buscando la presencia de fractura del odontoides de tipos I, II o III (*v.* más adelante).

A continuación, examinar la altura de las vértebras, incluida la morfología de los cuerpos vertebrales. Los cuerpos vertebrales deben tener una apariencia similar, sin evidencia de compresión o fractura. La distancia entre los procesos espinosos posteriores, o distancia interespinosa, debe ser similar en cada nivel.

La vista AP de la columna vertebral permite visualizar la distancia entre los procesos espinosos, la alineación y la rotación. La anatomía de las carillas articulares se observa mejor con vistas oblicuas de la columna cervical. Utilizar la TC de corte fino si las radiografías simples muestran un área de sospecha de fractura.

Utilizar la RM en pacientes con déficits neurológicos y para evaluar la integridad de los ligamentos u otros tejidos blandos, incluidos la médula espinal y el contenido del conducto. Con la RM también se detectan las fracturas por compresión leves, la rotura traumática de disco y la LM. El cambio de señal en las imágenes de tiempo de repetición (TR) largo ayuda a diferenciar las lesiones agudas de las crónicas. La RM no es necesaria en un paciente despierto sin déficits neurológicos y TC normal.

Los pacientes con dolor de cuello en el marco de unas radiografías preliminares normales requieren más estudios. En el pasado, las radiografías en flexión y extensión eran las siguientes, pero estas presentan una importante variabilidad entre pacientes en el grado de flexión y extensión del cuello por el esfuerzo o el dolor, lo que limita la utilidad de estos estudios. La TC, la RM o en ocasiones la gammagrafía ósea pueden ayudar a descartar una posible lesión ósea o ligamentosa. Debe dejarse colocado al menos un collarín rígido hasta que el cuello esté despejado clínica y radiográficamente.

Los pacientes con sospecha de lesión de la arteria vertebral deben someterse a una angiografía por TC (ATC) o a una angiografía por RM (RM). Cualquier persona con anomalía neurológica merece una imagen vascular avanzada del cuello, generalmente una ATC. Los pacientes asintomáticos con GCS inferior a 8, fracturas del hueso temporal, evidencia de traumatismo craneoencefálico con lesión axónica difusa, fracturas de la columna cervical o fracturas mediofaciales LeFort II y III también son candidatos para ATC. También se recomienda para los traumatismos balísticos y penetrantes en la columna cervical, ya que estos pacientes son más propensos a desarrollar fístulas arteriovenosas y seudoaneurismas. La columna toracolumbar suele lesionarse a nivel de T12 a L1, donde el movimiento es mayor. Las radiografías AP y laterales son mejores en los pacientes con síntomas referibles a la región torácica que no se hayan sometido ya a una TC abdominal. Se observan tres líneas a lo largo de las caras anterior y posterior de los cuerpos vertebrales y a lo largo de la cara posterior de los procesos espinosos. La distancia entre estos procesos también debe ser igual. En la vista AP, la distancia entre los pedículos se mide entre los procesos espinosos posteriores. Deben observarse los procesos transversos y las costillas en busca de fracturas y los tejidos blandos en busca de edema. Actualmente, con las TC de tórax y abdomen habituales, la reconstrucción torácica a menudo evita la necesidad de radiografías simples. La TC torácica ayuda a atender a los pacientes con fracturas observadas en las radiografías o cuando la anatomía no se ve bien en las radiografías simples. Utilizar la RM en pacientes con hallazgos neurológicos cuando la lesión primaria no requiera una intervención quirúrgica urgente.

La médula espinal termina en el nivel L1-L2, y las lesiones medulares por fracturas lumbares son raras. Las lesiones del cono medular y la cola de caballo se producen si hay afectación del conducto vertebral. A menudo la columna lumbar se lesiona en pacientes que saltan o se caen desde una altura considerable. La fractura pélvica o de otro tipo que la acompaña complica la evaluación y la atención, al igual que las lesiones neurológicas u óseas directas en los pies y las piernas. Las neuropatías periféricas pueden deberse al dolor radicular de la fractura lumbar, así como a las fracturas de las extremidades inferiores o al traumatismo de los tejidos blandos asociado al impacto. La TC determina el grado de afectación del conducto, mientras que la RM y la mielografía ayudan en los casos de lesión traumática de la raíz nerviosa, compresión del conducto y síndromes del cono medular o de la cola de caballo.

Tratamiento médico de las lesiones medulares

El objetivo del tratamiento médico es prevenir las lesiones medulares secundarias, que pueden agravarse por hipotensión, choque, hipoxemia, hipercoagulabilidad o hipertermia. Hay que tratar otras lesiones, mantener la presión arterial, realizar cualquier intervención quirúrgica necesaria y, cuando sea posible, iniciar una rehabilitación temprana. Las directrices para el manejo del paciente con LM incluyen el mantenimiento de una presión arterial media (PAM) superior a 85 mmHg durante los 7 días siguientes a la lesión, la detección y el tratamiento oportunos del choque neurógeno y las arritmias cardíacas asociadas, y el tratamiento inmediato de los episodios de inestabilidad autónoma. La lesión de la médula espinal cervical o torácica puede provocar un choque neurógeno al interrumpir los tractos de salida simpáticos, con la consiguiente inestabilidad autónoma. Esto suele manifestarse como hipotensión y bradicardia. Si no se trata, aumenta el riesgo de morbilidad, mortalidad y la probabilidad de una lesión medular isquémica secundaria. En los pacientes con bradicardia, puede ser necesario un marcapasos cardíaco para superar el tono vagal sin oposición. En una serie, el 14 % de los pacientes con LM en la porción superior de la columna cervical desarrollaron bradicardia, y el 47 % de este subconjunto necesitó un marcapasos.

Los corticosteroides ya no se recomiendan en el tratamiento de la LM. La American Association of Neurological Surgeons (AANS) y el *Congress of Neurological Surgeons* (CNS) emitieron recomendaciones de nivel I contra el uso de corticoides tras una LM, citando el mayor riesgo de efectos secundarios perjudiciales, incluida la muerte.

La LM aguda puede afectar los músculos respiratorios, la tos y la eliminación de secreciones, y reducir la distensibilidad de los pulmones y de la pared torácica. El nervio frénico, con la contribución de las raíces nerviosas de C3, C4 y C5, inerva el diafragma, y la LM a este nivel se asocia con la dependencia de un respirador. La LM por debajo de este nivel puede afectar la respiración al interrumpir la función de los músculos intercostales y otros músculos accesorios de la inspiración o la espiración. Los pacientes con LM en la porción superior de la columna cervical (por encima de C5), debilitación del estado mental y neumonía suelen requerir ventilación mecánica tras una LM.

Los pacientes con LM completa requieren un seguimiento diligente en el entorno subagudo y crónico para prevenir el desarrollo de daños y afecciones adicionales. Las infecciones de las vías urinarias son comunes en los pacientes paralizados debido a la repetida cateterización. En los pacientes insensibles se producen rápidamente úlceras de decúbito. Los cuidados enfermeros intensivos son el pilar del tratamiento. Las úlceras gástricas y duodenales por estrés son frecuentes, por lo que hay que administrar profilaxis dirigida a los ácidos. Las contracturas articulares y la osificación heterotópica son frecuentes en los pacientes paralizados, y es mejor reducirlas con fisioterapia.

Los pacientes con LM tienen un mayor riesgo de tromboembolia venosa, especialmente al principio de la lesión (semanas a meses). Evidencia científica de clase I apoya el uso de profilaxis farmacológica y mecánica. Las directrices de consenso de la AANS/CNS recomiendan continuar el tratamiento farmacológico en pacientes con LM motora completa durante 3 meses en todos los pacientes con LM y continuarlo en pacientes de alto riesgo con antecedentes de episodios tromboembólicos y en pacientes de edad avanzada u obesidad. La AANS/CNS no recomienda los filtros para vena cava inferior en pacientes con LM a menos que haya fallado el tratamiento farmacológico o haya contraindicaciones para la anticoagulación sistémica. El retiro de los filtros venosos en un momento posterior, después de la atención inicial, a menudo se pasa por alto y puede conllevar riesgos, aunque no hay datos sobre el momento óptimo y la toma de decisiones.

Fracturas de la columna cervical

En la parte superior de la columna cervical descansa el atlas, que proporciona la articulación entre la columna y el occipucio en el cóndilo occipital. Las fracturas condíleas suelen ser el pronóstico de una carga axial y con frecuencia no se visualizan en las radiografías cervicales. Los pacientes suelen estar neurológicamente intactos, pero pueden presentar una parálisis retardada de nervio craneal inferior. La TC detecta estas lesiones, que rara vez requieren algo más que una ortesis cervical, excepto en el caso de la avulsión del ligamento alar, en el que se utiliza un chaleco de halo o se corrige en cirugía. La LAO (fig. 32-7) es el pronóstico de la interrupción de las conexiones ligamentosas entre los cóndilos occipitales y C1. Muchos pacientes mueren en el lugar de los hechos o durante el trayecto. Los pacientes que sobreviven suelen presentar neuropatías craneales inferiores, mono/para/cuadriplejía y disfunción respiratoria, aunque una minoría de pacientes puede tener exámenes normales. La sangre subaracnoidea craneocervical o el edema prevertebral cervical son una pista temprana para el diagnóstico. El tratamiento consiste en la fusión craneocervical con fijación interna.

Las fracturas del atlas representan entre el 2 % y el 13 % de las fracturas agudas de la columna cervical y rara vez se asocian a un déficit neurológico. Las fracturas de Jefferson se producen cuando se ejerce una carga axial sobre la cabeza y fuerza la separación del anillo óseo C1. La estabilidad depende de la integridad del ligamento transverso. Una fractura con evidencia de rotura ligamentosa puede ser tratada con una ortesis de halo durante 3 meses o con la fusión C1-C2, en función del patrón de la lesión. El tratamiento de las fracturas estables se realiza con un collarín cervical rígido durante 2 o 3 meses.

La estabilidad del complejo atlantoaxial depende de la integridad de las estructuras ligamentosas, la más importante de las cuales es el ligamento transverso. Su lesión, que puede sospecharse por un intervalo atlantodental de más de 3.5 mm (fig. 32-8), o el saliente total de las masas laterales de C1 sobre C2 que es mayor de 6.9 mm (fig. 32-9) implica inestabilidad y puede requerir inmovilización con un chaleco de halo o fusión C1-C2.

Las fracturas óseas del proceso odontoides pueden dividirse en los tipos I, II y III (fig. 32-10).

1. **Fracturas de tipo I.** Son fracturas oblicuas a través de la porción superior, o punta, del proceso odontoides. Suelen causar solo dolor y rara vez suponen una amenaza neurológica.
2. **Fracturas de tipo II.** Se producen en la base del cuello. Son fracturas inestables, aunque la mayoría pueden tratarse con estabilización externa (collarín cervical rígido o chaleco de halo). La seudoarticulación con movilización externa es más frecuente en pacientes de edad avanzada (>50). Las fracturas con desplazamiento posterior proporcionan una mayor morbilidad por el pinzamiento de la médula espinal. Las opciones quirúrgicas incluyen un tornillo odontoideo, tornillos transarticulares de fijación posterior o una fusión C1-C2. La atención a la vía aérea es fundamental en estos pacientes, ya que puede producirse inflamación de la vía aérea superior y compromiso respiratorio (fig. 32-11).
3. **Fracturas de tipo III.** Estas fracturas se extienden desde el proceso odontoides hasta el cuerpo vertebral y las articulaciones de C2. Suelen tener una mejor tasa de curación que las fracturas de tipo II debido a la mayor superficie de fractura. Las fracturas de tipo III rara vez necesitan cirugía.

Las fracturas de Hangman son bilaterales a través de la porción interarticular de C2. Este tipo de fractura suele ser estable y se trata con un collarín cervical rígido. La estabilización quirúrgica, incluida la fusión anterior o posterior de C2-C3, se utiliza en casos de angulación grave, rotura discal de C2-C3, fractura/luxación o imposibilidad de alinear anatómicamente con fijación externa.

En la columna cervical subaxial, las lesiones por flexión pueden provocar la **rotura de las articulaciones cigapofisarias**. La presencia de un 25 % de subluxación de una vértebra sobre otra representa una fractura o luxación cigapofisaria unilateral. Una subluxación del 50 % suele indicar una lesión bilateral. Existe un debate sobre la utilización de RM antes de la reducción cerrada. Esta debe utilizarse si la reducción cerrada no tiene éxito y se está considerando la posibilidad de realizar una reducción abierta.

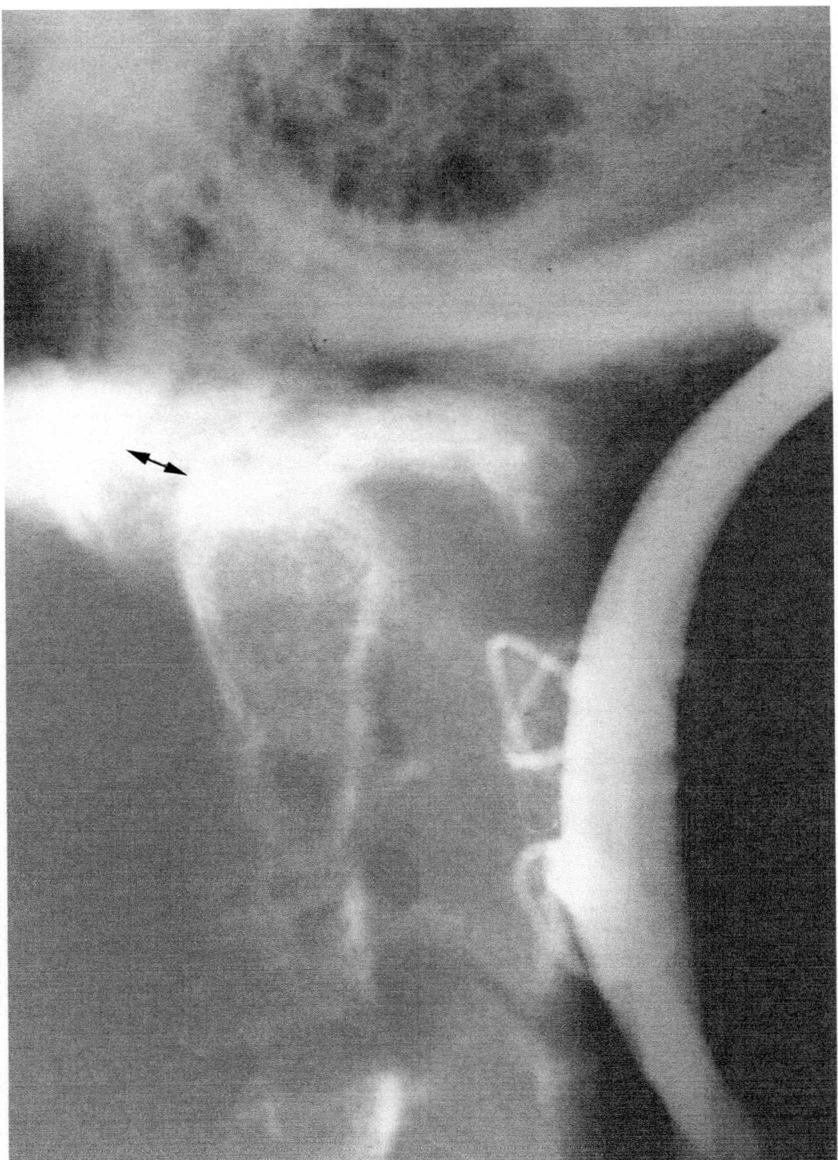

Figura 32-8. Radiografía lateral en la que puede observarse un exceso de intervalo atlantodental (*flecha*).

Los pacientes con hernia discal traumática pueden necesitar una discectomía anterior y reducción y estabilización intraoperatoria posteriores.

Las **fracturas cigapofisarias unilaterales** (fig. 32-12) pueden ser estables, y las lesiones óseas puras se tratan con movilización externa. Cualquier luxación irreducible, deformidad progresiva o compromiso neurológico requieren estabilización quirúrgica. Las **lesiones cigapofisarias bilaterales** son inesta-

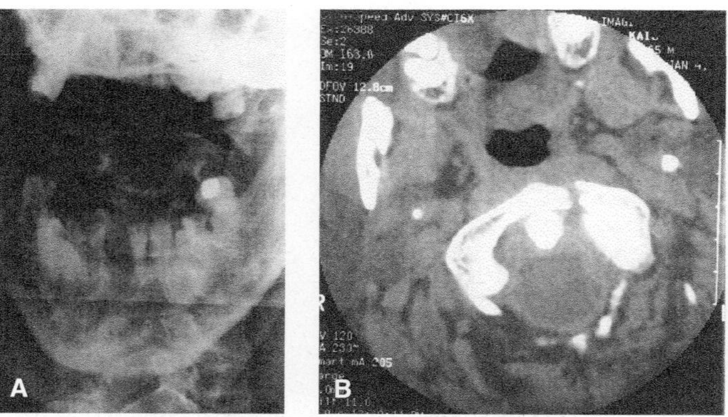

Figura 32-9. Fractura de C1 con saliente de las masas laterales de C1, tal como se visualiza en la radiografía simple anteroposterior **(A)** y en la tomografía computarizada **(B)**.

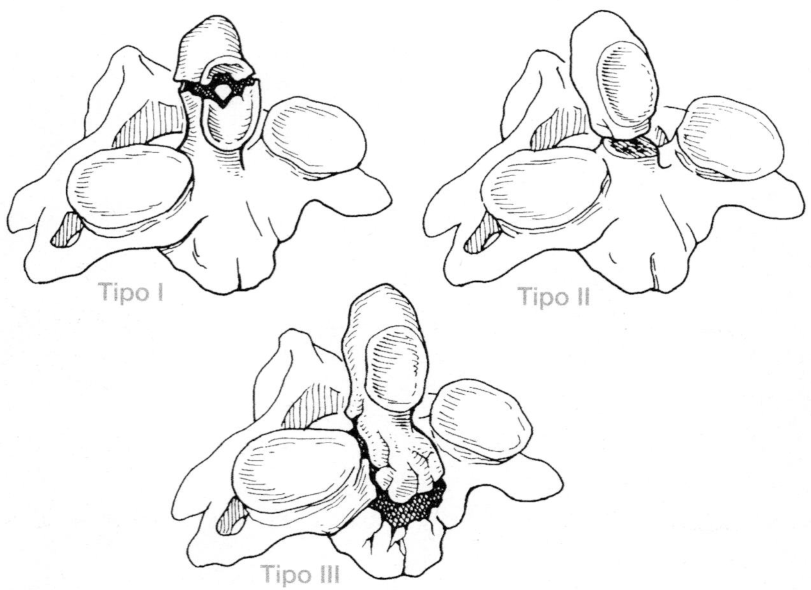

Figura 32-10. Dibujo de las fracturas odontoides de tipo I, II y III.

bles, y la reducción intraoperatoria y estabilización quirúrgica es el método de tratamiento de elección si falla la reducción cerrada en estado de alerta.

Las **fracturas por estallido** suelen producirse tras una hiperflexión o una carga axial. Las columnas pueden observarse bien alineadas en la radiografía lateral, así como puede notarse la expansión del espacio prevertebral y la pérdida de altura vertebral. En la TC se observará conminución vertebral, que puede alterar el conducto, con el déficit neurológico posterior. Una compresión de la fractura del 40 % o más o una subluxación del 20 % o más indican inestabilidad o riesgo de afectación neurológica. Estos casos suelen requerir estabilización quirúrgica. La tracción puede ser útil para la descompresión y estabilización prequirúrgicas.

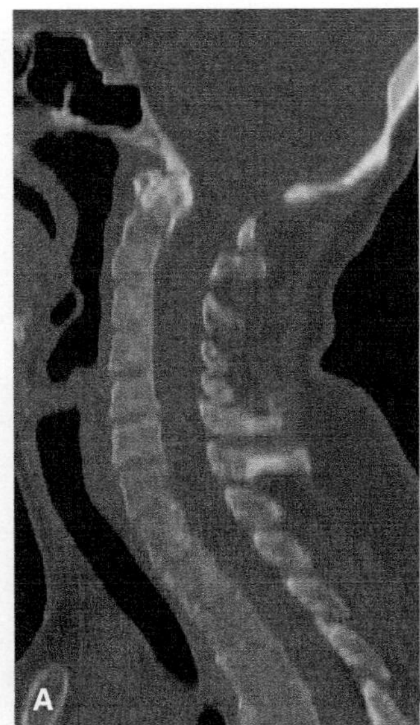

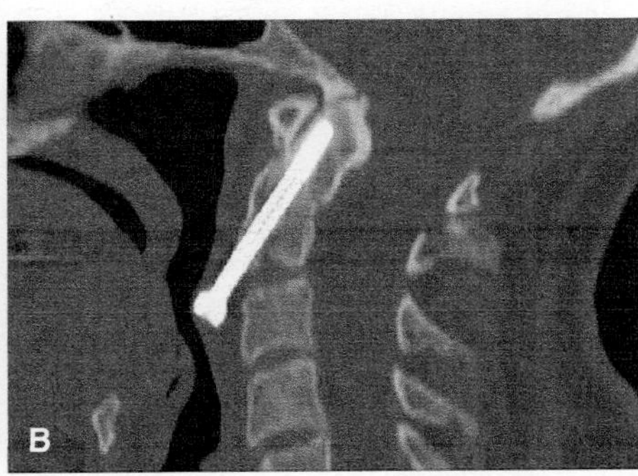

Figura 32-11. Prequirúrgico **(A)** y posquirúrgico **(B)**: radiografía de la fractura del odontoides de tipo II.

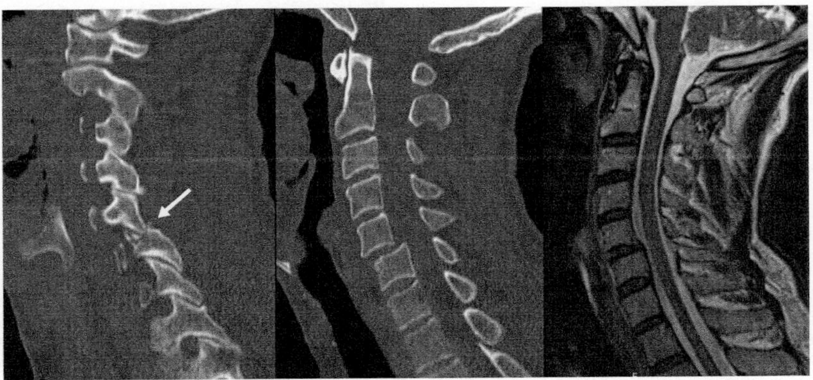

Figura 32-12. Tomografía computarizada (TC) sagital en la que puede observarse una luxación cigapofisaria unilateral (*flecha*) con desplazamiento anterior de la articulación cigapofisaria C5 y fractura de la C6. Anterolistesis del cuerpo vertebral de C5. Resonancia magnética (RM) en la que puede observarse la ausencia de lesión medular a pesar de la fractura-luxación.

Con la RM puede detectarse la rotura ligamentosa posterior y la **fractura en lágrima**. Estas segundas suelen ser el pronóstico de la hiperflexión o la carga axial del cuello en posición flexionada, con desgarro ligamentoso y lesión de las articulaciones cigapofisarias y del espacio discal inferior. La «lágrima» es una pequeña astilla de hueso desplazada desde el borde anteroinferior del cuerpo vertebral afectado. Estas lesiones son inestables, normalmente se presentan con un grave deterioro neurológico, y deben diferenciarse de la lesión por extensión, menos ominosa, con un pequeño fragmento fuera de la corteza anterior del cuerpo vertebral. En la TC suele observarse una fractura con orientación sagital a través del cuerpo vertebral. La RM suele mostrar una contusión medular temprana. En la mayoría de los casos se produce la estabilización quirúrgica.

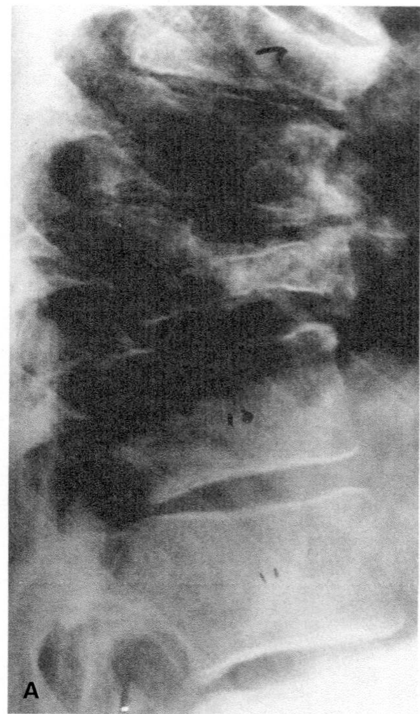

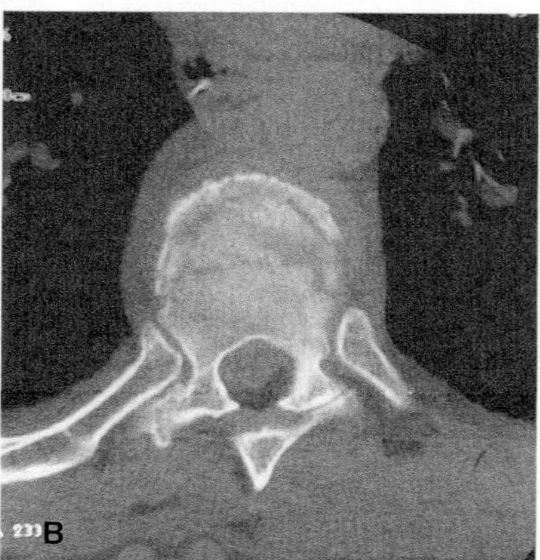

Figura 32-13. Fractura por compresión de T9 visualizada en la radiografía lateral **(A)** y en la tomografía computarizada (TC) **(B)**.

Fracturas de la columna toracolumbar

Las **fracturas por compresión en cuña** (fig. 32-13) son las más comunes en esta región de la columna vertebral. Generalmente estable, en general una fractura en cuña afecta solo la columna anterior. La afectación de la columna posterior en las fracturas en cuña por tracción puede ser inestable.

Las **fracturas toracolumbares por estallido** son similares a las fracturas en cuña, pero resultan de la adición de la compresión axial a la flexión de la fractura en cuña. Los pacientes neurológicamente intactos sin evidencia de daños en el complejo osteoligamentoso posterior pueden ser tratados con una férula durante 2 meses.

Las lesiones por debajo de L3 no deben estabilizarse con una ortesis toracolumbar sacra (OTLS) clásica. Obtener imágenes de estos pacientes durante el seguimiento para detectar una posible cifosis progresiva. Los pacientes con dolor no controlado o cifosis progresiva suelen requerir intervención quirúrgica.

Otra fractura común observada es la del **cinturón de seguridad o fractura lumbar de Chance**, una lesión con orientación axial causada por una lesión de flexión alrededor de un punto de apoyo anterior (cinturón de seguridad de falda sin cinturón de hombro). El movimiento de flexión excesivo coloca la columna vertebral en cifosis.

Esta lesión se asocia con un 33 % de incidencia de lesiones abdominales, a menudo lesiones intestinales o mesentéricas. Las lesiones óseas puras pueden tratarse de forma no quirúrgica colocando a los pacientes un corsé OTLS para poner en aposición los elementos óseos fracturados, pero las lesiones ligamentosas requieren cirugía.

Las **lesiones por fractura-luxación** se producen en la unión toracolumbar y son inestables. Estas fracturas implican una rotura completa del complejo ligamentoso posterior con la fractura del cuerpo vertebral. Los pacientes pueden tener un mecanismo de alto impacto, como un accidente de tráfico, o una columna vertebral rígida por HEID o espondilitis anquilosante. Puede haber una sección (corte) transversal vertebral y en la exploración quirúrgica puede observarse fuga de LCR. Todos los pacientes requieren estabilización quirúrgica, y la descompresión está indicada en los casos de lesión neurológica incompleta.

Tratamiento quirúrgico de las lesiones de la columna vertebral

La intervención está indicada para descomprimir los elementos neurales y proporcionar estabilización a una columna vertebral inestable, de modo que se solventen las lesiones secundarias, se facilite la rehabilitación y se reduzcan las complicaciones pulmonares. La intervención puede adoptar la forma de reducción cerrada y tracción cervical o de cirugía de descompresión abierta y fijación interna.

La tracción se aplica en diversos contextos, pero su administración temprana es más importante cuando las radiografías simples exhiben una anomalía clara y la exploración neurológica empeora. La tracción puede desempeñar un papel importante en la corrección de las anomalías de la columna cervical, pero es ineficaz en las regiones inferiores de la columna. Las pinzas de Gardner-Wells pueden aplicarse a pie de cama con anestesia local y permiten añadir pesos en serie para lograr la reducción. Una clavija sensible a la torsión permite determinar el grado de presión desplazada hacia el cráneo en el lugar de inserción, que suele estar 2 cm por encima del pabellón auricular. Se acepta la tracción cervical para la subluxación de la articulación cigapofisaria (p. ej., unilateral «posada» [*perched*] o bilateral «saltada» [*jumped*]), así como las fracturas de tipo estallido.

La adición lenta de peso es el enfoque más eficaz y seguro para la reducción cerrada cuando no hay una lesión que pueda distraer. Antes de añadir peso, buscar tanto una hernia discal traumática como una lesión ligamentosa con tracción. Si no se identifica la LAO, el paciente podría morir al aplicar el peso. Inicialmente, utilizar una pequeña cantidad de peso (4.5 kg o 3 × nivel vertebral cervical). Cada 10 o 15 min, volver a obtener imágenes y añadir otros 2.3 kg o 4.5 kg hasta la reducción, o un peso máximo predeterminado. La mayoría de las directrices recomiendan no sobrepasar ni 2.3 kg ni 4.5 kg por nivel del cuerpo vertebral por debajo del occipucio. El diazepam intravenoso titulado ayuda, pero debe utilizarse con cuidado dado el riesgo de inhibir la respiración o perjudicar la exploración neurológica. Completar las radiografías laterales con cada adición de incremento de peso para constatar la corrección o el exceso de tracción. El exceso indica que no debe añadirse más peso, especialmente en lugares alejados del lugar de tracción objetivo, y sugiere la necesidad de una corrección abierta de la deformidad. La progresión del déficit neurológico es una contraindicación para continuar con la tracción cervical.

La toma de decisiones quirúrgicas en los traumatismos de la columna cervical depende de múltiples variables. Existen muchas clasificaciones de las fracturas cervicales que recopilan el proceso de

TABLA 32-1 Sistema de clasificación de lesiones subaxiales de la columna cervical (SLICS)

Morfometría de las lesiones	
Compresión	1
Compresión (estallido)	2
Tracción (p. ej., hiperextensión)	3
Rotación/traslación (p. ej., luxación cigapofisaria, fractura «en lágrima» inestable o lesión por flexión/compresión avanzada)	4
Complejo discoligamentoso	
Intacto	0
Sospecha/indeterminado	2
Roto	3
Estado neurológico	
Intacto	0
Lesión de la raíz nerviosa	2
Lesión medular (completa)	2
Lesión medular (incompleta)	3
Compresión continua de la médula en el marco de un déficit neurológico (neuromodificador)	+1

toma de decisiones quirúrgicas. La más reciente es el sistema de clasificación de lesiones subaxiales de la columna cervical (SLICS, *subaxial cervical spine injury classification system*). En este sistema de puntuación, se asignan puntos por la morfología de la fractura, la integridad del complejo discoligamentoso y la lesión neurológica (tabla 32-1). Si el total de puntos asignados es inferior a 3, el paciente puede ser tratado de forma no quirúrgica; si el total es ≥5, se recomienda el tratamiento quirúrgico.

La escala de clasificación y gravedad de las lesiones toracolumbares (TLICS, *thoracolumbar injury classification and severity score*) ayuda a clasificar las fracturas y a orientar la toma de decisiones quirúrgicas. Los puntos se asignan en función de la morfología de la lesión, la lesión neurológica y la integridad del complejo ligamentoso posterior. Una puntuación de 3 o menos sugiere una lesión no que no puede intervenirse mediante cirugía, mientras que 5 o más sugiere la necesidad de esta (tabla 32-2).

En la actualidad, la mayoría de los cirujanos de la columna vertebral abogan por la descompresión quirúrgica en las primeras 24 h en el caso de las lesiones medulares. La fijación temprana de las lesiones medulares inestables en el paciente politraumatizado, incluso en ausencia de lesiones neurológicas, permite acortar la estancia hospitalaria y mejorar el pronóstico del paciente. La decisión quirúrgica debe equilibrarse con la estabilidad hemodinámica y la capacidad de cada paciente para tolerar la cirugía. Los pacientes con síndrome medular y espondilosis, pero sin fractura inestable, son una población controvertida. Las directrices actuales recomiendan la descompresión quirúrgica temprana para los lesionados más graves (ASIA C) y la descompresión retardada para los que presentan déficits neurológicos más leves (ASIA D).

Lesiones penetrantes de la columna vertebral

Las heridas por arma de fuego en la columna vertebral no requieren intervención quirúrgica a menos que el paciente tenga una lesión incompleta o si hay evidencia de inestabilidad medular. La cirugía está indicada en situaciones de compresión de la raíz nerviosa o de la columna vertebral con lesión neurológica incompleta, fuga de LCR o inestabilidad. La toxicidad del plomo de las balas es poco frecuente y solo se produce cuando esta se aloja en una articulación, una bolsa o un espacio discal; la extracción es una opción. La exploración quirúrgica no tiene ningún beneficio directo en los casos de lesión completa, ya que la lesión mecánica de la trayectoria de la bala se ve agravada por el calor de la lesión balística.

El paso de un objeto penetrante a través del esófago, la faringe o el colon antes de atravesar la columna vertebral puede causar sepsis. El desbridamiento radical de la columna vertebral ya no se recomienda en esta situación. Muchos optan por un desbridamiento mínimo de la vía del trayecto de la bala y de 1 a 2 semanas de tratamiento con antibióticos de amplio espectro para disminuir la probabilidad de infección medular cuando la bala atraviesa el colon, el esófago o la faringe.

TABLA 32-2 Clasificación y puntuación de la gravedad de las lesiones toracolumbares (TLICS)

Morfometría de las lesiones	
Compresión	1
Compresión (estallido)	2
Traslación/rotación	3
Tracción	4
Integridad del complejo ligamentoso posterior	
Intacto	0
Sospecha/indeterminado	2
Roto	3
Estado neurológico	
Intacto	0
Lesión de la raíz nerviosa	2
Lesión medular/cono (completa)	2
Lesión medular/cono (incompleta)	3
Cola de caballo	3

AXIOMAS

- La estabilización quirúrgica de las lesiones de la médula espinal se guía por los hallazgos clínicos y radiográficos.
- En pacientes hipotensos, el choque neurógeno es un diagnóstico de exclusión; asumir que el paciente tiene una hemorragia hasta que se demuestre lo contrario.
- Evitar la hipoxemia y la hipotensión en el paciente con LM para detener la progresión de la lesión.

Lecturas recomendadas

A randomized, controlled trial of methylprednisolone or naloxone in the treatment of acute spinal-cord injury. *N Engl J Med* 1990;323(17):1207–1209.

Berkowitz M, O'Leary P, Kruse DL, et al. *Spinal Cord Injury: An Analysis of Medical and Social Costs.* New York, NY: Demos Publishing; 1998.

Bernhard M, Gries A, Kremer P, et al. Spinal cord injury (SCI)—prehospital management. *Resuscitation* 2005;66(2):127–139.

Bromberg WJ, Collier BC, Diebel LN, et al. Blunt cerebrovascular injury practice management guidelines: the Eastern Association for the Surgery of Trauma. *J Trauma* 2010;68(2):471–477.

Claxton AR, Wong DT, Chung F, et al. Predictors of hospital mortality and mechanical ventilation in patients with cervical spinal cord injury. *Can J Anaesth* 1998;45(2):144–149.

Como JJ, Sutton ER, McCunn M, et al. Characterizing the need for mechanical ventilation following cervical spinal cord injury with neurologic deficit. *J Trauma* 2005;59(4):912–916; discussion 916.

Daffner RH. Identifying patients at low risk for cervical spine injury: the Canadian C-spine rule for radiography. *JAMA* 2001;286(15):1893–1894.

Denis F. The three column spine and its significance in the classification of acute thoracolumbar spinal injuries. *Spine (Phila Pa 1976)* 1983;8(8):817–831.

Denis F. Spinal instability as defined by the three-column spine concept in acute spinal trauma. *Clin Orthop Relat Res* 1984(189):65–76.

Dhall SS, Hadley MN, Aarabi B, et al. Deep venous thrombosis and thromboembolism in patients with cervical spinal cord injuries. *Neurosurgery* 2013;72(Suppl 2):244–254.

Garg M, Kumar A, Sawarkar DP, et al. Traumatic lateral spondyloptosis: case series. *World Neurosurg* 2018;113:e166–e171.

Grigorean VT, Sandu AM, Popescu M, et al. Cardiac dysfunctions following spinal cord injury. *J Med Life* 2009;2(2):133–145.

Hadley MN, Walters BC, Grabb PA, et al. Blood pressure management after acute spinal cord injury. *Neurosurgery* 2002;50(3 Suppl):S58–S62.

Hurlbert RJ, Hadley MN, Walters BC, et al. Pharmacological therapy for acute spinal cord injury. *Neurosurgery* 2013;72(Suppl 2):93–105.

Kano H, Matsuo Y, Kubo N, et al. Spinal injuries in suicidal jumpers. *Spine (Phila Pa 1976)* 2018;44(1):E13–E18.

Kim HS, Cloney MB, Koski TR, et al. Management of isolated atlas fractures: a retrospective study of 65 patients. *World Neurosurg* 2018;111:e316–e322.

Kupcha PC, An HS, Cotler JM. Gunshot wounds to the cervical spine. *Spine (Phila Pa 1976)* 1990;15(10):1058–1063.

Lee JY, Vaccaro AR, Lim MR, et al. Thoracolumbar injury classification and severity score: a new paradigm for the treatment of thoracolumbar spine trauma. *J Orthop Sci* 2005;10(6):671–675.

Markandaya M, Stein DM, Menaker J. Acute treatment options for spinal cord injury. *Curr Treat Options Neurol* 2012;14:175–187.

Moerman JR, Christie B III, Sykes LN, et al. Early cardiac pacemaker placement for life-threatening bradycardia in traumatic spinal cord injury. *J Trauma* 2011;70(6):1485–1488.

Nonne D, Capone A, Sanna F, et al. Suicidal jumper's fracture—sacral fractures and spinopelvic instability: a case series. *J Med Case Rep* 2018;12(1):186.

Nwosu K, Eftekhary N, McCoy E, et al. Surgical management of civilian gunshot-induced spinal cord injury: is it overutilized? *Spine (Phila Pa 1976)* 2017;42(2):E117–E124.

Park HJ, Lee SY, Park NH, et al. Modified thoracolumbar injury classification and severity score (TLICS) and its clinical usefulness. *Acta Radiol* 2016;57(1):74–81.

Ploumis A, Yadlapalli N, Fehlings MG, et al. A systematic review of the evidence supporting a role for vasopressor support in acute SCI. *Spinal Cord* 2010;48(5):356–362.

Rouanet C, Reges D, Rocha E, et al. Traumatic spinal cord injury: current concepts and treatment update. *Arq Neuropsiquiatr* 2017;75(6):387–393.

Ruiz IA, Squair JW, Phillips AA, et al. Incidence and natural progression of neurogenic shock after traumatic spinal cord injury. *J Neurotrauma* 2018;35(3):461–466.

Rustagi T, Drazin D, Oner C, et al. Fractures in spinal ankylosing disorders: a narrative review of disease and injury types, treatment techniques, and outcomes. *J Orthop Trauma* 2017;31(Suppl 4):S57–S74.

Ryken TC, Hadley MN, Aarabi B, et al. Management of acute combination fractures of the atlas and axis in adults. *Neurosurgery* 2013;72(Suppl 2):151–158.

Sabit B, Zeiler FA, Berrington N. The impact of mean arterial pressure on functional outcome post-acute spinal cord injury: a scoping systematic review of animal models. *J Neurotrauma* 2017;34(18):2583–2594.

Stiell IG, Clement CM, Lowe M, et al. A multicenter program to implement the Canadian C-spine rule by emergency department triage nurses. *Ann Emerg Med* 2018;72(4):333–341.

Tyroch AH, McGuire EL, McLean SF, et al. The association between chance fractures and intra-abdominal injuries revisited: a multicenter review. *Am Surg* 2005;71(5):434–438.

Vaccaro AR, Koerner JD, Radcliff KE, et al. AOSpine subaxial cervical spine injury classification system. *Eur Spine J* 2016;25(7):2173–2184.

Yue JK, Tsolinas R, Burke JF, et al. Vasopressor support in managing acute spinal cord injury: a knowledge update. *J Neurosurg Sci* 2017;63:308–317.

Yilmaz MB, Donmez H, Tonge M, et al. Vertebrojugular arteriovenous fistula and pseudoaneurysm formation due to penetrating vertebral artery injury: case report and review of the literature. *Turk Neurosurg* 2015;25(1):141–145.

33 Lesiones oftálmicas

S. Tonya Stefko y Donald M. Yealy

I. INTRODUCCIÓN

A. Las lesiones oculares requieren una rápida evaluación y tratamiento para minimizar el riesgo de pérdida de visión. Estas lesiones pueden ser evidentes (como en el caso de los traumatismos penetrantes) o leves, pero aun así amenazan la vista. Las lesiones concurrentes y la alteración de la capacidad de respuesta pueden dificultar la evaluación oftalmológica.

B. Se recomienda consultar rápidamente a un oftalmólogo cuando exista una lesión ocular o cualquier sospecha de lesión. Los pacientes con traumatismos periorbitarios u oculares pueden tener lesiones que pongan en peligro la vista a pesar de haber poca evidencia superficial.

II. ANAMNESIS.

Deben obtenerse las características clave específicas de la lesión ocular.

A. ¿Cuál es el mecanismo de la lesión? ¿Qué tipo de objeto (p. ej., una pelota, un metal, una mano o un puño, etc.) golpeó el ojo? Si se trata de un objeto, ¿fue lanzado o golpeado por un bate, y desde qué distancia?

B. Obtener los antecedentes de enfermedades oculares preexistentes. ¿Suele el paciente usar gafas? ¿Hay antecedentes de cirugía ocular o traumatismos previos? ¿Cambió la visión repentinamente? (Esto último sugiere una nueva lesión).

C. ¿Llevaba el paciente protección para los ojos/cara?

D. ¿Qué síntomas subjetivos existen? En concreto, debe preguntarse por un cambio en la visión, dolor, fotofobia u otro síntoma o cambio visual nuevo (como moscas volantes o sensación de cortina que oscurece la visión, o nueva visión doble).

III. EXPLORACIÓN FÍSICA

A. La agudeza visual es el «signo vital» del ojo. Con independencia de la apariencia, la documentación de la agudeza visual es el primer paso en la evaluación de cualquier paciente con un posible traumatismo ocular. En general, el pronóstico visual final está directamente relacionado con la agudeza visual presentada.

1. Evaluar la visión en cada ojo por separado cubriendo el ojo opuesto con la palma de la mano del paciente o con un dispositivo de oclusión.

a. En el ámbito de las urgencias, los pacientes suelen estar en posición supina. Basta con una descripción de la capacidad de visualizar las letras de una tarjeta, escritas con un bolígrafo o las de una etiqueta con el nombre.

En el caso de un paciente con visión reducida, la distancia a la que el paciente puede contar los dedos, ver el saludo de una mano, confirmar la dirección de una luz (proyección de la luz) o detectar la presencia de esta (percepción de la luz) proporciona una evaluación preliminar adecuada.

b. Si el paciente lleva gafas, comprobar la agudeza visual con estas puestas. En el caso de pacientes mayores con gafas bifocales, comprobar la visión de cerca con el paciente mirando a través de la parte bifocal en la parte inferior de las gafas.

i. Si el paciente no lleva gafas, utilizar un dispositivo estenopeico (en un trozo de papel o cartón o un dispositivo comercial) para aproximar la visión corregida.

ii. Documentar los resultados como «visión intacta», «visión adecuada», «bien» o «igual» es inadecuado.

2. Comprobar la reactividad pupilar y comparar una pupila con la otra moviendo la linterna de un ojo a otro; observar la forma y la reactividad. Evaluar la presencia o ausencia de un defecto pupilar aferente relativo (DPAR) para ayudar a detectar lesiones.

a. El DPAR observa la reactividad de las pupilas cuando una luz brillante pasa rápidamente de un ojo al otro. La pupila afectada reaccionará con menos intensidad, no reaccionará en absoluto o incluso se dilatará cuando se le presente la misma luz que produce una constricción normal de la pupila no afectada. **La presencia de un DPAR indica un daño grave del nervio óptico o del ojo**, ya que se trata de una respuesta masiva del aparato visual. La ausencia de un DPAR indica que no hay daños graves en el nervio óptico o daños bilaterales en este (aunque, en su ausencia, puede haber lesiones oculares graves).

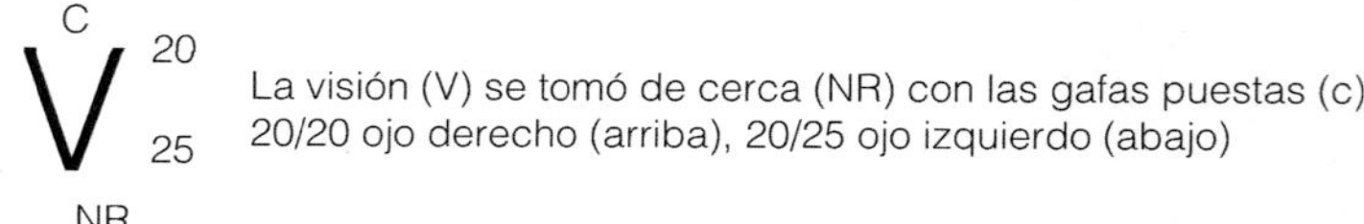

Figura 33-1. Documentación de la agudeza visual.

3. Evaluar el campo visual mediante una prueba de confrontación (solicitando al paciente que cuente los dedos en los cuatro cuadrantes de cada ojo por separado), y documentar si es lo suficientemente cooperativo para someterse a la prueba (fig. 33-1 y tabla 33-1).
4. Examinar los movimientos extraoculares y observar cualquier disminución del movimiento o dolor. Preguntar si hay una nueva visión doble, lo que suele representar un signo de atrapamiento muscular.
5. Documentar la apariencia general del ojo: ¿Parece estar intacto con la esclerótica blanca? Si es posible realizar una evaluación adicional, valorar lo siguiente:
   a. **Párpados**: evaluar si hay edema, laceración, ptosis o evidencia de lesión.
   b. **Palpar el reborde orbitario** en busca de dolor a la palpación, deformidad o crepitación.
   c. **Examinar el globo sin aplicar presión.** Evaluar si este está desplazado o atrapado y describir el movimiento del ojo.
   d. **Conjuntivas**: buscar hemorragias subconjuntivales, quemosis (hinchazón) o cuerpos extraños.
   e. **Córnea**: evaluar la integridad, opacidad, abrasiones, cuerpos extraños o lentes de contacto.
      i. **Retirar las lentes de contacto en los pacientes traumáticos.** Si no se está seguro de si el paciente las lleva, una pequeña cantidad de fluoresceína ayuda a detectarlo. Un paciente inconsciente puede desarrollar una úlcera corneal por una lente de contacto olvidada en el ojo durante varios días.
      ii. Detectar las abrasiones mediante la instilación de fluoresceína en el saco conjuntival. Una luz azul cobalto provocará una fluorescencia amarilla brillante de la zona lesionada. El signo de Seidel indica la pérdida continua de líquido por una rotura corneal y se asocia a una lesión tisular profunda.
   f. **Cámara anterior**: con una luz dirigida en diferentes ángulos (directo y lateral), evaluar si hay sangre (hipema) o una profundidad anómala. Una cámara anterior poco profunda puede ser el pronóstico de una herida penetrante anterior, y una cámara anterior profunda, de una lesión en la parte posterior del globo. La exploración con lámpara de hendidura es ideal para la evaluación de la cámara anterior y la córnea, pero puede ser difícil en pacientes inmovilizados o con lesiones graves.
   g. El **iris** debe reaccionar a la luz y la pupila debe ser redonda.
   h. El **cristalino (lente)** debe estar en su ubicación normal y ser transparente. A menudo, un cristalino afectado se manifestará solo porque el borde será visible en la pupila.
   i. El **vítreo** debe ser transparente. La sangre en el vítreo oscurecerá el reflejo rojo normal de la luz de la lámpara de hendidura o del oftalmoscopio en la retina. Evaluar la presencia de cuerpos extraños.
   j. **Retina**: evaluar si hay hemorragia o desprendimiento. El uso de un oftalmoscopio sin dilatación pupilar limita la visualización completa de la retina y pasará por alto las lesiones no centrales. Nuevamente, es ideal una exploración con dilatación y aumento realizada por un oftalmólogo, pero a veces no es práctica en el paciente con lesión grave. Pueden ayudar algunos avances tecnológicos, como el oftalmoscopio panorámico y los sistemas de video de mayor tamaño. Utilizar fármacos para dilatación solo con la ayuda de un oftalmólogo y un neurocirujano, dado el potencial deterioro de la exploración neurológica y las posibles complicaciones en determinados casos (p. ej., herida abierta del globo ocular o presión intraocular elevada).

TABLA 33-1	Documentación de las respuestas pupilares
RPNL-DPAN Respuestas pupilares normales a la luz; defecto pupilar aferente negativo	

IV. LESIONES COMUNES

A. Lesión química. La **lesión química es una urgencia ocular verdadera**, en la que el cuidado en los primeros minutos altera el pronóstico. Un paciente con **exposición química en el ojo debe ser irrigado copiosamente**, preferiblemente con líquido isotónico (litros de solución de lactato de Ringer o solución salina al 0.9 % conectada a un tubo intravenoso sin aguja afilada). Hay que completar al menos 15 min de irrigación constante antes de seguir con la exploración. La naturaleza de la sustancia química es importante para el pronóstico y el tratamiento posteriores. Sin embargo, **la exposición es irrelevante en los primeros 15 min (deben irrigarse todas las lesiones químicas con lactato de Ringer, solución salina o agua).** No debe intentar neutralizarse ningún ácido o base mediante adiciones al líquido de irrigación. Después de la primera irrigación de gran volumen, comprobar el pH del líquido del saco conjuntival; si es anómalo, continuar la irrigación. Debe consultarse lo antes posible a un oftalmólogo.

B. Herida abierta del globo ocular. Esta es la lesión ocular más grave y con riesgo para la vista que puede producirse en un traumatismo maxilofacial cerrado o penetrante. Se trata de una laceración o rotura de la pared del ojo con extrusión del contenido intraocular.

1. Si se sospecha de herida abierta del globo ocular, colocar inmediatamente un protector rígido sobre el ojo, pero sin tocarlo, y consultar a un oftalmólogo. **No aplicar nunca presión ni administrar gotas sobre el globo.** Incluso una ligera presión puede causar la extrusión del contenido intraocular y reducir la posibilidad de restaurar la visión útil o evitar la enucleación. Esto incluye la presión ejercida por los párpados en un apretón forzado, la inyección de anestesia local en la región periocular o la presión inadvertida al cerrar laceraciones en la cara.
2. La atención prehospitalaria de una sospecha de herida abierta del globo ocular implica la protección del ojo con un protector de plástico o metal pegado desde la frente hasta el pómulo.
3. Utilizar analgésicos y antieméticos, si es necesario, para evitar muecas faciales y maniobras de Valsalva por parte del paciente.
4. Un oftalmólogo debe realizar las exploraciones oculares bajo anestesia general (sin anestesia local).
5. El lugar más común de rotura de un globo abierto es el limbo, la unión entre la córnea y la esclerótica. El segundo lugar más común para una laceración escleral es inmediatamente posterior a la inserción de los cuatro músculos rectos.
6. **Los signos que sugieren una rotura del globo ocular son (pueden no estar todos presentes):**
   a. Cualquier distorsión de la parte frontal del ojo.
   b. Pérdida de visión.
   c. Una pupila que no es redonda.
   d. Cristalino desplazado.
   e. Hipema traumático.
   f. Quemosis hemorrágica (hinchazón hemorrágica de las conjuntivas, generalizada o localizada).
   g. Cámara anterior superficial o profunda.
7. Tras la exploración inicial, obtener una tomografía computarizada (TC) de corte fino de la órbita.
8. Administrar en fases iniciales un antibiótico intravenoso (IV) profiláctico, generalmente una cefalosporina. Las heridas contaminadas con tierra o suciedad requieren clindamicina para prevenir la endoftalmitis por *Bacillus cereus*.

C. Hipema traumático. Se trata de sangre en la cámara anterior del ojo, que puede ocultar los detalles del iris o del cristalino. Un hipema puede estar asociado a una lesión más grave (p. ej., una rotura del globo ocular). La hemorragia será visible como una capa o hilos de sangre roja. Un microhipema se define como eritrocitos en suspensión que se observan en el examen con lámpara de hendidura sin estratificación.

1. Tratamiento inicial del hipema:
   a. Protección rígida en el ojo afectado.
   b. Reposo en cama con la cabeza elevada.
   c. Evitar el ácido acetilsalicílico (aspirina) u otros antiinflamatorios no esteroideos (AINE).
   d. Dilatación/cicloplejía (p. ej., atropina al 1 % tres veces al día).
   e. Antiinflamatorio tópico (p. ej., acetato de prednisolona al 1 % de cuatro a seis veces al día).
   f. Exploraciones seriadas con controles de la presión intraocular durante al menos los primeros 5 días tras la lesión.
2. Considerar la posibilidad de realizar una prueba de detección de células falciformes si el paciente es afroamericano.
3. Obtener una TC de corte fino de la órbita si otros hallazgos sugieren lesiones adicionales.

TABLA 33-2 Manejo ambulatorio del hipema

Medicamentos
- Atropina al 1 % tres veces al día
- Acetato de prednisolona al 1 % (una gota cuatro veces al día)
- Antibióticos tópicos si hay defectos epiteliales
- Paracetamol (no ácido acetilsalicílico ni antiinflamatorios no esteroideos)
- Acetazolamida o β-bloqueador si la presión intraocular es elevada

Actividades
- Reposo en cama con la cabeza elevada
- Actividad limitada: no agacharse ni levantar objetos (hacer esfuerzos)
- Protección sobre el ojo lesionado

Seguimiento
- Visitar diariamente durante 4-5 días

4. La mayoría de los pacientes con microhipemas e hipemas pequeños se tratan como pacientes externos (tabla 33-2). En general, debe tratarse a los niños y a los que tienen hipemas más grandes, otros traumatismos perioculares, y enfermedad o rasgo de células falciformes como pacientes hospitalizados (tabla 33-3).

D. **Cuerpos extraños intraoculares (CEIO).** Los CEIO pueden estar presentes a pesar de una excelente agudeza visual. Los fragmentos metálicos pueden entrar en el ojo sin que el paciente experimente muchas molestias. Estas piezas metálicas suelen ser pequeñas y múltiples. Hay que tenerlas en cuenta en cualquier lesión ocular, especialmente en un paciente con antecedentes de martilleo de metal contra metal.

La prueba de imagen más útil es la TC de alta resolución y corte fino a través del globo (vistas axiales y coronales). Los CEIO pequeños pueden indicar otras lesiones oculares, por lo que hay que realizar una exploración oftalmológica detallada. La extirpación quirúrgica suele realizarse mediante vitrectomía (tabla 33-4).

E. **Abrasiones corneales y cuerpos extraños.** Las abrasiones son comunes y causan dolor, desgarro, sensación de cuerpo extraño, fotofobia y disminución de la agudeza visual. La fluoresceína tiñe la abrasión corneal de color amarillo brillante cuando se observa con un filtro azul cobalto.

1. Los cuerpos extraños superficiales de la córnea pueden eliminarse con irrigación. Si está incrustado en la córnea, extraerlo con una punta de aguja o un bastoncillo de algodón bajo examen con lámpara de hendidura por parte de un proveedor capacitado, o remitir a un oftalmólogo después de instilar una pomada oftálmica en el ojo. Por lo general, después de la extracción se producirá una abrasión.

TABLA 33-3 Manejo agudo del hipema en pacientes hospitalizados

Medicamentos
- Atropina al 1 % tres veces al día
- Acetato de prednisolona al 1 % (una gota cuatro veces al día)
- Medicación antiglaucoma: maleato de timolol al 0.5 % dos veces al día, 500 mg de acetazolamida dos veces al día
- Paracetamol para el dolor, según sea necesario
- Ácido aminocaproico (50 mg/kg de líquido cada 4 h; dosis máxima 30 g/24 h)

Actividades
- Reposo en cama con posibilidad para ir al baño y disminución de la actividad
- Protección a tiempo completo en el ojo lesionado

Indicaciones de cirugía
- Manchas de sangre en la córnea
- Presión intraocular elevada de 50 mm Hg durante 5 días, 35 mm Hg durante 7 días o hipema total. En pacientes con enfermedad de células falciformes, se recomienda la cirugía con una presión intraocular superior a 24 mm Hg durante 24 h con medicación máxima

TABLA 33-4 Evaluación de cuerpos extraños intraoculares
Agudeza visual
Exploración del fondo de ojo con dilatación
Protección
Tomografía computarizada
Quirófano

2. Ocluir el ojo con un parche ha dejado de ser un tratamiento establecido después de la extracción, ya puede hacer que las bacterias se multipliquen y, a la vez, no aumenta la comodidad.
3. Utilizar una pomada antibiótica oftálmica, normalmente eritromicina o polimixina (no utilizar fármacos más amplios ni gotas de aminoglucósidos), al menos una vez al día, hasta que el epitelio esté curado (normalmente unos días). Remitir al paciente a un oftalmólogo para su seguimiento y aconsejarle que busque tratamiento inmediato si los síntomas persisten durante más de 24 h o si se detecta una abrasión o un defecto central de más de 2 mm.

F. **Laceraciones de los párpados.** Realizar una exploración oftalmológica a todo paciente con una laceración de párpado o con laceraciones alrededor de las órbitas. En general, cuanto más cerca del ojo, especialmente si hay síntomas, más detallada debe ser la exploración. Las lesiones de partes blandas se reparan después de descartar lesiones del globo y de realizar estudios de imagen. Incluso las reparaciones de laceraciones de párpados más complejas pueden demorarse hasta 48 h con excelentes resultados quirúrgicos.
1. Las complicaciones específicas de los párpados incluyen la desinserción del ligamento palpebral medial (tendón del canto medial), la laceración del sistema de drenaje lagrimal (canalicular) y la laceración de la aponeurosis del elevador. Estas y las laceraciones transmarginales del párpado requieren una atención especial.
2. **Una lesión en la cara medial del párpado puede provocar una laceración canalicular.** Las lesiones por desgarro son las de mayor riesgo. Para detectar esta lesión es necesario inspeccionar, sondear e irrigar cuidadosamente el aparato lagrimal. Deben irrigarse y examinarse todas las heridas para detectar la presencia de cuerpos extraños.
3. Es mejor reparar las lesiones complicadas y las de la infancia más temprana en el quirófano, bajo sedación monitorizada o anestesia general. La mayoría de las laceraciones superficiales pueden repararse con bloqueos locales del párpado en el servicio de urgencias. En caso de alteraciones graves del párpado, hay que fijar primero el ligamento palpebral medial con la reparación de la lesión canalicular, la intubación con silicona del sistema lagrimal y la reparación de la cabeza profunda del tendón del ligamento palpebral medial, antes de cerrar cualquier otra laceración del párpado. Es mejor que la reparación la realice un oftalmólogo o un cirujano plástico experto en reparación de párpados.
4. Las laceraciones del margen del párpado requieren un cierre en dos capas con suturas absorbibles 6-0 en el tejido profundo y suturas no absorbibles en los márgenes del párpado (seda 6-0 o seda 8-0). Hay que tener cuidado al cerrar el tejido profundo del párpado: **nunca hay que poner las suturas en contacto con la superficie del globo ocular.**
5. Es mejor realizar el cierre superficial de la piel con suturas de monofilamento 7-0 u 8-0 o de absorción rápida.
6. La ptosis secundaria al traumatismo se observa mejor durante 6 a 12 meses y, una vez detectada, se trata con resección o avance del elevador. La ptosis mecánica por hematoma o edema tisular suele mejorar lentamente.
7. Las pomadas antibióticas tópicas ofrecen profilaxis bacteriana y protección de la córnea en circunstancias de cierre anómalo de los párpados. Las compresas de hielo y la elevación de la cabeza son maniobras importantes después del tratamiento.
8. Evitar ocluir el ojo con parches de presión por el riesgo de hemorragia orbitaria. Comprobar regularmente la visión y las pupilas. Las suturas de la piel suelen retirarse en 4 o 5 días. Sin embargo, las suturas del margen del párpado deben dejarse de 10 a 12 días.

G. **Hemorragia y fracturas óseas orbitarias.** Las fracturas orbitarias pueden provocar una hemorragia orbitaria aguda y compresiva, una urgencia oftalmológica. El aumento de la presión intraorbitaria resultante de una hemorragia expansiva puede conducir rápidamente a alteración vascular de la retina y el nervio óptico, lo que provoca una pérdida de visión permanente. La descompresión oportuna con cantotomía lateral y cantólisis puede salvar la visión en un ojo con una hemorragia orbitaria expansiva. **Deben realizarla un médico de urgencias o un traumatólogo** si la visión está disminuida y no hay ningún oftalmólogo disponible. (Visitar http://emedicine.medscape.com/article/82812-overview para una descripción y un video sobre este procedimiento.)

1. En las personas con fractura orbitaria, el 40 % presenta otras lesiones oculares graves, como desgarros y desprendimientos de retina, hemorragia retiniana, hemorragia vítrea, luxación del cristalino, hipema, glaucoma o catarata traumática. Las lesiones oculares se producen con las fracturas mediofaciales, supraorbitarias y frontales. Una herida abierta del globo ocular, un desprendimiento de retina, un hipema o una neuropatía óptica traumática son contraindicaciones para la reparación ósea temprana. Como pauta general, primero debe fijarse el globo ocular. A continuación, el hueso puede repararse en aproximadamente 2 semanas.
2. Una presión intraocular elevada (>20 mm Hg) sugiere un aumento de la presión orbitaria, mientras que una presión intraocular más baja (<10 mm Hg) sugiere una lesión penetrante o perforante con rotura del globo. Estas lesiones oculares deben reconocerse de forma temprana. La reparación de las fracturas orbitarias aisladas no suele ser una urgencia quirúrgica y se realiza tras una evaluación ocular completa.
3. El atrapamiento del recto inferior se produce en pacientes jóvenes con fracturas «en tallo verde» del suelo orbitario. Estos pacientes suelen tener un ojo relativamente blanco y de apariencia discreta, una grave deficiencia de la mirada hacia arriba, dolor y náuseas. Deben repararse en el quirófano tan pronto como sea posible de forma segura, preferiblemente antes de 24 h.

H. **Neuropatía óptica traumática.** La pérdida de visión traumática con ceguera completa se produce en aproximadamente el 3 % de los pacientes que sufren una lesión maxilofacial contundente. De las fracturas mediofaciales, supraorbitarias o del seno frontal, el 4 % se asocian a lesiones graves del nervio óptico. El diagnóstico y el tratamiento tempranos de estas lesiones pueden minimizar la pérdida de visión.

1. La disminución de la agudeza visual o del campo visual con un DPAR en el ojo afectado indica una lesión del nervio óptico. A veces es difícil para el clínico no oftalmólogo hacer esta determinación, porque los pacientes con traumatismos múltiples a menudo no cooperan o están inconscientes. Además, la papila óptica (disco óptico) puede parecer normal en la oftalmoscopia.
2. Obtener una TC de sección fina a través de la órbita y el conducto óptico para excluir la posibilidad de una fractura ósea que afecte el nervio óptico.
3. El tratamiento de la neuropatía óptica en este contexto es controvertido. Los corticoesteroides no han demostrado ningún beneficio. Puede descomprimirse quirúrgicamente el nervio óptico si parece que los fragmentos óseos afectan el canal, pero solo es realista en manos de un cirujano endoscópico experimentado. Debe obtenerse primero una angiografía por TC cervical para descartar una lesión carotídea. Por lo demás, la observación es el cuidado más habitual.

I. **Cataratas.** Una lesión contusa en el ojo puede provocar opacidad (catarata) o desplazamiento del cristalino. Una lesión cortante en la cápsula del cristalino también puede causar una catarata, pero las partículas del cristalino también pueden filtrarse a la cámara anterior, lo que provoca uveítis grave, glaucoma inducido por el cristalino y, en ocasiones, **anafilaxia del cristalino** (inflamación grave por exposición a las proteínas del cristalino). Un oftalmólogo debe retirar el cristalino que se filtra.

J. **Desprendimiento de retina.** Los traumatismos contusos pueden causar desprendimiento de retina, especialmente en pacientes con miopía, lesiones oculares previas o cirugía de cataratas.

1. La mayoría de los desprendimientos de retina causados por un traumatismo no se producen en el momento de la lesión, sino que se desarrollan días o meses después. Aunque el riesgo nunca llega a cero, la mayoría de los desprendimientos se producen en los 6 meses siguientes a la lesión.
2. Se sospecha del diagnóstico cuando un paciente se presenta refiriendo luces parpadeantes y una cortina o sombra que interfiere con alguna porción del campo visual. Los campos visuales de confrontación pueden detectar la pérdida de campo. El diagnóstico se realiza mediante oftalmoscopia indirecta a través de una pupila dilatada.

K. **Conmoción retiniana.** Un dedo u otro objeto que golpea directamente el ojo o la órbita puede causar daño en la retina, el cual tienen la apariencia en la oftalmoscopia de un edema alrededor del nervio óptico o la mácula. Esto se debe a una lesión por cizallamiento de la retina, y la recuperación suele ser rápida (semanas) y completa. También puede observarse sangre bajo la retina. La recuperación puede ser completa o muy limitada.

AXIOMAS

- Debe medirse y documentarse la agudeza visual en fases iniciales para detectar lesiones oculares graves.
- Las suturas nunca se colocan en contacto directo con el globo.

- Si se sospecha una herida abierta del globo ocular, no debe presionarse el ojo; debe cubrirse con un protector firme sin contacto con los ojos; no deben instilarse gotas.
- Cuando la visión esté deteriorada y exista un hematoma orbitario, deben realizarse una cantotomía lateral y una cantólisis cuanto antes.

Lecturas recomendadas

Bagheri N, Wadja B, Calvo C, et al., eds. *The Wills Eye Manual: Office and Emergency Room Diagnosis and Treatment of Eye Disease*. 7th ed. Philadelphia, PA: Wolters Kluwer; 2016.

Gupta B, Sian I, Agrawal R. Ophthalmic trauma: risk and management update. *Expert Rev Ophthalmol* 2014;9(4):315–329.

Ho TQ, Jupiter D, Tsai JH, et al. The incidence of ocular injuries in isolated orbital fractures. *Ann Plast Surg* 2017;78:59–61.

McInnes G, Howes DW. Lateral canthotomy and cantholysis: a simple, vision-saving procedure. *CJEM* 2002;4(1):49–52.

Romaniuk VM. Ocular trauma and other catastrophes. *Emerg Med Clin North Am* 2013;31:399–411.

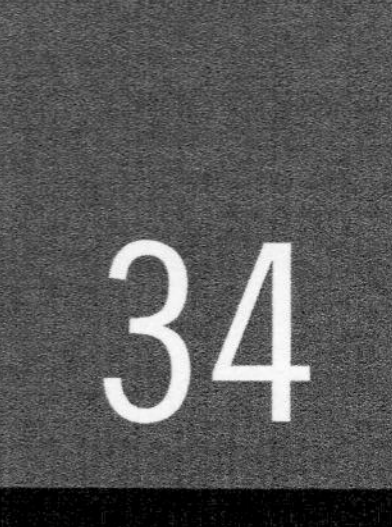

Lesiones cervicales

Tiffany K. Bee y Martin A. Croce

La evaluación inicial y el tratamiento de las lesiones cervicales difieren según el mecanismo de la lesión. En este capítulo se tratará la evaluación y el tratamiento de las lesiones penetrantes y contusas del cuello.

Anatomía. El cuello abarca la región delimitada en su extremo superior por la base de la mandíbula y una línea que va desde el ángulo de la mandíbula hasta el proceso mastoides de la base del cráneo, por debajo por la clavícula, por delante por la línea media anterior, que incluye el cartílago cricoides, y por detrás por el margen anterior del trapecio.

El cuello contiene una diversidad de estructuras vitales en un espacio relativamente pequeño. Las partes vitales de muchos sistemas de órganos están representadas en esta región (fig. 34-1).

1. Aparato respiratorio.
   a. Tráquea.
   b. Laringe.
2. Sistema vascular.
   a. Arterias carótidas.
   b. Venas yugulares.
   c. Arterias vertebrales.
3. Sistema neurológico.
   a. Médula espinal cervical.
   b. Nervio vago.
   c. Nervio frénico.
   d. Nervios laríngeos recurrentes.
4. Aparato digestivo.
   a. Faringe.
   b. Esófago.
5. Sistema endocrino.
   a. Tiroides.
   b. Glándulas paratiroides.
6. Sistema musculoesquelético.
   a. Columna vertebral y ligamentos.

El cuello se divide en zonas para mayor claridad anatómica, pero no cambia el algoritmo de toma de decisiones en situaciones de traumatismos.

1. **Zona I:** de la clavícula al cartílago cricoides. Las estructuras incluyen los vértices pulmonares, la tráquea, la vena braquiocefálica, la arteria subclavia, la arteria carótida común, el conducto torácico, las raíces nerviosas cervicales y el esófago.
2. **Zona II:** del cricoides al ángulo de la mandíbula. Las estructuras incluyen las arterias carótidas y vertebrales comunes, las venas yugulares, el esófago, la glándula tiroides, la columna cervical, la faringe, la tráquea y la laringe.
3. **Zona III:** ángulo de la mandíbula a la base del cráneo. Las estructuras incluyen las arterias carótidas externas e internas, las arterias vertebrales, las venas yugulares, las glándulas salivales, los nervios craneales IX-XII y la hipofaringe.

LESIONES PENETRANTES DE CUELLO

I. **INTRODUCCIÓN.** La penetración del platisma ya no es una indicación absoluta para la exploración del cuello. En su lugar, en muchos pacientes con estabilidad hemodinámica y sin signos de alteración vascular o aerodigestiva se utilizan pruebas diagnósticas y observación. Una lesión vascular importante puede identificarse fácilmente, pero las lesiones del sistema aerodigestivo, neurológico o musculoesquelético pueden ser más difíciles de detectar, pero no por ello dejan de

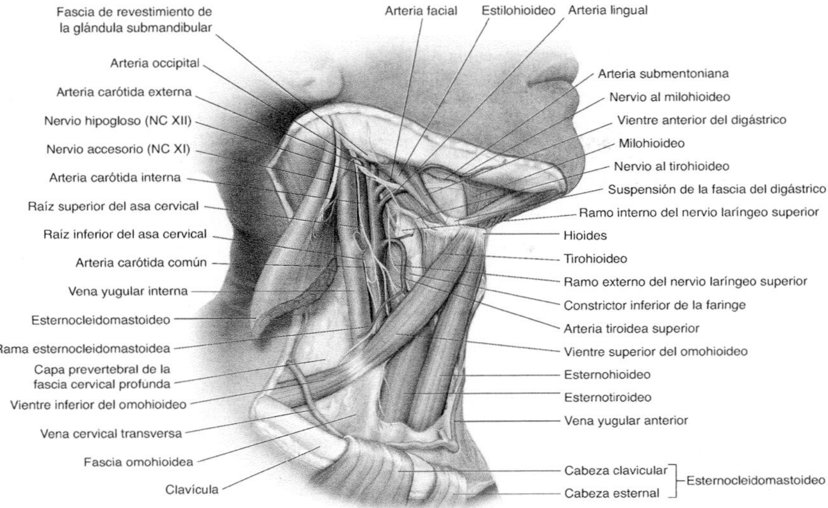

Figura 34-1. Anatomía del cuello. (Reimpreso de Fischer JE. *Fischer's Mastery of Surgery*. 7th ed. Philadelphia, PA: Wolters Kluwer; 2019, con permiso).

ser una amenaza para la vida. A menudo es necesario un enfoque multidisciplinar de estas lesiones, con la participación de cirujanos traumatólogos, radiólogos intervencionistas, otorrinolaringólogos, cirujanos plásticos, neurocirujanos y cirujanos bucomaxilofaciales.

II. EVALUACIÓN INICIAL

A. Debe realizarse una evaluación sistemática. No es necesario un collarín cervical rígido a menos que se haya producido un traumatismo cerrado o que haya signos o síntomas neurológicos. La evaluación «ABCDE», bien descrita en la evaluación inicial del traumatismo, es la piedra angular de la atención inicial.

B. Es necesaria la **intervención quirúrgica inmediata** para los pacientes con hemorragia activa grave, inestabilidad hemodinámica, hematoma cervical expansivo o pulsátil, aire subcutáneo masivo o enfisema de la herida.

C. **Los pacientes sin indicación de intervención quirúrgica inmediata** deben someterse a una evaluación primaria, seguida de una evaluación secundaria completa:

1. **Inspección.** Evaluar si hay hematoma, penetración del platisma (**no** sondar la herida), crepitación, estridor, ronquera, odinofagia, disfagia o desviación traqueal.
2. **Auscultación.** Escuchar un soplo, sonidos respiratorios bilaterales.
3. **Palpación.** Sentir un frémito (vibración) a lo largo de los vasos o enfisema subcutáneo, pulso carotídeo.
4. **Radiografía de tórax.** Comprobar si hay neumotórax o hemotórax, neumopericardio, aire retrofaríngeo, agrandamiento del mediastino superior o casquete apical.

III. PRUEBAS DIAGNÓSTICAS

A. En el paciente con estabilidad hemodinámica, la evaluación adicional puede detectar lesiones. Los pacientes que presentan disfonía, disfagia, aire retrofaríngeo, odinofagia, hemoptisis, hematemesis o disociación leve del pulso requieren más pruebas diagnósticas. Algunos centros abogan por la observación sola si no se presenta ninguno de los signos anteriores. Esto puede variar según la institución. En nuestro centro, se utiliza el algoritmo de la figura 34-2 para el paciente con lesión penetrante de cuello.

B. Las opciones de pruebas diagnósticas disponibles son las siguientes:

1. Angiografía de cuatro vasos, esofagografía con o sin laringotraqueobroncoscopia (presencia de enfisema subcutáneo o aire retrofaríngeo).
2. **Imágenes Doppler de flujo en color.** Esto puede ayudar a diagnosticar una lesión vascular.
3. **Angiografía por tomografía computarizada (ATC) helicoidal. La tecnología de ATC se está convirtiendo rápidamente en la modalidad de elección para detectar lesiones**

vasculares. Puede no ser fiable para la detección de lesiones esofágicas. Cualquier aire retrofaríngeo debe desencadenar una investigación adicional.

4. **Esofagografía y esofagoscopia.** La esofagografía con contraste bajo guía fluoroscópica tiene una sensibilidad de casi el 90 %.

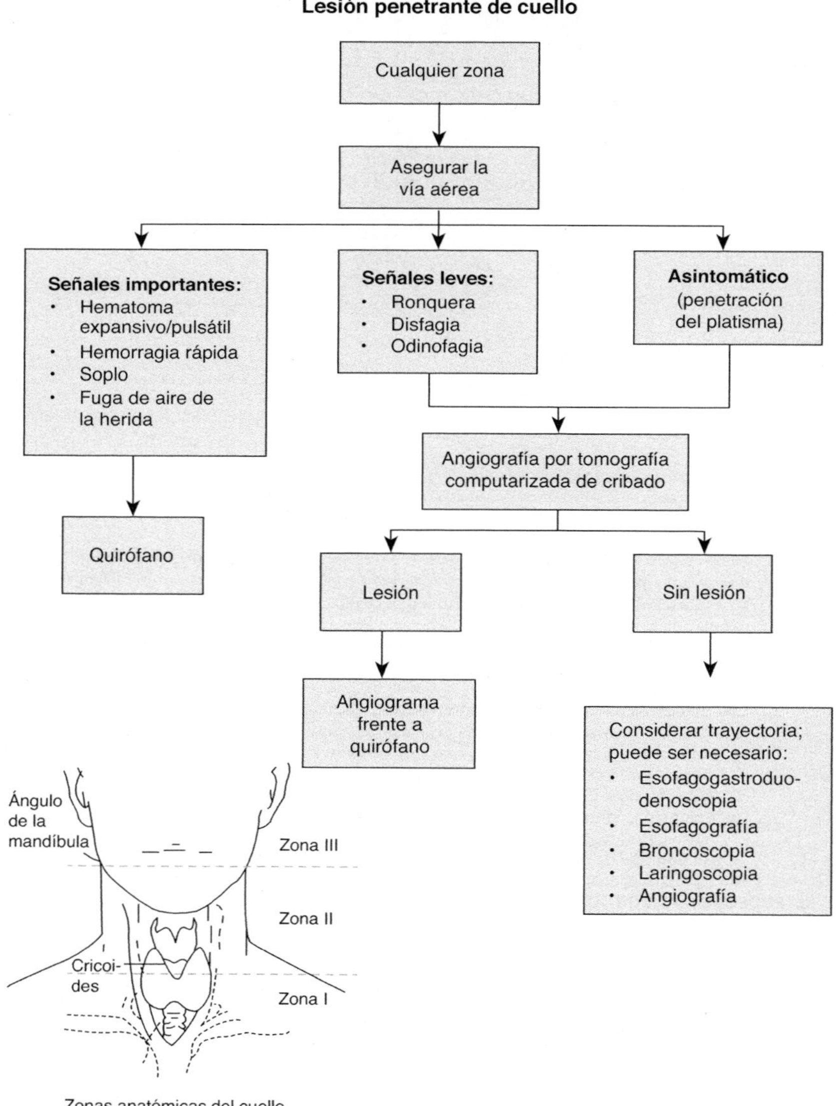

Figura 34-2. Algoritmo para el tratamiento de lesiones penetrantes en el cuello.

Para dicha técnica se utiliza bario, en lugar de contraste hidrosoluble, para distender el esófago. Muchos autores informan de buenos resultados también con la esofagoscopia flexible.

5. **Observación y exploración física.** Esto puede ser adecuado para la detección de lesiones vasculares en la zona II. Sin embargo, las lesiones vasculares de las zonas I y III pueden pasar desapercibidas solo con la exploración física.

IV. TRATAMIENTO QUIRÚRGICO DE LESIONES ESPECÍFICAS

A. El paciente debe colocarse en decúbito supino con el cuello extendido y girado hacia el lado de la lesión (suponiendo que la columna cervical esté despejada).

Debe prepararse al paciente desde el lóbulo de la oreja hasta el ombligo, con especial atención al mismo lado del tórax.

También debe incluirse una porción del muslo para un posible injerto de vena safena (fig. 34-3).

B. Abordajes de las lesiones vasculares

1. **Arteria carótida** (fig. 34-4).
   - **a.** Determinar el estado neurológico. Si el paciente está en coma, pero tiene flujo retrógrado o una hemorragia dorsal importante → intentar la reparación. Si el paciente está neurológicamente intacto → intentar la reparación. Si el paciente está inestable → puede ser necesaria la ligadura. Sin embargo, el pronóstico después de la ligadura es casi siempre desfavorable.
   - **b.** Exponer mediante una incisión esternocleidomastoidea anterior. Las lesiones de la porción superior de la carótida pueden requerir la subluxación anterior de la mandíbula o la división de los músculos omohioideos y digástricos. La colocación de un catéter de Fogarty en la porción distal de la arteria también puede ayudar a controlar la hemorragia.
   - **c.** A menudo, la reparación puede realizarse principalmente con una longitud adicional obtenida mediante la división de la arteria tiroidea superior. Si el defecto arterial es superior a 2 cm, debe utilizarse un injerto de vena safena. La transposición de la carótida externa a la arteria carótida interna es otra opción. Los injertos protésicos no tienen una buena permeabilidad y deben evitarse.
2. **Tronco braquiocefálico y porción proximal de la arteria subclavia**
   - **a.** Exponer la porción proximal de la arteria subclavia derecha y el tronco braquiocefálico a través de una esternotomía media.

     La porción proximal de la arteria subclavia izquierda se aborda a través de una toracotomía izquierda, aunque puede ser necesaria una incisión «en puerta trampa»

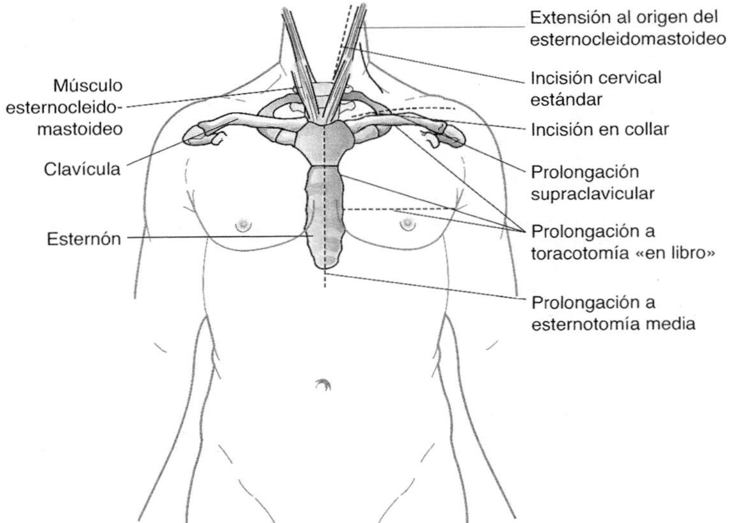

Figura 34-3. Incisiones para la exposición de lesiones penetrantes del cuello.

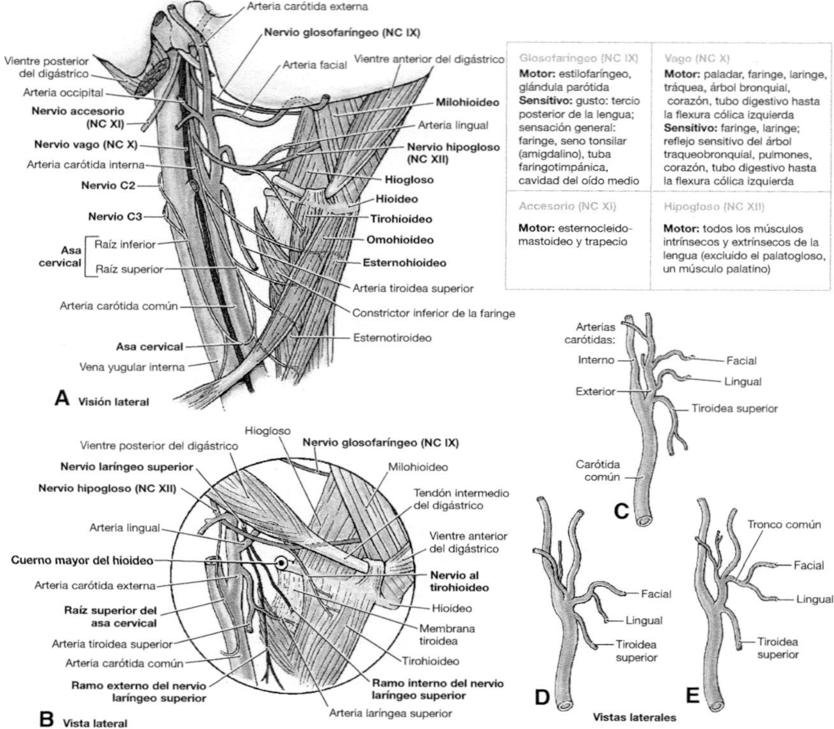

Figura 34-4. A-E: Anatomía pertinente para la exposición de la arteria carótida interna. (Reimpreso de Fischer JE. *Fischer's Mastery of Surgery*. 7th ed. Philadelphia, PA: Wolters Kluwer; 2019, con permiso).

que combine una toracotomía anterolateral izquierda con una esternotomía media parcial y una incisión supraclavicular izquierda para exponer adecuadamente la primera porción.

Aunque es controvertido, consideramos que la resección de la parte medial de la clavícula proporciona una exposición excepcional para las lesiones de la primera y segunda porción de ambas arterias subclavias.

En pacientes inestables, ligar la porción distal de la arteria subclavia al origen de la arteria vertebral.

3. **Arteria vertebral**
   a. Las opciones de tratamiento incluyen la ligadura quirúrgica o la embolización radiológica. Ligar a través del espacio intercostal C1-C2 para la vértebra distal, una exposición difícil en la circunstancia de hemorragia activa, o una incisión supraclavicular con extirpación de la parte medial de la clavícula para la vértebra proximal.
4. **Lesión venosa**
   a. La ligadura es el tratamiento de la mayoría de las lesiones venosas, a menos que sean fácilmente reparables.
   b. Evitar la embolia gaseosa; los grandes émbolos gaseosos requieren oxigenoterapia hiperbárica de forma aguda, especialmente si son sintomáticos.

C. **Lesión esofágica**
   1. La exposición ideal es a través de una incisión esternocleidomastoidea anterior, con una sonda nasogástrica colocada previamente cuando sea posible.

   La instilación de azul de metileno o aire en la sonda nasogástrica puede ayudar a visualizar la lesión (fig. 34-5).

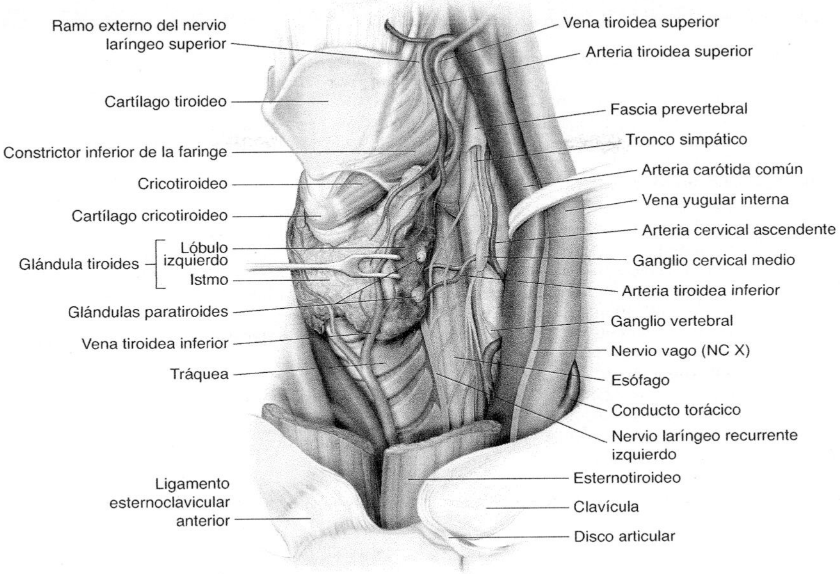

Figura 34-5. Capa alimentaria cervical. (Reimpreso de Fischer JE. *Fischer's Mastery of Surgery*. 7th ed. Philadelphia, PA: Wolters Kluwer; 2019, con permiso.)

2. La mayoría de las lesiones esofágicas pueden repararse principalmente en dos capas con una sutura absorbible interrumpida que aproxime la mucosa y una sutura no absorbible que aproxime la capa muscular.

   Si es posible, utilizar el tejido circundante (p. ej., cabeza del esternocleidomastoideo o músculos infrahioideos) para cubrir la reparación.
3. Si la lesión se descubre más de 24 h después de producirse, será necesario el drenaje y/o la esofagostomía cervical con sonda de alimentación, ya que el tejido frágil y la contaminación hacen que la reparación primaria esté contraindicada.

D. Lesión traqueal

1. Exposición a través de una incisión en el esternocleidomastoideo o en el cuello.
2. La reparación puede realizarse principalmente con una sola sutura interrumpida de ácido poliglicólico o poliglactina.

   Si una porción de la tráquea está completamente destruida, la longitud puede obtenerse mediante la movilización de la tráquea anterior a la vez que se evita el daño a la irrigación vascular lateral.

   Debe colocarse un refuerzo de tejido alrededor de la reparación. Puede ser necesaria una traqueotomía en caso de lesión grave, pero no debe colocarse a través del área lesionada.

V. TRATAMIENTO NO QUIRÚRGICO DE LESIONES ESPECÍFICAS

A. Lesión traumática de la arteria carótida

1. Los pequeños seudoaneurismas observados en la angiografía/ATC pueden ser susceptibles de ser sometidos a endoprótesis vascular en caso de lesión penetrante. No se dispone de datos a largo plazo, especialmente en la población joven.

B. Lesión de la arteria vertebral

1. La extravasación de una lesión de la arteria vertebral puede embolizarse tanto distal como proximalmente a la lesión mediante técnicas endovasculares.

C. Lesión laríngea/traqueal

1. El tratamiento no quirúrgico selectivo de las lesiones faringoesofágicas es seguro en pacientes cuidadosamente seleccionados con fuga contenida documentada en trago de Gastografin/tránsito baritado.

LESIONES CONTUSAS DE CUELLO

I. **INTRODUCCIÓN.** Los traumatismos contusos de cuello son frecuentes, pero las lesiones significativas (excluyendo las de la columna cervical) son relativamente infrecuentes, aunque ponen en peligro la vida si se producen. El golpe de un conductor sin cinturón de seguridad contra el volante y un golpe directo en el cuello son dos mecanismos comunes. La torsión, la flexión o la extensión violentas del cuello también pueden dar lugar a una lesión contusa de cuello sin signos externos de traumatismo.

II. **EVALUACIÓN INICIAL**

A. Utilizar el abordaje de las evaluaciones primaria y secundaria señalado anteriormente en este texto. Es esencial mantener la inmovilización cervical.

1. **Vía aérea**
   a. Los pacientes con dificultades de oxigenación, ventilación o disminución del estado mental deben ser intubados, preferiblemente por vía bucal. Si no puede intubarse, debe realizarse una cricotiroidotomía.
      Debe tenerse cuidado: **asegurar la vía aérea en pacientes con lesión laringotraqueal es un reto.**
2. **Respiración**
   a. El neumotórax puede producirse con un traumatismo laringotraqueal o esofágico y, en ocasiones, dar lugar a un neumotórax a tensión. Si este es el caso, hay que realizar una descompresión con aguja, seguida de un drenaje torácico.
      Puede haber neumomediastino, pero normalmente no compromete la respiración por sí mismo.
   b. La interrupción traqueal o laríngea suele provocar un compromiso ventilatorio muy grave.
3. **Circulación**
   a. Como siempre, colocar vías periféricas de gran calibre y reanimar.
   b. Controlar los pulsos periféricos para detectar signos de deterioro.
   c. Aplique presión directa en las zonas hemorrágicas del cuello *sin* sondar ni colocar pinzas ciegas.
4. **Discapacidad**
   a. Buscar evidencia de lesiones medulares.
   b. Entre las anomalías neurológicas que no siempre se asocian a una lesión intracraneal o medular se encuentran las siguientes:
      i. **Anisocoria** y/o síndrome de Horner.
      ii. Debilidad de la extremidad.
      iii. Cambio en el estado de alerta.

B. **Exploración física.** Para una exploración adecuada, retirar el collarín cervical mientras se mantiene la inmovilización en línea.

1. **Inspección**
   a. Buscar laceraciones, abrasiones, contusiones, crepitación, distensión venosa yugular, asimetría, «signo del cinturón de seguridad» u otra deformidad grave.
2. **Auscultación**
   a. Escuchar si hay un soplo sobre un vaso carotídeo; si hay un hematoma, asumir una lesión aguda.
   b. El estridor, la ronquera, la odinofagia y la disfagia sugieren una lesión laringotraqueal o aerodigestiva.
3. **Palpación**
   a. La presencia de déficit de pulso, hematoma pulsátil expansivo o frémito sugiere una lesión vascular.
   b. La pérdida de los contornos anatómicos normales de la región anterior del cuello, del cartílago tiroides y del cartílago cricoides sugiere una fractura laríngea.
   c. Asegurarse de que la tráquea está en la línea media (no desplazada por un hematoma o un neumotórax a tensión). Un defecto en la pared de la tráquea («en escalón») indica una afectación de la tráquea. La lesión traqueal suele presentarse con enfisema subcutáneo.
   d. El enfisema subcutáneo sugiere un neumotórax o una lesión de la vía aérea. Es poco probable que una lesión esofágica provoque un enfisema subcutáneo significativo, pero el aire retrofaríngeo suele estar presente.

C. **Evaluación radiográfica**

1. Radiografía simple de la columna cervical (*v.* cap. 32). Buscar:
   a. La desviación de la tráquea, el aumento de la densidad de los tejidos blandos y la hinchazón son signos de hematoma.

   b. Un grosor del tejido blando pretraqueal por encima de 6.0 mm en C2 o de 22 mm en C6 sugiere una fractura de la columna cervical.
   c. Los signos de enfisema subcutáneo o aire retrofaríngeo sugieren una lesión laringotraqueal o esofágica.
   d. La mala alineación y/o la separación anómala de los cuerpos vertebrales y sus procesos sugieren una fractura o una lesión ligamentosa.
   e. Continuar con la inmovilización cervical hasta que la columna esté despejada radiográfica y clínicamente.
  2. Radiografía de tórax
   a. Buscar neumotórax, enfisema subcutáneo, neumomediastino y neumopericardio.
   b. El aumento de tamaño del mediastino superior y del casquete apical indica una lesión de los grandes vasos en la abertura inferior del tórax o en la base del cuello.

III. MODALIDADES DE DIAGNÓSTICO. Trasladar a los pacientes con hematomas expansivos o hemorragia activa inmediatamente al quirófano. En el caso de los pacientes con estabilidad hemodinámica, es necesario realizar una evaluación diagnóstica adicional.

 A. TC y ATC
  1. Puntos fuertes
   a. Excelente para identificar lesiones en la laringe, la columna vertebral y los vasos.
   b. Permite identificar pequeñas acumulaciones de aire extraluminal en el caso inusual de una lesión esofágica contusa.
   c. Permite detectar lesiones en los tejidos blandos.
   d. Excelente modalidad para el diagnóstico de una lesión traqueal.
  2. Puntos débiles
   a. La sensibilidad para las lesiones ligamentosas y vasculares es controvertida (*v.* RM).
   b. Requiere contraste intravenoso.

 B. Laringoscopia/broncoscopia
  1. Puntos fuertes
   a. Visualización directa de la laringe y la tráquea.
  2. Puntos débiles
   a. La lesión de la laringe o la tráquea puede quedar oculta por el tubo endotraqueal.

 C. Ecografía doble
  1. Puntos fuertes
   a. Prueba no invasiva para la enfermedad carotídea oclusiva.
  2. Puntos débiles
   a. Depende del operador.
   b. Dificultad para visualizar la anatomía en presencia de un hematoma o enfisema subcutáneo.
   c. Poco fiable para la identificación de la lesión traumática contusa de la arteria carótida interna (disección de la arteria carótida interna).
   d. La exploración inadecuada es frecuente cuando se utilizan dispositivos de inmovilización cervical.

 D. Angiografía
  1. Puntos fuertes
   a. Largo historial de uso en el diagnóstico de lesiones de las arterias carótida o vertebral.
   b. Permite realizar intervenciones terapéuticas al mismo tiempo.
   c. Proporciona información sobre la anatomía intracerebral.
  2. Puntos débiles
   a. Invasiva y, aunque raramente, puede causar una hemorragia o una lesión neurológica.
   b. Requiere contraste intravenoso.

 E. Esofagrama
  1. Puntos fuertes
   a. El bario distiende adecuadamente el esófago para facilitar la identificación de la lesión; el contraste hidrosoluble es inadecuado.
  2. Puntos débiles
   a. Técnicamente difícil en el paciente intubado.
   b. Mala visualización de la faringe y de la porción superior del esófago.

 F. Fibroesofagoscopia
  1. Puntos fuertes
   a. Buena visualización del esófago, especialmente de las porciones media y distal.
   b. Es segura en pacientes con inmovilización cervical (a diferencia de la esofagoscopia rígida)
  2. Puntos débiles
   a. Puede ser difícil distender adecuadamente el esófago para identificar una pequeña lesión.

b. Mala visualización de la faringe, el orificio esofágico y la porción superior del esófago.

G. Resonancia magnética

1. **Puntos fuertes**
    a. Buena para la evaluación de lesiones ligamentosas de la columna cervical.
    b. Buena para la evaluación de la médula espinal.
2. **Puntos débiles**
    a. Tiempo de espera.
    b. Difícil de realizar en pacientes inestables.

IV. LESIONES ESPECÍFICAS

A. Lesión cerebrovascular contusa (cerrada)

1. **Incidencia**
    a. Está aumentando gracias a la concienciación y el cribado.
    b. La estimación de la incidencia de lesiones carotídeas contusas es del 0.5 % de todos los ingresos por traumatismos contusos; la incidencia de las lesiones vertebrales se considera mayor por un factor de 1.5 a 3.
2. **El mecanismo mejor descrito pertenece a Crissey y Bernstein:**
    a. Crissey 1: golpe directo en el cuello.
    b. Crissey 2: golpe en la cabeza con rotación del cuello e hiperextensión que provoca el estiramiento de la carótida interna.
    c. Crissey 3: traumatismo intrabuccal.
    d. Crissey 4: daño en la porción intrapetrosa de la arteria carótida interna.

B. Arteria carótida (fig. 34-6).

1. **Arteria carótida común**
    a. Normalmente se debe a un golpe directo en el cuello, con hematoma o contusión de los tejidos blandos circundantes.
    b. Puede presentarse con hemiparesia que no se explica por los hallazgos de la TC cerebral.
    c. Las fracturas faciales (LeFort II y III) y cervicales asociadas son signos de traumatismo grave y deben hacer aumentar la sospecha de lesión vascular.
    d. El diagnóstico se realiza mediante angiografía. Es necesario realizar una angiografía completa de cuatro vasos para evaluar la presencia o ausencia de llenado cruzado, ya que solo una tercera parte de los pacientes tendrá un polígono de Willis intacto. La ATC puede tener un papel más importante en el diagnóstico a medida que la tecnología siga mejorando.
    e. La TC y ATC se están convirtiendo en el procedimiento de imagen inicial preferido.
    f. Grados de lesión de la carótida.
        i. Grado I: apariencia arteriográfica de irregularidad de la pared del vaso o disección/hematoma intraparietal con menos del 25 % de estrechamiento luminal.
        ii. Grado II: apariencia arteriográfica de un colgajo de la íntima o un hematoma intraparietal con estrechamiento o disección superior al 25 %.
        iii. Grado III: apariencia arteriográfica de un seudoaneurisma.
        iv. Grado IV: arteriográfica de oclusión.
        v. Grado V: sección (corte) transversal o lesión hemodinámicamente significativa.
2. **Arteria carótida interna**
    a. Suele deberse a una desaceleración rápida con rotación del cuello e hiperextensión. Esto hace que la carótida interna se estire sobre el segundo o tercer proceso transverso cervical, lo que da lugar a una lesión de la íntima. Normalmente se produce una disección que se extiende hasta la base del cráneo; puede haber un seudoaneurisma asociado.
    b. Puede presentarse con hemiparesia u otro déficit neurológico que no se explica por los hallazgos de la TC cerebral.

        No suele haber síndrome de Horner completo, pero sí miosis, por la lesión de las fibras simpáticas cercanas.
    c. La angiografía/ATC es la modalidad de elección para detectar lesiones en la carótida interna.

C. Arteria vertebral (fig. 34-7)

1. Normalmente se asocian a flexión y rotación del cuello, y también a fracturas de la columna cervical o la subluxación. Las fracturas del foramen transverso se asocian igualmente a lesiones vasculares.
2. Con una lesión cervical asociada, está indicada una angiografía cerebral.

D. Laringe/tráquea

1. Normalmente se debe a un golpe directo en el cuello.
2. La perforación de la porción superior de la vía aerodigestiva es el pronóstico de la compresión del cartílago laríngeo por los cuerpos vertebrales.

Traumatismo carotídeo contuso

TC craneal
ATC cerebrovascular
ATC negativa
Positiva o indeterminada para lesión carotídea
ATC negativa CON exploración neurológica inexplicable
Continuar evaluación
No es necesario un angiograma
Inicio heparina gtt[1]
Consulta vascular/radiología neurointervencional
1. Heparina si no hay contraindicaciones; analizar con el personal de traumatología:
• Iniciar el protocolo de heparina a dosis bajas
• El objetivo del TTP es de 45-50 s
Angiografía de cuatro vasos
Negativo
Disección y/o seudoaneurisma
Parar la heparina
Observación
Continuar con la heparina gtt[1]
Consulta de neurocirugía
2. Analizar con el personal neurovascular
• Administrar al paciente Plavix (clopidogrel) 300 mg y ASA 325 mg el día anterior si se considera la posibilidad de colocar una endoprótesis
Tratamiento definitivo de otras lesiones en un plazo de 7 días: mantener la heparina 2 h antes y 4 h después de la intervención quirúrgica si es necesario.
Repetir el estudio radiológico (angiografía, TC, ARM)[2]
Sin endoprótesis
Endoprótesis
ASA (325 mg) y Plavix/clopidogrel (75 mg)
ASA (325 mg) y Plavix/clopidogrel (75 mg)
Repetir estudio radiológico (angiografía, ATC, ARM) en 6 meses

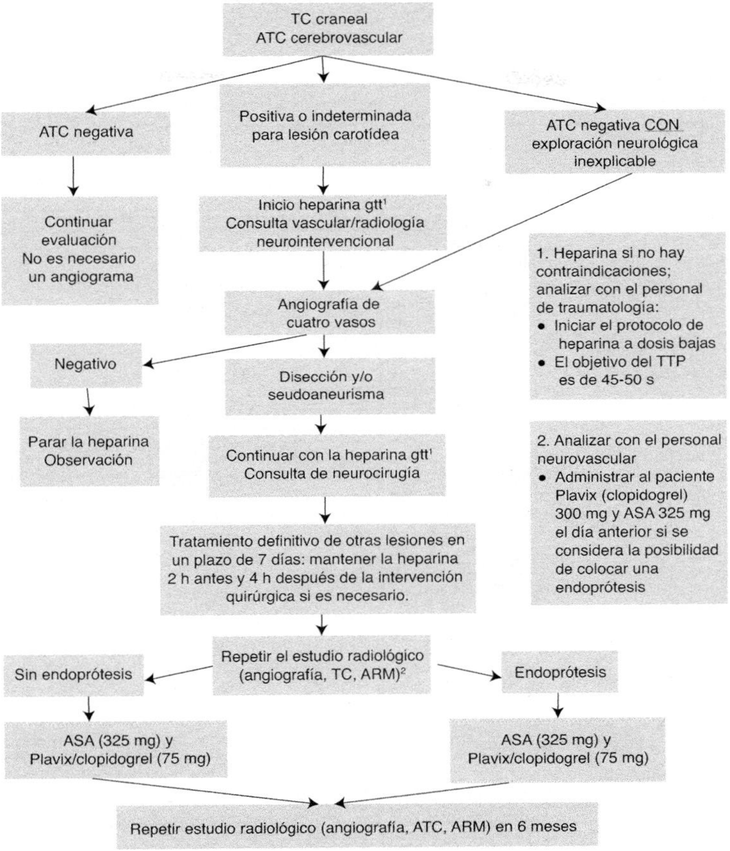

Referencias bibliográficas:
1. Paulus EM, et al. Blunt cerebrovascular injury screening with 64-channel multidetector computed tomography: More slices finally cut it. *J Trauma Acute Care Surg* 2014 Feb:76(2):2785-2798.
2. Shahan CP, et al. A safe and effective management strategy for blunt cerebrovascular injury: Avoiding unnecessary anticoagulation and eliminating stroke. *J Trauma Acute Care Surgery* 2016 Jun:80(6):915-922.

Figura 34-6. Manejo de la lesión traumática contusa de la arteria carótida. ARM, angiografía por resonancia magnética; ASA, ácido acetilsalicílico; ATC, angiografía por tomografía computarizada; TTP, tiempo de tromboplastina parcial.

3. Suele asociarse a enfisema subcutáneo y a pérdida del contorno normal del cartílago tiroides. Puede palparse un defecto en la pared traqueal.
4. Los pacientes despiertos con lesiones laringotraqueales adoptarán una posición en la que adquieran una vía aérea permeable.
5. Hay que asegurar la vía aérea. La mejor opción es una vía quirúrgica con anestesia local en el quirófano.
6. El diagnóstico no obvio es por laringoscopia directa o broncoscopia. El diagnóstico por TC tridimensional multicorte es otra opción.

E. Esófago

1. Normalmente se debe a un golpe directo en el cuello; estas lesiones son poco frecuentes.

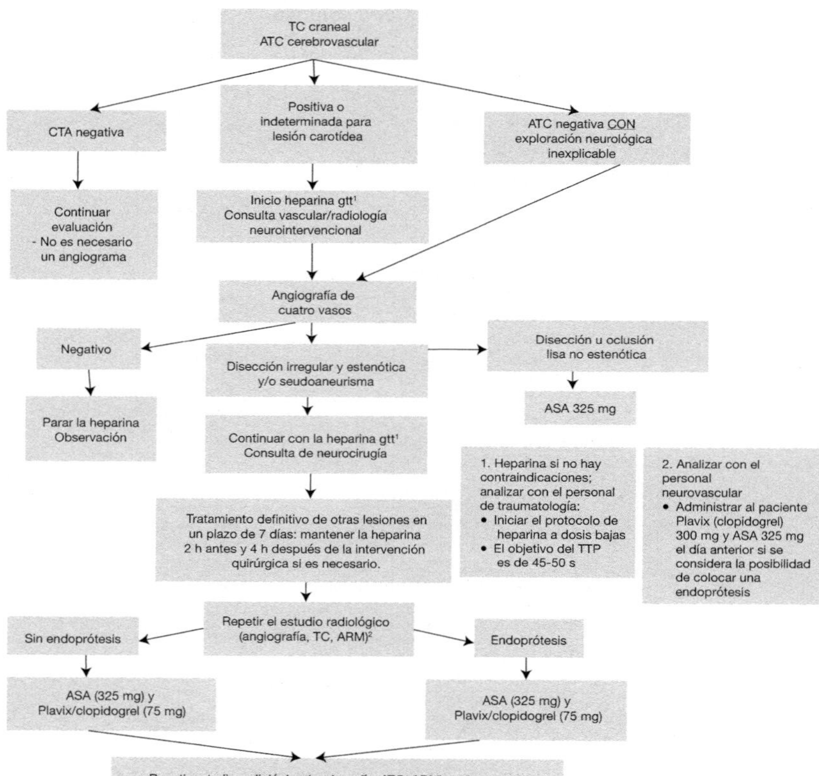
Traumatismo vertebral contuso
TC craneal
ATC cerebrovascular
CTA negativa
Positiva o indeterminada para lesión carotídea
ATC negativa CON exploración neurológica inexplicable
Continuar evaluación
- No es necesario un angiograma
Inicio heparina gtt[1]
Consulta vascular/radiología neurointervencional
Angiografía de cuatro vasos
Negativo
Disección irregular y estenótica y/o seudoaneurisma
Disección u oclusión lisa no estenótica
Parar la heparina
Observación
ASA 325 mg
Continuar con la heparina gtt[1]
Consulta de neurocirugía
1. Heparina si no hay contraindicaciones; analizar con el personal de traumatología:
• Iniciar el protocolo de heparina a dosis bajas
• El objetivo del TTP es de 45-50 s
2. Analizar con el personal neurovascular
• Administrar al paciente Plavix (clopidogrel) 300 mg y ASA 325 mg el día anterior si se considera la posibilidad de colocar una endoprótesis
Tratamiento definitivo de otras lesiones en un plazo de 7 días: mantener la heparina 2 h antes y 4 h después de la intervención quirúrgica si es necesario.
Repetir el estudio radiológico (angiografía, TC, ARM)[2]
Sin endoprótesis
Endoprótesis
ASA (325 mg) y Plavix/clopidogrel (75 mg)
ASA (325 mg) y Plavix/clopidogrel (75 mg)
Repetir estudio radiológico (angiografía, ATC, ARM) en 6 meses
Referencias bibliográficas:
1. Paulus EM, et al. Blunt cerebrovascular injury screening with 64-channel multidetector computed tomography: More slices finally cut it. J Trauma Acute Care Surg 2014 Feb:76(2):2785-2798.
2. Shahan CP, et al. A safe and effective management strategy for blunt cerebrovascular injury: Avoiding unnecessary anticoagulation and aliminating stroke. J Trauma Acute Care Surgery 2016 Jun:80(6):915-922.

Figura 34-7. Manejo de la lesión traumática contusa de la arteria vertebral.

2. El diagnóstico se realiza mediante tránsito baritado.

V. TRATAMIENTO

A. Arteria carótida

1. Reservar el tratamiento quirúrgico para las lesiones de la carótida común o la porción proximal de la arteria carótida interna. La lesión contusa, que suele ser una disección (con o sin seudoaneurisma asociado), suele extenderse distalmente, lo que hace que la reparación primaria sea poco práctica. Suele ser necesario un injerto de interposición, y puede ser necesario un segmento largo.
2. El tratamiento no quirúrgico con anticoagulación o embolización es el tratamiento principal para la disección traumática de la arteria carótida interna. La heparina continua es el tratamiento preferido, aunque debe utilizarse con precaución en pacientes con lesiones asociadas, especialmente hemorragia cerebral intraparenquimatosa o contusión. Monitorizar el tiempo de tromboplastina parcial (TTP) con un objetivo de 45 s a 50 s. La angiografía de seguimiento a los 7 o 14 días permitirá evaluar la progresión de la lesión. Si no hay progresión, pasar a tratamiento antiplaquetario con ácido acetilsalicílico (aspirina) y clopidogrel durante aproximadamente 6 meses. Los estudios de seguimiento, incluida

la angiografía por resonancia magnética (ARM) o la ATC, permiten detectar la persistencia de la lesión y guiar la continuación del tratamiento antitrombótico o la posible colocación de una endoprótesis.

El tratamiento de los seudoaneurismas consiste en la colocación de una endoprótesis con tratamiento antiplaquetario hasta que esta se haya endotelizado, aproximadamente en 6 meses. Por lo general, el ácido acetilsalicílico se mantiene durante toda la vida del paciente con la endoprótesis.

B. Arteria vertebral

1. Por lo general, no es necesario el tratamiento quirúrgico.
2. El tratamiento no quirúrgico es similar a la anticoagulación y al tratamiento antiplaquetario para las lesiones de la carótida interna.
3. La embolización radiológica debe reservarse para la fístula arteriovenosa o la extravasación activa.

C. Laringe/tráquea

1. Puede ser necesaria una incisión urgente y la intubación de la parte distal de la tráquea alterada.
2. En el caso de lesiones destructivas, puede ser necesaria la reconstrucción de la tráquea. Mathison y Grillo han establecido los principios básicos de manejo:
   a. Evitar buscar los nervios laríngeos recurrentes.
   b. Separar las líneas de sutura traqueal y esofágica.
   c. Conservar la viabilidad de la tráquea.
   d. Evitar la traqueotomía mediante la reparación.
   e. Flexionar el cuello para evitar la tensión en la reparación.
3. Las lesiones menos destructivas (normalmente en la laringe) pueden tratarse con traqueotomía distal a la lesión y reparación primaria de la misma.
4. Las lesiones leves con hinchazón mínima o cartílago no desplazado pueden tratarse con observación, reposo de la voz y aire humedecido.
5. La ronquera por parálisis bilateral de las cuerdas vocales en la alteración laringotraqueal puede mejorar con el tiempo.

D. Esófago

1. La reparación quirúrgica debe llevarse a cabo cuando se haga el diagnóstico. El esófago debe repararse en dos capas (mucosa interna, muscular externa), apuntalada por los músculos infrahioideos circundantes. Si es necesario un drenaje, debe ser un drenaje de aspiración cerrado.

AXIOMAS

- La primera prioridad es obtener una vía aérea segura, lo que puede ser difícil en un paciente con una lesión grave en el cuello.
- Las lesiones graves en la laringe, la tráquea, la carótida o el esófago no son frecuentes, pero se asocian a una elevada morbilidad y mortalidad.
- Buscar diligentemente estas lesiones con múltiples modalidades e intervenir en quirófano cuando exista inestabilidad o una clara alteración anatómica.

Lecturas recomendadas

Asensio JA, Chahwan S, Forno W, et al. Penetrating esophageal injuries: multicenter study of the American Association for the Surgery of Trauma. *J Trauma* 2001;50(2):289–296.

Bhojani RA, Rosenbaum DH. Contemporary assessment of laryngotracheal trauma. *J Thorac Cardiovasc Surg* 2005;130(2):426–432.

Bynoe RP, Miles WS, Bell RM, et al. Non-invasive diagnosis of vascular trauma by duplex ultrasonography. *J Vasc Surg* 1991;14:346–352.

Dansagra AP, Cooke DL, Hetts SW. Current trends in endovascular management of traumatic cerebrovascular injury. *J Neurointerv Surg* 2014;6(1):47–50.

Demetriades D, Theoforou D, Cornwell E, et al. Evaluation of penetrating injuries of the neck: prospective study of 223 patients. *World J Surg* 1997;21(1):L41–L47.

Emmett KP, Fabian TC. Improving the screening criteria for blunt cerebrovascular injury: the appropriate role for CT angiography. *J Trauma* 2011;70(5):1058–1063.

Fabian TC, George SM, Croce MA, et al. Carotid artery trauma: management based on mechanism of injury. *J Trauma* 1990;30(8):953–961.

Ginzburg E, Montalvo B. The use of duplex ultrasonography in penetrating neck trauma. *Arch Surg* 1996;131:691–693.

Hirshberg A, Wall MJ. Transcervical gunshot injuries. *Am J Surg* 1994;167:309–312.

Loq GM, Inaba K, Demetrides D. The use of the anatomic "zones" of the neck in the assessment of penetrating neck injury. *Am Surg* 2014;80(10):970–974.

Madsen AS, Oosthuizen G, Clarke DL. The role of computed tomography and angiography in the detection of aerodigestive tract injury following penetrating neck injury. *J Surg Res* 2016;205(2): 490–498.

Madsen AS, Oosthuizen GV, Clarke DL. Selective non-operative management of pharyngo-esophageal injuries secondary to penetrating neck trauma: a single-center review of 86 cases. *J Trauma Acute Care Surg* 2018;85(3):541–548.

McConnell DB, Trunkey DD. Management of penetrating trauma to the neck. *Adv Surg* 1994;27:97–127.

Montorfano MA, Pla F, Montorfano LM. Point-of-care ultrasound and Doppler ultrasound evaluation of vascular injuries in penetrating and blunt trauma. *Crit Ultrasound J.* 2017;9(1):5.

Munera F, Cohn S, Rival LA. Penetrating injuries of the neck: use of helical computed tomographic angiography. *J Trauma* 2005;58(2):413–418.

Paulus E, Fabian TC, Savage SA, et al. Blunt cerebrovascular injury screening with 64-channel multidetector computed tomography: more slices finally cut it. *J Trauma Acute Care Surg* 2014:76(2):279–283.

Prichayadh S, Choadrachata-anun J, Samorn P. Selective management of penetrating neck injuries using "no zone" approach. *Injury* 2015;46(9):1720–1725.

Sclafani SJ, Scalea TM. Internal carotid artery gunshot wounds. *J Trauma* 1996;40:751–757.

Srinivasan R, Haywood T, Horwitz B, et al. Role of flexible endoscopy in the evaluation of possible esophageal trauma after penetrating injuries. *Am J Gastroenterol* 2000;95(7):1725–1729.

Velopulos CG, Shihab HM, Lottenberg L, et al. Prehospital spine immobilization/spinal motion restriction in penetrating trauma: a practice management guideline from EAST. *J Trauma Acute Care Surg* 2018;84(5):736–744.

35

Lesiones torácicas

Erik J. Olson, Adam M. Shiroff y Mark J. Seamon

I. INTRODUCCIÓN. Las lesiones torácicas son responsables de aproximadamente el 25 % de todas las muertes por traumatismo en Estados Unidos.

Las muertes inmediatas suelen estar relacionadas con el daño contuso al corazón o a los grandes vasos o con lesiones penetrantes en los vasos torácicos. Las muertes a las pocas horas suelen deberse a obstrucción de la vía aérea, neumotórax a tensión, hemorragia o empaquetamiento cardíaco. Las complicaciones pulmonares, la sepsis y las lesiones no detectadas representan la mayor parte de los casos de mortalidad tardía.

Aunque las lesiones torácicas a menudo ponen en peligro la vida, la mayoría se tratan de forma no quirúrgica. Las opciones de tratamiento incluyen analgesia, terapia respiratoria intensiva, intubación endotraqueal y drenaje torácico. Solo entre el 10 % y el 15 % de los pacientes con lesiones torácicas requerirán toracotomía o esternotomía.

II. EVALUACIÓN INMEDIATA

A. La exploración física incluye la evaluación de la vía aérea superior, los ruidos respiratorios, los ruidos cardíacos, y la simetría y estabilidad de la pared torácica. Los hallazgos de desviación traqueal, disminución de los ruidos respiratorios, enfisema subcutáneo y distensión venosa yugular (DVY) deben identificarse de forma temprana durante la exploración primaria.

B. La reanimación debe comenzar en paralelo a los procedimientos diagnósticos concurrentes. Mantener la vía aérea y administrar oxígeno complementario según sea necesario. Si el paciente no responde a las maniobras de reanimación, lo que se evidencia por la persistencia de hipotensión, taquicardia o disminución del estado mental, hay que considerar una hemorragia en curso y reevaluar la presencia de empaquetamiento cardíaco, neumotórax a tensión o choque cardiógeno por traumatismo cardíaco contuso (TCC).

1. Considerar intubación endotraqueal en aquellos pacientes con lesiones graves en la pared torácica.
2. Colocar dos líneas intravenosas (IV) o interóseas (IO) de gran calibre para la infusión de volumen, idealmente una por encima y otra por debajo del diafragma.
3. Infundir cristaloides precalentados y considerar la transfusión temprana de hemoderivados calentados.
4. Debe disponerse de manera inmediata de dispositivos de infusión rápida y de ahorro de células.
5. Monitorizar la oximetría de pulso continua y el electrocardiograma (ECG).
6. Obtener una radiografía de tórax al principio de la evaluación de todos los pacientes como complemento de la evaluación primaria. Los pacientes que sufren lesiones penetrantes deben tener identificados los lugares de penetración con marcadores radiopacos para identificar las trayectorias.

C. Tratamiento inmediato de las heridas torácicas penetrantes

1. Desvestir y rotar a los pacientes para identificar todas las lesiones penetrantes.
2. **NO SONDAR la herida para determinar la profundidad o el ángulo, ya que puede producir un neumotórax.**
3. Obtener una radiografía de tórax con marcadores metálicos colocados en todas las heridas penetrantes.
   a. **Intentar determinar la trayectoria para delimitar la lesión anatómica.**
   b. Realizar un drenaje torácico inmediato para el neumotórax o el hemotórax.
   c. Si la radiografía de tórax es negativa después de una lesión torácica penetrante, considerar la posibilidad de repetir la radiografía en 3 h o la tomografía computarizada (TC) de tórax, ya que un pequeño porcentaje (<5 %) de pacientes desarrollará un neumotórax tardío.
      i. El diagnóstico de penetración transmediastínica se basa en la sospecha clínica, la trayectoria del proyectil o los hallazgos de la radiografía de tórax. Evaluar rápidamente la vía aérea, el estado hemodinámico y la necesidad de controlar la hemorragia (fig. 35-1).

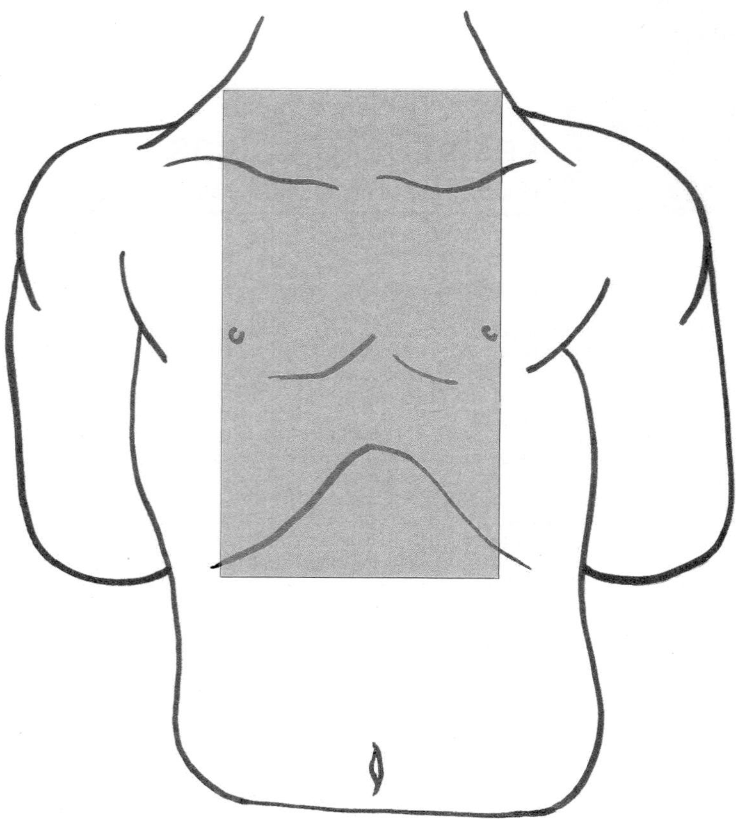

Figura 35-1. La «caja de la muerte». El *área sombreada* representa la zona de peligro de lesión mediastínica.

d. Clasificar al paciente en función de la hemodinámica: *in extremis*, choque o hemodinámicamente normal. Si la hemodinámica lo permite, las imágenes de TC pueden ayudar a guiar el manejo posterior (fig. 35-2).

D. Identificar las indicaciones para una cirugía inmediata:

1. Hemotórax masivo (1 500 mL de sangre devuelta al insertar el drenaje torácico).
2. Hemorragia continua del tórax (>200 mL/h durante ≥4 h) o gran hemotórax persistente tras drenaje torácico.
3. Presencia de empaquetamiento cardíaco.
4. Herida torácica transmediastínica penetrante o hematoma mediastínico con alteración hemodinámica.
5. Fuga masiva de aire del drenaje torácico o lesión traqueobronquial grave identificada en la broncoscopia.

III. LESIONES INMEDIATAS QUE PONEN EN PELIGRO LA VIDA (TABLA 35-1)

A. Neumotórax a tensión. El neumotórax a tensión se produce cuando el aire entra en el espacio pleural por una lesión pulmonar o a través de la pared torácica sin una vía de salida. La presión se desarrolla dentro del espacio pleural, comprimiendo la vena cava superior e inferior, afectando negativamente el retorno venoso y disminuyendo el gasto cardíaco (GC).

1. Causas más comunes

a. Lesión penetrante en el tórax.

b. Traumatismo contuso (cerrado) con lesión del parénquima pulmonar.

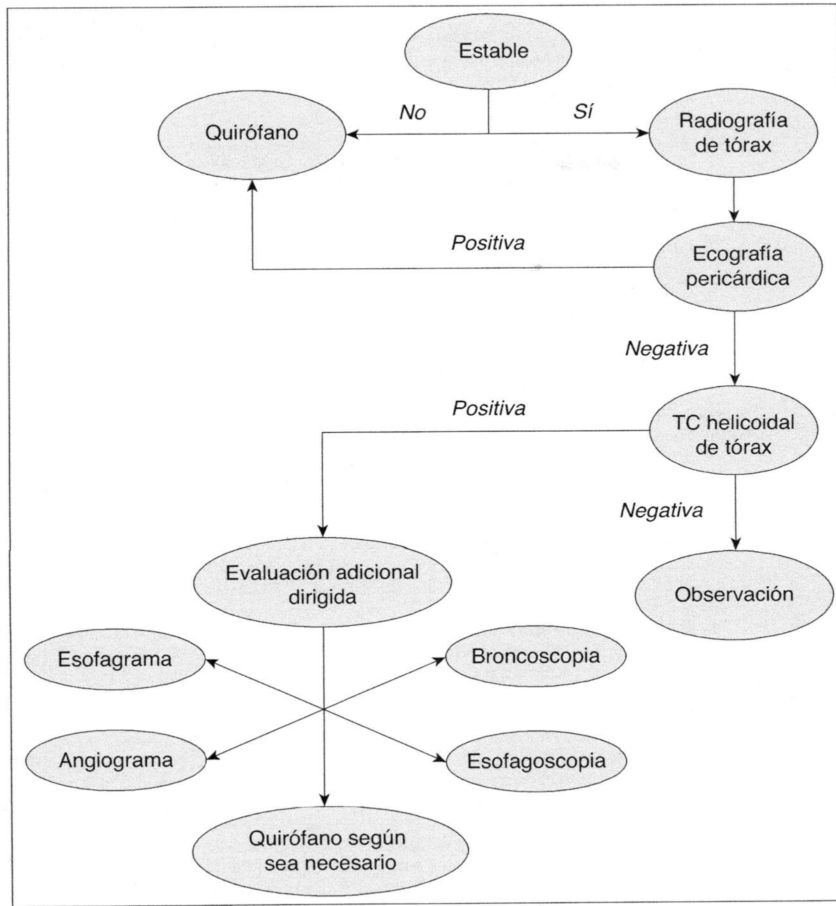

Figura 35-2. Algoritmo para la evaluación de las heridas por arma de fuego transmediastínicas. (Reimpreso de Stassen N, Lukan J, Spain D, y cols. Reevaluation of procedures of transmediastinal gunshot wounds. *J Trauma Acute Care Surg* 2002;53(4):635-638, con permiso). TC, tomogragía computarizada.

TABLA 35-1 Lesión torácica grave

Los siete mortales	Los seis ocultos
Obstrucción de la vía aérea	Rotura traumática de la aorta
Neumotórax a tensión	Interrupción traqueobronquial mayor
Taponamiento cardíaco	Lesión cardíaca contusa o cerrada
Neumotórax abierto	Desgarro diafragmático
Hemotórax masivo	Perforación esofágica
Torax inestable	Contusión pulmonar
Contusión cardíaca	

2. **Diagnóstico**
   a. Diagnóstico clínico: **el neumotórax a tensión debe diagnosticarse en función de los hallazgos clínicos**, y no debe retrasarse hasta que se obtengan los estudios radiográficos.
      i. Dificultad respiratoria grave.
      ii. Hipotensión.
      iii. Ausencia unilateral o disminución de los ruidos respiratorios.
      iv. Hiperresonancia a la percusión sobre el hemitórax afectado.
      v. DVY (puede estar ausente en pacientes hipovolémicos).
      vi. Desviación traqueal (hallazgo tardío, no es necesario para confirmar el diagnóstico clínico).
   b. La radiografía de tórax suele mostrar un neumotórax lo suficientemente grande como para provocar una fisiología de tensión junto con el desplazamiento de la silueta cardíaca fuera del lado lesionado.
   c. La ecografía a pie de cama (ecografía abdominal focalizada en traumatismos extendida; E-FAST, *extended focused assesment with sonography in trauma*) se está aplicando actualmente, con buenos resultados, al diagnóstico de neumotórax. En algunas series, se ha constatado que el uso de E-FAST proporciona una mayor sensibilidad que la radiografía de tórax portátil en posición supina para la detección de neumotórax.
3. **Tratamiento**
   a. Descomprimir inmediatamente la cavidad hemitóracica afectada insertando un angiocatéter de calibre 14 por 8 cm en el segundo espacio intercostal, en la línea medioclavicular, o en el quinto espacio intercostal, en la línea axilar anterior. Esto hace que el neumotórax a tensión pase a ser un neumotórax abierto simple.
   b. Seguir inmediatamente con el drenaje torácico.

B. **Neumotórax abierto** (herida torácica por aspiración)

Suele deberse a una lesión por empalamiento o una herida penetrante destructiva (escopeta).

1. Gran defecto abierto en la pared torácica (>3 cm de diámetro) con equilibrio entre la presión intratorácica y la atmosférica.
   a. Si la abertura es superior a dos tercios del diámetro de la tráquea, el aire sigue el camino de menor resistencia a través de la pared torácica con cada inspiración, lo que provoca hipoventilación profunda e hipoxia. Los signos y síntomas suelen ser proporcionales al tamaño del defecto.
2. **Manejo**
   a. Intubar, si el paciente está inestable o tiene alguna dificultad respiratoria.
   b. Cerrar temporalmente el defecto de la pared torácica con un apósito oclusivo estéril pegado en tres lados para que actúe como una válvula de tipo *flutter*. Evitar asegurar el apósito en los cuatro lados en ausencia de un drenaje torácico, ya que esto puede producir un neumotórax a tensión.
   c. Realizar un drenaje torácico en el lado afectado.
   d. Realizar una toracotomía urgente para vaciar el coágulo de sangre y tratar las lesiones intratorácicas asociadas. Irrigar, desbridar y cerrar el defecto de la pared torácica en el quirófano.
   e. Los grandes defectos pueden requerir el cierre retardado del colgajo musculocutáneo.

C. **Tórax inestable**

1. El diagnóstico radiográfico está determinado por dos o más costillas fracturadas en dos o más localizaciones, lo que clínicamente puede llevar a un movimiento paradójico de ese segmento de la pared torácica. Los pacientes con ventilación con presión positiva pueden no mostrar este movimiento paradójico. El segmento flotante clásicamente involucra fracturas de costillas anteriores (cartílago costocondral) o laterales. Las fracturas de costillas posteriores no suelen producir segmentos flotante debido a la fuerte musculatura circundante. La morbilidad y la mortalidad suelen estar relacionadas con las lesiones de contusión del parénquima pulmonar subyacente, más que con la lesión de la pared torácica. El segmento flotante, la contusión pulmonar subyacente y la rigidez muscular antiálgica causada por el dolor exacerban la hipoxemia.
2. **Manejo**
   a. Intubación endotraqueal inmediata por choque o signos de dificultad respiratoria.
   b. Considerar la intubación en pacientes con inestabilidad hemodinámica, necesidad de otras intervenciones quirúrgicas, enfermedad pulmonar obstructiva crónica (EPOC), cardiopatía o edad avanzada.
   c. Ingresar al paciente en la unidad de cuidados intensivos quirúrgicos (UCIQ). La progresión natural de la lesión es el empeoramiento de la hipoxemia y la insuficiencia respiratoria.
   d. Controlar el dolor.

i. La analgesia regional en forma de bloqueo epidural es la forma más eficaz de aliviar el dolor de los pacientes con traumatismos de la pared torácica. Los catéteres paravertebrales o los bloqueos nerviosos intercostales también son eficaces.
ii. El tratamiento multimodal con antinflamatorios no esteroideos (AINE), gabapentina y opioides es especialmente eficaz en los pacientes con lesiones de la pared torácica.
iii. Monitorizar de manera continua tanto la oxigenación como la ventilación con oximetría de pulso y CO_2 corriente al final de la espiración.
iv. Proporcionar tratamiento pulmonar intensivo, incluidas la espirometría incentivada y la respiración profunda con tos.

D. Hemotórax masivo

1. Se desarrolla después de lesiones hiliares, vasculares mayores, intercostales o del parénquima pulmonar, y puede presentarse clínicamente dentro de todo el rango hemodinámico. Cada hemitórax puede contener hasta 3 L de sangre. Las venas del cuello pueden ser planas, lo que es secundario a la hipovolemia, o estar distendidas debido a los efectos mecánicos de la sangre intratorácica.
2. **Diagnóstico**
   a. Choque hemorrágico.
   b. Ausencia o disminución unilateral de ruidos respiratorios.
   c. Matidez unilateral a la percusión.
   d. La radiografía de tórax mostrará opacificación unilateral sin desviación traqueal hacia el lado afectado (indicativo de atelectasia, más que de hemotórax).
3. **Tratamiento**
   a. Establecer un acceso IV o IO de gran calibre (líneas femorales o acceso subclavio opuesto al lado de la lesión, según sea necesario) y tener sangre disponible para transfusión antes de la descompresión.
   b. Si está disponible, considerar la configuración de autotransfusión para el sistema de recogida de drenajes torácicos.
   c. Realizar un drenaje torácico en el quinto espacio intercostal, anterior a la línea medioaxilar.
      i. Lo clásico es utilizar drenajes de 36 Fr para el hemotórax, aunque los drenajes de menor calibre han demostrado ser igualmente terapéuticos en series limitadas.
      ii. En pacientes estables, puede considerarse la evacuación inicial del hemotórax con irrigación y una punta de aspiración de tipo Yankauer estéril para prevenir el hemotórax retenido.
      iii. En ocasiones puede ser necesario un segundo drenaje torácico para la evacuación completa.
   d. La toracotomía está indicada para:
      i. Descompensación hemodinámica o choque continuo debido a una hemorragia torácica.
      ii. 1 500 mL de sangre evacuada inicialmente.
      iii. Hemorragia continua de más de 200 mL/h durante $\geq$4 h.
      iv. No se consigue drenar completamente el hemotórax a pesar de tener dos drenajes torácicos en funcionamiento y bien colocados.

E. Taponamiento pericárdico

1. Consultar la información detallada presentada en el capítulo 36: Lesiones torácicas: Lesiones vasculares cardíacas y torácicas.

IV. LESIONES POTENCIALMENTE MORTALES

A. Lesiones traqueobronquiales

1. La mayoría de los pacientes con lesiones graves en la vía aérea mueren en el lugar de los hechos como consecuencia de la asfixia. Los que sobreviven para llegar al hospital suelen tener lesiones múltiples y críticas.

   Las lesiones menores de la vía aérea pueden causar secuelas tardías como estenosis, atelectasia persistente y neumonía recurrente.
2. **Localización anatómica de la lesión**
   a. La **lesión traqueal cervical** suele presentarse con obstrucción de la vía aérea superior y cianosis que no se alivia con la administración de oxígeno. Los síntomas incluyen dolor local, disfagia, tos y hemoptisis. El enfisema subcutáneo está presente en la exploración.
   b. **Lesión traqueal o bronquial torácica:**
      i. El 80 % de las lesiones bronquiales graves se producen a menos de 2 cm de la carina traqueal.
      ii. Laceración intrapleural. El paciente desarrolla disnea persistente, fuga masiva de aire y neumotórax masivo que no se reexpande con el drenaje torácico. Las lesio-

nes intraparenquimatosas suelen sellarse espontáneamente si el pulmón se expande adecuadamente.

iii. Rotura extrapleural en el mediastino. El paciente presentará neumomediastino y enfisema subcutáneo. La dificultad respiratoria puede ser mínima, especialmente con la sección (corte) transversal bronquial parcial. Muchas interrupciones parciales pueden pasar desapercibidas durante las exploraciones iniciales, pero la atelectasia persistente, la neumonía recurrente y la supuración justifican la realización de más exámenes.

3. **Signos radiográficos en la radiografía de tórax**
   a. En el 90 % de los casos se observa una anomalía al ingreso. Los hallazgos incluyen neumotórax, hemotórax, derrame pleural, enfisema subcutáneo, fracturas de las costillas ipsolaterales 1 a 5 y hematoma mediastínico.
   b. Resultados específicos:
      i. Aire peribronquial.
      ii. Enfisema cervical profundo; línea radiotransparente a lo largo de la fascia prevertebral (signo precoz y fiable).
      iii. Colapso pulmonar hacia lateral por un neumotórax medial.
4. **Manejo**
   a. Casi siempre está indicada la intubación endotraqueal; la presión positiva suele exacerbar la fuga de aire.
   b. Realizar una broncoscopia inmediata para localizar la lesión.
   c. Intentar guiar el tubo endotraqueal más allá de una lesión traqueal o hacia el bronquio principal no lesionado para mejorar la ventilación del pulmón no lesionado.
   d. La intubación de doble luz proporcionará una exposición operativa óptima para estas lesiones.
   e. El tratamiento definitivo incluye la reparación primaria con cierre de la mucosa con suturas de polipropileno no absorbibles e interrumpidas. La exposición de la lesión depende de la localización:
      i. La esternotomía media permite acceder a la porción anterior o lateral izquierda de la tráquea mediastínica.
      ii. La toracotomía posterolateral derecha permite la exposición de la cara lateral o posterior de la tráquea o de los bronquios del pulmón derecho o la lesión del parénquima.
      iii. La toracotomía posterolateral izquierda permite acceder a los bronquios del pulmón izquierdo o a la laceración del parénquima.
   f. Los bloqueadores endobronquiales también pueden utilizarse para aislar un pulmón o un solo lóbulo con grandes fugas de aire persistentes por lesiones bronquiales.
   g. También debe considerarse la posibilidad de utilizar endoprótesis endoluminales en pacientes seleccionados.

B. **Lesión cardíaca contusa o cerrada (LCC) (fig. 35-3)**

1. **Definición.** La LCC es una expresión utilizada para describir un espectro de lesiones en el corazón, que puede ir desde una contusión muscular miocárdica asintomática hasta una arritmia clínicamente significativa, insuficiencia cardíaca aguda, lesión valvular o rotura cardíaca. La LCC crítica, especialmente la que causa inestabilidad hemodinámica, es poco frecuente.

   La complicación más común de una lesión contusa del miocardio es la arritmia, como la taquicardia sinusal, las contracciones auriculares prematuras (CAP), la fibrilación auricular (FA) o las contracciones ventriculares prematuras (CVP).
2. **Diagnóstico**
   a. Debe realizarse un electrocardiograma (ECG) de 12 derivaciones al ingreso como prueba de detección para todos los pacientes en los que se sospeche la existencia de una LCC. El ECG se considera positivo si muestra arritmia, ectopia auricular o ventricular, cambios en la S-T, bloqueo de rama o bloqueo hemifascicular. La taquicardia sinusal es la anomalía del ritmo más común de la LCC.
   b. Se recomienda la medición rutinaria de la troponina I en pacientes con sospecha de LCC.
      i. Si aumenta, el paciente debe ser ingresado en un entorno monitorizado y la troponina I debe ser monitorizada de forma seriada.
   c. La LCC se excluye por un ECG normal y una concentración de troponina I normal.
   d. La ecocardiografía puede utilizarse para evaluar el movimiento de la pared y la competencia valvular en aquellos con evidencia de LCC.
3. **Tratamiento**
   a. Trasladar a los pacientes con sospecha de LCC en una cama/unidad de telemetría con monitorización de ECG. Las arritmias se tratan según sea necesario de acuerdo con

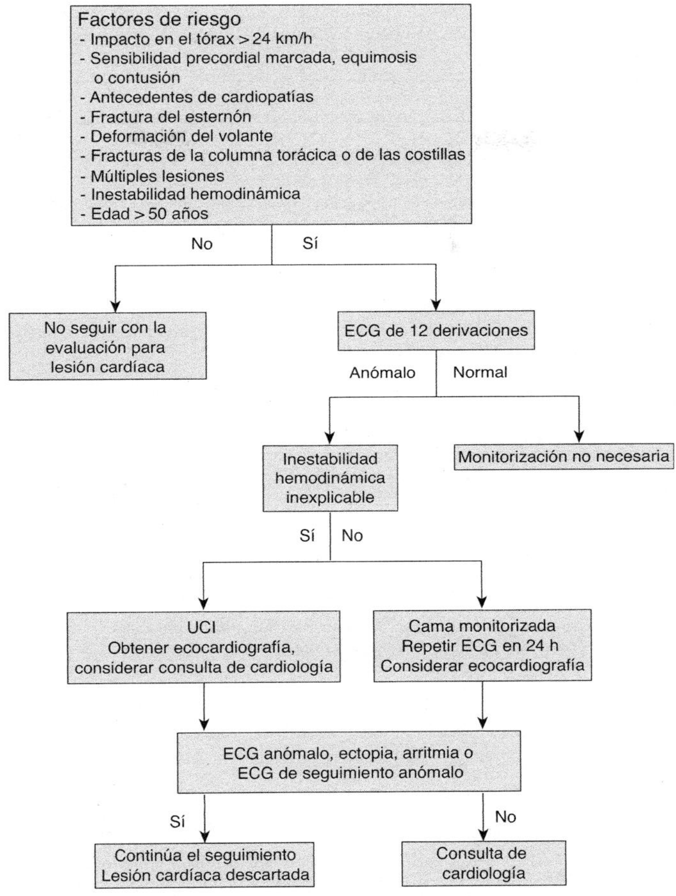

Figura 35-3. Algoritmo para el diagnóstico de la lesión cardíaca contusa o cerrada. ECG, electrocardiograma.

los protocolos de soporte vital cardíaco avanzado (SVCA o, por sus siglas en inglés, ACLS).

b. Los pacientes con cambios isquémicos en el ECG o concentraciones elevadas de enzimas cardíacas se tratan de forma similar a los que sufren un infarto de miocardio.

c. El ingreso en la UCI está justificado si se visualizan contusiones probadas por ecocardiografía (hipocinesia o movimiento anómalo de la pared).

d. Si la persona afectada presenta signos y síntomas de insuficiencia cardíaca aguda, considerar la posibilidad de realizar una monitorización invasiva con un catéter arterial pulmonar.

e. Los ECG de seguimiento están indicados solo después de trazados iniciales anómalos o nuevos signos.

C. Lesiones esofágicas

1. La gran mayoría son consecuencia de un traumatismo penetrante. Los traumatismos contusos son raros (< 0.1 % de incidencia), y la presentación clínica varía según la localización de la lesión:

a. *Esófago cervical:* enfisema subcutáneo, hematemesis.

b. *Esófago torácico:* enfisema mediastínico, enfisema subcutáneo, derrame pleural, aire retroesofágico, fiebre inexplicable en las 24 h siguientes a la lesión.

c. *Esófago intraabdominal:* comúnmente asintomático inicialmente; puede presentarse con neumoperitoneo, hemoperitoneo, líquido abdominal libre o signos peritoneales.

2. **Diagnóstico**
   a. Las lesiones penetrantes que afectan el mediastino o el cuello obligan a realizar pruebas diagnósticas para descartar una lesión esofágica.
      i. La exploración quirúrgica del cuello, la toracotomía o la laparotomía son eficaces en este sentido.
      ii. La esofagoscopia y el esofagograma se utilizan con igual sensibilidad (60 %). La combinación de ambos estudios detectará casi todas las lesiones esofágicas.
   b. La TC puede desempeñar un papel en la determinación de la trayectoria y la necesidad de realizar más estudios en los pacientes estables.
3. **Manejo**
   a. Exposición quirúrgica.
      i. Cervical: incisión unilateral en el cuello a lo largo del borde anterior del músculo esternocleidomastoideo izquierdo.
      ii. Torácica proximal: toracotomía posterolateral derecha en el quinto espacio intercostal.
      iii. Distal torácico: toracotomía posterolateral izquierda en el sexto espacio intercostal.
   b. Reparación definitiva.
      i. Lesión de menos de 12 h. Se cierra principalmente en dos capas. La capa interna se repara con suturas absorbibles teniendo cuidado de que toda la lesión de la mucosa subyacente quede completamente expuesta y reparada, mientras que la capa externa se repara con suturas no absorbibles. Reforzar las líneas de sutura con un colgajo muscular pleural o intercostal. Drenar ampliamente la zona lesionada.
      ii. Lesión compleja o de más de 12 h: reparar la herida como en el caso anterior. En caso de signos de mediastinitis, puede considerarse la posibilidad de desviar la esofagostomía cervical, sobrepasar la porción distal del esófago y realizar un drenaje amplio. Evitar la resección si es posible.

D. **Contusión pulmonar**
1. Lesión torácica común y potencialmente mortal causada por una hemorragia en el parénquima pulmonar, a menudo asociada a múltiples fracturas costales. Los niños, con paredes torácicas más cartilaginosas y resistentes, pueden presentar contusiones pulmonares en ausencia de fracturas costales.
2. **Diagnóstico.** Los hallazgos de la radiografía de tórax suelen seguir a los hallazgos clínicos, y las hiperdensidades observadas en la radiografía no suelen ser segmentarias. La hemoptisis o la sangre en el tubo endotraqueal es un signo de contusión pulmonar grave.
3. **Tratamiento**
   a. Debe buscarse euvolemia. Un exceso de agua pulmonar extravascular puede exacerbar las contusiones pulmonares. La ecocardiografía a pie de cama puede ayudar a guiar el manejo de los líquidos.
   b. Contusión leve. Administrar oxígeno complementario, monitorizar la saturación de oxígeno, proporcionar tratamiento pulmonar intensivo y administrar analgesia.
   c. Contusión de moderada a grave. Además de lo anterior, intubar y ventilar mecánicamente con presión positiva al final de la espiración según sea necesario.
   d. Contusión muy grave. En el paciente que no responda a la ventilación convencional, considerar tipos de ventilación mecánica avanzada, prostaciclina u óxido nítrico inhalados y oxigenación por membrana extracorpórea (ECMO, *extracorporeal membrane oxygenation*). La ventilación pulmonar independiente a través de un tubo de doble luz puede ayudar a tratar las contusiones pulmonares unilaterales graves.

E. **Lesiones diafragmáticas**
1. **Traumatismo contuso.** La lesión diafragmática por fuerzas contusas es clásicamente grande, radial y localizada posterolateralmente. El hemidiafragma izquierdo, desprotegido por el hígado, está implicado en el 80 % al 90 % de las roturas diafragmáticas por golpes. Las roturas diafragmáticas son marcadores de lesiones intraabdominales asociadas.
2. **Traumatismo penetrante.** Las heridas son más pequeñas, pero tienden a agrandarse con el tiempo. La lesión del lado izquierdo requiere una reparación quirúrgica cuando se diagnostica, ya que puede causar herniación tardía o estrangulamiento de las vísceras huecas. La lesión penetrante del lado derecho del diafragma se repara cuando se diagnostica durante la cirugía, pero no requiere reparación quirúrgica como única indicación de laparotomía o toracotomía.
3. **Diagnóstico**
   a. Un alto índice de sospecha basado en el mecanismo:
      i. Desaceleración rápida o golpe abdominal directo.
      ii. Traumatismo torácico grave con fractura de costillas inferiores.

iii. Lesiones penetrantes en el tórax y en la parte superior del abdomen.

b. La radiografía de tórax es diagnóstica solo en el 25 % al 50 % de los casos de traumatismo contuso o cerrado. Los posibles hallazgos son los siguientes:
   i. Elevación diafragmática con atelectasia del lóbulo inferior o contusiones.
   ii. Estómago, colon o intestino delgado herniado en la cavidad torácica.
   iii. Sonda nasogástrica en el hemitórax izquierdo.
   iv. La presión positiva puede empaquetar la hernia visceral y hacer que la radiografía de tórax parezca normal. Tras la extubación, la herniación puede hacerse evidente en dicha prueba de imagen.

c. La TC también puede pasar por alto una lesión diafragmática en ausencia de hernia.

d. La visualización directa por laparoscopia, laparotomía, toracoscopia o toracotomía sigue siendo fundamental para el diagnóstico.

4. **Tratamiento**

a. Los desgarros diafragmáticos requieren reparación.
   i. La reparación aguda se realiza mediante laparotomía, en la mayoría de los casos, o laparoscopia con suturas horizontales de colchonero no absorbibles e interrumpidas.
   ii. La toracotomía puede ser necesaria para reducir los grandes defectos en la hernia crónica.
   iii. Rara vez se requiere material protésico, malla o colgajos, incluso en el caso de lesiones por avulsión de gran tamaño.
   iv. La tasa de mortalidad sigue siendo elevada debido a las lesiones asociadas.

F. Lesiones aórticas contusas o cerradas (fig. 35-4)

1. La rotura traumática de la aorta se define como un desgarro en la pared de la aorta.

a. El mecanismo de la lesión es una desaceleración rápida, como una caída desde una altura considerable, una colisión automovilística a alta velocidad o una expulsión. Aproximadamente el 80 % de los pacientes mueren en el lugar de la lesión, con desgarros aórticos de espesor total que provocan la rotura libre de la aorta y un rápido desangrado y muerte.

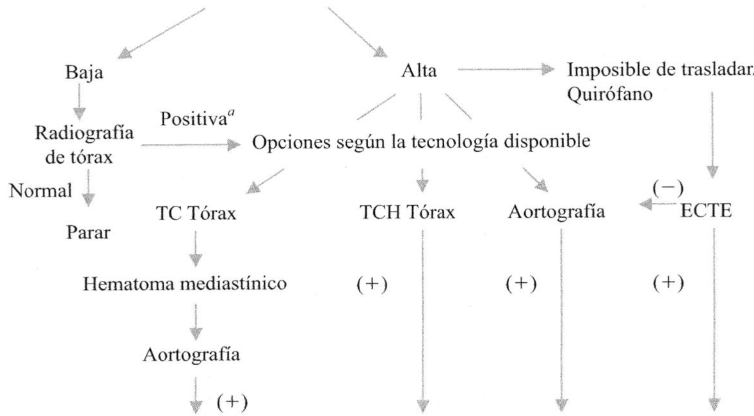

[a] Positiva = hallazgos enumerados en (IV.B.1.d.(2)).

Figura 35-4. Algoritmo para el diagnóstico de rotura traumática de la aorta (RTA) sospechada. ECTE, ecocardiograma transesofágico; TC, tomografía computarizada; TCH, tomografía computarizada helicoidal.

b. Los pacientes que sobreviven hasta el centro de traumatología presentan desgarros parciales o roturas contenidas en la adventicia de la arteria y la pleura parietal. Dado que la rotura libre de la aorta transectada es rápidamente mortal, la hipotensión persistente suele ser consecuencia de una lesión distinta de la aorta. Sin embargo, los pacientes con lesiones de espesor parcial corren el riesgo de evolucionar hacia la rotura libre y la muerte.

c. El desgarro suele deberse al anclaje del ligamento arterioso (85 %) inmediatamente distal al origen de la arteria subclavia izquierda. Con menor frecuencia, las lesiones aórticas contusas se localizan en la aorta ascendente, en el diafragma o en la aorta torácica descendente media.

d. Diagnóstico.

i. Signos clínicos.

a) Asimetría en la presión arterial de las extremidades superiores o de las extremidades superiores frente a las inferiores.

b) Presión de pulso ampliada.

c) Contusión de la pared torácica o dolor torácico.

d) Muchos pacientes con lesión aórtica contusa no presentan signos evidentes de lesión aórtica.

ii. Signos en la radiografía de tórax.

a) Mediastino ensanchado (> 8 cm); este es el hallazgo más consistente y justifica siempre una evaluación adicional.

b) Fractura de las tres primeras costillas, escápula y/o esternón.

c) Obliteración del botón aórtico.

d) Desviación traqueal hacia la derecha.

e) Presencia de un tapón pleural, generalmente a la izquierda, pero ocasionalmente bilateral.

f) Elevación y desplazamiento hacia la derecha del bronquio principal derecho.

g) Descenso del bronquio principal izquierdo superior a 40° respecto a la horizontal.

h) Obliteración de la ventana aortopulmonar.

i) Desviación de la sonda nasogástrica (esófago) hacia la derecha.

j) Derrame pleural izquierdo.

k) Hasta el 15 % de los pacientes con rotura traumática de la aorta tendrán una radiografía de tórax normal, y muchos de los signos anteriormente descritos no son específicos de las lesiones aórticas.

iii. La TC torácica con contraste intravenoso o la angiografía por TC se ha convertido rápidamente en la herramienta de diagnóstico de detección más común para las lesiones aórticas y ha sustituido a la arteriografía convencional como prueba de referencia. Los pacientes con mecanismos de lesión sugestivos, hallazgos clínicos o hallazgos en la radiografía de tórax deben someterse a una TC de tórax.

a) Las lesiones aórticas diagnósticas definitivas encontradas en los escáneres helicoidales pueden ser una caracterización suficiente para el tratamiento o pueden requerir una aortografía según la preferencia del cirujano.

b) Una TC negativa con contraste excluye una lesión aórtica clínicamente significativa.

iv. El ecocardiograma transesofágico (ETE) no es tan fiable como la angiografía en el diagnóstico de la lesión aórtica, pero es una buena alternativa para los pacientes críticos que no pueden ser trasladados con seguridad para la realización de una TC o a radiología intervencionista debido a la hemodinámica o a otras prioridades de la lesión.

e. Principios de manejo.

i. Controlar y prevenir la hipertensión y la taquicardia. Las maniobras para disminuir la tensión sistólica de la pared de la aorta antes de la intervención quirúrgica disminuyen el riesgo de rotura. El bloqueo beta debe realizarse después de que se haya descartado o controlado la hemorragia significativa de otras lesiones.

ii. El esmolol es un β-bloqueador de acción corta en infusión continua que se utiliza habitualmente en este sentido. El goteo se titula hasta una presión arterial sistólica de 100 mmHg y una frecuencia cardíaca inferior a 100 lat/min.

iii. Si el paciente tiene un hematoma mediastínico estable y una lesión abdominal concurrente, realizar primero una laparotomía definitiva o de control de daños. El retraso en la reparación de la aorta en pacientes con lesiones aórticas estables y lesiones concurrentes que requieren reparación está bien documentado.

iv. La colocación de endoprótesis vasculares (reparación endovascular torácica aórtica, TEVAR) ha sustituido a la reparación aórtica abierta en la mayoría de los centros debido a la disminución tanto de la morbilidad (paraplejía) como de la mortalidad.

V. LESIONES DE LA PARED TORÁCICA

A. Fracturas de la escápula o de la primera o segunda costillas. Son el pronóstico de una fuerza importante. El riesgo de lesión intratorácica asociada es superior al 50 %. Se tratan con inmovilización (cabestrillo) o, con menor frecuencia, con fijación quirúrgica.

B. Fracturas del esternón. Un marcador de lesión grave, mecanismo de alta energía. Suele ser una lesión en el paciente con múltiples lesiones. Aunque se ha descrito la colocación de una placa en el esternón, la mayoría se curan sin intervención. El control del dolor es de suma importancia.

C. Fracturas costales:

1. Los principales problemas clínicos son el dolor y el deterioro respiratorio resultante, que pueden dar lugar a atelectasia y neumonía.
2. Asociadas a neumotórax, hemotórax, contusión pulmonar y LCC.
3. Las fracturas de las costillas inferiores (9 a 12) se asocian a lesiones hepáticas, del bazo y renales.
4. Los parámetros de espirometría incentiva o la capacidad vital (>1 500 cm^3) y la edad (>65 años) son medidas útiles a la hora de determinar la necesidad de ingreso en la UCI frente a la planta de traumatología.
5. Proporcionar un alivio multimodal del dolor adecuado mediante anestesia epidural, bloqueos nerviosos intercostales, AINE, gabapentina y narcóticos.
6. Reducción abierta y fijación interna (RAFI) de fracturas costales.
   a. La RAFI se recomienda para los pacientes adultos con tórax inestable.
      i. Se asocia a una disminución de la mortalidad, a una menor duración de la ventilación mecánica, a una menor estancia en la UCI y en el hospital, a una menor incidencia de neumonía y a una menor necesidad de traqueotomía, en comparación con el tratamiento no quirúrgico.
   b. La RAFI debe considerarse para las fracturas costales múltiples o las fracturas gravemente desplazadas o anguladas de forma individual.
   c. La fijación temprana de las costillas (<24 h después del ingreso) parece proporcionar el mejor pronóstico clínico.

VI. COLOCACIÓN DEL DRENAJE TORÁCICO (FIG. 35-5)

A. Procedimiento

1. Preparar y cubrir la zona torácica.
2. El lugar es el quinto espacio intercostal en la línea axilar anterior a la medioaxilar. No introducir los drenajes a través de heridas traumáticas.
3. Para maximizar la comodidad del paciente, anestesiar el lugar localmente con lidocaína al 1 % (10-20 mL), incluidos la piel, el periostio, el espacio subpleural y la pleura. Los narcóticos de acción corta (fentanilo) y las benzodiazepinas (midazolam) pueden ayudar a la comodidad durante la colocación.
4. Realizar una incisión de 3 cm a 5 cm directamente sobre la costilla. Disecar y extender con una pinza de Kelly directamente sobre la costilla.
5. Puncionar con cuidado la pleura parietal justo por encima de la costilla; debe evitarse el haz neurovascular que subyace a cada costilla.
6. Retirar la pinza e introducir un dedo en el espacio pleural para confirmar la posición adecuada y despejar cualquier adherencia.
7. Utilice una pinza de Kelly para guiar el tubo para el drenaje torácico hacia la cavidad pleural, posteriormente y hacia el ápice pulmonar.
8. Tras la colocación, pasar un dedo a lo largo del tubo para confirmar que está bien colocado. Confirmar que todos los orificios del drenaje torácico están dentro del espacio pleural. La rotación del tubo en 360° garantiza que no esté doblado en el tórax.
9. Conectar el tubo a un aparato de tipo Pleur-evac® (sello de agua) y aplicar −20 cm de aspiración de agua.
10. Asegurar el tubo con una sutura colchonera de seda horizontal para evitar la entrada de aire. Poner cinta adhesiva en todas las conexiones de los tubos para evitar que se separen.
11. Obtener una radiografía de tórax para confirmar la colocación correcta.

B. Tamaño del drenaje torácico

1. Aunque se ha constatado que los tubos de pequeño calibre son eficaces en el tratamiento del neumotórax, sigue habiendo debate sobre el tamaño óptimo del drenaje torácico para el tratamiento del hemotórax traumático. La orientación tradicional es utilizar un drenaje torácico de gran calibre (36 Fr) para garantizar un drenaje adecuado y rápido del espacio pleural.
2. Recomendamos el uso de tubos torácicos de gran calibre (36 Fr) para el manejo inicial del hemotórax traumático durante las colocaciones urgentes.

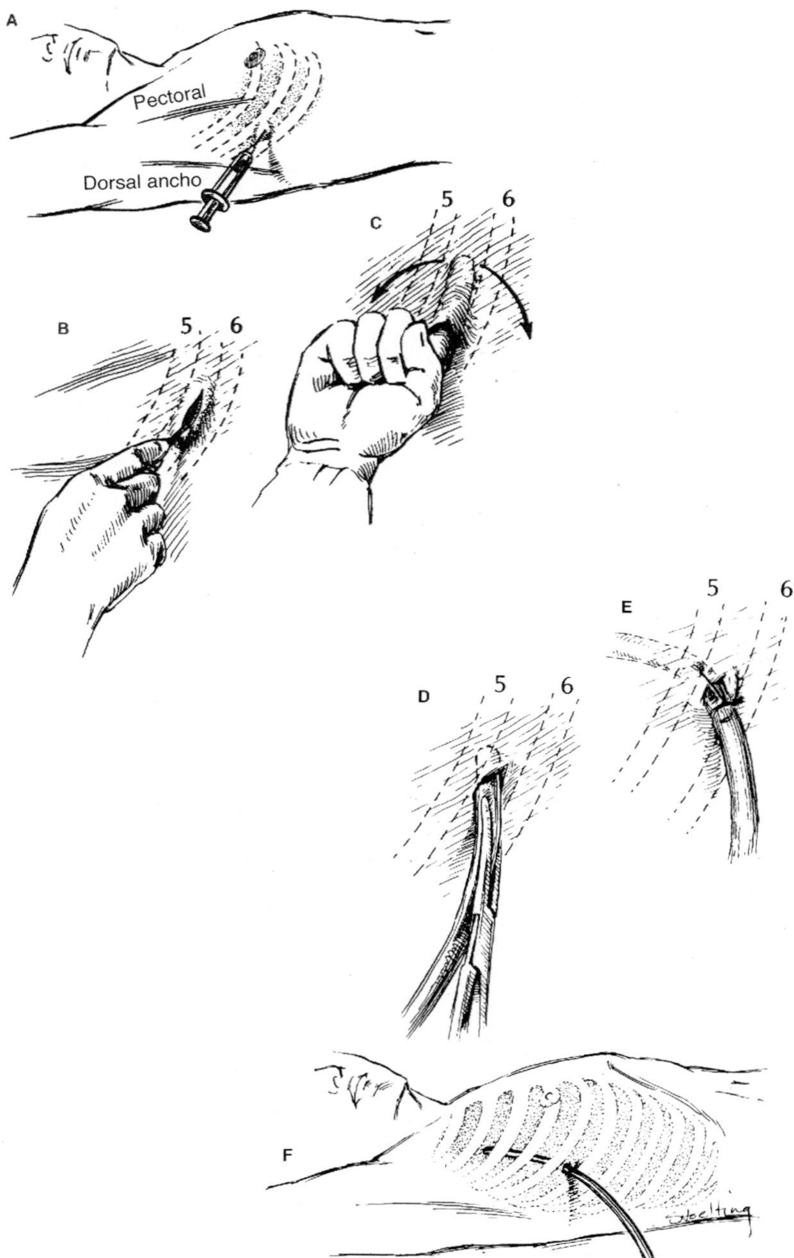

Figura 35-5. A-F: Pasos para la inserción de un drenaje torácico. (Reimpreso de Trunkey DD, Guernsey JM. Procedimientos quirúrgicos. En: Blaisdell FW, Trunkey DD, eds. *Trauma Management-Cervicothoracic Trauma*. New York, NY: Thieme Medical Publishers; 1986:310, con permiso).

3. En determinados pacientes con hemodinámica normal, los tubos de pequeño calibre han demostrado ser eficaces para drenar el hemotórax, especialmente los que se desarrollan después del ingreso.

VII. NEUMOTÓRAX OCULTO

A. Se define como un neumotórax visto en la TC, pero no en la radiografía de tórax, en pacientes con parámetros hemodinámicos y respiratorios normales.

B. Puede observarse con seguridad.

C. Consideración cuidadosa para aquellos que requieren ventilación con presión positiva, ya sea en la UCI o el quirófano.

   1. La observación minuciosa, la monitorización continua y las radiografía de tórax seriadas son útiles para asegurar que el neumotórax no se está expandiendo.
   2. Asegurar una comunicación abierta tanto con el equipo de anestesia como el quirúrgico en relación con el neumotórax oculto. Es útil tener un tubo para drenaje torácico y un sistema de tipo Pleur-evac® preparados en el quirófano.

Lecturas recomendadas

Asensio JA, Chahwan S, Forno W, et al. Penetrating esophageal injuries: multicenter study of the American Association for the Surgery of Trauma. *J Trauma* 2001;50:289–296.

Bergeron E, Lavoie A, Clas D, et al. Elderly trauma patients with rib fractures are at greater risk of death and pneumonia. *J Trauma Acute Care Surg* 2003;54:478–485.

Brenner M, Teeter W, Hadud M, et al. Long-term outcomes of thoracic endovascular aortic repair: a single institution's 11-year experience. *J Trauma Acute Care Surg* 2017;82:687–693.

Bulger EM, Edwards T, Klotz P, et al. Epidural analgesia improves outcomes after multiple rib fractures. *Surgery* 2004;136:426–430.

Clancy K, Velopulos C, Bilaniuk JW, et al. Screening for blunt cardiac injury: an Eastern Association for the Surgery of Trauma practice management guideline. *J Trauma Acute Care Surg* 2012;73:S301–S306.

Fabian TC, Davis KA, Gavant ML, et al. Prospective study of blunt aortic injury: helical CT is diagnostic and anti-hypertensive therapy reduces rupture. *Ann Surg* 1998;227:666–670.

Kirkpatrick AW, Sirois M, Laupland KB, et al. Hand-held thoracic sonography for detecting post-traumatic pneumothoraces: the Extended Focused Assessment with Sonography for Trauma (EFAST). *J Trauma Acute Care Surg* 2004;57:288–295.

Kulvatunyou N, Joseph B, Friese RS, et al. 14 French pigtail catheters placed by surgeons to drain blood on trauma patients: is 14-Fr too small? *J Trauma Acute Care Surg* 2012;73:1423–1427.

Pieracci FM, Coleman J, Ali-Osman F, et al. A multicenter evaluation of the optimal timing of surgical stabilization of rib fractures. *J Trauma Acute Care Surg* 2018;84:1–10.

Lesiones torácicas: lesiones cardíacas y vasculares graves

Joseph Fernandez-Moure, Adam M. Shiroff y Mark J. Seamon

I. INTRODUCCIÓN. Las características clínicas establecen la atención inicial de los pacientes con lesiones torácicas. El compromiso hemodinámico de una herida torácica indica una probable lesión vascular o cardíaca grave que requiere una rápida identificación y control **quirúrgico**. Lo ideal es que las cirugías cardiotorácicas de urgencia se realicen en el quirófano tras completar la evaluación primaria, una breve reanimación y la identificación de las cavidades afectadas. Sin embargo, el taponamiento cardíaco o el rápido desangrado pueden requerir procedimientos quirúrgicos inmediatos en el servicio de urgencias.

El control de la hemorragia es la prioridad, y el enfoque quirúrgico seleccionado debe proporcionar una exposición adecuada. La elección de la incisión inicial viene determinada tanto por la lesión anatómica prevista como por la urgencia en la que se requiere el control quirúrgico. La cavidad torácica está más compartimentada que el abdomen y, por tanto, cuando se consideran los abordajes quirúrgicos se requiere una planificación cuidadosa.

Todos los cirujanos deben dominar la exposición torácica y el control de la hemorragia con desangrado. Se aconseja la consulta intraoperatoria de un cirujano cardiotorácico una vez que se haya establecido el control de la hemorragia mayor. Esto es especialmente importante en las lesiones complejas del hilio, las arterias coronarias o las estructuras internas del corazón. La ecocardiografía transesofágica también puede estar indicada en las lesiones penetrantes del corazón. La reparación de estas lesiones complejas queda fuera del alcance de este capítulo.

II. REANIMACIÓN INICIAL. La evaluación y el tratamiento de los pacientes que presentan una lesión torácica comienzan con la evaluación de su hemodinámica.

A. Presentación. Las lesiones torácicas o cardíacas graves suelen presentarse con compromiso hemodinámico. El objetivo es determinar rápidamente que existe una lesión grave y prepararse para una exploración y reparación urgentes. Los abordajes quirúrgicos están determinados por la hemodinámica y la localización de las lesiones.

1. Mecanismo de la lesión

a. Las lesiones torácicas contusas se asocian con frecuencia a traumatismos craneoencefálicos y a lesiones abdominales. En aquellos pacientes que requieran un control quirúrgico de urgencia de una lesión vascular torácica, realizar una exploración simultánea del abdomen o una ecografía abdominal focalizada en traumatismos (FAST, *focused abdominal sonography for trauma*) para detectar lesiones por debajo del diafragma.

b. La trayectoria del proyectil es clave para determinar las estructuras anatómicas en riesgo. En los pacientes cuya hemodinámica lo permite, los estudios de imagen son útiles para determinar las trayectorias y planificar las exposiciones quirúrgicas.

B. Signos clínicos de lesión cardiovascular o vascular torácica grave

1. Inestabilidad hemodinámica (hipotensión, alteración del estado mental u otros signos de choque) en presencia de una herida torácica penetrante.
2. Hemotórax masivo (>1 500 mL) al insertar el drenaje torácico, hemotórax persistente en la radiografía de tórax (radiografía de tórax) a pesar del drenaje, o >200 mL/h durante 4 h.
3. Taponamiento cardíaco: hipotensión, venas del cuello distendidas, ruidos respiratorios normales, tonos cardíacos apagados, líquido pericárdico en la FAST.
4. Gran hematoma mediastínico.

C. Complejos de lesiones. Las lesiones vasculares cardíacas o torácicas pueden predecirse a menudo por el mecanismo de la lesión, la trayectoria y los hallazgos en las modalidades de imagen:

1. **Hemotórax masivo.** El hemotórax masivo puede implicar una lesión en el hilio pulmonar, los vasos subclavios proximales, el corazón con una comunicación a través del pericardio, la arteria intercostal, la arteria mamaria interna o la vena ácigos. La toracotomía anterolateral en el lado lesionado suele ser el abordaje quirúrgico ideal.
2. **Hematoma mediastínico superior.** El hematoma mediastínico superior implica la lesión de los vasos innominados o subclavios o carotídeos proximales, la vena cava superior o la

aorta proximal. El mejor abordaje es a través de una esternotomía media con extensión al cuello en el borde anterior del músculo esternocleidomastoideo o a lo largo del borde clavicular, según sea necesario.

3. **Hematoma mediastínico medio.** El hematoma mediastínico medio suele estar causado por una lesión cardíaca, aunque las lesiones intrapericárdicas de la vena cava superior o inferior, de la arteria o vena pulmonar proximal y de la raíz aórtica también pueden provocarlos. La esternotomía media es la incisión quirúrgica de elección.

III. ABORDAJE MEDIANTE LA PRESENTACIÓN DE LA HEMODINÁMICA

A. El paciente sin pulso. En el paciente sin pulso, el mecanismo de la lesión, la lesión anatómica y la fisiología que presenta desempeñan un papel esencial a la hora de determinar si deben realizarse intentos de reanimación máximos.

1. **Toracotomía en el servicio de urgencias (TSU).** La decisión de realizar una TSU, o una toracotomía de reanimación, debe tomarse rápidamente y debe basarse en la presencia o ausencia de varios predictores de supervivencia de la TSU.
   - **a.** Predictores de supervivencia:
     - **i.** Mecanismo de la lesión (penetrante >contusa; heridas de arma blanca >heridas por arma de fuego).
     - **ii.** Localización de la lesión (cardíaca >torácica >abdominal >otra).
     - **iii.** Reanimación cardiopulmonar (RCP) prehospitalaria (no >sí).
     - **iv.** Duración de la parada cardiopulmonar (corta >larga).
     - **v.** Presencia de signos vitales en urgencias (sí >no).
     - **vi.** Ritmo eléctrico cardíaco en urgencias (ritmos sinusales >actividad eléctrica sin pulso (AESP) >asistolia).
     - **vii.** Presencia de signos de vida en urgencias (sí >no). Estos incluyen:
       - **a)** Movimientos espontáneos.
       - **b)** Respuesta pupilar.
       - **c)** Respiraciones espontáneas.
       - **d)** Actividad eléctrica cardíaca.
       - **e)** Presión arterial medible o pulso palpable.
   - **b.** Indicaciones para la TSU:
     - **i.** La decisión de realizar una TSU está indicada para los pacientes que tienen potencial de supervivencia neurológicamente intacta. La mejor manera de determinar este pronóstico es mediante la evaluación rápida de los predictores de supervivencia de la TSU. La posibilidad de supervivencia del paciente debe sopesarse con el riesgo de exposición laboral del proveedor.
     - **ii.** Las víctimas de traumatismos penetrantes deben someterse a una TSU después la pérdida de signos vitales atestiguada (en urgencias) o reciente. Aunque la mayoría define 15 min como «reciente», hay poca evidencia que apoye este punto de corte exacto.
     - **iii.** La supervivencia de la TSU y la supervivencia neurológicamente intacta después de un traumatismo contuso es muy baja. Por estos motivos, la TSU solo se recomienda tras un traumatismo contuso en caso de pérdida de signos vitales atestiguada en urgencias.
   - **c.** Técnica:
     - **i.** Realizar una **toracotomía anterolateral izquierda** en el quinto espacio intercostal. La incisión debe iniciar en el borde izquierdo del esternón y seguir la costilla de forma curvilínea hasta la línea axilar posterior. En el caso de las mujeres, se desplaza la mama en sentido cefálico para realizar la incisión cutánea en el pliegue inframamario. Se entra en la cavidad torácica haciendo una pequeña incisión inmediatamente por encima de la costilla expuesta. Se completa la incisión con las pesadas y curvadas tijeras de Mayo.

       Con la cavidad torácica abierta, se coloca el separador de costilla (retractor Finochietto) con el brazo del retractor apuntando hacia la axila, lo que permitirá extender la incisión a través del esternón en caso de que se requiera una exposición adicional. El retractor debe abrirse ampliamente para lograr la máxima exposición.
     - **ii.** El pericardio se abre agarrando con una pinza dentada y haciendo una pequeña incisión en dirección craneal a caudal, tan medial (anterior) como sea posible para así evitar lesionar los nervios frénicos laterales (fig. 36-1). Si el pericardio está distendido con sangre, su agarre será complicado. En este caso, inicialmente debe incidirse el pericardio con un bisturí y extender esta incisión con tijeras. La pericardiotomía se extiende tanto craneal como caudalmente para exponer el corazón y los grandes vasos, y el corazón se extrae del saco pericárdico. A continuación, debe inspeccionarse dicho órgano en busca de heridas cardíacas.

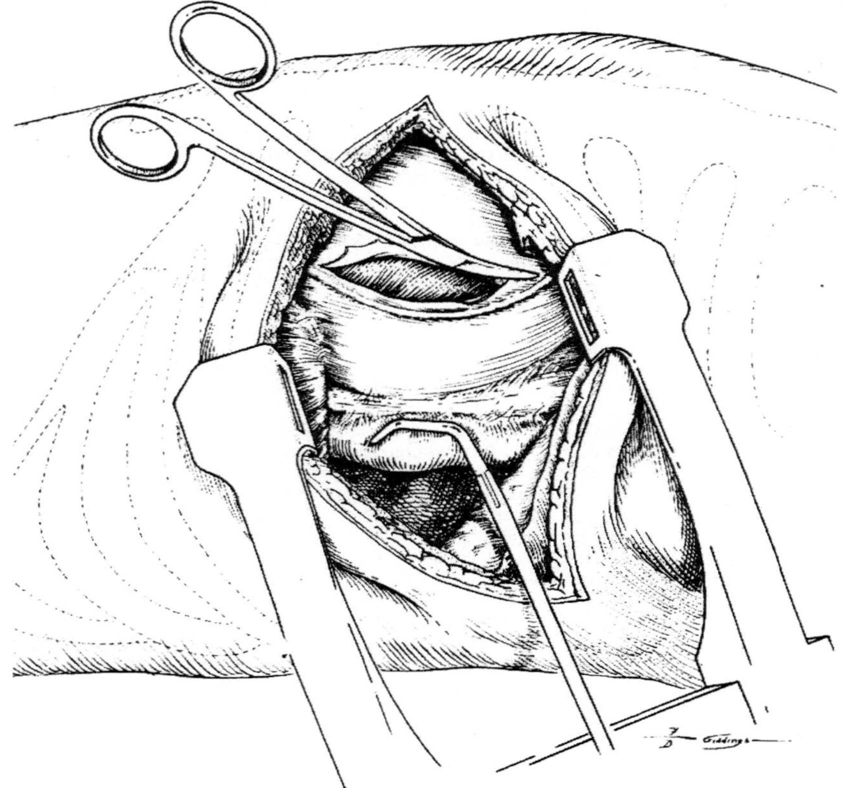

Figura 36-1. Vista del tórax izquierdo durante la toracotomía en el servicio de urgencias. Se observa una pinza en la aorta descendente y una pericardiotomía que se dirige hacia el nervio frénico.

iii. **Las heridas cardíacas o de los grandes vasos deben ser temporizadas hasta la reparación definitiva.**

a) La oclusión digital de la lesión suele ser suficiente para temporizar estas lesiones hasta su reparación definitiva.

b) Las pinzas de tipo Satinsky u otras pinzas vasculares suelen ser eficaces para lograr la hemostasia temporal de las heridas auriculares de pared fina.

c) Las grapas cutáneas pueden ser eficaces para temporizar las heridas punzantes ventriculares con bordes de herida limpios y lineales.

d) La cardiorrafia debe realizarse si los métodos anteriores resultan inadecuados. Es mejor realizar la sutura cardíaca con suturas de Prolene de doble brazo, de 2-0 o 3-0, colchoneras y horizontales. **No debe tensarse la sutura al hacer el nudo**, ya que esto puede desgarrar el miocardio y crear un defecto mucho mayor.

e) Aunque algunos cirujanos recomiendan colocar un catéter con globo en una lesión cardíaca, esta maniobra no debe realizarse, ya que a menudo agrava la lesión y ocluye el flujo de entrada/salida.

f) Si la herida es adyacente a una arteria coronaria, deben colocarse suturas colchoneras horizontales por debajo de la arteria coronaria para evitar el estrechamiento coronario.

g) Si la aorta torácica u otra estructura vascular importante está lesionada, comprimir y sujetar con una pinza vascular de oclusión parcial. Comprobar si hay lesiones asociadas.

h) En los casos de hemorragia masiva del parénquima pulmonar o del hilio pulmonar, pinzar el hilio con una pinza vascular. Para ello, es necesario dividir el ligamento pulmonar inferior. Evitar la lesión de la vena pulmonar inferior. Rodear el hilio pulmonar con la mano no dominante, guiando la pinza vascular sostenida en la mano dominante. La colocación de un torniquete de Rummel también puede proporcionar una oclusión adecuada.

iv. Si el corazón no late, el masaje cardíaco abierto se inicia colocando las muñecas del cuidador juntas en el vértice del corazón y apretando el órgano entre las dos manos con un movimiento rítmico de palmas. No realizar el masaje cardíaco abierto con una sola mano. El ventrículo puede perforarse fácilmente con el pulgar.

v. Para mejorar la perfusión coronaria y cerebral a la vez que se limita la hemorragia por debajo del diafragma, entonces se coloca una pinza transversal en la aorta torácica descendente. La mano izquierda del clínico retrae el pulmón en sentido anterior, y, con la mano derecha, se aplica una gran pinza de tipo Crawford a la aorta torácica descendente. Por lo general, es necesario incidir primero en la pleura que recubre la aorta. Debe evitarse la lesión del esófago al realizar esta maniobra. Para impedir cualquier otra hemorragia, la disección por encima y por debajo de la aorta se realiza en un plano perpendicular a la aorta.

vi. Mientras se realiza la toracotomía anterolateral izquierda, el hemitórax derecho debe descomprimirse con una drenaje torácico. Si hay un hemotórax derecho, la incisión de la TSU debe realizarse a través del esternón, y se realiza una toracotomía bilateral con la ayuda de un cuchillo esternal de Lebsche.

2. **Abordaje del paciente en estado de choque.** Comenzar la reanimación mientras se realizan procedimientos diagnósticos simultáneos. Administrar oxígeno con mascarilla de alto flujo con reservorio. Si el paciente no responde adecuadamente a la reposición de la volemia, algo que puede constarse con la persistencia de hipotensión, la presencia de taquicardia o la disminución del estado mental, considerar hemorragia en curso y volver a evaluar para un posible taponamiento cardíaco, neumotórax a tensión o choque cardiógeno por lesión cardíaca contusa.

a. La exploración física es importante para comprender la etiología del choque y su gravedad. Hasta que se demuestre lo contrario, debe presumirse que los pacientes que presentan una alteración del estado mental están en choque. La determinación de la trayectoria del proyectil es esencial para clasificar las estructuras vitales lesionadas y planificar la cirugía.

i. Si están despiertos, estos pacientes suelen estar ansiosos, combativos y describen una "fatalidad inminente". Además de la lesión torácica directa, la sensación de falta de aire puede deberse a la compensación respiratoria de la acidosis metabólica causada por el estado de choque.

b. **Taponamiento pericárdico.** Suele ser el pronóstico de una lesión penetrante, pero también puede estar causado por un traumatismo torácico cerrado o contuso. El duro y fibroso saco pericárdico no tolera la distensión aguda, ya que de 50 mL a 100 mL de sangre pueden producir la fisiología del taponamiento en un adulto joven.

i. Sospechar la presencia de taponamiento en pacientes con hipotensión persistente a pesar de una reanimación adecuada, especialmente si la hemorragia en curso no es evidente.

ii. Los signos clásicos de taponamiento cardíaco son poco frecuentes; los signos y síntomas sugestivos más comunes son el choque o la hipotensión continua sin hemorragia evidente. La distensión venosa yugular (DVY), la hipotensión y los ruidos cardíacos apagados (*tríada de Beck*) están presentes solo en el 10 % al 30 % de los pacientes con taponamiento confirmado. El signo de *Kussmaul* se produce cuando la inspiración da lugar a un aumento de la DVY. Sin embargo, la DVY puede no estar presente en el paciente lesionado debido a la hipovolemia. El pulso paradójico es una disminución de la presión sistólica de más de 10 mm Hg durante la inspiración; también sugiere un taponamiento.

iii. La exploración del pericardio con FAST permite detectar rápidamente la presencia de líquido dentro del saco pericárdico.

a) Una visión pericárdica positiva en la FAST en un paciente inestable indica la necesidad de intervención quirúrgica inmediata a fin de llevar a cabo la reparación cardíaca.

b) En los pacientes con una visión pericárdica equívoca en la exploración FAST o con un pronóstico negativo de la prueba en presencia de un hemotórax, debe considerarse la posibilidad de realizar una ventana pericárdica subxifoidea.

c) Aunque la sensibilidad de la FAST para detectar el hemopericardio es excelente en el paciente sin hemotórax, la sensibilidad disminuye considerablemente con un hemotórax adyacente, ya que la sangre puede descomprimirse desde el saco pericárdico lesionado hacia la cavidad torácica, lo que provocaría un pronóstico falso negativo en la exploración FAST.

iv. El drenaje torácico puede ser tanto diagnóstico como terapéutico, ya que su colocación permite confirmar inmediatamente el neumotórax o el hemotórax. En el caso de los pacientes en estado de choque, el drenaje torácico debe utilizarse como intervención diagnóstica y terapéutica inicial durante la evaluación primaria inicial, en lugar de hacerlo después del diagnóstico en los estudios de imagen.

v. La apariencia de la silueta cardiaca en las radiografías simples no cambia de forma apreciable en presencia de taponamiento agudo. Utilizar la radiografía de tórax para diagnosticar un hemotórax o un hematoma mediastínico. Los lugares de las heridas penetrantes deben marcarse con marcadores radiodensos, lo que ayuda a determinar las trayectorias. Las vistas anteroposteriores y laterales pueden ayudar a determinar la trayectoria. La FAST extendida (eFAST) también puede ser útil como herramienta de triaje torácico rápida y no invasiva.

vi. Puede considerarse la realización de imágenes transversales en los pacientes solo después de la estabilización hemodinámica. **Los pacientes que responden de forma transitoria o los que no responden no deben ser trasladados para la realización de una tomografía computarizada (TC).** Si la hemodinámica lo permite, la TC puede ser útil para guiar las incisiones iniciales y la planificación quirúrgica.

3. Abordaje del paciente con normalidad hemodinámica. Sorprendentemente, los pacientes con lesiones cardíacas o de grandes vasos pueden presentarse con una hemodinámica normal, y es imperativo que estas lesiones «ocultas» se diagnostiquen rápidamente antes de que se produzca un compromiso hemodinámico. La exploración física mediante evaluaciones primaria y secundaria, radiografías simples, ecografía FAST y TC son útiles en este sentido.

a. La exploración del paciente con especial atención a la hemodinámica, los ruidos respiratorios, la localización de las heridas y los exámenes neurovasculares son especialmente útiles. Es importante destacar que las lesiones penetrantes del cuello o del abdomen pueden afectar a menudo múltiples cavidades corporales entre las que se incluyen el tórax.

b. La exploración FAST es eficaz para determinar la presencia de hemopericardio. La presencia de líquido pericárdico en dicha prueba en un paciente con hemodinámica normal justifica la realización de una ventana pericárdica subxifoidea antes de la esternotomía. También puede realizarse una eFAST para identificar la presencia de neumotórax. Además, cuando se combina con la radiografía de tórax, puede ayudar a determinar la necesidad de una drenaje torácico.

c. Pruebas de imagen

i. Las radiografías de tórax son vitales para determinar la trayectoria de una lesión penetrante, la presencia de hemotórax o neumotórax y los hematomas mediastínicos.

ii. La TC de tórax tiene una gran utilidad en el contexto de una hemodinámica normal. Es una prueba sensible que las radiografías simples o que la ecografía para detectar tanto hemotórax como neumotórax, y es eficaz para determinar la trayectoria tras una lesión transmediastínica.

a) La TC determina la necesidad de procedimientos diagnósticos posteriores, como la esofagoscopia o la broncoscopia.

b) La TC, en particular la angiografía por TC (ATC), permite descartar lesiones vasculares graves en la abertura torácica superior o las zonas periclaviculares y también orienta la angiografía convencional o el tratamiento endovascular de los pacientes con estas lesiones.

IV. ABORDAJES QUIRÚRGICOS

A. Ventana pericárdica. La ventana pericárdica subxifoidea debe considerarse en pacientes con riesgo de lesión cardíaca que han mantenido unas constantes vitales adecuadas (fig. 36-2). Como se ha mencionado, el taponamiento pericárdico es rápidamente mortal. Si el paciente está *in extremis* o en estado de choque, está indicada la esternotomía media o la toracotomía anterolateral izquierda.

1. Ventaja: permite una evaluación relativamente rápida del saco pericárdico sin necesidad de una esternotomía o toracotomía formal.

2. Desventaja: debido a la limitada visión que ofrece este abordaje, se trata principalmente de un procedimiento diagnóstico, y un hallazgo positivo de sangre justifica la extensión a esternotomía media. Los falsos positivos de las ventanas pericárdicas están bien descritos y suelen deberse a lesiones del saco pericárdico únicamente, lesiones epicárdicas insignificantes o una hemostasia inadecuada al realizar la ventana.

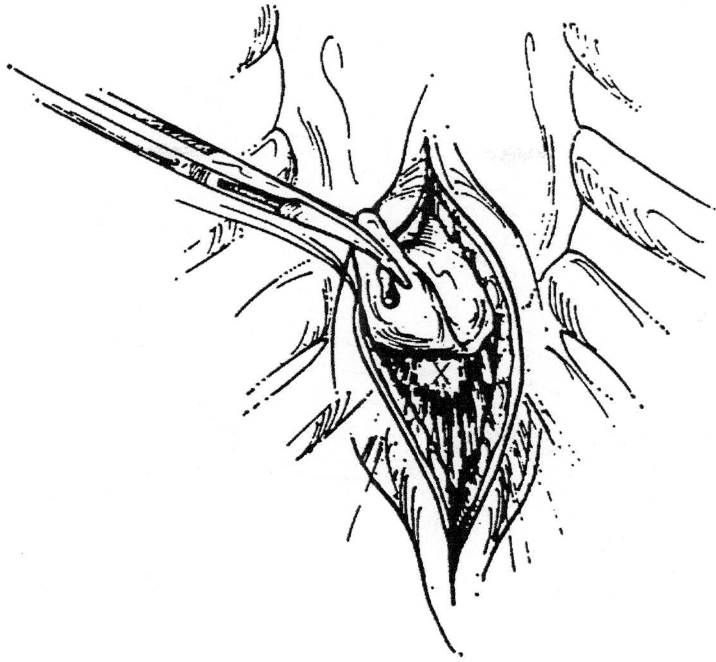

Figura 36-2. Ventana pericárdica.

3. **Técnica**
   a. La ventana pericárdica subxifoidea se realiza en el quirófano bajo anestesia general.
   b. El paciente debe prepararse desde la barbilla hasta las rodillas a ambos lados de la cama antes de la inducción de la anestesia general, en previsión de una descompensación hemodinámica aguda. Para evitar el colapso hemodinámico, demorar la intubación endotraqueal hasta este momento puede prevenir el colapso hemodinámico.
   c. Se realiza una incisión de 8 cm por encima del proceso xifoides; extender cefálica y caudalmente desde este punto.
   d. La escisión del proceso xifoides puede facilitar el procedimiento. Una disección meticulosa y hemostática en el plano subesternal permitirá encontrar el pericardio. La posición de Trendelenburg inversa, con un asistente que retraiga el esternón en sentido anterior y cefálico, ayuda a exponer el pericardio. Puede utilizarse un disector de Kittner para movilizar el tejido adiposo pericárdico de la superficie anterior del pericardio. A continuación, identificar el blanco, fibroso y tenso pericardio, y tomarlo con dos pinzas de Allis largas.
   e. Realizar una pequeña incisión con unas tijeras de Metzenbaum largas entre las dos pinzas de Allis. Inmediatamente debería emanar líquido de la incisión.
   f. Si se encuentra líquido sanguinolento en el saco pericárdico, rápidamente debe pasarse a realizar una esternotomía media para poder llevar a cabo una cardiorrafia.
   g. Si no se aspira mucha sangre, se coloca un catéter de goma roja para irrigar suavemente el pericardio con solución salina caliente, a fin de obtener cualquier coágulo de los recesos pericárdicos. Si con esta maniobra se detectan coágulos, realizar una esternotomía.

B. **Toracotomía anterolateral izquierda**
   1. **Ventaja:** el acceso quirúrgico a la cavidad torácica en pacientes con compromiso hemodinámico es más rápido. La incisión puede extenderse rápidamente a través del esternón (toracotomía bilateral) para acceder al tórax derecho (fig. 36-3). Es el mejor abordaje inicial para los pacientes inestables que requieren reanimación o cuando la localización de la lesión intratorácica no está clara.

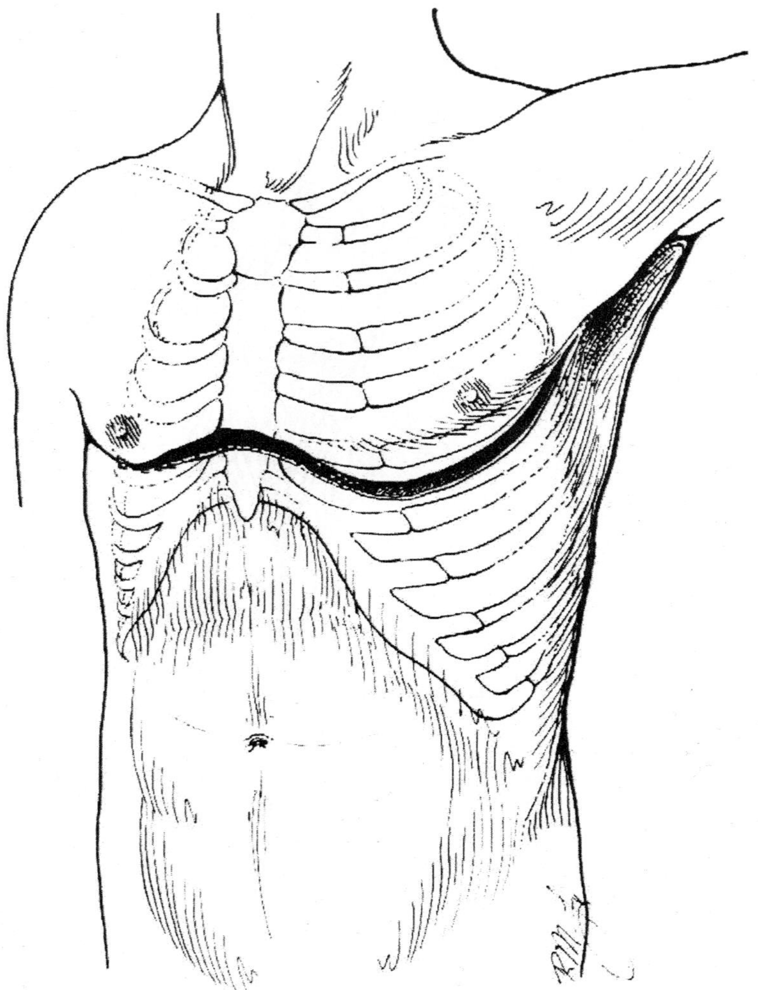

Figura 36-3. Toracotomía en el servicio de urgencias. Extender la incisión hacia el lado derecho por debajo del pezón derecho para facilitar el acceso al tórax derecho.

2. **Desventaja:** mal acceso al mediastino posterior, a los vasos subclavios distales y a la cavidad torácica derecha.
3. **Técnica**
   a. El brazo izquierdo debe estar completamente extendido sobre la cabeza del paciente para facilitar la extensión de la incisión en la pared torácica posterior. Un «bulto» bajo el lado izquierdo del paciente puede facilitar la exposición de las estructuras profundas y posteriores.
   b. Se realiza una incisión en el quinto espacio intercostal, desde el borde esternal hasta la escápula.
   c. Los músculos de la pared torácica anterior se dividen con electrocauterio, y los músculos intercostales también se seccionan ávidamente, evitando lesionar el haz neurovascular, que subyace a cada costilla.

Visión general de la incisión inicial por lesión específica y el estado hemodinámico

	Hemodinámica normal	Choque
Cardíaca	Esternotomía media	Esternotomía media (considerar la posibilidad de realizar toracotomías bilaterales anterolaterales en caso de lesiones transmediastínicas)
Innominada	Esternotomía media	Esternotomía media
Subclavia derecha	Esternotomía media +/– extensión supraclavicular +/– resección de la clavícula	Esternotomía media +/– extensión supraclavicular +/– resección de la clavícula
Subclavia izquierda proximal	Toracotomía anterolateral izquierda «alta» +/– incisión supraclavicular +/– resección de clavícula	Toracotomía anterolateral izquierda «alta» +/– incisión supraclavicular +/– resección de clavícula
Subclavia izquierda distal	Toracotomía anterolateral izquierda «alta» +/– incisión supraclavicular +/– resección de clavícula	Toracotomía anterolateral izquierda «alta» +/– incisión supraclavicular+/– resección de clavícula
Carótida proximal	Esternotomía media con extensión cervical	Esternotomía media con extensión cervical
Vena cava superior	Esternotomía media	Esternotomía media
Vena cava inferior	Esternotomía media	Esternotomía media
Hilio pulmonar	Toracotomía anterolateral	Toracotomía anterolateral

d. Se introduce un retractor costal Finochietto con la barra en «T» hacia atrás y se abre ampliamente.

C. **Toracotomía bilateral (toracotomía «en concha»)** (fig. 36-4)

1. **Ventaja:** permite una amplia exposición de todas las estructuras del tórax. Es la mejor incisión para pacientes con lesiones críticas en ambos hemitórax o lesiones mediastínicas superiores en pacientes que se presentan sin pulso o en choque hemorrágico grave.
2. **Desventaja:** gran incisión, gran pérdida de calor por la herida, se ligan ambas arterias mamarias internas.
3. **Técnica:** tras la toracotomía anterolateral, la incisión cutánea se extiende a través del esternón y por encima del pezón en el hemitórax derecho hasta la línea axilar posterior. El esternón se divide transversalmente con un cuchillo de Lebsche o una sierra de Gigli y se abre con un retractor costal Finochietto. La extensión superior por encima del pezón en el lado derecho permitirá una mayor exposición al vértice torácico derecho y a la vasculatura.
   a. Deben ligarse los cuatro extremos de las arterias mamarias internas cortadas. A menudo, estas arterias comenzarán a sufrir una fuerte hemorragia con la reanimación exitosa y el retorno de una presión sanguínea adecuada.

D. **Esternotomía media**

1. **Ventaja:** proporciona una excelente exposición del corazón y de los grandes vasos proximales. La incisión puede extenderse al cuello o al área supraclavicular para un control y reparación vascular más distal (fig. 36-5).
2. **Desventajas:** requiere una sierra esternal o un bisturí de Lebsche y requiere más tiempo que la toracotomía anterolateral izquierda. Además, el acceso está limitado al esófago, la arteria subclavia izquierda y la aorta descendente.
3. **Técnica**
   a. El paciente se coloca en posición supina en la mesa de quirófano con ambos brazos abducidos a 90°. Se prepara al paciente desde la barbilla hasta las rodillas a ambos lados de la cama.
   b. La piel y los tejidos subcutáneos se inciden desde el surco (escotadura) esternal hasta la parte inferior del xifoides.

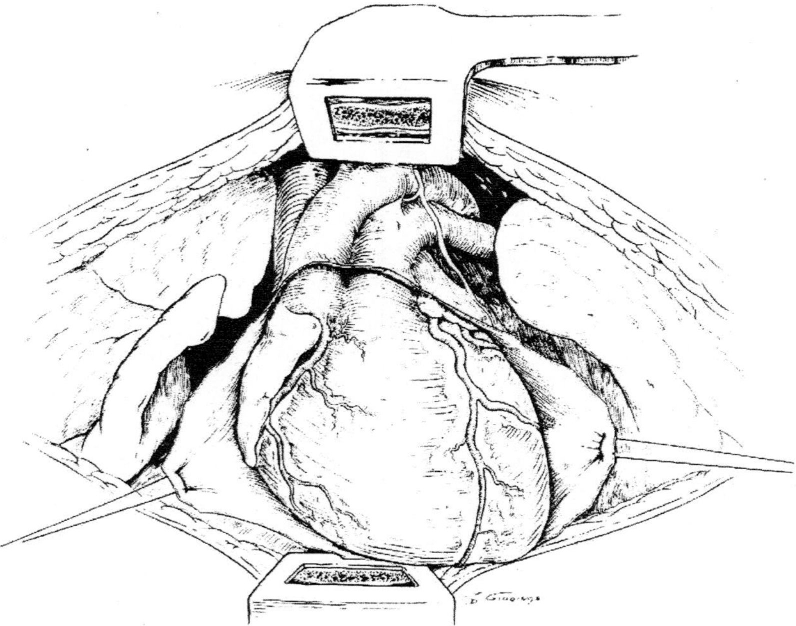

Figura 36-4. Vista del tórax durante una toracotomía bilateral «en concha». Obsérvese la excelente exposición del corazón y los grandes vasos.

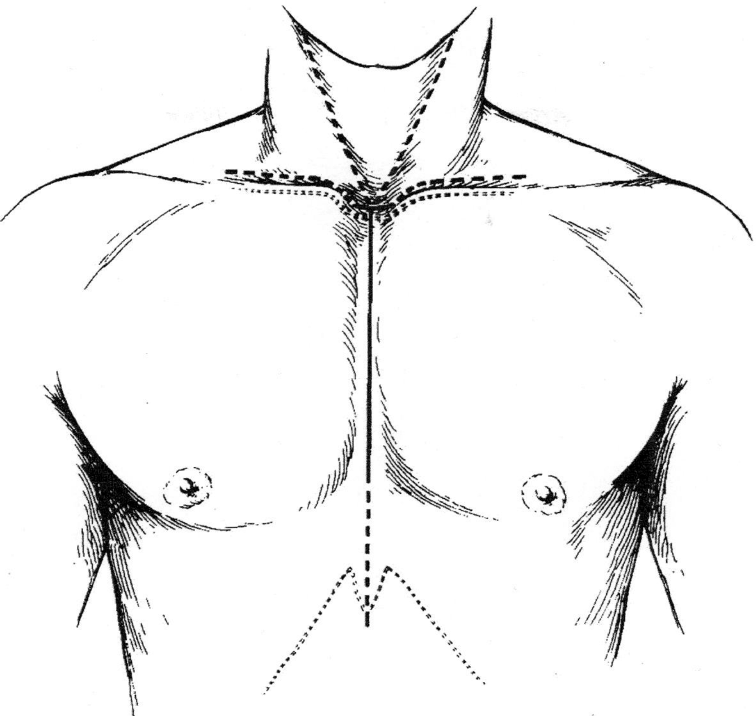

Figura 36-5. Extensiones de la esternotomía media. Se muestran las extensiones supraclaviculares y cervical.

c. Se desarrolla un plano directo en la superficie posterior del esternón desde arriba y abajo, antes de la división del esternón, con una sierra esternal o un cuchillo de Lebsche. Comenzar en el borde superior del esternón y levantar la sierra o el cuchillo y el esternón a medida que se avanza en dirección caudal. Mantenerse en el centro del esternón para evitar la lesión de los cartílagos costales y la entrada en cualquiera de los hemitórax.
d. Aplicar cera ósea en los bordes del esternón y extender el retractor al máximo para facilitar la exposición.
e. Longitudinalmente, abrir el saco pericárdico por la mitad y suturar abierto a la piel para mantener la exposición.
f. La incisión puede extenderse fácilmente para facilitar la exposición de las estructuras lesionadas:
   i. Superiormente, en el cuello sobre el borde anterior de cualquiera de los esternocleidomastoideos para las lesiones mediastínicas superiores o carotídeas proximales.
   ii. Lateralmente a una incisión supraclavicular para exponer los vasos subclavios.
   iii. Extensión al abdomen con una incisión en la línea media, lo cual es fácil de realizar.

E. Toracotomía posterolateral izquierda o derecha

1. **Ventajas:** proporciona muy buen acceso al hemitórax. La toracotomía posterolateral izquierda permite acceder a la aorta y a la arteria subclavia izquierda proximal, al pulmón izquierdo, a la pared torácica izquierda y a la porción distal del esófago. La toracotomía posterolateral derecha permite acceder a la tráquea, al pulmón derecho, a la pared torácica derecha y a la porción proximal del esófago.
2. **Desventajas:** es una incisión que requiere mucho tiempo y deja poca flexibilidad para tratar otras lesiones que no sean el hemitórax expuesto. Por estas razones, esta incisión no es aconsejable en el contexto de traumatismos agudos.

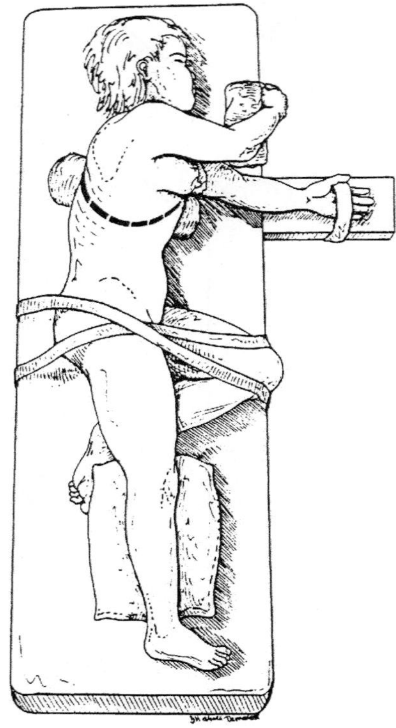

Figura 36-6. Posición para una toracotomía posterolateral derecha urgente.

3. **Técnica**
   - **a.** Realizar la incisión cutánea habitual en la cirugía torácica programada. Al variar el espacio intercostal introducido, pueden exponerse todas las regiones de la cavidad torácica.
   - **b.** El paciente se coloca en posición de decúbito lateral completo con el brazo superior apoyado sobre la cabeza, el brazo inferior extendido y acolchado con un rollo axilar, la pierna inferior flexionada y la pierna superior extendida con material acolchado entre las rodillas. La pelvis debe asegurarse con cinta adhesiva y un saco de arena (fig. 36-6).
   - **c.** Con la punta de la escápula como punto de referencia, los músculos de la pared lateral del tórax se dividen hasta los músculos intercostales. Los intentos de preservar el músculo dorsal ancho ayudan a la recuperación.

Lecturas recomendadas

Asensio JA, Murray J, Demetriades D, et al. Penetrating cardiac injuries: a prospective study of variables predicting outcomes. *J Am Coll Surg* 1998;186:24–34.

Meyer DM, Jessen ME, Grayburn PA. Use of echocardiography to detect occult cardiac injury after penetrating thoracic trauma: a prospective study. *J Trauma* 1995;39:902–907.

Rhee PM, Acosta J, Bridgeman A, et al. Survival after emergency department thoracotomy: review of published data from the past 25 years. *J Am Coll Surg* 2000;190:288–298.

Rozycki GS, Feliciano DV, Ochsner MF, et al. The role of ultrasound in patients with possible penetrating cardiac wounds: a prospective multicenter study. *J Trauma* 1999;46:543–552.

Seamon MJ, Haut ER, Van Arendonk K, et al. An evidence-based approach to patient selection for emergency department thoracotomy: a practice management guideline from the Eastern Association for the Surgery of Trauma. *J Trauma Acute Care Surg* 2015;79:159–173.

37

Traumatismos abdominales

Alain Corcos, Cheryl Six, L. D. Britt y Andrew B. Peitzman

I. INTRODUCCIÓN. Las lesiones de los órganos de la cavidad abdominal son consecuencia de un mecanismo de fuerza contuso o penetrante. Dado que las pautas de manejo son claramente diferentes entre estas dos amplias categorías, a menudo se analizan por separado. Esta sección comienza con un abordaje similar, seguido de las consideraciones generales que deben tenerse en cuenta cuando se requiere una laparotomía. A continuación, se detallan los paradigmas de manejo de cada órgano. Véase el capítulo 38 para el manejo de las lesiones abdominales vasculares. Por último, se analizan las técnicas diagnósticas específicas, así como las complicaciones comunes asociadas a las lesiones abdominales. Con independencia del mecanismo, el potencial de hemorragia intracavitaria y/o sepsis abdominal exige un diagnóstico y un tratamiento rápidos de las lesiones intraabdominales para evitar una morbilidad o una muerte prevenibles (tabla 37-1).

II. TRAUMATISMOS ABDOMINALES CONTUSOS. Los mecanismos más comunes son las caídas, los choques de vehículo automóviles, los choques de motocicletas o bicicletas, los percances deportivos y las agresiones. Las fuerzas que provocan la lesión incluyen compresión, aplastamiento, cizallamiento rotacional y desaceleración, así como el aumento repentino de la presión. Las fuerzas de desaceleración pueden desgarrar órganos o pedículos vasculares, y un aumento repentino de las presiones luminales puede provocar la perforación de estructuras viscerales huecas.

A. Evaluación clínica. La información sobre el mecanismo de la lesión es esencial para determinar la probabilidad de una lesión intraabdominal (*v.* cap. 2). La exploración física del abdomen tras un traumatismo contuso suele ser poco fiable. Entre los factores de confusión frecuentes que limitan los hallazgos en la exploración física se encuentran la alteración del nivel de conciencia, ya sea por el consumo de sustancias o por un traumatismo craneoencefálico concurrente, dolor distractor, más comúnmente por lesiones ortopédicas asociadas, o la lesión de la médula espinal. Aunque las pruebas diagnósticas complementarias son importantes en la evaluación de los traumatismos abdominales contusos, **la exploración física cuidadosa y repetida del paciente sigue siendo esencial para el diagnóstico precoz de las lesiones intraabdominales.** La evaluación del paciente en el reconocimiento primario a menudo permitirá descubrir signos de hipoperfusión (p. ej., obnubilación, temperatura de la piel fría, apariencia moteada, disminución del volumen del pulso o retraso del llenado capilar), lo que debería iniciar una rápida búsqueda de una fuente de hemorragia. En la evaluación del abdomen puede detectarse distensión o signos de irritación peritoneal (generalmente asociados a la lesión de una víscera hueca). Por otro lado, la sangre en el peritoneo a menudo no produce signos peritoneales, y puede haber hemoperitoneo masivo sin distensión abdominal. Los factores clínicos asociados a una lesión intraabdominal que puede requerir una laparotomía incluyen una lesión torácica grave, un déficit de base elevado, una fractura compleja de la pelvis o hipotensión en el campo o en la sala de traumatología. Si el paciente es una víctima que no salió despedida en un accidente de tráfico, en particular con una contusión visible en el abdomen por el cinturón de seguridad, o una fractura del cuerpo vertebral lumbar (fractura de Chance), debe sospecharse una lesión de víscera hueca, ya que suele pasarse por alto.

B. Pruebas diagnósticas. Las pruebas diagnósticas complementarias en el contexto de un traumatismo abdominal contuso dependen en gran medida de las características hemodinámicas del paciente. En el paciente hipotenso, o en el que requiere una infusión continua de líquidos para alcanzar o mantener una hemodinámica aceptable, la evaluación rápida del abdomen como fuente de hemorragia debe llevarse a cabo mediante una ecografía abdominal focalizada en traumatismos (FAST, *focused abdominal sonography for trauma*) o una aspiración peritoneal diagnóstica (APD) mientras el paciente se encuentra en el área de reanimación. En el paciente con estabilidad hemodinámica que, por lo demás, no requiere la necesidad inmediata del quirófano, la tomografía computarizada (TC) es la prueba de imagen de elección por su alta sensibilidad y especificidad (fig. 37-1).

1. FAST. Con la exploración FAST puede identificarse líquido libre en la cavidad abdominal, que, en el contexto de un traumatismo contuso, es sangre, pero también conlleva algunas limitaciones significativas que es importante tener en cuenta (fig. 37-2). La FAST puede ser

TABLA 37-1	Indicación absoluta de laparotomía/toracotomía
• Inestabilidad hemodinámica • Signos peritoneales • Aire libre intraabdominal • Sangrado por un orificio • Hemotórax masivo (requiere toracotomía) Drenaje torácico >1 500 mL de salida inicial Drenaje torácico >200 mL/h durante más de 4 h • Objeto empalado	

realizada rápidamente en la cabecera del paciente por un miembro entrenado del equipo de traumatología, sin necesidad de transporte fuera de la sala de traumatología. No es invasiva, está ampliamente disponible, es económica y puede repetirse con frecuencia. Sin embargo, la sensibilidad y la especificidad suelen ser bajas para una prueba de detección (del 60 % al 85 %), y no es precisa para la detección y la caracterización anatómica de las lesiones de órganos sólidos. La exploración FAST es más valiosa cuando es positiva para líquido libre en el paciente con inestabilidad hemodinámica, ya que puede servir para identificar a la cavidad abdominal como fuente de la hemorragia, lo que impulsará el traslado rápido a quirófano para que el paciente sea sometido a una laparotomía exploratoria. Por otro lado, con una tasa de falsos negativos tan alta (40 %), una FAST negativa no *excluye* la posibilidad de una hemorragia en la cavidad abdominal. En este caso, debe considerarse una prueba diagnóstica más definitiva, TC o APD, basada en las características hemodinámicas, en el paciente que ha sufrido una lesión de alta energía. Otras limitaciones de la FAST son la incapacidad de distinguir los líquidos (p. ej., ascitis frente a líquido intestinal frente a sangre), la variabilidad en la competencia del examinador, el requisito de formación y competencia especializada, y la dificultad para interpretar los hallazgos en los pacientes con obesidad o con enfisema subcutáneo generalizado. Se coloca un transductor de 3 MHz a 5.0 MHz en la región subxifoidea en el plano sagital para ajustar la ganancia de la máquina. Se realizan vistas sagitales del saco de Morison y del receso esplenorrenal, seguidas de una vista pélvica transversal. El líquido libre aparece anecoico (negro), en comparación con las estructuras circundantes.

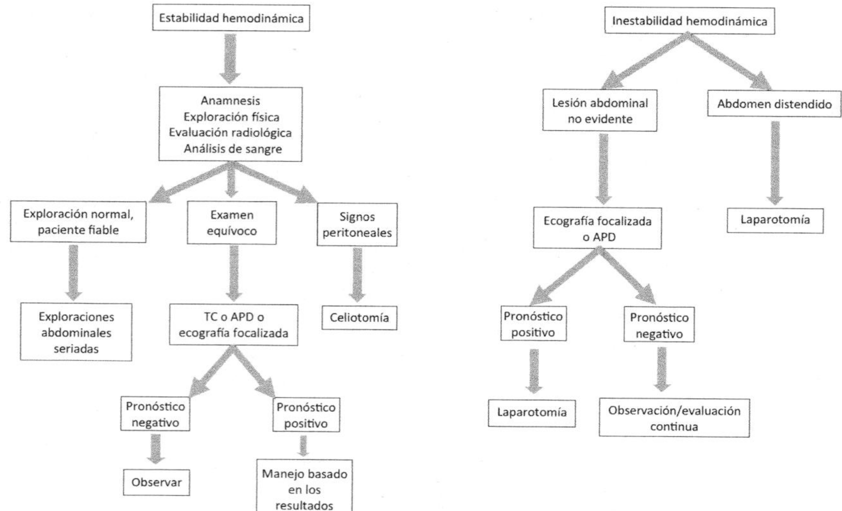

Figura 37-1. Algoritmo para el manejo del traumatismo abdominal cerrado. APD, aspiración peritoneal diagnóstica; TC, tomografía computarizada.

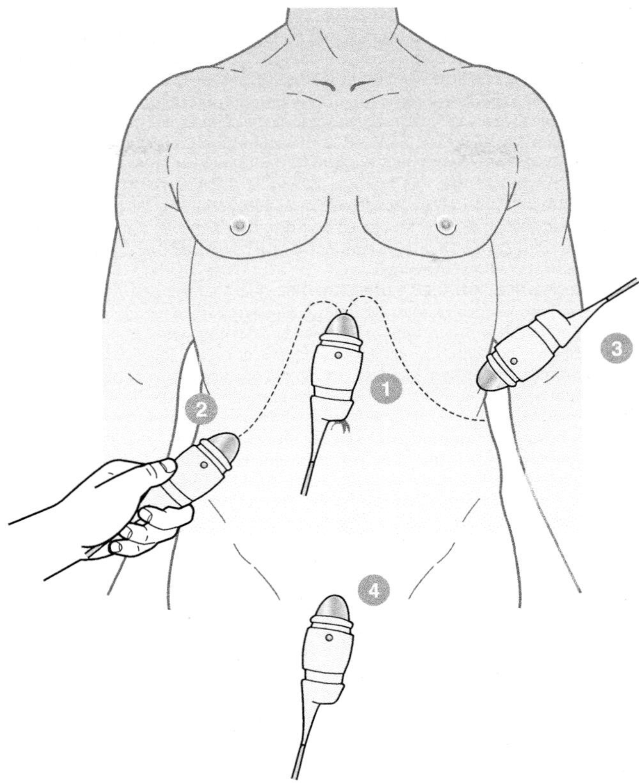

Figura 37-2. Ecografía abdominal focalizada en traumatismos (exploración FAST).

2. **Aspiración peritoneal diagnóstica.** La seguridad y la rapidez de la FAST realizada por el cirujano han suplantado al lavado peritoneal diagnóstico (LPD) como herramienta para determinar la presencia de hemoperitoneo en el contexto de un traumatismo contuso. Sin embargo, la APD sigue siendo una prueba complementaria importante y debería estar a disposición del traumatólogo durante la evaluación primaria y la fase de reanimación de los cuidados. Se trata de una técnica sencilla y rápida, aunque invasiva, para el diagnóstico de hemoperitoneo. Se introduce un catéter de diálisis peritoneal en la cavidad peritoneal a través de una pequeña incisión infraumbilical y se conecta a una jeringa de 10 mL para su aspiración. Los tejidos subcutáneos se diseccionan a lo largo del tallo umbilical hasta el nivel de la fascia. Con una tracción en dirección superior, se introduce por punción, en la cavidad abdominal, un catéter de diálisis con trócar. Este procedimiento es muy parecido a la introducción de una aguja de Veress para la insuflación antes de la laparoscopia. El catéter se dirige hacia la pelvis. Cualquier cantidad de sangre se considera positiva para hemoperitoneo. Los informes publicados proporcionan pruebas de nivel III de una sensibilidad del 89 % para la APD, en comparación con el 50 % para la exploración FAST. La APD debe realizarse cuando la exploración FAST es negativa pero sigue habiendo una alta sospecha de hemorragia cavitaria intraabdominal, como, por ejemplo, en el paciente con anomalía hemodinámica persistente o respuesta transitoria a la reanimación en el que no se ha identificado ninguna otra fuente de hemorragia.
3. La **TC** es una modalidad diagnóstica precisa para la evaluación de órganos intraabdominales y debe obtenerse en cualquier paciente con estabilidad hemodinámica en el que se sospeche una lesión intraabdominal. La experiencia reciente con la tecnología de TC de alta resolución demuestra una precisión del 92 % al 98 %. Las lesiones de víscera hueca,

diafragma y páncreas son las que con mayor probabilidad no se detectan con la TC. La TC es específica para las lesiones de órganos sólidos tanto intraabdominales como retroperitoneales, así como permite distinguir el líquido libre intraabdominal de la sangre e identificar incluso pequeñas cantidades de aire en el peritoneo o el retroperitoneo. La máxima especificidad se obtiene con contraste intravenoso (IV) desde la parte superior del diafragma a través de toda la pelvis ósea. Debe evitarse la omisión del contraste IV debido al aumento de la creatinina o de la filtración glomerular calculada, ya que la mayoría de los estudios recientes han confirmado que, incluso en los pacientes considerados de mayor riesgo de sufrir una lesión renal aguda (LRA) tras el contraste, la administración de contraste IV *no* es un factor de riesgo independiente de LRA, diálisis o mortalidad. Las limitaciones de la TC incluyen el coste, la exposición a la radiación, la necesidad de transporte fuera de la sala de traumatología y la necesidad de personal especializado no especializado en traumatología.

III. **TRAUMATISMOS ABDOMINALES PENETRANTES.** Las lesiones perforantes son típicamente por armas de fuego, pero pueden resultar de cualquier proyectil de alta velocidad como los perdigones de escopeta. Las lesiones penetrantes suelen ser heridas por arma blanca, pero también pueden incluir otros objetos punzantes empalados de forma intencionada o accidental. La probabilidad de una lesión intraabdominal que requiera reparación quirúrgica es alta para las heridas por arma de fuego abdominales, entre el 80 % y el 95 %, en comparación con las heridas por arma blanca, entre el 25 % y el 33 % (fig. 37-3). Los órganos abdominales comúnmente lesionados con heridas penetrantes incluyen el intestino delgado, el hígado, el estómago, el colon, el mesenterio y las estructuras vasculares. Desde el punto de vista anatómico, cualquier herida desde la línea del pezón hasta la ingle en la parte anterior o desde la punta de la escápula hasta el pliegue infraglúteo en la parte posterior debe hacer sospechar una lesión intraperitoneal.

A. **Heridas de bala.** *La determinación de la trayectoria es la clave para la identificación de la lesión.* Los pacientes con heridas por arma de fuego abdominales e inestabilidad hemodinámica no deben permanecer en la sala de traumatología antes de la laparotomía. La exploración quirúrgica es la modalidad diagnóstica de elección en estos pacientes.

1. Examinar cuidadosa, pero rápidamente, a todo el paciente, que debe estar completamente expuesto; prestar especial atención a los pliegues del cuerpo, el periné y el recto. Deben contabilizarse y evaluarse las heridas por arma de fuego. Un número impar de heridas sugiere una bala retenida, y un número par de heridas no implica necesariamente entrada y salida. Por tanto, en cualquiera de los casos, la búsqueda de proyectiles retenidos mediante una **radiografía rápida de todo el torso**, es decir, tórax, abdomen y pelvis, es valiosa para completar el análisis de la trayectoria. Es útil marcar las heridas cutáneas de bala con marcadores radiopacos. **No deben identificarse las heridas como heridas de salida o de entrada** (no puede estarse seguro). Simplemente describir la ubicación y la apariencia de cada herida. Información adicional como la presencia de neumoperitoneo, fracturas óseas de la columna vertebral, neumotórax o hemotórax también puede apreciarse en las radiografías simples.
2. Palpar el abdomen en busca de signos de **peritonitis** y realizar una exploración neurológica periférica para evaluar si hay lesiones medulares.
3. En el paciente con estabilidad hemodinámica que está consciente y sin problemas, la **TC** puede tener un papel diagnóstico limitado. Si la exploración física o la evaluación de la trayectoria mediante radiografía simple sugieren una perforación tangencial no cavitaria, la TC puede confirmar que no hay afectación del peritoneo. Además, algunos pacientes con una trayectoria única de la herida de bala en el cuadrante superior derecho limitada al hígado pueden ser seleccionados para tratamiento no quirúrgico (TNQ) y observación.
4. La **exploración FAST** también tiene un papel limitado en la evaluación de la herida de bala abdominal. Puede ser útil para evaluar el pericardio y ayudar a planificar la cirugía en pacientes hipotensos con heridas multicavitarias.
5. La **laparoscopia** es útil para evaluar al paciente con estabilidad hemodinámica con una posible perforación tangencial, no cavitaria, de la herida de bala peritoneal, especialmente en la región toracoabdominal; véase la sección IV.

B. **Heridas por arma blanca.** Las indicaciones para la exploración inmediata son la hipotensión, la peritonitis y la evisceración. Si no están presentes, está justificado un abordaje de manejo selectivo. Las heridas anteriores se refieren a las que están por delante de la línea axilar anterior. Una tercera parte son extraperitoneales, otra tercera parte son intraperitoneales y requieren reparación terapéutica, y la última tercera parte son intraperitoneales y no requieren reparación visceral. Las heridas de arma blanca del flanco se sitúan entre las líneas axilares anterior y posterior, desde la punta de la escápula hasta la cresta ilíaca. Las de la espalda (dorso) son posteriores a la línea axilar posterior (fig. 37-4). Los órganos abdominales están en riesgo con las heridas de arma blanca inferiores a la línea del pezón anteriormente y la punta de la escápula posteriormente.

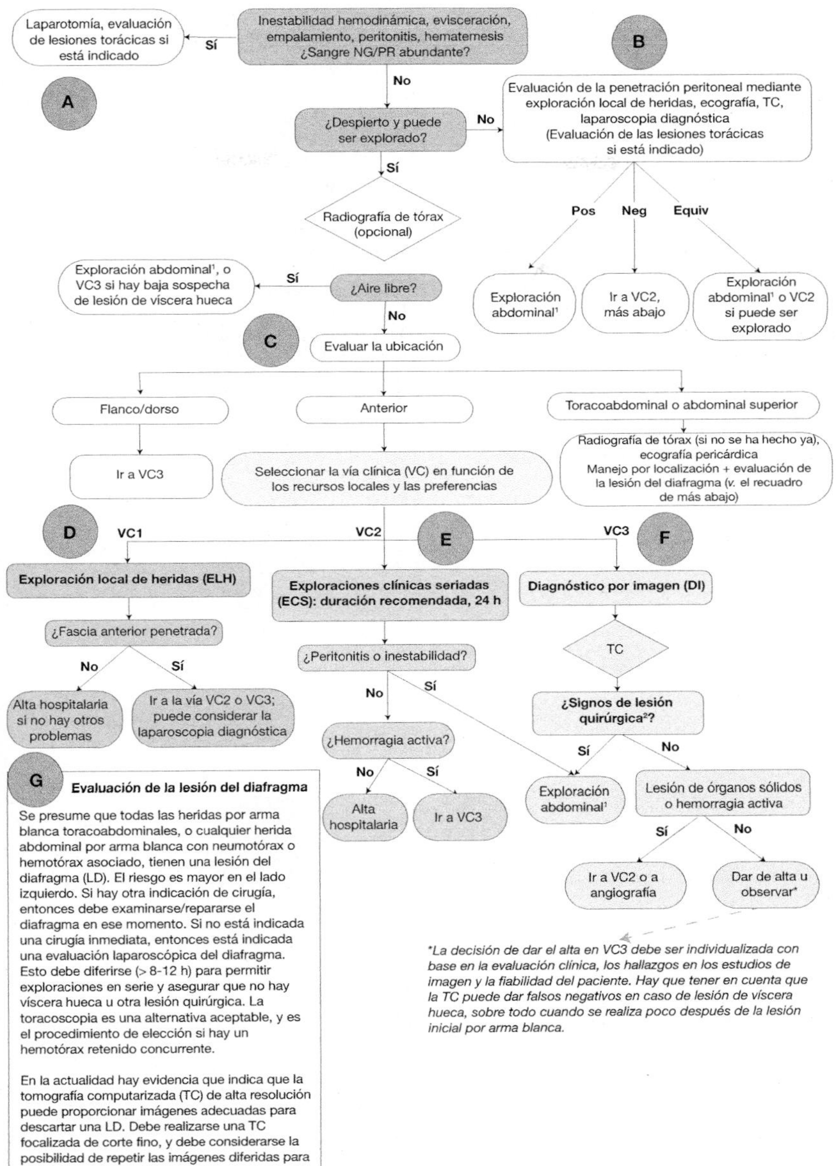

Figura 37-3. Algoritmo para el tratamiento de las heridas abdominales por arma blanca. (Reimpreso de Martin MJ, Brown CVR, Shatz DV, y cols. Evaluation and management of abdominal stab wounds. A Western Trauma Association critical decisions algorithm. *J Trauma Acute Care Surg* 2018;85(5):1007-1015, con permiso).

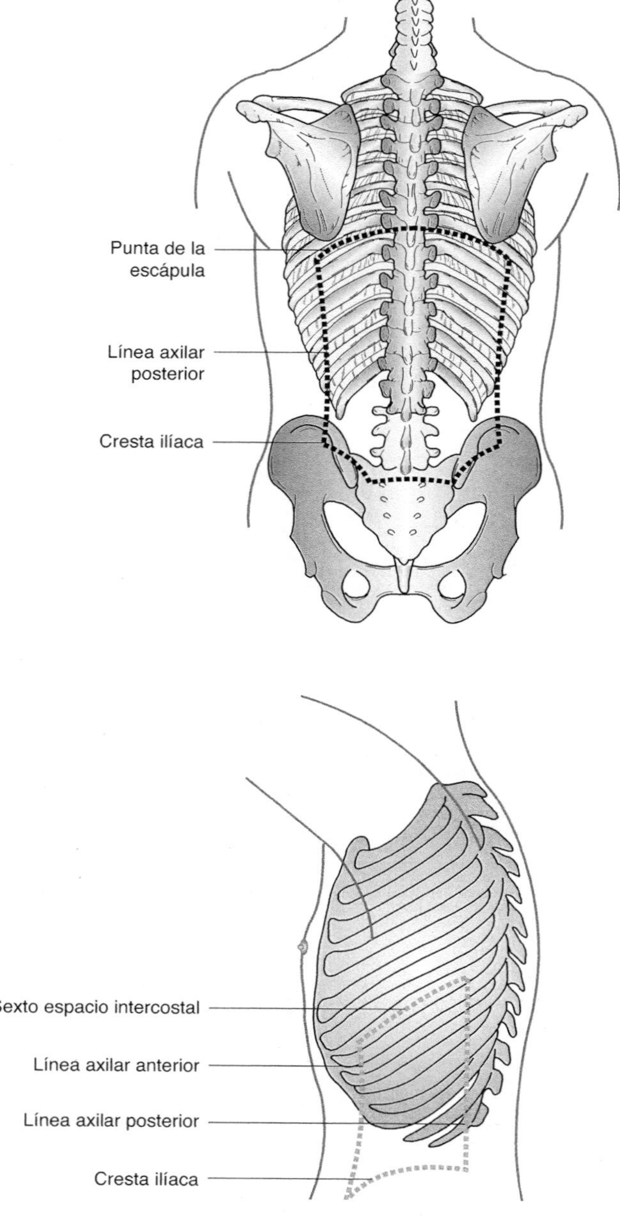

Figura 37-4. Zonas posteriores y de los flancos del abdomen.

1. En pacientes con una **herida de arma blanca abdominal anterior** sin indicación de exploración quirúrgica, el enfoque razonable es proceder a una **exploración local de la herida** en la sala de traumatología a fin de evaluar la penetración de la fascia. Tras la preparación estéril, el vendaje y la anestesia local, se extiende la herida original para explorar exhaustivamente el tejido subcutáneo hasta el nivel de la fascia anterior. Cualquier penetración a este nivel de la pared abdominal se considera positiva, ya que es posible una perforación peritoneal. Estos pacientes deben ser sometidos a una laparoscopia para confirmar o descartar la perforación, o directamente a una laparotomía, para su exploración.
2. Dado que **el flanco y el dorso** no tienen una capa fascial bien desarrollada, no se recomienda la exploración local de la herida cuando hay una herida de arma blanca en estas zonas. En cambio, la **TC con triple contraste** (bucal, IV y rectal) es fiable en estos pacientes cuando no existen indicaciones inmediatas para la exploración quirúrgica (sensibilidad del 89 %, especificidad del 98 % y precisión del 97 %).
3. La **exploración FAST** es mínimamente útil en el estudio de pacientes estables con herida de arma blanca abdominal. Si es positiva, puede inferirse una lesión visceral, pero un pronóstico negativo no garantiza que no haya afectación del peritoneo.
4. Históricamente, el **LPD** se utilizaba para evaluar las heridas de arma blanca abdominales en pacientes que no tenían indicaciones para exploración quirúrgica, pero con exploración local de la herida positiva. A diferencia de la APD descrita anteriormente, el DPL consiste en instilar por gravedad un litro de solución salina en la cavidad peritoneal a través de un catéter, tras lo cual se drena el líquido, también por gravedad; posteriormente se evalúa, en el laboratorio, el recuento de células, principalmente eritrocitos, pero también leucocitos, partículas de alimentos, bilis y bacterias. Los recuentos de eritrocitos en el rango de 1 000-10 000/mm^3 se consideraban positivos, y los pacientes se sometían a exploración u observación en función de estos resultados. En su mayor parte, **la APD y la laparoscopia han suplantado el uso del LPD** en la mayoría de los centros de traumatología porque muchos laboratorios ya no están familiarizados con el análisis, hay un período de espera considerable para los resultados, la prueba es invasiva, difícil de realizar, tiene una especificidad y sensibilidad relativamente bajas y, cada vez más, los cirujanos no la realizan con la frecuencia necesaria como para que tengan el grado de comodidad y experiencia necesarios. Por otro lado, la laparoscopia es un procedimiento quirúrgico general bien establecido y frecuente, y su uso como modalidad de diagnóstico en el paciente traumático es cada vez más común. La laparoscopia debe reservarse para el paciente con herida por arma blanca abdominal anterior con estabilidad hemodinámica, sin hemorragia y sin indicación de exploración. La ventaja más significativa sobre la exploración rutinaria en esta población de pacientes es evitar una laparotomía no terapéutica, que puede conllevar una tasa de morbilidad de hasta el 20 %. La literatura actual, aunque principalmente de tipo III, ha constatado que la laparoscopia en el traumatismo penetrante es altamente sensible (92-100 %) y específica (74-100 %); véase la sección IV.
5. La **observación mediante exploraciones seriadas** puede utilizarse de forma selectiva en pacientes con estabilidad hemodinámica y sin problemas tras una herida abdominal por arma blanca y con una exploración física inicial normal para detectar el desarrollo temprano de peritonitis. Es esencial que el mismo cirujano realice las exploraciones seriadas documentando también la temperatura, el pulso y el recuento de leucocitos.

C. **Heridas de escopeta.** Las heridas de escopeta a corta distancia son lesiones de alta velocidad. Como tales, pueden dar lugar a heridas abdominales penetrantes y por onda expansiva. Las heridas de escopeta con penetración peritoneal requieren una laparotomía. Las que se producen a distancia pueden evaluarse con TC para determinar la penetración peritoneal de los perdigones.

D. **Lesión por empalamiento.** El objeto empalado se asegura en su lugar y se retira en el quirófano bajo visualización directa y con el abdomen abierto.

IV. **EXPLORACIÓN QUIRÚRGICA EN EL CONTEXTO DE TRAUMATISMOS.** El perfeccionamiento de las capacidades diagnósticas ha permitido una aplicación más selectiva de la laparotomía en contextos de traumatismos, lo que ha reducido el número de exploraciones no terapéuticas. Como se ha comentado anteriormente, las indicaciones para la realización de una laparotomía exploratoria inmediata basadas en los hallazgos de la exploración física o en los signos y síntomas clínicos apreciados durante las evaluaciones primaria o secundaria incluyen signos peritoneales evidentes, hipotensión con abdomen distendido o FAST/APD positivas, y lesiones perforantes con penetración peritoneal. Los hallazgos en la TC obtenidos en el paciente con estabilidad hemodinámica que requiere reparación quirúrgica deben seguir un abordaje similar en cuanto al transporte rápido al quirófano y la exploración inicial. Las lesiones específicas y las pautas de reparación se analizarán por sistema orgánico en la siguiente sección.

A. **Consideraciones generales y configuración.** Los recursos para la atención óptima del paciente lesionado (*Resources for Optimal Care of the Injured Patient*) del American College of Surgeons requieren que los centros de traumatología de nivel I y II mantengan «un quirófano... con el personal adecuado y disponible en 15 min. Este criterio se cumple si se dispone de un equipo completo de quirófano en el hospital en todo momento para que el paciente lesionado reciba una atención quirúrgica rápida».

1. Una vez tomada la decisión de realizar una cirugía, **el paciente debe ser trasladado rápida y directamente al quirófano** con el personal de apoyo a la vía aérea adecuado, los cirujanos del equipo de traumatología y el personal de enfermería del mismo equipo. Se trata de un traslado directo al quirófano, *no* a la zona de espera prequirúrgica.
2. Si es posible, antes de la laparotomía debe obtenerse el **consentimiento informado** del paciente o de un familiar. Esto no siempre es posible o práctico, y la cirugía debe realizarse sin demora en circunstancias que pongan en peligro la vida del paciente.
3. El paciente debe tener ya colocados al menos **dos catéteres IV de gran calibre**. El personal de anestesia debe colocar otros accesos circulatorios y líneas arteriales para la transducción de la presión sanguínea según sea necesario en el quirófano. El control de la hemorragia cavitaria no debe retrasarse por los intentos de rehidratación.
4. Administrar una **cobertura antibiótica de amplio espectro** que incluya organismos gramnegativos y anaerobios (una penicilina de amplio espectro o una cefalosporina de tercera generación).
5. Los **drenajes torácicos** colocados durante la fase de reanimación deben colocarse para sellar bajo agua, *no pinzados*, durante el transporte, y para aspirar el drenaje a la llegada al quirófano. Los recipientes de obtención deben colocarse en un lugar fácilmente visible para poder observar la pérdida de sangre de la cavidad torácica.
6. Las **sondas nasogástricas o bucogástricas** y la sonda vesical deben insertarse antes de la laparotomía. Sin embargo, no debe realizarse ningún procedimiento que retrase el control de la hemorragia y la contaminación.
7. El paciente se traslada a la mesa de operaciones con las **precauciones adecuadas para las columnas cervical y toracolumbar**, ya que, en muchos casos, no puede descartarse una lesión de la columna vertebral antes de llegar al quirófano. Si el paciente está todavía inmovilizado en una tabla de rescate, se le da la vuelta y se le retira la tabla antes de comenzar la cirugía para que no se desarrollen úlceras de decúbito.
8. Las **heridas penetrantes ocultas** deben buscarse antes de iniciar la laparotomía.
9. Los **dispositivos de compresión secuencial** pueden utilizarse en pacientes con estabilidad hemodinámica, si están disponibles.
10. En el quirófano de traumatología debe haber un **sistema de infusión rápida y un sistema de autotransfusión** (recuperador de sangre), ambos preparados para infundir rápidamente productos del banco de sangre y sangre recuperada a través de líneas de gran calibre antes de que la incisión libere el empaquetamiento.
11. Es crucial asegurarse de que haya concentrado de eritrocitos en el quirófano, así como plasma y plaquetas, para el paciente con hemorragia activa. En el paciente con desangrado, debe activarse el **protocolo de transfusión masiva** (PTM) para alertar al banco de sangre del lugar de la necesidad de hemoderivados y facilitar su disponibilidad. Si el paciente cumple los criterios para la infusión de **ácido tranexámico** (ATX) o el bolo inicial se administró en el área de traumatología, esto debe comunicarse al equipo de anestesia para su inicio o continuación.
12. Si el tiempo lo permite, se afeita al paciente antes de la incisión de la piel. Se prepara toda la parte anterolateral del cuello (se retira la parte anterior del collarín cervical y se colocan sacos de arena para mantener la inmovilización de la columna cervical), el tórax hasta la mesa por ambos lados, el abdomen, la ingle y ambas piernas hasta las rodillas, y se cubren de forma estéril (fig. 37-5).

B. Prioridades iniciales. Detener la hemorragia y controlar la contaminación gastrointestinal. La laparotomía exploratoria en caso de traumatismo es un procedimiento quirúrgico secuencial y sistemático.

1. Para la laparotomía urgente, se prefiere una **incisión en la línea media.** Existen incisiones abdominales alternativas que pueden ser útiles para lesiones conocidas en pacientes estables. La exposición adecuada es fundamental. Los retractores quirúrgicos autorretenidos y los focos delanteros son de gran valor.
2. Al entrar en la cavidad peritoneal, se recomienda **controlar la hemorragia** recogiendo la sangre y los coágulos libres, en lugar de utilizar un dispositivo de aspiración, y empaquetando rápidamente los cuatro cuadrantes con esponjas de laparotomía abiertas, preparadas por el técnico de quirófano, normalmente tres o cuatro por cuadrante. Comprimir y empaquetar los puntos de hemorragia activos. Abordar primero la hemorragia más activa.
3. **En las heridas contusas,** las fuentes probables de hemorragia son el hígado, el bazo y el mesenterio. Taponar el hígado y el bazo, y pinzar rápidamente las hemorragias mesentéricas.

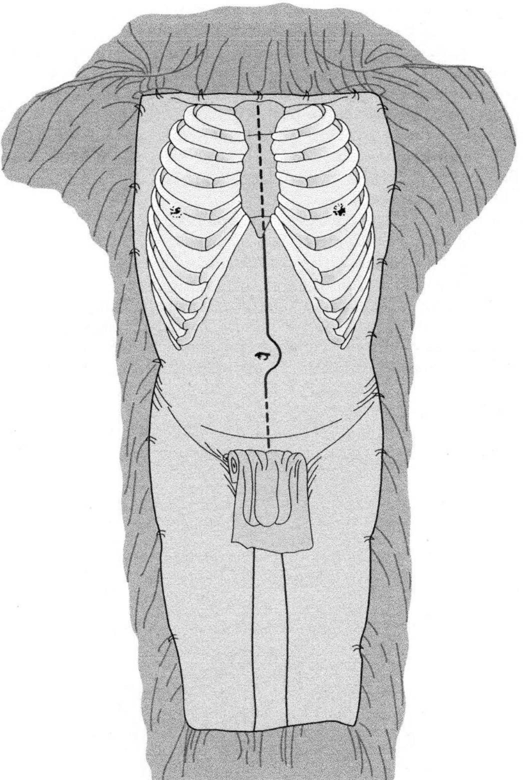

Figura 37-5. Preparación del paciente traumático en el quirófano.

4. **En las lesiones penetrantes,** las fuentes probables de hemorragia significativa son el hígado, el mesenterio y las estructuras vasculares retroperitoneales, según la trayectoria. Taponar el hígado y el retroperitoneo, y pinzar rápidamente los vasos hemorrágicos mesentéricos.
5. **Si el empaquetamiento no controla un punto de sangrado, lo prioritario pasa a ser lograr el control de esta fuente de hemorragia.**
6. **Para controlar la contaminación,** pinzar rápidamente las laceraciones intestinales más pequeñas con una pinza de Babcock o de Allis o realizar suturas o ligaduras temporales. Utilizar una grapadora quirúrgica intestinal para excluir rápidamente los segmentos más grandes del intestino lesionado. Esta es la fase en la que normalmente se toma la decisión de proceder a una exploración más sistemática y a la reparación definitiva de todas las lesiones o de acortar la cirugía siguiendo las directrices que establece la **cirugía de control de daños** (CCD); véase el capítulo 7.

V. **EXPLORACIÓN SISTEMÁTICA.** En esta etapa de la cirugía debe realizarse una evaluación sistemática de toda la cavidad abdominal **después de que la hemorragia y la contaminación se hayan controlado.**

A. Dado que los órganos sólidos son los más afectados en los traumatismos contusos que requieren cirugía, hay que empezar por el **hígado** y el **bazo** y cada **hemidiafragma.**

B. A continuación, se procede a la inspección exhaustiva de todo el **tubo digestivo,** sus **mesenterios** y el **omento** (epiplón); debe comenzarse por la cara anterior del estómago. Elevar el omento y sacar el colon transverso permite una fácil evisceración de todo el intestino delgado, lo que facilita la palpación e inspección mano a mano de todo el yeyuno y el íleon y su mesenterio desde el ligamento de Treitz hasta el ileociego. A continuación, se palpan e inspeccionan el ciego y el colon ascendente, el colon transverso y su mesenterio, el colon descendente, el colon sigmoideo y su mesenterio, y la porción peritoneal del recto.

C. El intestino delgado y el omento se recolocan en la cavidad abdominal, y **la bolsa omental se explora** dividiendo las uniones gastroomentales. Esto permite inspeccionar **el páncreas, la porción proximal del duodeno y la cara posterior del estómago.**

D. Se realiza una **maniobra de Kocher** para visualizar el duodeno en busca de evidencia de lesiones. A continuación, se evalúan los hematomas retroperitoneales para determinar la necesidad de abrirlos y seguir explorando.

VI. HEMATOMA RETROPERITONEAL. El retroperitoneo, a efectos de lesiones traumáticas y de exploración, se divide en **tres zonas** (fig. 37-6).

A. Es importante tener en cuenta la anatomía asociada a cada zona o región. En la región central (zona 1), residen la aorta abdominal, el tronco celíaco, las arterias mesentéricas superior e inferior, la vena cava y la vasculatura renal proximal. La región lateral (zona 2) abarca el sistema genitourinario proximal, incluidos los riñones, el sistema colector urinario, la parte proximal de los uréteres y la porción distal del hilio renal. La región pélvica (zona 3) contiene las arterias ilíacas y sus ramas, las venas ilíacas y sus tributarias, la vejiga y la parte extraperitoneal del recto. Además, el retroperitoneo contiene la segunda, tercera y cuarta porción del duodeno, el páncreas, las glándulas suprarrenales y porciones del colon ascendente y descendente.

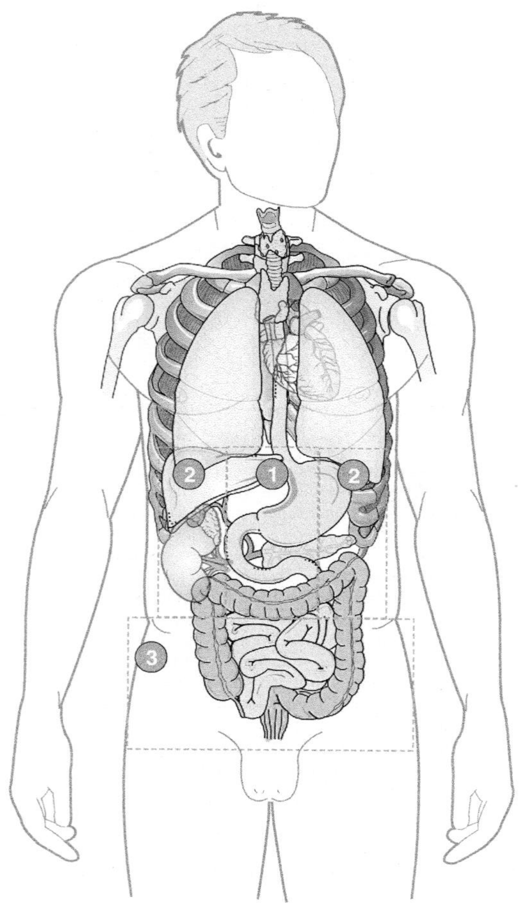

Figura 37-6. Zonas del retroperitoneo.

B. La mayoría de los hematomas retroperitoneales después de una lesión contienen una **lesión vascular** bajo empaquetamiento, e idealmente es necesario lograr el **control proximal y distal** antes de la exploración (*v.* cap. sobre la lesión vascular abdominal). El manejo del hematoma retroperitoneal está determinado por el mecanismo de la lesión y la localización del hematoma por zonas.

Todas las **lesiones penetrantes**, con independencia de la zona, deben explorarse cuando se encuentren en el quirófano, ya que la trayectoria de la herida debe trazarse hasta su extensión para evitar pasar por alto una lesión que requiera reparación.

C. La exploración de los hematomas retroperitoneales resultantes de un **traumatismo contuso** debe abordarse de forma más selectiva. Con independencia del mecanismo de la lesión, deben explorarse todos los hematomas de la zona I. En el caso de los hematomas retroperitoneales de la zona II resultantes de un traumatismo contuso, solo deben explorarse los hematomas pulsátiles o expansivos. La extravasación pronunciada de orina, si se identifica antes de la cirugía, también requiere exploración. Sin embargo, la mayoría de las lesiones de los órganos renales pueden tratarse de forma no quirúrgica, y la conservación de la fascia de Gerota (fascia renal) es útil si no se sospecha una lesión vascular.

D. Los hematomas laterales a lo largo del reflejo peritoneal del **colon ascendente o descendente** deben ser investigados incluso si no son pulsátiles o expansivos, ya que es muy fácil exponerlos y pueden revelar una lesión del colon posterior.

E. Los **hematomas de la zona III** (pélvica) deben explorarse solo en caso de lesiones penetrantes para determinar si existe una lesión extraperitoneal colorrectal, vesical, ureteral o vascular que requiera reparación. En los traumatismos contusos, lo más probable es que la lesión sea una hemorragia venosa u ósea asociada a una fractura ósea de la pelvis, y la aplicación de un dispositivo de compresión externa, con o sin empaquetamiento extraperitoneal de la pelvis, sería la intervención preferida (*v.* cap. 40).

VII. CIERRE. La fascia debe cerrarse con una sutura continua de monofilamento no absorbible o de absorción lenta del tamaño adecuado (núm. 1 de nailon o compuesto); la piel debe dejarse abierta para un posible cierre secundario posterior en caso de contaminación o choque.

A. Si el edema macroscópico del contenido abdominal impide el cierre, **puede dejarse el abdomen abierto** con estrategias de cierre temporal para proteger el intestino expuesto hasta que pueda realizarse el cierre permanente.

B. En la **CCD**, la piel puede cerrarse con una sutura continua no absorbible (cierre solo de la piel) o puede utilizarse un dispositivo de cicatrización al vacío.

VIII. LAPAROSCOPIA EN EL CONTEXTO DE TRAUMATISMOS. La laparoscopia debe limitarse a la evaluación de una herida de bala en la cara anterior del abdomen o en la región toracoabdominal.

A. El paciente debe tener **estabilidad hemodinámica, sin peritonitis ni evisceración, y con un examen o estudio que no pueda descartar la penetración peritoneal de forma irrefutable.** En este contexto, la laparoscopia diagnóstica es sensible a la hora de identificar la penetración peritoneal o la lesión del diafragma, puede ayudar a los cirujanos a evitar laparotomías no terapéuticas hasta en un 45.6 % de los casos, puede reducir el dolor posquirúrgico, disminuir el coste global y la duración de la estancia, y permitir una vuelta al trabajo más temprana. Cuando se confirma la penetración del peritoneo por laparoscopia, lo que justifica la conversión a una exploración abierta, cabe esperar una tasa de laparotomía terapéutica del 75 %.

B. Otras **indicaciones para la conversión a laparotomía** son: hemorragia extensa, deterioro del estado hemodinámico, incapacidad de visualizar adecuadamente los órganos potencialmente lesionados y lesiones orgánicas no susceptibles de reparación laparoscópica.

C. La **laparoscopia puede ser terapéutica** en el 10 % al 24 % de los casos, con el diafragma como sitio de reparación de lesión más frecuente, si bien también se ha documentado un número de casos significativos en el intestino y el bazo.

D. Además de la inestabilidad hemodinámica, otras **contraindicaciones** son los traumatismos craneoencefálicos, debido a los efectos del neumoperitoneo sobre la presión intracraneal y en entornos en los que no se dispone de equipo y experiencia inmediatos para la exploración traumatológica habitual.

E. La **preparación, la insuflación y la colocación del puerto** son similares a los procedimientos habituales, y debe haber un endoscopio angulado. La exploración sistemática obligatoria de todos los órganos abdominales permite mejorar la sensibilidad y la especificidad y disminuir el nivel de lesiones pasadas por alto. El cambio de posición de la mesa, la adición de puertos cuando sea necesario y el uso de pinzas quirúrgicas intestinales atraumáticas pueden ayudar a visualizar los órganos intraabdominales.

F. La evaluación continua de la afección del paciente durante la intervención es crucial; en pacientes con lesiones del diafragma, debe valorarse el riesgo de **neumotórax a tensión** debido al neumoperitoneo.

G. Las lesiones pasadas por alto siguen siendo la mayor preocupación y se ha informado de que alcanzan el 40 % en los primeros estudios. La precisión ha mejorado significativamente con la mejora del equipo, la experiencia de los cirujanos y el desarrollo de métodos de exploración sistemáticos. Las lesiones del intestino delgado son las más propensas a pasar desapercibidas, por lo que el abordaje más seguro es proceder a la laparotomía simplemente con base en la penetración peritoneal o si no puede descartarse con certeza la perforación del intestino.

IX. **HERIDAS PENETRANTES TORACOABDOMINALES.** Son aquellas heridas que abarcan desde el margen costal hasta la línea del pezón anteriormente, hasta el sexto espacio intercostal lateralmente, y hasta la punta de la escápula posteriormente. Estas heridas presentan un desafío único para los cirujanos de traumatología, particularmente cuando los pacientes llegan con hipotensión. La zona de la lesión abarca dos cavidades corporales y cinco compartimentos viscerales que incluyen los espacios pleurales bilaterales, el mediastino, la cavidad peritoneal superior y la parte superior del retroperitoneo (fig. 37-7).

A. Con independencia de la estabilidad hemodinámica, la intervención quirúrgica en esta población de pacientes es necesaria en el 60 % de los casos, y la mayoría se tratan con éxito con drenaje torácico y laparotomía.

B. **La exclusión de una lesión cardíaca** es la consideración principal que subyace al dilema de qué cavidad abrir primero cuando se requiere una exploración quirúrgica. Por tanto, se requiere un alto índice de sospecha de empaquetamiento pericárdico, y es obligatoria la evaluación temprana mediante exploración **FAST** o ventana pericárdica abierta.

C. Debe obtenerse una **radiografía de tórax** en las primeras fases de la evaluación primaria para identificar un posible hemotórax, y la ausencia o disminución de los ruidos respiratorios en uno o ambos hemitórax justifica la colocación empírica de drenajes torácicos.

D. El abordaje más eficaz para un **paciente con inestabilidad** hemodinámica que llega vivo sin evidencia clínica o ecográfica clara de lesión cardíaca es proceder de forma urgente a una laparotomía y realizar una ventana pericárdica transdiafragmática si el origen de la hemorragia no es inmediatamente evidente en la exploración abdominal. Entre el 9 % y el 29 % de los pacientes requerirán una exploración toracoabdominal combinada, y se ha descrito que la **secuencia quirúrgica inadecuada** alcanza el 44 %.

E. La **hipotensión persistente** es la indicación más frecuente para explorar la otra cavidad, y una salida equívoca del drenaje torácico es el escollo más importante que lleva a subestimar la gravedad de la lesión y la hemorragia torácicas en curso. La salida del drenaje torácico puede ser poco fiable debido a una evacuación incompleta de la cavidad torácica o a un hemotórax

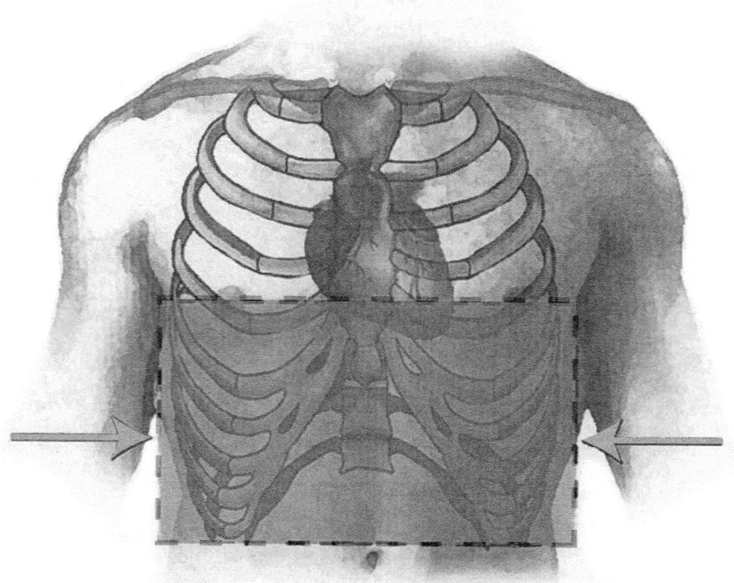

Figura 37-7. Región toracoabdominal.

coagulado. Por tanto, la radiografía de tórax tras la colocación del drenaje torácico es importante y debe estar disponible y utilizarse en el quirófano y en la sala de traumatología.

F. Además de la hipotensión inexplicable, una respuesta inadecuada a la reanimación, el aumento gradual de la presión en la vía aérea y una presión venosa central elevada son también indicios de una hemorragia en el otro lado del diafragma.

G. La comunicación con el equipo de anestesia respecto a los esfuerzos de reanimación y las salidas del drenaje torácico es fundamental; también puede ser útil la ecocardiografía transesofágica.

H. La mortalidad global asociada a las lesiones penetrantes toracoabdominales es del 31 % y aumenta al 59 % cuando los pacientes se someten a procedimientos en dos cavidades. La abertura simultánea de dos cavidades corporales aumenta los efectos de la hipotermia, potencia la respuesta de estrés asociada al traumatismo, expone al paciente a la contaminación entre cavidades y complica la recuperación posquirúrgica.

X. LESIONES DE ÓRGANOS ESPECÍFICOS

A. Diafragma. El diafragma es una estructura muscular en forma de cúpula con una vaina aponeurótica (tendón central) que separa las cavidades torácica y abdominal. Se une a las tres primeras vértebras lumbares, a las costillas y a la cara posterior de la parte inferior del esternón. A través de su pilar y arquitectura hiatal, el diafragma proporciona una vía para muchas estructuras vitales, como la aorta, el esófago, el conducto torácico, los nervios vagos, la vena ácigos y la vena cava inferior. Fisiológicamente, el amplio desplazamiento del diafragma durante la inspiración y la espiración contribuye tanto a la función respiratoria como al retorno venoso.

1. Los **traumatismos contusos** representan solo el 30 % de las lesiones del diafragma en Estados Unidos, con las colisiones con vehículos automóviles y las caídas de altura son los mecanismos más comunes de lesión. La rotura puede producirse con un aumento repentino y grave de la presión intraabdominal, y el lado izquierdo es más vulnerable que el derecho.
2. La **lesión penetrante** del diafragma es más común que la contusa en Estados Unidos y se ha notificado hasta en el 15 % de las heridas por arma de fuego y los apuñalamientos. La lesión en sí suele estar oculta y es especialmente difícil de diagnosticar fuera del quirófano. Además de descartar la lesión cardíaca, identificar la lesión oculta del diafragma es primordial cuando se trata de heridas penetrantes que afectan la región toracoabdominal. Se requiere una exploración obligatoria en pacientes con inestabilidad hemodinámica o con otras indicaciones de celiotomía/toracotomía. En los pacientes clínicamente estables puede realizarse un abordaje más selectivo, teniendo en cuenta que las modalidades de diagnóstico no quirúrgicas, incluida la TC, no son fiables a la hora de identificar una lesión diafragmática. Sin embargo, hacer el diagnóstico es fundamental por dos razones. En primer lugar, la presencia de una lesión aguda del diafragma está muy asociada a otras lesiones de órganos intraabdominales que requieren laparotomía exploratoria. En segundo lugar, el riesgo de hernia diafragmática y de posible encarcelación/ estrangulamiento de órganos viscerales, tanto de forma aguda como a largo plazo, es tan elevado que obliga a su reparación. De hecho, la evolución natural de las lesiones diafragmáticas cuando no se reparan en el momento de la lesión, sobre las del lado izquierdo, es convertirse en defectos más grandes y permanentes. Dadas las diferencias de presión entre las cavidades torácica y abdominal, la herniación es predecible y rara vez benigna. Sin embargo, el tiempo que transcurre desde la lesión hasta la presentación de una hernia diafragmática sintomática puede variar de días a años.
3. **Modalidades de diagnóstico**
   a. La **radiografía de tórax** es la modalidad de cribado inicial habitual. Su precisión diagnóstica es escasa, pero puede mejorar con la colocación de una sonda nasogástrica radiopaca si el estómago ya ha sufrido una hernia en el espacio torácico.
   b. La **TC** tiene una baja sensibilidad (63 %), pero una alta especificidad (100 % para la rotura de una lesión contusa), por lo que es útil cuando es positiva, es decir, cuando hay evidencia de hernia visceral. Cuando la sospecha es alta, es mejor tratar los hallazgos negativos o no concluyentes como falsos negativos.
   c. La **laparoscopia diagnóstica** ha surgido como la modalidad diagnóstica de elección, con una alta tasa de precisión. Véase la sección VIII.
4. **Tratamiento.** En el contexto de urgencias, es preferible reparar las lesiones diafragmáticas con una sutura pesada y no absorbible, y la mayoría de las lesiones penetrantes son susceptibles de aproximación primaria. En contadas ocasiones, las roturas por objeto contundente pueden provocar una destrucción tisular grave, lo que hace necesaria la incorporación de una malla sintética no absorbible en la reparación. En caso de contaminación grave, para la reparación definitiva debe utilizarse tejido endógeno, como el del dorsal ancho, el tensor de la fascia lata o el omento, en lugar de una malla. Es mejor evitar los in-

jertos de tejido biológico, como los productos de matriz de tejido acelular humano, puesto que ofrecen una durabilidad cuestionable. **La lesión de la cara posterior del diafragma suele pasarse por alto en la laparotomía o laparoscopia.**

5. Los **resultados** de las lesiones diafragmáticas identificadas y tratadas precozmente son buenos, con una mortalidad y morbilidad relacionadas principalmente con las lesiones asociadas (*v.* tabla 37-2).

B. Estómago. El estómago, debido a su tamaño y ubicación, es particularmente vulnerable a las lesiones penetrantes y es la segunda lesión más común de órganos de víscera hueca después del intestino delgado. La lesión gástrica secundaria a un traumatismo contuso es rara. Cuando se produce, suele ser el pronóstico de un aumento de la presión intraluminal y de la distensión. Las lesiones por cizallamiento provocadas por los cinturones de seguridad y los golpes directos en el epigastrio son las causas más comunes. En el caso de las heridas penetrantes del estómago, es necesario inspeccionar meticulosamente las caras anterior y posterior del órgano en busca de lesiones que lo atraviesen. Esto requiere entrar en la bolsa omental para palpar e inspeccionar adecuadamente la pared posterior. Las laceraciones gástricas deben repararse principalmente tras el desbridamiento de los bordes no viables. La aproximación primaria puede realizarse en una sola capa con sutura no absorbible o en dos capas con una sutura absorbible inicial seguida de una capa invertida de suturas interrumpidas no absorbibles, como la seda. Las reparaciones simples no comprometen la luz gástrica y rara vez se requieren resecciones significativas. Dado que las heridas estomacales suelen estar asociadas a una gran contaminación, la irrigación abundante de la cavidad abdominal es un componente esencial de la estrategia quirúrgica.

C. Intestino delgado. Las heridas del intestino delgado son la lesión de víscera hueca más común. Al igual que con otras lesiones de este tipo, no existe un papel para el TNQ de una perforación o rotura del intestino delgado.

TABLA 37-2 Lesión diafragmática

Órgano	Incidencia	Diagnóstico	Manejo específico	Pronóstico
Diafragma	El 6 % de todas las lesiones intraabdominales resultan de un traumatismo penetrante	• Exploración física: dolor en el pecho y falta de aire Abdomen escafoideo Ruidos intestinales en la auscultación del hemitórax • Radiografía simple Víscera hueca observada en el hemitórax izquierdo Sonda nasogástrica en el hemitórax izquierdo • Ecografía abdominal focalizada en traumatismos (exploración FAST) No es fiable • Lavado peritoneal diagnóstico (LPD) No es concluyente; alto número de falsos negativos • Tomografía computarizada (TC) No concluyente • Laparoscopia, la modalidad diagnóstica de elección	• Antibióticos prequirúrgicos • El cierre primario es el manejo definitivo preferido • Si se documenta un desgarro diafragmático (laceración), es necesario realizar una laparotomía exploratoria	• Las lesiones asociadas determinan la morbilidad y la mortalidad

1. **Diagnóstico.** La mayoría de las lesiones penetrantes se diagnostican en la exploración. Solo entre el 5 % y el 15 % de todas las lesiones del intestino delgado son pronóstico de una fuerza contundente, y la mayoría de ellas se diagnostican directa o indirectamente mediante TC en ausencia de peritonitis en la exploración clínica. Con la técnica avanzada de **TC multidetector**, la precisión en el diagnóstico de las lesiones intestinales y mesentéricas ha mejorado significativamente, y la TC se ha convertido en la modalidad de imagen de elección. Los hallazgos directos de las lesiones intestinales incluyen extravasación de contraste oral o aire libre. Los hallazgos indirectos son: hematoma mesentérico, extravasación mesentérica, edema de la pared intestinal, estrías adiposas, líquido libre sin lesión de órganos sólidos o extravasación de medios de contraste entre las asas intestinales. Aunque los hallazgos directos son en gran medida inequívocos, los indirectos pueden ser desde leves hasta evidentes. La **laparoscopia diagnóstica** puede ser un valioso complemento de la TC en estas situaciones. Entre las lesiones quirúrgicas graves se incluyen la perforación completa del intestino, desgarros serosos, desvascularización del intestino, hemorragia mesentérica activa o lesión mesentérica asociada a isquemia intestinal.
2. **Tratamiento.** Las estrategias de manejo de las lesiones del intestino delgado están bien establecidas. Los objetivos principales son el control de la hemorragia y la extravasación significativa. Si la viabilidad del intestino está en duda, debe realizarse una resección segmentaria. Las enterotomías aisladas del intestino delgado pueden cerrarse principalmente con suturas no absorbibles en una sola capa, siempre que el cierre no estreche la luz en un 50 % o más. Si los bordes de la enterotomía no parecen viables, hay que desbridarlos suavemente antes del cierre primario. Sin embargo, es preferible que múltiples enterotomías contiguas del intestino delgado, o una lesión intestinal en el borde mesentérico con hematoma mesentérico asociado, se traten con resección segmentaria y anastomosis primaria. El objetivo de la cirugía es restablecer la continuidad intestinal sin que haya un estrechamiento sustancial de la luz intestinal, junto con el cierre de cualquier defecto mesentérico asociado. La aplicación de una pinza intestinal no aplastante puede minimizar la contaminación mientras se realiza la reparación. Son aceptables las anastomosis cosidas a mano o con grapas. En el posquirúrgico inmediato, es prudente la descompresión del intestino durante 12 h a 24 h. Como en la mayoría de las laparotomías por traumatismos, deben administrarse antibióticos de forma rutinaria durante el período perioperatorio.

D. **Colon/recto.** Las lesiones penetrantes en el colon son comunes, sobre todo las del segmento transverso. Las heridas por arma de fuego de alta velocidad provocan una destrucción tisular grave (más del 50 % de la circunferencia del intestino) con lesiones mesentéricas asociadas. Por el contrario, las de baja velocidad y las heridas por arma blanca rara vez causan daño tisular significativo o isquemia. La lesión contusa de colon es relativamente infrecuente y se produce en menos del 1 % de los pacientes con este tipo de traumatismos. Puede producirse con fuerzas de desaceleración súbitas y masivas, como las provocadas por cinturones de seguridad o golpes directos, que dan lugar a contusiones de la pared intestinal o desgarros serosos con hematomas mesentéricos asociados y un riesgo significativo de necrosis isquémica. El colon derecho es el segmento más comúnmente lesionado con traumatismos contusos. Las lesiones del recto suelen estar asociadas a fracturas pélvicas o a un traumatismo penetrante.

1. **Diagnóstico.**
   a. La mayoría de las lesiones de colon **penetrantes** se diagnostican rápidamente durante la exploración inicial. Debe inspeccionarse minuciosamente toda la circunferencia de la pared intestinal del segmento lesionado. Todas las lesiones penetrantes del colon derecho e izquierdo y los hematomas pericólicos requieren la movilización completa de todo el lado lesionado para inspeccionar de cerca la pared posterior, el mesenterio y el uréter adyacente. Las lesiones ocultas, en particular las de la pared mesentérica, se manifiestan a menudo cuando se produce una fuga de aire o de contenido intestinal al comprimir suavemente el segmento de colon afectado.
   b. La TC ofrece una alta sensibilidad y especificidad para las lesiones **contusas** de colon, ya sea solo con contraste IV o con triple contraste (oral, rectal e IV). El gas extraluminal solo es detectable en aproximadamente la mitad de los pacientes con lesiones de víscera hueca, por lo que las estudios de imagen requieren un examen cuidadoso para detectar hallazgos indirectos tales como un edema de la pared intestinal.
   c. Aunque la exploración física por sí sola no es fiable, el **tacto rectal** puede revelar sangre roja brillante y debe formar parte de toda exploración física en pacientes con fractura pélvica o heridas penetrantes en proximidad al recto extraperitoneal. La **proctosigmoidoscopia** se recomienda siempre que haya una alta sospecha de lesión rectal y está absolutamente indicada cuando el tacto rectal confirma la presencia de sangre.
2. **Tratamiento.** Aunque históricamente se ha debatido sobre el tratamiento óptimo de las lesiones de colon, las recomendaciones actuales basadas en la evidencia apoyan la reparación primaria en dos capas para la mayoría de las heridas de colon no destructivas, la

resección segmentaria con anastomosis primaria para las heridas más destructivas, y la resección segmentaria con derivación fecal para las heridas destructivas en pacientes con múltiples comorbilidades o pacientes con lesiones graves asociadas que requieren seis o más unidades de transfusión de concentrado de eritrocitos o laparotomía de control de daños cuando la fascia no puede cerrarse en la primera nueva cirugía. Mientras que las lesiones rectales intraperitoneales se tratan siguiendo pautas similares a las del colon, las extraperitoneales se manejan casi siempre con derivación proximal para evitar la sepsis pélvica, que conlleva un riesgo significativo de mortalidad (fig. 37-8). El drenaje presacro a través de una incisión en el periné, a medio camino entre el ano y el cóccix, ya no tiene apoyo unánime. Sin embargo, debe considerarse para las heridas destructivas en el tercio inferior del recto.

a. El **cierre primario** de la incisión cutánea con lesiones de colon se asocia a una alta incidencia de infecciones de la herida. Estas pueden, en ocasiones, relacionarse con dehiscencia de la fascia o a fascitis necrosante. Se ha constatado que dejar la herida cutánea abierta reduce en gran medida las tasas de infección de esta y de dehiscencia de la fascia, y debería considerarse en el caso de lesiones de colon complicadas por contaminación fecal. Algunos informes describen, como alternativa a la curación por segunda intención, el **cierre primario diferido** con tiras adhesivas tras 4 días de posquirúrgico, con buen pronóstico.
b. Se ha constatado que una **cobertura antibiótica empírica** inadecuada es un factor de riesgo independiente de sepsis abdominal en pacientes con lesiones de colon. La cobertura debe dirigirse tanto a organismos aerobios como anaerobios, es decir, una cefalosporina de segunda generación o cefazolina más metronidazol en instituciones sin resistencia significativa.

En la tabla 37-3 se muestra un resumen de la incidencia, el diagnóstico, las opciones de tratamiento y el pronóstico relacionados con las lesiones del estómago, el intestino delgado, el colon y el recto.

E. **Duodeno/páncreas.** Las lesiones pancreáticas y duodenales comparten irrigación sanguínea y una alta incidencia de lesiones concurrentes (fig. 37-9). El diagnóstico prequirúrgico de estas lesiones es a menudo difícil y el tratamiento, un reto.

1. **Lesión pancreática**

a. **Incidencia**

i. Entre el 3 % y el 12 % de los pacientes con lesiones abdominales; en Estados Unidos, la mayoría se produce por lesiones penetrantes, pero fuera del país la principal causa son traumatismos contusos. Lo más frecuente es que la lesión pancreática contusa se produzca por una fuerza de aplastamiento en la parte superior

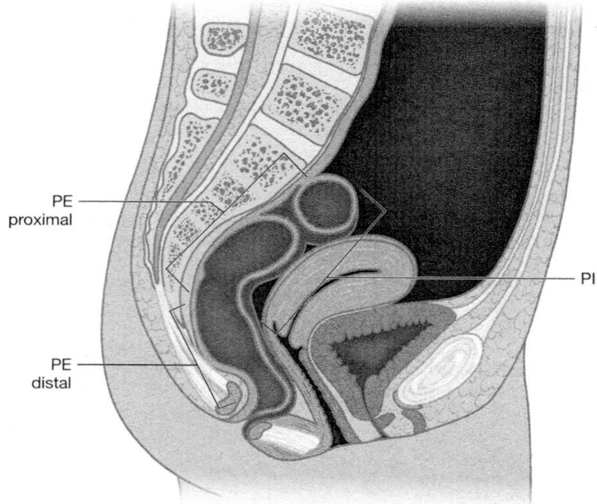

Figura 37-8. Porciones intraperitoneal (PI) y extraperitoneal (PE) del recto.

TABLA 37-3 Lesiones de estómago, intestino delgado, colon y recto: incidencia, diagnóstico, tratamiento y pronóstico

Órgano	Incidencia	Diagnóstico	Manejo específico	Pronóstico
Estómago	Las lesiones penetrantes son más frecuentes que los traumatismos contusos 10% de las lesiones penetrantes de abdomen	• Exploración física - Dolor a la palpación en el epigastrio - Signos peritoneales - Aspirado gástrico con sangre • Radiografía simple - Aire libre bajo el diafragma • Ecografía abdominal focalizada en traumatismos (exploración FAST) - Poco fiable • Tomografía computarizada (TC) - Neumoperitoneo • Laparoscopia - Depende de quien la realice	• Antibióticos prequirúrgicos • Desbridamiento cuando sea necesario • Cierre primario (dos capas)	• Las lesiones asociadas determinan la morbilidad y la mortalidad
Intestino delgado	Mayor incidencia de lesiones de órganos intraabdominales por heridas penetrantes	• Exploración física • No puede confiarse en el dolor a la palpación en la fase inicial de la lesión • Radiografía simple • Aire libre • Exploración FAST: líquido libre con TC que constata que no hay lesión de órganos sólidos • TC Alta tasa de falsos negativos Neumoperitoneo Líquido libre, especialmente sin lesión de órganos sólidos asociada	• Antibióticos prequirúrgicos • Cierre primario de laceraciones simples • Resección segmentaria de lesiones complejas con anastomosis funcional de extremo a extremo sin tensión • Cierre/anastomosis de una (o dos) capa o anastomosis con grapas	• El pronóstico es bueno • Bajo índice de fugas incluso en campos contaminados
Colon	Mayoría: • Heridas de arma blanca • Heridas por proyectil de arma de fuego • Instrumentación • Traumatismos contusos infrecuentes	• Exploración física • Dolor a la palpación/signos peritoneales • Sangre abundante en la exploración rectal • Proctoscopia	• Antibióticos prequirúrgicos para incluir cobertura anaerobia • Cierre primario de lesiones simples (evitar el estrechamiento de la luz) • Resección segmentaria y anastomosis de heridas de colon o rectales intraperitoneales. Derivación fecal para heridas rectales extraperitoneales • Considerar la posibilidad de dejar la piel abierta o diferir el cierre primario	• En general, pronóstico favorable • Complicaciones: Bajo índice de fugas Infección de la herida Absceso intraperitoneal

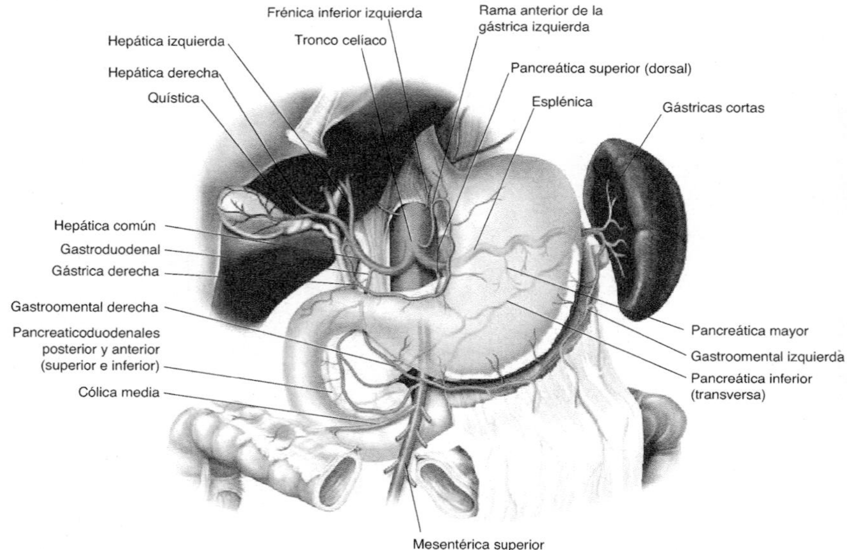

Figura 37-9. Relación e irrigación vascular compartida del páncreas y el duodeno.

del abdomen, que provoca la compresión del páncreas entre la columna vertebral y otro objeto (p. ej., volante, manillar o arma).

ii. Se producen lesiones asociadas en el 50 % al 100 % de las lesiones pancreáticas, con una media de 3.4 sistemas de órganos implicados. El hígado, las estructuras vasculares principales, el colon o el intestino delgado, el duodeno, el estómago, el bazo o el riñón son las lesiones intraabdominales asociadas más frecuentes. La lesión vascular mayor asociada (aorta, vena porta o vena cava inferior) es la principal causa de muerte y se asocia con el 50 % al 75 % de las lesiones pancreáticas penetrantes y el 12 % de las lesiones pancreáticas contusas.

b. **Anatomía**

i. El páncreas es casi totalmente retroperitoneal. Su cabeza se encuentra a la derecha de la línea media y se origina a nivel de L2. El cuerpo cruza la línea media y la cola pancreática termina en el hilio del bazo a nivel de L1. La arteria mesentérica superior (AMS) y la vena mesentérica superior (VMS) se sitúan posteriormente, en un surco en el cuello del órgano.

ii. El conducto pancreático suele recorrer toda la longitud del páncreas. El conducto pancreático accesorio (de Santorini) suele ramificarse del conducto principal, dentro del páncreas, y desembocar por separado en el duodeno; en el 20 % de las personas, el conducto accesorio drena en el conducto pancreático principal, y en el 8 % es el único drenaje del páncreas.

c. **Diagnóstico**

i. El diagnóstico precoz de las lesiones pancreáticas, especialmente en pacientes con lesiones contusas sin indicación de laparotomía urgente, sigue siendo un reto. La integridad del conducto pancreático principal es la cuestión diagnóstica más importante, puesto que su lesión es el principal determinante de la morbilidad del daño pancreático. El retraso en el diagnóstico se asocia a un mayor riesgo de complicaciones. Debe mantenerse un alto índice de sospecha basado en el mecanismo de la lesión (fig. 37-10).

ii. En general, la laparotomía está indicada en los pacientes con una lesión pancreática debido a posibles lesiones abdominales concurrentes (las lesiones pancreáticas aisladas son poco comunes). Si la laparotomía no está indicada, el diagnóstico de lesión pancreática puede ser difícil, ya que los signos clínicos pueden ser leves y

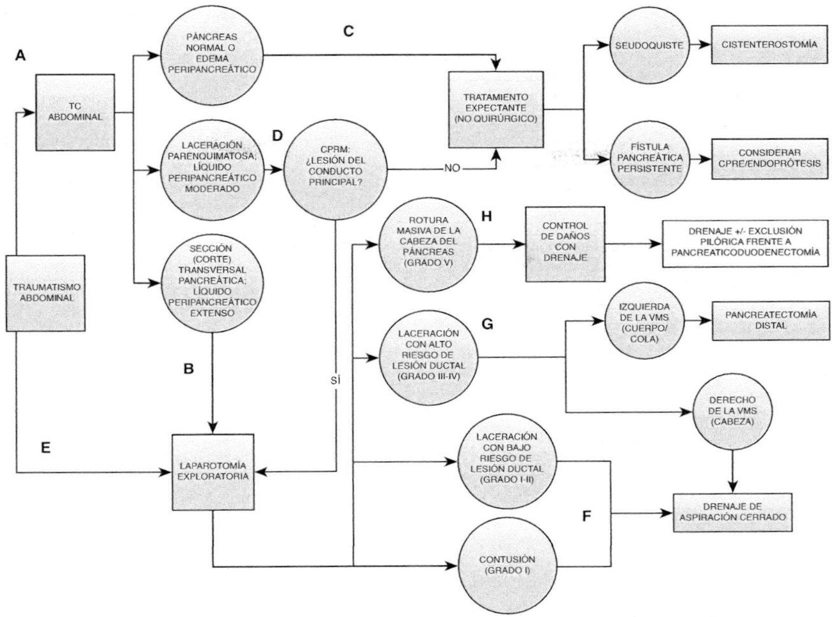

Figura 37-10. Algoritmo para el manejo de las lesiones pancreáticas. CPRE, colangiopancreatografía retrógrada endoscópica; CPRM, colangiopancreatografía por resonancia magnética; VMS, vena mesentérica superior. (Reproducido de Biffl WL, Moore EE, Croce M, y cols. Western Trauma Association critical decisions in trauma: management of pancreatic injuries. *J Trauma Acute Care Surg* 2013;75(6):941-946, con permiso).

solo se manifiestan más tarde (23 % entre 6-14 h y 19 % >24 h desde el momento de la lesión hasta el diagnóstico).

iii. La hiperamilasemia sérica no es sensible ni específica en la presentación inicial, incluso en presencia de una sección (corte) transversal completa del conducto pancreático.

iv. Debido a la localización retroperitoneal del páncreas, la exploración física, la APD y la exploración FAST no son sensibles para detectar una lesión pancreática. Los signos y síntomas físicos en el momento de la presentación, como dolor abdominal (78 %), dolor a la palpación (79 %) y equimosis (34 %), sugieren la presencia de una lesión pancreática, pero su ausencia no descarta la lesión.

v. La TC es la principal modalidad de imagen utilizada en el diagnóstico de las lesiones pancreáticas contusas. La sensibilidad de la TC para detectar lesiones pancreáticas o de los conductos pancreáticos es del 60 % al 70 %. La repetición de la TC durante el curso de la observación puede estar justificada para los pacientes con síntomas persistentes o hiperamilasemia.

vi. La colangiopancreatografía retrógrada endoscópica (CPRE) es la técnica más sensible, a excepción de la exploración quirúrgica, para el diagnóstico de una lesión del conducto pancreático. Sin embargo, la logística necesaria para obtener una CPRE en pacientes con lesiones agudas limita su uso en la fase de evaluación inicial de la lesión. Sin embargo, la CPRE puede ser útil en pacientes tratados inicialmente de forma no quirúrgica, en los que la demostración de una lesión del conducto alteraría el tratamiento al estimular una laparotomía. El papel de la colangiopancreatografía por resonancia magnética (CPRM) en los traumatismos no se ha definido por completo.

vii. **El diagnóstico intraoperatorio de la lesión pancreática depende de la inspección visual y de la palpación bimanual** del páncreas abriendo el ligamento gastrocólico y entrando en la bolsa omental y realizando una maniobra de Kocher completa. La movilización del bazo junto con la cola del páncreas y la abertura del retroperitoneo para facilitar la palpación de la sustancia de la glándula pueden ser necesarias para determinar si se trata de una sección (corte) transversal o de una contusión. **La identificación de la lesión del conducto principal es la cuestión crítica en el manejo intraoperatorio de la lesión pancreática.**

a) No recomendamos la pancreatografía intraoperatoria. Esta puede realizarse a través de la ampolla de Vater mediante una duodenotomía o a través de la porción distal del conducto pancreático principal mediante la amputación de la cola del páncreas.

d. Tratamiento. La sospecha de lesión pancreática debe ser explorada en quirófano. El estado del conducto pancreático, la localización de la lesión (proximal o distal) y el estado general del paciente son los principales determinantes del tratamiento necesario. Los protocolos de tratamiento más conservadores, que utilizan drenaje externo y pancreatectomía distal, ofrecen menos mortalidad y morbilidad que los procedimientos más radicales, para los que se utilizan resecciones complejas y anastomosis pancreaticoentéricas. Estos principios de tratamiento incluyen lo siguiente:

i. Controlar la hemorragia.
ii. Desbridar el páncreas desvitalizado, que puede requerir resección.
iii. Preservar la máxima cantidad de tejido pancreático viable.
iv. Drenar ampliamente las secreciones pancreáticas con drenajes de aspiración cerrados.
v. Alimentación por yeyunostomía para cuidados posquirúrgicos con lesiones graves.

e. Opciones de tratamiento

i. Es preferible tratar la *contusión pancreática o las laceraciones capsulares sin lesión del conducto* (grado I a II de la American Association for the Surgery of Trauma [AAST]) mediante desbridamiento del tejido desvitalizado y amplio drenaje externo solo (*v.* apéndice). La sutura de la cápsula o el parénquima lesionados en estas lesiones es innecesaria y puede dar lugar a la formación de un seudoquiste. Un objetivo fundamental es garantizar que, en caso de que se desarrolla una fístula pancreática en el posquirúrgico, esta sea una fístula controlada. Esta es una victoria importante en el tratamiento de una lesión compleja del páncreas. Suelen cerrarse de manera espontánea.

ii. *Sección (corte) transversal pancreática a la izquierda de la AMS* (grado III de la AAST) → pancreatectomía distal. Considerar la conservación esplénica en pacientes con estabilidad hemodinámica. Controlar la línea de resección grapando el muñón pancreático o cerrando con suturas colchoneras horizontales no absorbibles. El conducto pancreático principal también debe ligarse si se identifica. Colocar drenajes de aspiración cerrados.

iii. *Sección (corte) transversal pancreática a la derecha de la AMS (sin afectación de la ampolla) o rotura extensa de la cabeza del páncreas (grado IV a V) → no hay intervención óptima.* Entre las opciones se incluyen amplio drenaje de la zona de la lesión para desarrollar una fístula pancreática controlada o procedimientos complejos tales como la pancreaticoyeyunostomía con recubrimiento o la pancreaticoduodenectomía. Nosotros preferimos el drenaje simple, ya que una fístula pancreática controlada es más fácil de tratar y menos mórbida que las complicaciones derivadas de abordajes más intensivos.

iv. *Las lesiones combinadas de duodeno y páncreas* son especialmente complicadas. Las lesiones graves tanto en la cabeza del páncreas como en el duodeno pueden requerir una pancreaticoduodenectomía; sin embargo, esta no suele estar indicada. Las indicaciones para la realización de una pancreaticoduodenectomía incluyen rotura extensa de la cabeza del páncreas con hemorragia no controlada, hemorragia cuantiosa de las estructuras vasculares adyacentes y lesiones graves combinadas de duodeno, páncreas y vías biliares. En general, la pancreaticoduodenectomía está indicada cuando se completa la resección iniciada por la lesión. Si está indicada dicha técnica, se sugiere un abordaje por etapas con resección inicial y reconstrucción diferida (24-48 h), que puede facilitar la reconstrucción anastomótica.

v. Publicaciones recientes no apoyan el TNQ de la lesión pancreática documentada.

f. Pronóstico

i. Incidencia del 10 % al 20 % de *fístulas pancreáticas* definidas como mayores de 100 cm^3/día durante 14 a 31 días (menores) o mayores y 31 días (mayores). La mayoría de las fístulas menores y mayores se resuelven espontáneamente y solo entre el 0 % y el 7 % requieren una intervención quirúrgica adicional.

ii. Incidencia del 10 % al 25 % de *abscesos pancreáticos*. Las lesiones del conducto pancreático y del colon son predictores independientes de la formación de abscesos.

iii. Debe esperarse una *pancreatitis postraumática* en pacientes con dolor abdominal persistente, náuseas, vómitos e hiperamilasemia; complica entre el 3 % y el 8 % de las lesiones pancreáticas.

iv. Los *seudoquistes pancreáticos* se producen entre el 1.6 % y el 4 % de los casos. La mayoría están relacionados con lesiones del conducto pasadas por alto o tratadas de forma inadecuada.

v. La *hemorragia posquirúrgica* puede producirse entre el 3 % y el 10 % de los casos y requiere reintervención o angioembolización.

vi. La mortalidad global oscila entre el 12 % y el 32 %, y la mortalidad relacionada con el páncreas por sí sola oscila entre el 1.6 % y el 3 %. Las muertes tempranas se deben a lesiones vasculares concurrentes. Las muertes tardías se deben a un retraso en el diagnóstico y el tratamiento de la lesión.

2. **Lesión duodenal**

a. **Incidencia.** La mayoría de las lesiones de duodeno son de tipo penetrante. Los mecanismos contusos suponen entre el 20 % y el 25 % de las lesiones, debido a que un mecanismo similar provoca lesiones pancreáticas. La segunda porción del duodeno es la más comúnmente lesionada. Los retrasos en el diagnóstico aumentan significativamente la morbilidad y la mortalidad. Rara vez se trata de una lesión abdominal aislada, ya que hasta el 98 % presenta lesiones abdominales asociadas, las más comunes de las cuales se producen en el hígado, el páncreas, el intestino delgado, el colon, la vena cava inferior (VCI), la vena porta y la aorta.

b. **Anatomía.** La anatomía del duodeno es compleja debido a su íntima relación con las estructuras adyacentes y a la irrigación compartida con el páncreas. Situado en la profundidad del abdomen, está bien protegido en el retroperitoneo. Se extiende desde el píloro hasta el ligamento de Treitz (25 cm de longitud) y consta de cuatro porciones: la primera porción (superior) es intraperitoneal; la segunda porción (descendente) contiene los orificios de las vías biliares y los conductos pancreáticos; la tercera porción (transversa) se extiende desde la ampolla de Vater hasta los vasos mesentéricos, con el uréter, la VCI y la aorta por detrás y la AMS por delante; y la cuarta porción (ascendente) comienza en los vasos mesentéricos y termina en el yeyuno, a la izquierda de la columna lumbar. La bilis (1 000 mL/día), el jugo pancreático (800-1 000 mL/día) y el jugo gástrico (1 500-2 500 mL/día) fluyen a través del duodeno, lo que complica el control de las lesiones y las fugas.

c. **Diagnóstico**

i. La lesión duodenal no presenta signos o síntomas clínicos específicos. La sospecha clínica se basa en el mecanismo de la lesión. En el caso de una lesión contusa, el paciente suele presentar dolor o sensibilidad en el cuadrante superior derecho o en la región medioepigástrica y puede presentar signos peritoneales. Los síntomas y los hallazgos pueden ser leves. El aire retroperitoneal o la obliteración del margen derecho del psoas pueden observarse en la radiografía abdominal. El diagnóstico suele realizarse en la laparotomía por las lesiones asociadas.

ii. Los hallazgos de la TC incluyen hemorragia paraduodenal y fuga de aire o contraste; son importantes el contraste oral y la técnica minuciosa.

iii. Si los resultados de la TC son equívocos, puede ser esencial realizar un estudio gastrointestinal superior (GIS). El estudio GIS con contraste se realiza en primer lugar con contraste hidrosoluble; si este es negativo, se utiliza bario.

iv. Es vital una exposición intraoperatoria adecuada, pues las lesiones duodenales se encuentran entre las que más comúnmente se pasan por alto en la laparotomía. La exposición debe realizarse con una maniobra de Kocher amplia. La tinción biliar, el aire en el retroperitoneo o un hematoma retroperitoneal central justifican una exploración exhaustiva del duodeno.

d. **Tratamiento**

i. El *hematoma duodenal intraparietal* es más frecuente en los niños que en los adultos y hasta el 50 % está relacionado con el maltrato infantil. En las series de estudios GIS se observa una apariencia en «resorte en espiral» o de «monedas apiladas». Si la obstrucción persiste clínicamente, debe realizarse un estudio GIS de seguimiento con gastrografina cada 7 días.

a) Se trata de forma no quirúrgica con aspiración nasogástrica y alimentación intravenosa. Puede ser necesaria una descompresión quirúrgica para evacuar el hematoma si no se resuelve después de 2 a 3 semanas.

b) El tratamiento de un hematoma intraparietal encontrado en una laparotomía temprana es controvertido.

c) Una opción es abrir la serosa, evacuar el hematoma sin invadir la mucosa y reparar la pared del intestino. El problema de este procedimiento es que puede convertir un desgarro parcial en un desgarro de espesor total de la pared duodenal.

d) Otra opción es explorar el duodeno para descartar una perforación, dejar el hematoma intraparietal intacto y planificar la descompresión nasogástrica en el posquirúrgico.

e) Colocar una sonda de alimentación yeyunal enteral posquirúrgica.

ii. La *perforación duodenal* debe tratarse en quirófano. Hay muchas opciones disponibles, en función de la gravedad de la lesión.

a) El cierre primario transversal en una o dos capas es aplicable en el 80 % de las lesiones duodenales. Esto requiere el desbridamiento de los bordes de la pared duodenal y un cierre que evite el estrechamiento de la luz del duodeno. Las lesiones duodenales longitudinales suelen poder cerrarse transversalmente si la longitud de la lesión es inferior al 50 % de la circunferencia del órgano. Las lesiones más graves pueden requerir una reparación mediante exclusión pilórica, descompresión duodenal o intervenciones más complejas.

b) Pueden aplicarse varias técnicas para ayudar a proteger una reparación duodenal poco convincente. La descompresión de la reparación duodenal es la primera opción. *De las diversas opciones de descompresión, se prefiere el drenaje retrógrado de la yeyunostomía a la duodenostomía con tubo lateral.* Si se necesita más protección, el contenido del estómago puede desviarse mediante exclusión pilórica con gastroyeyunostomía. Datos recientes cuestionan la necesidad de la exclusión pilórica en el tratamiento de las lesiones y reparaciones duodenales. Ello puede lograrse sobrepasando la salida pilórica a través de una incisión gástrica (sutura absorbible o no absorbible) y utilizando la incisión como sitio de gastroyeyunostomía (fig. 37-11). Del mismo modo, puede graparse el píloro directamente y realizar una incisión separada para realizar la gastroyeyunostomía. La vagotomía troncal para prevenir la ulceración marginal no está indicada, ya que la exclusión pilórica se abre en pocas semanas.

c) Si el cierre primario compromete la luz del duodeno, reforzar la lesión con un parche seroso yeyunal o un parche omental.

d) También puede utilizarse una técnica de tres tubos. Consiste en una sonda de gastrostomía para descomprimir el estómago, una yeyunostomía retrógrada para descomprimir el duodeno y una yeyunostomía anterógrada para alimentar al paciente.

e) Si se encuentra una sección (corte) transversal duodenal completa o largas laceraciones de la pared del duodeno, realizar un desbridamiento y un cierre primario. La desrotación del intestino delgado puede facilitar este proceso. En el caso de lesiones duodenales en las que la anastomosis de extremo a extremo se ve dificultada por la proximidad de la AMS/VMS, es técnicamente más fácil realizar una duodenoyeyunostomía más proximal de lado a lado. Si no puede realizarse una anastomosis primaria sin tensión, puede ser necesaria una yeyunostomía en Y de Roux sobre el defecto o el cierre de la porción distal del duodeno y una duodenoyeyunostomía en Y de Roux proximal (poco frecuente).

f) Las lesiones destructivas combinadas en el duodeno y la cabeza del páncreas, aunque infrecuentes, pueden hacer necesaria la realización de una pancreaticoduodenectomía (que se analiza en la sección de lesiones pancreáticas).

e. Pronóstico

i. La tasa de mortalidad alcanza el 40 % si el diagnóstico se retrasa más de 24 h, sin embargo, es del 2 % al 11 % si el paciente se somete a una reparación en las 24 h siguientes a la lesión. La dehiscencia duodenal con sepsis resultante representa casi la mitad de las muertes. Las complicaciones se producen en el 40 % de los pacientes con lesiones duodenales.

F. Bazo

1. **Incidencia.** La lesión esplénica contusa se produce por compresión o fuerza de desaceleración (p. ej., por accidentes de tráfico, caídas o golpes directos en el abdomen). La lesión penetrante del bazo es menos frecuente.
2. **Anatomía y función.** El bazo está limitado por el estómago, el hemidiafragma izquierdo, el riñón izquierdo y la glándula suprarrenal, el colon y la pared torácica. Estas relaciones definen la fijación del bazo: ligamento gastroesplénico, ligamento esplenorrenal, ligamento esplenofrénico, ligamento esplenocólico y fijaciones pancreaticoesplénicas. El bazo recibe el 5 % del gasto cardíaco, principalmente a través de la arteria esplénica. Dicha arteria suele discurrir superior y anteriormente con respecto a la vena esplénica, en un surco a lo largo del borde superior del páncreas, e irriga a partes del estómago y del páncreas a través de las arterias gastroomental izquierda, gástrica corta, dorsal y pancreática mayor;

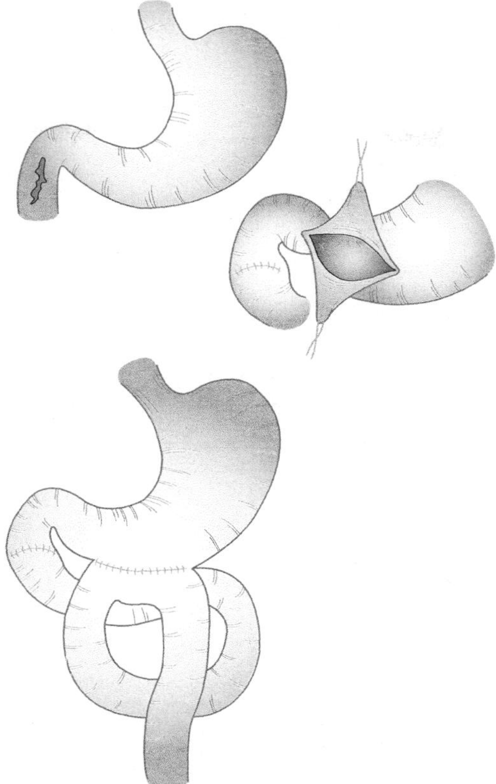

Figura 37-11. Exclusión pilórica.

finalmente se bifurca en arterias polares superior e inferior. El bazo tiene una microcirculación abierta sin endotelio. Filtra bacterias de transmisión hemática, partículas y células envejecidas. El bazo produce anticuerpos, properdina y tuftsina.

3. **Diagnóstico**
   a. El paciente puede presentar signos de hipovolemia con taquicardia o hipotensión o referir dolor a la palpación en el cuadrante superior izquierdo o dolor referido al hombro izquierdo (signo de Kehr).
   b. La exploración física es insensible e inespecífica en el diagnóstico de la lesión esplénica y puede ser poco fiable debido a lesiones concurrentes y a la alteración del estado mental. El paciente puede presentar signos de irritación peritoneal generalizada o sensibilidad o plenitud en el cuadrante superior izquierdo.
   c. De los pacientes con fractura de costilla inferior izquierda (costillas 9 a 12), el 25 % tendrá una lesión esplénica.
   d. En el paciente traumático inestable, la ecografía (o APD) proporcionará el diagnóstico más rápido de hemoperitoneo, cuyo origen suele ser el bazo.
   e. En el paciente estable con una lesión contusa, la TC abdominal permite definir y clasificar la lesión esplénica. El hallazgo más común en la TC en asociación con la lesión esplénica es el hemoperitoneo.
4. **Tratamiento.** El tratamiento de la lesión esplénica depende principalmente del estado hemodinámico del paciente en el momento de su presentación. **Los pacientes con inestabilidad hemodinámica requieren una intervención quirúrgica.** Otros factores por considerar son la edad del paciente, las lesiones asociadas y el grado de la lesión esplénica (fig. 37-12).

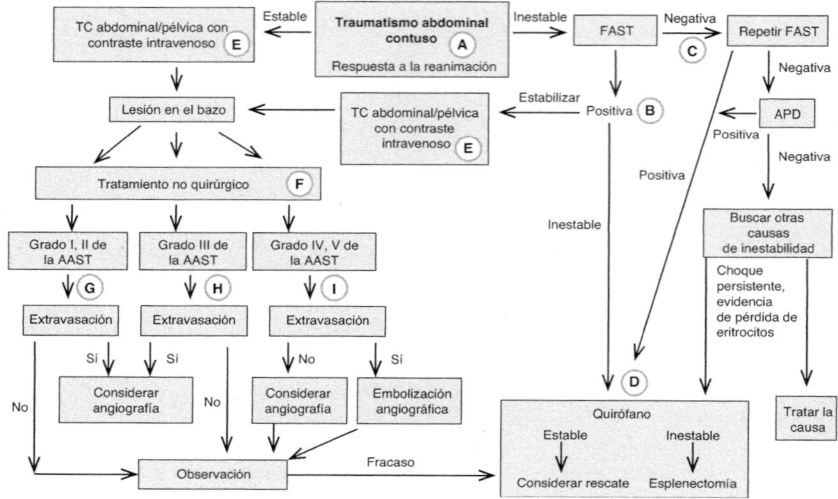

Figura 37-12. Algoritmo de la Western Trauma Association para el tratamiento del traumatismo esplénico contuso (cerrado) en adultos. APD, aspiración peritoneal diagnóstica; FAST, ecografía abdominal focalizada en traumatismos; TC, tomografía computarizada. (Reproducido de Rowell SE, Biffl WL, Brasel K, y cols. Western Trauma Association Critical Decisions in Trauma: management of adult blunt splenic trauma-2016 updates. *J Trauma Acute Care Surg* 2017;82(4):787-793, con permiso).

a. **Tratamiento no quirúrgico.** La TC abdominal y la comprensión de la importancia de la función esplénica han permitido conservar muchos bazos lesionados.
   i. El TNQ de la lesión esplénica es exitoso en más del 90 % de los niños, con independencia del grado de la lesión esplénica (*v.* Apéndice). Sin embargo, en los niños que se presentan en estado de choque aún está justificado el manejo quirúrgico.
   ii. Aproximadamente entre el 60 % y el 80 % de los adultos reciben TNQ.
   iii. Ni la edad avanzada ni el traumatismo craneoencefálico asociado son contraindicaciones absolutas para el TNQ, pero se ha sugerido que tener más de 55 años es una contraindicación relativa debido a la mayor tasa de fracasos y al aumento de la mortalidad y la duración de la estancia en los que fracasan.
   iv. Las tasas de fracaso del TNQ se correlacionan con el grado de la lesión esplénica. Según el estudio multiinstitucional de la Eastern Association for the Surgery of Trauma (EAST), el 61.5 % de los pacientes adultos con lesión esplénica contusa fueron observados inicialmente. De ellos, el 11 % fracasó en la observación, con el 61 % de los fallos dentro de las 24 h y el 90 % dentro de las 72 h.

      El fracaso del TNQ por grado fue del 5 % para el grado I-5 %; del 10 % para el grado II; del 20 % para el grado III; del 33 % para el grado IV; y del 75 % para el grado V. En los adultos, el riesgo de fracaso del TNQ también se correlaciona con la cantidad de hemoperitoneo. Los estudios del National Trauma Data Bank informan de una tasa de fracaso del 40 % al 50 % para las lesiones esplénicas de grado IV o V.
   v. Los pacientes con lesiones esplénicas graves con TNQ deben ser observados en una unidad monitorizada y tener *acceso inmediato a TC, sangre y hemoderivados, un cirujano y un quirófano*. Los cambios en la exploración física, la estabilidad hemodinámica o las necesidades continuas de sangre o líquidos indican la necesidad de una laparotomía.
   vi. No existe un consenso para el TNQ, y los patrones de práctica varían ampliamente de una institución a otra. Como mínimo, las concentraciones seriadas de hemoglobina deben ser monitorizadas hasta que se mantengan estables, y los pacientes deben estar en reposo en cama durante este intervalo.
   vii. Nuestra práctica consiste en el seguimiento con TC a las 48 h. Esto se basa en el rendimiento diagnóstico de los seudoaneurismas utilizando un protocolo con

repetición de TC a las 48 h de la lesión. El papel de los estudios de imagen de seguimiento en los niños no está claro, pero se utilizan con menos frecuencia que en los adultos.

viii. Se ha informado que la embolización de la arteria esplénica (EAE) mejora la tasa de éxito del TNQ; no existe ningún estudio aleatorizado para guiar la toma de decisiones.

Nosotros utilizamos la angioembolización para los hallazgos de extravasación activa o seudoaneurisma en la TC. También angioembolizamos de forma empírica las lesiones esplénicas de grado IV y V, incluso en ausencia de extravasación activa. Datos recientes sugieren una mayor tasa de rescate esplénico con este abordaje.

a) Múltiples estudios sugieren que los pacientes sometidos a una EAE exitosa preservan la función inmunitaria del bazo.

b) La tasa de fracaso asociada a la EAE es muy variable entre los estudios; oscila entre el 2 % y el 29 %, pero con múltiples autores que sugieren que las tasas de fracaso aumentan con el incremento del grado de la lesión.

b. Tratamiento quirúrgico

i. Si el paciente no presenta estabilidad hemodinámica, es necesario el tratamiento quirúrgico. También puede considerarse en las lesiones de mayor grado, con base en las características de los estudios de imagen y en la tasa prevista de fracaso del TNQ, como se ha comentado anteriormente. La esplenorrafia puede considerarse para lesiones aisladas de menor grado con el objetivo de preservar la función esplénica. Los pacientes inestables o con otras lesiones múltiples, especialmente otras fuentes de hemorragia y lesiones intestinales, deben ser sometidos a esplenectomía.

a) La exploración se realiza a través de una larga incisión en la línea media. Se empaqueta y explora el abdomen. Primero se controlan las hemorragias que desangran y la suciedad gastrointestinal.

b) Movilizar el bazo para visualizar la lesión. La mano no dominante del operador proporcionará una tracción medial sobre el bazo para facilitar la intervención (fig. 37-13). El ligamento esplenocólico puede ser vascular y requiere ligadura. Los ligamentos esplenorrenal y esplenofrénico son avasculares y deben dividirse con una técnica roma y afilada; al realizarla, debe evitarse lesionar la cápsula esplénica.

c) Movilizar aún más el bazo liberándolo del retroperitoneo. Es importante permanecer en el plano posterior al páncreas mientras se movilizan el bazo y el páncreas. El hilio del bazo puede entonces controlarse con compresión manual.

d) El ligamento gastroesplénico con los vasos gástricos cortos se divide y liga cerca del bazo para evitar lesiones o necrosis posteriores de la pared gástrica.

e) Movilizar el bazo medialmente hacia el campo quirúrgico.

f) La esplenectomía puede realizarse ahora dividiendo los vasos esplénicos. Estos pueden tomarse individualmente, si la hemodinámica lo permite, o en masa, en un paciente inestable. Los métodos de división incluyen cargas de grapas vasculares, sutura por ligadura o ligadura entre pinzas.

g) La esplenorrafia puede contemplarse cuando las circunstancias lo permitan. Debido a la mayor confianza en el TNQ, actualmente se emplea muy poco.

ii. La lesión esplénica de grado I no sangrante puede no requerir más tratamiento. Pueden ser suficiente tratar con fármacos tópicos, coagulador de haz de argón o electrocauterio.

iii. Las lesiones esplénicas de grado II a III pueden requerir las intervenciones mencionadas, la reparación con sutura o la envoltura con malla de los defectos capsulares. La reparación con suturas en adultos suele requerir torundas de teflón para evitar el desgarro de la cápsula esplénica.

iv. Las lesiones esplénicas de grado IV a V pueden requerir una resección anatómica, incluida la ligadura de la arteria lobular. Un pequeño borde de cápsula en la línea de resección puede ayudar a reforzarla. También puede ser necesario realizar suturas con torunda.

En general, la esplenorrafia en las lesiones de grado IV debe considerarse solo en muy pocas circunstancias, y las lesiones esplénicas de grado V suelen requerir esplenectomía.

v. Al considerar la esplenorrafia, es importante tener en cuenta que una tercera parte de la masa esplénica debe ser funcional para mantener la inmunocompetencia.

a) El drenaje de la fosa esplénica se asocia a una mayor incidencia de absceso subfrénico y, por tanto, debe evitarse. Una excepción a ello es cuando existe sospecha de una lesión de la cola del páncreas.

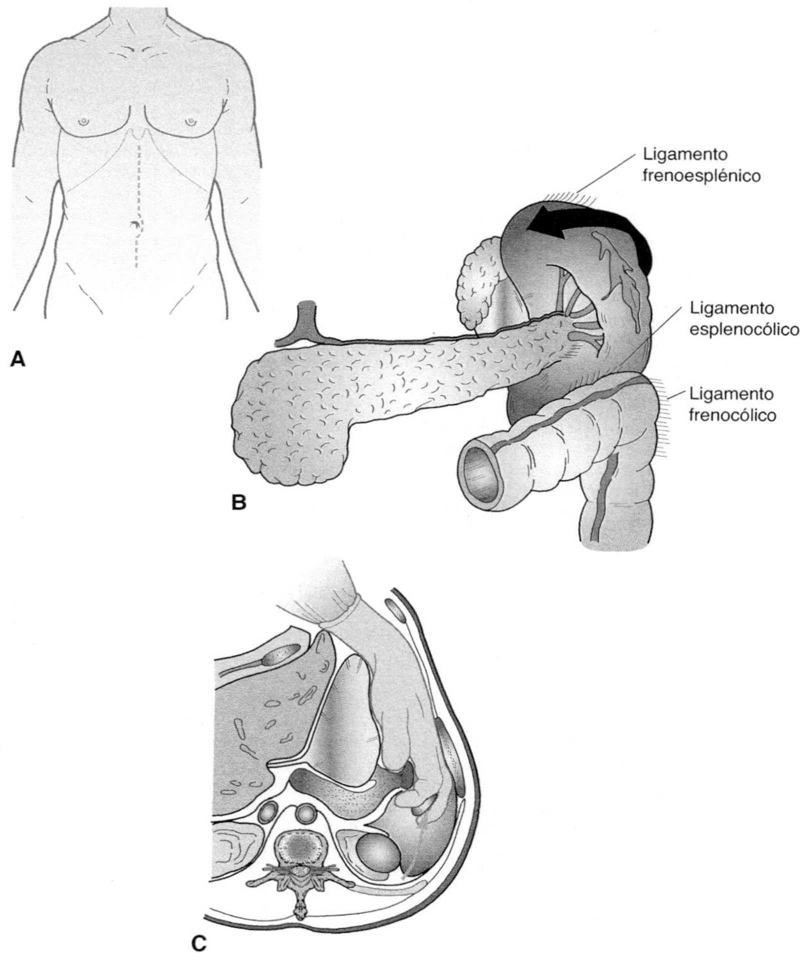

Figura 37-13. A: Incisión en la línea media. **B:** Ligamentos frenoesplénico, esplenocólico y frenocólico. **C:** Movilización del bazo.

5. **Pronóstico y complicaciones**
   a. La elección del tratamiento determina el pronóstico específico y las tasas de fracaso, como se ha comentado anteriormente. Las tasas de recidiva hemorrágica tras la esplenectomía y la esplenorrafia realizadas para lesiones de bajo grado suelen ser bajas.
   b. Las complicaciones pulmonares, que son frecuentes en los pacientes tratados de forma quirúrgica y no quirúrgica, incluyen atelectasia, derrame pleural izquierdo y neumonía. El absceso subfrénico izquierdo se produce entre el 3 % y el 13 % de los pacientes posquirúrgicos y puede ser más frecuente con el uso de drenajes o con una lesión intestinal concurrente.
   c. La trombocitosis se produce hasta en el 50 % de los pacientes tras la esplenectomía. El recuento de plaquetas suele alcanzar el máximo de 2 a 10 días después de la cirugía. El recuento elevado de plaquetas suele remitir en varias semanas. No suele ser necesario tratar.

d. El riesgo de infección postesplenectomía fulminante es mayor en los niños que en los adultos. El riesgo global es inferior al 0.5 %, pero la tasa de mortalidad se acerca al 50 %. Los organismos comunes son bacterias encapsuladas: meningococo, *Haemophilus influenzae* y *Streptococcus pneumoniae*, así como *Staphylococcus aureus* y *Escherichia coli*. Tras la esplenectomía, deben administrarse las vacunas antineumocócica, frente a *H. influenzae* y meningocócica. El momento de la inyección de la vacuna es controvertido. Algunos autores recomiendan administrar la vacuna de 3 a 4 semanas después de la intervención porque el paciente puede estar demasiado inmunodeprimido en el período inmediatamente posterior a la lesión, aunque muchos centros vacunan a los pacientes a las 2 semanas (antes de que el paciente se pierda en el seguimiento). El paciente debe ser dado de alta del hospital con una clara comprensión de las preocupaciones sobre el riesgo de infección postesplenectomía fulminante, debe llevar una etiqueta que alerte a los proveedores de atención médica sobre su estado asplénico, y debe comenzar el tratamiento con penicilina con el desarrollo de cualquier infección, aunque sea leve. También debe considerarse la posibilidad de vacunar a los pacientes con lesiones de mayor grado (III a V) en los que se intenta el TNQ, aunque esto sigue siendo controvertido.

e. Entre las complicaciones de la EAS se incluyen recidiva hemorrágica que requerirá la repetición de la EAS o la esplenectomía, necrosis esplénica o rotura diferida, informes de necrosis pancreática con EAS proximal, lesión vascular yatrógena, hematoma en el lugar de inserción del catéter y reacciones al contraste/nefropatía.

G. Hígado

1. Incidencia. El hígado es el órgano intraabdominal que se lesiona con más frecuencia. La lesión se produce más a menudo en los traumatismos penetrantes que en los contusos. La tasa de mortalidad por lesión hepática es del 10 %, generalmente por hemorragia. La mortalidad es mayor en las lesiones contusas.

2. Anatomía. La comprensión de la anatomía hepática es esencial para el manejo de las lesiones hepáticas complejas. Un plano sagital que va desde la VCI hasta la fosa biliar separa los lóbulos derecho e izquierdo del hígado (línea de Cantlie). La anatomía segmentaria del hígado se muestra en la figura 37-14.

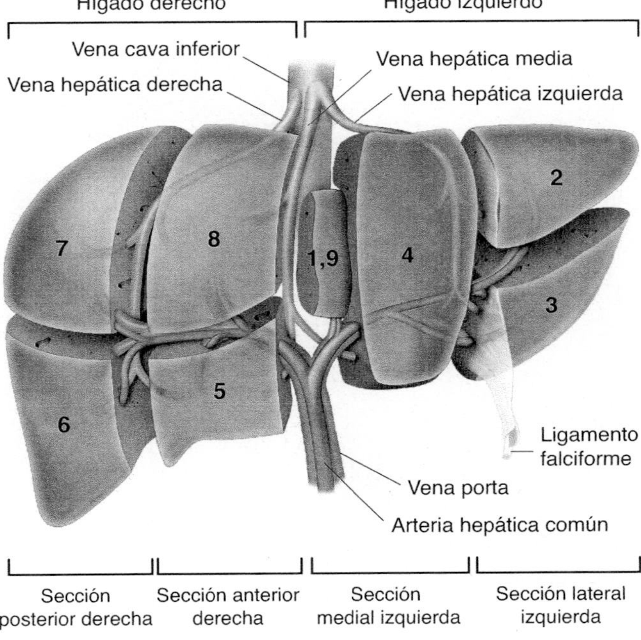

Figura 37-14. Anatomía segmentaria y vascular hepática.

a. Las venas hepáticas derecha e izquierda tienen trayectos extrahepáticos cortos antes de desembocar directamente en la VCI. La vena hepática media suele unirse a la vena hepática izquierda dentro del parénquima hepático (85 %). Las porciones intrahepáticas de las venas hepáticas tienen una longitud de 8 cm a 12 cm. La VCI retrohepática (8-10 cm de longitud) tiene múltiples y pequeñas venas hepáticas que entran directamente en la VCI (una media de 5 a 7 venas hepáticas cortas; pueden tener 1 cm de diámetro); esta zona es de difícil acceso y control. La lesión en esta zona conlleva una alta mortalidad (fig. 37-15).
b. El espacio porta, formado por la vena porta, la arteria hepática y la vía biliar, está encerrado en una extensión resistente de la cápsula de Glisson (cápsula fibrosa perivascular). Discurre centralmente *dentro* de los segmentos del hígado. Por otro lado, las venas hepáticas principales discurren *entre* los segmentos del hígado, dentro de la *fisura portal*, y no están protegidas por una vaina de revestimiento. Por tanto, la lesión de la vena hepática es un componente común de la lesión hepática.
c. Las arterias hepáticas derecha e izquierda suelen surgir de la arteria hepática común. Las anomalías son frecuentes, como la arteria hepática derecha que se origina en la AMS y la arteria hepática izquierda que se origina en la arteria gástrica izquierda.
d. La movilización adecuada del hígado requiere la división de las uniones ligamentosas.
e. El ligamento falciforme divide el segmento lateral izquierdo (segmentos II, III) del hígado del segmento medial del lóbulo izquierdo (segmento IV).
f. Los ligamentos coronarios son las inserciones diafragmáticas al hígado (valvas anteriores y posteriores); no se unen en la superficie posterior del hígado (área desnuda). Los ligamentos triangulares (izquierdo y derecho) son las prolongaciones más laterales de los ligamentos coronarios. Al movilizar el hígado debe evitarse la lesión del diafragma, las venas frénicas y las venas hepáticas.

3. **Diagnóstico**

a. La modalidad diagnóstica adecuada depende del estado hemodinámico del paciente a su llegada al área de reanimación. Si el paciente está con estabilidad hemodinámica con un mecanismo de lesión contusa, se prefiere la TC. La gran mayoría de los pacientes con estabilidad hemodinámica pueden ser tratados de forma no quirúrgica (fig. 37-16). El punto clave de decisión es la estabilidad para someterse a TC o la necesidad de una cirugía inmediata.

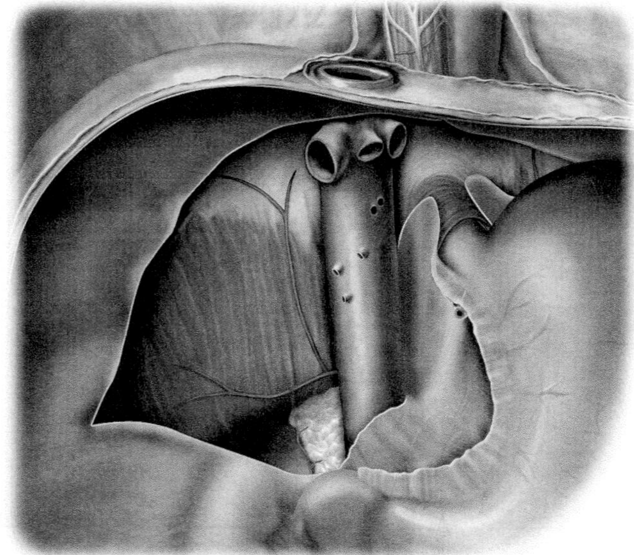

Figura 37-15. Anatomía de la vena cava inferior retrohepática. Obsérvense las tres venas hepáticas principales y las múltiples venas hepáticas cortas.

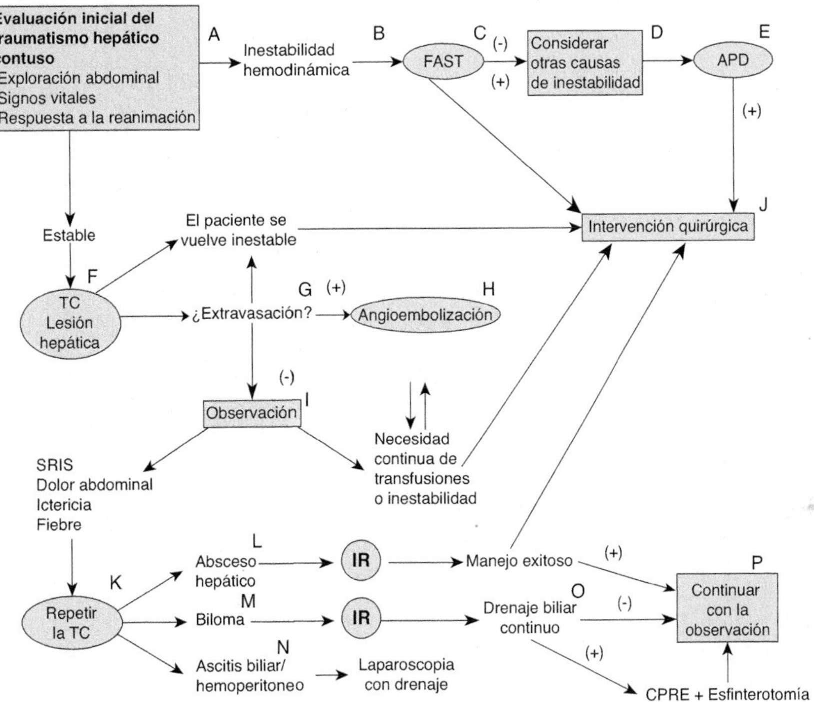

Figura 37-16. Algoritmo para el tratamiento no quirúrgico de la lesión hepática contusa. APD, aspiración peritoneal diagnóstica; CPRE, colangiopancreatografía retrógrada endoscópica; FAST, ecografía abdominal focalizada en traumatismos; SRIS, síndrome de respuesta inflamatoria sistémica; TC, tomografía computarizada.

4. Tratamiento

a. El paciente con estabilidad hemodinámica con una lesión hepática contusa, sin otras lesiones intraabdominales que requieran laparotomía, puede ser tratado de forma no quirúrgica, con independencia del grado de la lesión. Esto puede representar hasta el 85 % de los pacientes, la gran mayoría de los cuales con lesión hepática de grado I a III (*v.* Apéndice). La presencia de hemoperitoneo en la TC no obliga a realizar una laparotomía. *La extravasación arterial o la acumulación de contraste* en la TC o las lesiones hepáticas de alto grado (grados IV y V) son las más propensas a fracasar con TNQ. Sin embargo, la embolización puede evitar la necesidad de laparotomía; la angioembolización ha asumido un papel cada vez más importante en el tratamiento de las lesiones hepáticas. Los criterios para el TNQ de la lesión hepática contusa incluyen los siguientes:

i. Estabilidad hemodinámica.

ii. Ausencia de signos peritoneales.

iii. No hay necesidad continua de transfusión para la lesión hepática; la hemorragia puede ser tratada con angioembolización.

b. Las lesiones posteriores del lóbulo derecho (incluso si son extensas) y las del tipo de hígado dividido (lesiones extensas a lo largo del plano relativamente avascular entre los lóbulos izquierdo y derecho) suelen poder tratarse con éxito de forma no quirúrgica. Las lesiones del hemihígado izquierdo no están bien contenidas y son más propensas a sangrar.

c. No existe el apoyo necesario que justifique la toma de muestras frecuentes de hemoglobina, el reposo en cama o la monitorización prolongada en la unidad de cuidados intensivos (UCI) en el TNQ de la lesión hepática contusa.

Del mismo modo, no es necesario volver a obtener imágenes de la lesión hepática asintomática mediante TC. La TC de seguimiento puede aplazarse, excepto para documentar la curación (más o menos a las 8 semanas) en pacientes físicamente activos (p. ej., deportistas) antes de reanudar las actividades normales. Un cambio en el estado clínico (dolor abdominal, fiebre, anomalías en las pruebas de función pulmonar) justifica la repetición de la TC.

d. Se requiere una laparotomía inmediata o una intervención angiográfica para aquellos pacientes que no responden al TNQ cuando se constatan lesiones crecientes en la TC, inestabilidad hemodinámica o necesidad continua de hemoderivados (< 10 %).

e. Si el paciente tiene inestabilidad hemodinámica o presenta indicaciones de laparotomía, se requiere un abordaje quirúrgico. Este abordaje debe ser sistemático y lógico (fig. 37-17). Los principios de manejo incluyen lo siguiente:

i. *Es esencial una exposición adecuada de la lesión.* La exploración se realiza mediante una incisión larga en la línea media o una incisión subcostal bilateral. El uso de un retractor quirúrgico autorretenido para levantar los bordes superiores de la herida en sentido cefálico **y** anterior facilita la exposición del hígado. Se realiza una movilización completa del hígado, incluida la división de los ligamentos si es necesario acceder a los puntos de hemorragia. A menudo es necesaria una extensión subcostal derecha de la incisión de la línea media para tratar una lesión extensa del lóbulo derecho o una lesión cava retrohepática. En raras ocasiones, para una lesión compleja de la VCI suprahepática se necesita una extensión de la incisión de la línea media a esternotomía. La toracotomía rara vez es una maniobra útil.

ii. La mayoría de las lesiones hepáticas contusas y penetrantes son de grado I a III (70-90 %) y pueden tratarse con técnicas sencillas (p. ej., electrocauterio, sutura simple o fármacos hemostáticos). Las lesiones hepáticas complejas pueden producir hemorragias con desangrado. **¡¡¡EMPAQUETAR PRIMERO!!!** El empaquetamiento rápido y temporal de la hemorragia mediante la compresión manual de la lesión hepática inmediatamente después de entrar en el abdomen permite al anestesista reanimar al paciente y al cirujano formular un plan quirúrgico. La forma de empaquetar el hígado inicialmente es importante. Hay que intentar restaurar la anatomía normal mediante la compresión del lóbulo izquierdo hacia el derecho. Al mismo tiempo, dirigir el hígado posteriormente para empaquetar cualquier vena hepática o hemorragia de la VCI. **No introducir paquetes en la laceración hepática**, ya que esto distenderá la lesión y puede exacerbar la hemorragia. Tras la reanimación, puede repararse la lesión hepática. Los objetivos quirúrgicos finales con una lesión hepática importante son el control de la hemorragia, el control de la fuga de bilis, el desbridamiento del hígado no viable y el drenaje. **El único objetivo esencial en la primera intervención es detener la hemorragia.** Si el empaquetado detiene con éxito la hemorragia en un paciente con inestabilidad

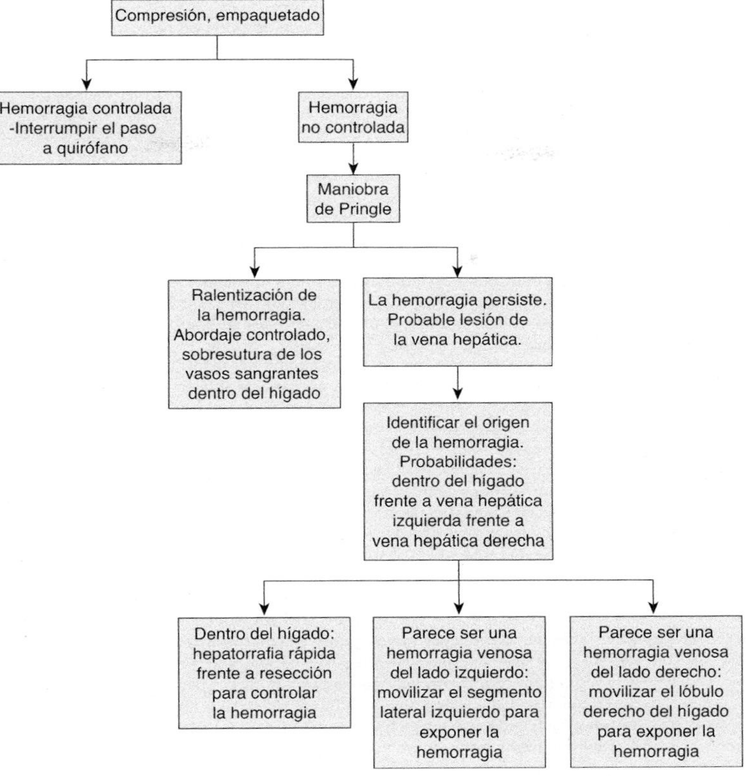

Figura 37-17. Diagrama de flujo para el tratamiento quirúrgico de una lesión hepática grave.

hemodinámica, esto es todo lo que se necesita primero. En otras, para la cirugía de una lesión hepática hay que ser minimalista. Si una maniobra sencilla, como el empaquetamiento, controla la hemorragia, hay que parar. Completar la cirugía de control de daños y planificar el regreso al quirófano en 36 h a 48 h.

iii. Si el empaquetamiento no controla la hemorragia hepática, debe ocluirse el espacio porta con una pinza atraumática (maniobra de Pringle). Esta es una maniobra tanto diagnóstica como terapéutica. Si con ello se detiene sustancialmente la hemorragia, el origen es la arteria hepática o las ramas de la vena porta. Debe procederse a la rápida extirpación de las lesiones dentro del parénquima hepático. Si la hemorragia persiste con el hilio hepático pinzado, el origen de la hemorragia es una lesión de la VCI retrohepática, de la vena hepática mayor o de la vena hepática corta. La aplicación intermitente de la maniobra de Pringle (10-15 min sí, 5 min no) produce menos isquemia hepática que el pinzamiento continuo.

iv. Se recomienda la hepatorrafia con ligadura de vasos individuales en lugar de suturas de parénquima en serie que producen isquemia.

a) La cápsula de Glisson se incide con electrocauterio.

b) La lesión dentro del hígado se aborda mediante la técnica de fractura de dedo, mediante la división del tejido hepático sobre una pinza en ángulo recto con ligadura del tejido hepático con suturas de seda 2-0, o incluso más rápidamente con grapadoras. Se prefiere una carga vascular del dispositivo de grapado.

c) Con una suave tracción de los bordes del hígado, se expone el lugar de la lesión. Los vasos sanguíneos y las vías biliares se visualizan directamente y se ligan o reparan.

d) Desbridar el tejido hepático no viable.
e) Algunos empaquetan el defecto en el hígado con omento viable. Nosotros no lo hacemos.

v. Como se ha mencionado, si la hemorragia persiste a pesar de la maniobra de Pringle, el origen de la pérdida de sangre es la VCI o las venas hepáticas. Si el origen está dentro de la laceración en el hígado, se prefiere un abordaje directo. Hay que recordar que se trata de un sistema de baja presión, y que el restablecimiento de la contención por parte del hígado suele ser suficiente para controlar la hemorragia. Si la hemorragia es extrahepática, debe determinarse rápidamente si el origen está sobre la cúpula del hígado → vena hepática media o izquierda frente a detrás del hígado → VCI retrohepática o vena hepática derecha. Sobre la base de estos hallazgos, movilizar el lóbulo apropiado del hígado y obtener una exposición apropiada, así como controlar la hemorragia. **El hígado entero puede convertirse en una estructura de línea media con la movilización.**

vi. Realizar un drenaje de aspiración cerrado de las lesiones de grado III a V. Los drenajes no son necesarios para las lesiones de grado I y II si se controlan la hemorragia y la fuga de bilis.

vii. Realizar un desbridamiento con resección del tejido no viable, en lugar de resecciones anatómicas formales. Con grapadoras, puede realizarse una lobulectomía no anatómica de forma rápida y segura. Es fundamental evitar la lesión de las estructuras vasculares o de las vías biliares en el hígado normal. Hay que asegurarse de alejarse de 1 cm a 1.5 cm de la línea de Cantlie **en dirección** al lóbulo que se va a resecar; hay que evitar la lesión de la vena hepática media, que simplemente añade otro punto de hemorragia.

viii. La resección hepática anatómica (segmento o lóbulo) no suele ser necesaria en caso de lesión hepática. El desbridamiento con resección y el control directo de los vasos y conductos mediante sutura pueden, en general, lograr los mismos objetivos con una menor mortalidad.
a) La resección anatómica planificada y diferida es también un abordaje posible en las lesiones hepáticas graves, si el empaquetamiento permite un control suficiente de la hemorragia durante la laparotomía inicial.

ix. Realizar un empaquetamiento perihepático en casos de hemorragia, hipotermia y coagulopatía. Aproximadamente el 5 % de los pacientes con lesiones hepáticas requieren dicho empaquetamiento (es decir, una laparotomía de control de daños). Las indicaciones incluyen coagulopatía, hematomas subcapsulares, lesiones bilobulares e hipotermia, o para permitir el traslado del paciente a un nivel de atención superior.

x. La ligadura selectiva de la arteria hepática se ha notificado en el 1 % al 2 % de los casos de lesión hepática. El hígado suele tolerarlo, pero las vías biliares no tanto. El pronóstico puede ser un absceso hepático o un biloma. El control de la hemorragia dentro del hígado mediante sutura directa es preferible a la ligadura de la arteria hepática.

No obstante, los pacientes con una laceración hepática central importante a los que se les practica una laparotomía de control de daños pueden ser candidatos a una arteriografía con posible embolización en el posquirúrgico. Se requiere una colecistectomía con interrupción de la arteria hepática derecha.

xi. Con la resección hepática mayor, una colangiografía intraoperatoria a través del conducto cístico (realizar una colecistectomía) definirá la anatomía biliar. Además, la inyección de suero fisiológico en el mencionado conducto ayuda a identificar fugas biliares, lo que permitirá sobresuturar en el intraoperatorio a fin de que dichas fugas no compliquen el posquirúrgico. Esta maniobra suele realizarse en la segunda cirugía tras un abordaje inicial de control de daños.

f. El aislamiento vascular hepático con oclusión de las venas cavas suprahepática e infrahepática, así como la aplicación de la maniobra de Pringle, pueden ser necesarios en lesiones venosas retrohepáticas graves. Como se ha mencionado anteriormente, no hay que dudar en realizar una extensión subcostal de la incisión de la línea media para exponer estas lesiones complejas.

La toracotomía o la derivación auriculocava (o atriocava) rara vez son útiles. Como alternativa, las lesiones vasculares retrohepáticas complejas en las que el empaquetamiento no consigue la hemostasia pueden repararse en un campo avascular en derivación venovenosa con aislamiento vascular hepático total. La supervivencia depende del rápido reconocimiento y acceso a este lugar anatómico de la lesión.

g. A veces, la hemorragia de las heridas penetrantes del hígado a las que no puede accederse fácilmente puede controlarse con empaquetamiento interno. Esto se consigue con drenajes de Penrose atados en cada extremo (como un globo) sobre un catéter de goma rojo. El extremo del drenaje de Penrose se introduce a través de la piel. Por último, en las heridas en las que con el empaquetamiento no se logra la hemostasia, hay que considerar la reparación bajo aislamiento vascular por parte de personal experimentado.

5. **Pronóstico.** La mortalidad se correlaciona con el grado de la lesión. Dado que la mayoría de las lesiones hepáticas son de grado I o II, la mortalidad global por estas lesiones es del 10 %. Sin embargo, las tasas de mortalidad de las de alto grado y de las lesiones de la cava retrohepática en la mayoría de las series siguen siendo elevadas (> 50 %).
   a. **Complicaciones**
      i. Con la presencia de **hemorragia recurrente** (2-7 % de los pacientes) → devolver al paciente al quirófano o, en pacientes seleccionados, obtener una angiografía y realizar una embolización. Las hemorragias recurrentes suelen estar causadas por una hemostasia inicial inadecuada. Hay que corregir la hipotermia y la coagulopatía. Deben realizarse los preparativos para controlar la hemorragia retrohepática (es decir, derivación vascular).
      ii. La **hemobilia** (hemorragia biliar) es una complicación poco frecuente de las lesiones hepáticas. La presentación clásica es dolor en el cuadrante superior derecho, ictericia y hemorragia.
      Una tercera parte de los pacientes tienen los tres componentes de la tríada. El paciente puede presentar hemobilia días o semanas después de la lesión. Se trata con angiografía y embolización.
      iii. Los **abscesos o bilomas intrahepáticos o perihepáticos** (entre el 7 % y el 40 % de los pacientes) suelen poder drenarse por vía percutánea. El control meticuloso de la hemorragia y la reparación de las vías biliares, el desbridamiento adecuado y el drenaje por aspiración cerrada son esenciales para evitar la formación de abscesos.
      iv. Las **fístulas biliares** (> 50 mL/día durante > 2 semanas) suelen resolverse de forma no quirúrgica si el drenaje externo de la fuga es adecuado y no hay obstrucción distal.
         a) Si se drenan más de 300 mL/día de bilis, puede ser necesaria una evaluación adicional con una gammagrafía, una fistulografía, una CPRE o una colangiografía transhepática. Las lesiones ductales graves pueden ser sometidas a endoprótesis para facilitar la curación de la lesión o como guía si se requiere una reparación quirúrgica.
         La esfinterotomía endoscópica o la colocación de una endoprótesis transampollar pueden facilitar la resolución de la fuga biliar.

H. **Vías biliares extrahepáticas:** estas lesiones son infrecuentes y suelen asociarse a traumatismos penetrantes. El diagnóstico suele hacerse en el momento de la exploración de otras lesiones. La vesícula biliar es el sitio más común, y la colecistectomía es el tratamiento habitual. La lesión de las vías biliares extrahepáticas puede pasar desapercibida en la laparotomía a menos que se realice una cuidadosa inspección quirúrgica del hilio hepático. La tinción de la bilis alrededor del hilio hepático justifica la exploración. Una colangiografía a través de la vesícula biliar o del muñón del conducto cístico puede ayudar a definir la lesión. El diagnóstico suele ser más difícil en las lesiones incompletas, lo que provoca un retraso en la presentación. La CPRE puede ayudar a delimitar estas lesiones, y también puede permitir la esfinterotomía y la colocación de una endoprótesis en las estenosis o fugas. La localización y la gravedad de la lesión establecerán el tratamiento adecuado. Las lesiones simples de la vía biliar (< 50 % de la circunferencia) pueden repararse con una sutura primaria. Las lesiones complejas (> 50 % de la circunferencia) pueden requerir una coledocoyeyunostomía en Y de Roux o una hepaticoyeyunostomía. No se aconseja la anastomosis primaria de extremo a extremo de la vía biliar en este contexto; la tasa de estenosis se aproxima al 50 %.

AXIOMAS

- El mecanismo de lesión y el vector de lesión predicen la lesión abdominal.
- En el paciente con inestabilidad hemodinámica o con necesidades continuas de líquidos, es obligatoria la evaluación rápida del abdomen en el área de reanimación de traumatismos.
- Los pacientes inestables deben estar en el quirófano, NO en el escáner de TC.
- La identificación de la lesión del conducto pancreático principal es una cuestión crítica en el tratamiento intraoperatorio de la lesión pancreática.
- El hígado puede convertirse en una estructura de línea media.
- El TNQ nunca es apropiado en los pacientes con inestabilidad hemodinámica.

Lecturas recomendadas

Beldowicz BC, Peitzman AB, Jurkovich GJ. Abdominal trauma. In: Britt LD, Peitzman AB, Barie PS, et al., eds. *Acute Care Surgery*. Philadelphia, PA: Wolters Kluwer; 2019:449–483.

Biffl WL, Moore EE, Croce M, et al. Western Trauma Association critical decisions in trauma: management of pancreatic injuries. *J Trauma Acute Care Surg* 2013;75:941–946.

Coccolini F, Catena F, Moore EE, et al. WSES classification and guidelines for liver trauma. *World J Emerg Surg* 2016;11:50. https://doi.org/10.1186/s13017-016-0105-2

Kuncir EJ, Velmahos GC. Diagnostic peritoneal aspiration—the foster child of DPL: a prospective observational study. *Int J Surg* 2007;5:167–171.

Martin MJ, Brown CVR, Shatz DV, et al. Evaluation and management of abdominal stab wounds. A Western Trauma Association critical decisions algorithm. *J Trauma Acute Care Surg* 2018;85:1007–1015.

Rowell SE, Biffl WL, Brasel K, et al. Western Trauma Association Critical Decisions in Trauma: management of adult blunt splenic trauma—2016 updates. *J Trauma Acute Care Surg* 2017;82:787–793.

Weinberg JA, Fabian TC, Magnotti LJ, et al. Penetrating rectal trauma: management by anatomic distinction improves outcome. *J Trauma Acute Care Surg* 2006;60:508–514.

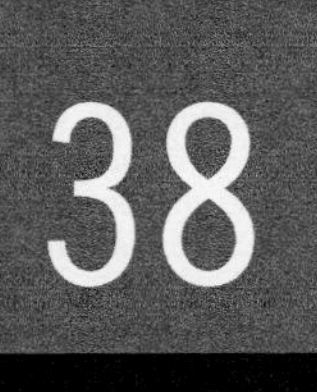

Lesión vascular abdominal

Charles P. Shahan y Timothy C. Fabian

I. La sospecha de un traumatismo vascular abdominal comienza en la sala de reanimación. Debe suponerse que los pacientes que presentan distensión abdominal e inestabilidad hemodinámica tienen una lesión vascular abdominal importante y requieren un tratamiento rápido. La mayoría de estas lesiones son consecuencia de un traumatismo penetrante, aunque los traumatismos contusos pueden provocar avulsiones vasculares; aunque son menos frecuentes, pueden ser igualmente devastadoras. La mayoría de las estructuras vasculares del abdomen principales se encuentran en el retroperitoneo, y el abordaje de estas lesiones viene determinado por la localización del hematoma retroperitoneal predominante.

La reanimación inicial sigue los principios del soporte vital avanzado en traumatismos (SVAT, *Advanced Trauma Life Support*), incluyendo una vía aérea segura y un acceso vascular adecuado con catéteres cortos de gran diámetro. En la sala de reanimación solo deben realizarse los pasos más necesarios mientras se prepara un quirófano.

II. CONSIDERACIONES GENERALES

A. Preparación

1. La atención óptima de los pacientes con traumatismos vasculares abdominales requiere que el sistema del centro receptor esté preparado. Esto incluye protocolos de reanimación masiva, instrumentación vascular adecuada, conductos, suturas, fluoroscopia y disponibilidad de la unidad de cuidados intensivos (UCI). Estos pacientes suelen tener grandes necesidades de transfusión de hemoderivados y pueden desarrollar hemorragias coagulopáticas. La hipotermia y la exposición deben ser limitadas. Los planes para la cirugía de control de daños (CCD) deben comenzar al principio de la cirugía, incluidos la limitación de los procedimientos a los absolutamente necesarios y el cierre abdominal temporal.

B. Globo de reanimación aórtico endovascular (REBOA, *resuscitative endovascular balloon occlusion of the aorta*; *v.* cap. 16)

1. Indicaciones

a. Sigue debatiéndose el uso óptimo de REBOA. En general, nuestra experiencia ha sido que los pacientes en los que sospechamos una lesión vascular abdominal y prevemos dificultades para obtener rápidamente el control de la aorta, como los que tienen cirugías abdominales previas, son los que tienen más probabilidades de beneficiarse de esta intervención.

2. Colocación

a. Se describen los métodos abiertos y percutáneos y se eligen en función de la ubicación del paciente (sala de reanimación o quirófano) y del equipo disponible. Es imprescindible estar familiarizado con el equipo, incluidos los globos (o camisas), los cables y los globos, y conocer los procedimientos escalonados utilizados para colocar el globo aórtico de forma segura y con independencia del método de acceso.

3. Retiro

a. Una vez alcanzado el control quirúrgico, el globo debe retirarse y el globo debe conectarse a una línea presurizada para evitar la formación de trombos. El acceso arterial debe retirarse lo antes posible para limitar el riesgo de complicaciones en el lugar de acceso y a menudo requiere el cierre quirúrgico de la arteriotomía. Esto puede hacerse con seguridad de forma diferida en el paciente inestable, siempre que una bolsa de presión permanezca conectada.

C. Uso temporal de la derivación

1. Las derivaciones se utilizan principalmente en las arterias ilíacas o más distalmente, aunque en teoría pueden utilizarse en cualquier lugar. El uso de derivaciones puede reducir significativamente el tiempo quirúrgico del caso inicial, lo que puede salvar la vida en el contexto de un paciente con múltiples lesiones, o de cualquiera que sea coagulopático e *in extremis*. En cuanto a la anticoagulación, puede iniciarse una infusión de heparina una vez que los estudios de coagulación sean normales, con un tiempo de tromboplastina parcial activado (TTPa) objetivo de 45 s a 60 s.

D. Fasciotomías

1. La fasciotomía de las extremidades inferiores debe realizarse si hay un tiempo de isquemia arterial de más de 4 h, o cualquier sospecha clínica de desarrollo de síndrome compartimental de las extremidades inferiores incluso con un tiempo de isquemia menor. En caso de ligadura de la vena ilíaca externa o común, deben realizarse fasciotomías ipsolaterales de muslo y pierna. Si se liga la vena cava, deben realizarse fasciotomías bilaterales de muslo y pierna.

III. ANATOMÍA (FIGS. 38-1 Y 38-2)

A. Zonas del retroperitoneo

1. Zona I

a. Supramesocólica.
   - i. Aorta.
   - ii. Vena cava inferior (VCI).
   - iii. Tronco celíaco.
   - iv. Arteria mesentérica superior (AMS).

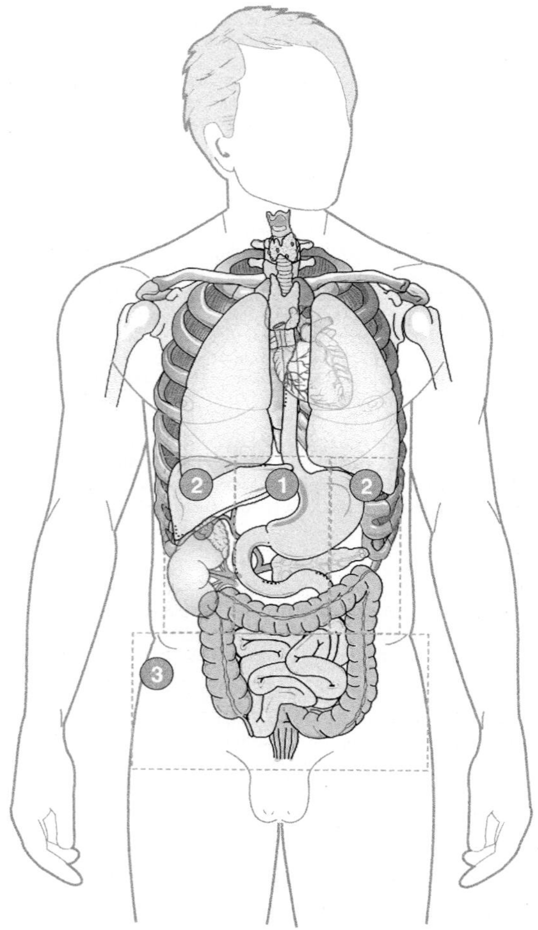

Figura 38-1. Zonas del retroperitoneo. *1*, zona retroperitoneal central-medial; *2*, zona retroperitoneal lateral; *3*, zona retroperitoneal pélvica.

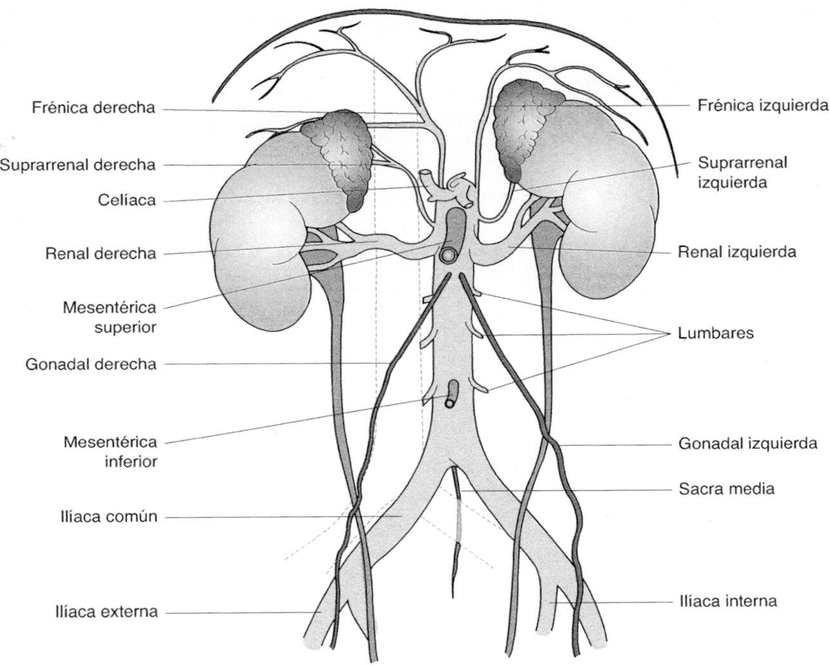

Figura 38-2. Anatomía vascular abdominal.

   b. Inframesocólica.
      i. Aorta.
      ii. VCI.
      iii. Arterias y venas renales.
2. **Zona II**
   a. Arterias y venas renales.
3. **Zona III**
   a. Arterias ilíacas.
   b. Venas ilíacas.

IV. ABORDAJE QUIRÚRGICO DEL RETROPERITONEO POR ZONA DE LESIÓN (TABLA 38-1)

A. Una vez en el quirófano, el paciente se coloca en decúbito supino con los brazos extendidos, y la preparación de la piel va desde la barbilla hasta ambas rodillas. Esto es fundamental en caso de que se requiera una esternotomía o una toracotomía, o si se necesita la vena safena para la reparación.

Después de entrar en el abdomen a través de una incisión en la línea media, deben evacuarse los coágulos y la sangre para determinar la ubicación de la hemorragia activa y si hay un hematoma retroperitoneal.

B. **Zona I**

1. **Supramesocólica**
   a. **Control supracelíaco de la aorta**
      i. Comenzar con la movilización del hígado. Dividir el ligamento falciforme y el ligamento redondo. Dividir claramente los ligamentos coronario y triangular y cualquier unión del lóbulo izquierdo del hígado con el diafragma. Doblar el lóbulo izquierdo del hígado hacia la derecha y exponer el hiato aórtico. En el hiato, disecar y rodear el esófago con un drenaje de Penrose y retraer hacia la derecha. Incidir los tejidos periaórticos para exponer la aorta, y rodearla con un asa vascular o una cinta umbilical. Colocar una pinza aórtica para el control proximal.

TABLA 38-1 Exposición de hematomas retroperitoneales

Zona retroperitoneal	Vasos	Exposición
I	Aorta, vena cava inferior, ramas proximales de ambas	Rotación visceral medial izquierda (supramesocólica) o derecha (inframesocólica)
II	Arterias y venas renales	Movilización del colon ipsolateral + maniobra de Kocher para la lesión del lado derecho
III	Arterias y venas ilíacas internas y externas	Rotación visceral medial ipsolateral

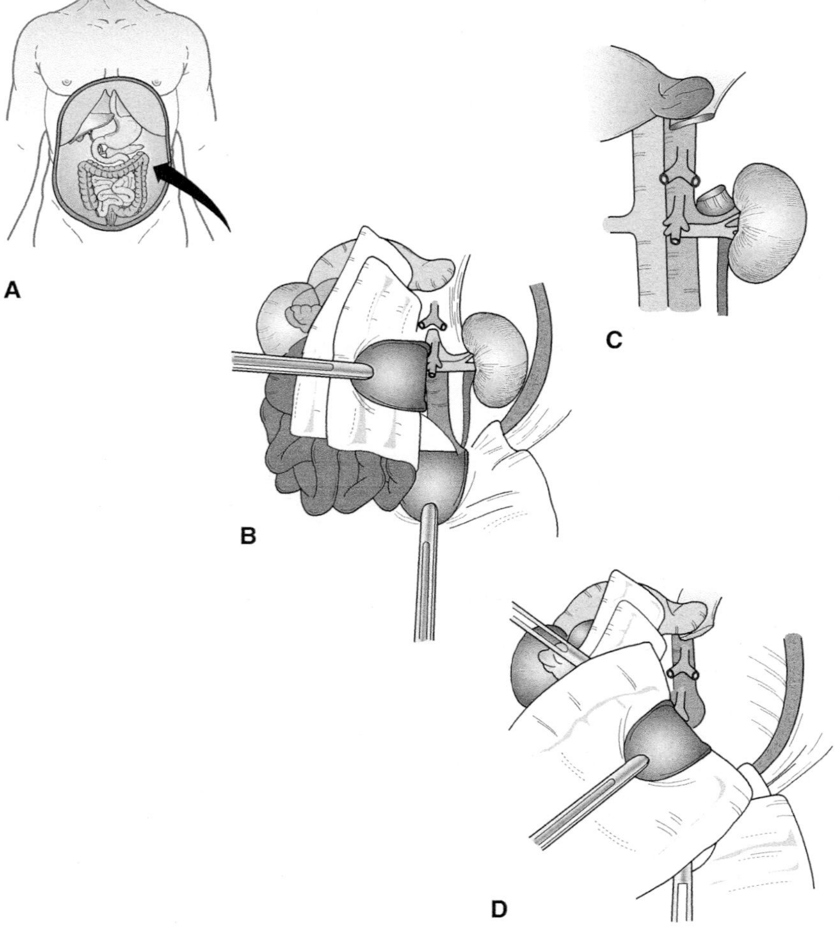

Figura 38-3. A-D: Rotación visceral medial del lado izquierdo.

b. Rotación visceral medial izquierda (fig. 38-3)

i. Dividir el reflejo peritoneal del colon sigmoideo y llevarlo en sentido cefálico para movilizar el colon izquierdo y el sigmoideo. Dividir el reflejo peritoneal en sentido caudal para proporcionar la máxima movilización de la porción distal del colon y la unión rectosigmoidea. La atención cuidadosa a la posición del uréter y los vasos gonadales limitará el riesgo de lesión. El control distal puede obtenerse mediante la disección circunferencial de la porción distal de la aorta al hematoma, rodeándola con una cinta umbilical o un asa vascular, y colocando una pinza aórtica.

c. Disección de la lesión

i. Cuando se ha obtenido el control de las porciones proximal y distal de la aorta, puede entrarse en el hematoma para identificar la localización de la lesión. Es probable que haya una hemorragia de las arterias lumbares, que puede controlarse con pequeñas pinzas vasculares o ligarse si es necesario. La disección completa y la visualización de la lesión son obligatorias. Después de aislar la lesión, las pinzas vasculares pueden reubicarse más cerca del lugar de la lesión, especialmente si las arterias renales pueden sufrir revascularización, lo que también limitará la hemorragia de las arterias lumbares. Una vez identificada por completo, la reparación de la lesión está determinada por el mecanismo de la misma, su tamaño y su localización. En general, las lesiones por arma de fuego requieren un cierto desbridamiento de los bordes arteriales, mientras que las punzocortantes o por arma blanca pueden no hacerlo. Es fundamental evitar el estrechamiento de la aorta. La colocación de un parche de pericardio bovino o de un injerto aórtico, si la lesión es extensa, permitirá el cierre sin estrechar la luz. Sin embargo, para la colocación del material protésico debe considerarse cualquier contaminación entérica concurrente.

C. Inframesocólica

1. Rotación visceral medial derecha (fig. 38-4)

a. La rotación visceral medial derecha ofrece la mayor exposición cuando no está claro si el hematoma surge de la aorta o de la VCI, o de una de sus ramas. Realizar una incisión en el reflejo peritoneal, cerca del ciego, y dividir las inserciones peritoneales en sentido cefálico y caudal. En este contexto, movilizar el duodeno con el colon derecho inicialmente para ayudar a la exposición.

Avanzar la incisión peritoneal inferior y medialmente alrededor del ciego y el apéndice, y luego cefálicamente a lo largo de la raíz del mesenterio del intestino delgado. Esto debería permitir la rotación cefálica completa del colon derecho, el duodeno y la porción distal del intestino delgado, lo que expondrá la porción distal de la aorta, la VCI y los vasos ilíacos proximales.

2. Los principios de reparación son similares a los de las lesiones supramesocólicas. El control distal puede requerir la disección de ambas arterias ilíacas comunes.

3. Inicialmente, es preferible controlar las lesiones de la vena cava con presión manual y pinzas de Allis. También es preferible reparar las lesiones posteriores mediante la extensión de las lesiones anteriores o una venotomía (incisión de vena) anterior si se encuentra una lesión posterior aislada.

D. Lesión de la vena cava retrohepática

1. Esta lesión, muy infrecuente pero grave, requiere una movilización rápida del hígado para su exposición. A menudo se requiere un aislamiento vascular hepático total que incluya la maniobra de Pringle y control de las VCI infrahepática y suprahepática. El control de la suprahepática suele realizarse más rápidamente con una esternotomía media, abriendo el pericardio y pinzando el vaso cuando entra en la aurícula derecha. Esto permite la exploración y la reparación con sutura del vaso lesionado.

E. Zona II

1. La exposición del riñón derecho y del hilio renal se obtiene mediante la movilización completa del colon derecho y del duodeno. El riñón izquierdo se expone mediante la movilización del colon izquierdo y la flexura esplénica (flexura cólica izquierda). Puede intentarse la reparación con sutura del vaso. Es preferible tratar las lesiones destructivas del hilio renal con una nefrectomía, siempre que se confirme la presencia de un riñón contralateral por palpación.

F. Zona III

1. Las lesiones vasculares pélvicas se exponen inicialmente mediante la movilización del colon ipsolateral. En general, el control proximal de la porción distal de la aorta es más fácil en el caso de las lesiones arteriales, y debe exponerse independientemente, ya que dicho control puede limitar el flujo de entrada en caso de una lesión venosa.

2. La exposición de los vasos ilíacos puede llevarse a cabo distalmente una vez que se han expuesto la bifurcación aórtica y la confluencia de las venas ilíacas en la VCI. Es funda-

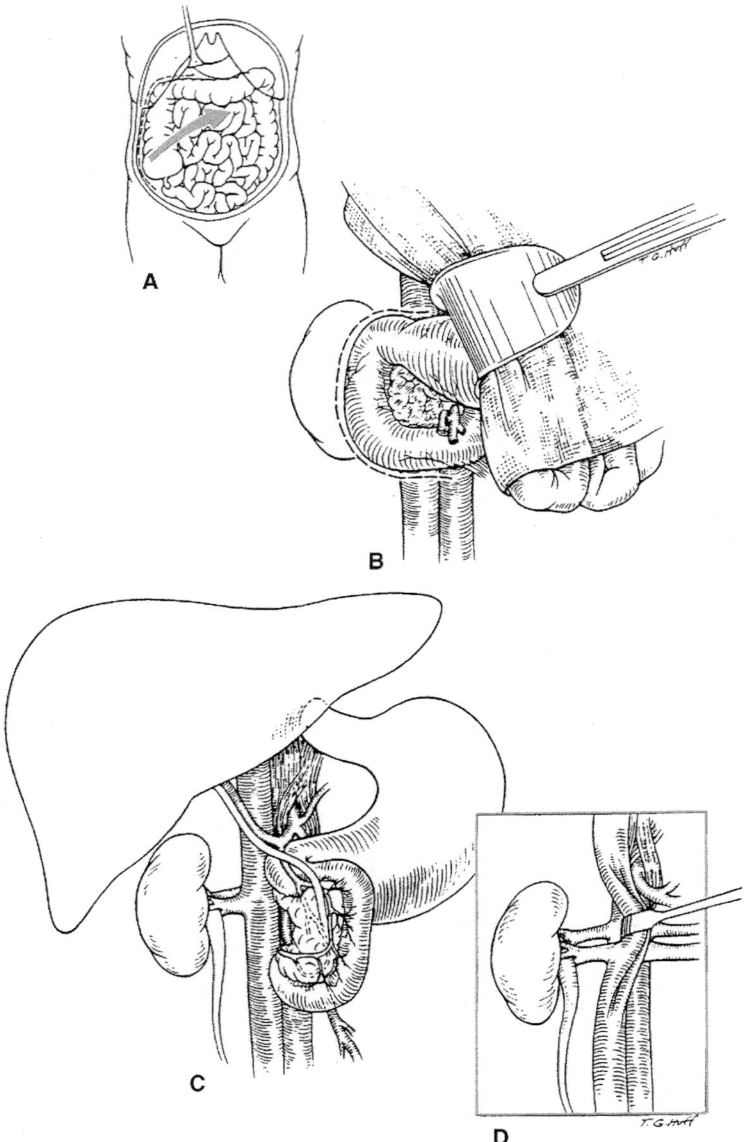

Figura 38-4. A-D: Rotación visceral medial del lado derecho.

mental prestar atención a la ubicación del uréter para evitar lesiones yatrógenas e identificar lesiones traumáticas.

3. La exposición más adecuada de una lesión de la arteria ilíaca externa o la vena ilíaca externa que se extiende cerca o inmediatamente más allá del ligamento inguinal es con la división de dicho ligamento. Si se requiere una exposición adicional en el caso de un control subóptimo, la incisión abdominal puede extenderse a la ingle según sea necesario.

V. VASCULATURA INTRAABDOMINAL

A. Arteria mesentérica superior

1. Exponer la arteria mesentérica superior (AMS) mediante la elevación del colon transverso y su mesenterio, lo que debería permitir identificar el mesenterio proximal del intestino delgado y la AMS cuando entra en la cavidad abdominal. Las lesiones proximales de la AMS deben ser reparadas. Las ramas distales a menudo pueden ligarse. Sin embargo, es posible que se desarrolle isquemia, por lo que debe observarse el intestino durante un período después de ligar las ramas arteriales proximales en el mesenterio. La lesión de la AMS puede repararse principalmente en el caso de una herida por arma blanca, pero las lesiones por arma de fuego o contusas suelen requerir un parche venoso, un injerto de interposición o, en raras ocasiones, un reimplante en la aorta.

B. Vena porta y vena mesentérica superior

1. La lesión de la vena porta rara vez se produce de forma aislada y a menudo se asocia con lesiones biliares, entéricas, pancreáticas y otras lesiones vasculares. La exposición se realiza mediante la disección del hilio hepático. Es preferible alcanzar el control inicial con pinzas de Allis. Las lesiones pequeñas pueden repararse de forma primaria, mientras que las más grandes deben repararse con un parche de vena safena si es posible. En circunstancias extremas, puede ligarse la vena porta. Sin embargo, esto conlleva una morbilidad y mortalidad significativas y solo debe realizarse en el contexto de un paciente con inestabilidad persistente con múltiples lesiones. Si se liga la vena porta, hay que prever la necesidad de una reposición masiva de la volemia y de un edema intestinal en el posquirúrgico. Inicialmente, la vena mesentérica superior también se controla mejor con pinzas de Allis. Puede intentarse la reparación con sutura; sin embargo, a menudo se requiere la ligadura, ya que la exposición completa de la lesión es a menudo complicada, en cuyo caso, como con la ligadura de la vena porta, debe preverse una reposición masiva de la volemia y un edema intestinal en el posquirúrgico.

AXIOMAS

- Los traumatismos vasculares abdominales representan algunas de las lesiones más sensibles al tiempo, y cualquier retraso puede conducir a un pronóstico adverso.
- La sospecha de un traumatismo vascular abdominal debe evaluarse en el quirófano, no con imágenes.
- Es imprescindible una preparación que incluya un conocimiento completo de los instrumentos, las instalaciones y los complementos disponibles.
- Los principios del tratamiento del traumatismo vascular abdominal son la identificación, la exposición, el control y la reparación.
- El tiempo operativo del índice debe ser limitado con un umbral bajo para el control de daños y el cierre temporal.
- Cualquier vena puede ser ligada si las circunstancias son lo suficientemente graves.

Lecturas recomendadas

Asensio JA, Britt LD, Borzotta A, et al. Multiinstitutional experience with the management of superior mesenteric artery injuries. *J Am Coll Surg* 2001;193(4):354–365; discussion 365–366.

Asensio JA, Soto SN, Forno W, et al. Abdominal vascular injuries: the trauma surgeon's challenge. *Surg Today* 2001;31(11):949–957.

Biffl WL, Burch JM. Management of abdominal vascular injuries. *Semin Vasc Surg* 1998;11(4):243–254.

Biffl WL, Fox CJ, Moore EE. The role of REBOA in the control of exsanguinating torso hemorrhage. *J Trauma Acute Care Surg* 2015;78(5):1054–1058.

Carrillo EH, Bergamini TM, Miller FB, et al. Abdominal vascular injuries. *J Trauma* 1997;43(1):164–171.

Chen RJ, Fang JF, Lin BC, et al. Surgical management of juxtahepatic venous injuries in blunt hepatic trauma. *J Trauma* 1995;38(6):886–890.

Kashuk JL, Moore EE, Millikan JS, et al. Major abdominal vascular trauma—a unified approach. *J Trauma* 1982;22(8):672–679.

Khaneja SC, Pizzi WF, Barie PS, et al. Management of penetrating juxtahepatic inferior vena cava injuries under total vascular occlusion. *J Am Coll Surg* 1997;184(5):469–474.

Tyburski JG, Wilson RF, Dente C, et al. Factors affecting mortality rates in patients with abdominal vascular injuries. *J Trauma* 2001;50(6):1020–1026.

Lesiones genitourinarias

Robert C. Kovell y Thomas J. Guzzo

I. INTRODUCCIÓN

A. Las lesiones genitourinarias (GU) son frecuentes y se producen en aproximadamente el 10 % de las víctimas de traumatismos.

B. Los riñones son el órgano genitourinario que más se lesiona.

C. El mecanismo de la lesión, los hallazgos físicos y el análisis de orina sugieren la probabilidad de tales lesiones y guían la evaluación inicial.

D. La hematuria es el signo distintivo de una lesión GU y puede originarse en cualquier parte del tubo GU. Sin embargo, **puede haber lesiones urológicas en ausencia de sangre en la orina.**

II. HEMATURIA (FIG. 39-1)

A. La hematuria (sangre en la orina) puede ser microscópica (presencia de sangre observada solo con la ayuda de un microscopio o una tira reactiva para orina) o macroscópica (sangre visible).

1. **Hematuria macroscópica.** Justifica la evaluación GU de las vías urinarias superiores e inferiores. El grado de hematuria macroscópica **no** se correlaciona con el grado de lesión.
2. **Hematuria microscópica.** Puede indicar una lesión o una infección. Analizar la orina inicial: la hematuria puede desaparecer rápidamente y pasar desapercibida.
   - **a.** Evaluar a los pacientes con microhematuria y:
     - **i.** Lesiones penetrantes proximales.
     - **ii.** Pacientes pediátricos con **más de 5 eritrocitos/campo de alta potencia.**
     - **iii.** Adultos con traumatismo contuso y:
       - **a)** Presión arterial sistólica registrada inferior a 90 mm Hg en cualquier momento durante la evaluación y la reanimación.
       - **b)** Lesiones por aceleración/desaceleración rápida (p. ej., caídas de gran altura, accidentes de tráfico).
       - **c)** Pacientes seleccionados con un mecanismo de alto riesgo (p. ej., lesión en posición de horcajadas, golpe en el flanco, lesiones por desaceleración rápida) o múltiples lesiones coexistentes.

III. TÉCNICAS DE IMAGEN

A. Uretrografía retrógrada (UGR)

1. Debe realizarse si sospecha de una lesión uretral (principalmente en pacientes masculinos): pacientes con fracturas pélvicas, lesiones en posición de horcajadas, fractura de pene y lesiones penetrantes en el periné o cualquier paciente con traumatismo con sangre en el meato uretral o cuando haya una dificultad inesperada para pasar una sonda urinaria.
2. Para realizar la UGR, el paciente debe colocarse en posición oblicua de 30° con la pierna superior recta y la inferior flexionada. Estirar el pene completamente para enderezar la uretra anterior.

   Utilizar un dispositivo de inserción cónico (como un adaptador de Taylor) o una sonda urinaria introducida en la fosa navicular (teniendo cuidado de no introducirla demasiado profundamente) con 2 a 3 cm^3 instilados en el puerto del globo para ocluir el meato. Inyectar lentamente contraste sin diluir para distender la uretra. Obtener una radiografía anteroposterior simple o imágenes fluoroscópicas a intervalos de 10 cc.
3. La extravasación del contraste o la oclusión de la uretra implican una lesión uretral. Si se observa cualquiera de las dos, no debe colocarse una sonda urinaria y debe consultarse a urología para el tratamiento posterior.

B. Cistografía

1. Se realiza cuando se sospecha una lesión de la vejiga, desencadenada por la evidencia de un traumatismo abdominal inferior o una fuga de contraste intravenoso/orina observada en la tomografía computarizada (TC) abdominal/de pelvis.
   - **a.** La **cistografía por TC** (CTC) es el método preferido para obtener imágenes de un paciente con posible lesión vesical. Se inserta una sonda urinaria y se llena la vejiga con una mezcla de contraste al 30 %, utilizando la gravedad desde una altura de 30 cm

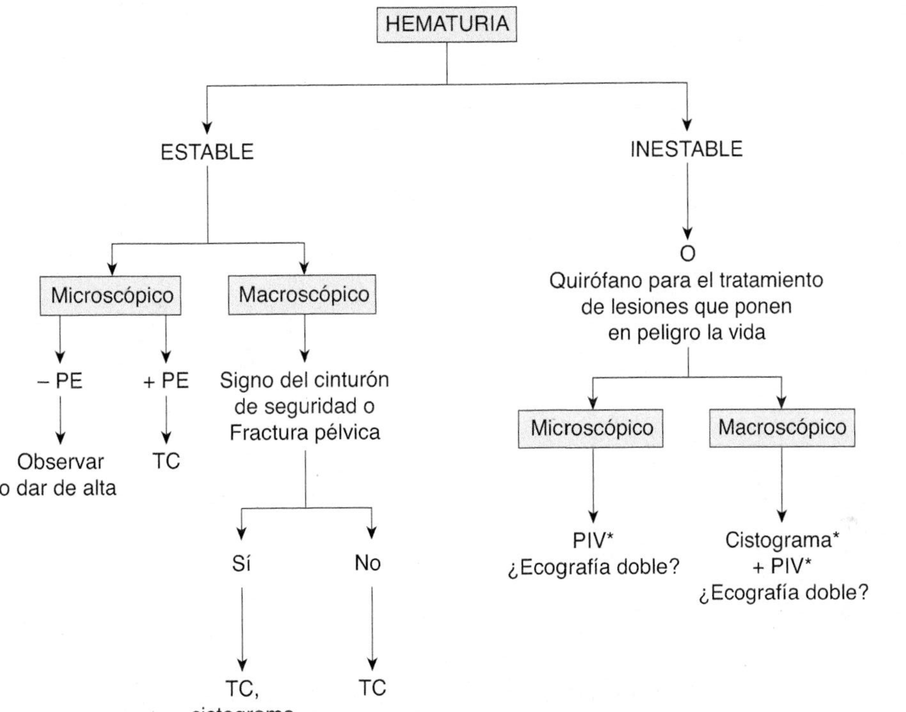

Figura 39-1. Evaluación diagnóstica de la hematuria. PE, masa en el flanco, dolor en fosa lumbar, fractura de costillas inferiores, fractura de columna, hipotensión (incluso transitoria). PIV, pielografía intravenosa; TC, tomografía computarizada.

de H_2O hasta la tolerancia en pacientes despiertos o hasta 350 cm^3 en pacientes que no responden. No es necesario realizar exploraciones posteriores al drenaje con TC.

b. **Cistografía por radiografía simple.** Con una sonda urinaria en la vejiga, se obtiene una **radiografía simple previa.** Llenar la vejiga con 350 cm^3 de contraste estéril diluido al 30 % o hasta que el paciente sienta la presión del llenado. La infradistensión conlleva el riesgo de no detectar todas las lesiones. Obtener una **radiografía anteroposterior de la vejiga llena**, y luego drenar la vejiga completamente para obtener una nueva imagen **después del drenaje.** Muchas de las pequeñas lesiones vesicales **solo** se aprecian en las radiografías posteriores al drenaje.

2. La **TC** durante la fase de excreción tras la inyección intravenosa de contraste **no** descarta una lesión vesical.
3. Diferenciar la **rotura de la vejiga intraperitoneal de la extraperitoneal** es clave.

C. **TC abdominal/de pelvis con urografía intravenosa (TC de traumatismo renal, urografía por TC)**

1. Debe realizarse en cualquier paciente traumático con hematuria (más de un indicio; *v.* la sección II.A.2) o si el mecanismo de la lesión sugiere una posible lesión renal o ureteral. Este es el mejor método para evaluar y estadificar las lesiones urológicas de las vías superiores.
2. Examinar la fase inicial (venosa) desde el diafragma hasta las tuberosidades isquiáticas para evaluar la integridad vascular y parenquimatosa del riñón.
3. Examinar la fase diferida (después de 10 min) para detectar la extravasación de contraste urinario desde los riñones, los sistemas colectores renales o los uréteres.

D. **Arteriografía**

1. Utilizar en traumatismos renales para definir la integridad vascular del riñón, particularmente en el contexto de sospecha de trombosis arterial renal o lesión arterial renal segmentaria.
2. La arteriografía seguida de la colocación de una endoprótesis o una embolización puede ayudar a diagnosticar y tratar la trombosis o la hemorragia.

E. **Pielografía intravenosa (PIV) de «dosis única»**

1. Se realiza de forma intraoperatoria cuando hay sospecha de lesión renal o ureteral en pacientes trasladados directamente al quirófano sin estudios de imagen previos.
2. Buscar lesiones renales graves o extravasación de contraste y constatar la función renal contralateral.
3. La hipotensión y la hipovolemia limitan la eficacia del estudio; optimizar la reanimación si es posible.
4. Para realizarla, administrar 2 cm^3/kg (o 150 cm^3) de contraste al 50 % como bolo intravenoso seguido de una radiografía simple (un solo «disparo») 10 min después.

F. **Ecografía**

1. Realizarla para las lesiones escrotales/testiculares y para evaluar el parénquima renal, especialmente en riñones trasplantados.
2. En pacientes con fractura de pene, la ecografía permite evaluar la integridad de los cuerpos cavernosos, aunque se producen falsos negativos.
3. La ecografía permite trazar el parénquima renal y los tejidos circundantes, lo que puede orientar la realización de otras pruebas.
4. El papel de la ecografía con contraste en las lesiones renales es prometedor para evaluar las lesiones del parénquima, pero puede pasar por alto las lesiones del sistema colector. En la actualidad no debería sustituir a la TC con imágenes diferidas para la evaluación inicial de las lesiones renales.

IV. LESIONES RENALES (FIG. 39-2)

A. **Mecanismo y diagnóstico**

1. En Estados Unidos, aproximadamente el 80 % de las lesiones renales son consecuencia de un traumatismo contuso y el 20 % de un traumatismo penetrante.
2. Debe sospecharse una lesión renal en pacientes con hematuria y/o un mecanismo de lesión o hallazgos físicos de traumatismo renal (*v.* sección II).
3. Puede haber una lesión renal en ausencia de hematuria, concretamente una lesión grave del pedículo renal o la sección (corte) transversal de la unión ureteropélvica (UUP).
4. La estadificación del traumatismo renal se realiza mediante TC con urografía intravenosa o hallazgos intraoperatorios.

B. **Tratamiento**

1. **El tratamiento no quirúrgico es habitual en los pacientes con estabilidad hemodinámica, incluso con lesiones de alto grado (grados III a V).**
2. La exploración quirúrgica es habitual en los pacientes inestables y en aquellos con lesiones renales hiliares o del pedículo renal (grados vasculares IV y V seleccionados).
   a. La angioembolización ayuda en casos seleccionados.

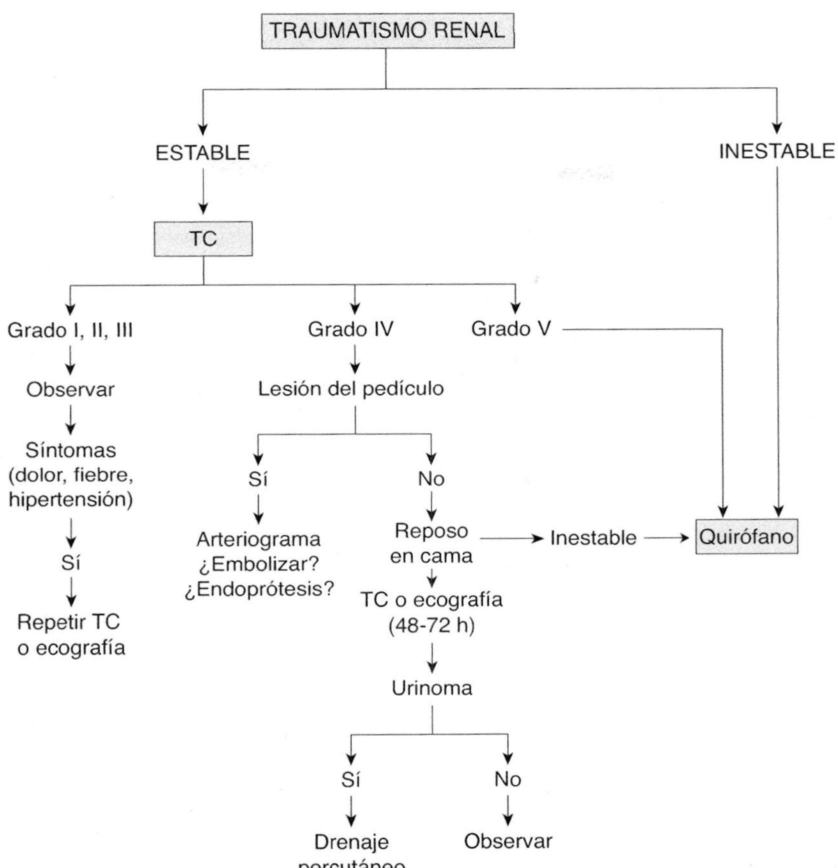

Figura 39-2. Evaluación diagnóstica del traumatismo renal. TC, tomografía computarizada.

3. Si se realiza una laparotomía exploratoria por indicaciones no urológicas antes de la evaluación adecuada de los estudios de imagen renales, debe examinarse el retroperitoneo en busca de evidencia de hematoma expansivo o pulsátil; si se encuentra, debe explorarse el riñón.
   a. Una PIV de dosis única antes de la exploración ayuda a garantizar la función de ambos riñones en caso de que se requiera una nefrectomía.
4. Los hematomas retroperitoneales no pulmonares y no expansivos que se encuentran durante una laparotomía exploratoria suelen observarse si son el pronóstico de un traumatismo cerrado.
5. Explorar todos los hematomas retroperitoneales por traumatismos penetrantes.
6. El control vascular temprano del riñón lesionado maximiza las posibilidades de rescate. La mejor manera de hacerlo es mediante un abordaje transperitoneal en la línea media. La incisión del mesenterio inmediatamente medial e inferior a la vena mesentérica inferior permite la exposición de los vasos renales de los lados derecho e izquierdo (fig. 39-3). Como otra opción, la reflexión del colon ipsolateral permite la exposición del hilio, pero impide la entrada en la fascia renal (de Gerota) antes de controlar los vasos renales (fig. 39-3).
7. La nefrectomía suele realizarse cuando las lesiones renales son irreparables o los pacientes son inestables por otras lesiones o tienen lesiones de alto grado y con hemorragia activa.

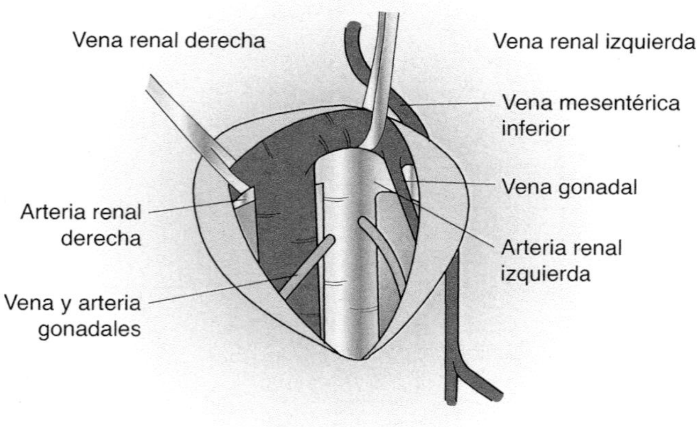

Figura 39-3. Incisión del mesenterio inmediatamente inferomedial a la vena mesentérica inferior.

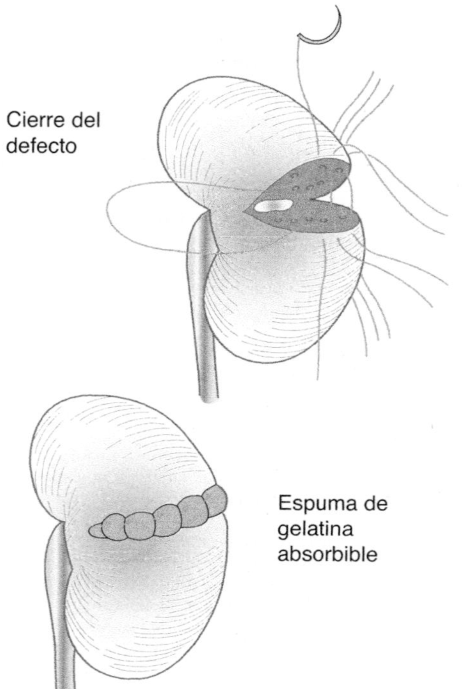

Figura 39-4. Reparación del parénquima renal.

8. En pacientes estables con lesiones vasculares no hiliares o lesiones parenquimatosas, la reconstrucción renal suele tener éxito, especialmente cuando la realizan cirujanos experimentados.
9. La renorrafia incluye el desbridamiento de cualquier tejido desvascularizado, el cierre hermético de las lesiones del sistema colector y el refuerzo del lugar de la reparación con omento o tejido adiposo perinéfrico. El uso de sellador de fibrina o selladores tisulares puede limitar la hemorragia del parénquima. El drenaje posquirúrgico del retroperitoneo es obligatorio (fig. 39-4).
10. Repetir la TC a las 48-96 h en pacientes con lesiones de grado IV a V o con complicaciones (p. ej., fiebre, empeoramiento del dolor en la fosa lumbar, distensión abdominal, pérdida de sangre continua, etc.).

C. Complicaciones y seguimiento

1. La extravasación de orina prolongada puede seguir a la reconstrucción renal o al tratamiento no quirúrgico de las laceraciones renales de grado IV, y suele resolverse espontáneamente. Las endoprótesis ureterales o las sondas de nefrostomía percutánea facilitan el drenaje en estos casos.
2. Días o semanas después de la reparación puede formarse un urinoma. Deben tratarse los urinomas retroperitoneales o los abscesos perinéfricos con drenaje del sistema colector; considerar el drenaje percutáneo directo.
3. La hipertensión posterior a la lesión puede darse en hasta un 5 % de los pacientes tras un traumatismo renal y puede aparecer hasta 6 meses después de la lesión. Puede resolverse espontáneamente, pero suele ser necesario un tratamiento antihipertensivo. Hay que controlar la presión arterial anualmente en los pacientes con lesiones de alto grado. Puede ser necesaria una nefrectomía diferida si no puede controlarse la hipertensión, especialmente si la función del riñón lesionado está alterada.

V. LESIONES URETERALES

A. Mecanismo y diagnóstico

1. Las lesiones ureterales son infrecuentes y representan el 1 % de todas las lesiones urológicas.
2. La mayoría se producen por un traumatismo penetrante, más comúnmente con una herida de bala que con una puñalada.

   A menudo se asocian con otras lesiones múltiples de alto grado, pero a veces son aisladas. Las lesiones contusas en el uréter son infrecuentes y suelen observarse en el nivel de la UUP.
3. **La hematuria no es un hallazgo consistente con las lesiones ureterales, ausente en el 25 % al 45 % de los casos.**
4. La tomografía computarizada de la fase excretora de la vía urinaria con contraste (vistas diferidas) es el estudio de elección en el paciente estable.
5. La cistoscopia con pieloureterografía retrógrada es sensible y específica. Sin embargo, este procedimiento puede ser difícil desde el punto de vista logístico cuando hay múltiples lesiones, reanimación activa o exploración abdominal quirúrgica. Es mejor reservarla para definir la sospecha de lesión ureteral o pélvica renal cuando la exploración quirúrgica no está prevista o es difícil.
6. La exploración intraoperatoria de los hematomas retroperitoneales o de las lesiones periureterales es obligatoria si se sospecha una lesión ureteral y no es posible el estudio ureteral retrógrado o la colocación de una endoprótesis.

B. Tratamiento

1. La localización y el alcance de la lesión guían el tratamiento.
2. En el paciente inestable con una lesión ureteral de alto grado, debe establecerse un drenaje externo temporal hasta que el paciente pueda tolerar mejor una reconstrucción quirúrgica. Entre las opciones se incluyen el establecimiento de una ureterostomía cutánea o la ligadura ureteral simple con la posterior colocación de una sonda de nefrostomía percutánea. Evitar la nefrectomía para la lesión ureteral en el contexto agudo.
3. En el paciente estable, la lesión ureteral a menudo puede tratarse en el momento de la presentación inicial.
4. Las claves del éxito de la reparación incluyen el desbridamiento del tejido desvitalizado; la movilización proximal y distal; la espatulación, que permite una reparación sin tensión; el uso de una endoprótesis ureteral permanente; la creación de una anastomosis que no permita el paso de agua mediante suturas absorbibles interrumpidas, y el drenaje retroperitoneal y vesical posquirúrgicos.
5. ***Lesión ureteral distal (por debajo del borde pélvico)***
   a. Esto suele requerir la reimplantación ureteral en la vejiga (ureteroneocistostomía).
   b. A menudo se realiza de forma refluyente con reimplantación directa y espatulada, pero puede realizarse de forma no refluyente en casos seleccionados.

c. Para crear una anastomosis sin tensión pueden utilizarse maniobras adyuvantes, como la movilización del pedículo vesical contralateral, el anclaje del psoas y/o el colgajo vesical (de Boari).

6. ***Lesión medioureteral***
   a. A menudo es susceptible de una reparación anastomótica primaria (ureteroureterostomía) cuando es inferior a 2 cm.
   b. Las lesiones que incluyen defectos de segmentos más largos pueden requerir una ureteroneocistostomía con anclaje del psoas y creación de un colgajo vesical (de Boari), una transureteroureterostomía o un reemplazo ureteral con un segmento ileal.
7. ***Lesión proximal ureteral***
   a. Puede ser susceptible de ureteroureterostomía cuando es menor de 2 cm.
   b. Pueden ser necesarios esfuerzos reconstructivos más complejos, como la ureteropielostomía, la ureterocalicostomía, la ureteroplastia de la mucosa bucal, la transureteroureterostomía o la interposición del segmento ileal.
8. En las infrecuentes circunstancias de lesiones ureterales complejas, el autotransplante de riñón es una opción.
9. Si bien el tratamiento de las contusiones ureterales leves suele tener éxito solo con el drenaje de la endoprótesis, es mejor extirpar y reparar las contusiones más graves, principalmente debido al riesgo de estenosis diferida o rotura de la anastomosis.

C. Complicaciones y seguimiento

1. Las complicaciones tras la reparación de las lesiones ureterales incluyen fuga de orina o formación de una fístula, formación de un absceso, formación de una estenosis o una lesión nerviosa (esta última si se realiza el anclaje del psoas).
2. Realizar una ecografía de seguimiento o una gammagrafía con radionúclidos para evaluar el drenaje e identificar el desarrollo tardío de hidronefrosis.

VI. LESIONES VESICALES

A. Mecanismo y diagnóstico

1. La mayoría de las lesiones vesicales son roturas por traumatismos.
2. De todas ellas, el 60 % son extraperitoneales, el 30 % son intraperitoneales y el resto son una combinación de ambas.
3. Entre el 77 % y el 100 % presentan hematuria evidente.
4. Son lesiones muy asociadas a las fracturas de la pelvis, sobre todo a la diástasis del pubis y a las fracturas del anillo pélvico (es decir, las ramas superiores e inferiores del pubis).

B. Diagnóstico

1. La cistografía por TC (*v.* sección III.B) es el estudio de elección para diagnosticar las lesiones vesicales.
   a. La cistografía con radiografía simple tiene una precisión comparable, pero es menos fácil de integrar en la secuencia de imágenes de traumatología que la TC.
   b. La TC en fase de excreción o cistográfica no es suficiente, ya que existe una tasa muy alta de resultados falsos negativos debido a una distensión inadecuada de la vejiga urinaria.
2. **La diferenciación entre lesión vesical intraperitoneal y extraperitoneal es esencial, ya que el tratamiento difiere significativamente.**
   a. Una rotura extraperitoneal de la vejiga suele tener una distribución típica en el espacio retroperitoneal que rodea la vejiga urinaria, que demuestra una apariencia característica de «diente molar» a medida que el contraste extravasa y quedar contenido en el espacio perivesical de Retzius.
   b. Una *rotura intraperitoneal* de la vejiga revelará un contraste que demarca las asas intestinales en el peritoneo. Este tipo de lesiones se producen por fracturas pélvicas, heridas por arma de fuego o tras un traumatismo con la vejiga llena que provoca la rotura de la cúpula.

C. Tratamiento

1. Tratar las contusiones (definidas como lesiones en la vejiga que causan hematuria sin signos evidentes de extravasación de contraste) de forma conservadora, con o sin sonda vesical.
2. Es preferible tratar la rotura extraperitoneal de la vejiga de forma no quirúrgica con una sonda de drenaje, y repetir la cistografía en 7 a 10 días para confirmar la curación.
3. Es preferible tratar los grandes defectos con extravasación de contraste significativa de forma quirúrgica, de forma similar a la realizada para las lesiones intraperitoneales.
4. *Las contraindicaciones para el tratamiento no quirúrgico de las roturas extraperitoneales de la vejiga son las siguientes:*
   a. Lesiones asociadas en la uretra, el cuello de la vejiga, la vagina o el recto.
   b. Infección activa de las vías urinarias.
   c. Drenaje inadecuado de la vejiga mediante sonda uretral.

d. Presencia de fragmentos de hueso o material extraño en la vejiga.
e. Pacientes sometidos a fijación interna de lesiones pélvicas (debido al potencial de infección).
f. Fracturas pélvicas abiertas.
g. La laparotomía para las lesiones no urológicas es una indicación relativa para la reparación en pacientes estables.

5. **Explorar las lesiones penetrantes en la vejiga** y repararlas debido a la alta probabilidad de complicaciones.
6. **La rotura intraperitoneal requiere una laparotomía exploratoria y una reparación debido al gran tamaño de los defectos y la propensión a desarrollar ascitis urinaria y sus complicaciones.**
7. El tratamiento quirúrgico incluye la exploración para identificar otras lesiones vesicales o uretrales. La reparación de la vejiga consiste en un cierre de dos capas de la pared de la vejiga con una sutura continua de absorción lenta.
8. El uso de una sonda de Foley de gran calibre permite una adecuada descompresión de la vejiga el drenaje de la orina para los pacientes con hematuria/coágulos continuos. Por lo general, no es necesaria una sonda suprapúbica.
9. Los antibióticos perioperatorios y el drenaje perivesical posquirúrgico son importantes. Los antimuscarínicos (o potencialmente los agonistas β-3) son una opción.
10. Es habitual el drenaje de la vejiga durante 7 a 10 días después de la reparación quirúrgica y el tratamiento no quirúrgico. Debe obtenerse un cistograma antes de retirar la sonda para documentar la curación (*v.* sección III). La extravasación continua de contraste indica la necesidad de continuar con el drenaje vesical. Repetir los estudios de imagen a intervalos de 7 a 14 días para evaluar la curación. Solo es necesario mantener la profilaxis antibiótica si el paciente corre el riesgo de diseminación hacia otros lugares (p. ej., dispositivo ortopédico, válvulas cardíacas, etc.).

D. Complicaciones

1. Extravasación persistente de la vejiga que conduce a la formación de urinomas o abscesos pélvicos, a la formación de fístulas y a osteomielitis o infección de dispositivos ortopédicos.
2. Las complicaciones tardías de la incontinencia, la retención urinaria o la disfunción de la vejiga suelen estar relacionadas con la raíz nerviosa del sacro o con una lesión local de los tejidos blandos.

VII. LESIONES URETRALES

A. Mecanismo

1. Las lesiones uretrales son más frecuentes en los hombres que en las mujeres.
2. El mecanismo de la lesión uretral suele ser un traumatismo contuso, frecuentemente asociado a lesiones concurrentes importantes. La lesión de la vejiga se produce de forma concurrente en un 15 % de los casos.
3. La cara posterior de la uretra se lesiona en asociación con una fractura pélvica (entre el 1.5 % y el 10 % de las fracturas pélvicas), en general causada por una fuerza de cizallamiento en la uretra bulbomembranosa o prostatomembranosa.
4. La cara anterior de la uretra masculina se lesiona en traumatismos penetrantes o en una lesión en posición de horcajadas, lo que provoca un aplastamiento de la uretra bulbar contra la rama púbica.
5. La lesión de la uretra femenina y del cuello de la vejiga se produce en menos del 5 % de las fracturas pélvicas.

B. Diagnóstico

1. *Siempre debe sospecharse una lesión uretral en pacientes con traumatismos pélvicos contusos y:*
   a. Incapacidad de evacuar.
   b. Sangre en el meato uretral.
   c. Cabalgamiento alto de la próstata o próstata distinta en el tacto rectal.
   d. Hinchazón o equimosis del pene, el escroto o el periné.
2. La UGR es el estudio de imagen de elección en los hombres.
3. En las mujeres, las lesiones uretrales son menos frecuentes, pero a menudo se pasan por alto inicialmente y se diagnostican de forma incidental o en el momento de la exploración bajo anestesia.

C. Tratamiento de las lesiones uretrales posteriores

1. El tratamiento de estas lesiones requiere la descompresión inmediata de la vejiga; si es necesario el tratamiento de la estenosis, debe repararse de forma diferida (normalmente después de 3 meses).
2. Lo mejor es el drenaje de la vejiga mediante cistostomía e inserción de catéter suprapúbico o la realineación uretral endoscópica con colocación de una sonda de drenaje uretral.

a. La cistostomía suprapúbica es la mejor opción para tratar la lesión uretral por fractura pélvica masculina con rotura completa.
b. La colocación de un catéter suprapúbico suele ser seguro incluso en el contexto de la reducción a cielo abierto con fijación interna de las fracturas pélvicas. En estos casos deben llevarse a cabo la consulta y el debate con el equipo ortopédico.
c. La realineación endoscópica de la uretra es posible inmediatamente o hasta 7 días después de la lesión.

Cuando tiene éxito, este abordaje puede reducir la incidencia de la formación de estenosis uretrales y reducir la distancia de la brecha de la uretra que se observa en la rotura completa.

3. La reparación primaria inmediata presenta altas tasas de incontinencia, impotencia, disfunción eréctil y formación de estenosis.

D. Tratamiento de la lesión de la uretra anterior

1. Tratar la interrupción parcial de la uretra anterior debida a una lesión contusa con la colocación de una sonda uretral endoscópica o fluoroscópica, seguida de una uretrografía pericatéter 10 a 14 días después para evaluar la curación antes del retiro.
2. Las lesiones contusas que causan una interrupción completa o un gran hematoma deben tratarse con la colocación de una sonda suprapúbica seguida de una evaluación endoscópica o radiológica de la uretra semanas o meses después.
3. Las lesiones anteriores penetrantes que requieren un cierre sencillo en pacientes estables pueden tratarse con una uretroplastia anastomótica primaria inmediata.

E. Tratamiento de las lesiones uretrales anteriores

1. Las complicaciones tardías incluyen la formación de estenosis uretrales, incontinencia y disfunción eréctil.
2. Seguimiento de los pacientes durante un año, con búsqueda de síntomas miccionales, evaluaciones del flujo urinario/residuo posmiccional, y mediante UGR o cistoscopia.

VIII. LESIONES ESCROTALES Y TESTICULARES

A. Mecanismo

1. El 85 % de las lesiones escrotales son el pronóstico de lesiones contusas, en su mayoría relacionadas con el deporte. La rotura testicular puede producirse hasta en el 50 % de los pacientes que se presentan para su evaluación.
2. La relación entre el escroto y la uretra posibilita la existencia de lesiones concurrentes. Deben buscarse lesiones uretrales en pacientes con traumatismo escrotal y realizar una UGR en cualquier paciente con hematuria o síntomas urinarios concurrentes.

B. Diagnóstico

1. La exploración física suele estar limitada por el dolor. El dolor, la sensibilidad y los antecedentes de traumatismos directos son preocupantes y obligan a realizar estudios de imagen o una exploración quirúrgica.
2. La ecografía escrotal es el estudio de imagen de elección para la evaluación de las lesiones escrotal/testiculares, ya que permite evaluar el tamaño testicular, la localización, el flujo sanguíneo y los patrones de lesión. Los estudios dependen de quien los realiza: las tasas de falsos positivos y falsos negativos pueden ser elevadas.

C. Tratamiento de las lesiones testiculares

1. A excepción de las lesiones escrotales superficiales, todas las lesiones penetrantes justifican la exploración quirúrgica, ya que más del 50 % pueden presentar una rotura testicular.
2. Las indicaciones para la exploración escrotal después de un traumatismo cerrado incluyen rotura testicular, torsión, presencia de un hematocele grande (> 5 cm) o luxación testicular.
3. Los objetivos de la cirugía son la evacuación del hematoma con abundante irrigación, el desbridamiento conservador del tejido no viable, el cierre de la túnica albugínea del testículo con sutura absorbible, la reparación del epidídimo y el cierre del escroto. Colocar un drenaje escrotal.
4. Un colgajo o injerto de túnica vaginal puede ayudar al cierre en las lesiones graves o cuando el testículo aparece oscuro después del cierre primario.
5. Reservar la orquiectomía para los testículos rotos con un tejido viable limitado. Considerar la posibilidad de almacenar/conservar el esperma si está disponible.

D. Tratamiento de las lesiones/avulsiones escrotales

1. Debido a la extensibilidad, incluso las grandes pérdidas de piel escrotal (> 50 % o más) a menudo pueden cerrarse de forma primaria.
2. Los testículos expuestos tras una pérdida importante de piel escrotal pueden quedar enterrados en el tejido subcutáneo del muslo o del abdomen (bolsas del muslo).
3. Se ha utilizado eficazmente el uso de apósitos salinos para envolver los testículos con una reparación diferida planificada.

Tras el desarrollo de un tejido de granulación sano, el injerto de piel de malla de espesor dividido permite resultados cosméticos razonables.

IX. LESIONES PENEANAS

A. Mecanismo

1. El pene es relativamente resistente a las lesiones traumáticas.
2. Las lesiones peneanas pueden deberse a fuerzas penetrantes o contusas, incluidos los traumatismos durante las relaciones sexuales y las lesiones por avulsión.

B. Fractura de pene

1. La fractura de pene es una rotura de la túnica albugínea que rodea los cuerpos cavernosos (cuerpos eréctiles) del pene.
2. Esta lesión se produce casi exclusivamente en el pene erecto cuando se aplica una angulación importante o una fuerza contundente.

   La lesión es casi siempre un desgarro transversal en la parte ventral de los cuerpos cerca de la unión penoescrotal.
3. Lo más frecuente es que el paciente experimente dolor y escuche un fuerte «pop», seguido de una detumescencia casi inmediata.
4. Los grandes hematomas del pene, denominados *deformidades en berenjena*, son típicos cuando la fascia de Buck está intacta.
5. **Las lesiones uretrales concurrentes son frecuentes (3-32 %)**, por lo que hay que buscarlas durante la evaluación. Realizar una UGR de forma rutinaria y considerar la posibilidad de realizar una cistoscopia intraoperatoria.
6. El diagnóstico por imagen del pene/cuerpo no es necesario, pero una ecografía del pene o una RM del pene pueden ayudar cuando la exploración física y la sospecha clínica son equívocas.
7. **Para el tratamiento, debe realizarse una reparación quirúrgica adecuada**; también debe obtenerse una consulta urológica inmediata.

C. Las lesiones penetrantes en el pene requieren exploración, irrigación abundante y reparación.

D. En caso de amputación del pene, si es posible debe realizarse una rápida reimplantación con reparación microvascular.

Durante el transporte, envolver el pene en una gasa empapada en solución salina dentro de una bolsa de plástico y conservarlo en hielo.

X. LESIONES VAGINALES

A. Mecanismo

1. Las lesiones vaginales son poco frecuentes.
2. Las lesiones vaginales suelen producirse como pronóstico de un traumatismo contuso y se asocian con frecuencia a una fractura pélvica.
3. En las mujeres, las lesiones en posición de horcajadas pueden afectar la vulva y la uretra.

B. Diagnóstico

1. Obtener estudios de imagen es difícil; cuando hay sospecha, lo mejor es realizar la exploración física bajo anestesia en posición de litotomía.
2. En las mujeres con fractura pélvica, debe realizarse una exploración pélvica con inspección con espéculo vaginal del fórnix de la vagina para evitar pasar por alto lesiones ocultas.

C. Tratamiento

1. Lo más frecuente es que el tratamiento se realice con un simple cierre con drenaje.
2. Buscar y tratar las lesiones concurrentes de la uretra y el recto, con reparación y derivación urinaria o fecal según sea necesario.

AXIOMAS

- La hematuria es el sello distintivo de una lesión en el sistema genitourinario, pero puede haber una lesión grave sin que haya sangre en la orina.
- Todos los pacientes traumáticos con hematuria evidente (macroscópica) requieren una evaluación adicional.
- La evaluación de los pacientes traumáticos con hematuria microscópica se basa en el mecanismo de la lesión y en los hallazgos de la exploración física.
- La TC con contraste intravenoso es esencial en la evaluación de pacientes estables con sospecha de lesiones renales.
- La mayoría de las lesiones ureterales traumáticas son por traumatismos penetrantes y se producen de forma concurrente con otras lesiones abdominales graves.
- Las roturas extraperitoneales de la vejiga pueden tratarse con frecuencia con drenaje por sonda, pero las lesiones intraperitoneales requieren reparación quirúrgica.
- Realizar una uretrografía retrógrada antes de intentar colocar una sonda uretral si existe sospecha de lesión uretral.
- Los pacientes con fracturas de pene con cualquier grado de hematuria o con dificultades miccionales pueden tener una lesión uretral concurrente que requiere atención.

Lecturas recomendadas

Avey G, Blackmore CC, Wessells H, et al. Radiographic and clinical predictors of bladder rupture in blunt trauma patients with pelvic fracture. *Acad Radiol* 2006;13(5):573–579.

Basta A, Blackmore CG, Wessells H. Predicting urethral injury from pelvic fracture patterns in male blunt trauma patients. *J Urol* 2007;177(2):571–575.

Brandes S, Coburn M, Armenakas N, et al. Diagnosis and management of ureteric injury: an evidence-based analysis. *BJU Int* 2004;94(3):277–289.

Bryk DJ, Zhao LC. Guideline of guidelines: a review of urologic trauma guidelines. *BJU Int* 2016;117(2): 226–234.

Chapple C, Barbagli G, Jordan B, et al. Consensus statement on urethral trauma. *BJU Int* 2004;93(9): 1195–1202.

Chang AJ, Brandes SB. Advances in diagnosis and management of genital injuries. *Urol Clin North Am* 2013;40(3):427–438.

Gomez RG, Ceballos L, Coburn M, et al. Consensus statement on bladder injuries. *BJU Int* 2004;94(1):27–32.

Gomez RG, Mundy T, Dubey D, et al. SIU/ICUD consultation on urethral strictures: pelvic fracture urethral injuries. *Urology* 2014;83(3 Suppl):S48–S58.

Martinez-Pineiro L, Djakovic N, Plas E, et al. EAU guidelines on urethral trauma. *Eur Urol* 2010;57(5):791–803.

Morey AF, Brandes S, Dugi D III, et al. Urotrauma: AUA guideline. *J Urol* 2014;192(2):327–335 (updated 2017).

Mouraviev VB, Coburn M, Santucci RA. The treatment of posterior urethral disruption associated with pelvic fractures: comparative experience of early realignment versus delayed urethroplasty. *J Urol* 2005;173(3):873–876.

Santucci RA, Wessells H, Bartsch G, et al. Evaluation and management of renal injuries: consensus statement of the renal trauma subcommittee. *BJU Int* 2004;93:937–954.

Wessells H, Long L. Penile and genital injuries. *Urol Clin North Am* 2006;33(1):117–126.

40 Traumatismos, fracturas y luxaciones ortopédicas

Rikesh A. Gandhi, Matthew Winterton, Samir Mehta y L. Scott Levin

I. PRINCIPIOS Y DEFINICIONES DE LAS LESIONES TRAUMÁTICAS ORTOPÉDICAS

A. La evaluación del paciente traumático con sospecha de fractura o luxación debe incluir una evaluación musculoesquelética completa guiada por el mecanismo de la lesión.

1. Luxación (dislocación). La luxación es una pérdida *completa* del contacto articular entre dos huesos de una articulación. Se produce con una lesión grave de los tejidos ligamentoso y capsular. **Debe definirse la dirección de la luxación** con el segmento distal descrito en relación con la articulación o el hueso proximal (fig. 40-1). Las luxaciones deben identificarse durante la evaluación secundaria y deben reducirse rápidamente para evitar más lesiones en los tejidos blandos.

a. Los hallazgos en la exploración cuando hay una luxación articular incluyen dolor, pérdida de movimiento, acortamiento o deformidad de la extremidad y lesión neurovascular asociada (tabla 40-1).

b. Reducir una luxación articular grave lo antes posible tras la finalización de la evaluación secundaria. Dicha reducción se realiza con sedación intravenosa, analgesia y (en raras ocasiones, en las articulaciones importantes) relajación química. A veces se requiere sedación profunda o anestesia general para la reubicación.

i. Deben obtenerse radiografías previas a la reducción para identificar la enfermedad asociada. Por ejemplo, un paciente con luxación de hombro puede tener una fractura proximal de húmero no desplazada que puede desplazarse durante la reducción, lo que daría lugar a complicaciones.

ii. Las maniobras de reducción suelen requerir la desarticulación del segmento distal con manipulación y tracción. Las técnicas de reducción seguras se basan en la destreza (debe evitarse aplicar una fuerza excesiva).

2. Subluxación. La subluxación se refiere a la pérdida *parcial* de la congruencia articular; las estructuras capsulares y ligamentosas permanecen intactas, lo que evita la luxación completa. En un continuo, la subluxación es menos grave que la luxación, si bien una luxación completa que se ha reducido parcialmente por el retroceso elástico de los tejidos blandos puede parecer una subluxación.

3. Fractura. La fractura es una rotura estructural en la continuidad del hueso. Los signos clínicos incluyen dolor, desplazamiento, acortamiento, hinchazón o pérdida de función. Las fracturas se clasifican como **abiertas** (se comunican con el medio externo; Fig. 40-2) o **cerradas. Describir** la deformidad clínica, los tejidos blandos y las estructuras neurovasculares por medio de este **esquema universal:**

a. La pieza distal se describe en relación con la pieza proximal.

b. La clasificación de las fracturas incluye (fig. 40-3):

i. Patrón: transversal, oblicuo, en espiral y otros.

ii. Morfología: simple (dos partes) o conminuta (tres o más partes).

iii. Localización: proximal, media o distal; extraarticular o intraarticular.

iv. Parámetros radiográficos: desplazamiento, angulación, rotación, acortamiento y aposición.

c. Es importante evaluar el grado de lesión de los tejidos blandos. Las lesiones extensas de partes blandas, como las que se observan en las lesiones por aplastamiento y las contusiones de alta energía, aumentan el riesgo de infección o de síndrome compartimental.

4. Fracturas pediátricas. Las fracturas pediátricas que afectan la **placa epifisaria**, o cartílago de crecimiento, se describen según el patrón de fractura a través de la placa epifisaria (clasificación de Salter-Harris):

a. Tipo I: desplazada o no desplazada a través de la placa epifisaria.

b. Tipo II: pequeño fragmento metafisario.

c. Tipo III: intraarticular a través de la epífisis.

d. Tipo IV: a través de la metáfisis y la epífisis.

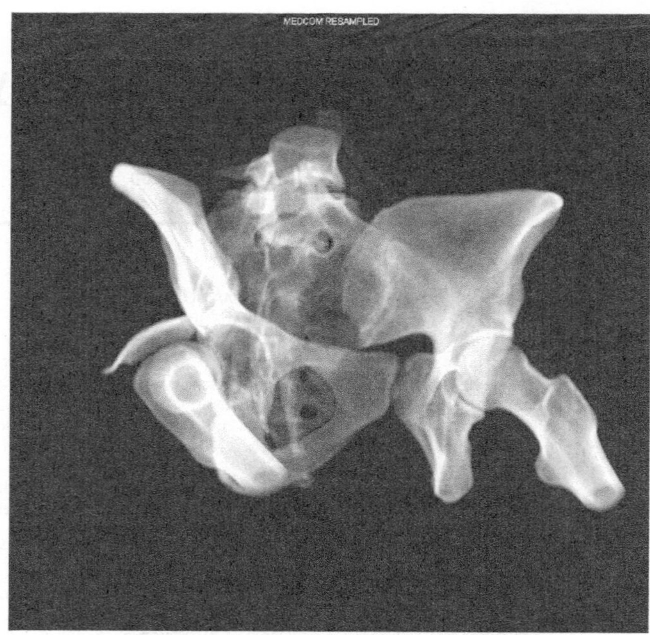

FIGURA 40-1. Vista oblicua obturadora del acetábulo derecho (obtenida a partir de una TC axial) en la que se observa una luxación posterior de la cadera con desplazamiento de la pared posterior.

TABLA 40-1 Lesiones neurovasculares asociadas a fracturas o luxaciones

Lesión ortopédica	Lesión neurovascular
Luxación anterior del hombro	Lesión del nervio axilar, lesión de la arteria axilar
Fractura de la diáfisis del húmero	Lesión del nervio radial
Fractura supracondílea del húmero	Lesión de la arteria braquial, lesión del nervio cubital
Fractura distal del radio	Lesión del nervio mediano
Luxación perilunar	Lesión del nervio mediano
Luxación posterior de la cadera	Lesión del nervio ciático (isquiático)
Fractura femoral supracondilar/posterior	Lesión/trombosis de la arteria poplítea
Luxación de la rodilla/fractura de la meseta tibial/fractura proximal del peroné	Nervio peroneo (fibular)
Extremidad gravemente lesionada/fractura tibial	Todas las estructuras neurovasculares de la pierna/síndrome compartimental

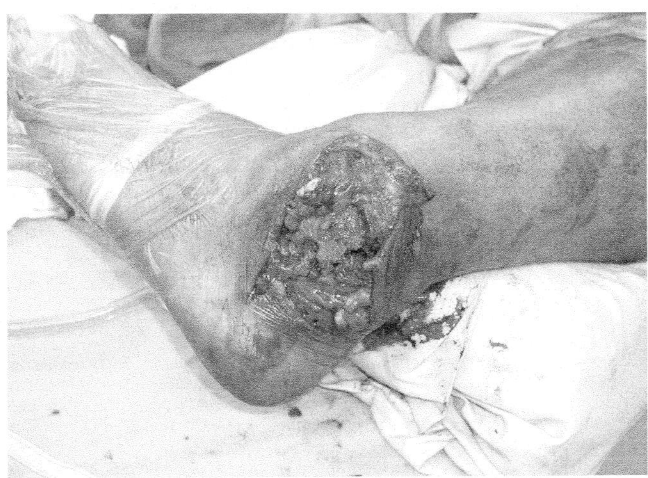

FIGURA 40-2. Fractura-luxación abierta de tobillo con hueso expuesto y daño en la envoltura de tejidos blandos.

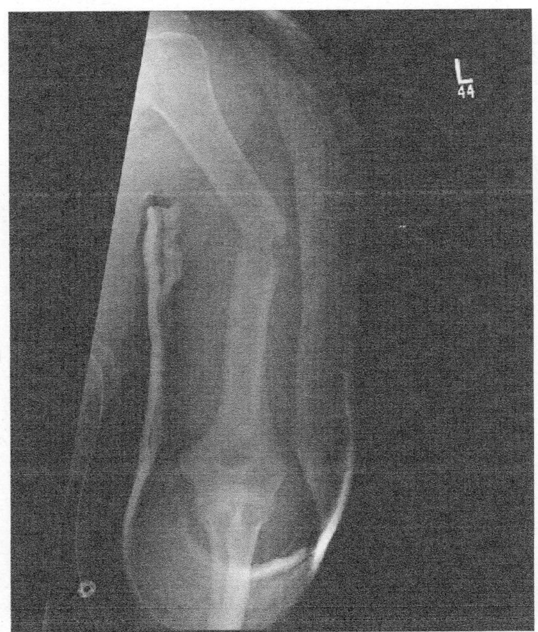

FIGURA 40-3. Si se usa un sistema de clasificación descriptivo, este húmero se describiría como «fractura simple transversal de la diáfisis media con aproximadamente 45° de angulación en varo y aposición ósea medial».

e. **Tipo V**: aplastamiento grave en la placa epifisaria (no puede determinarse de forma aguda, solo después de la detención del crecimiento).

B. Deben comprenderse los acontecimientos que rodean la lesión (mecanismo de la lesión) y determinar las comorbilidades médicas subyacentes del paciente. Asimismo, deben tomarse en serio las quejas existentes del paciente. En pacientes con múltiples lesiones, entre el 15 % y el 20 % de las fracturas leves (p. ej., mano, pie o clavícula) se pasan por alto inicialmente. La exploración física debe incluir:

1. **Inspección** visual para detectar anomalías manifiestas en los tejidos blandos, incluidas roturas de la piel y deformidades o asimetrías de las extremidades. La inspección debe incluir todas las extremidades, y debe darse la vuelta al paciente hacia un lado para poder acceder a los tejidos blandos posteriores (p. ej., en el caso de lesiones de la columna vertebral o lesiones del anillo pélvico que se extienden hasta el ano).
2. Palpar el hueso y los tejidos blandos para evaluar el dolor a la palpación, la crepitación y la firmeza de los compartimentos.
3. Comprobar la **amplitud de movimiento** tanto activa como pasiva para detectar lesiones óseas, lesiones ligamentosas o debilidad.
4. **Exploración neurovascular** y documentación de la calidad de los pulsos periféricos, la sensibilidad (pinchazo, tacto ligero, discriminación de dos puntos) y la función motora.
5. Realizar una **evaluación ortopédica terciaria** adicional después de las 24 h a 48 h iniciales o cuando el paciente esté más receptivo, para detectar lesiones adicionales.

C. **Evaluación radiográfica**

1. **Obtener al menos dos vistas en ángulos rectos (ortogonales)** (generalmente vistas anteroposteriores y laterales) de la extremidad afectada.
2. La **radiografía con tracción** de la extremidad afectada puede proporcionar más información que una radiografía de la articulación desplazada o con subluxación o luxación. Esto es particularmente útil con el codo (fig. 40-4), el fémur distal o la cadera. En general, una vez que la articulación se reduce y se alarga, la tomografía computarizada (TC) es esencial para definir las fracturas periarticulares y prepararse para el quirófano.
3. **Las imágenes deben incluir la articulación por encima y por debajo del lugar de la lesión**. Por ejemplo, si el paciente tiene una fractura de la diáfisis del húmero, hay que obtener imágenes del hombro y del codo en el lado ipsolateral.
4. Pueden ser necesarias otras vistas (p. ej., vistas en posición forzada del tobillo o la rodilla) para evaluar la estabilidad de la articulación.

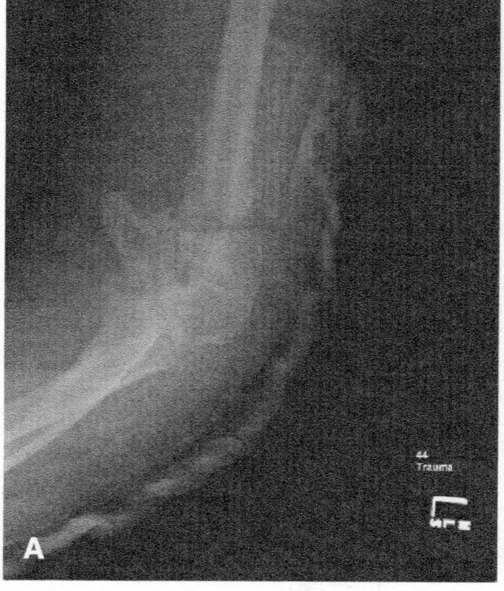

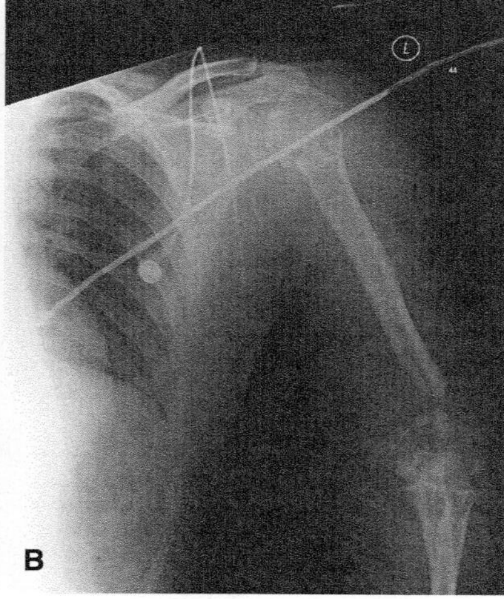

FIGURA 40-4. A: Radiografía oblicua sin tracción de una fractura-luxación de codo abierta con la férula ya colocada. Es difícil visualizar la arquitectura ósea del codo, evaluar la pérdida ósea o apreciar la anatomía normal. **B:** El mismo codo con la férula retirada, con sedación adecuada proporcionada al paciente y con tracción durante la radiografía. Pueden visualizarse los cóndilos del codo, así como observarse la fractura de la superficie articular; también puede preverse mejor la importante pérdida ósea para el quirófano.

5. Las imágenes de la extremidad normal contralateral pueden ser útiles en los casos pediátricos.
6. Más adelante pueden obtenerse imágenes adicionales, como una resonancia magnética (RM) para una lesión multiligamentosa de la rodilla o una artrografía para una luxación de hombro.

D. **Tratamiento urgente de fracturas o luxaciones**
   1. **Reducir** la fractura o la luxación.
   2. **Entablillar/estabilizar** la extremidad.
   3. **Irrigar** las fracturas abiertas con suero fisiológico, eliminar la contaminación marcada evidente o los restos y cubrir con una gasa estéril empapada en suero fisiológico.
   4. **Administrar antibióticos parenterales** para las fracturas abiertas o en el perioperatorio en los pacientes que requieren reducción abierta y fijación interna (RAFI).
   5. **Administrar profilaxis antitetánica** si han transcurrido más de 5 años desde la última dosis para pacientes con fracturas abiertas o que requieran RAFI.

E. **Tratamiento definitivo de las fracturas o luxaciones.** El objetivo del tratamiento de las lesiones musculoesqueléticas es restablecer la anatomía y la función normales y aliviar el dolor lo antes posible. La reducción temprana y la fijación interna en el paciente con lesiones múltiples reduce la morbilidad y la mortalidad. El método de fijación debe adaptarse a la afección general (es decir, fijación externa en pacientes inestables). La estabilización de la columna vertebral, la pelvis y las fracturas de huesos largos (fémur, tibia) permite la movilización temprana de los pacientes.
   1. La **reducción** puede realizarse de forma cerrada (realineación externa) o abierta (enfoque quirúrgico).
   2. **Inmovilización de la extremidad** mediante férula, yeso, tracción, ortesis, fijación externa o interna.

F. **Las medidas más importantes en el cuidado de las fracturas abiertas son la administración de antibióticos y el desbridamiento extenso y adecuado, seguido de la estabilización del esqueleto.** La prevención de la infección es de suma importancia. El desarrollo de osteomielitis debido a la falta de administración de antibióticos o a un desbridamiento inadecuado es una complicación muy grave y aumentará en gran medida la morbilidad y la posibilidad de pérdida de la función o del miembro. **Los antibióticos no sustituyen al desbridamiento eficaz de los tejidos necróticos y contaminados.**
   1. **Clasificación de las fracturas abiertas (Gustilo y Anderson):**
      a. **Tipo I**: herida de baja energía, de menos de 1 cm, causada por la protrusión del hueso a través de la piel o por un proyectil de baja velocidad.
      b. **Tipo II**: energía moderada, mayor de 1 cm con colgajo o herida por avulsión en la piel con mínimo tejido blando desvitalizado y mínima contaminación.
      c. **Tipo III**: lesión de tejidos blandos extensa y de alta energía (generalmente >10 cm), lesión «de corral» o «de granja»:
         i. Cobertura adecuada de los tejidos blandos sin lesiones vasculares que requieran reparación.
         ii. Pérdida significativa de tejido blando con hueso expuesto que requiere una transferencia de tejido para su cobertura (fig. 40-5).
         iii. Lesión vascular que **requiere** reparación para la conservación de la extremidad; tasas de amputación del 25 % al 50 %.
   2. **Manejo tras la evaluación inicial**
      a. Las fracturas abiertas requieren desbridamiento e irrigación quirúrgica urgentes, y la norma ortopédica se produce en 6 h si el paciente está fisiológicamente estable.
      b. Las heridas requieren irrigación y desbridamiento repetidos en el quirófano cada 48 h o 72 h hasta que se consiga la estabilización definitiva y la cobertura de los tejidos blandos (idealmente en los 7 días siguientes a la lesión). **Minimizar las inspecciones múltiples de la herida fuera del quirófano, excepto por parte del cirujano que toma las decisiones críticas de manejo.** Continuar con los antibióticos durante 48 h después de la cobertura definitiva.
      c. Las «perlas» o «bloques» de cemento óseo impregnados de antibióticos facilitan la administración de antibióticos en espacios que no reciben antibióticos sistémicos (fig. 40-6). Esta administración local tiene pocos efectos sistémicos. La dosis de mezcla general es de dos viales de tobramicina (1.2 g cada uno, 3.6 g en total) por bolsa de cemento y dos viales de vancomicina (1 g cada uno, 2 g en total). Las perlas se ensartan en un alambre de acero inoxidable o en una sutura gruesa, se dejan endurecer, se colocan en la herida y se cubren con un apósito sellado con líquido. Esta «bolsa de perlas» retiene el líquido que baña las perlas y es rica en concentración de antibióticos.
      d. La fijación interna de las fracturas abiertas de tipo I tras un desbridamiento e irrigación adecuados puede realizarse con tasas de infección inferiores al 10 %. Si la pérdida

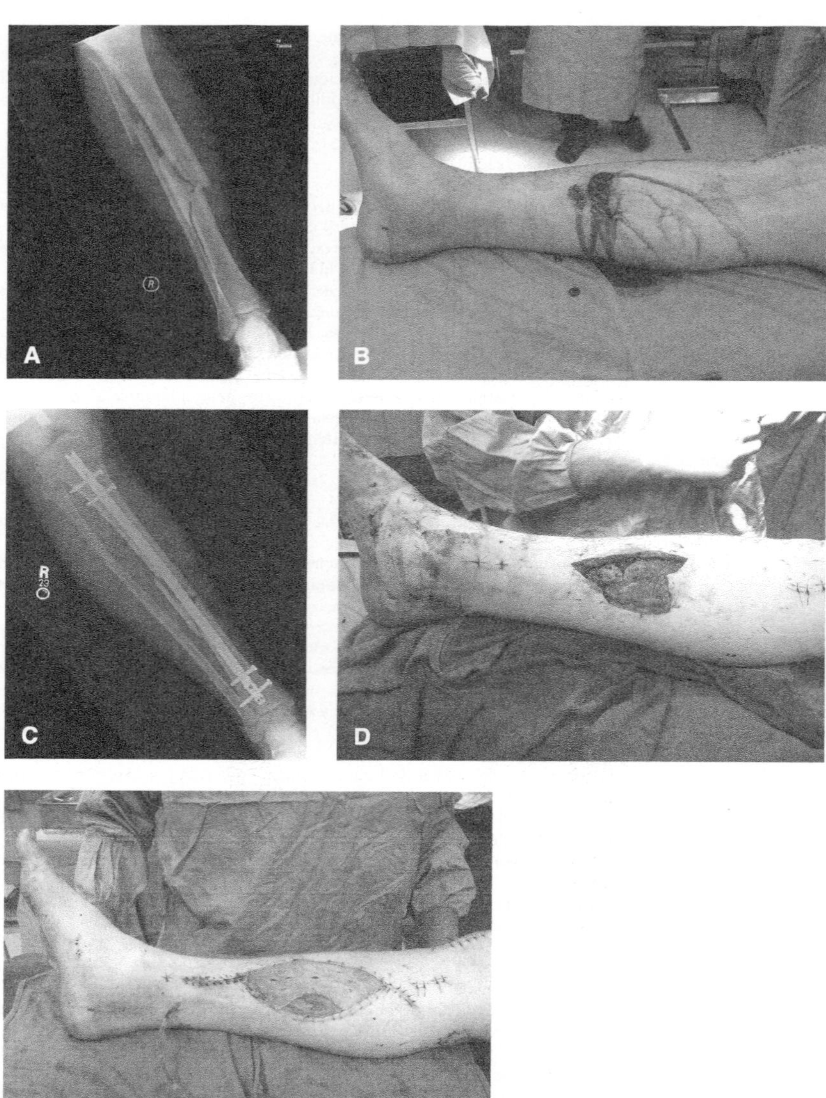

FIGURA 40-5. Radiografía anteroposterior de una fractura de la diáfisis media de la tibia de tipo IIIb **(A)** sufrida en un accidente de motocicleta, con un defecto de tejido blando de espesor completo asociado sobre la tibia medial **(B)**. El paciente fue estabilizado con un clavo intramedular **(C)** después de un desbridamiento significativo de los tejidos blandos desvitalizados **(D)**, que hizo necesaria una transferencia de tejido libre para el defecto de los tejidos blandos **(E)**.

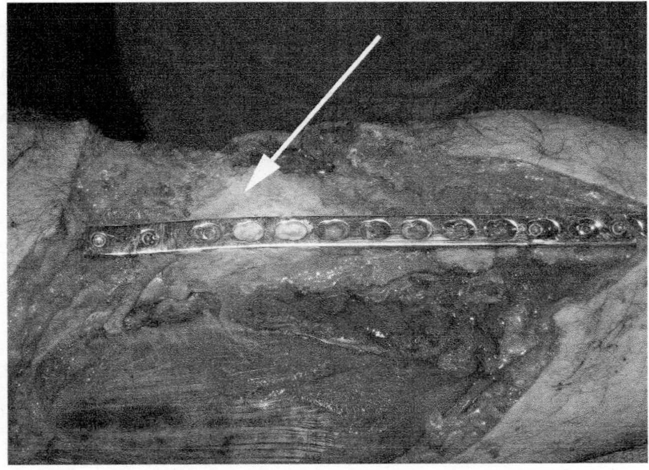

Figura 40-6. Espaciador de cemento ortopédico impregnado de antibiótico (*flecha blanca*) en una tibia abierta con fractura de tipo IIIb con cobertura de los tejidos blandos diferida.

de tejido blando es mínima y la cobertura es adecuada, algunas fracturas abiertas de tipo II y IIIa pueden tratarse con fijación intramedular. La fijación externa puede ser necesaria para estabilizar las fracturas abiertas de tipo III, en las que las tasas de infección pueden oscilar entre el 20 % y el 50 %. **En las fracturas abiertas con daños graves en las partes blandas puede ser necesario un nuevo desbridamiento planificado y por etapas.**

e. El cierre de la herida puede no ser posible en todos los casos. Puede ser necesario el cierre temporal con un tratamiento de presión negativa de la herida para proporcionar una cobertura temporal. Tras el desbridamiento final, la cobertura del hueso es esencial. Sin embargo, no debe aplicarse presión negativa **directamente sobre el hueso, el tendón, el nervio o el vaso expuestos.** Si no puede lograrse una cobertura adecuada de los tejidos blandos, debe consultarse a un cirujano ortopédico o plástico experto en el manejo de la reconstrucción de extremidades.

3. Heridas de bala

a. Las **lesiones por arma de fuego de baja velocidad** causan menos destrucción de los tejidos blandos que las heridas de alta velocidad. Debido al efecto de astillamiento

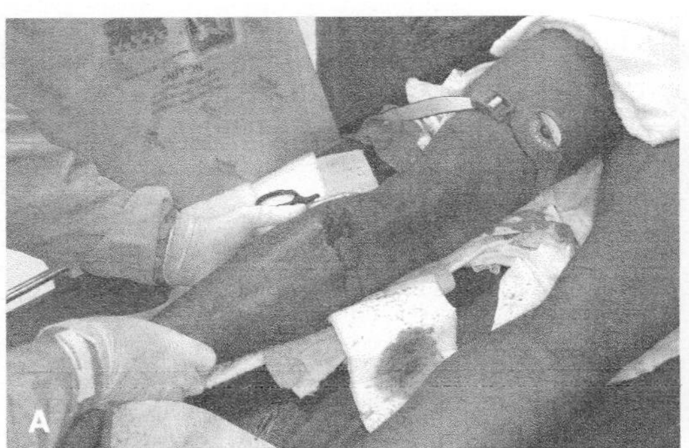

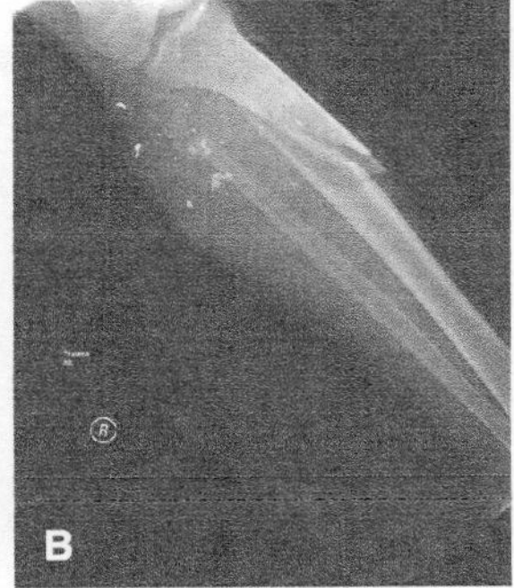

Figura 40-7. A: Fractura del tercio proximal de la tibia de tipo IIIc resultante de una herida por arma de fuego. A pesar de la «pequeña» herida **(B)**, el paciente presentó una lesión vascular que requirió reparación vascular y reconstrucción ósea diferida.

de las lesiones por arma de fuego, el hueso suele ser inestable y requiere una fijación quirúrgica. En general, se acepta el desbridamiento de las heridas de la piel y el tratamiento del hueso como una lesión cerrada. El uso prolongado de antibióticos es controvertido; según nuestra práctica, es preferible administrar de 24 h a 48 h de antibióticos intravenosos que antibióticos orales durante 5 a 7 días.

b. Las **heridas por arma de fuego de alta velocidad** y los **disparos de escopeta a corta distancia** causan importantes lesiones en los tejidos blandos, lesiones nerviosas y vasculares, y graves fracturas abiertas de tipo III (fig. 40-7). Estas heridas suelen requerir una amplia reconstrucción.

II. IDENTIFICACIÓN Y MANEJO DE LESIONES ORTOPÉDICAS ESPECÍFICAS

A. Pelvis

1. La pelvis es la estructura de soporte del contenido peritoneal y de las estructuras retroperitoneales. Conecta el esqueleto apendicular con el esqueleto axial.
2. Dado que la pelvis se encuentra muy cerca de la vasculatura principal, el colon y las estructuras genitourinarias, las lesiones pélvicas pueden asociarse a hemorragias retroperitoneales, así como a lesiones neurológicas, intestinales o vesicales.
3. El sacro y el anillo posterior son fundamentales para la estabilidad general del anillo pélvico, ya que el sacro es la «piedra angular» para mantener la biomecánica de la congruencia del anillo mediante la transmisión de la fuerza.
4. Las fracturas de pelvis pueden definirse como estables, rotacionalmente inestables, o rotacional y verticalmente inestables.
5. Todas las lesiones inestables implican la rotura de la porción posterior del anillo pélvico. Las fracturas pélvicas inestables son el pronóstico de una lesión de alta energía y se asocian a una mortalidad del 50 % en el paciente con traumatismos múltiples. Requieren una evaluación rápida para su estabilización y triaje.
6. Deben inspeccionarse las caras anterior y posterior de la pelvis en busca de heridas abiertas. En los varones, se palpa el contenido escrotal en busca de desplazamiento testicular, y se examina el meato del pene en busca de sangre, lo que sugeriría una lesión uretral. Se evalúa el tono rectal y una posible laceración o desplazamiento de la próstata. Las mujeres deben someterse a exploración bimanual y con espéculo para excluir lesiones vaginales, uretrales y vesicales. La laceración vaginal o rectal requiere un tratamiento específico.
7. Las lesiones del anillo pélvico que causan hipotensión requieren un diagnóstico y un tratamiento rápidos. La reducción del volumen de la pelvis con un dispositivo de fijación (*v.* más adelante) suele ser eficaz para empaquetar la hemorragia pélvica, que suele ser de origen venoso.
8. La rotura pélvica posterior puede provocar una pérdida de sangre de 3 L a 4 L e inestabilidad hemodinámica (tabla 40-2). De forma concurrente, es necesaria una reanimación intravenosa intensiva y, asimismo, puede requerirse la administración de hemoderivados para lograr una estabilidad hemodinámica adecuada. Los pacientes que no responden a los esfuerzos de reanimación deben ser reevaluados continuamente para evitar que se pase por alto un diagnóstico de hipotensión subyacente. Debe excluirse definitivamente la hemorragia torácica o abdominal concurrente, de modo que **no debe asumirse que la**

TABLA 40-2 Hemorragia oculta en fracturas agudas

Localización de la fractura	Hemorragia (unidades)
Tobillo	0.5–1.5
Codo	0.5–1.5
Fémur	1.0–2.0
Antebrazo	0.5–1.0
Cadera	1.5–2.5
Húmero	1.0–2.0
Rodilla	1.0–1.5
Pelvis	1.5–4.5
Tibia	0.5–1.5

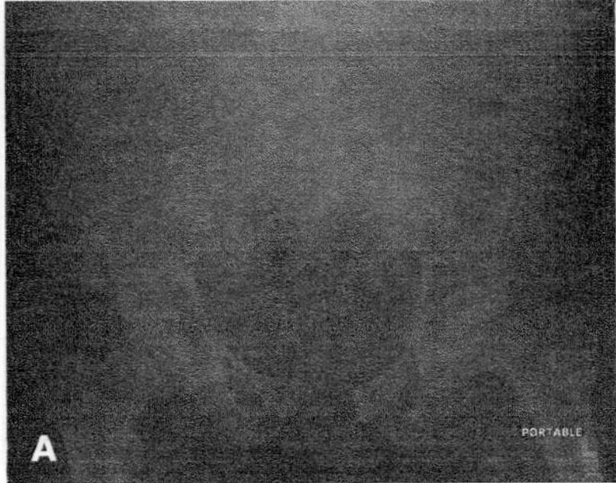

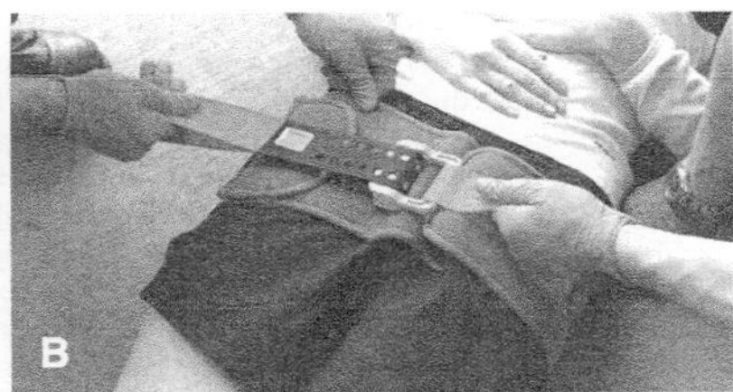

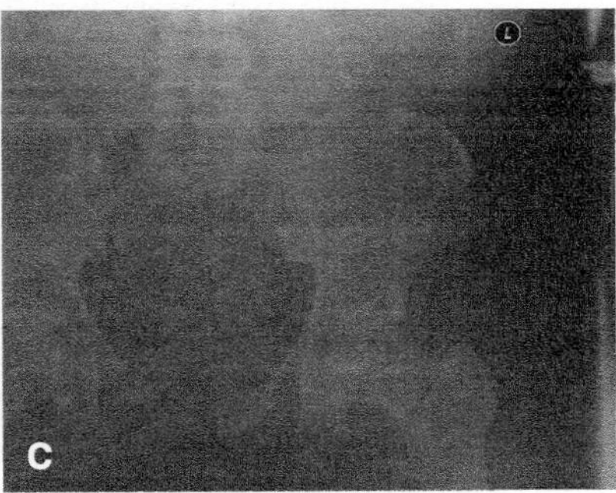

Figura 40-8. A: Radiografía anteroposterior de la pelvis de un paciente de 32 años que saltó desde tres pisos y que muestra una alteración de la sínfisis, así como un ensanchamiento de la articulación sacroilíaca. Tras la aplicación de una faja circunferencial alrededor de la pelvis **(B)**, la pelvis (y el volumen pélvico) se reduce drásticamente, como se observa en la radiografía anteroposterior de la pelvis posterior a la aplicación **(C)**.

fractura pélvica es la única fuente de pérdida de sangre. Si el diagnóstico provisional sigue siendo hipotensión secundaria a la rotura del anillo pélvico y la hemorragia, debe realizarse una angiografía de la vasculatura pélvica después de la fijación. En este caso, puede identificarse una fuente de hemorragia arterial activa o «extravasación» mediante angiografía y embolizarla en el momento del estudio. La fuente más común de hemorragia arterial en la pelvis es la lesión de la arteria glútea superior.

9. La reducción del volumen pélvico («fijación») puede lograrse con una faja circunferencial (ya sea una sábana o un inmovilizador pélvico disponible comercialmente) colocado alrededor de la pelvis y centrado sobre los trocánteres mayores para reducir el volumen intrapélvico (fig. 40-8). Es imperativo que cada 24 h se evalúe la necrosis por presión de los tejidos blandos de las fajas disponibles en el mercado. La fijación externa percutánea es una medida temporal antes de la RAFI definitiva. Si la estabilización pélvica no es posible o la hemorragia continúa a pesar de su aplicación, la angiografía y la embolización son alternativas terapéuticas.
10. La evaluación radiográfica incluye una vista anteroposterior de la pelvis, junto con vistas de los estrechos superior e inferior de la pelvis. La evaluación adicional de las fracturas identificadas se obtiene con una TC pélvica, y también pueden estar indicados un cistograma y un uretrograma retrógrado.
11. El uso de una faja circunferencial, aunque a menudo es adecuado para reducir la fractura y controlar la hemorragia, no proporciona una estabilidad mecánica segura. Hay que tener cuidado al movilizar al paciente solo con la faja, dado el potencial de reanudación de la hemorragia si se rompe cualquier coágulo.
12. Una vez estabilizado el paciente, volver al quirófano para la atención definitiva de las fracturas pélvicas inestables. La estabilización de estas fracturas permite una movilización más temprana del paciente, minimiza el riesgo de complicaciones pulmonares, disminuye el tiempo de ventilación y mejora la morbilidad y la mortalidad.

B. Fracturas acetabulares (cavidad de la cadera). Las fracturas acetabulares son complejas y pueden estar asociadas a una luxación de cadera. Pueden ser discapacitantes de por vida. La mayoría de estas fracturas requieren tracción esquelética temporal para mantener la reducción y evitar la contracción de los tejidos blandos, con RAFI definitivo de la lesión articular. El acetábulo se divide en las columnas anterior y posterior, que, juntas, proporcionan estabilidad.

1. **Tipos**
   a. La **fractura-luxación central (foramen obturado)** suele requerir una tracción esquelética temporal.
   b. La **fractura-luxación de la pared/columna posterior** requiere una reducción urgente bajo anestesia. La lesión del nervio ciático (isquiático) se produce en el 10 % al 30 %

de los pacientes. Debe realizarse una exploración neurológica cuidadosa antes y después de reducir la luxación. Pueden producirse lesiones de la arteria glútea superior, que suelen presentarse cuando la fractura sale por la escotadura ciática (isquiática) mayor. **Puede que no se consiga una reducción cerrada si hay una fractura asociada en la cabeza o el cuello del fémur. En estos casos, o si el patrón de la fractura provoca una nueva luxación, lo mejor es el tratamiento quirúrgico.**

c. La **fractura-luxación anterior** es más rara y suele estar asociada a fracturas acetabulares más graves.

2. **Evaluación radiográfica.** La evaluación radiográfica incluye vistas anteroposteriores (fig. 40-9A) y oblicuas obturadoras (fig. 40-9B) y oblicuas ilíacas (fig. 40-9C) de la pelvis (denominadas colectivamente proyecciones de Judet). Tras la reducción de la luxación, se realiza una TC del acetábulo con cortes de 1 mm a 2 mm. El radiólogo debe proporcionar reconstrucciones en múltiples vistas.
3. **Tratamiento**
   a. Temporización de la tracción esquelética.
   b. La RAFI diferida es el tratamiento de elección para las fracturas desplazadas, la inestabilidad o las reducciones incongruentes de la articulación. La intervención quirúrgica definitiva suele realizarse entre 2 y 7 días después de la lesión, lo que reduce la posibilidad de complicaciones hemorrágicas en el lugar de la cirugía (fig. 40-10).
   c. Las complicaciones más frecuentes son la artritis postraumática, la condrolisis y la osificación heterotópica (fig. 40-10B). **El lavado intraoperatorio meticuloso y la disección muscular son clave para prevenir la osificación heterotópica.** En el posquirúrgico, la indometacina (75 mg/día durante 2 semanas) o la radiación (dosis única de 700 [gray o Gy]) pueden ayudar a prevenir la osificación heterotópica.

C. **Luxación de cadera.** La luxación de cadera, con o sin fractura acetabular asociada, se produce a través del área capsular que contiene la irrigación a la cabeza femoral.

1. **Tipos** (basados en la orientación de la cabeza femoral con respecto al acetábulo):
   a. La **luxación posterior** es la más frecuente. La lesión del nervio ciático se produce entre el 10 % y el 30 % de los pacientes. La pierna suele estar flexionada y aducida.
   b. **Luxación anterior.** La cabeza del fémur se sitúa encima del pubis o en el agujero obturado. La pierna suele estar en abducción y rotación externa.
2. La evaluación radiográfica en el área de reanimación de traumatismos incluye proyecciones anteroposteriores y de Judet. La TC es necesaria después de la reanimación.
3. **Tratamiento.** La luxación de cadera requiere una reducción urgente debido al riesgo de necrosis avascular (NAV) de la cabeza del fémur, que puede manifestarse tan solo 12 semanas después de la lesión. Puede intentarse (por un ortopedista) la reducción con sedación y analgesia intravenosa (con un médico cualificado que se dedique a monitorizar la sedación y el estado cardiopulmonar) una vez que el paciente esté en el área de reanimación. Si no se logra, es necesario realizar una reducción cerrada urgente bajo anestesia general. Si esta última falla, es necesario realizar una reducción abierta.
   a. Se obtiene una TC posterior a la reducción (cortes de 1-2 mm) para excluir una fractura asociada de la pared posterior o cuerpos sueltos en la articulación.
   b. Antes y después de la reducción de la luxación, es obligatorio realizar una exploración neurológica cuidadosa para comprobar la función sensorial y motora de los nervios femoral, tibial posterior y peroneo (fibular).

D. La estabilización de las **fracturas de huesos largos**, incluidos el fémur y la tibia, ha permitido movilizar a los pacientes de forma temprana y evitar complicaciones. Los avances en dispositivos ortopédicos, incluido el desarrollo de clavos intramedulares con bloqueo estático, han mejorado los resultados. A continuación, se analizan las lesiones más comunes:

1. **Fracturas del cuello del fémur.** Las fracturas del cuello del fémur en pacientes jóvenes son el pronóstico de un impacto de alta energía. Suelen producirse en los adultos mayores, a menudo por lesiones de baja energía (caídas desde una posición de pie). Estas fracturas suelen mostrar desplazamiento y producirse de manera simultánea con el 10 % de las fracturas diafisarias del fémur. Por esta razón, la evaluación radiográfica de la cadera es esencial antes de la fijación de la fractura de la diáfisis del fémur.
   a. **Tratamiento.** Las fracturas de cuello de fémur desplazadas requieren RAFI urgente para reducir las tasas de complicaciones tales como NAV y falta de consolidación (seudoarticulación; fig. 40-11). Los pacientes de edad avanzada con problemas médicos importantes pueden beneficiarse de una hemiartroplastia diferida. La morbilidad y la mortalidad de las fracturas de cadera en los adultos mayores están relacionadas con la función cognitiva previa a la lesión y las enfermedades médicas asociadas.
2. **Fracturas pertrocantéreas de fémur.** Son más frecuentes en pacientes adultos mayores. Si se producen en pacientes jóvenes, se trata de un traumatismo de alta energía. El tratamiento suele ser quirúrgico, pero, dado que la irrigación vascular no suele estar afectada, la

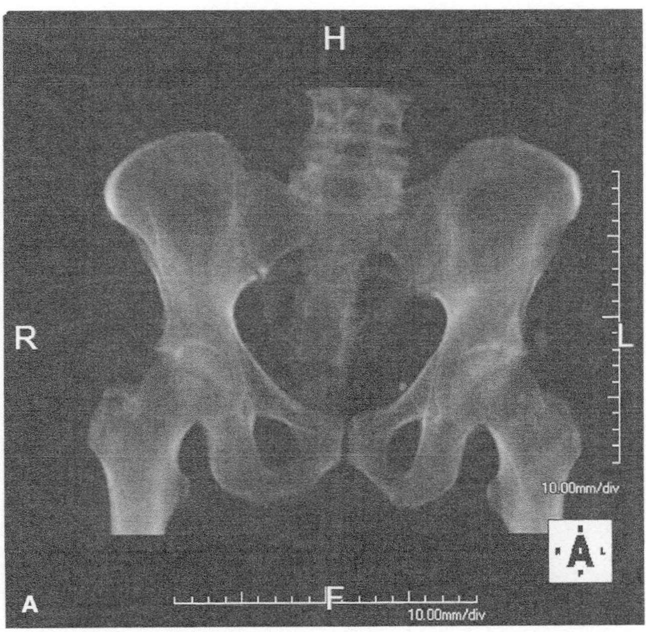

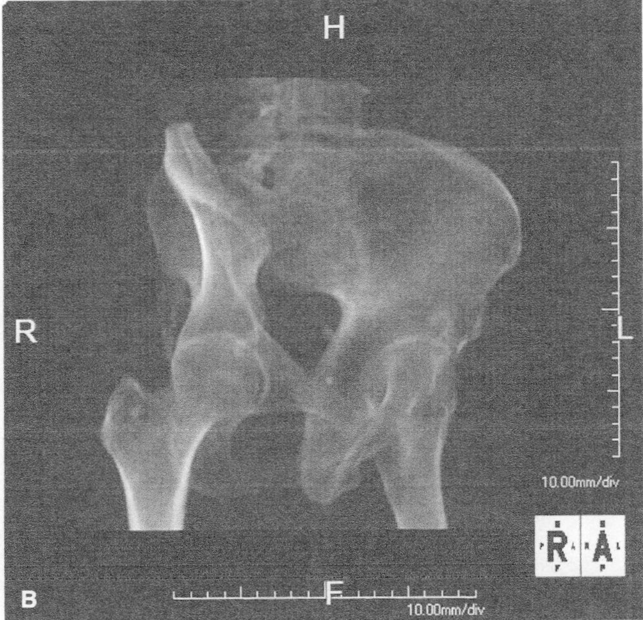

Figura 40-9. **A:** Vista anteroposterior de la pelvis y los acetábulos bilaterales. **B:** Vista oblicua obturadora del acetábulo derecho en la que se observa la columna y la pared posteriores.

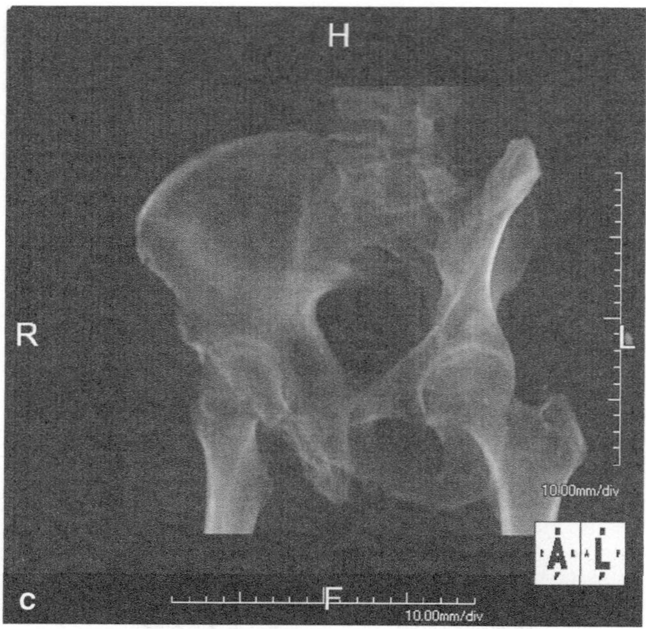

Figura 40-9. *(Continuación)* **C:** Vista oblicua ilíaca del acetábulo derecho en la que se observa la columna posterior y la pared anterior.

RAFI no es tan urgente como en las fracturas de cuello de fémur; se acepta tanto la RAFI inmediata como la diferida. Antes de dicho procedimiento, se aplica una tracción cutánea temporal para mayor comodidad. Al igual que otras fracturas de fémur, estas fracturas en los adultos mayores tienen una alta morbilidad y mortalidad.

a. El **tratamiento** suele realizarse con implantes intramedulares que permiten el soporte de peso inmediato en la mayoría de los casos, lo que permite una mayor independencia y un cuidado más eficiente en el posquirúrgico. Si la intervención quirúrgica se difiere, debe aplicarse tracción esquelética.

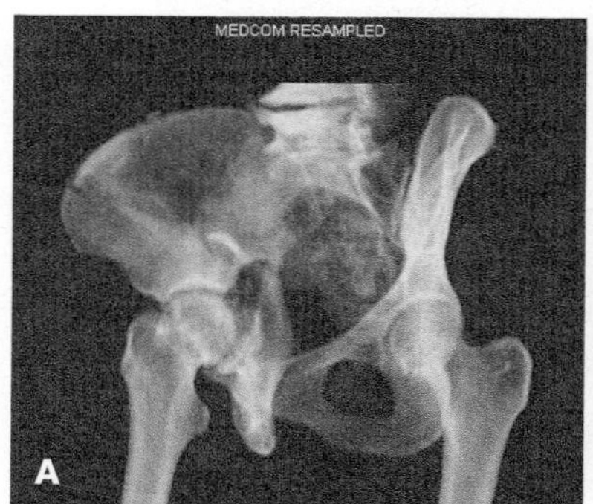

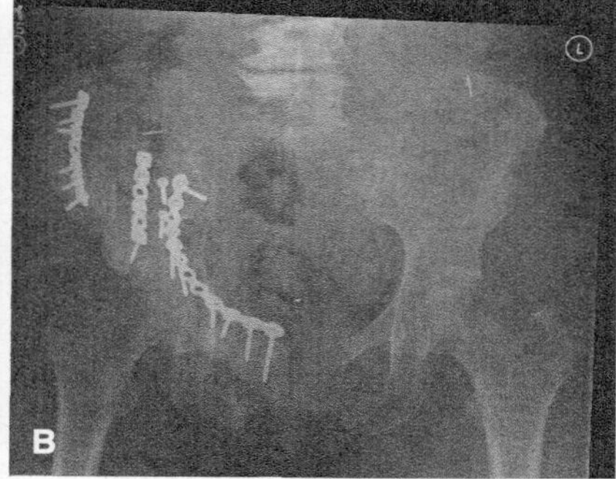

Figura 40-10. A: Vista oblicua ilíaca del acetábulo derecho en la que se observa una fractura-luxación de ambas columnas de la cadera derecha. Tras varios días y la estabilización del paciente, se realizó una RAFI. Seis meses después, una radiografía anteroposterior **(B)** muestra una cadera reducida concéntricamente con mínimos cambios degenerativos. Sin embargo, el paciente ha desarrollado hueso heterotópico medial a su acetábulo.

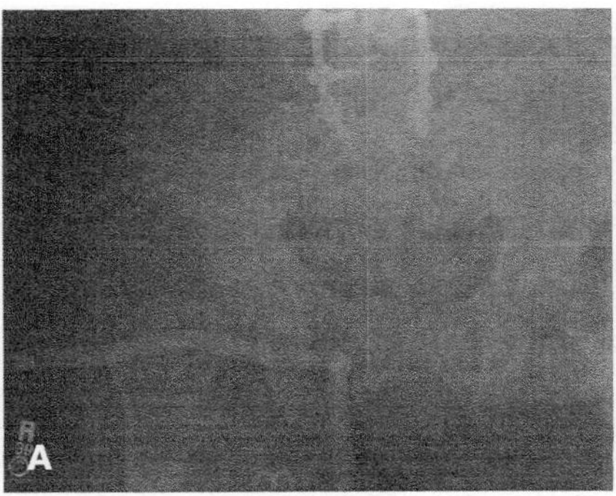

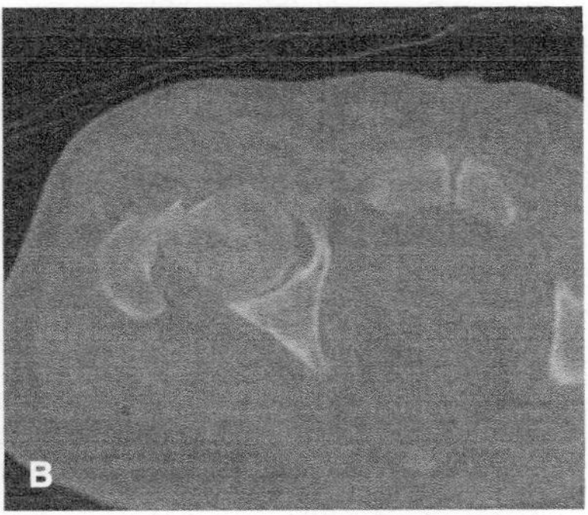

Figura 40-11. A: Pelvis en la que se observa una fractura del cuello femoral del lado derecho. Es esencial obtener una tomografía computarizada (TC) para evaluar el grado de desplazamiento. Después de la TC que muestra el desplazamiento **(B)**, al paciente se le realizó una RAFI urgente del cuello femoral.

3. **Fracturas de la diáfisis del fémur.** Las fracturas de fémur se definen como 5 cm distales al trocánter menor y 6 cm proximales a la articulación de la rodilla. Son el pronóstico de fuerzas de alta energía. Deben realizarse estudios de imágenes de la cadera y la pelvis para buscar una fractura de cuello femoral asociada.
   a. **Tratamiento.** El tratamiento de elección es la reparación temprana con clavos intramedulares. Suele realizarse sin exponer el foco de la fractura. Este abordaje quirúrgico reduce la incidencia de malrotación, acortamiento y complicaciones pulmonares.
4. **Fracturas supracondíleas de fémur.** Las fracturas supracondíleas de fémur se producen a menos de 6 cm de la articulación de la rodilla. Pueden ser intraarticulares o extraarticulares. Pueden tener asociada una lesión de la arteria femoral superficial o de la arteria poplítea.
   a. **Tratamiento.** La fractura cerrada compleja e intraarticular requiere una cuidadosa planificación prequirúrgica y puede diferirse. Si esto es así, debe usarse la fijación externa o la tracción esquelética a través de la tibia o el calcáneo.
5. **Luxación de la rodilla.** La luxación de rodilla requiere una reducción e inmovilización urgentes (fig. 40-12). **A pesar de la reducción inmediata, pueden producirse complicaciones importantes: síndrome compartimental, lesión arterial o complicaciones neurológicas (lesión de los nervios peroneo y tibial).** La lesión de la arteria poplítea es frecuente (20 %), y los síntomas de desgarro de la íntima pueden ser la oclusión secundaria o la presencia de un émbolo.

   La arteriografía o la cirugía inmediata son esenciales si se encuentra pulso asimétrico en la exploración neurovascular. Incluso en ausencia de signos claros de lesión arterial, hay que considerar la realización de una angiografía por TC (ATC) o una arteriografía en caso de luxación de rodilla documentada, debido al riesgo de lesión de la íntima no detectada con oclusión tardía.
   a. **Tipos:** anterior, posterior, medial, lateral o rotatoria.
   b. **Tratamiento:** la reconstrucción temprana no es necesaria, pero puede realizarse. El tratamiento agudo puede realizarse con una férula, un corsé articulado o un fijador externo.
6. **Fractura de rotula (patelar)**
   a. Suele ser el pronóstico de un golpe directo en la rodilla flexionada. El **desplazamiento** provoca la pérdida de continuidad del mecanismo del cuádriceps. Puede asociarse a una fractura de fémur o a una luxación posterior de la cadera.
   b. Tratamiento no quirúrgico para las fracturas no desplazadas o con un mecanismo extensor intacto (capacidad de realizar una elevación de la pierna recta). La **cirugía** es necesaria para restaurar la función del cuádriceps y la integridad de la superficie articular. La reparación requiere RAFI o patelectomía parcial, con reparación de la rótula.
7. **Fracturas de la meseta tibial.** Son más frecuentes en la meseta tibial lateral. Suelen implicar una depresión de la superficie articular y/o un desplazamiento (2 mm) que requerirá fijación quirúrgica (fig. 40-13). En muchas de las fracturas de la meseta tibial de alta energía se producen lesiones de los ligamentos de la rodilla o lesiones vasculares asociadas. El síndrome compartimental se produce hasta en el 25 % de las fracturas de alta energía.

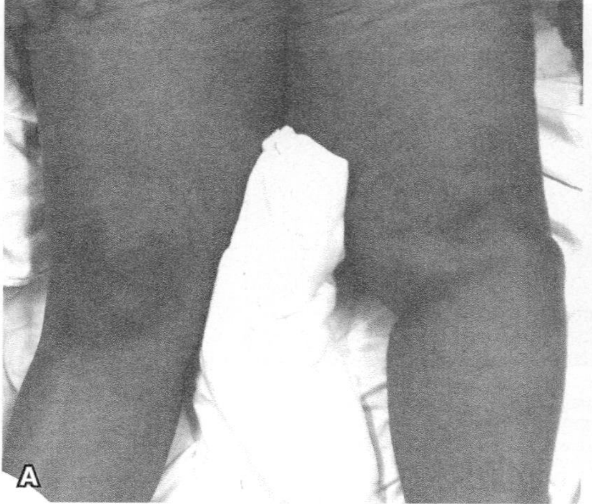
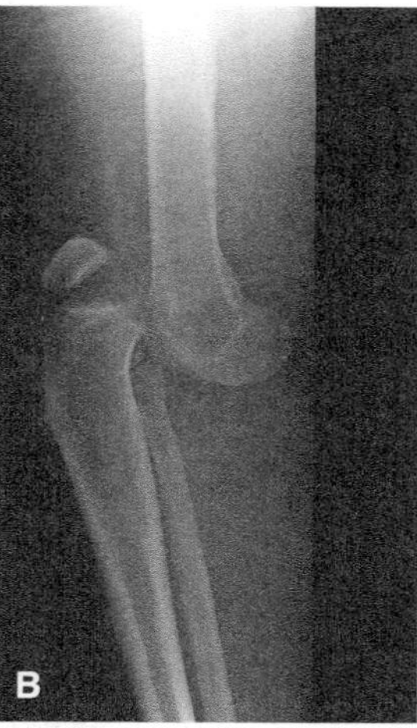

Figura 40-12. A: Fotografía clínica de un paciente con una luxación de rodilla izquierda. La extremidad izquierda es mucho más asimétrica que la del lado derecho. Una radiografía lateral **(B)** muestra una luxación anterior de la tibia con respecto al fémur. El paciente tenía una arteria poplítea asociada que requirió fijación externa inmediata y reparación vascular.

a. **Tratamiento.** Se prefiere la RAFI para las fracturas desplazadas. Las fracturas no desplazadas se tratan de forma no quirúrgica o con fijación percutánea con **tornillos**. En los adultos mayores, las fracturas de la meseta tibial suelen estar mínimamente desplazadas y pueden tratarse de forma no quirúrgica con una férula y sin carga de peso. En los adultos jóvenes con lesiones de alta energía, la fractura suele extenderse a la diáfisis tibial y puede requerir un tratamiento por etapas, con fijación externa seguida de fijación definitiva.

8. **Fracturas de tibia.** Las fracturas de la diáfisis tibial se producen como lesiones de alta energía (p. ej., choques de motocicleta, impactos entre peatones y automóviles, lesiones

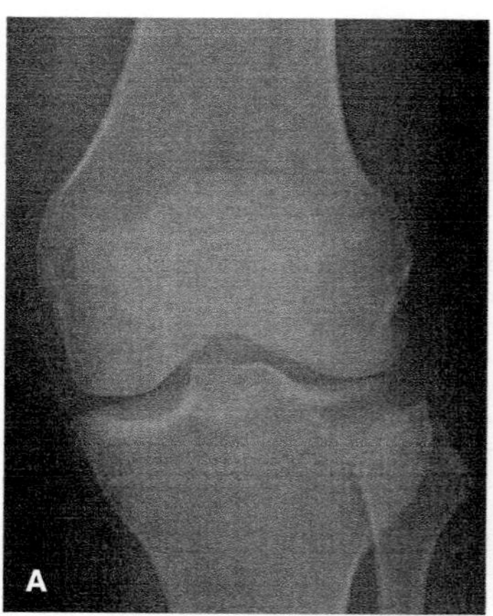
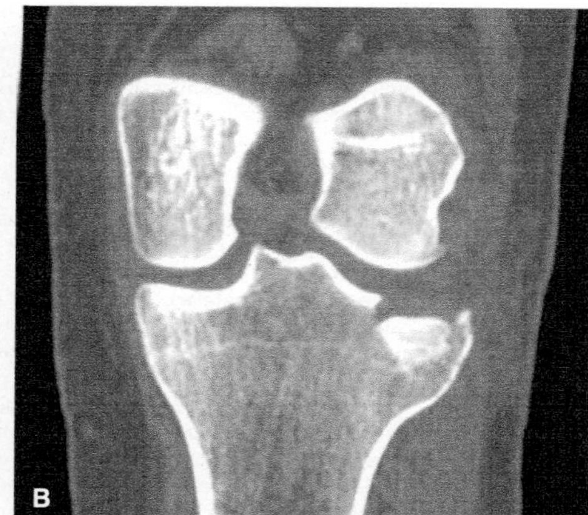

Figura 40-13. A: Radiografía anteroposterior en la que se observa una fractura de la meseta tibial por depresión en el lado lateral tras una colisión con un vehículo de motor. La tomografía computarizada (TC) coronal **(B)** muestra la grave depresión de la superficie articular.

por aplastamiento). Es preferible tratar las fracturas abiertas de tibia con clavos intramedulares. El síndrome compartimental se produce en el 10 % de estas fracturas, más comúnmente en las diafisarias. Las fracturas de tibia se describen en función de la localización (tercio proximal, tercio medio o tercio distal), el desplazamiento, la conminución, y si son abiertas o cerradas.

a. **Tratamiento**

i. Las fracturas cerradas pueden tratarse con reducción cerrada y escayolado si puede conseguirse y mantener la alineación anatómica. La RAFI con reparación con clavos intramedulares es necesaria para los patrones de fractura inestables, las fracturas segmentarias o las fracturas de tibia asociadas a fracturas ipsolaterales de fémur, a menos que existan lesiones graves de partes blandas.

ii. Las fracturas abiertas de tibia se tratan en función del tipo de fractura abierta y del grado de lesión de partes blandas. Considerar la fijación externa (fig. 40-14) en las fracturas con lesiones significativas de partes blandas, ya que proporciona una estabilidad adecuada, minimiza la presencia de cuerpos extraños (implante metálico) y permite el acceso a la extremidad para la reconstrucción de las partes blandas.

a) La cobertura temprana del tejido blando de las fracturas abiertas ha disminuido la incidencia de infecciones secundarias. Los colgajos suelen incluir (1) la rotación del gastrocnemio para las fracturas del tercio proximal (fig. 40-15), (2) la rotación del sóleo para las fracturas del tercio medio, o (3) la transferencia de tejido libre de los músculos recto, dorsal ancho y grácil o el colgajo anterolateral del muslo para las fracturas del tercio distal.

b) La amputación precoz puede estar indicada en extremidades con aplastamiento grave o en fracturas abiertas de tipo IIIc sin posibilidad de reparación vascular. La falta de sensibilidad plantar no es una indicación de amputación inmediata, ya que casi el 50 % de los pacientes recuperan la sensibilidad.

c) **Extremidad gravemente lesionada** (tabla 40-3). Cuando la extremidad lesionada presenta una lesión tan grave que se cuestiona su reconstrucción o amputación temprana, las decisiones requieren la participación del cirujano traumatólogo, el ortopedista y el cirujano plástico reconstructivo. La extremidad gravemente lesionada puede estarlo por una fractura tanto abierta como

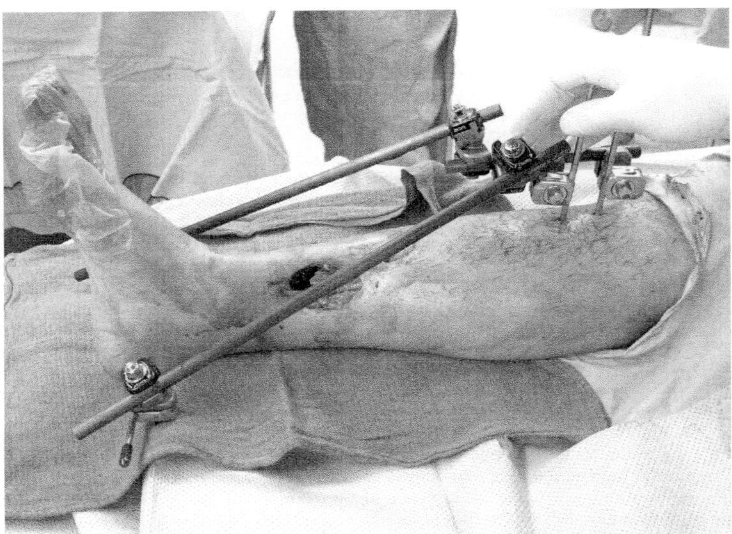

Figura 40-14. Fotografía clínica de una fractura abierta de tibia de tipo IIIb con pérdida ósea, que se trató por etapas. Se aplicó fijación externa hasta que pudo realizarse la fijación definitiva (incluida la transferencia de tejido libre). Obsérvense las clavijas del fijador externo alejadas de la zona de la lesión, las incisiones quirúrgicas planificadas y el necesario dispositivo ortopédico definitivo.

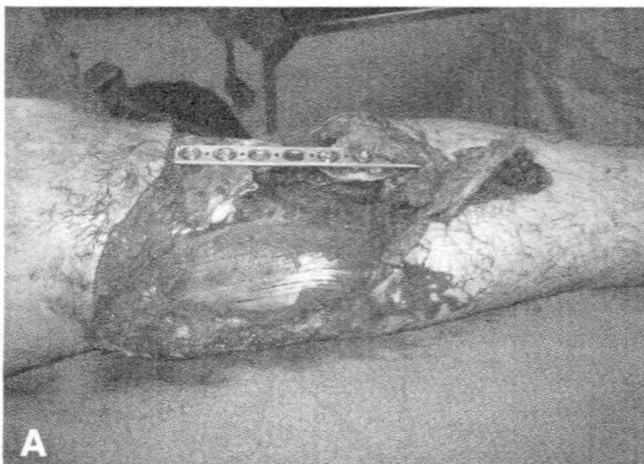

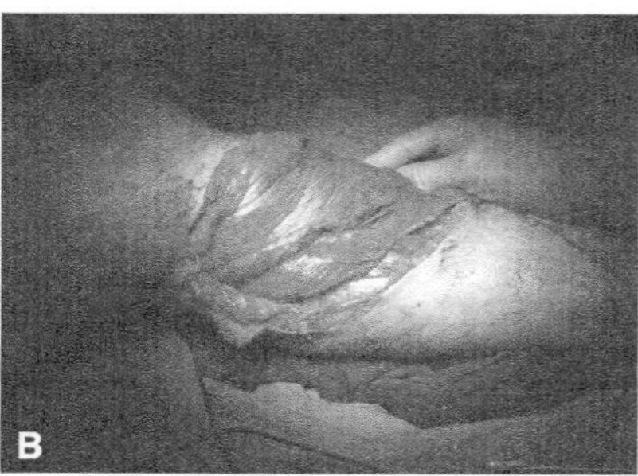

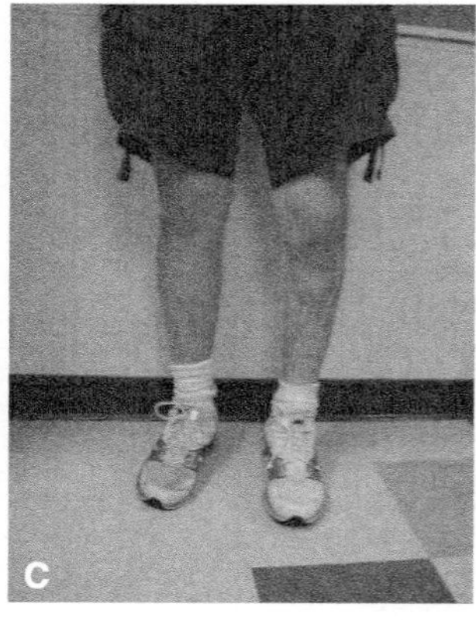

Figura 40-15. A: Fractura abierta de tipo IIIb del tercio proximal de la diáfisis de la tibia tras una lesión por aplastamiento de la extremidad. Tras múltiples desbridamientos, irrigación y estabilización definitiva, el paciente recibió un colgajo rotacional de gastrocnemio **(B)**. Al cabo de 1 año, puede apreciarse la apariencia de la pierna **(C)** con un colgajo bien cicatrizado.

cerrada. Existen sistemas de puntuación de pronóstico para la extremidad inferior, el más utilizado de los cuales es la Escala de la extremidad gravemente lesionada (MESS, *Mangled Extremity Severity Score*). Una extremidad con una puntuación MESS superior a 7 tiene una alta probabilidad de tener que ser amputada, mientras que las extremidades con una puntuación inferior a 7 suelen poder reconstruirse con éxito. **El sistema de puntuación debe utilizarse como guía, no como norma de la práctica clínica.** La capacidad de reconstruir una extremidad depende del estado de la piel, los huesos, los músculos, los vasos y los nervios. Los intentos prolongados de reconstruir una extremidad son inadecuados en el caso de un paciente con múltiples lesiones en el tórax, la cabeza o el abdomen que pongan en peligro su vida de forma inmediata.

d) Se han aplicado los principios de **control de daños** al paciente inestable y con múltiples lesiones ortopédicas. Este abordaje implica la fijación externa rápida de las fracturas de las extremidades para estabilizarlas temporalmente. Ciertos parámetros clínicos predisponen al paciente a un pronóstico adverso (tabla 40-4). La reparación con clavos intramedulares es apropiada cuando el paciente está estabilizado.

9. **Fracturas del platillo (pilón) tibial.** Las fracturas platillo (pilón) tibial se producen en la porción distal de la tibia y suelen afectar la superficie articular por una carga axial. La TC es útil para definir el carácter de la fractura. Puede haber afectación del peroné, lo que indica una mayor energía de la lesión. Las fracturas del platillo tibial suelen conllevar una lesión concurrente de partes blandas, con un alto riesgo de pérdida de estas y de infección.
   a. El **tratamiento** está determinado por el estado de la envoltura de los tejidos blandos, ya que las tasas de complicaciones de la herida son elevadas. Puede ser necesaria una **estabilización** esquelética temporal con un fijador externo hasta que el edema de las partes blandas disminuya, momento en el que se puede realizar la RAFI con seguridad. La artritis postraumática suele requerir una artrodesis diferida del tobillo.

TABLA 40-3 Escala de la extremidad gravemente lesionada (MESS, *Mangled Extremity Severity Score*)

Criterios	Descripción	Puntos
Lesión del esqueleto/tejido blando	Baja energía (puñalada, fractura simple, herida por arma de fuego)	1
	Media energía (fracturas abiertas o múltiples, luxación)	2
	Alta energía (CVA de alta velocidad o herida por rifle)	3
	Muy alta energía (traumatismo de alta velocidad + contaminación significativa)	4
Isquemia de las extremidades[a]	Pulso reducido o ausente, pero perfusión normal	1
	Sin pulso; parestesias, disminución del llenado capilar	2
	Frío, paralizado, sin sensibilidad, entumecido	3
Choque	Presión arterial sistólica siempre >90 mm Hg	0
	Hipotensión transitoria	1
	Hipotensión persistente	2
Edad (años)	<30	0
	30–50	1
	>50	2

CVA, colisión de vehículo automóvil.
[a]La puntuación se duplica en caso de isquemia >6 h.

10. **Fracturas de tobillo.** Estas fracturas se producen sobre todo por una rotación externa con una fractura de peroné o una lesión de la membrana interósea (fractura de tipo Maisonneuve). Las fracturas de tobillo se clasifican según la localización de la fractura del maléolo lateral (peroné) y la presencia (o ausencia) de una fractura del maléolo medial.
    a. La evaluación radiográfica incluye vistas anteroposteriores, laterales y de mortaja, tanto al principio como después de la reducción.

TABLA 40-4 Parámetros asociados a resultados adversos en pacientes con múltiples traumatismos

Criterios
ISS >40 en ausencia de lesiones torácicas adicionales
ISS >20 y traumatismo torácico adicional (AIS 2)
Múltiples huesos largos, una lesión troncal (AIS 2 o más)
Traumatismo múltiple con traumatismo abdominal/pélvico (Moore 3) y choque hemorrágico (PAS inicial, 90 mm Hg)
Contusiones pulmonares bilaterales en la primera radiografía simple
Tiempo de cirugía presunta de >6 h
Presión arterial pulmonar media inicial de 24 mm Hg (si está disponible)

AIS, escala abreviada de lesiones (*Abbreviated Injury Scale*); ISS, escala de gravedad de lesiones (*Injury Severity Score*); PAS, presión arterial sistólica.

   b. El **tratamiento** requiere RAFI si se encuentra alguna subluxación (> 1 mm) o **incongruencia** en la articulación del tobillo. Debe realizarse inmediatamente (antes de que se desarrolle edema de los tejidos blandos) o de forma diferida (de 7 a 14 días).

11. **Fracturas del calcáneo.** Las fracturas de calcáneo suelen ser el pronóstico de caídas desde alturas elevadas y suelen ser bilaterales. Hay que buscar lesiones asociadas de la meseta tibial o de la columna vertebral. Las fracturas de calcáneo son lesiones incapacitantes y los pacientes suelen ser incapaces de volver a trabajar.
   a. La **evaluación radiográfica** incluye vistas anteroposteriores, laterales y **axiales**. Obtener imágenes de TC (cortes de 3 mm) en dos planos (axial y coronal) para delinear adecuadamente la fractura y la articulación.
   b. **Tratamiento.** Las fracturas intraarticulares desplazadas requieren RAFI cuando el edema de los tejidos blandos cede (10 a 21 días). Utilizar la elevación y una bomba de pie para reducir dicho edema. Para las fracturas que no pueden reconstruirse, la artrodesis primaria puede ser una opción.

      Si la lesión de partes blandas es extensa, también puede recurrirse a la fijación externa o a la colocación de clavos percutáneos simples. La tasa de complicaciones de la RAFI es de aproximadamente el 10 % y a menudo hace necesario el uso de colgajos de transferencia de tejido libre, con el riesgo de infección asociado. Este alto riesgo de infección ha llevado a muchos a utilizar solo reducciones limitadas y fijación *in situ*. Este abordaje permite restaurar la arquitectura del retropié y realizar procedimientos reconstructivos diferidos, cuando hay menos probabilidades de que se produzcan complicaciones en los tejidos blandos.

12. **Fracturas del cuello del astrágalo (talus).** Las fracturas del cuello del astrágalo suelen deberse a una hiperdorsiflexión forzada del pie sobre el tobillo. Debido a la pobre irrigación, estas fracturas requieren reducción anatómica. Las luxaciones subastragalinas o del astrágalo asociadas **deben reducirse inmediatamente** para minimizar el riesgo de NAV (hasta el 85-100 %), que está relacionado con la gravedad de la fractura. Las fracturas desplazadas requieren una intervención quirúrgica de urgencia, y las no desplazadas pueden tratarse con fijación percutánea con tornillos.

13. **Fracturas tarsometatarsianas (de Lisfranc).** Estas fracturas suelen ir acompañadas de dolor a la palpación e hinchazón en la parte media del pie, que suelen pasar desapercibidas en la presentación inicial. Puede producirse un síndrome compartimental del pie, que provoca una discapacidad importante. La RAFI está indicada para las fracturas desplazadas. Se trata de lesiones muy graves y pueden asociarse a lesiones graves de las estructuras ligamentosas plantares, que pueden dar lugar a una deformidad tardía (p. ej., pie plano valgo). La enfermedad articular degenerativa postraumática es frecuente y requiere una artrodesis diferida.

14. **Fracturas metatarsianas.** Las fracturas metatarsianas suelen tratarse con una bota de yeso por debajo de la rodilla de tipo ambulatorio. La reducción abierta está indicada en caso de desplazamiento intraarticular o inflamación grave de las partes blandas. La reducción cerrada y la fijación con clavos están indicadas en caso de desplazamiento plantar importante.

E. **Fracturas de las extremidades superiores.** Las fracturas de las extremidades superiores también influyen en el pronóstico de los pacientes traumáticos, puesto que son necesarias para las actividades de la vida diaria y sirven como estructuras de soporte de peso cuando hay una alteración o afectación de las extremidades inferiores.

1. **Luxación esternoclavicular.** Puede ser anterior o posterior:
   a. La luxación anterior tiene una importancia clínica mínima. **Realizar** un único intento de reducción cerrada, con el conocimiento de que a menudo fallará o se repetirá.
   b. La luxación posterior de la clavícula puede estar asociada a lesiones mediastínicas que pueden ser mortales. Realizar una TC o una arteriografía ante cualquier grado de sospecha. Cualquier reducción cerrada en el quirófano debe realizarse bajo anestesia general, y debe reservarse la posibilidad de una reducción abierta si la cerrada no tiene éxito.

2. **Fracturas de la diáfisis de la clavícula.** Suelen tener una importancia clínica mínima. Se clasifican según su localización: tercio medial, tercio medio (la más común) y tercio distal. Las lesiones asociadas incluyen lesiones del plexo braquial, neumotórax y lesiones de la articulación esternoclavicular o acromioclavicular.
   a. **Tratamiento.** Estas fracturas suelen tratarse de forma sintomática con un cabestrillo; esperar la curación en 6 a 8 semanas. Los vendajes en ocho no se toleran bien. La RAFI está indicada en caso de fracturas **abiertas** o afectación neurovascular o cutánea. Además, las fracturas seleccionadas del tercio distal de la clavícula pueden requerir RAFI. Los pacientes con traumatismos múltiples pueden requerir la fijación de la clavícula para poder soportar el peso de forma inmediata.

3. **Esguinces de la articulación acromioclavicular (hombro separado).** Estas lesiones suelen tratarse sintomáticamente con un cabestrillo. La RAFI está indicada en caso de desplazamiento grave con atrapamiento del ligamento trapezoideo. La escisión tardía del extremo distal de la clavícula puede ser necesaria para la artritis sintomática.
4. **Fracturas escapulares.** Las fracturas escapulares, que se producen por un impacto de alta energía, se asocian con frecuencia a lesiones intratorácicas. El tratamiento sintomático con cabestrillo suele ser suficiente con la movilización temprana. La RAFI está indicada en los siguientes casos:
   a. Grandes fragmentos coracoides o acromiales **desplazados.**
   b. Fractura ipsolateral y desplazada del cuello glenoideo y **fractura** desplazada de la clavícula (hombro flotante).
   c. Fractura **intraarticular** de la glenoides (subluxación de la cavidad glenoidea >25 % de la superficie).
5. **Luxaciones glenohumerales (hombro).** Suelen ser anteriores. Las luxaciones posteriores pueden producirse con convulsiones, electrocución o lesiones en el salpicadero del coche. Es necesario realizar una exploración neurovascular cuidadosa para excluir una lesión del nervio o de la arteria axilar.
   a. Realizar **radiografías**: vistas anteroposteriores y axilares (esta última **necesaria** para detectar la luxación).
   b. **Tratamiento.** Reducción cerrada inmediata con sedación adecuada, seguida de protección con **cabestrillo** y supervisión de la amplitud de movimiento activa cuando el dolor disminuye. Las lesiones asociadas del globo de los rotadores son comunes en pacientes mayores de 40 años, pero no cambian el tratamiento inicial.
6. **Fracturas proximales del húmero.** Suelen producirse en huesos osteoporóticos en adultos mayores. Cuando se producen en pacientes jóvenes, suelen deberse a un traumatismo de alta energía y suelen ir acompañadas de lesiones asociadas.
   a. **Tipos.** La clasificación **anatómica** se basa en cuatro partes: fracturas de la cabeza, de la tuberosidad mayor, de la tuberosidad menor o de la metáfisis. El desplazamiento se define como 1 cm de desplazamiento o 45° de angulación:
      i. Fractura de una parte: todas las fracturas son no desplazadas, con independencia del número de líneas de fractura.
      ii. Fractura en dos partes: fracturas que afectan el cuello anatómico y el cuello quirúrgico, y fracturas aisladas de las tuberosidades menor o mayor.
      iii. Fractura en tres partes: fractura del cuello y una fractura de la tuberosidad.
      iv. Fractura en cuatro partes: fractura del cuello, fractura de la tuberosidad mayor y fractura de la tuberosidad menor.
   b. **Tratamiento.** En los pacientes jóvenes, los esfuerzos se dirigen a la reducción anatómica de la fractura, a menudo con cirugía, para maximizar la función. En los **adultos mayores** o personas menos activas, el tratamiento no quirúrgico o la hemiartroplastia permiten el alivio del dolor y una función adecuados:
      i. Las fracturas de cuello estables de dos partes pueden tratarse con un cabestrillo.
      ii. Las fracturas de dos partes del cuello o inestables requieren RAFI, en lugar de una reducción cerrada, y fijación percutánea.
      iii. La fractura con desplazamiento de la tuberosidad mayor requiere RAFI.
      iv. La fractura en tres partes en pacientes jóvenes con buena calidad ósea requiere RAFI.
7. **Fracturas de la diáfisis del húmero.** Las fracturas de la diáfisis del húmero tienen una alta tasa de consolidación mediante tratamiento no quirúrgico con dispositivo ortopédico para la fractura.

   En el paciente con múltiples lesiones, la RAFI o la reparación con clavos intramedulares pueden facilitar los cuidados de enfermería y la función para las actividades de la vida diaria. Las fracturas del tercio distal pueden asociarse a una parálisis del nervio radial (normalmente una neurapraxia).
8. **Fracturas distales del húmero.** Son más frecuentes en los niños que en los adultos. El esquema de clasificación es tan complejo como las propias fracturas, ya que se basa en fracturas intraarticulares y extraarticulares, el grado de conminución y el desplazamiento. Las fracturas intraarticulares requieren reducción anatómica.
   a. Las **fracturas distales del húmero pediátricas** pueden estar asociadas a lesiones neurovasculares y a un síndrome compartimental. La reducción cerrada urgente debe realizarse en el quirófano.

      La colocación de clavos percutáneos es necesaria en las fracturas inestables o en las que presentan una importante inflamación de los tejidos blandos. La reducción abierta es necesaria si la reducción cerrada no tiene éxito. El codo varo es una complicación común.

b. Las **fracturas distales del húmero en adultos** requieren RAFI en casi **todos** los casos. Puede producirse una osificación heterotópica, especialmente en pacientes con lesiones craneales. Puede producirse rigidez y neuropatía cubital (ulnar).

9. **Fracturas del olécranon.** Las fracturas del olécranon suelen producirse como lesiones por tracción. La RAFI con técnicas de banda de tensión está indicada si el desplazamiento es superior a 2 mm. Las fracturas del olécranon pueden asociarse a fracturas-luxaciones más complejas del codo, incluidos la cabeza del radio y el transolécranon.
10. **Fracturas del proceso coronoides.** Las fracturas del proceso coronoides se tratan con un movimiento temprano si el codo está estable. Sin embargo, estas lesiones suelen estar asociadas a inestabilidad del codo y requieren fijación.
11. **Fracturas de la cabeza del radio.** Las fracturas de la cabeza del radio se producen por una caída sobre la mano extendida.
    a. **Tratamiento.** Tratar las fracturas no desplazadas con movimiento temprano. La RAFI se realiza si la angulación es superior a 30°, si hay un desplazamiento de 3 mm o la depresión es superior a un tercio de la **superficie** articular. El reemplazo de la cabeza del radio se reserva para las fracturas con conminución grave. Tratar primero las luxaciones asociadas; sospechar de una lesión de la articulación radiocubital distal (ARCD).
12. **Luxaciones de codo.** Las luxaciones de codo son comunes y suelen ser posteriores. Las luxaciones y fracturas de codo suelen ser consecuencia de una caída sobre un brazo extendido o de un impacto directo sobre el codo. Es necesario realizar una cuidadosa exploración neurovascular para evaluar los nervios cubital, radial o mediano y la arteria braquial. La mayoría de las lesiones nerviosas son neuroapraxias. Pueden producirse fracturas asociadas del proceso coronoides, la cabeza del radio y el epicóndilo medial; obtener radiografías para excluir una fractura asociada. El tratamiento consiste en una reducción cerrada inmediata y la aplicación de una férula posterior. Documentar la función de los nervios mediano y cubital antes y después de la reducción, puesto que con la reducción puede producirse un atrapamiento nervioso. La férula debe retirarse a los 7 o 10 días y comenzar la amplitud de movimiento activa. En los casos inestables, mantener la sospecha de una fractura del proceso coronoides o de la cabeza del radio. La inestabilidad del codo tras una luxación suele requerir reconstrucción ligamentosa y ósea.
13. **Fracturas combinadas de radio y cúbito.** Estas fracturas en los adultos deben tratarse con RAFI. Las fracturas de ambos huesos del antebrazo pueden suponer un riesgo de síndrome compartimental. La lesión del nervio interóseo posterior es frecuente en las fracturas del tercio proximal. Las fracturas abiertas con contaminación grave pueden requerir fijación externa.
14. **Fracturas de la diáfisis del cúbito (de la ulna).** Se producen como pronóstico de un golpe directo, y suelen tratarse con una férula funcional, si bien la consolidación suele retrasarse bastante. La RAFI debe realizarse con una angulación superior a 10° o el desplazamiento es superior al 50 %.

    Deben esperarse posibles lesiones asociadas en la muñeca y el codo. La **fractura-luxación de Monteggia** es una fractura proximal de cúbito con luxación asociada de la cabeza del radio; esto obliga a realizar una RAFI.
15. **Fracturas de radio.** Las fracturas de radio se tratan con yeso largo de brazo en supinación si no están desplazadas y en la quinta parte proximal, con una amplitud de movimiento que inicia a las 2 semanas de la lesión. Las fracturas distales en la diáfisis del radio deben tratarse con RAFI. La **fractura de Galeazzi** es una fractura de la diáfisis del radio, en la unión de los tercios medio y distal del radio, asociada a la luxación de la ARCD. El tratamiento consiste en la fijación anatómica de la fractura de la diáfisis del radio y la reevaluación de la ARCD con fijación según sea necesario.
16. **Fracturas distales del radio.** Suelen producirse por una caída sobre un brazo extendido. Puede producirse una lesión asociada del nervio mediano o cubital, una rotura de la ARCD o inestabilidad del carpo. También puede producirse una rotura del extensor largo del pulgar, que suele observarse entre 5 y 8 semanas después de la lesión:
    a. La **fractura de Colles** es una fractura distal del radio con **desplazamiento** del carpo.
    b. La **fractura de Smith** es una fractura de Colles invertida, es decir, una fractura distal del radio con el fragmento distal y la fila del carpo acompañante desplazados en sentido palmar.
    c. La **fractura de Barton** es una fractura distal del radio con desplazamiento de un segmento triangular dorsal del radio. La **fractura de Barton invertida** es una fractura distal del radio con desplazamiento de un segmento triangular palmar del radio.
    d. La **evaluación radiográfica** incluye vistas anteroposteriores, laterales y oblicuas. Además, deben obtenerse radiografías de la mano y el codo.

e. El **tratamiento** comienza con la reducción cerrada y el enyesado. Las fracturas que implican un escalón intraarticular, acortamiento o **conminución** grave requieren reducción anatómica y fijación con clavos o placas, con o sin fijación externa. La RAFI se requiere en el caso de fragmentos articulares grandes y desplazados.

17. **Fracturas del escafoides.** Pueden estar asociadas a otras lesiones del carpo. En el caso de las fracturas no desplazadas (<2 mm), debe tratarse con férula en espiga para el pulgar. Las fracturas del escafoides suelen tardar 12 semanas en curarse, en comparación con las 6 a 8 semanas de otras fracturas, debido a su escasa irrigación.

    Para las fracturas desplazadas, realizar una reducción cerrada y colocación de clavos o una RAFI. Es necesaria la reducción anatómica para reducir el riesgo de seudoartrosis y de NAV, las cuales son más frecuentes en las fracturas de la cintura del hueso escafoides y del polo proximal.

18. **Luxaciones perilunares.** Suelen pasar desapercibidas en la presentación inicial, por lo que hay que examinar detenidamente las radiografías. Es frecuente que vengan acompañadas de fracturas del escafoides. Es necesario reducirlas y fijarlas con clavos, y también puede ser necesaria la reparación del ligamento dorsal. También es frecuente la lesión del nervio mediano asociada, en cuyo caso puede ser necesaria una descompresión rápida del túnel del carpo.

III. **ENTABLILLADO BÁSICO.** El entablillado nunca debe ser perjudicial, y es necesario un conocimiento adecuado de la anatomía pertinente y de las posibles complicaciones. Seguir los principios de entablillado que se describen a continuación.

A. La **finalidad del entablillado es la inmovilización**. Esto proporciona una estabilización temporal del hueso y los tejidos blandos, ayuda a controlar la hemorragia y contribuye a reducir el dolor y a prevenir nuevas lesiones.

B. **Principios.** Los principios de entablillado incluyen la ferulización de las fracturas abiertas tal y como están. La amplia angulación en las fracturas cerradas debe reducirse mediante tracción longitudinal.

   El estado neurovascular debe reevaluarse **siempre** después de aplicar la férula. Si hay alteración neurovascular, retirar o aflojar la férula. Al entablillar, debe incluirse la articulación superior y la inferior, y asegurarse de que la férula es lo suficientemente rígida como para proporcionar inmovilización. No debe comprimirse la circunferencia a menos que haya una hemorragia en curso.

C. **Tipos de férulas comerciales**

   1. Férulas para las extremidades.
      a. Las férulas de aire para las fracturas de las extremidades pueden inducir el **síndrome** compartimental, pero tienen poca estabilidad estructural.
      b. Las férula maleable de aluminio **estructural** (SAM®) consisten en un cartón semirrígido; son útiles para las fracturas de las extremidades superiores, del tobillo y del pie en el contexto de cuidados urgentes.
      c. Las férulas de **silicona** funcionan de forma similar a las férulas de aire, pero con menos posibilidades de inducir síndrome compartimental. Son útiles para las extremidades distales.
      d. Las férulas de tracción de Hare y Thomas son útiles para las fracturas de fémur al **proporcionar** una tracción longitudinal desde el pie hasta la tuberosidad isquiática. Las férulas de tracción deben retirarse a tiempo para evitar lesiones neurológicas y de tejidos blandos.
   2. Otro tipo de férulas incluyen yeso. Es fácil de conseguir, relativamente barato y fácil de usar. Las nuevas férulas de fibra de vidrio prefabricadas son más rígidas que las de yeso. Las férulas de almohada son fáciles de usar y pueden asegurarse con vendas o rollos de gasa. Son eficaces, cómodas y una excelente opción para las extremidades distales. Las férulas también pueden fabricarse con cartón, mantas o toallas y aluminio.

D. **Áreas específicas**

   1. La columna vertebral puede requerir un collarín cervical y sacos de arena.
   2. La columna vertebral puede requerir una tabla de rescate.
   3. El hombro puede requerir un cabestrillo, un cabestrillo y una faja, y vendaje ACE para el tórax.
   4. Las férulas para el húmero son las mismas que para el hombro y también pueden incluir una férula SAM® o una férula de yeso en U (férula de coaptación).
   5. Los codos deben entablillarse en un ángulo de 90° con una férula de yeso posterior.
   6. El entablillado del antebrazo, la muñeca y la mano debe incluir el codo en un ángulo de 90°. También puede utilizarse una férula de yeso en U o una férula de almohada.
   7. Las fajas circunferenciales pueden utilizarse inicialmente para entablillar las fracturas pélvicas.

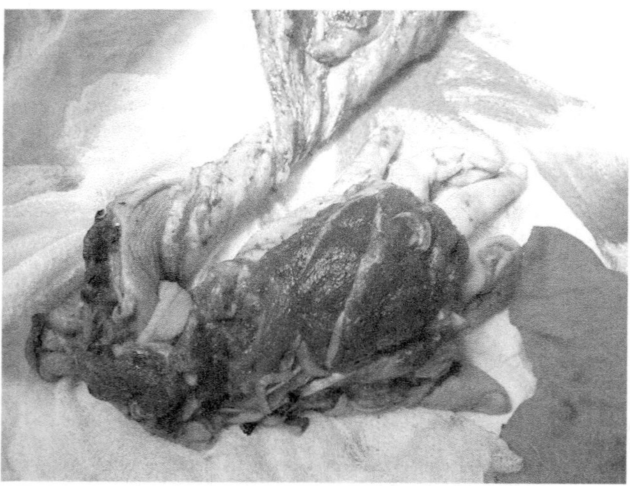

Figura 40-16. Extremidad superior izquierda con aplastamiento grave y amputada traumáticamente tras una colisión automovilística con extracción prolongada, que presenta una gran contaminación, pérdida de estructuras neurológicas, cobertura limitada de tejidos blandos y ausencia de anatomía ósea restante. La recuperación no es posible.

8. El entablillado del extremo proximal del fémur y de la diáfisis del fémur puede incluir la férula de tracción de Hare, la férula de yeso posterior, férulas de almohada o clavos de tracción.
9. El entablillado del extremo distal del fémur, la rodilla y el extremo proximal de la tibia puede requerir un inmovilizador de rodilla, una férula de yeso posterior, férulas de almohada o tracción.
10. El entablillado de la diáfisis de la tibia debe incluir yeso posterior o férula en U, férulas de almohadilla o férulas de silicona.
11. El entablillado del tobillo y el pie puede realizarse con yeso posterior o férula en U, férulas de almohada o férulas de silicona.

IV. CONSIDERACIONES SOBRE EL REIMPLANTE

A. La amputación puede dar lugar a una morbilidad importante y a la falta de función de la extremidad. Por tanto, las lesiones por amputación solo deben tratarse en instituciones bajo la dirección de un equipo cuya atención esté dirigida por un cirujano microvascular. **Las amputaciones son lesiones que ponen en peligro la vida de la extremidad y deben tratarse como tales, sin retrasos en el tratamiento.** Un reimplante ineficaz puede provocar discapacidad. Solo deben proporcionarse al paciente expectativas realistas tras la evaluación del equipo multidisciplinar.

B. El médico responsable del reimplante debe ser notificado lo antes posible, preferiblemente antes de la llegada al hospital receptor.

C. Los datos necesarios incluyen el nombre del paciente, la edad, la ocupación, la lateralidad de la extremidad superior, la **hora de la lesión**, el mecanismo de la lesión, el nivel de la lesión (hueso, tejido blando), el estado neurovascular exacto, las lesiones concurrentes y las afecciones médicas asociadas, y la ubicación y el número de teléfono del familiar más cercano, especialmente si el paciente es menor de edad.

D. El quirófano debe prepararse tan pronto como se presente la necesidad potencial (es decir, antes de la llegada). El paciente debe ser transportado rápidamente.

E. Conservar las partes amputadas envolviéndolas en una gasa estéril humedecida con solución salina estéril.

Colocarlas en un recipiente de plástico hermético o en una bolsa de plástico resellable, que luego deberá introducirse en un baño salino con hielo. **NO utilizar hielo seco. NO colocar la parte amputada en contacto directo con el hielo.** Etiquetar claramente el recipiente con el nombre del paciente y la hora de colocación.

1. Administrar profilaxis antitetánica (si es necesario) y antibióticos de amplio espectro, como para las fracturas abiertas.

F. El equipo de reimplante debe estar presente en el momento de la llegada al servicio de urgencias. Evaluar las extremidades y las partes amputadas clínica y radiográficamente. Las partes amputadas se reemplazan en un contenedor (como se ha comentado anteriormente).

G. Trasladar al paciente al quirófano. Utilizar un abordaje de dos equipos si las lesiones asociadas requieren una intervención.

H. Los factores asociados a un mal pronóstico incluyen lesión por aplastamiento, tiempo de isquemia prolongado (>6 h), amputaciones proximales, lesión nerviosa (axonotmesis), hipotensión sistémica, contaminación grave, lesiones o afecciones médicas concurrentes, edad avanzada, mala nutrición o si el paciente tiene afectación psicológica (fig. 40-16).

AXIOMAS

- Hasta el 25 % de las fracturas en pacientes con lesiones múltiples pueden estar ocultas.
- Las fracturas abiertas graves y manifiestas pueden distraer a los pacientes con lesiones coexistentes que ponen en peligro su vida.
- Las fracturas son una fuente de hemorragia oculta.
- La reducción de una luxación articular importante debe realizarse lo antes posible tras la finalización de la evaluación secundaria.
- Los pasos clave en el tratamiento de las fracturas abiertas son los antibióticos, el desbridamiento y la estabilización.
- Las fracturas pélvicas inestables pueden ser una fuente de hemorragia masiva. El tratamiento puede incluir compresión, estabilización y angiografía.
- Las fracturas de tibia cerradas deben vigilarse rigurosamente para evitar el desarrollo de síndrome compartimental.
- Todas las fracturas deben ser evaluadas cuidadosamente para detectar lesiones neurovasculares asociadas.
- La indicación de una amputación precoz debe ser documentada por al menos dos clínicos cuando sea posible (es decir, urgencias, traumatología, ortopedia, vascular, etc.).
- La derivación vascular puede ser un puente temporal para la fijación ósea.

Lecturas recomendadas

Court-Brown CM, Heckman JD, McQueen MM, et al. *Rockwood and Green's Fractures in Adults*. 8th ed. Philadelphia, PA: Lippincott Williams & Wilkins; 2015.

Flynn J. *Orthopaedic Knowledge Update 10*. Rosemont, IL: American Academy of Orthopaedic Surgeons; 2011.

Gustilo RB, Anderson JT. Prevention of infection in the treatment of 1025 open fractures of long bones. *J Bone Joint Surg Am* 1976;58A:453–459.

Johansen K, Daines M, Howey T, et al. Objective criteria accurately predict amputation following lower extremity trauma. *J Trauma* 1990;30:568–573.

Marr AB, Stuke LE, Greiffenstein P. Kinematics of trauma. In: Moore EE, Feliciano DV, Mattox KL, eds. *Trauma*. 8th ed. New York, NY: McGraw-Hill; 2017:3–20.

Pape HC, Peitzman AB, Rotondo MF, et al. *Damage Control in the Polytrauma Patient*. 2nd ed. New York, NY: Springer; 2017.

Schmidt AH, Teague DC. *Orthopaedic Knowledge Update Trauma 4*. Rosemont, IL: American Academy of Orthopaedic Surgeons; 2010.

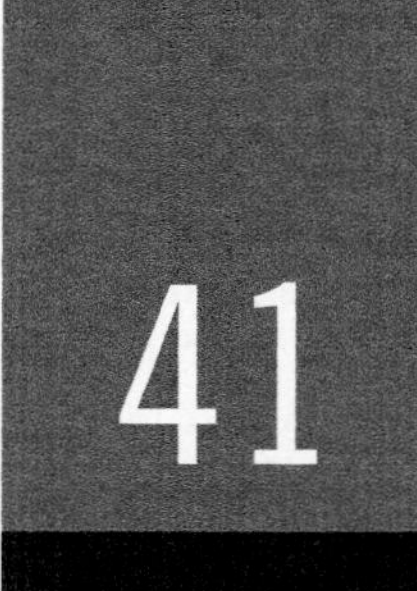

41 Lesiones vasculares periféricas

Louis J. Magnotti, John P. Sharpe y Timothy C. Fabian

I. INTRODUCCIÓN. El reconocimiento rápido de las lesiones vasculares periféricas es imprescindible para optimizar el pronóstico. Esto requiere un diagnóstico preciso de las lesiones que necesitan cirugía. El retraso en el reconocimiento o en el tratamiento posterior de estas lesiones puede dar lugar a una pérdida de extremidades evitable.

La exploración quirúrgica no es obligatoria para todas las posibles lesiones vasculares. El tratamiento quirúrgico y el resto del tratamiento pueden dirigirse adecuadamente por los hallazgos de la exploración física de los signos «duros» (tabla 41-1) junto con el uso selectivo de arteriografía. Tras el reconocimiento de una lesión vascular, el mejor pronóstico se da con la reperfusión oportuna y la evitación de los factores asociados a la pérdida de la extremidad (tabla 41-2).

II. ETIOLOGÍA

A. El traumatismo vascular se clasifica según el mecanismo general de la lesión (contuso o penetrante). Los diferentes mecanismos suelen generar distintos tipos de lesiones y patrones de lesión. En los centros de traumatología urbanos, los traumatismos penetrantes son la causa más común (75-80 %) de lesiones vasculares periféricas. Aproximadamente el 50 % se deben a heridas por arma corta, el 30 % a heridas por arma blanca y el 5 %, a heridas por escopeta. En los últimos tiempos se ha producido un aumento de la incidencia de las heridas por arma de fuego procedentes de armas semiautomáticas y automáticas de gran calibre que disparan balas de mayor velocidad. La lesión vascular resultante es más destructiva y a menudo se asocia con lesiones extensas de tejidos blandos y del esqueleto. Los traumatismos contusos en las extremidades, que incluyen fracturas, luxaciones, lesiones por aplastamiento y tracción, representan entre el 5 % y el 25 % de las lesiones vasculares periféricas.

B. Las lesiones penetrantes que provocan una sección (corte) transversal completa del vaso pueden presentarse como una trombosis por espasmo del vaso o una hemorragia activa. Por el contrario, los vasos seccionados parcialmente pueden contraerse y seguir sangrando. Incluso si se controla inicialmente, el vaso lesionado puede volver a sangrar a medida que se reanima al paciente y aumenta la presión arterial. En la mayoría de los casos, la localización de una presunta lesión vascular se estima siguiendo la trayectoria del objeto penetrante.

C. El riesgo de lesión vascular y el potencial de amputación dependen en gran medida del mecanismo. Es poco probable que las heridas por arma blanca provoquen una amputación. Sin embargo, las heridas de alta velocidad con onda expansiva y pérdida de tejido asociados, así como las heridas por onda expansiva, tienen un riesgo elevado de lesión vascular y pérdida de extremidades.

D. La lesión contusa suele dar lugar a una lesión de tipo tracción en la que la arteria se estira, lo que causa la rotura de la túnica íntima sola o de las túnicas íntima y media en conjunto. La continuidad del vaso se mantiene, gracias a la túnica externa, altamente trombogénica. El daño extenso de la íntima conduce a trombosis y a oclusión final del vaso. Las lesiones que no se ocluyen pueden producir colgajos de la íntima, seudoaneurismas o fístulas arteriovenosas (AV). Aunque los traumatismos contusos representan la minoría de las lesiones vasculares periféricas, sí originan más retrasos en el diagnóstico y la revascularización, lo que da lugar a una tasa de amputación más elevada que en el caso de los mecanismos penetrantes. En el caso de los traumatismos contusos, las lesiones ortopédicas específicas suelen asociarse a lesiones vasculares distintas (tabla 41-3). Estas lesiones esqueléticas deberían impulsar al clínico a reconocer cuanto antes las lesiones vasculares.

III. LESIONES ARTERIALES

A. Diagnóstico. La anamnesis y la exploración física cuidadosa para identificar las manifestaciones clínicas de las principales lesiones vasculares periféricas (tabla 41-1), combinadas con el uso apropiado de las modalidades de diagnóstico, guían el diagnóstico y el tratamiento. Debe utilizarse un algoritmo definido para el tratamiento de los traumatismos vasculares penetrantes (fig. 41-1).

1. Anamnesis. La evaluación de la extremidad lesionada comienza con una anamnesis detallada junto con la exploración física. Entre la información pertinente se incluye la es-

TABLA 41-1	Signos duros de lesión arterial
Ausencia de pulsos distales	
Hemorragia activa	
Hematoma grande, expansivo o pulsátil	
Frémito palpable o soplo audible	
Signos de isquemia distal: dolor, palidez, parálisis, parestesias, poiquilotermia (frío)	

TABLA 41-2	Factores relacionados con el aumento de las tasas de pérdida de extremidades
Retraso en el tratamiento >6 h	
Lesión contusa	
Lesiones en las extremidades inferiores, especialmente en la arteria poplítea	
Lesiones asociadas en el nervio, la vena, el hueso o el tejido blando	
Heridas por arma de fuego de alta velocidad y heridas de escopeta de corto alcance	
Vasculopatía periférica preexistente y otras comorbilidades	
Fracaso o retraso en la fasciotomía	
Presentación inicial en choque o isquemia evidente de las extremidades	

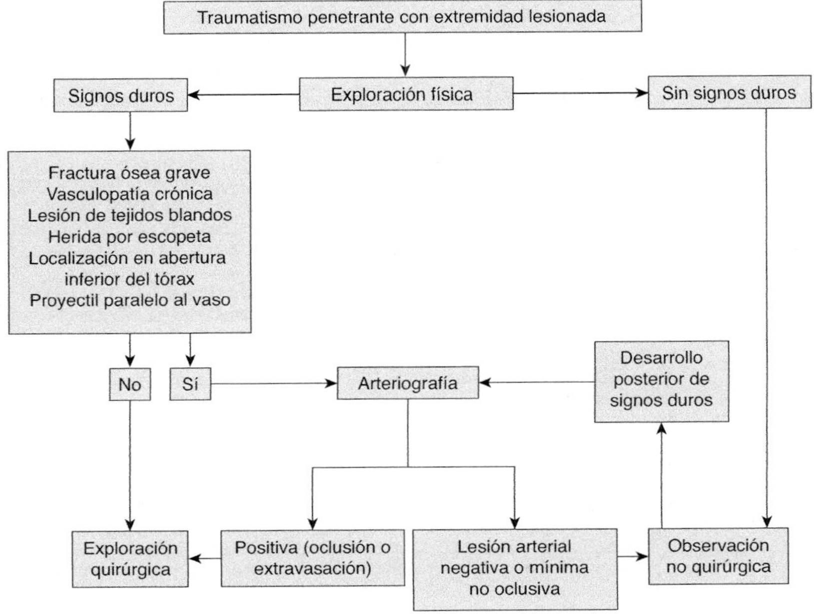

Figura 41-1. Algoritmo de tratamiento de las lesiones vasculares periféricas.

TABLA 41-3 Lesiones vasculares asociadas a lesiones ortopédicas específicas

Lesión ortopédica	Lesión vascular asociada
Luxación de la rodilla	Arteria poplítea
Fractura de fémur	Arteria femoral superficial
Fractura supracondílea del húmero	Arteria braquial
Fractura de clavícula	Arteria subclavia
Luxación del hombro	Arteria axilar

timación de la pérdida de sangre en el lugar de los hechos (incluida la pérdida de sangre pulsátil), la hora de la lesión, el mecanismo de la lesión, el tipo de proyectil y las constantes vitales durante el período prehospitalario. La evaluación primaria y la estabilización de las lesiones que ponen en peligro la vida tienen prioridad sobre la evaluación de la extremidad. Sin embargo, la hemorragia activa de una extremidad lesionada es una amenaza inicial para la vida, que debe abordarse en la evaluación primaria.

2. **Exploración física.** Las exploraciones vascular, neurológica, de tejidos blandos y esquelética detalladas determinarán el potencial de lesión vascular y el riesgo de pérdida de la extremidad.

   La localización y la gravedad de la lesión vascular pueden determinarse a partir de una evaluación cuidadosa de la extremidad.

   a. **Exploración vascular.** La presencia de cualquier signo duro (tabla 41-1) justifica la búsqueda inmediata de una lesión vascular.

      i. Deben palparse y documentarse todos los pulsos proximales y distales a la zona de la posible lesión. La extremidad lesionada se compara con la extremidad contralateral, no lesionada, y se anotan las diferencias de pulso.

      ii. En los traumatismos penetrantes no complicados de las extremidades, la presencia de cualquier signo duro justifica la exploración quirúrgica inmediata. Evaluar a estos pacientes con otras modalidades de diagnóstico no suele estar justificado y retrasa el tratamiento definitivo. Estos pacientes tienen lesiones que requieren una reparación quirúrgica.

         a) El nivel de la lesión arterial puede ser difícil de determinar cuando un paciente muestra signos duros de lesión vascular en presencia de un traumatismo de varios niveles en la extremidad.

            En esta situación, está indicada la arteriografía. Se prefiere la angiografía intraoperatoria para minimizar el retraso en la reparación de la lesión y facilitar la toma de decisiones intraoperatorias.

         b) La ausencia de signos duros en una extremidad lesionada excluye casi del todo la presencia de una lesión vascular importante con la misma fiabilidad que la arteriografía o cualquier otra modalidad de imagen.

      iii. Los signos leves de lesión vascular incluyen antecedentes de hemorragia grave en el lugar de los hechos, hipotensión inexplicable, hematoma estable y pequeño que no se expande ni es pulsátil, pulsos disminuidos o desiguales, déficit neurológico y una herida próxima a estructuras vasculares. Estos hallazgos pueden requerir modalidades de diagnóstico más allá de la exploración física.

   b. **Evaluación neurológica.** Se realiza una exploración motora y sensorial de la extremidad afectada, se documenta y se compara con la extremidad no lesionada. Una lesión vascular puede manifestarse inicialmente como déficits sensoriales y motores secundarios a la isquemia del nervio periférico. Por tanto, solo puede diagnosticarse una lesión nerviosa cuando se restablece la perfusión vascular y/o se visualiza directamente una lesión nerviosa.

3. **Pruebas no invasivas.** Estas pruebas no son necesarias para la evaluación de pacientes con signos duros de lesión arterial. Estas modalidades pueden ser útiles para la evaluación intraoperatoria o posquirúrgica de la permeabilidad de los vasos. No tienen ventajas sobre la exploración física en la evaluación diagnóstica inicial de las extremidades lesionadas para detectar lesiones vasculares. Además, la información que aportan las pruebas no invasivas en este contexto puede ser engañosa y excluir falsamente una lesión vascular sobre la base de las señales de flujo.

a. **Índice tobillo-brazo (ITB).** El ITB se obtiene con la obtención de la presión arterial sistólica braquial en ambos brazos mediante un globo de presión arterial y una sonda Doppler mientras el paciente está en posición supina. A continuación, el globo de presión arterial se coloca cerca del tobillo de la extremidad lesionada. La presión arterial sistólica se determina con la sonda Doppler en las respectivas arterias tibial posterior y dorsal del pie. El ITB se calcula dividiendo la presión sistólica más alta obtenida en la extremidad lesionada por la mayor de las dos presiones sistólicas braquiales. Un ITB inferior a 0.90 tiene una sensibilidad y especificidad del 87 % y del 97 %, respectivamente, para lesión arterial. Sin embargo, hay ciertas situaciones clínicas en las que una lesión vascular puede no dar lugar a una anomalía del ITB. Por ejemplo, una lesión no axial, una lesión que no interrumpe el flujo arterial (colgajo de la íntima o arteria seccionada transversalmente con seudoaneurisma) o una fístula AV pueden no reducir el ITB.

b. Las imágenes dobles pueden ayudar a la evaluación intraoperatoria y posquirúrgica de la permeabilidad de los vasos. Sin embargo, esta modalidad depende del operador y no está disponible de forma rutinaria.

4. **Arteriografía convencional con contraste.** Con una sensibilidad del 95 % al 100 % y una especificidad del 90 % y el 98 %, la angiografía diagnóstica sigue siendo el patrón de referencia para la evaluación o confirmación de lesiones arteriales. En el caso de los traumatismos de las extremidades, la angiografía no selectiva es a menudo demasiado sensible, ya que detecta lesiones mínimas que no requieren tratamiento posterior y, por tanto, no es rentable. La arteriografía puede llevar mucho tiempo, retrasar el tratamiento definitivo y provocar complicaciones, como la toxicidad del contraste renal y la formación de seudoaneurismas.

   La intervención quirúrgica nunca debe retrasarse para realizar una arteriografía en pacientes con signos evidentes de una lesión vascular, a menos que sea necesario realizar una angiografía intraoperatoria para delinear la anatomía.

   Además, los pacientes con inestabilidad hemodinámica no deben ser enviados desde la sala de reanimación, el quirófano o la unidad de cuidados untensivos (UCI) para la realización de una arteriografía diagnóstica. Para estos pacientes, la arteriografía puede realizarse en el entorno primario, aunque el quirófano es mejor cuando existe esta constelación. Para maximizar la eficacia y el pronóstico, deben prepararse y cubrirse ambas extremidades inferiores. La técnica para la angiografía de las extremidades inferiores es la siguiente:

   a. Acceder a la arteria femoral común contralateral (no afectada) por vía percutánea con una aguja de entrada arterial de calibre 18.
   b. Insertar una vaina introductora de 5 French.
   c. Pasar una guía de 260 mm y 0.035 pulgadas a través de la vaina introductora.
   d. Mediante fluoroscopia, pasar un catéter angiográfico, sobre el cable guía, desde la extremidad no afectada y desplazándose por la bifurcación aórtica, hasta la extremidad afectada.
   e. Inyectar manualmente el contraste a plena potencia mientras se obtienen imágenes (bajo fluoroscopia) de segmentos definidos de la extremidad afectada. A continuación, observar la evidencia y la ubicación de la oclusión o la extravasación amplia de contraste.

5. **Angiografía por tomografía computarizada (ATC).** La ATC ofrece niveles de precisión, resolución y coste comparables a los de la arteriografía convencional. La adquisición rápida de datos facilita el trabajo de diagnóstico en los pacientes con lesiones graves que requerirán imágenes de las lesiones de las estructuras por las que atraviesa el vaso, lo que acorta el tiempo necesario para la angiografía formal. Además, las reconstrucciones tridimensionales de la ATC pueden ser superiores a la angiografía convencional. Sin embargo, la presencia de cuerpos extraños metálicos (p. ej., balas) puede producir dispersión de las imágenes, lo que limita su utilidad en este escenario. No obstante, la ATC representa una alternativa viable a la angiografía convencional.

B. **Lesión vascular contusa y compleja.** Las lesiones vasculares contusas y complejas implican lesiones combinadas en los vasos, los huesos, los tejidos blandos y los nervios de las extremidades y se asocian con altas tasas de amputación. Estas lesiones pueden ser el pronóstico de mecanismos contusos o penetrantes destructivos (heridas de escopeta y armas de fuego de alta velocidad). Establecer un algoritmo de tratamiento definido para los traumatismos arteriales y esqueléticos combinados (fig. 41-2).

1. Obtener un historial lo más completo posible de los proveedores prehospitalarios (hemorragia en el campo, luxación articular). Examinar la extremidad, asegurándose de documentar cualquier cambio en la exploración a lo largo del tiempo.
2. **El retraso en el tratamiento de las lesiones vasculares complicadas en las extremidades representa la causa más común de pérdida de extremidades**, especialmente en el

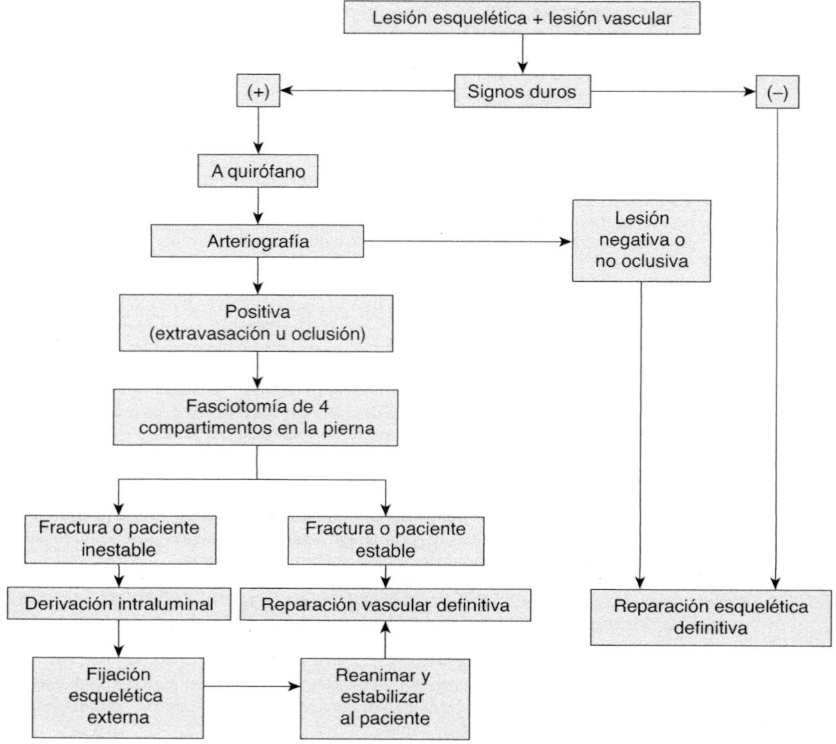

Figura 41-2. Algoritmo de tratamiento de las lesiones arteriales y esqueléticas combinadas.

contexto del paciente con traumatismos múltiples. Una vez estabilizadas las lesiones que ponen en peligro la vida, la reperfusión del flujo arterial debe ser la primera prioridad para maximizar la recuperación de la extremidad. Una vez lograda la revascularización, deben abordarse los traumatismos esqueléticos, nerviosos o de tejidos blandos.

3. El flujo arterial puede obstruirse temporalmente a causa de fracturas conminutas y luxaciones articulares. Debe realizarse y documentarse una exploración vascular cuidadosa antes y después de la reducción de la fractura y/o la colocación de férulas y la reubicación de las articulaciones luxadas.
4. La presencia de signos duros justifica una evaluación quirúrgica vascular inmediata mediante arteriografía o exploración directa. En el contexto de traumatismos cerrados, muchos signos duros se deben a hallazgos de lesiones asociadas (alta tasa de falsos positivos de la exploración física).
5. El seguimiento de esta práctica ayuda a evitar una alta tasa de exploraciones negativas de las extremidades, que pueden complicar las lesiones asociadas. Para evitar posibles retrasos en el tratamiento, realizar la arteriografía en el quirófano junto con el tratamiento ortopédico.
6. Aplicar cuidadosamente apósitos, vendas y férulas y vigilarlos para evitar daños. La hinchazón y el edema pueden aumentar con el tiempo, lo que provocaría una constricción. Las extremidades lesionadas deben revisarse periódicamente a fin de detectar signos de síndrome compartimental y cambios en la perfusión.
7. El riesgo de síndrome compartimental aumenta en el contexto de una lesión vascular contusa y compleja. Las lesiones arteriales y venosas combinadas aumentan la probabilidad. Se prefiere la fasciotomía profiláctica a retrasar la fasciotomía hasta que aparezcan signos evidentes de síndrome compartimental en las extremidades.

C. **Principios básicos del manejo quirúrgico.** Deben repararse inmediatamente las lesiones arteriales después de la resolución de las lesiones con más riesgo para la vida (**la vida sobre la extremidad**). Idealmente, las probabilidades de poder salvar una extremidad se maximizan si se restablece el flujo a dicha extremidad dentro de las 6 h siguientes a la lesión.

1. No pinzar a ciegas los vasos hemorrágicos antes de obtener una exposición adecuada. Controlar cualquier hemorragia activa con presión directa en el camino al quirófano. Durante muchos años se ha desaconsejado el uso de torniquetes. Sin embargo, la experiencia militar en la guerra de Irak demostró que pueden ser beneficiosos y se asocian a pocas complicaciones cuando se utilizan *correctamente*. Se han reintroducido en los hospitales y en los sistemas de urgencias. Permiten controlar una hemorragia importante en las extremidades durante la estabilización y el transporte al quirófano si la presión directa es ineficaz o poco práctica. Los torniquetes aplicados incorrectamente pueden aumentar la hemorragia de una herida en la extremidad al ocluir el flujo de salida venoso de baja presión mientras se ocluye de forma incompleta el flujo de entrada arterial de alta presión.
2. Preparar y cubrir la extremidad no lesionada, y prever la necesidad de obtener un conducto de vena safena o cefálica. Nunca hay que «prepararse para una cirugía».
3. El restablecimiento del flujo sanguíneo es ***siempre*** prioritario. Reparar las lesiones vasculares antes que otras lesiones asociadas en la extremidad implicada. Para aquellos pacientes con fracturas o luxaciones inestables, lesiones que pongan en peligro su vida o inestabilidad hemodinámica continua, pueden utilizarse derivaciones intraluminales temporales para restablecer la perfusión antes de la reparación arterial definitiva.
4. Antes de evaluar el lugar de la lesión, debe obtenerse el control proximal del vaso lesionado (control en un punto situado un nivel por encima de la zona lesionada). En situaciones en las que no pueda obtenerse fácilmente dicho control, puede utilizarse un globo intraluminal para lograr el control temporal.
5. Tras el aislamiento de la lesión, debe administrarse heparina sistémica en los casos de lesión aislada con isquemia evidente. La administración temprana de heparina no debe considerarse en pacientes con pérdida masiva de sangre, lesiones extensas de tejidos blandos o lesiones múltiples. Sin embargo, una vez obtenido el control vascular, debe considerarse para minimizar la trombosis.
6. Desbridar el vaso lesionado para eliminar las zonas de la pared arterial contusionada o el colgajo de la íntima. La mejor manera de hacerlo es seccionar el vaso lesionado a través de la contusión y continuar recortando el vaso en sentido proximal y distal hasta llegar al vaso sano. Deben tenerse en cuenta las posibles lesiones por onda expansiva según el arma.
7. Realizar una trombectomía con globo proximal y distal antes de completar la reparación para garantizar un flujo de entrada adecuado y una hemorragia posterior apropiada.
8. La anastomosis primaria de extremo a extremo suele ser adecuada para las heridas por arma blanca no complicadas y para muchas lesiones por proyectil de baja velocidad. El vaso sanguíneo debe movilizarse proximal y distalmente al lugar de la lesión. La reconstrucción debe realizarse con un injerto si la lesión es tan extensa que una anastomosis primaria de extremo a extremo estaría bajo tensión. En el caso de una lesión en la extremidad inferior, un injerto de vena safena de interposición invertida obtenido de la extremidad ***contralateral*** proporciona buenos resultados. Las prótesis de politetrafluoroetileno (PTFE) son una alternativa cuando las opciones venosas no son satisfactorias. Sin embargo, no deben tener un diámetro inferior a 6 mm. Muchos cirujanos utilizan la técnica de sutura interrumpida para los vasos situados por debajo del codo o de la rodilla.
9. Realizar una arteriografía tras el restablecimiento del flujo y antes de salir del quirófano. Esto puede llevarse a cabo mediante la canulación del vaso nativo con un pequeño catéter proximal a la reparación o mediante el catéter de angiografía diagnóstica si la angiografía intraoperatoria se realizó anteriormente.
10. Considerar la fasciotomía en presencia de un tiempo de isquemia superior a 4 h o 6 h, viabilidad incierta de la extremidad, choque, lesión vascular y esquelética combinada o lesión arterial y venosa simultánea. ***La fasciotomía profiláctica, no tanto la terapéutica, ofrece la mejor opción para salvar la extremidad y preservar su función.***
11. En el posquirúrgico, estos pacientes deben ser vigilados de cerca para detectar cualquier cambio en la exploración vascular y síndrome compartimental. El regreso inmediato al quirófano es necesario por la pérdida de un pulso palpable o una señal Doppler o el desarrollo de síndrome compartimental. No son necesarias otras pruebas diagnósticas en el posquirúrgico inmediato.
12. **Tratamiento de las lesiones arteriales asintomáticas no oclusivas.** En ausencia de signos duros y sin extravasación u oclusión en la arteriografía, algunas lesiones arteriales de las extremidades determinadas se tratan con éxito de forma no quirúrgica en el 90 % de los casos. Estas lesiones arteriales mínimas, clínicamente ocultas, incluyen pequeños colgajos

de la íntima u otras irregularidades intraluminales. Por lo general, estas lesiones tienen una evolución natural benigna y pueden observarse con seguridad mediante exploraciones seriadas y un seguimiento riguroso. Las infrecuentes lesiones arteriales asintomáticas y no oclusivas que empeoran durante el seguimiento se reparan fácilmente sin aumentar las complicaciones ni la pérdida de extremidades.

D. Pronóstico y complicaciones

1. En condiciones óptimas, las tasas de recuperación a largo plazo de una reparación arterial satisfactoria son superiores al 95 %. La pérdida de extremidades aumenta con el retraso en el diagnóstico, heridas por arma de fuego de alta velocidad o destructivas con pérdida sustancial de tejido, lesiones de vasos más pequeños (más distales), enfermedad vascular periférica preexistente y pacientes con múltiples lesiones o con inestabilidad hemodinámica.
2. Se observan tasas más elevadas de infección y amputación (70 % en algunas series) en las lesiones combinadas vasculares y esqueléticas de las extremidades.
3. Las lesiones de los nervios periféricos son el determinante más importante de la discapacidad a largo plazo, y se producen hasta en el 50 % de los pacientes con traumatismos vasculares en las extremidades.
4. El tiempo de isquemia prolongado o la no realización de la fasciotomía son las causas de la mayoría de las complicaciones **evitables**. Las complicaciones son tanto tempranas como tardías:
   a. **Tempranas:** trombosis o fallo del injerto (a menudo relacionado con problemas técnicos); hemorragia; síndrome compartimental; infección; pérdida de extremidades; rabdomiólisis con insuficiencia renal asociada; tromboembolia venosa relacionado con la inmovilidad o la lesión venosa; y muerte.
   b. **Tardías:** seudoaneurisma, fístula AV, infección y oclusión.

E. Tratamiento endovascular

1. Aunque la cirugía abierta es más habitual, los abordajes endovasculares para la **reparación** vascular son cada vez más comunes, especialmente en las instituciones que utilizan un quirófano híbrido.
2. El abordaje endovascular puede ser ventajoso en zonas de difícil exposición como la abertura torácica superior (o estrecho torácico).
3. La selección de los pacientes es crucial para lograr resultados óptimos tras la reparación endovascular. Por ejemplo, un defecto de la íntima, un seudoaneurisma o una fístula AV suelen ser susceptibles de reparación endovascular, mientras que la sección (corte) transversal completa del vaso es más difícil de manipular y se asocia con más frecuencia a inestabilidad hemodinámica.
4. Debe recordarse que un paciente con inestabilidad hemodinámica con signos evidentes de una lesión vascular debe estar en el quirófano, no en el área de intervención.

IV. SÍNDROME COMPARTIMENTAL

A. Etiología. El síndrome compartimental es el pronóstico de cualquier lesión que provoque un grave edema tisular en los compartimentos fasciales o que se asocie a una isquemia tisular. Esta afección compromete la perfusión. Si no se trata, conduce a necrosis neuromuscular, a la pérdida de la función y, en última instancia, a la amputación. En los pacientes traumáticos, el síndrome compartimental suele relacionarse con lesiones vasculares u ortopédicas.

1. **Lesión por isquemia-reperfusión.** La lesión vascular con **isquemia** asociada en las extremidades provoca un edema tisular. Tras la reconstrucción vascular, la **reperfusión** produce especies reactivas de oxígeno (ROS, *reactive oxygen species*), aumenta la permeabilidad **capilar** y genera un edema importante. El choque concurrente aumenta el grado de daño en la extremidad afectada.
2. **Lesiones por aplastamiento.** Las lesiones por aplastamiento con un traumatismo musculoesquelético importante tienen un alto **riesgo** de desarrollo de síndrome compartimental.

B. Fisiopatología. Si no se trata, el síndrome compartimental provoca necrosis tisular. A medida que la presión compartimental aumenta, se acaba superando la presión capilar venosa, lo que provoca una obstrucción venosa completa.

La presión intracompartimental aumenta aún más por el flujo arterial continuo. A medida que la obstrucción venosa se generaliza, las arteriolas que la acompañan sufren un espasmo reflejo, lo que provoca isquemia tisular. La isquemia continua empeora el edema tisular, lo que eleva aún más la presión compartimental. Si no se trata, el círculo vicioso continúa hasta que se produce la necrosis tisular.

C. Diagnóstico. El diagnóstico del síndrome compartimental puede ser difícil. Por tanto, debe mantenerse un alto índice de sospecha. El diagnóstico suele establecerse mediante la recopilación de síntomas, la exploración física seriada y la medición de la presión compartimental.

1. **Síntomas.** El dolor desproporcionado a la exploración física es un síntoma inicial clásico, mientras que las parestesias y la parálisis son hallazgos tardíos y se desarrollan con la hipoperfusión persistente.

2. **Signos.** El síndrome compartimental suele caracterizarse por un compartimento hinchado y tenso. En el paciente despierto, el dolor al estiramiento pasivo se **produce** de forma temprana. A medida que el síndrome empeora, los pacientes conscientes pueden manifestar déficits sensoriales y debilidad motora progresiva de las estructuras neuromusculares implicadas. La pérdida de pulsos periféricos es un hallazgo tardío que suele ir acompañado de daño irreversible. **Un pulso distal palpable no descarta la posibilidad de síndrome compartimental.**
3. **Presiones compartimentales.** El aumento de la presión compartimental **precede** al desarrollo de los síntomas. Por tanto, su medición es primordial para el diagnóstico, especialmente en los pacientes con deterioro de la conciencia en los que la información subjetiva es inadecuada y la exploración física no es fiable. La mayoría considera que una presión compartimental superior a 30 mmHg es una indicación de fasciotomía. Una presión compartimental entre 20 mmHg y 30 mmHg en el paciente sintomático o ante una hipotensión prolongada justifica la realización de una fasciotomía. **Si la fasciotomía se retrasa, el pronóstico empeora. En caso de dudas sobre el diagnóstico, debe realizarse la fasciotomía.**
   a. Los dispositivos de medición incluyen el catéter de aguja o el monitor de mano Stryker.
   b. **Técnica.** La piel que recubre el compartimento que va a medirse se prepara de forma estéril y se infiltra con anestesia local. Se avanza la aguja a través de la piel hasta que atraviesa la fascia y entra en el compartimento muscular. Para eliminar la interferencia del tapón del catéter, se inyecta una pequeña cantidad de solución salina. Se registra la presión.

      La posición correcta de la aguja puede verificarse observando un breve aumento de la presión con la compresión manual del compartimento que se está midiendo. La medición debe repetirse para confirmar presiones elevadas.

D. **Tratamiento del síndrome compartimental.** El tratamiento requiere una fasciotomía descompresiva amplia de la extremidad afectada que normalice las presiones compartimentales y restablezca una perfusión tisular adecuada. El desbridamiento debe realizarse solo para el tejido verdaderamente necrótico. Si la viabilidad del tejido es incierta, debe reevaluarse el compartimento en las siguientes 24 h para valorar el desarrollo de la necrosis.
   1. **Fasciotomía de la pierna.** Con esta fasciotomía deben liberarse los cuatro compartimentos (anterior, lateral, superficial y posterior profundo); se realiza con una técnica de doble incisión. Realizar una incisión en la parte lateral de la pierna aproximadamente 1 cm por delante del peroné, y extenderse inmediatamente por debajo de la cabeza del peroné hasta por encima del tobillo. Identificar el tabique que separa los compartimentos anterior y lateral. Abrir la fascia a ambos lados de este tabique para liberar estos compartimentos. Realizar una segunda incisión de longitud similar en el lado medial de la pierna, 2 cm por detrás de la tibia. Abrir la fascia en este punto para liberar el compartimento posterior superficial. Separar parcialmente el extremo proximal del sóleo de la parte posterior de la tibia. A continuación, incidir en la fascia para liberar el compartimento posterior profundo.
   2. **Fasciotomía del muslo.** Con la fasciotomía del muslo se liberan tres compartimentos (cuádriceps, isquiotibiales y aductores). Una incisión anterolateral en el muslo liberará el compartimento del cuádriceps. Separar el tabique **intermuscular** posteriormente para descomprimir el compartimento de los isquiotibiales. Liberar el compartimento de los aductores mediante una incisión separada medialmente a lo largo del compartimento.
   3. **Fasciotomía del antebrazo.** En la fasciotomía del antebrazo se libera el compartimento volar. Una incisión a lo largo de la cara volar del antebrazo que atraviese los espacios articulares evitará la contracción con la curación. La mayoría de las profesionales recomienda realizar una liberación del túnel del carpo con este procedimiento.

      Una vez liberado el compartimento volar, debe medirse la presión del compartimento dorsal. Si sigue siendo elevada, realizar una fasciotomía dorsal a través de una única incisión recta en la parte posterior del antebrazo, desde el epicóndilo lateral hasta el carpo (muñeca).
   4. **Cierre.** Una vez que la inflamación ha mejorado y ya no hay evidencia de necrosis en curso, estas heridas se cierran con cierre **primario** o injerto de piel. Hay que evitar cerrar la herida bajo tensión para prevenir un síndrome compartimental recurrente.

E. **Complicaciones.** Las principales complicaciones del síndrome compartimental son la infección y la rabdomiólisis.
   1. La infección es secundaria a la presencia de músculo necrótico. La repetición diaria del desbridamiento agresivo de todo el tejido no viable en el quirófano ayuda a controlar la sepsis.
   2. También puede producirse **rabdomiólisis**. Cuando las toxinas liberadas por el músculo **dañado** entran en la circulación sistémica, pueden provocar una lesión renal aguda y disfunción renal. El reconocimiento y el tratamiento tempranos reducen la incidencia de ambas.

a. **Etiología.** La rabdomiólisis se produce a partir de cualquier lesión asociada al daño del músculo esquelético (ya sea directa o indirectamente). La compresión directa del músculo esquelético (con o sin lesión ortopédica o vascular concurrente) que conduce a una lesión por aplastamiento local es la más comúnmente asociada al desarrollo de rabdomiólisis. Las lesiones eléctricas y la isquemia-reperfusión tras una lesión vascular también pueden dañar el músculo mediante la liberación de mioglobina y otras toxinas en la circulación sistémica.
b. **Diagnóstico.** Un alto índice de sospecha es fundamental para el diagnóstico precoz de rabdomiólisis, sugerido por una combinación de signos, síntomas y hallazgos de laboratorio en el entorno clínico apropiado.
c. **Signos y síntomas.** La exploración física puede ser normal hasta en el 50 % de los pacientes; por tanto, la identificación del paciente de riesgo sigue siendo crucial. La orina de color té en el entorno clínico apropiado es altamente sugestiva de rabdomiólisis con mioglobinuria.
d. **Hallazgos de laboratorio.** El aumento de las concentraciones séricas de creatina-fosfocinasa es el marcador más sensible de daño muscular. La mioglobina en orina suele ser positiva y puede seguirse fácilmente.

   Si no se dispone de mioglobina en orina, un análisis de orina con pronóstico positivo para sangre con pocos o ningún eritrocito en el examen microscópico es altamente sugestivo de rabdomiólisis.
e. **Tratamiento.** El tratamiento de la **rabdomiólisis** se centra en la prevención de la disfunción renal con diuresis forzada, la corrección de las anomalías electrolíticas y la identificación y reparación de la causa subyacente.

V. **LESIONES VENOSAS.** Las lesiones venosas suelen reconocerse en el momento de la exploración de las lesiones arteriales. La decisión de reparar o ligar una lesión venosa depende del estado fisiológico del paciente y de la adecuación del flujo venoso. Si el paciente está estable y hay evidencia de hipertensión venosa con hemorragia venosa y de tejidos blandos excesiva al finalizar la reconstrucción arterial, debe repararse. La ligadura se reserva para aquellos pacientes con inestabilidad, coagulopatía, acidosis, hipotermia u otros problemas que pongan en peligro su vida. La ligadura no suele desencadenar problemas crónicos significativos ni afectar negativamente la recuperación de la extremidad.

A. **Diagnóstico**

1. Los signos clínicos de lesión venosa incluyen hemorragia, congestión venosa e hinchazón de las extremidades. No hay que realizar estudios de imagen para detectar lesiones venosas asintomáticas.

B. **Tratamiento**

1. Las lesiones **venosas** sin hemorragia activa o hematomas no requieren cirugía.
2. A menudo, la lesión venosa encontrada en el momento de la exploración arterial puede repararse mediante una fleborrafia (reparación de vena con sutura) lateral con estrechamiento mínimo del vaso. En ocasiones, es necesario un injerto de interposición. Los resultados relacionados con la permeabilidad venosa a largo plazo son inferiores a los de la reparación arterial. Sin embargo, la permeabilidad a corto plazo da tiempo para la recanalización y la formación de colaterales, lo que reduce las complicaciones posquirúrgicas de hinchazón y edema.
3. Si debe realizarse una ligadura, esta debe llevarse a cabo con fasciotomía o elevación de la pierna y medias de compresión, en función del nivel de ligadura.
4. A menos que se desarrollen síntomas clínicamente significativos de insuficiencia venosa, el seguimiento rutinario con estudios de imagen de las reparaciones venosas no es necesario.

VI. **CONSIDERACIONES ESPECIALES**

A. **Amputación inmediata (extremidad gravemente lesionada).** Las siguientes son indicaciones para la amputación inmediata sin intentar la reparación arterial:

1. Destrucción del nervio, que da lugar a una extremidad insensible y paralizada. Esto debe confirmarse en la exploración mediante la inspección directa del nervio para descartar una simple contusión nerviosa.
2. Amplia pérdida o destrucción concurrente de hueso y tejidos blandos.
3. Músculos inviables en todos los compartimentos en la fasciotomía.
4. Comorbilidades graves.
5. La reparación arterial se considera inservible o ha fallado sin opción viable de revascularización.
6. Los intentos prolongados de revascularización provocan mionecrosis (gangrena gaseosa), rabdomiólisis y, en ocasiones, muerte evitable por estas complicaciones.

B. El autoinjerto de vena safena sigue siendo la vía de elección para la reconstrucción vascular (mayores tasas de permeabilidad a largo plazo y menor riesgo de infección). Sin embargo, las lesiones asociadas y el tamaño inadecuado pueden impedir su uso. En este contexto, las alternativas son la PTFE (utilizada con precaución en campos contaminados) y la derivación (*bypass*) extraanatómica.

C. El uso de herramientas temporales como puente de «control de daños» (derivaciones intraluminales), combinado con la fijación externa de las lesiones esqueléticas, permite restablecer rápidamente el flujo sanguíneo distal y permite trasladar al paciente con múltiples lesiones a la unidad de cuidados intensivos (UCI) para continuar con la reanimación. Una vez estabilizado el paciente, puede llevarse a cabo la reconstrucción vascular definitiva.

D. **Secuencia óptima de reparación. La restauración de la perfusión distal es la primera prioridad en cualquier lesión vascular.** La derivación intraluminal permite el restablecimiento temporal del flujo mientras se realinea la fractura. Una vez estabilizada la fractura, debe llevarse a cabo la reparación vascular definitiva siempre que el paciente permanezca con estabilidad hemodinámica. En el caso de las fracturas estables, sin previsión de que se requiera una amplia manipulación, la reconstrucción vascular definitiva es el método preferido de reperfusión inmediata. El traumatólogo debe estar disponible durante el procedimiento ortopédico para ayudar con cualquier problema que pueda surgir en los vasos inicialmente reparados o sometidos a derivación.

VII. MANEJO DE LESIONES ARTERIALES ESPECÍFICAS

A. Arteria axilar

1. La arteria axilar se origina en el borde lateral de la primera costilla y termina en el borde inferior del músculo redondo mayor. La arteria axilar tiene tres segmentos de los que se originan seis ramas (fig. 41-3). La vena axilar y el plexo braquial discurren junto con la arteria axilar.
2. Dada la proximidad de la vena axilar y el plexo braquial, la lesión venosa y nerviosa concurrente se produce en el 40 % y el 50 % de los casos, respectivamente.
3. El campo quirúrgico debe incluir todo el brazo, el cuello y el tórax, lo que permitirá al cirujano manipular el brazo durante la reparación para ayudar a reducir la tensión en la misma.

   Exponer la arteria axilar mediante una incisión en forma de S: se inicia en la mitad de la clavícula, se sigue por el surco deltopectoral y se continúa hasta el surco entre los músculos bíceps y tríceps. Realizar una reparación o resección primaria con anastomosis de extremo a extremo, si es posible. Mediante la aducción del brazo, a menudo puede realizarse una anastomosis primaria sin tensión indebida, lo que hace innecesario un injerto de interposición.

B. Arteria braquial

1. Estas lesiones generalmente se producen por heridas penetrantes. La arteria braquial comienza en el **borde** del músculo redondo mayor y suele terminar 1 cm por debajo de

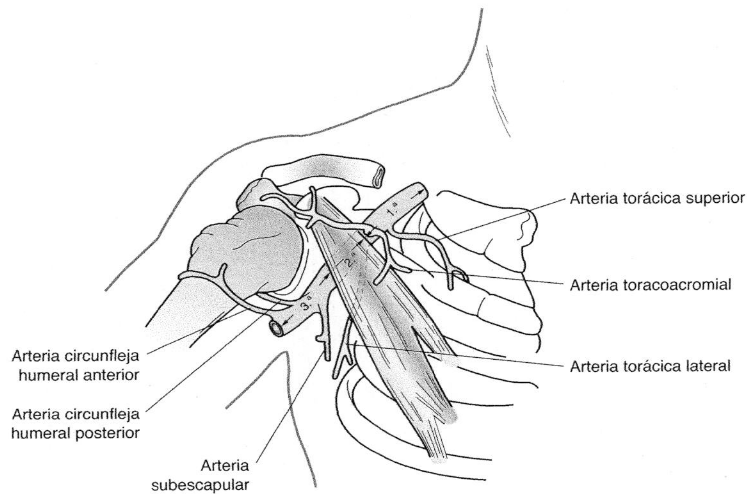

Figura 41-3. Anatomía de la arteria axilar.

la fosa del codo. Las ramas principales incluyen las arterias braquial profunda, cubital (ulnar) y radial (fig. 41-4).

El nervio mediano discurre junto con la arteria braquial, y los nervios radial y cubital también lo hacen en proximidad. El grado de isquemia depende de si la lesión es proximal o distal con respecto a la arteria profunda braquial. La isquemia es más probable con una lesión más proximal.

2. La exposición se realiza a lo largo del surco entre los músculos tríceps y bíceps, mediante una extensión en forma de S si la incisión cruza la fosa del codo. La anastomosis de extremo a extremo suele ser posible. Sin embargo, puede ser necesario un injerto de interposición de vena safena si la arteria está bajo tensión.

C. Lesión vascular del antebrazo

1. La arteria braquial se divide en las arterias radial y cubital alrededor de 1 cm por debajo de la fosa del codo. El 85 % de los pacientes tienen una arteria cubital dominante que irriga la mano. El 10 % de los pacientes tienen un arco palmar incompleto. Se observa una lesión nerviosa concurrente en el 60 % de los pacientes con lesión de las arterias radial o cubital.

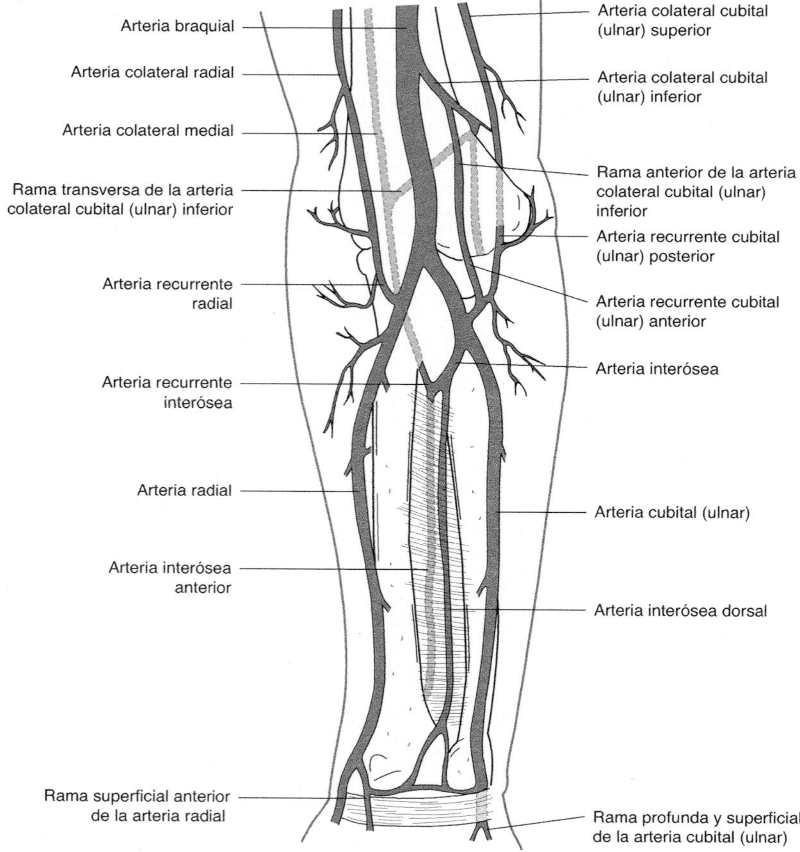

Figura 41-4. Anatomía de la arteria braquial.

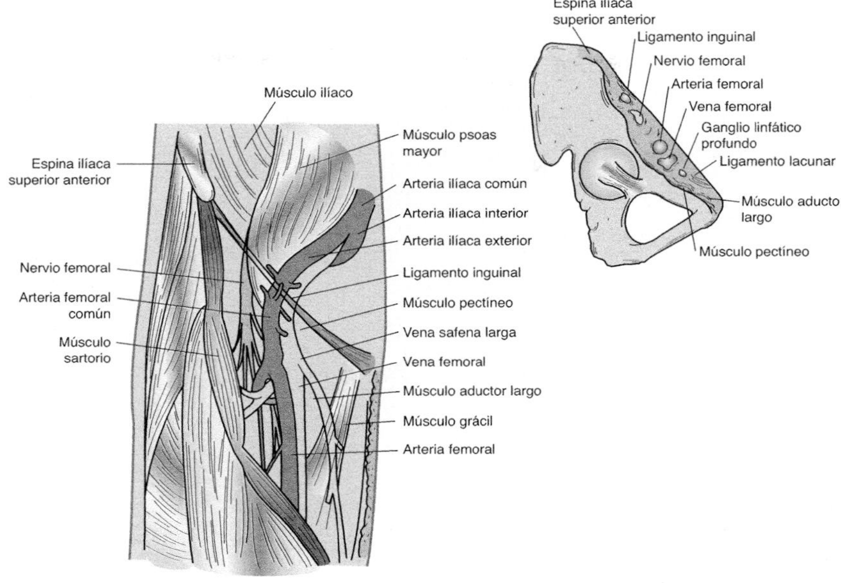

Figura 41-5. Anatomía de la arteria femoral.

2. La reparación quirúrgica se realiza a través de una incisión longitudinal sobre la arteria. Si solo se ha lesionado la arteria radial o cubital y la función neurológica distal está intacta y no hay afectación del arco palmar, puede ligarse el vaso lesionado. La permeabilidad a largo plazo de un solo vaso reparado es solo del 50 %.

D. Arterias femoral común, profunda y superficial (fig. 41-5)

1. Las lesiones de estos vasos proximales de las extremidades inferiores son frecuentes en la población civil, y representan el 20 % de las lesiones vasculares. La mayoría de estas lesiones son secundarias a traumatismos penetrantes.
2. El abordaje quirúrgico requiere la preparación del abdomen, de toda la pierna lesionada y de la pierna contralateral proximal en caso de que sea necesaria la extracción de la vena safena.
3. El control proximal puede requerir la división del ligamento inguinal o el control retroperitoneal de la arteria ilíaca externa. Se comienza con una incisión longitudinal sobre el curso de los vasos femorales. El abordaje de la arteria femoral superficial requiere una incisión longitudinal a lo largo del borde anterior del músculo sartorio. Deben repararse todas las lesiones arteriales a excepción de las lesiones distales de la arteria femoral profunda.

E. Arteria poplítea

1. La arteria poplítea comienza en el hiato del aductor como continuación de la arteria femoral superficial. La porción proximal de la arteria poplítea se encuentra en la parte posterior del fémur, mientras que la porción distal se sitúa detrás de la cápsula de la articulación de la rodilla (fig. 41-6).

   Su fijación en el hiato del aductor en su porción proximal y en el arco del sóleo en su porción distal la hace susceptible a lesiones contusas. La vena poplítea discurre desde el lado lateral al medial de la arteria en su porción media.
2. La lesión de la arteria poplítea representa entre el 5 % y el 10 % de los traumatismos vasculares en la población civil. Casi el 50 % de las lesiones poplíteas se producen tras un traumatismo contuso, debido a su anatomía relativamente fija. Como pronóstico del grado de lesiones asociadas en el esqueleto y en los tejidos blandos, el porcentaje de amputación puede alcanzar el 25 % en el caso de una lesión contusa (en comparación con solo el 4 % tras una lesión penetrante). La irrigación colateral proporcionada por las arterias genicu-

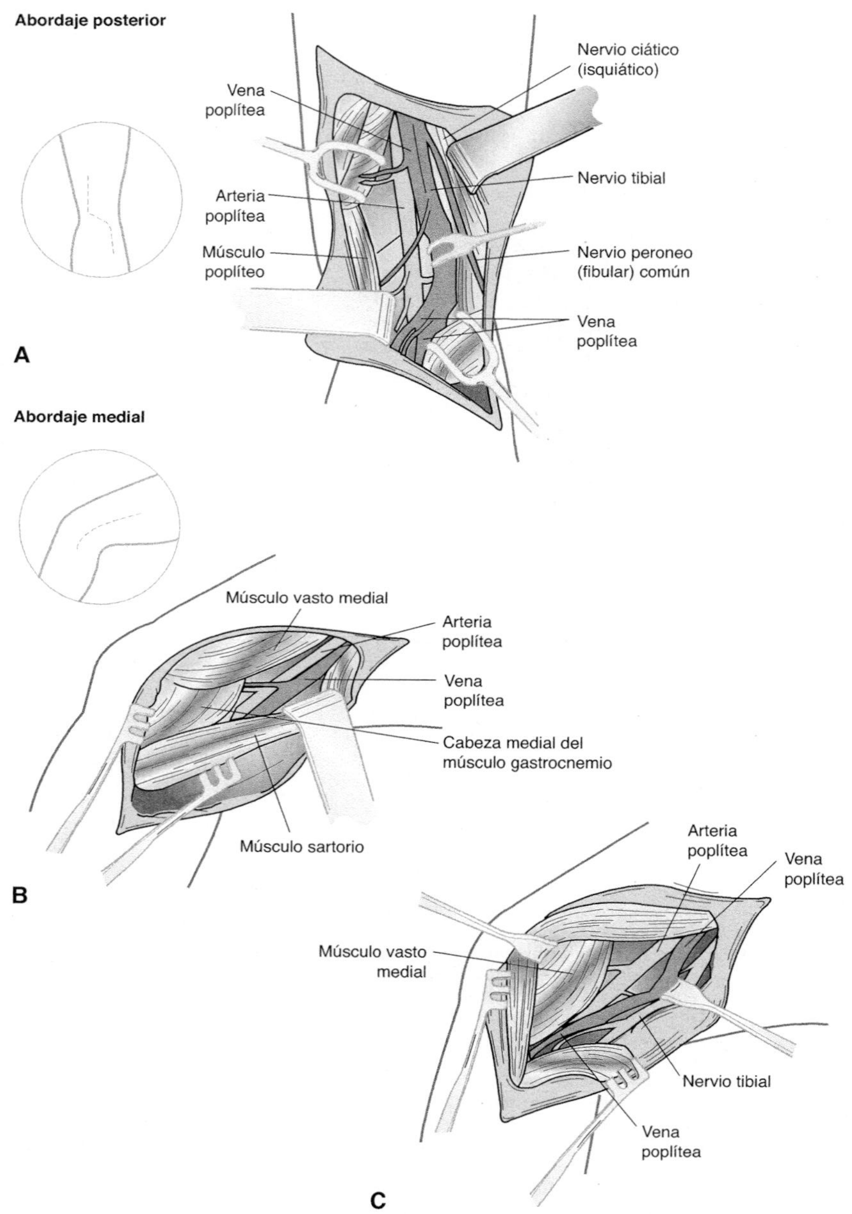

Figura 41-6. A-C: Anatomía de la arteria poplítea.

lares es escasa, lo que contribuye a una tasa de amputación mayor que la de otras lesiones arteriales de las extremidades.

3. El abordaje quirúrgico suele realizarse a través de una exposición medial. La pierna contralateral debe prepararse para poder extraer la vena safena si es necesario. La mayoría de las lesiones contusas no pueden repararse con una anastomosis de extremo a extremo. Debe intentarse preservar la vena safena **ipsolateral**, ya que puede ser el único drenaje venoso de la extremidad lesionada. Para mejorar la exposición distal, puede desprenderse la cabeza medial del músculo gastrocnemio. Si es posible, deben repararse las lesiones venosas.

   Prever la realización de fasciotomías (>60 % de los pacientes la requerirán). En los casos de amplias lesiones perigeniculares de tejidos blandos o esqueléticas, o de isquemia prolongada, la revascularización puede llevarse a cabo más rápidamente mediante una derivación de la vena safena por encima de la rodilla a la parte inferior de la misma, en lugar de disecar la arteria lesionada. Se recomienda realizar una arteriografía de finalización tras la reparación.

F. **Arterias tibial anterior, tibial posterior y peronea (fibular)**

1. La arteria tibial anterior es la primera rama de la arteria poplítea por debajo de la rodilla. El tronco tibioperoneo (tibiofibular) se bifurca en la arteria peronea y la arteria tibial posterior.
2. En dos terceras partes de los casos, el traumatismo penetrante es el responsable de la lesión de estos vasos. La lesión del tronco tibioperoneo o de los tres vasos conlleva una tasa de amputación superior al 50 %.

   Las lesiones de un solo vaso no suelen requerir reparación. El restablecimiento del flujo a través de al menos un vaso es necesario en caso de isquemia de la extremidad, lesión del tronco o lesión de múltiples vasos. Suele ser necesario una derivación o un injerto de interposición.

AXIOMAS

- La exploración física es el pilar para el diagnóstico de las lesiones vasculares.
- En los traumatismos penetrantes no complicados, los signos duros de lesión arterial hacen de la exploración quirúrgica inmediata un imperativo.
- En los traumatismos contusos o complejos de las extremidades, la arteriografía en el quirófano es lo mejor para minimizar el retraso en la revascularización.
- La ausencia de signos duros en cualquier entorno descarta de forma fiable una lesión arterial significativa desde el punto de vista quirúrgico y hace innecesarios los estudios de imagen.
- Para las reparaciones arteriales que requieran injertos de interposición, debe tomarse la vena safena de la extremidad contralateral no lesionada.
- La mayoría de las amputaciones evitables están asociadas a un retraso en el diagnóstico y el tratamiento de la lesión arterial o a una fasciotomía realizada demasiado tarde o inadecuada.
- En el caso de las lesiones esqueléticas y vasculares combinadas, el restablecimiento del flujo arterial siempre es prioritario. El uso de derivaciones intraluminales puede ser muy valioso para estos casos, así como para el paciente inestable que requiere reanimación continua.
- Un alto índice de sospecha es la clave para diagnosticar el síndrome compartimental.
- En el paciente evaluable, el dolor con el estiramiento pasivo es el signo más temprano de síndrome compartimental.
- La pérdida de pulso y la parálisis son hallazgos tardíos en la progresión del síndrome compartimental.
- Es mucho mejor realizar una fasciotomía y no necesitarla que necesitarla y no realizarla.
- En caso de duda, realizar una fasciotomía.
- La identificación precoz de los pacientes con riesgo de rabdomiólisis es fundamental para el diagnóstico y primordial para prevenir la posterior lesión renal aguda y la disfunción renal.
- Debe recordarse: la vida ***SIEMPRE*** está por encima de salvar las extremidades.

Lecturas recomendadas

Demetriades D, Inaba K, Velmahos G. *Atlas of Surgical Techniques in Trauma*. Cambridge, United Kingdom: Cambridge University Press; 2015.

Dubose JJ, Savage SA, Fabian TC, et al. The American Association for the Surgery of Trauma Prospective observational vascular injury treatment (PROOVIT) registry: multicenter data on vascular injury diagnosis, management and outcomes. *J Trauma Acute Care Surg* 2015;78:215–223.

Feliciano DV, Moore FA, Moore EE, et al. Evaluation and management of peripheral vascular injury. Part 1. Western Trauma Association/Critical Decisions in Trauma. *J Trauma Acute Care Surg* 2011;70:1551–1556.

Feliciano DV, Moore EE, West MA, et al. Western Trauma Association Critical Decisions in Trauma: evaluation and management of peripheral vascular injury: part II. *J Trauma Acute Care Surg* 2013;75:S391–S397.

Fox N, Rajanii R, Bokhary F, et al. Evaluation and management of penetrating lower extremity arterial trauma: an Eastern Association for the Surgery of Trauma practice management guideline. *J Trauma Acute Care Surg* 2012;73:S315–S320.

42 Quemaduras y lesiones por inhalación

Anju B. Saraswat y James H. Holmes IV

I. INTRODUCCIÓN

A. Epidemiología

1. Aproximadamente 40 000 personas en Estados Unidos son hospitalizadas cada año por lesiones por quemaduras, y aproximadamente el 8 % sufre una lesión por inhalación concurrente.
2. La tasa de mortalidad global es del 4 %, y la DL_{50} (dosis letal del 50 %) alcanza el 80 % de la superficie corporal total (SCT).
3. La mayoría de las muertes por quemaduras se producen en incendios domiciliarios, y casi la mitad de todas las quemaduras están relacionadas con el abuso de sustancias.
4. Debe sospecharse de un posible abuso e informar al respecto ante un paciente con quemaduras inusuales, como un niño (p. ej., quemaduras por inmersión, forma/distribución extraña, lesiones recurrentes), o cuando la historia y la lesión no coincidan (*v.* cap. 26).
5. Aproximadamente el 5 % de los pacientes con quemaduras tienen lesiones no térmicas concurrentes.

B. Traslado al centro de quemados

1. Criterios de la American Burn Association (ABA) para el traslado a un centro especializado en quemados:
   a. Quemaduras de espesor parcial superiores al 10 % de la SCT.
   b. Quemaduras que afectan la cara, las orejas, las manos, los pies, los genitales, el periné o las articulaciones principales.
   c. Quemaduras de espesor total en cualquier grupo de edad.
   d. Quemaduras o lesiones eléctricas, incluidos los rayos.
   e. Quemaduras químicas.
   f. Lesión por inhalación.
   g. Quemaduras en pacientes con afecciones médicas preexistentes.
   h. Quemaduras asociadas a traumatismos no térmicos concurrentes en las que la lesión por quemadura supone el mayor riesgo de morbilidad o mortalidad.
   i. Niños quemados en hospitales sin personal ni equipos cualificados.
   j. Quemaduras en pacientes que requieren intervenciones especiales de rehabilitación social, emocional o a largo plazo.

II. CUIDADOS PREHOSPITALARIOS

A. Anamnesis. Debe obtenerse lo siguiente:

1. Hora de la lesión (hora de inicio para el cálculo de la rehidratación).
2. Espacio abierto o cerrado (la lesión por inhalación es mucho más probable en espacios cerrados).
3. Fuente de la quemadura: llama, líquido, vapor, químico, explosión, electricidad, etc.
4. Duración de la exposición.
5. Mecanismo de cualquier lesión asociada: accidente de tráfico, caída, etc.
6. Cantidad de líquido prehospitalario.

B. Atención en el lugar de los hechos

1. Retirar con seguridad al paciente de la fuente de la lesión.
2. Apagar las llamas y quitarse la ropa.
3. Los pacientes con quemaduras son pacientes con traumatismos; deben tratarse como tales.
4. Evaluar las lesiones que ponen en peligro la vida de forma inmediata utilizando las directrices del soporte vital avanzado en traumatismos (SVAT) y del soporte vital avanzado en quemaduras (SVAQ).
5. Proporcionar oxígeno complementario y asegurar una vía aérea permeable y protegida.
6. Aplicar apósitos secos.
7. Mantener la normotermia. Aumentar la temperatura ambiente y cubrir al paciente (se utilizan mantas, mantas térmicas de tereftalato de polietileno (Mylar) y bolsas para cadáveres según la disponibilidad).

8. Proporcionar analgesia. Facilitar la reposición de la volemia (directrices de la ABA para 500 cm^3/h para la reanimación inicial; lactato de Ringer >solución salina normal) si el paciente está en choque o con afectación de más del 20 % de SCT. Tratar el choque si está presente.
9. Iniciar el transporte al hospital.

III. EVALUACIÓN INICIAL Y REANIMACIÓN

A. General

1. Las lesiones por quemaduras distraen al equipo de reanimación de las lesiones no térmicas concurrentes.
2. Los pacientes con quemaduras graves **pueden parecer estables a su llegada**. No hay que dejarse engañar: un choque parcialmente compensado puede empeorar en horas.
3. Proporcionar un control temprano del dolor con pequeñas dosis frecuentes de opioides intravenosos (IV).
4. Aumentar la temperatura ambiente de la habitación para minimizar la pérdida de calor de la herida de la quemadura.
5. Las quemaduras son propensas al tétanos y requieren profilaxis.

B. Vía aérea

1. **Nota.** Aunque la intubación endotraqueal urgente a veces es necesaria, suele haber tiempo para evaluar la vía aérea y considerar alternativas.
2. Proporcionar oxígeno complementario humidificado inicial a todos los pacientes.
   a. Una vez que se ha evaluado completamente y los datos de la gasometría arterial (GA) y la oximetría confirman que no hay problemas, puede utilizarse oxígeno para mantener saturaciones del 95 %.
3. Las afecciones clínicas pueden requerir intubación inmediata o temprana en un paciente quemado, como por ejemplo:
   a. Apnea, insuficiencia respiratoria o hipoxia/hipoxemia profunda.
   b. Los pacientes con quemaduras faciales graves pueden parecer inicialmente estables, pero la profunda inflamación bucofacial en las horas siguientes puede dificultar mucho la intubación.
   c. Signos y síntomas de lesiones por inhalación:
      i. Heridas sufridas en un incendio en un espacio cerrado.
      ii. Depósitos de carbono en la naso/bucofaringe.
      iii. Esputo carbonoso expectorado.
      iv. Sibilancias.
      v. Ronquera.
      vi. Estridor.
      vii. Presión parcial arterial de oxígeno (PaO_2):fracción de oxígeno en el aire inspirado (FiO_2) inferior a 300.
      viii. Los pelos nasales quemados NO están asociados a lesiones por inhalación.
   d. Lesión y obstrucción de la vía aérea superior, especialmente en pacientes con quemaduras en la cara y el cuello.

      La inflamación de los tejidos blandos de la cara, la bucofaringe, la glotis y la tráquea puede ser muy notable, lo que impide una intubación segura y dificulta la cricotiroidotomía/traqueotomía. **Todo paciente con cambios en la fonación o estridor debe ser intubado inmediatamente.**

C. Respiración

1. Si está intubado, administrar oxígeno al 100 % (generalmente con 5 a 10 cm H_2O de presión positiva telespiratoria [PEEP, *positive end-expiratory pressure*]) con el objetivo de evitar presiones altas en la vía aérea y mantener el confort del paciente. Realizar una gasometría para asegurarse de que la oxigenación, la ventilación y la eliminación de la acidosis son adecuadas; a continuación, si no hay toxidromía, puede ajustarse la FiO_2 a una saturación de oxígeno del 95 %.
2. Realizar una radiografía de tórax para buscar un traumatismo asociado, signos tempranos de lesión por inhalación y la posición de los tubos/líneas.
3. La broncoscopia puede ser necesaria para evaluar las lesiones por inhalación.
4. Las quemaduras circunferenciales del tronco que provocan presiones elevadas en la vía aérea pueden requerir una escarotomía.

D. Circulación

1. **Acceso intravenoso.** Insertar un catéter periférico de gran calibre (14 a 16 en adultos) a través del tejido no quemado. Si el acceso IV no es inmediatamente accesible, considerar la posibilidad de un acceso intraóseo (IO). En las quemaduras graves (>30 % de la SCT), es aconsejable un acceso venoso central tan pronto como sea posible, antes de que se produzcan inflamación y edema masivos. La colocación a través del tejido quemado es aceptable si es la única opción.

2. **Rehidratación**
   a. Por lo general, solo las quemaduras mayores o iguales al 20 % de la SCT en adultos requieren una rehidratación intravenosa correcta.
   b. Comenzar con y utilice solo **lactato de Ringer (LR)**. No utilizar solución salina normal (SN), ya que puede producir acidosis, hipernatremia e hipercloremia en grandes quemados.
3. La **fórmula de consenso de la ABA (2 mL de LR/kg de peso corporal/% de SCT de la quemadura)** guía la reanimación inicial.
   a. Cómo utilizar la fórmula:
      i. La fórmula es una guía, no un formato rígido, para el uso de líquidos en las primeras 24 h después de la lesión. Ajustar la rehidratación en función de la respuesta fisiológica del paciente al tratamiento, especialmente la diuresis y la presión arterial. Esto requiere una supervisión constante con ajustes cada hora.
      ii. En la estimación de SCT solo se incluyen las quemaduras de espesor parcial y total (de segundo y tercer grado).

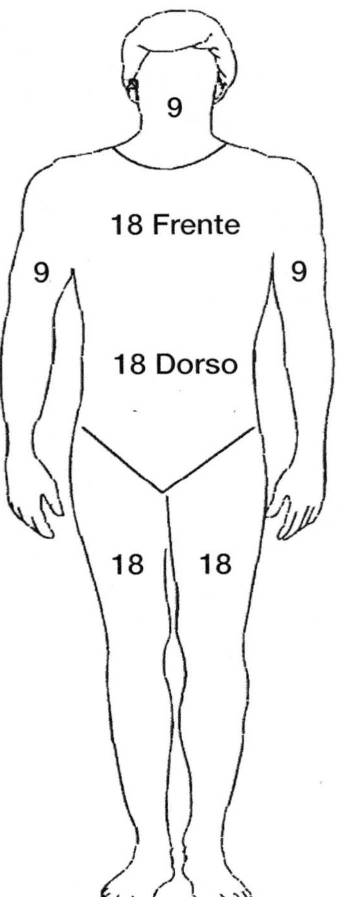

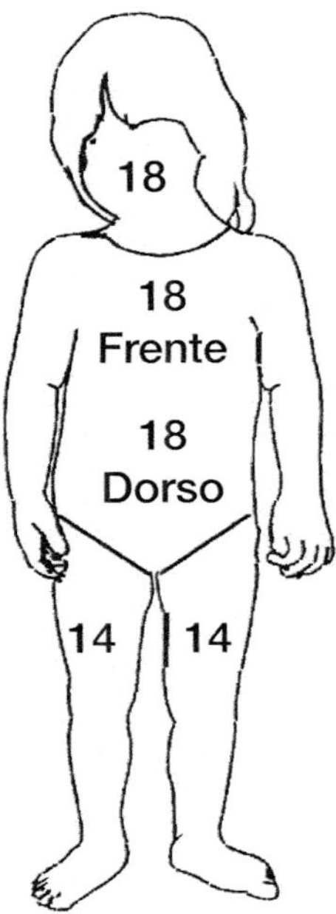

Figura 42-1. Regla de los nueves.

TABLA 42-1 Diferencias corporales generales: infancia frente a edad adulta

Factor	Diferencia
Tamaño y forma	• Menos grasa y tejido conectivo disponible para la protección. • La energía se transfiere y se dispersa en una superficie corporal menor. • Los órganos internos están relativamente cerca, lo que predispone a lesiones de múltiples órganos. • Los órganos sólidos son más grandes en comparación con el resto del abdomen. • La caja torácica es más alta, lo que ofrece menos protección a los órganos abdominales. • La cabeza del lactante es mucho más grande que la del adulto y está sometida a una alta incidencia de lesiones por cizallamiento.
Esqueleto	• La osificación incompleta de los huesos hace que sean más flexibles y, por tanto, menos propensos a fracturarse. En consecuencia, las contusiones pulmonares y las laceraciones esplénicas suelen producirse sin fracturas de costillas. • Un conjunto diferente de fracturas parciales (p. ej., fracturas en «tallo verde», en rodete toro y con expansión localizada de la corteza). • Las lesiones en la placa epifisaria durante las distintas etapas del desarrollo infantil dan lugar a un patrón específico de fracturas.
Superficie	• La gran relación superficie-peso provoca una mayor predisposición a la pérdida de calor (tres veces mayor) y a hipotermia.
Desarrollo psicológico	• Los niños suelen retroceder a una etapa de desarrollo anterior durante situaciones estresantes y que provocan ansiedad.
Efectos a largo plazo de las lesiones	• La esplenectomía en la infancia expone a un riesgo de por vida de sufrir una infección postesplenectomía fulminante.

iii. Para la SCT se utiliza la ***regla de los nueves*** (fig. 42-1) o los esquemas de quemaduras adecuados a la edad (fig. 42-1).

iv. Por ejemplo, una quemadura con un 35 % de SCT en una persona de 70 kg recibirá 4900 mL de LR durante 24 h a un ritmo inicial de 205 mL/h.

v. Una vez iniciado el tratamiento, utilizar la diuresis para guiar la tasa de líquidos hasta obtener de 30 mL/h a 50 mL/h, o de 0.5 mL/kg/h a 1 mL/kg/h (adultos).

vi. En las segundas 24 h tras la quemadura, las necesidades de líquidos de mantenimiento del paciente son aproximadamente de 1.5 a 2 veces los volúmenes de líquidos de mantenimiento normales para tener en cuenta las pérdidas insensibles/evaporativas. Este volumen debe administrarse como cristaloide, con la composición del líquido determinada por las concentraciones séricas de electrólitos.

b. Un subgrupo de pacientes (lesiones por inhalación, electricidad de alto voltaje, retraso en la reanimación, quemaduras profundas masivas) puede requerir líquidos adicionales a los estimados por la fórmula de la ABA. La hemoconcentración (es decir, hematocrito >55 %) es un indicio del aumento de las necesidades de líquidos.

c. Utilizar la monitorización venosa central invasiva si la diuresis se retrasa, en los adultos mayores o en aquellos con enfermedades cardiopulmonares/renales, para guiar el tratamiento.

d. La administración de complementos de coloides (p. ej., albúmina) en las 12 h a 24 h posteriores a la quemadura puede disminuir las necesidades generales de líquidos.

E. Rehidratación pediátrica (lactantes y niños pequeños <30 kg)

1. La cabeza y el cuello son proporciones más grandes de la SCT calculada que en los adultos (fig. 42-1 y tabla 42-1).
2. La rehidratación ayuda a evitar:
   a. Edema pulmonar por administración excesiva de líquidos.
   b. Edema cerebral asociado a hiponatremia.
   c. Síndromes compartimentales.
3. Fórmula de estimación de líquidos = **mantenimiento a base de dextrosa + 3 mL/kg/% SCT LR durante 24 h.**

a. El volumen de mantenimiento se prorratea en 24 h.
b. Por ejemplo: Un niño de 3 años que pesa 20 kg con una quemadura del 35 % de la SCT requeriría 2 100 mL de LR y 1 500 mL de D5 1/2SSN, Solución salina normal con 40 mEq de cloruro de potasio (KCl)/L durante las primeras 24 h después de la lesión. Comenzaría con LR a 87.5 mL/h, titulando al gasto urinario, y la D5 1/2SSN funcionaría continuamente a 62.5 mL/h. (D5 1/2SSN: dextrosa al 5 % en media cantidad de solución salina normal [0.45 % p/v de NaCl]).

4. El objetivo es una perfusión adecuada con una producción de orina de 1.0 mL/kg/h a 1.5 mL/kg/h.

IV. EVALUACIÓN Y TRATAMIENTO INICIAL DE LA HERIDA

A. Evaluación

1. La SCT de cualquier quemadura se estima mediante **esquemas adecuados a la edad.** La regla de los nueves (fig. 42-1) *aproxima* el tamaño de la quemadura en adultos. Además, la superficie palmar de la mano del paciente (palma + dedos) es el 1 % de la SCT y ayuda a estimar el tamaño de las quemaduras más pequeñas o de forma irregular/no anatómica.
2. No utilizar la profundidad de la quemadura para describir el «grado», que actualmente se sustituye por la descripción del **grosor.**

   La clasificación inicial de la profundidad es una estimación; estas estimaciones cambian a medida que las quemaduras graves progresan o evolucionan durante las 12 h a 72 h siguientes a la lesión.
3. **Profundidad de la quemadura** (fig. 42-2).
   a. **Superficial** (primer grado, como las quemaduras de sol).
      i. Confinada a la epidermis con daño mínimo al tejido.
      ii. Eritema leve, dolor que se resuelve en 48 h a 72 h.
      iii. La epidermis puede descamarse en pequeñas porciones sin dejar cicatrices.
   b. **Grosor parcial** (segundo grado).
      i. Afecta toda la epidermis con capas variables de dermis.
         a) **Espesor parcial superficial.**
            1) **Dolorosa**, rosada, edematosa y **con ampollas.**
            2) Curación espontánea en menos de 2 a 3 semanas.
         b) **Espesor parcial profundo.**
            1) Roja o roja y blanco moteada, a menudo seca; **la acmestesia se percibe más como presión que como dolor**, +/- ampollas.
            2) Cicatrización prolongada sin desbridamiento e injerto, generalmente con cicatrización.

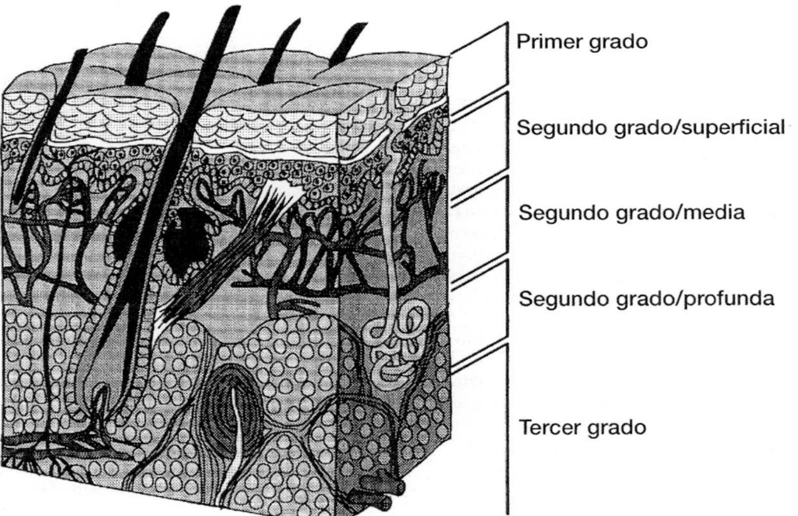

Figura 42-2. Profundidad de la herida por quemadura.

c. **Grosor completo** (tercer grado).
    i. Destrucción de toda la epidermis y la dermis.
    ii. Relativamente **indolora**, endurecida, cerosa o carbonizada, a veces con **vasos trombosados** visibles.
    iii. Requiere desbridamiento e injerto para un pronóstico óptimo.

B. **Tratamiento inicial de la herida por quemadura**

1. **Los antibióticos profilácticos sistémicos no están indicados.**
2. En el servicio de urgencias:
    a. Lavar suavemente con una gasa empapada en solución salina normal (SSN).
    b. Retirar cualquier piel laxa.
    c. Aplicar fármacos tópicos (*v.* sección IV.B.4) solo si se prevé un retraso en el traslado. El retiro del fármaco más tarde en el centro de quemados puede prolongar la evaluación y aumentar el dolor.
    d. Irrigar los residuos de los ojos según sea necesario.
    e. Cubrir las heridas con apósitos estériles secos.
    f. Proporcionar profilaxis antitetánica, según se indique. Planificar una analgesia adecuada durante el transporte.
3. En el **centro de quemados** o en el **hospital de atención definitiva**:
    a. Limpiar las quemaduras de menos del 10 % de la SCT y desbridar localmente toda la piel *laxa* no viable; luego, cubrir con un fármaco tópico.
    b. Tratar las quemaduras más grandes colocando al paciente en una camilla especial, lo que permite la exposición total, el calentamiento por encima de la cabeza, el desbridamiento rápido de la herida de la quemadura por parte de un equipo especialmente entrenado, la limpieza mediante una irrigación suave, la provisión de analgesia adecuada y la monitorización continua de los signos vitales.
4. **Fármacos tópicos**
    a. **Crema de sulfadiazina de plata al 1 %.**
        i. El fármaco más comúnmente utilizado en las heridas por quemaduras.
        ii. Se aplica diariamente o dos veces al día en una capa gruesa, y luego se envuelve sin apretar con una gasa estéril.
        iii. Es de amplio espectro y bacteriostática, indolora y generalmente calmante, con actividad antifúngica.
        iv. Puede desarrollarse una neutropenia transitoria (efecto de las sulfamidas), normalmente sin consecuencias clínicas.
        v. Precaución en el embarazo y en lactantes muy pequeños (<2 meses).
    b. **Crema de acetato de mafenida o solución al 5 %.**
        i. Penetra en la escara, pero puede ser doloroso (crema >>solución).
        ii. Acidosis metabólica leve, ocasional y clínicamente intrascendente (efecto inhibidor de la anhidrasa carbónica).
        iii. De amplio espectro y bacteriostática, sin actividad antifúngica.
    c. **Pomada de bacitracina.**
        i. Aplicar esta pomada (no crema) en las quemaduras más pequeñas y en las superficies difíciles de cubrir con gasas (p. ej., la cara).
        ii. Puede requerir varias aplicaciones al día.
        iii. Principalmente bacteriostática frente a organismos grampositivos, sin actividad frente a organismos gramnegativos o antifúngicos.
        iv. Las pomadas de Neosporin® (bacitracina, neomicina y polimixina B), Polysporin® (bacitracina zinc y polimixina B) o gentamicina pueden sustituirse para una cobertura bacteriana más amplia.
    d. **Apósitos impregnados de plata** (múltiples formulaciones).
        i. Se deja colocado en la herida de 3 a 14 días, en función de la formulación y la indicación.
        ii. Útil para el tratamiento de quemaduras en pacientes externos y para los apósitos en sitio donante.
    e. **Solución de nitrato de plata al 0.5 %.**
        i. Amplio espectro y bacteriostático, y tiene actividad antifúngica.
        ii. Costoso, sucio (manchas) y puede provocar anomalías electrolíticas (p. ej., hiponatremia)
5. **Escarotomía**
    a. Las quemaduras circunferenciales de **espesor total** del **tronco** o las **extremidades** pueden causar síndromes compartimentales.
    b. Las **presiones elevadas en la vía aérea** en una quemadura circunferencial del tronco exigen una escarotomía, al igual que la **disminución o ausencia de pulsos distales** en una quemadura circunferencial de las extremidades.

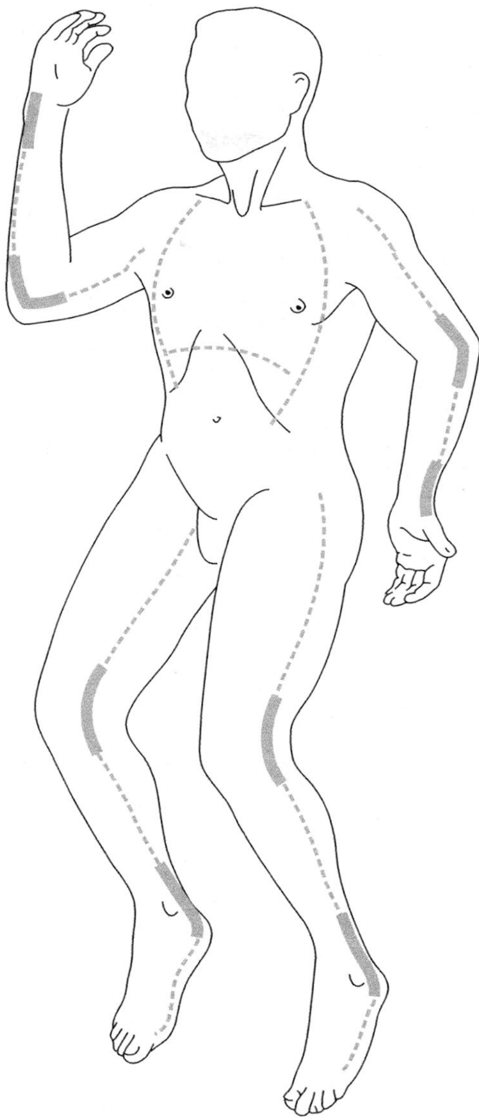

Figura 42-3. Lugares preferidos para la escarotomía. (Reimpreso de Martin RR, Becker WK, Cioffi WG, y cols. En: Wilson RF, Walt AJ, eds. *Management of Trauma: Pitfalls and Practice*. 2nd ed. Baltimore, MD: Williams & Wilkins; 1996, con autorización. Figura 33.3).

c. A menos que el transporte a la atención definitiva se retrase o si el paciente se deteriora, las escarotomías de las extremidades pueden esperar a ser realizadas en el centro de quemados. Las escarotomías del tronco pueden ser necesarias de forma urgente.

d. Técnica (fig. 42-3).

i. En teoría, incruenta e indolora (**normalmente no es el caso**).

ii. Proporcionar analgesia y sedación adecuadas con dosis intravenosas frecuentes y tituladas.

iii. Limpiar la zona afectada.

iv. Se realiza con electrocauterio (preferentemente) o con bisturí utilizando fármacos tópicos.
v. Dividir solo la escara y no los tejidos subcutáneos o la fascia.
vi. ***No se trata de un procedimiento estéril***, y puede realizarse en cualquier área de tratamiento médico limpia.
vii. Una hemostasia inadecuada con escarotomías múltiples origina o empeora la hemorragia, lo que puede ser problemático si el paciente va a ser trasladado después del procedimiento.

V. LESIONES POR INHALACIÓN

A. Visión general

1. Es el pronóstico de una **lesión térmica directa** (p. ej., inhalación de vapor sobrecalentado), o de la inhalación de productos **químicos tóxicos** en el humo, o una combinación de ambos.
2. La lesión de la vía aérea proximal puede causar un rápido edema y obstrucción.
3. Los irritantes químicos estimulan una respuesta inflamatoria intensa en la vía aérea más distal. Los antecedentes del entorno de la lesión pueden predecir el alcance de esta (p. ej., espacio cerrado, combustión incompleta).
4. Las lesiones por inhalación son la **causa más frecuente de muerte** en las lesiones térmicas.

B. Evaluación

1. Considerar presente en todos los pacientes quemados expuestos a incendios en espacios cerrados, hasta que se descarte.
2. Los signos y síntomas se describen en la sección III.B.
3. Obtener la concentración de **carboxihemoglobina (COHb)** al principio de los cuidados:
   a. El monóxido de carbono (CO) tiene 200 veces más afinidad por la hemoglobina (Hb) que el O_2.
   b. La vida media de eliminación ($t_{1/2}$) del CO respirando 100 % de O_2 es de aproximadamente 1 h, pero, mientras se respira aire ambiente, es de aproximadamente 4 h.
   c. Concentraciones de COHb y hallazgos clínicos de la intoxicación por CO:
      i. Menos del 5 %: normal.
      ii. Menos del 20 %: generalmente asintomático.
      iii. 20-30 %: cefalea, náusea/vómito, pérdida de destreza manual.
      iv. 30-40 %: confusión, debilidad, letargo.
      v. 40-60 %: coma.
      vi. Más del 60 %: muerte.
   d. Esto puede producirse como una intoxicación aislada por CO. En presencia de una lesión térmica, una COHb elevada es diagnóstica de una lesión por inhalación asociada.
   e. **Una concentración normal de COHb no descarta una lesión por inhalación.**
   f. **Nota**. La oximetría de pulso (SpO2) es inexacta con la intoxicación por CO.
4. La radiografía de tórax inicial puede ser normal.
5. **Broncoscopia**
   a. Se trata de un procedimiento programado que se retrasa hasta que la reanimación está en curso, o se ha completado, y el paciente está estable.
   b. Si el paciente no está intubado, introducir un tubo endotraqueal en el endoscopio para poder intubar fácilmente la tráquea si los hallazgos broncoscópicos lo justifican o la vía aérea corre peligro por la instrumentación.
   c. Los hallazgos de lesiones por inhalación incluyen eritema infraglótico, edema, ulceraciones, material carbonoso y/o descamación de la mucosa.
   d. Aunque es posible clasificar la gravedad de una lesión por inhalación con la broncoscopia, no tiene ningún efecto material en el pronóstico.

C. Tratamiento

1. Administrar oxígeno al 100 % a todos los pacientes hasta que se excluya una lesión por inhalación o la COHb sea normal.
2. Si hay síntomas, no retrasar la intubación ni la ventilación mecánica.
3. Utilizar el tratamiento con oxígeno hiperbárico en los pacientes intoxicados por CO que presenten anomalías en el sensorio o dolor torácico isquémico. Los pacientes quemados con intoxicación por CO deben ser reanimados y estar estables antes de cualquier tratamiento con oxígeno hiperbárico.
4. Considerar también la exposición a otros productos tóxicos de la combustión (exposición al cianuro).
   a. Hay que estar muy atentos en los incendios en los que se consume lana de vinilo de plástico o seda, pues los pacientes pueden presentar choque profundo o colapso cardiovascular. Considerar el tratamiento empírico con cianocobalamina. La acidosis profunda inexplicable o la hiperlacticemia pueden ser indicadores.

VI. LESIONES ELÉCTRICAS

A. Visión general

1. Las lesiones eléctricas son infrecuentes y se presentan con una multitud de hallazgos clínicos. Las pequeñas heridas cutáneas pueden ocultar la destrucción muscular y ósea subyacentes.
   a. La historia del acontecimiento y la exposición al voltaje son factores de diagnóstico cruciales.
2. En general, las lesiones eléctricas se clasifican de baja tensión (< 1 000 V) o de alta tensión (≥ 1 000 V).
3. La gravedad de la lesión depende del amperaje de la corriente y de la resistencia del tejido (V = IR).
4. Los tejidos con mayor resistencia tienden a sufrir el mayor daño por calor. La resistencia de los tejidos, en orden decreciente, es la siguiente:
   a. Hueso → grasa → tendón → piel → músculo → vaso sanguíneo → nervio.
      i. La alta tensión no respeta necesariamente esta jerarquía y suele destruir todos los tejidos a su paso.
   b. La piel húmeda tiene mucha menos resistencia que la piel seca.
5. El recorrido de la corriente es imprevisible, pero suele pasar entre dos puntos de contacto: desde el punto de entrada a través del cuerpo hasta un sitio conectado a tierra (sitio con la menor resistencia). Sin embargo, con un alto voltaje, la vía puede ser indiscriminada, y salir por múltiples sitios.
6. En general, la corriente alterna (CA) es más peligrosa que la corriente continua (CC).
7. Las lesiones eléctricas pueden llevar asociadas lesiones traumáticas graves (p. ej., fracturas, luxaciones, caídas).

B. Lesión de baja tensión (bajo voltaje)

1. Suele producirse en el hogar.
2. Son frecuentes las **arritmias** cardíacas, especialmente la fibrilación ventricular.
3. Las contracciones tetánicas del músculo esquelético (corriente doméstica de CA) pueden provocar fracturas o luxaciones y paradas respiratorias.
4. Ingresar para monitorización telemétrica de 24 h si existe alguna anomalía en el electrocardiograma (ECG). Por lo demás, los analgésicos y el alta hospitalaria son adecuados si no hay quemaduras.
5. Tratamiento de las heridas:
   a. Utilizar antimicrobianos tópicos y apósitos sencillos.
   b. Basar cualquier desbridamiento e injerto en la exploración según se justifique.
6. **Quemaduras bucales en niños**
   a. Son frecuentes en niños pequeños que chupan un cable o un enchufe eléctrico.
   b. Puede afectar todas las estructuras bucales, pero lo más frecuente es el **labio**.
   c. El tratamiento incluye:
      i. Puede ser necesaria la hospitalización debido a las dificultades para la alimentación.
      ii. Alimentación con pajilla o jeringa; rara vez se requiere un acceso nasogástrico.
      iii. Desbridamiento diferido.
      iv. La férula intrabucal puede ser de ayuda.
      v. Profilaxis del tétanos.

C. Lesión de alta tensión (alto voltaje)

1. El alcance del daño tisular suele subestimarse debido a la imprevisible trayectoria de la lesión. Pueden ser lesiones muy graves.
2. Las quemaduras cutáneas asociada al destello son frecuentes y pueden distraer de la lesión eléctrica más grave en los tejidos más profundos y remotos.
3. La lesión profunda se caracteriza por la mionecrosis, especialmente a lo largo de los tejidos más profundos adyacentes al hueso (zona de alta resistencia). La trombosis de los vasos, el síndrome compartimental (de aparición tanto inicial como tardía) y los síndromes de atrapamiento nervioso (de aparición tanto inicial como tardía) son secuelas bastante frecuentes.
4. Manejo de líquidos.
   a. Utilizar lactato de Ringer y prever la necesidad de aproximadamente 4 mL/kg/% SCT.
   b. Si hay **mioglobinuria**, asegurar una producción de orina mayor de 100 mL/h mediante carga de líquidos y manitol (raramente) si los líquidos son inadecuados.
5. Tratamiento de las heridas.
   a. Con frecuencia se requiere una fasciotomía de las extremidades.
   b. Utilizar escisiones y desbridamientos de heridas tempranos, intensivos y repetitivos.
   c. Debido a la necrosis tisular variable, puede ser necesaria la amputación de una extremidad desvitalizada (incluso en presencia de un suministro de sangre adecuado).

6. Tratamiento general.
   a. Profilaxis del tétanos.
   b. Tratamiento eficaz del dolor.
   c. Antimicrobianos tópicos solo para lesiones térmicas.
   d. Prever la necesidad de respiración asistida y la probable disfunción orgánica.
7. Una vez iniciada la reanimación inicial, todos los pacientes con lesiones de alto voltaje deben ser trasladados a un centro de quemados.

VII. QUEMADURAS QUÍMICAS

A. Visión general

1. Se producen a partir de ácidos o álcalis.
2. El alcance de las lesiones depende de la concentración del fármaco y de la duración del contacto.
3. Con frecuencia se subestima el daño tisular.
4. Las quemaduras por álcalis suelen ser más graves que las de ácidos (estos últimos licúan los tejidos y limitan la penetración).

B. Tratamiento

1. Todos los proveedores deben llevar batas de protección, guantes y gafas/protectores faciales. Antes de la llegada, el servicio médico de urgencias puede realizar una «descontaminación general» quitando la ropa y rociando al paciente con agua. Debe procurarse también una «descontaminación técnica» para eliminar el material del pelo y de las zonas intertriginosas, como la ingle y la axila.
2. Retirar todas las prendas y cepillar el polvo seco.
3. En el campo y a la llegada, **irrigar copiosamente con agua tibia del grifo** durante al menos 15 min (evitar la hipotermia).
4. La descontaminación puede realizarse en áreas formales en el lugar de los hechos o en el hospital, o en una simple ducha. El elemento crítico, la descontaminación completa con agua abundante, es el tratamiento inicial más importante.
5. Irrigar los ojos y consultar con oftalmología si hay cambios en la visión o dolor grave.
6. **No existe ningún antídoto específico** para la mayoría de las quemaduras químicas (excepto el ácido fluorhídrico); **los neutralizadores están contraindicados.**

C. Quemadura por ácido fluorhídrico (HF)

1. Altamente tóxico y doloroso.
2. Puede causar hipocalcemia y arritmias con la absorción sistémica.
3. Una concentración superior al 40 % puede ser mortal si se trata de una superficie corporal total superior al 2 %.
4. Tratamiento:
   a. Irrigación abundante con agua.
   b. Aplicar gel tópico de gluconato de calcio al 2.5 %.
   c. Inyectar gluconato de calcio en tejidos blandos (1 g/10 mL) en zonas pequeñas para casos de dolor persistente. La infusión intraarterial de gluconato cálcico es una opción para las quemaduras seleccionadas de dedos y manos por FH con espacio tisular limitado para la inyección.
   d. Las indicaciones para la infusión intraarterial de gluconato de calcio incluyen dolor grave, evidencia de necrosis tisular y dolor que no mejora con gel de gluconato de calcio.
   e. Método de infusión intraarterial de gluconato de calcio:
      i. Colocar un catéter en la arteria braquial y realizar una angiografía para asegurar la adecuación de la perfusión a los dedos involucrados (no es infrecuente la bifurcación alta de la arteria braquial).
      ii. Como alternativa, puede utilizarse un catéter en la arteria radial, en función de los dedos afectados. Comprobar la circulación colateral a través una prueba de Allen antes de colocar el catéter (con el conocimiento de que la prueba es imperfecta).
      iii. Infundir gluconato de calcio (2 g) en dextrosa al 5 % en agua (D5W; 100 mL) durante 4 h.
      iv. Repetir cada 4 h hasta que el dolor disminuya notablemente.
   f. Controlar los electrólitos séricos y tratar las anomalías.

VIII. CUIDADOS DEFINITIVOS DEL PACIENTE QUEMADO

A. Herida por quemadura

1. La profundidad de la herida por quemadura puede ser evidente desde el principio. Sin embargo, pueden ser necesarios varios días para diferenciar entre heridas de espesor parcial superficiales y profundas.
2. Las mejores herramientas de diagnóstico son los ojos de un cirujano con experiencia en el cuidado de heridas por quemadura.
3. Las heridas superficiales (de primer grado) solo requieren limpieza y analgesia.

4. Las heridas superficiales de espesor parcial (de segundo grado) pueden curarse espontáneamente con limpieza, antibióticos tópicos (p. ej., sulfadiazina de plata) y analgesia.
   a. La aparición de «brotes» epiteliales es un predictor útil de curación primaria, pero también se asocia con un aumento transitorio de la nocicepción.
   b. Normalmente se necesitan dos o tres semanas para la epitelización.
5. Las heridas profundas de espesor parcial (de segundo grado) y de espesor total (de tercer grado) suelen requerir desbridamiento e injerto para proporcionar cobertura y una curación óptima.
6. Las cremas y pomadas tópicas se aplican una o dos veces al día con cambios de apósito, mientras que las soluciones se aplican en los apósitos cada 4 h u 8 h.

B. Manejo perioperatorio

1. La profilaxis antibiótica perioperatoria está indicada para los procedimientos de desbridamiento e injerto.
2. Aconsejar a los pacientes con antelación sobre la posibilidad de que se extraigan varios injertos de piel de distintas zonas, en función del alcance de la lesión.

C. Desbridamiento

1. **Heridas pequeñas.** Las heridas pequeñas (<20 % de SCT) suelen poder arrancarse y cubrirse con un autoinjerto de grosor parcial tan pronto como el paciente esté estable.
2. **Heridas más grandes.** Las heridas más grandes (>20 % de SCT) pueden requerir desbridamiento por etapas y la colocación de una cobertura temporal o permanente de la herida.
3. Se dispone de una variedad de dermatomos y cuchillas de mano para el desbridamiento.
4. **Desbridamiento tangencial.** Con este procedimiento, el más común, se intenta eliminar solo el tejido desvitalizado y conservar el mayor número posible de elementos dérmicos.
   a. Pueden ser visibles cantidades variables de tejido adiposo subcutáneo.
   b. Aunque dicho tejido puede disminuir la probabilidad de éxito del injerto, ayuda a mantener la cosmética.
5. **Desbridamiento de la fascia.** El desbridamiento de la fascia puede ser necesaria en las quemaduras de espesor total con necrosis grasa subyacente.
   a. Aunque se asocia a una menor pérdida de sangre que el desbridamiento tangencial, el pronóstico cosmético suele ser inferior.

D. Cobertura de la herida

1. Actualmente, la mejor cobertura permanente para las heridas por quemaduras es un autoinjerto de grosor parcial.
2. Los autoinjertos de grosor parcial suelen obtenerse con un grosor de entre 0.2 mm y 0.3 mm y pueden organizarse en malla, de forma variable, para aumentar la cobertura.
3. El injerto debe fijarse a la herida, cubrirse con un apósito no adherente y seguir vendándose para protegerlo de lesiones mecánicas.
4. Puede ser necesario colocar una protección y entablillar al paciente.
5. Los apósitos de presión negativa para heridas (p. ej., sistema de cierre asistido por vacío) funcionan bien en las quemaduras.
6. El injerto suele inspeccionarse entre 5 y 7 días (entre 3 y 5 días con sistemas de cierre por vacío), a menos que los signos de infección o hemorragia justifiquen una evaluación más temprana.
7. La **cobertura temporal** de la herida de quemadura con piel de cadáver, piel de cerdo o materiales sintéticos puede ser útil en las siguientes circunstancias clínicas:
   a. Piel autóloga del donante inadecuada.
   b. Incertidumbre sobre la viabilidad del lecho de la herida (es decir, la posible necesidad de nuevas extirpaciones).
   c. Necesidad de reducir el hipermetabolismo resultante de la herida abierta.
   d. Para proporcionar comodidad al paciente.
8. Los **sustitutos dérmicos**, que permiten crear una «neodermis» poblada de células mesenquimatosas autólogas y matriz extracelular, suelen reservarse para las quemaduras más grandes.

   Existen varios productos típicos disponibles en la actualidad, algunos de ellos indicados solo para quemaduras de espesor total/tercer grado.
   a. Permitir el desbridamiento y la cobertura de toda la quemadura con independencia de las zonas donantes disponibles (consultar las instrucciones de cada producto).
   b. Emplear autoinjertos epidérmicos (0.15-0.20 mm) para la cobertura definitiva, lo que permite volver a extraer antes las zonas donantes potencialmente limitadas y, posteriormente, una cobertura permanente más temprana para una determinada quemadura.
   c. Requieren una(s) intervención(es) adicional(es) por etapas, excepto algunos productos que están diseñado para ser injertados inmediatamente en su aplicación (consultar las instrucciones de cada producto).

   d. El éxito de su uso está asociado a una curva de aprendizaje, y los resultados clínicos dependen siempre del usuario.
9. Los autoinjertos epiteliales cultivados, aunque frágiles y muy caros, se han utilizado para proporcionar una cobertura permanente en quemaduras masivas en las que no se dispone de alternativas autólogas.

E. Cuidados intensivos

1. La mayoría de los cuidados intensivos son paralelos a los del paciente traumático (caps. 43 a 51).
2. Los problemas de la unidad de cuidados intensivos (UCI) específicos del paciente quemado son los siguientes:
   a. La presencia de lesiones por inhalación y de quemaduras en la cara y el cuello puede requerir un abordaje más prolongado para el retiro del respirador y la extubación que en otros pacientes traumáticos.
   b. En las quemaduras importantes (>20 % de la SCT), las necesidades de analgesia para los cambios de apósitos dos veces al día y los desbridamientos quirúrgicos secuenciales suelen ser elevados. Las quemaduras son dolorosas.
   c. Un entorno cálido ayudará a evitar la pérdida de calor de las heridas.
   d. El paciente quemado tiene un índice metabólico elevado incluso después de que las heridas estén definitivamente cubiertas; requieren aproximadamente 2 000 kcal/m^2/día y un requerimiento proteico de $\geq$2.0 g/kg/día.
   e. La nutrición enteral es superior al soporte parenteral para mejorar el pronóstico.
   f. La fiebre es común en los pacientes con quemaduras, pero no significa necesariamente que exista una infección.
      i. Si la fiebre va acompañada de trombocitopenia, intolerancia a la alimentación/íleo o hiperglucemia/aumento de las necesidades de insulina, la probabilidad de que una infección sea el origen de la fiebre aumenta considerablemente.
      ii. Los criterios de sepsis no suelen aplicarse a los pacientes con quemaduras graves, ya que muchos pacientes cumplirían inicialmente los criterios debido a la respuesta sistémica a su quemadura.
   g. La hipocalcemia ionizada es común en los pacientes quemados, especialmente durante la reanimación inicial. Esto puede conducir a una disminución de la contractilidad cardíaca, y los niveles deben ser monitorizados en estos pacientes críticos.
   h. Los pacientes con quemaduras graves pueden desarrollar una incapacidad para concentrar la orina y pueden experimentar un aumento obligatorio de la diuresis. Esto suele ocurrir en la fase de cuidados intensivos posterior a la reanimación de su lesión y puede interpretarse erróneamente como un parámetro de perfusión adecuada.

F. Sepsis por quemaduras

1. En general, la colonización bacteriana de la herida no se produce antes de las 72 h siguientes a la lesión. Poco después, se produce la colonización con organismos endógenos y endémicos.
2. Los organismos más comunes que se recuperan de las heridas por quemaduras son *Staphylococcus* sp., estreptococos hemolíticos B, *Pseudomonas aeruginosa*, *Escherichia coli*, *Enterococcus* sp. y *Candida albicans*.
3. **Es preferible realizar el diagnóstico de una infección invasiva (frente a la colonización) mediante una biopsia de la herida de la quemadura y un cultivo cuantitativo que constate más de 10^5 organismos/g de tejido.**
   a. La sepsis temprana de la herida por quemadura (primera semana) suele estar causada por *S. aureus* (mortalidad, ~ 5 %).
   b. La sepsis posterior de la herida por quemadura (7 a 10 días) suele estar causada por *P. aeruginosa* (mortalidad, ~ 20-30 %).
   c. *C. albicans* es otra causa de sepsis posterior de las heridas por quemaduras con un inicio más insidioso (alta mortalidad, ~ 30-50 %).
4. La mejor **prevención y tratamiento** es la aplicación de antibióticos tópicos combinados con el desbridamiento temprano y el injerto de la herida. Los antibióticos sistémicos profilácticos no son eficaces debido a la disminución/ausencia de flujo sanguíneo a la escara de la quemadura.

   Utilizar un tratamiento antimicrobiano específico para las infecciones de las heridas por quemaduras que se sospechen por medio de una exploración clínica y se diagnostiquen mediante una biopsia de la herida con un cultivo cuantitativo. El cuidado de la herida por quemadura también exige el desbridamiento inmediato, o incluso redesbridamiento, si el paciente presenta inestabilidad.

G. Rehabilitación

1. La rehabilitación del paciente quemado es una de las cuestiones clínicas más difíciles de la medicina actual, porque el proceso es de por vida y las cicatrices son permanentes.

2. El tratamiento de las cicatrices y las contracciones implica un abordaje multimodal, con el objetivo de ofrecer una atención de alta calidad a los pacientes con graves complicaciones funcionales y estéticas.
3. La rehabilitación es imperativa, debe comenzar con el ingreso y debe incluir los siguientes componentes:
   a. Cierre temprano de la herida.
   b. Ejercicio.
   c. Colocación y entablillado.
   d. Cuidado de la piel.
   e. Termorregulación.
   f. Apoyo psicológico.
   g. Restauración de la función.
4. El capítulo 24 aborda la rehabilitación tras un traumatismo.

AXIOMAS

- Debe suponerse que los pacientes que sufren quemaduras en un espacio cerrado (p. ej., un edificio, una caravana, un automóvil, etc.) tienen una lesión por inhalación hasta que se demuestre lo contrario.
- La intubación precoz es aconsejable para los pacientes con quemaduras bucofaciales importantes o lesiones por inhalación.
- Las quemaduras a menudo se presentan como lesiones muy graves, pero es imprescindible realizar evaluaciones primarias y secundarias para evaluar los traumatismos no térmicos concurrentes.
- Una vez iniciada la reanimación inicial, los pacientes quemados que cumplan los criterios de la ABA deben ser trasladados a un centro especializado en quemados.
- Los pelos nasales quemados NO están asociados a lesiones por inhalación.
- Las fórmulas para las necesidades de líquidos son guías para la reanimación; una diuresis adecuada es la mejor medida clínica de una reposición adecuada de la volemia.
- El cálculo inicial de la SCT mediante la regla de los nueves está diseñado para ser una estimación solo de las quemaduras de espesor parcial y total.
- El cuidado definitivo de la herida profunda de quemadura de espesor parcial o total suele requerir desbridamiento e autoinjerto de grosor parcial.

Lecturas recomendadas

American Burn Association. www.ameriburn.org

American Burn Association, National Burn Repository 2017. http://ameriburn.org/wp-content/uploads/2018/04/2017_aba_nbr_annual_report_summary.pdf

Greenhalgh DG, Saffle JR, Holmes JH IV, et al. American Burn Association consensus conference to define sepsis and infection in burns: special report. *J Burn Care Res* 2007;28(6):776–790.

Sheridan RL. Burns. *Crit Care Med* 2002;30(Suppl):S500–S514.

UpToDate. https://www.uptodate.com/contents/table-of-contents/general-surgery/trauma-and-burn-surgery

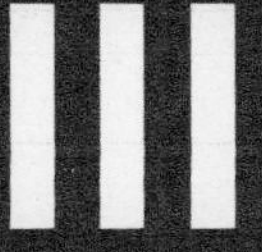

Unidad de cuidados intensivos (UCI)

43

Prioridades en la UCI: atención al paciente traumático adulto

Lily Tung y Niels D. Martin

I. USUARIOS DE LOS CUIDADOS INTENSIVOS QUIRÚRGICOS

A. El objetivo del tratamiento en la UCI del paciente en estado crítico es la reanimación, es decir, el restablecimiento temprano y el mantenimiento de la oxigenación tisular sistémica, la prevención de las lesiones secundarias de los órganos específicos y la prevención/tratamiento de la infección.

B. La mayoría de las muertes tempranas se producen por hemorragia y traumatismo craneoencefálico (TCE). Las muertes tardías suelen ser secundarias a **síndrome de disfunción multiorgánica (SDMO).** La incidencia de SDMO disminuye con una atención de alta calidad en la UCI.

C. Las muertes tardías en la UCI debidas a SDMO suelen deberse a fallos durante el tratamiento de rescate (FTR). El FTR es la probabilidad de muerte tras una complicación y es una medida de la calidad de la atención.

La atención de alta calidad en la UCI en pacientes con lesiones graves requiere conocimientos quirúrgicos, únicos para esta población de pacientes. Los intensivistas quirúrgicos son fundamentales para minimizar los FTR en esta compleja población.

D. La atención multidisciplinar es esencial en la UCI quirúrgica. Además del equipo de traumatología y los intensivistas quirúrgicos, otros miembros vitales del equipo son los farmacéuticos de cuidados intensivos, los nutricionistas quirúrgicos con experiencia en lesiones, los equipos médicos/quirúrgicos subespecializados, los fisioterapeutas y los terapeutas ocupacionales, y el personal enfermero de cuidados intensivos con experiencia en traumatismos.

Los proveedores de práctica avanzada (PPA) funcionan como proveedores de atención primaria en la UCI quirúrgica y ayudan a mantener la adherencia a las directrices y a mantener la continuidad.

II. ADMINISTRACIÓN DE LA UCI

A. Los criterios de ingreso en la UCI dependen de la edad del paciente traumático, la amplitud y gravedad de las lesiones y sus comorbilidades médicas. Los criterios de ingreso en la UCI son específicos de cada institución y se basan en las capacidades variables de todos los entornos. En la tabla 43-1 se sugieren ciertas lesiones y alteraciones fisiológicas que pueden justificar el ingreso (tabla 43-1).

Se acepta el triaje a un entorno de UCI para (1) pacientes con inestabilidad hemodinámica, (2) pacientes con riesgo de deterioro fisiológico, o (3) requisitos de atención que no pueden proporcionarse fuera del entorno de la UCI.

B. Modelos de atención en la UCI

1. En un modelo abierto de atención en la UCI, los pacientes pueden ser tratados de forma independiente por un equipo no intensivista. Los intensivistas pueden ser consultados, pero no es obligatorio. La comunicación entre equipos es esencial para evitar confusiones, ya que las órdenes pueden ser redactadas por cualquier proveedor.
2. En un modelo semicerrado de atención en la UCI, el equipo de la unidad es un consultor obligatorio y trabaja íntimamente con el equipo de cirugía primaria. La coordinación de los cuidados y todas las órdenes son proporcionadas por el equipo de intensivistas. Este es el modelo predominante de cuidados intensivos quirúrgicos.
3. En un modelo cerrado de atención en la UCI, el equipo de la unidad es el equipo principal y el equipo quirúrgico funciona como consultor. En este modelo, la UCI determina todos los cuidados del paciente.

III. SISTEMAS DE ÓRGANOS

A. Sistema neurológico. El TCE es una de las principales causas de mortalidad precoz en los pacientes con traumatismos contusos. En los pacientes con TCE, hay que minimizar cualquier lesión cerebral secundaria por hipoperfusión, hipoxemia, hipercarbia o hipertermia. Mientras que el cerebro no lesionado puede autorregularse para mantener una perfusión cerebral adecuada, muchos pacientes con TCE pierden esta capacidad. La prevención de la fiebre (mantener la temperatura <38 °C) en los pacientes con TCE mejora el pronóstico; por otro lado, la hipotermia terapéutica no es claramente beneficiosa.

TABLA 43-1	Criterios de ingreso en la UCI postraumática

Lesiones
- Traumatismos multisistémicos
- TCE grave (GCS ≤8)
- Lesión cerebral leve-moderada en pacientes anticoagulados (p. ej., ácido acetilsalicílico, warfarina)
- Lesión medular cervical
- Contusión pulmonar moderada, tórax inestable
- Traumatismos faciales o cervicales con afectación de la vía aérea
- Reparación de lesiones vasculares importantes
- Fractura pélvica con hemorragia retroperitoneal o inestabilidad ósea
- Traumatismo cardíaco contuso con arritmia o hipotensión
- Lesiones por aplastamiento
- Quemaduras graves (>20 % SCT, quemaduras faciales)
- Inhalación de humo
- Lesiones de órganos sólidos de alto grado (hígado o bazo de grado III-V)
- Extremos de edad
- Anticoagulación en curso

Problemas
- Insuficiencia o insuficiencia respiratoria que requiere ventilación mecánica
- Choque continuo o inestabilidad hemodinámica
- Reanimación con sangre o líquidos (rehidratación) masivas
- Déficit de base (>5)
- Hipotermia
- Convulsiones
- Embarazo

Lesiones o problemas postraumáticos adecuados para el seguimiento de los cuidados intermedios[a,b]
- Lesiones aisladas de hígado o bazo (especialmente de grado I-II)
- Traumatismo torácico no complicado
- Fracturas costales aisladas o contusión pulmonar con oxigenación y ventilación adecuadas
- Lesión medular inferior (torácica o lumbar) aislada con hemodinámica estable
- TCE leve (GCS 9-14)
- Lesiones leves con riesgo de síndrome de abstinencia alcohólica
- Lesiones vasculares aisladas en las extremidades

[a]Considerar la logística local y las capacidades del personal de planta de la institución.

[b]Los pacientes ≥65 años con comorbilidad o cualquier inestabilidad hemodinámica deben ser considerados para su ingreso en la UCI.

GCS, puntuación en la escala de coma de Glasgow; SCT, superficie corporal total; TCE, traumatismo craneoencefálico; UCI, unidad de cuidados intensivos.

1. **Seguimiento y respuestas al tratamiento**
   a. **Sedación, delirio y control del dolor.**
      i. Escalas de evaluación:
         a) Escala de Coma de Glasgow (GCS, *Glasgow Coma Scale*).
         b) Escala de agitación y sedación de Richmond (RASS, *Richmond Agitation Sedation Score*), con un objetivo de –2 a 0.
         c) Método para la evaluación de la confusión en la UCI (CAM-ICU, *Confusion Assessment Method for the ICU*) para evaluar el delirio con un objetivo de CAM-ICU negativo.
         d) Herramienta de observación del dolor en cuidados intensivos (CPOT, *Critical Care Pain Observation Tool*), con un objetivo de 0 a 2.

ii. Los sedantes deben ser de acción corta y titulados según una escala (p. ej., RASS), con vacaciones diarias de sedación para controlar la posibilidad de destete o extubación, así como para controlar cualquier nuevo déficit neurológico.
iii. Utilizar el control multimodal del dolor para minimizar los narcóticos y maximizar el éxito. Cuando la administración oral y la intravenosa (IV) sean insuficientes, o si el paciente tolera los opioides, considerar la posibilidad de consultar a un anestesiólogo o a un especialista en dolor para posibles alternativas.
iv. Controlar la abstinencia de alcohol mediante los protocolos MINDS (*Minnesota Detoxification Scale*) o *Clinical Institute Withdrawal Assessment for Alcohol* (CIWA).

b. **Indicaciones para la monitorización de la presión intracraneal (PIC).** Las directrices de la Brain Trauma Foundation recomiendan la monitorización de la PIC en pacientes con:
i. GCS ≤8 con tomografía computarizada (TC) anómala.
ii. GCS ≤8 con TC normal y 2 de los siguientes: edad superior a 40 años, presión arterial sistólica (PAS) inferior a 90 mm Hg, o postura.
iii. GCS 9 a 12 con TC anómala si el paciente será sometido a una cirugía prolongada por otras lesiones.

c. **Objetivos.** PIC normal de 5 mm Hg a 15 mm Hg.
i. Mantener la PIC por debajo de 20 mm Hg.
ii. La PIC también puede utilizarse para medir la presión de perfusión cerebral (PPC). La PPC es la presión arterial media (PAM) menos la PIC.
iii. Los objetivos de la PPC deben ser superiores a 50 mm Hg a 70 mm Hg.

d. **Opciones de monitorización.**
i. **Tornillo subdural (perno).** Se encuentra dentro del espacio subdural; solo diagnóstico.
ii. **Drenaje ventricular externo (DVE).** Se sitúa en el ventrículo lateral.
a) Diagnóstico.
b) Terapéutico: se utiliza para drenar el líquido cefalorraquídeo (LCR) y disminuir la PIC.

e. **Tratamientos o intervenciones para la PIC elevada.**
i. Elevación de la cabecera de la cama al menos 30°.
ii. Sedación.
iii. Manitol o solución salina hipertónica (SSH).
a) La SSH es preferible en los traumatismos con hipovolemia concurrente.
b) El manitol puede empeorar la hipovolemia; además, genera taquifilaxia final.
iv. Drenaje de LCR a través de DVE.
v. Bloqueo neuromuscular, barbitúricos.
a) El tratamiento con dosis elevadas de barbitúricos (coma barbitúrico) se reserva para los pacientes con hipertensión intracraneal resistente.
vi. Descompresión quirúrgica.
vii. Hiperventilación (objetivo de presión parcial arterial de dióxido de carbono [P_aCO_2] entre 25-35 mm Hg).
a) **No se recomienda** más allá de los hallazgos de hernias manifiestas porque los efectos de la vasoconstricción cerebral son transitorios.
b) Disminuye el flujo sanguíneo cerebral por la vasoconstricción que provoca una lesión cerebral secundaria.

f. Para limitar las lesiones cerebrales secundarias, **evitar:**
i. Hipotensión o hipoperfusión manteniendo las PAM altas y la PIC baja para mantener una PPC objetivo superior a 50 mm Hg a 70 mm Hg.
ii. Hipoxemia al mantener una saturación arterial de oxígeno (SaO_2) superior al 92 %.
iii. Tratamiento de la hipertermia mediante el uso de:
a) Antipiréticos.
b) Métodos de refrigeración pasiva (bolsas de hielo y mantas refrigerantes).
c) Métodos de refrigeración activa:
1) Líquidos intravenosos refrigerados.
2) Catéteres venosos por contracorriente.
3) Instilación de líquidos fríos en cavidades corporales.
4) Uso de líquidos fríos durante la diálisis o la derivación cardiopulmonar.

g. Controles neurológicos frecuentes, tanto por parte del personal enfermero como de los médicos, para evaluar la existencia de sensaciones o movimientos anómalos.

h. Consulta de neurocirugía, si procede.

2. **Profilaxis**

a. En los pacientes con hemorragia intracraneal, administrar profilaxis para las convulsiones a corto plazo (7 días). No se ha constatado que una profilaxis de mayor duración sea beneficiosa.

b. Los fármacos para la profilaxis de las convulsiones a corto plazo son el levetiracetam o la fenitoína/fosfenitoína. La fenitoína requiere monitorización cardíaca; el levetiracetam no.

c. Los pacientes de bajo riesgo pueden no requerir profilaxis anticonvulsiva; consultar a un neurocirujano.

3. Enfermedades frecuentes

a. Tratamiento inicial de la hemorragia intracraneal (v. cap. 30)

i. Consulta a neurocirugía.

ii. Repetir la TC de la cabeza en 6 h, antes si hay cambios neurológicos.

iii. Iniciar la profilaxis para las convulsiones.

iv. Corregir cualquier coagulopatía.

b. Tipos de hemorragia intracraneal:

i. Epidural: forma lenticular o convexa en la TC. Los pacientes suelen presentar una pérdida de conciencia seguida de un **intervalo lúcido**, y luego un deterioro. Suele ser secundaria a un desgarro de la arteria meníngea media.

ii. Subdural: un área de sangrado en forma de medialuna en la TC. Suele ser secundaria a un desgarro de las venas emisarias. La hemorragia intracraneal **más común** tras un traumatismo.

iii. Subaracnoidea: sangre en los surcos y fisuras en la TC. Pronóstico de un traumatismo, rotura de aneurisma o malformación arteriovenosa.

c. Traumatismo craneoencefálico, conmoción cerebral

i. El TCE es una lesión que interrumpe el funcionamiento normal del cerebro.

ii. Leve (GCS ≥ 13), moderado (GCS 9 a 12) o grave (GCS ≤ 8).

iii. La conmoción cerebral es un TCE leve sin hallazgos intracraneales en los estudios de imagen.

d. Lesión axónica difusa (LAD)

i. La LAD es una lesión cerebral muy grave secundaria a fuerzas de cizallamiento traumáticas. En los estudios de imagen se observa como múltiples lesiones focales en la unión de la materia gris y blanca. La resonancia magnética (RM) es más sensible que la TC. El tratamiento es de apoyo.

e. Diásquisis medular frente a choque neurógeno

i. *Diásquisis medular*: no es una forma de choque verdadero, sino más bien una arreflexia temporal que se produce tras una lesión medular. Puede durar de horas a semanas. El tratamiento es de apoyo.

ii. *Choque neurógeno*: hipotensión, bradicardia, vasodilatación periférica. Secundario a la disfunción autónoma y a la pérdida del tono simpático. Suele producirse cuando la lesión es a nivel de T6 o superior. Mantener la euvolemia y añadir un vasoconstrictor si es necesario.

4. Consideraciones especiales

a. Muerte cerebral

i. El paciente debe estar normotérmico, sin alteraciones metabólicas graves, intoxicación, parálisis farmacológica, hipotensión significativa o tener alguna enfermedad que pueda simular una muerte cerebral, como una enfermedad neuromuscular grave.

ii. En lo que respecta a la institución, el examen habitual de la muerte cerebral suele implicar dos exploraciones clínicas separadas por 6 h para los pacientes ≥ 18 años, y por 12 h para los ≤ 18 años.

iii. Para que una exploración se considere positiva para muerte cerebral, cada una de estas debe confirmar el coma, la ausencia de reflejos del tronco del encéfalo y la apnea.

iv. Se requieren datos de confirmación cuando:

a) Los traumatismos faciales graves o las deformidades preexistentes impiden la evaluación de los reflejos del tronco del encéfalo.

b) La prueba de apnea no puede realizarse o es indeterminada.

c) Se desconoce la causa del coma.

d) Los fármacos sedantes dificultan la interpretación de la exploración.

En estos casos, para los datos de confirmación se prefiere la exploración del flujo sanguíneo con isótopos nucleares. Otras opciones son la angiografía cerebral con catéter de cuatro vasos, el electroencefalograma (EEG) del protocolo de muerte cerebral o potenciales evocados somatosensoriales (PESS).

b. Identificación de donantes de órganos (v. cap. 50).

i. Los pacientes o sus representantes o apoderados pueden decidir donar órganos después de la muerte.

ii. Los órganos con una función mínima pueden ser considerados para el trasplante. A menos que el paciente o su representante ya hayan rechazado la donación de órganos, debe contactarse con la organización local que coordina la donación de órganos para todos los pacientes en estado terminal.

iii. Para evitar cualquier malentendido o conflicto de intereses, es preferible que el representante de la recuperación de órganos se dirija al paciente o a su familia para hablar de la donación de órganos.

B. Aparato cardiovascular (*v.* cap. 45)

1. Monitorización

a. Determinar los criterios de valoración de la reanimación para establecer una euvolemia oportuna y una perfusión sistémica adecuada. Los criterios de valoración comunes de la reanimación se enumeran en la tabla 43-2.

b. Medidas del gasto cardíaco (GC)

i. Ritmo cardíaco, presión arterial, trazado de vía arterial

a) Indicado para cirugías prolongadas (>4 h), hemodinámica inestable, tratamiento vasopresor, toma de muestras de sangre frecuente, valoración de medicamentos para la presión arterial de acción corta.

ii. Variación de la presión del pulso (VPP), variación del volumen sistólico (VVS), índice del volumen sistólico (IVS)

a) El trazado de la vía arterial puede utilizarse para medir la VPP.

TABLA 43-2 Directrices para los criterios de valoración de la reanimación de la Eastern Association for the Surgery of Trauma

Criterios de valoración de la reanimación

El objetivo de la reanimación es eliminar la deuda de oxígeno y la acidosis tisular y restablecer el metabolismo aeróbico normal en todos los lechos tisulares. Aunque esto puede reflejarse en la normalización de las constantes vitales, los pacientes traumáticos pueden experimentar un choque compensado. El choque compensado es la continuación de la hipoperfusión oculta que podría conducir a disfunción orgánica y muerte a pesar de la normalidad de los signos vitales. Los criterios de valoración de la reanimación pueden ayudar a identificar a los pacientes en choque compensado, pero el juicio clínico debe seguir utilizándose en todo momento.

A. Suministro de oxígeno: la posibilidad de que el paciente alcance valores normales (índice cardíaco [IC] $\geq$4.5 L/min/m^2, suministro de O_2 $\geq$600 mL/min/m$_2$, consumo de O_2 $\geq$170 mL/min/m^2) se correlaciona con una mayor probabilidad de supervivencia (nivel 1).

B. Las concentraciones iniciales de lactato pueden utilizarse para determinar la necesidad de reanimación adicional (nivel 1). Tanto las concentraciones iniciales como el tiempo de normalización se correlacionan con el riesgo de síndrome de disfunción multiorgánica (SDMO) y muerte. El objetivo es normalizar el lactato en 24 h. Sin embargo, actualmente no hay datos que sugieran que el uso del lactato como criterio de valoración de la reanimación mejore la supervivencia (nivel 2).

C. Déficit de base: el déficit de base inicial puede utilizarse para determinar la necesidad de reanimación adicional (nivel 1). El déficit basal inicial y el tiempo hasta la normalización se correlacionan con la necesidad de transfusión y el riesgo de SDMO y muerte. Sin embargo, actualmente no hay datos que sugieran que el uso del déficit de base como criterio de valoración de la reanimación mejore la supervivencia. La intoxicación por etanol, las convulsiones, la sepsis, la acidosis metabólica preexistente o la administración de bicarbonato sódico deben tenerse en cuenta al utilizar el déficit de bases como criterio de valoración de la reanimación (nivel 2). Algunos estudios sugieren que las concentraciones séricas de bicarbonato pueden utilizarse como sustitutos del déficit de bases (nivel 3).

D. Saturación venosa de oxígeno (SvO_2): en teoría, los niveles de SvO_2 reflejan la adecuación del suministro de O_2 a los tejidos. Aunque no hay diferencias en la mortalidad del SDMO, el objetivo debe ser mantener la SvO_2 $\geq$70%.

E. El índice de volumen telediastólico (IVTD) del ventrículo derecho es un mejor indicador de la precarga adecuada que la presión venosa central (PVC) o la presión de enclavamiento capilar pulmonar (PECP) (nivel 3).

F. Las mediciones de **O_2 o CO_2 tisular** pueden utilizarse para identificar a los pacientes que requieren reanimación adicional (nivel 3).

Reimpreso de Tisherman SA, Barie P, Bokhari F, y cols. Clinical practice guideline: endpoints of resuscitation. *J Trauma* 2004;57(4):898-912, con autorización.

b) Una VPP superior al 12 % sugiere que el paciente responderá a los líquidos, entre el 8 % y el 12 % es equívoco, y menos del 8 % sugiere euvolemia.
c) Las limitaciones de la VPP son las siguientes: requiere un modo de ventilación controlado, un volumen corriente suficiente para mostrar un cambio en el volumen cerebrovascular, ritmo sinusal y ausencia de fallo ventricular derecho.
d) La VVS y el IVS son variaciones de la VPP.

iii. **Bioimpedancia**
a) Utilizando electrodos colocados externamente, la impedancia (resistencia eléctrica) se utiliza para medir el flujo sanguíneo y extrapolar la función cardíaca.
b) Las limitaciones incluyen la colocación del cable y la posición del paciente. El flujo anómalo, como la regurgitación valvular, las derivaciones o las grandes malformaciones arteriovenosas (AV), alterarán las lecturas.

iv. **Ecografía**
a) No invasiva.
b) Evaluar la respuesta a los líquidos, los vasopresores y la función cardíaca básica.
c) El estado del volumen y la respuesta a los líquidos se determinan observando la variación del diámetro de la vena cava inferior (VDVCI). Al igual que la VPP, está limitada por los patrones respiratorios irregulares.
d) El tamaño y la función del ventrículo izquierdo (VI) pueden ayudar a determinar el estado del volumen. La hipovolemia se manifiesta por la aposición papilar o el estrechamiento de la vía de salida. La ecografía también puede utilizarse para medir la VVS.
e) La contractilidad cardíaca puede guiar la reanimación y el uso de vasopresores o inótropos.

v. **Monitor Doppler esofágico**
a) Se coloca en el esófago un catéter blando con una punta de sonda de flujo. Mide la velocidad del flujo sanguíneo en la aorta descendente y permite calcular el GC y el volumen del latido.
b) La precisión depende de la posición.

vi. **Monitorización de la presión venosa central (PVC)**
a) Permite la medición de la presión de la aurícula derecha y, por tanto, infiere el volumen telediastólico del ventrículo derecho. Estima el volumen y el llenado del VI.
b) La tendencia de la PVC es valiosa; los extremos pueden indicar hipo o hipervolemia.
c) Depende del volumen sanguíneo, el tono venoso, la función del ventrículo derecho (VD), la resistencia vascular periférica (RVP), la hipertensión pulmonar y la insuficiencia cardíaca congestiva (ICC).

vii. **Catéter de la arteria pulmonar (CAP)**
a) El CAP mide las presiones del lado derecho y evalúa el corazón derecho.
b) La presión de oclusión de la arteria pulmonar (POAP) estima la presión de la aurícula izquierda, se aproxima a la presión diastólica final del ventrículo izquierdo (PDFVI), que refleja el volumen telediastólico del ventrículo izquierdo (VTDVI), que a su vez representa la precarga.
c) La termodilución utiliza los cambios de temperatura tras inyectar una solución más fría en la aurícula derecha del corazón para calcular el GC.
d) La resistencia vascular sistémica (RVS) y la RVP se calculan a partir de las mediciones del GC, la PVC y la PAM.
e) Debido a la complejidad de su interpretación, no está claro si los CAP disminuyen la morbilidad o la mortalidad.
f) Útil en pacientes con cardiomiopatía, disfunción cardíaca grave o falta de respuesta inesperada a la terapia con líquidos.
g) Inexacto con estenosis mitral, presión positiva telespiratoria (PEEP, *positive end-expiratory pressure*) elevada (> 10 cm H_2O), cambios en la distensibilidad del VI (p. ej., infarto de miocardio [IM], derrame pericárdico, aumento de la poscarga), hiperinsuflación del globo, mala posición del catéter o hipertensión pulmonar.
h) Las complicaciones incluyen infección (2 % al 5 %), hemo o neumotórax (2-5 %), migración (5-10 %) y arritmias (10-15 %).

Existen otras complicaciones menos frecuentes: anudamiento del catéter, lesiones valvulares, endocarditis, embolia pulmonar, infarto pulmonar y rotura de la arteria pulmonar (< 0.1 %).

viii. **Acidosis láctica**
a) Común y multifactorial en el traumatismo.

b) Entre las causas se incluyen choque, isquemia, respuesta metabólica al traumatismo o hipotermia.
c) La eliminación de la acidosis láctica se asocia a un aumento de la mortalidad, especialmente en los adultos mayores.
d) Reanimación insuficiente y hemorragias continuas son las causas comunes de la acidosis láctica que no se corrige en el paciente traumático.

2. **Profilaxis**
   a. **β-bloqueadores.**
      i. Reiniciar a los pacientes con β-bloqueadores crónicos tan pronto como sea posible, aunque sea a una dosis menor, para reducir el riesgo de IM peritraumático, especialmente entre los pacientes de edad avanzada.
      ii. Los β-bloqueadores disminuyen la mortalidad en pacientes con TCE grave.
      iii. Los β-bloqueadores pueden disminuir el catabolismo observado en los pacientes quemados.
      iv. Los β-bloqueadores en pacientes sin tratamiento previo, más allá de las poblaciones mencionadas, puede ser perjudicial.
   b. **Estatinas.**
      i. Reanudar el tratamiento con estatinas lo antes posible después del traumatismo, ya que disminuyen el riesgo de IM peritraumático.
      ii. Si no está indicado, no debe iniciarse el tratamiento con estatinas en pacientes sin tratamiento previo.
   c. **Medicación en el domicilio.**
      i. Reanudar el tratamiento con fármacos antiplaquetarios (es decir, ácido acetilsalicílico [aspirina], clopidogrel o ticagrelor) en cuanto se controle la hemorragia.
      ii. Reanudar la anticoagulación una vez que el paciente esté estable y no haya hemorragias. Es imprescindible consultar al servicio de cirugía.
      iii. Reiniciar el tratamiento con otras medicaciones domiciliarias, como inhibidores de la enzima convertidora de angiotensina (ECA) o antagonistas de los receptores de la angiotensina (ARA), cuando el paciente esté más cerca del alta, ya que influyen en el estado hídrico y pueden contribuir a lesión renal aguda (LRA) si el paciente no ha recibido una reanimación adecuada.
3. **Enfermedades frecuentes**
   a. **Arritmias.**
      i. **Taquicardia sinusal.**
         a) La causa más común en los traumatismos es la hipovolemia por hemorragia.
         b) El dolor, también frecuente, debe ser un diagnóstico de exclusión.
         c) La taquicardia es más común en pacientes jóvenes con una respuesta simpática significativa al traumatismo.
         d) Los β-bloqueadores pueden ocultarla, especialmente en los adultos mayores.
      ii. **Fibrilación auricular (FA).** Más común después de la taquicardia sinusal.
         a) **Etiología.**
            1) Sobredistensión auricular por hipervolemia.
            2) Inflamación o infección. Puede ser secundaria a una inflamación cerca del pericardio (p. ej., neumonía).
            3) Anomalías electrolíticas.
         b) **Tratamiento.**
            1) El tratamiento depende de la estabilidad hemodinámica y de la presencia de FA con respuesta ventricular rápida (RVR).
            2) En el caso de FA de nueva aparición en el contexto de una lesión aguda, estos pacientes rara vez requieren un tratamiento médico a largo plazo para la afección.
            3) Inestable con RVR.
               i) Tratar con cardioversión eléctrica sincrónica.
            4) Si el paciente está despierto, sedar, controlar la hipotensión y la posibilidad de paro cardíaco.
            5) Estable, pero con RVR.
               i) Control de la frecuencia con β-bloqueadores, amiodarona, antagonistas del calcio o digoxina (inicio más lento).
            6) Estable (sin síntomas, sin hipotensión).
               i) La FA de nueva aparición suele volver al ritmo sinusal tras la resolución del factor desencadenante.
               ii) La anticoagulación después del alta no es necesaria.
            7) Si el paciente no puede recuperar el ritmo sinusal en las 48 h siguientes a la aparición de la FA.

i) Iniciar la anticoagulación para reducir el riesgo de embolia.
ii) La cardioversión puede hacer que un trombo cardíaco pase a los pulmones o el cerebro.

iii. **Taquicardia supraventricular** (taquicardia rápida, regular y de complejo QRS estrecho [<0.12 ms]).
a) Diagnosticar el ritmo en el electrocardiograma (ECG).
b) Considerar adenosina para disminuir el ritmo y ayudar al diagnóstico.
1) La taquicardia supraventricular por reentrada finalizará.
2) Otras taquiarritmias se ralentizarán para el diagnóstico.
3) No utilizar adenosina si el ritmo es irregular o superior a 250 lat/min.

b. **Vasoplejía.**
i. Titular los vasopresores a la perfusión si el paciente ha recibido una reposición de la volemia adecuada, pero sigue hipotenso.
ii. Seleccionar un vasopresor en función de las necesidades del paciente y dirigido a diferentes receptores (α o β).
iii. Los vasopresores más utilizados son la norepinefrina, la epinefrina, la fenilefrina, la dobutamina y la vasopresina (tabla 43-3).
iv. Angiotensina II. Aumenta la presión sanguínea en pacientes que ya estaban con vasopresores, pero que siguen en choque vasodilatador. Es necesario realizar más estudios, ya que no se ha utilizado para determinar la mortalidad.

c. **Urgencias hipertensivas: etiología.**
i. Los pacientes posquirúrgicos o postraumáticos pueden desarrollar hipertensión secundaria a estados hiperadrenérgicos, sobrecarga de volumen, dolor o agitación.
ii. La mayoría de estos casos no son peligrosos y no requieren un tratamiento antihipertensivo inmediato.
iii. Tratar las causas de la hipertensión.
iv. Tratar la hipertensión inmediatamente si:
a) Sección transversal aórtica aguda.
b) Disección y hemorragia en curso incluso con hipotensión permisiva.
c) La hipertensión se asocia a un aumento de la PIC, a menos que comprometa la PPC.

d. **Tratamiento.**
i. Los fármacos antihipertensivos en el entorno de la UCI aguda incluyen la titulación de nitroprusiato, labetalol y nicardipino para mantener la PAS por debajo de 160 mmHg a 180 mmHg.

e. **Paro cardíaco**
i. Iniciar el soporte vital cardíaco avanzado (SVCA o, por sus siglas en inglés, ACLS).
ii. Abordar las causas subyacentes.
a) **5T** (empaquetamiento cardíaco (*tamponade*), neumotórax a tensión, toxinas, trombosis pulmonar, trombosis cardíaca).
b) **5H** (hipoxia, hipovolemia, ion hidrógeno [acidosis], hipo/hipercalemia, hipotermia).

f. **Lesión cardíaca contusa (cerrada).**
i. Descartar con un ECG y troponinas normales (valor predictivo negativo [VPN] 100 %).
ii. Descartar disecciones coronarias con ECG y troponinas normales.
iii. Sospechar de una lesión valvular si el paciente tiene una cardiopatía subyacente y está en choque cardiógeno. Evaluar con ECG.

TABLA 43-3 Vasopresores comunes y actividad receptora

Vasopresor	Agonista α	Agonista β_1	Agonista β_2	Agonista del receptor V
Epinefrina	+++	+++	++	Ninguna
Norepinefrina	+++	++	Ninguna	Ninguna
Fenilefrina	+++	Ninguna	Ninguna	Ninguna
Vasopresina	Ninguna	Ninguna	Ninguna	+++
Dobutamina	+	+++	++	Ninguna

C. **Aparato respiratorio**
   1. **Monitorización**
      a. **Oximetría de pulso.**
         i. Obligatorio en todos los pacientes de una UCI.
         ii. Inexacto cuando la saturación es inferior al 70 %.
         iii. El objetivo es mantener más del 92 %, más del 88 % si se trata de una enfermedad pulmonar obstructiva crónica (EPOC); más allá de las lesiones cerebrales, no hay que buscar «saturaciones normales» del 98 % o más para evitar los daños de la hiperoxia.
         iv. Colocar los sensores de oximetría en los dedos, los lóbulos de las orejas y la frente.
         v. Disminución de la precisión con alguno de los siguientes elementos: hipotermia, hipotensión, hipovolemia, vasculopatía periférica, vasopresores, luz ambiental, esmalte de uñas oscuro, movimiento.
         vi. La carboxihemoglobina desencadena un falso aumento de la saturación de oxígeno al absorber la luz reflejada en la misma longitud de onda que la oxihemoglobina.
      b. **Capnografía.**
         i. Permite medir la concentración de CO_2 en el aire espirado, más fiable en pacientes con respiración asistida.
         ii. El CO_2 telespiratorio ($EtCO_2$) se aproxima a las concentraciones de aire alveolar.
         iii. Importante medida de seguridad:
            a) Confirmar la correcta colocación de la intubación, monitorizar la reanimación (como criterio indirecto de valoración del gasto cardíaco), destete del respirador (tabla 43-4).
            b) **La disminución repentina o la pérdida del $EtCO_2$** se observa en estados de gasto cardíaco bajo, desconexión del respirador y embolia pulmonar (desajuste repentino de V/Q).

TABLA 43-4 Cambios en el CO_2 telespiratorio ($EtCO_2$)
Aumento del $EtCO_2$
Disminución de la ventilación alveolar
Reducción de la frecuencia respiratoria
Reducción del volumen corriente
Aumento del espacio muerto de los equipos
Aumento de la producción de CO_2
Fiebre
Hipercatabolismo
Exceso de ingesta de hidratos de carbono
Aumento de la concentración inspirada de CO_2
CO_2 absorbente agotado
Aumento del CO_2 en el aire inspirado
Reinspiración del aire espirado
Disminución del $EtCO_2$
Aumento de la ventilación alveolar
Aumento de la frecuencia respiratoria
Aumento del volumen corriente
Disminución de la producción de CO_2
Hipotermia
Estado hipocatabólico
Aumento del espacio muerto alveolar
Disminución del gasto cardíaco
Embolia pulmonar (coágulo, aire, grasa)
Presión positiva telespiratoria (PEEP) elevada
Error de muestreo
Aire en origen (señal nula o disminuida)
Agua en origen (ausencia o disminución de la señal)
Volumen corriente inadecuado (señal nula o disminuida)
Desconexión del monitor del tubo (sin señal)
Vía aérea no en la tráquea (p. ej., intubación esofágica) (sin señal)

c) Disminución gradual del $EtCO_2$ asociada a hipovolemia.

iv. Si se usa con saturación de O_2, puede ser posible el destete sin necesidad de gasometría arterial.

v. Un gradiente $EtCO_2$-P_aCO_2 superior a 13 mmHg tras la reanimación se asocia a un aumento de la mortalidad relacionada con el traumatismo.

c. **Espectroscopia de infrarrojo cercano.**

i. Método no invasivo para aproximar la presión parcial de oxígeno (pO_2) en tiempo real utilizando luz reflejada para medir la saturación tisular de oxígeno (StO_2) en la microcirculación del músculo esquelético. Se correlaciona con el índice de aporte de oxígeno (DO_2I), el déficit de base y el lactato sérico; sin embargo, las mediciones son más precisas para una StO_2 superior al 70 %.

2. **Etiologías de la insuficiencia respiratoria en la UCI**

a. **Traumatismo torácico.**

i. Las contusiones pulmonares y las fracturas costales múltiples, con o sin tórax inestable, pueden provocar una insuficiencia respiratoria aguda en la UCI.

a) Las contusiones pulmonares pueden no verse en la radiografía de tórax inicial; pueden «florecer» en las 48 h a 72 h posteriores al traumatismo.

b) Utilizar los líquidos con criterio para evitar hipervolemia y edema pulmonar.

c) Las fracturas costales causan dolor y rigidez muscular antiálgica de la pared torácica, lo que provoca hipoventilación, atelectasia y una mayor necesidad de intubación y ventilación mecánica.

1) Debe considerarse la analgesia epidural.

2) Puede considerarse la posibilidad de colocar una placa/fijar las costillas.

ii. Las lesiones graves de la vía aérea, como las lesiones traqueales o bronquiales, pueden dificultar el manejo del paciente traumático en la UCI.

a) Los signos de lesiones de la vía aérea incluyen enfisema subcutáneo, fuga de aire persistente a pesar de la colocación de drenajes torácicos adecuados, neumomediastino o hemoptisis.

b) Las lesiones traqueales son más frecuentes en el cuarto anillo traqueal o por encima de este.

c) La lesión traqueal mediastínica suele producirse a menos de 2.5 cm de la carina.

d) Para evaluar estas lesiones se utiliza la broncoscopia.

e) Por lo general, es necesario un tratamiento quirúrgico.

1) Considerar el tratamiento con bloqueadores bronquiales para mantener el intercambio de gases.

2) Minimizar las presiones en la vía aérea.

b. **Neumonitis por aspiración.**

i. Afección subestimada en los traumatismos.

a) Los factores de riesgo son: lesiones maxilofaciales, alteración de la conciencia, ventilación manual intensiva, intubación nasogástrica e intubación endotraqueal.

b) La aspiración suele producirse en el momento del traumatismo, antes de la llegada de los primeros intervinientes.

c) Puede dar lugar a hipoxemia secundaria a la obstrucción de la vía aérea o a una lesión pulmonar aguda por el propio ácido.

d) Dos terceras partes de los pacientes desarrollan una neumonitis química.

1) No evoluciona a neumonía.

2) Tratar con cuidados de apoyo; no se requieren antibióticos.

c. **Síndrome de dificultad respiratoria del adulto (SDRA) (*v.* cap. 47).**

i. **Definición.** Hipoxemia en el contexto de infiltrados pulmonares bilaterales difusos y no debida a insuficiencia cardíaca (POAP < 18 mmHg) o a una disminución de la distensibilidad pulmonar (criterios de Berlín):

a) Relación P_aO_2:fracción de oxígeno en el aire inspirado (FiO_2) inferior a 300: SDRA leve.

b) Relación P_aO_2:FiO_2 inferior a 200: SDRA moderado.

c) Relación P_aO_2:FiO_2 inferior a 100: SDRA grave.

ii. **Etiología.** Sepsis, fracturas múltiples de huesos largos, fracturas pélvicas, transfusión masiva, contusiones pulmonares, cuasiahogamiento, pancreatitis aguda.

iii. **Fisiopatología.** El SDRA es una respuesta inflamatoria sistémica que activa los fagocitos circulantes:

a) Se adhieren al endotelio pulmonar e invaden el espacio intersticial.

b) La activación de los fagocitos y la desgranulación amplifican la respuesta inflamatoria.

iv. **Tratamiento.** De apoyo; véase la tabla 43-5 para el manejo del respirador, con el objetivo de volúmenes corrientes más bajos (6 mL/kg).

d. **Lesión medular cervical.**

i. La lesión medular torácica alta o cervical aislada puede provocar la desnervación de los músculos respiratorios y el deterioro de la función pulmonar.

a) Las lesiones más elevadas provocan una mayor pérdida de fuerza de los músculos respiratorios; el diafragma y los músculos intercostales (músculos accesorios).

b) La alteración o parálisis del diafragma puede producirse en las fracturas de C3 a C5.

c) El deterioro respiratorio puede no ser evidente al principio.

d) Vigilar de cerca los signos de descompensación por la progresión de la lesión medular, el desacondicionamiento o una limpieza inadecuada del árbol traqueobronquial.

TABLA 43-5 Resumen del protocolo para la institución de ventilación mecánica en caso de LPA/SDRA
Ajustes iniciales del respirador
Utilizar inicialmente un modo controlado por volumen para asegurarse de que se suministra V_c.
Utilizar inicialmente V_c de 8 mL/kg; reducir 1 mL/kg/2 h hasta alcanzar 6 mL/kg. V_c mínimo, 4 mL/kg.
Ajustar la frecuencia del respirador a 12-20 resp/min.
Establecer la frecuencia máxima del respirador en 35 resp/min.
Posteriormente, ajustar el respirador en función de los objetivos de pH arterial (7.25-7.45), la frecuencia del respirador y la presión *plateau* (meseta) al final de la inspiración (P_{plat}) (<30 cm H_2O).
Medir el pH arterial al ingresar en la UCI, cada mañana, y 15 min después de cada cambio en la frecuencia respiratoria o V_c.
Controlar la alcalemia mediante la disminución de la frecuencia del respirador en al menos 2 resp/min.
Manejar la acidemia leve (pH 7.15-7.25) mediante el aumento de la frecuencia del respirador hasta que el pH >7.25 o la presión parcial arterial de dióxido de carbono ($PaCO_2$) <25 mm Hg hasta 35 resp/min. Si la frecuencia del respirador es >35 o la $PaCO_2$ <25 mm Hg, administrar $NaHCO_3$.
Controlar la acidemia grave (pH <7.15) mediante el aumento de la frecuencia del respirador hasta 35 resp/min. Si la frecuencia del respirador es >35 y el pH es <7.15 y se ha administrado $NaHCO_3$, aumentar el V_c en incrementos de 1 mL/kg hasta que el pH sea >7.15. Puede ser necesario superar el objetivo de P_{plat} en estas afecciones.
Mantener P_{plat} <30 cm H_2O. Medir la P_{plat} al menos cada 8 h, y 5 min después de cada cambio de presión positiva telespiratoria (PEEP) o V_c, y con mayor frecuencia cuando sea probable que se produzcan cambios en la distensibilidad pulmonar. La medición precisa de la P_{plat} requiere que el paciente no se mueva ni tosa.
Si no puede medirse la P_{plat} debido a una fuga de aire, sustituir la presión inspiratoria máxima.
Establecer los rangos objetivo para la presión parcial arterial de oxígeno (PaO_2) en 55-80 mm Hg, o la saturación arterial de oxígeno (SaO_2) >88 %. La combinación de PEEP y fracción de oxígeno en el aire inspirado (FiO_2) es discrecional si FiO_2 <0.45.
Al aumentar la PEEP por encima de 10 cm de H_2O, aumentar en incrementos de 2-5 cm hasta un máximo de 35 cm de H_2O hasta alcanzar los rangos objetivo de PaO_2. Reducir la PEEP al nivel anterior de PEEP si el cambio no aumenta la PaO_2 >5 mm Hg o si la disminución de la disponibilidad de oxígeno (DO_2) resulta de una disminución de Q.
Evaluar la oxigenación arterial mediante la determinación de gases en sangre u oximetría al menos cada 4 h.
Si la oxigenación arterial está por debajo del rango objetivo, aumentar la FiO_2 de forma incremental (hasta 1.0), y luego la PEEP (hasta 35 cm H_2O en 30 min). Volver a evaluar cada 15 min después de cada ajuste hasta que se recuperen los rangos objetivo de PaO_2. Pueden tolerarse breves períodos de SaO_2 <88 % (<5 min). La FiO_2 de 1.0 puede utilizarse transitoriamente (<10 min) para la desaturación arterial o durante la aspiración o la broncoscopia.

LPA, lesión pulmonar aguda; SDRA, síndrome de dificultad respiratoria del adulto, V_c, volumen corriente.

Adaptado de Nathens AB, Johnson JL, Minei JP, y cols. Inflammation and the host response to injury, a large-scale collaborative project: patient-oriented research core-standard operating procedures for clinical care. I. Guidelines for mechanical ventilation of the trauma patient. *J Trauma* 2005;59(3):764-769, con permiso.

3. **Intervenciones**
   a. **Ventilación a presión positiva no invasiva (VPPNI).**
      i. Apoyo temporal para los pacientes despiertos, que cooperan, respiran espontáneamente, tienen una tos intacta y pueden eliminar las secreciones.
      ii. Los **beneficios** incluyen evitar la intubación endotraqueal y sus complicaciones (traumatismo bucofaríngeo, aspiración, infección, disfagia después de la extubación, deterioro de la función de las cuerdas vocales).
         c) Preserva la deglución, la alimentación, el habla, la tos y el calentamiento y la humidificación del aire naso-bucoaríngeo.
      iii. Los **factores de riesgo para el fallo de la VPPNI** son: parada respiratoria, trastorno acidobásico grave, inestabilidad hemodinámica, incapacidad de tolerar la mascarilla o de proteger la vía aérea, exceso de secreciones, agitación, frecuencia respiratoria superior a 35, GCS inferior a 11, APACHE II superior a 29 la cirugía reciente de la vía aérea superior o de la porción superior del tubo digestivo.
      iv. Las **contraindicaciones** son: incapacidad de sellar la mascarilla, de toser y de quitarse la mascarilla rápidamente para la emesis.
         a) La obesidad mórbida es una contraindicación relativa, ya que los pacientes tienden a tener una menor distensibilidad de la pared torácica y un mayor trabajo respiratorio.
      v. Las **complicaciones** de la VPPNI son: necrosis de la piel (especialmente sobre el puente nasal), conjuntivitis, distensión gástrica, aspiración y neumotórax.
   b. **Ventilación mecánica (*v.* cap. 47) (tabla 43-6).**
4. **Otras consideraciones**
   a. **Drenajes torácicos.**
      i. Se coloca para neumotórax, hemotórax o ambos. Colocar un segundo drenaje torácico si el primero no drena adecuadamente el neumotórax o el hemotórax.
      ii. Conectar los drenajes torácicos a un sistema de tipo Pleur-evac® y comenzar a monitorizar:

TABLA 43-6 Diagnóstico diferencial del fallo del retiro de la ventilación mecánica
Aumento de la carga del sistema respiratorio
Demanda de aumento de la ventilación minuto
Aumento de la producción de CO_2
Estado catabólico
Exceso de hidratos de carbono administrados durante el apoyo nutricional
Aumento del trabajo respiratorio
Aumento de la resistencia al flujo de aire (p. ej., broncoespasmo, estenosis traqueal, traqueomalacia, edema o disfunción glótica, empaquetamiento del moco)
Disminución de la distensibilidad torácica (disfunción muscular por causas nutricionales o electrolíticas, hipoxemia, hipercarbia o posiblemente anemia)
Aumento de la ventilación del espacio muerto
Disminución del gasto cardíaco
Embolia pulmonar
Hipertensión pulmonar
Lesión pulmonar aguda grave
Ventilación con presión positiva
Disminución de la capacidad de compensación del pulmón
Fatiga o fallo muscular
Inflamación o hemorragia del parénquima pulmonar
Lesiones del sistema nervioso central
Estrés psicológico
Analgesia o sedación inadecuada
Agitación o delirio no tratados
Abstinencia aguda de alcohol o drogas

- **a)** Una fluctuación adecuada (movimiento del líquido dentro del tubo que está sincronizado con la respiración o ventilación del paciente).
- **b)** Fugas de aire.
- **c)** Calidad y cantidad de la producción.

iii. Obtener radiografías de tórax diarias para asegurarse de que el orificio centinela, que se ve como una rotura en la línea radiopaca del drenaje torácico, permanece en la cavidad torácica.

iv. Repetir una radiografía de tórax 4 h después de retirar el drenaje torácico o de colocarlo en el sello de agua para asegurarse de que no hay reacumulación de un neumotórax.

b. Traqueostomía.

i. No hay consenso sobre cuándo deben colocarse las traqueostomías.

- **a)** Las traqueostomías tempranas (<4 a 7 días) pueden tener menos resistencia y trabajo respiratorio, menor uso de sedantes, destete más agresivo, comodidad, mejor movilización e higiene bucal.
- **b)** Las traqueostomías tardías (>10 a 14 días) pueden evitar el procedimiento.
- **c)** Sigue habiendo controversia en cuanto a la capacidad de los médicos para predecir con exactitud qué pacientes requieren ventilación prolongada.

ii. La colocación en la cama evita los retrasos de un quirófano y requiere menos desplazamientos para el paciente en estado crítico.

iii. La insuficiencia respiratoria que requiere respiración asistida prolongada es la indicación más común para la traqueostomía.

- **a)** Se desconoce el momento óptimo de colocación.
- **b)** Debe considerarse la traqueostomía temprana (<7 días) para permitir un mejor lavado del árbol traqueobronquial y, por tanto, un menor riesgo de necrosis avascular (NAV), una menor duración de la necesidad de respirador y estancia en la UCI, así como la comodidad del paciente.
- **c)** Vigilancia de las complicaciones de la colocación de la traqueostomía, como neumotórax, hemorragia tisular superficial, úlceras de decúbito o fístulas traqueoinnominadas.

D. Aparato digestivo

1. Monitorización

a. Sondas bucogástricas o nasogástricas (SBG o SNG).

i. Utilizar SBG o SNG para monitorizar los residuos gástricos indicativos de íleo.

ii. Retirar la SBG o SNG una vez pueda demostrarse que el paciente ha recuperado la función intestinal.

iii. Las complicaciones de la SBG o SNG son:

- **a)** Úlceras por presión, sinusitis y necrosis de la pared del tabique nasal.
- **b)** El riesgo de complicaciones aumenta con el uso prolongado.

iv. **No colocar la SNG** si el paciente tiene fracturas mediofaciales o varices esofágicas conocidas, o si recientemente ingirió cáusticos.

b. Exploración abdominal.

i. Realizar exploraciones abdominales seriadas para permitir la detección temprana de cualquier diagnóstico tardío.

ii. Las lesiones de vísceras huecas tras un traumatismo cerrado puede no identificarse en los estudios de imagen iniciales.

iii. Inspeccionar y palpar el abdomen.

iv. Explorar diariamente los drenajes intraabdominales para detectar cambios en la cantidad o el aspecto.

c. Ecografía abdominal focalizada en traumatismos (FAST, *focused abdominal sonography for trauma*).

i. La exploración FAST es una ecografía rápida a pie de cama para evaluar la presencia de líquido en el pericardio, el receso hepatorrenal (bolsa de Morrison), el espacio periesplénico y la pelvis.

ii. La exploración FAST es rápida y no invasiva.

iii. Depende del operador y no puede detectar el líquido retroperitoneal.

iv. La exploración FAST extendida (eFAST) añade ventanas torácicas bilaterales para detectar neumotórax.

2. Profilaxis

a. Profilaxis de la úlcera gastroduodenal aguda.

i. **Fisiopatología.** Lesión por isquemia-reperfusión en el estómago, falta de nutrición trófica o simplemente enfermedad crítica.

Se asocia con la rotura de la barrera de la mucosa gástrica, retrodifusión de iones de hidrógeno y disminución de la capacidad de amortiguación.

ii. **Indicaciones.** Los pacientes que requieren respiración asistida durante más de 48 h, coagulopatía, TCE y quemaduras corren el riesgo de sufrir úlceras gastroduodenales agudas.
a) Considerar la profilaxis en pacientes con lesiones multisistémicas, lesión medular, sepsis, insuficiencia renal aguda o que requieran altas dosis de corticoesteroides.
b) Los datos actuales sugieren que **la profilaxis de alta intensidad con antiácidos disminuye la hemorragia digestiva, pero también puede aumentar la infección digestiva y la neumonitis asociada al respirador, y la mortalidad y morbilidad generales no se ven afectadas por esta profilaxis.** Es posible que los fármacos antihistamínicos no produzcan los mismos efectos generales.
c) La profilaxis suele llevarse a cabo con un bloqueador H_2 o un inhibidor de la bomba de protones (IBP).
1) IBP frente a antagonistas H_2. Existe un consenso respecto a los antagonistas H_2 frente a los IBP.
2) Los antagonistas H_2 pueden causar trombocitopenia, de modo que no debe administrarse a pacientes que ya la presentan.

3. **Enfermedades frecuentes**
a. **Desnutrición.**
i. La **pronta nutrición enteral** disminuye el riesgo de infección (especialmente las infecciones comunes relacionadas con la UCI) y optimiza la curación de las heridas.
ii. La pronta nutrición parenteral (< 8 días) no es beneficiosa en un huésped normal.
iii. Aumento de las necesidades nutricionales en los traumatismos debido a las demandas metabólicas.
iv. Controlar el estado nutricional (albúmina, prealbúmina, pruebas de función hepática).
b. **Hipertensión intraabdominal (HIA)/síndrome compartimental abdominal (SCAb) (*v.* cap. 48).**
i. El SCAb se define como una presión intraabdominal (PIA) ≥ 20 mmHg con una nueva disfunción orgánica. Se manifiesta como una disminución de la diuresis y de la distensibilidad diafragmática.
ii. Monitorizar la presión de la vejiga para evaluar la PIA.
iii. Tratar el SCAb de forma urgente para minimizar la disfunción de los órganos específicos. Tratar con parálisis, paracentesis o laparotomía descompresiva.
c. **Ascitis.**
i. El paciente crítico puede desarrollar ascitis por fallo de los sistemas hepático, renal y cardíaco. La hipoalbuminemia puede provocar anasarca.
a) Realizar paracentesis en la UCI con fines diagnósticos o terapéuticos.
b) Tratar el SCAb o la hipertensión como consecuencia de la ascitis con paracentesis terapéutica.
1) Tras una paracentesis de gran volumen se producen desplazamientos de líquido (> 5 L); sustituir el líquido extraído por albúmina intravenosa.
2) Entre las complicaciones se incluyen hemorragia, perforación intestinal e hipotensión por desplazamiento de líquidos.

4. **Consideración especial: sonda de gastrostomía**
a. La colocación de la sonda de gastrostomía en la UCI suele hacerse por vía percutánea.
b. Las indicaciones más comunes son:
i. Incapacidad de administrar nutrición enteral por vía bucal.
ii. Gastroparesia que requiere ventilación del estómago.
c. Avisar al equipo quirúrgico si la sonda de gastrostomía percutánea reciente (< 1 semana) se desprende. Esto puede dar lugar a una víscera perforada en el abdomen.
i. Sustituir las sondas desalojadas después de 1 semana; normalmente se ha formado un tracto y, si se desaloja, la sonda puede volver a colocarse en el estómago.
ii. Colocar una sonda de Foley en la vía de gastrostomía para evitar el cierre si no se dispone inmediatamente de una sonda.
iii. Precaución con los pacientes con desnutrición, ya que pueden tardar más en formar un tracto.
iv. Confirmar la colocación de una sonda de gastrostomía sustituida en el estómago con gastrografina.

E. **Aparato genitourinario**
1. **Monitorización**
a. **Alteraciones acidobásicas.**
i. Es de esperar que se produzcan alteraciones acidobásicas después de un traumatismo, especialmente acidosis láctica (consúltese la sección sobre el corazón), ya que la perfusión de los tejidos se interrumpe o se altera.

b. **Alteraciones electrolíticas.**
   i. Anticiparse después de un traumatismo. Si se presentan anomalías electrolíticas significativas, tratar la anomalía mientras se diagnostica y, al mismo tiempo, tratar la etiología; mantener una monitorización a través del laboratorio de su resolución.

c. **Diuresis.**
   i. Colocar sondas urinarias para evaluar de forma óptima la diuresis, pero no utilizarlas de forma rutinaria si esos datos no son críticos para el tratamiento de un paciente.
   ii. Retirar las sondas lo antes posible. Son invasivas y predisponen al paciente a infecciones de las vías urinarias.
   iii. Un descenso de la diuresis suele ser el primer signo de disfunción orgánica. En los adultos, mantenerla a más de 0.5 cm^3/kg/h.

2. **Enfermedades frecuentes**
   a. **Lesión renal aguda (LRA) (*v.* cap. 46).**
      i. La LRA afecta a entre el 10 % y el 25 % de los pacientes en estado crítico.
      ii. La necrosis tubular aguda (NTA) por hipoperfusión es la causa más común. Otras causas son infección/sepsis, hipovolemia o exposición a toxinas.
      iii. Los pacientes con enfermedad renal crónica (ERC) o diabetes mellitus corren un riesgo especialmente alto de padecer LRA por nefropatía inducida por contraste.
      iv. Si los pacientes con LRA requieren tratamiento renal sustitutivo (TRS) agudo, la mortalidad aumenta hasta más del 50 %.
      v. Las indicaciones de TRS incluyen acidosis/alcalosis metabólica, anomalías electrolíticas, toxinas, hipervolemia y uremia (tabla 43-7).
   b. **Anomalías electrolíticas.**
      i. **Hipocalemia.**
         a) Causas comunes. Diuréticos osmóticos o de asa, altas dosis de glucocorticoides, anfotericina B, hiperaldosteronismo, alcalosis, altas concentraciones de catecolaminas, hipotermia.
         b) Reemplazar en consecuencia.
      ii. **Hiperpotasemia.**
         a) Causas comunes. Acidosis metabólica grave, transfusión de gran volumen de sangre, rabdomiólisis, LRA.
         b) Tratamiento intensivo si las concentraciones de potasio son superiores a 6 mEq/L para evitar un paro cardíaco.
         c) Administrar calcio si hay alguna anomalía en el ECG (ondas T acuminadas, complejo QRS ancho), dextrosa, insulina regular, bicarbonato, catecolaminas y, si es necesario, diálisis urgente.

TABLA 43-7	Indicaciones para el inicio de la terapia de reemplazo renal
Anomalías de líquidos y electrólitos	
Hipervolemia	
Hiperpotasemia	
Hipernatremia	
Hiponatremia	
Hipercalcemia	
Hiperfosfatemia	
Hiperuricemia	
Acidosis metabólica	
Alcalosis metabólica	
Manifestaciones urémicas	
Pericarditis	
Hemorragia urémica/disfunción plaquetaria	
Encefalopatía	
Náuseas/vómitos	

iii. **Hipocalcemia.**
   a) Causas comunes. Dilución, rabdomiólisis o alcalosis respiratoria aguda.
   b) Sintomática cuando el calcio ionizado es inferior a 0.7 mmol/L (hipotensión, alteración de la función ventricular, bradicardia, broncoespasmo, laringoespasmo, alteración de la respuesta a las catecolaminas).
   c) Tratar con gluconato de calcio si la concentración de calcio total es inferior a 8 mg/dL, el calcio ionizado es inferior a 0.7 mmol/L, o si hay inestabilidad hemodinámica.

iv. **Hipomagnesemia.**
   a) Causas comunes en enfermedades críticas. Dilución, pérdidas renales o gastrointestinales excesivas.
   b) Las complicaciones incluyen hipocalcemia o hipocalemia resistente (no puede corregirse hasta que se corrija la hipomagnesemia), debilidad muscular esquelética, tetania, arritmia cardíaca, temblor, hiperreflexia, agitación, confusión, convulsiones.
   c) Reemplazar en consecuencia.

v. **Hiponatremia.**
   a) La anomalía electrolítica más común en el TCE.
   b) Causas comunes. Síndrome de secreción inadecuada de hormona antidiurética (SIADH) o síndrome de pérdida de sal cerebral como pronóstico del TCE. Debe descartarse siempre la hiponatremia crónica, ya que la tasa de corrección es diferente entre la hiponatremia crónica y la aguda.
   c) Diferenciar el SIADH (euvolémico) y el síndrome de pérdida de sal cerebral (hipovolémico) por el estado de volumen.
   d) Las complicaciones de la hiponatremia aguda incluyen un edema cerebral que puede provocar convulsiones, coma, hernia cerebral y la muerte.
   e) Evaluar con frecuencia las pruebas analíticas y las exploraciones neurológicas para asegurarse de que la hiponatremia no se corrige demasiado rápido.
   f) Corregir la hiponatremia con restricción de líquidos, solución salina isotónica (SSI) o SSH en función de la agudeza y gravedad de la hiponatremia.
   g) Corregir la hiponatremia crónica a un ritmo que no supere 0.5 mEq/L/h u 8 mEq/L/día a 10 mEq/L/día. La corrección rápida de la hiponatremia crónica puede provocar mielinolisis pontina central.
   h) Corregir la hiponatremia aguda a un ritmo que no supere de 1 mEq/L/h a 2 mEq/L/h o 16 mEq/L/día.

vi. **Hipernatremia.**
   a) Puede observarse en pacientes con TCE.
   b) Causa común. Diabetes insípida (DI). Tratar la DI central con desmopresina (DDAVP).
   c) Corregir la hipernatremia con agua libre o líquidos hipotónicos. Controlar con frecuencia las pruebas de laboratorio y las exploraciones neurológicas para asegurarse de que la hipernatremia no se corrige demasiado rápido.
   d) La hipernatremia crónica debe corregirse a un ritmo de 0.5 mEq/L/h o de 8 mEq/L/día a 10 mEq/L/día. Evitar la corrección rápida de la hipernatremia crónica, ya que podría provocar un edema cerebral.
   e) Hipernatremia aguda a un ritmo de 2 mEq/L/h a 3 mEq/L/h hasta un máximo de 12 mEq/L/día.

vii. **Hipercloremia.**
   a) La hipercloremia en los pacientes traumáticos se produce como pronóstico de una rehidratación demasiado intensiva con soluciones hipertónicas (SHT) o solución salina normal.
   b) Las complicaciones incluyen LRA, acidosis metabólica, alcalosis respiratoria compensatoria.
   c) Tratar la hipercloremia con la suspensión de la administración de SHT o solución salina normal. Tratar con bicarbonato si hay acidosis metabólica hiperclorémica grave.

c. **Consideraciones especiales.**

i. **Lesión del sistema nervioso central (SNC).** Puede provocar una DI neurógena que cause hipernatremia, pérdida de sal cerebral, SIADH e hiponatremia.

ii. **Rabdomiólisis.** Hiperpotasemia, hiperfosfatemia, hipercalcemia.
   a) Secundaria a necrosis muscular. Los pacientes presentan una orina oscura secundaria a mioglobinuria.
   b) El análisis de orina es positivo para sangre, pero no para los eritrocitos y concentraciones elevadas de creatinina cinasa (CC).

c) Las anomalías electrolíticas incluyen hipercalemia, hiperfosfatemia, hipocalcemia, hiperuricemia y acidosis metabólica.
d) Las complicaciones incluyen LRA, síndrome compartimental y coagulación intravascular diseminada (CID).
e) Tratar mediante la corrección de las alteraciones electrolíticas, monitorizar las analíticas, alcalinizar la orina y asegurar una adecuada diuresis junto con el control de la fuente de la rabdomiólisis.

iii. **Transfusión masiva.** Hipocalcemia por citrato en la sangre almacenada; tratar con gluconato de calcio durante la transfusión masiva.
iv. **Grandes volúmenes de reanimación con solución salina normal.** Hipercloremia, acidosis metabólica. **A menos que exista una lesión cerebral o hiponatremia existente, utilizar lactato de Ringer como solución para la reposición de líquidos, en lugar de solución salina al 0.9 %.**
v. **Emesis prolongada o grandes pérdidas de volumen por SBG/SNG.** Hipocloremia, alcalosis metabólica.
vi. **Diarrea extensa, ileostomía de alto gasto, fístula enterocutánea (FEC).** Hipocalemia, acidosis.

F. Hematología

1. Monitorización

a. Desencadenantes de la transfusión.

i. Transfundir cuando la hemoglobina sea inferior a 7 g/dL (ensayo *Transfusion Requirements in Critical Care* [TRICC]).
ii. Considerar la posibilidad de transfundir a un umbral más alto en pacientes con isquemia coronaria activa o angina inestable.
iii. Tratar de forma empírica con hemoderivados a los pacientes traumáticos con inestabilidad hemodinámica, sin esperar a los resultados del laboratorio.

b. Coagulopatía (*v.* cap. 8).

i. La coagulopatía es una parte de la tríada mortal que también incluye hipotermia y acidosis. La hipotermia y la acidosis pueden empeorar la coagulopatía del paciente.
ii. La reanimación con cristaloides después de una hemorragia provoca dilución de los factores de coagulación y coagulopatía.
iii. El TCE puede causar coagulopatía. Esto puede ocurrir debido a liberación del factor tisular, hiperfibrinólisis, choque, CID o vías de disfunción plaquetaria.

c. Tromboelastografía (TEG).

i. Un complemento de los marcadores de coagulación tradicionales (tiempo de protrombina [TP], tiempo de tromboplastina parcial (TTP) y cociente internacional normalizado [INR, *international normalized ratio*]).
ii. La TEG determina qué parte de la cascada de coagulación es anómala y permite una estrategia de reanimación y transfusión más específica que la tradicional.

2. Profilaxis

a. Tromboembolia venosa (TEV) (*v.* cap. 20).

i. **Factores de riesgo (tabla 43-8).**

a) **Factores de muy alto riesgo.** Lesión medular o parálisis, TCE grave, enfermedad cerebrovascular, fractura posterior de pelvis y de huesos largos, ≥3 fracturas de huesos largos, antecedentes de TEV.
b) **Factores de alto riesgo.** GCS ≤8, fractura de pelvis o de huesos largos, inmovilización, cirugía ≥1 h, Escala abreviada de lesiones (AIS, *Abbreviated Injury Scale*) de cabeza o extremidades ≥3, línea de traumatismo femoral, lesión venosa grave, transfusión de hemoderivados, ≥40 años, índice de masa corporal (IMC) ≥30, estado de hipercoagulabilidad, cáncer/quimioterapia en curso, uso de anticonceptivos orales/estrógenos, ICC, IM, sepsis, neumonía, embarazo.
c) **Factores de bajo riesgo.** No hay factores de muy alto o alto riesgo.
d) **Profilaxis de la TEV basada en factores de riesgo:**
   1) Tratar a los pacientes con factores de muy alto o alto riesgo tanto con heparina de bajo peso molecular (HBPM) como con dispositivos de compresión secuencial (DCS).
   2) Los pacientes de bajo riesgo requieren la deambulación y DCS para la profilaxis de la TEV. Considerar la profilaxis farmacológica.
e) **Heparina no fraccionada frente a HBPM.** La HBPM es la profilaxis farmacológica preferida para la TEV, a menos que el paciente tenga una FG reducida o vaya a necesitar cirugía.
f) **Ecografías dobles de vigilancia.** Considerar en pacientes con factores de riesgo muy altos para el desarrollo de TEV. Escanear dentro de las 72 h del ingreso y luego cada semana hasta que haya 3 estudios negativos.

TABLA 43-8 Factores de riesgo de tromboembolia venosa tras un traumatismo: Análisis de 1 602 casos del *National Trauma Data Bank*

Parámetro	Razón de posibilidades (OR, *odds ratio*)	Intervalo de confianza al 95 %
Análisis univariante		
Edad >39 años	2.29	2.07–2.55
Fractura de pelvis	2.93	2.01–4.27
Fractura de la extremidad inferior	3.16	2.85–3.51
Lesión medular con parálisis	3.39	2.41–4.77
Traumatismo craneoencefálico	2.59	2.31–2.90
Ventilación mecánica >3 días	10.62	9.32–12.11
Lesión de venas grandes	7.93	5.83–10.78
Presión arterial <90 mm Hg al ingreso	1.95	1.62–2.34
Procedimiento quirúrgico mayor	4.32	3.91–4.77
Análisis multivariante		
Edad >39 años	2.01	1.74–2.32
Fractura de la extremidad inferior	1.92	1.64–2.26
Traumatismo craneoencefálico	1.24	1.05–1.46
Ventilación mecánica >3 días	8.08	6.86–9.52
Lesión de la vena principal	3.56	2.22–5.72
Procedimiento quirúrgico mayor	1.53	1.30–1.80

Reimpreso de Knudson MM, Morabito D, Paiement GD, y cols. Use of low molecular weight heparin in preventing thromboembolism in trauma patients. *J Trauma* 1996;41(3):446-459, con permiso.

g) **Colocación epidural.** Mantener la profilaxis de la TEV con heparina durante 6 h antes y 2 h después de la colocación y retiro de la epidural.
   1) Mantener la profilaxis de la TEV con HBPM durante 12 h antes de la inserción epidural, reiniciar 4 h después del retiro.

3. **Enfermedades frecuentes**
   a. **CID.**
      i. En los traumatismos, los pacientes que han recibido transfusiones de eritrocitos puros equivalentes a una o dos veces su volumen de sangre corren un mayor riesgo.
      ii. Tratar con medidas de apoyo.
   b. **Trombocitopenia.**
      i. Tratar con transfusiones de plaquetas para mantener un recuento de plaquetas superior a 100 000/mm^3 cuando el paciente tenga hemorragia activa.
      ii. Recuento de plaquetas objetivo superior a 50 000/mm^3 para procedimientos quirúrgicos o de cabecera.
      iii. Mantener un recuento de plaquetas superior a 100 000/mm^3 para procedimientos del sistema nervioso u oculares.
   c. **Trombocitopenia inducida por heparina (TIH).**
      i. Complicación potencialmente mortal (mortalidad de hasta el 20 %) por exposición a la heparina.
      ii. Se produce como pronóstico de un anticuerpo contra el factor 4 plaquetario endógeno (PF4) en complejo con heparina. La trombosis puede ser arterial o venosa.
      iii. Determinar el riesgo con la puntuación 4T (trombocitopenia, momento [tiempo] de la caída del recuento de plaquetas, trombosis u otras secuelas, y otras causas posibles de trombocitopenia) para ayudar a determinar el riesgo del paciente de

sufrir TIH. Si la puntuación es alta, la TIH puede diagnosticarse con un inmunoensayo para el anticuerpo PF4-heparina. Si el anticuerpo está presente, hay que suspender todos los productos con heparina y tratar con otra forma de anticoagulación (sin heparina) para prevenir las trombosis.

G. Enfermedades infecciosas

1. Monitorización

a. Temperatura.

i. El 50 % de las fiebres posquirúrgicas no son infecciosas (tabla 43-9). Vigilarlas en busca de fuentes de infección (tabla 43-10). El riesgo de fascitis necrosante aumenta con estreptococos y clostridiosis.

ii. Anticipar morbilidades cardíacas (bradicardia) y hematológicas (coagulopatía) cuando la temperatura central desciende por debajo de 35 °C.

iii. La mortalidad aumenta por debajo de los 35 °C y el riesgo aumenta a temperaturas más bajas.

iv. Tratar la hipotermia con líquidos calientes, sistemas de aire forzado cutáneo o sistemas de líquidos a contracorriente. Los métodos pasivos son menos eficaces para transferir el calor.

v. Considerar el manejo invasivo de la temperatura en casos de hipotermia grave o coma tras una parada cardíaca.

vi. Los métodos invasivos incluyen lavado compartimental y oxigenación por membrana extracorpórea (ECMO, *extracorporeal membrane oxygenation*).

2. Enfermedades frecuentes

a. Neumonía asociada al respirador (NAR).

i. Neumonía que se desarrolla tras 48 h de ventilación mecánica. Se presenta con un aumento de las secreciones, que pueden ser purulentas, un aumento de las necesidades de ventilación, infiltrados en los estudios de imagen del tórax, fiebre y leucocitosis.

Además, la profilaxis de la acidez gastrointestinal puede aumentar el riesgo de que esto ocurra, especialmente si se utiliza un IBP.

ii. Iniciar los antibióticos y obtener cultivos para dirigir la elección de estos. La duración del tratamiento suele ser de 8 días.

iii. Considerar un tratamiento más largo (14 días) si se cultivan «bacterias SPACE» (*Serratia*, *Pseudomonas*, *Acinetobacter*, *Citrobacter*, *Enterobacter*).

b. Infección por *Clostridium difficile* (v. cap. 61).

i. Evaluar a los pacientes con diarrea tras la hospitalización y el uso reciente de antibióticos. Además, la profilaxis de la acidez gastrointestinal puede aumentar el riesgo de que esto ocurra, especialmente si se utiliza un IBP.

TABLA 43-9	Causas no infecciosas de fiebre en la UCI
Síndrome de dificultad respiratoria del adulto (SDRA)	
Insuficiencia suprarrenal	
Atelectasia como pronóstico del dolor de las fracturas de costillas	
Paro cardíaco	
Hemorragia gastrointestinal	
Isquemia/infarto	
Hemorragia/hematoma parenquimatoso	
Cerebro	
Pulmón	
Retroperitoneo	
Tejido blando	
Órgano sólido (hígado, bazo)	
Hipertiroidismo	
Traumatismos múltiples	
Síndrome de respuesta inflamatoria sistémica (SRIS)	
Reacción a la transfusión	
Enfermedad tromboembólica venosa	

TABLA 43-10 Causas infecciosas de fiebre en la UCI

Infección del torrente sanguíneo

- Bacteriemia: encontrar el origen, examinar las heridas de los traumatismos
- Infección del torrente sanguíneo asociada a la vía central, sobre todo si el paciente tiene líneas traumáticas (líneas que se colocaron de manera urgente y no estéril)
- Fungemia: considerar en caso de perforación gástrica, fiebres persistentes o leucocitosis a pesar de los antibióticos de amplio espectro

Peritonitis/absceso intraabdominal

- Contaminación traumática: una vez controlada la fuente, se requieren como máximo 4 días de antibióticos
- Dehiscencia anastomótica o de la línea de sutura: sospechar si hay dolor abdominal persistente, íleo, fiebre, leucocitosis
- Absceso de órgano sólido (p. ej., hígado, bazo), especialmente si hay necrosis secundaria a un traumatismo
- Vías biliares
  - Colecistitis alitiásica: se produce en pacientes críticos, después de un traumatismo grave, con nutrición parenteral total
  - Sospechar si hay sensibilidad en el cuadrante superior derecho (CSD), fiebre, leucocitosis
  - Colangitis: sospecha si hay fiebre, ictericia, dolor en el CSD, leucocitosis, bilirrubina elevada
  - Perforaciones viscerales pasadas por alto: sospechar si hay dolor abdominal persistente, íleo, fiebre, leucocitosis, líquido libre que no se explica por una lesión de órgano sólido, o si hay aire libre nuevo en los estudios de imagen

Neumonía

- Empiema, especialmente si hubo aspiración en el momento del traumatismo

Retroperitoneo

- Absceso del iliopsoas, especialmente en heridas por arma de fuego
- Necrosis pancreática infectada, sobre todo en heridas contusas

Piel/tejido blando

- Úlceras de decúbito-sacras, bajo collar cervical o traqueostomías, otros puntos de presión
- Hematoma: sospecha de hematoma infectado si hay cambios en la piel compatibles con infección o aire dentro del hematoma en los estudios de imagen
- Sinusitis por sonda nasogástrica prolongada: diagnóstico mediante tomografía computarizada (TC)
- Tromboflebitis supurativa: si hay afectación de la vena periférica, retirar el catéter intravenoso, antibióticos de amplio espectro. La tromboflebitis supurativa de las venas profundas requiere antibióticos de amplio espectro y anticoagulación. Si los antibióticos son insuficientes, puede ser necesaria la resección quirúrgica de la vena afectada
- Infección del sitio quirúrgico: examinar las heridas quirúrgicas todos los días
- Infección de heridas traumáticas: examinar las heridas traumáticas todos los días

Vías urinarias

- Cistitis: síntomas congruentes con infección de las vías urinarias, también puede haber dolor abdominal bajo. Se observa como una vejiga engrosada en la TC
- Absceso perinéfrico: requiere drenaje para el control de la fuente
- Pielonefritis: los síntomas incluyen fiebre, dolor a la palpación en fosa lumbar, síntomas de infección de las vías urinarias, requiere antibióticos, si no se trata puede llevar a una lesión renal aguda o insuficiencia renal

ii. Tratar con metronidazol por vía oral o IV, vancomicina por vía oral o con enemas de vancomicina. Vigilar si hay megacolon o perforación que requiera una colectomía urgente.

Otra opción para los casos graves que no responden al tratamiento médico es una ileostomía de asa desviada con lavado colónico para ayudar a evitar una gran resección.

H. Sistema musculoesquelético

1. Monitorización

a. Vigilancia rigurosa de los pacientes inmóviles para detectar úlceras de decúbito.

i. Evaluar cualquier punto de presión para las úlceras de decúbito, incluidos el sacro, el occipucio, los talones y el cuello (este último a menudo por un collarín cervical).

ii. Monitorizar el desacondicionamiento en la UCI. Los pacientes encamados, en estado crítico e intubados corren un alto riesgo. Prevenir mediante la mejora de la nutrición y con fisioterapia y terapia ocupacional para la amplitud de movimiento pasivo y la movilización temprana.

2. Síndrome compartimental de las extremidades

a. Vigilar a los pacientes con lesiones graves en las extremidades, en particular lesiones vasculares, aplastamientos o fracturas, para detectar síndrome compartimental (es un diagnóstico clínico). Los pacientes presentarán dolor en la amplitud de movimiento pasivo o desproporcionado en la exploración/lesión, parestesias, palidez, parálisis, poiquilotermia y presión (presión δ = presión arterial diastólica – presión compartimental medida).

b. Las presiones δ superiores a 30 mmHg se asocian a la necesidad de fasciotomía.

c. El síndrome compartimental puede desarrollarse también en el abdomen, las nalgas, los pies y las manos.

3. Fisioterapia y terapia ocupacional

a. Consultar a los fisioterapeutas y a los terapeutas ocupacionales para los pacientes con lesiones graves. La inmovilización prolongada provoca atrofia muscular, úlceras de decúbito, osteólisis y neuropatía.

b. Evaluar la polineuropatía por enfermedad crítica. Esta puede provocar una debilidad muscular grave que puede durar meses y requerir rehabilitación.

c. La ventilación mecánica no es una contraindicación para el tratamiento (fisioterapia/terapia ocupacional). Proporcionar analgesia para facilitar la movilización del paciente. Minimizar la sedación para ayudar a la participación del paciente.

I. Sistema endocrino

1. Monitorización

a. Objetivo de glucosa: 140 mg/dL a 180 mg/dL.

i. Controlar la glucosa para disminuir el riesgo de infección, disfunción orgánica y mortalidad. El control de la glucosa es difícil de lograr en la UCI si el paciente también recibe corticoesteroides o nutrición parenteral. Considerar el goteo de insulina cuando la glucosa es superior a 200 mg/dL.

ii. La mortalidad aumenta con el objetivo intensivo de glucosa (glucosa de 80-120 mg/dL), probablemente debido a la mayor incidencia de hipoglucemia (ensayo NICE-SUGAR).

2. Enfermedades frecuentes

a. Insuficiencia de corticosteroides relacionada con enfermedad crítica (CIRCI, *critical illness–related corticosteroid insufficiency*).

i. La presentación puede incluir fiebre, hipotensión, hiponatremia, choque resistente e incapacidad para destetar los vasopresores.

ii. No hay un consenso claro sobre una prueba diagnóstica para la CIRCI. Diagnosticar con un cortisol plasmático aleatorio inferior a 10 µg/dL y/o un cortisol δ inferior a 9 µg/dL de aumento del cortisol basal 60 min después de 250 µg de tetracosactida.

iii. Tratar con hidrocortisona IV si el paciente tiene un choque concurrente que requiere vasopresores. Los corticoesteroides no disminuyen la mortalidad. Los corticoesteroides disminuyen la duración del choque séptico, los días de ventilación, la estancia en la UCI y el número de transfusiones de sangre sin aumentar el riesgo de infección.

J. Consideraciones especiales

1. Diagnósticos tardíos, lesiones perdidas

a. La alteración del estado mental, las lesiones distractoras y las cirugías de urgencia contribuyen a retrasos en los diagnósticos o a pasar por alto algunas lesiones. Repetir las evaluaciones secundarias cuando sea necesario y realizar una evaluación terciaria completa antes del alta. Las lesiones que con más frecuencia se pasan por alto son las fracturas y luxaciones de las extremidades. Las lesiones graves que se pasan por alto son las de columna vertebral, estructuras cardiovasculares y vísceras huecas.

2. **Hipotermia**
   a. La hipotermia puede provocar coagulopatía (los factores de coagulación son dependientes de la temperatura), acidosis metabólica, vasoconstricción, disfunción miocárdica (aumento de la poscarga secundaria a la vasoconstricción), arritmias (secundarias a la alteración de la sensibilidad miocárdica a las catecolaminas endógenas), desequilibrios electrolíticos, alteración de la farmacocinética y del metabolismo de los fármacos, disfunción plaquetaria (secundaria a la disminución de la adherencia debido a la inhibición de la síntesis de tromboxano) y aumento de las infecciones del sitio quirúrgico.
3. **Consultores**
   a. Coordinar la atención con el equipo de traumatología y otros consultores especialistas como cirugía ortopédica, neurocirugía y fisioterapia o terapia ocupacional. Como intensivista, gestiona los planes de los consultores y garantiza el seguimiento, al tiempo que adopta un enfoque holístico de la atención al paciente.
4. **Transporte**
   a. El personal y el equipo necesarios para transportar a un paciente de la UCI a otro lugar del hospital requieren previsión y juicio sobre los riesgos y beneficios del trayecto. Deben tenerse en cuenta las necesidades del paciente, incluidos los requisitos de vasopresores, hemofiltración venovenosa continua (HFVVC), tipos avanzados de ventilación o ECMO, antes del transporte. El traslado de pacientes aumenta la morbilidad y la mortalidad. En función de la gravedad de la enfermedad crítica del paciente, puede ser necesario que un terapeuta respiratorio, el personal enfermero de cabecera del paciente y un médico acompañen al paciente. Supervisar a los pacientes con lesiones críticas durante todo el trayecto.
5. **La UCI como quirófano**
   a. Muchos procedimientos y cirugías pueden realizarse en la UCI. Esto permite menos retrasos, menos hipotermia y menos pausas en la alimentación. Familiarizarse con la técnica estéril y con los medicamentos, el equipo y los instrumentos quirúrgicos para dichas cirugías en la UCI. El personal experimentado minimiza la posibilidad de errores o complicaciones, así como el tiempo del procedimiento. Debe reunirse todo el material y el personal necesarios antes de iniciar cualquier procedimiento. Considerar la posibilidad de contar con un anestesiólogo si el tiempo lo permite.
   b. Los procedimientos más comunes que se realizan en la UCI son la traqueostomía, la colocación de una sonda de gastrostomía, la toracocentesis, el drenaje torácico, la paracentesis, la fasciotomía, los desbridamientos, el entablillado y la laparotomía de cabecera.
   c. La laparotomía a pie de cama puede estar justificada si el paciente está demasiado inestable como para sobrevivir al transporte al quirófano. La indicación más urgente para una laparotomía a pie de cama es el SCAb en un paciente inestable.
   d. Para la laparotomía exploratoria suele preferirse el quirófano, ya que la iluminación, el equipo y la disponibilidad del personal son mejores.
6. **Cuidados al final de la vida**

   Las lesiones y complicaciones por las que el paciente no sobrevivirá pueden ser difíciles de reconocer y admitir tanto para la familia como para los proveedores. La futilidad de los cuidados es un componente importante en los cuidados intensivos para minimizar el sufrimiento del paciente. Consultar con cuidados paliativos al principio del curso del paciente para facilitar las discusiones entre los pacientes, los proveedores y los miembros de la familia.

   La mayoría de los pacientes traumáticos no pueden participar en sus propios cuidados debido a la gravedad de sus lesiones o enfermedades. Por tanto, debe identificarse cuanto antes a un representante o apoderado para la toma de decisiones. Esta persona debe poder participar en su cuidado en caso de que la afección del paciente empeore y ya no tenga capacidad. Considerar las voluntades anticipadas, como los testamentos vitales, los poderes notariales duraderos para la atención sanitaria y las órdenes preexistentes de no reanimar con los pacientes y sus representantes. Consultar a los comités de ética cuando haya desacuerdos entre los proveedores y los representantes.

RESUMEN

- Reanimar a los pacientes traumáticos en el entorno prehospitalario y en la sala de traumatología, y continuar en la UCI para alcanzar los criterios de valoración de la reanimación.
- El cuidado del paciente traumático en estado crítico requiere una revisión exhaustiva de los sistemas orgánicos varias veces al día.

- Centrarse en los problemas de cuidados intensivos específicos a los que pueden enfrentarse los pacientes traumáticos.
- La comunicación constante entre los equipos de la UCI, de traumatología y de subespecialidades es crucial.

Lecturas recomendadas

Acute Respiratory Distress Syndrome Network, et al. Ventilation with lower tidal volumes as compared with traditional tidal volumes for acute lung injury and the acute respiratory distress syndrome. *N Engl J Med* 2000;342(18):1301–1308.

Alali AS, et al. Beta-blockers and traumatic brain injury: a systematic review, meta-analysis, and Eastern Association for the Surgery of Trauma Guideline. *Ann Surg* 2017;266(6):952–961.

ARDS Definition Task Force, et al. Acute respiratory distress syndrome: the Berlin Definition. *JAMA* 2012;307(23):2526–2533.

Atzema CL, Barrett TW. Managing atrial fibrillation. *Ann Emerg Med* 2015;65(5):532–539.

Carney N, et al. Guidelines for the Management of Severe Traumatic Brain Injury, Fourth Edition. *Neurosurgery* 2017;80(1):6–15.

Clancy K, et al. Screening for blunt cardiac injury: an Eastern Association for the Surgery of Trauma practice management guideline. *J Trauma Acute Care Surg* 2012;73(5 Suppl 4):S301–S306.

Estcourt LJ, et al. Guidelines for the use of platelet transfusions. *Br J Haematol* 2017;176(3):365–394.

Figueroa-Casas JB, et al. Accuracy of early prediction of duration of mechanical ventilation by intensivists. *Ann Am Thorac Soc* 2014;11(2):182–185.

Gelinas C, Fillion L, Puntillo KA, et al. Validation of the critical care pain observation tool in adult patients. *Am J Crit Care* 2002;15(4):420–427.

Gelinas C, Harel F, Fillion L, et al. Sensitivity and specificity of the critical-care pain observation tool for the detection of pain in intubated adults after cardiac surgery. *J Pain Symptom Manage* 2009;37(1):58–67.

Hadian M, Pinsky MR. Evidence-based review of the use of the pulmonary artery catheter: impact data and complications. *Crit Care* 2006;10(Suppl 3):S8.

Hebert PC, et al. A multicenter, randomized, controlled clinical trial of transfusion requirements in critical care. Transfusion Requirements in Critical Care Investigators, Canadian Critical Care Trials Group. *N Engl J Med* 1999;340(6):409–417.

Herndon DN, et al. Reversal of catabolism by beta-blockade after severe burns. *N Engl J Med* 2001;345(17):1223–1229.

Khanna A, et al. Angiotensin II for the treatment of vasodilatory shock. *N Engl J Med* 2017;377(5):419–430.

Kuo LE, et al. Failure-to-rescue after injury is associated with preventability: the results of mortality panel review of failure-to-rescue cases in trauma. *Surgery* 2017;161(3):782–790.

Maegele M. Coagulopathy after traumatic brain injury: incidence, pathogenesis, and treatment options. *Transfusion* 2013;53(Suppl 1):28S–37S.

Nates JL, et al. ICU admission, discharge, and triage guidelines: a framework to enhance clinical operations, development of institutional policies, and further research. *Crit Care Med* 2016;44(8):1553–1602.

NICE-SUGAR Study Investigators, et al. Intensive versus conventional glucose control in critically ill patients. *N Engl J Med* 2009;360(13):1283–1297.

Rogers FB, et al. Practice management guidelines for the prevention of venous thromboembolism in trauma patients: the EAST practice management guidelines work group. *J Trauma* 2002;53(1):142–164.

Sawyer RG, et al. Trial of short-course antimicrobial therapy for intraabdominal infection. *N Engl J Med* 2015;372(21):1996–2005.

Sprung CL, et al. Hydrocortisone therapy for patients with septic shock. *N Engl J Med* 2008;358(2):111–124.

Susantitaphong P, et al. World incidence of AKI: a meta-analysis. *Clin J Am Soc Nephrol* 2013;8(9):1482–1493.

Terragni PP, et al. Early vs late tracheotomy for prevention of pneumonia in mechanically ventilated adult ICU patients: a randomized controlled trial. *JAMA* 2010;303(15):1483–1489.

Venkatesh B, et al. Adjunctive glucocorticoid therapy in patients with septic shock. *N Engl J Med* 2018;378(9):797–808.

Wip C, Napolitano L. Bundles to prevent ventilator-associated pneumonia: how valuable are they? *Curr Opin Infect Dis* 2009;22(2):159–166.

Young D, et al. Effect of early vs late tracheostomy placement on survival in patients receiving mechanical ventilation: the TracMan randomized trial. *JAMA* 2013;309(20):2121–2129.

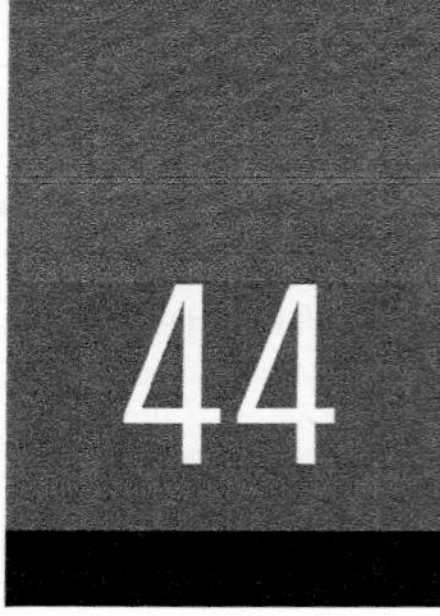

Síndrome de disfunción multiorgánica

Martin D. Rosenthal, Philip A. Efron y Scott C. Brakenridge

I. INTRODUCCIÓN

A. Síndrome de disfunción orgánica múltiple (SDMO). El SDMO es la disfunción de dos o más sistemas de órganos debido a daño sistémico, incluido choque hemorrágico o choque séptico.

B. Casi la mitad de los pacientes ingresados en la unidad de cuidados intensivos quirúrgicos (UCIQ) con lesiones traumáticas graves o sepsis quirúrgica desarrollan un síndrome de disfunción multiorgánica.

C. El SDMO después de un traumatismo suele seguir uno de los dos patrones distintos:

1. SDMO temprano (24-72 h) debido a la respuesta inmunitaria inicial al choque hemorrágico y a la lesión tisular expansiva.
2. SDMO tardío (7 a 14 días), que suele desarrollarse en pacientes críticos y estar desencadenado por un «segundo golpe» proinflamatorio retrasado, casi siempre una infección.

D. Para cuantificar la gravedad del SDMO se utilizan las puntuaciones Marshall, SOFA y Denver.

E. La mortalidad del SDMO aumenta proporcionalmente al número de órganos afectados y a la duración de la disfunción.

F. Los pacientes traumáticos que desarrollan SDMO suelen ser mayores y tienen una mayor puntuación en la escala de gravedad de lesiones (ISS, *Injury Severity Score*) y gravedad del choque (es decir, presión arterial sistólica [PAS] <90 mmHg, déficit de base >8 mEq/L). En estos pacientes tampoco logra normalizarse el lactato tras la reanimación inicial. El uso de grandes cantidades de hemoderivados es el factor más predictivo de síndrome de dificultad respiratoria postraumático, y el aumento de concentrado de eritrocitos transfundidos se correlaciona con una mayor incidencia de este síndrome.

G. Los avances en el manejo de los cuidados intensivos basados en la evidencia, incluidos la mejora de las estrategias de ventilación mecánica, mejores objetivos para la reanimación, terapia de reemplazo renal (TRR) y apoyo nutricional, se suman a la disminución de la mortalidad de los pacientes hospitalizados después de un SDMO.

1. Muchos reconocen cada vez más un nuevo fenotipo clínico de SDMO de disfunción orgánica persistente y de bajo grado, denominado enfermedad crítica crónica (ECC).
2. El desarrollo y la persistencia de la ECC (duración de la estancia en la UCI ≥ 14 días con disfunción orgánica persistente) se debe al daño proinflamatorio continuado (es decir, múltiples procedimientos quirúrgicos, infecciones secundarias, ventilación mecánica perjudicial y transfusión de hemoderivados).
3. El pronóstico a largo plazo de la ECC/PICS (síndrome de inflamación persistente, inmunosupresión y catabolismo) son desalentadores, y actualmente no existen tratamientos específicos.

II. CLASIFICACIÓN/DEFINICIONES ADICIONALES

A. Síndrome de respuesta inflamatoria sistémica (SRIS) (tabla 44-1)

B. Sepsis

1. La sepsis es la fuente más común de SDMO en la población quirúrgica.
2. El SRIS *no* es lo mismo que la sepsis; el primero es un conjunto sensible de parámetros fisiológicos en respuesta a la alteración, mientras que la sepsis incluye esta y la disfunción de órganos. Las definiciones anteriores de sepsis utilizaban el SRIS debido a una infección (Sepsis-2).
3. Las definiciones de consenso actuales de sepsis (Sepsis-3, 2017) incluyen lo siguiente:
   a. **Sepsis.** Se define como una disfunción orgánica potencialmente mortal causada por una falta de regulación de la respuesta del huésped a la infección. En términos de intervención clínica, la cuantificación de la disfunción orgánica utiliza un aumento [relacionado con la sepsis] en la puntuación para evaluación del fallo orgánico secuencial [relacionado con la sepsis] (SOFA, *Sequential [Sepsis-related] Organ Failure Assessment*) de ≥ 2 puntos.
   b. **Choque séptico.** Definido como un subconjunto de la sepsis en el que las anomalías circulatorias, celulares y metabólicas profundas se asocian a un mayor riesgo de

TABLA 44-1 Definición de síndrome de respuesta inflamatoria sistémica (SRIS)

El paciente debe tener ≥2 de los siguientes:
1. Temperatura corporal >38 °C o <36 °C
2. Frecuencia cardíaca >90 lat/min
3. Frecuencia respiratoria >20 resp/min o $PaCO_2$ <32 mmHg
4. Recuento de leucocitos >12 000 células/mm³ o <4 000 células/mm³ o >10 % de neutrófilos inmaduros

$PaCO_2$, presión parcial arterial de CO_2.

mortalidad que con la sepsis sola. Los pacientes con choque séptico, según la nueva definición más restringida, necesitan vasopresores para mantener una presión arterial media de ≥65 mmHg y una concentración sérica de lactato superior a 2 mmol/L en ausencia de hipovolemia.

i. *Las nuevas definiciones son mucho más específicas para el peor pronóstico, pero los abordajes anteriores tenían una mayor sensibilidad.* Ninguno de los dos es correcto o incorrecto, simplemente son diferentes.

c. Los pacientes con sospecha de infección tienen una mayor tasa de mal pronóstico con la sepsis si tienen **al menos dos de los siguientes criterios clínicos** que, juntos, constituyen una nueva puntuación clínica de cabecera denominada **SOFA rápido (qSOFA, *quick* SOFA):**

i. Frecuencia *respiratoria* de 22/min o superior.
ii. *Alteración* mental (Escala de coma de Glasglow [GCS, *Glasgow Coma Scale*] <15).
iii. Presión arterial *sistólica* ≤100 mmHg.

III. MECANISMOS

A. El SDMO es una respuesta inmunitaria innata excesivamente enérgica y disfuncional tras un daño proinflamatorio. Estos desencadenantes incluyen los siguientes:

1. Lesión (traumatismo o procedimiento quirúrgico).
2. Quemaduras.
3. Infección.
4. Isquemia/reperfusión.
5. Pancreatitis.

B. Aunque cualquiera de los factores mencionados anteriormente puede desencadenar la respuesta, el SDMO suele producirse después de daño múltiple o sostenido (es decir, la hipótesis de los «2 golpes»).

C. Algunos de estos daños se producen por las medidas de apoyo de los órganos, por ejemplo, el uso de vasoconstrictores, las transfusiones o la ventilación mecánica. Otros desencadenantes son los episodios secundarios, como émbolos de grasa, infección intrahospitalaria, cirugías múltiples e infección del sitio quirúrgico (espacio orgánico superficial o profundo).

IV. PREDICCIÓN/PRONÓSTICO

A. No existe una norma única para identificar el SDMO ni una prueba de laboratorio clínicamente disponible que haya demostrado ser precisa para el diagnóstico o el pronóstico.

B. Los **sistemas de puntuación fisiológica** calculan la función de órganos específicos, determinan una puntuación de gravedad y predicen el pronóstico. Entre ellos se encuentran la puntuación de disfunción multiorgánica (MOD, *multiple organ dysfunction*), la puntuación SOFA, la puntuación de disfunción orgánica logística (LODS, *Logistic Organ Dysfunction Score*), la puntuación de fallo multiorgánico (FMO) de Marshall y la **puntuación de FMO de Denver** (tabla 44-2).

C. **APACHE II (Acute Pathophysiology and Chronic Health Evaluation II)** es el sistema de puntuación más común; refleja la disfunción orgánica inicial al ingreso y se basa en 12 variables fisiológicas. La puntuación máxima es 71; una puntuación de 25 conlleva una mortalidad del 50 %.

D. La mortalidad supera el 50 % en los pacientes con disfunciones de ≥3 sistemas orgánicos. Los pacientes con SDMO son más propensos que los que no lo tienen a desarrollar complicaciones, y también tienen una ventilación mecánica y estancias en la UCI prolongadas.

E. La lesión renal aguda (LRA) y la necesidad de TRR también se asocian a un aumento de la mortalidad en estos pacientes, y algunas poblaciones quirúrgicas presentan una mortalidad de hasta el 50 % (*v.* cap. 46).

F. La mayoría de los pacientes con SDMO que sobreviven a su curso hospitalario requerirán una rehabilitación prolongada, a menudo en una unidad de enfermería especializada o en un hospital de agudos de larga duración. Hasta el 50 % de los pacientes de edad avanzada con insuficiencia orgánica importante mueren a los pocos meses del alta de la UCI. Esta población de

TABLA 44-2 Puntuación de fallo multiorgánico de Denver

	Grado 0	Disfunción de grado 1	Disfunción de grado 2	Disfunción de grado 3
Respiratorio[a]	Normal	Puntuación de SDRA >5	Puntuación de SDRA >9	Puntuación de SDRA >13
Renal	Normal	Creatinina >1.8 mg/dL	Creatinina >2.5 mg/dL	Creatinina >5 mg/dL
Hepático[b]	Normal	Bilirrubina >2.0 mg/dL	Bilirrubina >4.0 mg/dL	Bilirrubina >8.0 mg/dL
Cardiovascular[c]	Normal	Inótropos a dosis bajas	Inótropos a dosis moderadas	Inótropos a dosis elevadas

SDRA, síndrome de dificultad respiratoria del adulto

[a]Puntuación del SDRA = A + B + C + D + E, presión de enclavamiento capilar pulmonar (PECP) ≤18 cm H_2O, o entorno clínico en el que no se prevé una PECP elevada.

A. Hallazgos pulmonares en la radiografía simple de tórax
   0 = Normal
   1 = Marcas/opacidades intersticiales difusas y leves
   2 = Opacidades intersticiales/del claro pulmonar difusas y marcadas
   3 = Difuso, consolidación moderada del claro pulmonar
   4 = Consolidación difusa y grave del claro pulmonar
B. Hipoxemia (PaO_2/FiO_2)
C. Ventilación mínima (L/Min)
D. Presión positiva al final de la espiración (cm H_2O)
   0 = Normal 0 = <11 0 = <6
   1 = 200-250 1 = <11-13 1 = 6-9
   2 = 150-200 2 = <14-16 2 = 30-39
   3 = 100-150 3 = <17-20 3 = 14-17
   4 = <100 4 = >20 4 = >17
E. Distensibilidad pulmonar estática (mL/cm H_2O)
   0 = <50
   1 = 40-50
   2 = 30-39
   3 = 20-29
   4 = <20

[b]Se excluye la obstrucción biliar y la resolución del hematoma.

[c]Índice cardíaco <3.0 L/min/m² que requiere apoyo inotrópico. Dosis mínima, dopamina o dobutamina <5 µg/kg/min; dosis moderada, dopamina o dobutamina 5-15 µg/kg/min; dosis alta, dopamina o dobutamina >15 µg/kg/min.

Adaptado de McGraw-Hill Education de Moore FA, Moore EE. Postinjury multiple organ failure. En: Moore EE, Feliciano DV, Mattox KL. *Trauma*. 5th ed. Nueva York, NY: McGraw-Hill; 2004:1400, con permiso. Tabla 63-2; permiso transmitido a través de Copyright Clearance Center, Inc.

pacientes vulnerables está formada en gran parte por pacientes con ICC/PICS, en los que no existe actualmente ningún tratamiento que favorezca la recuperación.

1. Los pacientes traumáticos que sobreviven al SDMO y desarrollan una ECC tienen una mayor mortalidad global al año del alta que los que se recuperan rápidamente de la disfunción orgánica.
2. Los pacientes con ECC suponen una gran carga económica y de recursos sanitarios y un riesgo de muerte de casi el 50 % al año.

V. FISIOPATOLOGÍA

A. Sistema neurológico

1. La disfunción cerebral durante el SDMO se manifiesta como encefalopatía y una reducción del nivel de conciencia o, en ocasiones, cambios agitados en el sensorio.
2. La falta de mejora tras las medidas de apoyo y el control de la fuente puede requerir estudios de imagen (tomografía computarizada [TC] o resonancia magnética [RM]), funcionales (electroencefalograma [EEG]) o invasivas (punción lumbar), o fármacos para descartar otras etiologías de la disfunción cerebral.
3. La polineuropatía por enfermedad crítica es frecuente tras la sepsis y el uso prolongado de corticoesteroides o fármacos paralizantes. Los pacientes desarrollan neuropatía axónica

TABLA 44-3	Síndrome de dificultad respiratoria del adulto: criterios de Berlín

1. Inicio en la primera semana de un daño clínico conocido o de nuevos síntomas
2. Infiltrados pulmonares bilaterales en la radiografía o tomografía computarizada (TC) de tórax
3. Evaluación objetiva (es decir, ecografía transtorácica [ETT]) de la ausencia de insuficiencia cardíaca o sobrecarga de volumen
4. Hipoxia
   - 200 mm Hg $< PaO_2/FiO_2 \leq$ 300 mm Hg: SDRA leve
   - 100 mm Hg $< PaO_2/FiO_2 \leq$ 200 mm Hg: SDRA moderado
   - $PaO_2/FiO_2 <$ 100 mm Hg: SDRA grave

FiO_2, fracción de oxígeno en el aire inspirado; PaO_2, Presión parcial arterial de oxígeno, SDRA, síndrome de dificultad respiratoria del adulto.

motora y sensorial difusa, que puede manifestarse como debilidad y fallo en el destete del respirador.

B. Aparato respiratorio

1. Los pacientes con síndrome de dificultad respiratoria del adulto (SDRA) (tabla 44-3) presentan lesión alveolar pulmonar y fuga capilar pulmonar asociadas a hipoxemia, edema pulmonar no cardiógeno y disminución de la distensibilidad pulmonar (*v.* cap. 47).
2. La causa del SDRA puede ser directa (es decir, aspiración, neumonía, traumatismo torácico) o indirecta (es decir, pancreatitis, isquemia/reperfusión intestinal, transfusiones de sangre).
3. Para la definición del SDRA utilizan los Criterios de Berlín, con una gravedad estratificada por la relación presión parcial arterial de oxígeno (PaO_2):fracción de oxígeno en el aire inspirado (FiO_2) (tabla 44-3).
4. El SDRA tiene tres fases temporales:
   a. Una *fase exudativa aguda inicial* (días 1 a 7), caracterizada por hipoxemia de inicio agudo y una disminución de la distensibilidad. Esta fase es resistente al oxígeno complementario, pero responde a la presión positiva telespiratoria [PEEP, *positive end-expiratory pressure*]) secundaria al daño alveolar difuso y a la lesión endotelial.
   b. Una *fase fibroproliferativa posterior* (días 7 a 14), caracterizada por hipoxemia persistente, deterioro de la distensibilidad, hipertensión pulmonar y retención de CO_2. Esta fase responde menos a la PEEP, pero incorpora la reparación de la estructura alveolar dañada y el restablecimiento de la función de barrera con la proliferación de fibroblastos.
   c. La culminación es una *fase fibrótica* (semanas-meses) en la que los pacientes mantienen un nivel de inflamación crónica y fibrosis de los alvéolos.
5. La neumonía es la infección más frecuente en los pacientes con SDMO y es una de las principales causas de morbilidad y mortalidad posteriores.
6. La enfermedad pulmonar obstructiva crónica (EPOC) y otras comorbilidades pulmonares subyacentes se agravan con la sepsis.

C. Aparato cardiovascular

1. El SDMO puede provocar una disfunción miocárdica global similar a un episodio de insuficiencia cardíaca aguda.
2. Las causas subyacentes incluyen episodios isquémicos repetidos, mediadores inflamatorios circulantes, perfusión esplácnica alterada y un aumento abrumador de catecolaminas que produce el «síndrome del corazón roto» o cardiomiopatía de Takotsubo.
3. El SDMO puede inducir insuficiencia cardíaca derecha o izquierda. La ecocardiografía es la modalidad de elección para el diagnóstico; se realiza de forma seriada a la cabecera del paciente por intensivistas capacitados para guiar el manejo clínico.
4. Las concentraciones persistentemente elevadas de lactato a pesar de una función cardíaca normalizada con una perfusión y un suministro de oxígeno adecuados son indicativos de un deterioro de la función mitocondrial del órgano específico, y se correlacionan con un mal pronóstico. En raras ocasiones, la intoxicación induce esto (cianuro); después de la sepsis o el traumatismo, se trata de una disfunción celular y sin tratamientos directos.
5. La isquemia cardíaca de demanda (troponina elevada y disfunción cardíaca sin cambios en el electrocardiograma [ECG] de isquemia aguda) es común en la sepsis y suele ser autolimitada. La fibrilación auricular presagia un peor pronóstico si se desarrolla después del SDMO/sepsis.

D. Aparato urinario (*v.* cap. 46)

1. Más de la mitad de los pacientes de la UCI presentan o desarrollarán LRA.

TABLA 44-4 Criterios RIFLE

	Criterios basados en la filtración glomerular (FG)	Criterios basados en la diuresis
Riesgo	↑ suero Cr × 1.5 o ↓ FG >25 %	Diuresis <0.5 mL/kg/h durante 6 h
Lesión	↑ suero Cr × 2.0 o ↓ FG >50 %	Diuresis <0.5 mL/kg/h durante 12 h
Fallo	↑ suero Cr × 3.0; o ↓ FG >75 % o Cr sérica ≥4 mg/dL con >0.5 mg/dL ↑ de Cr sérica	Diuresis <0.3 mL/kg/h durante 24 h o anuria durante 24 h
Pérdida	LRA persistente o pérdida completa de la función renal durante >4 semanas	
Enfermedad renal terminal (ERT)	ERT durante >3 meses	

Cr, creatinina; LRA, lesión renal aguda. El sistema de clasificación incluye criterios separados basados en la creatinina y la diuresis, y, si ambos están presentes, la evaluación se basa en el peor valor posible.

2. La presencia de LRA se relaciona con una mayor mortalidad; la necesidad de TRR, sobre todo de hemodiálisis, después de una cirugía se asocia con una mortalidad de hasta el 50 % durante la hospitalización.
3. La LRA puede deberse a múltiples causas, como la isquemia-reperfusión (p. ej., hemorragia) y la dilatación de las arteriolas eferentes (p. ej., sepsis). La causa más común en los pacientes traumáticos es prerrenal, del choque hemorrágico que conduce a necrosis tubular aguda (NTA).
4. La **LRA está infravalorada.** Las concentraciones séricas de creatinina son una medida cruda de la función y la lesión renal.

   Los pacientes que presentan incluso pequeñas alteraciones de la creatinina o de la diuresis corren el riesgo de sufrir insuficiencia renal, de necesidad de iniciar hemodiálisis y de morir.
5. Para la estadificación de la insuficiencia renal se utilizan los criterios RIFLE (tabla 44-4). Cuando se utilizan, la LRA debe ser tanto repentina (entre 1 y 7 días) como sostenida (>24 h). El consorcio *Kidney Disease Improving Clinical Outcomes* (**KDIGO**) es actualmente el criterio de consenso preferido para definir la LRA (tabla 44-5).

TABLA 44-5 Criterios KDIGO

Estadio 1: una de las siguientes
- La creatinina sérica aumentó entre 1.5 y 1.9 veces el valor inicial
- Aumento de la creatinina sérica >0.3 mg/dL (26.5 μmol/L)
- Diuresis <0.5 mL/kg/h durante un bloque de 6 h

Estadio 2: una de las siguientes
- Aumento de la creatinina sérica entre 2.0 y 2.9 veces el valor inicial
- Diuresis <0.5 mL/kg/h durante dos bloques de 6 h

Estadio 3: una de las siguientes:
- Aumento de la creatinina sérica >3 veces el valor inicial
- La creatinina sérica aumenta a >4.0 mg/dL (353 μmol/L)
- Inicio de la terapia de reemplazo renal
- Diuresis <0.3 mL/kg/h durante más de 24 h
- Anuria durante más de 12 h

E. Hígado (*v.* cap. 49)

1. El SDMO puede incluir funciones metabólicas, sintéticas y/o de desintoxicación inadecuadas del hígado. El mal funcionamiento del metabolismo del hemo produce ictericia.
2. La disfunción hepática suele ser el pronóstico de una perfusión inadecuada (es decir, un «hígado de choque») y suele mostrar un patrón bifásico, con transaminasas elevadas y un cociente internacional normalizado [INR, *international normalized ratio*]) del tiempo de protrombina (TP) elevado. La insuficiencia hepática fulminante es infrecuente. Por lo general, hay una recuperación hepática seguida de una insuficiencia hepática persistente de bajo grado caracterizada por colestasis y concentraciones elevadas de bilirrubina.

F. Aparato digestivo/nutrición

1. El aparato digestivo es tanto un incitador como una víctima del SDMO. La isquemia/reperfusión provoca la liberación de mediadores proinflamatorios por parte del intestino.
   La disfunción gastrointestinal (GI) debida a SDMO incluye reflujo gastroesofágico, gastroparesia, disminución del pH gástrico, disminución de la perfusión esplácnica, disminución del tránsito, aumento de la colonización/permeabilidad/translocación y disminución de la inmunidad.
2. Los pacientes con SDMO suelen ser hipermetabólicos y catabólicos. Esto da lugar a desgaste de nitrógeno, pérdida de proteínas viscerales y pérdida de masa muscular magra y de función muscular. La inflamación persistente observada en el fenotipo CCI/PICS impulsa el catabolismo a pesar de una nutrición adecuada, lo que produce un fenotipo similar a la caquexia.
3. Aunque el síndrome compartimental abdominal (SCAb) es menos frecuente debido a la «reanimación de control de daños», sigue siendo una complicación precoz de los traumatismos graves y de la reanimación de gran volumen y requiere una rápida identificación y una laparotomía descompresiva (*v.* cap. 48).

G. Sistema endocrino

1. La mayoría de los pacientes con SDMO presentan tanto una deficiencia como una resistencia relativa a la insulina, con la consiguiente hiperglucemia.
2. La insuficiencia suprarrenal en la enfermedad crítica y el SDMO es común. Para su sospecha, debe buscarse una hipotensión persistente después de un volumen adecuado o cambios de sodio/potasio, especialmente en aquellos pacientes que estaban siendo tratados con corticosteroides antes del traumatismo.
   a. La utilización de etomidato para la secuencia rápida de intubación crea disminuciones medibles en la función suprarrenal, pero la relación con la insuficiencia clínica no es clara.
   b. Las pruebas de estimulación con tetracosactida (ACTH) ya no se utilizan de forma rutinaria, en favor de un tratamiento empírico y de corta duración con «dosis de estrés» de corticosteroides.
3. La disfunción tiroidea en las enfermedades críticas está infravalorada.
   a. El *síndrome del enfermo eutiroideo* es una anomalía en las pruebas de la función tiroidea en el marco de una enfermedad no tiroidea, a menudo en personas de edad avanzada y menos evidente que el hipotiroidismo típico, en el que existen bradicardia y malestar. Analizar *tanto* la tirotropina (TSH) como la tiroxina en estos pacientes.

VI. TRATAMIENTO

A. **El pilar del tratamiento del SDMO es el control rápido de la causa del choque y el restablecimiento de la perfusión de los órganos específicos mediante la reanimación fisiológica.** En los traumatismos graves, esto incluye el control de la hemorragia y la «reanimación de control de daños» basada en hemoderivados. En la sepsis quirúrgica, esto incluye el control de la fuente, la administración rápida de antibióticos y el restablecimiento de la perfusión con reposición de la volemia guiada. La identificación, la intervención y la evaluación seriada inmediatas optimizan el pronóstico; **la clave está en buscar a tiempo y con frecuencia, y en no utilizar «una sola medida», incluida cualquier medida invasiva singular.**

B. El *control de la fuente* tanto de la hemorragia como de la sepsis quirúrgica incluye procedimientos intervencionistas o quirúrgicos.

C. Los intentos de atenuar la respuesta disfuncional temprana del SRIS con fármacos antiinflamatorios (es decir, corticosteroides y productos biológicos inmunomoduladores dirigidos) no han mejorado el pronóstico.

D. Minimizar las transfusiones en pacientes críticos no hemorrágicos para evitar la morbilidad y la mortalidad de los pacientes, pues estas aumentan directamente con la cantidad de producto recibido. Un umbral de hemoglobina $\leq$7.0 g/dL es el recomendado para la transfusión en pacientes críticos no hemorrágicos.

1. Del mismo modo, una vez corregida la coagulopatía traumática profunda inicial, la corrección continua de la coagulopatía de bajo grado no es necesaria de forma rutinaria en los pacientes con SDMO. La mayoría de los procedimientos invasivos son seguros (incluidas las intervenciones intracraneales) con un INR de 1.5 o menos. No corregir arbitraria-

TABLA 44-6	Criterios de transfusión de concentrado de eritrocitos

- *Anemia*
  - *No hay cardiopatía aguda ni anemia*
    - Hematocrito (Hct) <19.5 %: 2 unidades;
    - Hct >19.5 % <22 %: 1 unidad
  - *Cardiopatía aguda activa*
    - Hct <22 %: 3 unidades
    - Hct >22 <27 %: 2 unidades
    - Hct >27 % <30 %: 1 unidad
- *Hemorragia activa*
- *Descenso repentino e inexplicable del Hct*
- *Saturación venosa de oxígeno (SvO_2) baja*
- *Inestabilidad con vasopresores con Hct <30 % y SvO_2 <65 %*
- *Traumatismo craneoencefálico (primeras 24 h de ingreso si forma parte de un protocolo de traumatismo craneoencefálico)*
- *Choque hemorrágico (considerar protocolo de transfusión masiva)*

mente un INR elevado, y, si se utiliza plasma fresco congelado para corregir la coagulopatía previa al procedimiento, elegir la dosis adecuada (10-15 mL/kg) (tablas 44-6 y 44-7).

E. La proteína C activada no está recomendada para el tratamiento de la sepsis, el SDMO o ambos.

F. Las medidas para apoyar la inmunidad del huésped y prevenir las infecciones intrahospitalarias incluyen lo siguiente:

1. Alimentación enteral temprana.
2. Reducción de la duración de los antibióticos en función de la respuesta y reducción del espectro de cobertura en función de los resultados de los cultivos.
3. Retiro de las sondas permanentes lo antes posible (es decir, tubos endotraqueales, vías centrales, tubos torácicos y sondas vesicales).
4. Movilización temprana y fisioterapia (incluidos los pacientes con ventilación mecánica).

G. Sistema neurológico

1. Mantener una perfusión y un suministro de oxígeno al cerebro adecuados es el objetivo principal, seguido de analgésicos para el dolor y ansiolíticos para la sedación, según sea necesario.
2. Reducir al mínimo la sedación y la parálisis y, cuando se seden, titular según sistemas de puntuación específicos y validados, como la escala de sedación-agitación de Riker, la puntuación FLACC o la escala de dolor.
3. Las «vacaciones de sedación» diarias reducen los días de ventilación y la duración de la estancia en la UCI.

H. Aparato respiratorio

1. Los pacientes con SDMO suelen requerir intubación endotraqueal y ventilación mecánica debido a hipoxia y/o hipercarbia (*v.* cap. 47).
2. Otros coadyuvantes son la prostaciclina (p. ej., epoprostenol), el óxido nítrico, la ventilación oscilatoria de alta frecuencia, la colocación en decúbito prono y la oxigenación por membrana extracorpórea (ECMO, *extracorporeal membrane oxygenation*). Aunque a menudo mejoran los parámetros de oxigenación, el impacto de estos tratamientos sobre el pronóstico a largo plazo y la mortalidad sigue sin estar claro.

TABLA 44-7	Criterios de transfusión de plasma fresco congelado (PFC)

Los anticoagulantes deben mantenerse; el paciente debe recibir 10-15 mL/kg de PFC

- Púrpura trombótica trombocitopénica
- Deficiencias de factores de coagulación congénitas o adquiridas para las que no se dispone de concentrados de coagulación específicos
- Hemorragia intracraneal (HIC) o traumatismo craneoencefálico (TCE) relacionados con la anticoagulación con warfarina con INR ≥1.7
- Sometido a un procedimiento invasivo con INR ≥1.7
- Hemorragia activa o HIC/TCE expansiva e INR ≥1.5
- Choque hemorrágico (considerar protocolo de transfusión masiva)

INR, cociente internacional normalizado.

TABLA 44-8	Ejemplo de conjunto de medidas de ventilación mecánica para prevenir la neumonía asociada al respirador
1. Control de infecciones/lavado de manos adecuado	
2. Cabeza de la cama del paciente elevada ≥30°	
3. Enjuague bucal con clorhexidina dos veces al día	
4. Cuidado bucal cada 4 h	
5. Cánulas endotraqueales con aspiración supraglótica	
6. Rotar al paciente cada 2 h	
7. Profilaxis de la trombosis venosa profunda	
8. «Vacaciones de sedación» diarias y evaluación para la extubación	
9. Profilaxis de la úlcera péptica	

3. Minimizar el riesgo de neumonía asociada al respirador (NAR) utilizando conjuntos de medidas de ventilación mecánica basados en la evidencia (tabla 44-8).
4. El tratamiento con dosis bajas de corticoesteroides puede desempeñar un papel en el tratamiento de los pacientes con SDRA persistente (>7 días), pues pueden prevenir la transición a la fase fibroproliferativa. En el SDRA agudo, no deben administrarse corticoesteroides de forma rutinaria.
5. La traqueostomía temprana (<7 días) mejora el confort del paciente y facilita la liberación acelerada del respirador (lo que reduce, a su vez, el riesgo de NAR). Los pacientes con retención de CO_2 son quienes más se benefician de esta, ya que evita la resistencia de la vía aérea superior y la bucofaringe.
6. Neumonía.
   a. La prevención de la neumonía requiere una atención respiratoria intensiva para mejorar el volumen pulmonar y limpiar las secreciones: espirometría incentiva, terapia de percusión torácica, válvula de aleteo y tratamientos con nebulizadores.
   b. El diagnóstico clínico de neumonía suele ser poco fiable. El diagnóstico microbiológico mediante lavado alveolar broncoscópico (LBA) según las directrices de los (Centers for Disease Control and Prevention) CDC es el mejor.
   c. El sobretratamiento con antibióticos se asocia a un aumento de los costes y de la resistencia bacteriana. Sin embargo, el infratratamiento aumenta la mortalidad, lo que apoya el **uso del LBA para guiar el tratamiento**.
   d. Adaptar el tratamiento antibiótico con los datos y guías locales disponibles, teniendo en cuenta la frecuencia y los patrones de resistencia de patógenos específicos.

I. Aparato cardiovascular (*v.* cap. 45)

1. El objetivo del apoyo cardiovascular es lograr una perfusión adecuada de los órganos específicos y mantener el metabolismo aeróbico celular.
2. Las medidas de suministro y consumo de oxígeno (o su ausencia), como la saturación venosa mixta de oxígeno, las mediciones por infrarrojos del contenido de oxígeno en los tejidos o las concentraciones de lactato en serie, suelen ser mejores indicadores de una perfusión adecuada que los simples parámetros hemodinámicos.
3. La utilización de la ecocardiografía transtorácica (ETT) y transesofágica (ETE) en el punto de atención por parte del profesional de cuidados intensivos ha sustituido a los catéteres de la arteria pulmonar y a otras modalidades invasivas para evaluar de forma seriada la función cardíaca y guiar el volumen y el tratamiento vasopresor/inotrópico.
4. El suministro por encima de lo normal de oxígeno a los tejidos mediante un apoyo inotrópico excesivo para impulsar el gasto cardíaco no mejora la recuperación de los órganos ni la mortalidad, de modo que es mejor evitarlo.
5. Tratar la disfunción cardíaca con inotrópicos/vasopresores guiados por la evaluación seriada de la ETT en el punto de atención. La insuficiencia cardíaca aguda del lado derecho debe hacer que se busque una causa, incluida la embolia pulmonar aguda.
   a. Lo más habitual es que la insuficiencia cardíaca aguda del lado derecho en el SDMO y el SDRA se deba a una hipertensión pulmonar aguda y se trate mediante la optimización del estado del volumen del lado derecho del corazón (es decir, diuresis/hemodiálisis) y el uso juicioso de vasodilatadores pulmonares (es decir, epoprostenol/óxido nítrico inhalado, sildenafilo).

J. Aparato urinario

1. La LRA en el SDMO es más comúnmente prerrenal/NTA y se trata con reanimación inicial de volumen y mantenimiento de un estado de volumen intravascular apropiado.
   a. **Evitar la solución salina al 0.9 % a menos que exista una necesidad específica; una mejor opción en la solución de lactato de Ringer o Plasma-Lyte**, ya que ambas son menos ácidas, tienen menos carga de cloruro e inducen menos daño renal.

2. Evitar la exacerbación de la lesión renal: minimizar los fármacos nefrotóxicos (p. ej., aminoglucósidos, vancomicina).
3. Tratar la hiperpotasemia en función de los síntomas, los hallazgos del ECG y las concentraciones de potasio.
4. Las indicaciones para TRR incluyen el «AEIOU» de la hemodiálisis: **A**cidosis (pH < 7.25); Alteraciones **E**lectrolíticas (hipercalemia); tóxicos (*Intoxicants*); sobrecarga (de líquidos; **O***verload*); y **U**remia (sintomática). Actualmente, los estudios no apoyan la utilización de TRR temprana después de una LRA sin estas indicaciones urgentes.

K. Hígado

1. Evitar la disfunción hepática en el SDMO mediante el rápido restablecimiento de la perfusión de los órganos específicos a través de una reanimación adecuada.
2. La insuficiencia hepática de bajo grado y la colestasis son frecuentes en el SDMO y suelen ser autolimitadas.
3. Hay que pensar en una colecistitis alitiásica en un contexto de elevación persistente de las transaminasas, hiperbilirrubinemia y fiebre/leucocitosis. El diagnóstico es por ecografía, y el tratamiento consiste en colecistectomía, o como otra opción, drenaje percutáneo en pacientes de alto riesgo.

L. Aparato digestivo/nutrición

1. Se prefiere la alimentación enteral y es mejor empezarla en un plazo de 24 h a 48 h. Entre los beneficios se incluyen una mejora de las tasas de motilidad, la inmunidad de la mucosa, la función de barrera y el microbioma.
2. Iniciar la alimentación enteral cuando la reanimación esté completa y no haya choque ni distensión abdominal. La alimentación enteral trófica (es decir, 10 cm^3/h) puede iniciarse en el paciente reanimado con fisiología estabilizada y dosis bajas de vasopresores. Los objetivos nutricionales específicos y los complementos se encuentran en un capítulo aparte (*v.* cap. 9).
3. La posibilidad de desarrollo de úlcera gastroduodenal aguda se minimiza al restaurar y mantener la perfusión y administrar profilaxis farmacológica en los pacientes con ventilación mecánica.
   a. Son preferibles los antagonistas H_2 a los inhibidores de la bomba de protones (IBP), que se asocian a un aumento de las complicaciones (neumonía e infección por *Clostridium difficile*). La profilaxis de la úlcera gastroduodenal aguda se encuentra en la tabla 44-9.
4. La descontaminación intestinal selectiva no se practica habitualmente en Estados Unidos debido a los gastos, la mano de obra y la preocupación de inducir bacterias resistentes. Los probióticos aún no se recomiendan en el SDMO.
5. La alimentación pospilórica maximiza el suministro nutricional, ya que los pacientes con SDMO suelen tener una dismotilidad gástrica prolongada, pero la alimentación gástrica es adecuada si se tolera.
   a. Con independencia de la vía, eleve la cabecera de la cama más de 30 grados e inicie las alimentaciones a ritmos bajos (10-15 mL/h). Un nutricionista titulado debe formar parte del equipo multidisciplinar para proporcionar, calcular y supervisar los objetivos nutricionales.
6. La diarrea y la distensión abdominal se asocian con frecuencia a la alimentación enteral. Buscar signos y síntomas de *C. difficile*, especialmente si existe diarrea más leucocitosis en

TABLA 44-9 Pautas para la profilaxis de las úlceras gastroduodenales agudas

1. El bloqueador H_2 es el fármaco de elección (se prefiere la vía gastrointestinal, si el paciente puede tomarla por vía bucal o por SG)
2. Profilaxis de la úlcera gastroduodenal aguda al ingreso para:
   a. El paciente está en ventilación mecánica
   b. El paciente tiene una coagulopatía significativa definida como INR >2.0 o recuento de plaquetas <50 000/mL
   c. Considerar para todos los pacientes quemados y neuroquirúrgicos (úlceras de Curling y Cushing)
3. Se suspende la profilaxis de la úlcera gastroduodenal aguda cuando es posible
   Criterios de *exclusión para la interrupción:*
   - Tratamiento activo de enfermedad ulcerosa o enfermedad por reflujo gastroesofágico (ERGE)
   - Paciente trasplantado
   - Anastomosis gastroyeyunal (úlcera anastomótica)

INR, cociente internacional normalizado.

el contexto de uso en curso/anterior de antibióticos. La tecnología de diagnóstico rápido de precisión (como la reacción en cadena de la polimerasa [PCR]) puede ayudar a detectar rápidamente la diarrea asociada a *C. difficile*.

a. La diarrea asociada a la alimentación enteral suele responder a la ralentización de la infusión o a la modificación de la composición. El tratamiento inicial incluye el uso de tasas objetivo de infusión más modestas (<60 mL/h) y tasas de avance más lentas (cada 8-12 h). Añadir un fármaco antimotilidad (p. ej., loperamida) una vez excluidas otras causas de diarrea.

7. El SCAb es tanto una causa como una consecuencia potencial del SDMO. Controlar las presiones vesicales en los pacientes con riesgo de desarrollarlo (*v.* cap. 48).

M. Sistema endocrino

1. Se prefiere el control de la glucosa con protocolos estandarizados para la monitorización de la glucosa en sangre y la titulación de la insulina, a menudo con protocolos de infusión. El «control estricto de la glucosa» (<80 mg/dL) se ha dejado de utilizar. Los objetivos actuales del tratamiento con insulina son mantener las concentraciones entre 150 mg/dL y 180 mg/dL.
2. No hay datos que demuestren el beneficio o el perjuicio del reemplazo de hormona tiroidea en pacientes con *síndrome de enfermedad eutiroidea*.
3. En los pacientes con insuficiencia suprarrenal, es necesario un reemplazo equilibrado de corticoesteroides. Determinar la verdadera insuficiencia suprarrenal en pacientes críticos es difícil, ya que muchas de las pruebas habituales no son fiables en esta población de pacientes. Una concentración de cortisol aleatoria de menos de 10 µg/dL a 15 µg/dL en el entorno del SDMO es un hallazgo de insuficiencia suprarrenal y debe tratarse, especialmente si el paciente es sintomático (p. ej., hipotensión resistente).
   a. No deben realizarse pruebas de estimulación de la tetracosactida durante el choque séptico. Más bien, los pacientes que no responden a los medicamentos vasoconstrictores después de una reanimación volumétrica adecuada deben recibir un tratamiento empírico con corticoesteroides.
   b. La hidrocortisona es la mejor opción debido a sus efectos mineralocorticoides simultáneos; ya no se recomienda el uso de mineralocorticoides adicionales. Administrar 200 mg/día a 300 mg/día de hidrocortisona, en forma de goteo o en dosis divididas.

AXIOMAS

- Los principales factores desencadenantes del SDMO son daño proinflamatorio (es decir, un traumatismo o una sepsis) y choque.
- El tratamiento inicial del SDMO consiste en el control rápido de la fuente y el restablecimiento de la perfusión mediante reanimación fisiológica.
- Una vez que se desarrolla el SDMO, el tratamiento consiste en la utilización adecuada de modalidades de soporte de órganos, la utilización de protocolos de cuidados intensivos basados en la evidencia y la prevención de daños proinflamatorios secundarios o recurrentes.

Lecturas recomendadas

Bihorac A, et al. Incidence, clinical predictors, genomics, and outcome of acute kidney injury among trauma patients. *Ann Surg* 2010;252:158–165.

Buchman TG. Multiple organ dysfunction and failure. In: Cameron JL, et al., eds. *Current Surgical Therapy*. 10th ed. Philadelphia, PA: Elsevier Mosby; 2011:1149–1153.

Efron PA, Coopersmith CM. Sepsis. In: Rabinovici R, et al., eds. *Trauma, Critical Care and Surgical Emergencies*. London, UK: Informa UK; 2010:362–368.

Elhassan EA, Schrier RW. Acute kidney injury. In: Vincent J-L, et al., eds. *Textbook of Critical Care*. 6th ed. Philadelphia, PA: Elsevier Saunders; 2011:883–893.

Mira J, Gentile L, Mathias B, et al. Sepsis pathophysiology, chronic critical illness, and persistent inflammation-immunosuppression and catabolism syndrome. *Crit Care Med* 2017;45(2):253–262.

Mizock BA. The multiple organ dysfunction syndrome. *Dis Mon* 2009;55:476–526.

Moore FA, Moore EE. Postinjury multiple organ failure. In: *Trauma*. 5th ed. New York, NY: McGraw-Hill; 2004:1397–1423.

Papazian L, et al. Neuromuscular blockers in early acute respiratory distress syndrome. *N Engl J Med* 2010;363:1107–1116.

Reinhart K, Bloos F. Pathophysiology of sepsis and multiple organ dysfunction. In: Vincent J-L, et al., eds. *Textbook of Critical Care*. 6th ed. Philadelphia, PA: Elsevier Saunders; 2011:983–991.

Singer M, et al. The Third International Consensus Definitions for Sepsis and Septic Shock (Sepsis-3). *JAMA* 2016;315(8):801–810.

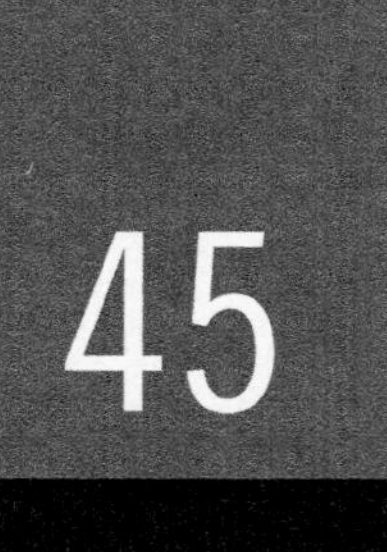

45 Enfermedades cardiovasculares y monitorización

Megan T. Quintana y Thomas Scalea

I. INTRODUCCIÓN

A. La monitorización del estado del aparato cardiovascular durante el traumatismo es primordial para el éxito de la reanimación tras el mismo. La hemorragia sigue siendo la causa más común de choque tras una lesión. La hemostasia quirúrgica debe obtenerse eficazmente, pero las necesidades de reanimación continúan. Los criterios de valoración de la reanimación varían en función de los factores específicos del paciente y de la etiología del traumatismo. Los objetivos de la reanimación incluyen la optimización de la precarga, el rendimiento cardíaco, la presión arterial, el suministro de oxígeno y la perfusión de los órganos específicos. Ninguna prueba es útil en todas partes, ni existe valor alguno que pueda determinar el criterio de valoración de la reanimación. Sin embargo, el uso de múltiples variables y tendencias de los valores a lo largo del tiempo permite al clínico guiar la reanimación para obtener un pronóstico óptimo para el paciente. Los monitores básicos miden la oxigenación, la ventilación y la circulación. A la hora de recopilar los datos, estos deben ser precisos y clínicamente relevantes, con un riesgo mínimo de daño para el paciente. Las consecuencias de una reanimación incorrecta incluyen choque continuado (cuando es inadecuado) y edema pulmonar, insuficiencia cardíaca congestiva, edema intestinal, síndrome compartimental abdominal, abdomen abierto posquirúrgico no planificado y edema de la vía aérea (cuando es excesivo). Estas consecuencias repercuten negativamente en la morbilidad y la mortalidad del paciente. La monitorización cardíaca no solo es crucial para el manejo del paciente lesionado en estado crítico, sino que también se ha convertido en algo habitual el cuidado del paciente con múltiples afecciones comórbidas no relacionadas con el traumatismo. Un conocimiento común de la fisiología cardiovascular básica y de cómo identificar la enfermedad es una parte esencial del cuidado del paciente lesionado.

II. ELECTROCARDIOGRAFÍA

A. El electrocardiograma (ECG) es una representación estática de los acontecimientos eléctricos del corazón. Un ECG de 12 derivaciones proporciona información sobre la actividad eléctrica cardíaca, es fácil de obtener y no es invasivo. La monitorización continua de una o dos derivaciones permite la detección temprana de cambios en la frecuencia cardíaca (FC), actividad eléctrica anómala transitoria y arritmias, que pueden indicar isquemia cardíaca. Aunque no requiere una formación especializada para su obtención, el ECG requiere una interpretación cuidadosa. Un contacto inadecuado entre el electrodo y la piel, interferencias eléctricas dentro del equipo y el movimiento o los escalofríos del paciente pueden producir artefactos y proporcionar información inexacta.

1. Control de la frecuencia cardíaca

a. La estimación clínica más práctica de la FC es la frecuencia del pulso con palpación en una extremidad.

b. La determinación más precisa de la FC puede evaluarse de varias maneras.

- **i.** Observación de la onda de presión arterial de un catéter arterial invasivo.
- **ii.** Observación de la actividad eléctrica ventricular en el ECG.
- **iii.** Observación del cambio de presiones mediante un catéter de la arteria pulmonar (CAP).
- **iv.** La auscultación de los sonidos cardíacos por sí sola suele ser poco fiable en la unidad de cuidados intensivos (UCI), especialmente cuando la FC es rápida y cuando hay un ruido ambiental excesivo. Nota: la frecuencia del pulso suele ser igual a la FC mecánica. Las excepciones a esta regla pueden ser las contracciones ventriculares irregulares, los estados de mala perfusión periférica o la disfunción de la bomba cardíaca.

2. Monitorización de la isquemia

a. Los cambios en el ECG que sugieren una isquemia miocárdica pueden producirse sin síntomas o signos asociados. La detección precoz permite el tratamiento de la isquemia miocárdica. Las derivaciones precordiales son las más sensibles para detectar la isquemia miocárdica, especialmente V_1, aVf y V_5. V_5 es la derivación más sensible, pues detecta el 75 % de los episodios isquémicos. La derivación II es la más sensible para la evaluación de la onda P y la isquemia de la pared inferior. Se recomienda la monitorización simultánea de las derivaciones II y V_5.

b. Cambios en el segmento ST.

i. El segmento ST sigue inmediatamente al complejo QRS. El punto de unión (punto J) es el punto en el que se separa del QRS. Los cambios en el nivel del segmento ST se miden en el punto J y se comparan con el nivel de la línea isoeléctrica (el segmento T-P). La isquemia se define como una depresión del segmento ST de 0.10 mV o 1 mm. Una depresión descendente representa una isquemia peor que un segmento horizontal o ascendente.

ii. La elevación del segmento ST en el contexto clínico del dolor torácico isquémico agudo representa una lesión miocárdica aguda antes de que evolucione a infarto irreversible y es una indicación para la intervención en forma de tratamiento farmacológico dirigido, trombólisis o revascularización percutánea. En los pacientes con ondas Q, la elevación del segmento ST puede estar relacionada con anomalías del movimiento de la pared. En pacientes sin ondas Q, las derivaciones con elevaciones del segmento ST son indicadores específicos de la localización de la isquemia.

La inversión de la onda T y las nuevas ondas Q sugieren un IM reciente o en evolución. Otras causas de elevación del ST son la pericarditis y el vasoespasmo coronario.

iii. La depresión del segmento ST se produce cuando la presión de perfusión en una arteria coronaria estenótica cae por debajo de un valor crítico. La depresión recíproca del ST se observa en las derivaciones alejadas del área lesionada y representa una imagen especular de los cambios eléctricos, más que una isquemia adicional.

3. Monitorización de arritmias

a. La monitorización continua del ECG identifica los cambios en el ritmo cardíaco. Las arritmias pueden dividirse en taquiarritmias (frecuencia ventricular >100 lat/min) o bradiarritmias (frecuencia ventricular <60 lat/min). El origen del impulso eléctrico será sinoauricular (SA), auricular, auriculoventricular (AV) o ventricular. La presencia de ondas P, que sugieren el origen del nodo SA, se observa mejor en la derivación II. Las derivaciones III, aV_F y V_1 son alternas. La ausencia de ondas P o una morfología anómala de las mismas indica un origen distinto del nodo SA, y el ensanchamiento del complejo QRS asociado puede ayudar a localizar el origen en la unión AV o en los ventrículos.

b. Una tira larga completa puede determinar el ritmo cardíaco y también puede revelar si existen patrones ectópicos o multifocales. El análisis de la secuencia de conducción determina si el patrón de conducción es normal, está retrasado o bloqueado, o es aberrante. Estos puntos de identificación facilitan la selección del tratamiento adecuado. En la tabla 45-1 se describen las arritmias más comunes.

III. MONITORIZACIÓN DE LA PRESIÓN ARTERIAL

A. La presión arterial es la principal fuerza que impulsa la sangre hacia los tejidos. La medición de la presión arterial sigue siendo una de las medidas más comunes en medicina. Puede hacerse por métodos indirectos y directos. En función del método utilizado, puede haber una gran variabilidad. La presión sistólica es la presión máxima durante la eyección ventricular, y la presión diastólica es la presión más baja en los vasos sanguíneos entre los latidos del corazón durante el llenado ventricular, ya que la sangre arterial almacenada se escapa hacia la periferia. La diferencia de presión entre la sistólica y la diastólica es la *presión del pulso* y está determinada por el volumen del latido del ventrículo izquierdo, la capacitancia arterial central y la velocidad de eyección del ventrículo izquierdo (VI).

Las presiones sistólica y diastólica varían a lo largo del árbol vascular, y la presión sistólica suele aumentar desde el centro hacia la periferia. La *presión arterial media (PAM)* es la presión arterial media durante el ciclo cardíaco y estima la perfusión de los órganos específicos. Se calcula mediante **PAM ≈ PD + 1/3(PS - PD)**, donde PD es la presión diastólica y PS es la presión sistólica. La PAM es máxima en la aorta ascendente y desciende hasta alcanzar el lecho arteriolar periférico (fig. 45-1). La PAM es superior a la medición de la PS porque representa la verdadera presión impulsora del flujo sanguíneo periférico y no se ve alterada por la distorsión del sistema de registro. También debería mostrar poca dependencia de la derivación central o periférica de la presión arterial. La perfusión coronaria está determinada principalmente por la presión arterial diastólica porque la contracción cardíaca durante la sístole detiene el flujo sanguíneo intramiocárdico.

1. Medición indirecta de la presión arterial

a. Las **técnicas indirectas o no invasivas** incluyen el uso de un esfigmomanómetro que comprime una arteria periférica hasta el punto de oclusión. Al soltar lentamente la

TABLA 45-1 Arritmias frecuentes

Atrioventricular	Supraventricular
Ritmo de unión auriculoventricular	Bradicardia sinusal
Taquicardia nodal por reentrada auriculoventricular	Taquicardia sinusal
Ritmo de unión auriculoventricular acelerado	Disfunción sinusal
Síndrome de Wolff-Parkinson-White	Síndrome del seno enfermo
Ventricular	Taquicardia nodal por reentrada sinusal
Taquicardia ventricular	Aleteo auricular
Aleteo ventricular	Fibrilación auricular
Fibrilación ventricular	Taquicardia auricular multifocal
	Taquicardia auricular ectópica
	Taquicardia por reentrada auricular

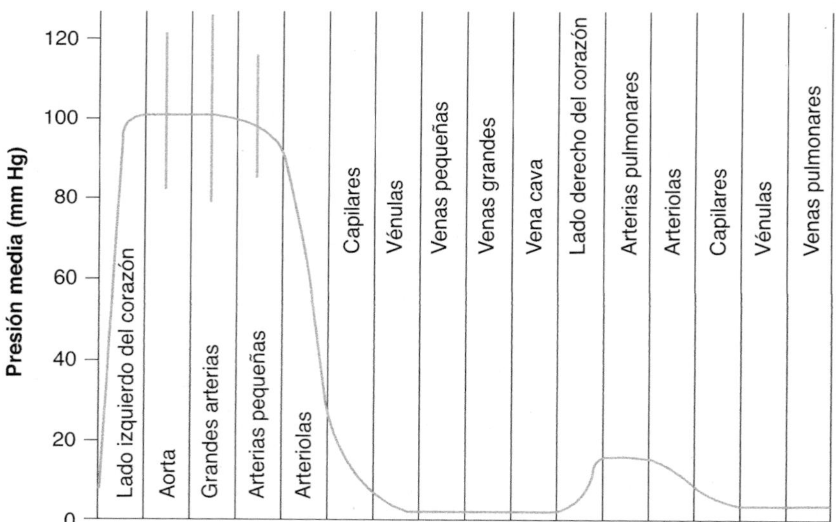

Figura 45-1. Presión arterial media a lo largo de la circulación normal. Este trazo continuo que comienza en el corazón izquierdo y continúa hasta las venas pulmonares representa la presión arterial media normal en toda la circulación. La presión sistólica del pulso se muestra para la aorta, las arterias grandes y las arterias pequeñas como una línea sólida vertical, cuya parte superior indica la presión sistólica y la parte inferior, la presión diastólica.

compresión, la arteria se abre y puede determinarse la presión arterial con la auscultación o la palpación.

b. **Palpación**

i. La presión arterial sistólica puede estimarse con base en la medición de la presión necesaria para comprimir una arteria, normalmente la arteria braquial. Esto puede utilizarse cuando no se dispone de un estetoscopio. El globo debe inflarse hasta un nivel de unos 30 mmHg por encima de la presión a la que desaparece el pulso. A continuación, debe liberarse lentamente la presión hasta que vuelva a palparse el pulso de forma regular. Esta presión es una estimación aproximada de la presión arterial sistólica.

ii. Cabe destacar que un pulso radial palpable corresponde a una presión arterial sistólica de unos 80 mm Hg, un pulso femoral palpable a una presión sistólica de 70 mm Hg a 80 mm Hg, y un pulso carotídeo a una presión sistólica de 60 mm Hg a 70 mm Hg.

c. **Auscultación**

i. El uso de un estetoscopio para la auscultación ofrece la posibilidad de medir la presión diastólica además de una presión sistólica más precisa. Al igual que en el caso anterior, la liberación de la presión de compresión permite el retorno del flujo pulsátil que produce los sonidos de Korotkoff. Estos sonidos pueden agruparse en fases que van de una a cinco según las directrices de la American Heart Association (AHA). La fase 1 es cuando los sonidos se escuchan por primera vez, y se corresponde con la presión arterial sistólica. La fase 5 es cuando los sonidos desaparecen, y se corresponde con la presión diastólica.

d. **Dispositivos automáticos intermitentes:** oscilometría

i. La medición automatizada de la presión arterial no invasiva proporciona registros regulares y repetidos de la presión utilizando el principio de la pletismografía para detectar oscilaciones o cambios pulsátiles de la presión. A medida que la compresión del globo se libera lentamente, el retorno de las pulsaciones arteriales da lugar a una contrapresión en el globo. Con el desinflado continuado y el aumento progresivo de las pulsaciones arteriales, la amplitud de la oscilación aumenta. La presión es el punto de aumento rápido de la amplitud de oscilación, mientras que la presión media es el punto de máxima amplitud de oscilación.

Con algunos dispositivos, la presión diastólica se toma como el punto de rápida disminución de la amplitud de oscilación, mientras que, con otros, la presión diastólica es un valor derivado basado en las mediciones de las presiones sistólica y media. **En caso de hipovolemia, especialmente con una PAS inferior a 80 mm Hg, estos dispositivos pueden arrojar una falsa sobreestimación de la presión arterial real. En estas situaciones, son mejores las técnicas manuales o una línea arterial invasiva.**

e. **Tecnología continua automatizada**

i. Variabilidad de la frecuencia cardíaca (VFC).

a) Los análisis predictivos basados en formas de onda tienen el potencial de complementar la evaluación clínica y de laboratorio tradicional. El análisis de la VFC proporciona un conjunto de métricas derivadas del ECG que se asocian con la gravedad de la enfermedad y los resultados de la sepsis. Este análisis no requiere mediciones adicionales, pruebas invasivas o cálculos manuales. La medición continua es práctica en el entorno de los cuidados intensivos. La VFC se altera sistemáticamente en la enfermedad, y el grado de variabilidad se correlaciona con la gravedad de esta. El uso de un modelo que combine la VFC y otros valores clínicos ayuda a evaluar el riesgo de descompensación en pacientes críticos.

ii. Fotopletismografía.

a) La pulsioximetría mide y muestra la frecuencia del pulso y la saturación de hemoglobina en la sangre arterial. El oxímetro utiliza un dispositivo sensor que consta de fuentes de luz roja e infrarroja y un fotodetector para medir la absorción de la luz visible. El fotodetector mide la absorción de la luz a medida que esta se desplaza por el tejido. La cantidad de oxígeno disuelto en la sangre determina el número de moléculas de oxígeno unidas a la hemoglobina. La saturación de oxígeno se establece por la relación entre la amplitud de la longitud de onda roja e infrarroja. Se ha comprobado que la oximetría de pulso es fiable con lecturas de presión arterial sistólica superiores a 80 mm Hg. **La hipotensión con lecturas inferiores a 80 mm Hg puede arrojar lecturas de pulsioximetría inexactas y poco fiables.** El bajo gasto cardíaco, la vasoconstricción, los fármacos vasoactivos y la hipotermia dan lugar a estados de baja perfusión que pueden producir una baja relación señal:ruido y causar, con ello, artefactos. El artefacto de movimiento, los niveles anómalos de hemoglobina, el esmalte de uñas y la iluminación de alta intensidad también pueden causar lecturas falsas.

b) La fotopletismografía se basa en la transmisión de luz infrarroja para controlar el volumen de un dedo. Un globo inflable mantiene el dedo a un volumen constante, y la presión arterial continua se mide como la contrapresión necesaria para mantener dicho volumen constante. Las mediciones de la presión con esta técnica son sensibles a la mala aplicación del globo del dedo, lo que contribuye a errores y limita la fiabilidad del dispositivo.

c) En tonometría arterial se utiliza un transductor de presión de superficie aplicado en la piel directamente sobre una arteria para la medición directa de la presión arterial transmitida, lo que genera una forma de onda continua y una medición de la presión. En pacientes normotensos e hipertensos, las presiones tonométricas y las formas de onda coinciden con las mediciones intraarteriales. La fiabilidad de las mediciones puede ser limitada durante los cambios rápidos o significativos de la presión arterial.

f. Monitorización directa de la presión arterial

i. El cateterismo intraarterial es el método de referencia para la medición de la presión arterial y debe utilizarse en todos los pacientes con inestabilidad hemodinámica en los que se requiera una medición precisa y continua (tabla 45-2). El cateterismo intraarterial proporciona mediciones instantáneas de la PAM, la presión del pulso arterial y la variación de la presión del pulso, así como la estimación del gasto cardíaco con algunas tecnologías de transductores.

a) Selección del sitio intraarterial. Los lugares más utilizados son las arterias radial, femoral, dorsal, braquial y axilar. El lugar más utilizado es la arteria radial de la mano no dominante. En el paciente con vasoconstricción muy significativa, la presión arterial radial puede subestimar la presión arterial central medida más proximalmente.

b) Criterios del sitio. El lugar elegido debe estar libre de infección. Debe haber suficiente flujo colateral para evitar la isquemia distal. La arteria debe ser proximal a cualquier anatomía variable.

c) Se recomienda la *prueba de Allen* antes de la canulación de la arteria radial para evaluar la adecuación de la perfusión y el flujo colateral. Se comprimen las arterias radial y cubital (ulnar). Se aprieta el puño del paciente hasta que palidezca. A continuación, con la mano del paciente relajada, se libera la presión sobre la arteria cubital. Si la mano se vuelve hiperémica, el flujo colateral cubital se considera adecuado para la canulación. Cualquier signo de isquemia digital es una contraindicación absoluta.

ii. Complicaciones de la monitorización de la presión intraarterial.

a) Mecánicas. La trombosis es la complicación mecánica más frecuente. La oclusión parcial o completa de la arteria radial se produce en más del 25 % de los pacientes tras la canulación de la arteria radial. La necrosis que requiere amputación es rara. Cualquier indicio de isquemia, infección o embolia debe provocar el retiro inmediato del catéter.

b) Seudoaneurisma/fístula AV. Una técnica incorrecta de inserción del catéter puede provocar la formación de un seudoaneurisma o una fístula arteriovenosa. Estos riesgos son mayores con múltiples pases a través de una arteria y si se perfora la pared posterior de la arteria.

TABLA 45-2 Indicaciones para la monitorización invasiva de la presión intraarterial

Indicaciones relacionadas con el paciente

- Estados de choque
- Arteriopatía coronaria significativa
- Disfunción de la bomba miocárdica
- Enfermedad cerebrovascular significativa
- Enfermedad pulmonar significativa, enfermedad pulmonar obstructiva crónica, embolia pulmonar, hipertensión pulmonar, síndrome de dificultad respiratoria del adulto, neumonía
- Trastornos renales, acidobásicos, electrolíticos o metabólicos graves
- Quemaduras graves

Indicaciones relacionadas con el procedimiento

- Procedimientos importantes que requieren grandes desplazamientos de líquidos o pérdidas de sangre
- Hipotensión, hipotermia o hemodilución deliberadas previstas
- Procedimientos con alto riesgo de isquemia medular
- Trasplante de hígado, corazón o pulmón
- Pinza transversal aórtica u otros procedimientos vasculares mayores

c) Infección. La técnica de inserción estéril, el cuidado del catéter y los protocolos de vendaje limitan la incidencia de la infección. Los catéteres arteriales pueden dejarse durante más tiempo que las vías venosas centrales. Dado que los riesgos de infección de los catéteres aumentan con el tiempo, la supervisión rutinaria de los lugares de inserción para detectar infecciones minimizará las complicaciones sépticas.

IV. MONITORIZACIÓN DE LA PRESIÓN VENOSA CENTRAL

A. La presión venosa central (PVC) es la presión medida en la vena cava superior (VCS) o en la aurícula derecha, según el dispositivo de acceso venoso. En ausencia de valvulopatía tricuspídea, la PVC debe ser equivalente a la presión auricular derecha y a la presión diastólica final del ventrículo derecho, o presión de llenado del corazón derecho. Esta medición, que en su día se asumió como una medida precisa de la precarga como principal determinante del gasto cardíaco, ha demostrado ser no solo inexacta, sino que a menudo puede ser malinterpretada. La distensibilidad, definida como la relación entre el volumen y la presión, puede cambiar rápidamente, sobre todo en pacientes en estado crítico o que están en reanimación activa. Sin embargo, durante la inspiración espontánea, los descensos de la PVC superiores a 2 mmHg pueden ayudar a identificar a los pacientes que responden a la reposición de la volemia, con independencia del valor absoluto de la PVC. Un aumento de la PVC durante la infusión de líquidos puede ayudar a señalar un corazón pulmonar (*cor pulmonale*) inminente y puede utilizarse como regla para la detención de la infusión de líquidos.

1. Indicaciones

a. Algunas indicaciones para la monitorización de la PVC son la hemorragia, la sepsis y la disfunción cardiovascular, especialmente durante el período perioperatorio. La PVC proporciona una estimación aproximada del volumen intravascular que puede ayudar a guiar la rehidratación.

b. Las líneas venosas centrales pueden utilizarse para la reanimación si no se puede conseguir un acceso intravenoso periférico de gran calibre. Debe utilizarse un catéter de gran diámetro. Las líneas de PVC habituales de menor diámetro presentan una importante resistencia al flujo debido a su estrecha luz y a su mayor longitud.

Ley de Poiseuille: flujo = ($\pi \times$ presión $\times$ radio^4) $\div$ (8 $\times$ viscosidad del líquido $\times$ longitud del catéter).

2. Selección del sitio

a. Venas subclavias. El lugar de acceso preferido en los pacientes traumáticos es la subclavia izquierda, debido a la facilidad del ángulo de inserción en comparación con la derecha. Hay que tener en cuenta las lesiones torácicas concurrentes. La presencia de un drenaje torácico puede ayudar a decidir qué lado elegir, ya que el tratamiento del neumotórax ya está establecido.

i. La vena subclavia es el mejor sitio en términos de infecciones del torrente sanguíneo relacionadas con el catéter y la movilidad del cuello.

ii. Las desventajas incluyen que este sitio es difícil de comprimir externamente porque la clavícula ósea cubre la arteria subclavia, y la pleura y el pulmón flexibles no ofrecen una contrapresión efectiva. Esto puede ser problemático cuando se coloca en pacientes coagulopáticos o trombocitopénicos o en caso de punción arterial inadvertida.

iii. La colocación conlleva un riesgo de neumotórax. Este riesgo es aún mucho mayor si se accede a pacientes agitados o con compresiones torácicas activas durante la reanimación cardiopulmonar (RCP).

b. Venas yugulares internas. Se asocia al menor riesgo de punción arterial. Las arterias pueden comprimirse fácilmente en el exterior y el neumotórax es menos frecuente que con el abordaje subclavio.

i. Puede ser difícil de colocar en pacientes que llevan un collar cervical. Un asistente debe inmovilizar el cuello durante el procedimiento.

ii. La contaminación del lugar del catéter y del apósito en pacientes con traqueotomía o con abundantes secreciones bucales es más probable con los catéteres de la vena yugular interna.

c. Venas femorales. Útil en pacientes con lesiones agudas o inestables debido a su relativa facilidad de inserción. Un catéter de vena femoral está alejado de la unión atriocava (auriculocava) y puede no estimar la precarga. Los factores del abdomen y la circulación sistémica influyen en la presión de la vena femoral.

i. La vena femoral es el sitio menos ideal para un uso prolongado, ya que existe un mayor riesgo de trombosis venosa profunda de las extremidades inferiores y de infecciones del torrente sanguíneo relacionadas con el catéter.

ii. Evitar la cateterización de la vena femoral o subclavia ipsolateral en pacientes con una extremidad lesionada o un traumatismo pélvico concurrente importante. El retorno venoso de las extremidades lesionadas puede verse limitado por el catéter, lo que causaría hinchazón y dolor, aumentaría las presiones compartimentales y disminuiría la perfusión tisular y la cicatrización.

3. **Interpretación**

   a. La PVC suele medirse al final de la espiración. Proporciona una estimación del volumen de la aurícula derecha o de la precarga cardíaca y normalmente es de 0 mmHg a 10 mmHg. La forma de onda típica de la PVC consta de tres ondas («a», «c» y «v») y dos descensos («x» e «y») (fig. 45-2).

      El tono venoso y el estado general del volumen intravascular influyen en la medición de la PVC. En general, una PVC ≤ 5 mmHg indica hipovolemia. Un paciente que por lo demás está clínicamente en estado de choque, pero tiene una PVC superior a 20 mmHg podría tener otros problemas concurrentes, como empaquetamiento cardíaco, embolia pulmonar aguda o neumotórax a tensión. En general, los cambios en la PVC en respuesta a las intervenciones terapéuticas son más útiles que un valor único en el tratamiento del choque.

   b. Efecto de la ventilación mecánica y la presión positiva telespiratoria [PEEP, *positive end-expiratory pressure*]) sobre la PVC.

      i. En un paciente con ventilación espontánea, la inspiración disminuye la presión intratorácica y, posteriormente, la PVC. La espiración provoca un aumento de la presión intratorácica y de la PVC. En los pacientes con ventilación mecánica, los ciclos de ventilación aumentan la presión intratorácica y la PVC, mientras que esta disminuye durante la espiración.

      ii. Para evitar la influencia de los cambios en la presión intratorácica, la PVC se mide al final de la espiración tanto en pacientes con ventilación espontánea como mecánica. La PEEP aumenta la presión intratorácica al final de la espiración y esto se refleja en la medición de la PVC.

      iii. Formas de onda de PVC patológicas:

         a) La onda «a», que indica la presión venosa durante la contracción auricular, se amplía en afecciones de resistencia al flujo de salida de la aurícula derecha. Se observa una onda «a» gigante o «cañón» cuando la aurícula se contrae contra una válvula tricúspide cerrada o con una mayor resistencia al vaciado de la aurícula derecha, como pasa en la estenosis tricúspide. La insuficiencia ventricular derecha, la estenosis pulmonar o la hipertensión pulmonar pueden hacer que la onda «a» se acentúe. Esta misma onda está ausente durante la fibrilación auricular. En la regurgitación tricuspídea, las ondas «c» y «v» se combinan para formar una gran onda «CV» regurgitante, lo que oblitera el descenso normal de la onda «x».

      iv. En general, la PVC proporciona una estimación de la presión de la sangre en la vena cava torácica, pero puede ser un mal indicador del volumen intravascular en algunos pacientes.

V. MONITORIZACIÓN DEL CATÉTER DE LA ARTERIA PULMONAR

A. Los cuidados intensivos como especialidad se definieron en gran medida por la invención de la ventilación mecánica a presión positiva y el CAP. El CAP fue introducido en la práctica clínica por Swan y Ganz a principios de la década de 1970 y medía directamente parámetros fisiológicos que no podían obtenerse de otro modo. Durante más de 40 años, la monitorización hemodinámica se basó en la inserción de un CAP a pie de cama y la posterior medición de la PVC, la presión arterial pulmonar, la presión de enclavamiento capilar pulmonar u oclusión pulmonar, y la determinación del gasto cardíaco por termodilución y de la saturación venosa

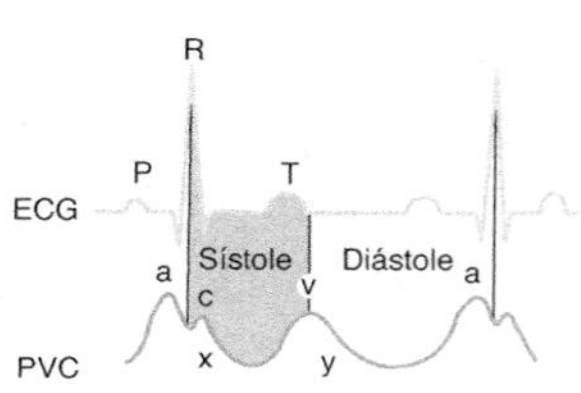

Onda A - debida a la contracción auricular
Onda C - debida al abombamiento de la válvula tricúspide en la aurícula derecha o posiblemente a las pulsaciones transmitidas por la arteria carótida
X descendiente - debido a la relajación auricular
Onda V - debida al aumento de la presión auricular antes de la abertura de la válvula tricúspide. Se amplía en la regurgitación tricuspídea
Y descendiente - debido al vaciado auricular cuando la sangre entra en el ventrículo

Figura 45-2. Formas de onda de la presión venosa central.

de oxígeno (SvO_2) por oximetría de reflectancia. El CAP permitió a los proveedores a pie de cama aplicar de forma directa e inmediata los principios clave de la fisiología cardiovascular al tratamiento de los pacientes en estado crítico. Es importante recordar que las mediciones determinadas por el CAP no son útiles de forma independiente. Esta tecnología depende de la capacidad del clínico para interpretar y aplicar los datos a su paciente específico. Como el uso del CAP es ahora poco común, muchos proveedores pueden tener una comprensión inadecuada de las mediciones proporcionadas, lo que hace que esta tecnología sea menos útil en estas circunstancias.

B. Los CAP son catéteres multiluz, de aproximadamente 80 cm a 120 cm de longitud, que se introducen en la arteria pulmonar a través de una vena central. Una abertura luminal a 25 cm o 30 cm de la punta permite medir la PVC y la administración central de fármacos, mientras que la luz distal se abre en la punta dentro de la arteria pulmonar. La punta del catéter también está equipada con un pequeño globo inflable. Cuando se infla, este crea una bolsa protectora alrededor de la punta del catéter para evitar que se produzcan lesiones durante su avance. A unos 4 cm de la punta se encuentra un pequeño dispositivo transductor que detecta los cambios de temperatura.

1. Indicaciones

a. La PVC y la presión auricular derecha no estiman con precisión la presión auricular izquierda ni la precarga ventricular izquierda. Los pacientes que requieren un conocimiento preciso del rendimiento cardíaco pueden beneficiarse de un CAP (tabla 45-3). Las mediciones pueden utilizarse entonces para calcular los parámetros hemodinámicos y guiar el tratamiento (tablas 45-4 y 45-5).

2. Inserción

a. El catéter se pasa a través de un introductor colocado de forma estéril en una vena central. Las venas subclavia izquierda y yugular interna derecha son los puntos de acceso preferidos para facilitar el avance del CAP. Con el globo desinflado, el catéter se pasa hasta una distancia de 12 cm a 15 cm más allá de la punta de introducción. En este punto, se infla el globo y el CAP se avanza cuidadosamente mientras se observan simultáneamente las formas de onda de presión (fig. 45-3). La forma de onda inicial de la PVC conduce a la forma de onda de la presión auricular derecha. Al llegar al ventrículo derecho, hay una forma de onda de presión alta, abrupta y obvia, de 20 mmHg a 30 mmHg, que representa la presión sistólica del ventrículo derecho, con una presión diastólica que no cambia con respecto a la PVC. Esta forma de onda conduce a la forma de onda de la arteria pulmonar, con su característico aumento de la presión diastólica y una clara muesca dicroica. Finalmente, cuando el globo inflado alcanza un enclavamiento capilar pulmonar, la forma de onda se aplana al perder su variación sistólica y diastólica. Tras observar brevemente la forma de onda del enclavamiento, debe desinflarse el globo para confirmar la reaparición de la forma de onda arterial pulmonar.

3. Medidas

a. Presión de enclavamiento capilar pulmonar (PECP)

i. El inflado del globo en la punta de un CAP correctamente colocado sella la arteria circundante y crea una columna de sangre continua y estacionaria entre la punta del catéter y la aurícula izquierda. Esto se denomina presión de enclavamiento y es una medida de la presión de llenado del ventrículo izquierdo e indirectamente del volumen.

b. Gasto cardíaco

i. El CAP utiliza un método de termodilución para medir el gasto cardíaco ($\dot{Q}$) con la inyección de un bolo de solución fría. Se inyectan 10 mL de líquido frío en

TABLA 45-3 Principales indicaciones para el uso de catéteres de la arteria pulmonar en traumatismos

- Guiar la reanimación en pacientes con inestabilidad hemodinámica que no responden de forma predecible al manejo convencional de líquidos/vasopresores
- Afecciones en las que la presión venosa central es una mala guía para el VTDVI: disfunción ventricular izquierda, valvulopatía, hipertensión pulmonar, causas extracardíacas de disfunción diastólica
- Mejorar la toma de decisiones clínicas en casos complicados de síndrome de dificultad respiratoria del adulto grave, oliguria/anuria progresiva, lesión miocárdica, insuficiencia cardíaca congestiva o lesión térmica importante
- Establecer la ineficacia de la atención

VTDVI, volumen telediastólico del ventrículo izquierdo.

TABLA 45-4	Valores derivados del CAP	
Parámetros	**Fórmula**	**Valores normales**
Índice cardíaco	GC/SC	3-4 L/min/m²
Índice de resistencia vascular pulmonar	[(MPAP - PECP) × 80]/IC	200-400 dyn·m²/cm⁵
Volumen latido	GC/FC	55-100 mL
Índice cardíaco	GC/(FC × SC)	35-70 mL/m²
Índice de resistencia vascular sistémica	[(MPAP – PVC) × 80]/IC	1600-2400 dyn·s·m²/cm⁵

FC, frecuencia cardiaca; GC, gasto cardíaco; IC, índice cardíaco; MPAP, medición de la presión arterial periférica; PECP, presión de enclavamiento capilar pulmonar; PVC, presión venosa central; SC, superficie corporal.

el puerto de la aurícula derecha. La velocidad del flujo sanguíneo determina el cambio de temperatura resultante, detectado por un termistor en la punta del catéter. El dispositivo calcula entonces un $\dot{Q}$ mediante la integración del cambio de temperatura en el tiempo, donde el área bajo la curva temperatura-tiempo es inversamente proporcional al $\dot{Q}$.

c. **Oximetría venosa mixta continua**
   i. Los CAP pueden monitorizar continuamente la SvO_2 mixta utilizando haces de fibra óptica y un transductor óptico en la punta del catéter. La oxihemoglobina relativa a la hemoglobina total se determina a medida que los eritrocitos pasan por la punta del catéter. La SvO_2 mixta se calcula mediante la ecuación de Fick, midiendo la extracción de oxígeno. Una reducción de la SvO_2 mixta puede sugerir un aumento no compensado de la demanda de oxígeno.

d. **Gasto cardíaco continuo**
   i. Los CAPs de gasto cardíaco continuo ($\dot{Q}$ cont.) utilizan un filamento calefactor para suministrar pulsos térmicos, en lugar de las tradicionales inyecciones de solución fría. Esto permite la técnica de termodilución para medir el $\dot{Q}$.

e. **Índice de volumen telediastólico (IVTD) del ventrículo derecho (VD) y fracción de eyección del VD**
   i. El catéter de función ventricular derecha calcula el IVTDVD como estimador de la fracción de eyección del VD antes de la carga y de la contractilidad. Los cambios de temperatura entre la línea de base y las temperaturas residuales en los latidos sucesivos se analizan por ordenador para generar la fracción de eyección. El IVTDVD puede ser una mejor medida de la precarga del ventrículo derecho que la PVC o la PECP. Cuando el IVTDVD es de 130 mL/m² o menos, la reposición de la volemia suele aumentar el índice cardíaco.

4. **Posibles obstáculos**
   a. Calibración de las mediciones y resolución de problemas de catéteres que no funcionan correctamente.
   b. Fiabilidad de las mediciones mostradas.

TABLA 45-5	Perfiles hemodinámicos basados en variables del catéter de la arteria pulmonar		
	PECP	**Gasto cardíaco**	**RVS**
Hipovolemia	Bajo	Bajo	Alta
Hipervolemia	Alta	Alta	Bajo
Choque séptico	Bajo	Alta	Bajo
Insuficiencia cardíaca izquierda	Alta	Bajo	Alta
Hipertensión pulmonar	Bajo	Bajo	Normal

PECP, presión de enclavamiento capilar pulmonar; RVS, resistencia vascular sistémica.

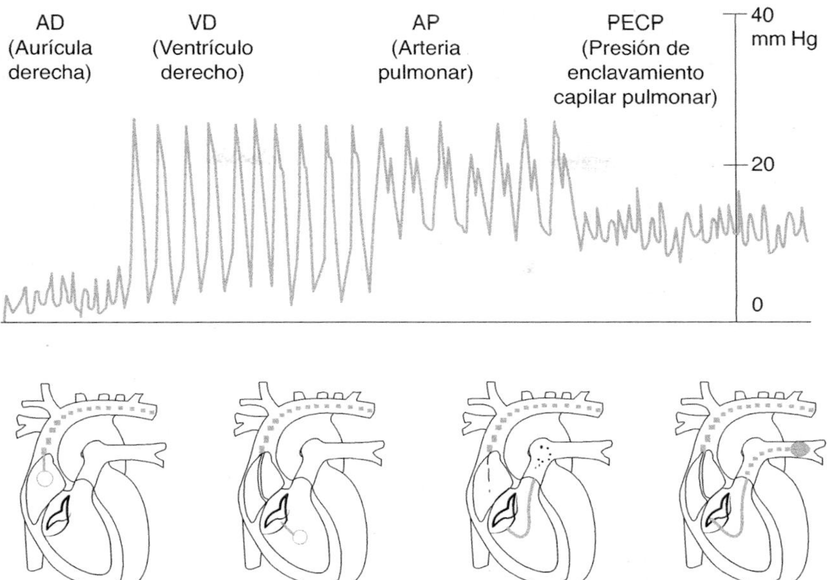

Figura 45-3. Formas de onda del catéter de la arteria pulmonar.

c. La mala calidad de la señal del dispositivo puede provocar lecturas inexactas.
d. La respuesta a las lecturas fluctuantes puede dar lugar a un tratamiento inadecuado.
e. Coste añadido de los catéteres modificados (puede ser hasta el doble del coste de los CAP tradicionales).
f. Lesión yatrógena asociada al acceso venoso central o a la flotación del dispositivo.
g. Interpretación errónea de los datos obtenidos.

VI. MONITORIZACIÓN CARDIOVASCULAR NO INVASIVA

A. Introducción. Durante años, los médicos utilizaron las mediciones de presión para aproximar los volúmenes de llenado cardíaco. Esto se basaba en la creencia de que la relación entre la presión y el volumen, denominada distensibilidad cardíaca, era relativamente constante. Hay una serie de afecciones en las que esto no es correcto. En estado estacionario, en un paciente con un corazón joven adaptable o distensible, los ventrículos del corazón se dilatan cuando aumenta el volumen intravascular, como cuando se administran líquidos por vía intravenosa. La presión dentro del ventrículo no cambia, pero las miofibrillas se cargan y el gasto cardíaco aumenta. En un corazón rígido y no adaptable, como el de un paciente con hipertensión de larga duración, alícuotas relativamente pequeñas de líquidos intravenosos pueden producir marcados aumentos de la presión con un pequeño aumento del volumen cardíaco.

Incluso en pacientes traumáticos jóvenes, estas relaciones pueden ser dinámicas. Un paciente en choque profundo tendrá un bajo gasto cardíaco y un ventrículo no adaptable. Esto puede ser especialmente pronunciado en un paciente con hipotermia y acidosis. A medida que se calienta y se reanima al paciente, la distensibilidad del ventrículo cambiará. Por tanto, al guiar la reanimación basándose en las presiones intracardíacas se corre el riesgo de no reanimar al paciente o de hacerlo en exceso.

Lo ideal sería medir directamente los volúmenes cardíacos. Para que sean clínicamente útiles, estas mediciones deben estar disponibles a pie de cama, obtenerse por personal inmediatamente disponible y ser repetibles con frecuencia en estos pacientes altamente cambiantes. La ecografía es una tecnología atractiva en este contexto.

Los ecógrafos portátiles pueden llevarse a la cabecera del paciente. Los especialistas no cardiólogos pueden ser formados en estas técnicas. La ecografía puede repetirse tantas veces como sea necesario para obtener la información necesaria. En los últimos tiempos, varias técnicas ecográficas de cabecera se han hecho más populares como herramientas de monitorización cardiovascular.

B. Monitorización Doppler esofágica (MDE)

1. La MDE utiliza una sonda esofágica colocada en el tercio distal del esófago (de tamaño y colocación similares a los de una sonda bucogástrica) para medir el flujo aórtico en la aorta descendente cuando esta es paralela a la pared del esófago. Las ondas ecográficas se analizan para medir la velocidad del flujo sanguíneo y la precarga, la poscarga y la contractilidad. El gasto cardíaco se calcula asumiendo que el 70 % de este fluye por la aorta descendente. Existe una buena correlación con otras estimaciones del gasto cardíaco, y un análisis del perfil velocidad-tiempo proporciona información cualitativa sobre el estado inotrópico y los volúmenes de llenado. El posicionamiento adecuado es fundamental para obtener resultados precisos, y el posterior movimiento de la sonda fuera de su posición es difícil de evitar. Esta técnica puede predecir mejor la precarga que la PECP o la PVC. Una limitación de esta técnica es el uso de la inserción nasogástrica, que puede ser difícil en un paciente despierto y no intubado. Además, el movimiento o la migración de la sonda puede suponer un reto para su uso. Sin embargo, las complicaciones con el uso de la MDE son poco frecuentes.

C. Ecocardiografía

1. La ecocardiografía bidimensional puede identificar anomalías valvulares, anomalías estructurales, llenado ventricular y fracción de eyección, y presencia de derrame pericárdico y empaquetamiento (fig. 45-4A y B).
2. **Ecocardiografía transtorácica (ETT)**
   a. La ETT examina las ventanas paraesternal, apical, subcostal y supraesternal. Hay acceso a la mayoría de las áreas del corazón, pero las vistas de la válvula mitral, la aorta y las aurículas pueden ser limitadas. La exploración puede ser subóptima en pacientes con obesidad, enfisema, otros estados de hiperdistensión y aquellos sometidos a ventilación mecánica. Es relativamente rápida, pero requiere operadores expertos para su realización y lectura.
3. **Ecocardiografía transesofágica (ETE)**
   a. En la ETE, se monta un transductor acústico en la punta de un endoscopio modificado. Requiere sedación/anestesia tópica y un operador experto y es útil en el quirófano y/o en la UCI, especialmente cuando falla la ETT. La ETE es preferible a la ETT en el diagnóstico de enfermedades de la aurícula izquierda, como trombos o endocarditis, y puede identificar la disección aórtica. Su uso durante la cirugía permite evaluar en tiempo real el rendimiento del ventrículo izquierdo.
4. **Ecografía en el punto de atención**
   a. El estado del volumen intravascular, la función cardíaca y la capacidad de respuesta al volumen son cuestiones importantes en el tratamiento de los pacientes lesionados. Actualmente, el uso del CAP no es habitual. La PVC no siempre es una fuente fiable para predecir el volumen sanguíneo total o la respuesta hemodinámica a la administración de líquidos. La ecografía en los pacientes traumáticos es actualmente una extensión de la exploración física inicial del paciente. Esta técnica de monitorización no invasiva también se utiliza habitualmente en la UCI. Una exploración rápida con

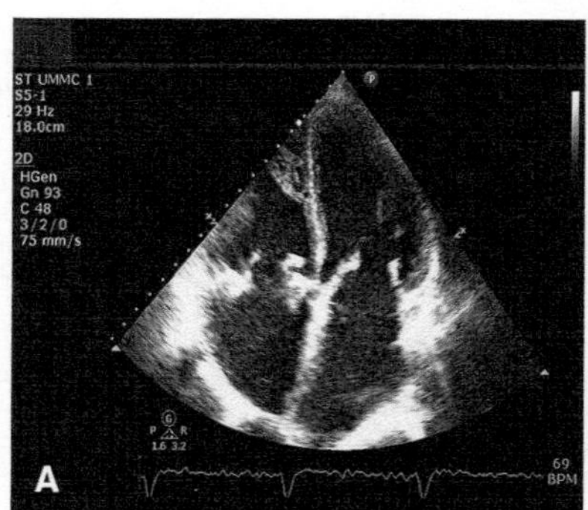

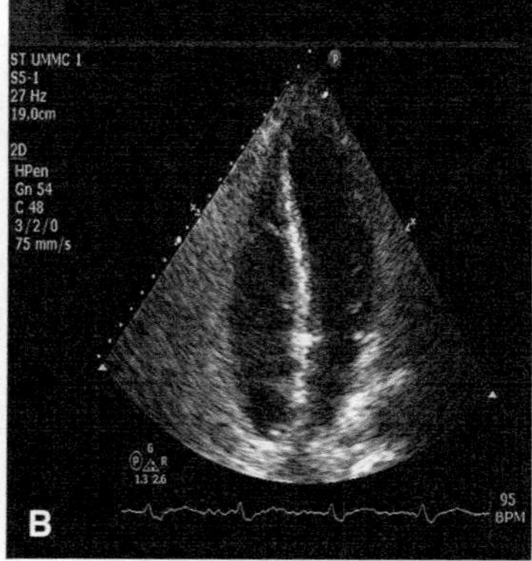

Figura 45-4. A: Ventrículos dilatados por bajo gasto cardíaco. **B:** Ventrículos de tamaño normal con gasto cardíaco adecuado.

una sonda ecográfica puede proporcionar información crucial sobre el estado hídrico de un paciente, a la vez que se evalúa la función cardíaca general y se determina la presencia de hemorragia alrededor del corazón, el tórax o el abdomen. La vena cava inferior también puede medirse mediante ecografía, y su diámetro y colapsabilidad pueden proporcionar información sobre el volumen intravascular en pacientes con diversos estados de enfermedad.

El patrón de referencia para evaluar la función cardíaca ha sido tradicionalmente la ETE. Sin embargo, esta técnica es invasiva y requiere una formación especializada, así como sedación y obtención de una vía aérea artificial del paciente. El abordaje transtorácico también puede evaluar adecuadamente la función cardíaca en pacientes críticos o lesionados, pero también puede requerir equipos especializados, tecnólogos y la consulta del servicio de cardiología, que pueden no estar fácilmente disponibles en una situación traumática.

La exploración ecocardiográfica rápida focalizada (FREE, *focused rapid echocardiographic examination*) es una exploración transtorácica que incorpora la información hemodinámica de la ecografía con la situación clínica del paciente para ayudar a orientar las recomendaciones de tratamiento amplias en relación con la administración de líquidos, el uso de soporte inotrópico y los vasopresores.

b. **Técnica FREE.** Las vistas obtenidas durante una FREE son similares a las obtenidas durante una ETT. Estas incluyen la vista de eje largo paraesternal, la vista de eje corto paraesternal, la vista apical de cuatro o cinco cámaras y la ventana subxifoidea.
   i. **Ventanas paraesternales.** Para estas vistas, el paciente debe estar en posición supina. Las vistas se toman a través de los espacios intercostales segundo y sexto con el indicador apuntando al hombro derecho del paciente (paraesternal largo) y al hombro izquierdo (paraesternal corto). En la vista paraesternal larga pueden identificarse las válvulas mitral y aórtica. Esta vista también puede evaluar la función del ventrículo izquierdo. La vista paraesternal corta ofrece una imagen axial de los ventrículos izquierdo y derecho y permite obtener imágenes desde el vértice (ápice) de los ventrículos hasta los músculos papilares y las válvulas mitral y aórtica.
   ii. **Ventana apical.** En la vista apical, la sonda se coloca en la pared torácica del lado izquierdo en el vértice (ápice) del corazón para obtener una vista de cuatro o cinco cámaras. El indicador debe estar orientado hacia la cama del paciente. Esta vista demuestra tanto la función ventricular derecha como la izquierda. Utilizando el Doppler en la ecografía, puede medirse el flujo sanguíneo a través de las válvulas mitral y tricúspide.
   iii. **Ventana subxifoidea.** La vista subxifoidea se obtiene colocando la sonda en el centro del cuerpo del paciente bajo el proceso xifoides; permite evaluar el derrame pericárdico, así como medir la vena cava inferior. Utilizando el modo M, puede medirse la VCI en su eje largo y cuantificar el diámetro y la colapsabilidad.

D. Análisis de la onda del pulso

1. El análisis de la onda del pulso arterial mide el volumen latido a latido a partir de la onda de presión del pulso arterial. Esta técnica tiene varias ventajas teóricas en comparación con la termodilución. No es invasiva y utiliza catéteres arteriales ya colocados. Además, el médico puede controlar los cambios en el volumen cerebrovascular y el gasto cardíaco de forma casi continua.
   a. **FloTrac/Vigileo™.** Este sistema proporciona mediciones y cálculos continuos de la resistencia vascular sistémica y la variación del volumen latido. El sistema utiliza una línea arterial existente. Pueden obtenerse mediciones fiables con independencia del lugar de canulación arterial. Un algoritmo de análisis incorporado realiza la calibración y los cálculos con base en los datos demográficos del paciente y el análisis de la forma de onda.
   b. **PiCCO™.** Mide el gasto cardíaco a través del análisis de la onda del pulso de la forma de onda arterial mediante una técnica de termodilución transpulmonar mediante una línea venosa central. Requiere calibración externa. Las mediciones se basan en señales latido a latido, no en lecturas promediadas. Las mediciones del volumen telediastólico global de las cuatro cámaras del corazón y el volumen sanguíneo intratorácico se utilizan como medida de la precarga. El índice de función cardíaca refleja la contractilidad global y es la relación entre el flujo y la precarga.
   c. **LiDCO™ plus.** Este sistema utiliza la medición del gasto cardíaco por dilución de litio en bolo. Se inyecta una pequeña dosis de cloruro de litio a través de una línea venosa central o periférica. La curva arterial resultante de concentración-tiempo de litio se registra extrayendo sangre a través de un sensor de litio conectado a la línea arterial existente del paciente. Al igual que el sistema FloTrac, utiliza un análisis de la onda del pulso de una línea arterial para determinar el volumen latido y el gasto cardíaco. La

principal diferencia entre estas tecnologías radica en el método de calibración para el análisis del contorno. Las contraindicaciones relativas al uso de este sistema incluyen los pacientes con regurgitación de la válvula aórtica, reconstrucción aórtica, aquellos que están siendo tratados con un balón de contrapulsación intraaórtico y aquellos con una pronunciada vasoconstricción arterial periférica. Estas afecciones afectan el *software* del dispositivo y pueden sesgar los resultados.

d. **Monitorización no invasiva y continua de la hemoglobina (SpHb®).** Esta técnica puede correlacionarse con las pruebas invasivas de hemoglobina del laboratorio y tiene el potencial de ser beneficiosa en el quirófano y en la UCI. Tiene el potencial de evaluar la hemoglobina en tiempo real. Algunos centros del país están probando su eficacia.

VII. **MONITORIZACIÓN TRANSCUTÁNEA.** Los monitores cardiovasculares transcutáneos tienen la ventaja teórica de ser pequeños, ligeros, fáciles de colocar y podrían proporcionar información clínica fiable. En los últimos años, ha habido mucho entusiasmo por el desarrollo de monitores transcutáneos, así como por la monitorización sublingual. Los dispositivos transcutáneos se desarrollaron para monitorizar a través de la eminencia tenar. Aunque los resultados iniciales parecían alentadores, hasta la fecha no se ha fabricado ningún dispositivo de monitorización fiable.

La capnometría sublingual se desarrolló como un subproducto de la tonometría gástrica. El flujo sanguíneo en la circulación mesentérica es extremadamente sensible a la hemorragia. Por ello, la medición indirecta del flujo, inicialmente mediante mediciones del pH gástrico, resultó prometedora en pacientes traumáticos en estado crítico. Sin embargo, la tecnología nunca progresó hasta el punto de que los resultados fueran fiables y fáciles de obtener. Se desarrolló el capnógrafo sublingual, que mide indirectamente el pH en las células de la mucosa bucal. Aunque los primeros resultados parecían alentadores, la tecnología nunca llegó a desarrollarse hasta el punto de ser consistente. Aunque parece probable que alguna versión de la monitorización cutánea o sublingual esté disponible en algún momento en el futuro, en el momento de redactar este capítulo, simplemente no existe.

VIII. **RESUMEN.** La disfunción cardíaca puede provocar una inestabilidad hemodinámica que ponga en peligro la vida y requiere una evaluación y una intervención precisas y eficaces. Los métodos óptimos de evaluación de la función cardíaca durante las lesiones y enfermedades críticas siguen siendo objeto de debate. El nivel y el alcance de la monitorización hemodinámica para un paciente específico están determinados por las lesiones, las enfermedades comórbidas y la afección fisiológica de ese paciente. El manejo de múltiples modalidades de monitorización cardiovascular permitirá al profesional intervenir en tiempo real y mejorar la morbilidad y la mortalidad. La electrocardiografía, la presión arterial, la PVC, las presiones arteriales pulmonares, el gasto cardíaco y la saturación venosa mixta de oxígeno pueden ahora monitorizarse continuamente. La tecnología de ecografía en el punto de atención permite al proveedor de cabecera la adquisición de datos para facilitar la toma inmediata de decisiones que guíen la reanimación de los pacientes en estado crítico. En conjunto, estas tecnologías permiten una reanimación específica para cada paciente y basada en la evidencia para optimizar el pronóstico.

Lecturas recomendadas

Baron BJ, Dutton RP, Zehtabchi S, et al. Sublingual capnometry for rapid determination of the severity of hemorrhagic shock. *J Trauma* 2007;62(1):120–124.

Chang MC, Blinman TA, Rutherford EJ, et al. Preload assessment in trauma patients during large-volume shock resuscitation. *Arch Surg* 1996;131:728–731.

Crookes BA, Cohn SM, Bloch S, et al. Can near infrared spectroscopy identify the severity of shock in trauma patients? *J Trauma* 2005;58:806–813.

Davis JW, Davis IC, Bennink LD, et al. Are automatic blood pressure measurements accurate in trauma patients? *J Trauma* 2003;55:860–863.

Ferguson TB Jr, Cox JL. Cardiac rhythm disturbances. In: Barie PS, Shires GT, eds. *Surgical Intensive Care*. Boston, MA: Little, Brown and Company; 1993:365–416.

Gardner RM. Hemodynamic monitoring: from catheter to display. *Acute Care* 1986;12:3.

Goedje O, Höke K, Goetz AE, et al. Reliability of a new algorithm for continuous cardiac output determination by pulse-contour analysis during hemodynamic instability. *Crit Care Med* 2002;30(1):52–58.

Guyton AC. *Textbook of Medical Physiology*. 8th ed. Philadelphia, PA: W.B. Saunders and Co.; 1991.

McKinley BA, Parmley CL, Butler BD. Skeletal muscle PO_2, PCO_2, and pH in hemorrhage, shock and resuscitation in dogs. *J Trauma* 1998;44:119–127.

Murthi SB, Fatima S, Menne AR, et al. Ultrasound assessment of volume responsiveness in critically ill surgical patients: two measurements are better than one. *J Trauma Acute Care Surg* 2017;82(2):505–511.

Murthi SB, Markandaya M, Fang R, et al. Focused comprehensive, quantitative, functionally based echocardiographic evaluation in the critical care unit is feasible and impacts care. *Mil Med* 2015;180(3 Suppl):74–79.

Perloff D, Grim C, Flack J, et al. Human blood pressure determination by sphygmomanometry. *Circulation* 1993;88:2460–2470.

Pulmonary Artery Catheter Consensus Conference Participants. Pulmonary artery catheter consensus conference: consensus statement. *Crit Care Med* 1997;25:910–925.

Sandham JD, Hull RD, Brant RF, et al. A randomized, controlled trial of the use of pulmonary artery catheters in high-risk surgical patients. *N Engl J Med* 2003;348:5–14.

Scalea TM, Simon HM, Duncan AO, et al. Geriatric blunt multiple trauma: improved survival with early invasive monitoring. *J Trauma* 1990;30:129–136.

Woltjer HH, Bogaard HJ, de Vries PM. The technique of impedance cardiography. *Eur Heart J* 1997;18:1396–1403.

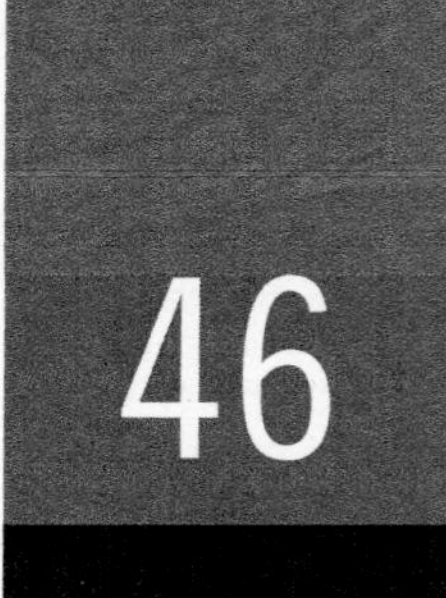

Lesión renal aguda

Junichi Izawa, Feihu Zhou y John A. Kellum

I. **INTRODUCCIÓN.** La lesión renal aguda (LRA) es un trastorno complejo común en los pacientes críticos. La mayor parte de las LRA en los pacientes de la unidad de cuidados intensivos (UCI) forma parte de un síndrome de disfunción multiorgánica (SDMO; *v.* cap. 44), derivado de una lesión o de la sepsis. En el caso de los pacientes traumáticos, la LRA contribuye a la mortalidad tanto en la UCI como en el hospital.

Los términos LRA e insuficiencia renal aguda no son sinónimos. La *insuficiencia renal* se reserva para los pacientes que han perdido la función renal hasta el punto de que la vida ya no puede sostenerse sin intervención, mientras que la LRA describe a los pacientes con formas más incipientes o leves de disfunción renal aguda, así como a los que presentan una insuficiencia manifiesta.

II. **DEFINICIÓN Y CLASIFICACIÓN.** En 2012, la organización Kidney Disease Improving Global Outcomes (KDIGO) adoptó los criterios RIFLE/AKIN (tabla 46-1) para definir y estadificar la LRA. La LRA es un diagnóstico clínico. Cualquier criterio de diuresis asume el ingreso habitual de líquidos para los pacientes en estado crítico, y los cambios en la creatinina sérica pueden verse atenuados u ocultados por la reanimación con grandes volúmenes o las transfusiones. Una prueba recientemente aprobada por la Food and Drug Administration (FDA) de Estados Unidos para el producto del inhibidor tisular de las metaloproteinasas 2 y la proteína 7 de unión al factor de crecimiento similar a la insulina ayuda a la evaluación clínica de la LRA en pacientes médicos y quirúrgicos.

III. **EPIDEMIOLOGÍA**

A. **Epidemiología cambiante.** La LRA se produce entre el 6 % y el 50 % de los pacientes traumáticos en estado crítico, con un aumento del riesgo relativo de muerte de 3.6 en comparación con la ausencia de la afección. La LRA en estadio avanzado (estadio 2 o 3 en la clasificación KDIGO) se produce en el 9 % al 26 % de los pacientes traumáticos en estado crítico. Entre el 10 % y el 25 % de los pacientes traumáticos con LRA reciben terapia de reemplazo renal (TRR) en la UCI.

B. **Gravedad de la enfermedad**

1. El riesgo de muerte aumenta de forma escalonada con la gravedad de la LRA; los pacientes que alcanzan el estadio 3 tienen muchas más probabilidades de morir antes del alta hospitalaria que los pacientes que no evolucionan desde el estadio 1 o 2.
2. En los veteranos de combate gravemente heridos, la mortalidad a los 90 días de los pacientes de la UCI con LRA fue del 7.0 % en pacientes en estadio 1, de un 23.7 % en estadio 2 y de un 53.7 % en estadio 3, en comparación con el 1.5 % de los pacientes de la UCI sin LRA.
3. La incidencia notificada y la morbilidad y mortalidad atribuidas de la LRA asociada a los traumatismos varían mucho, en gran medida debido a la gran variedad de lesiones. Por ejemplo, en los pacientes quemados con una superficie corporal total superior al 20 %, la tasa de aparición de LRA es del 17.8 % al 53.3 %, mientras que en los pacientes con traumatismo craneoencefálico es del 9.2 % al 22.8 %.

C. **Puntuaciones de gravedad de la lesión e insuficiencias orgánicas asociadas**

1. En un estudio de pacientes traumáticos con lesiones graves (Escala de gravedad de la lesión [ISS, *Injury Severity Score*] ≥ 9) de una gran cohorte emparejada, el 11 % desarrolló al menos una complicación. La incidencia acumulada de insuficiencia renal fue del 1.3 % y la mortalidad bruta, del 29.3 %.
2. La insuficiencia renal es una de las cuatro agrupaciones de complicaciones (cardiovasculares, síndrome de dificultad respiratoria aguda, insuficiencia renal y sepsis) asociadas a mortalidad atribuible (aumento del riesgo relativo del 24 %). Sorprendentemente, la gravedad de la lesión, medida por la ISS, rara vez se asocia con el riesgo de LRA, excepto en los pacientes con las puntuaciones más graves (ISS > 40).

D. **Etiología**

1. Las causas de la LRA asociada al traumatismo son multifactoriales, y el deterioro agudo de la función renal suele complicar la atención de los pacientes.

TABLA 46-1	Estadificación de la lesión renal aguda de acuerdo con la organización Kidney Disease Improving Global Outcomes (KDIGO)	
Estadificación	**Creatinina sérica**	**Diuresis**
Estadio 1	1.5-1.9 veces el valor de referencia, o Aumento de ≥0.3 mg/dL (≥26.5 µmol/L)	<0.5 mL/kg/h durante 6-12 h
Estadio 2	2.0-2.9 veces el valor de referencia	<0.5 mL/kg/h durante ≥12 h
Estadio 3	3.0 veces el valor de referencia, o Aumento de la creatinina sérica a ≥4.0 mg/dL (≥353.6 µmol/L), o Inicio de la terapia de reemplazo renal, o En pacientes <18 años, disminución de la filtración glomerular estimada a <35 mL/min/1.73 m^2	<0.3 mL/kg/h durante ≥24 h, o Anuria durante ≥12 h

La lesión renal aguda se define como cualquiera de las siguientes:
1. Aumento de la creatinina sérica en ≥0.3 mg/dL (≥26.5 µmol/L) en 48 h
2. Aumento de la creatinina sérica en ≥1.5 veces el valor de referencia, que se sabe o se presume que se ha producido en los 7 días anteriores
3. Orina <0.5 mL/kg/h durante 6 h

2. Es más probable que la LRA que se produce de forma temprana sea directamente atribuible a un traumatismo (p. ej., choque, traumatismo renal directo, contuso o penetrante, rabdomiólisis, exposición a medios de radiocontraste, hipertensión intraabdominal precoz), mientras que la LRA de aparición tardía está más probablemente asociada a sepsis y a SDMO.
3. Las anomalías renales observadas en la autopsia incluyen la muerte o el daño de las células epiteliales tubulares. En un informe, curiosamente, la sepsis antes de la aparición de la LRA, la hipotensión en el momento del ingreso y la carga de contraste generalizada (> 150 mL) no se asociaron con LRA (Eriksson). Otros factores de riesgo de LRA inducida por un traumatismo son:
   a. Aumento de la edad.
   b. Enfermedad comórbida previa, especialmente diabetes mellitus.
   c. Etnia afroamericana.
   d. Hipotermia.
   e. Acidosis o hiperlactatemia.
   f. Transfusión masiva de sangre.
   g. Lugar de la lesión distinto del cerebro.
   h. Uso de hidroxietil almidón.

E. Mecanismos de la lesión renal

1. Tradicionalmente, los mecanismos de la azotemia se dividen en pre, intra y posrenales. Aunque esta categorización es útil para determinar la causa, no debe considerarse como una taxonomía para la LRA.

   Tanto las lesiones prerrenales como las posrenales darán lugar a lesiones parenquimatosas (intrarrenales) si no se tratan con urgencia, y la mayoría de las formas de LRA en la UCI tienen un elemento más de un mecanismo.
2. La fuerza motriz de la filtración glomerular es el gradiente de presión desde el glomérulo hasta el espacio de Bowman. La presión glomerular depende principalmente del flujo sanguíneo renal (FSR) y está controlada por las resistencias combinadas de las arteriolas renales aferentes y eferentes.
   a. **Hipovolemia y choque**
      i. La reducción grave de volumen o la hipotensión darán lugar a una disminución de la filtración glomerular (FG) y pueden cumplir los criterios de diagnóstico de LRA. En los pacientes traumáticos, la pérdida de volumen por hemorragia interna o externa, gastrointestinal (GI) o de origen cutáneo (p. ej., quemaduras), puede dar lugar a hipovolemia.

   ii. La hipotensión es un factor de riesgo de LRA, y muchos pacientes traumáticos con la afección han sufrido al menos un episodio de hipotensión. Durante esta fase inicial, los mecanismos de autorregulación renal intentan mantener la FG y el FSR mediante la alteración del tono vascular de las arteriolas aferentes y eferentes del glomérulo. El tratamiento con reposición de líquidos es importante, pero muchos pacientes también necesitarán tratamiento vasoactivo (p. ej., norepinefrina) para mantener la presión arterial. Hay que evitar el almidón y la solución salina al 0.9 %, ya que estos líquidos aumentan el riesgo de LRA.
   iii. En los pacientes con lesiones abdominales, las consecuencias de la presión intraabdominal elevada también pueden manifestarse como LRA. El síndrome compartimental abdominal es un diagnóstico clínico en el contexto de un aumento de la presión intraabdominal: las presiones inferiores a 10 mmHg suelen excluirlo, mientras que las presiones superiores a 25 mmHg lo hacen probable. La presión arterial inicial y la distensibilidad de la pared del abdomen influyen en la cantidad de presión intraabdominal que puede tolerarse. A medida que las presiones intraabdominales aumentan, el FSR se verá comprometido. La descompresión quirúrgica es el único tratamiento definitivo y es mejor realizarlo antes de que se produzcan daños irreversibles en los órganos específicos.

b. **Patrones moleculares asociados a daño**
   i. La LRA puede ser el pronóstico de un traumatismo directo en el riñón, pero lo más frecuente es que se produzca un daño orgánico remoto con liberación de moléculas denominadas en conjunto patrones moleculares asociados a daño (celular) (DAMP, *damage-associated molecular patterns*). Una serie de DAMP activa las células epiteliales y dendríticas dentro del parénquima renal, donde puede inducir la inflamación. La sepsis también puede contribuir con DAMP adicionales junto con patrones moleculares asociados a patógenos (PAMP, *pathogen-associated molecular patterns*), muchos de los cuales señalan a través de vías similares a los DAMP.

c. **Rabdomiólisis**
   i. La lesión por rabdomiólisis (liberación de proteínas de daño muscular) es el pronóstico de la isquemia-reperfusión y de la inflamación por parte de los neutrófilos que se infiltran en el músculo dañado, así como del exceso de mioglobina por la lesión del músculo esquelético, que puede obstruir los túbulos renales. Los otros mecanismos implicados en la patogenia de la rabdomiólisis son la lesión sarcolemica directa (p. ej., un traumatismo) o el agotamiento del trifosfato de adenosina (ATP) dentro del miocito, lo que conduce a un aumento no regulado del calcio intracelular.

d. **Medicamentos**
   i. Muchos medicamentos comunes se suman a la LRA o la causan, especialmente los antiinflamatorios no esteroideos (AINE), los aminoglucósidos y los vasopresores. Recientemente, varios estudios han informado de que la combinación de piperacilina/tazobactam y vancomicina está asociada al incremento de la LRA.

e. **Obstrucción**
   i. La obstrucción de la vía urinaria puede producirse en cualquier punto del flujo de orina entre los túbulos proximales y el meato uretral externo. La obstrucción distal en el cuello de la vejiga, la obstrucción ureteral bilateral o la obstrucción ureteral unilateral pueden producirse por múltiples causas.
   ii. En el caso de los pacientes traumáticos, la lesión posrenal puede deberse a una obstrucción mecánica, como coágulos, estenosis benignas, edema, ligadura quirúrgica inadvertida o compresión externa.
   iii. Durante las primeras etapas de la obstrucción (de horas a días), la FG continua conduce a un aumento de la presión intraluminal corriente atrás al lugar de la obstrucción. Como pronóstico, se produce una distensión gradual de los uréteres proximales, la pelvis renal y los cálices, y una caída de la FG. La producción de orina puede variar en la insuficiencia posrenal desde anuria y oliguria hasta poliuria.
   iv. Los pacientes con anuria suelen tener una obstrucción en el nivel de la vejiga o por debajo de esta. Dado que las causas posrenales suelen ser reversibles si se diagnostican a tiempo, es imprescindible excluirlas. La recuperación de la función renal es inversamente proporcional a la duración de la obstrucción. La gravedad específica y el sodio de la orina son variables.
   v. Las concentraciones de nitrógeno ureico en sangre (BUN, *blood urea nitrogen*) y creatinina aumentan, pero la relación BUN-creatinina suele ser normal (1:20) o elevada. La ecografía renal ayuda a evaluar a los pacientes en busca de hidronefrosis; el medio de contraste utilizado para la tomografía computarizada (TC)

puede comprometer aún más la función renal. Es importante destacar que el valor predictivo negativo de la ecografía puede ser bajo al principio de la obstrucción aguda.

IV. TRATAMIENTO. El tratamiento de la LRA en el paciente traumático y quirúrgico agudo se divide en dos fases: temprano, en el que prima la determinación de la causa y la reversión de la lesión, y posterior, en la que prima el manejo de las complicaciones de la LRA y la facilitación de la recuperación (fig. 46-1).

A. Manejo de la LRA temprana

1. El manejo inicial de la LRA integra el diagnóstico y los principios generales de manejo. Muchas formas de LRA son reversibles si se tratan con prontitud, y muchas formas requieren un tratamiento específico.
   - **a.** La nefritis intersticial alérgica suele responder a la eliminación del antígeno incitante, normalmente un fármaco.
   - **b.** La obstrucción de las vías urinarias suele poder aliviarse antes de que se produzcan daños permanentes, pero solo si se identifica.
   - **c.** El síndrome compartimental abdominal rara vez causa insuficiencia renal permanente si la descompresión se realiza con celeridad. Además, parte de la evaluación diagnóstica de la LRA puede incluir un intento de tratamiento.
   - **d.** La hipovolemia suele ser evidente mediante la exploración física, pero puede ser difícil de determinar en algunos casos sin una monitorización hemodinámica invasiva o el uso de sobrecarga líquida. Cuando la LRA de un paciente se revierte con líquidos, se trata de una maniobra tanto diagnóstica como terapéutica.
2. **Pruebas diagnósticas.** Las siguientes pruebas ayudan a determinar la causa de la LRA, con el reconocimiento de que muchos casos de LRA en la UCI son multifactoriales.
   - **a. Exploración física.** Evaluar el estado de volemia; buscar sarpullidos o evidencia de reacciones alérgicas; evaluar si hay infección; buscar obstrucción del abdomen y la pelvis e hipertensión abdominal.
   - **b. Revisión de los medicamentos.** Radiocontraste intravenoso y, especialmente, contraste intraarterial administrado en los 2 o 4 días anteriores; antimicrobianos, especialmente aminoglucósidos y anfotericina; fármacos que contienen sulfamidas (incluidos la mayoría de los diuréticos) en cualquier persona con antecedentes de alergia a las sulfamidas; fármacos que reducen el FSR: inhibidores de la calcineurina, inhibidores de la enzima convertidora de la angiotensina (ECA) y AINE (especialmente cuando se utilizan en combinación).
   - **c. Análisis de orina.** La presencia de sangre en la orina puede indicar un traumatismo en las vías urinarias. Una orina con positividad para hemo, pero negativa para eritrocitos,

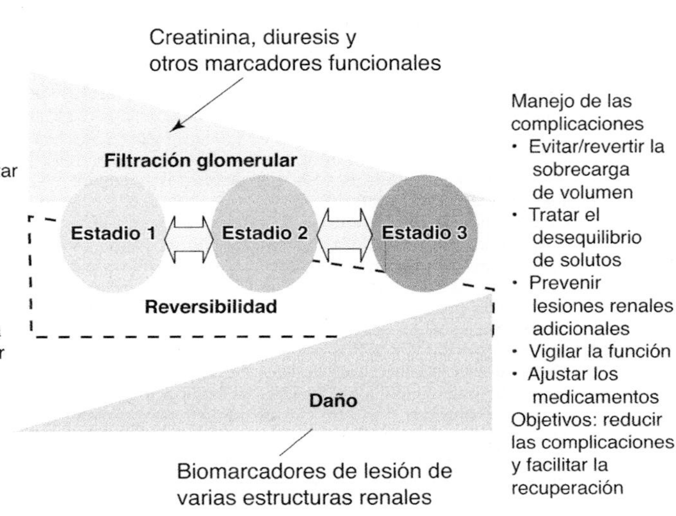

Figura 46-1. Principios de evaluación y tratamiento de la lesión renal aguda. Los imperativos tempranos se muestran a la izquierda y los posteriores a la derecha.

sugiere la presencia de mioglobina. Los leucocitos en la orina indican infección o nefritis intersticial alérgica (también puede haber eosinófilos). El sedimento de orina activo (muy raro) con cilindros de eritrocitos es diagnóstico de vasculitis o glomerulonefritis. Los cilindros de color marrón turbio sugieren el desprendimiento de células tubulares renales y pueden deberse a diversas lesiones.

d. **Electrólitos en orina.** La precisión diagnóstica de los electrólitos en orina es un reto. Una reducción del sodio en orina o de su excreción fraccionada no permite descartar una lesión parenquimatosa, y un aumento del sodio en orina no excluye hipovolemia si hay alteración de la función tubular renal (p. ej., LRA establecida, diuréticos).

e. **Ecografía renal.** Se utiliza para buscar hidronefrosis y obstrucción. Por desgracia, la ausencia de hidronefrosis temprana no descarta la posible obstrucción. El otro propósito de la ecografía renal es evaluar la estructura del riñón (aunque la TC es mejor para este propósito). El tamaño del riñón es importante en la evaluación de un paciente que presenta concentraciones séricas de creatinina elevadas. Los riñones pequeños son indicativos de enfermedad renal crónica.

f. **Evaluación hemodinámica.** La reducción de la diuresis es un signo temprano de hipovolemia, pero también es indicativo de LRA por cualquier causa, así como de hipertensión intraabdominal y obstrucción de las vías urinarias. Debe comenzarse con la evaluación del estado hídrico. Las mediciones estáticas de la presión, como la presión venosa central y la presión capilar pulmonar, no son estimaciones fiables de la capacidad de respuesta a la precarga, pero sí lo son las medidas dinámicas, como la variación del volumen cerebrovascular y la variación de la presión del pulso (VPP). Una VPP superior al 13 % en un paciente sometido a ventilación con presión positiva y que NO respira espontáneamente es altamente predictiva de la respuesta a una prueba de sobrecarga líquida (lo que significa que el gasto cardíaco aumentará con líquidos). Es razonable tratar a estos pacientes con líquidos si tienen oliguria u otra evidencia de perfusión tisular inadecuada.

g. **Sepsis.** Dado que la sepsis es la causa más común de LRA, su presencia en cualquier paciente crítico justifica la realización de un estudio diagnóstico de sepsis.

3. **Manejo general.** Los diagnósticos específicos que se realicen sobre la base de la evaluación anterior se prestarán a un tratamiento específico. Sin embargo, también es importante tener en cuenta varias consideraciones generales de manejo.
   a. Cuando sea posible, suspender todas las nefrotoxinas que sean innecesarias, incluido el radiocontraste. Aunque la nefrotoxina en cuestión no sea responsable de la LRA, puede agravar el daño y/o limitar la recuperación.
   b. Todos los pacientes con LRA deben ser evaluados en cuanto al estado hídrico con monitorización hemodinámica invasiva si es necesario.
   c. Empezar pronto a administrar antibióticos empíricos para evitar daños en aquellos pacientes con LRA probablemente debida a sepsis.
   d. Controlar la resolución o el empeoramiento con mediciones frecuentes de la creatinina sérica y la diuresis.

4. **Extensión de los estudios diagnósticos.** Aunque la mayoría de los casos de LRA se deben a una causa definida, el deterioro progresivo de la función renal en ausencia de una causa es una urgencia médica. Si no se recupera la función renal, la supervivencia y la calidad de vida empeoran. Las causas infrecuentes de LRA pueden ser difíciles de diagnosticar y la aportación de un nefrólogo, además de un intensivista, es útil.

B. Manejo de la LRA establecida

Una vez establecida, las prioridades de tratamiento se trasladan al manejo de las complicaciones y a la facilitación de la recuperación. En un ensayo reciente, la administración de bicarbonato sódico a pacientes en estado crítico con acidosis metabólica grave tuvo mejores efectos en la reducción de las tasas de mortalidad y en el inicio de la TRR entre la población de su subgrupo preespecificado (es decir, pacientes con LRA en fase avanzada [estadios 2 a 3]) (Jaber). Sin embargo, se aplican los principios generales de manejo descritos en la sección 3 anterior para evitar una mayor lesión renal. Además, hay que tomar las siguientes medidas:

1. **Evitar/revertir la sobrecarga de volumen.** Los pacientes con LRA suelen presentar oliguria que no responde a los líquidos. La práctica de continuar con la carga de líquidos en un paciente con equilibrio hídrico positivo provocará complicaciones (retraso en la cicatrización de la herida, edema pulmonar, distensión auricular y arritmias, deterioro de la función intestinal) y no beneficiará al riñón.
   a. Cada litro de solución salina «normal» al 0.9 % contiene 9 g de sodio. La hipervolemia e hipernatremia son comunes en los pacientes críticos, y los pacientes con LRA son los que presentan una mayor dificultad para manejar dicha carga. Si se necesita líquido, utilizar lactato de Ringer excepto en los casos en los que se haya determinado que la solución salina es mejor.

b. Los diuréticos ayudan a aliviar la sobrecarga de volumen, pero pueden dañar los riñones y el oído. En lugar de depender del rescate con diuréticos, es mejor evitar el uso imprudente de líquidos.

2. **Apoyo renal.** El momento de iniciar la TRR (p. ej., diálisis, hemofiltración) sigue siendo controvertido a pesar de haber ensayos recientes. Los datos actuales no relacionados con la atención traumatológica apoyan la idea de que la pronta administración de TRR puede no ser útil para todos los pacientes con LRA grave (estadios 2 a 3), pero que retrasar el inicio se asocia a una mayor mortalidad. Esto significa la vital importancia del juicio clínico a la hora de identificar qué pacientes deben iniciar la TRR. Hay que evitar el uso de las venas subclavias como puerta de entrada para la TRR, a fin de reducir el riesgo de estenosis, que impedirá el acceso permanente a la diálisis.
3. **Ajustar los fármacos.** Muchos fármacos son eliminados por los riñones; ajustar la selección de fármacos y la dosificación a la función renal del paciente.
4. **Controlar la recuperación funcional y planificar el seguimiento.** Controlar la función renal en el paciente con LRA y planificar el seguimiento a largo plazo. Los pacientes que no se recuperen tendrán una enfermedad renal crónica y requerirán el tratamiento de un profesional cualificado.

V. **PRONÓSTICO.** El pronóstico de los pacientes con LRA en el contexto de la cirugía de traumatismos y cuidados intensivos sigue siendo malo. Las tasas de mortalidad hospitalaria de los pacientes con LRA grave se acercan al 50 %; de los que sobreviven, menos de la mitad recuperan completamente la función renal. En un estudio de cohortes de personal militar de Estados Unidos herido en Irak o Afganistán, la LRA se asoció con un aumento del 66 % en las tasas de hipertensión y con un aumento de casi cinco veces en las tasas de enfermedad renal crónica (Stewart). La edad es el principal determinante de la recuperación, ya que las personas mayores de 65 años tienen muchas más probabilidades de requerir diálisis crónica. Actualmente, el reconocimiento rápido y el tratamiento de apoyo son el único tratamiento eficaz. Algunos estudios observacionales han sugerido que la TRR continua (a diferencia de la diálisis intermitente) puede conducir un mejor pronóstico a largo plazo, pero ningún ensayo clínico aleatorio ha establecido esta relación.

AXIOMAS

- La LRA es frecuente en caso de traumatismo o enfermedad grave, y su prevención es mejor que el tratamiento.
- Buscar las causas comunes de la LRA en las primeras etapas de la atención (hipovolemia, medicamentos, infecciones) y tratar estos factores desencadenantes.
- Vigilar la diuresis, el estado del volumen y la creatinina sérica con frecuencia durante los cuidados, y pensar en una obstrucción cuando estos no expliquen la lesión renal progresiva.
- La insuficiencia renal es un diagnóstico clínico y no depende de una prueba de laboratorio.
- Evitar la solución salina «normal» al 0.9 % excepto en aquellas afecciones determinadas que requieran una alta concentración de cloruro: utilizar lactato de Ringer u otro líquido equilibrado para evitar la LRA.

Lecturas recomendadas

Ahmed M, Sriganesh K, Vinay B, et al. Acute kidney injury in survivors of surgery for severe traumatic brain injury: incidence, risk factors, and outcome from a tertiary neuroscience center in India. *Br J Neurosurg* 2015;29:544–548.

Bagshaw SM, George C, Gibney RT, et al. A multi-center evaluation of early acute kidney injury in critically ill trauma patients. *Ren Fail* 2008;30:581–589.

Barbar SD, Clere-Jehl R, Bourredjem A, et al. Timing of renal-replacement therapy in patients with acute kidney injury and sepsis. *N Engl J Med* 2018;379:1431–1442.

Bihorac A, Chawla LS, Shaw AD, et al. Validation of cell-cycle arrest biomarkers for acute kidney injury using clinical adjudication. *Am J Respir Crit Care Med* 2014;189:932–939.

Bosch X, Poch E, Grau JM. Rhabdomyolysis and acute kidney injury. *N Engl J Med* 2009;361:62–72.

Brusselaers N, Monstrey S, Colpaert K, et al. Outcome of acute kidney injury in severe burns: a systematic review and meta-analysis. *Intensive Care Med* 2010;36:915–925.

Eriksson M, Brattstrom O, Martensson J, et al. Acute kidney injury following severe trauma: risk factors and long-term outcome. *J Trauma Acute Care Surg* 2015;79:407–412.

Gaudry S, Hajage D, Schortgen F, et al. Initiation strategies for renal-replacement therapy in the intensive care unit. *N Engl J Med* 2016;375:122–133.

Gomez H, Ince C, De Backer D, et al. A unified theory of sepsis-induced acute kidney injury: inflammation, microcirculatory dysfunction, bioenergetics, and the tubular cell adaptation to injury. *Shock* 2014;41:3–11.

Gunnerson KJ, Shaw AD, Chawla LS, et al. TIMP2•IGFBP7 biomarker panel accurately predicts acute kidney injury in high-risk surgical patients. *J Trauma Acute Care Surg* 2016;80:243–249.

Haase N, Perner A, Hennings LI, et al. Hydroxyethyl starch 130/0.38–0.45 versus crystalloid or albumin in patients with sepsis: systematic review with meta-analysis and trial sequential analysis. *BMJ* 2013;346:f839.

Haines RW, Fowler AJ, Kirwan CJ, et al. The incidence and associations of acute kidney injury in trauma patients admitted to critical care: a systematic review and meta-analysis. *J Trauma Acute Care Surg* 2019;86:141–147.

Hammond DA, Smith MN, Li C, et al. Systematic review and meta-analysis of acute kidney injury associated with concomitant vancomycin and piperacillin/tazobactam. *Clin Infect Dis* 2017;64:666–674.

Harrois A, Libert N, Duranteau J. Acute kidney injury in trauma patients. *Curr Opin Crit Care* 2017;23:447–456.

Ingraham AM, Xiong W, Hemmila MR, et al. The attributable mortality and length of stay of trauma-related complications: a matched cohort study. *Ann Surg* 2010;252:358–362.

Jaber S, Paugam C, Futier E, et al. Sodium bicarbonate therapy for patients with severe metabolic acidaemia in the intensive care unit (BICAR-ICU): a multicentre, open-label, randomised controlled, phase 3 trial. *Lancet* 2018;392:31–40.

Kellum JA, Lameire N, Aspelin P, et al. Kidney disease: improving global outcomes (KDIGO) acute kidney injury work group. KDIGO clinical practice guideline for acute kidney injury. *Kidney Int Suppl* 2012;2:1–138.

Li N, Zhao WG, Zhang WF. Acute kidney injury in patients with severe traumatic brain injury: implementation of the acute kidney injury network stage system. *Neurocrit Care* 2011;14:377–381.

Moore EM, Bellomo R, Nichol A, et al. The incidence of acute kidney injury in patients with traumatic brain injury. *Ren Fail* 2010;32:1060–1065.

Murugan R, Kellum JA. Acute kidney injury: what's the prognosis? *Nat Rev Nephrol* 2011;7:209–217.

Myburgh JA, Finfer S, Bellomo R, et al. Hydroxyethyl starch or saline for fluid resuscitation in intensive care. *N Engl J Med* 2012;367:1901–1911.

Navalkele B, Pogue JM, Karino S, et al. Risk of acute kidney injury in patients on concomitant vancomycin and piperacillin-tazobactam compared to those on vancomycin and cefepime. *Clin Infect Dis* 2017;64:116–123.

Perner A, Haase N, Guttormsen AB, et al. Hydroxyethyl starch 130/0.42 versus Ringer's acetate in severe sepsis. *N Engl J Med* 2012;367:124–134.

Ronco C, Bellomo R, Kellum JA, et al. *Critical Care Nephrology E-Book*. Amsterdam, the Netherlands: Elsevier Health Sciences; 2017.

Sabry A, El-Din AB, El-Hadidy AM, et al. Markers of tubular and glomerular injury in predicting acute renal injury outcome in thermal burn patients: a prospective study. *Ren Fail* 2009;31:457–463.

Stewart IJ, Sosnov JA, Howard JT, et al. Retrospective analysis of long-term outcomes after combat injury: a hidden cost of war. *Circulation* 2015;132:2126–2133.

Stewart IJ, Sosnov JA, Howard JT, et al. Acute kidney injury in critically injured combat veterans: a retrospective cohort study. *Am J Kidney Dis* 2016;68:564–570.

Thalji SZ, Kothari AN, Kuo PC, et al. Acute kidney injury in burn patients: clinically significant over the initial hospitalization and 1 year after injury: an original retrospective cohort study. *Ann Surg* 2017;266:376–382.

Zarbock A, Kellum JA, Schmidt C, et al. Effect of Early vs delayed initiation of renal replacement therapy on mortality in critically ill patients with acute kidney injury: the ELAIN randomized clinical trial. *JAMA* 2016;315:2190–2199.

Zarbock A, Koyner JL, Hoste EAJ, et al. Update on perioperative acute kidney injury. *Anesth Analg* 2018;127:1236–1245.

Zarychanski R, Abou-Setta AM, Turgeon AF, et al. Association of hydroxyethyl starch administration with mortality and acute kidney injury in critically ill patients requiring volume resuscitation: a systematic review and meta-analysis. *JAMA* 2013;309:678–688.

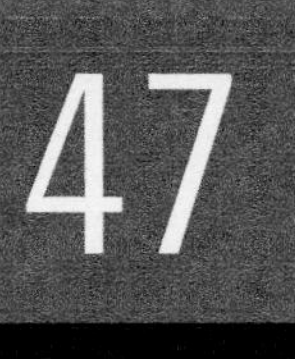

Insuficiencia respiratoria aguda y ventilación mecánica

Jason A. Fawley y Lena M. Napolitano

I. INTRODUCCIÓN. La insuficiencia respiratoria aguda (IRA) es una disfunción del intercambio aéreo que incluye la oxigenación y/o la eliminación de dióxido de carbono. Las etiologías más comunes en los pacientes con traumatismos y cirugía de cuidados intensivos son la contusión pulmonar, la neumonía, la atelectasia, la aspiración, el edema pulmonar, la lesión pulmonar aguda (LPA) y el síndrome de dificultad respiratoria del adulto (SDRA), y la embolia pulmonar (tabla 47-1). La ventilación mecánica (VM) y la ventilación no invasiva (VNI) son los principales abordajes para el tratamiento de la IRA.

II. CLASIFICACIÓN Y EPIDEMIOLOGÍA. La IRA se clasifica como hipoxémica o hipercápnica. La IRA hipoxémica grave plantea el riesgo de LPA o SDRA.

A. Insuficiencia respiratoria hipoxémica: también denominada de tipo I, se define como una presión parcial arterial de oxígeno (PaO_2) inferior a 60 mmHg en aire ambiente; es la forma más común de insuficiencia respiratoria y una amenaza para la función orgánica.

B. Insuficiencia respiratoria hipercápnica: también denominada de tipo II, se define como una PaO_2 superior a 50 mmHg en aire ambiente.

C. LPA y SDRA. Definidos en la tabla 47-2, son síndromes de insuficiencia respiratoria hipoxémica aguda que surgen de lesiones *directas* (pulmonares) o *indirecas* (extrapulmonares) (tabla 47-3) que inducen inflamación pulmonar, dañan las células de la membrana alveolocapilar y conducen a LPA grave. La definición de Berlín del SDRA (tabla 47-4) clasifica el SDRA en las categorías de leve, moderado y grave e incluye grados específicos de presión positiva telespiratoria (PEEP, *positive end-expiratory pressure*) con las que se calcula la relación PaO_2/fracción de oxígeno en el aire inspirado (FiO_2). En la definición de Berlín, la LPA es ahora un «SDRA leve».

1. LUNG-SAFE (*Large Observational Study to Understand the Global Impact of Severe Acute Respiratory Failure*) fue un estudio global de cohortes, multicéntrico, prospectivo y observacional, de 4 semanas de duración, de pacientes con LPA; es el estudio más reciente con el que se aportan datos epidemiológicos. De los 29 144 ingresos en la unidad de cuidados intensivos (UCI), la prevalencia de SDRA fue del 10.4 %, y entre los 12 906 pacientes que recibieron VM, el 23.4 % cumplía los criterios de Berlín para SDRA. La tasa de mortalidad, que aumenta con la edad, fue del 47.5 % en los pacientes con SDRA grave. La misma tasa en traumatismos disminuye con el uso de estrategias de ventilación protectora. Tanto el SDRA como la LPA presentan cambios anatomopatológicos y daño alveolar difuso entre los cuales se incluye la inundación alveolar, característica de las membranas hialinas; esto deteriora el intercambio gaseoso y las funciones de barrera de las capas endotelial y epitelial de la membrana alveolocapilar (fig. 47-1). La lesión parenquimatosa no es un proceso «difuso», sino que presenta una regionalización de la inflamación, la lesión y las anomalías mecánicas posteriores.

   Esta heterogeneidad puede repercutir en la estrategia de VM, ya que hay un suministro preferente de respiraciones ventilatorias a las regiones pulmonares con mayor distensibilidad y menor resistencia (es decir, las regiones más normales), en lugar de al parénquima enfermo, lo que da lugar a una posible sobredistensión regional y a un desajuste de la ventilación/perfusión. Las fases del SDRA incluyen las fases *exudativa*, *proliferativa* y *fibrótica*.

III. TRATAMIENTO: VENTILACIÓN NO INVASIVA Y CÁNULA NASAL DE ALTO FLUJO

A. La VNI proporciona apoyo ventilatorio con presión positiva sin necesidad de una vía aérea invasiva (colocada en la tráquea. Es un tratamiento de primera línea en la IRA debida a una exacerbación de la enfermedad pulmonar obstructiva crónica (EPOC) y puede disminuir las cifras de mortalidad, la necesidad de intubación, las complicaciones y la duración de la estancia hospitalaria. Del mismo modo, la VNI es un tratamiento eficaz y seguro de los pacientes adultos con LPA debida a un edema pulmonar cardiógeno agudo.

1. La VNI como estrategia de desconexión para pacientes intubados con IRA utiliza la extubación temprana con aplicación inmediata de la VNI. Una reciente revisión sistemática

TABLA 47-1	Etiologías comunes de la insuficiencia respiratoria aguda y necesidad de ventilación mecánica

- Apnea o parada respiratoria
- Taquipnea (frecuencia respiratoria >30 resp/min) o bradipnea
- Capacidad vital <15 mL/kg, <1.0 L, o <30 % prevista
- Ventilación minuto >10 L/min
- Hipoxemia
- Hipercarbia
- Exacerbación de la enfermedad pulmonar obstructiva crónica
- Fatiga de los músculos respiratorios
- Enfermedades neuromusculares
- Obnubilación o coma
- Lesión pulmonar aguda (LPA)
- Síndrome de dificultad respiratoria del adulto (SDRA)

TABLA 47-2	Definición de lesión pulmonar aguda (LPA) y síndrome de dificultad respiratoria del adulto (SDRA) de la *American-European Consensus Conference* (AECC) de 1994
Criterios de LPA	Momento: inicio agudo
	Oxigenación: PaO_2 /FiO_2 ≤300 mm Hg (con independencia del nivel de presión positiva telespiratoria [PEEP])
	Radiografía de tórax: se observan infiltrados bilaterales en la radiografía frontal de tórax
	Enclavamiento capilar pulmonar: ≤18 mm Hg cuando se mide o no hay evidencia clínica de hipertensión auricular izquierda
Criterios de SDRA	Lo mismo que LPA, excepto:
	Oxigenación: PaO_2 /FiO_2 ≤200 mm Hg (con independencia del nivel de PEEP)

TABLA 47-3	Trastornos clínicos asociados al desarrollo de síndrome de dificultad respiratoria del adulto (SDRA)
Lesión pulmonar directa	**Lesión extrapulmonar indirecta**
Común • Neumonía por aspiración • Neumonía	Común • Sepsis • Traumatismos graves • Choque
Menos común • Lesión por inhalación • Contusiones pulmonares • Émbolos de grasa • Cuasiahogamiento • Lesión por reperfusión	Menos común • Pancreatitis aguda • Cortocircuito cardiopulmonar • Lesión pulmonar aguda durante y después de la administración de hemoderivados • Coagulación intravascular diseminada • Quemaduras • Lesión craneal • Sobredosis de fármacos

Atabai K, Matthay MA. Acute lung injury and the acute respiratory distress syndrome: definitions and epidemiology. *Thorax* 2002;57:452-458; Frutos-Vivar F, Nin N, Estaban A. Epidemiology of acute lung injury and acute respiratory distress syndrome. *Curr Opin Crit Care* 2004;10:1-6.

TABLA 47-4 Definición de Berlín del síndrome de dificultad respiratoria del adulto (SDRA)

	Leve	Moderada	Severa
Cronología	Aparición aguda en el plazo de una semana de un factor de riesgo clínico conocido o síntomas respiratorios nuevos o que empeoran		
Hipoxemia	PaO_2/FiO_2 de 201-300 con PEEP/PPCVA ≥ 5	PaO_2/FiO_2 101-200 con PEEP ≥ 5	$PaO_2/FiO_2 \leq 100$ con PEEP ≥ 5
Origen del edema	Insuficiencia respiratoria no explicada totalmente por la insuficiencia cardíaca o la hipervolemia[b]		
Anomalías radiológicas	Opacidades bilaterales[a]	Opacidades bilaterales[a]	Opacidades que afectan más de 3 cuadrantes[a]

PaO_2/FiO_2, relación presión parcial arterial de oxígeno/fracción de oxígeno en el aire inspirado; PEEP, presión positiva telespiratoria; PPCVA, presión positiva continua de la vía aérea.
[a]No se explica totalmente por derrames, nódulos, masas o lóbulo/pulmón; utilizar equipo de radiografía de tórax.
[b]Se requiere una evaluación objetiva si no existe ningún factor de riesgo (v. tabla).
Reproducido con permiso The ARDS Definition Task Force. Acute respiratory distress syndrome: the Berlin Definition. *JAMA* 2012;307(23):2526-2533.

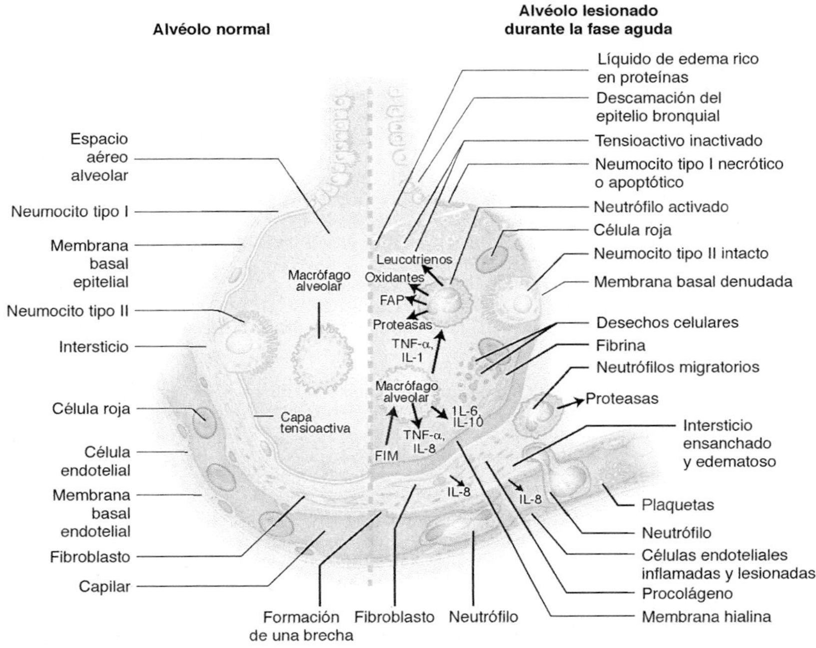

Figura 47-1. Fisiopatología del síndrome de dificultad respiratoria del adulto (SDRA). IL, interleucina; FAP, factor activador de plaquetas; FIM, factor inhibidor de los macrófagos; TNF-α, factor de necrosis tumoral α.

señala que la VNI disminuye la mortalidad, la neumonía asociada al respirador (NAR) y la duración de la estancia en la UCI y en el hospital, y la duración total de la VM.

2. El papel de la VNI en el tratamiento de la LPA en las exacerbaciones graves del asma está menos claro, y debe utilizarse con precaución y ser monitorizada con cuidado.
3. La VNI también puede utilizarse para tratar la LPA derivada de otras afecciones, como la neumonía grave y la hipoventilación por obesidad, y para mejorar el pronóstico respiratorio en pacientes posquirúrgicos.

B. La oxigenoterapia con cánula nasal de alto flujo (CNAF) se utiliza cada vez más en las UCI para proporcionar oxigenoterapia complementaria a los pacientes con hipoxemia e insuficiencia respiratoria. La CNAF suministra oxígeno humidificado y calentado a un flujo de 10 L/min a 60 L/min y una FiO_2 más predecible (hasta FiO_2 1.0) a través de cánulas nasales. El suministro de oxígeno de alto flujo crea un efecto de presión positiva, aumenta el volumen pulmonar telespiratorio, reduce el espacio muerto anatómico y reduce el trabajo respiratorio del paciente.

1. La CNAF es más fácil de iniciar que la VNI.
2. La CNAF es más cómoda de tolerar para los pacientes que la VNI.
3. Las revisiones sistemáticas y metaanálisis recientes confirman que la tasa de intubación con oxigenoterapia CNAF fue menor (riesgo relativo [RR] 0.60) que la tasa con oxigenoterapia convencional y similar a la tasa con VNI entre los pacientes con insuficiencia respiratoria hipoxémica aguda.

IV. TRATAMIENTO: INTUBACIÓN (V. CAP. 4). Si la VNI falla o no es posible/está indicada, se requiere intubación endotraqueal, con preferencia por la vía bucotraqueal. Las condiciones óptimas para la intubación requieren una combinación de sedantes de acción rápida y corta con un fármaco de bloqueo neuromuscular, a menudo etomidato y succinilcolina. El abordaje se analiza en detalle en otra sección.

A. Tras la inserción y la confirmación clínica con la visualización directa del paso a través de las cuerdas vocales, la auscultación y la capnografía, debe obtenerse una radiografía de tórax para confirmar la profundidad. La colocación de la punta del tubo por encima de la carina y por debajo de la glotis se realiza asegurando un tubo estándar a 23 cm en los hombres y a 21 cm en las mujeres, medidos en los incisivos. Hay que asegurarse de que la presión del globo es adecuada y no está demasiado inflada. Se requiere sedación para la tolerancia al tubo endotraqueal y a la VM, y suelen utilizarse infusiones intravenosas de opioides de acción corta y sedantes. Si el volumen y el estado hemodinámico se normalizan, puede utilizarse una infusión continua de propofol, que permite tanto la sedación como la rápida recuperación con la interrupción. Una escala de sedación ayudará a encontrar la mejor respuesta a la dosis de cualquier régimen.

B. Las benzodiazepinas pueden aumentar el delirio, especialmente en los adultos mayores y en aquellos con disfunción o insuficiencia orgánica.

V. TRATAMIENTO: PREVENCIÓN DE LA NAR

A. Deben implementarse acciones intensivas para prevenir la NAR inmediatamente después de la intubación y el inicio de la VM. Los componentes clave del conjunto de medidas para la ventilación a fin de prevenir la NAR son los siguientes:

1. Elevación de la cabecera de la cama (al menos 30°).
2. «Vacaciones de sedación» diarias y evaluación de la disposición para la extubación.
3. Cuidado bucal diario con clorhexidina.
4. Profilaxis de la úlcera péptica.
   a. Aunque suele realizarse con potentes inhibidores de la bomba de protones, esa práctica puede aumentar el riesgo de NAR al alterar excesivamente la flora. El uso de antihistamínicos (ranitidina o cimetidina) forma parte del pasado, pero puede equilibrar mejor la mitigación de las úlceras con la aparición de NAR.
   b. Tampoco se ha estudiado el papel de los probióticos en la limitación del riesgo de NAR.
5. Profilaxis de la trombosis venosa profunda.

B. Otras estrategias basadas en la evidencia para la prevención, posibles, pero sin datos definitivos, en una UCI con una alta prevalencia de NAR son la aspiración continua de las secreciones subglóticas, los tubos endotraqueales impregnados de plata y la descontaminación bucal selectiva o la descontaminación selectiva del tubo digestivo.

VI. TRATAMIENTO: VENTILACIÓN MECÁNICA

A. Los objetivos son una oxigenación y ventilación alveolar adecuadas, la reducción del trabajo respiratorio y la minimización de la lesión pulmonar inducida por el respirador (LPIR).

B. El tratamiento de la IRA hipoxémica (tipo I) es mejorar la oxigenación y revertir/prevenir la hipoxia tisular mediante el logro de un suministro adecuado de oxígeno a los tejidos. Buscar una saturación arterial de oxígeno superior al 90 % en la menor concentración de FiO_2 posible. El tratamiento de la LPA hipercápnica (tipo II) consiste en aumentar la ventilación alveolar mediante el logro de una ventilación minuto adecuada y mejorar las necesidades de oxigenación si coexisten.

C. La VM puede provocar una lesión pulmonar adicional, denominada *lesión pulmonar inducida por el respirador* (LPIR). Los mecanismos de la LPIR incluyen barotrauma, lesión alveolar difusa resultante de la sobredistensión (volutrauma), lesión causada por ciclos repetidos de reclutamiento/desreclutamiento (atelectrauma) (fig. 47-2) y la forma más sutil de lesión relacionada con la liberación de mediadores locales en el pulmón (biotrauma) (fig. 47-3).

D. Las variables que pueden ajustarse para la VM son las siguientes:
   1. Uso temprano del bloqueo neuromuscular. En un ensayo de sujetos con VM para el SDRA, su uso durante los primeros días mejoró el pronóstico, aunque el trabajo de validación está pendiente.
   2. Tipo de ventilación.
   3. Volumen corriente (Vc).
   4. Frecuencia respiratoria (FR).
   5. Oxígeno complementario (FiO_2).
   6. Relación inspiración/expiración (I:E).
   7. Flujo inspiratorio.
   8. PEEP.
   9. Sensibilidad de descarga (esfuerzo necesario para que el respirador emita una respiración).
   10. Tiempo de subida (determina la velocidad de subida del flujo o de la presión en cada respiración).
   11. Temperatura y humedad del aire inspirado.

E. El consumo de oxígeno a través de los pulmones depende tanto de la PaO_2 (FiO_2, presión alveolar) como de la adaptación de la ventilación a la perfusión (inversión de la atelectasia, reducción de la derivación intrapulmonar). Aunque muchos tienen como objetivo saturaciones de oxígeno superiores al 96 %, los datos actuales no respaldan esta «normalización», y una mayor exposición al oxígeno tiene un efecto negativo. Muchos titulan el oxígeno a cualquier alivio de los síntomas y apuntan a saturaciones del 90 % al 92 % o más sin valores altos. Para mejorar la oxigenación, deben utilizarse las siguientes estrategias:

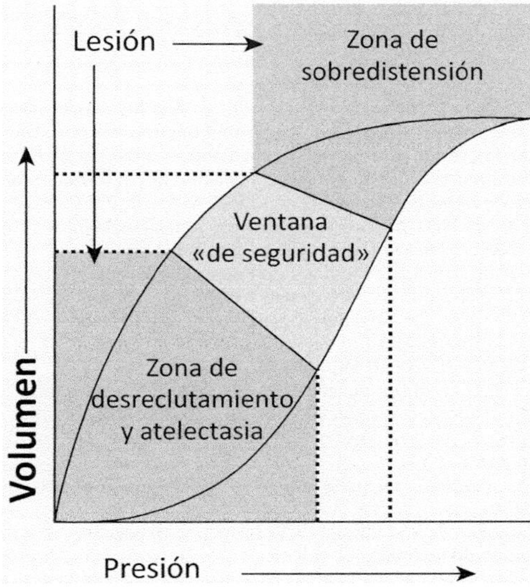

Figura 47-2. Curva de presión-volumen de un pulmón con enfermedad moderada, como en el síndrome de dificultad respiratoria del adulto (SDRA). Existen dos zonas de riesgo: sobredistensión y desreclutamiento/atelectasia. Se necesitan presiones telespiratorias más altas y volúmenes corrientes pequeños para permanecer en la ventana «segura». La ventilación oscilatoria de alta frecuencia puede tener un mayor margen de seguridad para mantener el pulmón abierto dentro del rango deseado y evitar la sobredistensión alveolar. (Adaptado con permiso de Imai Y, Slutsky AS. High-frequency oscillatory ventilation and ventilator-induced lung injury. *Crit Care Med* 2005;33(3 Suppl):S129-S134).

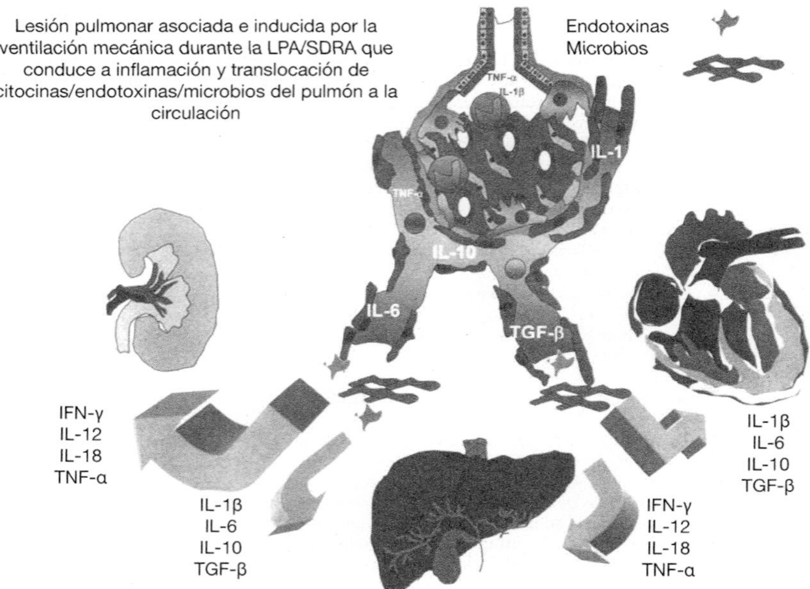

Figura 47-3. Patogenia de la lesión pulmonar asociada al respirador e inducida por este. IFN-γ, interferón γ; IL, interleucina; LPA, lesión pulmonar aguda; SDRA, síndrome de dificultad respiratoria del adulto; TGF-β, factor de crecimiento transformante o tumoral β; TNF-α, factor de necrosis tumoral α. (Adaptado con permiso de Belperio JA, Keane MP, Lynch JP III, et al. The role of cytokines during the pathogenesis of ventilator-associated and ventilator-induced lung injury. *Semin Respir Crit Care Med* 2006;27(4):350-364. © Georg Thieme Verlag KG).

1. Aumentar la FiO_2. Debe tenerse cuidado, ya que los niveles altos y prolongados (FiO_2 >50 %) se asocian a toxicidad del oxígeno y a atelectasia por absorción.
2. Aumentar la presión alveolar media mediante el aumento de la presión media de la vía aérea (aumentar la PEEP o aumentar la relación I:E, aumentar el tiempo inspiratorio) y la maniobra de reclutamiento (MR) con PEEP (es decir, PEEP de 30 cm H_2O durante 30 s, PEEP de 40 cm H_2O durante 40 s, o MR de control de la presión con PEEP alta 40, PEEP baja 20, riesgo relativo [RR] 20, I:E 1:1 durante 2 min).
3. La ventilación depende en gran medida de la ventilación alveolar. Ventilación alveolar = frecuencia respiratoria × (volumen corriente − espacio muerto). Para mejorar la eliminación de CO_2, hay que aumentar la ventilación minuto (aumentar el volumen corriente o la frecuencia respiratoria).

VII. MODALIDADES DE VENTILACIÓN MECÁNICA

A. La VM controlada se utiliza inicialmente para garantizar una ventilación alveolar y una oxigenación arterial adecuadas, reducir el trabajo respiratorio y disminuir el daño pulmonar adicional. Siempre que sea posible, es mejor la conversión temprana a modalidades de respiración espontánea durante la VM.

B. La ventilación mecánica con presión positiva puede administrarse mediante un objetivo de volumen o de presión.

C. Ninguna modalidad de VM para la IRA es superior en términos de resultados clínicos.

1. **Modalidades de volumen.** El volumen corriente se ajusta y la presión de la vía aérea es variable. La presión de la vía aérea se basará en la velocidad de administración del volumen corriente, la distensibilidad pulmonar (presión de meseta) y la resistencia de la vía aérea (presión máxima). Esta variabilidad en la presión de la vía aérea puede provocar barotrauma si se producen presiones máximas elevadas en la vía aérea.
   a. **Ventilación mecánica obligatoria controlada (VMOC).** Ajusta la frecuencia respiratoria y el volumen corriente para lograr una ventilación minuto exacta; no permite la interacción del paciente. La VMOC puede provocar la inactividad del diafragma, lo que favorece la atrofia y la disfunción de la contractilidad, por lo que no suele utilizarse.

b. **Ventilación de control de asistido (VCA).** Activada por el paciente o por el tiempo, con flujo limitado y volumen cíclico. El volumen corriente de cada respiración suministrada es el mismo, tanto si lo activa el respirador como el paciente. El respirador suministra respiraciones en coordinación con el esfuerzo respiratorio del paciente. Si no se produce un acontecimiento desencadenado por el paciente en un intervalo de tiempo determinado, el respirador suministrará una respiración similar al modo de control. Esto permite la participación del paciente con respecto al inicio de la respiración. La modalidad VCA se asocia con un bajo trabajo respiratorio, ya que cada respiración es asistida y el volumen corriente está garantizado.

c. **Ventilación obligatoria sincronizada intermitente (VOSI).** El respirador suministra respiraciones obligatorias (frecuencia y volumen corriente establecidos) en coordinación con el esfuerzo respiratorio del paciente y respiraciones de soporte de presión (presión establecida) para apoyar la respiración espontánea. La mayoría de los modos de VOSI pasan por defecto a una configuración de modalidad de control en caso de que el paciente no active el respirador en una ventana de tiempo determinada en torno a la frecuencia respiratoria preestablecida. La sincronización del suministro del volumen corriente y el esfuerzo inspiratorio nativo intenta limitar el barotrauma.

2. **Modalidades de presión.** La presión de la vía aérea se ajusta y el volumen corriente es variable. El volumen corriente se verá afectado por cualquier factor que modifique la presión de la vía aérea, incluidas la distensibilidad torácica y la resistencia pulmonar, y por el tiempo inspiratorio. A medida que el pulmón se infla, el flujo inspiratorio disminuye, lo que da lugar a una distribución de aire más homogénea en los pulmones. Dado que el volumen corriente es variable en las modalidades de control de la presión, una disminución repentina de la distensibilidad pulmonar puede provocar una rápida reducción del volumen corriente y de la ventilación minuto, lo que dará lugar a acidosis respiratoria aguda, y esta modalidad requiere una monitorización minuciosa de la ventilación minuto y una posible PEEP intrínseca o automática (fig. 47-4).

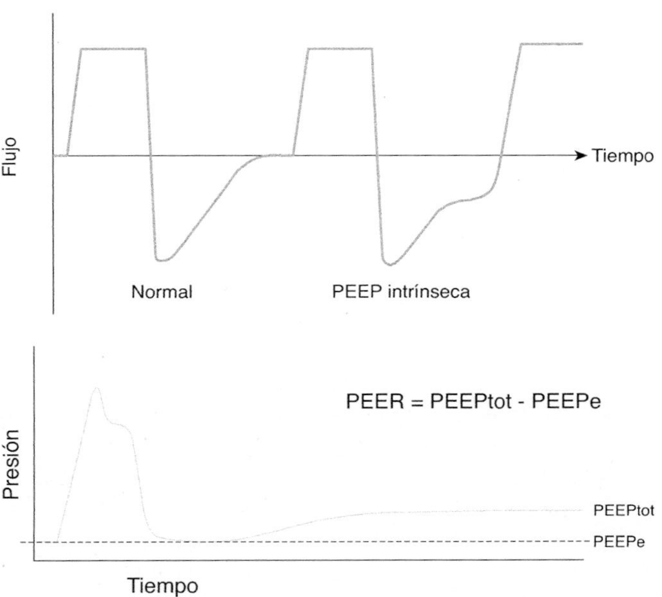

Figura 47-4. Presión positiva telespiratoria (PEEP) intrínseca o auto-PEEP. La exploración de la curva de flujo-tiempo del respirador indica que hay PEEP intrínseca, pero no da una indicación de la magnitud. No es necesario que el paciente esté apneico. Puede obtenerse una medición cuantitativa de la PEEP intrínseca en un paciente apneico mediante el control de retención de la pausa espiratoria en el respirador. Esto permite equilibrar las presiones entre los alvéolos y el respirador, lo que permite medir la PEEP total. El valor de la PEEP total puede leerse en la visualización de PEEP. PEEP intrínseca = PEEP total - PEEP ajustada.

a. **Ventilación con control de presión (VCP).** Establecer una presión y un tiempo inspiratorios en lugar de un volumen corriente y un flujo inspiratorio. El volumen corriente depende de la presión establecida, el tiempo inspiratorio y la distensibilidad/resistencia del paciente. En pacientes con LPA hipoxémica o SDRA, el cambio de una modalidad de control de volumen a una modalidad de CP puede dar lugar a presiones máximas más bajas en la vía aérea.
b. **Ventilación con presión de apoyo (VPA).** Las respiraciones son asistidas por una presión inspiratoria establecida, que se administra hasta que el flujo inspiratorio cae por debajo de un umbral predeterminado (p. ej., el 25 % del flujo máximo). La frecuencia respiratoria y el volumen corriente son determinados por el paciente. Puede ser una modalidad autónoma o con VOSI (VPA solo con respiraciones espontáneas). Las alarmas de apnea son necesarias para garantizar la seguridad del paciente. Algunos respiradores pueden tener una frecuencia de VMI de reserva establecida en caso de que cesen las respiraciones espontáneas. Se ha abogado por la VPA para limitar el barotrauma y disminuir el trabajo respiratorio. La VPA también se utiliza a niveles bajos (5 cm de H_2O) durante las pruebas de respiración espontánea.
c. **Control de volumen regulado por presión (CVRP) o *Volume Control Plus* (VC+).** Se ajusta automáticamente la presión inspiratoria en respuesta a los cambios dinámicos de la mecánica del paciente para garantizar un volumen corriente establecido en una respiración con control de presión. Se aplica una presión constante durante toda la inspiración (como el control de la presión), pero el respirador ajustará la presión inspiratoria con cada respiración (compensando los cambios en la resistencia y la distensibilidad de la vía aérea) para suministrar un volumen corriente establecido. El CVRP es una modalidad activada por el paciente o por el tiempo, limitada por la presión y con ciclo de tiempo.
d. **Ventilación con liberación de presión en la vía aérea (VLPVA).** Se trata de una modalidad de VM de relación inversa que alterna entre una PEEP alta (generalmente fijada entre 25-30 cm H_2O) y una PEEP baja (normalmente 0 cm H_2O), con un tiempo inspiratorio más largo (tiempo alto), I:E comúnmente de 7:1 a 10:1, y un tiempo espiratorio muy corto (tiempo bajo). La VLPVA logra presiones medias elevadas en la vía aérea, lo que mejora el reclutamiento alveolar sin presiones de meseta elevadas. El volumen corriente se determina por la diferencia entre la PEEP alta y la baja. Puede producirse una respiración espontánea y la VLPVA se tolera bien tanto en términos hemodinámicos como de comodidad del paciente. Una variación de la VLPVA es la ventilación adaptativa controlada por tiempo (VACT). Esta modalidad establece el tiempo en la espiración (tiempo-bajo) para que se detenga en el 75 % de la tasa de flujo espiratorio máximo. Por tanto, a pesar de que la presión baja (P-baja) se establece en 0 cm H_2O, esta nunca llega a 0 cm H_2O y mantiene la PEEP durante todo el ciclo. Además, los cambios de tiempo bajo se realizan en función de la curva de flujo espiratorio, que es un reflejo de la elasticidad de los pulmones. Por tanto, a medida que la elasticidad aumenta, el tiempo bajo se reduce para evitar el desreclutamiento y el atelectrotrauma.
e. **Ventilación binivel o bifásica.** De forma similar a la VLPVA, las respiraciones obligatorias se controlan con presión, y la respiración espontánea puede producirse en tiempo alto o en tiempo bajo (fig. 47-5). Las respiraciones espontáneas pueden ser apoyadas por presión. En comparación con la VLPVA, el tiempo bajo bifásico suele ser más largo, lo que permite más respiraciones espontáneas durante el tiempo-bajo.

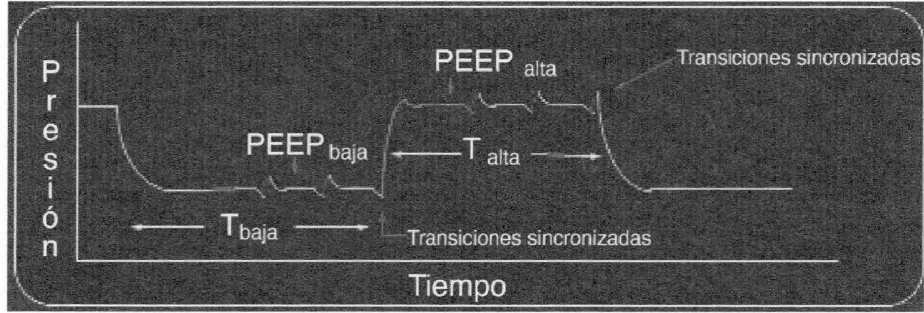

Figura 47-5. La ventilación binivel utiliza dos niveles de presión (PEEP baja y PEEP alta) durante dos períodos (tiempo bajo y tiempo alto), con respiración espontánea a PEEP baja o PEEP alta.

VIII. MODALIDADES AVANZADAS DE VENTILACIÓN MECÁNICA EN LA UCI

A. Las nuevas modalidades de VM se centran en la mejora de los límites paciente-respirador, lo que se traduce en una disminución de la falta de sincronía del aparato y en una mejora del confort del paciente, lo que permitirá un mayor tiempo de respiración espontánea.

1. **Ventilación asistida proporcional (VAP).** Durante la VAP, la presión de la vía aérea es proporcional al esfuerzo instantáneo del paciente y se amplifica en función de la mecánica respiratoria (distensibilidad pulmonar y resistencia de la vía aérea) y del nivel de asistencia elegido (0-100 %) para los músculos respiratorios.
   a. Recientemente se ha desarrollado la VAP+, una modalidad que proporciona mediciones automáticas intermitentes de la distensibilidad y la resistencia, que son utilizadas por el respirador para ajustar el apoyo específico para el paciente. Todavía no hay estudios que documenten una mejora de los resultados con la VAP.
2. **Ventilación de apoyo adaptable (VAA).** Esta modalidad puede ofrecer ciclos de presión controlados (como el control de la presión) y asistidos (como la presión de apoyo) relacionados con un objetivo de ventilación minuto establecido por el clínico y basado en mediciones automatizadas de la mecánica respiratoria del paciente.
3. **Asistencia ventilatoria ajustada neuralmente (AVAN).** Al igual que la VAP, el nivel de asistencia ventilatoria es proporcional al esfuerzo del paciente, pero la señal es una señal de electromiograma diafragmático procedente de la contracción diafragmática obtenida de los electrodos de un catéter esofágico.

   Uno de los beneficios de la AVAN es la mejora de la sincronía paciente-respirador y la reducción del trabajo respiratorio al asegurar que los músculos respiratorios reciben apoyo durante toda la inspiración, en comparación con otras modalidades de VM habituales. El uso de la AVAN aún no se ha generalizado, y los grupos de pacientes con más probabilidades de beneficiarse no están definidos.
4. **SmartCare®.** Este sistema de bucle cerrado proporciona una adaptación automatizada del nivel de VPA e inicia un protocolo de desconexión automatizada para disminuir dicho nivel e iniciar las pruebas de respiración espontánea cuando se alcanza un nivel bajo. Los sistemas automatizados de bucle cerrado pueden mejorar la adaptación del apoyo mecánico a las necesidades ventilatorias del paciente y facilitar el reconocimiento temprano de su capacidad para respirar espontáneamente y la posibilidad de interrumpir la ventilación. Revisiones sistemáticas Cochrane que incluyeron 15 ensayos con 1 173 participantes indicaron que los sistemas automatizados de bucle cerrado redujeron la duración media de la desconexión en un 32 % (índice de confianza [IC] del 95 %, 19 % a 46 %, $p = 0.002$).

IX. ESTRATEGIAS DE VENTILACIÓN MECÁNICA PARA EL SDRA

A. Se han realizado muchos avances recientes en el desarrollo de estrategias de VM protectoras para los pacientes con SDRA. Entre estas se encuentran la ventilación con volumen corriente bajo, la hipercapnia permisiva, la estrategia de pulmón abierto y las maniobras de reclutamiento. La estrategia inicial para el tratamiento del SDRA debe incluir el uso de ventilación con volumen corriente bajo (6 mL/kg) con una PEEP adecuada.

B. **Ventilación con volumen corriente bajo.** El estiramiento alveolar debido a volúmenes corrientes elevados puede desencadenar LPIR a través de la estimulación de una respuesta inflamatoria alveolar y sistémica. Un volumen corriente elevado puede aumentar la presión estable y puede aumentar la mortalidad. El ensayo *ARDS Network* (ARDSNet) documentó que la ventilación con volúmenes corrientes bajos (6 mL/kg) frente a la ventilación con volúmenes corrientes altos (12 mL/kg) en pacientes con SDRA se asoció a una menor mortalidad (31 % frente a 40 %; $p = 0.007$) y a más días sin ventilación en el grupo con volúmenes corrientes bajos. LUNG-SAFE fue un estudio global de cohortes multicéntrico, prospectivo y observacional de 4 semanas de duración en pacientes con SDRA. En los pacientes con la afección, solo el 53 % fue tratado con una estrategia de volumen corriente bajo, lo que indica una infrautilización global y la necesidad de aumentar la capacitacion. Las *Guidelines for Mechanical Ventilation of the Trauma Patient* unificaron el manejo clínico en pacientes traumáticos para asegurar el uso de una estrategia de volumen corriente bajo y de protección pulmonar para los pacientes con SDRA. También proporciona directrices para la PEEP y la desconexión de la VM (tabla 47-5).

C. **Hipercapnia permisiva.** La ventilación de volumen corriente bajo para reducir el volutrauma puede disminuir la ventilación minuto, lo que provoca hipercapnia y acidosis respiratoria aguda. La hipercapnia permisiva acepta la hipoventilación deliberada para reducir la sobredistensión alveolar y las presiones en pacientes con SDRA con hipoxemia grave. La hipercarbia y la acidosis respiratoria resultantes se tratan médicamente con tratamiento alcalino (bicarbonato sódico o trometamol [THAM]). El volumen corriente se reduce gradualmente para permitir un aumento lento de la $PaCO_2$. La hipercapnia no debe utilizarse en el tratamiento inicial de los pacientes con traumatismo craneoencefálico (TCE) debido al efecto adverso sobre el flujo sanguíneo cerebral.

TABLA 47-5 Visión general de la ventilación mecánica del paciente traumático

Protocolo de ventilación mecánica - Inflamación y respuesta del huésped a la lesión

En los pacientes con lesión pulmonar aguda (LPA) o síndrome de dificultad respiratoria del adulto (SDRA) establecido ($PaO_2/FiO_2 \leq 300$ o $PaO_2/FiO_2 \leq 200$, respectivamente, con infiltrados pulmonares bilaterales), dirigirse a lo siguiente dentro de las 24 h de cumplir los criterios:

1. Los volúmenes corrientes iniciales pueden establecerse en 8 mL/kg de PCI; los volúmenes corrientes deben reducirse en 1 mL/kg a intervalos <2 h hasta que el volumen corriente = 6 mL/kg. Los cálculos del volumen corriente se basan en el PCI de la siguiente manera:

   Para los hombres: PCI (kg) = 50 + 0.91 (altura en cm−152.4).
   Para las mujeres: PCI (kg) = 45.5 + 0.91 (altura en cm−152.4).

2. Si la PaO_2 es de 55-80 mmHg o la SpO_2 es de 88-95 %, la relación FiO_2/PEEP debe ser ≤5, y la PEEP debe ser ≤35 cm H_2O.
3. pH arterial 7.25-7.45 con frecuencia respiratoria <35 y $PaCO_2 \geq 25$. Puede administrarse una infusión de bicarbonato (HCO_3) si es necesario. Si el pH es inferior a 7.15, puede aumentarse el Vc en 1 mL/kg hasta un pH ≥7.15, y pueden superarse las presiones estables objetivo (*v.* más adelante).
4. Si las presiones estables (Pplat) ≤30 cm H_2O, reducir el Vc a no menos de 4 mL/kg. Si el Vc <6 mL/kg y la Pplat <25, aumentar el Vc hasta que la Pplat = 25-30 o el Vc = 6 mL/kg.

Los pacientes que no cumplen los criterios de LPA/SDRA pueden ser sometidos a ventilación mecánica utilizando la modalidad, la frecuencia y el volumen corriente elegidos a discreción del médico tratante.

Los pacientes deben someterse a una evaluación diaria de su preparación para una prueba de respiración espontánea (PRE):

(1) Resolución o estabilización del proceso de la enfermedad subyacente, (2) ausencia de efectos residuales del bloqueo neuromuscular, (3) realización de esfuerzos respiratorios, (4) estabilidad hemodinámica, (5) $FiO_2 \leq 0.5$ y PEEP ≤8 cm H_2O, (6) PaO_2 >70 mmHg, (7) Ve <15 L/min, (8) pH arterial entre 7.30 y 7.50, y (9) PIC <20 cm H_2O. Si el paciente no está preparado para una PRE, volver a una modalidad de ventilación cómoda y no fatigante de apoyo ventilatorio y volver a evaluar diariamente.

Si el paciente está preparado, debe ser sometido a una **PRE con PPCVA durante 30-90 min. Criterios para el fallo de una PRE:**

(1) Frecuencia respiratoria >35 durante ≥5 min, (2) SpO_2 <90 % durante ≥30 s, (3) frecuencia cardíaca >140 o aumento o disminución del 20 % con respecto al valor inicial, (4) PAS >180 mmHg o <90 mmHg, (5) evidencia sostenida de dificultad respiratoria, (6) inestabilidad cardíaca o arritmias, (7) pH arterial ≤7.32, y (8) PIC ≥20 cm H_2O. Si se cumple alguno de los criterios, se pone fin a la prueba con PPCVA y se devuelve al paciente a un una modalidad de ventilación no fatigante y se descansa durante la noche. Se repite la prueba por la mañana.

Si el paciente completa la prueba con PPCVA, deben evaluarse los siguientes criterios para determinar la preparación para la extubación y extubar al paciente si es posible:

(1) No requiere aspiración más de 6 veces/día, (2) tos espontánea adecuada, (3) fuga del globo del tubo endotraqueal, (4) no hay obstrucción reciente de la vía aérea superior o estridor, y (5) no hay reintubación reciente para el lavado del árbol bronquial.

PaO_2/FiO_2, relación presión parcial arterial de oxígeno/fracción de oxígeno en el aire inspirado; PAS, presión arterial sistólica; PCI, peso corporal ideal; PEEP, presión positiva telespiratoria; PIC, presión intracraneal; PPCVA, presión positiva continua de la vía aérea; Pplat, presión estable (*plateau pressure*); SpO_2, saturación de oxígeno; Vc, volumen corriente; Ve, volumen de aire espirado.

Reproducido con permiso de Nathens AB, Johnson JL, Minei JP, et al. Inflammation and the host response to injury, a large-scale collaborative project: patient-oriented research core-standard operating procedures for clinical care. I. Directrices para la ventilación mecánica del paciente traumático. *J Trauma* 2005;59(3):764-769.

D. Estrategia de pulmón abierto. La combinación del uso de estrategias de volumen corriente bajo, PEEP a niveles superiores al punto de inflexión inferior e hipercapnia permisiva se denomina «abordaje de pulmón abierto». El agotamiento del tensioactivo y los bajos niveles de PEEP conducen a una atelectasia cíclica con colapso y abertura repetidos de los alvéolos funcionales restantes en los pacientes con SDRA. Esta abertura y el cierre cíclicos de los alvéolos pueden provocar la activación de los leucocitos, LPIR y pérdida de la capacidad residual funcional (CRF). El aumento de los niveles de PEEP conduce a reclutamiento de los alvéolos colapsados, reducción del desajuste ventilación-perfusión, mejora de la oxigenación arterial y aumento de la CRF.

1. Al mantener la presión telespiratoria, los alvéolos inestables y propensos al colapso permanecerán abiertos. El nivel óptimo de PEEP es difícil de determinar, pero la evidencia sugiere que el reclutamiento máximo y el mantenimiento del volumen pulmonar se producen cuando la PEEP se establece en un nivel justo por encima del punto de inflexión (Pflex) en la curva de presión-volumen en los pacientes con SDRA. Un metaanálisis reciente confirmó que niveles de PEEP más altos frente a más bajos se asociaban a una mayor supervivencia entre los pacientes con SDRA, especialmente en los pacientes con una PaO_2/FiO_2 inferior a 200. Además, es importante señalar que no hubo diferencias en las tasas de barotrauma entre los grupos de mayor y menor PEEP. Sin embargo, a pesar del uso de una mayor PEEP, se ha constatado que la disminución de las presiones estables (Pplat [*plateau pressure*]) da lugar a una menor mortalidad en los pacientes con SDRA.

E. **Ventilación oscilatoria de alta frecuencia (VOAF).** La VOAF suministra pequeños volúmenes corrientes a frecuencias de 3 Hz a 15 Hz para mantener una ventilación minuto adecuada. La oxigenación se manipula ajustando la presión media de la vía aérea de forma similar al uso de la PEEP en la VM convencional.

La ventilación y la eliminación de CO_2 se controlan cambiando el volumen corriente, por amplitud o potencia, o ajustando la frecuencia. El aumento de la amplitud o la disminución de la frecuencia provocan un aumento de la eliminación de CO_2. La amplitud o la potencia se ajustan para lograr un movimiento apropiado de la pared torácica y una eliminación adecuada de CO_2.

1. En teoría, la VOAF es un método ideal de protección pulmonar. Sin embargo, dos grandes ensayos controlados aleatorizados multicéntricos no han constatado ningún beneficio de la VOAF, y puede llegar a ser perjudicial. En el ensayo OSCAR (*OSCillation in SDRA*) del Reino Unido no se pudo constatar una diferencia en la mortalidad con la VOAF, en comparación con la ventilación convencional. En el ensayo OSCILLATE (*Oscillation for Acute Respiratory Distress Syndrome Treated Early*) se comparó la VOAF con la ventilación de control (volumen corriente bajo y PEEP elevada). El ensayo se interrumpió prematuramente debido a un aumento de la mortalidad intrahospitalaria en la cohorte de VOAF (47 % frente a 35 %; RR 1.33; IC del 95 %, 1.09 a 1.64). Por tanto, el uso de VOAF no debe ser rutinario en pacientes con SDRA moderado o grave, aunque es un posible tratamiento de rescate.
2. La VOAF es una opción en pacientes con fístulas broncopleurales o lesiones traqueobronquiales a fin de mantener presiones medias bajas en la vía aérea en un esfuerzo por resolver las fugas de aire dentro del sistema traqueobronquial.

F. **Ventilación con liberación de presión en la vía aérea (VLPVA).** La VLPVA es un modo de VM con presión limitada y ciclos de tiempo que permite al paciente una respiración espontánea sin restricciones durante la aplicación de la presión positiva continua de la vía aérea (PPCVA) con un tiempo de liberación muy corto, lo que da lugar a una VM de pulmón abierto. La VLPVA tiene dos ajustes de presión. El de alta presión permite la respiración espontánea y representa entre el 80 % y el 95 % del tiempo del ciclo, lo que crea un pulmón abierto. El resto del ciclo permite una liberación periódica de la presión al ajuste de baja presión para permitir la ventilación y la eliminación del CO_2, a la vez que se evita el colapso alveolar.

La VLPVA debe utilizarse cuando los pacientes puedan respirar espontáneamente pero que, en caso de hipoxemia grave, requieran una presión media alta en la vía aérea para el reclutamiento alveolar. Según los datos de ensayos actuales, la VLPVA es una opción de tratamiento en aquellos pacientes con SDRA de moderado a grave, especialmente en aquellos con un pulmón reclutable.

X. COMPLEMENTOS A LA VENTILACIÓN MECÁNICA EN PACIENTES CON SDRA E HIPOXEMIA GRAVE

A. En los pacientes con hipoxemia grave que pone en peligro la vida, pueden ser de ayuda el manejo de líquidos, las MR, el bloqueo neuromuscular, la posición prona, el óxido nítrico inhalado y la oxigenación por membrana extracorpórea (ECMO, *extracorporeal membrane oxygenation*).

B. **Maniobras de reclutamiento.** El reclutamiento alveolar trata de mejorar el intercambio aéreo pulmonar y prevenir la LPIR, la atelectasia y el atelectrotrauma. Las MR pueden aumentar la CRF alveolar, lo que permite que la PEEP mantenga los alvéolos y evite el colapso. El reclutamiento se refiere al proceso dinámico de reabertura de los alvéolos inestables sin aire a través de un aumento transitorio intencionado de la presión transpulmonar, que se logra a través de muchos métodos.

1. Con base en los estudios de imágenes de tomografía computarizada (TC), los pacientes con mayores porcentajes de pulmón reclutable presentaban una oxigenación y una distensibilidad pulmonar peores, niveles más altos de espacio muerto y mayores tasas de mortalidad. Además, el porcentaje de pulmón reclutable es muy variable entre los pacientes con SDRA. En una revisión sistemática y metaanálisis de 2017 se compararon las estrategias de VM con las maniobras de reclutamiento pulmonar (MRP). Los pacientes sometidas a estas maniobras tuvieron una mejor oxigenación después de 24 h (aumento medio, 52 mm Hg; IC del 95 %, 23-81 mm Hg) y requirieron menos maniobras de rescate (RR, 0.65; IC del 95 %, 0.45 a 0.94). Además, hubo menos mortalidad en los que recibieron MRP (RR, 0.81; IC del 95 %, 0.69 a 0.95). En una revisión sistemática de Cochrane se observó una reducción de la mortalidad en la UCI (RR, 0.83; IC del 95 %, 0.72 a 0.97) sin una diferencia en la mortalidad hospitalaria y a los 28 días. Además, en un reciente ensayo controlado aleatorizado internacional (*Alveolar Recruitment for SDRA Trial* [ART]) se trató de determinar si las MRP asociadas a la titulación de la PEEP según la mejor conformidad del sistema respiratorio, en comparación con una estrategia ARDSNet convencional, reducía la mortalidad a los 28 días. La mortalidad aumentó en el grupo de MRP (55.3 % frente a 49.3 %, IC del 95 %, 1.01 a 1.42). Sin embargo, los datos incluyen una alta mortalidad en ambos brazos del estudio, un uso limitado de la pronación y la falta de evaluación de la «capacidad de respuesta a la PEEP». Al asimilar toda la información se llega a la conclusión de que, si bien las MRP no mejoran la supervivencia según los datos actuales, sí mejoran la oxigenación. La identificación de los pacientes que más se beneficiarían de las MRP es fundamental. El porcentaje de pulmón reclutable es muy variable entre los pacientes con SDRA, y, cuanto mayor sea el porcentaje, más probable será que se beneficie de las MRP. Por tanto, los ajustes óptimos de MRP y PEEP requieren un tratamiento de precisión por parte de clínicos experimentados.
2. Existen múltiples métodos para realizar MR. Un método común es proporcionar un inflado sostenido con una PEEP de 30 cm H_2O durante 40 s o una PEEP de 40 cm H_2O durante 30 s. Otra opción eficaz es el uso de MR de control de presión con una PEEP alta de 40, una PEEP baja de 20 y una I:E de 1:1 durante 2 min. Sin embargo, los métodos óptimos de MR (inflado sostenido frente a PEEP incremental) y la presión, la duración y la frecuencia óptimas de las MR no se han evaluado en grandes ensayos clínicos.
3. La hipotensión y la desaturación transitorias durante las MR son frecuentes, pero se autolimitan sin dejar secuelas. Dado el beneficio incierto y la falta de información sobre el impacto en los resultados clínicos, las MR deben utilizarse solo en pacientes con hipoxemia potencialmente mortal.

C. **Manejo de la irrigación.** Tras el restablecimiento inicial de la volemia, una estrategia conservadora de manejo de la irrigación (es decir, limitar las infusiones de líquidos y utilizar la diuresis para frenar y revertir el equilibrio hídrico) puede mejorar la función pulmonar y la oxigenación y disminuir la duración de la VM y la estancia en la UCI, aunque la mortalidad puede no verse alterada. El tratamiento diurético puede ayudar frente a la hipoxemia grave (relación $PaO_2/FiO_2 < 100$). Antes de la limitación de los líquidos, hay que evaluar cuidadosamente el estado de volumen y la perfusión tisular Del mismo modo, antes de iniciar el tratamiento diurético, también hay que evaluar el estado de volumen y reevaluarlo de forma continuada mientras dure la diuresis.

D. **Bloqueo neuromuscular.** En un ensayo europeo multicéntrico y doble ciego de 340 pacientes con SDRA grave se observó que la administración temprana (primeros días) de un fármaco de bloqueo neuromuscular (cisatracurio) mejoraba la supervivencia a los 90 días y aumentaba el tiempo sin VM sin aumentar la debilidad muscular, en comparación con el placebo. Estos datos no abordan el seguimiento a largo plazo de la polineuropatía por enfermedad crítica ni la mortalidad a largo plazo ni el uso en los entornos asistenciales actuales de Estados Unidos. Para abordar estas cuestiones, la *Clinical Trials Network for the Prevention and Early Treatment of Acute Lung Injury* (PETAL) puso en marcha el ensayo ROSE (*Reevaluation of Systemic Early Neuromuscular Blockade*), que es un gran ensayo controlado aleatorizado multicéntrico en el que se compara el bloqueo neuromuscular temprano y la sedación profunda con una sedación más ligera y sin bloqueo neuromuscular rutinario. El ensayo ROSE se detuvo en el análisis intermedio por inutilidad.

E. **Óxido nítrico (NO) inhalado.** El NO un vasodilatador pulmonar selectivo que provoca una disminución de la resistencia vascular pulmonar, la presión arterial pulmonar y la poscarga del ventrículo derecho. El NO inhalado en dosis bajas mejora la oxigenación a corto plazo en los pacientes con SDRA sin afectar la duración del apoyo ventilatorio mecánico ni la mortalidad. El NO inhalado es un tratamiento de rescate en pacientes que siguen teniendo hipoxemia potencialmente mortal a pesar de la optimización de todas las demás estrategias de tratamiento.

F. **Colocación en decúbito prono.** Los cambios de posición del paciente mejoran la oxigenación y la ventilación en el SDRA y la hipoxemia graves. La posición prona mejora la distribución de la perfusión a las regiones pulmonares ventiladas, lo que disminuye el cortocircuito intrapulmonar y mejora la oxigenación. El ensayo PROSEVA (*Proning in Severe SDRA Patients*) confirmó un beneficio de supervivencia con el protocolo de posición prona (posición prona durante 16 h/día), en comparación con los pacientes que permanecieron en posición supina. Debido a la eficacia y la sencillez de este protocolo, el uso temprano de la posición prona es una buena opción en todos los pacientes con SDRA de moderado a grave. No requiere bloqueo neuromuscular concurrente ni sedación alterada, sino que se basa en otros factores (*v.* anteriormente).

G. Oxigenación por membrana extracorpórea (ECMO). La ECMO se utiliza en pacientes con SDRA grave e hipoxemia con neumopatía reversible en los que han fallado otras estrategias de rescate. La ECMO proporciona oxigenación y ventilación con eliminación extracorpórea total de CO_2, minimiza el barotrauma con el reposo pulmonar y se realiza mediante soporte venovenoso de ECMO, hasta que la función pulmonar nativa endógena mejore.

1. Las posibles complicaciones de la ECMO son las hemorragias (incluida la hemorragia intracraneal), la coagulopatía, la trombosis y las complicaciones mecánicas.
2. Datos de la Extracorporeal Life Support Organization (ELSO, julio de 2018) informan de 16 337 realizaciones totales de ECMO para el tratamiento de la insuficiencia respiratoria en adultos, con una tasa de supervivencia del 66 % y una tasa de supervivencia hospitalaria del 59 % (https://www.elso.org/Registry/Statistics.aspx).
3. En un ensayo controlado aleatorizado multicéntrico internacional, el ensayo EOLIA (*ECMO to Rescue Lung Injury in Severe SDRA*), se intentó aclarar aún más el papel de la ECMO en el SDRA grave. En dicho ensayo se asignó aleatoriamente a los pacientes a ECMO o a tratamiento habitual con estrategias de rescate permitidas para el tratamiento de la hipoxemia resistente. No hubo diferencias en el pronóstico primario de mortalidad a los 60 días (35 % ECMO frente a 46 % en el grupo de control, RR 0.76; IC del 95 %, 0.55 a 1.04; $p = 0.09$), pero hubo un 28 % de cruces del grupo de control a ECMO. Es importante destacar que hubo un menor riesgo relativo de fracaso del tratamiento: 0.62 (IC del 95 %, 0.47 a 0.82; $p < 0.001$), con fracaso del tratamiento definido como la muerte en el día 60 en los pacientes del grupo de ECMO y como el cambio a ECMO o la muerte en los pacientes del grupo de control.

   Una limitación significativa de este estudio fue que el ensayo se detuvo en sus fases iniciales en 249/331 (75 % del reclutamiento) debido a las reglas de futilidad predefinidas (es decir, que era improbable obtener un pronóstico definitivo), lo que condujo a un alto riesgo de que el estudio tuviera poca potencia.
4. Canular a los pacientes adultos con catéteres venosos de 21-31 French para el drenaje de la sangre desoxigenada y la infusión y la sangre oxigenada. La anticoagulación es necesaria, y la infusión continua de heparina es habitual y se controla con estudios de tiempo de coagulación activado (TCA) o tiempo de tromboplastina parcial (TTP).

XI. ABORDAJE ESCALONADO PARA EL MANEJO DE LA SDRA GRAVE

A. El desarrollo de protocolos en la UCI reduce la variabilidad no deseada, impone la práctica de la mejor evidencia, promueve la acción y la puntualidad, y facilita la comunicación multidisciplinar.

B. Se proporciona un algoritmo basado en la evidencia (fig. 47-6) para el manejo de pacientes críticos con SDRA grave/hipoxemia grave.

C. En los pacientes con SDRA, debe iniciarse una ventilación inicial de volumen corriente bajo, fijada en 6 mL/kg a 8 mL/kg de peso corporal ideal (PCI). El volumen corriente debe reducirse en 1 mL/kg a intervalos de 2 h hasta que se fije en 6 mL/kg. Los objetivos son una saturación de oxígeno (SpO_2) de entre el 88 % y el 95 %, una PaO_2 de entre 55 mmHg y 80 mmHg y presiones estables inferiores a 30 cm H_2O, con el uso de la FiO_2 más baja posible.

D. Si la hipoxemia no mejora, añadir bloqueo neuromuscular, posición prona, óxido nítrico inhalado para mejorar la oxigenación y/o MR como apoyo. Si la oxigenación mejora durante las MR, aumentar la PEEP hasta que se produzcan las valoraciones y presiones de aire óptimas.

E. Si no hay mejora, evaluar un posible cortocircuito intracardíaco o hipertensión pulmonar mediante ecocardiografía (ECG) transtorácica o transesofágica.

F. Trasladar a todos los pacientes con hipoxemia grave persistente (relación $PaO_2/FiO_2 \leq 100$) a un centro de referencia de SDRA, con experiencia en otras modalidades de tratamiento del SDRA, incluidas estrategias de rescate, VLPVA, VOAF y ECMO (fig. 47-7).

XII. DESCONEXIÓN Y RETIRO DE LA VENTILACIÓN MECÁNICA

A. La mejor manera de evitar el riesgo es el retiro de la VM una vez que se produzca una recuperación pulmonar adecuada.

B. Casi la mitad del tiempo dedicado a la VM se corresponde con la desconexión del respirador del paciente.

C. Realizar una prueba de «despertar» espontáneo (PDE) diaria seguida de una prueba de respiración espontánea (PRE) en todos los pacientes con VM (tabla 47-5). Un ensayo multicéntrico

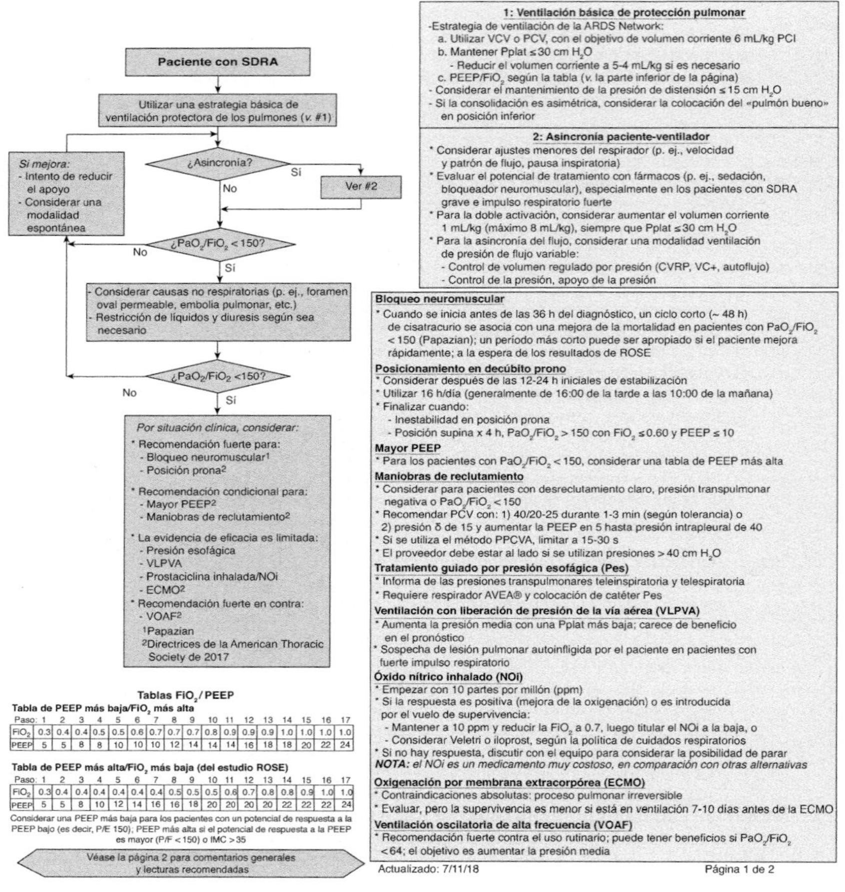

Tablas FiO_2/PEEP

Tabla de PEEP más baja/FiO_2 más alta

Paso:	1	2	3	4	5	6	7	8	9	10	11	12	13	14	15	16	17
FiO_2	0.3	0.4	0.4	0.5	0.5	0.6	0.7	0.7	0.7	0.8	0.9	0.9	0.9	1.0	1.0	1.0	1.0
PEEP	5	5	8	8	10	10	10	12	14	14	14	16	18	18	20	22	24

Tabla de PEEP más alta/FiO_2 más baja (del estudio ROSE)

Paso:	1	2	3	4	5	6	7	8	9	10	11	12	13	14	15	16	17
FiO_2	0.3	0.4	0.4	0.4	0.4	0.4	0.4	0.5	0.5	0.5	0.6	0.7	0.8	0.8	0.9	1.0	1.0
PEEP	5	5	8	10	12	14	16	16	18	20	20	20	20	22	22	22	24

Considerar una PEEP más baja para los pacientes con un potencial de respuesta a la PEEP bajo (es decir, P/E 150); PEEP más alta si el potencial de respuesta a la PEEP es mayor (P/F < 150) o IMC > 35

Figura 47-6. Algoritmo de ventilación mecánica del síndrome de dificultad respiratoria del adulto (SDRA), incluidas las estrategias de rescate, utilizado en la Universidad de Michigan. CVRP, control de volumen regulado por presión; IMC, índice de masa corporal; PaO_2/FiO_2, relación presión parcial arterial de oxígeno/fracción de oxígeno en el aire inspirado; PCI, peso corporal ideal; PEEP, presión positiva telespiratoria; Pplat, presión meseta; VC+, *Volume Control Plus*; VCP, ventilación controlada por presión; VCV, ventilación controlada por volumen.

aleatorizado en el que se comparó este protocolo de «despertar y respirar» (PDE/PRE emparejado) frente a la atención habitual más un PRE diario en la cohorte de control confirmó que el PDE/PRE mejoraba el pronóstico con una reducción de la mortalidad, un aumento de los días sin respirador y una reducción de la estancia en la UCI y en el hospital.

D. Los protocolos continuos para el destete de la VM dirigidos por los fisioterapeutas acortan la duración de la ventilación y la estancia en la UCI. Los pacientes que no superan una prueba PDE/PRE vuelven a su configuración de ventilación anterior y se les vuelve a evaluat en 24 h. Debe identificarse cualquier causa de fallo de la PDE/PRE, en particular alteración del estado mental, ansiedad, dolor, secreciones, debilidad muscular, atelectasia, hipoxemia o hipercarbia.

E. Evaluar a los pacientes que completan una prueba PDE/PRE emparejada (PPCVA con soporte de baja presión [5 cm de H_2O] o compensación automática del tubo, o pieza en T) para determinar si están preparados para la extubación. Al finalizar la prueba PDE/PRE, se calcula el índice de respiración rápida superficial (IRRS), la relación entre la frecuencia respiratoria y el volumen corriente (FR/Vc, FR × Vc en L), y se obtiene una gasometría arterial para evaluar la hipercarbia. Por ejemplo, un paciente con una frecuencia respiratoria de 25 resp/min y un

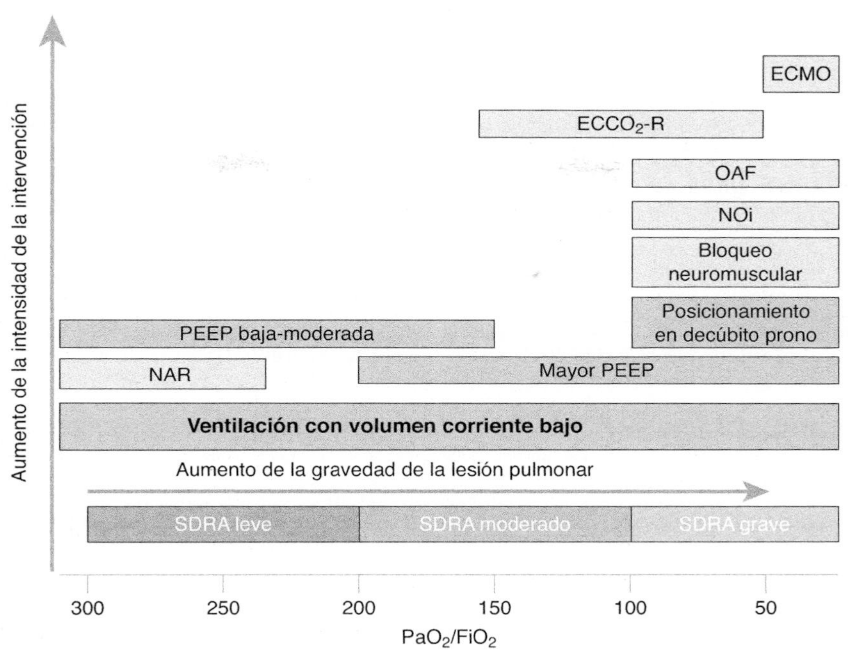

Figura 47-7. Intensidad creciente de la intervención terapéutica para el aumento de la gravedad del síndrome de dificultad respiratoria del adulto (SDRA), con todas las estrategias de tratamiento disponibles en el centro de referencia del SDRA, incluida la oxigenación por membrana extracorpórea (ECMO). $ECCO_2$-R, eliminación extracorpórea de CO_2; NAR, neumonía asociada al respirador; NOi, óxido nítrico inhalado; OAP, oscilación de alta frecuencia; PaO_2/FiO_2, relación presión parcial arterial de oxígeno/fracción de oxígeno en el aire inspirado; PEEP, presión positiva telespiratoria.

volumen corriente de 250 mL/respiración tiene un IRRS de (25 resp/min)/(0.25 L) = 100 resp/min/L. Un IRRS inferior a 105 se asocia con un 80 % de éxito en la desconexión del respirador; un IRRS $\geq$105 se asocia con un 95 % de fallo en el mismo proceso.

F. Antes de la extubación, debe evaluarse al paciente para asegurarse de lo siguiente: (1) no requiere aspiración traqueal más de cada 4 h, (2) presenta tos espontánea adecuada, (3) tiene fuga en el globo del tubo endotraqueal, (4) no presenta obstrucción reciente de la vía aérea superior o estridor, y (5) no ha necesitado una reintubación reciente para el lavado del árbol bronquial.

G. Si el fallo en la desconexión y/o la extubación persiste a pesar de los esfuerzos, pueden ser necesarios otros pasos antes de retirar la VM. Algunos pacientes requieren una desconexión prolongada y más gradual del respirador, que puede ser más fácil con la colocación de una traqueostomía. Además, datos de estudios observacionales muestran que hasta el 60 % de los pacientes dependientes del respirador que son dados de alta de la UCI pueden ser desconectados con éxito cuando son trasladados a unidades especializadas dedicadas a la desconexión del respirador.

XIII. TRAQUEOSTOMÍA

A. Algunos pacientes pueden beneficiarse de una traqueostomía temprana, especialmente aquellos con TCE y aquellos que requerirán una VM prolongada (es decir, pacientes con SDRA) para la comodidad del paciente.

1. Recientes ensayos clínicos de gran tamaño, prospectivos y aleatorios no encontraron diferencias en la NAR ni en ninguna otra medida pronóstica al comparar la traqueostomía temprana (6 a 8 días) con la tardía (13 a 15 días) en 419 pacientes o al comparar la traqueostomía temprana (4 días) con la tardía (después de 10 días) en 909 pacientes. La temprana es mejor por otras razones, como la dificultad de la vía aérea, los pacientes difíciles de desconectar y la comodidad del paciente.

AXIOMAS

- Debe pensarse en un SDRA cuando haya una IRA hipoxémica grave (relación PaO_2 /FiO_2 <300), así como utilizarse la definición de SDRA de Berlín para categorizarlo: SDRA leve (relación PaO_2 /FiO_2 de 201 a 300), SDRA moderado (101 a 200) o SDRA grave (relación PaO_2 /FiO_2 $\leq$100).
- La CNAF y la VNI son un buen comienzo para los pacientes con IRA por EPOC o edema pulmonar.
- Tras la intubación por IRA, se utilizan múltiples estrategias para prevenir la NAR.
- En el SDRA, utilizar la ventilación con volumen corriente bajo (6 mL/kg) con una PEEP adecuada.
- En el SDRA grave (relación PaO_2 /FiO_2 $\leq$100), considerar la colocación en decúbito prono, el NO inhalado, las MR y la ECMO venovenosa si los pasos básicos fallan.
- Iniciar las pruebas de respiración espontánea lo antes posible para facilitar la desconexión de la ventilación mecánica.
- No realizar una traqueostomía temprana para prevenir la NAR, pero considerarla por otros motivos, como una vía aérea difícil, un TCE grave para proteger la vía aérea y pacientes difíciles de desconectar.
- Realizar pruebas de «despertar» espontáneo (PDE) y de respiración espontánea (PRE) diarias emparejadas en todos los pacientes con VM para reducir la mortalidad y la duración de la estancia al reducir la duración de la ventilación.

Lecturas recomendadas

Bellani G, Laffey JG, Pham T, et al. Epidemiology, patterns of care, and mortality for patients with acute respiratory distress syndrome in intensive care units in 50 countries. *JAMA* 2016;315(8):788.

Burns KE, Adhikari NK, Keenan SP, et al. Noninvasive positive pressure ventilation as a weaning strategy for intubated adults with respiratory failure. *Cochrane Database Syst Rev* 2010;(8):CD004127.

Combes A, Hajage D, Capellier G, et al.; EOLIA Trial Group, REVA, and ECMONet. Extracorporeal membrane oxygenation for severe acute respiratory distress syndrome. *N Engl J Med* 2018;378(21): 1965–1975.

Fan E, Del Sorbo L, Goligher EC, et al.; American Thoracic Society, European Society of Intensive Care Medicine, and Society of Critical Care Medicine. An official American Thoracic Society/European Society of Intensive Care Medicine/Society of Critical Care Medicine Clinical Practice Guideline: mechanical ventilation in adult patients with acute respiratory distress syndrome. *Am J Respir Crit Care Med* 2017;195(9):1253–1263.

Fan E, Brodie D, Slutsky AS. Acute respiratory distress syndrome: advances in diagnosis and treatment. *JAMA* 2018;319(7):698–710. Review.

Ferguson ND, Cook DJ, Guyatt GH, et al.; OSCILLATE Trial Investigators; Canadian Critical Care Trials Group. High-frequency oscillation in early acute respiratory distress syndrome. *N Engl J Med* 2013;368:795–805.

Gattinoni L, Caironi P, Cressoni M, et al. Lung recruitment in patients with the acute respiratory distress syndrome. *N Engl J Med* 2006;354(17):1775–1786.

Girard TD, Kress JP, Fuchs BD, et al. Efficacy and safety of a paired sedation and ventilator weaning protocol for mechanically ventilated patients in intensive care (Awakening and Breathing Controlled trial): a randomised controlled trial. *Lancet* 2008;371(9607):126–134.

Goligher EC, Hodgson CL, Adhikari NKJ, et al. Lung recruitment maneuvers for adult patients with acute respiratory distress syndrome. A systematic review and meta-analysis. *Ann Am Thorac Soc* 2017;14(Suppl 4):S304–S311.

Guerin C, Reignier J, Richard J-C, et al.; PROSEVA Study Group. Prone positioning in severe acute respiratory distress syndrome. *N Engl J Med* 2013;368:2159–2168.

Hodgson C, Goligher EC, Young ME, et al. Recruitment maneuvres for adults with acute respiratory distress syndrome receiving mechanical ventilation. *Cochrane Database Syst Rev* 2016;(11):CD006667.

Howell MD, Davis AM. Management of ARDS in adults. *JAMA* 2018;319(7):711–712.

Muscedere J, Dodek P, Keenan S, et al. Comprehensive evidence-based clinical practice guidelines for ventilator-associated pneumonia: prevention. *J Crit Care* 2008;23(1):126–137.

Nathens AB, Johnson JL, Minei JP, et al. Inflammation and the host response to injury, a large-scale collaborative project: patient-oriented research core–standard operating procedures for clinical care. I. Guidelines for mechanical ventilation of the trauma patient. *J Trauma* 2005;59(3):764–769.

National Heart, Lung, and Blood Institute Acute Respiratory Distress Syndrome (ARDS) Clinical Trials Network; Wiedemann HP, Wheeler AP, et al. Comparison of two fluid-management strategies in acute lung injury. *N Engl J Med* 2006;354(24):2564–2575.

National Heart, Lung and Blood (PETAL) Clinical Trials Network. Early neuromuscular blockade in acute respiratory distress syndrome. *New Engl J Med* 2019;380(21):1997–2008. doi: 10.1056/NEJMoa1901686.

Singer BD, Corbridge TC. Basic invasive mechanical ventilation. *South Med J* 2009;102(12):1238–1245.

Swol J, Brodie D, Napolitano L, et al.; Extracorporeal Life Support Organization (ELSO). Indications and outcomes of extracorporeal life support in trauma patients. *J Trauma Acute Care Surg* 2018;84(6):831–837.

The Acute Respiratory Distress Syndrome Network. Ventilation with lower tidal volumes as compared with traditional tidal volumes for acute lung injury and the acute respiratory distress syndrome. *N Engl J Med* 2000;342:1301–1308.

Writing Group for the Alveolar Recruitment for Acute Respiratory Distress Syndrome Trial (ART) Investigators; Cavalcanti AB, Suzumura ÉA, et al. Effect of lung recruitment and titrated positive end-expiratory pressure (PEEP) vs low PEEP on mortality in patients with acute respiratory distress syndrome: a randomized clinical trial. *JAMA* 2017;318:1335–1345.

Young D, Lamb SE, Shah S, et al.; OSCAR Study Group. High-frequency oscillation for acute respiratory distress syndrome. *N Engl J Med* 2013;368:806–813.

Zhou Y, Jin X, Lv Y, et al. Early application of airway pressure release ventilation may reduce the duration of mechanical ventilation in acute respiratory distress syndrome. *Intensive Care Med* 2017;43(11):1648–1659. doi: 10.1007/s00134-017-4912-z.

Síndrome compartimental abdominal, abdomen abierto y fístula enteroatmosférica

Rao R. Ivatury

I. SÍNDROME COMPARTIMENTAL ABDOMINAL

A. Síndrome compartimental abdominal (SCAb). El SCAb es una afección clínica en la que la presión intraabdominal (PIA) elevada o la hipertensión intraabdominal (HIA) no tratada conduce a un deterioro de la perfusión de los órganos específicos. Se manifiesta con isquemia intestinal, insuficiencia renal y síndrome de disfunción multiorgánica, que incluye insuficiencias respiratoria y cardíaca. El círculo vicioso resultante conduce a un mayor deterioro de la perfusión de los órganos. El inicio puede ser insidioso o fulminante Los clínicos deben ser astutos para hacer el diagnóstico. La mortalidad del SCAb completo oscila entre el 42 % y el 68 %.

B. Definiciones de consenso

Las siguientes son las definiciones de una conferencia de consenso de la World Society of Abdominal Compartment Syndrome (WSACS), 2013:

1. La PIA es la presión en estado estable dentro de la cavidad abdominal.
2. La norma de referencia para las mediciones intermitentes de la PIA es a través de la vejiga, con un volumen máximo de instilación de 25 mL de solución salina estéril.
3. La PIA se expresa en mm Hg y se mide al final de la espiración en posición supina, después de asegurarse de que las contracciones de los músculos abdominales están ausentes y con el transductor puesto a cero a nivel de la línea medioaxilar.
4. La PIA es de aproximadamente 5 mm Hg a 7 mm Hg en adultos críticos.
5. La HIA se define por una elevación patológica sostenida o repetida de la PIA superior a 12 mm Hg.
6. Presión de perfusión abdominal (PPA) = presión arterial media (PAM) - PIA.
7. El SCAb se define como una PIA sostenida de 20 mm de Hg (con o sin PPA de 60 mm de Hg) asociada a una nueva disfunción/fallo orgánico.
8. La HIA se clasifica por grados: *grado I*, PIA de 12 mm Hg a 15 mm Hg; *grado II*, PIA de 16 a 20 mm Hg; *grado III*, PIA de 21 mm Hg a 25 mm Hg; y *grado IV*, PIA superior a 25 mm Hg.

C. Factores de riesgo de HIA/SCAb. El SCAb puede desarrollarse tanto en pacientes no quirúrgicos como quirúrgicos. Estos factores incluyen disminución de la distensibilidad de la pared del abdomen (cirugía abdominal, traumatismos importantes, quemaduras importantes, colocación en decúbito prono), aumento del contenido intraluminal (p. ej., pancreatitis aguda, líquido intraperitoneal, acumulación de sangre o aire, infección/absceso intraabdominal, hemorragia o tumores intraabdominales o retroperitoneales, disfunción hepática/cirrosis con ascitis, balance hídrico positivo por fuga capilar y rehidratación masiva) y laparotomía de control de daños con empaquetamiento intraabdominal.

Otras causas diversas son: bacteriemia, coagulopatía, reparación masiva de hernias quirúrgicas, obesidad o aumento del índice de masa corporal, presión positiva telespiratoria (PEEP), peritonitis y sepsis.

D. Fisiopatología del SCAb

1. Efectos cardiovasculares

La elevación de la PIA conduce a una reducción del gasto cardíaco (GC), que se observa de forma más consistente en la PIA superior a 20 mm Hg, debido a una combinación de disminución del flujo de la vena cava inferior y un aumento de la presión torácica, agravado por la compresión cardíaca, la disminución de los volúmenes telediasóticos ventriculares y el aumento significativo de la poscarga sistémica.

2. Disfunción pulmonar

Con un aumento agudo de la PIA, se acaba desarrollando una insuficiencia respiratoria caracterizada por altas presiones ventilatorias, hipoxia e hipercarbia. La elevación diafragmática conduce a una reducción de la distensibilidad pulmonar estática y dinámica. Las reducciones de la capacidad pulmonar total, la *capacidad* residual funcional y el volumen residual conducen a hipoxia y hipercarbia por anomalías de ventilación-perfusión e hipoventilación.

3. **Secuelas renales**
La oliguria que progresa a anuria y la azotemia prerrenal que no responde a la expansión de volumen caracterizan la *disfunción* renal del SCAb. La expansión de volumen hasta un GC normal y el uso de agonistas dopaminérgicos o diuréticos de asa pueden ser ineficaces en estos pacientes. Sin embargo, la descompresión y la reducción de la PIA revierten rápidamente la oliguria, lo que suele inducir una diuresis vigorosa. Los mecanismos de las alteraciones renales con la HIA implican una reducción del flujo arterial renal absoluto y proporcional, un aumento de la resistencia vascular renal con cambios en el flujo sanguíneo regional intrarrenal, una reducción de la filtración glomerular y un aumento de la retención tubular de sodio y agua.
4. **Anomalías viscerales abdominales**
El flujo sanguíneo arterial mesentérico, arterial hepático, de la mucosa intestinal, microcirculatorio hepático y venoso portal se reduce con la HIA en modelos animales. La acidosis de la mucosa intestinal, demostrable por el pH intramucoso (pHi) *medido* con tonometría gástrica, es un cambio sensible tras el SCAb. Se ha sugerido que dicha isquemia se asocia a una mayor incidencia de fallo orgánico multisistémico, sepsis y mayor mortalidad.
5. **Anomalías de la pared del abdomen**
El aumento de la PIA reduce el flujo sanguíneo de la pared del abdomen por efectos directos y de compresión, lo que provoca isquemia local y edema. Esto puede disminuir la distensibilidad abdominal. La isquemia muscular y fascial de la pared del abdomen puede contribuir a complicaciones de la herida como dehiscencia, herniación y fascitis necrosante.
6. **Derrame intracraneal**
Se han descrito el aumento de la PIC y la reducción de la presión de perfusión cerebral (PPC) con cambios agudos en la PIA en modelos animales y en estudios humanos. En los modelos animales, los cambios en la PIC y la PPC parecen ser el pronóstico directo del incremento de las presiones venosas intratorácicas y centrales con el deterioro del flujo venoso cerebral. La reducción de la PIA mediante descompresión quirúrgica puede revertir esta alteración.
El aumento crónico de la PIA se ha considerado un factor etiológico importante en el desarrollo de la hipertensión intracraneal benigna, o seudotumor cerebral, en personas con obesidad mórbida.
7. **Síndrome policompartimental**
El síndrome policompartimental, definido como dos o más compartimentos anatómicos con presiones compartimentales elevadas, puede acompañar a la HIA. La HIA ayuda a explicar la grave afección fisiopatológica que se produce en pacientes con síndromes cardiorrenales, hepatopulmonares y hepatorrenales. Cuando se afecta más de un compartimento, puede producirse un efecto perjudicial exponencial sobre la función de los órganos específicos, tanto en los *inmediatos* como en los distantes. En los pacientes de alto riesgo, deben tenerse en cuenta estas interacciones para un tratamiento óptimo.

E. Diagnóstico y tratamiento
El manejo actual de la HIA/SCAb según las recomendaciones de la WSACS se basa en cuatro principios generales (fig. 48-1):
1. *Monitorización* seriada de la PIA y reconocimiento rápido de la HIA.
2. Establecimiento de procedimientos médicos específicos para reducir la PIA.
3. Optimización de la perfusión sistémica y de la función de los órganos mediante una *reanimación* líquida juiciosa y equilibrada.
4. Descompresión *quirúrgica* inmediata para la HIA resistente:
   a. La celiotomía descompresiva ha sido durante mucho tiempo el estándar de atención para el tratamiento del SCAb. Se trata de una urgencia quirúrgica y debe realizarse con la máxima rapidez una vez que se haya optimizado el tratamiento médico. Además de asegurarse de que el paciente está recibiendo una reanimación continua, hay que esperar a recibir hemoderivados adicionales, plasma congelado en fresco y plaquetas, especialmente en los traumatismos abdominales en los que una hemorragia incontrolada puede ser la causa del síndrome. Aunque es tentador realizar la descompresión a pie de cama, en general debe evitarse en caso de que se descubra una hemorragia en curso o una lesión pasada por elato. El denominado síndrome de reperfusión o hipotensión profunda en la descompresión del abdomen no es frecuente hoy en día, posiblemente porque la laparotomía descompresiva se realiza a niveles mucho más bajos de PIA que en el pasado.
   b. Tratamiento mínimamente invasivo. Las técnicas mínimamente invasivas (mediante la liberación subcutánea de la línea alba a través de pequeñas incisiones en la piel) para la descompresión abdominal se han empleado con éxito en pequeñas series de HIA secundarias más que primarias que conducen a SCAb. La ecografía en el punto de

ALGORITMO DE MANEJO DE LA HIPERTENSIÓN INTRAABDOMINAL (HIA)/SÍNDROME COMPARTIMENTAL ABDOMINAL (SCAb)

Hipertensión intraabdominal (HIA)

El paciente tiene HIA (PIA ≥ 12 mm Hg)

↓

Iniciar el tratamiento para reducir la PIA
Evitar la rehidratación excesiva.
Optimizar la perfusión de los órganos (GRADO 1C)

↓

¿PIA > 20 mm Hg con nuevo fallo orgánico?

- NO → Monitorizar la PIA con mediciones seriadas al menos cada 4 h mientras el paciente esté en estado crítico III (GRADO 1C) → ¿PIA < 12 mm de Hg de forma constante?
  - NO → El paciente tiene HIA (PIA ≥ 12 mm Hg)
  - SÍ → **La HIA se ha resuelto**. Interrumpir las mediciones de la PIA y vigilar al paciente para detectar un deterioro clínico
- SÍ → **El paciente tiene un SCAb**

Opciones de tratamiento médico para reducir la PIA

1. Mejorar la distensibilidad de la pared del abdomen
   - Sedación y analgesia
   - Bloqueo neuromuscular
   - Evitar la cabecera de la cama > 30°
2. Evacuar el contenido intraluminal
   - Descompresión nasogástrica
   - Descompresión rectal
   - Fármacos gastro/colo-procinéticos
3. Evacuar las acumulaciones de líquido abdominal
   - Paracentesis
   - Drenaje percutáneo
4. Corregir el balance hídrico positivo
   - Evitar la rehidratación excesiva
   - Diuréticos
   - Coloides/líquidos hipertónicos
   - Hemodiálisis/ultrafiltración
5. Apoyo orgánico
   - Optimizar la ventilación, reclutamiento alveolar
   - Utilizar presiones transparietales (tp) de la vía aérea
   - $Pplat_{tp}$ = Plat - 0.5* PIA
   - Considerar el uso de índices de precarga volumétrica Si se utiliza PAOP/PVC, utilizar presiones tp $PAOP_{tp}$ = PAOP - 0.5* PIA
   - PVC_{tp} = PVC - 0.5* PIA

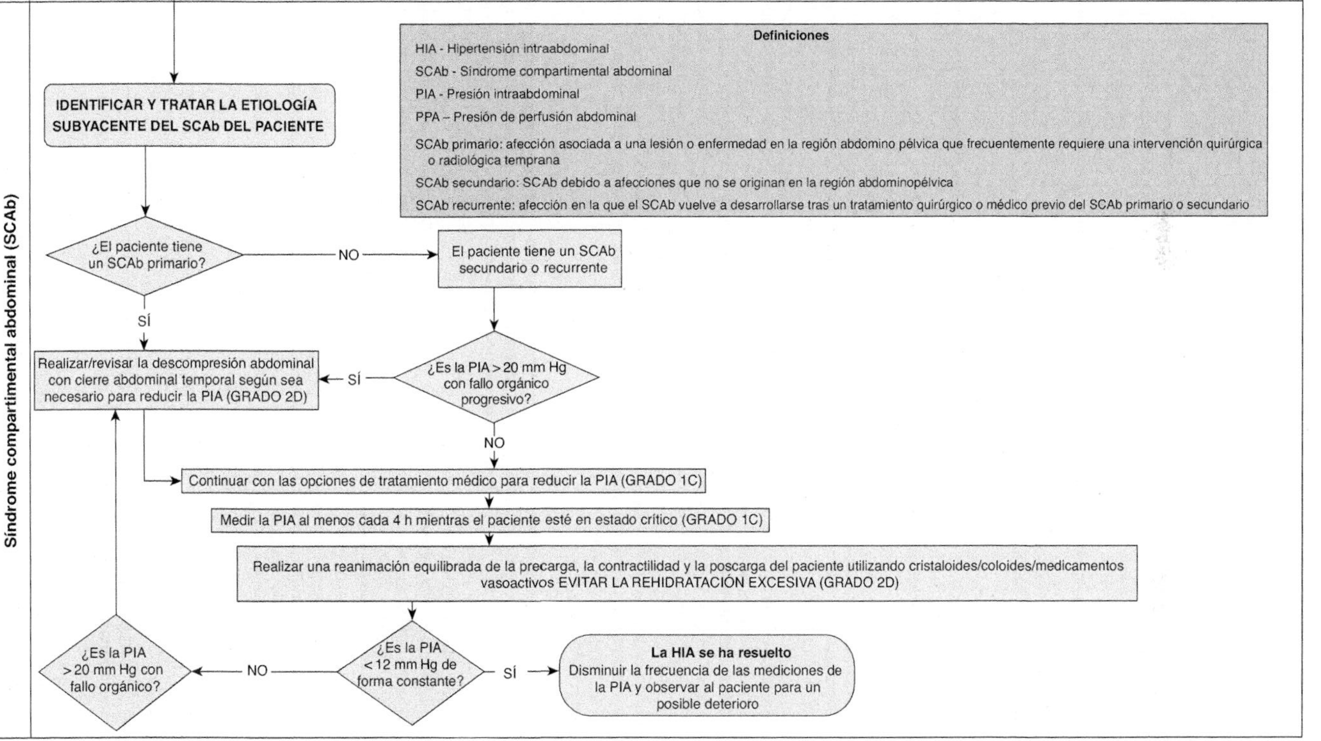

Figura 48-1. Tratamiento médico de la hipertensión intraabdominal (HIA). PAOP, presión arterial oclusiva pulmonar; Pplat, presión estable; PVC, presión venosa central. (Reimpreso con permiso de Springer: Kirkpatrick AW, Roberts DJ, De Waele J, et al. hypertension and the abdominal compartment syndrome: updated consensus definitions and clinical practice guidelines from the World Society of the Abdominal Compartment Syndrome. *Intensive Care Med* 2013;39(7):1190-1206).

atención para detectar acumulaciones de líquido intraabdominal y la aspiración del líquido ascítico guiada por ecografía tiene éxito en pacientes seleccionados.

II. ABDOMEN ABIERTO.

II. ABDOMEN ABIERTO. En la actualidad está ampliamente aceptado dejar el abdomen abierto tras la descompresión mediante técnicas de cierre abdominal temporal, ya que puede ser imposible volver a cerrar el abdomen sin tensión. Es de esperar que se produzca un edema visceral importante a causa de la reanimación y de las pérdidas de líquido en el tercer espacio. El abordaje profiláctico del abdomen abierto para la HIA ha dado lugar a una notable reducción de desarrollo de SCAb. El manejo excelente del abdomen abierto es crucial para prevenir complicaciones irresolubles, especialmente en aquellos casos en los que el abdomen permanece abierto durante un tiempo prolongado. **La cobertura de los intestinos expuestos lo antes posible es clave para evitar complicaciones.**

Se han empleado diversas técnicas para el TCA, las cuales suelen ser específicas de cada institución.

A. Cierre abdominal temporal

1. **Sistemas de cicatrización de la herida al vacío (cierre al vacío).** Además de aumentar el volumen de la cavidad abdominal, los apósitos de presión negativa evacuan el líquido del edema, el suero, los mediadores inflamatorios y la sangre. Esto puede construirse fácilmente utilizando paños de plástico, toallas quirúrgicas y drenajes de aspiración cerrados. Existen productos de presión negativa disponibles en el mercado. Datos en animales sugieren que estos dispositivos pueden reducir la respuesta inflamatoria al evacuar eficazmente el líquido rico en citocinas de la cavidad peritoneal.

   Si se combina con una reanimación juiciosa, un balance hídrico negativo y un retorno programado al quirófano para volver a aplicar el sistema de presión negativa y una aproximación incremental de la fascia (mediante tracción mediada por malla), puede lograrse el cierre abdominal en un alto porcentaje de pacientes. Datos recientes sugieren que la aplicación prolongada de apósitos asistidos por vacío es segura, aumenta la tasa de cierre de la fascia en la primera hospitalización y reduce la necesidad de reconstrucción posterior de la pared del abdomen.
2. **Cobertura protésica.** El uso de prótesis para cubrir el intestino representa una opción económica. La cobertura con recipientes de plástico para soluciones intravenosas (bolsas de Bogotá), paños quirúrgicos calentadores de líquidos, fundas para chasis radiográficos, malla de Vicryl® tejida, cremalleras fasciales o dispositivos de velcro se ha descrito con diversos grados de éxito, pero ahora debería considerarse de interés histórico. En la actualidad se han sustituido en gran medida por sistemas de presión negativa, al menos en los países desarrollados.

B. Cierre definitivo

1. El cierre primario de la fascia es la técnica preferida. Cuando el edema visceral se ha resuelto de forma suficiente, el cierre de la fascia debe iniciarse y alcanzarse por etapas, con tensión secuencial de las suturas de la fascia o mediante tracción mediada por malla. El cierre de casi el 100 % puede lograrse cuando hay un compromiso con los principios de la recirugía y la reanimación meticulosa, evitando el «arrastre de líquidos», especialmente en la HIA postraumática.
2. El abdomen abierto puede clasificarse según la formación de adherencias y la «fijación lateral», como recomienda Bjork: «*grado I*, sin adherencia entre el intestino y la pared del abdomen o fijación de la pared del abdomen (lateralización), subdividido como *1A*, limpio; *1B*, contaminado; y *1C*, con fuga entérica; *grado II*, fijación en desarrollo, subdividido como sigue: *2A*, limpio; *2B*, contaminado; y *2C*, con fuga entérica; *grado III*, abdomen congelado, subdividido de la siguiente manera: *3A*, limpio y *3B*, contaminado; y *grado IV*, fístula enteroatmosférica establecida, definida como una fuga entérica permanente en el abdomen abierto, asociada a tejido de granulación».
3. **Cobertura cutánea.** Injerto de piel de espesor parcial (IPEP) y aceptación de una eventración. Si el cierre primario no puede realizarse en los días posquirúrgicos 7 a 10, generalmente no se producirá porque el abdomen se «congela» como en los grados 2 a 3. Esta técnica debe emplearse en la primera aparición de tejido de granulación. Permitir que el tejido de granulación cubra completamente el intestino expuesto aumenta el riesgo de fístulas enteroatmosféricas.

   La movilización y el cierre cutáneo pueden utilizarse en pacientes con exceso de piel, lo que minimiza la necesidad de IPEP. Los colgajos pueden movilizarse a ambos lados de la herida de laparotomía y cerrarse en el centro. Esto evitará el injerto cutáneo y tendrá un mejor aspecto estético. Hay que evitar la desvascularización de los colgajos cutáneos. La cobertura cutánea también permitirá, por lo general, la resolución del edema intestinal y la disminución de las adherencias. La relaparotomía en situaciones posteriores al «abdomen abierto» es sorprendentemente fácil y, en contra de lo esperado, las adherencias son escasas y endebles.

4. **Reconstrucción diferida de la pared del abdomen**
Cuando el injerto cutáneo ha «madurado» y puede despegarse fácilmente del intestino subyacente (prueba del pellizco), generalmente entre 6 y 9 meses después del injerto, es posible reconstruir la pared del abdomen. Suele ser necesario el avance de la vaina del recto (técnicas de separación de componentes) o la colocación de una prótesis permanente debido a la pérdida de dominio abdominal. El procedimiento ideal, la malla ideal que debe utilizarse con o sin separación de componentes, y el momento ideal para reparar las hernias en presencia de estomas son objeto de debate y del interés de las sociedades nacionales e internacionales de hernias.

III. **COMPLICACIONES.** La prolongación del tiempo con un abdomen abierto aumenta la mortalidad, la morbilidad y el coste hasta 10 veces. Las complicaciones incluyen:

A. Formación de abscesos intraabdominales que requieren repetidos lavados y retrasos en el cierre abdominal, especialmente en el abdomen «congelado», en el que el drenaje del absceso puede no ser eficiente.

B. La eventración es un pronóstico inevitable cuando se emplea la técnica IPEP o los cierres solo cutáneos. La reparación a intervalos de la hernia de la pared del abdomen subsiguiente puede realizarse entre los 6 y los 9 meses, cuando el paciente se encuentra en una fase anabólica. En este momento, la reconstrucción puede llevarse a cabo mediante la excisión del IPEP y la adherenciotomía completa entre el intestino delgado y el peritoneo parietal, seguida de la técnica de separación del componente anterior de la pared del abdomen con o sin una malla protésica.

C. **Fístulas enteroatmosféricas (FEA).** Una fístula enterocutánea es una comunicación entre el tubo digestivo y la piel. Un orificio en el intestino expuesto en un abdomen abierto es un problema especial: la llamada FEA (o expuesta). La exposición continua de las vísceras abdominales al jugo intestinal provoca una peritonitis continua, con asas intestinales inflamadas que predisponen al desarrollo de fístulas gastrointestinales adicionales. El pronóstico es una herida compleja, catabolismo por sepsis incontrolada grave y mortalidad elevada.

Principios del manejo de la FEA

1. **Prevención.** La mejor prevención es cerrar el abdomen abierto lo antes posible, para no exponer el intestino. Cuando permanezca abierto, las asas intestinales deben estar cubiertas por una capa de omento bien vascularizada. La manipulación del intestino debe ser excelente y debe estar protegido incluso de un mínimo traumatismo. El libre acceso a la herida de todos los miembros del equipo quirúrgico y de enfermería casi garantiza la formación de fístulas. Los intentos de cerrar una fístula en un abdomen abierto suelen ser infructuosos. En determinados pacientes, la cola de fibrina y la matriz dérmica acelular pueden sellar una pequeña FEA.
2. **Controlar el efluente de la fístula.** Si la fístula se produce en un abdomen abierto que aún no ha granulado en un bloque visceral «congelado», se producirá una contaminación continua que predispondrá a sepsis. La exteriorización de la fístula y la derivación proximal son las mejores soluciones, pero a menudo no son posibles debido al edema masivo y al acortamiento (retracción) del mesenterio. Otras opciones son sellar el resto del abdomen para aislar la fístula y tratarla como un estoma, con lo que se crea un «estoma flotante». Esto consiste en suturar los bordes de la fístula a la bolsa de plástico utilizada para la cobertura temporal, con lo que se crea un estoma controlado sobre el que se puede aplicar una bolsa de estoma. A menudo, estas opciones no funcionan bien, y no queda más remedio que realizar curas diarias y retirar manualmente el contenido entérico hasta que se fije el bloqueo visceral. Una vez conseguido esto, la herida abdominal abierta es esencialmente una capa de tejido de granulación; la contaminación peritoneal continua no es un problema importante, pero el control del efluente y la protección de la piel adyacente siguen siendo problemas complicados de resolver. Recientemente, se ha descrito el uso exitoso del tratamiento de la herida asistido por vacío para el control del efluente de la fístula con la curación final de esta. Otra alternativa es el uso de bolsas de drenaje de la herida, que requieren la experiencia de los equipos de tratamiento de la herida.
3. **Cubrir la fístula con tejido bien vascularizado.** En ocasiones, un abdomen abierto y una fístula pueden manejarse mediante la cobertura de tejidos blandos con la fascia o incluso la piel, como se ha comentado anteriormente, combinada con la intubación de la fístula para crear una vía de drenaje. En esta situación, la intubación de una fístula en el momento de cubrir los tejidos blandos es importante para establecer una vía eficaz. La fístula puede, entonces, cicatrizar porque está cubierta por un tejido blando bien perfundido.
4. **Apoyo nutricional.** La combinación de abdomen abierto y FEA es catabólica, y el paciente necesita apoyo nutricional intensivo. Si la fístula lo permite (fístula distal), la nutrición enteral es posible mediante la colocación adecuada de sondas de alimentación. De lo contrario, puede ser necesaria la nutrición parenteral total (NPT).
5. **Resección de la fístula crónica cuando el paciente tiene una buena condición física y está libre de infecciones.** Los pacientes con FEA suelen presentar un abdomen «hos-

til» o «congelado». La resección definitiva del segmento intestinal afectado debe diferirse muchos meses. Estos procedimientos suelen requerir una amplia planificación y una compleja reconstrucción de la pared del abdomen, a menudo en colaboración con cirujanos plásticos y de reconstrucción.

AXIOMAS

- Debe sospecharse un SCAb en cualquier paciente traumático o quemado con distensión abdominal y oliguria a pesar de presiones de llenado centrales normales o aumentadas.
- Al igual que con cualquier síndrome compartimental, la medición de la presión del compartimento (vejiga) es fundamental para establecer el diagnóstico y debe evaluarse de forma rutinaria en los pacientes de riesgo.
- Las estrategias de tratamiento médico no quirúrgico desempeñan actualmente un papel fundamental tanto en la reducción de la PIA como en la prevención de la disfunción de órganos debida a la HIA.
- Los pacientes con PIA superior a 15 mmHg y signos de compromiso fisiológico deben ser descomprimidos en los grupos de alto riesgo que están predispuestos a HIA y/o a SCAb.
- El cierre cutáneo sobre las vísceras expuestas, tan pronto como sea posible, es el mejor vendaje temporal, y la prevención de las fístulas es la clave.
- Planificar retornos repetidos y programados a quirófano para el logro progresivo del cierre abdominal.
- Una vez establecidas, el manejo de las fístulas mejora con el cuidado meticuloso de las heridas y apoyo nutricional.
- La FEA en un abdomen abierto es un problema complejo que requiere atención al detalle, innovación y paciencia por parte del equipo quirúrgico. La colaboración multidisciplinar es esencial.
- El seguimiento a largo plazo para la detección de la formación de eventraciones y la satisfacción del paciente es fundamental.
- La reparación de la eventración después de la laparostomía sigue siendo un problema con preguntas no resueltas.

Lecturas recomendadas

Acosta S, Björck M, Petersson U. Vacuum-assisted wound closure and mesh-mediated fascial traction for open abdomen therapy—a systematic review. *Anaesthesiol Intensive Ther* 2017;49(2):139–145.

Atema JJ, de Vries FE, Boermeester MA. Systematic review and meta-analysis of the repair of potentially contaminated and contaminated abdominal wall defects. *Am J Surg* 2016;212(5):982–995.

Chabot E, Nirula R. Open abdomen critical care management principles: resuscitation, fluid balance, nutrition, and ventilator management. *Trauma Surg Acute Care Open* 2017;2(1):e000063.

Di Saverio S, Tarasconi A, Walczak DA, et al. Classification, prevention and management of entero-atmospheric fistula: a state-of-the-art review. *Langenbecks Arch Surg* 2016;401(1):1–13.

Ivatury RR, Cheatham M, Malbrain M, et al. *Abdominal Compartment Syndrome*. Austin, TX: Landes Publishers; 2006.

Ivatury RR, Diebel LN, Porter JM, et al. Intra-abdominal hypertension and the abdominal compartment syndrome. *Surg Clin North Am* 1997;77:783–800.

Jamshidi R, Schecter WP. Biological dressings for the management of enteric fistulas in the open abdomen: a preliminary report. *Arch Surg* 2007;142(8):793–796.

Kirkpatrick AW, Roberts DJ, De Waele JJ, et al. Intra-abdominal hypertension and the abdominal compartment syndrome: updated consensus definitions and clinical practice guidelines from the World Society of the Abdominal Compartment Syndrome. *Intensive Care Med* 2013;39(7):1190–1206.

Köckerling F, Alam NN, Antoniou SA, et al. What is the evidence for the use of biologic or biosynthetic meshes in abdominal wall reconstruction? *Hernia* 2018;22(2):249–269.

Petro CC, Rosen MJ. A current review of long-acting resorbable meshes in abdominal wall reconstruction. *Plast Reconstr Surg* 2018;142:84S–91S.

Pereira BM, Pereira RG, Wise R, et al. The role of point-of-care ultrasound in intra-abdominal hypertension management. *Anaesthesiol Intensive Ther* 2017;49(5):373–381.

Schecter WP, Ivatury RR, Rotondo MF, et al. Open abdomen after trauma and abdominal sepsis: a strategy for management. *J Am Coll Surg* 2006;203(3):390–396.

Van Damme L, De Waele JJ. Effect of decompressive laparotomy on organ function in patients with abdominal compartment syndrome: a systematic review and meta-analysis. *Crit Care* 2018;22(1):179.

49 Insuficiencia hepática

Jeffrey Della Volpe y Ali Al-Khafaji

I. INSUFICIENCIA HEPÁTICA AGUDA

A. Introducción

1. La insuficiencia hepática aguda (IHA) es sinónimo de insuficiencia hepática fulminante.
2. En Estados Unidos se producen entre 2 500 y 2 800 casos de IHA al año.
3. La IHA se define como el rápido deterioro de la función hepática que conduce a encefalopatía y coagulopatía y que puede progresar a un fallo multiorgánico.
4. La mortalidad en la IHA es de entre el 40 % y el 80 %.

B. Definición

1. Insuficiencia hepática grave y potencialmente reversible, con aparición de encefalopatía en un plazo de 26 semanas en pacientes sin hepatopatía previa.
2. Las características más aceptadas son la encefalopatía (cualquier grado) y la coagulopatía (cociente internacional normalizado [INR, *international normalized ratio*] > 1.5).
3. Se clasifica por intervalo entre el inicio de los síntomas y la aparición de la encefalopatía:
   a. Hiperaguda: <7 días.
   b. Aguda: de 7 a 21 días.
   c. Subaguda: de 3 a 26 semanas.

C. Etiología

1. Vascular: lesión isquémica, hepatopatía congestiva, síndrome de Budd-Chiari.
2. Viral: hepatitis A, hepatitis B, herpes, citomegalovirus, virus de Epstein-Barr.
3. Enfermedad metabólica de Wilson; síndrome de hemólisis, elevación de las enzimas hepáticas y trombocitopenia (HELLP); hígado graso agudo del embarazo; tirosinemia.
4. Infiltración maligna.
5. Hepatitis autoinmunitaria.
6. Fármacos y toxinas: paracetamol (v. más abajo), antibióticos, medicamentos con acción sobre el sistema nervioso central y psicotropos, *Amanita phalloides*, productos de fitoterapia o plantas medicinales.
7. Varios/indeterminados.

D. Toxicidad del paracetamol

1. La toxicidad del paracetamol es la principal causa de IHA en Estados Unidos, presente en entre el 40 % y el 50 % de los casos.
2. Por ingesta excesiva, intencionada o accidental.
3. Toxina relacionada con la dosis, la mayoría de las ingestas que provocan IHA superan los 10 g/día.
4. La toxicidad del paracetamol conduce a la acumulación de *N*-acetil-*p*-benzoquinona imina (NAPQI), un metabolito normalmente conjugado por el glutatión que es tóxico para los hepatocitos.
   a. Las concentraciones de paracetamol deben extraerse en todos los pacientes que presenten un IHA y debe iniciarse la administración de *N*-acetilcisteína (NAC).
   b. La NAC aumenta las concentraciones de glutatión, lo que puede disminuir la concentración del NAPQI hepatotóxica.
   c. El tratamiento con NAC debe iniciarse lo antes posible, pero puede ser útil incluso 48 h o más después de la ingesta.
   d. La dosificación intravenosa es una dosis de carga de 150 mg/kg en dextrosa al 5 % durante 15 min, seguida de una dosis de mantenimiento de 50 mg/kg durante 4 h, seguida de 100 mg/kg administrados durante 16 h.
   e. La Food and Drug Administration (FDA) de Estados Unidos ha aprobado un régimen de 21 h de NAC por vía intravenosa. En los pacientes con pruebas de función hepática elevadas o con síntomas persistentes al final de un tratamiento de 21 h, puede ser apropiado prolongar el tratamiento a juicio del médico en consulta con el centro de control de intoxicaciones. Los tratamientos prolongados suelen incluir 100 mg/kg adicionales administrados durante 16 h.

TABLA 49-1 Fases de la encefalopatía en la insuficiencia hepática aguda

Fases	Estado mental	Temblor	Electroencefalografía
I	Euforia, depresión ocasional, confusión leve fluctuante, lentitud mental y afectiva, habla desordenada y arrastrada	Leve	Normalmente es normal
II	Acentuación del estadio I, somnolencia, comportamiento inadecuado, capacidad para mantener el control de esfínteres	Presente (fácilmente evocable)	Lentitud anómala y generalizada
III	Somnolencia la mayor parte del tiempo, pero con activación cerebral, habla incoherente, confusión significativa	Suele estar presente si el paciente coopera	Siempre anómala
IV	Sin activación cerebral, puede o no responder a estímulos dolorosos	Generalmente ausente	Siempre anómala

E. Presentación de la IHA

1. Los síntomas de presentación son ictericia, encefalopatía, fatiga, malestar, anorexia, náusea, dolor abdominal o fiebre.
2. Progresión a encefalopatía grave y coagulopatía que conduce a edema cerebral y fallo multiorgánico.

F. Manejo inicial

1. Vigilancia estrecha de las constantes vitales, la glucemia y el estado neurológico para incluir el grado de encefalopatía (tabla 49-1)
2. Pruebas iniciales de laboratorio:
   a. Hemograma completo.
   b. Electrólitos, pruebas funcionales renales y pruebas de función hepática.
   c. Pruebas de coagulación (INR/tiempo de protrombina [TP]).
   d. Concentración de paracetamol.
   e. Gasometría arterial y concentraciones de lactato.
   f. Marcadores autoinmunitarios.
   g. Grupo sanguíneo y pruebas de sangre.
   h. Pruebas de hepatitis.
   i. Análisis de drogas tóxicas.
3. Las pruebas radiográficas incluyen:
   a. Radiografía de tórax.
   b. Ecografía abdominal con estudios Doppler para evaluar los patrones de flujo hepático y venoso portal.
4. Estabilización de la hemodinámica y del estado respiratorio.
5. El deterioro clínico debe motivar la remisión a un centro de trasplante.

G. Encefalopatía hepática (EH) e hipertensión intracraneal (HIC)

1. **Importancia clínica**
   a. La encefalopatía diferencia la IHA de la lesión hepática aguda.
   b. El pronóstico empeora con un mayor grado de encefalopatía.
   c. La encefalopatía puede asociarse a edema cerebral y a HIC.
2. **Presentación**
   a. La encefalopatía puede variar desde cambios leves en el afecto, insomnio o dificultad de concentración (grado I) hasta el coma profundo (grado IV). La tabla 49-1 ilustra los grados de encefalopatía según los criterios de West Haven.
   b. La encefalopatía de grados I a II rara vez presenta evidencia de edema cerebral. La encefalopatía de grados III a IV se asocia con un riesgo progresivamente mayor de HIC y edema cerebral.
   c. La HIC se presenta con presión arterial elevada, bradicardia, examen pupilar anómalo, empeoramiento del estado mental, actividad epileptiforme y postura de descerebración.

3. **Fisiopatología**
   a. Dos teorías para la HIC en la IHA:
      i. Edema cerebral debido a inflamación osmótica de los astrocitos secundaria a la acumulación de glutamina inducida por el amoníaco.
      ii. Alteración de la regulación del flujo sanguíneo cerebral (FSC) con el aumento del volumen sanguíneo intracraneal.
   b. El curso de la EH de grado III/IV implica una reducción del FSC junto con una reducción inicial del índice metabólico cerebral, seguida de una vasodilatación cerebral gradual debido a la pérdida de autorregulación. Esto puede progresar a una marcada reducción del FSC y a herniación cerebral.
4. **Pruebas y seguimiento**
   a. Monitorización del oxígeno venoso cerebral.
      i. Se establece mediante la inserción de un catéter en la vena yugular con avance cefálico hasta inmediatamente debajo del bulbo yugular.
      ii. Objetivo de saturación de oxígeno venoso: 55 % a 85 %.
      iii. Una saturación venosa inferior al 55 % indica isquemia cerebral.
      iv. Una saturación venosa superior al 85 % indica una disminución de los requerimientos metabólicos o hiperemia cerebral.
   b. Los estudios de Doppler transcraneal (DTC) son una medición no invasiva de la velocidad del flujo sistólico de la arteria cerebral media.
   c. Monitorización de la presión intracraneal (PIC).
      i. La PIC puede medirse directamente mediante la inserción de un transductor en el parénquima cerebral, los espacios epidurales o subdurales.
      ii. Aunque cambia el manejo, no hay pruebas que constaten una mejora del pronóstico.
      iii. La inserción puede complicarse por la coagulopatía y la trombocitopenia de la insuficiencia hepática.
5. **Tratamiento**
   a. El manitol aumenta la osmolaridad de la sangre mediante la inducción de la osmosis del líquido del cerebro al espacio vascular. La dosis es de 0.5 g/kg a 1 g/kg, y se repite hasta que la osmolaridad del plasma alcance de 310 mOsm/L a 320 mOsm/L.
   b. La solución salina hipertónica (3 %) también puede aumentar la osmosis del líquido en el espacio vascular. La concentración de sodio objetivo es de 145 mEq/L a 155 mEq/L.
   c. No se ha constatado un beneficio de supervivencia con el manitol y la solución salina hipertónica.
   d. La hiperventilación puede utilizarse de forma temporal para reducir de forma aguda la PIC y prevenir la herniación inminente. Esta es solo una estrategia aguda, ya que la vasoconstricción cerebral puede reducir el FSC a largo plazo.
   e. El edema cerebral grave puede requerir propofol o barbitúricos titulados en 5 a 10 ciclos por segundo durante la supresión de ráfagas del EEG para reducir el índice metabólico cerebral y el FSC.

H. Sistema cardiovascular

1. **Presentación**
   a. Suele haber vasodilatación sistémica, baja resistencia vascular sistémica, hipotensión y aumento compensatorio del gasto cardíaco.
   b. La vasodilatación suele precipitarse por los efectos proinflamatorios de las endotoxinas y citocinas circulantes.
   c. El suministro de oxígeno puede ser adecuado, pero la disminución del consumo de oxígeno por parte de los tejidos provoca hipoxia tisular y acidosis láctica.
   d. El volumen intravascular puede ser difícil de evaluar debido a la permeabilidad capilar y a la baja presión oncótica.
2. **Monitorización**
   a. La baja resistencia vascular sistémica puede provocar hipotensión incluso en el paciente con reposición de la volemia.
   b. Por lo general, se necesita una vía arterial y un catéter en la arteria pulmonar para titular los medicamentos vasoactivos.
3. **Tratamiento**
   a. Reanimación volumétrica con líquidos intravenosos equilibrados.
   b. Pueden ser necesarios inotrópicos o vasopresores para mantener una presión arterial media adecuada para la perfusión de los órganos específicos.

I. Aparato respiratorio

1. **Presentación**
   a. La hipoxemia es frecuente debido a atelectasia, aspiración, síndrome de dificultad respiratoria del adulto (SDRA) y sepsis.

b. La hiperventilación puede provocar una alcalosis respiratoria antes de que se desarrolle una acidosis metabólica concurrente.
c. La mortalidad en la IHA aumenta con la presencia de edema pulmonar o SDRA. La hipoxemia y la hipercarbia pueden empeorar los efectos del edema cerebral.

2. **Tratamiento**
   a. La ventilación mecánica puede ser necesaria en pacientes con insuficiencia respiratoria grave o en pacientes que no pueden proteger su vía aérea.
   b. La ventilación con volumen corriente bajo se asocia a una mayor mortalidad en los pacientes con SDRA.
   c. La oxigenación por membrana extracorpórea (ECMO, *extracorporeal membrane oxygenation*) puede considerarse cuando hay una incapacidad para la ventilación en un contexto de PIC elevada.

J. **Aparato digestivo/metabolismo**

1. **Presentación**
   a. Los pacientes con IHA tienen un alto riesgo de hemorragia digestiva.
   b. Las alteraciones metabólicas más comunes en la IHA son la alcalosis respiratoria, la acidosis metabólica, la hipoglucemia, la hipofosfatemia y la hipopotasemia.
   c. La hipoglucemia puede observarse hasta en el 45 % de los pacientes con IHA e indica necrosis hepática significativa, que conduce a glucogenólisis, gluconeogénesis y metabolismo de la insulina defectuosos.
2. **Tratamiento**
   a. Fármacos bloqueadores de los receptores de la histamina 2 o inhibidores de la bomba de protones para la profilaxis gastrointestinal.
   b. La hipoglucemia se trata con infusiones continuas de glucosa. Pueden ser necesarias concentraciones más altas, como las soluciones D10 o D20.
   c. Los electrólitos deben ser monitorizados con frecuencia y reemplazados como se indica.
   d. Nutrición enteral temprana cuando sea posible.

K. **Lesión renal aguda (LRA)**

1. **Presentación**
   a. Incidencia del 40 % al 85 %.
   b. Las causas son hipovolemia, hipoperfusión, necrosis tubular aguda y síndrome hepatorrenal (SHR).
2. **Tratamiento**
   a. Evitar las nefrotoxinas y mantener un volumen intravascular adecuado para mantener la función renal.
   b. Seguimiento riguroso de las concentraciones de nitrógeno ureico en sangre y creatinina, además de los electrólitos y la diuresis.
   c. La hemodiálisis venovenosa continua es preferible a la hemodiálisis intermitente.

L. **Hematología**

1. **Presentación**
   a. La IHA se complica con una coagulopatía debida a una deficiencia en la función sintética del hígado.
   b. Las alteraciones hematológicas primarias comunes a la IHA incluyen disfunción plaquetaria y trombocitopenia, reducción del fibrinógeno y prolongación del TP.
   c. El INR suele estar elevado; sin embargo, la hemorragia espontánea y clínicamente significativa rara vez puede atribuirse únicamente a una coagulopatía.
2. **Tratamiento**
   a. La corrección del TP no es rutinario a menos que haya una hemorragia o se planifiquen procedimientos, ya que el TP es un indicador pronóstico, así como un medio para controlar el empeoramiento de la lesión hepática.
   b. La corrección completa de las anomalías de la coagulación no suele ser posible, y transfusiones excesivas pueden provocar una sobrecarga de volumen, un deterioro de la oxigenación y una exacerbación de la HIC.
   c. Las plaquetas se reservan para procedimientos y recuentos inferiores a 50 000/μL.

M. **Infección**

1. **Presentación**
   a. La sepsis es común y a menudo mal tolerada.
   b. Entre los posibles mecanismos se encuentran la baja actividad del complemento, la alteración de la inmunidad humoral y la disminución de la actividad reticuloendotelial hepática.
   c. La reducción del complemento se ha asociado con una alteración de la opsonización y la sepsis.
   d. Las causas más comunes de infección son la neumonía (50 %), la bacteriemia (20 %) y las infecciones de las vías urinarias (25 %).

2. Tratamiento

a. Inicio precoz del tratamiento con antibióticos cuando hay sospecha de sepsis con confirmación que incluya radiografía de tórax, así como cultivos de sangre, orina y esputo.

b. Los antibióticos profilácticos no ofrecen ningún beneficio para la supervivencia y, por tanto, no se recomiendan.

N. Trasplante y pronóstico

1. El único tratamiento definitivo para los pacientes con IHA que siguen empeorando a pesar del tratamiento óptimo es el trasplante de hígado (de cadáver o de donante vivo).

2. La supervivencia global tras el trasplante ha mejorado, pero depende de la etiología de la insuficiencia hepática.

3. Las contraindicaciones para el trasplante de hígado incluyen:

a. Malignidad extrahepática.

b. Sepsis no controlada.

c. Daño cerebral irreversible o HIC no controlada.

4. Los sistemas actuales de puntuación pronóstica incluyen el modelo de enfermedad hepática terminal (MELD, *model of end-stage liver disease*), la puntuación para evaluación del fallo orgánico secuencial (relacionado con la sepsis) (SOFA, *Sequential [Sepsis-related] Organ Failure Assessment*), el índice del Acute Liver Failure Study Group y los criterios del King's College.

II. HIPERTENSIÓN PORTAL

A. Introducción

1. La hipertensión portal (HP) se define como un gradiente de presión portal entre la vena porta y las venas hepáticas (gradiente de presión venosa hepática) superior a 6 mmHg.

2. La HP puede clasificarse como prehepática (p. ej., trombosis de la vena porta o esplénica), intrahepática (p. ej., cirrosis, enfermedad del parénquima) o poshepática (p. ej., estenosis de la vena hepática, síndrome de Budd-Chiari, cardiopatía).

3. La clasificación de Child-Pugh se ha utilizado para evaluar el pronóstico de los pacientes con cirrosis (tabla 49-2), aunque también se utiliza el modelo MELD.

4. El modelo MELD se calcula utilizando una combinación de bilirrubina sérica, INR y creatinina.

El sodio sérico se ha añadido al cálculo del modelo MELD, teniendo en cuenta la hiponatremia como marcador de la gravedad de la enfermedad.

5. Las manifestaciones clínicas comunes de la HP y la cirrosis incluyen hemorragia digestiva, ascitis y encefalopatía.

6. Otras manifestaciones son SHR, hipertensión portopulmonar, síndrome hepatopulmonar, coagulopatía y desnutrición/desacondicionamiento.

7. La sepsis y las infecciones son frecuentes.

B. Trasplante ortotópico de hígado (TOH)

1. El TOH es el tratamiento definitivo para la enfermedad hepática terminal (EHT).

2. En Estados Unidos se realizan más de 8 000 trasplantes de hígado al año. Las tasas de supervivencia a 1 y 5 años son del 89 % y el 75 %, respectivamente.

3. Las indicaciones de enfermedad más comunes para TOH en adultos son la enfermedad hepática alcohólica y la hepatitis C (30-40 %). Otras enfermedades son el carcinoma hepatocelular, enfermedades hepáticas colestásicas (cirrosis biliar primaria, colangitis esclerosante primaria), enfermedades metabólicas (hemocromatosis, déficit de α-1-antitripsina) y la esteatohepatitis no alcohólica.

TABLA 49-2 Clasificación de Child-Pugh

	1 punto	2 puntos	3 puntos
Albúmina sérica (g/dL)	>3.5	2.8-3.5	<2.8
Bilirrubina total (mg/dL)	<2	2-3	>3
INR	<1.7	1.7-2.2	>2.2
Ascitis	Ninguno	Tratatamiento médico	Mal controlado
Encefalopatía	Ninguno	Tratatamiento médico	Mal controlado

INR, cociente internacional normalizado.
Niños: A, <7 puntos; B, 7-9 puntos; C, ≥10 puntos.

4. El tratamiento del paciente con descompensación y enfermedad pulmonar obstructiva crónica (EPOC) se orienta hacia la estabilización y la evaluación de la candidatura al trasplante.
5. El cuidado de estos pacientes requiere un equipo multidisciplinar que incluya cuidados críticos, cirugía de trasplante, hepatología, fisioterapia, nutrición y servicios adicionales de apoyo.

C. Hemorragia de la porción superior del tubo digestivo

1. Descripción

a. Los sistemas venosos portomesentéricos son lechos venosos de baja presión separados del sistema venoso sistémico. La HP provoca la derivación colateral de la sangre a estos sistemas y la formación de varices.
b. Las derivaciones esplenorrenales espontáneas son derivaciones naturales que se producen entre las venas esplénicas y renales izquierdas.
c. La hemorragia de las varices esofágicas (VE) puede ser irresoluble. Sin embargo, no es la única causa de hemorragia digestiva en la EAS. Otras causas son la gastropatía portosistémica, las úlceras gástricas y duodenales y las malformaciones arteriovenosas.

2. Prevalencia

a. Las varices pueden desarrollarse a un ritmo del 7 % anual.
b. La prevalencia de VE en la EPOC es del 24 % al 81 %, y las hemorragias del tubo digestivo causadas por la VE representan entre el 60 % y el 90 % de las hemorragias en los pacientes con cirrosis.
c. El riesgo de hemorragia por VE no depende totalmente de la presión portal, sino que también está relacionado con el tamaño de las varices.
d. La presencia de signos de color rojo (estrías o ronchas rojas) en la porción distal del esófago en la endoscopia es predictiva de una hemorragia por varices.
e. Las varices gástricas (VG) están presentes en el 20 % de los pacientes y con frecuencia se encuentran con la VE. Las VG se encuentran en el fondo o a lo largo de la curvatura menor, si bien las primeras son las responsables de la mayoría de las hemorragias. La hemorragia por VG es menos frecuente, pero más grave, que la VE.
f. La gastropatía hipertensiva portal (GHP) es una dilatación de los capilares y vénulas en la mucosa gástrica y se caracteriza por cambios en la mucosa gástrica (generalmente en un patrón de mosaico) visibles por endoscopia.

3. Mortalidad

a. La mortalidad con la hemorragia por VE oscila entre el 30 % y el 50 %. Esta es mayor en las primeras 6 semanas tras la hemorragia y en la enfermedad hepática avanzada.

4. Manejo

a. Reanimación inicial

i. Se asegura la vía aérea del paciente, especialmente cuando se sospecha una hemorragia por varices. Esto facilita la endoscopia y reduce el riesgo de aspiración.
ii. La monitorización hemodinámica puede realizarse tanto de forma no invasiva como invasiva con una vía arterial. Se coloca una sonda urinaria para controlar la diuresis en respuesta a la reanimación.
iii. Corrección de la coagulopatía grave y la trombocitopenia.

b. Se coloca una sonda nasogástrica para confirmar que la porción superior del tubo digestivo es la fuente de la hemorragia y también para descomprimir el estómago. Esto debe realizarse con suavidad y cuidado en el paciente con sospecha de VE.

c. Tratamiento farmacológico

i. La octreotida (un análogo de la somatostatina) es el medicamento vasoactivo más utilizado en Estados Unidos. Se ha constatado que la somatostatina disminuye la presión portal.
ii. También debe iniciarse el tratamiento con un inhibidor de la bomba de protones.
iii. Se ha constatado el beneficio relacionado con la mortalidad con los antibióticos profilácticos.

d. Taponamiento con globo

i. La hemorragia resistente puede controlarse con un taponamiento con globo.
ii. La duración puede ser de hasta 24 h y suele ser eficaz para controlar la hemorragia y permitir la estabilización.
iii. Se produce una nueva hemorragia si no se lleva a cabo ningún otro tratamiento definitivo.

5. Manejo endoscópico

a. La esofagogastroduodenoscopia (EGD) se realiza lo antes posible para determinar el origen de la hemorragia, así como la modalidad terapéutica primaria.

i. La escleroterapia consiste en la inyección de fármacos (p. ej., oleato de etanolamina, tetradecil sulfato de sodio, alcohol absoluto) alrededor o dentro de una várice.

ii. La ligadura con banda es la modalidad más común y consiste en la colocación endoscópica de una banda de goma alrededor de una varice, lo que conduce a trombosis.
iii. Más del 90 % de los casos se controlan eficazmente con tratamientos endoscópicos y/o farmacológicos.
iv. Es preferible tratar la VG con obliteración mediante inyección endoscópica con cianoacrilato, más que con ligadura en banda.

6. **Derivación portosistémica intrahepática transyugular (TIPS, *transjugular intrahepatic portosystemic shunt*)**
   a. La TIPS se coloca mediante radiología intervencionista bajo anestesia local y consiste en un abordaje transyugular en el que se cateteriza una de las venas hepáticas y se accede a una rama de la vena porta con una aguja de Rosch.
   b. A continuación, se ensancha la vía y se coloca una endoprótesis metálica cubierta, lo que proporciona una reducción inmediata de la presión portal y una atenuación de la hemorragia en más del 90 % de los casos.
   c. Entre las complicaciones se incluyen hemorragias relacionadas con el procedimiento (p. ej., perforación de la vena porta), empeoramiento de la encefalopatía, insuficiencia renal, insuficiencia cardíaca congestiva, infección e insuficiencia hepática.
   d. La TIPS temprano dentro de las 72 h se asoció con una reducción significativa del fallo del tratamiento y de la mortalidad, en comparación con el tratamiento médico y endoscópico habitual en pacientes con daño hepático de clase C o clase B en la clasificación de Child-Pugh y con hemorragia activa en la endoscopia.
7. **Manejo quirúrgico**
   a. La transección esofágica permite el control eficaz de la hemorragia y hoy en día apenas se utiliza debido al éxito de la TIPS.
   b. La desvascularización gástrica está indicada para los pacientes con trombosis portomesentérica.
   c. La derivación quirúrgica sigue desempeñando un papel en el tratamiento de la hemorragia varicosa, sobre todo en un entorno programado y orientado a la profilaxis de la hemorragia recurrente.
      i. Se prefiere la derivación selectiva (p. ej., derivación esplenorrenal distal) a la no selectiva (p. ej., derivación portocava o mediocava); se preserva el flujo hepático y se evita la disección en el hilio hepático.
      ii. La angiografía visceral es fundamental para detallar el sistema venoso portomesentérico y diagnosticar la trombosis venosa portomesentérica.

D. **Ascitis**
   1. La fisiopatología que conduce a la formación de ascitis en la cirrosis incluye HP, el desarrollo de vasodilatación sistémica y aumento de la permeabilidad capilar, disminución de la presión oncótica y activación de la vía renina-angiotensina-aldosterona.
   2. El desarrollo de ascitis resistente augura una supervivencia a un año inferior al 50 %. La hiponatremia suele acompañar a la ascitis y es un indicador de mal pronóstico para los pacientes que esperan un TOH.
   3. El tratamiento principal es con diuréticos (furosemida y espironolactona).
   4. Los pacientes con ascitis sintomática o a tensión son tratados con paracentesis de gran volumen.
      a. El líquido de ascitis se envía para recuento de células, tinción de Gram y cultivo.
      b. Reponer el volumen intravascular con albúmina pobre en sal.
   5. Puede considerarse la TIPS en los pacientes resistentes al tratamiento médico y que requieren un drenaje frecuente.
   6. La peritonitis bacteriana espontánea (PBE) es una complicación frecuente, que se diagnostica cuando el recuento de neutrófilos en el ascitis es superior a 250/mm^3, el recuento total de leucocitos es superior a 500/mm^3 o el cultivo es positivo.
      a. Las infecciones gramnegativas por bacterias entéricas son las más comunes, pero se producen infecciones grampositivas; por tanto, deben administrarse antibióticos de amplio espectro.
      b. La PBE se asocia con mayores tasas de sepsis tras el trasplante.
      c. Interrumpir el uso de β-bloqueadores no selectivos tras el desarrollo de PBE.

E. **Encefalopatía**
   1. La EH es una indicación común para el ingreso en la unidad de cuidados intensivos (UCI). La encefalopatía grave puede conducir a la incapacidad de proteger la vía aérea, lo que hace necesaria la intubación.
   2. El tratamiento habitual es la lactulosa oral con rifaximina. La lactulosa se administra cada hora a través de una sonda nasogástrica hasta que el paciente defeca y se titula para 2 o 3 deposiciones blandas al día.

3. Los factores precipitantes más comunes son hemorragia digestiva, trombosis de la vena porta de nueva aparición o agravada, infección o incumplimiento de la medicación. Debe investigarse y tratarse una causa precipitante en el momento de la presentación.

F. Síndrome hepatorrenal

1. El SHR es una causa distinta de LRA en pacientes con enfermedad hepática.
2. Se caracteriza por el desarrollo de LRA en ausencia de enfermedad renal intrínseca o de un diagnóstico alternativo.
3. Los criterios clínicos para el diagnóstico incluyen:
   a. Cirrosis con ascitis.
   b. Creatinina sérica > 1.5 mg/dL.
   c. Ausencia de choque.
   d. Sin exposición actual o reciente a fármacos nefrotóxicos.
   e. Falta de mejora tras el retiro de los diuréticos y la administración de volumen.
   f. Sin enfermedad parenquimatosa (proteínas < 500 mg/día, hematuria microscópica (50 eritrocitos/campo de gran aumento) y ecografía renal normal.
4. Dos tipos de SHR:
   a. El SHR tipo I es rápido y progresivo, con duplicación de la creatinina sérica a más de 2.5 mg/dL en menos de 2 semanas. La supervivencia es < 50 % después de 1 mes.
   b. El SRH de tipo II tiene una progresión más lenta, con una supervivencia media de 6 meses.
5. **Tratamiento médico**
   a. El tratamiento de primera línea es una hidratación adecuada, suspensión de los diuréticos y evitación de sustancias nefrotóxicas (p. ej., fármacos, contraste intravenoso).
   b. Suele utilizarse midodrina (10-15 mg por vía oral tres veces/día), octreotida (100-200 µg por vía subcutánea tres veces/día) y albúmina. También se utilizan otros vasoconstrictores, como norepinefrina y terlipresina, junto con la albúmina.
   c. La terapia de reemplazo renal (TRR) puede establecerse cuando esté clínicamente indicado. La decisión de iniciarla debe tener en cuenta la reversibilidad de la insuficiencia renal y la probabilidad de trasplante hepático.
   d. El TOH es el tratamiento definitivo para el SHR. Dado que la insuficiencia renal aumenta considerablemente la mortalidad tras el trasplante, cada vez más pacientes se someten a un trasplante combinado de hígado y riñón.

AXIOMAS

- La pérdida de la función hepática puede conducir rápidamente a fallo multiorgánico y la muerte.
- Los pacientes que se presentan con IHA plena a menudo presentan acidosis metabólica grave, hipoglucemia, coagulopatía y encefalopatía/coma.
- La complicación más grave del IHA es el edema cerebral con HIC.
- El único tratamiento definitivo para los pacientes con necrosis hepática masiva es el TOH.
- La EGD se realiza lo antes posible en el paciente con cirrosis y hemorragia.

Lecturas recomendadas

Al-Khafaji A, Huang DT. Critical care management of patients with end-stage liver disease. *Crit Care Med* 2011;39(5):1157–1166.

Bosch J, Abraldes JG, Berzigotti A, et al. The clinical use of HVPG measurements in chronic liver disease. *Nat Rev Gastroenterol Hepatol* 2009;6:573–582.

Charlton M. Nonalcoholic fatty liver disease: a review of current understanding and future impact. *Clin Gastroenterol Hepatol* 2004;2:1048–1058.

Costa G, Cruz RJ, Abu-Elmagd KM. Surgical shunt versus TIPS for treatment of variceal hemorrhage in the current era of liver and multivisceral transplantation. *Surg Clin North Am* 2010;90:891–905.

Davenport A, et al. Medical management of hepatorenal syndrome. *Nephrol Dial Transplant* 2012;27(1):34–41.

DellaVolpe J, Al-Khafaji A. Acute kidney injury before and after liver transplant. *J Intensive Care Med* 2018:0885066618790558.

DellaVolpe J, Amathieu R, Al-Khafaji A. Fulminant hepatic failure. In: Vincent J-L, Abraham E, eds. *Textbook of Critical Care*. 7th ed. Philadelphia, PA: Elsevier; 2017:673–679.

DellaVolpe JD, Garavaglia JM, Huang DT, et al. Management of complications of end-stage liver disease in the intensive care unit. *J Intensive Care Med* 2016;31(2):94–103.

DellaVolpe JD, et al. Cerebrovascular physiology in acute and chronic liver disease. In: Nanchal R, Subramanian R, eds. *Hepatic Critical Care*. New York, NY: Springer International Publishing; 2018.

Detry O, Roover AD, Honore P, Meurisse M. Brain edema and intracranial hypertension in fulminant hepatic failure: pathophysiology and management. *World J Gastroenterol* 2006;12(46):7405–7412.

Garcia-Tsao G, Bosch J. Management of varices and variceal hemorrhage in cirrhosis. *N Engl J Med* 2010;362:823–832.

Jain R. Acute liver failure: current management and future prospects. *J Hepatol* 2005;42:S115–S123.

Mehta G, Abraldes JG, Bosch J. Developments and controversies in the management of oesophageal and gastric varices. *Gut* 2010;59:701–705.

Polson J, Lee WM. AASLD position paper: the management of acute liver failure. *Hepatology* 2005;41:1179–1197.

Raghavan M, Marik PE. Therapy of intracranial hypertension in patients with fulminant hepatic failure. *Neurocrit Care* 2006;4:179–189.

Rahman T, Hodgson H. Clinical management of acute hepatic failure. *Intensive Care Med* 2001;27:467–476.

Saito C, Zwingmann C, Jaeschke H. Novel mechanisms of protection against acetaminophen hepatotoxicity in mice by glutathione and *N*-acetylcysteine. *Hepatology* 2010;51:246–254.

Sass DA, Chopra KB. Portal hypertension and variceal hemorrhage. *Med Clin North Am* 2009;93:837–853.

Sass D, Shakil O. Fulminant hepatic failure. *Gastroenterol Clin North Am* 2003;32:1195–1211.

Sass D, Shakil O. Fulminant hepatic failure. *Liver Transpl* 2005;11(6):594–605.

Stravitz RT, Kramer A, Davern T, et al. Intensive care of patients with acute liver failure: recommendations of the U.S. Acute Liver Failure Study Group. *Crit Care Med* 2007;35(11):2498–2508.

Atención a las personas donantes de órganos

Shelby Resnick y Patrick K. Kim

I. INTRODUCCIÓN. Ampliar la cantidad de personas donantes y aumentar el número de órganos trasplantables es esencial para contrarrestar la creciente lista de personas candidatas a trasplante. Uno de los principales objetivos para aumentar la reserva de donantes es el manejo de los cuidados críticos del paciente que evoluciona hacia muerte por criterios neurológicos (MCN). Se han desarrollado objetivos de manejo de donantes (OMD) y directrices sobre lesiones cerebrales extremadamente graves (DLCEG) para optimizar la idoneidad de la posible persona donante y aumentar el número de órganos trasplantados por donante (OTPD). El 30 % de las personas donantes muere por causas traumáticas.

A. Escasez de órganos. Gracias a los esfuerzos nacionales centrados en el cambio de políticas y en el aumento de la concienciación y la aceptación del público respecto a la donación y el trasplante de órganos, más de 145 millones de personas de Estados Unidos se han registrado como donantes. Estos esfuerzos, junto con los avances de la medicina y la tecnología, han dado lugar a años récord en materia de donación y trasplante. Sin embargo, estos avances no han sido suficientes para cerrar la brecha entre la oferta y la demanda para superar la escasez nacional de órganos.

B. Órganos trasplantados. Los órganos trasplantados son el corazón, los pulmones, el hígado, los riñones, el páncreas, el intestino y, más recientemente, los aloinjertos compuestos vascularizados (ACV) para el trasplante de manos y cara. Otros tejidos recuperados para la cirugía sin trasplante son la médula ósea, el hueso, la fascia, el cartílago, las córneas, la piel, los tendones, los nervios y las válvulas cardíacas. En teoría, un solo donante puede salvar o mejorar más de 75 vidas.

C. Terminología. En el ámbito público, la donación y el trasplante de órganos están plagados de conceptos erróneos, frases confusas y términos con connotaciones negativas.

1. El término *muerte encefálica* se malinterpreta con frecuencia. Por ejemplo, coma reversible o irreversible, «comatoso» y estado vegetativo persistente son descripciones comunes en lugar de la expresión «estado de muerte irreversible». Actualmente, la literatura médica recomienda utilizar la determinación de la MCN, o muerte encefálica, y la determinación circulatoria de la muerte (DCM) como términos descriptivos más precisos. Igualmente confuso es el término «soporte vital» cuando se refiere a la ventilación mecánica.
2. El lenguaje que rodea al proceso de donación, antes denominado extracción de órganos, ha sido sustituido por palabras con connotaciones menos negativas. Recuperación de órganos y procuración de órganos son los términos preferidos para referirse al proceso de recuperación de órganos de una persona donante para su trasplante.
3. **OPTN (*Organ Procurement and Transplantation Network*).** Creada por la *National Organ Transplant Act* (NOTA) en 1984. La OPTN, una asociación única entre los sectores público y privado, está contratada por la Health Resources and Services Administration (HRSA), que forma parte del Department of Health and Human Services de Estados Unidos. La OPTN supervisa a todos los profesionales y procesos que intervienen en el sistema de donación y trasplante del país.
4. **UNOS (*United Network for Organ Sharing*).** Organización privada sin ánimo de lucro que actúa, como la OPTN, bajo contrato con la HRSA. La UNOS gestiona el sistema nacional de trasplantes de órganos, incluida la lista nacional de espera para trasplantes.
5. **OPO (*Organ procurement organization*).** Organización sin ánimo de lucro que supervisa y coordina el proceso de donación a nivel regional. Hay 58 OPO reconocidas a nivel federal, que cubren regiones geográficas específicas. Las OPO se encargan del contacto directo con el hospital y el personal, de obtener el consentimiento para la donación, de asumir los cuidados tras la declaración de fallecimiento y de coordinar el proceso de donación. La OPO asume todos los costes y asegura que el donante o la familia no tendrán ningún gasto una vez declarada la muerte.

D. Papel del profesional de la traumatología. El principal deber ético del intensivista o del traumatólogo es para con el paciente, con la prestación de una atención oportuna y óptima, y en el apoyo a la familia y los seres queridos de este.

1. Es crucial, tanto para el proceso de duelo como para el de donación, que se inicien líneas de comunicación abiertas entre el profesional y la familia sobre la gravedad de la afección y el pronóstico del paciente en el momento del ingreso, y que se mantengan hasta que se produzca la donación. La experiencia ha demostrado que para que las familias den su consentimiento a la donación es necesario que entiendan claramente la MCN. **Las conversaciones con la familia sobre la finalización de los cuidados, las discusiones sobre el final de la vida o la determinación de la muerte deben ser independientes y no incluir la discusión sobre la donación de órganos.**
2. Para evitar cualquier conflicto de intereses percibido, los proveedores deben remitir a la OPO u organización determinada del país en cuestión el planteamiento inicial del consentimiento.
3. La tasa de consentimiento es mayor cuando las solicitudes de donación se realizan en un entorno privado, después de la comprensión de la MCN, cuando la solicitud de donación se desvincula de la MCN y cuando la solicitud de donación es dirigida por un profesional específicamente formado en el proceso de donación y consentimiento de órganos.
4. Una vez que se ha diagnosticado una lesión de la que el paciente no se recuperará, los cuidados deben continuar de forma intensa para preservar la función de los órganos, mientras el familiar más cercano es contactado por la OPO, u organizaciones establecidas para el mismo cometido en cada país, en relación con la donación.

II. POSIBLES PERSONAS DONANTES DE ÓRGANOS

A. Registro de donantes. La *Uniform Anatomical Gift Act* (UAGA) de Estados Unidos de 1968 otorgó a las personas el derecho legal de donar órganos y/o tejidos después de la muerte. En dicho país, la autorización de la primera persona para la donación de órganos y tejidos solo puede ser revocada por ella. El proveedor clínico debe saber cómo pueden documentarse los deseos de un individuo con respecto a la donación de órganos.

1. La mayoría de los donantes designados se inscriben a través del Department of Motor Vehicles de su estado cuando solicitan o renuevan sus permisos de conducir o tarjetas de identificación.
2. El registro de donantes de órganos también es posible en línea a través de Donate Life America (DLA), la organización sin ánimo de lucro que gestiona el *National Donate Life Registry*.
3. Algunas voluntades anticipadas pueden contener detalles sobre el deseo del paciente de ser donante de órganos.

B. Notificación a la OPO. La normativa federal relativa a la participación de los hospitales en Medicare exige que todos los hospitales notifiquen oportunamente a su OPO cualquier muerte inminente. La revisión de 2010 de la UAGA requiere que todos los hospitales tengan la capacidad de ofrecer la donación a todos los pacientes y sus familias. Debe notificarse a las OPO en una fase temprana de la evaluación de todos los donantes potenciales, idealmente en la hora siguiente al reconocimiento de que un paciente es un donante potencial.

1. Los desencadenantes clínicos que justifican la notificación a la OPO son:
   - a. Cualquier paciente con una lesión o enfermedad mortal, con ventilación mecánica, que tenga evidencias de MCN inminente (es decir, lesión cerebral mortal, pérdida de reflejo del tronco del encéfalo).
   - b. Un paciente con el que se están llevando a cabo discusiones familiares sobre el final de la vida o el retiro de los cuidados.

C. Criterios de exclusión. Ningún médico o equipo asistencial debe excluir de forma independiente a un paciente para la donación con base en una presunta contraindicación para el trasplante de órganos. **Debe contactarse con la OPO para cada donante potencial**, quien, junto con el equipo de trasplantes, evaluará la idoneidad de una posible persona donante. Todos los pacientes identificados con un complejo de enfermedad o lesión mortal deben ser considerados donantes potenciales de órganos/tejidos, incluso si tienen una enfermedad grave preexistente en uno o más sistemas orgánicos. Los criterios de trasplante son fluidos.

1. Las **personas donantes de alto riesgo** o con contraindicaciones relativas no tienen por qué descartarse directamente para donación. Las decisiones se toman caso por caso entre el equipo de trasplantes, la OPO, el receptor y su familia, en relación con los riesgos de la espera frente al riesgo de transmisión de la enfermedad.
   - a. Entre los ejemplos se incluye a pacientes que son seronegativos al virus de la inmunodeficiencia humana (VIH), pero que poseen criterios de comportamiento conocidos que los ponen en riesgo de contraer el virus u otros virus de transmisión sanguínea, pacientes con tumores malignos conocidos, y pacientes con infecciones bacterianas activas, incluida la meningitis.

III. DETERMINACIÓN DE LA MUERTE EN LA POSIBLE PERSONA DONANTE DE ÓRGANOS.

En la actualidad, la mayoría de las personas donantes de órganos en Estados Unidos son pacientes que han sido declarados muertos sobre la base de su función neurológica. Sin embargo, en una proporción cada vez mayor la muerte se declara sobre la base de las definiciones tradicionales de paradas circulatoria y respiratoria.

A. Definición de muerte. Cada estado tiene una ley que establece cómo se determina la muerte. En 1980 se promulgó la *Uniform Determination of Death Act*, que establecía que «un individuo que ha sufrido (1) el cese irreversible de las funciones circulatorias y respiratorias o (2) el cese irreversible de todas las funciones de todo el cerebro, incluido el tronco del encéfalo, está muerto. La determinación de la muerte debe hacerse de acuerdo con las normas médicas aceptadas». Con base en esto, cada estado tiene una ley que incorpora la MCN en sus leyes sobre la determinación de la muerte.

B. Determinación de la MCN. Existe variabilidad en las normas entre estados e instituciones. Aunque legalmente en Estados Unidos todos los médicos pueden determinar la MCN, algunos estados u hospitales exigen que el examinador posea determinadas cualificaciones. Además, no existen normas sobre el número de exámenes de MCN realizados ni sobre los períodos de observación entre los exámenes. Por último, no hay normas para elementos específicos de la MCN, como la temperatura mínima aceptable, la necesidad de una prueba de apnea y la necesidad de estudios confirmatorios adicionales. Para promover la uniformidad, la American Academy of Neurology (AAN) ha publicado unas directrices, basadas en la evidencia, que incluyen los métodos adecuados para las pruebas adicionales. La MCN consta de cuatro pasos: requisitos previos, exploración clínica y evaluación neurológica, pruebas adicionales y documentación.

1. **Requisitos previos:**
   a. Diagnóstico de coma irreversible.
   b. Normotermia.
   c. Normotensión.
   d. No hay graves desequilibrios electrolíticos o de pH.
   e. No hay intoxicantes, depresores del sistema nervioso central (SNC) o paralizantes.
2. **Exploración clínica.** La evaluación neurológica requiere la ausencia permanente de función cerebral completa, clínicamente evidente por la ausencia de la función cortical, reflejos del tronco del encéfalo y apnea.
   a. El tronco del encéfalo no presenta reflejos.
   b. Las pupilas no reaccionan a una luz brillante.
   c. Ausencia de movimientos oculares; Ausencia de respuesta al giro de la cabeza o a la prueba calórica con agua helada del tímpano.
   d. Ausencia de movimiento de los músculos faciales con estímulos nocivos.
   e. Ausencia de reflejos corneales, laríngeos y traqueales.
   f. Apnea; ausencia de impulso respiratorio en el marco de niveles de presión parcial arterial de CO_2 ($PaCO_2$) demasiado elevados (tabla 50-1).
3. **Estudios confirmatorios.** En los adultos, las pruebas adicionales para la MCN no suelen ser necesarias y no sustituyen a la exploración clínica. Hay una serie de pruebas que pueden ayudar a confirmar la MCN, por ejemplo, si la prueba de apnea no puede completarse debido a inestabilidad hemodinámica. Aunque cada una tiene sus limitaciones, las pruebas preferidas son el electroencefalograma (EEG), la gammagrafía cerebral, la ecografía Doppler transcraneal o el angiograma cerebral.
4. **Documentación.** La documentación adecuada incluirá una lista de comprobación que indique que se han completado los elementos anteriores de los requisitos previos, la exploración, la prueba de apnea y las pruebas adicionales. La hora de la muerte debe ser el momento en que la presión parcial de CO_2 (pCO_2) alcanzó el nivel de umbral de la prueba de apnea o, si se abortó, el momento en que resultó el examen adicional.

IV. DONACIÓN TRAS LA DETERMINACIÓN CIRCULATORIA DE LA MUERTE.

Las personas donantes tras la DCM son pacientes que han sido declarados muertos por el cese de las funciones cardíaca y respiratoria. Las tasas de personas donantes con DCM han aumentado en los últimos 10 años, y representan entre el 10 % y el 15 % de las personas donantes fallecidas; los estudios indican que el aumento de la donación de órganos se produce tras la aplicación de los protocolos de DCM.

A. Identificación de posibles donantes con DCM. Las personas donantes con DCM suelen tener una lesión neurológica grave e irreversible, pero que no cumplen los criterios de MCN. También pueden ser candidatos los pacientes con lesiones de la porción superior de la médula, enfermedades musculoesqueléticas en fase terminal y enfermedades pulmonares.

1. A diferencia de la mayoría de los donantes con MCN, el tiempo de isquemia caliente se prolonga para los donantes con DCM. Por tanto, si la muerte no se produce dentro de los límites de tiempo de isquemia caliente, generalmente 60 min, el plan de donación se da por terminado.
2. La imposibilidad final de que una persona con DCM pueda ser donante no está exenta de costes. El tratamiento de la posible persona donante requiere muchos recursos y personal y puede ser emocionalmente agotador para la familia. Por ello, antes de tomar la decisión

TABLA 50-1	Prueba de apnea

Requisitos previos
- Normotermia
- Normotensión
- Normocapnia ([$PaCO_2$] 34-45 mm Hg)
- No hay paralizantes, sedación o intoxicación por drogas
- No hay trastorno del estado electrolítico o acidobásico

1. Preoxigenar con 100 % de FiO_2 durante un mínimo de 10 min hasta PaO_2 >200 mm Hg
2. Suministrar oxígeno al 100 %, 8-12 L/min, al paciente
3. Desconectar el respirador
4. Observar atentamente los movimientos respiratorios
5. Medir la Po_2 arterial, la Pco_2 y el pH después de 5 min y 10 min
6. Reconectar al respirador
7. Si los movimientos respiratorios están ausentes y la $Paco_2$ aumenta a ≥60 mm Hg o aumenta 20 mm Hg sobre la línea de referencia, la prueba de apnea es positiva y confirma el diagnóstico de muerte encefálica
8. Interrumpir la prueba si:
   - Respiraciones espontáneas
   - Inestabilidad hemodinámica (es decir, disminución de la PAS <90 mm Hg) o arritmia ventricular
   - Desaturación de oxígeno (<90 %)

FiO_2, fracción de O_2 en el aire inspirado; $PaCO_2$, presión parcial arterial de CO_2; PaO_2, presión parcial arterial de oxígeno; PAS, presión arterial sistólica.

de donar, se evalúa a los posibles donantes para predecir si fallecerán tras la retirada de los cuidados en un plazo de 60 min.

3. La UNOS ha creado criterios determinantes de la donación que predicen la DCM en los 60 min siguientes a la retirada del soporte (tabla 50-2). Los criterios han sido validados, y se ha constatado la recuperación por DCM del 29 %, el 52 %, el 65 % y el 82 % de los pacientes con 0, 1, 2 y 3 criterios cumplidos, respectivamente.

B. Retiro del soporte en la DCM

1. Dada la conocida disminución de la supervivencia del injerto con tiempos prolongados de isquemia caliente, el proceso de donación con DCM se coordina con el equipo de obtención del trasplante. El retiro del soporte suele realizarse en el quirófano.
2. Una vez retirado el soporte, el paciente es declarado muerto después de un período de asistolia que suele durar 5 min, aunque puede ser tan corto como 2 min.
3. Si el paciente no entra en asistolia en la hora siguiente a la retirada de la asistencia, se abandona el proceso de donación.
4. Durante el proceso de retiro pueden administrarse fármacos y vías centrales para ayudar al manejo de la persona donante, como heparina, siempre que se obtenga el consentimiento explícito del familiar más cercano.

TABLA 50-2	Criterios de la UNOS para la predicción de la muerte dentro de los 60 min siguientes al retiro del apoyo en posibles personas donantes con determinación circulatoria de la muerte (DCM)

- Apnea
- Frecuencia respiratoria <8 o >30
- SaO_2 <92 % y PEEP >10 o FiO_2 >0.5
- Frecuencia cardíaca <30 (sin marcapasos)
- Vasopresores
- Norepinefrina/fenilefrina >0.2 μg/kg/min
- Dopamina >15 μg/kg/min
- Balón de contrapulsación intraaórtico 1:1 e IC <1.5 o <2.2 si dobutamina o dopamina >10
- Dispositivo de asistencia ventricular
- Oxigenación por membrana extracorpórea (ECMO) venoarterial (VA) o venovenosa (VV)

FiO_2, fracción de O_2 en el aire inspirado; IC, índice cardíaco; PEEP, presión positiva telespiratoria; SaO_2, saturación arterial de oxígeno.

V. MANEJO DE LA POSIBLE PERSONA DONANTE DE ÓRGANOS. En el momento de la MCN, se produce un cambio sistémico que afecta todos los sistemas orgánicos, incluidos el cardiovascular, el pulmonar y el endocrino. Como pronóstico, puede producirse la muerte cardiopulmonar antes de la obtención, lo que supone una pérdida del 25 % de las posibles personas donantes. Los efectos fisiológicos de la MCN son profundos y crean desafíos únicos para el profesional de cuidados críticos que atiende a la posible persona donante. Se ha constatado que el manejo temprano e intensivo de los posibles donantes aumenta la DPO. Por tanto, se han desarrollado OMD y DLCEG para guiar el cuidado de la posible persona donante.

A. Objetivos de manejo de la persona donante (OMD; tabla 50-3). Hasta hace poco, existían escasas directrices nacionales o internacionales para el manejo de la posible persona donante. Sin embargo, en 2015, la Society of Critical Care Medicine, el American College of Chest Physicians y la Association of Organ Procurement Organizations publicaron recomendaciones para el manejo de la persona donante de órganos, lo que representa una colaboración entre intensivistas de especialidades multidisciplinares, para elaborar directrices de manejo basadas en la evidencia sobre el manejo de la posible persona donante en la unidad de cuidados intensivos (UCI).

1. No es de extrañar que los OMD sean paralelos a los criterios de manejo apropiados para prácticamente cualquier paciente en la UCI. Por desgracia, se ha constatado que, en el momento de dar el consentimiento para donar, solo el 15 % de las personas donantes cumplen los OMD. Esto subraya la importancia de un manejo intensivo de la persona donante.
2. Numerosos estudios han constatado que un mayor cumplimiento de los OMD y las DLCEG se traduce en un mayor número de OTPD.

B. Apoyo cardiovascular. Los efectos de la MCN en el sistema cardiovascular son secundarios a la isquemia progresiva de rostral a caudal del cerebro y la médula espinal. Inicialmente, la isquemia medular provoca una importante oleada simpática en un intento de mantener la presión de perfusión cerebral. A medida que progresivamente se desarrolla isquemia en la médula espinal, se produce una desactivación del sistema nervioso simpático. Se desarrolla un estado de profunda vasodilatación con bajas concentraciones de catecolaminas circulantes asociadas. La isquemia cerebral también se asocia a necrosis de los miocitos subendocárdicos y a disfunción cardíaca. En conjunto, estos acontecimientos pueden conducir a un período de inestabilidad y labilidad hemodinámica significativa.

1. **Mantener presiones de perfusión adecuadas.** La reanimación intensiva es necesaria para superar la caída de la resistencia vascular sistémica (RVS) que resulta de la tormenta autónoma durante la MCN. La rehidratación intensiva y los vasopresores se utilizan para cumplir con los OMD de presión arterial media (PAM) y diuresis.

TABLA 50-3	Objetivos del manejo de donantes
Cardiovasculares	
• Presión arterial media $\geq$60 mm Hg	
• Dosis bajas de vasopresores (p. ej., dopamina o norepinefrina $\leq$10 µg/kg/min)	
• Fracción de eyección del ventrículo izquierdo $\geq$45 %.	
• Índice cardíaco >2.5 L/min/m²	
Pulmonares	
• PaO_2 >100	
• Relación PEEP/FiO_2 >300	
• Volúmenes corrientes bajos (6-8 mL/kg)	
Hidratación	
• Euvolemia	
• Presión venosa central 4-10 mm Hg	
• Diuresis $\geq$1.0 mL/kg/h, <200 cm³/h	
Acidobásicos/electrólitos	
• Sodio 135-155 mEq/L	
• Glucosa en sangre <180 mg/dL	
• pH 7.3-7.55	
• Lactato normalizado y déficit de base	

FiO_2, fracción de O_2 en el aire inspirado; PaO_2, presión parcial arterial de oxígeno; PEEP, presión positiva telespiratoria.

a. Varios dispositivos de monitorización hemodinámica, tanto invasivos como no invasivos, pueden evaluar el estado de volumen del paciente y su respuesta a los tratamientos. Sea cual sea el método utilizado, debe realizarse de forma seriada o continua, antes y después de las intervenciones. Como mínimo, la posible persona donante debe tener una vía arterial y un catéter venoso central para controlar la presión arterial y la presión venosa central (PVC).

2. **Dirigirse a la euvolemia.** La rehidratación debe estar dirigida a los objetivos, centrándose en los OMD y la euvolemia. En general, se recomienda la rehidratación isotónica, ya sea con solución salina al 0.9% o con lactato de Ringer. Puede ser necesario modificar los líquidos si existen desequilibrios electrolíticos o de pH significativos.
   a. Los pacientes con acidosis metabólica pueden beneficiarse de soluciones que contengan bicarbonato sódico, de 50 mmol/L a 150 mmol/L, para corregir el pH. En los pacientes que requieren grandes volúmenes de rehidratación, debe prestarse atención para evitar cantidades excesivas de solución salina normal, ya que esto dará lugar a acidosis metabólica hiperclorémica.
3. **Vasopresores.** Si la inestabilidad hemodinámica persiste a pesar de una adecuada rehidratación, debe iniciarse el tratamiento con vasopresores. No hay evidencia suficiente para recomendar un tipo de infusión vasoactiva sobre otra. La dopamina, la norepinefrina y la fenilefrina pueden utilizarse para tratar a la posible persona donante en estado de choque.
   a. **Vasopresina.** La vasopresina, la hormona antidiurética normalmente secretada por la adenohipófisis, afecta el tono vascular y contrarresta la diabetes insípida (DI). Es un fármaco de primera o segunda línea en el tratamiento de la inestabilidad hemodinámica en la posible persona donante de órganos.
      i. La vasopresina aumenta la sensibilidad vascular a las catecolaminas de manera que se necesitan dosis más bajas de fármacos vasoconstrictores para mantener la estabilidad hemodinámica.
4. **Arritmias.** Las alteraciones del ritmo y las anomalías de la conducción son comunes en esta población de pacientes. Las alteraciones hidroelectrolíticas subyacentes deben identificarse y corregirse de forma intensiva. La labilidad autónoma es un rasgo distintivo de la posible persona donante de órganos; por tanto, debe anticiparse a las oscilaciones de la hemodinámica del paciente. Por este motivo, se prefieren los fármacos de acción corta, dada la rapidez con la que puede cambiar la situación clínica.
   a. Las **bradiarritmias**, en ausencia de hipotensión, no requieren tratamiento. Con la herniación cerebral, las bradiarritmias suelen ser secundarias a la estimulación vagal, y el tratamiento habitual con atropina será ineficaz. El isoproterenol y la epinefrina pueden utilizarse si la bradicardia está asociada a hipotensión.
   b. Las **arritmias ventriculares** suelen responder al tratamiento antiarrítmico convencional.
   c. El **paro cardíaco** requiere de forma inmediata los protocolos establecidos de soporte vital cardíaco avanzado (SVCA o, por sus siglas en inglés, ACLS). El paro cardíaco transitorio no es una contraindicación para la donación. Los donantes que sufren una parada cardíaca de hasta 20 min pueden seguir siendo considerados para donación cardíaca.
5. **Ecocardiograma.** Todos los pacientes considerados para donación cardíaca se someterán a un ecocardiograma (ECG) para evaluar la función cardíaca. Si un ECG obtenido al principio del período de manejo de la persona donante demuestra una función deficiente, debe repetirse entre 12 h y 24 h después de haber realizado una reanimación intensiva. Se ha constatado que la recuperación cardíaca se produce en pacientes monitorizados con ECG seriados. Las evaluaciones cardíacas seriadas a pie de cama también proporcionan un método para la monitorización seriada del estado de volemia.

C. **Apoyo pulmonar.** Una afectación importante del SNC puede dar lugar a edema pulmonar neurógeno, a través de mecanismos incompletos, presumiblemente cambios en la presión hidrostática capilar pulmonar y aumento de la permeabilidad. Además, el volumen adicional necesario para alcanzar los objetivos relacionados con la RVS y la diuresis, aunque beneficia al corazón y los riñones, puede provocar un edema pulmonar y amenazar el potencial de trasplante de los pulmones de la persona donante.

1. **Limpieza del árbol traqueobronquial.** Deben establecerse medidas sencillas para evitar la acumulación de secreciones y atelectasia. La aspiración frecuente, la fisioterapia torácica y el uso liberal de broncoscopia flexible terapéutica para la limpieza de la vía aérea son de suma importancia.
2. **Apoyo ventilatorio.** Se ha constatado que el uso de estrategias de ventilación protectora de los pulmones, en comparación con los ajustes de ventilación tradicionales, en posibles donantes de órganos aumenta el número y el éxito de los pulmones trasplantados.
   a. En los protocolos de bajo estiramiento utilizan volúmenes corrientes más bajos (6-8 mL/kg) y una presión positiva telespiratoria (PEEP, *positive end-expiratory pressure*) más alta (8-10 cm) para prevenir lesiones pulmonares asociadas al respirador.

TABLA 50-4	Terapia hormonal sustitutiva

- T4 20 µg en bolo, seguido de 10 µg/h en infusión o T3 4 µg en bolo, seguido de 3 µg/h
- Vasopresina 0.01-0.04 UI/min o desmopresina 1-4 µg, luego 1-2 µg cada 6 h, titulados a diuresis
- 1 ampolla de dextrosa al 50 %, insulina 20 U en inyección intravenosa lenta y/o infusión de insulina
- Metilprednisolona 15 mg/kg o 250 mg intravenosa en bolo seguido de infusión a 100 mg/h

b. La fracción de oxígeno en el aire inspirado (FiO_2) debe ajustarse a la concentración mínima necesaria para mantener la presión parcial arterial de oxígeno (PaO_2) por encima de 100 mm Hg.

c. Se ha constatado que las maniobras de reclutamiento (aumento sostenido de la presión en la vía aérea para abrir los alvéolos colapsados) mejoran los índices de oxigenación en los pulmones donados.

3. **Evitar la hipervolemia.** El uso de cantidades excesivas de líquidos intravenosos puede deteriorar la función pulmonar y afectar la idoneidad de los pulmones para la donación. El uso de vasopresores en lugar de líquidos adicionales puede ayudar a reducir la hipervolemia. En caso de sobrecarga, una diuresis juiciosa puede ayudar a salvar los pulmones potencialmente trasplantables.

D. **Apoyo endocrino.** El eje hipotálamo-hipófiso-suprarrenal (HPA) es muy susceptible a desarrollar isquemia cerebral. La pérdida de la función de dicho eje conduce a la reducción de las hormonas circulantes que suelen requerir ser reemplazadas en el donante potencial. Entre ellas se encuentran la vasopresina u hormona antidiurética, la hormona tiroidea y el cortisol. Se ha constatado que la terapia hormonal sustitutiva (THS) mejora la estabilidad hemodinámica y aumenta el número de OTPD.

1. **Terapia hormonal sustitutiva.** La THS exógena parece disminuir la necesidad de apoyo vasoactivo en donantes inestables y se asocia a un aumento del número de órganos viables para el trasplante.

a. Puede establecerse como una terapia combinada con vasopresina intravenosa, corticoesteroides, insulina y reemplazo de la tiroides, como se muestra en la tabla 50-4, o las hormonas pueden administrarse por separado para tratar afecciones específicas.

2. **Terapia de sustitución de la tiroides (TST).** Se cree que la reducción de la hormona tiroidea circulante reduce las reservas de energía del miocardio y la función cardíaca. Por ello, la TST se ha utilizado para mejorar la estabilidad hemodinámica en la posible persona donante de órganos y para mejorar el potencial de donación cardíaca.

a. Algunos protocolos inician la TST de forma empírica, mientras que otros indican su uso solo en el paciente con inestabilidad hemodinámica o en pacientes con una fracción de eyección inferior al 45 % en el ECG.

b. Tanto la T3 como la T4 pueden utilizarse para tratar a la posible persona donante.

3. **Corticoesteroides.** El uso de corticoesteroides en el donante potencial sigue siendo controvertido. Sin embargo, se ha recomendado su administración en dosis altas para reducir los efectos de la cascada inflamatoria que se produce en el momento de la MCN. Si se administran, debe hacerse después de que se haya completado la tipificación del antígeno de histocompatibilidad (HLA, *human leukocyte antigen*).

4. **Vasopresina.** La DI, con pérdida concurrente de agua libre, se produce hasta en el 80 % de los pacientes. El diagnóstico clínico se confirma por la presencia de una elevada diuresis (>200 mL/h o 3 mL/kg/h), aumento de la osmolalidad sérica, orina con alteración de la dilución (gravedad específica <1 005, osmolalidad urinaria <200 mOsm/kg H_2O) e hipernatremia (sodio >145 mmol/L).

a. El acetato de desmopresina puede utilizarse en el paciente con estabilidad hemodinámica (dosis inicial intravenosa de 1-4 µg y luego cada 1-2 µg cada 6 h), o puede requerirse vasopresina (0.01-0.04 UI/min) en el paciente con inestabilidad hemodinámica.

b. La reposición de la volemia con media solución salina normal se ajusta en función de la diuresis para sustituir la pérdida de agua libre en una proporción de 1:1.

5. **Insulina.** Debe evitarse la hiperglucemia, con la consiguiente diuresis osmótica. El control de la glucemia debe dirigirse a su mantenimiento por debajo de 180 mg/dL. Si es necesario, dicho control suele lograrse con el uso de una infusión de insulina y la monitorización de la glucemia cada hora.

E. **Apoyo hematológico.** La coagulopatía es común en el contexto de una lesión cerebral grave. La coagulopatía puede agravarse aún más en el paciente traumático por hemorragia en curso, transfusión masiva, acidosis, hipotermia y el consumo de factores coagulantes.

1. Deben administrarse hemoderivados (plasma fresco congelado, crioprecipitado y plaquetas) para corregir la coagulopatía y la trombocitopenia según sea necesario.
2. Aunque se desconoce el umbral óptimo de transfusión para la posible persona donante, suele utilizarse un nivel de hemoglobina de 7 g/dL, como se recomienda para otras poblaciones de cuidados intensivos.

F. **Regulación de la temperatura.** Puede producirse una pérdida de la termorregulación hipotalámica en el paciente que evoluciona hacia MCN. Puede desarrollarse hipotermia en combinación con una reanimación intensiva y otras fuentes de pérdida de temperatura. La disminución de la temperatura central puede contribuir a disfunción cardíaca, arritmia y coagulopatía.
   1. Hay que tener cuidado con el calentamiento de los líquidos, hemoderivados o gases inhalados que se administran a un posible donante de órganos.
   2. Deben utilizarse dispositivos de calentamiento externo y mantas aislantes para mantener la normotermia.

AXIOMAS

- Los pacientes traumáticos constituyen una alta proporción de posibles personas donantes de órganos.
- El reconocimiento temprano de las posibles personas donantes, la declaración adecuada y oportuna de la MCN y el cumplimiento de los OMD mejoran la donación de órganos y el número de OTPD.
- El uso de las OPO u organizaciones establecidas para el mismo cometido en cada país para todas las conversaciones familiares en torno a la donación aumenta la probabilidad de donación de órganos.
- La determinación de la MCN constituye una exploración clínica con el apoyo de estudios adicionales.
- La donación con DCM comprende aproximadamente el 15 % de los donantes fallecidos. Los pacientes con lesiones neurológicas graves sin criterios neurológicos para la declaración de muerte, lesiones de la porción superior de la médula y enfermedades musculoesqueléticas o pulmonares en fase terminal pueden ser posibles candidatos a donantes.
- El manejo de los cuidados críticos de la posible persona donante de órganos requiere un abordaje adicional en la terapia hormonal sustitutiva, el manejo de la labilidad e inestabilidad hemodinámica, la prevención de la hipervolemia y el edema pulmonar resultante.

Sitios web

Association of Organ Procurement Organizations. Available at: http://www.aopo.org/. Accessed December 6, 2018.

Donate Life America. Available at: http://www.donatelife.net. Accessed December 6, 2018.

The Organ Procurement and Transplantation Network Data. Available at: http://optn.transplant.hrsa.gov. Accessed December 5, 2018.

United Network for Organ Sharing. Available at: https://unos.org/. Accessed December 6, 2018.

Revised Uniform Anatomical Gift Act & Uniform Determination of Death Act. Available at: www.uniformlaws.org. Accessed December 6, 2018.

Estados Unidos

Association of Organ Procurement Organizations. Disponible en: http://www.aopo.org/. Consultado el 6 de diciembre de 2018.

Donate Life America. Disponible en: http://www.donatelife.net. Consultado el 6 de diciembre de 2018.

The Organ Procurement and Transplantation Network Data. Disponible en: http://optn.transplant.hrsa.gov. Consultado el 5 de diciembre de 2018.

United Network for Organ Sharing. Disponible en: https://unos.org/. Consultado el 6 de diciembre de 2018.

Revised Uniform Anatomical Gift Act & Uniform Determination of Death Act. Disponible en: www.uniformlaws.org. Consultado el 6 de diciembre de 2018.

Lecturas recomendadas

DeVita MA, Brooks MM, Zawistowski C, et al. Donors after cardiac death: validation of identification criteria (DVIC) study for predictors of rapid death. *Am J Transplant* 2008;8:432–441.

Kotloff RM, Blosser S, Fulda GJ, et al. Management of the potential organ donor in the ICU. *Crit Care Med* 2015;43(6):1291–325.

Mackersie RC, Bronsther OL, Shackford SR. Organ procurement in patients with fatal head injuries. The fate of the potential donor. *Ann Surg* 1991;213(2):143–150.

Malinoski DJ, Patel MS, Daly MC, et al. The impact of meeting donor management goals on the number of organs transplanted per donor: results from the United Network for Organ Sharing Region 5 prospective donor management goals study. *Crit Care Med* 2012;40(10):2773–2780.

Plurad DS, Bricker S, Neville A, et al. Arginine vasopressin significantly increases the rate of successful organ procurements in potential donors. *Am J Surg* 2012;204:856–860.

Quinn L, McTague W, Orlowski JP. Impact of catastrophic brain injury guidelines on donor management goals at a level I trauma center. *Transplant Proc* 2012;44(7):2190–2192.

Smith M. Physiologic changes during brain stem death—Lessons for management of the organ donor. *J Heart Lung Transplant* 2004;23:S217–S222.

Wijdicks EFM, Varelas PN, Gronseth GS, et al. Evidence-based guideline update: determining brain death in adults. Report of the Quality Standards Subcommittee of the American Academy of Neurology. *Neurology* 2010;74:1911–1918.

Williams MA, Lipsett PA, Rushton CH, et al. The physician's role in discussing organ donation with families. *Crit Care Med* 2003;31(5):1568–1573.

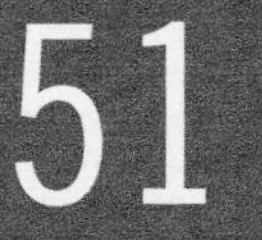

Hipotermia involuntaria y terapéutica, lesiones por frío y ahogamiento

Samuel A. Tisherman

I. INTRODUCCIÓN. La hipotermia involuntaria (<35 °C) se produce hasta en la mitad de las víctimas de traumatismos graves y se asocia a una mayor morbilidad y mortalidad. La hipotermia en los pacientes traumáticos se produce de forma secundaria a las lesiones, la exposición ambiental, el choque, la intoxicación por alcohol o drogas, la anestesia y la rehidratación fríos. Debe diferenciarse de la hipotermia de exposición no traumática o de la hipotermia secundaria a afecciones médicas (p. ej., insuficiencia tiroidea o suprarrenal). La hipotermia involuntaria no controlada también debe diferenciarse de la hipotermia terapéutica controlada (como la utilizada en la cirugía cardíaca o después de un paro cardíaco).

A. Clasificación de la hipotermia. La hipotermia se clasifica por la temperatura central del paciente:

1. **Leve.** 32-35 °C: hallazgos fisiológicos leves.
2. **Moderada.** 28-32 °C: signos y síntomas presentes, pero variables.
3. **Grave.** Por debajo de 28 °C: alteraciones del sistema nervioso central (SNC) y hemodinámicas inminentes o presentes (a menudo extremas).

B. Debe medirse la temperatura central. Las sondas rectales y vesicales y los sensores térmicos venosos centrales y esofágicos ofrecen los mejores datos de temperatura. Se prefieren las sondas rectales por su seguridad y facilidad de inserción. Las sondas deben poder medir temperaturas bajas.

II. FISIOLOGÍA DE LA HIPOTERMIA

A. Mantenimiento de la temperatura. El mantenimiento de la temperatura dentro de un rango estrecho a pesar de las amplias variaciones de la temperatura ambiental es fundamental para los seres humanos. La respuesta normal a un entorno frío es minimizar la pérdida de calor y simultáneamente aumentar la producción de calor.

1. **Pérdida de calor.** La pérdida de calor se produce por radiación, conducción, convección y evaporación, que puede disminuirse mediante la vasoconstricción cutánea. Los pacientes hipotérmicos también pueden minimizar la pérdida de calor mediante respuestas conductuales (trasladarse a un entorno más cálido) y el uso de ropa de abrigo.
2. **El aumento de la actividad física, los escalofríos, el aumento de la alimentación y la termogénesis sin escalofríos pueden aumentar la producción de calor.** Los escalofríos provocan un aumento del consumo de oxígeno y de la producción de calor (que el paciente puede no ser capaz de compensar fisiológicamente), una vasodilatación que puede provocar una mayor pérdida de calor, y acidosis metabólica. Por tanto, los escalofríos pueden ser perjudiciales y no consiguen aumentar la temperatura. Cuándo y cómo detener los escalofríos es una cuestión controvertida, ya que ningún fármaco es el ideal. Los protocolos para tratar los escalofríos durante la hipotermia terapéutica han incluido el paracetamol, la buspirona, el sulfato de magnesio, la dexmedetomidina, los opioides y el propofol. Los bloqueadores neuromusculares pueden utilizarse en casos graves.

B. Efectos clínicos de la hipotermia. Se produce una progresión de cambios en todos los parámetros fisiológicos a medida que disminuye la temperatura, con hallazgos leves e inconsistentes con la hipotermia leve y anomalías más predecibles con la grave.

1. **Metabólicos.** Inicialmente el cuerpo intenta conservar el calor corporal mediante el aumento de la actividad metabólica y los escalofríos durante la hipotermia. Estas respuestas se pierden a medida que la hipotermia progresa, con una disminución eventual del metabolismo proporcional al descenso de la temperatura.
2. **Respiratorios.** Al principio puede observarse taquipnea, pero, con un mayor enfriamiento, la frecuencia respiratoria disminuye, lo que finalmente conduce a apnea. La oxigenación arterial suele mantenerse, pero la tisular puede verse alterada debido a la intensa vasoconstricción y al desplazamiento hacia la izquierda de la curva de disociación de la hemoglobina, lo que conduce a una menor liberación de oxígeno. La hipotermia altera el pH arterial, la presión parcial de CO_2 (pCO_2) y la presión parcial de oxígeno (PO_2) medidos, lo que hace que algunos sugieran «corregir» los valores de la gasometría arterial

en función de la temperatura del paciente antes de tratarlos, ya que los analizadores de gasometría arterial suelen calentar la muestra a 37 °C. Esto es innecesario, ya que no se ha constatado beneficio alguno del uso de los valores corregidos.

3. **Hemodinámicos.** La taquicardia es frecuente al principio de la hipotermia leve, pero con una hipotermia más grave se produce bradicardia. En el electrocardiograma (ECG) pueden observarse intervalos PR, QRS y QT prolongados, ondas J (Osborn), bradicardia sinusal, aleteo o fibrilación auricular y arritmias ventriculares con hipotermia de moderada a grave. Por debajo de 28 °C existe un alto riesgo de fibrilación ventricular (FV), bloqueo cardíaco completo o asistolia. Los pulsos a menudo no son palpables debido a la vasoconstricción, incluso si la función cardíaca continúa y la perfusión tisular es adecuada para ese nivel de temperatura. Además de los cambios en el ritmo cardíaco, la vasodilatación se produce con la hipotermia leve y los escalofríos, lo que provoca una mayor pérdida de calor y predispone al paciente a hipotensión. La vasoconstricción se produce a medida que la temperatura disminuye.
4. **Neurológicos.** Los cambios con la hipotermia de leve a moderada incluyen apatía, confusión o pérdida de coordinación. **Una anomalía sensorial en un paciente traumático con riesgo de hipotermia no debe atribuirse solo a la hipotermia.** Hay que descartar traumatismo craneoencefálico, choque hipovolémico e intoxicación por alcohol o drogas. Con la hipotermia grave se produce un coma, a menudo con depresión o silencio del electroencefalograma (EEG), aunque todavía es posible una recuperación neurológica normal.
5. **Coagulación.** Uno de los hallazgos más frecuentes es la trombocitopenia debida al secuestro de plaquetas. Esto se complica con una anomalía en la función plaquetaria, que provoca tiempos de sangrado prolongados. El deterioro de la cascada de la coagulación es secundario a la disminución de la función enzimática. También puede producirse un aumento de la actividad fibrinolítica del plasma. Además de la hipotermia, el uso de transfusiones masivas para la pérdida de sangre asociada al traumatismo puede causar la dilución de las plaquetas y los factores de coagulación, así como acidosis metabólica. Por último, la respuesta inflamatoria debida a la lesión tisular puede alterar la coagulación en los pacientes traumáticos. La medición precisa de la función de coagulación en pacientes hipotérmicos es problemática porque los instrumentos de laboratorio por lo general calientan la sangre a 37 °C. Se ha evaluado la tromboelastografía (TEG) en sangre en afecciones hipotérmicas. El descenso de la temperatura provocó una reducción progresiva sistemática de la coagulación sanguínea al retrasar el inicio de la formación de trombos. Sin embargo, la respuesta al enfriamiento no fue uniforme y existe variabilidad. En general, el impacto de la hipotermia en la coagulopatía de los traumatismos es complejo, aunque parece poco probable un efecto independiente sobre la coagulación por encima de los 33 °C.
6. **Renales.** La hipotermia disminuye la capacidad del riñón para la reabsorción hidroelectrolítica, lo que conduce a una diuresis inicial «fría» inadecuada, lo que a su vez aumenta el riesgo de hipotensión. A medida que la temperatura disminuye aún más, la diuresis disminuye. En consecuencia, la diuresis tiene una utilidad limitada como marcador de una perfusión adecuada de los órganos en los pacientes hipotérmicos. La rabdomiólisis es otro motivo de preocupación en aquellos pacientes con posible inmovilidad durante un período de tiempo prolongado.

III. HIPOTERMIA INVOLUNTARIA EN TRAUMATISMOS

A. **Predisposición a la hipotermia.** En los pacientes traumáticos, la incidencia y la gravedad de la hipotermia se correlacionan directamente con la gravedad de la lesión. Entre el 21 % y el 50 % de los pacientes traumáticos graves sufren hipotermia debido a:

1. **Exposición** en el campo con ropa inadecuada o húmeda.
2. **Pérdida de sangre** y choque.
3. Los **tratamientos habituales**, que incluyen la infusión de líquidos fríos, la retirada de toda la ropa y la abertura de las cavidades corporales.
4. **Capacidad limitada de producir calor** debido a traumatismo y choque hemorrágico, alcohol y otras sustancias tomados por el paciente, o a la administración de analgésicos, sedantes y anestésicos. Por ejemplo, la anestesia general puede disminuir la producción de calor en un 20 %.

B. **Los pacientes traumáticos con hipotermia tienen una mayor tasa de mortalidad** que sus homólogos, incluso cuando se tienen en cuenta otros factores que afectan la mortalidad. Como pronóstico de un traumatismo grave y de los intentos de reanimación, el paciente suele presentar hipotermia, coagulopatía y acidosis («tríada de la muerte»). Las intervenciones de «control de daños» (control rápido de la hemorragia arterial activa, control rápido de la contaminación, estabilización de las fracturas, taponamiento de la herida, recalentamiento en la unidad de cuidados intensivos [UCI] y retraso de los procedimientos definitivos) pueden romper el ciclo de hemorragia, transfusión, empeoramiento de la coagulopatía, empeoramiento de la hipotermia y más hemorragia.

IV. TRATAMIENTO

A. Prevención. La conciencia de la existencia o del potencial de hipotermia en los pacientes traumáticos es el primer paso clave. Las medidas de prevención deben iniciarse sobre el terreno y continuar en el servicio de urgencias, el quirófano y la UCI. Estas medidas incluyen:

1. **Calentamiento del entorno.** Calentar el entorno en el vehículo de transporte, el servicio de urgencias, el quirófano y la UCI.

   La temperatura ambiente es un factor determinante para el enfriamiento, ya que determina la tasa de pérdida de calor por radiación, convección y evaporación de la piel y los lugares de intervención.
2. Uso de oxígeno caliente y humidificado.
3. Infusión de líquidos intravenosos calentados y sangre. Los calentadores de líquidos a contracorriente son especialmente eficaces.
4. Minimización de la exposición. Cubrir al paciente con una manta o una prenda que atrape o genere calor puede disminuir la pérdida de calor.
5. El calentamiento activo puede llevarse a cabo mediante una manta calefactora, calentadores de convección de aire forzado, lámparas de calor radiante u otros dispositivos de calentamiento.

B. Tratamiento convencional. Comienza con los esfuerzos de reanimación habituales (descritos en la tabla 51-1 y la fig. 51-1).

TABLA 51-1 Tratamiento de la hipotermia
General
1. Manipular al paciente con suavidad
2. Evitar más pérdidas de calor
3. Evaluar el ABC:
A. Vía aérea (***A****irway*)
B. Respiración (***B****reathing*)
C. Circulación (***C****irculation*)
4. Para el paciente en coma, considerar tratamientos empíricos:
D50
Naloxona
Tiamina
Opciones de tratamiento
1. Recalentamiento externo pasivo:
Manta aislante
Habitación cálida
2. Recalentamiento externo activo:
Mantas calefactoras
Calentadores de aire forzado por convección
Lámparas de calefacción
Inmersión
3. Recalentamiento interno activo:
Líquidos intravenosos calientes
Oxígeno caliente y humidificado
Lavado gástrico, colónico y vesical
Lavado peritoneal, pleural y mediastínico
Catéter venoso central especialmente diseñado
Recalentamiento arteriovenoso continuo
Hemodiálisis
Apoyo vital extracorpóreo

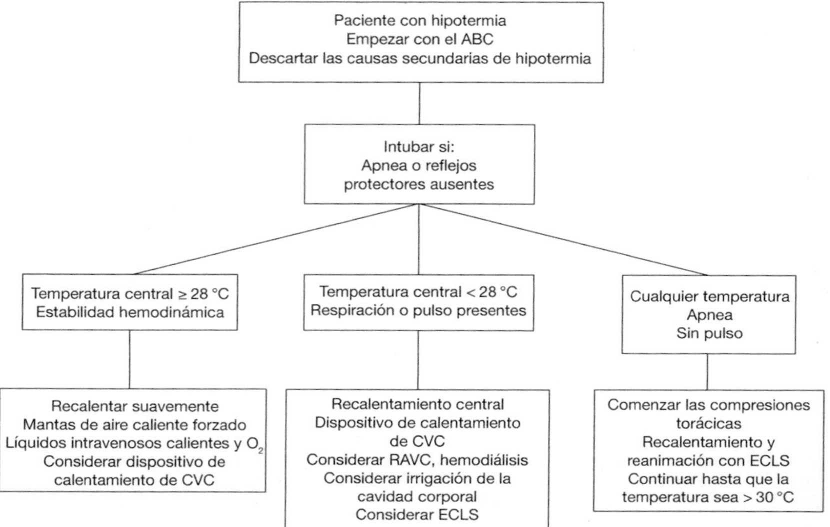

Figura 51-1. Manejo del paciente hipotérmico. CVC, catéter venoso central; ECLS, soporte vital extracorpóreo; RAVC, recalentamiento arteriovenoso continuo.

1. **Vía aérea y respiración.** Los pacientes hipotérmicos que mantienen una vía aérea permeable y ventilación espontánea no suelen requerir una intubación inmediata. La intubación endotraqueal está indicada en los pacientes apneicos y en los que presentan obnubilación profunda o alteración de los reflejos protectores.
2. **Circulación.** Las compresiones torácicas externas deben iniciarse en todos los pacientes con FV o asistolia. Si un paciente con hipotermia grave no tiene pulso, pero respira espontáneamente y tiene evidencia de un ritmo cardíaco organizado en el ECG, el gasto cardíaco debe ser suficiente para mantener la viabilidad de los órganos vitales, y no están indicadas las compresiones torácicas externas. En estos pacientes y en los que tienen pulso, pero que tienen hipotensión o evidencia de disfunción de los órganos específicos, la infusión de líquidos calientes (39-40°C) junto con el recalentamiento rápido del núcleo es el tratamiento principal.

   En el caso de los pacientes con hipotermia grave en fibrilación ventricular, deben intentarse hasta tres descargas eléctricas. Si no se consigue, el paciente debe recibir reanimación cardiopulmonar (RCP) y también ser calentado antes de realizar nuevos intentos de desfibrilación. El soporte vital extracorpóreo (ECLS, *extracorporeal life support*) u oxigenación por membrana extracorpórea (ECMO, *extracorporeal membrane oxygenation)* venoarterial puede estar indicado tanto para el soporte circulatorio como para el recalentamiento. Los fármacos tienden a ser ineficaces mientras el paciente permanece hipotérmico. Es necesario corregir la hipovolemia, causada por la fuga capilar, la diuresis fría y las lesiones.
3. **Neurológicos.** Deben buscarse y tratarse otras causas de coma, como un traumatismo craneoencefálico, hipoglucemia, anomalías electrolíticas o sobredosis de fármacos (p. ej., con dextrosa al 50 %, naloxona o flumazenil).

   Además, debe proporcionarse inmovilización medular si las circunstancias sugieren algún riesgo de lesión en el tronco o la cabeza.

C. **Procedimientos, manejo de pacientes y FV.** A medida que la temperatura central desciende a 28 °C o menos, aumenta el riesgo de FV espontánea. Este riesgo puede aumentar con los estímulos físicos. Solo deben realizarse los procedimientos necesarios. Las sondas nasogástricas y bucogástricas, las sondas vesicales, los catéteres venosos centrales y los cambios de posición o movimientos drásticos del paciente rara vez salvan la vida en las fases iniciales de la reanimación y deben evitarse hasta que la temperatura central aumente al menos a 32 °C. Por encima de esta temperatura, el riesgo de FV es insignificante. Por el contrario, **no debe diferirse la in-**

tubación en pacientes apneicos o incapaces de mantener la permeabilidad de la vía aérea, pero debe hacerse con cuidado. Debe considerarse la posibilidad de utilizar anestesia tópica.

D. **Tratamiento farmacológico.** Los fármacos no esenciales deben evitarse en los pacientes hipotérmicos debido a su metabolismo imprevisible, que puede provocar toxicidad cuando el paciente se recalienta.

E. **Signos de irreversibilidad.** Los pacientes hipotérmicos pueden parecer muertos. No obstante, los esfuerzos de reanimación deben comenzar y no cesar hasta que la hipotermia moderada o grave se revierta (es decir, hasta que el paciente esté casi en normotermia).

Las únicas excepciones son los pacientes que han sufrido lesiones incompatibles con la vida o cuando la hipotermia es el pronóstico natural del estado poiquilotérmico generado con la parada cardíaca prolongada en pacientes con normotermia en el inicio. Los parámetros metabólicos iniciales como un pH <6.8 o un potasio >7.0 mEq/L son marcadores *relativos* de irreversibilidad.

V. **RECALENTAMIENTO.** En los pacientes traumáticos con hipotermia, una vez que se ha completado la evaluación primaria y se ha abordado el ABC de la atención traumatológica, debe iniciarse el recalentamiento. Las tasas de calentamiento promedio de las técnicas de recalentamiento habituales se enumeran en la tabla 51-2.

A. **Hipotermia leve (32-35°C).** Los pacientes con hipotermia leve pueden ser tratados con métodos pasivos de recalentamiento externo, como mantas aislantes, o métodos activos de recalentamiento externo, como mantas térmicas o calentadores de convección de aire forzado.

B. **Hipotermia moderada (28-32°C).** El recalentamiento externo por sí solo de los pacientes con hipotermia moderada o grave puede provocar una «caída posterior», es decir, un descenso de la temperatura central durante los intentos de recalentamiento debido a que la sangre periférica fría fluye hacia el núcleo a medida que se produce la vasodilatación periférica. Los pacientes con hipotermia moderada necesitan métodos de recalentamiento interno más activos (p. ej., líquidos intravenosos calientes y aire inspirado caliente). Puede estar indicado el lavado gástrico, colónico, vesical, peritoneal, pleural o mediastínico o la hemodiálisis. Pueden utilizarse catéteres venosos centrales especializados que permiten la circulación de suero salino a temperatura controlada a través de globos colocados alrededor del catéter. En el recalentamiento arteriovenoso continuo (RAVC) se utiliza un circuito extracorpóreo ligado a la heparina con un dispositivo de calentamiento a contracorriente conectado a cánulas colocadas en la arteria y la vena femorales. El recalentamiento venovenoso también puede utilizarse de forma similar añadiendo una bomba de rodillo.

C. **Hipotermia grave (<28 °C).** El paciente con hipotermia grave corre un alto riesgo de sufrir una parada cardíaca. El uso del ECLS, iniciado a través de los vasos femorales, la vena yugular o el tórax, es el tratamiento de elección, ya que el ECLS es el método de recalentamiento más eficaz y puede mantener la circulación.

Si la hemodinámica es adecuada y no se han producido arritmias, son apropiados los métodos de recalentamiento interno menos invasivos, con el ECLS disponible en caso de deterioro del paciente.

VI. **SITUACIONES ESPECIALES**

A. **Hipotermia por exposición.** La hipotermia por exposición (sin traumatismo) causa aproximadamente 100 000 muertes al año en todo el mundo. Para mejorar la supervivencia, son esenciales tres cosas: el reconocimiento de los pacientes que están en riesgo, la identificación precisa de la afección mediante mediciones de la temperatura central y el inicio temprano del tratamiento adecuado.

1. **Factores de riesgo:**

   a. Extremos de edad (adultos mayores y neonatos/niños).

   b. Consumo de alcohol, sedantes o drogas ilícitas.

TABLA 51-2	Índices de recalentamiento
Recalentamiento externo pasivo	0.5-2.0 °C/h
Escalofríos	3-4 °C/h
O_2 calentado	1.0-2.5 °C/h
Lavado peritoneal/diálisis	1.0-2.5 °C/h
Recalentamiento arteriovenoso continuo	2-3 °C/h
Apoyo vital extracorpóreo	10 °C/h

c. Aislamiento social y pobreza.
d. Enfermedades o lesiones neurológicas concurrentes, especialmente enfermedades cerebrovasculares y lesiones de la médula espinal, o enfermedades psiquiátricas.
e. Alteraciones dérmicas, incluidas las quemaduras.
f. Ciertos medicamentos, como bloqueadores adrenérgicos, antipsicóticos y antidepresivos.
g. Enfermedades endocrinológicas como diabetes, hipotiroidismo e insuficiencia corticosuprarrenal.
h. Inmersión.

2. **La causa de la hipotermia puede no ser solo la exposición.** Los indicios clínicos de una causa subyacente de hipotermia incluyen ausencia de bradicardia, incapacidad de aumentar la temperatura con medidas rutinarias y estado mental anómalo, estupor o coma tras el recalentamiento a más de 32 °C en ausencia de una parada cardíaca previa.

B. **Ahogamiento (o lesión por inmersión).** El ahogamiento (o lesión por inmersión), definido como asfixia por inmersión en un medio líquido, es una causa común de muerte accidental, especialmente en niños y adolescentes/adultos jóvenes. Los factores de riesgo de las lesiones por sumersión son hipotermia, incapacidad para nadar, accidentes de buceo, ingesta de alcohol y drogas, y agotamiento.

La inmersión produce rápidamente hipotermia, lo que puede aumentar el riesgo de ahogamiento, pero también puede proporcionar una protección cerebral crítica si se produce una asfixia o una parada cardíaca.

1. **Insuficiencia pulmonar.** La insuficiencia pulmonar es común después de la inmersión, a menos que se evite la aspiración mediante laringoespasmo. La aspiración en agua dulce provoca daños pulmonares debido al lavado del tensioactivo y a los mecanismos reflejos que provocan un aumento de la resistencia de la vía aérea. La aspiración de agua salada provoca daños pulmonares a través de un gradiente osmótico que provoca desplazamientos de líquido rico en proteínas hacia los alvéolos. Los desplazamientos de líquido causados por ambos tipos de aspiración no suelen causar desequilibrios electrolíticos séricos significativos. Los contaminantes del agua se suman al daño de cualquiera de los dos tipos de aspiración.
2. **Daños en el SNC.** Los daños en el SNC debidos a hipoxia cerebral se producen en el 12 % al 27 % de los supervivientes. La temperatura del agua fría puede disminuir la temperatura cerebral hasta niveles protectores antes de que se produzca la parada cardíaca. El manejo dirigido de la temperatura (MDT) a mantenerla entre 33 °C a 36 °C durante 24 h puede mejorar el pronóstico neurológico y la supervivencia tras una parada cardíaca normotérmica. Puede ser ventajoso continuar con el MDT después de la reanimación de la víctima de la inmersión si está en coma.
3. *Dado que tirarse de cabeza al agua es una actividad frecuente en las víctimas de inmersión, puede existir una lesión de la columna cervical que debe descartarse.*
4. **Choque.** El choque es poco común después de la inmersión. Su presencia justifica la búsqueda de otras causas.
5. **Tratamiento.** El tratamiento comienza con una estrategia de reanimación convencional, que incluye la evaluación de la vía aérea, la respiración y la circulación. Puede ser necesario el apoyo ventilatorio (con presión positiva no invasiva o con intubación) a pesar de que los hallazgos radiográficos del tórax sean inicialmente mínimos. No es necesario utilizar antibióticos o corticoesteroides profilácticos.
6. **Víctimas de inmersión en agua fría.** Las víctimas de la inmersión en agua fría pueden parecer muertas. Si el paciente ha permanecido en el agua durante menos de 1 h, están indicados los esfuerzos de reanimación al menos hasta que la temperatura central sea superior a 30 °C.

C. **Lesiones por congelación**

1. **Fisiopatología.** La complicación local de la hipotermia en los órganos externos (p. ej., dedos, nariz u orejas) se denomina congelación, e implica congelación de los tejidos y oclusión microvascular que conduce a isquemia y muerte celular. El alcance de la lesión tisular varía desde hiperemia y edema hasta la formación de vesículas y necrosis de espesor total.
2. **Tratamiento.** Limitar la exposición al frío es la mejor manera de minimizar la progresión de la lesión.

Las extremidades afectadas deben recalentarse rápidamente mediante la inmersión en agua caliente (38-41 °C). La extremidad debe elevarse para minimizar el edema. Debe administrarse toxoide tetánico. Si hay compromiso vascular, puede ser necesaria una escarotomía.

En algunos casos puede ser útil el activador tisular del plasminógeno o la prostaciclina. El desbridamiento quirúrgico o la amputación deben diferirse hasta que se produzca una demarcación clara, a menos que haya sobrevenido sepsis.

VII. MANEJO SELECTIVO DE LA TEMPERATURA

A. Estudios en animales. Los estudios en animales sobre el choque hemorrágico sugieren un papel protector de la hipotermia *controlada* o *terapéutica*. En teoría, la hipotermia puede proteger los órganos isquémicos o vulnerables a la isquemia (especialmente el cerebro y el corazón) y mejorar el pronóstico.

Los mecanismos de los efectos beneficiosos de la hipotermia incluyen disminución de las demandas metabólicas, alteración de la lesión oxidante, cambio de las respuestas inflamatorias y otros posibles mecanismos. En la actualidad, se carece de estudios clínicos sobre los efectos de la hipotermia terapéutica durante el choque hemorrágico. Hasta que se lleven a cabo estos estudios, se recomienda recalentar rápidamente a los pacientes traumáticos, sobre todo si tienen coagulopatía.

B. Paro cardíaco por desangrado. Los estudios de laboratorio en modelos clínicamente relevantes de hemorragia por desangrado sugieren que la inducción rápida de hipotermia profunda (10-15°C) (preservación y reanimación de urgencia) podría permitir la supervivencia después de hasta 2 h o 3 h de parada circulatoria, tiempo que podría utilizarse clínicamente para el transporte del paciente y el control quirúrgico de la hemorragia. Se está realizando un ensayo clínico de esta técnica.

C. Cuidados tras una parada cardíaca. Para los pacientes que sufren una parada cardiaca no traumática y en quienes la circulación espontánea se restablece con éxito, pero que permanecen en coma, la American Heart Association y sus homólogos internacionales recomiendan la MDT entre 33 °C y 36 °C durante 24 horas. En el caso de los pacientes traumáticos que permanecen en coma (sin traumatismo craneoencefálico) tras la reanimación de una parada cardíaca, debe considerarse el MDT si no hay contraindicaciones (p. ej., coagulopatía, hemorragia en curso).

D. Traumatismos neurológicos. Aunque los datos preclínicos son alentadores, los estudios clínicos no han constatado claramente el beneficio de la hipotermia terapéutica en pacientes con traumatismo craneoencefálico o lesión medular. Sin embargo, la hipertermia es claramente perjudicial en estas situaciones. Es prudente el control activo de la temperatura para mantener la normotermia.

AXIOMAS

- Todos los pacientes traumáticos corren el riesgo de desarrollar hipotermia involuntaria/por exposición: debe indagarse con una sonda de temperatura central de baja lectura y evitar activamente que se produzca (líquidos calientes, mantas, luces de calentamiento).
- Los pacientes con hipotermia moderada y grave necesitan un recalentamiento central **activo**.
- Los pacientes con hipotermia grave pueden presentar una parada cardíaca. A menos que existan lesiones evidentes incompatibles con la vida, los pacientes no deben ser declarados muertos hasta que se les haya recalentado.
- Las víctimas de ahogamiento tienen un alto riesgo de complicaciones pulmonares, así como de daños neurológicos anóxicos. El tratamiento es principalmente de apoyo.

Lecturas recomendadas

Alam HB, Pusateri AE, Kindzelski A, et al. Hypothermia and hemostasis in severe trauma: a new crossroads workshop report. *J Trauma Acute Care Surg* 2012;73:809–817.

Callaway CW, Donnino MW, Fink EL, et al. Part 8: Post–cardiac arrest care: 2015 American Heart Association guidelines update for cardiopulmonary resuscitation and emergency cardiovascular care. *Circulation* 2015;132(Suppl 2):S465–S482.

Cannon JW, Khan MAA, Raja AS, et al. Damage control resuscitation in patients with severe traumatic hemorrhage: a practice management guideline from the Eastern Association for the Surgery of Trauma. *J Trauma Acute Care Surg* 2017;82:605–617.

Choi HA, Ko S-B, Presciutti M, et al. Prevention of shivering during therapeutic temperature modulation: the Columbia anti-shivering protocol. *Neurocrit Care* 2011;14:389–394.

Delaney KA, Vassallo SU, Larkin GL, et al. Rewarming rates in urban patients with hypothermia: prediction of underlying infection. *Acad Emerg Med* 2006;13:913–921.

Handford C, Buxton P, Russell K, et al. Frostbite: a practical approach to hospital management. *Extrem Physiol Med* 2014;3:7.

Kosiński S, Darocha T, Jarosz A, et al. Clinical course and prognostic factors of patients in severe accidental hypothermia with circulatory instability rewarmed with veno-arterial ECMO - an observational case series study. *Scand J Trauma Resusc Emerg Med* 2017;25:46.

Laniewicz M, Lyn-Kew K, Silbergleit R. Rapid endovascular warming for profound hypothermia. *Ann Emerg Med* 2008;51:160–163.

Madden LK, Hill M, May TL, et al. The implementation of targeted temperature management: an evidence-based guideline from the Neurocritical Care Society. *Neurocrit Care* 2017;27:468–487.
Ruzicka J, Stengl M, Bolek L, et al. Hypothermic anticoagulation: testing individual responses to graded severe hypothermia with thromboelastography. *Blood Coagul Fibrinolysis* 2012;23:285–289.
Tisherman SA, Alam HB, Rhee PM, et al. Development of the Emergency Preservation and Resuscitation for Cardiac Arrest from Trauma (EPR-CAT) clinical trial. *J Trauma Acute Care Surg* 2017;83:803–809.
Wang HE, Callaway CW, Peitzman AB, et al. Admission hypothermia and outcome after major trauma. *Crit Care Med* 2005;33:1296–1301.
Weuster M, Haneya A, Panholzer B, et al. The use of extracorporeal membrane oxygenation systems in severe accidental hypothermia after drowning: a centre experience. *ASAIO J* 2016;62:157–162.

IV Cirugía de urgencia

Introducción a la cirugía general de urgencia: evaluación del abdomen agudo

David V. Feliciano y Grace F. Rozycki

I. EVALUACIÓN DEL ABDOMEN AGUDO. Una de las consultas más habituales que se solicitan a los cirujanos de cuidados intensivos es la evaluación de un paciente con dolor abdominal. Este síntoma se presenta en todos los grupos de edad, puede estar causado por enfermedades tanto intraabdominales (incluidos los trastornos gastroenterológicos funcionales) como extraabdominales, y puede resolverse rápidamente o aumentar su gravedad. El proceso de evaluación de los pacientes con dolor abdominal comienza siempre con una anamnesis y una exploración física específicas por parte del cirujano.

A continuación, se solicitan las pruebas de laboratorio, de imagen y complementarias adecuadas para ayudar a establecer un diagnóstico, confirmar una sospecha de diagnóstico, documentar los resultados de referencia en un paciente que debe estar en observación o ayudar a preparar al paciente para una laparotomía de urgencia. Es cierto que las imágenes radiológicas actuales (escáneres de 128 o 256 cortes, tomografía computarizada [TC] de doble contraste) son útiles para hacer o confirmar el diagnóstico en un paciente con dolor abdominal. Sin embargo, la decisión de solicitar un estudio de este tipo es posterior a la anamnesis y a la exploración física, para evitar una exposición innecesaria a la radiación, sobre todo en pacientes pediátricos.

El primer objetivo de la evaluación del cirujano es hacer el diagnóstico de la enfermedad que está causando el dolor abdominal. Si esto no puede llevarse a cabo, debe decidirse si la presentación del paciente es muy sugestiva de peritonitis, hemorragia intraabdominal, etc., lo que obligaría a realizar una laparotomía. Uno de los puntos importantes de decisión es el momento de realizar una laparotomía, especialmente en un centro de atención de agudos que también evalúa a los pacientes lesionados.

II. ANAMNESIS

A. La comprensión de la embriología y la anatomía es fundamental para evaluar a los pacientes con dolor abdominal. La capa visceral del peritoneo está provista de nervios autónomos que reflejan las divisiones embrionarias de las vísceras en intestino proximal, intestino medio e intestino distal. Por ejemplo, el dolor visceral del intestino proximal (distensión gástrica, duodenal, de la vesícula biliar y de los conductos pancreáticos) se percibe primero en la línea media del epigastrio y se describe como sordo o con calambres y persistente. La porción parietal del peritoneo recibe inervación somática de la médula espinal. El dolor somático está bien localizado en el lugar de la inflamación intraabdominal y se describe como agudo y agravado por el movimiento del paciente o la palpación del cirujano. La apendicitis aguda es un ejemplo clásico para entender las diferencias entre el dolor visceral y el somático. La presentación inicial del dolor visceral periumbilical (distensión de la víscera hueca obstruida en el intestino medio) va seguida de anorexia, náuseas y vómitos (reacción del mesencéfalo). Cuando la inflamación o la infección transparietal envuelve el apéndice, se observa dolor agudo y palpación en el cuadrante inferior derecho.

B. Al obtener la anamnesis del paciente, el cirujano debe recordar la gran variedad de posibles causas intraabdominales (tabla 52-1) y extraabdominales (tabla 52-2) del dolor. Aun así, las preguntas a realizar sobre el dolor abdominal son las mismas cada vez e incluyen: ataques previos similares, inicio, carácter, localización, gravedad, tiempo, factores de agravamiento y alivio, y automedicación (fig. 52-1).

1. La información sobre *ataques previos similares* es especialmente útil en pacientes que presentan cólicos biliares, pancreatitis aguda, obstrucción parcial o completa del intestino delgado o cólicos renales. La frecuencia, la gravedad y la duración anteriores de estos ataques pueden ayudar a determinar si está indicada una laparotomía temprana u otra intervención en el episodio actual.

La forma de aparición del dolor abdominal puede ser especialmente útil para alcanzar un diagnóstico. La *aparición repentina de dolor abdominal* es característica de una úlcera gástrica o duodenal perforada o de una oclusión arterial mesentérica aguda. Sin embargo, la aparición gradual del dolor es más probable en afecciones inflamatorias tales como colecistitis aguda, pancreatitis o apendicitis.

TABLA 52-1 Causas intraabdominales de dolor abdominal

Digestivas	**Ginecológicas**
Reflujo gastroesofágico	Dolor intermenstrual
Úlcera gástrica o duodenal	Enfermedad inflamatoria pélvica
Obstrucción del intestino delgado	Rotura de embarazo ectópico
Enfermedad inflamatoria intestinal	Torsión ovárica
Apendicitis aguda	Endometriosis
Diverticulitis sigmoidea	
Obstrucción del intestino grueso	
Hepatopancreatobiliares	**Vasculares**
Hepatitis aguda	Aneurisma aórtico abdominal
Colecistitis	Isquemia mesentérica aguda
Colangitis	Trombosis venosa mesentérica
Pancreatitis	Infarto mesentérico no oclusivo
	Aneurisma visceral
	Hemorragia retroperitoneal
Genitourinarias	
Pielonefritis	
Cálculo renal	
Tumor/hemorragia renal	
Infarto renal	

TABLA 52-2 Causas extraabdominales de dolor abdominal

Cardíacas	**Inmunitarias**
Infarto de miocardio	Poliarteritis nodosa
	Lupus eritematoso sistémico
Pulmonares	
Neumonía del lóbulo inferior o infarto	
Vasculares	
Aneurisma torácico disecante	
Endocrinas	
Cetoacidosis diabética	
Hematológicas	
Enfermedad de células falciformes	
Púrpura de Henoch-Schonlein	

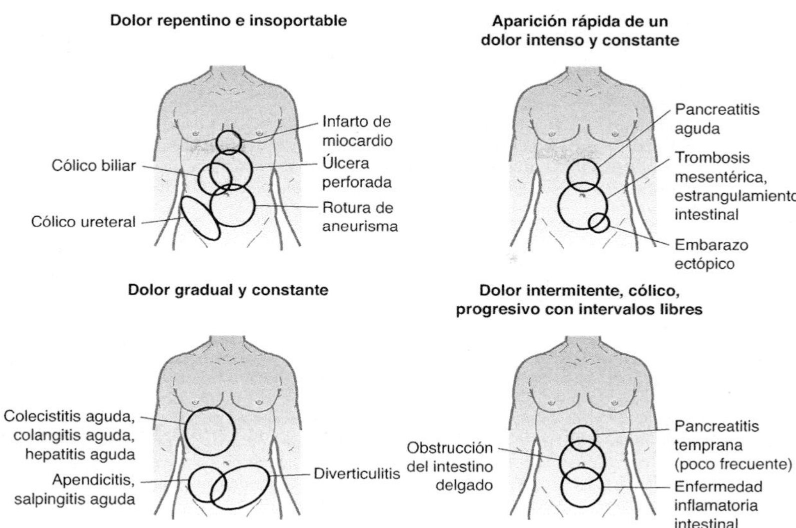

Figura 52-1. La localización y las carácterísticas del dolor son útiles en el diagnóstico diferencial del abdomen agudo.

2. Como se ha señalado anteriormente, la *localización* del dolor visceral en la línea media ayudará a ubicar la causa del dolor entre un grupo de órganos relacionados embriológicamente. El dolor somático posterior, como ocurre en contextos de úlcera perforada, colecistitis aguda, pancreatitis aguda, apendicitis aguda, diverticulitis sigmoidea, etc., ayudará a localizar el lugar exacto y la causa probable del dolor.
3. Muchos estados patológicos que probablemente remitan sin necesidad de cirugía se asocian a un dolor abdominal de *gravedad* leve a moderada. Entre estos se incluyen gastritis o duodenitis aguda, cólico biliar, pancreatitis edematosa aguda, ileítis regional aguda, diverticulitis sigmoidea aguda sin perforación, enfermedad inflamatoria pélvica, etc. En cambio, las afecciones que causan dolor abdominal grave casi siempre requerirán laparotomía u otra intervención urgente. Entre los ejemplos se incluyen la úlcera gástrica o duodenal perforada, la coledocolitiasis con colangitis, el cálculo renal, la isquemia arterial mesentérica o la rotura de un aneurisma aórtico abdominal. Por supuesto, la lista completa incluiría afecciones intratorácicas tales como un infarto de miocardio o un aneurisma disecante de aorta torácica.
4. El *momento del dolor* puede ser útil para determinar el diagnóstico, mientras que el momento de los ataques puede afectar el tratamiento. El dolor persistente es característico de todas las entidades que causan dolor grave mencionadas anteriormente, así como de las inflamaciones habituales: colecistitis aguda, colangitis aguda, apendicitis aguda, diverticulitis aguda y enfermedad inflamatoria pélvica. El dolor cólico intermitente, sin embargo, se presenta clásicamente cuando hay una obstrucción del intestino delgado sin asa cerrada. En cuanto al tratamiento, un paciente con tres episodios de obstrucción parcial del intestino delgado en los últimos 2 meses tiene más probabilidades de ser tratado con una laparotomía que un paciente con un primer ataque 10 años después de la cirugía.
5. Entre los factores *agravantes* que pueden sugerir la causa del dolor se incluyen los síntomas tras la ingesta de alimentos picantes o ácido acetilsalicílico (gastritis, duodenitis, úlceras), alimentos grasos (cólico biliar) o alcohol (pancreatitis aguda). También es útil saber qué factores de *alivio* recuerda el paciente de un ataque previo del mismo dolor. Por ejemplo, un paciente con alivio del dolor epigástrico por la ingesta de bloqueadores H_2 o inhibidores de la bomba de protones en el pasado podría tener dolor por gastritis, duodenitis o úlceras. Del mismo modo, un paciente que requiere una sonda nasogástrica mientras está siendo evaluado por dolor epigástrico podría tener pancreatitis aguda u obstrucción del intestino delgado.

6. Por último, actualmente muchos pacientes se automedican; los analgésicos pueden disminuir el dolor del paciente y complicar la evaluación médica. Por tanto, es conveniente preguntar sobre la ingesta de ácido acetilsalicílico, combinación de ácido acetilsalicílico-cafeína-paracetamol o un antiinflamatorio no esteroideo (celecoxib, diclofenaco, ibuprofeno, naproxeno, etc.).
7. Una anamnesis adecuada más allá de la enfermedad actual sebe incluir los siguientes componentes: quirúrgico, médico, social, familiar, alergias, medicamentos actuales y revisión de los sistemas. En situaciones de urgencia (el dolor del paciente probablemente se deba a una hemorragia intraabdominal), se utiliza el acrónimo «SAMPLE» (***S***ignos y síntomas, ***A***lergias, ***M***edicamentos, ***P***atologías, ***L***unch (última comida), ***E***ventos que condujeron a la lesión) como anamnesis abreviada.

III. **EXPLORACIÓN FÍSICA.** La combinación de anamnesis y exploración física exhaustivas ha conducido al diagnóstico correcto (antes de realizar pruebas complementarias, pruebas de imagen u otros procedimientos diagnósticos) en más del 75 % de los pacientes en múltiples estudios.

Cuando el dolor **abdominal** es el motivo principal de la consulta, la exploración física incluye tres componentes.

A. Signos vitales primero. La evaluación del paciente hipotenso debe realizarse al mismo tiempo que la reanimación, y tanto la anamnesis como la exploración física deben limitarse si la necesidad de laparotomía es clara.

B. Segundo, la observación del bienestar del paciente y de cualquier signo evidente de enfermedad abdominal. Por ejemplo, un paciente que presenta caquexia (cara delgada, emaciación temporal, pérdida de peso evidente) puede tener una neoplasia oculta como causa del dolor abdominal. Otros ejemplos son ictericia evidente (enfermedad hepatopancreatobiliar); diaforesis, inquietud y dolor grave (coledocolitiasis, cálculo renal, rotura de aneurisma aórtico abdominal); y evitación del movimiento (peritonitis).

C. El tercer componente es la exploración física propiamente dicha, con especial atención al abdomen y al tórax, la pelvis y los genitales adyacentes.

D. Un abordaje bien organizado y sistemático de la exploración abdominal disminuye la probabilidad de omitir pasos importantes o de hacer un diagnóstico prematuro. Para diferenciar los músculos tensos de la pared del abdomen de la peritonitis, debe solicitarse al paciente que doble las rodillas y coloque una almohada debajo de estas. Antes de comenzar la exploración, revisar con el paciente la localización inicial del dolor abdominal y pedirle que señale la zona de máximo dolor. La exploración abdominal consta de los siguientes pasos:

1. *Inspeccionar* en busca de distensión, pulsaciones, protuberancias, masas, decoloraciones, flancos o hematomas periumbilicales (el signo de Grey Turner o de Cullen puede indicar un hematoma retroperitoneal o intraperitoneal, respectivamente). En este paso se incluye la observación del movimiento respiratorio en relación con el uso de los músculos de la pared del abdomen.
2. *Auscultar* la presencia y los rasgos de los ruidos intestinales o de los soplos. La presencia de «tintineos y descargas o peristalsis con tono metálico» puede indicar una obstrucción mecánica del intestino delgado.
3. *Percusión* y *palpación* del abdomen para obtener signos de dolor a la palpación, peritonitis y organomegalia. La percusión puede utilizarse para determinar la presencia de peritonitis, ascitis, distensión del intestino, hepatomegalia o esplenomegalia. La palpación debe comenzar por el cuadrante opuesto al que presenta el máximo dolor. El dolor de descompresión (signo de Blumberg) se obtiene cuando las manos del examinador se liberan rápidamente del abdomen del paciente.

   La información obtenida con esta maniobra suele ser similar a la que se obtiene con la palpación profunda y, por tanto, no añade mucha información a los resultados de la exploración física.
4. A menudo se omite el tacto rectal (hombres y mujeres) y el examen pélvico en las mujeres, pero son útiles en muchos aspectos. Con la primera pueden detectarse masas o dolor a la palpación en la pelvis, tamaño y sensibilidad de la próstata, impactación fecal o hemorragia. El dolor a lo largo de la bóveda rectal derecha puede sugerir una apendicitis o un absceso pélvico. Debe realizarse una exploración bimanual para confirmar una causa ginecológica del dolor, como enfermedad inflamatoria pélvica, masa ovárica, absceso tuboovárico o embarazo ectópico.
5. A menudo es necesario realizar exploraciones abdominales en serie, preferiblemente por el mismo examinador, para hacer un seguimiento de los cambios en la gravedad y la localización del dolor a la palpación abdominal. El uso de escalas de dolor puede ayudar al seguimiento del paciente y a limitar las variaciones en la evaluación.

IV. **PRUEBAS DIAGNÓSTICAS COMPLEMENTARIAS.** Estas pruebas incluyen pruebas de laboratorio y de imagen y procedimientos diangnósticos. Aunque pueden ser útiles en la evaluación del paciente con dolor abdominal **agudo**, se consideran complementarias a la anamnesis y la exploración física, como se ha señalado anteriormente. Además, deben seleccionarse cuidadosamente para obtener el máximo de información diagnóstica, evitar complicaciones yatrógenas y minimizar el retraso en el tratamiento definitivo del paciente.

A. **Pruebas de laboratorio.** Las más utilizadas son la prueba de hemoglobina/hematocrito, el recuento de leucocitos con diferencial, pruebas de electrólitos, nitrógeno ureico en sangre (BUN, *blood urea nitrogen*), creatinina, glucosa, amilasa, lipasa, bilirrubina total y directa, fosfatasa alcalina y aminotransferasa sérica, y los análisis de orina y de gonadotropina coriónica humana (GCH) en orina. Si bien ninguno es requerido en todos los contextos, estas son las pruebas de laboratorio más habituales.

1. Un recuento de hematocrito elevado puede ser paralelo a una deshidratación, mientras que un recuento bajo de hemoglobina en un paciente con dolor abdominal debe hacer pensar en una hemorragia intraabdominal o retroperitoneal aguda o subaguda.
2. Un recuento de leucocitos elevado o en aumento es compatible con inflamación o infección, y la mayoría de los pacientes con un abdomen agudo presentan leucocitosis o leucocitosis con desviación a la izquierda. Un recuento de leucocitos normal no descarta ninguna de estas afecciones, aunque las hace menos probables.
3. Las pruebas de electrólitos séricos, BUN y creatinina evalúan una posible deshidratación más profunda (relación BUN/creatinina >20:1), pérdidas del tercer espacio, vómitos (indicados por una alcalosis metabólica hipoclorémica e hipocalémica), diarrea o trastorno metabólico. Otra forma de evaluar el estado metabólico del paciente es utilizar la brecha aniónica, que es $[Na^+ - (Cl^- + HCO_3^-)]$ con un rango normal de 3 mEq/L a 11 mEq/L. La acidosis con una brecha aniónica elevada puede deberse a acidosis láctica, cetoacidosis, insuficiencia renal terminal o sobredosis de sustancias químicas.
4. Cifras elevadas de amilasa o lipasa séricas indican pancreatitis, infarto o perforación del intestino delgado, lesión o fallo renal agudo o crónico, o embarazo. El grado de aumento de estos valores no suele corresponderse con la gravedad de la enfermedad. Sin embargo, la concentración de hiperamilasemia suele ser significativamente mayor con la inflamación del páncreas frente al infarto o la perforación del tubo digestivo.
5. Cifras elevadas de transaminasas (aspartato aminotransferasa [AST o SGOT] y alanina aminotransferasa [ALT o SGPT]) indican disfunción o lesión hepatocelular, como hepatitis viral, absces o, isquemia o intoxicación por paracetamol. Concentraciones elevadas de fosfatasa alcalina son consistentes con una obstrucción ductal como la de un cálculo del conducto biliar común, una estenosis o una colangitis esclerosante primaria. La concentración de γ-glutamil transferasa (GGTP) aísla el aumento de la fosfatasa alcalina como procedente de la vía biliar y no de una enfermedad ósea o un embarazo. Un cociente internacional normalizado (INR, *international normalized ratio*) elevado o cifras reducidas de albúmina pueden indicar una enfermedad hepática de larga duración, como cirrosis, que puede tener un efecto adverso importante en la recuperación tras una laparotomía de urgencia.
6. Las concentraciones elevadas de lactato pueden indicar isquemia o infarto intestinal.
7. Un análisis de orina con piuria y un nitrito positivo o la presencia de esterasa leucocitaria indica infección de las vías urinarias, pielonefritis aguda o cistitis. En ocasiones, el análisis de orina puede mostrar esterasa leucocitaria positiva sin piuria (o con una piuria leve), lo que indica un proceso inflamatorio adyacente intraabdominal como la apendicitis.
8. Todas las mujeres en edad fértil deben someterse a una prueba de embarazo (en orina o en suero, este último si existe alguna sospecha por un embarazo ectópico en fase inicial) a la vez que se evalúa el dolor abdominal.

B. **Escala de Alvarado para la apendicitis aguda.** Descrita originalmente por el Dr. Alfredo Alvarado en 1986, la escala de Alvarado consta de 10 componentes procedentes de la anamnesis paciente, la exploración física y el recuento de leucocitos con diferencial. El acrónimo comúnmente utilizado para recordar estos 10 componentes es, por sus siglas en inglés, «MANTRELS» (tabla 52-3).

La escala se utiliza para determinar la necesidad de TC abdominal, consulta quirúrgica o apendicectomía. En general, un paciente con una puntuación inferior a 3 no necesita una TC abdominal o una consulta quirúrgica, mientras que uno con una puntuación de 4 a 6 debe someterse a una TC abdominal. La consulta quirúrgica sin TC preliminar (muy poco habitual hoy en día) está indicada en pacientes con una puntuación superior a 7, ya que es probable que se trate de una apendicitis aguda.

V. ESTUDIOS DE IMAGEN

A. **Radiografías simples.** La serie abdominal consiste en una radiografía de tórax en posición vertical y radiografías abdominales en posición plana y vertical. El aire subdiafragmático detectado en una radiografía de tórax vertical puede indicar una víscera perforada. Este hallazgo, junto con antecedentes de dolor abdominal repentino y abdomen marcadamente sensible o rígido, obvia la necesidad de realizar más pruebas de imagen y debe ir seguido de una

TABLA 52-3	Acrónimo de la puntuación de Alvarado: MANTRELS	
		Valor
Síntomas	**M**igración	1
	Anorexia-acetona en la orina	1
	Náuseas y vómitos	1
Signos	(**T**_enderness_) Dolor a la palpación en el cuadrante inferior derecho	2
	(**R**_ebound pain_) Dolor de descompresión	1
	Elevación de la temperatura	1
Pruebas de laboratorio	**L**eucocitosis	2
	(**S**_hift_) Desplazamiento a la izquierda	1
Puntuación total		10

laparotomía inmediata. Sin embargo, hay que recordar que solo el 80 % de los pacientes con una úlcera duodenal perforada tendrán aire libre en la serie abdominal.

Las radiografías simples pueden mostrar calcificaciones en las vísceras, como un fecalito en el apéndice, cálculos biliares (visibles solo el 15 % de las veces) o cálculos renales (visibles el 85 % de las veces). Las calcificaciones en el páncreas son características de la pancreatitis crónica, que suele ser una fuente de dolor abdominal.

1. Dado que estas radiografías pueden realizarse a la cabecera del paciente sin agentes de contraste y pueden repetirse fácilmente, son particularmente útiles para diagnosticar una serie de enfermedades gastrointestinales. Los hallazgos clásicos en un paciente con obstrucción del intestino delgado incluyen los siguientes: (1) asas dilatadas, (2) aire mínimo en la porción distal o en el colon, (3) niveles de aire-líquido en las radiografías verticales, y (4) una apariencia de escalera de mano de las asas cuando la obstrucción ha estado presente durante varios días. En el intestino grueso, el «signo del grano de café» (asa dilatada que llena el abdomen, sin gas en el recto y con dos niveles de aire-líquido) es altamente sugestivo de vólvulo de colon sigmoideo, la forma más común de vólvulo. El vólvulo cecal (que es una torsión mesentérica en el colon ascendente) se presenta como un ciego lleno de aire con un nivel de aire-líquido prominente en la parte superior del abdomen en una radiografía vertical.

   En algunos pacientes también se produce una dilatación secundaria del intestino delgado. En un paciente con antecedentes de enfermedad inflamatoria intestinal (EII) en el colon (enfermedad de Crohn ileocólica o colónica, colitis ulcerosa crónica), se sospecha megacolon tóxico cuando hay diarrea profusa y dilatación significativas del colon.

   En particular, la dilatación del ciego hasta un diámetro de 10 cm a 12 cm o del colon transverso hasta más de 6 cm es muy indicativa del diagnóstico. El edema de la pared intestinal es característico de enfermedades inflamatorias como la colitis por *Clostridium difficile* o la EII.
2. Otro hallazgo ominoso en una radiografía abdominal es la «huella digital» o la apariencia de un pulgar que sobresale en la luz del intestino grueso. Esto se debe a la existencia de pliegues edematosos de la mucosa por infección (diverticulitis o colitis por *C. difficile*), inflamación (EII) o isquemia mesentérica.

B. Ecografía. La ecografía abdominal focalizada con una sonda de 3.5 MHz es un complemento ideal de la anamnesis y la exploración física en manos de un cirujano con formación en la técnica. Como se ha demostrado a todos los residentes de cirugía actuales, la ecografía es portátil y no invasiva, utiliza únicamente ondas sonoras (sin radiación ionizante) y puede repetirse fácilmente. Estas cualidades la hacen ideal para confirmar diagnósticos sospechosos, descartar otros y evaluar a pacientes con hipotensión o embarazadas.

1. La ecografía realizada por el cirujano es especialmente útil para evaluar a los pacientes con sospecha de enfermedades de la vesícula o de las vías biliares. Tiene una precisión superior al 95 % en la detección de cálculos o sedimentos biliares y es útil para diferenciar el ataque limitado de un cólico biliar del ataque más prolongado y tóxico de una colecistitis aguda. Los hallazgos ecográficos en un paciente con esta última incluyen los siguientes: (1) sombra acústica posterior de los cálculos biliares, (2) engrosamiento de la vesícula biliar y (3) líquido pericolecístico. En los pacientes que presentan ictericia, puede detectarse fácilmente la dilatación de los conductos biliares extra e intrahepáticos y la presencia de cálculos en el conducto biliar común.
2. En un paciente adulto mayor con hipotensión y una masa abdominal pulsátil, una ecografía en la que se observa dilatación de la aorta abdominal con líquido periaórtico permite confirmar el diagnóstico de aneurisma aórtico abdominal roto. Cuando la paciente es una mujer en edad fértil, una ecografía transvaginal puede detectar un quiste ovárico, torsión ovárica o embarazo ectópico como causa del dolor pélvico.

C. **Tomografía computarizada (TC).** La disponibilidad de la TC multidetector (TCMD) y la angiografía por TC (ATC) ha acortado y simplificado la obtención de un diagnóstico en pacientes con dolor abdominal. Sin embargo, sigue presentando los mismos inconvenientes: necesidad de trasladar al paciente al servicio de radiología, necesidad de un fármaco nefrotóxico y presencia de radiación ionizante (especialmente en los niños).

Dado que la TC ha mejorado hasta el uso de escáneres de 128 multidectores con una anchura de exploración de 8 cm, se necesitan menos revoluciones para explorar el abdomen y la pelvis. Además, los escáneres de TC más recientes tienen capacidades multienergéticas (contraste dual), que aprovechan las energías de absorción de fotones de los tejidos de diversas composiciones atómicas. Estos escáneres son más precisos y permiten nuevas posibilidades, como las imágenes «virtuales sin contraste».

Con las imágenes de TC convencionales, el uso de contraste oral ayudará a diferenciar el intestino de otros órganos intraabdominales o abscesos. Procesos de enfermedad como obstrucción del intestino delgado, neumatosis intestinal (aire intestinal intraparietal), apendicitis aguda, diverticulitis sigmoidea o una neoplasia oculta pueden detectarse en la TC. La adición de contraste intravenoso diferenciará la pancreatitis edematosa de la necrótica y a menudo confirmará el diagnóstico de isquemia arterial mesentérica u oclusión venosa como causa del dolor abdominal.

D. **Resonancia magnética (RM).** Para evitar la radiación ionizante asociada a la TC, en los últimos años se ha abogado por el uso de la RM en adolescentes y pacientes embarazadas con sospecha de apendicitis.

La sensibilidad y especificidad de la RM, incluso sin realce de gadolinio, en el diagnóstico de apendicitis en niños/adolescentes ha sido superior al 95 % en varios estudios. La precisión diagnóstica de la apendicitis en pacientes embarazadas ha sido ligeramente variable, pero la RM se utiliza cada vez más como «estudio de imagen de primera línea» en muchos centros académicos.

E. **Imágenes radioisotópicas o gammagrafía (medicina nuclear)**

1. La gammagrafía hepatobiliar con ácido iminodiacético (HIDA) también se conoce como colescintigrafía o exploración hepatobiliar. El radionúclido más utilizado en la gammagrafía HIDA es el tecnecio, que es absorbido por el tejido de la vesícula biliar. La no visualización de la vesícula biliar a las 2 horas de la inyección intravenosa de tecnecio documenta la obstrucción del conducto cístico y es altamente sugestiva (sensibilidad y especificidad ambas en torno al 95 %) de colecistitis aguda, ya sea láctica o alitiásica. Pueden producirse falsos positivos en pacientes con ayuno inadecuado, nutrición parenteral total, enfermedad hepática grave, hiperbilirrubinemia y abuso de alcohol u opioides.
2. La gammagrafía HIDA por provocación de colecistoquinina (CCC-HIDA) se utiliza para provocar síntomas de cólico biliar o medir la fracción de eyección de la vesícula biliar (FEVB). Los pacientes con síntomas típicos o atípicos de cólico biliar, pero sin cálculos biliares en la ecografía, suelen ser evaluados con esta exploración. En los pacientes en los que se mide la FEVB, varios autores han sugerido que se realice una colecistectomía cuando sea inferior al 50 % o inferior al 35 % o 40 %. Se ha informado de que el alivio de los ataques de dolor en el cuadrante superior derecho en tales pacientes alcanza el 90 % tras la colecistectomía.

F. **Angiografía por TC.** Los pacientes con isquemia arterial mesentérica (embolia o trombosis de la arteria mesentérica superior) presentan un dolor abdominal desproporcionado con respecto a los hallazgos en la exploración abdominal. Cuando el diagnóstico se retrasa y se produce un infarto del intestino delgado, del colon o de ambos, el paciente desarrolla peritonitis, leucocitosis y concentraciones sanguíneas de lactato elevadas. Debe realizarse rápidamente una angiografía por TC en un paciente con la presentación clásica para constatar la oclusión arterial antes de que se produzca el infarto y la peritonitis.

Cuando la oclusión venosa mesentérica es la causa del dolor abdominal, la aparición suele ser más gradual que en los casos de isquemia arterial mesentérica, y el dolor no es tan grave. La ATC es la prueba de elección recomendada, y los hallazgos clásicos del intestino (edema intraparietal) y de las venas mesentéricas (defecto de llenado o trombosis, congestión venosa) pueden confirmar el diagnóstico.

G. Otros procedimientos de diagnóstico

1. *Endoscopia gastrointestinal superior*: útil para diagnosticar esofagitis por reflujo, gastritis y úlceras gástricas o duodenales.
2. *Sigmoidoscopia* o *colonoscopia*: útil para diagnosticar isquemia del colon, seudomembrana característica de *C. difficile* o neoplasia oculta con obstrucción del colon o del recto.
3. *Punción/lavado peritoneal diagnóstico (LPD)*: aunque rara vez se utiliza para evaluar a los pacientes con dolor o traumatismo abdominal en detrimento de la TC, el LPD sigue teniendo valor diagnóstico en determinados pacientes.

   El ejemplo clásico sería el de un paciente cuyo exceso de inestabilidad hemodinámica impida su trasladado a una sala de TC o de medicina nuclear, pero que tenga altas probabilidades de presentar isquemia arterial mesentérica o gangrena en el intestino delgado o el colon. Tras la inserción de una sonda nasogástrica y una sonda vesical, se realiza una incisión longitudinal de 2.5 cm en la línea media inmediatamente por debajo del ombligo. Se divide la línea alba media, se barre lateralmente el tejido adiposo preperitoneal y se abre el peritoneo bajo visión directa. Se inspecciona el líquido peritoneal que drena de la cavidad peritoneal o se aspira (punción).

   La presencia de jugo intestinal, heces, alimentos/cuerpos extraños, bilis o sangre macroscópica justifica la realización de una laparotomía inmediata, excepto en determinadas circunstancias (necesidad de colocación de una endoprótesis coronaria de urgencia, balón de contrapulsación intraaórtico, inserción de cánulas de oxigenación por membrana extracorpórea [ECMO, *extracorporeal membrane oxygenation*], etc.). En ausencia de una punción muy anómala, se infunden 1 000 mL de solución salina normal en la cavidad peritoneal a través de un catéter de diálisis peritoneal. El abdomen del paciente se agita suavemente de lado a lado durante 30 s, y el líquido se aspira de nuevo en una jeringa o frasco de obtención. El retorno al afluente de cualquiera de los líquidos mencionados anteriormente o un recuento de leucocitos superior a 500/mm^3 en los análisis de laboratorio justifican la realización de una nueva laparotomía, a menos que se sospeche una peritonitis bacteriana espontánea.
4. *Laparoscopia diagnóstica*: en los pacientes en los que la causa del dolor abdominal no está clara, es apropiado realizar una laparoscopia diagnóstica en el quirófano bajo anestesia general. Entre los ejemplos de pacientes que podrían beneficiarse de un abordaje diagnóstico tan intensivo se encuentran (1) aquellos con apendicitis frente a enfermedad inflamatoria pélvica, (2) con leucocitosis e hiperlactatemia sin peritonitis, o (3) con apariencia de TC de líquido peritoneal de causa desconocida.

   La laparoscopia diagnóstica puede entonces convertirse en un procedimiento terapéutico en un paciente con úlcera duodenal perforada, colecistitis aguda, obstrucción adhesiva del intestino delgado o apendicitis aguda.

AXIOMAS

- Un médico de urgencias o de hospitalización debe avisar a un colega de cirugía general de forma temprana cuando evalúe a un paciente con dolor abdominal de origen poco claro.
- La clave para diagnosticar el origen del dolor abdominal agudo es la anamnesis y la exploración física. En función de estas se solicitan otras pruebas y procedimientos diagnósticos.
- Tras la anamnesis y la exploración física, los pacientes con lo siguiente necesitan una laparotomía de urgencia: (1) probable perforación gastrointestinal, hemorragia, infarto u obstrucción completa; (2) infección aguda como colecistitis o apendicitis; y (3) hemorragia aguda como un embarazo ectópico o un aneurisma aórtico abdominal rotos.
- Las exploraciones abdominales seriadas son necesarias en pacientes sin una causa clara de su dolor y cuando no existen signos de choque compensado o disfunción orgánica.

Lecturas recomendadas

Diaz JJ, Miller RS, May AK, et al. Acute care surgery: a functioning program and fellowship training. *J Trauma* 2007;141:310–316.

Earley AS, Pryor JP, Kim PK, et al. An acute care surgery model improves outcomes in patients with appendicitis. *Ann Surg* 2006;244:498–504.

Evers BM. Small intestine. In: Townsend CM, Beauchamp RD, Evers BM, Matsox KL, eds. *Sabiston Textbook of Surgery*. 18th ed. Philadelphia, PA: Saunders; 2008:1323.
Halstead WS. The training of the surgeon. *Johns Hopkins Hosp Bull* 1904;15:267–275.
Hameed SM, Brenneman FD, Ball CG, et al. General surgery 2.0: the emergency of acute care surgery in Canada. *Can J Surg* 2010;53:79–83.
Jurkovich GJ. Acute care surgery: the trauma surgeons' perspective. *Surgery* 2007;141:293–296.
Marino PL. *The ICU Book*. 3rd ed. Philadelphia, PA: Lippincott Williams & Wilkins; 2007:539.
Postier RG, Squires RA. Acute abdomen. In: Townsend CM, Beauchamp RD, Evers BM, Mattox KL, eds. *Sabiston Textbook of Surgery*. 18th ed. Philadelphia, PA: Saunders; 2008:1187.
Tam V, Peitzman AB, Forsythe R. Evaluation of the acute abdomen. In: Britt LD, Peitzman AB, Jurkovich GJ, Barie PS, eds. *Acute Care Surgery*. Philadelphia, PA: Wolters Kluwer; 2019:533–542.

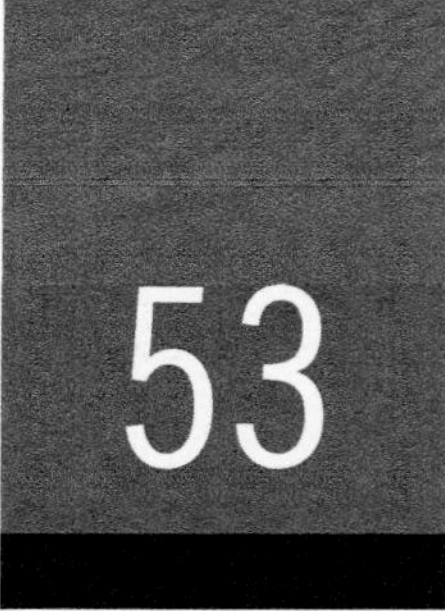

Preparación, reanimación inicial y manejo del paciente para cirugía general de urgencia

Benjamin J. Moran y Brandon R. Bruns

I. INTRODUCCIÓN

A. En general, los casos de cirugía general de urgencia (CGU) están relacionados con afecciones intraabdominales y/o infecciones de piel y tejidos blandos. Las etiologías más frecuentes son apendicitis aguda, colecistitis, obstrucción intestinal (grande y pequeña), hernia encarcelada o estrangulada, enfermedad diverticular, absceso perianal y perirrectal, intestino isquémico y víscera hueca perforada. Es fundamental diagnosticar rápidamente estas afecciones y ofrecer un tratamiento. Este esquema pretende reflejar la evaluación inicial y las decisiones quirúrgicas tomadas para este grupo de pacientes (fig. 53-1).

II. EVALUACIÓN INICIAL

A. Estabilidad hemodinámica. Determinación de la *estabilidad* del paciente frente a la *inestabilidad.*

1. La mayoría de los pacientes quirúrgicos presentarán estabilidad hemodinámica, fisiología normal o casi normal y resultados normales en las pruebas de laboratorio. Los pacientes con signos de inflamación sistémica presentan una variedad de afecciones fisiológicas anómalas. Esto oscila desde alteraciones de las constantes vitales (hipotensión, taquicardia, hipoxemia) hasta signos de sufrimiento orgánico en alteraciones de los valores de laboratorio (acidosis, déficit de bases, lesión renal aguda, coagulopatía). Es imperativo comprender que la cirugía no solo proporcionará la curación del proceso patológico, sino que también conlleva los riesgos de empeorar las alteraciones fisiológicas del paciente. Aplicar un juicio clínico sólido sobre el momento de la cirugía y la intervención quirúrgica que debe realizarse (definitiva frente a control de daños/por etapas).

B. Diagnóstico

1. Paciente *estable.* Es necesario un abordaje metódico a través de una exploración física exhaustiva, pruebas de laboratorio adecuadas, radiografías y otros elementos adicionales para establecer un diagnóstico antes del procedimiento quirúrgico. Una vez obtenido el diagnóstico, este orienta la necesidad de reanimación adicional, tratamientos adicionales, complementos, medicamentos (antibióticos) y plan quirúrgico.
2. Paciente *inestable.* No hay tiempo para alcanzar metódicamente un diagnóstico en los pacientes inestables de CGU. Es posible que deban interrumpirse las pruebas de laboratorio y de imagen y que deban realizarse de forma expeditiva. El diagnóstico de la enfermedad del paciente se realizará en el quirófano.

C. Decisión quirúrgica

1. En la mayoría de los casos de CGU, el riesgo de la cirugía es bajo y, tras analizarlo con la familia, la intervención rápida es el mejor tratamiento. Sin embargo, en otros, la determinación del riesgo quirúrgico según la edad del paciente, sus comorbilidades y su fisiología debe sopesarse con la necesidad de intervenir. La decisión de realizar la cirugía y los riesgos de esta deben ser comunicados al paciente y a la familia. Las partes implicadas deben ser asesoradas adecuadamente en lo que respecta a las cirugías posteriores, los resultados, las necesidades de ventilación y la evolución hospitalaria estimada. También es el momento adecuado para discutir los objetivos de los cuidados.

III. PREPARACIÓN PREQUIRÚRGICA

A. Normalizar la fisiología y las alteraciones en las pruebas de laboratorio.

1. La mayoría de los pacientes quirúrgicos de urgencia tendrán una fisiología normal y no requerirán una preparación prequirúrgica exhaustiva. En los pacientes graves o inestables, hay que optimizar la fisiología del paciente, incluidos la reanimación de volumen con cristaloides o tratamiento con componentes sanguíneos, antibióticos, fármacos vasoactivos y corrección de los déficits de base y de la hipoxemia, y reversión de la coagulopatía.

B. Evaluar la necesidad de soporte, acceso venoso central y dispositivos de monitorización.

1. Evaluar la necesidad de soporte adicional antes de entrar en el quirófano. Esto incluye intubación temprana para la hipoxemia, descompresión de la sonda nasogástrica y la posible necesidad de diálisis urgente para trastornos electrolíticos extremos. Debe evaluar-

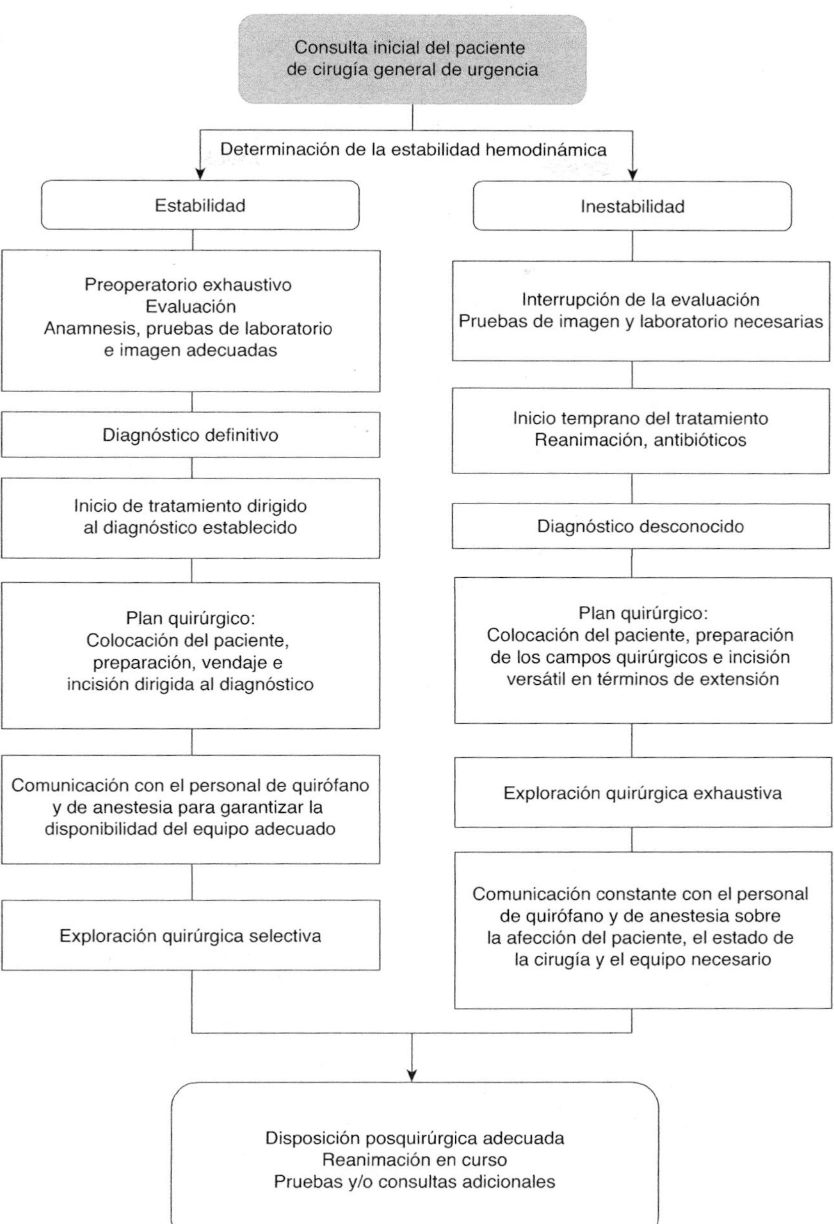

Figura 53-1. Algoritmo para la evaluación inicial del paciente de cirugía general de urgencia.

se la necesidad de un acceso venoso central y de dispositivos de monitorización arterial (presión arterial media objetivo >65 mm Hg). Colocar una sonda urinaria en los pacientes críticos e iniciar un tratamiento dirigido por objetivos para una adecuada producción de orina (0.5 mL/kg/h).

C. Antibióticos

1. En pacientes con sospecha de lesión de víscera hueca o con otros signos manifiestos de sepsis, iniciar tratamiento temprano con antibióticos de amplio espectro.

IV. CIRUGÍA

A. Preparación del quirófano

1. No todos los quirófanos son iguales: deben comprenderse las limitaciones de cada uno. Si se necesita una radiografía o un arco en C, informarse sobre la radiotransparencia de la cama y/o la colocación adecuada para que el arco en C pueda funcionar. Se necesita una iluminación adecuada; hay que examinar todas las luces y sustituir las que estén defectuosas o trasladar al paciente a otra habitación. Se recomiendan las luces frontales si la iluminación quirúrgica no es óptima.
2. Debe haber una comunicación adecuada con el personal de quirófano para que los juegos de retractores, los instrumentos y otros complementos (dispositivos de grapado, mallas, suturas) estén en el campo o cerca.

B. Posicionamiento del paciente

1. El paciente debe colocarse en una posición que permita una incisión versátil o una segunda incisión, en caso de que sea necesario cambiar el plan quirúrgico inicial. La mayoría de los procesos intraperitoneales son fácilmente accesibles con el paciente en posición supina. Si es necesario acceder al periné (colocación de dispositivos de grapado transrectal, acceso para procedimientos endoscópicos y la posibilidad de lavar el recto y la porción distal del colon sigmoideo) o al tórax, deben preverse y planificarse con el personal de anestesia y de quirófano.
2. Para el acceso al periné, pueden utilizarse posiciones de litotomía baja o alta. La primera permite el acceso al periné y facilita las cirugías de la parte más inferior de la pelvis. La posición de litotomía alta es muy útil para la piel y los tejidos blandos del periné para un desbridamiento eficaz.
3. Si se prevé el acceso a la cavidad torácica, debe considerarse la posibilidad de colocar al paciente en posición lateral en la mesa, con la articulación de la cama a la altura de la cintura. Si es necesario acceder a las cavidades abdominal y torácica simultáneamente, colocar al paciente en posición supina con el brazo mirando hacia arriba y un bulto bajo el hombro del lado torácico deseado.
4. Se prefiere el abordaje de las extremidades con el paciente en posición supina y con una preparación circunferencial de la extremidad afectada.
5. En algunos casos de infección de tejidos blandos, el paciente requerirá un reposicionamiento para permitir un desbridamiento amplio.

C. Preparación de la piel y vendaje

1. La preparación de la piel debe ser tal que permita cualquier necesidad de extensión de la incisión o conversión de laparoscopia a laparotomía. En el caso de las incisiones abdominales, la antisepsia de la piel debe extenderse varios centímetros por encima del margen costal hasta la sínfisis del pubis y lateralmente hasta la mesa de operaciones para proporcionar un campo completamente estéril, que permita un fácil acceso a todas las zonas del abdomen. Deben utilizarse soluciones a base de yodo o clorhexidina.
2. El revestimiento debe permitir cualquier necesidad quirúrgica que no se vea. Esto incluye la retracción adecuada, la extensión fácil y rápida de las incisiones y las situaciones que exigen la conversión oportuna de laparoscopia a laparotomía, la colocación de estomas y la inserción de drenajes.

D. Tiempo de espera y comunicación con el equipo de anestesia

1. Comunicarse con el equipo de anestesia y el equipo de enfermería del quirófano. Explicar antes de la incisión todas las preocupaciones para que el equipo de anestesia y equipo quirúrgico puedan reunir todas las herramientas de tratamiento adecuadas. Esto aplica especialmente cuando hay una alta probabilidad de hemorragia; la disponibilidad de hemoderivados en el quirófano o cerca de este protegerá a los pacientes si se necesitan de forma urgente.

E. Incisión

1. Laparoscopia frente a laparotomía. En la mayoría de los pacientes quirúrgicos estables puede utilizarse un abordaje abierto o laparoscópico. Otros factores, como la capacidad del cirujano, la enfermedad y la fisiología del paciente y la disponibilidad de recursos quirúrgicos, afectan la decisión entre un abordaje abierto o laparoscópico. La conversión a cirugía abierta es más frecuente en los casos de cirugía de urgencia y es la mejor opción y la más prudente en estos casos más difíciles.

2. Con el paciente preparado y tapado, debe elegirse la incisión más versátil en términos de opciones de extensión. Suele ser preferible abordar la enfermedad de la cavidad peritoneal mediante una incisión en la línea media que se extiende en longitudes variables entre el proceso xifoides y la sínfisis del pubis a través de la línea alba. Si se conoce la enfermedad con base en la exploración física o pruebas de imagen prequirúrgicas, puede realizarse una incisión más dirigida.

F. Exposición y asistencia

1. La exposición adecuada es necesaria para cualquier cirugía abdominal. Existen multitud de retractores comerciales de que permiten operar con las manos libres y seguir trabajando con un campo totalmente expuesto. Si no se dispone de ellos, hay que asegurarse de tener un par de manos adicionales para ayudar a la retracción manual.
2. En función de la magnitud de la cirugía propuesta y del nivel de dificultad previsto, el cirujano puede desear la asistencia de un colega. La presencia de dos cirujanos aporta la ventaja de tener una segunda opinión, un par de manos adicionales con experiencia para disminuir la duración del caso y puede ayudar a mejorar el pronóstico del paciente.

G. Exploración quirúrgica

1. En pacientes estables con enfermedad y diagnóstico conocidos, puede realizarse una cirugía específica y definitiva.
2. En el abdomen agudo de etiología desconocida, realizar una exploración quirúrgica completa y sistemática. Es imprescindible realizarla en las vísceras abdominales para no pasar por alto ninguna enfermedad. Una vez realizada la incisión, las primeras prioridades son controlar la hemorragia, contener cualquier foco infeccioso y eliminar la contaminación (heces, pus, jugos, etc.). Una vez reconocida y controlada la afección, debe inspeccionarse el intestino delgado y su mesenterio desde el ligamento de Treitz hasta la válvula ileocecal. El colon se examina de forma similar desde el ciego hasta el recto. Si hay anomalías retroperitoneales, debe realizarse una medialización del colon desde sus inserciones abdominales laterales. La parte anterior del intestino se inspecciona desde los pilares del diafragma hasta el ligamento de Treitz. Se inspecciona todo el estómago entrando en la bolsa omental dividiendo el ligamento gastrocólico y reflejando el estómago superiormente para visualizar la pared gástrica posterior. Esta maniobra permitirá, además, la inspección de la cara anterior del páncreas. La superficie posterior del duodeno, así como la cabeza del páncreas, pueden visualizarse con la maniobra de Kocher. Los órganos sólidos (hígado, bazo) deben ser inspeccionados en busca de cualquier fuente potencial. El sistema genitourinario debe ser examinado; los riñones pueden ser examinados con la medialización del colon derecho e izquierdo, con cuidado de no lesionar el uréter mientras se moviliza el colon en un campo inflamado. Cada uno de los procedimientos se lleva a cabo con maniobras deliberadas en planos avasculares y con cuidado de evitar y controlar los vasos más pequeños.

H. Control de daños/estadificación de la cirugía

1. Pacientes inestables. La mayoría de los pacientes con fisiología normal reciben el tratamiento definitivo con una sola cirugía. Sin embargo, en algunos pacientes con alteración persistente de la fisiología, incapacidad para formar un coágulo estable o cuya fisiología se deteriora durante la intervención, no es aconsejable la realización de una cirugía completa y definitiva en un único escenario. En estos casos, con hipotensión persistente, el cirujano debe plantear la cirugía inicial como un procedimiento abreviado. En aquellos pacientes con deterioro progresivo o que requieran una cirugía más prolongada, el cirujano debe tomar medidas para acortar la intervención. Hay que detener la hemorragia, controlar la contaminación generalizada y el derrame, y planificar la segunda cirugía una vez que la fisiología se haya normalizado.
2. Procedimientos de segunda revisión. Si se cuestiona la calidad o viabilidad del tejido, el paciente puede someterse a una cirugía planificada de «segunda revisión» en 24 h a 48 h para evaluar la calidad/perfusión del tejido y determinar la necesidad de una nueva resección. Esto es especialmente útil en los casos de isquemia mesentérica o infección necrosante.

V. TRATAMIENTO POSQUIRÚRGICO

A. El trabajo del cirujano no termina al finalizar la cirugía. La reanimación posquirúrgica debe continuar y el cirujano debe garantizar una disposición adecuada y segura del paciente (unidad de cuidados intensivos, unidad de cuidados intermedios o cama en planta quirúrgica). El entorno en el que se traslade a los pacientes debe tener la capacidad adecuada para atender las alteraciones fisiológicas que se les presenten. Si no se dispone de ello, debe considerarse el traslado a un nivel de atención adecuado.

B. Centrarse en el restablecimiento de la fisiología normal. Debe normalizarse la temperatura, corregir el déficit de bases y la acidosis, revertir la hipoxemia y restaurar la euvolemia.

C. Debe evaluarse y abordarse cualquier comorbilidad que pueda haberse omitido en la evaluación prequirúrgica expeditiva. Pueden realizarse estudios radiográficos adicionales si se considera apropiado. Puede realizarse también una consulta de subespecialidad para ayudar al manejo de las comorbilidades. Debe considerarse la posibilidad de una consulta quirúrgica experta en caso de anfermedad avanzada, casos complejos, y para planificar cirugía y tratamientos posteriores.

D. Es necesaria una comunicación continua con el paciente y la familia en relación con el plan de tratamiento, los procedimientos quirúrgicos posteriores y la discusión de los objetivos de la atención.

VI. VISIÓN GENERAL

A. La evaluación, la preparación y el abordaje del paciente quirúrgico de urgencia requieren versatilidad y adaptabilidad para las necesidades únicas de esta población de pacientes y enfermedades diversas.

B. La mayoría de los pacientes estables de CGU requieren una única cirugía para la resolución de su estado patológico. El paciente inestable con hipotensión, acidosis, hipotermia y coagulopatía necesita una cirugía abreviada y una segunda intervención planificada.

C. Debe haber una comunicación temprana y constante entre el personal de quirófano y el de anestesista para garantizar la correcta preparación y atención del paciente.

Lecturas recomendadas

Briggs A, Peitzman AB. Surgical rescue in medical patients: the role of acute care surgeons as the surgical rapid response team. *Crit Care Clin* 2018;34(2):209–219. doi:S0749-0704(17)30096-9.

Bruns BR, Tesoriero RB, Narayan M, et al. Acute care surgery and emergency general surgery: addition by subtraction. *J Trauma Acute Care Surg* 2016;81(1):131–136. doi:10.1097/TA.0000000000001016.

Eastridge BJ, Salinas J, McManus JG, et al. Hypotension begins at 110 mm Hg: redefining "hypotension" with data. *J Trauma* 2007;63(2):291–297; discussion 297–299. doi:10.1097/TA.0b013e31809ed924.

Holcomb JB, Tilley BC, Baraniuk S, et al. Transfusion of plasma, platelets, and red blood cells in a 1:1:1 vs a 1:1:2 ratio and mortality in patients with severe trauma: the PROPPR randomized clinical trial. *JAMA* 2015;313(5):471–482. doi:10.1001/jama.2015.12.

Peitzman AB, Leppaniemi A, Kutcher ME, et al. Surgical rescue: an essential component of acute care surgery. *Scand J Surg* 2015;104(3):135–136. doi:10.1177/1457496915600955.

Thomas-Rueddel DO, Poidinger B, Weiss M, et al. Hyperlactatemia is an independent predictor of mortality and denotes distinct subtypes of severe sepsis and septic shock. *J Crit Care* 2015;30(2):439.e1–439.e6. doi:10.1016/j.jcrc.2014.10.027.

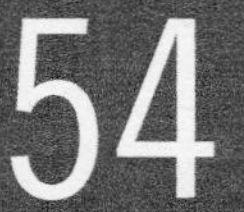

Abdomen agudo en pacientes de la unidad de cuidados intensivos (UCI)

Alexandra Briggs y Matthew R. Rosengart

I. INTRODUCCIÓN. La enfermedad intraabdominal que requiere intervención quirúrgica se presenta hasta en un 4 % de los pacientes ingresados en la unidad de cuidados intensivos (UCI). El número de pacientes que requieren una evaluación quirúrgica es varias veces superior. Las etiologías más comunes que requieren una intervención quirúrgica en estos pacientes son la perforación intestinal, la isquemia intestinal, la colecistitis, la obstrucción intestinal, la colitis *por Clostridium difficile* y el vólvulo cecal/sigmoideo. Distinguir a los pacientes que necesitan una intervención quirúrgica del total de la población evaluada es difícil, dado que muchas de las características que acompañan a la enfermedad crítica, como la ventilación mecánica, los narcóticos y sedantes, y la enfermedad distractora (p. ej., enfermedad cerebrovascular), confunden la capacidad de obtener una anamnesis y una exploración física precisas. Por tanto, el diagnóstico depende en gran medida de los estudios adicionales de laboratorio y radiológicos. A veces, incluso estos pueden ser difíciles de obtener en el paciente crítico con una fisiología débil que limita los estudios y procedimientos diagnósticos a los que pueden realizarse a la cabecera de la cama. No obstante, un diagnóstico a tiempo es esencial, ya que cualquier retraso, tanto en el diagnóstico como en el tratamiento, se asocia con un mal pronóstico.

El objetivo de este capítulo es proporcionar un abordaje sistemático, y la evidencia que apoya dichas recomendaciones, para la evaluación del abdomen agudo en el paciente crítico. Se hace hincapié en las dificultades particulares tanto en el diagnóstico como en el tratamiento, así como en las estrategias alternativas para facilitar la consecución de ambos objetivos.

II. EVALUACIÓN

A. Anamnesis. Muchos aspectos de la enfermedad crítica o del entorno de la UCI dificultan la obtención de datos precisos en la historia clínica. Las comorbilidades, como la demencia o el delirio consecuentes al diagnóstico de ingreso (p. ej., traumatismo craneoencefálico o sepsis), son comunes. De hecho, el 70 % o más de los pacientes de la UCI experimentan delirio durante su curso en la UCI. Muchas intervenciones (p. ej., ventilación mecánica, cirugía) y afecciones (p. ej., traumatismo ortopédico o craneoencefálico) requieren sedación, analgésicos narcóticos o parálisis.

Es esencial reconocer estas limitaciones en un intento exhaustivo de adquirir todos los antecedentes. Si es posible, la interrupción temporal de cualquier fármaco puede permitir una exploración objetiva. Para el paciente alerta, un bolígrafo y un bloc de notas o una tableta electrónica pueden facilitar la comunicación. Aunque esto puede ser tedioso y frustrante tanto para el paciente como para el profesional, la información puede resultar decisiva para continuar la observación o la exploración quirúrgica. El personal de enfermería de la UCI, presente continuamente junto a la cabecera del paciente, es una fuente de información inestimable. Debe entrevistarse a todos los miembros de la familia, cuidadores anteriores u otros allegados disponibles para obtener cualquier información destacada que pueda facilitar el diagnóstico (tabla 54-1).

Las preguntas que deben plantearse son similares para todos los pacientes que se someten a una evaluación quirúrgica del abdomen agudo. Cuando se consulta por otro servicio, son importantes los detalles sobre el motivo de consulta y el contexto clínico. La sospecha de una causa abdominal de creciente necesidad de vasopresores, una sepsis inexplicable o anomalías en las pruebas de laboratorio puede suscitar un abordaje diferente en la obtención de datos, que la consulta de un paciente con dolor en el cuadrante superior derecho, dolor abdominal difuso u otros síntomas y hallazgos de la exploración física comunicados. Debe determinarse si el proceso actual fue el motivo del ingreso o está relacionado con el tratamiento en curso de otro proceso de enfermedad. Un conocimiento exhaustivo de los problemas médicos y quirúrgicos anteriores establece el contexto en el que interpretar los signos y síntomas actuales y crear un diagnóstico diferencial adaptado. La determinación de la duración de los signos o síntomas que motivaron la evaluación revela la agudeza del proceso. Un proceso rápidamente progresivo requerirá un trabajo eficiente y el establecimiento de un diagnóstico para acelerar el tratamiento definitivo. Los detalles del dolor abdominal son importantes: hora de

TABLA 54-1 Causas principales de exploración quirúrgica abdominal en pacientes de la unidad de cuidados intensivos (UCI) y hallazgos característicos

Diagnóstico	Anamnesis/exploración física	Pruebas de laboratorio	Radiología	LPD/LD
Perforación de úlcera (gástrica/duodenal)	Dolor abdominal superior de inicio agudo seguido de dolor difuso/peritonitis difusa	Leucocitosis	Radiografía: aire libre Tomografía computarizada (TC): edema duodenal, ascitis, aire libre	LPD: leucocitos >200, >50 % PMN LD: ascitis supurativa Visualización de la perforación
Perforación del colon	Dolor abdominal en el cuadrante inferior/peritonitis focal, colonoscopia reciente	Leucocitosis	Radiografía: aire libre TC: aire libre, ascitis, edema colónico, asa mesentérica, divertículos	LPD: leucocitos >200, >50 % PMN LD: ascitis supurativa Visualización de la perforación
Isquemia intestinal (intestino delgado)	Antecedentes de fibrilación auricular, enfermedad vascular/dolor abdominal grave y difuso; la sensibilidad puede no ser pronunciada, hemocultivo positivo	Leucocitosis común. También puede haber aumento del lactato y acidosis	Radiografía: aire libre, huella digital TC: signo de huella digital, neumatosis, ascitis, ateroesclerosis mesentérica	LPD: leucocitos >200, >50 % PMN LD: ascitis supurativa Visualización del intestino necrótico
Colecistitis	Dolor en el cuadrante superior derecho/sensibilidad en el cuadrante superior derecho (signo de Murphy)	Leucocitosis; puede tener las pruebas de función hepática elevadas	Ecografía: pared de la vesícula biliar engrosada (>3 mm), colelitiasis, dolor en el cuadrante superior derecho	LPD: normal en ausencia de inflamación LD: vesícula biliar inflamada
Obstrucción intestinal	Cirugía abdominal previa, vómitos, estreñimiento/distensión abdominal, timpanismo, sensibilidad típicamente leve sin isquemia	Puede haber leucocitosis	Radiografía: nivel hidroaéreo, intestino distendido, puede haber aire en el recto si la obstrucción es parcial TC: igual, puede identificar un punto de transición	LPD: normal en ausencia de isquemia DL: asas intestinales dilatadas
Vólvulo de colon sigmoideo	Antecedentes de estreñimiento/distensión abdominal, sensibilidad	Leucocitosis, acidosis si hay isquemia intestinal	Radiografía: «bucle ω» TC: vólvulo identificable	LPD: normal en ausencia de isquemia intestinal LD: visualización del vólvulo
Colitis por *C. difficile*	Antecedentes de uso previo de antibióticos; dolor típicamente difuso y acompañado de diarrea	Prueba de heces con leucocitos positivos para la toxina A y/o B	Radiografía: inespecífica TC: colon engrosado e inflamado, ascitis	LPD: se desconoce LD: colon difusamente inflamado y edematoso

LD, laparoscopia diagnóstica; LPD, lavado peritoneal diagnóstico; PMN, células polimorfonucleares.

inicio y aspectos de duración, intensidad, localización, radiación, naturaleza y circunstancias exacerbantes y atenuantes si se dispone de ellas. Una revisión gastrointestinal de los sistemas puede revelar intolerancia a la alimentación por sonda, náuseas, emesis, hematemesis, melena o rectorragia con las heces. El compromiso de otros sistemas orgánicos, incluidos el desarrollo de insuficiencia renal, lesión pulmonar aguda o inestabilidad hemodinámica, hace temer un proceso intraabdominal irreversible.

B. Exploración física. Muchas de las afecciones que dificultan la anamnesis hacen que la exploración abdominal no sea fiable: alteración del nivel de conciencia, ya sea yatrógena (p. ej., por narcóticos) o por enfermedad concurrente (p. ej., enfermedad cerebrovascular, traumatismo). Por tanto, hay una falta de sensibilidad para los hallazgos leves, e incluso los signos de daño abdominal muy grave pueden estar ocultos. Medicamentos como los corticoesteroides y los inmunosupresores pueden ocultar los signos de irritación peritoneal. En este contexto, se utilizan criterios de valoración alternativos y marcadores sustitutos del dolor a la palpación (muecas faciales y localización), aunque esto compromete la especificidad. Cambios fisiológicos como taquicardia o hipertensión durante la palpación también sirven como marcadores sustitutos.

La evaluación física comienza con una revisión de las constantes vitales: frecuencia cardíaca, presión arterial, saturación de oxígeno y diuresis. La frecuencia con la que se registran los datos fisiológicos y bioquímicos en la UCI hace que estos parámetros evolucionen durante horas o días. Determinar cuándo comenzó la oliguria, cuándo aumentaron los requerimientos ventilatorios o cuándo se inició el tratamiento con vasopresores puede ayudar a revelar si el proceso ha tenido un inicio agudo y repentino, si se ha desarrollado a lo largo de un curso corto o si ha sido una tendencia durante un período de días.

A continuación, debe realizarse una exploración abdominal completa. La presencia y la localización de las cicatrices abdominales deben anotarse y correlacionarse con los detalles de la historia quirúrgica anterior. Debe obtenerse la existencia, tipo y localización de cualquier dolor a la palpación. Debe correlacionarse con acontecimientos relacionados con el tiempo (p. ej., cateterismo cardíaco, rotura de aneurismas abdominales) y con factores precipitantes o atenuantes (p. ej., movimiento, comidas, emesis) que reducen el diagnóstico diferencial (p. ej., isquemia mesentérica, cólico biliar). La peritonitis, en particular el vientre en tabla, es sugestiva de enfermedad quirúrgica. La distensión y el timpanismo, aunque no son específicos, sugieren obstrucción o íleo. Debe realizarse un tacto rectal para comprobar la existencia de masas, la evacuación distal de las heces o la presencia de sangre. La melena o la rectorragia con las heces sugieren lesión de la mucosa por isquemia, enfermedad ulcerosa u otras causas de hemorragia activa que requieren evaluación. La naturaleza y el volumen del aspirado nasogástrico (p. ej., sanguinolento o bilioso) proporcionan información sobre los siguientes pasos para el diagnóstico en estos casos. Las hernias deben ser identificadas y caracterizadas como reducibles, encarceladas o estranguladas.

Los hallazgos extraabdominales pueden aportar datos adicionales que corroboren un diagnóstico concreto. Los signos de enfermedad vascular periférica apoyan el diagnóstico de isquemia/infarto mesentérico. El livedo reticular, de aspecto lacelar, es un signo infrecuente que se observa en la embolia de colesterol, como podría ocurrir después de un cateterismo cardíaco. La fibrilación auricular puede subyacer a la embolización distal dirigida a la circulación mesentérica y al infarto intestinal. Por otra parte, la ausencia de signos particulares (p. ej., abdomen escafoide, ausencia de distensión y emesis) puede descartar de forma razonable una enfermedad específica.

C. Pruebas de laboratorio. Intentar adaptar las pruebas de laboratorio al diagnóstico diferencial, aunque la escasez de datos históricos y físicos suele traducirse en la obtención de una amplia cantidad de datos bioquímicos. Los análisis incluyen un recuento sanguíneo completo con diferencial celular, perfil metabólico, pruebas de función hepática, amilasa, lipasa, lactato, análisis de orina y gasometría arterial.

Hemograma completo

La leucocitosis, signo de inflamación, sugiere un problema abdominal. Sin embargo, su ausencia no descarta la posibilidad de enfermedad abdominal quirúrgica. De hecho, en una cohorte de pacientes de edad avanzada (>80 años), la fiebre y la leucocitosis estaban ausentes en el 33 % de los casos de enfermedad quirúrgica aguda. En ausencia de leucocitosis o leucopenia, un «desplazamiento a la izquierda» significativo, definido como una gran proporción de neutrófilos o formas de banda inmaduras, puede ser indicativo de enfermedad intraabdominal aguda.

Perfil metabólico

Las anomalías electrolíticas, como cifras elevadas o en crecimiento de creatinina y bajas de bicarbonato, indican una mala perfusión y el desarrollo de choque. Del mismo modo, la lesión renal aguda y el aumento del nitrógeno ureico en sangre o de la creatinina pueden ser signos precoces y sensibles de una alteración intraabdominal muy grave. Aunque son sensibles a la presencia de isquemia y choque, estos signos carecen de especificidad para identificar la etiología. La hiperbilirrubinemia puede indicar una enfermedad hepática o de la vesícula biliar, aunque también puede producirse con una sepsis de origen no hepatobiliar. Del mismo modo, las cifras elevadas de amilasa total no son específicas de pancreatitis aguda. En un estudio de pacientes con abdomen agudo, en el 50 % se observó hiperamilasemia, pero no pancreatitis. Este estudio destaca el valor del fraccionamiento de la amilasa sérica para determinar la fuente (es decir, salival, intestinal, pancreática) y, por tanto, facilitar el diagnóstico. El lactato sérico se produce a través del metabolismo anaerobio y, por tanto, aumenta durante el choque o la isquemia específica de un órgano (tromboembolismo mesentérico). En un estudio, presentaba un aumento por encima del nivel de referencia en el 100 % de los pacientes con isquemia mesentérica y en el 50 % de los pacientes con obstrucción intestinal. Sin embargo, en un estudio similar de pacientes con isquemia mesentérica se observó una concentración de lactato normal (<2 mmol/L) en el 24 %. El déficit de base (la cantidad de base necesaria para normalizar 1 L de sangre a un pH = 7.4 en afecciones comunes) se obtiene de un análisis de gasometría arterial. Un déficit de base anómalo (>2.0 mmol/L) proporciona una información similar sobre la hipoperfusión tisular que la concentración de lactato, aunque algunos datos sugieren que se complementan. La práctica de los autores es obtener ambas mediciones. Las tendencias temporales de los valores de laboratorio, al igual que los signos vitales, proporcionan información sobre el inicio y la evolución del proceso de la enfermedad en curso. El alcance y la persistencia de las anomalías también proporcionan información sobre el pronóstico. En un estudio de pacientes quirúrgicos en estado crítico, un aumento persistente del lactato fue más predictivo de un mal pronóstico que el del déficit de base.

III. COMPLEMENTOS DIAGNÓSTICOS. El estado fisiológico del paciente puede limitar o impedir la posibilidad de obtener estudios diagnósticos debido a la logística y los riesgos del transporte. El cambio a circuitos de ventilación y bombas de infusión portátiles puede ser difícil y, en algunos casos, cualquier manipulación física del paciente es mal tolerada. Esta tenuidad es más típica de los pacientes que requieren soporte inotrópico/vasopresor o apoyo ventilatorio máximo. Las pruebas de imagen se obtienen a menudo en un lugar alejado de la UCI, con personal de apoyo y recursos limitados. Cuando surgen emergencias, puede ser difícil movilizar al equipo necesario, y el equipo suele ser limitado, lo que retrasa la atención. A la luz de estos peligros, la información que se obtiene de cualquier prueba diagnóstica y la medida en que esta información puede alterar el manejo debe interpretarse en el contexto del daño potencial para el paciente. En determinadas circunstancias, los estudios diagnósticos pueden limitarse a los que pueden realizarse a pie de cama: radiografía portátil, ecografía, lavado peritoneal diagnóstico (LPD) y, en determinados casos, laparoscopia a pie de cama.

A. Radiografías simples. Una radiografía abdominal en posición supina y vertical/decúbito (tres vistas) es fácil de obtener y puede identificar aire libre o evidencia que apoye el diagnóstico de obstrucción del intestino delgado o grueso. En el contexto de un paciente crítico, estos datos pueden ser suficientes para justificar la exploración quirúrgica. Los signos más sutiles de impresión del pulgar y neumatosis representan isquemia intestinal. Las tres vistas proporcionan una información superior a la de una sola radiografía abdominal. Sin embargo, a diferencia de otras pruebas radiográficas, la sensibilidad de las radiografías simples es baja. Por ejemplo, en la isquemia mesentérica, las radiografías abdominales pueden ser normales en el 25 % de los casos, con hallazgos característicos como la neumatosis o la huella digital presentes en menos del 40 % de los pacientes. Aunque las radiografías son sencillas de obtener, un pronóstico normal no puede excluir una afección abdominal importante y debe interpretarse cuidadosamente para evitar un diagnóstico erróneo.

B. Tomografía computarizada. La TC es el pilar de la evaluación diagnóstica de la enfermedad abdominal, aunque ciertas limitaciones hacen que la relación beneficio/riesgo sea menor en la población de pacientes de la UCI. La TC posee una resolución incomparable de las vísceras intraabdominales y de las estructuras de los órganos, e identifica las acumulaciones de líquidos, el encallamiento inflamatorio y las pequeñas cantidades de neumoperitoneo. Las unidades Hounsfield proporcionan una estimación de la densidad de los líquidos y, por tanto, pueden distinguir la ascitis de la sangre o el exudado. El uso de contraste intravenoso ayuda a identificar fuentes de hemorragia intraabdominal y lesiones de órganos sólidos, puede proporcionar una evaluación adicional de la viabilidad del intestino e identifica abscesos. En estados de enfermedad específicos, la apariencia de la TC ayuda a decidir entre el tratamiento quirúrgico y el no quirúrgico. Por ejemplo, la extensión de la inflamación en la diverticulitis, junto con la presencia y la cantidad de aire o líquido libre, orienta el tratamiento hacia el manejo médico, la colocación de un drenaje o la intervención quirúrgica. La identificación de laceraciones y hematomas hepáticos o esplénicos ayuda a determinar si es necesaria la observación, procedimientos de intervención o tratamiento quirúrgico. En otras enfermedades, la TC puede ser menos útil para orientar las decisiones de gestión. Se ha utilizado con éxito variable para identificar características de la isquemia mesentérica, como engrosamiento del intestino, neumatosis intestinal (aire en la pared intestinal) o ateroesclerosis y trombo vascular. Sin embargo, incluso con contraste dinámico, la sensibilidad a la isquemia/infarto mesentérico es del 64 %.

Entre las desventajas de la TC se incluyen los riesgos inherentes al hecho de tener que sacar al paciente crítico de la UCI. Las imágenes de TC pueden diferir la intervención quirúrgica en casos de enfermedad intraabdominal clínicamente probable. La necesidad de administrar contraste oral e intravenoso conlleva riesgos de intolerancia, emesis con aspiración y lesión renal aguda. El riesgo de lesión renal aguda tras la administración de contraste intravenoso sigue siendo controvertido, incluso en la población de pacientes críticos, lo que cuestiona la creencia tradicional sobre la incidencia real de la lesión. Muchos proveedores siguen administrando *N*-acetilcisteína e hidratación intravenosa con base en estudios anteriores que sugieren que esto mitiga los efectos del contraste en la función renal. Sin embargo, la indicación y el efecto del tratamiento farmacológico han sido cuestionados posteriormente. Una revisión reciente de la European Society of Intensive Care Medicine reconoce las limitaciones de la literatura existente y sugiere la corrección de la hipovolemia en pacientes que reciben contraste como una recomendación IB. El posible riesgo de nefropatía inducida por contraste debe sopesarse frente a las limitaciones de los estudios sin contraste, que limitan la calidad de la imagen y, por tanto, pueden limitar la utilidad del estudio. Si una TC mejorada va a contribuir significativamente al manejo de un paciente crítico, debe administrarse contraste.

C. **Ecografía abdominal.** La ecografía abdominal ha sido bien descrita y desarrollada para su uso en el paciente lesionado con el uso de ecografía abdominal focalizada en traumatismos (FAST, *focused abdominal sonography for trauma*). Su utilidad en el contexto del abdomen agudo no ha sido bien estudiada. También se ha ido utilizando cada vez más la ecografía en el punto de atención para la evaluación de pacientes en la UCI. Si bien se sigue aplicando el principio ALARA (tan bajo como sea razonablemente posible, del inglés *as low as reasonably achievable*), el uso de la ecografía no conlleva los riesgos de radiación más importantes inherentes a la TC. La calidad de las imágenes ecográficas depende tanto de la habilidad del operador como de las vistas accesibles que puedan obtenerse. Los apósitos, el hábito corporal, el enfisema subcutáneo y la ascitis son algunos ejemplos de atributos mecánicos o físicos del paciente que pueden dificultar la obtención o la interpretación de las imágenes. Cuando se utilice la ecografía en el estudio diagnóstico de un paciente crítico, debe obtenerse una ecografía formal por parte de un técnico capacitado, en función de la hora del día y la disponibilidad, frente al uso de ecografía en el punto de atención si se ha tenido la formación suficiente para obtener e interpretar las imágenes de forma independiente.

La ecografía es una modalidad excelente para la evaluación del sistema hepatobiliar, ya que permite evaluar la dilatación ductal intra y extrahepática, el líquido pericolecístico, el engrosamiento de la pared de la vesícula biliar, la colelitiasis y, si el paciente no está totalmente sedado, el signo de Murphy ecográfico. En pacientes sin antecedentes de ascitis, la presencia de líquido libre es un hallazgo útil, con tan solo 100 mL de líquido visible. La ecografía en el punto de atención también puede utilizarse para diagnosticar la obstrucción del intestino delgado con una especificidad y sensibilidad superiores al 90 %, aunque gran parte de esta literatura se basa en estudios realizados en el servicio de urgencias. La vasculatura abdominal, incluidos los vasos mesentéricos, también puede evaluarse con ecografía. Sin embargo, se prefieren otras modalidades de imagen. Mientras que el uso de la ecografía en el diagnóstico de la enfermedad biliar en la UCI es relativamente común, otras aplicaciones de la ecografía para la detección de afección abdominal en pacientes críticos no están bien estudiadas.

D. **Lavado peritoneal diagnóstico (LPD).** En los pacientes extremadamente enfermos que no toleran el transporte a quirófano o con laparotomía negativa, el LPD puede utilizarse como procedimiento de cabecera para ayudar al diagnóstico de la afección abdominal. Una alta concentración de leucocitos en el líquido de lavado es consistente con una afección abdominal; sin embargo, no se ha establecido el umbral óptimo en células por milímetro cúbico. En un estudio prospectivo de 50 pacientes, un umbral de 200 células/mm^3 se asoció con un 99 % de probabilidad de peritonitis. En una revisión retrospectiva de 44 pacientes sometidos a LPD se constató una sensibilidad del 100 % y una especificidad del 88 % para enfermedad intraabdominal, lo que indica que un lavado negativo excluye de forma fiable la enfermedad, pero que un lavado positivo puede requerir estudios adicionales para confirmar la necesidad de una intervención quirúrgica. Otros estudios también han sugerido la utilidad del LPD en el diagnóstico de la enfermedad intraabdominal aguda no traumática. En nuestra revisión institucional del LPD en pacientes con riesgo de isquemia mesentérica, observamos que los pacientes tenían un menor riesgo de intervención quirúrgica y una menor mortalidad tras el LPD que con una TC prequirúrgica. Aunque se trata de una cohorte de pacientes pequeña, indica además el papel del LPD en pacientes extremadamente enfermos con dudas por un posible abdomen agudo. Definimos un LPD positivo como superior a 500 células/mm^3, cifra más elevada que en otros estudios para los que se han utilizado 200 células/mm^3 como umbral. Aunque el LPD por sí solo no permite confirmar un diagnóstico de afección abdominal, puede utilizarse junto con otros datos clínicos y de laboratorio para determinar si debe realizarse una intervención quirúrgica. El análisis de la técnica del LPD y su uso en traumatismos se incluye en otra parte de este texto.

E. Laparoscopia a pie de cama. La laparoscopia diagnóstica (LD) en la UCI permite la visualización de las vísceras abdominales y puede utilizarse como evaluación directa de la afección abdominal sin requerir el traslado al quirófano. La técnica de acceso al abdomen puede ser idéntica a la utilizada en el LPD, seguida de la inserción de un trocar y la insuflación abdominal. En algunos casos, la visualización por sí sola mediante la colocación del puerto inicial puede ser suficiente para hacer un diagnóstico En este momento puede determinarse la realización de una intervención quirúrgica a pie de cama mediante laparoscopia continuada, la conversión a laparotomía a pie de cama o el transporte al quirófano. En otros casos, pueden ser necesarios puertos adicionales para manipular el intestino y explorar adicionalmente el abdomen. El uso de un laparoscopio con un ángulo de 30° o 45° en esta situación puede facilitar la inspección de casi todo el abdomen. En múltiples estudios se ha constatado la viabilidad y la utilidad de la LD de cabecera. La LD es una extensión del LPD, mediante la cual se crea un neumoperitoneo y se realiza la visualización laparoscópica de las vísceras abdominales a pie de cama. A diferencia del LPD, la LD permite la manipulación y la visualización directa de las vísceras. Pueden realizarse procedimientos poco complicados, como la enterectomía, lo que evita al paciente crítico el estrés del transporte y la intervención en el quirófano.

Aunque puede realizarse una laparoscopia a pie de cama, hay que tener en cuenta que esta técnica requiere un apoyo importante del personal de quirófano y de la UCI. Esto puede limitar su aplicabilidad en algunas instituciones que no pueden acomodar tal distribución de recursos o personal. Los pacientes sometidos a LD requieren anestesia general endotraqueal. Sin embargo, los que se consideran para este procedimiento suelen estar ya ventilados mecánicamente debido a su enfermedad crítica. Esta cohorte de pacientes puede ser muy sensible a los cambios fisiológicos que se producen con la insuflación del abdomen, a saber, la disminución del retorno venoso y del flujo sanguíneo renal, que puede inducir cambios significativos en la hemodinámica y la fisiología respiratoria. Por tanto, debe evaluarse cuidadosamente la idoneidad de los pacientes para este procedimiento, con el conocimiento de que la necesidad de respirador de alta frecuencia o de vasopresores es una contraindicación muy probable de LD.

IV. EXPLORACIÓN QUIRÚRGICA. El perfeccionamiento de las capacidades diagnósticas permite una aplicación más selectiva de la laparotomía, lo que reduce el número de laparotomías no terapéuticas sin aumentar la morbilidad y la mortalidad. A la luz de las evidencias convincentes de que el retraso en la consulta y la intervención quirúrgica se asocia a un peor pronóstico, la preparación debe producirse de forma concurrente a la evaluación diagnóstica.

A. Preparación prequirúrgica. Debe obtenerse un análisis de laboratorio completo que incluya hemograma, ionograma y pruebas de factores de coagulación. Cuando el tiempo lo permita, la coagulopatía o los desequilibrios electrolíticos deben corregirse antes de pasar al quirófano. Si se requiere una intervención urgente, la mayoría de estas anomalías pueden ser tratadas durante la cirugía por el equipo de anestesia. En todos los casos, debe determinarse el grupo sanguíneo y realizarse un cribado, con un umbral bajo para proceder a la tipificación y el cruzamiento si hay preocupación por la necesidad de transfusión durante la cirugía. Si hay evidencia de hemorragia significativa, la activación del protocolo institucional de transfusión masiva puede ser un método eficiente para obtener hemoderivados para transfusión, tanto en los casos en los que se requieren productos no cruzados como en los casos en que la prueba cruzada ya se ha completado. Un electrocardiograma y una radiografía son útiles, pero no deben retrasar la cirugía de urgencia. La rehidratación activa es fundamental antes de la inducción anestésica, ya que un paciente en choque profundo con reducción de volumen intravascular puede sufrir una parada al recibir fármacos anestésicos. En los pacientes en estado de tensión, nuestra práctica es que el equipo de reanimación acompañe al paciente al quirófano. La comunicación entre los equipos de cirugía y anestesia antes de la cirugía es una parte esencial de la preparación. La anamnesis pertinente, los datos clave de las pruebas de laboratorio y el plan quirúrgico deberían analizarse idealmente en el momento de programar el caso, a fin de garantizar que el equipo de anestesia conozca el curso previsto de la intervención quirúrgica.

Siempre que sea posible, debe obtenerse el consentimiento del paciente o de la familia. Sin embargo, en circunstancias verdaderamente urgentes, esto no debe retrasar la intervención. Si no se dispone de una persona que pueda dar su consentimiento, deben seguirse las políticas institucionales relativas a las cirugías de urgencia. Cuando el tiempo lo permita, es vital mantener una conversación reflexiva sobre la situación clínica, la evolución posquirúrgica prevista y el pronóstico. En algunos casos, como el de los pacientes adultos mayores o los que presentan afecciones comórbidas graves y significativas anteriores a la enfermedad aguda, hay que tener cuidado para garantizar que la intervención quirúrgica sea coherente con los objetivos generales de la atención. La discusión de los puntos de vista de los pacientes sobre la calidad de vida y los cuidados al final de la vida puede establecer expectativas y planes para el período perioperatorio, puede evitar procedimientos no beneficiosos y puede informar sobre la toma de decisiones posquirúrgicas tanto para los proveedores como para las familias.

B. Preoperatorio en el quirófano. El paciente debe colocarse en posición supina con ambos brazos en abducción y a disposición del personal de anestesia para el acceso intravenoso o intraarterial. Las modificaciones de esta posición (p. ej., litotomía) deben adaptarse a la enfermedad prevista. Aunque la necesidad de litotomía se determina mejor en el preoperatorio, el acceso perineal y anorrectal puede lograrse «deslizando» las piernas bajo los campos estériles.

Tras la colocación, deben colocarse las líneas de monitorización y reanimación necesarias, incluidas las cánulas arteriales invasivas y el acceso venoso central. Los dispositivos de compresión secuencial para la profilaxis de la trombosis venosa profunda deben colocarse antes de la inducción de la anestesia general. Todos los pacientes requieren cateterismo de Foley e intubación bucogástrica o nasogástrica. Deben administrarse antibióticos empíricos de amplio espectro. En ausencia de una alergia conocida al fármaco, una cefalosporina de segunda generación (cefoxitina, cefotetán) o una penicilina (ampicilina/sulbactam) proporcionan una excelente cobertura tanto para los organismos del tegumento como para los entéricos. Una combinación de ciprofloxacino y metronidazol es una alternativa razonable en el paciente sensible a la penicilina/cefalosporina. La sospecha de organismos intrahospitalarios justifica la ampliación de la cobertura con bacilos gramnegativos no fermentadores de la lactosa (*Pseudomonas*, *Acinetobacter*), *Staphylococcus aureus* resistente a la meticilina (SARM), enterococos y levaduras. Una larga duración (>72 h) de la hospitalización o el uso previo de antibióticos aumenta la probabilidad de la presencia de estos organismos intrahospitalarios. La elección de los antibióticos puede estar influida por los patrones de resistencia institucionales y las directrices prácticas. La piel del paciente debe prepararse desde la línea del pezón hasta el pubis. La preparación puede modificarse para incluir las ingles bilaterales o el tórax si está clínicamente indicado. Asegurarse de que se dispone de la ayuda, la iluminación y la aspiración adecuadas. Si se prevé la necesidad de instrumentos adicionales, retractores o equipo especializado, debe comunicarse al personal del quirófano lo antes posible para garantizar su disponibilidad.

C. Cirugía. Los objetivos de la cirugía siguen siendo los mismos para cada paciente: controlar la hemorragia y la contaminación y tratar la afección de origen. Las técnicas para lograr estos objetivos pueden modificarse según el estado clínico y fisiológico del paciente. La mayoría de los pacientes pueden ser explorados a través de una laparotomía en la línea media. Hay que asegurarse de que la exposición es ideal para no comprometer la técnica quirúrgica. Una incisión periumbilical en la línea media es un abordaje inicial razonable que permite determinar si la afección está en la parte superior o inferior del abdomen, tras lo cual la incisión puede ampliarse en la dirección adecuada. Otra opción es adaptar la incisión a un diagnóstico prequirúrgico (p. ej., una incisión en el cuadrante superior derecho o izquierdo dos dedos por debajo del margen costal para trabajar en el hígado/vesícula biliar o el bazo, respectivamente). Dado que estas incisiones regionales solo permiten exponer una parte del abdomen, el descubrimiento de una afección diferente a la prevista puede dificultar la cirugía posterior y exigir una incisión mucho mayor. Si el diagnóstico es dudoso, una incisión en la línea media proporcionará un mejor acceso al abdomen y puede permitir al cirujano completar la mayoría de las cirugías sin dificultades significativas.

Tras la laparotomía, debe prestarse atención definitiva a cualquier enfermedad evidente. Normalmente, la afección que peligra la salud del paciente es evidente. Los focos de contaminación entérica pueden controlarse temporalmente con pinzas o sobresutura hasta que se complete una exploración abdominal completa para evaluar cualquier otra anomalía. En caso de compromiso intestinal, debe ser extirpado todo el intestino necrótico y el no viable. En los casos en los que se cuestiona la viabilidad del intestino, el uso de un Doppler para evaluar los vasos mesentéricos o el tinte de fluoresceína con la iluminación de la lámpara de Wood puede ayudar a evaluar la perfusión vascular. Si la fisiología del paciente lo permite, una breve observación del intestino también puede ayudar a determinar la viabilidad, especialmente en casos de hernias internas, vólvulos o intestinos encarcelados, en los que el intestino inicialmente comprometido puede mejorar su aspecto una vez liberado. La utilización de grapadoras GIA para la resección del intestino y de dispositivos de sellado de vasos para dividir el mesenterio ha facilitado notablemente el proceso.

La decisión de realizar o posponer la reconstrucción intestinal depende principalmente de la estabilidad del paciente. La hipotermia, la hipotensión, la coagulopatía, el apoyo vasopresor y la necesidad de transfusión de sangre son signos de que la reconstrucción debe diferirse. En estos casos, deben aplicarse los conceptos de «laparotomía de control de daños»: controlar cualquier hemorragia que ponga en peligro la vida, la contaminación importante y la enfermedad aguda, y posponer cualquier otra intervención hasta que el paciente esté totalmente reanimado. El intestino dividido se recoloca en la cavidad peritoneal, se empaqueta la hemorragia coagulopática y se aplica un cierre abdominal temporal con el plan de volver a explorar y restaurar la continuidad intestinal al volver al quirófano, cuando se haya conseguido la homeostasis. También puede optarse por no cerrar el abdomen en los casos en que la viabilidad del intestino esté en duda, para permitir un intervalo de «segunda revisión» antes de la reanastomosis. En los casos en los que la laparotomía se realiza por un síndrome compartimental abdominal, o que el grado de reanimación ha imposibilitado el cierre del abdomen después de la primera cirugía, puede volver a realizarse un cierre abdominal temporal. Existen diversos métodos de cierre temporal del abdomen: bolsa intravenosa estéril (bolsa de Bogotá), cierre solo con piel y técnicas asistidas por vacío. Estos vendajes reducen, pero no eliminan, la probabilidad de desarrollar un síndrome compartimental abdominal. Las desventajas del cierre temporal son un mayor riesgo de formación de fístulas enterocutáneas, retracción de la fascia, un mayor riesgo de formación de hernias y necesidad de nuevas intervenciones quirúrgicas. Aunque no es estrictamente necesario, la mayoría de los pacientes se mantienen intubados y sedados hasta la cirugía posterior. La World Society of Emergency Surgery ha proporcionado una declaración de consenso y directrices sobre el manejo del abdomen abierto en la cirugía de urgencia, y se están investigando los resultados a corto y largo plazo de estos pacientes. El cirujano debe considerar los riesgos y beneficios antes de decidirse por el cierre temporal del abdomen.

D. **Posquirúrgico.** Una vez finalizada la cirugía y abordada la afección responsable, los esfuerzos se centran en la reanimación y el apoyo al subsistema. Los criterios de valoración de la reanimación (es decir, marcadores de una perfusión tisular adecuada) incluyen parámetros convencionales (p. ej., frecuencia cardíaca, presión arterial, diuresis), parámetros globales (p. ej., lactato, déficit de base, saturación venosa de oxígeno) y medidas regionales (p. ej., pH de la mucosa, capnografía y espectroscopia de infrarrojo cercano).

La duración del tratamiento antibiótico posquirúrgico sigue siendo un tema de estudio. Sin embargo, la evidencia actual sugiere que un curso corto de 4 días es equivalente a cursos más largos, cuando se ha obtenido un control adecuado de la fuente.

V. **PRONÓSTICO.** A medida que los cuidados de la UCI siguen mejorando, los resultados de la cirugía abdominal de urgencia en pacientes críticos deberían mejorar. Sin embargo, los cuidados críticos deben complementar, y no suplantar, la rápida participación de un cirujano y una intervención quirúrgica rápida y definitiva. El estado frágil de esta población de pacientes limita la capacidad de aguantar y recuperarse del estrés de la cirugía. La tasa de mortalidad global en toda la población sigue siendo alta; oscila entre el 37 % y el 63 %, con una mayor mortalidad en los pacientes con puntuaciones en el sistema APACHE (***A**cute **P**hysiology **A**nd **C**hronic **H**ealth **E**valuation II*) más altas. Las alteraciones fisiológicas, como la lesión renal aguda, también están asociadas a la mortalidad, al igual que la gravedad y el número de fallos orgánicos. Las afecciones subyacentes de los pacientes, como la hepatopatía crónica, también son factores predictivos del pronóstico tras los procedimientos de urgencia. El retraso en el diagnóstico también se ha asociado a una mayor mortalidad en múltiples estudios, lo que indica la importancia de la identificación e intervención tempranas en el rescate de estos pacientes en estado crítico.

VI. **VISIÓN GENERAL.** La evaluación y el manejo del abdomen agudo en la UCI es un reto. Aunque el abordaje es similar al del paciente no crítico, la enfermedad subyacente y la complejidad de los cuidados pueden hacer que tanto la anamnesis como la exploración física sean poco fiables y difíciles de interpretar. Sin embargo, a menudo se dispone de una gran cantidad de datos fisiológicos y de laboratorio que ayudan a la evaluación. Los estudios diagnósticos, como la TC, pueden proporcionar información definitiva, pero su valor debe sopesarse frente a los posibles riesgos del transporte y del propio estudio. En la cirugía, el objetivo es abordar la afección subyacente a la vez que se garantiza la reanimación adecuada del paciente. En el paciente inestable, puede estar indicado un procedimiento abreviado de «control de daños», mientras que en otros pacientes puede ser necesario un procedimiento planificado de «segunda revisión» antes de la reconstrucción y el cierre definitivos. La mortalidad sigue siendo elevada en esta población, y la participación e intervención tempranas de un cirujano son esenciales para optimizar el pronóstico.

Lecturas recomendadas

Alverdy JC, et al. Diagnostic peritoneal lavage in intra-abdominal sepsis. *Am Surg* 1988;54(7):456–459.

Bailey RL, Laws HL. Diagnostic peritoneal lavage in evaluation of acute abdominal disease. *South Med J* 1990;83(4):422–424.

Briggs A, et al. Acute kidney injury predicts mortality in emergency general surgery patients. *Am J Surg* 2018;216(3):420–426.

Cauley CE, et al. Surgeons' perspectives on avoiding nonbeneficial treatments in seriously ill older patients with surgical emergencies: a qualitative study. *J Palliat Med* 2016;19(5):529–537.

Ceribelli C, et al. Bedside diagnostic laparoscopy for critically ill patients: a retrospective study of 62 patients. *Surg Endosc* 2012;26(12):3612–3615.

Coccolini F, et al. The role of open abdomen in non-trauma patient: WSES Consensus Paper. *World J Emerg Surg* 2017;12:39.

Coccolini F, et al. The open abdomen in trauma and non-trauma patients: WSES guidelines. *World J Emerg Surg* 2018;13:7.

Cooper Z. Indicated but not always appropriate: surgery in terminally ill patients with abdominal catastrophe. *Ann Surg* 2018;268(1):e4.

Cooper Z, et al. Recommendations for best communication practices to facilitate goal-concordant care for seriously ill older patients with emergency surgical conditions. *Ann Surg* 2016;263(1):1–6.

Dallal RM, et al. Fulminant *Clostridium difficile*: an underappreciated and increasing cause of death and complications. *Ann Surg* 2002;235(3):363–372.

Ehrmann S, et al. Contrast-associated acute kidney injury in the critically ill: systematic review and Bayesian meta-analysis. *Intensive Care Med* 2017;43(6):785–794.

Eltarawy IG, et al. Acute mesenteric ischemia: the importance of early surgical consultation. *Am Surg* 2009;75(3):212–219.

Ely EW, et al. Evaluation of delirium in critically ill patients: validation of the Confusion Assessment Method for the Intensive Care Unit (CAM-ICU). *Crit Care Med* 2001;29(7):1370–1379.

Ferrada P, et al. Timing and type of surgical treatment of *Clostridium difficile*-associated disease: a practice management guideline from the Eastern Association for the Surgery of Trauma. *J Trauma Acute Care Surg* 2014;76(6):1484–1493.

Gagne DJ, et al. Bedside diagnostic minilaparoscopy in the intensive care patient. *Surgery* 2002;131(5):491–496.

Gajic O, et al. Acute abdomen in the medical intensive care unit. *Crit Care Med* 2002;30(6):1187–1190.

Gottlieb M, et al. Utilization of ultrasound for the evaluation of small bowel obstruction: a systematic review and meta-analysis. *Am J Emerg Med* 2018;36(2):234–242.

Havens JM, et al. Association of model for end-stage liver disease score with mortality in emergency general surgery patients. *JAMA Surg* 2016;151(7):e160789.

Husain FA, et al. Serum lactate and base deficit as predictors of mortality and morbidity. *Am J Surg* 2003;185(5):485–491.

Jaramillo EJ, et al. Bedside diagnostic laparoscopy in the intensive care unit: a 13-year experience. *JSLS* 2006;10(2):155–159.

Joannidis M, et al. Prevention of acute kidney injury and protection of renal function in the intensive care unit: update 2017: expert opinion of the Working Group on Prevention, AKI section, European Society of Intensive Care Medicine. *Intensive Care Med* 2017;43(6):730–749.

Karasakalides A, et al. The use of bedside diagnostic laparoscopy in the intensive care unit. *J Laparoendosc Adv Surg Tech A* 2009;19(3):333–338.

Kollef MH, Allen BT. Determinants of outcome for patients in the medical intensive care unit requiring abdominal surgery: a prospective, single-center study. *Chest* 1994;106(6):1822–1828.

Lange H, Jackel R. Usefulness of plasma lactate concentration in the diagnosis of acute abdominal disease. *Eur J Surg* 1994;160(6–7):381–384.

Larson FA, et al. Diagnostic peritoneal lavage in acute peritonitis. *Am J Surg* 1992;164(5):449–452.

Lee MJ, et al. Evaluating for acute mesenteric ischemia in critically ill patients: diagnostic peritoneal lavage is associated with reduced operative intervention and mortality. *J Trauma Acute Care Surg* 2014;77(3):441–447.

Martin MJ, et al. Discordance between lactate and base deficit in the surgical intensive care unit: which one do you trust? *Am J Surg* 2006;191(5):625–630.

McDonald JS, et al. Post-contrast acute kidney injury in intensive care unit patients: a propensity score-adjusted study. *Intensive Care Med* 2017;43(6):774–784.

McNicoll L, et al. Delirium in the intensive care unit: occurrence and clinical course in older patients. *J Am Geriatr Soc* 2003;51(5):591–598.

Merten GJ, et al. Prevention of contrast-induced nephropathy with sodium bicarbonate: a randomized controlled trial. *JAMA* 2004;291(19):2328–2334.

Nandan AR, et al. The Emergency Surgery Score (ESS) accurately predicts the occurrence of postoperative complications in emergency surgery patients. *J Trauma Acute Care Surg* 2017;83(1):84–89.

Napolitano LM, Edmiston CE Jr. *Clostridium difficile* disease: diagnosis, pathogenesis, and treatment update. *Surgery* 2017;162(2):325–348.

Oldenburg WA, et al. Acute mesenteric ischemia: a clinical review. *Arch Intern Med* 2004;164(10):1054–1062.

Pace BW, et al. Amylase isoenzymes in the acute abdomen: an adjunct in those patients with elevated total amylase. *Am J Gastroenterol* 1985;80(11):898–901.

Peris A, et al. Bedside diagnostic laparoscopy to diagnose intraabdominal pathology in the intensive care unit. *Crit Care* 2009;13(1):R25.

Rattan R, et al. Patients with complicated intra-abdominal infection presenting with sepsis do not require longer duration of antimicrobial therapy. *J Am Coll Surg* 2016;222(4):440–446.

Rivers E, et al. Early goal-directed therapy in the treatment of severe sepsis and septic shock. *N Engl J Med* 2001;345(19):1368–1377.

Sangji NF, et al. Derivation and validation of a novel Emergency Surgery Acuity Score (ESAS). *J Trauma Acute Care Surg* 2016;81(2):213–220.

Sawyer RG, et al. Trial of short-course antimicrobial therapy for intraabdominal infection. *N Engl J Med* 2015;372(21):1996–2005.

Sun Z, et al. Intravenous N-acetylcysteine for prevention of contrast-induced nephropathy: a meta-analysis of randomized, controlled trials. *PLoS One* 2013;8(1):e55124.

Taourel PG, et al. Acute mesenteric ischemia: diagnosis with contrast-enhanced CT. *Radiology* 1996;199(3):632–636.

Taylor LJ, et al. A framework to improve surgeon communication in high-Stakes surgical decisions: best case/worst case. *JAMA Surg* 2017;152(6):531–538.

Tepel M, et al. Prevention of radiographic-contrast-agent-induced reductions in renal function by acetylcysteine. *N Engl J Med* 2000;343(3):180–184.

Traub SJ, et al. N-acetylcysteine plus intravenous fluids versus intravenous fluids alone to prevent contrast-induced nephropathy in emergency computed tomography. *Ann Emerg Med* 2013;62(5):511–520.

Van Dijk LJ, et al. Vascular imaging of the mesenteric vasculature. *Best Pract Res Clin Gastroenterol* 2017;31(1):3–14.

Von Kuenssberg JD, Stiller G, Wagner D. Sensitivity in detecting free intraperitoneal fluid with the pelvic views of the FAST exam. *Am J Emerg Med* 2003;21(6):476–478.

Waibel BH, Rotondo MF. Damage control in trauma and abdominal sepsis. *Crit Care Med* 2010; 38(9 Suppl):S421–S430.

Walsh RM, Popovich MJ, Hoadley J. Bedside diagnostic laparoscopy and peritoneal lavage in the intensive care unit. *Surg Endosc* 1998;12(12):1405–1409.

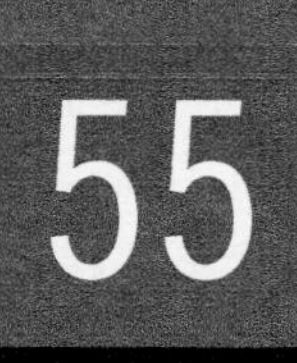

Obstrucción intestinal

Leslie Kobayashi y Raul Coimbra

I. INTRODUCCIÓN. La obstrucción intestinal es una indicación común de consulta quirúrgica y una causa frecuente de hospitalización, morbilidad y mortalidad. El origen de la obstrucción puede estar dentro de la propia luz del intestino (es decir, neoplasia, cuerpo extraño, bezoar), ser el pronóstico de una afección no intestinal (es decir, adherencias) o ser secundaria a anomalías anatómicas (es decir, hernia, vólvulo). La obstrucción puede producirse a cualquier nivel del tubo digestivo, pero en general se divide clínicamente en obstrucción del intestino grueso (OIG) y del intestino delgado (OID). Aunque los síntomas pueden ser similares, es importante establecer si hay obstrucción del intestino delgado o el grueso, ya que el diagnóstico diferencial de la obstrucción intestinal, el manejo y el tratamiento varían según la localización anatómica. Otras distinciones importantes en relación con la obstrucción intestinal son las siguientes:

- **A. Obstrucción intestinal parcial:** la luz del intestino está estrechada, pero permite el paso de un cierto grado de aire y líquido, tal y como se evidencia en el flato o en el aire distal de la radiografía.
- **B. Obstrucción intestinal completa:** la luz está totalmente ocluida y no permite el paso de aire o líquidos, tal y como demuestra la ausencia de flato o de aire distal en la radiografía.
- **C. Obstrucción del asa intestinal:** flujo del contenido intestinal obstruido en ambos extremos del intestino que impide la descompresión retrógrada y anterógrada, lo que provoca una distensión más rápida y una mayor probabilidad de isquemia intestinal.
- **D. Vólvulo:** un segmento de intestino se retuerce sobre su mesenterio.

II. EVALUACIÓN INICIAL

- **A.** Una anamnesis y una exploración física cuidadosa, junto con una selección de imágenes radiológicas, suelen ser suficientes para distinguir la OIG de la OID. Los pacientes que presentan una obstrucción suelen presentar una grave hipovolemia debido a la incapacidad de tolerar la ingesta oral y a las pérdidas del tercer espacio.
- **B.** La pronta rehidratación debe iniciarse al mismo tiempo que la evaluación diagnóstica. La reanimación comienza con líquidos isotónicos y debe incluir también la corrección de las anomalías electrolíticas tras la restauración del volumen intravascular.
- **C.** Los complementos de la reanimación, como la descompresión nasogástrica y la colocación de una sonda vesical, son beneficiosos en todos los casos, salvo en los más leves, de obstrucción intestinal. La monitorización cardíaca invasiva puede estar indicada en pacientes con insuficiencia cardíaca, pulmonar o renal.
- **D.** La evaluación de la posibilidad de isquemia o perforación intestinal debe tener prioridad en el paciente con obstrucción intestinal. Estos pacientes requieren pocos o ningún estudio de imagen y el tratamiento se centra en la rápida reanimación y la exploración quirúrgica inmediata. Aunque no hay hallazgos específicos ni pruebas diagnósticas que confirmen o descarten la obstrucción que conduce a estrangulamiento, los siguientes hallazgos son altamente sugestivos y justifican una intervención quirúrgica urgente.
  1. **Hallazgos físicos:** fiebre, taquicardia, hipotensión, dolor abdominal grave y continuo, defensa abdominal, dolor de descompresión o rigidez abdominal.
  2. **Hallazgos de laboratorio:** acidificación, leucocitosis e hiponatremia. Estudios más recientes también sugieren que las concentraciones persistentemente elevadas o en aumento de procalcitonina se asocian tanto con el fallo del tratamiento no quirúrgico de la obstrucción intestinal como con la necesidad de una intervención quirúrgica.
  3. **Hallazgos radiológicos:** la presencia de neumatosis intestinal, aire venoso portal o neumoperitoneo sugieren que ya se ha producido la necrosis. La huella del pulgar, la inflamación/edema mesentérica, el líquido libre y la reducción del realce de la pared intestinal son también hallazgos ominosos que suelen justificar la exploración quirúrgica.

III. OBSTRUCCIÓN DEL INTESTINO DELGADO

A. Etiología

1. **Adherencias posquirúrgicas.** Representan entre el 60 % y el 77 % de las OID. Los antecedentes de una cirugía intraabdominal previa son sugestivos. Los procedimientos pediá-

tricos, gastrointestinales inferiores y pélvicos se asocian a un alto riesgo de OID adhesiva. Los procedimientos laparoscópicos suelen asociarse a un menor riesgo de OID adhesiva en comparación con sus homólogas abiertas. Los antecedentes de otras afecciones (sin cirugía abdominal previa), como úlcera péptica perforada, diverticulitis, enfermedad inflamatoria pélvica o antecedentes de radiación, también pueden causar cicatrices peritoneales y adherencias omentales, que sirven de nido para la OID.

2. **Hernias encarceladas.** Las hernias encarceladas son la segunda etiología más común de OID, pues representan en torno al 10 % de los casos, y son la causa más común en pacientes sin cirugía abdominal previa. Las hernias inguinales, umbilicales, ventrales o femorales son fácilmente identificables en la exploración física. La tomografía computarizada (TC) puede ayudar a diagnosticar encarcelaciones parciales (hernia espigada o de Richter), defectos paraesofágicos o hernias internas.
3. **Neoplasias.** Las neoplasias pueden generar una lesión obstructiva o ser un punto anatómico de invaginación intestinal. La sospecha de neoplasia puede confirmarse con TC, rastreo a través del intestino delgado o exploración quirúrgica. La invaginación intestinal también puede ser el pronóstico de una linfadenopatía mesentérica (a menudo precedida de un pródromo vírico) o de un divertículo de Meckel. La TC mostrará un signo de la «diana» (fig. 55-1), que representa el segmento invaginado del intestino delgado proximal que se extiende dentro del segmento invaginante.
4. La OID puede deberse a una **enfermedad de Crohn** o a **cuerpos extraños**. Estas etiologías representan entre el 10 % y el 20 % de los casos. Los cuerpos extraños pueden incluir objetos ingeridos, íleo biliar y bezoares. Los objetos extraños y los bezoares migratorios se observan con mayor frecuencia en la población pediátrica o psiquiátrica. La anamnesis y las imágenes suelen ser diagnósticas (fig. 55-2A-C).
   a. El **íleo biliar** suele producirse en pacientes adultos mayores y enfermos. Es más común entre las mujeres y es el pronóstico de una colecistitis crónica no diagnosticada que causa una fístula coloentérica. Las radiografías simples de abdomen pueden revelar un cálculo en el cuadrante inferior derecho. La TC puede mostrar neumobilia o un cálculo biliar obstructivo en la válvula ileocecal.
5. El paciente adulto que se presenta con una obstrucción intestinal en ausencia de cirugía abdominal previa o hernia, **u OID en un «abdomen virgen»**, ha sido históricamente una causa de exploración obligatoria debido al presunto alto riesgo de causa neoplásica, así como un alto riesgo de fallo del tratamiento no quirúrgico. Sin embargo, estudios recientes

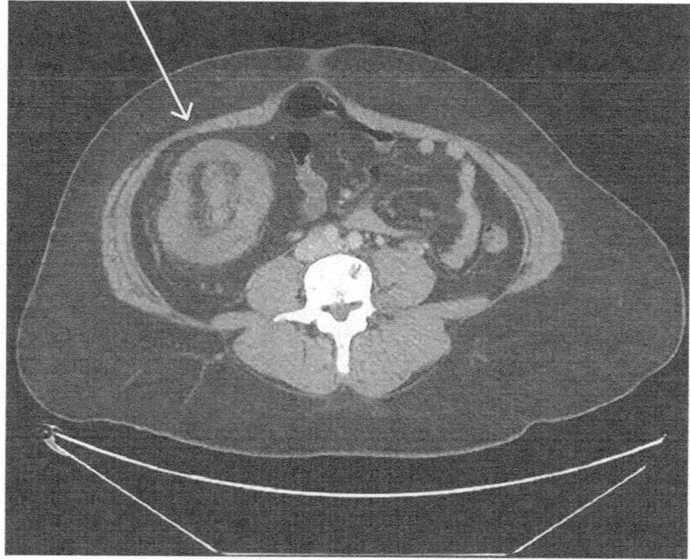

Figura 55-1. Tomografía computarizada (TC) en la que se observa el típico signo de la «diana» (*flecha*), que representa una invaginación intestinal del intestino delgado.

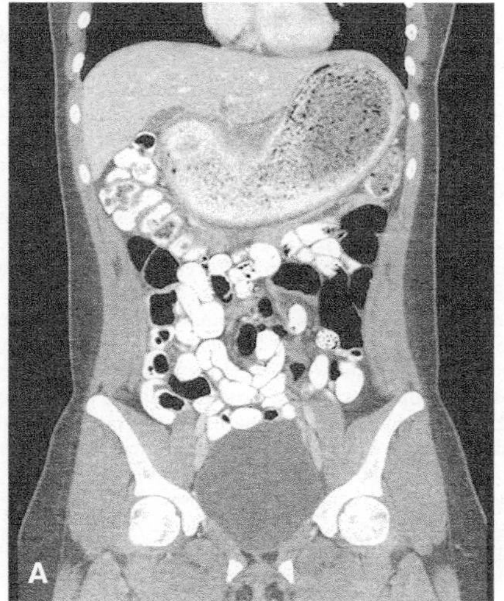

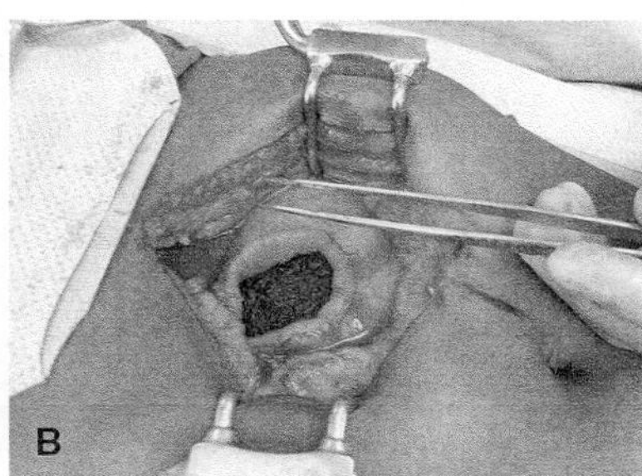

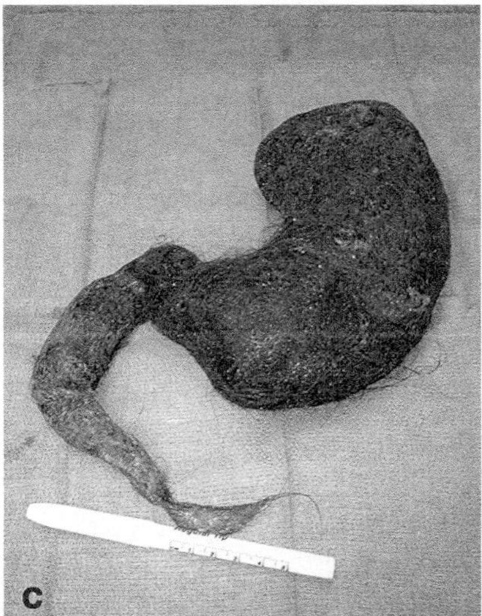

Figura 55-2. Tricobezoar visualizado en la tomografía computarizada (TC) **(A)**, *in situ* en el quirófano **(B)**, y masa después de la extracción del estómago y el duodeno **(C)**.

han constatado tasas bajas de causas neoplásicas (< 10 %), tasas elevadas de adherencias incluso en el «abdomen virgen», y tasas razonables de éxito con el tratamiento no quirúrgico. Es importante un seguimiento expectante.

B. Presentación y evaluación inicial

1. **Anamnesis y exploración física.** El paciente con OID refiere a menudo náuseas, vómitos, hinchazón o distensión abdominal, dolor abdominal o estreñimiento/estreñimiento. La determinación más importante que hay que hacer durante la evaluación inicial es si los hallazgos son consistentes con perforación, intestino gangrenoso/isquémico o peritonitis. Los pacientes con estos hallazgos deben ser sometidos a una exploración inmediata sin más modalidades de diagnóstico. En los pacientes sin estos hallazgos, la anamnesis inicial debe referirse a procedimientos quirúrgicos previos o afección abdominal. En ausencia de afección abdominal o cirugía previa, la enfermedad adhesiva es menos probable y deben

considerarse otras etiologías. Deben obtenerse otros antecedentes médicos tales como hernia, enfermedad de Crohn, antecedentes de radiación y enfermedad viral reciente. Tras la anamnesis, la exploración física debe centrarse en la detección de peritonitis o signos de desvitalización del intestino delgado, como se ha descrito anteriormente. No debe realizarse ninguna otra modalidad diagnóstica si se ha identificado una peritonitis; estos pacientes deben ser explorados rápidamente. Otros signos sugestivos son taquicardia, fiebre e hipotensión. En los pacientes sin signos peritoneales, es importante documentar el grado de distensión y la gravedad del dolor abdominal y realizar un seguimiento seriado. Además, los pacientes deben ser examinados cuidadosamente en busca de cicatrices quirúrgicas previas y hernias. También debe realizarse un examen rectal para evaluar la presencia de lesiones rectales distales obstructivas o heces impactadas. Entre los complementos de la exploración física se incluyen estudios de laboratorio y de imagen.

2. La mayoría de los **valores de laboratorio** son inespecíficos y a menudo normales, incluso ante una obstrucción del asa intestinal o isquemia intestinal. Un hemograma completo y un ionograma pueden ayudar en el manejo. Un recuento de leucocitos inicialmente elevado o en aumento debe ser motivo de preocupación por un posible intestino isquémico y debe considerarse la exploración. Es importante destacar que un hemograma normal no descarta la posibilidad de isquemia intestinal. Las anomalías electrolíticas pueden ser significativas, especialmente la hipopotasemia, en la OID proximal con vómitos intensos, y deben corregirse. Un aumento de la creatinina sérica puede ser consecuencia de la deshidratación. La acidosis láctica puede estar presente en pacientes con isquemia intestinal, pero no es muy sensible, y las concentraciones normales de ácido láctico no siempre excluyen esta posibilidad. La procalcitonina elevada puede ser útil para predecir los pacientes que requieren tratamiento quirúrgico, como se ha mencionado anteriormente.
3. **Evaluación radiográfica.** La evaluación radiográfica confirma el diagnóstico clínico de OID y puede ayudar a delimitar la localización anatómica y el grado de obstrucción. Una serie de radiografías abdominales puede ser el único estudio necesario, especialmente si la enfermedad adhesiva es la etiología de la obstrucción. Las radiografías deben incluir una vista en posición supina y otra en posición vertical, además de una radiografía simple de tórax en posición vertical. La presencia de asas intestinales dilatadas (fig. 55-3A) y niveles hidroaéreos en la vista vertical sugieren OID (fig. 55-3B). Múltiples niveles hidroaéreos, diferenciales (fig. 55-3C) y largos (≥2.5 cm) son altamente sugestivos de OID y se asocian a una obstrucción de mayor grado. La presencia de aire libre intraperitoneal en las radiografías verticales indica perforación y justifica la realización de una exploración quirúrgica inmediata. La presencia de aire en el colon y el recto tiene pocas consecuencias en el tratamiento.
4. **TC abdominal.** La TC abdominal es más sensible y específica en el diagnóstico de OID que las radiografías simples y puede ayudar a identificar la etiología, así como a dirigir el tratamiento. La TC es una recomendación de nivel 1 de las directrices de la Eastern Association for the Surgery of Trauma (EAST) de 2012 para la OID y debe realizarse en la mayoría de los pacientes. El contraste intravenoso debe utilizarse siempre que sea posible, ya que mejora la precisión del diagnóstico al delinear la vasculatura, el mesenterio y la pared intestinal. Por el contrario, el contraste oral puede exacerbar el dolor abdominal o aumentar los vómitos, por lo que debe utilizarse con precaución o no utilizarse. Entre los hallazgos que sugieren una OID se encuentran asas intestinales dilatadas (≥3 cm) (fig. 55-4), fecalización del intestino delgado y colapso del colon. La TC también puede mostrar un «punto de transición» distinto con el intestino proximal dilatado y el intestino descomprimido distalmente. La obstrucción del asa intestinal y la OID completa de alto grado se asocian a altas tasas de fallo del tratamiento médico y de isquemia intestinal. La OID completa de alto grado se presentará con diámetros intestinales gravemente discordantes proximal y distalmente al punto de obstrucción, así como con una escasez de aire y líquido distal. Los hallazgos de la TC que sugieren una obstrucción del asa intestinal incluyen el «remolino mesentérico» (fig. 55-5 A,B) o un segmento de intestino claramente agrandado en forma de U o C. La presencia de ascitis significativa y de edema de la pared intestinal (fig. 55-6), así como la ausencia de realce de la pared intestinal, es altamente sugestiva de isquemia intestinal. La neumatosis intestinal (fig. 55-7A) y el aire venoso portal (fig. 55-7B) son hallazgos graves que indican necrosis intestinal. Recientemente, se han creado varios sistemas de puntuación que incorporan variables radiográficas, anatómicas y fisiológicas para ayudar a la toma de decisiones clínicas y a la estratificación del riesgo de morbilidad y mortalidad. Estos sistemas han tenido resultados variados en su capacidad para predecir la necesidad de una intervención quirúrgica y la presencia de isquemia intestinal.

C. Tratamiento (fig. 55-8)

1. Los pacientes con signos clínicos o radiográficos de estrangulamiento o perforación, los que presentan peritonitis o inestabilidad hemodinámica y los que tienen hernias encarce-

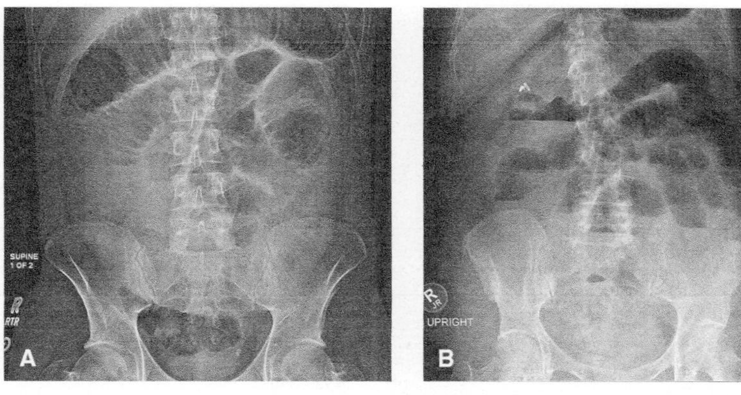

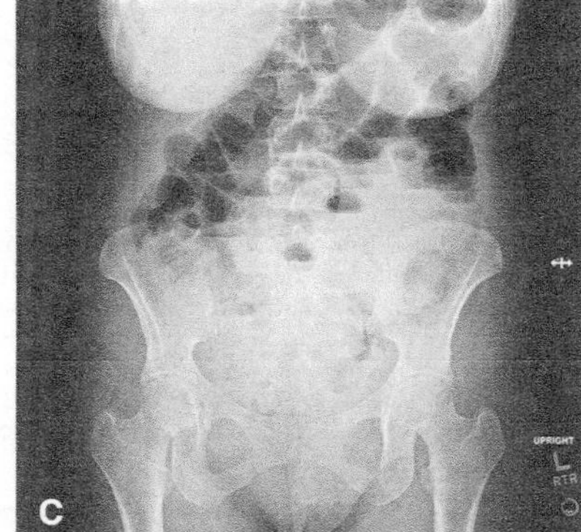

Figura 55-3. Radiografía abdominal que muestra un patrón en «pila de monedas» de asas dilatadas del intestino delgado **(A)** y asas dilatadas del intestino con niveles hidroaéreos **(B y C)**.

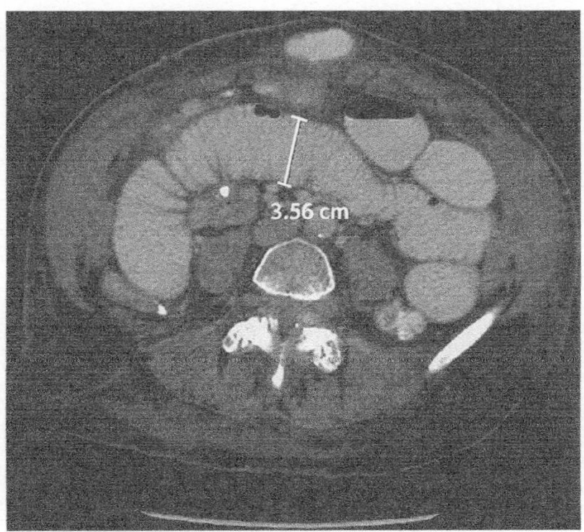

Figura 55-4. Tomografía computarizada (TC) axial que muestra asas de intestino delgado dilatadas de más de 3 cm de diámetro, en este caso debido a una hernia umbilical encarcelada.

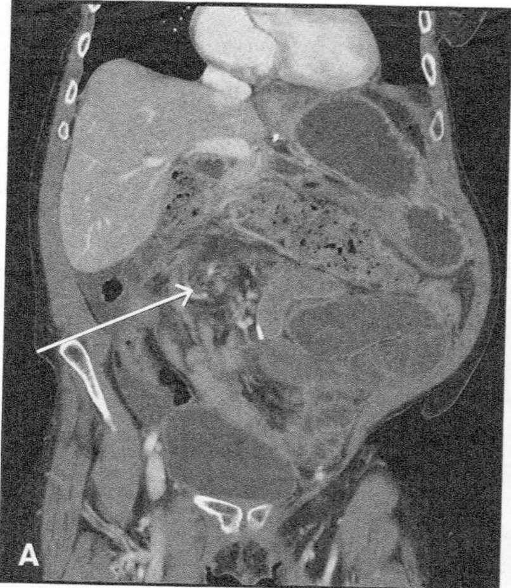

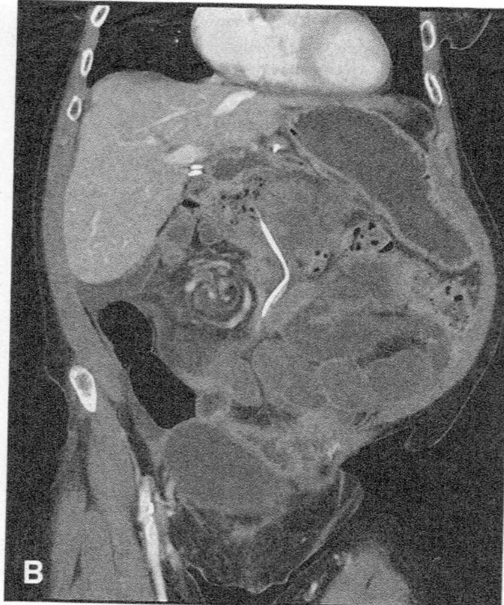

Figura 55-5. A y B: Serie de imágenes coronales de tomografía computarizada (TC) en la que se observa un remolino mesentérico (*flecha*) que sugiere una obstrucción del asa intestinal.

ladas deben ser trasladados inmediatamente para exploración quirúrgica. Los pacientes con hallazgos de TC relativos a la OID completa de alto grado y a las obstrucciones del asa intestinal también deben ser considerados para una cirugía inmediata, ya que la probabilidad de éxito con el tratamiento no quirúrgico es baja y el riesgo de isquemia intestinal es alto.

2. Los pacientes sin ninguno de estos hallazgos preocupantes pueden ser considerados para un ensayo de **tratamiento no quirúrgico**. En estos pacientes, el reposo intestinal, la des-

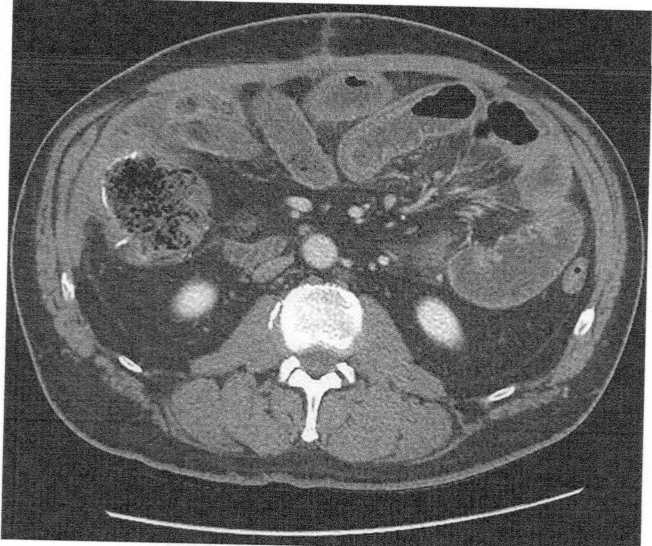

Figura 55-6. Tomografía computarizada (TC) axial en la que se observa dilatación del intestino delgado con engrosamiento de la pared intestinal.

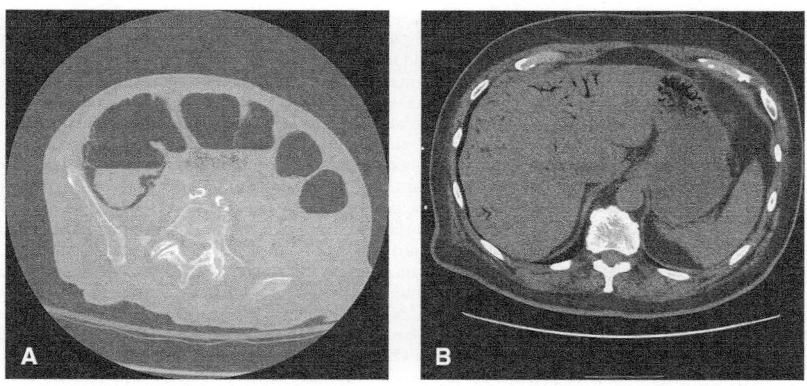

Figura 55-7. Tomografía computarizada (TC) axial en la que se observa una marcada neumatosis circunferencial **(A)** y aire venoso portal **(B)**.

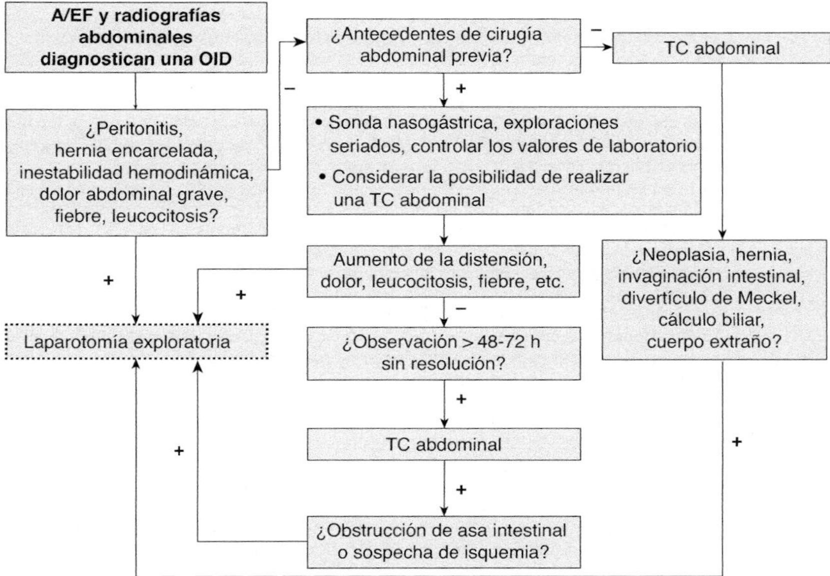

Figura 55-8. Algoritmo recomendado para el manejo de una obstrucción del intestino delgado (OID). A/EF, anamnesis y exploración física; TC, tomografía computarizada.

compresión nasogástrica y la rehidratación adecuada tienen éxito en un 70 % a un 90 %. El tratamiento debe incluir también exploraciones abdominales seriadas y valores de laboratorio diarios. Deben registrarse cuidadosamente las constantes vitales, la diuresis (catéter de Foley) y las secreciones nasogástricas. El aumento del dolor abdominal, la distensión, la fiebre, la leucocitosis o la acidosis pueden indicar isquemia progresiva, por lo que se requiere exploración quirúrgica.

3. La duración del tratamiento no quirúrgico de la OID es controvertida, pero en varios estudios se ha constatado un mayor riesgo de isquemia intestinal, necesidad de resección intestinal y mayor morbilidad y mortalidad si la cirugía se retrasa más de 72 h.

4. Una posible ayuda diagnóstica y terapéutica en los pacientes que se someten a tratamiento no quirúrgico es el uso de *fármacos hidrosolubles* Son medicamentos hiperosmolares y teóricamente pueden extraer agua de la mucosa intestinal edematosa hacia la luz, lo que reduce el edema de la pared intestinal, aumenta la dimensión intraluminal y diluye el contenido intestinal, lo que apacigua a la vez la obstrucción. Los fármacos hidrosolubles también son radiopacos y el tránsito del material puede seguirse en radiografías seriadas. Si el material puede visualizarse en el colon, puede suponerse que la OID se ha resuelto. En varios estudios de gran envergadura se ha constatado la utilidad de los fármacos hidrosolubles en el tratamiento de la OID: reducción de las tasas de intervención quirúrgica, menor duración de la estancia, y una alta especificidad y valor predictivo positivo para la intervención quirúrgica si los fármacos no ha pasado al colon en un plazo de 8 h.
5. **Tratamiento quirúrgico.** El tratamiento quirúrgico debe realizarse con rapidez una vez que se haya tomado la decisión. La cirugía puede realizarse de forma abierta o laparoscópica. La cirugía laparoscópica ha aumentado su frecuencia con el paso del tiempo y se ha asociado a una reducción de la estancia, la morbilidad y la mortalidad. Sin embargo, estudios recientes revelan que el abordaje laparoscópico solo se intenta en el 15 % de los pacientes que se someten a una operación por OID. Se ha sugerido que el riesgo de lesión intestinal y la necesidad de resección intestinal son similares o menores entre los pacientes que se someten a una cirugía laparoscópica en comparación con la abierta, pero no se ha constatado que esto pueda generalizarse a todos los casos. En varios estudios se han constatado tasas más elevadas de lesiones intestinales perdidas con los abordajes laparoscópicos. El paciente ideal para un abordaje laparoscópico se ha sometido a dos o menos cirugías abdominales, no tiene una cicatriz en la línea media, no tiene distensión intestinal generalizada y se encuentra con una sola banda adhesiva. Las tasas de conversión varían mucho en función del volumen del hospital y de la experiencia del cirujano, pero oscilan entre el 29 % y el 33 %. El tratamiento quirúrgico de la OID se ha asociado con tasas menores de OID recurrente, en comparación con el tratamiento médico, pero también se asocia con una mayor duración de la estancia y una mayor morbilidad y mortalidad.
6. **Más allá de la enfermedad adhesiva, la OID no suele resolverse sin una exploración quirúrgica.** El abordaje quirúrgico varía según la etiología causante. El abordaje quirúrgico para una hernia encarcelada varía según el tipo y la localización de esta.
   a. Para las **hernias** inguinales o femorales, es preferible intervenir a través de una incisión inguinal, mientras que para las umbilicales o incisionales se prefiere trabajar directamente sobre el lugar de la hernia. Los pacientes con peritonitis o sospecha de necrosis intestinal deben someterse a una laparotomía en la línea media.
   b. El **íleo biliar** se trata mediante una enterotomía proximal en la zona de impacto del cálculo biliar, a fin de extraerlo. No debe realizarse una colecistectomía con extracción de la fístula coloduodenal en el momento de la cirugía inicial.
   c. Las **neoplasias intestinales** pueden causar una obstrucción directa de la luz o ser un punto de partida para la invaginación intestinal. En estos casos, lo óptimo es la resección en bloque del intestino afectado con anastomosis primaria. La OID causada por invaginación intestinal que se resuelve con el tratamiento médico debe evaluarse para detectar una enfermedad neoplásica mediante rastreo del intestino delgado o endoscopia con cápsula. En determinados casos de enfermedad intraabdominal grave, como las metástasis difusas, la mejor forma de aliviar la obstrucción es mediante derivación.
   d. La **inflamación intestinal (Crohn, enteritis por radiación)** suele ser autolimitada y responder al tratamiento médico. Las estenosis crónicas pueden requerir resección quirúrgica o estricturoplastia. En los casos de estenosis debidas a una enfermedad maligna, a una enfermedad inflamatoria intestinal (EII) o a antiinflamatorios no esteroideos, se ha descrito la enteroscopia con globo y la dilatación para evitar la necesidad de procedimientos quirúrgicos mórbidos en estos frágiles pacientes. En un metaanálisis reciente se han observado buenos resultados globales, con una tasa de éxito del 80 %, una tasa de complicaciones de aproximadamente el 5 % y fallo con necesidad de cirugía en el 17 %.

IV. OBSTRUCCIÓN DEL INTESTINO GRUESO

A. **Etiología.** A diferencia de la OID, la OIG rara vez está causada por una enfermedad adhesiva. Por tanto, es poco probable que la descompresión proximal y la observación tengan éxito, y para su resolución suele requerirse una intervención mucho más invasiva. La OIG es mucho menos común que la OID y es mucho más probable que se deba a una enfermedad maligna. Las causas más comunes de la OIG son las neoplasias (50-80 %), el vólvulo (10-17 %) y la diverticulitis (5-10 %). EII, cuerpos extraños, hernia e impactación fecal son también causas menos frecuentes de OIG. La OIG también puede confundirse con seudoobstrucción colónica (síndrome de Ogilvie). Debido a la naturaleza de las etiologías más comunes de la OIG, se observa con mayor frecuencia entre los pacientes de edad avanzada.

1. **Tumores malignos.** Los tumores malignos que estrechan la luz del colon son la principal causa de OIG. Dicha obstrucción se produce con mayor frecuencia por un tumor en el colon descendente y rectosigmoideo (75 %), mientras que la obstrucción por tumores malignos transversales y del lado derecho se produce con menor frecuencia debido al mayor diámetro de la luz del colon. Los pacientes pueden referir antecedentes de estrechamiento gradual de las heces, melena o sangre por el recto. Con frecuencia se observa estreñimiento crónico.
2. **Vólvulo de colon sigmoideo.** Es más frecuente en pacientes de edad avanzada o encamados. Se produce cuando un dolicocolon gira a lo largo de su eje mesentérico y, con ello, se obstruye el asa intestinal. El **vólvulo cecal** es menos frecuente que el vólvulo de colon sigmoideo y se produce como consecuencia de la no fijación congénita del colon derecho, lo que provoca torsión y obstrucción del asa intestinal (vólvulo cecal). El intestino delgado también puede estar dilatado y a veces está incluido en la torsión. En raras ocasiones, el colon transverso también puede ser la localización del vólvulo que se produce en pacientes con dolicocolon transverso y mesocolon transverso largo.
3. **Diverticulitis aguda y crónica.** Las diverticulitis aguda y crónica pueden causar OIG por inflamación o estenosis, respectivamente. Tanto la **colitis de Crohn como la colitis ulcerosa** también pueden causar OIG. La obstrucción crónica puede ser secundaria a estenosis. La diferenciación de las causas benignas de las malignas puede no ser evidente durante la presentación inicial. La endoscopia para la biopsia de tejido y la TC pueden ser útiles.
4. **Objetos extraños.** Los objetos extraños introducidos por vía rectal pueden provocar obstrucción o perforación rectal aguda. Puede ser necesario retraer el objeto obstruido bajo anestesia general o, en ocasiones, mediante laparotomía y colotomía para su extracción proximal.
5. **Impactación fecal.** La impactación fecal suele producirse en pacientes adultos mayores o institucionalizados. Los pacientes suelen requerir la desimpactación manual, ya que los enemas o los laxantes rara vez son útiles en el contexto agudo. Es importante la evaluación de la malignidad subyacente.
6. **Seudoobstrucción colónica (síndrome de Ogilvie).** Puede confundirse con OIG, pero no presenta una obstrucción anatómica verdadera, sino que es el pronóstico de una dismotilidad intestinal. El síndrome de Ogilvie suele producirse en pacientes institucionalizados e inmóviles. El uso de narcóticos, el reposo prolongado en cama, las anomalías electrolíticas y otros medicamentos contribuyen a su aparición. Estos pacientes rara vez requieren intervención quirúrgica. Los enemas de gastrografina o la endoscopia pueden ayudar a descartar una obstrucción mecánica.

B. **Presentación y evaluación inicial**

1. **Historia.** La OIG completa es una urgencia quirúrgica. El retraso puede conducir a una dilatación colónica continua con isquemia o perforación. Los pacientes suelen presentar náuseas y molestias abdominales, así como estreñimiento. El momento en que se presentan los síntomas obstructivos es importante, ya que suelen ser lentamente progresivos y de aparición insidiosa en la OIG, a diferencia de los síntomas de la OID, que suelen aparecer de forma más repentina.

   También puede haber dolor, melena, rectorragia con las heces y disminución lenta del diámetro de las heces. La anamnesis debe incluir también una endoscopia colónica previa, episodios de diverticulitis o antecedentes de EII. Dada la edad general de los pacientes con OIG y las frecuentes afecciones comórbidas, es primordial una anamnesis detallada que incluya medicamentos como los β-bloqueadores, que pueden enmascarar la taquicardia o empeorar la hipotensión, y los anticoagulantes, que pueden retrasar la cirugía o requerir su reversión.
2. **Exploración física.** La exploración física debe determinar el grado de distensión y evaluar si hay peritonitis o signos de síndrome de respuesta inflamatoria sistémica (SRIS)/sepsis. La presencia de peritonitis exige una laparotomía rápida sin necesidad de una evaluación radiográfica exhaustiva. El tacto rectal puede permitir la palpación digital de tumores anales o rectales bajos. Al igual que en la OID, la deshidratación y las anomalías electrolíticas son frecuentes en los pacientes con OIG, por lo que la rehidratación y la corrección de la hipopotasemia y la acidosis deben iniciarse durante la evaluación inicial.
3. **Radiografías simples de abdomen.** Son un complemento útil de la exploración física. La sensibilidad de la radiografía para la detección de la OIG es similar a la de la OID, aproximadamente del 80 %. A menudo esta prueba puede ser diagnóstica, como en los casos de vólvulo. El vólvulo de colon sigmoideo se caracteriza por el signo de «bucle ω» o de «grano de café» (fig. 55-9), y la radiografía permite el diagnóstico definitivo en el 57 % al 90 % de los casos.

   El vólvulo cecal también puede diagnosticarse solo con radiografía hasta en el 75 % de los casos, y se caracteriza por un ciego dilatado que ha migrado al cuadrante superior izquierdo. También permite evaluar la gravedad de la obstrucción. Es importante cuantificar el grado de distensión del colon, ya que una dilatación superior a 10-12 cm se asocia a un mayor riesgo de isquemia y perforación.

4. En pacientes estables sin signos evidentes de isquemia o perforación, la TC es la evaluación radiográfica de elección. La sensibilidad y la especificidad para la OIG con TC son del 96 % y el 93 %, respectivamente. Esta prueba puede ayudar a localizar el segmento de colon obstruido, cuantificar el nivel de distensión y detectar inflamación e isquemia. En casos de malignidad, la TC también puede determinar el tamaño y la localización del tumor y la presencia de metástasis distales. Los enemas de contraste tienen un valor limitado con una imagen de TC adecuada, a menos que se trate de diferenciar la seudoobstrucción de la obstrucción anatómica. La endoscopia es importante para el diagnóstico del tejido y la evaluación de la malignidad, así como para la descompresión del vólvulo de colon sigmoideo.

C. Tratamiento (fig. 55-10)

1. **Es poco probable que la OIG se resuelva sin una intervención invasiva.** Los pacientes con evidencia de peritonitis, perforación o intestino isquémico necesitan una laparotomía urgente. Los pacientes estables sin signos de isquemia o perforación pendiente pueden someterse a una endoscopia para determinar la localización anatómica exacta de la obstrucción, obtener tejido para anatomopatología, someterse a una endoprótesis como puente para una cirugía paliativa o curativa, y para la descompresión en el vólvulo de colon sigmoideo. La preparación colónica suele ser ineficaz y puede aumentar la distensión colónica y el riesgo de perforación en la OIG.
2. La descompresión endoscópica es el tratamiento de primera línea para el **vólvulo de colon sigmoideo** sin signos de isquemia colónica. El éxito de la descompresión endoscópica oscila entre el 70 % y el 95 %; sin embargo, las tasas de recurrencia tras la descompresión sola son del 45 % al 71 %. Si no hay ninguna contraindicación significativa para la cirugía, la sigmoidectomía debe realizarse en los 3 a 5 días siguientes a la descompresión endoscópica. En los casos sin dilatación colónica proximal significativa, es seguro realizar una anastomosis primaria.

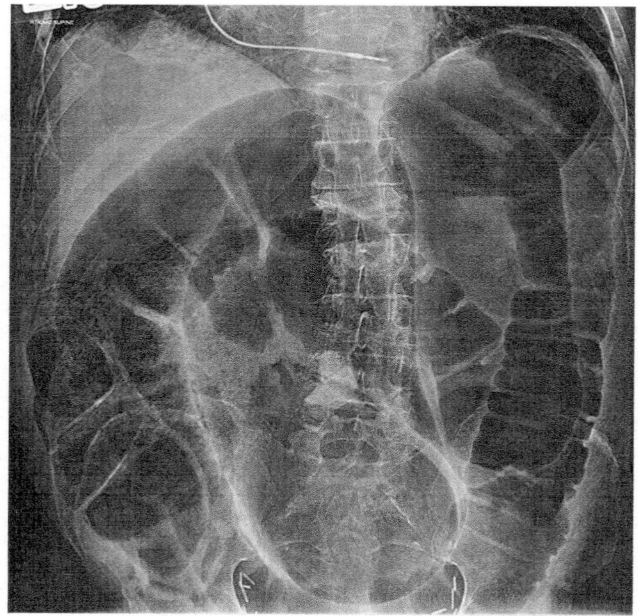

Figura 55-9. Radiografía abdominal de vólvulo de colon sigmoideo en la que se observa la típica asa intestinal en forma de «grano de café» y dilatación del colon proximal.

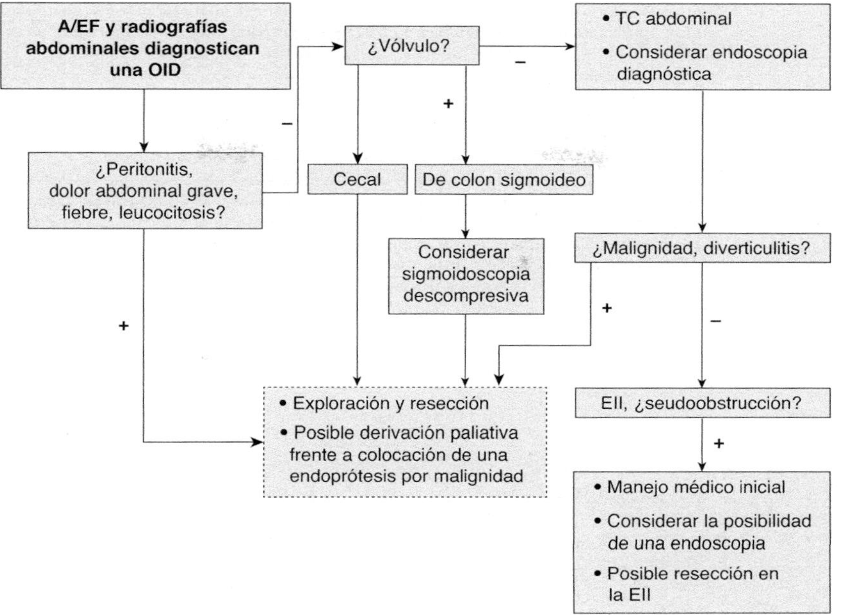

Figura 55-10. Algoritmo recomendado para el manejo de una obstrucción del intestino grueso (OIG). A/EF, anamnesis y exploración física; EII, enfermedad inflamatoria intestinal; TC, tomografía computarizada.

En caso de dilatación proximal significativa, inflamación u otra preocupación por la mala cicatrización de la herida, o en pacientes en los que se desaconseja encarecidamente, el procedimiento de elección es una colostomía final y la colocación de una bolsa de Hartmann. En el **vólvulo cecal**, la descompresión endoscópica tiene menos probabilidades de éxito y la cirugía es el tratamiento de elección. El tratamiento quirúrgico debe incluir la resección del ciego y de todo el intestino isquémico adyacente, seguida de una anastomosis ileocolónica primaria o una cecopexia en los casos de vólvulo cecal sin isquemia significativa o compromiso vascular.

3. La LBO por **diverticulitis** o **estenosis diverticular** debe someterse a resección. En la diverticulitis aguda, la opción más conservadora y bien respaldada es la sigmoidectomía con colostomía descendente (procedimiento de Hartmann). Se ha informado de una intervención en un solo intento con lavado colónico durante la cirugía y anastomosis primaria en pacientes seleccionados. La estenosis diverticular crónica suele poder resecarse con una anastomosis primaria. Cada vez es más frecuente el uso de abordajes laparoscópicos para la enfermedad diverticular en el entorno agudo y programado, con pruebas que sugieren una menor mortalidad, morbilidad y duración de la estancia tras la cirugía laparoscópica.
4. Los LBO de origen **maligno** deben resecarse siempre que sea posible. La extensión de la resección viene determinada por la localización y el tamaño del tumor. Los cánceres del lado derecho deben tratarse con una hemicolectomía derecha ampliada con anastomosis primaria en la mayoría de las circunstancias. Sin embargo, la mayoría de los cánceres colorrectales obstructivos se localizan distalmente a la flexura esplénica, donde las opciones de tratamiento varían y la elección ideal es controvertida y debe adaptarse a cada paciente. La resección, siempre que sea posible, es la primera opción, seguida de la anastomosis primaria frente al estoma proximal.

La elección de realizar una anastomosis o una derivación depende de la gravedad de la dilatación colónica proximal, del edema de la pared intestinal, de la extensión de la contaminación y del grado de impactación fecal. Los pacientes con tumores colorrectales izquierdos obstructivos en los que la resección no es factible pueden ser tratados con derivación proximal o con endoprótesis endoluminales como puente para la resección programada o para la paliación. La colocación de endoprótesis tiene una alta tasa de éxito en el alivio de la obstrucción (70-91 %). A medida que la experiencia y la tecnología endoscópicas han mejorado, también lo han hecho los resultados de la colocación de endoprótesis en los cánceres obstructivos con fines paliativos y como puente a la cirugía. En estudios recientes se ha demostrado que las tasas de mortalidad, el pronóstico oncológico y las tasas de reingreso son similares, que se ha reducido la morbilidad y la duración de la estancia, y que se han reducido las tasas de colocación de estomas temporales con el uso de endoprótesis.

5. A diferencia de la OIG anatómica, la **seudoobstrucción colónica** rara vez requiere una intervención quirúrgica. El tratamiento consiste principalmente en el alivio de cualquier trastorno metabólico, la reducción del tratamiento con múltiples fármacos, en particular de los narcóticos y los anticolinérgicos, el reposo intestinal y la hidratación. La neostigmina induce motilidad colónica y a menudo alivia la seudoobstrucción.

   Debe descartarse una obstrucción mecánica por tumor, algo que puede realizarse mediante un enema de contraste. La descompresión endoscópica puede ser útil en pacientes con dilatación grave y en aquellos que no se resuelven con el tratamiento médico. Los tratamientos invasivos para el síndrome de Ogilvie (seudobstrucción crónica primaria del colon) deben reservarse solo para los casos en los que el tratamiento médico no funciona, ya que suelen ser mal tolerados en estos pacientes frágiles y se asocian a una mayor morbilidad y mortalidad.

AXIOMAS

- Junto con la evaluación diagnóstica del paciente con obstrucción intestinal, debe iniciarse una rehidratación temprana.
- Al principio de la evaluación, la obstrucción debe diferenciarse entre obstrucción del intestino delgado o del intestino grueso. La etiología y el manejo difieren significativamente.
- La OID se debe en la mayoría de los casos a una enfermedad adhesiva, que suele resolverse con tratamiento médico.
- Las causas más comunes de la OIG son el cáncer, el vólvulo y la enfermedad diverticular, y suele requerir un tratamiento invasivo.

Lecturas recomendadas

Abelson JS, Yeo HL, Mao J, et al. Long-term postprocedural outcomes of palliative emergency stenting vs stoma in malignant large-bowel obstruction. *JAMA Surg* 2017;152(5):429–435.

Alvarez-Downing M, Klaassen Z, Orringer R, et al. Incidence of small bowel obstruction after laparoscopic and open colon resection. *Am J Surg* 2011;201(3):411–415; discussion 415.

Arezzo A, Passera R, Lo Secco G, et al. Stent as bridge to surgery for left-sided malignant colonic obstruction reduces adverse events and stoma rate compared with emergency surgery: results of a systematic review and meta-analysis of randomized controlled trials. *Gastrointest Endosc* 2017a;86(3):416–426.

Arezzo A, Balague C, Targarona E, et al. Colonic stenting as a bridge to surgery versus emergency surgery for malignant colonic obstruction: results of a multicentre randomised controlled trial (ESCO trial). *Surg Endosc* 2017b;31(8):3297–3305.

Baars JE, Theyventhiran R, Aepli P, et al. Double-balloon enteroscopy-assisted dilatation avoids surgery for small bowel strictures: a systematic review. *World J Gastroenterol* 2017;23(45):8073–8081.

Baghdadi YMK, Morris DS, Choudhry AJ, et al. Validation of the anatomic severity score developed by the American Association for the Surgery of Trauma in small bowel obstruction. *J Surg Res* 2016;204(2):428–434.

Beardsley C, Furtado R, Mosse C, et al. Small bowel obstruction in the virgin abdomen: the need for a mandatory laparotomy explored. *Am J Surg* 2014;208(2):243–248.

Behman R, Nathens AB, Byrne JP, et al. Laparoscopic surgery for adhesive small bowel obstruction is associated with a higher risk of bowel injury: a population-based analysis of 8584 patients. *Ann Surg* 2017;266(3):489–498.

Boyle DJ, Thorn C, Saini A, et al. Predictive factors for successful colonic stenting in acute large-bowel obstruction: a 15-year cohort analysis. *Dis Colon Rectum* 2015;58(3):358–362.

Cosse C, Sabbagh C, Carroni V, et al. Impact of a procalcitonin-based algorithm on the management of adhesion-related small bowel obstruction. *J Visc Surg* 2017;154(4):231–237.

Di Saverio S, Coccolini F, Galati M, et al. Bologna guidelines for diagnosis and management of adhesive small bowel obstruction (ASBO): 2013 update of the evidence-based guidelines from the world society of emergency surgery ASBO working group. *World J Emerg Surg* 2013;8(1):42.

Frago R, Ramirez E, Millan M, et al. Current management of acute malignant large bowel obstruction: a systematic review. *Am J Surg* 2014;207(1):127–138.

Ha GW, Lee MR, Kim JH. Adhesive small bowel obstruction after laparoscopic and open colorectal surgery: a systematic review and meta-analysis. *Am J Surg* 2016;212(3):527–536.

Hajibandeh S, Hajibandeh S, Panda N, et al. Operative versus non-operative management of adhesive small bowel obstruction: a systematic review and meta-analysis. *Int J Surg* 2017;45:58–66.

Jaffe T, Thompson WM. Large-bowel obstruction in the adult: classic radiographic and CT findings, etiology, and mimics. *Radiology* 2015;275(3):651–663.

Keenan JE, Turley RS, McCoy CC, et al. Trials of nonoperative management exceeding 3 days are associated with increased morbidity in patients undergoing surgery for uncomplicated adhesive small bowel obstruction. *J Trauma Acute Care Surg* 2014;76(6):1367–1372.

Kuehn F, Weinrich M, Ehmann S, et al. Defining the need for surgery in small-bowel obstruction. *J Gastrointest Surg* 2017;21(7):1136–1141.

Lee HJ, Hong SP, Cheon JH, et al. Clinical outcomes of self-expandable metal stents for malignant rectal obstruction. *Dis Colon Rectum* 2018;61(1):43–50.

Matsushima K, Inaba K, Dollbaum R, et al. High-density free fluid on computed tomography: a predictor of surgical intervention in patients with adhesive small bowel obstruction. *J Gastrointest Surg* 2016;20(11):1861–1866.

Maung AA, Johnson DC, Piper GL, et al. Evaluation and management of small-bowel obstruction: an Eastern Association for the Surgery of Trauma practice management guideline. *J Trauma Acute Care Surg* 2012;73(5 Suppl 4):S362–S369.

Millet I, Taourel P, Ruyer A, et al. Value of CT findings to predict surgical ischemia in small bowel obstruction: a systematic review and meta-analysis. *Eur Radiol* 2015;25(6):1823–1835.

Millet I, Boutot D, Faget C, et al. Assessment of strangulation in adhesive small bowel obstruction on the basis of combined CT findings: implications for clinical care. *Radiology* 2017;285(3):798–808.

Mitra V, Hu M, Majumdar D, et al. Safety and efficacy of self-expandable metal stents for obstructive proximal and distal large bowel cancer. *J R Coll Physicians Edinb* 2017;47(1):30–34.

Mori H, Kaneoka Y, Maeda A, et al. Determination of therapeutic strategy for adhesive small bowel obstruction using water-soluble contrast agents: an audit of 776 cases in a single center. *Surgery* 2017;162(1):139–146.

Pei KY, Asuzu D, Davis KA. Will laparoscopic lysis of adhesions become the standard of care? Evaluating trends and outcomes in laparoscopic management of small-bowel obstruction using the American College of Surgeons National Surgical Quality Improvement Project Database. *Surg Endosc* 2017;31(5):2180–2186.

Perrot L, Fohlen A, Alves A, et al. Management of the colonic volvulus in 2016. *J Visc Surg* 2016;153(3):183–192.

Rami Reddy SR, Cappell MS. A systematic review of the clinical presentation, diagnosis, and treatment of small bowel obstruction. *Curr Gastroenterol Rep* 2017;19(6):28.

Ross SW, Oommen B, Wormer BA, et al. Acute colonic pseudo-obstruction: defining the epidemiology, treatment, and adverse outcomes of Ogilvie's syndrome. *Am Surg* 2016;82(2):102–111.

Sajid MS, Khawaja AH, Sains P, et al. A systematic review comparing laparoscopic vs open adhesiolysis in patients with adhesional small bowel obstruction. *Am J Surg* 2016;212(1):138–150.

Scotte M, Mauvais F, Bubenheim M, et al. Use of water-soluble contrast medium (gastrografin) does not decrease the need for operative intervention nor the duration of hospital stay in uncomplicated acute adhesive small bowel obstruction? A multicenter, randomized, clinical trial (Adhesive Small Bowel Obstruction Study) and systematic review. *Surgery* 2017;161(5):1315–1325.

Scrima A, Lubner MG, King S, et al. Value of MDCT and clinical and laboratory data for predicting the need for surgical intervention in suspected small-bowel obstruction. *AJR Am J Roentgenol* 2017;208(4):785–793.

Tavangari FR, Batech M, Collins JC, et al. Small bowel obstructions in a virgin abdomen: is an operation mandatory? *Am Surg* 2016;82(10):1038–1042.

Teixeira PG, Karamanos E, Talving P, et al. Early operation is associated with a survival benefit for patients with adhesive bowel obstruction. *Ann Surg* 2013;258(3):459–465.

Ten Broek RP, Issa Y, van Santbrink EJ, et al. Burden of adhesions in abdominal and pelvic surgery: systematic review and met-analysis. *BMJ* 2013;347:f5588.

Wancata LM, Abdelsattar ZM, Suwanabol PA, et al. Outcomes after surgery for benign and malignant small bowel obstruction. *J Gastrointest Surg* 2017;21(2):363–371.

Wiggins T, Markar SR, Harris A. Laparoscopic adhesiolysis for acute small bowel obstruction: systematic review and pooled analysis. *Surg Endosc* 2015;29(12):3432–3442.

Wu KL, Lee KC, Liu CC, et al. Laparoscopic versus open surgery for diverticulitis: a systematic review and meta-analysis. *Dig Surg* 2017;34(3):203–215.

Yang PF, Rabinowitz DP, Wong SW, et al. Comparative validation of abdominal CT models that predict need for surgery in adhesion-related small-bowel obstruction. *World J Surg* 2017;41(4):940–947.

Yeo HL, Lee SW. Colorectal emergencies: review and controversies in the management of large bowel obstruction. *J Gastrointest Surg* 2013;17(11):2007–2012.

Zielinski MD, Haddad NN, Cullinane DC, et al. Multi-institutional, prospective, observational study comparing the Gastrografin challenge versus standard treatment in adhesive small bowel obstruction. *J Trauma Acute Care Surg* 2017;83(1):47–54.

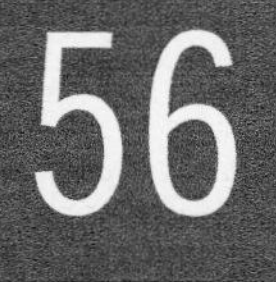

Hemorragia digestiva

Shimena Li y Brian S. Zuckerbraun

I. VISIÓN GENERAL

A. Introducción. La hemorragia digestiva (HD), ya sea proximal al ligamento de Treitz (hemorragia GI superior) o distal a este (hemorragia GI inferior), puede tener un origen múltiple y presentar una amplia variedad de síntomas, que van desde ausencia de síntomas hasta choque hemorrágico. La hemorragia digestiva baja (HDB) suele provenir del colon y, con menor frecuencia, del intestino delgado. En función de la presentación, el tratamiento de la HD abarca desde la evaluación ambulatoria hasta el tratamiento intensivo del paciente con hemorragia aguda. Las fuentes comunes de HD incluyen enfermedad ulcerosa péptica (EUP), varices, neoplasias, inflamación (infección y enfermedad inflamatoria intestinal [EII]), enfermedad diverticular, traumatismo o hemorragia posquirúrgica. Las etiologías atípicas de la HD se originan en una malformación arteriovenosa (MAV), una lesión de Dieulafoy, una hemobilia o una hemorragia inducida por medicamentos. Este capítulo incluye una visión general de la HD, y se hace hincapié en las fuentes y el manejo de la HD activa.

B. Estadísticas. La HD alta (HDA) aguda en Estados Unidos provocaba antes unos 400 000 ingresos anuales (160 ingresos por cada 100 000 habitantes al año), y el 90 % se debía a etiologías no varicosas. Con la llegada de los inhibidores de la bomba de protones (IBP) y los inhibidores H2, los ingresos por HD han disminuido en un 55 % desde 2002 hasta 2012. En 2012, los ingresos por HDA en Estados Unidos fueron de 67 por cada 100 000 habitantes. Se desconoce la incidencia total de la HDB en el país.

Sin embargo, estudios realizados en España constatan que la incidencia está aumentando, con un incremento de los casos de 20/100 000 a 33/100 000 entre 1996 y 2005. La HDB es más frecuente en los hombres, en aquellas personas bajo tratamiento con antiinflamatorios no esteroideos (AINE) y productos relacionados con el ácido acetilsalicílico, y en los adultos mayores, que tienen un mayor riesgo de muerte.

C. Anamnesis

1. Debe realizarse un diagnóstico diferencial apropiado con base en el conocimiento básico de las enfermedades preexistentes del paciente y la comprensión de las probables fuentes de hemorragia asociadas a su edad. Deben considerarse también las causas menos comunes de HD, ya que las fuentes de hemorragia atípicas pueden presentarse de la misma manera que las típicas.
2. Los síntomas de la HD oscilan desde una prueba de sangre oculta en heces asintomática hasta un choque hipovolémico con colapso cardiovascular. La HDA puede presentarse como vómitos de sangre franca (hematemesis) o emesis en forma de café (hemoglobina degradada por el ácido gástrico). La HDB suele presentarse como rectorragia con las heces (heces sanguinolentas por presencia de sangre roja y brillante) o melena. La HD también puede presentarse como anemia, dolor abdominal o inestabilidad hemodinámica.
3. Preguntar al paciente sobre dolor abdominal, pérdida de peso, cambios en los hábitos intestinales, vómitos con sangre, sangre por el recto, color y características del vómito o las heces, y presencia o ausencia de coágulos en sus vómitos o heces.
4. Evaluar si hay medicamentos que interfieren con la cascada de coagulación: ácido acetilsalicílico, antiagregantes plaquetarios como el clopidogrel, AINE (excesivos o rutinarios), heparina, warfarina o anticoagulantes orales directos.
5. Preguntar por las enfermedades específicas de la hemorragia: HD anterior, hipertensión portal por enfermedad hepática o Budd-Chiari, abuso de alcohol que provoca gastritis, infección por *Helicobacter pylori* o tratamiento de la EUP, deficiencia de factor VIII, enfermedad de Von Willebrand.
6. Identificar las enfermedades generales que pueden causar hemorragias: cirugías previas, cánceres digestivos como el colorrectal, tumores del estroma digestivo, cirugía de aneurisma aórtico abdominal, EII, enteritis por radiación, pancreatitis (seudoquistes que causan seudoaneurisma y *hemosuccus* pancreático (pancreatitis hemoductal), trombosis de la vena esplénica que causa gastropatía hipertensiva portal izquierda), varices esofágicas.

7. Comprobar si existen comorbilidades significativas que puedan dificultar la reanimación o agravarse con esta: insuficiencia renal, insuficiencia cardíaca congestiva, infarto de miocardio, coagulopatía subyacente, reacción transfusional.

D. **Exploración física.** Debe realizarse una exploración completa, con hincapié a lo siguiente:
   1. Signos vitales y ortostáticos para determinar el grado de choque (cap. 6).
   2. Exploración de cabeza, oídos, ojos, nariz, garganta: la ictericia conjuntival puede identificar una disfunción hepática subyacente, mientras que la palidez de las conjuntivas constata el grado de anemia.
   3. Exploración cardíaca: distensión venosa yugular, cicatriz de cirugía cardíaca previa, edema periférico u otros signos de insuficiencia cardíaca, soplos y ritmo o frecuencia cardíaca irregular.
   4. Exploración abdominal:
      a. Signos de enfermedad hepática: hepatomegalia, ictericia, hipertensión portal (cabeza de medusa), asterixis, esplenomegalia, masas hepáticas. Considerar la coagulopatía en pacientes con enfermedad hepática.
      b. Cicatrices que indican cirugías anteriores.
      c. Sensibilidad focal o masas: perforación, estenosis o cáncer.
         i. Tacto rectal: presencia de una masa, sensibilidad, hemorroides, fisura, presencia de heces o de sangre (prueba de sangre oculta en heces si no hay signos evidentes).

E. El conocimiento de la reserva cardiovascular del paciente ayudará a determinar la capacidad de tolerar la anemia y la hemorragia antes de que la taquicardia y la hipotensión sean evidentes. Los individuos jóvenes y en forma toleran una hemorragia más grave antes de mostrar signos de choque. Los pacientes de edad avanzada o aquellos bajo tratamiento con β-bloqueadores pueden no mostrar taquicardia con la hemorragia.

F. Consideraciones para identificar el origen de la hemorragia:
   1. Las fuentes de HD específicas de la población incluyen las siguientes:
      a. Pacientes jóvenes: EII, divertículo de Meckel, infección por virus de inmunodeficiencia humana/citomegalovirus (VIH/CMV).
      b. Pacientes de mediana edad: EII, pólipos, cáncer, hemorroides, úlceras, varices, diverticulosis.
      c. Pacientes de edad avanzada: lo mismo que el paciente de mediana edad, más MAV e isquemia.
   2. Los antecedentes ayudarán a identificar la causa: antecedentes de cirugía y anticoagulación con hemorragia anastomótica; persona con alcoholismo con hemorragia por varices esofágicas; uso excesivo de AINE que han provocado una úlcera; o pérdida de peso reciente, dolor o heces de diámetro estrecho que pueden indicar la presencia de un cáncer de colon hemorrágico.
   3. Utilizar la ubicación de la hemorragia para considerar la fuente.
      a. La hematemesis o emesis en forma de café implica un origen digestivo alto, proximal al ligamento de Treitz.
      b. La rectorragia con las heces y los coágulos por el recto implican un origen digestivo bajo o un origen alto muy rápido.
      c. La melena es una deposición negra y alquitranada, generalmente de origen alto. Tiene mal olor (a diferencia de las heces de un paciente que toma compuestos de bismuto o suplementos de hierro que pueden tener un color negro similar). La melena representa sangre que se ha degradado en el tubo digestivo.
      d. La hemorragia del colon izquierdo suele ser roja; la hemorragia del colon derecho suele presentarse como melena, a menos que sea enérgica.
   4. Para determinar la causa de una hemorragia hay que considerar las causas específicas del lugar dentro de las cuatro categorías principales de enfermedad: lesiones vasculares, inflamación, cáncer y lesiones anatómicas específicas.
      a. Lesiones vasculares: lesiones de Dieulafoy, MAV, varices.
      b. Inflamación: EII.
      c. Cáncer: cáncer de colon, cáncer gástrico, pólipos.
      d. Lesiones anatómicas: diverticulosis, divertículo de Meckel.

II. PRINCIPIOS GENERALES DEL MANEJO Y LA REANIMACIÓN DE LA HEMORRAGIA DIGESTIVA

A. Visión general

1. La HD puede tener una mortalidad significativa. Debe evaluarse de forma temprana la necesidad de monitorización en la unidad de cuidados intensivos (UCI) y el acceso a los hemoderivados disponibles.
2. Las pruebas diagnósticas que requieren el traslado a diferentes partes del hospital deben limitarse en los pacientes inestables.
3. Los pacientes con inestabilidad hemodinámica y HD activa requieren la activación del protocolo de transfusión masiva.

4. El tratamiento de las HD requiere un equipo multidisciplinar que incluya gastroenterología, radiología intervencionista (RI), cirugía y medicina de cuidados intensivos. Involucrar a los consultores apropiados desde el principio en el manejo de estos pacientes.
5. En los casos que requieran una intervención inmediata, considerar la posibilidad de trasladar al quirófano/IR híbrida con acceso a angiografía, herramientas de embolización intervencionista y herramientas quirúrgicas/personal.
6. Las exploraciones repetidas y la vigilancia estrecha de las constantes vitales y los valores de laboratorio son vitales para el tratamiento de la HD, especialmente porque algunos pacientes vuelven a sangrar tras las pruebas diagnósticas o las intervenciones.
7. Familia. Debido a la mortalidad y morbilidad potenciales, el médico responsable debe ponerse en contacto con la familia en relación con la afección del paciente. Deben obtenerse detalles pertinentes de la anamnesis, especialmente si el paciente no responde o está intubado en el momento del ingreso. Debe explicarse la posible necesidad de un procedimiento invasivo (intubación, esofagogastroduodenoscopia [EGD], colonoscopia, cirugía), y debe obtenerse un número de contacto para facilitar el consentimiento informado.

B. Principios de reanimación

1. Reanimar al paciente según el protocolo de manejo del soporte vital avanzado en traumatismo (SVAT, o ATLS en inglés, de *Advanced Trauma Life Support*) (cap. 5). Comprobar el ABC, iniciar dos vías intravenosas de gran calibre y reanimar inicialmente con cristaloides. Considerar la colocación de catéteres venosos centrales en pacientes inestables.
2. Debe establecerse la protección de la vía aérea, incluida la intubación, y acelerar los procedimientos diagnósticos/terapéuticos.
3. La ausencia de respuesta a la reanimación inicial aumenta la probabilidad de que sea necesaria una intervención urgente.
4. Determinar el grado de choque e integrarlo en el proceso de toma de decisiones (p. ej., un choque de clase III en una mujer de 80 años necesitará un plan más intensivo que un joven de 20 años con sangre visible al limpiarse).
5. Estratificar el riesgo del paciente: determinar el mejor entorno para reanimar al paciente en función de su presentación (urgencias, planta, UCI, quirófano híbrido/sala de reanimación).
6. **¡Los pacientes con hemorragia activa deben ser reanimados con hemoderivados!**
7. La mayoría de las HD se detienen espontáneamente. Localizar los puntos de hemorragia y la etiología; determinar el riesgo de nueva hemorragia.
8. Corregir la coagulopatía, pero no retrasar la intervención endoscópica. Aunque históricamente se han preferido niveles de cociente internacional normalizado (INR, *international normalized ratio*) inferiores a 1.5 antes de la endoscopia, se ha constatado que cifras de hasta 2.5 son seguras en pacientes que necesitan una intervención.
   a. Debe mantenerse la anticoagulación. Si es necesario, puede neutralizarse la anticoagulación con fármacos como la vitamina K, plasma fresco congelado, plaquetas, concentrado de complejo protrombínico.
   b. Los pacientes con un INR superior a 2.5 deben recibir fármacos inhibidores antes de la endoscopia.
   c. Un INR elevado en pacientes con cirrosis no se correlaciona con el riesgo de hemorragia y no debe retrasar el tratamiento endoscópico.
   d. La termocoagulación es segura en pacientes con un INR de hasta 2.5.
   e. Los pacientes con hemorragias graves y los que requieren hemostasia endoscópica deben recibir transfusiones de plaquetas para mantener un recuento superior a 50×10^9/L.

C. Manejo multidisciplinar

1. El tratamiento óptimo de los pacientes con HD implica la atención coordinada entre múltiples especialistas.
2. Los pacientes con inestabilidad hemodinámica pueden requerir el traslado a una UCI con la supervisión de un intensivista.
3. Puede ser necesaria una endoscopia aguda superior e inferior de forma aguda. Los equipos de gastroenterología deben participar inmediatamente en el cuidado del paciente. Lo ideal es que un cirujano esté presente en la endoscopia, especialmente en el caso de una hemorragia masiva o de un paciente inestable, para planificar la cirugía en caso de que el abordaje endoscópico falle.
4. Si la endoscopia superior/inferior no determina el origen de la hemorragia o no interviene en su origen, puede ser necesario recurrir a radiología intervencionista para realizar una angiografía y una embolización.
5. Debe consultarse inmediatamente a un cirujano para los casos de hemorragia masiva y de pacientes inestables. Una pequeña proporción de pacientes pueden presentar demasiada inestabilidad para someterlos a pruebas diagnósticas, y deben ser reanimados y traslada-

dos rápidamente al quirófano. En el caso de este tipo de pacientes, el equipo de quirófano y de anestesia deben ser notificados inmediatamente.

6. Pueden ser necesarias consultas de cardiología o hematología en circunstancias inusuales, como en el caso de pacientes que reciben tratamiento antiplaquetario o inhibidores de la glucoproteína IIb/IIIa a los que se les ha colocado recientemente una endoprótesis coronaria o en pacientes con sospecha de coagulopatía subyacente.

D. Evaluación de laboratorio

1. La hemoglobina debe mantenerse ≥7 g/dL en todos los pacientes. Los pacientes con síndrome coronario agudo activo deben mantener una concentración de hemoglobina ≥10 g/dL.
2. Utilizar el juicio clínico; no esperar a que la hemoglobina sea <7 para transfundir a un paciente que se está desangrando.
3. La evaluación inicial de la hemoglobina y el hematocrito puede mostrar un falso incremento debido a la hemorragia isovolémica con reducción del volumen intravascular. Es importante la evaluación seriada de la hemoglobina.
4. Las siguientes pruebas de laboratorio deben ser monitorizadas en serie: hemoglobina/hematocrito cada 4 h a 6 h, plaquetas, pruebas de coagulación y tromboelastograma o concentración de fibrinógeno (si es necesario por sospecha de coagulopatía).
5. Si la hemorragia continúa a pesar de la reanimación y las intervenciones terapéuticas, hay que considerar una coagulopatía subyacente que puede requerir una consulta de hematología y la realización de análisis específicos. **La causa más común de coagulopatía es una hemorragia en curso.**
6. Valores de laboratorio específicos que pueden ayudar al manejo:
   a. Puede observarse un aumento del nitrógeno ureico en sangre (BUN, *blood urea nitrogen*) con la hemorragia en el tubo digestivo.
   b. Un volumen corpuscular medio (VCM) bajo es consistente con la anemia por pérdida de sangre crónica que se observa en el cáncer.
   c. Observar las pruebas de laboratorio, como la creatinina elevada o las enzimas cardíacas, que complicarán la reanimación.

III. HERRAMIENTAS DIAGNÓSTICAS/TERAPÉUTICAS

A. Existen numerosas pruebas y procedimientos diagnósticos y terapéuticos. **El paciente inestable o con hemorragia masiva no debe ser trasladado a lugares menos idóneos del hospital.** Debe considerarse un único traslado del paciente a un quirófano con capacidad híbrida para posibles procedimientos endovasculares intervencionistas, manejo endoscópico y/o tratamientos quirúrgicos tras la activación del equipo multidisciplinar y el protocolo de transfusión masiva.

B. Diagnóstico rutinario a la cabecera del paciente

1. **Sonda nasogástrica (SNG).** Un lavado nasogástrico con 250 cm^3 de solución salina estéril normal puede devolver coágulos, sangre roja o posos de café que indican una HDA. Si es bilioso, el píloro está abierto, lo que permite un muestreo adecuado del contenido duodenal. La tasa de falsos negativos del lavado nasogástrico es del 25 % para un origen digestivo alto.
2. **Anoscopia o proctoscopia.** Para los pacientes con sospecha de enfermedad perianal o rectal, las hemorroides, las fístulas o los tumores bajos pueden identificarse con esta modalidad.

C. Radiología diagnóstica/terapéutica

1. **Angiografía por TC (ATC).** Detecta hemorragias con una tasa superior a 0.3 mL/min. Esta modalidad se utiliza en caso de sospecha de HDB con inestabilidad hemodinámica, incapacidad para tolerar la colonoscopia/preparación o en casos en los que la evaluación endoscópica no fue diagnóstica. La principal limitación de la ATC es el uso de contraste intravenoso, que puede estar contraindicado en pacientes con enfermedad renal o alergia a la tinción intravenosa.
   a. El uso de ATC puede ser útil antes de la angiografía para ayudar a localizar el origen de la hemorragia y mejorar el rendimiento diagnóstico/terapéutico de la angiografía.
2. **Gammagrafía con eritrocitos.** Detecta las hemorragias a un ritmo superior a 0.5 mL/min. Las ventajas son el bajo umbral de la tasa de hemorragia y la ausencia de contraste intravenoso. Las desventajas son la mala localización de las lesiones debido al peristaltismo, así como el hecho de que no es terapéutica.
3. **Angiograma.** Detecta hemorragias a una velocidad superior a 1 mL/min. Esta prueba puede ser tanto diagnóstica como terapéutica. Puede proporcionar la localización del origen de la hemorragia, así como la embolización del vaso hemorrágico. Entre las desventajas se incluyen la administración de contraste, especialmente con un paciente de edad avanzada con función renal anómala, riesgo de infarto intestinal con el enrollamiento o la vasopresina, y el traslado del paciente para el procedimiento.

4. **Cápsula videoendoscópica (CVE).** Cápsula con cámara que es ingerida por el paciente y permite evaluar la totalidad del intestino delgado en el 79 % al 90 % de los pacientes. La cápsula toma 2 imágenes por segundo a lo largo de 8 h a 12 h, que se transportan a un dispositivo de grabación.

   La CVE tiene un rendimiento diagnóstico que oscila entre el 38 % y el 83 % en pacientes con sospecha de hemorragia del intestino delgado. Las principales limitaciones son la falta de capacidad terapéutica y la imposibilidad de identificar las principales lesiones papilares y duodenales debido al rápido tránsito por el asa duodenal. Esta modalidad es más apropiada en pacientes estables con sospecha de hemorragia del intestino delgado después de que la repetición de la endoscopia de segunda revisión no haya podido identificar una fuente de hemorragia.
5. **Enterografía por tomografía computarizada (ETC).** Exploración por TC en la que se utiliza contraste oral e intravenoso durante la fase entérica para examinar el intestino delgado. La ETC debe realizarse en el paciente con sospecha de hemorragia del intestino delgado y CVE negativa. La ETC ha mejorado la detección de masas en el intestino delgado, en comparación con la CVE, y se ha constatado que permite identificar anomalías vasculares e inflamatorias que no se detectan en la CVE.
6. **Gammagrafía de Meckel.** También conocida como gammagrafía de pertecnetato marcado con tecnecio-99m, que localiza específicamente la mucosa gástrica. Aproximadamente el 50 % de los divertículos de Meckel contienen mucosa gástrica y, por tanto, se identificarían con esta prueba. Dado que la otra mitad no contiene mucosa gástrica, un pronóstico negativo no permite excluir el diagnóstico.
7. Enteroclisis en busca de pólipos en el intestino delgado o signos de Crohn, como una estenosis o una fístula. Esta modalidad es la más adecuada en pacientes estables con HD crónica/subaguda.

D. Endoscopia diagnóstica/terapéutica

1. **Esofagogastroduodenoscopia (EGD)**
   a. Puede ser un procedimiento tanto diagnóstico como terapéutico. Las varices hemorrágicas pueden ligarse con bandas o las úlceras hemorrágicas pueden ser pinzadas, inyectarse con epinefrina o ser coaguladas con un catéter térmico. Con base en la apariencia de la úlcera o del vaso, puede proporcionar información pronóstica sobre la tasa de nueva hemorragia.
2. **Colonoscopia/sigmoidoscopia flexible**
   a. También puede ser un procedimiento diagnóstico y terapéutico para una HDB. Con esta prueba pueden identificarse y tratarse divertículos hemorrágicos o MAV. La colonoscopia también puede detectar tumores hemorrágicos, pólipos o evidencia de isquemia.
   b. Puede ser necesaria la preparación del colon para una visualización adecuada de la mucosa; debe ser administrada antes del procedimiento.
   c. La utilidad de la colonoscopia puede ser limitada en casos de HDB masiva debido a la escasa visibilidad.
3. Colangiopancreatografía retrógrada endoscópica para el diagnóstico de hemobilia u otras lesiones biliares o pancreáticas.
4. **Endoscopia con cápsula.** Este estudio es el más apropiado en pacientes estables con HD oculta de difícil acceso con otras modalidades (como las anteriores).

IV. HEMORRAGIA DIGESTIVA ALTA (HDA)

A. La hemorragia de origen proximal al ligamento de Treitz se define como HDA.

B. En un paciente que se presenta con melena, es cinco veces más frecuente un origen digestivo alto que uno bajo. Por tanto, **hay que considerar un origen más superior en todos los casos de HD**.

C. Síntomas que sugieren afecciones específicas causantes de HDA.

1. Dolor abdominal alto: úlcera péptica.
2. Odinofagia, reflujo, disfagia: úlcera esofágica.
3. Emesis, náuseas o tos antes de la hematemesis: desgarro de Mallory-Weiss, síndrome de Boerhaave.
4. Ictericia o ascitis: varices/gastropatía hipertensiva portal, hemobilia.
5. Disfagia, saciedad precoz, caquexia, pérdida de peso: malignidad.

D. Diagnósticos/afecciones hemorrágicas específicos del lugar:

1. Esófago: varices, desgarro de Mallory-Weiss en la unión gastroesofágica, esofagitis erosiva, cáncer, síndrome de Boerhaave.
2. Estómago: órgano altamente vascularizado con siete arterias con denominación y perfundido a través de muchas colaterales.
   a. Úlceras gástricas: asociadas al ácido acetilsalicílico, al uso o abuso de AINE, a la infección por *H. pylori* e hipersecreción gástrica.

i. Tipo I: úlcera única a lo largo del cuerpo del estómago, generalmente en la curvatura menor.
ii. Tipo II: úlcera del cuerpo gástrico en combinación con úlceras duodenales.
iii. Tipo III: úlceras prepilóricas/pilóricas.
iv. Tipo IV: yuxtaesofágicas.

b. Lesión de Dieulafoy: arteria submucosa dilatada que erosiona la mucosa digestiva subyacente, lo que provoca una HD grave y aguda. El 70 % de las lesiones de Dieulafoy se producen en el estómago, cerca de la unión gastroesofáfica a lo largo de la curvatura menor.
c. Varices gástricas: de la hipertensión portal del lado izquierdo, generalmente debida a una trombosis de la vena esplénica.
d. Cánceres gástricos:
i. Adenocarcinoma: tipo de cáncer gástrico más frecuente (90 %), factores de riesgo (gastritis atrófica, *H. pylori*).
ii. Linfoma:
a) Tejido linfático (o linfoide) asociado a las mucosas (MALT) asociado a *H. pylori*.
b) Linfoma primario gástrico difuso de células B grandes.
iii. GIST: tumor del estroma gastrointestinal.

3. Duodeno:
a. Las úlceras duodenales causan hasta el 25 % de las HDA, la mayoría de las cuales se desarrollan en el bulbo duodenal; si son posteriores, pueden afectar la arteria gastroduodenal.
b. Una causa poco frecuente de úlceras duodenales es la hipergastrinemia del síndrome de Zollinger-Ellison, que se asocia con múltiples úlceras duodenales, úlceras duodenales distales o yeyunales proximales (es decir, úlceras en localizaciones inusuales) o úlceras resistentes al tratamiento médico.

4. Otras causas: hemorragia por seudoaneurisma debido a un seudoquiste pancreático, pólipos, ulceración marginal posquirúrgica.

E. Protocolos de diagnóstico/tratamiento (resumidos en la fig. 56-1).
1. Estratificación del riesgo.
a. La puntuación de Rockall es una herramienta de cribado utilizada para evaluar el riesgo de mortalidad en un paciente que presenta una HDA. El sistema de puntuación utiliza criterios clínicos y hallazgos endoscópicos para predecir la mortalidad y el riesgo de nueva hemorragia (tablas 56-1 y 56-2).
b. La puntuación de Glasgow-Blatchford evalúa el riesgo de que un paciente requiera una intervención por hemorragia digestiva (tabla 56-3).
c. El alta sin endoscopia hospitalaria puede considerarse en pacientes con nitrógeno ureico inferior a 18.2 mg/dL, hemoglobina ≥ 13.0 g/dL (hombres) ≥ 12 g/dL (mujeres), presión arterial sistólica ≥ 110 mm Hg, pulso inferior a 100 lat/min y ausencia de melena, síncope, insuficiencia cardíaca o enfermedad hepática, ya que estos pacientes tienen una probabilidad inferior al 1 % de requerir intervención.

2. Endoscopia de la porción superior del tubo digestivo: principios generales.
a. En el caso de la HDA, la endoscopia superior debe realizarse en las 24 h siguientes al ingreso.
b. La endoscopia superior está indicada para todas las lesiones de la porción superior del tubo digestivo, incluidas las de alto riesgo.
c. Debe aspirarse toda la sangre y eliminar los coágulos para permitir una inspección visual completa de la región objetivo.
d. El uso adicional de procinéticos puede ayudar a aumentar la visualización de las lesiones y reducir la necesidad de una endoscopia de segunda revisión. Se recomienda el uso de infusión de eritromicina (250 mg) antes de la endoscopia (30-120 min) en la HDA aguda.
e. El tratamiento de inyección (epinefrina) no debe utilizarse solo.
f. Se recomiendan los clips, la termocoagulación o agentes esclerosantes, ya sea solo o en combinación con el tratamiento de inyección.
g. En un metaanálisis, la hemostasia es mejor con grapas hemostáticas o hemoclips (86.5 %), o grapas con inyección (88.5 %), que con la inyección sola (75.4 %). No hay diferencias entre el uso de grapas hemostáticas y la termocoagulación en cuanto a la hemostasia definitiva (81.2 % frente a 81.5 %, respectivamente), la cirugía o la mortalidad.
h. La mayoría de los fallos con el uso de grapas hemostáticas se producen en la pared posterior del duodeno, la pared posterior del cuerpo gástrico y la curvatura menor del estómago.

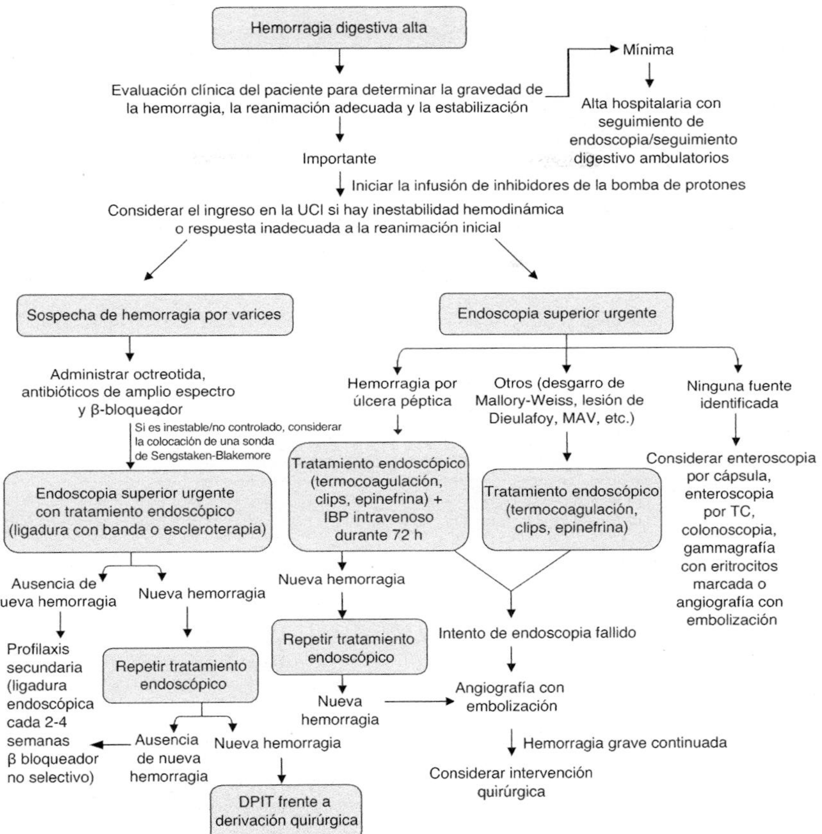

Figura 56-1. Algoritmo para el manejo de la hemorragia digestiva alta (HDA) aguda. DPIT, derivación portosistémica intrahepática transyugular; IBP, inhibidor de la bomba de protones; MAV, malformación arteriovenosa; TC, tomografía computarizada; UCI, unidad de cuidados intensivos.

i. Las características que predicen una nueva hemorragia en las úlceras incluyen tamaño superior a 2 cm, hemorragia activa (especialmente arterial, más que venosa) en el momento de la endoscopia (20 %), vaso visible no hemorrágico (15 %), coágulo adherido (5 %), tamaño del vaso superior a 2 mm, y localización de la úlcera en la curvatura menor posterior de la pared gástrica o en la pared duodenal posterior (tabla 56-4).

j. En caso de nueva hemorragia debe realizarse una segunda revisión con endoscopia.

k. Si un paciente vuelve a sangrar después de un segundo intento de endoscopia, debe realizarse una angiografía o iniciar un tratamiento quirúrgico.

3. Complementos médicos y consideraciones generales de manejo.

a. El tratamiento con altas dosis de IBP debe iniciarse pronto, para ayudar a la curación, pero no debe diferir la endoscopia.

i. El tratamiento con IBP debe continuarse después de la endoscopia, ya que disminuye tanto el riesgo de nueva hemorragia como la mortalidad en los pacientes con estigmas de alto riesgo.

ii. El goteo intravenoso de IBP se administra como un bolo de 80 mg y luego se continúa como una infusión continua de 8 mg/h.

iii. El tratamiento con IBP por vía intravenosa debe continuarse durante 72 h en los pacientes que tengan una úlcera con hemorragia activa, un vaso visible no hemorrágico o un coágulo adherido tras la hemostasia endoscópica.

TABLA 56-1 Sistema de puntuación de riesgo de Rockall para la evaluación tras un episodio de hemorragia digestiva alta aguda

Factor de riesgo	Puntuación 0	1	2	3
Edad (años)	<60	60–79	≥80	—
Choque	Sin choque, PAS >100 mm Hg, FC <100 lat/min	Taquicardia (FC ≥100) sin hipotensión, PAS >100 mm Hg	Hipotensión (PAS <100 mm Hg)	—
Comorbilidades	Ninguna	—	Insuficiencia cardíaca, cardiopatía isquémica, cualquier comorbilidad importante	Insuficiencia renal, insuficiencia hepática, neoplasia diseminada
Diagnóstico endoscópico	Desgarro de Mallory-Weiss, sin lesión o evidencia de hemorragia reciente	Todos los demás diagnósticos	Tumores malignos de la porción superior del tubo digestivo	—
Estigmas de hemorragia reciente	Ninguno	—	Hemorragia en la porción superior del tubo digestivo, coágulo adherido o vaso que brota	—

FC, frecuencia cardíaca; PAS, presión arterial sistólica.

TABLA 56-2 Riesgo de nueva hemorragia y mortalidad según la puntuación de riesgo de Rockall

Riesgo	Puntuación 0	1	2	3	4	5	6	7
Hemorragia (%)	4.9	3.4	5.3	11.2	14.1	24.1	32.9	43.8
Mortalidad (%)	0	0	0.2	2.9	5.3	10.8	17.3	27.0

iv. Los pacientes que tienen úlceras con manchas planas pigmentadas de bases limpias identificadas en la endoscopia pueden recibir tratamiento oral habitual con IBP.

b. Los pacientes de alto riesgo (estigmas de alto riesgo que incluyen hemorragia activa, vasos visibles y coágulos en la endoscopia) deben permanecer hospitalizados durante 72 h después de la hemostasia alcanzada con la endoscopia. Los pacientes de bajo riesgo (úlceras limpias en la endoscopia) pueden ser dados de alta después de la endoscopia si tienen estabilidad hemodinámica.

c. La prueba endoscópica de *H. pylori* debe realizarse en todas las úlceras hemorrágicos y debe tratarse si está presente con la confirmación de la erradicación. Las pruebas endoscópicas de *H. pylori* negativas deben repetirse con una prueba de antígeno en heces o un análisis de suero.

d. Debe utilizarse un abordaje multidisciplinar para los pacientes anticoagulados a la hora de determinar si deben mantener la medicación o utilizar fármacos inhibidores para equilibrar el riesgo de hemorragia continua y de episodios tromboembólicos.

TABLA 56-3 La puntuación de Glasgow-Blatchford evalúa la probabilidad de que un paciente con una hemorragia digestiva superior requiera una intervención

Factor de riesgo	Puntuación 1	2	3	4	6
Nitrogeno ureico en sangre		≥6.5 a <8.0	≥8.0 a <10.0	≥10.0 a <25	≥25
Hemoglobina (hombres; mujeres) (g/dL)	≥12.0 a <13, hombres; ≥10.0 a <12.0, mujeres		≥10.0 a <12.0, hombres		<10.0, hombres; <10.0, mujeres
Presión arterial sistólica (mmHg)	100–109	90–99	<90		
Otros	Pulso ≥100 lat/min; Presentación con melena	Presentación con síncope; Enfermedad hepática; Insuficiencia cardíaca			

Una puntuación de 0 identifica un riesgo bajo de intervención; estos pacientes pueden ser tratados en un entorno ambulatorio. Una puntuación superior a 0 identifica un riesgo elevado de intervención y recomienda el tratamiento en régimen de hospitalización. Una puntuación superior a 5 identifica un alto riesgo de intervención.

TABLA 56-4 Riesgo de nueva hemorragia según los hallazgos endoscópicos en la hemorragia por úlcera péptica

Apariencia endoscópica	Tasa de nueva hemorragia sin tratamiento endoscópico (%)	Tasa de nueva hemorragia con tratamiento endoscópico exitoso (%)
Hemorragia arterial activa	90 %	15 %-30 %
Vaso visible	50 %	15 %-30 %
Coágulo adherido	33 %	5 %
Exudado	10 %	n/a
Manchas planas	7 %	n/a
Úlcera con base limpia	3 %	n/a

e. Los pacientes en tratamiento antiplaquetario por enfermedad cardiovascular deben reiniciarlo en un plazo de 7 días (cuando los riesgos cardiovasculares superen el riesgo de hemorragia digestiva). Si es posible, se prefiere el ácido acetilsalicílico al clopidogrel solo en caso de hemorragia digestiva reciente.

f. El tratamiento antiplaquetario doble no debe interrumpirse en pacientes con síndrome coronario agudo en los últimos 90 días o con implantación de endoprótesis cardíaca en los últimos 30 días.

g. Los pacientes con antecedentes de HDB deben evitar el uso de AINE sin ácido acetilsalicílico, especialmente si es secundaria a diverticulosis o angioectasia.
h. Si debe reanudarse el tratamiento con AINE, debe utilizarse uno que sea selectivo de la cicloxigenasa 2 (COX-2) a la dosis efectiva más baja en combinación con un IBP diario.
i. El riesgo de nueva hemorragia puede basarse en los hallazgos endoscópicos solos o en los hallazgos combinados con otros parámetros clínicos (tablas 56-2 y 56-3).

4. Tratamiento quirúrgico de las úlceras pépticas. La intervención quirúrgica para la hemorragia por úlcera péptica está indicada tras el fallo del tratamiento endoscópico y la radiología intervencionista o para prevenir nuevas hemorragias que pongan en peligro la vida de los pacientes de alto riesgo.
   a. Cirugías por úlceras gástricas hemorrágicas.
      i. Existe una gran controversia sobre el abordaje quirúrgico adecuado en relación con el abordaje mínimo frente al definitivo. En varios ensayos prospectivos controlados y aleatorizados se ha constatado que el tratamiento definitivo (vagotomía/antrectomía) ha disminuido el riesgo de nueva hemorragia, con una mortalidad global similar.
      ii. En el contexto de una urgencia, la plicatura o la resección en cuña de la úlcera tiene prioridad sobre las intervenciones, de mayor riesgo, de reducción de ácido («definitivas»).
         a) La resección en cuña o la extirpación de la úlcera péptica deben tratarse con una terapia de supresión de la acidez de por vida.
      iii. Los abordajes definitivos pueden ser considerados en las primeras cirugías planificadas.
         a) La vagotomía y la antrectomía son los procedimientos preferidos para las úlceras gástricas persistentes a pesar del tratamiento con IBP.
         b) Con la antrectomía se eliminan las células secretoras de gastrina del estómago. La reconstrucción se realiza con Billroth I (gastrectomía distal subtotal), Billroth II (resección del estómago con anastomosis gastroyeyunal) o gastroyeyunostomía en Y de Roux.
         c) También puede realizarse una vagotomía y una sobresutura de la úlcera. Se trata de una vagotomía troncal con piloroplastia para cerrar el defecto sin estrechar la salida gástrica.
      iv. La malignidad gástrica debe considerarse en todas las úlceras gástricas. La biopsia gástrica debe realizarse mediante laparotomía. La falta de resección definitiva o de tratamiento endoscópico debe seguirse con biopsias diagnósticas.
   b. Estrategias quirúrgicas para las úlceras duodenales hemorrágicas:
      i. Se realiza una incisión longitudinal a través del píloro y se colocan dos suturas de tracción para exponer el lecho de la úlcera.
      ii. La arteria gastroduodenal (AGD) es la fuente más probable de hemorragia en una úlcera del bulbo duodenal posterior.
      iii. La AGD se liga con tres puntos, superior, inferior y medial a la úlcera, con sutura 2-0 o más gruesa (fig. 56-2) para ocluir la AGD proximal y distal a la úlcera y evitar el reflujo de la arteria pancreática transversa.
      iv. El conducto biliar común debe identificarse claramente para garantizar que no se pase por alto una posible oclusión con la ligadura de sutura.
      v. La vagotomía y la piloroplastia también deben realizarse en pacientes a los que les haya fallado la terapia de supresión de la acidez, el tratamiento previo contra el *H. pylori* o que necesiten medicamentos ulcerígenos a largo plazo. Se prefiere la vagotomía troncal si hay preocupaciones sobre la estabilidad hemodinámica o la reconstrucción quirúrgica.
      vi. La piloroplastia se realiza cerrando transversalmente la incisión longitudinal inicial, con la técnica de Von Mikulicz-Radecki.

5. Hemorragia digestiva alta por varices.
   a. La mortalidad a las 6 semanas con cada episodio de hemorragia varicosa es del 15 % al 20 %. El riesgo de mortalidad aumenta con el aumento de la gravedad de la cirrosis según la clasificación de Child-Pugh (cap. 49).
   b. Los pacientes con enfermedad hepática pueden tener una presión sistólica basal de 90 mm Hg y taquicardia debido a la disfunción circulatoria y la circulación hiperdinámica de su cirrosis. Los objetivos de reanimación deben ser de 90 mm Hg a 100 mm Hg y el pulso, de 100 lat/min.
      i. Una reposición de la volemia intensiva puede exacerbar la hemorragia por varices.
      ii. El uso de coloides, incluida la albúmina, en el tratamiento de la hemorragia por varices no aporta ningún beneficio.

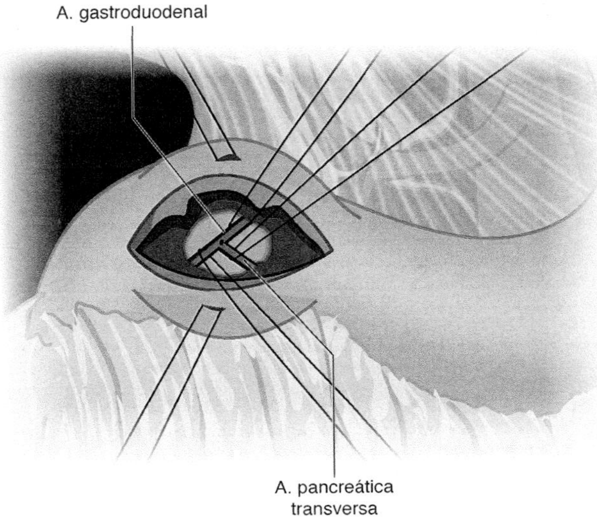

Figura 56-2. Manejo de la úlcera duodenal hemorrágica. Una úlcera en la parte posterior del duodeno asociada a hemorragia arterial gastroduodenal necesita ser suturada con tres puntos, superior, inferior y medial a la úlcera. Las suturas superior e inferior ligan la arteria gastroduodenal proximal y distal, mientras que la sutura medial liga la rama pancreática transversa.

c. El lactato arterial es una mala medida de la perfusión sistémica en la cirrosis debido al retraso en el aclaramiento hepático.

d. Los fármacos vasoactivos (octreotida) deben iniciarse precozmente en los pacientes con sospecha de hemorragia varicosa.

  i. El tratamiento con octreotida debe iniciarse antes de la intervención endoscópica y debe mantenerse durante 2 a 5 días.

  ii. La octreotida intravenosa se administra en forma de bolo de 50 mcg, seguido de una infusión continua de 50 mcg/h. Puede repetirse un bolo en la primera hora si la hemorragia no está controlada.

e. Debe administrarse profilaxis antibiótica a todos los pacientes con hemorragia por varices.

  i. Norfloxacina 400 mg dos veces al día durante 5 a 7 días o hasta el alta hospitalaria.

  ii. Ceftriaxona 1 g/día durante 5 a 7 días o hasta el alta hospitalaria.

f. La endoscopia debe realizarse dentro de las primeras 12 h de hemorragia de las varices esofágicas, con tratamiento mediante escleroterapia o ligadura con banda endoscópica.

  i. La ligadura con banda endoscópica es el procedimiento de elección.

  ii. Si el primer intento falla, debe realizarse un nuevo intento.

g. Las sondas de Sengstaken-Blakemore solo deben utilizarse en casos de hemorragia masiva con choque continuo no modificable con rehidratación por vía intravenosa.

  i. No deben dejarse colocadas más de 24 h como puente para el tratamiento definitivo de la derivación portosistémica intrahepática transyugular (DPIT) o la endoscopia debido a las complicaciones asociadas de aspiración, neumonía, laceración/perforación de la pared esofágica y necrosis por presión de la nariz.

h. La hemorragia varicosa resistente al tratamiento puede tratarse con DPIT o con una derivación quirúrgica, como la esplenorrenal. Las derivaciones son poco frecuentes en muchos centros.

  i. Para fines de control de la hemorragia, la DPIT y las derivaciones esplenorrenales distales tienen una eficacia equivalente en personas con cirrosis con puntuación A y B de la clasificación de Child-Pugh. Sin embargo, la DPIT tiene una mayor tasa de reintervención.

i. La profilaxis para la hemorragia por varices debe iniciarse antes del alta con endoscopia o tratamiento con β-bloqueadores + nitratos.
   i. La combinación de tratamiento con endoscopia y con β-bloqueadores + nitratos disminuye el riesgo de nueva hemorragia, aunque no hay diferencias en la supervivencia con esta combinación.
   ii. La dosis de β-bloqueadores no selectivos debe ajustarse a la dosis máxima tolerada por el paciente sin inducir efectos secundarios o hasta que la frecuencia cardíaca sea de aproximadamente 55 lat/min.
   iii. La dosis de propranolol se inicia con 20 mg/día por vía oral.
   iv. La dosis de nadolol se inicia con 40 mg/día por vía oral.
   v. El mononitrato de isosorbida (además de un β-bloqueador) se inicia con 10 mg por la noche y se aumenta hasta un máximo de 20 mg dos veces al día según la tolerancia con una presión arterial sistólica de mantenimiento superior a 95 mmHg.

j. La gastropatía hipertensiva portal crónica suele presentarse con una hemorragia lenta que provoca anemia. Se trata con suplementos de hierro y β-bloqueadores no selectivos. El tratamiento con derivación portosistémica se utiliza para las hemorragias recurrentes que requieren transfusión de sangre.
   i. Es preferible tratar las varices gástricas con obturación endoscópica con adhesivos tisulares como el *N*-butil-2-cianoacrilato que con la ligadura con banda endoscópica.
   ii. Cuando las varices gastroesofágicas están presentes en el contexto de una función hepática normal, el paciente debe ser evaluado para trombosis portovenosa con ATC en la fase portovenosa.
   iii. Las varices secundarias a causas prehepáticas (trombosis portovenosa) pueden producirse en la cirrosis avanzada o en pacientes con estados hipercoagulables.
      a) Debe realizarse un estudio completo de hipercoagulabilidad, que incluya pruebas de proteína C, proteína S, antitrombina III, concentraciones totales de homocisteína; factor V Leiden; mutaciones de protrombina y Jak-2; anticardiolipina, anticoagulante lúpico y anticuerpos antifosfolípidos.
      b) La derivación quirúrgica es necesaria en los casos de hemorragia varicosa resistente asociada a trombosis portovenosa. La DPIT es ineficaz porque no consigue desviar el sistema portal más allá de la trombosis.

V. HEMORRAGIA DIGESTIVA BAJA

A. Hemorragia distal al ligamento de Treitz.

B. Lo más probable es que la HDB se presente como sangre roja brillante por el recto. La HDA también puede manifestarse como heces manifiestamente sanguinolentas. La HDA debe descartarse en un paciente con rectorragia con las heces e inestabilidad hemodinámica.

C. Enfermedades hemorrágicas de localización específica.

1. Intestino delgado. Las hemorragias de origen en el intestino delgado representan entre el 5 % y el 10 % de las HD. Debe sospecharse un origen en el intestino delgado en pacientes con HD y exploraciones endoscópicas superiores e inferiores negativas.
   a. Angioectasia del intestino delgado. Vasos dilatados focalizados en la mucosa y submucosa de la pared intestinal. Estas lesiones pueden aparecer en cualquier parte del tubo digestivo, pero aproximadamente el 15 % se localiza en el intestino delgado. La angioectasia del intestino delgado es la causa más común de hemorragia del intestino delgado.
   b. Divertículo de Meckel (remanente onfalomesentérico). Se encuentra a 60 cm de la válvula ileocecal y puede contener mucosa gástrica secretora de ácido. La mucosa gástrica es el objetivo del tecnecio-99m durante una «gammagrafía de Meckel».
   c. Invaginación intestinal, esprúe celíaco, melanoma, divertículos del intestino delgado, fístulas aortoentéricas.
2. Intestino grueso.
   a. Diverticulosis. La mayoría se resuelve espontáneamente. Entre el 30 % y el 50 % de las hemorragias diverticulares son masivas; el 25 % reaparecerán tras la resolución espontánea inicial.
   b. MAV. Causa del 20 % al 30 % de las HDB masivas. Generalmente en adultos mayores, cuando las paredes de los vasos ectásicos y dilatados se vuelven finas. El colon derecho se ve afectado con más frecuencia y suelen ser múltiples.
   c. EII. La mayoría de los pacientes con colitis ulcerosa y una tercera parte de los pacientes con Crohn presentarán una HD.
   d. Cáncer. Las hemorragias pueden provenir de pólipos o cánceres de colon. Los cánceres del lado derecho suelen presentarse más tarde debido al mayor diámetro luminal y a las heces líquidas en el colon ascendente.
3. Enfermedades del recto/perianales. Fístulas, fisuras, hemorroides, prolapso rectal.

D. Protocolos específicos/de tratamiento (resumidos en la fig. 56-3).

1. Colocación de una sonda nasogástrica con lavado gástrico en la evaluación inicial de una HDB para identificar una fuente de HDA enmascarada como HDB.
2. Considerar una endoscopia superior para excluir un origen digestivo superior.
3. La estabilización hemodinámica es la prioridad en el tratamiento de las HDB.
4. Colonoscopia.
   - **a.** La colonoscopia debe ser el procedimiento diagnóstico inicial para casi todos los pacientes que presenten una HDB aguda.
   - **b.** Debe realizarse lo antes posible en la evaluación diagnóstica del paciente con estabilidad hemodinámica o que responde a la reanimación inicial. El rendimiento diagnóstico de este procedimiento es mayor cuando se realiza de forma temprana en la evaluación del HDB.
   - **c.** Una vez que el paciente se encuentra hemodinámicamente estable, la colonoscopia debe realizarse tras una adecuada preparación mecánica del intestino. Deben administrarse de 4 L a 6 L de una solución a base de polietilenglicol (PEG) o su equivalente durante 3 h o 4 h hasta que el efluente rectal esté limpio de sangre y heces.
   - **d.** Si se identifica una hemorragia, puede tratarse con terapia térmica, clipado o epinefrina.
     - **i.** Puede inyectarse epinefrina para el control inicial de una lesión hemorrágica activa, pero siempre debe utilizarse en combinación con terapia mecánica o térmica de contacto para la hemostasia definitiva.

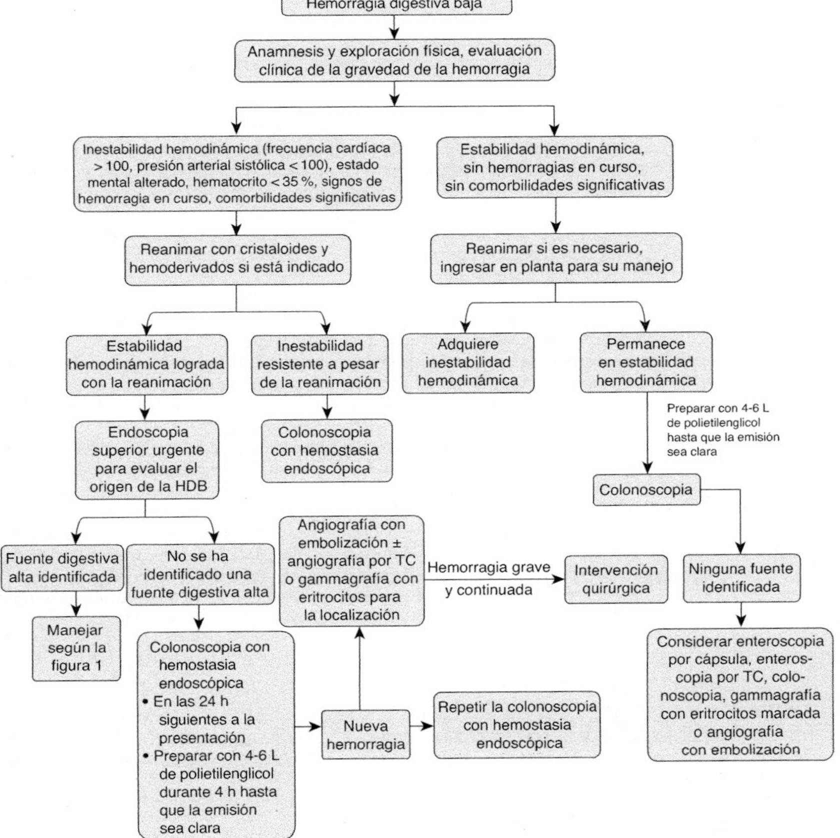

Figura 56-3. Algoritmo para el manejo de la hemorragia digestiva baja (HDB). TC, tomografía computarizada.

ii. Hemorragia diverticular: se recomiendan las pinzas endoscópicas a través del microscopio, ya que pueden ser más seguras en el colon que la terapia térmica de contacto.
iii. Hemorragia por angioectasia: se recomienda la terapia térmica sin contacto mediante coagulación con plasma de argón.
iv. Hemorragia pospolipectomía: se recomienda la endoterapia mecánica (clip) o térmica de contacto, con o sin la combinación de inyección de epinefrina diluida.

e. Debe considerarse la posibilidad de repetir la colonoscopia, con hemostasia endoscópica si está indicada, para los pacientes con evidencia de hemorragia recurrente.
f. Si las evaluaciones endoscópicas de segunda revisión son normales, la evaluación del intestino delgado debe realizarse con CVE.
g. La ETC debe realizarse en pacientes con sospecha de hemorragia del intestino delgado con CVE negativa.
h. Los focos de hemorragia del intestino delgado asociados a hemorragia activa o anemia deben tratarse con endoscopia.

5. Angiografía.
   a. Tratamiento de primera línea en el paciente inestable resistente al tratamiento.
   b. Puede ser terapéutica, así como diagnóstica de la localización.
   c. La angiografía debe considerarse en pacientes con hemorragia continua con endoscopia superior negativa y que no responden adecuadamente a los esfuerzos de reanimación y, por tanto, es poco probable que toleren la preparación del intestino y la colonoscopia urgente.
   d. Si se desea una prueba diagnóstica para localizar el lugar de la hemorragia antes de la angiografía, debe considerarse la ATC; sin embargo, no se recomienda en el paciente con inestabilidad hemodinámica.
   e. La reanimación continua en la sala de radiología intervencionista o en un quirófano híbrido es esencial.
6. Cuando no puede alcanzarse la estabilidad hemodinámica, se realiza una laparotomía de urgencia para identificar y tratar el sitio de la hemorragia.
   a. En general, la cirugía para la HDB aguda debe considerarse después de que hayan fracasado otras opciones terapéuticas. Las recomendaciones para la cirugía deben tener en cuenta el alcance y el éxito de las medidas previas de control de la hemorragia, su gravedad y origen, y el nivel de enfermedad comórbida.
   b. Localizar el origen de la hemorragia siempre que sea posible con una angiografía o una ATC antes de la resección quirúrgica para evitar una hemorragia continua o recurrente de una lesión responsable no resecada.
      i. En los casos de sospecha de fuente de hemorragia en el intestino delgado sin lesión identificada, la enteroscopia durante la cirugía debe estar disponible en el momento del procedimiento para ayudar a localizar la fuente.
   c. Los criterios para la colectomía subtotal de urgencia incluyen la necesidad continua de transfusiones con inestabilidad hemodinámica continuada en pacientes que no han podido ser estabilizados por otras intervenciones y la incapacidad de localizar por otras intervenciones a pesar de la hemorragia continua.
   d. La colectomía subtotal debe reservarse para los pacientes con localización incierta de la hemorragia colónica que cumplan los criterios, ya que se asocia con una mortalidad del 25 % al 33 %, en comparación con el 7 % en los que se someten a una colectomía segmentaria una vez localizada la hemorragia.
   e. La resección segmentaria solo debe realizarse una vez identificada la lesión causal. La resección segmentaria «a ciegas» sin localización se asocia a una mortalidad del 57 %.
   f. Cuando se descubre un cáncer en la evaluación de una HDB, debe realizarse una resección oncológica, si es posible. El colon completo debe ser evaluado con endoscopia antes de la cirugía, a fin de evaluar si hay lesiones sincrónicas, ya que hasta el 40 % de las HDB tienen más de una fuente potencial.

AXIOMAS

- La mayoría de las HD se resuelven espontáneamente.
- Debe protegerse la vía aérea de todos los pacientes con HD activa, así como ser sometidos a una reposición de la volemia adecuada.
- Iniciar la transfusión de sangre de forma temprana si hay alteración de los signos vitales o no hay una respuesta adecuada a los cristaloides.
- Iniciar el tratamiento con octreotida de forma temprana en pacientes con hemorragias por varices e inestabilidad hemodinámica.

- La HDA masiva puede presentarse como hematoquecia.
- La angiografía/embolización y las intervenciones endoscópicas reducen la necesidad de cirugía para el control de la HD.
- Si un paciente requiere una intervención quirúrgica, hay que hacer todo lo posible para localizar el origen de la HD antes de intervenir.
- El tratamiento óptimo de los pacientes con HD implica una atención coordinada, multidisciplinar y temprana en la que participen gastroenterología, cirugía, radiología y medicina de cuidados intensivos, así como los especialistas adecuados.
- En el paciente inestable que requiera una intervención inmediata, considerar el traslado a la sala híbrida de radiología intervencionista/quirófano con acceso a angiografía, herramientas de embolización intervencionista, endoscopia e instrumentos quirúrgicos, y personal adecuado.

Lecturas recomendadas

Abe N, Takeuchi H, et al. Surgical indications and procedures for bleeding peptic ulcer. *Dig Endosc* 2010;22:S35–S37.

Barkun AN, Bardou M, Kuipers EJ, et al. International consensus recommendations on the management of patient s with nonvariceal upper gastrointestinal bleeding. *Ann Intern Med* 2010;152(2):101–113.

Chung IK, Kim EJ, Lee MS, et al. Endoscopic factors predisposing to rebleeding following endoscopic hemostasis in bleeding peptic ulcers. *Endoscopy* 2001;33:969–975.

Costa G, Cruz RJ Jr, et al. Surgical shunt versus TIPS for treatment of variceal hemorrhage in the current era of liver and multivisceral transplantation. *Surg Clin North Am* 2010;90(4):891–905.

Douketis JD, Spyropoulos AC, et al. American College of Chest Physicians. Perioperative Management of Antithrombotic Therapy: American College of Chest Physicians Evidence-Based Clinical Practice Guidelines (9th Edition). *Chest* 2012;141:e326S–e350S.

Fisher L, Krinsky ML, et al.; ASGE Standards of Practice Committee. The role of endoscopy in the management of obscure GI bleeding. *Gastrointest Endosc* 2010;72:471–479.

Garcia-Tsao G, Bosch J. Management of varices and variceal hemorrhage in cirrhosis. *N Engl J Med* 2010;362(9):823–832.

Gerbson, LB, Fidler JL, et al. ACG Clinical Guideline: diagnosis and management of small bowel bleeding. *Am J Gastroenterol* 2015;110(9):1265–1287.

Grainek IM, Dumonceau JM, et al. Diagnosis and management of nonvariceal upper gastrointestinal hemorrhage: European Society of Gastrointestinal Endoscopy (ESGE) Guideline. *Endoscopy* 2015;47(10):a1–a46.

Henderson JM, Boyer TD, et al.; DIVERT Study Group. Distal splenorenal shunt versus transjugular intrahepatic portal systematic shunt for variceal bleeding: a randomized trial. *Gastroenterology* 2006;130(6):1643–1651.

Kim J. Management and prevention of upper GI bleeding. In: Chant C, Chessman K, Richardson M, eds. *Gastroenterology and Nutritional Series, PSAP-VII.* Lenexa, KS: American College of Clinical Pharmacy; 2012:7–26.

Lanas A, Garcia-Rodriguez LA, et al. Time trends and impact of upper and lower gastrointestinal bleeding and perforation in clinical practice. *Am J Gastroenterol* 2009;104:1633–1641.

Lane L, Jensen DM. Management of patients with ulcer bleeding. *Am J Gastroenterol* 2012;107:345–360.

Rockall TA, Logan RF, et al. Risk assessment after acute upper gastrointestinal haemorrhage. *Gut* 1996;38(3):318–319.

Strate L, Grainek M. ACG Clinical Guideline: management of patients with acute lower gastrointestinal bleeding. *Am J Gastroenterol* 2016;111:459–474.

Wilkins T, Naiman K, et al. Diagnosis and management of upper gastrointestinal bleeding. *Am Fam Physician* 2010;85(5):469–476.

Wuerth B, Rockey D, et al. Changing epidemiology of upper gastrointestinal hemorrhage in the last decade. A nationwide analysis. *Dig Dis Sci* 2018;63(5):1286–1293.

Pancreatitis aguda

Ari Leppäniemi y Matti Tolonen

I. INTRODUCCIÓN. La incidencia anual de pancreatitis aguda varía entre 7 y 102/100 000 habitantes, según la prevalencia de la enfermedad biliar y del nivel de consumo de alcohol. La pancreatitis aguda es responsable de entre el 3 % y el 4 % de los pacientes ingresados por dolor abdominal. El 80 % de los pacientes presentan la forma edematosa (leve) de la enfermedad, que se resuelve en pocos días con tratamiento sintomático. La forma necrosante o hemorrágica (grave) pone en peligro la vida del paciente, con tasas de mortalidad hospitalaria del 10 % al 20 %.

A. La atención de la pancreatitis aguda grave (PAG) requiere muchos recursos (largas estancias y múltiples intervenciones) y es costosa. Con independencia de la etiología, la atención de la PAG sigue los principios comunes, con algunos procedimientos adicionales para la pancreatitis inducida por cálculos biliares.

II. ETIOLOGÍA Y PATOGENIA

A. El **consumo excesivo de alcohol** y la **enfermedad de cálculos biliares** (en el conducto biliar común) representan entre el 70 % y el 80 % de los casos de pancreatitis aguda. Sin embargo, solo una pequeña minoría de pacientes con enfermedad de cálculos biliares sintomática la desarrolla.

B. Entre las causas poco frecuentes de pancreatitis aguda se encuentran hipercalcemia, hipertrigliceridemia, traumatismos, fármacos, infecciones, afecciones posquirúrgicas (p. ej., cirugía cardíaca), colangiopancreatografía retrógrada endoscópica (CPRE), anomalías del desarrollo (p. ej., páncreas dividido), tumores y enfermedades hereditarias y autoinmunitarias. En el 10 % de los casos, la etiología sigue siendo desconocida.

C. La patogenia de la pancreatitis aguda comienza con un factor desencadenante que inicia la lesión de las células acinares. En segundo lugar, las proenzimas pancreáticas (zimógenos) se activan intracelularmente, lo que da lugar a la lesión de las células acinares. A continuación, se produce una inflamación local del páncreas que se multiplica, lo que da lugar a la activación de células inflamatorias y a la liberación de mediadores inflamatorios. En algunos casos, se desarrolla un síndrome de respuesta inflamatoria sistémica (SRIS) que puede progresar a síndrome de disfunción multiorgánica (SDMO).

1. El aumento de la presión intraabdominal (PIA) y el síndrome compartimental abdominal (SCAb) contribuyen al desarrollo de SDMO temprano en la PAG.
2. Si el paciente sobrevive al daño inflamatorio inicial, suele producirse una segunda fase entre 2 y 4 semanas después con infecciones locales, sepsis u otras complicaciones. La infección del páncreas o la necrosis peripancreática se producen en aproximadamente el 20 % al 40 % de los pacientes con PAG y se asocian con SDMO. El desarrollo de abscesos pancreáticos, seudoquistes u otras complicaciones, especialmente tras el tratamiento no quirúrgico, se produce entre 4 y 6 semanas después de los síntomas iniciales.

III. PRESENTACIÓN CLÍNICA Y DIAGNÓSTICO

A. Antecedentes. El dolor abdominal superior y las náuseas (a menudo con vómitos) son los síntomas más comunes. Preguntar por episodios anteriores de pancreatitis aguda y por las posibles causas, como traumatismos abdominales recientes, procedimientos quirúrgicos o endoscópicos, nuevos fármacos, triglicéridos elevados conocidos, infecciones y antecedentes familiares de pancreatitis aguda.

Es posible que los pacientes no confirmen antecedentes de abuso de alcohol y a menudo subestiman la cantidad de alcohol consumida. La pancreatitis aguda puede ser la primera manifestación de una enfermedad biliar.

1. Los pacientes suelen referir un dolor repentino en el epigastrio, que a menudo se irradia a la espalda y se siente como un cinturón alrededor del abdomen superior. El dolor es más constante que los cólicos, y grave. Con frecuencia se observan náuseas y vómitos. La fiebre acompaña a la enfermedad manifiesta y a la colangitis.
2. Los pacientes con pancreatitis inducida por el alcohol pueden presentar alteración del sensorio y no pueden aportar una anamnesis adecuada. Debe entrevistarse a los familiares o parientes para obtener la mejor información posible.

B. **Exploración física**

1. **Evaluar las constantes vitales y la adecuación de la vía aérea para orientar los cuidados iniciales.** Si hay signos de choque, *iniciar inmediatamente la rehidratación cristaloides isotónicos* y considerar la posibilidad de un choque oculto o compensado cuando los signos vitales parezcan «cercanos a la normalidad» (taquicardia leve, presión arterial marginal o índice de choque elevado).
2. La distensión abdominal (causada por íleo, ascitis, edema visceral) y las decoloraciones alrededor del ombligo (signo de Cullen) o en los flancos (signo de Grey Turner) pueden indicar pancreatitis, aunque estos dos últimos son hallazgos poco frecuentes. La palpación puede revelar dolor a la palpación local (epigástrico) o generalizado, o ascitis. La ausencia de ruidos intestinales sugiere un íleo.

C. **Datos de laboratorio.** El aumento de las concentraciones séricas de amilasa o lipasa puede diagnosticar una pancreatitis aguda, pero las concentraciones de amilasa pueden ser normales si han pasado varios días desde el inicio de los síntomas; las cifras de lipasa suelen ser la prueba preferida. En el caso de la pancreatitis recurrente o crónica, puede que ninguna de las dos concentraciones aumente a pesar del empeoramiento.

1. La pancreatitis aguda se presenta típicamente con un aumento de las concentraciones de amilasa o lipasa (más de tres veces el límite superior), lo que establece el diagnóstico. El aumento de las cifras de proteína C reactiva (PCR) tarda de 24 h a 48 h y puede ser normal en las fases iniciales.
2. Evaluar el recuento sanguíneo, las pruebas de función hepática, los electrólitos, la glucosa y la función renal para identificar la gravedad de la enfermedad. En aquellos pacientes con muestras de enfermedad, el análisis de la gasometría arterial y las mediciones de lactato sérico ayudan a detectar la hipoperfusión celular. Medir las concentraciones de triglicéridos y de calcio ionizado de forma precoz y antes de cualquier inanición (que puede alterar la detección de estos factores desencadenantes si se retrasa el envío de las mediciones), a menos que se hayan descartado previamente como causas.

D. **Pruebas de imagen**

1. **La tomografía computarizada (TC) es la técnica de imagen de elección**, pues las radiografías simples de abdomen no son útiles. Si existen síntomas respiratorios, las **radiografías de tórax** permiten evaluar si hay infección o edema.
2. No todos los pacientes necesitan pruebas de imagen, y la TC con contraste intravenoso puede aumentar el riesgo de lesión renal. **Utilizar la TC abdominal en las primeras 24 h a 48 h de la aparición de los síntomas solo cuando el diagnóstico no esté claro** y para encontrar otra afección. El contraste oral no es necesario.
   a. Si se sospecha una pancreatitis necrosante, puede obtenerse una TC abdominal con contraste intravenoso una vez que se restablezca la volemia y la función renal. Si se sospecha de infección y necrosis (aumento recurrente de la PCR, fiebre persistente, deterioro de las disfunciones orgánicas), las burbujas de aire observadas en la TC son diagnósticas de necrosis pancreática infectada (fig. 57-1).
3. **Ecografía.** La ecografía permite identificar cálculos biliares y la dilatación del conducto biliar común (cuando se sospecha de cálculos en el conducto o de colangitis).
4. **Colangiopancreatografía por resonancia magnética (CPRM).** La CPRM permite detectar cálculos del conducto biliar común y puede informar sobre cualquier decisión de realizar una CPRE.
5. **CPRE.** La CPRE está indicada cuando la ecografía o la CPRM revelan dilatación del conducto biliar común, lo que sugiere un cálculo persistente o colangitis. La esfinterotomía endoscópica y la eliminación de los cálculos o el drenaje del pus del conducto contribuyen a la atención general, aunque por sí sola no detendrá la inflamación pancreática existente.

E. **Diagnóstico diferencial.** Entre los diagnósticos diferenciales más frecuentes se encuentran úlcera péptica perforada, cólico biliar, colecistitis aguda, rotura del aneurisma aórtico abdominal, esofagitis por reflujo, isquemia mesentérica aguda, obstrucción intestinal, hepatitis aguda, infarto de miocardio inferior o neumonía basal. Diferenciar la peritonitis secundaria (perforación), una urgencia quirúrgica, de la pancreatitis aguda (en la que la cirugía temprana suele ser perjudicial).

IV. ESTRATEGIAS DE TRATAMIENTO/MANEJO

A. **Pancreatitis aguda leve**

1. El tratamiento de la pancreatitis edematosa (leve) es de apoyo y consiste en rehidratación, analgesia, antieméticos y, a veces, tratamiento de las complicaciones del consumo de alcohol. Debe controlarse la diuresis y ajustar el volumen a las constantes vitales y a la diuresis. Se sugiere utilizar solución de lactato de Ringer en lugar de solución salina para evitar la acidosis y la lesión renal aguda.
2. La inserción de una sonda nasogástrica es mejor para pacientes con estómago dilatado y/o íleo paralítico.

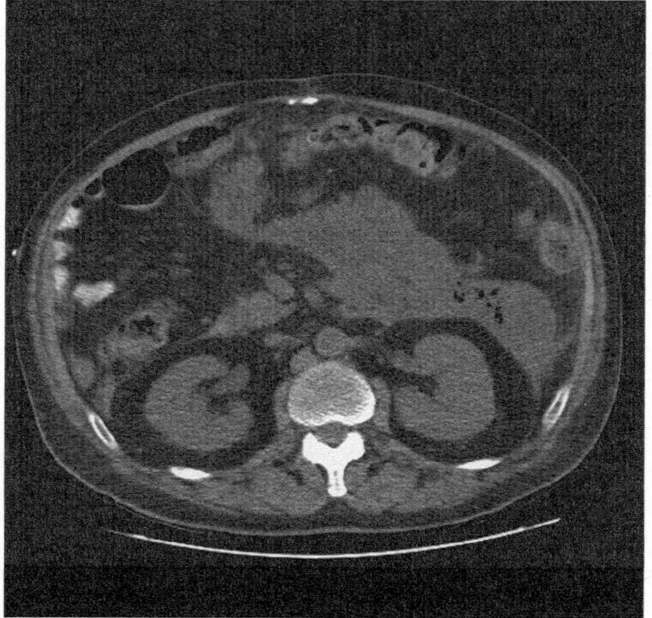

Figura 57-1. Tomografía computarizada (TC) con burbujas de aire cerca de la cola del páncreas, indicativas de necrosis infectada.

3. Iniciar la alimentación oral tan pronto como se tolere; la inanición prolongada no ayuda (aunque se utilizó comúnmente en el pasado).
4. Vigilar el empeoramiento de los síntomas (falta de mejora, aumento de la PCR, disfunción orgánica).
5. En pacientes con pancreatitis biliar leve, realizar una colecistectomía laparoscópica durante el mismo ingreso para prevenir la pancreatitis biliar recurrente y otras complicaciones relacionadas con los cálculos biliares.

B. **Pancreatitis aguda grave**

1. **Fase inicial y de unidad de cuidados intensivos (UCI).** Ingresar en la UCI a los pacientes con disfunción orgánica (disminución de la función renal, inestabilidad hemodinámica, disminución de la saturación de oxígeno, alteración de la conciencia, disfunción hepática) o dolor incontrolable. Los criterios de Ranson, que consisten en 11 variables medidas en el momento de la presentación o después de 48 h, han ayudado tradicionalmente a identificar a los pacientes con riesgo de padecer la forma grave de la enfermedad. Los principios y objetivos del tratamiento en la fase inicial son los siguientes:
   a. Protección de la vía aérea, intubación endotraqueal y sedación según sea necesario.
   b. Reposición extensa de la volemia (preferiblemente 1 L a 2 L de lactato de Ringer, y luego infusiones o bolos continuos según la exploración a pie de cama), inicialmente por medio del restablecimiento de la perfusión y la resolución de la disminución y después de forma más conservadora, especialmente si se observan signos de aumento de la PIA.
   c. Presión arterial media (PAM) superior a 65 mmHg (mayor si la PIA está elevada, y entonces la presión de perfusión abdominal [PPA, calculada como PAM-PIA] debe ser >60 mmHg), saturación venosa de oxígeno superior al 65 % o saturación central venosa de oxígeno superior al 70 %, exceso de lactato y de bases normales, índice cardíaco adecuado, creatinina normal, diuresis superior a 1 mL/kg/h, normoglucemia.
   d. Medir la PIA con un manómetro vesical al menos cada 6 h, con el objetivo establecido a menos de 20 mmHg; si es elevada, utilizar primero el tratamiento no quirúrgico: vaciar el estómago, reducir la rehidratación, eliminar el exceso de líquidos con diuréticos o con diálisis/ultrafiltración, mejorar la función intestinal (procinéticos o laxantes)

y utilizar el drenaje percutáneo de la ascitis excesiva. Si es insuficiente, considerar la descompresión quirúrgica del abdomen (*v.* más adelante).

e. Esfinterotomía endoscópica temprana (primer día laborable) para la estasis biliar y la colangitis.

f. Nutrición enteral precoz en 24 h (probar primero con una sonda nasogástrica, si no tiene éxito, insertar una sonda nasoyeyunal).

g. No se recomiendan antibióticos profilácticos a menos que la infección sea manifiesta.

h. Nutrición parenteral (observar las concentraciones de triglicéridos) solo como apoyo o si falla la nutrición enteral.

i. Profilaxis de la úlcera gastroduodenal aguda y de la trombosis según los protocolos institucionales de la UCI.

j. Analgesia: más comúnmente con opioides titulados y continuos.

k. Se administran multivitaminas, tiamina y profilaxis con benzodiazepinas para evitar las complicaciones del abuso del alcohol.

l. Medición diaria de una de las puntuación de disfunción de órganos (puntuación para evaluación del fallo orgánico secuencial relacionado con la sepsis [SOFA, *Sequential Sepsis-related Organ Failure Assessment*], puntuación de disfunción multiorgánica [MODS, *Multiple Organ Dysfunction Score*]) para controlar la evolución.

m. Buscar complicaciones que requieran una intervención quirúrgica: SCAb, hemorragia intraabdominal, necrosis o perforación intestinal, necrosis infectada.

2. Intervenciones quirúrgicas

a. Síndrome compartimental abdominal (*v.* cap. 48).

La hipertensión intraabdominal (HIA) se produce en el 60 % de los pacientes con pancreatitis aguda ingresados en la UCI. La incidencia de SCAb (PIA ≥20 mmHg y disfunción orgánica de nueva aparición) es de hasta el 27 %. La rehidratación adecuada es importante en la fase inicial de la PAG. Sin embargo, hay que evitar volúmenes excesivos una vez que se restablece la volemia y posteriormente. Debe prevenirse y manejarse la dilatación gástrica con una sonda nasogástrica y el drenaje percutáneo de la ascitis pancreática excesiva.

Cuando con las intervenciones no quirúrgicas no logra detenerse el deterioro o la disfunción de los órganos en presencia de un SCAb fulminante, debe descomprimirse el abdomen con una laparostomía en la línea media, mediante la división todas las capas de la pared del abdomen a través de una incisión vertical en la línea media que se extienda desde el proceso xifoides hasta el pubis, dejando unos centímetros de fascia intacta en ambos extremos para facilitar el cierre posterior o la reconstrucción tardía. La indicación de una descompresión quirúrgica es una PPA superior a 60 mmHg.

i. La abertura del abdomen para reducir la PIA puede crear fístulas entéricas y hernias ventrales de gran tamaño, aunque muy raramente con las técnicas actuales de cierre abdominal temporal.

ii. El cierre de la herida asistido por vacío combinado con la tracción de la fascia mediada por malla aumenta la tasa de cierre de la fascia a más del 90 % (figs. 57-2 y 57-3).

b. Necrosis pancreática o peripancreática infectada.

Drenar (quirúrgica o radiológicamente) y desbridar la necrosis infectada, especialmente si hay signos de sepsis. Tratar la necrosis estéril asintomática de forma no quirúrgica. Diferir la necrosectomía quirúrgica y/o el drenaje al menos 3 o 4 semanas para permitir la delimitación del páncreas necrótico. Tratar la necrosis infectada con un protocolo escalonado que comience con un drenaje percutáneo o endoscópico, que es un tratamiento suficiente para algunos pacientes, y reservar una atención más invasiva según sea necesario.

Aunque la necrosectomía mínimamente invasiva o endoscópica es factible en algunos pacientes, la necrosectomía abierta sigue siendo un abordaje válido. La decisión final de realizarla de forma abierta o menos invasiva se basa en la habilidad local, la experiencia y los factores del paciente.

La necrosectomía abierta suele realizarse a través de una incisión subcostal bilateral seguida de la exposición de la bolsa omental a través del ligamento gastrocólico. Con un dedo romo se diseca la zona peripancreática y se limpia de tejido graso necrótico. En ocasiones, si el cuerpo del páncreas está erosionado, se extrae la cola mediante una cuidadosa disección roma, lo que evita la esplenectomía (fig. 57-4). Cerrar el conducto pancreático principal en el muñón pancreático proximal.

i. Tras la eliminación cuidadosa de todo el tejido necrótico (puede requerir la movilización de las flexiones colónicas izquierda o derecha), irrigar con solución salina caliente con suturas hemostáticas según sea necesario. Insertar varios drenajes grandes en la zona de necrosis extirpada, e irrigar a través de uno de los drenajes si

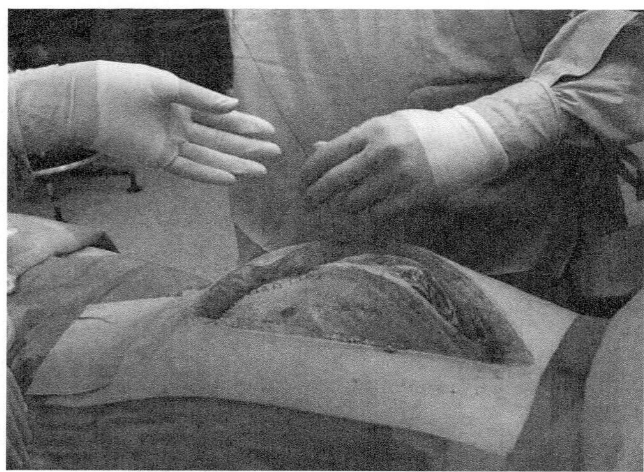

Figura 57-2. Cierre de la herida asistido por vacío con tracción fascial mediada por malla; tensado de la malla en la nueva cirugía.

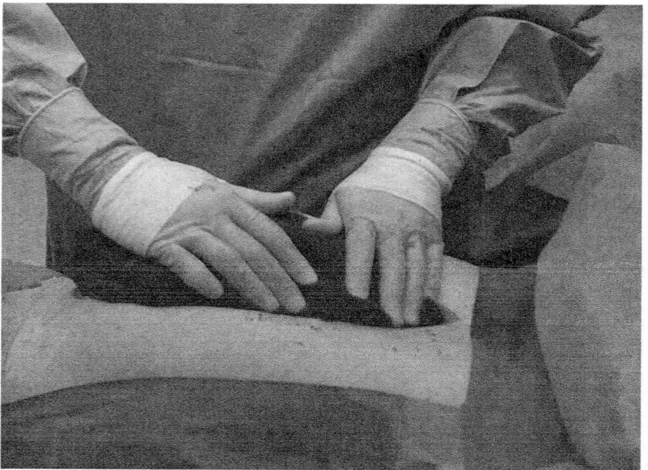

Figura 57-3. Cierre de la herida asistido por vacío con tracción fascial mediada por malla; colocación del haz sobre la malla.

la secreción es copiosa, espesa y con aspecto de pus. A menos que haya riesgo de SCAb, cerrar la incisión abdominal en capas.

ii. El abordaje escalonado de drenaje percutáneo o endoscópico seguido de necrosectomía mínimamente invasiva o endoscópica tiene una menor tasa de disfunción orgánica de nueva aparición, diabetes y hernias quirúrgicas en comparación con los abordajes totalmente abiertos.

c. Complicaciones extrapancreáticas.

i. La hemorragia es una complicación poco frecuente en la PAG, pero requiere una rápida embolización angiográfica o una intervención quirúrgica.

ii. En los pacientes con evidencia clara de necrosis o perforación del colon, hay que extirpar el segmento afectado de forma temprana. La anastomosis colónica primaria es arriesgada, y una colostomía temporal constituye una mejor opción.

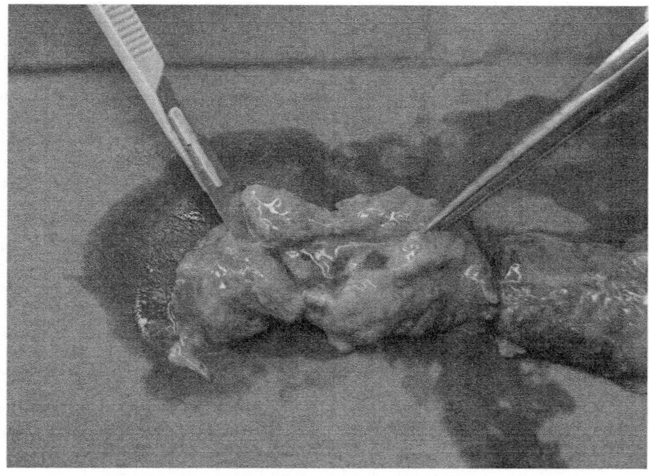

Figura 57-4. Páncreas necrótico extirpado con pancreatectomía distal.

iii. La colecistitis necrosante requiere una rápida colecistectomía.

d. Cirugía biliar tras una pancreatitis aguda grave.

En los pacientes con pancreatitis biliar leve, la colecistectomía laparoscópica realizada durante el mismo ingreso da lugar a una menor duración de la estancia hospitalaria sin la dificultad técnica del procedimiento ni la tasa de complicaciones perioperatorias. En la PAG, debe retrasarse la colecistectomía hasta que la respuesta inflamatoria se resuelva, las acumulaciones de líquido peripancreático se hayan resuelto o estabilizado y se logre la recuperación clínica.

AXIOMAS

- Buscar los signos de pancreatitis aguda grave de forma precoz: choque (evidente o compensado), disfunción orgánica, incluida la insuficiencia renal y respiratoria, alteración del sensorio o trastorno metabólico. Los pacientes con pancreatitis aguda grave tienen una alta mortalidad y morbilidad.
- El restablecimiento temprano de la volemia es clave para la reanimación, pero una reanimación excesiva puede provocar un SCAb.
- Monitorizar la presión de la vejiga para detectar el SCAb y tratar si es mayor de 20 mmHg.
- Titular los opioides según la necesidad y el nivel de conciencia para optimizar los resultados: «una talla única **no** sirve para todos».
- Alimentar por boca o por sonda lo antes posible en todas las formas de pancreatitis aguda para limitar las complicaciones infecciosas.
- En los pacientes con pancreatitis aguda grave con un curso que empeora, hay que buscar signos de necrosis infectada, normalmente a las 2 o 4 semanas de la evolución de la enfermedad.

Lecturas recomendadas

Aboulian A, Chan T, Yaghoubian A, et al. Early cholecystectomy safely decreases hospital stay in patients with mild gallstone pancreatitis. A randomized prospective study. *Ann Surg* 2010;251:615–619.

Al-Omran M, Albalawi ZH, Tashkandi ME, et al. Enteral versus parenteral nutrition for acute pancreatitis. *Cochrane Database Syst Rev* 2010;(1):CD002837.

Bradley EL III, Dexter ND. Management of severe acute pancreatitis. A surgical Odyssey. *Ann Surg* 2010;251:6–17.

da Costa DW, Bouwense SA, Schepers NJ et al. Same-admission versus interval cholecystectomy for mild gallstone pancreatitis (PONCHO): a multicenter randomized controlled trial. *Lancet* 2015;386:1261–1268.

Gurusamy KS, Belgaumkar AP, Haswell A et al. Interventions for necrotizing pancreatitis. *Cochrane Database Syst Rev* 2016;(4):CD011383.
Hegazi R, Raina A, Graham T, et al. Early jejunal feeding initiation and clinical outcomes in patients with severe acute pancreatitis. *JPEN J Parenter Enteral Nutr* 2011;35:91–96.
Mentula P, Hienonen P, Kemppainen E, et al. Surgical decompression for abdominal compartment syndrome in severe acute pancreatitis. *Arch Surg* 2010;145:764–769.
Mowery NT, Bruns BR, MacNew HG, et al. A practice management guideline from the Eastern Association for the Surgery of Trauma. *J Trauma Acute Care Surg* 2017;83(2):316–327.
Petrov MS, van Santvoort HC, Besselink MGH, et al. Enteral nutrition and the risk of mortality and infectious complications in patients with severe acute pancreatitis. A meta-analysis of randomized trials. *Arch Surg* 2008;143:1111–1117.
Rosas JM, Soto SN, Aracil JS, et al. Intra-abdominal pressure as a marker of severity in acute pancreatitis. *Surgery* 2007:141;173–178.
Simchuk EJ, Traverso LW, Nukui Y, et al. Computed tomography severity index is a predictor of outcomes for severe pancreatitis. *Am J Surg* 2000;179:352–355.
Tonsi AF, Bacchion M, Crippa S, et al. Acute pancreatitis at the beginning of the 21st century: the state of the art. *World J Gastroenterol* 2009;15:2945–2959.
Tse F, Yuan Y. Early routine endoscopic retrograde cholangiopancreatography strategy versus early conservative management strategy in acute gallstone pancreatitis. *Cochrane Database Syst Rev* 2012;(5):CD009779.
van Baal MC, van Santvoort HC, Bollen TL, et al. Systematic review of percutaneous catheter drainage as primary treatment for necrotizing pancreatitis. *Br J Surg* 2011;98:18–27.
van Brunschot S, van Grinsven J, van Santrvoort HC, et al. Endoscopic or surgical step-up approach for infected necrotizing pancreatitis: a multicenter randomized trial. *Lancet* 2018;391:51–58.
van Santvoort, Besselink MG, Bakker OJ, et al. A step-up approach or open necrosectomy for necrotizing pancreatitis. *N Engl J Med* 2010;362:1491–1502.
Working Group IAP/APA Acute Pancreatitis Guidelines. IAP/APA evidence-based guidelines for the management of acute pancreatitis. *Pancreatology* 2013;13:1–15.

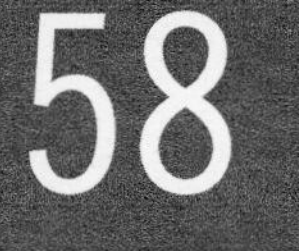

58 Enfermedades de las vías biliares

Jin H. Ra y Benjamin Braslow

I. COLECISTITIS AGUDA

A. Definición. La colecistitis aguda es un síndrome de dolor en el cuadrante superior derecho (CSD), fiebre y leucocitosis asociado a una inflamación aguda de la vesícula biliar. El 90% de las colecistitis son de origen litiásico y son el pronóstico de una obstrucción persistente de la salida de la vesícula biliar por un cálculo impactado. Esta obstrucción provoca distensión de la vesícula, edema subseroso, descamación de la mucosa, congestión venosa y linfática e isquemia localizada. La mayoría de los «ataques» agudos se resuelven espontáneamente sin cirugía ni procedimientos de drenaje. Algunos evolucionan hacia la necrosis con perforación de la pared y formación de abscesos localizados o peritonitis focal. Otras complicaciones son sepsis, colecistitis enfisematosa o gangrenosa, fístula colecistoentérica e íleo biliar. Los episodios repetidos de inflamación aguda conducen a una colecistitis crónica en la que la pared de la vesícula biliar se torna gruesa, fibrótica y contraída (*v.* tabla 58-1).

B. Causa. La causa de la colecistitis aguda es especulativa; la mayoría son el pronóstico del estancamiento de la bilis secundario a la impactación de cálculos y la infección posterior. Es probable que la infección de la bilis dentro del sistema biliar tenga un papel en el desarrollo de la colecistitis. Sin embargo, menos de la mitad de los pacientes con la afección tienen dicha infección. Datos recientes la relacionan con una cascada multifactorial de acontecimientos iniciada por la obstrucción de la vía de salida por los cálculos biliares. La fosfolipasa se libera de las células de la mucosa adyacente. Esto provoca la conversión de la lecitina de la bilis en lisolecitina, lo que incita a una mayor inflamación y, con la síntesis local de prostaglandinas, amplifica la respuesta inflamatoria. El edema y la inflamación pueden desempeñar un papel en la elevación de la pared de la vesícula biliar que la aleja del cálculo impactado, lo que resulta en desimpactación y drenaje espontáneo. El fallo en la desimpactación espontánea da lugar a obstrucción continua del conducto cístico, isquemia de la pared de la vesícula biliar y aumento de la inflamación, lo que hace necesaria una intervención quirúrgica. En ocasiones, la impactación prolongada de un cálculo en el conducto cístico puede dar lugar a una distensión de la vesícula biliar, que se llena de líquido incoloro y mucoso. Esta afección, conocida como *vesícula biliar hidrópica*, se debe a la ausencia de llenado de bilis en la vesícula y a la absorción de toda la bilirrubina dentro de la misma.

C. Presentación clínica. La colecistitis aguda se presenta con un dolor grave por debajo del margen costal derecho. El dolor se irradia con frecuencia a la espalda, la escápula derecha o la región clavicular derecha. La mayoría de los pacientes refieren un ataque previo de cólico biliar que al principio no se distingue de la enfermedad actual. Sin embargo, este nuevo dolor no se mitiga y, de hecho, empeora con el tiempo y a menudo se asocia con náusea, emesis, anorexia y fiebre baja (38-38.5 °C).

Se observa ictericia leve en el 10% de los casos. Las fiebres altas con escalofríos son infrecuentes y sugieren la posibilidad de una colangitis. Asimismo, la ictericia grave sugiere la presencia de cálculos en el conducto biliar común (CBC), colangitis u obstrucción del conducto hepático común por una inflamación pericolecística grave asociada a un cálculo grande impactado en el infundíbulo de la vesícula biliar o en el conducto cístico, que obstruye mecánicamente el conducto biliar (**síndrome de Mirizzi**).

La exploración física revela dolor a la palpación en el CSD. La masa del CSD es palpable en aproximadamente el 30% de los pacientes. El **signo de Murphy** consiste en un dolor acentuado a la palpación y con la inspiración profunda durante la palpación en la región subcostal derecha.

El recuento de leucocitos suele ser elevado, de 12 000/mm^3 a 15 000/mm^3 (con desviación a la izquierda), pero los recuentos normales son comunes. Un recuento elevado de leucocitos (>20 000 mm^3) debe sugerir otras complicaciones de la colecistitis, como gangrena, perforación o colangitis. El aumento de las concentraciones séricas de bilirrubina total y fosfatasa alcalina no es frecuente en la colecistitis aguda no complicada. También puede haber aumentos leves de la fosfatasa alcalina, las transaminasas, la amilasa o la lipasa, relacionadas con el

TABLA 58-1 Clasificación de la gravedad de la colecistitis aguda TG18/TG13 (Directrices de Tokio)

Colecistitis aguda de grado III (grave)

La colecistitis aguda de «*grado III*» se asocia a una disfunción de cualquiera de los siguientes órganos/sistemas:

1. Disfunción cardiovascular: hipotensión que requiere tratamiento con dopamina ≥5 μg/kg/min, o cualquier dosis de norepinefrina
2. Disfunción neurológica: disminución del nivel de conciencia
3. Disfunción respiratoria: relación PaO_2/FiO_2 <300
4. Disfunción renal: oliguria, creatinina >2.0 mg/dL
5. Disfunción hepática: TP-INR >1.5
6. Disfunción hematológica: recuento de plaquetas <100 000/mm^3

Colecistitis aguda de grado II (moderada)

La colecistitis aguda de «*grado II*» se asocia a cualquiera de las siguientes afecciones:

1. Recuento elevado de leucocitos (>18 000/mm^3)
2. Masa con dolor a la palpación en el cuadrante abdominal superior derecho
3. Duración de los síntomas >72 h[a]
4. Inflamación local significativa (colecistitis gangrenosa, absceso periquístico, absceso hepático, peritonitis biliar, colecistitis enfisematosa)

Colecistitis aguda de grado I (leve)

La colecistitis aguda de «**grado I**» no cumple los criterios de la colecistitis aguda de «*grado III*» o de «*grado II*». También puede definirse como una colecistitis aguda en un paciente sano sin disfunción orgánica y con cambios inflamatorios leves en la vesícula biliar, lo que hace que la colecistectomía sea un procedimiento quirúrgico seguro y de bajo riesgo.

[a] La cirugía laparoscópica debe realizarse en las 96 h siguientes al inicio de la colecistitis aguda.

Relación PaO_2/FiO_2, relación presión parcial arterial de oxígeno/fracción de oxígeno en el aire inspirado; TP-INR, tiempo de protrombina-cociente internacional normalizado;

De Yokoe M, Hata J, Takada T, et al. Tokyo guidelines 2018: diagnostic criteria and severity grading of acute cholecystitis. *J Hepatobiliary Pancreat Sci* 2018;25(1):41-54.

paso del lodo o el pus. Sin embargo, los incrementos drásticos de cualquiera de estos valores de laboratorio sugieren la presencia de una obstrucción del CBC.

D. Pruebas de imagen

1. La ecografía es la modalidad diagnóstica de primera línea para identificar la colecistitis, con una alta sensibilidad (~88 %) y especificidad (~80 %). Los hallazgos ecográficos que sugieren una colecistitis aguda son distensión de la vesícula biliar, engrosamiento de la pared de la vesícula biliar (>4 mm), líquido pericolecístico, cálculo impactado, lodo biliar y signo de Murphy positivo en la ecografía. Los factores comórbidos (p. ej., ascitis, obesidad mórbida) disminuyen la especificidad de esta prueba.
2. Cuando la ecografía es equívoca, no es técnicamente posible o es negativa en un paciente con alta sospecha clínica de colecistitis, la permeabilidad del conducto cístico puede evaluarse realizando una colescintigrafía. La administración intravenosa de ácido hidroxil iminodiacético (**HIDA**) o de ácido diisopropil iminodiacético (**DISIDA**), que emite rayos γ, es absorbida rápidamente por los hepatocitos y secretada en la bilis.
   a. La prueba se considera normal cuando se detecta el radionúclido en la vesícula biliar, el CBC y el intestino delgado en un plazo de 30 min a 60 min.
   b. Una prueba *anómala* o *prueba positiva* se define como la no visualización de la vesícula biliar con excreción preservada en el CBC o el intestino delgado. La exploración HIDA tiene una alta sensibilidad y especificidad (~97 % y ~90 %, respectivamente) y una tasa de precisión diagnóstica cercana al 98 % en pacientes con colecistitis litiásica aguda.
   c. La *prueba falsa-positiva*, definida como la ausencia de isótopos en la vesícula biliar, es frecuente en pacientes que han estado en ayunas durante más de 5 días, es decir, pacientes en estado crítico que reciben nutrición parenteral total (NPT). El aumento con morfina (que aumenta la presión del esfínter de Oddi y del CBC) se utiliza si la vesícula biliar no se ha visualizado después de 60 min para disminuir las exploraciones falsas positivas. Otros factores que pueden provocar un falso positivo son enfermedad hepática crónica grave, colangiopancreatografía retrógrada endoscópica (CPRE) reciente con esfinterotomía y síndrome de Gilbert.
3. El papel de la tomografía computarizada (TC) abdominal en la sospecha de colecistitis no complicada es limitado (sensibilidad del 94 %, pero especificidad de solo el ~60 %); sin embargo, la TC se realiza a menudo en la evaluación inicial de los pacientes con dolor abdominal. La TC es útil para excluir colecistitis enfisematosa, perforación de la vesícula biliar, absceso y fístula entérica +/– íleo biliar, y para diagnosticar otras afecciones no biliares.
4. La colangiopancreatografía por resonancia magnética (CPRM) es una modalidad ideal para la detección de cálculos en el conducto cístico o en el CBC, pero no es tan útil como la ecografía en la detección del engrosamiento de la pared de la vesícula biliar (sensibilidad ~70 %) y puede complicar la colecistitis aguda (*v.* más adelante).

E. Manejo. Los pacientes con diagnóstico de colecistitis aguda deben ser ingresados. El tratamiento inicial incluye hidratación intravenosa, alivio del dolor y corrección de cualquier trastorno electrolítico.

1. El papel de la profilaxis antibiótica en la colecistitis aguda no complicada sigue sin demostrarse. A pesar de la baja incidencia de cultivos biliares positivos en pacientes con colecistitis aguda, la mayoría de los pacientes reciben antibióticos de amplio espectro.
2. Los patógenos más comunes que se cultivan son *Escherichia coli*, *Enterococcus*, *Klebsiella* y *Enterobacter*. Para los pacientes con colecistitis aguda adquirida en la comunidad con alteraciones fisiológicas de moderadas a graves, edad avanzada o estado inmunodeprimido, se recomienda un uso más intensivo de los antibióticos.

   Los regímenes sugeridos incluyen imipenem-cilastatina, meropenem, doripenem, piperacilina-tazobactam, ciprofloxacino más metronidazol, levofloxacino más metronidazol o cefepima más metronidazol.
3. Los pacientes con resultados elevados en las pruebas de la función hepática (específicamente bilirrubina total y/o fosfatasa alcalina en suero) o conductos biliares dilatados (>6 mm) en la ecografía deben ser evaluados más a fondo para detectar la presencia de cálculos en el CBC (*v.* sección siguiente).
4. El tratamiento definitivo de la colecistitis aguda es la colecistectomía. La colecistectomía (abierta o laparoscópica) tiene bajas tasas de complicaciones: menos del 0.2 % de mortalidad, menos del 5 % de morbilidad mayor y una tasa de lesión de la vía biliar de aproximadamente el 0.4 %. La **colecistectomía laparoscópica (CL)** se ha convertido en la intervención preferida en la mayoría de los pacientes; esta técnica reduce la estancia en el hospital, disminuye las tasas de infección de la herida posquirúrgica y de neumonía, y acelera el tiempo de recuperación, con tasas equivalentes de complicaciones durante la cirugía y posquirúrgicas.

a. La conversión a colecistectomía abierta es una opción importante para garantizar la seguridad del paciente en casos difíciles que implican inflamación generalizada, adherencias densas y hemorragias que pueden dificultar y poner en peligro el reconocimiento de la anatomía biliar. **La mayoría de las lesiones de las vías biliares se deben a una mala interpretación de la anatomía normal, no a anomalías anatómicas.**
b. También se recomienda la conversión en caso de hemorragia persistente e incontrolable o de sospecha de lesión durante la cirugía en un conducto distinto del cístico o en el intestino. **La conversión no debe considerarse una complicación de la cirugía laparoscópica, sino una decisión quirúrgica sensata en un caso complicado para evitar problemas posteriores.** Los predictores de conversión son sexo masculino, cirrosis, síntomas de larga duración, leucocitosis significativa (> 18 000/mm^3), obesidad y presencia de adherencias generalizadas.

5. El momento de la colecistectomía es variable. Entre el 10 % y el 20 % de los pacientes requieren una intervención inmediata (por inestabilidad hemodinámica y peritonitis generalizada). Estos hallazgos sugieren una colecistitis gangrenosa +/– perforación. Los retrasos en la cirugía aumentan la morbilidad y la mortalidad. En el 80 % a 90 % restante, el momento de la intervención sigue siendo controvertido. En el pasado, se prefería la colecistectomía tardía, de 6 a 12 semanas después de la resolución de los síntomas, para la colecistitis aguda. La práctica actual es la colecistectomía temprana (idealmente entre 24-48 h) para la colecistitis aguda. Se ha constatado que esta práctica tiene la ventaja de reducir la estancia hospitalaria total, disminuir los costes y no presentar diferencias en cuanto a las complicaciones. Y, lo que es más importante, aproximadamente el 25 % de las personas que esperan una colecistectomía tardía requieren una intervención urgente debido a síntomas recurrentes o que empeoran.
6. La colecistostomía percutánea (**CP**) puede considerarse en los pacientes quirúrgicos de alto riesgo que no superan el tratamiento médico inicial o presentan una colecistitis aguda grave, probablemente supurativa, pero no gangrenosa o perforada. Los pacientes quirúrgicos de bajo riesgo que presentan una duración prolongada de los síntomas (más de 7 a 10 días), lo que aumenta la morbilidad de la colecistectomía y la posibilidad de una conversión abierta, también pueden beneficiarse de una CP inicial. La CP tiene una eficacia de aproximadamente el 90 % en el alivio de los síntomas y la obtención del control de la fuente. El procedimiento lo realizan de forma rutinaria los radiólogos intervencionistas utilizando una guía fluoroscópica o ecográfica. Se prefiere una ruta transhepática para la inserción del tubo para minimizar la extravasación de bilis. El procedimiento es bien tolerado y seguro, con menos del 5 % de morbilidad (es decir, desprendimiento del catéter, hemorragia, hematoma hepático, extravasación de bilis, etc.). Si no se dispone del método percutáneo, una pequeña incisión subcostal derecha permite visualizar la descompresión con aguja del fondo de ojo y la inserción del catéter. Sin embargo, la utilidad de la CP se ha puesto en tela de juicio con el ensayo CHOCOLATE, publicado recientemente. Este ensayo prospectivo y aleatorizado sobre la CP frente a la CL concluyó pronto. Los autores no informaron de ninguna diferencia en la mortalidad, pero se produjeron complicaciones importantes en el 12 % de los grupos de CL y el 65 % de los de CP. Fue necesaria una reintervención en el 12 % de los grupos de CL y en el 66 % de los de CP. Los síntomas recurrentes de las vías biliares fueron 10 veces más frecuentes (50 % frente a 5 %) en el grupo de CP.
7. La decisión de realizar una colecistectomía de intervalo debe ser individualizada en función de las comorbilidades y el riesgo quirúrgico. Además, en los pacientes con colecistitis litiásica, el riesgo de recurrencia de los síntomas puede ser de hasta el 50 % en el plazo de un año. En el caso de los posibles candidatos quirúrgicos, la sonda de colecistostomía permanece *in situ* hasta que el paciente se somete a una colecistectomía. La colecistografía por sonda debe realizarse entre 4 y 6 semanas después de la resolución de la colecistitis. Si el contraste fluye hacia el duodeno, el tubo de CP puede, en teoría, taparse, lo cual es más conveniente para el paciente que el drenaje por gravedad y también preserva la reserva de ácido biliar. Sin embargo, la reserva de ácidos biliares puede agotarse por un drenaje prolongado, lo que promueve la colestasis intrahepática y resultados incrementados en las pruebas de función hepática. Si el conducto cístico permanece ocluido, el tubo de CP debe dejarse sin tapar. Mantener un drenaje vesicular adecuado minimiza el riesgo de colecistitis recurrente, que podría retrasar o complicar aún más la cirugía de la vesícula.
8. **Cirugía laparoscópica segura para la colecistitis grave**
   a. En ocasiones, es necesario descomprimir una vesícula biliar muy distendida e inflamada para poder agarrarla con instrumentos laparoscópicos habituales. Esto puede lograrse con una aguja-aspirador laparoscópica, un angiocatéter transcutáneo de gran calibre o mediante un trocar laparoscópico de 5 mm introducido directamente en el fondo de la vesícula y un dispositivo de aspiración utilizado para evacuar la vesícula.

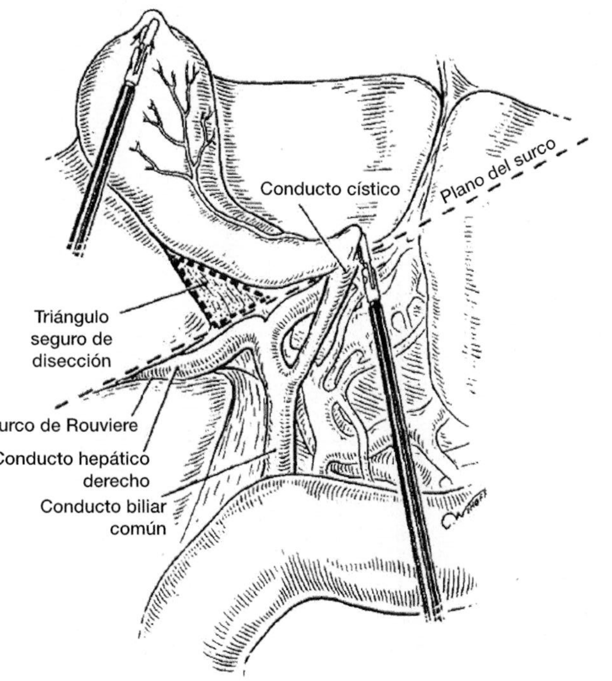

Figura 58-1. Esquema de un surco de Rouviere completamente abierto; se indica el triángulo dentro del cual puede iniciarse la disección segura en un plano anterior al del colédoco. La disección posterior a este plano aumenta el riesgo de lesión de las estructuras del hilio hepático. (De Hugh TB, Kelly MD, Mekisic A. Rouviere's sulcus: a useful landmark in laparoscopic cholecystectomy. *Br J Surg* 1997;84(9):1253-1254. Copyright © 1997 British Journal of Surgery Society Ltd. Reimpreso con permiso de John Wiley & Sons, Inc.).

Si se utiliza esta técnica, puede utilizarse un lazo hemostático (*endoloop*) para ocluir la colecistostomía y evitar el derrame de cálculos.

b. Orientarse con respecto a la anatomía normal, para lo que habrá que identificar:
   i. Ligamento falciforme.
   ii. Duodeno.
   iii. Surco de Rouviere (fig. 58-1).
   iv. Vesícula biliar.
   v. Estructuras porta, si son visibles.
   vi. Plexo epicoledociano en el CBC.

c. Una vez que la cúpula de la vesícula biliar se puede agarrar y elevar, las estructuras adyacentes adheridas (es decir, omento, colon transverso, duodeno, etc.) deben despegarse de la vesícula de forma segura. Se recomienda agarrar el tejido cerca de la pared de la vesícula biliar y descamar de forma roma hacia abajo, paralelamente a la pared de la vesícula biliar, en lugar de tirar hacia fuera, para minimizar la hemorragia y la lesión del tejido. El electrocauterio debe aplicarse antes de liberar el tejido omental para asegurar la hemostasia (fig. 58-2).

d. La inflamación puede acercar la vesícula biliar al hilio hepático. La vesícula biliar pequeña y contraída representa un peligro. La cara posterolateral de la vesícula es la zona más segura para la disección inicial y puede exponerse mediante la retracción superior y medial del infundíbulo. Se utiliza mínima cauterización para incidir en el peritoneo que une el cuello de la vesícula con el hígado para permitir una mayor retracción del infundíbulo. Esto también mejora la cantidad de retracción lateral que es posible al disecar en el trígono cistohepático (triángulo de Calot).

e. La disección anterior y posterior continúa con una retracción inferolateral y superomedial del cuello hasta que la vesícula biliar se diseca lejos del hígado, lo que crea una «ventana» cruzada por dos estructuras: el conducto cístico y la arteria. Esta es la «**visión crítica de seguridad**» que debe lograrse antes de recortar o dividir cualquier estructura tubular.

   La **visión crítica de seguridad** tiene tres requisitos:
   i. El triángulo hepatocístico se limpia de tejido adiposo y fibroso.
   ii. El tercio inferior de la vesícula biliar se separa del hígado para exponer la placa cística.
   iii. Solo se ven dos estructuras que entran en la vesícula biliar (arteria y conducto císticos).

f. No es necesario disecar hasta la unión conducto cístico-CBC a menos que el primero sea muy corto.

g. En el contexto de una inflamación importante se observan varios hallazgos anatómicos comunes. La arteria hepática derecha a menudo se adhiere al infundíbulo y puede confundirse con la arteria cística. En presencia de una inflamación grave, aguda o crónica, o con un gran cálculo en el cuello de la vesícula, el infundíbulo puede estar «atado» al conducto hepático derecho, lo que puede llevar al cirujano a confundir el CBC con el conducto cístico. Una buena regla general a seguir es: «si las mordazas de un aplicador de grapas de 10 mm no cruzan completamente el presunto conducto cístico, debe considerarse la posibilidad de obtener más información anatómica antes de aplicar grapas o de considerar el uso de un dispositivo de grapado endoscópico».

Conceptos clave: realizar una colecistectomía segura

- Ventana crítica de seguridad ---(los 3 componentes)
- Uso liberal de imágenes durante la cirugía
- Reconocer cuándo hay que cambiar el plan quirúrgico
- Técnicas de rescate
- Saber «dónde no estar»

Figura 58-2. Conceptos clave: realización de una colecistectomía segura.

«Dónde NO estar»:

1. No retirar la pared de la vesícula biliar
2. No derivar hacia lo profundo del surco de Rouviere (estructuras portales)
3. No derivar hacia el interior de placa cística (vena hepática media)
4. No persistir en el intento de obtener una visión crítica de seguridad con deformidad cicatricial/inflamación grave

Figura 58-3. Saber «dónde NO estar» cuando se realiza una colecistectomía difícil.

Cuando hay alguna duda sobre la anatomía biliar, debe obtenerse una colangiografía intraoperatoria (CIO), si es posible. Si esto no es posible, debe considerarse con solidez la conversión a colecistectomía abierta (fig. 58-3).

h. **Hay que tener en cuenta que las lesiones vasculares/biliares más graves suelen producirse tras la conversión de la colecistectomía laparoscópica a la abierta.** La conversión a colecistectomía abierta no elimina los peligros.
i. **Reconocer cuándo NO completar la colecistectomía.** Con una inflamación grave en la zona del hilio hepático y el cuello de la vesícula biliar, puede ser peligroso y difícil obtener la visión crítica de seguridad. En este contexto, la persistencia en la obtención conducirá una lesión vascular y/o de la vía biliar. Las técnicas de rescate son más apropiadas en este contexto.

9. **Procedimientos de «rescate»: opciones y técnicas para problemas difíciles**
   a. Cuando un cirujano biliar con experiencia se esfuerza por delinear la anatomía, limitar la hemorragia y minimizar la contaminación, debería considerarse la posibilidad de pedir ayuda a un colega con más experiencia. **Pedir ayuda antes de tener problemas.** Esto puede ser a menudo un paso clave para evitar lesiones importantes en la vía biliar o en los órganos adyacentes implicados en el proceso inflamatorio.
   b. Tanto la línea media superior como la incisión subcostal derecha proporcionan una exposición excelente para la colecistectomía abierta. Un faro delantero quirúrgico también suele ser muy útil. Lo más habitual es un abordaje en forma de cúpula, ya que permite una mayor movilización de la vesícula biliar antes de alcanzar las estructuras críticas de la región infrainfundibular. Cuando se alcanza el infundíbulo, la retracción lateral ayuda a exponer el conducto cístico y la arteria.
   c. La hemorragia excesiva de la superficie hepática de la fosa vesicular puede controlarse con el uso del electrocauterio en contextos más altos y/o el empaquetamiento con hemostáticos seguido de una esponja de laparotomía y la compresión del empaquetamiento contra el hígado. El coagulador de haz de argón también es un complemento hemostático eficaz (utilizando el palo de varilla de 5 mm).
   d. Si la vesícula biliar está fusionada al hígado y los intentos de disección provocan lesiones repetidas en el parénquima hepático (hemorragia y mayor riesgo de extravasación de bilis), la pared posterior de la vesícula puede dejarse total o parcialmente *in situ* y cauterizar la mucosa para reducir el riesgo de mucocele posquirúrgico.

   Si el infundíbulo y las estructuras quísticas infrainfundibulares no pueden disecarse con seguridad desde un hilio hepático «hostil», entonces la colecistectomía subtotal es prudente. En este caso, se abre la vesícula biliar y se extraen todos los cálculos luminales. A continuación, se corta o grapa un pequeño globo de infundíbulo unido al conducto cístico (**reconstitución de la vesícula**) o, si no es posible debido a la mala calidad del tejido, puede identificarse el orificio del conducto cístico y cortarlo desde el interior de la luz de la vesícula (**fenestración**). La mucosa del remanente de la vesícula debe ser sometida a fulguración, y puede movilizarse y rellenarse una lengua de omento en la luz del remanente de la vesícula para ayudar a prevenir un mucocele posquirúrgico o la extravasación de bilis. El cierre del remanente de la vesícula biliar con la técnica de reconstitución puede conducir a una nueva formación del cálculo y a síntomas recurrentes, mientras que la técnica de fenestración tiene una mayor probabilidad de extravasación o fístula de bilis.

e. Después de realizar cualquiera de estas maniobras de rescate, deben colocarse **drenajes de aspiración cerrados**, ya que el riesgo de extravasación de bilis es elevado.

10. **Complicaciones y cuidados posquirúrgicos especiales**

a. La lesión de la vía biliar mayor es una complicación mórbida de la colecistectomía. Si la lesión se produce, la clave es el pronto reconocimiento con un análisis de la anatomía. Las técnicas de reparación de la lesión del CBC (es decir, reparación primaria, reparación sobre tubo en T, coledocoyeyunostomía en Y de Roux, etc.) están fuera del alcance de este capítulo. Si el cirujano no se siente cómodo realizándolas, se recomienda la identificación temprana, el drenaje y el traslado a un centro especializado para el tratamiento definitivo a fin de limitar la morbilidad.

b. La mayoría de las extravasaciones de bilis después de una colecistectomía no están relacionadas con lesiones de la vía biliar principal no diagnosticadas, sino con extravasaciones del muñón del conducto cístico o de los conductos subvesicales de la fosa vesicular pequeña. Las extravasaciones de bajo volumen suelen resolverse espontáneamente. Las persistentes suelen requerir una CPRE con esfinterotomía y/o la colocación de una endoprótesis en la CBC para descomprimir la vía biliar y permitir que se selle el lugar de la extravasación.

La extravasación de bilis y cálculos biliares es frecuente durante la colecistectomía para la colecistitis aguda. Los cálculos biliares pequeños pueden ser difíciles de recuperar, pero suponen un riesgo bastante bajo de morbilidad posquirúrgica. Los cálculos biliares extravasados de mayor tamaño pueden dar lugar a la formación de abscesos y erosionar los tejidos blandos adyacentes, por lo que hay que intentar extraerlos.

II. CONSIDERACIONES ESPECIALES

A. Colecistitis alitiásica

1. La colecistitis alitiásica es una enfermedad inflamatoria aguda, a menudo necrosante, de la vesícula biliar, con una patogenia multifactorial que no se debe a los cálculos biliares. Representa el 10 % de las colecistitis agudas, y se asocia a una morbilidad y mortalidad elevadas. Es el pronóstico de la estasis y la isquemia de la vesícula biliar, que a menudo da lugar a una infección secundaria, y suele producirse en pacientes en estado crítico, a menudo tras un período prolongado sin nutrición enteral (incluso si se recibe NPT). Las opciones de tratamiento son las mismas que para la colecistitis litiásica. El tratamiento con antibióticos aumenta, pero no sustituye, al tratamiento definitivo, ya que el material purulento en la vesícula biliar debe ser eliminado o drenado. Debido al generalmente mal estado de los pacientes con colecistitis alitiásica y al hecho de que no corren el riesgo de sufrir complicaciones recurrentes de los cálculos biliares, la CP es una opción mucho mejor como «tratamiento de destino» en la alitiásica que en la calculosa. En los casos alitiásicos graves en los que el paciente se recupera y el problema subyacente que causó la colecistitis se resuelve, la colecistectomía de intervalo puede ser innecesaria y la eliminación de la CP se logra a menudo.
2. La colecistectomía se reserva para los pacientes que tienen evidencia de perforación o necrosis de la vesícula biliar, vesícula biliar enfisematosa, o que no mejoran después de la CP.

B. Fístula colecistoentérica

1. La fístula colecistoentérica se produce en el 1 % al 2 % de los pacientes con colecistitis aguda. La vesícula biliar inflamada se adhiere a una víscera hueca adyacente y, a medida que la necrosis se desarrolla, se produce la penetración en la luz adyacente y la formación de la fístula. El duodeno (~20 %) y la flexura hepática del colon (~80 %) son los lugares más comunes, pero pueden producirse fístulas al estómago. Tras la formación de la fístula, el episodio de colecistitis aguda se resuelve a medida que la vesícula biliar se descomprime espontáneamente. En raras ocasiones, los pacientes vomitan cálculos biliares o desarrollan esteatorrea, pero en la mayoría de los casos el ataque agudo remite y la fístula colecistoentérica pasa desapercibida clínicamente. Si un cálculo biliar grande pasa al intestino delgado, puede producirse una obstrucción intestinal mecánica, lo que se denomina *íleo biliar*. Esto ocurre en el 10 % al 15 % de los pacientes, quienes presentan signos y síntomas de obstrucción del intestino delgado. El íleon terminal es el lugar final habitual de la impactación del cálculo. A menudo, las radiografías abdominales muestran asas de intestino delgado dilatadas con niveles hidroaéreos, neumobilia y un cálculo biliar calcificado en el cuadrante inferior derecho.
2. El manejo inicial del íleo biliar incluye la extirpación del cálculo obstructivo, generalmente a través de una enterotomía *proximal* en un segmento de intestino delgado no edematoso. No hay debate sobre la necesidad urgente de aliviar la obstrucción. Sin embargo, es controvertido si debe tratarse la fístula colecistoentérica y cuándo. El abordaje tradicional

favorecía el tratamiento único de la obstrucción en la cirugía urgente y, si era sintomática, se extirpaba la vesícula tras un intervalo de recuperación. Esto se basaba en la evidencia de que la mayoría de las fístulas colecistoentéricas se cierran espontáneamente con una tasa de recurrencia del íleo biliar inferior al 5 %. Recientemente, en varios estudios se han constatado buenos resultados con un procedimiento de una sola etapa que consiste en enterolitotomía, colecistectomía y extirpación de la fístula, ya sea con un abordaje abierto o laparoscópico.

C. Colecistitis aguda en el embarazo

1. La colecistitis aguda causada por cálculos biliares es la segunda causa no obstétrica más común de abdomen agudo durante el embarazo (después de la apendicitis). La incidencia de colelitiasis en mujeres embarazadas que se someten a exploraciones ecográficas obstétricas rutinarias es del 3.5 % al 10 %. La relajación del músculo liso de la vesícula biliar inducida por la progesterona favorece la estasis de la bilis y aumenta el riesgo de colelitiasis, y las concentraciones elevadas de estrógenos aumentan la litogenicidad, lo que incrementa aún más la formación de cálculos y el riesgo de colecistitis.
2. La sintomatología de la colecistitis aguda es similar en mujeres embarazadas y no embarazadas. El diagnóstico diferencial debe incluir síndrome de hemólisis, elevación de las enzimas hepáticas y trombocitopenia (HELLP) y preeclampsia. Tanto las pruebas de función hepática (específicamente la fosfatasa alcalina) como los valores de amilasa sérica pueden estar aumentados como pronóstico del embarazo, y pueden no indicar una afección patológica.

   La ecografía sigue siendo el mejor procedimiento diagnóstico inicial. La recomendación actual es realizar la CL en el primer y segundo trimestres y *principios* del tercero. La cirugía se ha convertido en el tratamiento principal frente al manejo no quirúrgico por varias razones: (1) la cirugía es segura, con un efecto mínimo sobre la madre y el feto; (2) la tasa de recurrencia durante el embarazo es muy alta (44-92 %), en función del trimestre de presentación inicial; (3) se dispone de anestésicos y medicamentos más seguros; (4) la duración de la estancia hospitalaria disminuye, y (5) se reducen las complicaciones posteriores, como la perforación, la sepsis y la peritonitis. Además, la cirugía temprana evita el riesgo de pancreatitis por cálculo biliar, que se produce hasta en el 13 % de las personas con cálculos biliares sintomáticos, y provoca la pérdida del feto en el 10 % al 20 % de los casos.
3. El tratamiento no quirúrgico se asocia a una mayor incidencia de abortos espontáneos, trabajo de parto prematuro y partos prematuros que entre las personas sometidas a colecistectomía. El procedimiento laparoscópico se modifica mediante una técnica supraumbilical abierta (técnica de Hasson) para la inserción del trocar, posición de Trendelenburg inversa con el lado izquierdo hacia abajo para exponer el CSD y preservar el flujo sanguíneo de la vena cava, neumoperitoneo de baja presión y, si es posible, ecografía laparoscópica para descartar la presencia de cálculos en el CBC. La ecografía transvaginal para la evaluación fetal es ideal durante la laparoscopia.
4. La CIO es segura en el segundo y tercer trimestre, con una pequeña exposición a la radiación. Se recomienda proteger el útero.

III. CÁLCULOS EN EL CONDUCTO BILIAR COMÚN

A. La coledocolitiasis presenta un amplio espectro clínico que va desde cálculos asintomáticos y encontrados de forma involuntaria en el CBC hasta colangitis aguda y sepsis biliar. Los cálculos primarios en el CBC son cálculos que se originan en el conducto biliar. Estos cálculos suelen ser el pronóstico de una alteración del drenaje del CBC secundaria a estenosis o a un efecto de masa en el CBC o en la ampolla de Vater. Estos cálculos están causados por la estasis dentro del CBC y están formados por bilirrubinato de calcio. Son blandos y pardos y forman un cilindro biliar.

B. Si se realiza una intervención quirúrgica, el cirujano debe limpiar el conducto de todos los cálculos y realizar un procedimiento de drenaje. Lo más habitual es que los cálculos en el CBC sean secundarios: se forman dentro de la vesícula biliar y migran al conducto. Son predominantemente cálculos de colesterol formados por un desequilibrio de los tres componentes principales de la bilis: sales biliares, lecitina y colesterol. Los cálculos de colesterol suelen ser amarillos, múltiples y con varias caras. El tratamiento de los cálculos en el CBC es variado y depende de la agudeza y gravedad del cuadro clínico del paciente.

C. Presentación y manejo inicial

1. Los pacientes con cálculos en el CBC pueden presentar síntomas de cólico biliar (16 %), colecistitis (7 %), pancreatitis (20 %), ictericia (45 %) o colangitis. La presentación clásica de la colangitis es dolor abdominal, fiebre e ictericia, también conocida como *tríada de Charcot*. Algunos pacientes pueden evolucionar a choque séptico y alteración del estado mental, por lo que presentan la *péntada de Reynold*. Los estudios iniciales de laboratorio en suero incluyen un hemograma, perfil metabólico completo y estudios de coagu-

lación. Pueden observarse incrementos de los leucocitos, la fosfatasa alcalina, la γ-glutamil transferasa (GGT), la aspartato transaminasa (AST), la alanina transaminasa (ALT), la deshidrogenasa láctica o la bilirrubina.

Sin embargo, las pruebas de función hepática pueden estar aumentadas por muchas razones, por lo que el valor predictivo positivo de estas es muy bajo. El valor predictivo negativo de los resultados normales de las pruebas de función hepática es alto, teniendo en cuenta que **entre el 5 % y el 12 % de los pacientes con enzimas normales y síntomas mínimos o inexistentes pueden tener cálculos en el CBC**. Por tanto, unas enzimas hepáticas normales no garantizan un conducto común limpio.

2. El tratamiento inicial depende del cuadro clínico de presentación. Estos pacientes deben ser ingresados en el nivel de atención adecuado y se les debe comenzar a administrar líquidos intravenosos, ya que pueden estar deshidratados por la anorexia o la náusea y el vómito. Puede ser necesaria la colocación de una sonda nasogástrica para ambos. Si presentan signos o síntomas de infección, deben iniciarse rápidamente el tratamiento con antibióticos adecuados para la cobertura de las bacterias gramnegativas. Debe controlarse la medición estricta de la diuresis.
3. Los pacientes con colangitis requieren reanimación oportuna, monitorización hemodinámica y evaluación intensiva. Estos pacientes necesitan ingreso en la unidad de cuidados intensivos (UCI), evaluación y tratamiento de la sepsis. Los patógenos más comúnmente encontrados en la colangitis son *E. coli*, *Klebsiella* spp., *Enterobacter* spp. y *Enterococcus* spp. Los anaerobios se encuentran en el 3 % de los cultivos de bilis. Debe iniciarse inmediatamente el tratamiento con antibióticos de amplio espectro. Los derivados de la penicilina como la ampicilina-sulbactam, la piperacilina-tazobactam y la ticarcilina-ácido clavulánico ofrecen una excelente cobertura.

   Además, las cefalosporinas de segunda y tercera generación con metronidazol proporcionan un tratamiento adecuado para tratar los patógenos y anaerobios más comunes. Si el paciente tiene antecedentes de enterococos resistentes a la vancomicina (ERV), debe iniciarse un tratamiento combinado con linezolid. Una vez que el paciente se haya estabilizado clínicamente, se pueden realizar pruebas de imagen e intervenciones terapéuticas. Véase más adelante.

D. **Diagnóstico.** La ecografía, la CPRE, la CPRM y la ecografía endoscópica se utilizan con frecuencia para evaluar la vía biliar y los cálculos. La CIO sigue siendo una técnica quirúrgica importante.

1. **Ecografía.** La ecografía es excelente para la detección de cálculos biliares y la evaluación del CBC. No es invasiva y puede realizarse a pie de cama, lo que la convierte en la prueba inicial de elección. La sensibilidad de la ecografía para la detección de la dilatación del conducto intrahepático y extrahepático es alta (96 %), comparable a la CPRE (96 %). La sensibilidad de la ecografía para la detección de cálculos en el CBC es menor en la ecografía endoscópica (25 %) y en la CPRE (63 %), pero altamente específica (95 %).
2. **Colangiopancreatografía por resonancia magnética.** La CPRM es fiable en la detección de cálculos en el CBC. Tiene una alta sensibilidad (90 %), especificidad (95 %) y precisión (95 %), con una excelente concordancia intraobservador en el diagnóstico de los cálculos. La CPRM tiene menos complicaciones potenciales, ya que no es invasiva y es menos costosa. Sin embargo, a diferencia de la CPRE, no ofrece ninguna opción terapéutica. Al igual que la resonancia magnética (RM), es necesario trasladar al paciente y puede que no tolere el procedimiento si es claustrofóbico o no cabe en la RM.
3. **Colangiopancreatografía retrógrada endoscópica.** La CPRE es altamente específica para la detección de cálculos en el CBC; la sensibilidad es del 90 % al 95 %. La ventaja de la CPRE es la capacidad de diagnosticar y realizar la extracción terapéutica de los cálculos y la descompresión de la vía biliar. La desventaja es la morbilidad y mortalidad asociadas al procedimiento. La morbilidad a los 30 días alcanza el 16 %, y la mortalidad relacionada con el procedimiento es de aproximadamente el 1 %.

   Aproximadamente el 61 % de los pacientes que se someten a CPRE no tienen cálculos en el CBC. Por tanto, es mejor realizarla en los pacientes en los que hay una alta probabilidad de cálculos en el CBC o en los que se han encontrado los mismos cálculos en otras pruebas.
4. **Ecografía endoscópica.** La ecografía endoscópica tiene una sensibilidad del 94 % al 98 % y una especificidad del 99 % para los cálculos en el CBC. En algunos centros, se ha utilizado junto con la endoscopia superior del tubo digestivo para evitar la exposición a la radiación y otros riesgos de la CPRE. Es un procedimiento invasivo, por lo que hay que tenerlo en cuenta a la hora de seleccionar un estudio diagnóstico.
5. **Colangiografía intraoperatoria.** La CIO debe realizarse durante la CL si se sospecha de cálculos en el CBC, si hay antecedentes de pancreatitis, ictericia o pruebas de función hepática anómalas, o si hay alguna dificultad para definir la anatomía biliar en el quirófano.

Algunos centros realizan la CIO de forma rutinaria y han encontrado una incidencia de cálculos en el 10 % y el 14 % de los pacientes. La sensibilidad y la especificidad de la CIO son del 98 % y del 94 %, respectivamente. La CIO depende de la habilidad del médico que lee la prueba.

6. **Ecografía laparoscópica.** La ecografía laparoscópica es una técnica atractiva y una alternativa a la CIO. Sin embargo, la mayoría de los cirujanos tienen poca experiencia con esta técnica y existe una curva de aprendizaje. Los estudios han demostrado que la ecografía laparoscópica es más sensible que la CIO y tan precisa y específica como esta.

E. **Tratamiento de los cálculos en el CBC.** Si se identifican los cálculos antes de la cirugía, existen varias opciones de tratamiento.

1. CPRE con esfinterotomía endoscópica (EE) seguida de CL.
2. Para los centros sin experiencia en la exploración laparoscópica del CBC (ELCBC), los pacientes pueden someterse a una CPRE con EE antes de la CL. La CPRE con EE tendrá éxito en la limpieza de la CBC en un 90 % de los casos. Si la CPRE con EE no tiene éxito, el CBC debe ser despejado con técnica quirúrgica.
3. La ELCBC o la exploración abierta del CBC deben ser realizadas por cirujanos experimentados. Se ha demostrado que la ELCBC tiene una tasa de éxito del 100 % en la recuperación de una CPRE prequirúrgica fallida con EE. La exploración abierta del CBC es a veces necesaria. Estudios recientes han constatado y recomiendan la CL y la ELCBC (abordaje transcístico o transductal) por encima de la CPRE seguida de CL. El motivo es que en los estudios se ha observado una menor duración de la estancia, mayor rentabilidad y una eficacia clínica similar. Otros propusieron este abordaje para evitar la pérdida de habilidad/experiencia quirúrgica en la exploración del CBC. Las contraindicaciones para la exploración abierta o ELCBC incluyen hipertensión portal, inflamación periportal grave, CBC menor de 5 mm y paciente de alto riesgo quirúrgico. Otras indicaciones para la exploración abierta del CBC son la presencia de cálculos primarios en el conducto o cálculos impactados en la ampolla de Vater. La presencia de cálculos en el conducto primario requiere un procedimiento de drenaje, como una coledocoduodenostomía o una coledocoyeyunostomía. Los cálculos impactados en la ampolla de Vater requieren una esfinterotomía o una esfinteroplastia.
4. La CPRE con EE sola puede relizarse en pacientes adultos mayores o frágiles con cálculos en el CBC sin colecistectomía posterior a la CPRE. Entre el 75 % y el 84 % de los pacientes permanecen sin síntomas con un seguimiento de hasta 70 meses.

F. **Tratamiento de la colangitis aguda**

1. Una vez estabilizado el paciente con colangitis aguda, está indicada la descompresión urgente de la vía biliar. El tratamiento endoscópico se asocia a una menor morbilidad y mortalidad que la descompresión quirúrgica.

   La EE puede realizarse con éxito en un 97 %. La EE drena el conducto y favorece la eliminación de los cálculos. Si no pueden eliminarse los cálculos, puede colocarse una endoprótesis a través de la obstrucción. Las endoprótesis también pueden aliviar la obstrucción causada por estenosis malignas y benignas.
2. Como alternativa, la colangiografía transhepática percutánea (CTHP) y la colocación de un drenaje biliar también pueden descomprimir una vía biliar obstruida. La CTHP se realiza si la endoscopia no está disponible, no tiene éxito o no es factible debido a la anatomía del paciente, como por ejemplo una cirugía previa (reconstrucción en Y de Roux o Billroth II [resección del estómago con anastomosis gastroyeyunal]).
3. Raramente se requiere una descompresión quirúrgica. Esta puede realizarse mediante técnicas laparoscópicas o abiertas, en función de la experiencia del cirujano y de la afección del paciente. El estado clínico de este puede determinar si se realiza un simple drenaje mediante coledocotomía y colocación de un tubo en T o una exploración completa del CBC con limpieza del conducto y colecistectomía.

IV. **PANCREATITIS POR CÁLCULO BILIAR.** La mayoría de los casos de pancreatitis aguda en Norteamérica son el pronóstico de la migración de cálculos biliares hacia el CBC y su paso por la ampolla de Vater. La ingesta de alcohol es la segunda etiología más común. La obstrucción del conducto pancreático resultante provoca una inflamación pancreática y peripancreática y, en ocasiones, una enfermedad sistémica grave. El tratamiento inicial se centra en los cuidados de apoyo, la estadificación de la gravedad y el tratamiento quirúrgico o endoscópico de los pacientes (*v.* cap. 57).

A. **Incidencia.** El riesgo de pancreatitis en pacientes con cálculos biliares asintomáticos es del 3 % al 4 % y aproximadamente igual en ambos sexos. La colecistectomía reduce la incidencia de pancreatitis por cálculo biliar. Los cálculos biliares de menor tamaño (< 5 mm) y en forma de «mora» son los rasgos.

B. **Etiología.** Los cálculos biliares y el alcohol son las etiologías más comunes de pancreatitis aguda. Aproximadamente entre el 10 % y el 20 % de los casos de pancreatitis por cálculo biliar son el pronóstico del paso de un único cálculo biliar; en muchos pacientes no se identifica ninguno. Si las pruebas de imagen de la vesícula biliar no revelan evidencia de cálculos, la dilatación aguda del conducto biliar y los resultados aumentados en las pruebas de función hepática son un fuerte indicio del diagnóstico. Es prudente considerar todas las demás causas de pancreatitis aguda en el diagnóstico diferencial (es decir, alcohol, hiperlipidemia, medicamentos, infecciones virales, enfermedad vascular del colágeno, hipercalcemia, etc.), pero en algunos casos de pancreatitis sin causa aparente es necesario realizar una evaluación adicional de la bilis. La pancreatitis también puede deberse a la manipulación del CBC y del esfínter, como puede darse después de una CPRE sin complicaciones. Los cristales y el lodo biliares pueden precipitar la pancreatitis aguda y son demasiado pequeños para ser visualizados con pruebas de imagen convencionales. En algunos pacientes, es necesario realizar una exploración microscópica de la bilis.

C. Fisiopatología. La teoría del «conducto común» de la pancreatitis biliar sugiere que el reflujo de la bilis hacia el conducto pancreático a través de este conducto anatómico común incita un proceso inflamatorio agudo y una pancreatitis. Otros estudios sugieren que la hipertensión transitoria del conducto pancreático sin la influencia de la contaminación de sales biliares es el factor causal.

Esta hipertensión del conducto pancreático es más probable que se produzca en pacientes con un conducto biliopancreático común. Sin embargo, la autodigestión pancreática y peripancreática parece ser el pronóstico de la activación de las enzimas pancreáticas secretadas: amilasa, lipasa y ribonucleasa.

D. Presentación clínica

1. La mayoría de los pacientes con pancreatitis aguda por cálculos biliares presentan un grave dolor epigástrico, que puede irradiarse a la espalda con náusea, vómito y una importante distensión abdominal. La fiebre suele aparecer en las primeras 48 h a 72 h. El dolor de la pancreatitis aguda suele ser de aparición repentina y puede simular un cólico biliar grave o una peritonitis aguda. La ictericia indica una obstrucción de la vía biliar por edema pancreático o una obstrucción persistente de la vía biliar.
2. La pancreatitis aguda puede dividirse en dos grandes categorías: *pancreatitis aguda edematosa intersticial* y *pancreatitis aguda necrosante*. La gravedad de la pancreatitis aguda puede dividirse en tres categorías principales: *pancreatitis aguda leve*, *pancreatitis aguda moderada* (sin fallo orgánico o con fallo orgánico transitorio durante < 48 h) y *pancreatitis aguda grave* (fallo orgánico persistente durante más de 48 h).
3. Aproximadamente entre el 85 % y el 95 % de los pacientes desarrollan una forma leve de pancreatitis con resolución de los síntomas en 3 a 5 días. Un pequeño porcentaje de pacientes puede evolucionar hacia pancreatitis necrosante grave. Las equimosis en los flancos (signo de Grey Turner) o periumbilicales (signo de Cullen) son indicadores de hemorragia retroperitoneal. La pancreatitis hemorrágica aguda es la forma más grave de pancreatitis y provoca un estado de enfermedad grave.

E. Datos del laboratorio

1. La mayoría de los pacientes presentan una elevación significativa de la amilasa y la lipasa. Sin embargo, la cifra absoluta del aumento de la lipasa no se correlaciona con la gravedad de la pancreatitis. En la mayoría de los pacientes, estos incrementos se resuelven entre 3 y 5 días después del ataque inicial. Los aumentos de mayor duración deben hacer sospechar una pancreatitis más grave, una obstrucción ductal pancreática o el desarrollo de un seudoquiste.
2. La respuesta inflamatoria sistémica asociada a pancreatitis grave y a la posterior fuga de líquido al tercer espacio provoca deshidratación y valores anómalos de electrólitos séricos. Inicialmente se produce un aumento de la hemoglobina y el hematocrito, al igual que el nitrógeno ureico en sangre (BUN, *blood urea nitrogen*) y la creatinina por el agotamiento del volumen intravascular. La glucosa sérica también puede estar aumentada y puede ser un indicador de una grave lesión del parénquima pancreático y de estrés sistémico.
3. La pancreatitis leve por cálculos biliares se asocia con aumentos transitorios de las pruebas de función hepática, incluidas la bilirrubina (directa e indirecta) y las transaminasas. Estos valores suelen normalizarse poco después de la resolución del dolor abdominal. Los aumentos persistentes de la bilirrubina, especialmente en las primeras 24 h a 48 h, sugieren un cálculo impactado.

   Los incrementos leves se observan a menudo en pacientes con edema pancreático que causa una obstrucción parcial del conducto común y no suelen requerir ninguna descompresión a menos que se asocien a signos de sepsis biliar.
4. La pancreatitis grave puede asociarse a hipertrigliceridemia, así como a hipocalcemia e hipoalbuminemia. También puede asociarse a hemorragia, síndrome de coagulación intravascular diseminada (CID), que se manifiesta como trombocitopenia, concentraciones elevadas de productos de degradación de la fibrina y disminución de las concentraciones de fibrinógeno.

5. La medición de la proteína C reactiva (PCR) en suero se ha propuesto como un predictor sensible de la gravedad de la pancreatitis. Los valores de PCR son útiles a partir de las 48 h siguientes al inicio de los síntomas. El valor absoluto que predice la pancreatitis grave ha variado entre numerosos estudios. Sin embargo, en la *Santorini Consensus Conference* de 1999 recomendó un valor «de corte» superior a 15 mg/dL como fuerte indicador de progresión a pancreatitis necrosante grave.

F. Diagnóstico por imagen

1. En los casos de pancreatitis aguda, la etiología y la gravedad se determinan mediante pruebas de imagen realizadas al principio de la evolución clínica. Debe obtenerse una ecografía abdominal para evaluar la presencia de cálculos biliares y evaluar la vía biliar en busca de dilatación ductal. La TC o la RM permiten evaluar la extensión de la inflamación peripancreática y la posible necrosis pancreática, lo que es importante para el pronóstico, especialmente en la pancreatitis grave. No es necesario obtenerla en la pancreatitis aguda leve. La administración de contraste intravenoso es preferible a los estudios sin contraste para evaluar el grado de realce y estimar el área de necrosis pancreática. La evidencia de aire dentro de las acumulaciones de líquido peripancreático puede ser un signo de infección.
2. La mayoría de los centros obtienen una TC con contraste al ingreso y de nuevo entre el tercer y el décimo día, si es necesario, para evaluar la necrosis pancreática u otras complicaciones. Debe evaluarse el estado del volumen intravascular de cada paciente y la evidencia de insuficiencia renal antes de recibir contraste yodado intravenoso.
3. La RM es otra alternativa para evaluar la gravedad de la pancreatitis aguda. El gadolinio tiene menos nefrotoxicidad que los colorantes yodados, lo que hace que su uso sea más atractivo en pacientes con alergia al medio de contraste o con insuficiencia renal. La RM también permite evaluar los sistemas de conductos biliar y pancreático, así como la vasculatura circundante. Su alta sensibilidad (90 %) para la detección de cálculos en el CBC puede ser útil para determinar los pacientes que pueden necesitar un drenaje de los conductos.

G. Evaluación de la gravedad de la pancreatitis por cálculo biliar. La gravedad de la pancreatitis aguda de cualquier etiología se basa en la respuesta inflamatoria sistémica, la extensión de la necrosis pancreática y la presencia de insuficiencia orgánica asociada. Existen varias herramientas de puntuación de la evaluación. En la escala de los criterios de Ranson se identificaron 11 indicadores pronósticos, que se modificaron para una mejor caracterización de la pancreatitis por cálculo biliar. La puntuación de Glasgow se basa en nueve criterios de evaluación de la gravedad.

H. Tratamiento. El tratamiento inicial de la pancreatitis por cálculo biliar incluye el ingreso en el nivel de atención adecuado, la monitorización hemodinámica, la reposición de la volemia y electrolítica y el control del dolor. El tratamiento se basa, entonces, en la evolución clínica y la gravedad de la respuesta sistémica, y sigue lo prescrito para el tratamiento de la pancreatitis aguda por cualquier causa. El uso de inhibidores de la proteasa u octreotida no ha demostrado un pronóstico beneficioso. No se recomienda el uso de antibióticos profilácticos en los casos rutinarios.

1. Los pacientes con pancreatitis biliar leve suelen resolver sus síntomas agudos en un plazo de 3 a 5 días de hospitalización. Una vez resuelto el dolor abdominal agudo, puede iniciarse una dieta baja en grasas. Esto no debe basarse en la normalización de las enzimas pancreáticas, que puede tardar varios días más, sino en la mejora clínica de la exploración abdominal del paciente. Se recomienda la colecistectomía en el ingreso inicial para prevenir futuros ataques de pancreatitis, ya que entre el 25 % y el 50 % experimentarán un ataque recurrente de pancreatitis por cálculo biliar en un plazo de 3 meses. El objetivo quirúrgico es la extirpación de la vesícula biliar y la evaluación y eliminación de los cálculos en la vía biliar. Véase la sección anterior sobre los cálculos en el CBC.
2. Entre el 15 % y el 20 % de los pacientes evolucionarán hacia una pancreatitis aguda grave. En los casos de pancreatitis biliar grave, se ha debatido la realización de una CPRE temprana y la extracción de los cálculos. Las recomendaciones actuales abogan por la realización de procedimientos endoscópicos de urgencia en aquellos pacientes cuya enfermedad se clasifique como pancreatitis de moderada a grave con evidencia de obstrucción persistente de la vía biliar y en los casos complicados por colangitis. En aquellos pacientes en los que la CPRE y la desobstrucción del conducto no tienen éxito, la inserción de un colangiocatéter transhepático para la descompresión o, en casos raros, la colecistectomía y la colocación de un tubo en T permitirán la descompresión del conducto.
3. El 15 % de los pacientes con pancreatitis aguda grave desarrollarán una pancreatitis necrosante. Los pacientes que evolucionan a pancreatitis necrosante grave suelen requerir un amplio tratamiento en la UCI y en el hospital. La mortalidad oscila entre el 15 % y el 20 %. Ciertas poblaciones de pacientes, los adultos mayores o los pacientes con debilidad grave, presentan desafíos únicos y requieren planes de atención especializados. Por ejem-

plo, la CPRE y la esfinterotomía pueden servir como tratamiento definitivo en este grupo de alto riesgo. En el caso de los pacientes que desarrollan una pancreatitis necrosante con infección, el tratamiento ha pasado de la necrosectomía quirúrgica precoz a una estrategia de abordaje mínimamente invasivo debido a las importantes tasas de morbilidad y mortalidad (20 %) de la necrosectomía abierta (*v.* cap. 57).

El abordaje inicial es el drenaje percutáneo o endoscópico de la acumulación infectada. Si el abordaje inicial falla, se utiliza el abordaje quirúrgico mínimamente invasivo. La cirugía abierta se reserva para aquellos a quienes no les han funcionado las técnicas anteriores. El reconocimiento y el tratamiento tempranos también son fundamentales en esta población de pacientes.

4. La paciente embarazada que presenta una pancreatitis por cálculo biliar puede beneficiarse de la CL y la CIO programadas durante el segundo trimestre del embarazo. Pasado el segundo trimestre, suelen ser tratadas de forma expectante hasta que pueda realizarse la colecistectomía tras el parto.

I. **Pronóstico.** Aproximadamente entre el 85 % y el 95 % de los pacientes con pancreatitis aguda por cálculo biliar desarrollan solo una pancreatitis leve y autolimitada y, en última instancia, se les realiza una colecistectomía como tratamiento definitivo. La mortalidad en este grupo de bajo riesgo oscila entre el 1 % y el 3 %. En el 10 % al 20 % de los pacientes que desarrollan una pancreatitis grave, la mortalidad sigue siendo elevada.

AXIOMAS

- El 90 % de las colecistitis tienen un origen litiásico y son el pronóstico de una obstrucción persistente de la salida de la vesícula biliar por un cálculo impactado. Tras el diagnóstico, la mayoría de los pacientes deben recibir un tratamiento antibiótico.
- La ecografía es la modalidad diagnóstica de primera línea para identificar la colecistitis, con especificidad y sensibilidad significativas. Cuando es equívoca o no puede obtenerse, la gammagrafía hepatobiliar con ácido iminodiacético (HIDA) es la prueba definitiva.
- El tratamiento definitivo de la colecistitis se realiza con colecistectomía durante el ingreso inicial. Normalmente puede realizarse por vía laparoscópica, pero se recomienda un umbral clínico bajo para la conversión a procedimiento abierto en casos complicados, y deben considerarse estrategias de rescate.
- La colecistectomía laparoscópica es factible y se recomienda en lugar del tratamiento no quirúrgico para el tratamiento de la colecistitis aguda durante el embarazo en el primer, segundo y principio del tercer trimestres.
- El tratamiento de los cálculos en el CBC depende de la experiencia del cirujano y de los recursos institucionales.
- La CPRE con EE, la CL y la exploración del CBC, y, en ocasiones, la colecistectomía abierta y la exploración del CBC son procedimientos habituales y exitosos para tratar los cálculos en el CBC.
- Estudios recientes sugieren que la CL y la ELCBC son rentables, reducen la estancia hospitalaria y ofrecen resultados similares, en comparación con la CPRE seguida de CL.
- Se recomienda la CL y la CIO durante el ingreso inicial por pancreatitis por cálculo biliar, a fin de prevenir los ataques recurrentes y asegurar la depuración del CBC.

Lecturas recomendadas

Ansaloni L, et al. 2016 WSES guidelines on acute calculous cholecystitis. *World J Emerg Surg* 2016;11:25.

Brooks KR, Scarborough JE, Vaslef SN, Shapiro ML. No need to wait: an analysis of the timing of cholecystectomy during admission for acute cholecystitis using the American College of Surgeons National Surgical Quality Improvement Program database. *J Trauma Acute Care Surg* 2013;74:167.

Elshaer M, Gravante G, Thomas K, et al. Subtotal cholecystectomy for "difficult gallbladders": systematic review and meta-analysis. *JAMA Surg* 2015;150:159.

Fagenholz PJ, Velmahos G. The management of acute cholecystitis. In: Cameron JL, ed. *Current Surgical Therapy*. Philadelphia PA: Elsevier; 2017:430–433.

Gilsdorf D, Henrichsen J, Liljestrand K, et al. Laparoscopic common bile duct exploration for choledocholithiasis: analysis of practice patterns of intermountain HealthCare. *J Am Coll Surg* 2018;5.

Gomi H, Solomkin JS, Schlossberg D, et al. Tokyo guidelines 2018: antimicrobial therapy for acute cholangitis and cholecystitis. *J Hepatobiliary Pancreat Sci* 2018;25:3.

Gurusamy KS, Davidson C, Gluud C, et al. Early versus delayed laparoscopic cholecystectomy for people with acute cholecystitis. *Cochrane Database Syst Rev* 2013;(6):CD005440.

Hugh TB, Kelly MD, Mekisic A. Rouviere's sulcus: a useful landmark in laparoscopic cholecystectomy. *Br J Surg* 1997;84:1253–1254.

Lin C, Collins JN, Britt RC, et al. Initial cholecystectomy with cholangiography decreases length of stay compared to preoperative MRCP or ERCP in the management of choledocholithiasis. *Am Surg* 2015;81(7):726–731.

Loozen CS, van Santvoort HC, van Duijbendijk P, et al. Laparoscopic cholecystectomy versus percutaneous catheter drainage for acute cholecystitis in high risk patients (CHOCOLATE): multicenter randomized clinical trial. *BMJ* 2018;363:k3965.

Mattila A, Mrena J, Kellokumpu I. Cost-analysis and effectiveness of one stage laparoscopic versus two stage endolaparoscopic management of cholecystocholedocholithiasis: a retrospective cohort study. *BMC Surg* 2017;17(1):79.

Rosenberg A, Steensma EA, Napolitano LM. Necrotizing pancreatitis: new definitions and a new era in surgical management. *Surg Infect (Larchmt)* 2015;16(1):1–13.

Singh AN, Kilambi R. Single-stage laparoscopic common bile duct exploration and cholecystectomy versus two-stage endoscopic stone extraction followed by laparoscopic cholecystectomy for patients with gallbladder stones with common bile duct stone systemic review and meta-analysis of randomized trials with trial sequential analysis. *Surg Endosc* 2016;32(9):3764–3776.

Yohoe M, Hata J, Takada T, et al. Tokyo guidelines 2018: diagnostic criteria and severity grading of acute cholecystitis. *J Hepatobiliary Pancreat Sci* 2018;25:41–54.

Yohoe M, Takada T, Strasberg SM, et al. New diagnostic criteria and severity assessment of acute cholecystitis in revised Tokyo guidelines. *J Hepatobiliary Pancreat Sci* 2012;19:578–585.

Zhou Y, Zha WZ, Wu XD, et al. Three modalities on management of choledocholithiasis: a prospective cohort study. *Int J Surg* 2017;44:269–273.

Apendicitis

Shariq S. Raza, Daniel N. Holena y C. William Schwab

I. GENERALIDADES. La apendicitis es la urgencia quirúrgica más común. Los médicos que evalúan el dolor abdominal deben tener un claro conocimiento de su presentación clínica, diagnóstico diferencial y manejo. La apendicitis no tiene un único conjunto de síntomas, signos o hallazgos físicos que describan de forma consistente su presentación clínica. Reconocer tanto las presentaciones clásicas como las inusuales limitará los retrasos y las complicaciones.

II. INCIDENCIA

- **A.** Aproximadamente 250 000 personas al año en Estados Unidos desarrollan apendicitis.
- **B.** Más frecuente en los hombres (1.4:1).
- **C.** Es más común en la segunda y tercera décadas de la vida, aunque puede desarrollarse a cualquier edad.
- **D.** La incidencia de la apendicitis a lo largo de la vida es del 7 % en Estados Unidos (el riesgo a lo largo de la vida es del 8.6 % en los hombres frente al 6.7 % en las mujeres). El diagnóstico y el tratamiento rápidos de la apendicitis son especialmente importantes en las mujeres, ya que el riesgo de esterilidad en una mujer con apendicitis rota se quintuplica.

III. ETIOLOGÍA. La causa de la apendicitis aguda es la oclusión de la luz apendicular en el 90 % de los casos. Esto puede ser secundario a:

- **A.** Fecalitos.
- **B.** Hiperplasia linfoide.
- **C.** Malignidad.
- **D.** Infección parasitaria.
- **E.** Causa idiopática.
- **F.** Cuerpo extraño.

IV. MANIFESTACIONES CLÍNICAS

- **A.** La presentación «clásica» de la apendicitis ***solo se da en el 50% de los casos.*** Esta presentación incluye anorexia y dolor periumbilical, que posteriormente se localiza en el cuadrante inferior derecho (CID), a menudo asociado a náuseas y vómitos. La exploración física revelará dolor a la palpación en el CID en el punto de McBurney (dos tercios de la distancia entre el ombligo y la espina ilíaca anterosuperior derecha).
- **B.** En el 50 % restante de los pacientes, puede encontrarse una presentación «inusual», con síntomas y signos de presentación diferentes. Esto ocurre debido a la variación en la edad, el género y la localización anatómica del apéndice; la capacidad de cada paciente para expresar la inflamación visceral; y otras afecciones que pueden simular una inflamación del apéndice. Esto podría resumirse de forma más sucinta parafraseando a Cope en *Early Diagnosis of the Acute Abdomen*: «la presentación más común de la apendicitis es que es poco común».
- **C.** El diagnóstico de apendicitis debe hacerse lo más rápidamente posible, ya que la tasa de rotura aumenta después de las primeras 24 h de iniciarse los síntomas.
- **D.** Una lista de entidades clínicas (tabla 59-1) tienen presentaciones que se solapan con la apendicitis y hacen del diagnóstico un reto.

V. EVALUACIÓN. La anamnesis y la exploración física son importantes para diferenciar la apendicitis de otra afección.

- **A. Anamnesis.** Los puntos clave de la anamnesis son los siguientes:
  1. **Inicio del dolor.** El tiempo de presentación desde el inicio del dolor es importante, ya que puede alterar las decisiones de manejo. Si los síntomas han estado presentes durante más de 3 días, realizar una tomografía computarizada (TC) para buscar una perforación con absceso o flemón. Los pacientes que se presentan antes y con incertidumbre diagnóstica tras la exploración y el diagnóstico por imagen deben ser ingresados y seguidos por exploraciones seriadas o trasladados al quirófano para una laparoscopia diagnóstica, con posible apendicectomía.
  2. **Características del dolor.** Al principio de la presentación clásica de la apendicitis, el dolor suele ser poco localizado, constante y sordo (dolor **visceral**). A medida que el proceso inflamatorio se vuelve transparietal y se afecta el peritoneo parietal, puede cambiar a un

TABLA 59-1 Diagnóstico diferencial de la apendicitis aguda

Afecciones inflamatorias	**Afecciones ginecológicas**
Adenitis mesentérica aguda	Enfermedad inflamatoria pélvica
Gastroenteritis aguda	Rotura del folículo ovárico
Epididimitis aguda	Rotura de embarazo ectópico
Diverticulitis de Meckel	
Enfermedad de Crohn	**Problemas mecánicos**
Enfermedad de úlcera péptica	Torsión testicular
Infección de las vías urinarias	Invaginación intestinal
Infección por *Yersinia*	Torsión ovárica

dolor más agudo y localizado que se exacerba con el movimiento, la micción, la defecación, la tos, los estornudos y la palpación.

3. **Localización.** El dolor inicial suele ser periumbilical, pero tiende a progresar hasta localizarse en el CID durante las siguientes horas, a medida que la luz del apéndice se distiende cada vez más e irrita el peritoneo parietal. Menos del 50 % de los pacientes presentan estas características «clásicas». Véase más adelante, en la sección V.B.2., Dolor a la palpación en el punto de McBurney.
4. **Niños y adultos mayores.** Puede ser más difícil obtener una anamnesis y una exploración física completas en los niños pequeños. Los adultos mayores pueden presentar dolor abdominal vago o no tener ningún dolor. **En ambos extremos de edad, la fiebre de origen desconocido o el choque séptico pueden ser la única presentación.**
5. **Alivio del dolor.** La formación quirúrgica tradicional indica que el alivio espontáneo del dolor en un paciente que tiene dolor abdominal continuado por apendicitis durante más de 24 h indica rotura. Esto debería ir seguido pronto por una peritonitis generalizada y un dolor más difuso, malestar y signos sistémicos de peritonitis.
6. **Anorexia.** La anorexia es común en la apendicitis, pero este hallazgo no tiene la sensibilidad ni la especificidad para asegurar o descartar el diagnóstico.

B. **Exploración física.** Muchos factores de la exploración física pueden ayudar a aclarar el diagnóstico de apendicitis aguda. *Todos los hallazgos de la exploración son susceptibles de error* y deben utilizarse junto con los antecedentes y las pruebas.

1. **Fiebre.** La apendicitis suele estar asociada a pirexia de bajo grado (<38.5 °C). Si la fiebre es superior a 39.4 °C, es más probable que se trate de un diagnóstico alternativo o de una rotura del apéndice.
2. **Dolor a la palpación en el punto de McBurney.** Los hallazgos de la exploración física estarán determinados por la localización anatómica del apéndice inflamado. Si el apéndice está en su ubicación típica, anterior al ciego, el paciente presenta sensibilidad en el CID. Si el apéndice es retrocecal (hasta el 65 % de los pacientes), el paciente puede presentar mínimo dolor a la palpación abdominal anterior.

   Otras localizaciones anatómicas inusuales del apéndice en el cuadrante superior derecho (CSD), el cuadrante superior izquierdo (CSI) o el cuadrante inferior izquierdo (CII), si bien muy infrecuentes, conducirán a dolor a la palpación por encima del apéndice inflamado y no en el CID. Una vez que el apéndice se ha roto, los hallazgos abdominales son más difusos y menos localizados.
3. **Tacto rectal.** Para la mayoría de los pacientes, tiene poca utilidad. En ocasiones infrecuentes, el dolor a la palpación puede sugerir apendicitis si la punta está en la pelvis. En los casos de presentación tardía, con el tacto rectal puede detectarse una masa y dolor a la palpación indicativos de absceso o un flemón.
4. **Signo del psoas.** Se realiza con el paciente tumbado sobre el lado izquierdo, y el examinador extiende lentamente el muslo derecho. La extensión dolorosa sugiere un apéndice retrocecal.
5. **Signo de Rovsing.** Dolor en el CID cuando se palpa el CII. Sugiere un proceso peritoneal localizado en el CID.

6. **Signo del obturador.** Se realiza con el paciente en decúbito supino mientras el examinador rota internamente el muslo y la rodilla flexionados del paciente. El dolor en la región hipogástrica sugiere una irritación del músculo obturador por un apéndice pélvico con una ubicación inferior.

   El uso de opioides para el control del dolor en pacientes con sospecha de apendicitis es seguro y no aumenta los errores de diagnóstico o de manejo. *La clave es la titulación y la continuación de la búsqueda de la causa mientras se alivia el dolor* (no solo el alivio del dolor).

C. **Evaluación de laboratorio.** Debido al inicio agudo de la apendicitis, se necesitan pocas pruebas de laboratorio en pacientes con apendicitis aguda.

1. Es común obtener recuentos de leucocitos, pero tienen una utilidad limitada en algunos pacientes. Algunos pueden presentar una leucocitosis leve que oscila entre los 10 000/mm^3 y los 15 000/mm^3. normalmente se asocia a un desplazamiento hacia la izquierda en el diagnóstico diferencial. Una leucocitosis muy superior a estos valores puede sugerir una perforación del apéndice. Un recuento normal de leucocitos no descarta el diagnóstico de apendicitis.
2. El análisis de orina también es importante para excluir la infección de las vías urinarias como causa de los síntomas. Por otra parte, no es infrecuente encontrar piuria o hematuria microscópica con la apendicitis aguda secundaria al apéndice inflamado que se asienta sobre el uréter o la vejiga; normalmente sin bacteriuria.

VI. **MODALIDADES DE DIAGNÓSTICO.** La TC abdominal y pélvica con contraste oral e intravenoso representa la práctica común actual en el diagnóstico de apendicitis, pero pueden realizarse otras pruebas radiográficas como parte del estudio del dolor abdominal indiferenciado. El contraste oral puede omitirse en aquellos con vómito activo; por el contrario, en pacientes con delgadez significativa, el doble contraste suele ser clave para detectar la apendicitis debido a la limitación de planos grasos.

A. **Radiografía simple.** Puede ser útil en la evaluación inicial del dolor abdominal para descartar otra etiología, pero no es sensible ni específica para el diagnóstico de apendicitis. La visualización de un fecalito es el único hallazgo específico, pero es infrecuente (15 % de los casos).

B. **Ecografía.** Es económica y rápida. Las desventajas son la dependencia del operador y las limitaciones debidas al hábito corporal, especialmente en los pacientes con obesidad. La evidencia ecográfica de la apendicitis incluye:

1. Apéndice no susceptible a compresión.
2. Diámetro del apéndice superior a 7 mm.
3. Visualización de fecalitos.
4. Líquido periapendicular.

   La ecografía tiene una sensibilidad del 78 % (índice de confianza [IC] del 95 %: 67-86 %) y una especificidad del 83 % (IC del 95 %: 76-88 %) para el diagnóstico de apendicitis aguda. La ecografía transvaginal puede ayudar a detectar patología pélvica en pacientes mujeres o en embarazadas.

C. **Tomografía computarizada (TC) helicoidal.** Suele administrarse un contraste oral e intravenoso si no está contraindicado. El contraste rectal no es necesario. La TC con contraste intravenoso en todos los pacientes, salvo los que presentan más delgadez, conserva gran parte de la utilidad diagnóstica de las exploraciones con doble contraste y es más fácil de realizar. La TC no debe retrasar el tratamiento en el paciente cuya anamnesis y exploración física sugieren claramente una apendicitis.

1. Los signos de TC de la apendicitis son los siguientes:
   a. Dilatación del apéndice superior a 7 mm.
   b. Espesor de la pared del apéndice ≥ 2 mm, a menudo con engrosamiento concéntrico de la pared.
   c. Grasa periapendicular.
   d. Visualización de un fecalito (~50 % de los casos).
   e. Absceso o aire extraluminal en caso de perforación.
   f. La TC del líquido periapendicular o pericecal tiene una sensibilidad del 91 % (IC del 95 %: 84-95 %) y una especificidad del 90 % (IC del 95 %: 85-94 %) para el diagnóstico de apendicitis; la TC también puede ser útil para aclarar otras causas de dolor abdominal; su uso temprano y frecuente ha reducido la tasa de laparotomía negativa.

D. **Laparoscopia diagnóstica.** Cuando el diagnóstico de apendicitis sigue siendo incierto después de un estudio adecuado, la laparoscopia diagnóstica es una opción. Es especialmente útil en las mujeres, para las que abundan los diagnósticos alternativos.

La apendicectomía se realiza a menudo en estas pacientes, incluso cuando el apéndice parece normal, para que una reaparición de los síntomas no vuelva a plantear la cuestión de la apendicitis. Además, el 5 % de los apéndices «macroscópicamente normales» presentan afectación microscópica.

VII. INDICACIONES QUIRÚRGICAS

A. Debido a las complicaciones y a la prolongada morbilidad de la rotura, una vez que se asegura la apendicitis, o hay una alta sospecha de esta, hay que intervenir rápidamente. La literatura reciente considera aceptable una tasa de apendicectomía negativa de hasta el 10 %. Esto ha disminuido en las últimas décadas con el aumento del uso de la TC.

B. Si existe perforación con compromiso fisiológico, peritonitis difusa o aire libre, lo mejor es una cirugía urgente.

VIII. TRATAMIENTO.

El tratamiento antibiótico debe dirigirse frente a los organismos gramnegativos aerobios y los organismos anaerobios.

A. Apendicitis no complicada. La apendicitis aguda *no complicada* se refiere a la apendicitis con ausencia de apendicolito, perforación, flemón, absceso o masa sospechosa en las pruebas de imagen.

1. Según las directrices de las principales sociedades quirúrgicas del mundo, el tratamiento recomendado para la apendicitis no complicada en adultos sigue siendo la apendicectomía. Esta puede realizarse por laparoscopia o mediante técnica abierta. La elección de la técnica viene determinada por el nivel de comodidad y la preferencia del cirujano y el paciente.

   No se ha constatado que una técnica tenga mejores resultados que la otra. En el caso de la apendicitis no complicada, la duración del tratamiento antibiótico tras la apendicectomía no debe superar las 24 h.

2. La apendicectomía laparoscópica (AL) confiere una duración de la estancia hospitalaria (DEH) ligeramente inferior y una disminución del tiempo de retorno a la actividad, aunque el coste y la duración de la intervención suelen ser mayores. En una revisión Cochrane reciente se concluyó que (1) las infecciones de la herida son menos frecuentes después de la AL que de la apendicectomía abierta (AA) (*odds ratio* [OR] 0.43); (2) el riesgo de absceso intraabdominal es mayor con la AL (OR 1.87); (3) la DEH es más corta con la AL; (4) el retorno a las actividades normales y al trabajo es más corto después de la AL; (5) el coste de la cirugía es mayor con la AL; y (6) con el retorno más temprano al trabajo, los costes fuera del trabajo son menores con la AL. La laparoscopia puede ser útil como técnica diagnóstica y terapéutica en pacientes con diagnósticos poco claros.

3. Para una técnica abierta, se realiza una incisión transversal (Rockey-Davis) u oblicua (McBurney) en el CID, en el punto de McBurney.

4. En cualquiera de los dos abordajes quirúrgicos, si no se encuentra apendicitis, es necesario buscar otros procesos intraabdominales. Muchas maniobras quirúrgicas aseguran la visualización completa del intestino delgado distal, el colon derecho, la pelvis y, a veces, el CSD. Estas deben incluir al menos 60 cm del íleon terminal proximal a la válvula ileocecal, la exploración de los ovarios y las trompas de Falopio en las mujeres, y la visualización de todo el colon derecho, la vesícula biliar, la parte distal del estómago y la parte proximal del duodeno, según sea necesario. Salvo en los casos de sospecha de enfermedad intestinal inflamatoria que afecte el ciego, se realiza una apendicectomía para eliminar el futuro diagnóstico de apendicitis.

5. Cada vez hay más pruebas a favor del tratamiento no quirúrgico de la apendicitis no complicada, *en casos seleccionados*, con tratamiento antibiótico y reposo intestinal. Las estrategias de tratamiento actuales de estos ensayos sugieren un curso inicial de antibióticos intravenosos de 3 días, seguido de antibióticos orales durante 10 días. La evaluación quirúrgica inicial, seguida de una observación minuciosa, es la clave para controlar la respuesta y asegurar una rápida intervención quirúrgica en caso de deterioro clínico. Con respecto al tratamiento no quirúrgico, los primeros datos sugieren una tasa de *recurrencia de la apendicitis del 39 %*, una menor estancia en el hospital, un mayor coste del tratamiento a un año y una menor tasa de complicaciones generales. Sin embargo, existen varias limitaciones importantes para la generalización de este abordaje: la mayoría de estos datos carecen de un seguimiento a largo plazo; la selección del tratamiento se basa estrictamente en los hallazgos de las pruebas de imagen, con sus limitaciones inherentes; una parte significativa de los pacientes con apendicitis *complicada* se identifica como tal solo después de una apendicectomía; y todos los ensayos excluyeron a los pacientes considerados de alto riesgo para cirugía, posiblemente el subconjunto con más probabilidades de beneficiarse de un abordaje no quirúrgico.

   Además, el valor del diagnóstico de lesiones en el apéndice (p. ej., carcinoide y carcinoma) que ofrece la apendicectomía se pierde con el tratamiento no quirúrgico. Por tanto, la intervención quirúrgica para la apendicitis aguda *no complicada* sigue siendo la práctica aceptada en Estados Unidos. No obstante, si se opta por el tratamiento no quirúrgico, este abordaje debe practicarse con una pauta de manejo del paciente (establecida con la aprobación de cirugía, medicina de urgencias y radiología), y los resultados deben ser supervisados mediante programas de calidad y seguridad.

B. Apendicitis complicada. Hasta el 25 % de los casos de apendicitis aguda se presentan con perforación. Las que tienen una evolución retrasado y con una masa en CID suelen tener un flemón.

1. Los pacientes con rotura de apendicitis que presentan peritonitis generalizada o choque requieren reanimación, antibióticos de amplio espectro y luego ser trasladados al quirófano para el control de la fuente quirúrgica.
2. Los pacientes con apendicitis rota, pero sin peritonitis generalizada, pueden presentarse de forma retardada. Si hay pequeños abscesos o un flemón, es posible el tratamiento inicial con antibióticos e hidratación intravenosa. Operar en el contexto de un flemón aumenta el riesgo de lesiones yatrógenas en las vísceras adyacentes y la dificultad de la cirugía.
3. Si existe un absceso bien localizado, puede tratarse con antibióticos y un posterior drenaje percutáneo por TC o ecografía del absceso. Obtener un cultivo del líquido y asegurar el drenaje percutáneo.
4. Un absceso complejo puede no ser susceptible de intervención percutánea y requerir un drenaje quirúrgico planificado. El drenaje quirúrgico de un absceso complejo debe incluir la apendicectomía en el momento del drenaje *solo* si es fácilmente accesible.
5. El retraso en la extirpación del apéndice entre 6 y 12 semanas después del tratamiento inicial no quirúrgico de la apendicitis complicada (apendicectomía de intervalo) es controvertido. Hasta el 25 % de los pacientes tendrán enfermedad recurrente. De los pacientes que se someten a una apendicectomía de intervalo, se descubre una afección inesperada en hasta el 12 % de las muestras.

   La decisión de realizar una apendicectomía de intervalo se toma después de considerar cuidadosamente al huésped con su riesgo de complicaciones quirúrgicas y afecciones, incluida la necesidad de establecer un diagnóstico definitivo y descartar una neoplasia subyacente.
6. El régimen antimicrobiano para la apendicitis perforada debe cubrir los organismos aerobios y anaerobios comunes. Existen múltiples regímenes eficaces con un solo fármaco (ertapenem, meropenem, piperacilina/tazobactam) y combinados ([cefazolina, cefuroxima] + [clindamicina]); todos son aceptables. Limitar la duración de los antibióticos a 4 o 7 días, excepto en caso de control inadecuado del foco o de fallo del tratamiento. Suspender el tratamiento antibiótico cuando no haya evidencia clínica de infección (paciente sin fiebre con recuento normal de leucocitos). Cada caso requiere un examen individual y una revisión clínica constante.

C. Apendicectomía complementaria. La apendicectomía realizada en el momento de otra cirugía abdominal es controvertida. Sus defensores sostienen que el procedimiento es seguro, elimina el riesgo de una futura apendicitis y revela enfermedad en aproximadamente el 3 % de los casos. A pesar de ello, la extirpación de la cirugía normal conlleva cierto riesgo de complicaciones, aumenta el tiempo de la intervención y los costes asociados al procedimiento. En general, el riesgo de apendicitis disminuye con la edad, por lo que la apendicectomía complementaria suele evitarse en los pacientes adultos mayores.

Las indicaciones relativas a la apendicectomía complementaria son las siguientes:

1. El paciente es un niño que va a recibir quimioterapia.
2. El paciente está a punto de viajar a un lugar donde no hay acceso a la atención médica.
3. El paciente no puede responder adecuadamente al dolor abdominal.
4. El paciente tiene la enfermedad de Crohn y un ciego libre de enfermedad.
5. Pacientes en los que el apéndice no está en la posición anatómica normal (p. ej., CSD, CII, malrotación intestinal).

D. Apendicitis en el embarazo. La apendicitis aguda tiene una incidencia de 0.15 a 2.10 por cada 1 000 embarazos llevados a término. La apendicectomía es el procedimiento quirúrgico no obstétrico más frecuente que se realiza durante el embarazo. Los cambios fisiológicos normales que se producen a lo largo del proceso pueden dificultar el diagnóstico, y este es fundamental, ya que la apendicitis perforada se asocia a un aumento de cuatro veces la pérdida fetal, en comparación con la apendicitis sin complicaciones.

1. **Evaluación.** La evaluación comienza con una anamnesis y una exploración física como en el caso de las pacientes no embarazadas. Los síntomas de apendicitis pueden confundirse con otras molestias abdominales comunes relacionadas con el embarazo. El diagnóstico se ve dificultado por el desplazamiento cefálico del apéndice a medida que avanza la gestación, y el dolor puede estar presente en cualquier lugar del abdomen derecho.
2. **Evaluación de laboratorio.** Similar a la de las pacientes no embarazadas, con la advertencia de que la leucocitosis leve es un hallazgo normal común en el embarazo, lo que limita aún más la utilidad de la prueba.
3. **Pruebas de imagen.** Pueden ayudar a realizar el diagnóstico de apendicitis en pacientes embarazadas y evitar los riesgos fetales asociados a una intervención quirúrgica no terapéutica.

a. Es preferible la ecografía, pero depende del operador y es menos sensible y específica que la TC para el diagnóstico de apendicitis en el embarazo; dado el riesgo ausente de radiación de ionización, es una primera prueba habitual.
b. La TC tiene una excelente sensibilidad y especificidad para la determinación de la apendicitis en el embarazo. La dosis de radiación proporcionada por una TC del abdomen y la pelvis es inferior a 50 mGy, por debajo del umbral de efectos nocivos para el feto, pero sigue habiendo riesgos teóricos. En la medida de lo posible, hay que evitar la TC en el *primer* trimestre, durante el cual el feto es más sensible a la radiación ionizante.
c. La resonancia magnética (RM) es una alternativa a la TC y a la ecografía cuando está disponible.

4. **Opciones quirúrgicas.** La laparoscopia es segura en los dos primeros trimestres; después, el útero grávido puede impedir una visualización adecuada. En la técnica abierta, la incisión debe realizarse sobre el punto de con mayor dolor a la palpación para tener en cuenta la posición variable del apéndice durante el embarazo. No hay diferencia en el perfil de riesgo fetal de los dos abordajes.
5. Los antibióticos deben dirigirse a los organismos gramnegativos aerobios y a los anaerobios, con especial atención a la seguridad de los medicamentos en el embarazo. Las opciones aceptables son las cefalosporinas de segunda generación + metronidazol o clindamicina.
6. **Consideraciones obstétricas.** La consulta y el control obstétricos, incluida la documentación de los tonos cardíacos fetales antes, durante y después del procedimiento, son fundamentales

E. **Apendicitis en pacientes pediátricos.** La apendicitis es la indicación más frecuente de cirugía abdominal urgente en la infancia. Se diagnostica hasta en el 8 % de los niños evaluados de forma urgente por dolor abdominal; los niños varones son los más afectados y la presentación habitual más frecuente durante la segunda década de vida. Un diagnóstico oportuno y preciso de la apendicitis sigue siendo el mayor reto para prevenir la perforación, con el riesgo más alto entre los pacientes más jóvenes.

1. **Evaluación.** Una anamnesis y exploración física adecuadas siguen siendo los pilares fundamentales. Los síntomas de apendicitis pueden ser imprecisos y los hallazgos de la exploración física pueden ser difíciles de obtener en niños pequeños.

   A pesar de ello, la presencia de signos clínicos tiene una sensibilidad muy alta para la apendicitis aguda en la infancia. Es posible que los niños prefieran permanecer inmóviles y con las caderas flexionadas.

   También puede observarse el abdomen rígido a medida que se desarrolla la peritonitis. Existen varios sistemas de puntuación clínica para el diagnóstico de la apendicitis, todos con una capacidad limitada para identificar a los pacientes que requieren apendicectomía.
2. **Evaluación de laboratorio.** Similar a la de los pacientes adultos. Debe realizarse una prueba de embarazo en las mujeres posmenárquicas para descartar un embarazo ectópico y guiar las decisiones basadas en imágenes.
3. **Pruebas de imagen.** Son especialmente útiles en casos de hallazgos clínicos atípicos o equívocos. Las directrices actuales recomiendan comenzar con la ecografía, una modalidad relativamente económica y segura, con una sensibilidad superior al 90 % cuando se visualiza el apéndice. Si este no se visualiza, puede observarse al paciente con exploraciones físicas seriadas y ecografías repetidas o, si se desea un diagnóstico urgente, puede procederse directamente con una RM, que tiene el potencial de evitar la radiación asociada a la TC.
4. **Opciones quirúrgicas.** Tanto el abordaje abierto como el laparoscópico se consideran seguros para los niños, en quienes se ha constatado que la AL se asocia con una menor estancia hospitalaria y sin diferencias significativas en las complicaciones posquirúrgicas, en comparación con el abordaje abierto.

AXIOMAS

- La apendicitis suele diagnosticarse mediante una anamnesis y una exploración física cuidadosas.
- Los hallazgos abdominales deben determinarse por la localización del apéndice. Un apéndice retrocecal o una variante en la localización anatómica producirán una presentación y hallazgos en la exploración física poco comunes.
- Solo el 50 % de los pacientes con apendicitis muestran la presentación clásica.
- El diagnóstico y el tratamiento rápidos de la apendicitis son importantes en todos los pacientes, especialmente en las mujeres.

- En función de la comodidad del cirujano, de su capacidad y de la opinión del paciente, son adecuadas tanto la apendicectomía laparoscópica como la apendicectomía abierta.

Lecturas recomendadas

Albright JB, Fakhre GP, Nields WW, et al. Incidental appendectomy: 18-year pathologic survey and cost effectiveness in the nonmanaged-care setting. *J Am Coll Surg* 2007;205(2):298–306.

Gilo NB, Amini D, Landy HJ. Appendicitis and cholecystitis in pregnancy. *Clin Obstet Gynecol* 2009;52(4):586–596.

Humes DJ, Simpson J. Acute appendicitis. *Br Med J* 2006;333(7567):530–531.

Ingraham AM, et al. Effect of delay to operation on outcomes in adults with acute appendicitis. *Arch Surg* 2010;145(9):886–892.

Parks NA, Schroeppel TJ. Update on imaging for acute appendicitis. *Surg Clin North Am* 2011;91(1): 141–154.

Ranji SR, Goldman LE, Simel DL, et al. Do opiates affect the clinical evaluation of patients with acute abdominal pain? *JAMA* 2006;296(14):1764–1774.

Sakorafas GH, et al. Conservative treatment of acute appendicitis: Heresy or an effective and acceptable alternative to surgery? *Eur J Gastroenterol Hepatol* 2011;23(2):121–127.

Salminen P, Tuominen R, Paajanen H, et al. Five-year follow-up of antibiotic therapy for uncomplicated acute appendicitis in the APPAC randomized clinical trial. *JAMA* 2018;320(12):1259–1265.

Sauerland S, Jaschinski T, Neugebauer EAM. Laparoscopic versus open surgery for suspected appendicitis. *Cochrane Database Syst Rev* 2010;(10):CD001546.

Sceats LA, Trickey AW, Morris AM, et al. Nonoperative management of uncomplicated appendicitis among privately insured patients. *JAMA Surg* 2019;154(2):141–149.

Schwartz SI, Brunicardi FC. *Schwartz's Principles of Surgery*. New York, NY: McGraw-Hill, Medical Pub. Division; 2010.

Simpson J, Scholefield JH. Acute appendicitis. *Surgery* 2008;26(3):108–112.

Solomkin JS, Mazuski JE, Bradley JS, et al. Diagnosis and management of complicated intra-abdominal infection in adults and children: guidelines by the Surgical Infection Society and the Infectious Diseases Society of America. *Clin Infect Dis* 2010;50(2):133–164.

60 Esófago, estómago y duodeno

Louis H. Alarcon, Ryan M. Levy y James D. Luketich

I. ESÓFAGO, ESTÓMAGO Y DUODENO. Este capítulo se centra en las enfermedades no traumáticas que causan inflamación, perforación u obstrucción de la porción superior del tubo digestivo, que a menudo requieren una intervención quirúrgica. Un principio clave es el reconocimiento rápido del paciente que requiere una intervención quirúrgica inmediata, en lugar de dedicar tiempo y esfuerzo al diagnóstico de la enfermedad específica del mencionado paciente. El retraso en el tratamiento definitivo aumenta la morbilidad y la mortalidad. La evaluación y el tratamiento de la hemorragia digestiva se tratan en el capítulo 56.

II. PERFORACIÓN ESOFÁGICA

A. Presentación clínica. La perforación esofágica es una afección potencialmente mortal que requiere reconocimiento y tratamiento tempranos para obtener un pronóstico óptimo. Incluso con el manejo adecuado, la mortalidad varía del 10 % al 40 %. La perforación esofágica ocurre en varios escenarios clínicos:

1. **Perforación yatrógena.** Es la causa la más frecuente (60 %). El esófago puede perforarse durante la endoscopia superior, la ecocardiografía transesofágica o la inserción de tubos entéricos.
   a. Normalmente, cuando se encuentra en un paciente con una función esofágica normal, la perforación se produce en el esófago cervical como resultado de la imposibilidad de atravesar el músculo cricofaríngeo que protege la porción superior del esófago. El paso ciego y agresivo a través de esta región del esófago puede dar lugar al paso del endoscopio a través del seno piriforme. Las sondas de ecografía endoscópica de visión lateral y de ecocardiografía transesofágica, que son más grandes y difíciles de pasar por esta región anatómica, aumentan el riesgo de lesiones.
   b. La perforación puede ocurrir en pacientes con enfermedad esofágica durante la endoscopia superior.
      i. En los pacientes con **divertículo de Zenker**, el hecho de no superar el cricofaríngeo con hipertensión puede provocar la perforación del seno piriforme. Además, el paso involuntario y forzado del endoscopio dentro del divertículo de Zenker puede provocar su perforación.
      ii. La perforación durante la endoscopia para la obstrucción de un tumor maligno puede producirse en la proximidad de la obstrucción o en el interior de la lesión obstructiva.
      iii. La perforación puede producirse al intentar pasar el endoscopio a través de un esófago cervical o una hipofaringe tortuosos o estenosados, como en los pacientes con antecedentes de cáncer de cabeza y cuello o de radioterapia.
      iv. En ocasiones, la perforación se produce con procedimientos de intervención endoscópica. Los pacientes con acalasia tratados con dilatación esofágica o inyección botulínica pueden sufrir una perforación esofágica distal. La perforación puede producirse en el contexto de un tratamiento con láser, escleroterapia o tratamiento fotodinámico, o la recuperación de objetos extraños. Además, el propio objeto extraño puede perforar el esófago.
2. **Rotura espontánea.** La rotura espontánea, también conocida como **síndrome de Boerhaave**, es una perforación esofágica posemética y es la segunda etiología más común (15-30 %). Puede producirse en pacientes con una función esofágica previamente normal, pero es más frecuente en pacientes con enfermedad esofágica subyacente o trastornos motores. La fisiopatología implica un episodio violento de vómitos o arcadas que provoca un rápido aumento de la presión intraluminal dentro del esófago. Lo más habitual es que la perforación se produzca en el tercio inferior del esófago.
3. La perforación puede producirse con la ingesta de **materiales cáusticos**. El esófago es especialmente susceptible a la ingesta de álcalis, pero es relativamente inmune a la ingesta de materiales ácidos. La ingesta de lejía es el fármaco cáustico más común que causa perforación, mientras que la lejía doméstica común no causa lesiones alcalinas significativas. La

ingesta de lejía puede provocar necrosis aguda y subaguda de todo el grosor del esófago y la posterior perforación de toda su longitud. Los que sobreviven al acontecimiento agudo corren el riesgo de sufrir una estenosis resistente al tratamiento. Además, existe un mayor riesgo de malignidad a largo plazo (carcinomas de células escamosas).

4. La necrosis **tumoral** puede extenderse por todo el grosor de la pared esofágica y causar una perforación espontánea o posterior al tratamiento. Esto es especialmente preocupante después de la ablación con tratamiento fotodinámico de un tumor maligno que obstruye el esófago o de la radioterapia de haz externo en el entorno de una endoprótesis esofágica.
5. La perforación tras una penetración o un **traumatismo** contuso puede producirse en cualquier parte de la longitud del esófago, en función de la trayectoria de la sustancia dañina. El esófago cervical es especialmente propenso a lesiones sufridas por heridas de cuchillo o de bala en el cuello. La perforación esofágica secundaria a un traumatismo contuso asociado a un accidente de tráfico es poco frecuente.

B. Evaluación

1. Clínicamente, el paciente puede presentar dolor en el cuello, en el tórax o en el abdomen. El paciente puede tener un abdomen agudo u observarse moribundo. La exploración física puede revelar crepitación en el cuello o en la parte superior del cuerpo, secundaria a un enfisema subcutáneo. El paciente con mediastinitis asociada, empiema o peritonitis franca puede presentar un choque séptico.
2. Las pruebas iniciales más comunes incluyen electrocardiograma, hemograma completo con diferencial, pruebas de coagulación y ionograma, aunque ninguno de ellos es diagnóstico. Debe realizarse la tipificación y el cruzamiento en la preparación de la cirugía.
3. Pruebas de imagen
   a. Obtener una radiografía de tórax. Esta puede revelar un derrame pleural asociado, hidroneumotórax, enfisema subcutáneo, neumomediastino o neumoperitoneo.
   b. La tomografía computarizada (TC) de tórax y abdomen suele ser el siguiente paso, con contraste oral cuando es posible. Esto puede revelar neumomediastino, neumoperitoneo o contraste extraluminal.
   c. El esofagograma con contraste hidrosoluble seguido de bario diluido fino para identificar la localización de la perforación se utiliza con frecuencia también para guiar el manejo. El esofagograma puede utilizarse en lugar de la TC o como complemento si la TC no es diagnóstica. El esofagograma con contraste puede distinguir si la extravasación está contenida o no.
4. La endoscopia flexible debe considerarse en pacientes con sospecha de perforación esofágica, pero con pruebas de imagen negativas. Sin embargo, la endoscopia puede convertir una lesión de espesor parcial en una lesión de espesor total.

C. Manejo. El manejo de la vía aérea, la reanimación y los antibióticos de amplio espectro son las primeras prioridades. La cobertura antimicrobiana debe incluir organismos entéricos y anaerobios.

1. Los pacientes aptos para un tratamiento no quirúrgico son fisiológicamente estables, con perforación contenida (visualizable en la TC con contraste o en el esofagograma) y sin signos evidentes de mediastinitis o sepsis. Cualquier derrame pleural debe ser investigado y drenado adecuadamente.

   Estos pacientes deben mantenerse en ayunas inicialmente con radiografías seriadas durante las siguientes 48 h a 72 h. Es importante repetir la TC para asegurarse de que no se han desarrollado nuevas acumulaciones de líquido no drenadas; si se producen, **deben** drenarse o debe planificarse una intervención quirúrgica. También debe repetirse un esofagograma con contraste; si no hay fuga o perforación, pueden iniciarse los líquidos por vía oral. Si el paciente se deteriora durante el tratamiento no quirúrgico, está indicada la cirugía.
2. Si la extravasación no está contenida, o el paciente muestra signos de toxicidad, se requiere una cirugía urgente. El pronóstico más favorable se asocia a la reparación primaria de la perforación en las 24 h siguientes a su presentación, lo que supone una supervivencia del 80 % al 90 %. La cirugía de la perforación esofágica se clasifica en cuatro grandes categorías: reparación, resección, derivación y drenaje amplio. Con independencia del tipo de intervención quirúrgica, la endoscopia superior en el momento de la cirugía permite evaluar la viabilidad de la mucosa y la integridad de la reparación.
   a. Si el paciente está estable, debe intentarse la reparación primaria con independencia del momento de presentación (fig. 60-1). Desbridar el tejido no viable y necrótico. Se recomienda una reparación en dos capas (mucosa con mucosa y músculo con músculo) sobre una guía de 42 Fr o un gastroscopio. Reforzar la reparación con tejido blando, como músculo intercostal, músculo serrato, omento o tejido adiposo pericárdico. Colocar drenajes en la proximidad de la reparación. Si la viabilidad o la calidad del tejido esofágico es marginal, debe repararse sobre un tubo en T (tamaño: 14 Fr), ade-

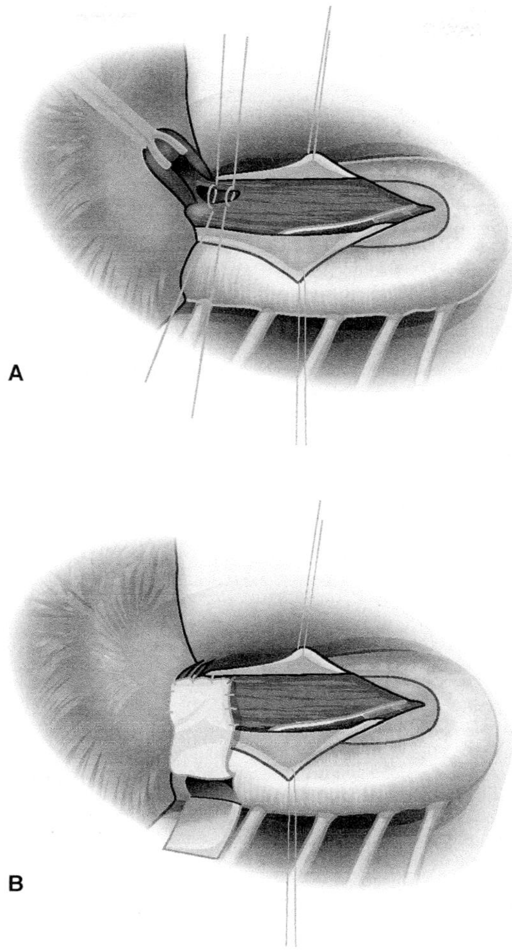

Figura 60-1. Técnica de cierre de una perforación esofágica a través de una toracotomía izquierda. **A:** Se levanta una lengua de estómago a través del hiato esofágico y se extrae el cuerpo adiposo gastroesofágico; se recortan los bordes de la lesión de la mucosa y se cierra con puntos de Gambee interrumpidos. **B:** Refuerzo del cierre con un parche de pleura parietal.

más de colocar drenajes periesofágicos. La descompresión gástrica es necesaria con una sonda nasogástrica dirigida por endoscopia o, más a menudo, con una sonda de gastrostomía descompresiva. Se recomienda la alimentación enteral distal con una sonda de yeyunostomía.

i. La perforación en el contexto de la acalasia puede repararse de forma primaria. Normalmente, la perforación se produce en el lugar del esfínter esofágico inferior hipertenso o justo por encima de este. Es necesario realizar una miotomía de Heller a 180° del lugar de la perforación. La miotomía debe tener al menos 6 cm de longitud y extenderse hasta el cardias gástrico proximal. Además, debe realizarse una fundoplicatura parcial (fundoplicatura de Toupet o Dor) junto con la reparación y la miotomía.

b. En pacientes con neoplasias esofágicas, acalasia en fase terminal (esófago sigmoideo o megaesófago) o lesiones cáusticas con necrosis esofágica, la esofagectomía está indicada si el paciente está estable. El drenaje del mediastino con drenajes torácicos de gran calibre o drenajes blandos (p. ej., drenaje de Jackson-Pratt) es necesario si hay mucha suciedad.

c. La derivación es una buena opción en los pacientes en los que no es posible la reparación o la resección debido a consideraciones anatómicas (p. ej., cáncer de esófago localmente irresecable) o que son inestables. Además, al igual que con las lesiones cáusticas, la extensión final proximal y distal de la lesión necrótica puede no ser evidente. Esto es un problema cuando hay necrosis del estómago que puede ser necesario utilizar como conducto para la reconstrucción. La derivación puede realizarse mediante una esofagostomía cervical lateral. Sin embargo, es preferible disecar y movilizar el esófago intratorácico y, a continuación, crear una esofagostomía cervical final por debajo de la clavícula a través de un abordaje cervical izquierdo. Esto permite un manejo más fácil del aparato de estoma. Además, permite un segmento más largo de esófago proximal para una posible reconstrucción futura. Colocar una sonda de gastrostomía y yeyunostomía. Colocar tubos de gran calibre en el lugar de la perforación para el drenaje.

d. En un paciente que se encuentra *in extremis*, se requiere una cirugía urgente. El desbridamiento amplio y el drenaje pueden ser la opción más segura. Esto permite que el paciente se estabilice lo suficiente como para someterse a una reparación o resección en un momento posterior. Debe colocarse una sonda nasogástrica con la punta en el esófago distal para drenar la saliva dentro del esófago. Colocar una sonda de gastrostomía descompresiva para evitar el reflujo del contenido gástrico y una yeyunostomía de alimentación para el acceso enteral (fig. 60-2).
   i. El desbridamiento y el drenaje son adecuados y suficientes para la perforación del esófago cervical. En estos pacientes, hay que preocuparse por la extensión de la contaminación al mediastino. El drenaje del mediastino en estos casos puede realizarse a través de una incisión cervical. La videotoracoscopia o incluso la toracotomía pueden ser necesarias para drenar completamente el mediastino superior.

e. La colocación endoscópica de endoprótesis esofágicas cubiertas puede ser la mejor opción para aliviar a los pacientes con perforación esofágica asociada a un tumor o a los pacientes que no son aptos para cirugía.

f. Cada vez se utilizan más procedimientos híbridos que combinan drenaje quirúrgico/reparación y colocación de una endoprótesis esofágica.

III. OBSTRUCCIÓN ESOFÁGICA

A. Presentación clínica

1. La obstrucción del esófago se produce en el marco de una enfermedad esofágica primaria, como una neoplasia, una estenosis benigna o una dismotilidad esofágica como la acalasia. Además, puede producirse en pacientes con un esófago normal, a menudo en niños o en personas con enfermedades psiquiátricas, en las que es frecuente la ingesta de objetos extraños. Otro grupo común son los pacientes adultos que no han podido masticar un bolo alimenticio grande (p. ej., carne).
2. La obstrucción del esófago puede provocar un compromiso respiratorio secundario a la aspiración de la saliva retenida. La obstrucción asociada a un proceso crónico suele ir acompañada de un esófago dilatado. Este puede tener un depósito de saliva retenida y restos de comida, lo que lleva a una obstrucción aguda de la ya estrechada luz. Clínicamente, un paciente con obstrucción del esófago puede presentar dolor subesternal, especialmente en un paciente sin enfermedad esofágica previa. Puede producirse hipersalivación y aspiración. En casos graves, un esófago totalmente obstruido puede presentar compromiso respiratorio o incapacidad de proteger la vía aérea.
3. La obstrucción del esófago puede producirse en múltiples puntos a lo largo de su longitud. En un esófago por lo demás normal, hay tres zonas con un calibre reducido y que son los lugares habituales donde pueden alojarse alimentos o un cuerpo extraño: el cricofaríngeo, el esófago medio (donde el arco aórtico penetra en el esófago) o el esfínter esofágico inferior.

B. Evaluación y manejo

1. Buscar los antecedentes clave señalados anteriormente. En los pacientes con antecedentes de una lesión obstructiva conocida, como neoplasia, acalasia o estenosis, puede haber un gran volumen de secreciones acumuladas y restos de alimentos. En pacientes con ingesta de cuerpos extraños, determinar si hay objetos punzantes que puedan perforar el esófago.
2. Evaluar la vía aérea e intubar pronto si existe riesgo de aspiración de una protección fallida.

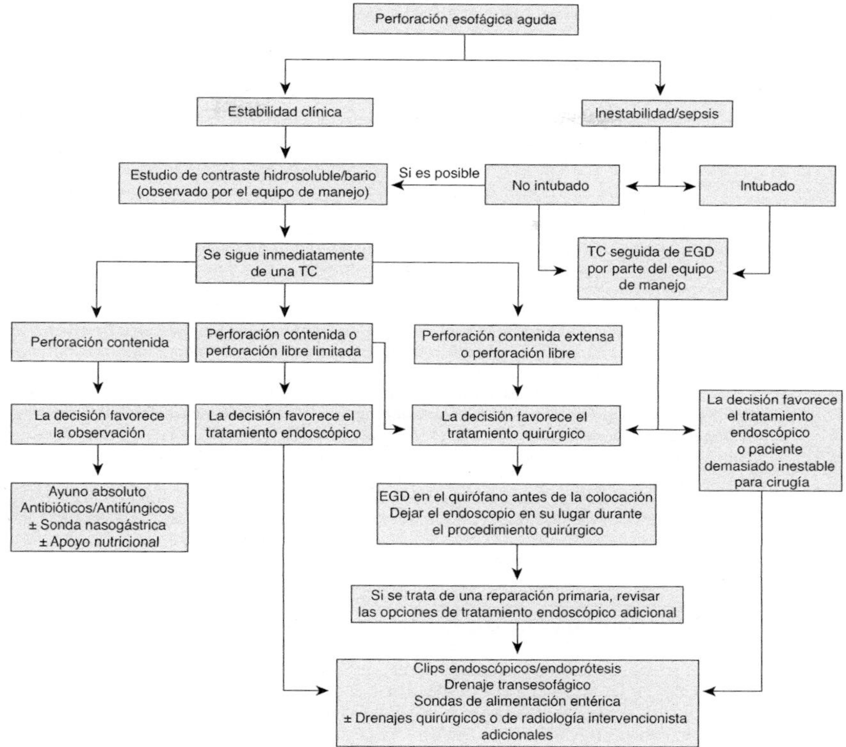

Figura 60-2. Algoritmo para el tratamiento de la perforación esofágica aguda. EGD, esofagogastroduodenoscopia; TC, tomografía computarizada. (Reproducido de Kuppusamy MK, Hubka M, Felisky CD, et al. Evolving management strategies in esophageal perforation: surgeons using nonoperative techniques to improve outcomes. *J Am Coll Surg* 2011;213(1):164-171. Copyright © 2011 American College of Surgeons, con permiso).

3. En pacientes estables, obtener un esofagograma con contraste. El riesgo de aspiración durante el estudio debe ser evaluado, especialmente por la evidencia de acumulación de secreciones cualquier dificultad en la vía aérea. Si hay dudas sobre el riesgo de aspiración, hay que poner fin al estudio. El esofagograma con contraste puede mostrar una lesión esofágica no diagnosticada previamente, identificar el nivel de obstrucción y excluir la perforación del esófago. Debe utilizarse bario diluido. La gastrografina presenta el riesgo de neumonitis por aspiración.
4. A continuación, se recomienda la endoscopia flexible bajo anestesia general o cuando la realización del esofagrama no sea segura. Una vez recuperado el alimento impactado o el cuerpo extraño, realizar una evaluación más exhaustiva del esófago para descartar una perforación o una enfermedad subyacente.

   Realizar una biopsia de las lesiones sospechosas. La dilatación endoscópica puede aliviar la estenosis o la malignidad. En los pacientes con acalasia, lo mejor es una miotomía de Heller programada diferida, y reservar la dilatación y la inyección de toxina botulínica para los que no son candidatos a miotomía.
   a. La endoscopia bajo anestesia general disminuirá el riesgo de aspiración inadvertida.
      i. Puede ser necesario un lavado de gran volumen del esófago con un tubo de gran calibre para irrigar el material impactado.
      ii. Cuando la esofagoscopia flexible no funciona, puede ser necesaria la esofagoscopia rígida bajo anestesia general. Evitar la perforación inadvertida durante la esofagoscopia rígida.

IV. QUEMADURAS QUÍMICAS/LESIONES CORROSIVAS

A. La ingesta de ácidos o álcalis puede quemar el esófago, el estómago o el duodeno. El álcali es el fármaco más común, sobre todo la lejía (pero no la lejía doméstica, que no causa lesiones importantes). La ingesta se produce con mayor frecuencia en los niños y es involuntaria. En los adultos, la ingesta suele ser un intento de suicidio. Aunque el lugar de la lesión puede estar en cualquier parte del esófago, la porción inferior del esófago suele estar más lesionada debido a un mayor tiempo de contacto con la sustancia dañina. Las quemaduras de la boca, la faringe, la epiglotis o la laringe pueden complicar la presentación y dar lugar a un compromiso respiratorio.

B. El tratamiento conservador consiste en la rehidratación intravenosa, nada por vía oral y el control del dolor.

C. La esofagoscopia inmediata no está indicada a menos que se sospeche una perforación o que el paciente muestre evidencia de choque. La esofagoscopia se recomienda después de 48 h. El endoscopio se pasa hasta la primera zona de quemadura. Si se encuentran lesiones graves, no se debe seguir pasando el endoscopio.

Realizar una endoscopia completa en caso de quemaduras menores o eritema. La repetición de la endoscopia está indicada entre 3 y 4 semanas después. Un esofagograma con contraste permite detectar estenosis diferidas.

D. La intervención quirúrgica es **rara vez necesaria a menos que se produzca una lesión de espesor total. Esto puede requerir una esofagectomía o la exclusión y derivación del esófago.**

E. El **papel de los corticoesteroides** en el tratamiento de las lesiones esofágicas corrosivas es controvertido. Ninguna evidencia apoya el uso rutinario de corticoesteroides en este contexto. La dilatación endoscópica cuidadosa de la estenosis puede comenzar 4 semanas después de la ingesta de cáusticos. Con frecuencia es necesario repetirla. La vigilancia endoscópica a largo plazo está indicada debido al mayor riesgo de desarrollar cáncer de células escamosas del esófago en este contexto.

V. ENFERMEDAD ULCEROSA PÉPTICA

A. Visión general

1. El descubrimiento de la bacteria *Helicobacter pylori* en asociación con la mayoría de las úlceras gástricas y duodenales cambió radicalmente la comprensión de la enfermedad ulcerosa.
2. Las úlceras pépticas (o gastroduodenales) se presentan como defectos focales agudos o crónicos en la mucosa gástrica o duodenal. Las complicaciones agudas de este proceso patológico se derivan de la erosión de las capas profundas circundantes de la submucosa y la muscular propia, con erosión de los vasos sanguíneos (hemorragia) o daño de todo el grosor de la pared intestinal (perforación). Con el tiempo, el proceso inflamatorio puede conducir a cicatrización y compromiso de la luz intestinal (obstrucción). La evaluación y el tratamiento de la hemorragia digestiva se tratan en el capítulo 56.

B. Incidencia

1. La enfermedad ulcerosa péptica (EUP) sigue siendo un diagnóstico frecuente. Mientras que la tasa de cirugía electiva para la EUP ha disminuido de forma constante en las últimas tres décadas, la frecuencia de la cirugía de urgencia de la úlcera ha aumentado.
2. La incidencia estimada de EUP es de 1 500 y 3 000 casos por cada 100 000 personas al año. La prevalencia global de la EUP en Estados Unidos es de aproximadamente el 2 %, con un riesgo actual de por vida del 10 %.
3. Durante la evolución natural de su enfermedad, los pacientes con EUP corren el riesgo de sufrir hemorragia (15-20 %), perforación (5 %) y obstrucción (2 %) si no reciben tratamiento.

C. Factores de riesgo

1. La infección por *H. pylori* se encuentra en más del 90 % de las úlceras duodenales y en el 75 % de las gástricas. El 50 % de la población adulta de Estados Unidos está colonizada por *H. pylori*. Sin embargo, solo entre el 15 % y el 20 % de estos pacientes desarrollarán EUP a lo largo de su vida.
2. Aproximadamente entre el 15 % y el 20 % de las úlceras pépticas están asociadas al uso de antiinflamatorios no esteroideos (AINE). Las complicaciones de la úlcera péptica son más frecuentes en los pacientes que toman estos fármacos.
3. Los factores de estrés fisiológico que aumentan el riesgo de EUP son los traumatismos, el choque, los traumatismos craneales graves, la sepsis y la cirugía.
4. En los pacientes críticos, los factores de riesgo más importantes para la gastritis inducida por estrés son la insuficiencia respiratoria y la coagulopatía.
5. Uremia.
6. Las personas con hábito tabáquico tienen el doble de probabilidades de desarrollar EUP, en comparación con las que no tienen el hábito.
7. Síndrome de Zollinger-Ellison.

D. **Patogenia/etiología**

1. Las úlceras pépticas están causadas por un desequilibrio en la acción del ácido péptico o un compromiso de los mecanismos de defensa de la mucosa, o ambos.
2. La infección por *H. pylori* desempeña un papel importante en el debilitamiento de las defensas de la mucosa y el desarrollo posterior de úlceras. Además, la inflamación y la alcalinización local que acompañan a la infección disminuyen la secreción en el antro de somatostatina (células D del antro) e interrumpen el control inhibidor de la liberación de gastrina (células G del antro). El pronóstico es una hipergastrinemia que promueve la hipertrofia de las células parietales y la hipersecreción de ácido gástrico.
3. Se cree que el uso de AINE compromete los mecanismos normales de defensa de la mucosa.
4. Las ulceraciones duodenales son más frecuentes en la primera porción del duodeno y están asociadas a una hipersecreción de ácido.
5. Las úlceras gástricas pueden estar asociadas o no a hipersecreción ácida péptica y se clasifican, además, en función de sus características anatómicas.
   a. La úlcera gástrica de tipo 1 (la más común) suele localizarse cerca de la incisura en la curvatura menor, y se asocia con una secreción de ácido normal o disminuida.
   b. La úlcera gástrica de tipo 2 es la ulceración del cuerpo del estómago en combinación con una úlcera duodenal, y está asociada a una hipersecreción de ácido.
   c. La úlcera gástrica de tipo 3 es prepilórica y se asocia a un aumento de la secreción de ácido.
   d. La úlcera gástrica de tipo 4 se produce en la unión gastroesofágica y la secreción de ácido es normal o inferior a la normal.

E. **Manifestaciones clínicas**

1. El dolor epigástrico es una característica cardinal de la EUP en más del 90 % de los pacientes y se describe típicamente como una molestia ardiente, punzante o corrosivo. La ingesta de alimentos o antiácidos puede aliviar temporalmente los síntomas en el caso de los pacientes con úlceras duodenales y puede exacerbarlos en el caso de los pacientes con úlceras gástricas.
2. Otros síntomas pueden ser náusea, vómito y anorexia.
3. La hemorragia digestiva alta por úlcera péptica puede presentarse con hematemesis o emesis en forma de café, melena, hemorragia digestiva oculta, o síntomas de hipotensión secundarios a la hemorragia (síncope) (*v.* cap. 56).
4. La perforación complica la EUP hasta en un 10 % de los pacientes. La perforación suele presentarse con un inicio repentino de dolor abdominal grave y hallazgos de peritonitis generalizada en la exploración. Los pacientes también pueden presentar fiebre, taquicardia o leucocitosis.

F. **Modalidades de diagnóstico**

1. En caso de sospecha de perforación con signos clínicos evidentes de peritonitis, las radiografías simples de abdomen en posición vertical o en decúbito lateral izquierdo permiten evaluar la presencia de aire libre en el abdomen (80-85 % de los casos). En aquellos pacientes con presentaciones menos graves, puede estar justificada la TC abdominal.
2. Es imprescindible diagnosticar rápidamente una úlcera péptica perforada. El pronóstico mejora si la cirugía se realiza dentro de las 6 h siguientes a la presentación, mientras que un retraso en el tratamiento más allá de las 12 h siguientes se asocia con un aumento tanto de la morbilidad como de la mortalidad.
3. En las presentaciones no urgentes de EUP, se prefiere la esofagogastroduodenoscopia (EGD), que permite tanto la visualización de la EUP como la biopsia (el *H. pylori* puede confirmarse en la biopsia). Otra opción, con menos sensibilidad, es la radiografía de contraste digestiva superior, que permite constatar la retención de contraste en la úlcera.

G. **Indicaciones quirúrgicas**

1. El tratamiento médico de la infección por *H. pylori* y el uso de inhibidores de la bomba de protones (IBP) han reducido la necesidad de cirugía programada en el tratamiento de la EUP. La cirugía de urgencia está indicada para el tratamiento de las complicaciones potencialmente mortales: perforación y hemorragia.
2. Los signos de peritonitis en la exploración y el aire libre en la radiografía simple de abdomen requieren una exploración quirúrgica urgente. El tratamiento comienza con la rehidratación, la descompresión nasogástrica, la supresión de la acidez y la tratamiento antibiótico empírico para cubrir los bacilos gramnegativos entéricos, los anaerobios y los hongos, seguida de una cirugía inmediata.
3. Hemorragia (*v.* cap. 56).
4. Obstrucción (Sección V).
5. Resistencia al tratamiento. Con el tratamiento actual frente al *H. pylori* y el uso de IBP, la cirugía para la enfermedad ulcerosa resistente es poco frecuente.

H. Manejo quirúrgico

1. El objetivo del tratamiento de la EUP es disminuir la producción de ácido; históricamente esto se lograba mediante la interrupción del suministro de nervios a la masa de células parietales del estómago. En el caso de la vagotomía troncal completa, es esencial un procedimiento de drenaje concurrente (piloromiotomía o piloroplastia) o gastrectomía. La mayoría de las úlceras pépticas se tratan adecuadamente mediante uno de estos tres procedimientos: vagotomía altamente selectiva (VAS), vagotomía troncal y procedimiento de drenaje (V+D), o vagotomía y antrectomía/gastrectomía distal (V+A). Tras la antrectomía o la gastrectomía distal, la continuidad intestinal puede restablecerse con una gastroduodenostomía Billroth I (gastrectomía distal subtotal) o una gastroyeyunostomía de asa Billroth II (resección del estómago con anastomosis gastroyeyunal). Actualmente, con los IBP y el tratamiento de la infección por *H. pylori*, estos procedimientos son poco frecuentes en el contexto urgente.
2. Perforación (*v.* fig. 60-3).
   a. Las perforaciones de los conductos duodenal y pilórico son los lugares más comunes de perforación de úlcera péptica. La técnica más utilizada para la perforación de la úlcera duodenal es una reparación con parche con omento pediculado (omentopexia) y lavado peritoneal (fig. 60-4). En este procedimiento, la úlcera no se cierra principalmente, sino que se sutura un omento pediculado vascularizado sobre la perforación con suturas interrumpidas. Estas reparaciones pueden realizarse por vía abierta o laparoscópica (si el paciente presenta estabilidad hemodinámica). La reparación debe ir seguida de la erradicación del *H. pylori* (*v.* más adelante), lo que reducirá eficazmente la incidencia de EUP recurrente. La biopsia rutinaria de la úlcera duodenal perforada no está indicada a menos que haya sospecha de malignidad. Debe colocarse un drenaje de aspiración cerrado cerca de la reparación, pero no directamente adyacente a esta. Puede obtenerse un estudio de contraste en el día posquirúrgico 4 o 5 para descartar extravasación.
   b. Históricamente, la reparación de una úlcera duodenal perforada iba acompañada de una cirugía definitiva de la úlcera, ya fuera vagotomía troncal y gastroyeyunostomía, o vagotomía gástrica proximal (vagotomía parietal). Con la erradicación de la infección por *H. pylori* y el tratamiento con IBP, la cirugía definitiva de la úlcera ya no es necesaria en la mayoría de los casos.
   c. La cirugía definitiva de la úlcera está indicada en los infrecuentes pacientes con úlcera duodenal perforada con estabilidad hemodinámica, con mínima contaminación intraabdominal y que se sabe que son negativos para *H. pylori*, y a quienes no les ha funcionado el tratamiento médico previo o que cumplen con el tratamiento con IBP.
   d. Un escenario clínico desafiante es la úlcera duodenal gigante perforada. Con una perforación de úlcera duodenal de más de 2 cm, hay un mayor riesgo de fallo con la reparación con parche de omento.

      En este contexto, las recomendaciones para la reparación incluyen la duodenostomía con tubo controlado, el injerto pediculado yeyunal, el parche seroso yeyunal o la gastrectomía parcial.
   e. En el caso de una úlcera gástrica perforada, la escisión de la úlcera y la reparación del defecto o la biopsia y el parche de omento es el abordaje más rápido en el contexto urgente. La investigación histológica del sitio de la úlcera es esencial, dado que el cáncer gástrico puede presentarse con perforación.
   f. En el caso de las úlceras gástricas perforadas en la curvatura mayor, el antro o el cuerpo del estómago, la escisión en cuña simple con una grapadora lineal permite obtener simultáneamente tejido para la biopsia y cerrar la perforación. Las úlceras a lo largo de la curvatura menor del estómago son un reto debido a su proximidad a la arteria gástrica izquierda y a la unión gastroesofágica. En el caso de las úlceras distales de la curvatura menor, la gastrectomía distal ofrece resultados comparables a los del parche o la escisión simple. Las úlceras perforadas situadas cerca de la unión gastroesofágica pueden tratarse con una gastrectomía subtotal para incluir la úlcera con una esofagogastroyeyunostomía en Y de Roux.
3. El mejor tratamiento para la erradicación del *H. pylori* es con una triple combinación de IBP dos veces al día, claritromicina y amoxicilina durante 14 días, o un régimen cuádruple de IBP dos veces al día, subsalicilato de bismuto, metronidazol y tetraciclina durante 14 días.
4. Suspender los AINE y otros factores de riesgo de EUP recurrente: etanol, tabaco, etc.

I. Pronóstico

1. La cirugía de urgencia por perforación de úlcera péptica conlleva un riesgo de mortalidad del 6 % al 30 %. Entre los factores de riesgo que aumentan la mortalidad se encuentran la evidencia de choque en el momento del ingreso, un retraso de la laparotomía de más de 12 h,

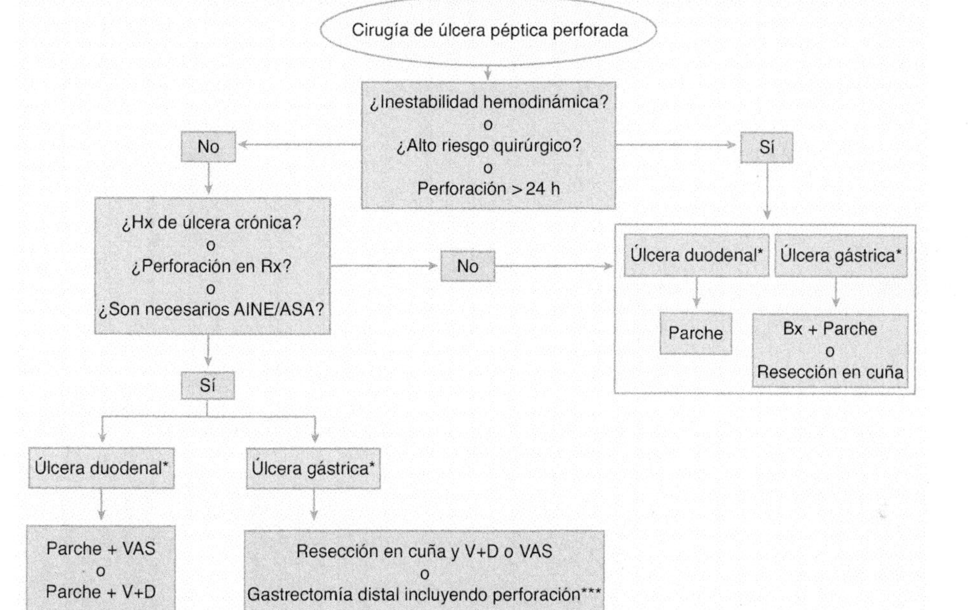

* En todos los pacientes, hacer pruebas y tratamiento para *H. pylori*, y, si no se realiza vagotomía (la mayoría de los pacientes hoy en día), considerar IBP de por vida.

** Evitar la vagotomía troncal y la gastrectomía si el IMC < 21.

*** Considerar la posibilidad de añadir la vagotomía para la úlcera gástrica de tipo II y III.

Figura 60-3. Algoritmo para la cirugía de úlcera péptica perforada. AINE, antiinflamatorios no esteroideos; ASA, ácido acetilsalicílico; IBx, biopsia; Hx, antecedentes; IBP, inhibidor de la bomba de protones; IMC, índice de masa corporal; Rx, tratamiento; VAS, vagotomía altamente selectiva; V+D, vagotomía troncal y drenaje. (Reeditado de McGraw-Hill Education a partir de Kitagawa Y, Dempsey DT. Stomach. En: Brunicardi F, Andersen DK, Billiar TR, eds., et al. *Schwartz's Principles of Surgery*. 10th ed. New York, NY: McGraw-Hill; 2014:1070, con permiso. Figura 26-44; permiso transmitido a través de Copyright Clearance Center, Inc.).

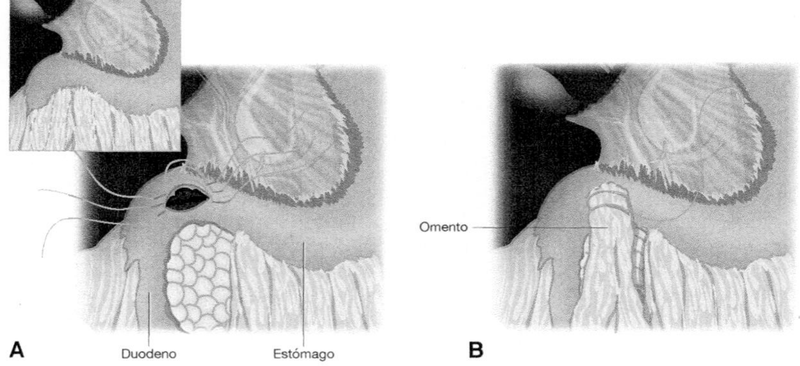

Figura 60-4. A y B: Reparación con parche de Graham de una úlcera perforada.

enfermedades concurrentes, la edad, la presencia de cirrosis, el estado de inmunocompromiso, una clasificación elevada según la American Society of Anesthesiologists (ASA), hipoalbuminemia en el momento del ingreso o una lesión renal aguda.

2. En general, las complicaciones de la úlcera gástrica conllevan una mayor tasa de mortalidad en comparación con las úlceras duodenales, debido a la mayor prevalencia de las úlceras gástricas en la población de edad avanzada y al uso omnipresente de los AINE en esta población.
3. La erradicación exitosa de la infección por *H. pylori* cambia fundamentalmente la evolución natural de la enfermedad ulcerosa y casi elimina la recurrencia.
4. La incidencia de recidiva de la úlcera tras la cirugía antisecretora es comparable entre la VAS y la V + D (5-15 %) y superior con la V + A (<2 %). Sin embargo, la V + A conlleva un mayor riesgo de morbilidad y mortalidad, especialmente en pacientes inestables.

J. Complicaciones

1. El síndrome de evacuación gástrica rápida se produce en el 5 % al 10 % de los pacientes después de una piloroplastia o gastrectomía distal. La diarrea clínicamente significativa se produce en el 5 % al 10 % de los pacientes después de la vagotomía troncal. Otras complicaciones son estasis gástrica, la gastritis por reflujo biliar, ulceración marginal, colelitiasis, pérdida de peso, anemia y osteopenia.
2. La vagotomía troncal conlleva un riesgo de perforación esofágica.

VI. OBSTRUCCIÓN DE LA SALIDA GÁSTRICA

A. Generalidades. La obstrucción de la salida gástrica se produce por el estrechamiento fibrótico del canal pilórico, la torsión mecánica del estómago o la impactación de materias u objetos no digeribles. Debe buscarse una malignidad, especialmente en pacientes de edad avanzada.

B. Incidencia

1. La obstrucción de la salida gástrica secundaria a la EUP representa alrededor del 5 % de las complicaciones relacionadas con la úlcera.
2. La incidencia de malignidad en pacientes que presentan obstrucción de la salida gástrica es superior al 50 %.
3. La obstrucción por vólvulo gástrico, bezoares y objetos extraños es infrecuente.

C. Factores de riesgo

1. La EUP crónica u otros procesos inflamatorios de la porción superior del tubo digestivo aumentan el riesgo de obstrucción. El cáncer gástrico es más frecuente en aquellos pacientes con antecedentes familiares, una dieta rica en nitratos, antecedentes de adenomas gástricos, cáncer colorrectal hereditario no poliposo, *H. pylori*, consumo de tabaco o antecedentes de más de 10 años de gastrectomía o gastroyeyunostomía previa.
2. Una gran hernia hiatal paraesofágica o un defecto diafragmático de otra causa (congénita o traumática) pueden provocar un vólvulo gástrico. El 80 % de los casos se producen en adultos, con una incidencia máxima en la quinta década de vida. El 20 % restante se produce en lactantes menores de un año.

D. Etiología

1. La inflamación crónica de la EUP puede provocar una estenosis del canal pilórico. Esto favorece la estasis gástrica y el aumento del pH gástrico, lo que provoca un aumento de

la producción de gastrina y un exceso de producción de ácido. La inflamación aguda resultante agrava la fibrosis crónica preexistente y conduce a la obstrucción de la salida gástrica. Las causas inflamatorias menos comunes de la obstrucción de la salida incluyen enfermedad de Crohn, pancreatitis, colecistitis, estenosis corrosiva, sarcoidosis, tuberculosis y amiloidosis.

2. La obstrucción gástrica puede deberse a una neoplasia, como el adenocarcinoma gástrico, el adenocarcinoma pancreático o el linfoma.
3. Obstrucción mecánica por vólvulo gástrico. La torsión del estómago suele producirse en asociación con una gran hernia hiatal o paraesofágica. El vólvulo gástrico organoaxial es una rotación anterosuperior de la curvatura mayor sobre el eje largo del estómago. El vólvulo mesoaxial es la rotación de un estómago y duodeno distal muy laxo y flexible sobre el eje transversal más corto del estómago; se produce en una tercera parte de los casos de vólvulo gástrico. Es más frecuente que se produzca como consecuencia de la laxitud ligamentosa alrededor del pilar.
4. Los bezoares son concreciones de material no digerible que se acumulan en el estómago. Los fitobezoares se componen de materia vegetal (clásicamente cítricos y caquis) y se asocian a una alteración del vaciado gástrico. Los tricobezoares consisten en una masa de pelo ingerido y otras fibras. Otras causas menos comunes son los medicamentos (farmacobezoares) y la ingesta de productos químicos (goma laca).

E. Manifestaciones clínicas

1. Los pacientes suelen presentar vómitos no biliosos o regurgitación de alimentos no digeridos y tienen dolor o malestar.
2. Alcalosis metabólica hipoclorémica.
3. Si la afección es de larga duración, el paciente puede referir pérdida de peso.
4. El vólvulo gástrico puede presentarse con un dolor repentino y grave en la parte superior del abdomen o en la parte inferior del tórax, con irradiación a la espalda y los hombros, y se acompaña de arcadas no productivas. La presión sobre los órganos torácicos adyacentes puede provocar disnea, palpitaciones o disfagia. En el diagnóstico inicial de estos pacientes puede pensarse, erróneamente, en una isquemia cardíaca. La radiografía de tórax revela una víscera llena de aire en la parte inferior del tórax, y una sonda nasogástrica puede ser difícil o imposible de pasar (en este contexto, hay que ser consciente del posible diagnóstico y no intentar forzar la sonda nasogástrica, pues puede producirse una perforación). El infarto gástrico da lugar a un estado moribundo.
5. Los grandes bezoares pueden provocar sensaciones de plenitud epigástrica y de saciedad precoz.

F. Modalidades de diagnóstico

1. La etiología de la obstrucción de la salida gástrica se confirma mediante endoscopia. Deber realizarse una biopsia para buscar malignidad, aunque la sensibilidad en el marco de la obstrucción gástrica es pobre (< 40 %). Así, un informe anatomopatológico benigno no excluye la posibilidad de cáncer.
2. El diagnóstico de vólvulo se hace con base en los hallazgos clínicos y se confirma con una radiografía simple de tórax; sin embargo, si el diagnóstico no está claro, un estudio de contraste de la porción superior del tubo digestivo es diagnóstico.

G. Indicaciones quirúrgicas

1. La obstrucción debida a una EUP complicada suele tratarse inicialmente de forma conservadora (aspiración nasogástrica, ayuno, supresión de la acidez gástrica y líquidos intravenosos) durante 3 a 5 días. Sin embargo, la mayoría de los pacientes acabarán necesitando una cirugía definitiva.
2. La obstrucción gástrica por tumores malignos requiere resección quirúrgica o derivación gástrica para su paliación.
3. La obstrucción por vólvulo conlleva el riesgo de estrangulamiento; es necesaria una intervención quirúrgica rápida.

H. Tratamiento

1. El tratamiento inicial incluye la corrección de las anomalías de volumen y electrolíticas.
2. El tratamiento no quirúrgico de la EUP obstructiva con dilatación neumática endoscópica puede aliviar temporalmente los síntomas y permitir una intervención quirúrgica programada en los candidatos poco aptos para cirugía.
3. La elección del procedimiento para la obstrucción de la salida gástrica secundaria a la EUP es la resección del antro y el píloro obstruidos, o la derivación. Dado que una derivación gastroyeyunal es ulcerogénica, se prefiere la resección siempre que el duodeno proximal pueda dividirse y cerrarse con seguridad. De lo contrario, se prefieren los procedimientos de derivación a la morbilidad asociada a una posible extravasación del muñón duodenal. Los pacientes tratados con gastroyeyunostomía requieren una reducción de la acidez en forma de vagotomía o IBP de por vida.

4. La resección quirúrgica (preferiblemente con márgenes de 5 cm), incluida la linfadenectomía, es óptima para la paliación y la posible curación del adenocarcinoma gástrico que causa obstrucción de la salida gástrica. La reconstrucción viene determinada por la localización de la lesión y el grado de resección gástrica necesario. El cáncer de páncreas obstructivo puede paliarse con una gastroyeyunostomía de asa.
5. El vólvulo gástrico es una urgencia quirúrgica. La descompresión inicial con una sonda nasogástrica se acompaña de reanimación.

   El estómago se reduce mediante un abordaje abierto o laparoscópico y se realiza una resección gástrica adecuada (parcial o subtotal) si hay necrosis. El cierre y la reparación de los defectos diafragmáticos con gastropexia o la colocación de una sonda de gastrostomía pueden prevenir la recurrencia.
6. El fitobezoar no complicado puede tratarse médicamente con dosis repetidas de celulasa o papaína y acetilcisteína. El fitobezoar persistente puede tratarse con fragmentación y extracción endoscópica. Los tricobezoares y los fitobezoares obstructivos se eliminan quirúrgicamente mediante una gastrotomía.

I. Pronóstico

1. El pronóstico a largo plazo de la dilatación endoscópica para la EUP obstructiva es malo. El alivio de los síntomas a corto plazo se logra en el 83 % al 100 % de los pacientes. Sin embargo, solo una tercera parte de los pacientes presenta una mejora duradera (> 3 meses). La cirugía de la obstrucción de la salida gástrica secundaria a úlcera péptica se asocia a una mortalidad del 5 %.
2. La mortalidad del vólvulo gástrico puede ser del 30 % al 50 %. Por tanto, es esencial su reconocimiento temprano y corrección quirúrgica rápida. La necesidad de resección gástrica aumenta la morbilidad y la mortalidad.

J. Complicaciones

1. Secuelas de la resección gástrica (sección IV).
2. El vólvulo gástrico puede provocar ulceración, perforación, hemorragia, necrosis pancreática o avulsión omental. En raras ocasiones, la rotación del estómago también puede alterar la vasculatura esplénica y provocar una hemorragia o una rotura esplénica.

VII. ENFERMEDAD DIVERTICULAR DEL DUODENO

A. Generalidades. Los divertículos pueden aparecer en cualquier parte del tubo digestivo. Pueden ser adquiridos, como en el intestino delgado o el colon, o congénitos, como el divertículo de Meckel (*v.* cap. 61).

Los divertículos congénitos tienden a ser divertículos verdaderos, ya que incorporan todas las capas del intestino, mientras que los divertículos adquiridos tienden a ser «falsos» divertículos que solo contienen mucosa y submucosa.

B. Incidencia

1. Los divertículos duodenales son una entidad relativamente común, con una prevalencia medida por informes de autopsia de alrededor del 9 % de la población.
2. Lo más habitual es que se den entre la sexta y la octava década de la vida.
3. El 75 % de los divertículos duodenales son de tejido periampular y se localizan a menos de 2 cm de la ampolla.

C. Etiología. La fisiopatología de los divertículos duodenales sigue sin estar clara. Sin embargo, parece que se producen de forma secundaria a una combinación de lo siguiente:

1. Trastornos de la motilidad duodenal.
2. Edad avanzada.
3. Debilidad de la musculatura duodenal.
4. Defectos congénitos.
5. Pueden producirse divertículos de tracción cerca de la primera parte del duodeno secundarios a la cicatrización de la EUP.

D. Manifestaciones clínicas

1. Los divertículos duodenales suelen ser asintomáticos y no requieren tratamiento. Los síntomas de presentación pueden ser secundarios a la compresión del árbol pancreaticobiliar e incluyen ictericia o pancreatitis.
2. Asociación entre divertículos duodenales periampulares, bacterobilia y cálculos del conducto biliar común.
3. Los pacientes pueden presentar una hemorragia digestiva alta de los divertículos, anemia, signos de diverticulitis, perforación o ulceración.

E. Modalidades de diagnóstico

1. Endoscopia superior para evaluar la causa de la hemorragia en la porción superior del tubo digestivo; también puede ayudar a tratar la hemorragia.
2. La colangiopancreatografía retrógrada endoscópica (CPRE) puede evaluar el árbol biliopancreático y aliviar la ictericia.
3. Estudio de contraste digestivo superior.

4. La TC con contraste oral puede detectar ocasionalmente estas lesiones.

F. **Indicaciones quirúrgicas**
   1. Observar a los pacientes asintomáticos.
   2. Operar si la hemorragia no puede controlarse por endoscopia.
   3. Operar en todas las perforaciones.

G. **Tratamiento**
   1. Los pacientes con evidencia de hemorragia digestiva alta o baja deben someterse a una endoscopia superior (*v.* cap. 56). En general, no se recomienda la diverticulectomía en los pacientes que presentan síntomas pancreatobiliares.
   2. El tratamiento quirúrgico de los divertículos duodenales perforados es similar al de las úlceras duodenales perforadas que se ha comentado anteriormente.

VIII. INGESTA Y RETENCIÓN DE CUERPOS EXTRAÑOS

A. **Incidencia**
   1. La mayoría de las ingestas de cuerpos extraños se producen en niños, con una incidencia máxima entre los 6 y los 36 meses de edad.
   2. En los adultos, la mayoría de las ingestas se producen en personas con discapacidad intelectual, trastornos psiquiátricos, contrabando de drogas en preservativos ingeridos, o que están encarceladas y buscan un beneficio secundario.
   3. Bolo alimenticio, especialmente si existe una enfermedad esofágica subyacente.

B. **Manifestaciones clínicas**
   1. **Anamnesis**
      a. En un niño mayor o un adulto alerta, el paciente puede informar sobre el objeto que fue ingerido y la cantidad de tiempo transcurrido desde la ingesta.
      b. Preguntar por el tamaño, la forma y la nitidez del objeto.
      c. Los antecedentes previos de disfagia son importantes, ya que muchas impactaciones esofágicas se producen en lugares de enfermedad esofágica subyacente.
   2. **Exploración física**
      a. Por lo general, la exploración es normal, pero el enfisema subcutáneo, el derrame pleural de nueva aparición, la distensión abdominal, la evidencia de sangre por el recto o la peritonitis pueden indicar complicaciones de la ingesta.

C. **Modalidades de diagnóstico**
   1. Las radiografías (radiografías simples y TC sin contraste oral) proporcionan información pertinente sobre la localización del objeto y la presencia de aire libre mediastínico o intraperitoneal. Las radiografías anteroposteriores y laterales del cuello, el tórax y el abdomen ayudan a identificar los objetos radiopacos; no detectan los objetos radiotransparentes, como las espinas de pescado, la madera, el plástico y la mayoría de los fragmentos de vidrio.
   2. Las exploraciones orales con contraste aumentan el riesgo de aspiración si hay impactación de cuerpos extraños y obstrucción y, en general, deben evitarse.
   3. En un paciente sin objeto visible alguno en la radiografía y asintomático, no es necesario ningún otro tratamiento.

D. **Tratamiento.** El tratamiento de la ingesta de cuerpos extraños varía en función de la localización del cuerpo extraño en el momento del diagnóstico, así como de su tipo y tamaño.
   1. **Esófago**
      a. Los pacientes con cuerpos extraños esofágicos que causen una obstrucción esofágica completa, objetos punzantes o pilas en el esófago, deben ser sometidos a una extracción endoscópica urgente.
      b. La EGD terapéutica urgente (dentro de las 24 h) está indicada para otros cuerpos extraños esofágicos sin obstrucción completa.
      c. El tratamiento de la impactación del bolo alimenticio en el esófago se realiza empujando suavemente el bolo hacia el estómago.
      d. La esofagoscopia flexible y la rígida tienen tasas de éxito similares, aunque **la rígida puede ser más adecuada para la extracción de objetos más grandes.**
   2. **Estómago.** La mayoría de los objetos que entran en el estómago pasan por el resto del tubo digestivo.
      a. Para los objetos de más de 10 cm (p. ej., cepillos de dientes), que probablemente no pasen la primera parte del duodeno, realizar la extracción endoscópica.
      b. Extraer los objetos punzantes por vía endoscópica solo si es seguro. De lo contrario, seguir al paciente con radiografías seriadas y exploración física para asegurarse de que el objeto avanza. La náusea, el vómito, la fiebre, el dolor abdominal o la hemorragia digestiva justifican una intervención quirúrgica.
      c. Los objetos pequeños y romos que no pasen por el estómago y el píloro en 3 o 4 semanas deben extraerse por vía endoscópica.
      d. Las pilas pueden producir lesiones por múltiples mecanismos: descarga eléctrica y quemadura de la mucosa, necrosis por presión con las pilas más grandes, toxicidad por

óxido mercúrico o lesión cáustica por fuga. El paciente con mayor riesgo de sufrir estas complicaciones es un menor de 4 años que ha ingerido pilas de litio cilíndricas o de mayor tamaño (> 18 mm). La licuefacción y la perforación pueden producirse en tan solo 2 h si se alojan en el esófago; deben extraerse rápidamente. Las pilas que han superado la vía del esófago no requieren intervención a menos que sean sintomáticas, tengan un gran diámetro (> 2 cm) o permanezcan en el estómago más de 48 h.

e. Los imanes también deben retirarse pronto para evitar lesiones y perforaciones intestinales.

f. Si la recuperación endoscópica falla, los pacientes pueden ser tratados de forma conservadora para que los síntomas se desarrollen antes de la intervención quirúrgica. La mayoría de los objetos, incluidos los afilados, pasarán sin complicaciones.

g. Las drogas ilícitas, como la heroína o la cocaína, se introducen a veces mediante la ingesta de preservativos de látex o bolsas de plástico llenas de droga. Hay que evitar romper estas bolsas, ya que puede producirse una sobredosis mortal. Por lo general, lo mejor es observar al paciente asintomático y reservar la cirugía para aquellos con evidencia de obstrucción o signos sistémicos de rotura.

AXIOMAS

- En el paciente estable, reparar principalmente la perforación esofágica.
- En el paciente *in extremis* por perforación esofágica, lo mejor es el desbridamiento y drenaje extenso seguidos de una reparación o resección diferida.
- La obstrucción total del esófago puede presentarse con compromiso respiratorio e incapacidad para proteger la vía aérea.
- La infección por *H. pylori se* asocia a más del 90 % de las úlceras duodenales y al 75 % de las gástricas.
- La perforación complica hasta el 10 % de los casos de EUP. El retraso en la cirugía aumenta la mortalidad.
- El vólvulo gástrico es una urgencia quirúrgica.

Lecturas recomendadas

Behrman SW. Management of complicated PUD. *Arch Surg* 2005;140:201–208.

Birk M, Bauerfeind P, Deprez PH, et al. Removal of foreign bodies in the upper gastrointestinal tract in adults: European Society of Gastrointestinal Endoscopy (ESGE) clinical guideline. *Endoscopy* 2016;48:1–8.

Brunicardi FC, Andersen DK, Billiar TR, et al. *Schwartz's Principles of Surgery*. 10th ed. New York, NY: McGraw-Hill; 2015.

Buck DL, Vester-Andersen M, Møller MH. Surgical delay is a critical determinant of survival in perforated peptic ulcer. *Br J Surg* 2013;100(8):1045–1049.

Bufkin BL, Miller JI Jr, Mansour KA. Esophageal perforation: emphasis on management. *Ann Thorac Surg* 1996;61:1447–1451.

Cameron JL, Cameron AM, eds. *Current Surgical Therapy*. 12th ed. Philadelphia, PA: Mosby; 2017.

Cirocchi R, Soreide K, Di Saverio S, et al. Meta-analysis of perioperative outcomes of acute laparoscopic versus open repair of perforated gastroduodenal ulcers. *J Trauma Acute Care Surg* 2018;85(2): 417–425.

Cohen H. Peptic ulcer and *Helicobacter pylori*. *Gastroenterol Clin North Am* 2000;29:775–789.

Eisen GM, Baron TH, Dominitz JA, et al. Guideline for the management of ingested foreign bodies. *Gastrointest Endosc* 2002;55:802–806.

Ivatury RR, Moore FA, Biffl W, et al. Oesophageal injuries: position paper, WSES, 2013. *World J Emerg Surg* 2014;9(1):9.

Kuppusamy M, Hubka M, Felisky CD, et al. Evolving management strategies in esophageal perforation: surgeons using nonoperative techniques to improve outcomes. *J Am Coll Surg* 2011;213(1):164–171.

Lai AT, Chow TL, Lee DT, et al. Risk factors predicting the development of complications after foreign body ingestion. *Br J Surg* 2003;90:1531–1535.

Lee CW, Sarosi GA Jr. Emergency ulcer surgery. *Surg Clin North Am* 2011;91:1001–1013.

Mavroudis CD, Kuchareczuk JC. Acute management of esophageal perforation. *Curr Surg Rep* 2014;2:34.

Millat B, Fingerhut A, Borie F. Surgical treatment of complicated duodenal ulcers: controlled trials. *World J Surg* 2000;24:299–306.

Napolitano L. Refractory peptic ulcer disease. *Gastroenterol Clin North Am* 2009;38:267–288.

Neel D, Davis EG, Farmer R, et al. Aggressive operative treatment for emetogenic rupture yields superior results. *Am Surg* 2010;76:865–868.

Svanes C. Trends in perforated peptic ulcer: incidence, etiology, treatment, and prognosis. *World J Surg* 2000;24:277–283.

Wang YR, Richter JE, Dempsey DT. Trends and outcomes of hospitalizations for peptic ulcer disease in the United States, 1993 to 2006. *Ann Surg* 2010;251:51–58.

Weiland ST, Schurr MJ. Conservative management of ingested foreign bodies. *J Gastrointest Surg* 2002;6:496–500.

Wu JT, Mattox KL, Wall MJ Jr. Esophageal perforations: new perspectives and treatment paradigms. *J Trauma* 2007;63:1173–1184.

Zittel TT, Jehle EC, Becker HD. Surgical management of PUD today—indication, technique and outcome. *Langenbecks Arch Surg* 2000;385:84–96.

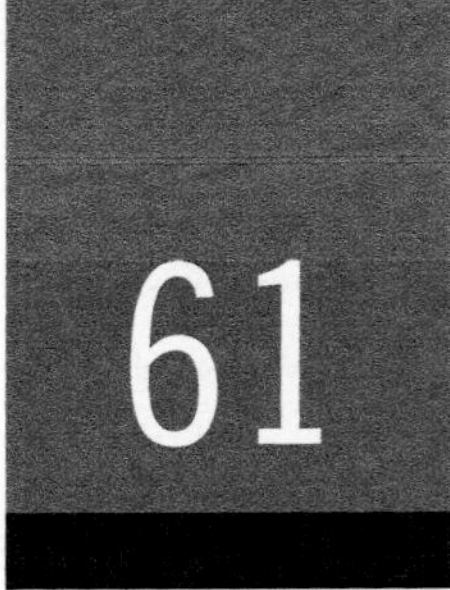

Enfermedades inflamatorias del intestino

Sidrah Khan y Brian S. Zuckerbraun

En este capítulo se revisan las enfermedades del intestino delgado, el apéndice y el colon. Se centra en los procesos inflamatorios que requieren un reconocimiento rápido de aquellos pacientes que requieren una intervención quirúrgica inmediata.

I. ENFERMEDAD ULCEROSA PÉPTICA. La enfermedad ulcerosa péptica (EUP) sigue siendo un diagnóstico de urgencia frecuente. La comprensión de la fisiopatología ha evolucionado en las últimas décadas, lo que ha provocado un cambio en el tratamiento de la EUP, para el que actualmente se requiere un número significativamente menor de procedimientos.

El tratamiento quirúrgico se lleva a cabo en caso de complicaciones de la enfermedad, como hemorragia, perforación, obstrucción, enfermedad resistente al tratamiento o sospecha de malignidad (*v.* cap. 60).

A. Etiología

1. Las úlceras pépticas están causadas por un desequilibrio en la acción del ácido péptico, por una alteración de los mecanismos de defensa de la mucosa o por ambos.
2. La infección por *Helicobacter pylori* desempeña un papel importante en el debilitamiento de las defensas de la mucosa y el posterior desarrollo de úlceras.

   Además, la inflamación y la alcalinización local que acompañan a la infección por *H. pylori* disminuyen la secreción de somatostatina del antro (células D del antro) e interrumpen el control inhibidor de la liberación de gastrina (células G del antro). El pronóstico es un estado de hipergastrinemia que promueve la hipertrofia de las células parietales y la hipersecreción de ácido gástrico.
3. El uso de antiinflamatorios no esteroideos (AINE) afecta los mecanismos normales de defensa de la mucosa.
4. Las ulceraciones duodenales se encuentran con mayor frecuencia en la primera porción del duodeno y están asociadas a la hipersecreción de ácido.
5. Las úlceras gástricas pueden estar asociadas o no a hipersecreción ácida y se clasifican, además, en función de sus características anatómicas (fig. 61-1).
   a. *Úlcera gástrica de tipo 1 (la más común).* Normalmente se localiza cerca de la incisura en la curvatura menor y se asocia con secreción de ácido normal o disminuida.
   b. *Úlcera gástrica de tipo 2.* Se localiza en el cuerpo del estómago en combinación con la porción proximal del duodeno y se asocia a hipersecreción ácida.
   c. *Úlcera gástrica de tipo 3.* Prepilórica y asociada a un aumento de la secreción de ácido.
   d. *Úlcera gástrica de tipo 4.* Se produce en la unión gastroesofágica y la secreción de ácido es normal o inferior a la normal.
   e. *Úlcera gástrica de tipo 5.* Puede presentarse en cualquier parte del estómago o como una ulceración difusa. Suelen estar inducidas por la medicación de los AINE o los corticoesteroides.

B. Incidencia

1. La incidencia de EUP en la población general es del 0.1 % al 0.3 % al año, con una prevalencia a lo largo de la vida del 5 % al 10 %.
2. Con los actuales avances en el tratamiento médico y el mayor conocimiento de la patogenia de la EUP, la incidencia de las intervenciones quirúrgicas ha disminuido significativamente en las últimas décadas.
3. Durante la evolución natural de su enfermedad, los pacientes con EUP corren el riesgo de sufrir una hemorragia (15-20 %), una perforación (5 %) y una obstrucción (2 %) si no reciben tratamiento.

C. Factores de riesgo

1. Infección por *H. pylori.* La infección por *H. pylori* está asociada a más del 90 % de las úlceras duodenales y al 75 % de las gástricas. El 50 % de la población adulta de Estados Unidos tiene *H. pylori*. Sin embargo, solo entre el 15 % y el 20 % de los pacientes colonizados desarrollarán EUP a lo largo de su vida.

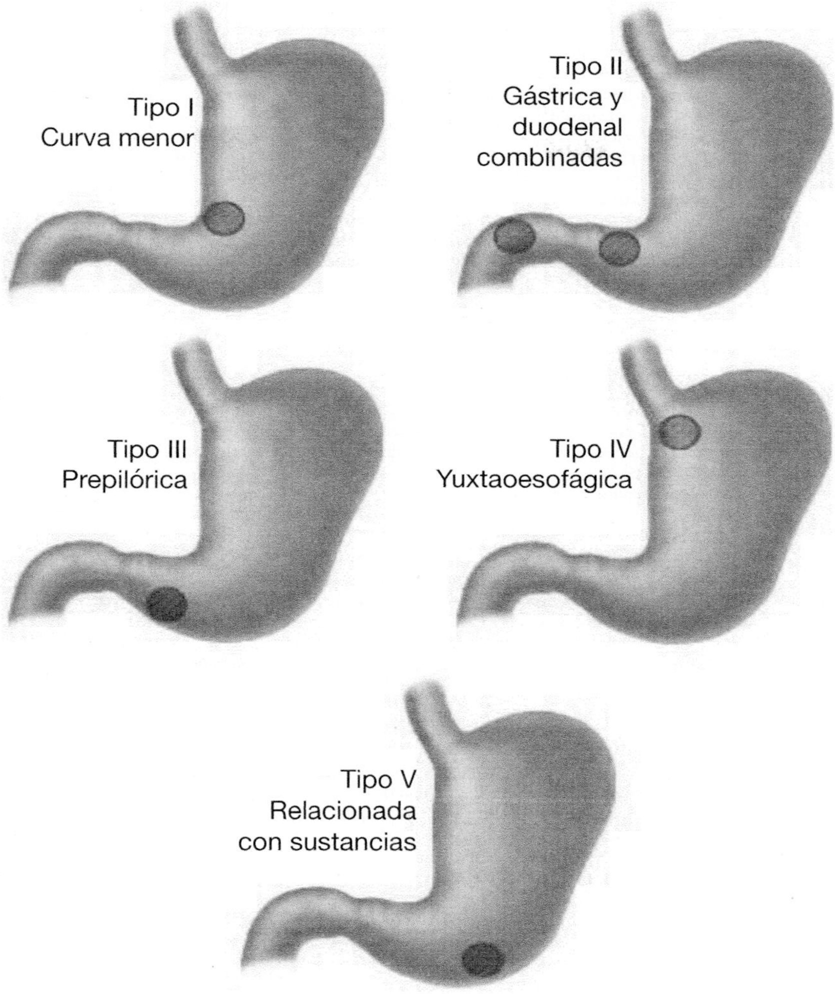

Figura 61-1. Tipos de úlceras gástricas. (Reimpreso de Khan S, Schuchert V, Zuckerbraun BS. Inflammatory conditions of the small and large intestines. En: Britt LD, Peitzman AB, Jurkovich GY, y cols., eds. *Acute Care Surgery*. 2nd ed. Filadelfia, PA: Wolters Kluwer; 2019, con permiso. Figura 45.2).

2. AINE. El 25 % de los usuarios crónicos de AINE desarrollarán EUP, y entre el 2 % y el 4 % sufrirán perforaciones o hemorragias. Las complicaciones de la EUP son más frecuentes en los pacientes que toman AINE.
3. Entre los factores de estrés fisiológico se encuentran: traumatismos, choque, traumatismos craneoencefálicos graves, sepsis y cirugía.
4. Tabaquismo. Las personas con hábito tabáquico tienen dos veces más probabilidades de desarrollar EUP que las que no lo tienen. Se cree que el tabaco inhibe la secreción pancreática de bicarbonato, lo que provoca un aumento de la acidez en el duodeno.
5. Síndrome de Zollinger-Ellison.

D. Manifestaciones clínicas

1. El dolor epigástrico es una característica principal de la EUP en más del 90 % de los pacientes, y suele describirse como una molestia ardiente, punzante o corrosiva. La ingesta

de alimentos o antiácidos puede aliviar temporalmente los síntomas en el caso de las úlceras duodenales y puede exacerbar los síntomas en el caso de las gástricas.

2. Otros hallazgos de la anamnesis pueden incluir náusea, vómito o anorexia.
3. La úlcera péptica puede desencadenar una hemorragia digestiva alta importante, que puede presentarse con hematemesis, emesis en forma de café, melena, sangre oculta en heces o síntomas de hipotensión secundarios a la hemorragia (*v.* cap. 56).
4. La perforación de la úlcera péptica suele presentarse con un dolor abdominal grave de aparición repentina y hallazgos de peritonitis generalizada en la exploración. Los pacientes también pueden presentar fiebre, taquicardia o leucocitosis.

E. Evaluación diagnóstica

1. En la presentación no urgente de la EUP, la esofagogastroduodenoscopia (EGD) es el método diagnóstico preferido tanto para la visualización de la EUP como para la biopsia (el *H. pylori* puede confirmarse en la biopsia). También puede realizarse, aunque tiene menos sensibilidad, una radiografía de contraste de la porción superior del tubo digestivo, que puede constatar la retención de contraste en la úlcera.
2. La pronta evaluación endoscópica, tanto diagnóstica como terapéutica, es necesaria en la hemorragia digestiva alta aguda.
3. En caso de sospecha de perforación con signos clínicos evidentes de peritonitis, deben obtenerse radiografías simples de abdomen en posición vertical o en decúbito lateral izquierdo para evaluar la presencia de aire libre en el abdomen (80-85 % de los casos). Puede no estar presente con la perforación de la pared posterior. En aquellos pacientes con una presentación menos grave, es razonable realizar una tomografía computarizada (TC) abdominal.

F. Indicaciones quirúrgicas

1. La cirugía para la EUP se limita en gran medida al tratamiento de las complicaciones potencialmente mortales.
2. La evidencia de perforación con signos de peritonitis en la exploración o aire libre en la radiografía simple de abdomen requiere una exploración quirúrgica urgente.
3. El 80 % de los pacientes que presentan hemorragia por úlcera péptica dejan de sangrar sin intervención médica o quirúrgica. La hemostasia endoscópica controla la hemorragia en el 85 % al 95 % de los casos que no se resuelven espontáneamente (*v.* cap. 56).

G. Tratamiento

1. Supresión de la acidez y reconstrucción. El objetivo del tratamiento quirúrgico de la EUP es disminuir la producción de ácido. Esto se consigue mediante la interrupción del suministro de nervios a las células parietales del estómago. Estos procecimientos solo deben considerarse en pacientes con estabilidad.
   a. La mayoría de las úlceras pépticas resistentes al tratamiento se tratan adecuadamente de forma programada mediante uno de los siguientes procedimientos: vagotomía troncal y procedimiento de drenaje (V + D), o vagotomía y antrectomía/gastrectomía distal (V + A). La vagotomía altamente selectiva es un procedimiento del pasado.
   b. En el caso de la vagotomía troncal completa, la disfunción antipilórica restringe el vaciado gástrico y requiere un procedimiento de drenaje concurrente (piloromiotomía o piloroplastia) o gastrectomía (fig. 61-2).
   c. Tras la antrectomía o la gastrectomía distal, se establece la continuidad intestinal con una gastroduodenostomía Billroth I (gastrectomía distal subtotal) o una gastroyeyunostomía de asa Billroth II (resección del estómago con anastomosis gastroyeyunal).
2. Perforación
   a. La perforación duodenal se trata en quirófano con desbridamiento y cierre simple o con un parche de omento (parche de Graham). El parche solo es necesario a menudo porque el tejido es muy friable, o porque la significativa fibrosis duodenal impide un cierre sin tensión (fig. 60-4).
   b. En ocasiones se requiere la resección, pero a menudo el muñón duodenal presenta un alto riesgo de estallido secundario a la inflamación. Deben utilizarse estrategias para descomprimir el muñón duodenal (tubos de drenaje retrógrados, etc.) y drenajes intraperitoneales.
   c. Las úlceras de mayor tamaño no susceptibles de resección pueden tratarse con una combinación de cierre/parche dental o tubo de duodenostomía lateral a través de los defectos más grandes, drenaje intraperitoneal y exclusión pilórica (fig. 37-11) con anastomosis gastroyeyunal quirúrgica o sonda G quirúrgica para drenaje y sonda Y para nutrición enteral.
   d. La perforación gástrica se trata con resección en cuña/excisión de úlcera.
   e. Cirugía de reducción de ácido solo en pacientes con estabilidad con úlceras resistentes al tratamiento a pesar del tratamiento previo o en curso o la necesidad de medicamentos ulcerógenos en curso. El tratamiento para *H. pylori* debe instaurarse en el posqui-

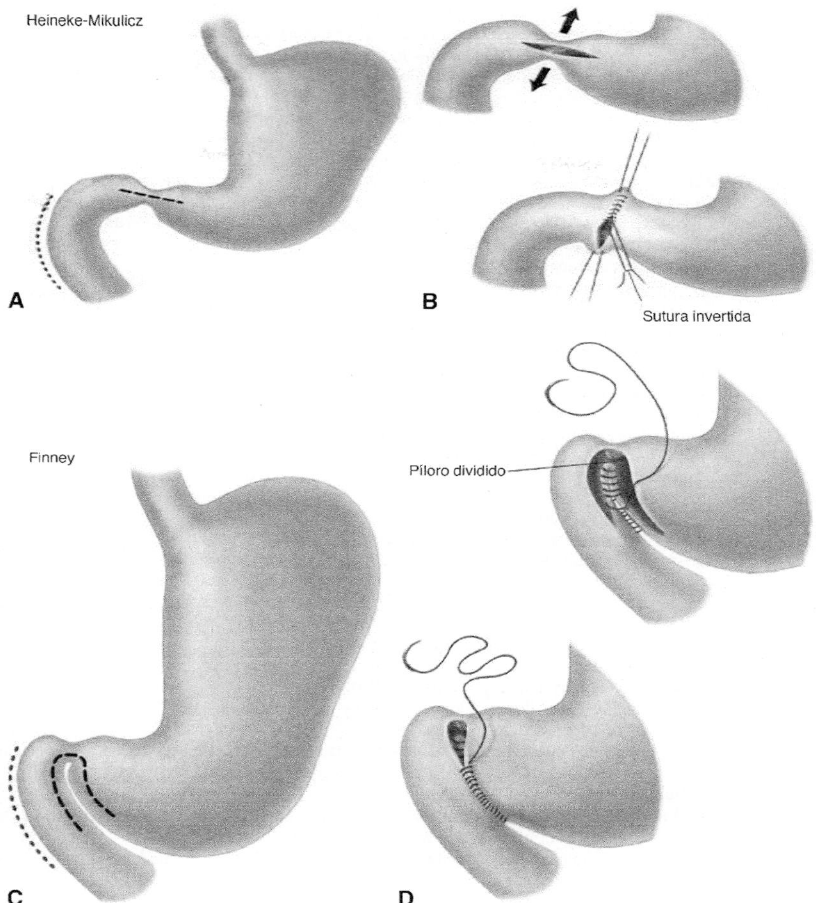

Figura 61-2. Técnicas de piloroplastia. Heineke-Mikulicz **(A, B)** y Finney **(C, D)**. (Reimpreso de Khan S, Schuchert V, Zuckerbraun BS. Inflammatory conditions of the small and large intestines. En: Britt LD, Peitzman AB, Jurkovich GY, y cols., eds. *Acute Care Surgery*. 2nd ed. Filadelfia, PA: Wolters Kluwer; 2019, con permiso. Figura 45.4).

rúrgico. La investigación histológica de las úlceras gástricas es esencial, dado que **el cáncer gástrico puede presentarse como una úlcera gástrica perforada.**

f. En general, desde un punto de vista quirúrgico, se favorece el **medio menos extenso para lograr el control de la fuente en cualquier situación dada.**

3. Hemorragia (*v.* cap. 56)

H. **EUP inducida por *H. pylori*.** Erradicación con combinación triple de inhibidor de la bomba de protones (IBP) más claritromicina y amoxicilina/metronidazol o régimen cuádruple de IBP, bismuto, metronidazol y tetraciclina.

I. **EUP inducida por la medicación.** Interrupción de los AINE o adición de medicación antisecretora, incluidos bloqueadores H_2 o IBP, si no se realiza la cirugía antiácida.

J. **Pronóstico**

1. La cirugía urgente por perforación de úlcera péptica conlleva una mortalidad del 6 % al 30 %. Los factores de riesgo para una mayor mortalidad incluyen evidencia de choque en el momento del ingreso, insuficiencia renal, retraso de la laparotomía en más de 12 h, enfermedad médica concurrente, edad, cirrosis hepática o estado de inmunocompromiso.

2. En general, las complicaciones de la úlcera gástrica conllevan una mayor mortalidad que las úlceras duodenales, debido a la mayor prevalencia de úlceras gástricas en la población de edad avanzada y al uso generalizado de AINE en esta población.
3. La erradicación exitosa de la infección por *H. pylori* cambia fundamentalmente la evolución natural de la enfermedad ulcerosa y casi elimina la recurrencia.
4. La tasa de recidiva de la úlcera tras la cirugía antisecretora es comparable a la de V+D (5-15 %) e inferior a la de V+A (<2 %). Sin embargo, la V+A conlleva un mayor riesgo de mortalidad si se intenta en pacientes moribundos.

II. **ENFERMEDAD DIVERTICULAR.** Los divertículos pueden aparecer en cualquier parte del tubo digestivo. Pueden ser **adquiridos**, como en el intestino delgado o el colon, o **congénitos**, como el divertículo de Meckel. Los divertículos congénitos tienden a ser **divertículos verdaderos**, ya que incorporan todas las capas del intestino, mientras que los adquiridos tienden a ser **«falsos» divertículos**, ya que solo contienen mucosa y submucosa.

A. **Divertículos duodenales (*v.* cap. 60)**

1. **Etiología.** La fisiopatología precisa de los divertículos duodenales sigue sin estar clara. Sin embargo, se producen de forma secundaria a una combinación de:
   a. Trastornos de la motilidad duodenal.
   b. Edad avanzada.
   c. Debilidad de la musculatura duodenal.
   d. Los defectos congénitos contribuyen a su origen.
   e. Pueden producirse divertículos de tracción cerca de la primera porción del duodeno, secundarios a la cicatrización de la EUP.
2. **Incidencia**
   a. Los divertículos duodenales son una entidad relativamente común, con una prevalencia medida por los informes de autopsia del 9 % de la población.
   b. Por lo general, son más frecuentes entre la sexta y la octava década de vida.
   c. Aproximadamente el 75 % de los divertículos duodenales son periampulares y se localizan a menos de 2 cm de la ampolla. Esta concentración puede ser secundaria a capas musculares menos densas en esa zona.
3. **Manifestaciones clínicas**
   a. Los divertículos duodenales suelen ser asintomáticos y no requieren tratamiento. Los síntomas de presentación pueden ser secundarios a la compresión del árbol pancreaticobiliar e incluyen ictericia o pancreatitis.
   b. Asociación entre divertículos duodenales periampulares, bacterobilia y cálculos del conducto biliar común.
   c. Los pacientes pueden presentar una hemorragia digestiva alta o baja de los divertículos, anemia, signos de diverticulitis, perforación o ulceración.
4. **Evaluación diagnóstica**
   a. Endoscopia superior para evaluar la causa de la hemorragia en la porción superior del tubo digestivo; también puede ayudar a tratar la hemorragia.
   b. La colangiopancreatografía retrógrada endoscópica (CPRE) puede evaluar el árbol biliopancreático y aliviar la ictericia.
   c. Estudio de contraste digestivo superior cuando la diverticulitis o la perforación no están en el diagnóstico diferencial.
   d. Con la TC pueden descubrirse casualmente, o esta puede utilizarse para diagnosticar una diverticulitis o una perforación.
5. **Tratamiento.** Los pacientes con evidencia de hemorragia digestiva alta o baja deben someterse a una endoscopia superior. Intentar el manejo endoscópico siempre que sea posible, debido a la dificultad de acceso intraquirúrgico a la región, así como a la alta morbilidad asociada al procedimiento.
6. **Indicaciones quirúrgicas**
   a. Los pacientes asintomáticos no deben ser tratados.
   b. *Hemorragia masiva* que no puede ser controlada por endoscopia. Se realiza una maniobra de Kocher amplia para acceder a la segunda porción del duodeno, y puede realizarse una diverticulectomía con cierre transversal de dos capas. La hemorragia puede controlarse realizando una duodenotomía lateral y con sobresutura del vaso.
   c. En la mayoría de los casos, *perforación* se limita a la formación de un absceso focal. A menudo puede tratarse con reanimación, antibióticos intravenosos y reposo intestinal. La exploración con resección y cierre se reserva para los pacientes con sepsis abdominal no controlada.

B. **Divertículos yeyunoileales**

1. **Etiología**
   a. Los divertículos pueden aparecer en cualquier parte del intestino delgado y se producen con frecuencia decreciente desde el ligamento de Treitz (LT) hasta la válvula ileocecal.

b. Suelen producirse en el lado mesentérico del intestino en zonas de debilidad de la capa muscular.

2. **Incidencia.** Estos divertículos del intestino delgado (con excepción del divertículo de Meckel) son adquiridos y tienen una prevalencia del 1 % al 5 %.

3. **Manifestaciones clínicas**
   a. Entre el 5 % y 10 % de los pacientes con divertículos presentarán síntomas.
   b. Los síntomas inespecíficos incluyen dolor abdominal cólico intermitente, flatulencia, diarrea y estreñimiento. Sin embargo, no se ha establecido una relación clara entre estos síntomas y los divertículos asociados.
   c. Los síntomas pueden producirse por una diverticulitis y/o una perforación.

4. **Evaluación diagnóstica**
   a. Los divertículos yeyunoileales suelen ser un hallazgo incidental en la ecografía, las series gastrointestinales o la TC.
   b. La prueba más sensible de detección es la enteroclisis.
   c. La endoscopia está técnicamente limitada más allá del LT. Es difícil diagnosticar lesiones distales.
   d. La cápsula endoscópica puede utilizarse para visualizar divertículos o cuando se trata de fuentes ocultas de hemorragia.

5. **Tratamiento. Los casos asintomáticos no deben ser tratados.** Debe realizarse el procedimiento de resección intestinal segmentaria y anastomosis:
   a. Perforación.
   b. Hemorragia no controlada si está localizada.
   c. Diverticulitis.

C. **Divertículo de Meckel**

1. **Etiología:**
   a. El divertículo de Meckel se produce como consecuencia de que el conducto onfalomesentérico (vitelino) no se oblitera durante el desarrollo. Este conducto está presente durante el desarrollo embrionario para conectar el intestino medio del embrión y el saco vitelino. El conducto tiene su propio mesenterio, así como irrigación.
   b. La mayoría de los divertículos de Meckel presentan una mucosa heterotópica, en general gástrica, pero que también puede ser pancreática.
   c. **La «regla de los dos» rige el divertículo de Meckel:**
      i. Afecta al 2 % de la población.
      ii. Se produce aproximadamente a 60 cm de la válvula ileocecal.
      iii. Afecta a los hombres con el doble de frecuencia que a las mujeres.
      iv. El divertículo suele tener una longitud de 5 cm.
      v. Aproximadamente el 2 % de los pacientes desarrollan síntomas.
      vi. Dos tipos de mucosa (gástrica, pancreática).

2. **Incidencia.** El divertículo de Meckel es la anomalía congénita más frecuente del tubo digestivo y afecta aproximadamente al 2 % de la población.

3. **Manifestaciones clínicas**
   a. Puede producirse una hemorragia por ulceración ileal debido al exceso de secreción ácida de la mucosa gástrica heterotópica en el divertículo. La ulceración suele producirse en el orificio del divertículo, lo que sugiere que, cuando está indicado el tratamiento quirúrgico, se requiere una resección del íleon con el divertículo, y no una simple diverticulectomía.
   b. La obstrucción puede producirse por invaginación intestinal con el divertículo actuando como punto de entrada, vólvulo alrededor de la banda fibrosa que une el divertículo al ombligo, estenosis secundaria a diverticulitis crónica o atrapamiento del intestino por la banda mesodiverticular.
   c. También puede producirse una perforación de la diverticulitis de Meckel, y es difícil de distinguirla de la apendicitis o la diverticulitis colónica (fig. 61-3).

4. **Evaluación diagnóstica**
   a. El diagnóstico prequirúrgico puede realizarse en pacientes con hemorragia mediante una gammagrafía con pertecnetato de tecnecio. Esto identificará la mucosa gástrica heterotópica.
   b. A los pacientes que presentan obstrucción o diverticulitis se les suele diagnosticar durante la cirugía un divertículo de Meckel.
   c. La TC también puede utilizarse para detectar inflamación mesentérica, vólvulo o evidencia de obstrucción.

5. **Indicaciones de tratamiento/cirugía**
   a. El divertículo de Meckel casual o fortuito debe ser resecado en niños menores de 18 años o evidencia de presencia de mucosa heterotópica, base estrecha del divertículo o presencia de banda mesodiverticular.

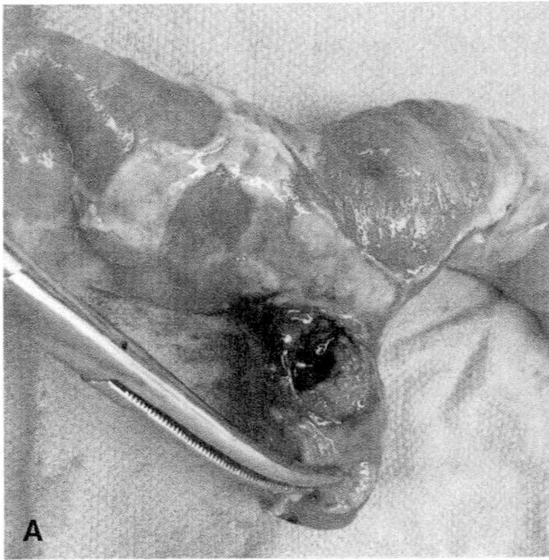

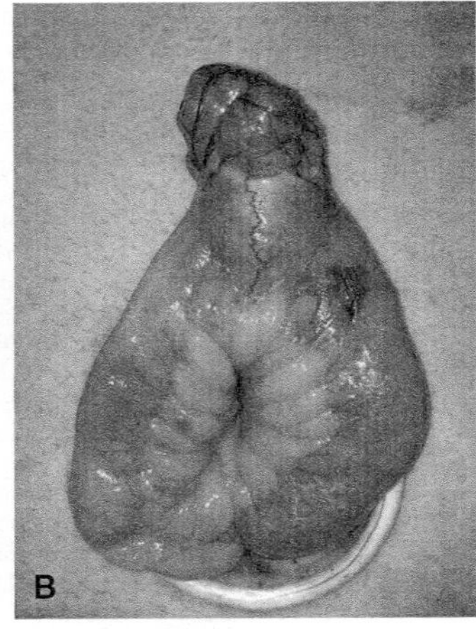

Figura 61-3. Divertículo de Meckel. **A:** Diverticulitis con perforación. **B:** Divertículo inflamado sin perforación. (Reimpreso de Khan S, Schuchert V, Zuckerbraun BS. Inflammatory conditions of the small and large intestines. En: Britt LD, Peitzman AB, Jurkovich GY, y cols., eds. *Acute Care Surgery*. 2nd ed. Filadelfia, PA: Wolters Kluwer; 2019, con permiso. Figura 45.11).

   b. Hemorragia.
   c. Perforación.
   d. Las opciones de tratamiento intraquirúrgico incluyen resección en cuña del divertículo o, si la induración y la inflamación son importantes, resección intestinal segmentaria con anastomosis primaria.
   e. La apendicectomía también debe realizarse en el momento de la cirugía.

D. Enfermedad diverticular colónica

1. **Etiología.** Los divertículos colónicos son falsos divertículos adquiridos que tienden a producirse en área de debilidad, donde los vasos rectos entran en la muscular.
2. **Incidencia**
   a. En los países occidentales, los divertículos colónicos más frecuentes se desarrollan en el colon sigmoideo; en los países asiáticos, son más comunes en el colon derecho.
   b. Aumento significativo de la incidencia en pacientes de edad avanzada, con dos terceras partes de los adultos mayores de 85 años con diverticulosis.
   c. A diferencia de estudios pasados, que informaban de que aproximadamente un 25 % de los pacientes con diverticulosis tenían diverticulitis aguda, informes más recientes muestran que **solo el 4 % de los pacientes con diverticulosis llegan a ser sintomáticos.**
3. **Factores de riesgo.** Se ha teorizado que la falta de ingesta de fibra en la dieta occidental está asociada con el aumento de la incidencia de enfermedad diverticular adquirida.
4. **Manifestaciones clínicas**
   a. La diverticulosis es asintomática y se encuentra de forma casual.
   b. Los pacientes con diverticulitis aguda no complicada suelen presentar una tríada de dolor en el cuadrante inferior izquierdo, fiebre y leucocitosis. También pueden tener síntomas de náusea, vómito, disuria o estreñimiento.
   c. Las diverticulitis complicadas pueden presentarse con la tríada mencionada anteriormente, así como con dolor a la palpación abdominal difuso y dolor de descompresión. También pueden presentarse con choque séptico secundario a la contaminación significativa del abdomen.
5. **Evaluación diagnóstica**
   a. La diverticulitis colónica es un diagnóstico clínico y no requiere estudios adicionales si los síntomas del paciente son relativamente leves.
   b. Ante cualquier duda del diagnóstico o sospecha de complicaciones de la diverticulitis, obtener TC con contraste intravenoso. Esto detectará la formación de abscesos localizados, determinará el grado de inflamación o ayudará en un diagnóstico poco claro.
   c. El enema de bario o la endoscopia inferior no deben realizarse en pacientes con diverticulitis aguda por el riesgo de perforación y extravasación de bario. Estas pruebas

pueden realizarse varias semanas después si están indicadas para descartar obstrucción/compresión y malignidad.

6. **Tratamiento**
   a. **Diverticulosis asintomática.** Los pacientes no requieren una intervención quirúrgica. Recomendar una dieta rica en fibra con la ingesta de más de 35 g de fibra al día.
   b. **Diverticulitis aguda no complicada**
      i. El tratamiento inicial en la presentación leve, cuando el paciente puede tolerar la ingesta oral, es con antibióticos orales de amplio espectro y dieta líquida. Por lo general, puede tratarse de forma ambulatoria. Datos más recientes sugieren que la diverticulitis aguda no complicada puede tratarse sin antibióticos, aunque solo debería hacerse en pacientes de bajo riesgo sin comorbilidades.
      ii. Si los síntomas no se resuelven después de 48 h, debe realizarse una TC e ingresar a los pacientes, a los que se administrarán antibióticos intravenosos y reposo intestinal. El tratamiento antibiótico debe durar de 7 a 10 días, con un antibiótico de amplio espectro mientras el paciente mejore.
      iii. Si el dolor del paciente disminuye y tolera la ingesta oral, terminar un curso de 7 a 10 días de antibióticos orales como paciente ambulatorio.
      iv. Anteriormente, el abordaje era la resección programada en cualquier paciente con dos o más episodios de diverticulitis aguda o cualquier paciente con un solo episodio menor de 40 años. El tratamiento ha evolucionado significativamente, ya que el tratamiento médico ha demostrado tener éxito en el 75 % al 91 % de las diverticulitis no complicadas.
      v. La resección se realiza en caso de diverticulitis complicada o de episodios repetidos de diverticulitis no **complicada** con un efecto negativo en la calidad de vida del paciente.
   c. **Diverticulitis complicada.** La diverticulitis del colon puede complicarse por la presencia de absceso, fístula, obstrucción o perforación libre (fig. 61-4).
      i. **Absceso.** El absceso puede deberse a una microperforación que cause una inflamación pericolónica. Suelen ser pequeños abscesos bien contenidos, que pueden tratarse de forma no quirúrgica con antibióticos intravenosos. Los abscesos contenidos más grandes pueden tratarse mediante drenaje percutáneo y antibióticos para controlar la sepsis. Los pacientes que no pueden ser corregidos con drenaje percutáneo pueden ser tratados solo con antibióticos o con drenaje asistido por laparoscopia.

         Debe repetirse la TC si no mejora. Los pacientes en quienes no les funciona el tratamiento no quirúrgico deben ser sometidos a cirugía. El papel de la resección programada tras un episodio complicado con drenaje de absceso es objeto de debate, y muchos cirujanos solo ofrecen la resección programada si los síntomas persisten o el paciente sigue teniendo múltiples episodios.
      ii. **Fístula.** La fístula con enfermedad diverticular afecta con mayor frecuencia la vejiga. Estas fístulas se producen con el doble de frecuencia en los hombres que en las mujeres, debido al efecto protector del útero. Las fístulas colovesiculares representan el 50 % de las fístulas relacionadas con los divertículos. Pueden presentarse con neumaturia, fecaluria o infecciones urinarias recurrentes. Las fístulas colovaginales representan el 25 % de las fístulas diverticulares. Estas fístulas se tratan mediante resección segmentaria del colon, generalmente como procedimiento diferido después de que se haya resuelto el episodio agudo. Suele ser necesaria la reparación de la pared de la vejiga o de la vagina, pero debe analizarse a fondo.
      iii. **Obstrucción.** Los pacientes pueden presentar obstrucción por estrechamiento de la luz del colon durante un ataque o por un asa de intestino delgado incorporada al flemón inflamatorio que causa la obstrucción. Esto puede resolverse con tratamiento no quirúrgico, pero puede necesitar cirugía.
      iv. **Perforación libre.** La perforación libre de los divertículos colónicos es una complicación mórbida asociada a una tasa de mortalidad de hasta el 35 %. Deben iniciarse inmediatamente antibióticos de amplio espectro por vía intravenosa y rehidratación intensiva. El paciente debe ser trasladado directamente al quirófano.
7. **Indicaciones quirúrgicas/manejo.** El objetivo de la cirugía debe ser, en la mayoría de las circunstancias, la resección del intestino enfermo. Las indicaciones incluyen las siguientes:
   a. Signos peritoneales difusos en la exploración inicial debido a una perforación no localizada.
   b. Deterioro clínico entre 48 h y 72 h después del inicio del tratamiento médico.
   c. Obstrucción con fallo del tratamiento no quirúrgico.
   d. Perforación.
   e. Absceso complejo imposible de ser drenado con técnica percutánea.

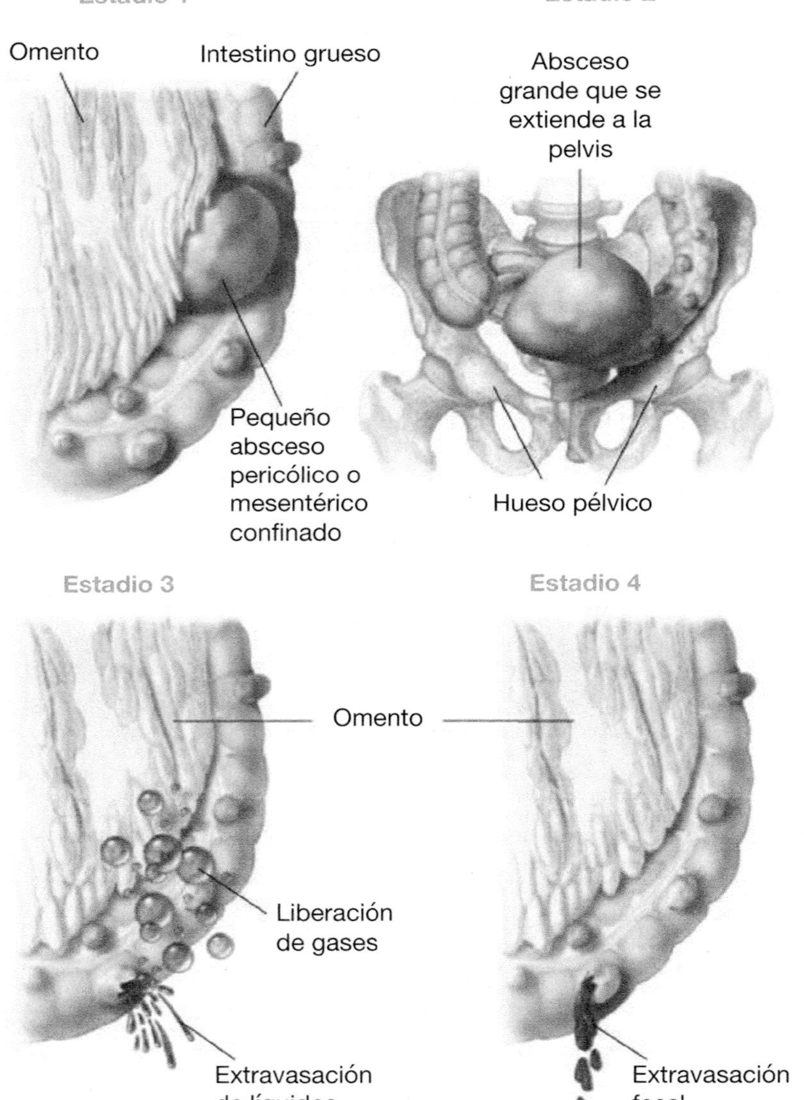

Figura 61-4. Estadificación de Hinchey de la diverticulitis. *Estadio I,* pequeño absceso pericólico o mesentérico. *Estadio 2*, absceso pélvico o intraabdominal distante. *Estadio 3,* peritonitis purulenta. *Estadio 4*, peritonitis feculenta. (Reimpreso de Khan S, Schuchert V, Zuckerbraun BS. Inflammatory conditions of the small and large intestines. En: Britt LD, Peitzman AB, Jurkovich GY, y cols., eds. *Acute Care Surgery*. 2nd ed. Filadelfia, PA: Wolters Kluwer; 2019, con permiso. Figura 45.14).

f. Formación de fístulas: deben administrarse antibióticos para ayudar a resolver la inflamación antes de la cirugía.
g. Si hay poca inflamación pericolónica y mínima contaminación de la cavidad peritoneal sin peritonitis, en algunas situaciones es seguro realizar una anastomosis primaria con o sin derivación proximal. Hay que tener en cuenta el estado fisiológico agudo del paciente, el grado de contaminación y la afección médica crónica.
h. Si el paciente está inestable, tiene peritonitis, o tiene una inflamación pericolónica significativa o grandes cantidades de contaminación extensa, debe realizarse un procedimiento de Hartmann con resección del segmento perforado, colostomía final y reservorio rectal ciego con grapas.

III. **APENDICITIS.** La apendicitis es la urgencia quirúrgica más frecuente en Estados Unidos. Es esencial que los médicos que evalúan el dolor abdominal tengan un claro conocimiento de su presentación y diagnóstico diferencial para avanzar hacia un tratamiento precoz que ayude a prevenir complicaciones (*v.* cap. 59).

A. **Etiología.** La causa de la apendicitis aguda es la oclusión de la luz del apéndice secundaria a:
1. Fecalitos.
2. Tejido linfático.
3. Malignidad.
4. Parásitos.
5. Etiología desconocida.

B. **Incidencia**
1. Aproximadamente 250 000 personas al año en Estados Unidos desarrollan apendicitis, con una incidencia a lo largo de la vida del 7 % en dicho país.
2. Es más frecuente en los hombres (1.4:1).
3. Es más frecuente en la segunda y tercera décadas de la vida, aunque puede producirse a cualquier edad.

C. **Manifestaciones clínicas**
1. La presentación clásica de la apendicitis (50 % de los casos) incluye anorexia, dolor que se origina alrededor del ombligo y se desplaza al cuadrante inferior derecho, dolor seguido de náusea y vómito, y signos peritoneales que se localizan en el punto de McBurney (dos tercios de la distancia entre el ombligo y la espina ilíaca anterosuperior derecha).
2. Realizar el diagnóstico de apendicitis lo antes posible: la tasa de rotura aumenta significativamente después de las primeras 24 h de los síntomas.
3. Sin embargo, hay otras entidades que pueden generar síntomas similares a la apendicitis y que deben ser consideradas en el diferencial, incluidas, pero no limitadas, a:
   a. Afecciones inflamatorias (adenitis mesentérica aguda, gastroenteritis aguda, epididimitis aguda, divertículo de Meckel, enfermedad de Crohn, EUP e infecciones de las vías urinarias).
   b. Afecciones ginecológicas (enfermedad inflamatoria pélvica, rotura de folículo ovárico, rotura de embarazo ectópico).
   c. Problemas mecánicos (torsión testicular, invaginación intestinal, torsión ovárica).

D. **Evaluación diagnóstica**
1. La **anamnesis y la exploración física** son fundamentales para diferenciar la apendicitis de otras dolencias.
   a. *Inicio del dolor.* El tiempo de presentación desde el inicio del dolor es importante, pues puede alterar las decisiones de tratamiento. Si los síntomas han estado presentes durante más de 3 días, debe obtenerse una TC para descartar una posible perforación y un absceso.

      Los pacientes que se presentan antes pueden ser ingresados y seguidos por exploraciones seriadas o trasladados al quirófano para una laparoscopia diagnóstica y una apendicectomía.
   b. *Localización.* El dolor inicial suele ser de aparición repentina y es un dolor visceral (impreciso, constante, mal localizado, no grave) y de localización periumbilical. Este dolor tiende a progresar a un dolor localizado en el cuadrante inferior derecho durante las siguientes horas, a medida que la luz del apéndice se distiende cada vez más e irrita el peritoneo parietal.
   c. *Niños y pacientes adultos mayores.* Es más difícil obtener una anamnesis y una exploración física completas en los niños pequeños. Los adultos mayores pueden presentar un dolor abdominal impreciso o no presentarlo.
   d. El *alivio del dolor* puede ser un signo preocupante en alguien con dolor abdominal continuado durante más de 24 h. Puede indicar una rotura con el alivio de la presión del apéndice distendido sobre el peritoneo.
   e. La *anorexia* es un síntoma común de apendicitis. Si el paciente desea ingerir una comida abundante, debe reconsiderarse el diagnóstico de apendicitis aguda.

2. **Exploración física.** Muchos factores de la exploración física ayudan a esclarecer los diagnósticos de apendicitis aguda.
   a. La *fiebre* suele ser de bajo grado, inferior a 38.5 °C. Si es alta, considerar el diagnóstico de rotura de apendicitis.
   b. El *dolor a la palpación en el punto de McBurney* puede ser mínima en el paciente con apéndice retrocecal.
   c. *Signo del psoas.* Se realiza con el paciente tumbado sobre el lado izquierdo mientras el examinador extiende lentamente el muslo derecho. Si la extensión produce dolor, esto puede sugerir un apéndice retrocecal.
   d. *Signo de Rovsing.* Dolor en el cuadrante inferior derecho cuando se palpa el cuadrante inferior izquierdo. Sugiere proceso peritoneal localizado en el cuadrante inferior derecho.
   e. *Signo del obturador.* Se realiza con el paciente en decúbito supino mientras el examinador rota internamente el muslo flexionado. El dolor en la región hipogástrica sugiere irritación de los músculos obturadores por un apéndice pélvico bajo.
3. **Evaluación de laboratorio.** Debido al inicio agudo de la apendicitis, las anomalías de laboratorio en los pacientes con apendicitis aguda son escasas.
   a. Típicamente una *leucocitosis leve* que oscila entre 10 000/mm^3 y 15 000/mm^3 con desplazamiento hacia la izquierda. Una leucocitosis mucho mayor que estos valores sugiere perforación del apéndice u otro proceso patológico, como enfermedad inflamatoria pélvica.
   b. El *análisis de orina* se obtiene para descartar una infección de las vías urinarias como causa de los síntomas. Aunque la piuria o la hematuria microscópica con inflamación por apendicitis no es infrecuente, normalmente no hay bacterias.
   c. *Prueba de embarazo* en todas las mujeres en edad fértil.
4. **Pruebas de imagen.** Las pruebas de imagen solo deben realizarse si la anamnesis y la exploración física no se ajustan claramente al cuadro de apendicitis aguda.
   a. La *ecografía* se considera la prueba inicial de elección, con una sensibilidad del 55 % al 96 % y una especificidad del 85 % al 98 %. La detección mejora si el ecografista utiliza la compresión manual del flanco posterior mientras realiza la exploración, así como en los niños.

      Entre las desventajas se incluyen la dependencia del operador y la dificultad de realizar la ecografía transabdominal en pacientes con obesidad. La ecografía transvaginal puede ayudar a confirmar una enfermedad pélvica en mujeres con presentación no clásica.
   b. La TC con contraste oral e intravenoso tiene una mayor sensibilidad y especificidad que la ecografía, un 94 % y un 95 %, respectivamente.
   c. *Laparoscopia diagnóstica.* Ante la incertidumbre del diagnóstico de apendicitis, puede realizarse una laparoscopia diagnóstica. Esto aplica sobre todo a las mujeres, cuyos síntomas pueden estar provocados por un problema ginecológico. Debe realizarse una apendicectomía imprevista en estos pacientes, incluso cuando parezca normal, para que la reaparición de los síntomas no vuelva a plantear la cuestión de una posible apendicitis.
5. La escala de Alvarado y la escala de apendicitis pediátrica son sistemas de puntuación útiles para el diagnóstico (*v.* cap. 69).

E. Tratamiento

1. **Apendicitis no complicada**
   a. El tratamiento antibiótico debe iniciarse inmediatamente.
   b. La apendicitis aguda no complicada debe tratarse con cirugía. Los estudios más recientes informan de resultados comparables con el tratamiento solo con antibióticos en los pacientes con apendicitis aguda no complicada sin obstrucción luminal. Esto sigue siendo controvertido.
      i. La técnica laparoscópica es ahora la norma para la apendicitis no complicada.
      ii. Para aquellas situaciones en las que no puede realizarse una laparoscopia exitosa, debe realizarse la técnica abierta: hacer la incisión transversa (Rockey-Davis) u oblicua (McBurney) en el cuadrante inferior derecho.
      iii. En cualquiera de los dos abordajes quirúrgicos, si no se encuentra una apendicitis, hay que realizar una búsqueda exhaustiva para encontrar la enfermedad pasada por alto. Esta debe extenderse al menos 60 cm proximales a la válvula ileocecal; también deben examinarse los ovarios en las mujeres. Realizar una apendicectomía para evitar confusiones posteriores.
2. **Apendicitis complicada.** La rotura de apendicitis tiene una incidencia del 25 % en la apendicitis aguda. Los pacientes pueden presentar una masa en el cuadrante inferior derecho si han tenido apendicitis durante al menos 5 días.

a. Si hay un pequeño absceso o un flemón, puede utilizarse inicialmente un tratamiento no quirúrgico con antibióticos e hidratación intravenosa.
b. Cuando hay un absceso bien localizado, debe tratarse con antibióticos y con drenaje percutáneo por TC o ecografía del absceso. El papel de la apendicectomía de intervalo es controvertido. Al menos en un paciente adulto, las imágenes posteriores y quizás la colonoscopia deberían revelar que no hay masa o lesión residual para descartar un posible proceso maligno.
c. Un absceso complejo puede necesitar un drenaje quirúrgico, que se aborda mejor por vía laparoscópica o extraperitoneal. El drenaje quirúrgico de un absceso complejo debe incluir la apendicectomía en el momento del drenaje solo si es fácilmente accesible.

3. **Apendicectomía imprevista.** La apendicectomía no debe realizarse normalmente en el momento de otra cirugía abdominal. Solo debe realizarse de forma profiláctica si:
   a. El paciente es un niño que va a recibir quimioterapia.
   b. El individuo es incapaz de responder adecuadamente al dolor abdominal.
   c. El paciente tiene la enfermedad de Crohn y un ciego libre de enfermedad.

F. **Indicaciones quirúrgicas**

1. Debido a las complicaciones y a la prolongada morbilidad de la rotura apendicular, debe realizarse una intervención quirúrgica rápida cuando el juicio clínico o las modalidades de diagnóstico sugieran la existencia de apendicitis. En las mujeres se da hasta un 20 % de apendicitis negativas. Las consecuencias a largo plazo de la rotura en las mujeres incluyen una tasa de esterilidad de hasta el 40 %.
2. La perforación con peritonitis difusa y aire libre también debe ser intervenida con urgencia.

IV. INGESTA Y RETENCIÓN DE CUERPOS EXTRAÑOS

A. Ingesta de cuerpos extraños

1. **Incidencia.** La mayoría de la ingesta de cuerpos extraños se produce en niños, con una incidencia máxima entre los 6 y los 36 meses de edad. En los adultos, la mayoría de las ingestas de cuerpos extraños se producen en personas con discapacidad mental, trastornos psiquiátricos, personas que trafican ilegalmente con drogas en preservativos ingeridos, o en la población penitenciaria que busca una ganancia secundaria. La impactación de bolo alimenticio también es un problema, especialmente si existe una enfermedad esofágica subyacente.
2. **Manifestaciones clínicas**
   a. **Anamnesis**
      i. En un niño mayor o un adulto alerta, el paciente puede ser capaz de informar de los elementos ingeridos, así como del tiempo transcurrido desde la ingesta.
      ii. Deben obtenerse el tamaño, la forma y la nitidez del objeto.
      iii. Los antecedentes de disfagia son importantes, ya que muchas impactaciones esofágicas se producen en lugares de enfermedad esofágica subyacente.
   b. **Exploración física**
      i. El babeo, la dificultad respiratoria, el dolor torácico subesternal o la asfixia pueden ser signos de impactación esofágica o de compresión del árbol traqueobronquial.
      ii. El enfisema subcutáneo, el derrame pleural de nueva aparición, la distensión abdominal, la evidencia de sangre macroscópica por el recto y la peritonitis son aspectos importantes de la exploración física que representan complicaciones de la ingesta.
3. **Modalidades de diagnóstico**
   a. **Radiografía.** La radiografía proporciona información pertinente sobre la localización del objeto y la presencia de aire libre mediastínico o intraperitoneal. Las radiografías anteroposteriores y laterales del cuello, el tórax y el abdomen ayudan a identificar los objetos radiopacos.
      Sin embargo, no permiten diagnosticar los objetos radiolúcidos, como las espinas de pescado, la madera, el plástico y la mayoría del vidrio.
   b. La exploración con contraste no debe realizarse de forma rutinaria debido al mayor riesgo de aspiración si hay impactación de cuerpos extraños y obstrucción.
   c. En un paciente que no tiene ningún objeto visible en la radiografía y está asintomático, no es necesario ningún otro tratamiento.
4. **Tratamiento.** El tratamiento de la ingesta de cuerpos extraños varía en función de la localización del cuerpo extraño en el momento del diagnóstico, así como de su tipo y tamaño.
   a. **Bucofaringe.** Los objetos atascados en la bucofaringe deben extraerse rápidamente tras el diagnóstico mediante una laringoscopia directa y una pinza de McGill, o una endoscopia superior rígida o flexible. Los huesos tienden a quedar atrapados en las valéculas o los senos piriformes y, si no se tratan, pueden causar abscesos retrofaríngeos o erosionar la tráquea o los vasos sanguíneos vecinos (*v.* cap. 60).

b. Esófago

i. Los objetos identificados en el esófago que no hayan progresado en 24 h deben extraerse por vía endoscópica para disminuir el riesgo de perforación.

ii. Los objetos punzantes deben recuperarse también en el momento del diagnóstico.

iii. Las impactaciones de bolo alimenticio pueden eliminarse por partes utilizando un endoscopio. Sin embargo, no se recomienda empujar a ciegas una impactación en el estómago debido a la posible enfermedad distal a la impactación y al riesgo de perforación.

iv. También puede administrarse glucagón (1 mg por vía intravenosa) para relajar el esfínter esofágico y permitir el paso del bolo.

v. También se han utilizado balones de Foley para recuperar objetos en el esófago de forma segura, pero hay que tener cuidado de proteger la vía aérea al introducir el cuerpo extraño por la bucofaringe para evitar la aspiración.

c. Estómago. La mayoría de los objetos que entran en el estómago pasan por el resto del tubo digestivo sin problemas.

i. Para los objetos de más de 10 cm, como los cepillos de dientes, que probablemente no pasen el tracto duodenal, se recomienda la extracción endoscópica.

ii. Los objetos punzantes deben extraerse por vía endoscópica si es seguro. De lo contrario, el paciente debe ser seguido con radiografías seriadas y exploración física para asegurarse de que el objeto progresa. Cualquier náusea, vómito, fiebre, dolor abdominal o hemorragia digestiva debe justificar la consideración de una intervención quirúrgica.

iii. Los objetos romos que no pasen el estómago y el píloro en 3 o 4 semanas deben extraerse por vía endoscópica.

iv. Las pilas de botón en el esófago deben ser retiradas. Las pilas de litio en el esófago o el estómago deben extraerse. En caso contrario, deben ser retiradas si no han pasado por el píloro en 72 h.

v. Si la extracción endoscópica falla, los pacientes pueden ser tratados de forma conservadora a la espera de que los síntomas se desarrollen, ya que la mayoría de los objetos, incluidos los afilados, pasarán sin complicaciones.

d. Bolsas de narcóticos. Los narcóticos, como la heroína y la cocaína, se introducen ocasionalmente mediante la ingesta de preservativos de látex o bolsas de plástico llenas de droga. Hay que tener cuidado de no romper estas bolsas, ya que puede provocar una sobredosis letal.

Por tanto, la extracción endoscópica está contraindicada. La observación debe ser la norma, y debe considerarse la cirugía si hay evidencia de obstrucción o signos de rotura.

e. Imanes. Pueden causar necrosis por presión y perforación si hay varios imanes o un solo imán y otros objetos metálicos. Deben retirarse los imanes por vía endoscópica o quirúrgica.

5. Indicaciones quirúrgicas

a. Cualquier objeto en la bucofaringe o el esófago que no pueda extraerse por vía endoscópica.

b. Cualquier evidencia de perforación u obstrucción.

c. Bolsas de narcóticos que no han pasado y han mostrado signos de rotura u obstrucción.

d. Múltiples imanes observados en la radiografía.

B. Cuerpo extraño retenido

1. Incidencia. Los cuerpos extraños retenidos en el recto son un problema infradeclarado, cuya presentación puede retrasarse por la vergüenza del paciente. Es importante tener claro el abordaje adecuado de este problema, que puede presentar complicaciones graves (*v.* cap. 60 y 62).

2. Evaluación diagnóstica

a. Anamnesis y exploración física. Entre las preguntas importantes que hay que hacer están el momento de la colocación del objeto extraño, la forma y el tamaño del objeto, así como la descripción de los intentos de extracción. También es importante una revisión de los sistemas que incluya los antecedentes de fiebre, náusea, vómito, dolor abdominal, obstetricia y última defecación.

b. Exploración física. La exploración física debe centrarse en el abdomen, evaluando la presencia de peritonitis, distensión y masas. También debe realizarse una exploración rectal digital y una evaluación anoscópica para ayudar a localizar el objeto si es posible.

c. Radiografías abdominales en el servicio de urgencias para ayudar a orientar el manejo para la extracción del cuerpo extraño. Estas pueden demostrar la existencia de aire libre y también ayudan a determinar la ubicación del objeto en el recto frente al colon sigmoideo si es radiopaco.

d. La TC puede ser útil para determinar el grado de inflamación del recto y las acumulaciones de líquido o bolsas de aire libre que sugieren una perforación oculta.

3. Tratamiento

a. Extracción a pie de cama en el servicio de urgencias. Entre el 60 % y el 75 % de los cuerpos extraños retenidos en el recto pueden extraerse en la cabecera del servicio de urgencias. En el paciente despierto, primero suele intentarse una maniobra de Valsalva. Si no se consigue, pueden emplearse otras técnicas para facilitar la extracción.

i. La combinación de sedación intravenosa la anestesia local pueden relajar el esfínter anal.

ii. Extracción digital.

iii. Proctoscopia rígida. El uso de fórceps o pinzas junto con la proctoscopia puede ayudar a extraer el objeto.

iv. Sonda de Foley. Suele haber un vacío rectal alrededor del objeto. El uso de un globo de catéter de Foley para pasar el objeto e inflar el globo puede interrumpir el vacío y la tracción del Foley proximal al objeto puede facilitar la extracción.

4. Indicaciones e intervenciones quirúrgicas.

a. Imposibilidad de retirar el objeto en el servicio de urgencias.

b. Evidencia de peritonitis o perforación.

c. Realizar una exploración bajo anestesia (EBA). Si la extracción del objeto junto a la cama no tiene éxito, el paso inicial es la EBA. Tanto la anestesia espinal como la general son eficaces para relajar aún más el esfínter. También pueden ser necesarias dilataciones anales seriadas y una esfinterotomía lateral interna para extraer el objeto.

d. La laparotomía debe realizarse en el paciente con evidencia de peritonitis o aire libre en la presentación inicial. El objetivo debe ser la manipulación transabdominal para ayudar a avanzar el objeto a través del ano. Debe realizarse una colotomía si no puede extraerse el objeto por vía transanal. La colostomía de desviación puede ser necesaria si hay contaminación grave.

e. Realizar una sigmoidoscopia posterior a la extracción de un objeto extraño del recto para evaluar la existencia de lesiones perforantes o que penetren en la muscular y necesiten reparación. También puede utilizarse un enema hidrosoluble para descartar una lesión rectal.

V. COLITIS. La inflamación colónica o colitis puede ser de muchas etiologías que van desde enfermedad inflamatoria intestinal (EII) hasta colitis infecciosa, neutropénica o isquémica. A continuación, se analizan el manejo y los tratamientos definitivos de estas diferentes etiologías de colitis.

A. Colitis infecciosa. La colitis infecciosa puede ser secundaria al crecimiento excesivo de una bacteria, virus, hongos o parásitos patógenos. Son más frecuentes en individuos inmunodeprimidos que no pueden defenderse de estos patógenos, y los pacientes trasplantados tienen un alto riesgo.

1. Colitis por *Clostridium difficile*

a. Etiología. *C. difficile* es una bacteria anaerobia, formadora de esporas, grampositiva. Se adhiere a la mucosa colónica y produce dos toxinas principales (A y B), que provocan una intensa reacción inflamatoria que da lugar a una serie de síntomas que van desde diarrea leve hasta colitis fulminante y, finalmente, sepsis.

b. Incidencia. El análisis más reciente de los Centers for Disease Control and Prevention (CDC) de Estados Unidos estima que hay alrededor de medio millón de nuevas infecciones, 83 000 recidivas y 29 300 muertes al año por *C. difficile*. Se cree que esta epidemia en Norteamérica, que comenzó a principios de la década de 2000, se debe a una tercera toxina más potente creada por la cepa PFGE 1 (NAP1) de Norteamérica, con una mayor resistencia a los antibióticos.

c. Factores de riesgo

i. Edad avanzada.

ii. Cualquier uso de antibióticos en los últimos 3 meses.

iii. Inmunosupresión.

iv. Estancia hospitalaria prolongada.

v. Uso de medicamentos supresores de la acidez gástrica.

vi. Aunque tradicionalmente se considera que *C. difficile* es una infección hospitalaria, también puede desarrollarse en entornos comunitarios.

d. Manifestaciones clínicas

i. Diarrea suelta y acuosa (con o sin material mucoide).

ii. Distensión abdominal.

iii. Dolor abdominal de intensidad variable, desde molestias leves hasta peritonitis, según la gravedad.

iv. En las formas graves de colitis por *C. difficile* puede observarse estreñimiento debido al proceso inflamatorio, que provoca un íleo adinámico.

e. **Evaluación diagnóstica**
   i. **Anamnesis completa**. Uso reciente de antibióticos, hospitalización, domicilio en un centro de enfermería, comorbilidades médicas, uso de medicación inmunosupresora y episodios previos de colitis.
   ii. **Exploración física**. Exploración física para evaluar la distensión abdominal, el dolor y la peritonitis.
   iii. **Pruebas de laboratorio/imagen**.
      a) Hemograma, pruebas metabólicas básicas, albúmina, lactato: evaluar el grado de leucocitosis y cualquier disfunción de órganos específicos.

f. La prueba de amplificación del ácido nucleico (NAAT, *nucleic acid amplification test*) es la mejor prueba independiente para el diagnóstico de *C. difficile*. Para hacerla se utiliza la reacción en cadena de la polimerasa (PCR, *polymerase chain reaction*) para identificar el gen de producción de la toxina.

g. Los inmunoensayos enzimáticos (IEE) para la toxina A y B se siguen utilizando, pero la sensibilidad es demasiado baja para ser utilizada como prueba independiente.

h. La prueba de la glutamato deshidrogenasa (una enzima producida en gran cantidad por *C. difficile*) puede utilizarse junto con los IEE.

i. La endoscopia (sigmoidoscopia flexible o colonoscopia) puede utilizarse para evaluar el grado de las seudomembranas y realizar una biopsia, especialmente en los casos en que el paciente no presenta diarrea o cuando las pruebas de laboratorio son negativas, pero la sospecha clínica sigue siendo alta.

j. Puede realizarse una TC del abdomen y la pelvis si la afección clínica del paciente empeora, si no parece mejorar con tratamiento médico o para evaluar una infección complicada por *C. difficile*.

k. **Puntuación de la gravedad de la infección por *C. difficile* (tabla 61-1):**
   i. **De leve a moderada**. Diarrea más cualquier signo o síntoma adicional que no cumpla los criterios de gravedad o complicación.
   ii. **Grave**. Cualquiera de las dos cosas siguientes: leucocitos superiores a 15 000 células/mm^3, albúmina sérica inferior a 3 g/dL, dolor a la palpación abdominal.
   iii. **Complicada**. Cualquiera de los siguientes: hipotensión o choque, fiebre superior a 38.5 °C, íleo o distensión abdominal significativa, alteración del estado mental, recuento de leucocitos superior a 35 000 células/mm^3 o inferior a 2 000 células/mm^3, lactato sérico superior a 2.2 mmol/L, cualquier signo de fallo orgánico espefícico (fallo renal, ventilación mecánica).
   iv. **Recurrente**. Repetición de la infección en las 8 semanas siguientes a la finalización del tratamiento

l. **Tratamiento antibiótico (tabla 61-1)**
   i. Si hay una fuerte sospecha de infección por *C. difficile*, suspender inmediatamente los antibióticos incitadores e iniciar tratamiento empírico frente a *C. difficile*.
   ii. Los antibióticos aprobados incluyen vancomicina oral/enteral o fidaxomicina.
   iii. El metronidazol ya no es una recomendación típica de tratamiento de primera línea. Puede utilizarse si no se toleran los otros fármacos. El metronidazol puede ser eficaz por vía oral o intravenosa.
   iv. La **enfermedad grave** se trata con un tratamiento combinado con 500 mg de vancomicina oral cuatro veces al día, enema rectal con 500 mg en 500 mL de vancomicina cuatro veces al día (el íleo adinámico es común en estos pacientes) y 500 mg intravenosos de metronidazol tres veces al día. También debe obtenerse una consulta quirúrgica.

m. **Indicaciones/estrategia quirúrgica (*v.* tabla 61-2)**
   i. **Colectomía abdominal total**. El procedimiento quirúrgico habitual para los pacientes con infección por *C. difficile* que requieren una intervención quirúrgica consiste en extirpar todo el colon y dejar un muñón rectal con una ileostomía terminal.

      La literatura ha constatado que cuanto antes se realice en los pacientes con infección por *C. difficile* complicada, menores serán las tasas de mortalidad.
   ii. **Ileostomía en asa desviada (IAD) con lavado colónico intraquirúrgico**. Cada vez son más los centros que realizan una IAD, en lugar de una colectomía abdominal total, para el tratamiento de una infección complicada por *C. difficile*. Este procedimiento se lleva a cabo con técnicas mínimamente invasivas: se sube un asa de íleon para realizar un lavado colónico intraquirúrgico con 8 L de polietilenglicol 3350/solución electrolítica equilibrada, seguido de enemas diarios de vancomicina anterógrados a través de la ileostomía. La mortalidad disminuye y la preservación

TABLA 61-1 Sistema de puntuación de la gravedad de la infección por *C. difficile* y resumen de los tratamientos recomendados

Gravedad	Criterios	Tratamiento
Leve	Diarrea	Vancomicina 125 mg por vía oral 4 veces/día
Moderada	Diarrea más cualquier signo o síntoma adicional que no cumpla los criterios de gravedad o complicación	Vancomicina 125 mg por vía oral 4 veces/día
Grave	Dos de los siguientes: • Leucocitos $\geq$15 000 células/mm^3, • Albúmina sérica <3 g/dL • Dolor a la palpación abdominal	Vancomicina 125 mg por vía oral 4 veces/día
Complicada	Cualquiera de los siguientes: • Ingreso en la unidad de cuidados intensivos por infección por *C. difficile* • Hipotensión con o sin uso necesario de vasopresores • Fiebre $\geq$38.5 °C • Íleo o distensión abdominal significativa • Cambios en el estado mental • Leucocitos $\geq$35 000 células/mm^3 • Concentraciones séricas de lactato >2.2 mmol/L • Fallo de órganos seleccionados (ventilación mecánica, insuficiencia renal, etc.)	Metronidazol 500 mg por vía intravenosa 3 veces/día + Vancomicina 500 mg por vía oral 4 veces/día + Vancomicina 500 mg en 500 mL de solución salina como enema 4 veces/día (si hay íleo o distensión) + Consulta quirúrgica

colónica aumenta en los pacientes que se someten a este procedimiento de forma temprana.

n. **Pronóstico**

i. Los estudios han constatado que la consulta quirúrgica más temprana y el ingreso de los pacientes con colitis complicada por *C. difficile* en los servicios quirúrgicos conllevan una menor mortalidad.

TABLA 61-2 Indicaciones para el manejo quirúrgico en pacientes con infección por *C. difficile*

Diagnóstico de colitis por *C. difficile* determinado por uno de los siguientes:

1. Prueba de laboratorio positiva
2. Hallazgos endoscópicos
3. Hallazgos de tomografía computarizada consistentes con colitis por *C. difficile* (pancolitis +/− ascitis)

Uno de los siguientes criterios adicionales:

1. Peritonitis
2. Perforación
3. Sepsis
4. Intubación
5. Necesidad de vasopresores tras la reanimación
6. Cambios en el estado mental
7. Deterioro clínico inexplicable
8. Insuficiencia renal
9. Lactato >5 mmol/L
10. Recuento de leucocitos $\geq$50 000 células/mL
11. Síndrome compartimental abdominal

ii. Cuando la cirugía se utiliza como tratamiento de rescate, la mortalidad de la colectomía abdominal total oscila entre el 35 % y el 80 %. La colectomía temprana se asocia a una menor mortalidad.
iii. Las cifras más bajas de mortalidad se han dado con IAD y lavado de colon cuando se realizan a tiempo.
iv. Nuestro esquema de gestión de trabajo se muestra en el algoritmo de la figura 61-5.

o. **Tratamiento de microbiota fecal (TMF).** Se trata de un nuevo y prometedor tratamiento de la infección por *C. difficile* cuyo objetivo es restablecer el equilibrio y la biodiversidad de las bacterias del colon para inhibir el crecimiento de *C. difficile*. El TMF ha mostrado ser prometedor en el tratamiento de *C. difficile*, pero hasta ahora no hay pruebas suficientes de su función en la infección aguda.

2. **Enterocolitis neutropénica.** La enterocolitis neutropénica se ha denominado tiflitis. Se trata de una afección aguda potencialmente mortal caracterizada por la inflamación transparietal del ciego, normalmente con afectación del colon ascendente y el íleon.

a. **Etiología.** Normalmente, la causa de la colitis es secundaria a los efectos tóxicos de los fármacos quimioterapéuticos sobre la mucosa del colon, debido a su naturaleza de rápida división. Se cree que la enterocolitis se produce cuando la mucosa intestinal lesionada desarrolla una invasión microbiana ante la inmunosupresión.

b. **Incidencia.** La enterocolitis neutropénica es infrecuente en los adultos y más común en los niños. La incidencia oscila hasta el 40 % de los pacientes con leucemia infantil y del 1 % al 5 % de los pacientes leucémicos adultos tratados con quimioterapia.

c. **Factores de riesgo.**
i. Quimioterapia.
ii. Malignidad.
iii. Antibióticos sistémicos que cambian la flora intestinal.

d. **Manifestaciones clínicas.** La presentación de la enterocolitis neutropénica varía según la gravedad de la enfermedad. Lo más común es que se presente como distensión abdominal, dolor a la palpación abdominal, especialmente en el cuadrante inferior derecho, y choque.

e. **Evaluación diagnóstica:**
i. **Hemograma con diferencial.** Puede haber anemia, neutropenia y trombocitopenia.
ii. **Estudios de heces.** Para excluir *C. difficile* y otras etiologías infecciosas.
iii. **Estudios radiográficos.** La TC del abdomen es el diagnóstico por imagen de elección. Permite visualizar el engrosamiento de la pared cecal y del colon ascendente, la inflamación pericecal, así como descartar signos más ominosos como el aire venoso portal y el aire libre.

f. **Tratamiento:**
i. Rehidratación intensiva, sonda nasogástrica, reposo intestinal.
ii. Antibióticos sistémicos.
iii. Si está indicado, cirugía.
iv. Indicaciones quirúrgicas.
a) Peritonitis.
b) Neumoperitoneo.
c) Perforación.
d) Sepsis intraabdominal persistente o formación de abscesos.
v. En la cirugía deben eliminarse todas las áreas de necrosis transparietal. Puede ser necesaria una cirugía de segunda revisión para las zonas de viabilidad intestinal dudosas.

g. **Pronóstico.** Los pacientes tienen un pronóstico muy pobre si hay necrosis y no se realiza ninguna cirugía. El tratamiento médico con antibióticos y rehidratación puede tener éxito si no hay necrosis ni isquemia.

3. **Enterocolitis por citomegalovirus (CMV).** La enterocolitis por CMV es una entidad rara en pacientes sin inmunocompromiso, pero puede ser común en pacientes con este.

a. **Etiología.** El CMV es un virus que tiene tres patrones de infección. La infección primaria se da en aquellos que nunca han estado expuestos, la infección secundaria se da en aquellos que han tenido una reactivación del virus latente, y la terciaria es una superinfección en la que los pacientes que son seropositivos reciben células infectadas de otro paciente que es seropositivo. El CMV se dirige a múltiples órganos, con el esófago y el colon como los lugares más comunes de infección.

b. **Incidencia.** El CMV es raro en pacientes sin inmunocompromiso. Existe un riesgo de entre el 2 % y el 16 % en pacientes tras un trasplante de órganos sólidos y un riesgo de entre el 3 % y el 5 % con el virus de inmunodeficiencia humana (VIH).

c. **Factores de riesgo:**
i. Medicamentos inmunosupresores.

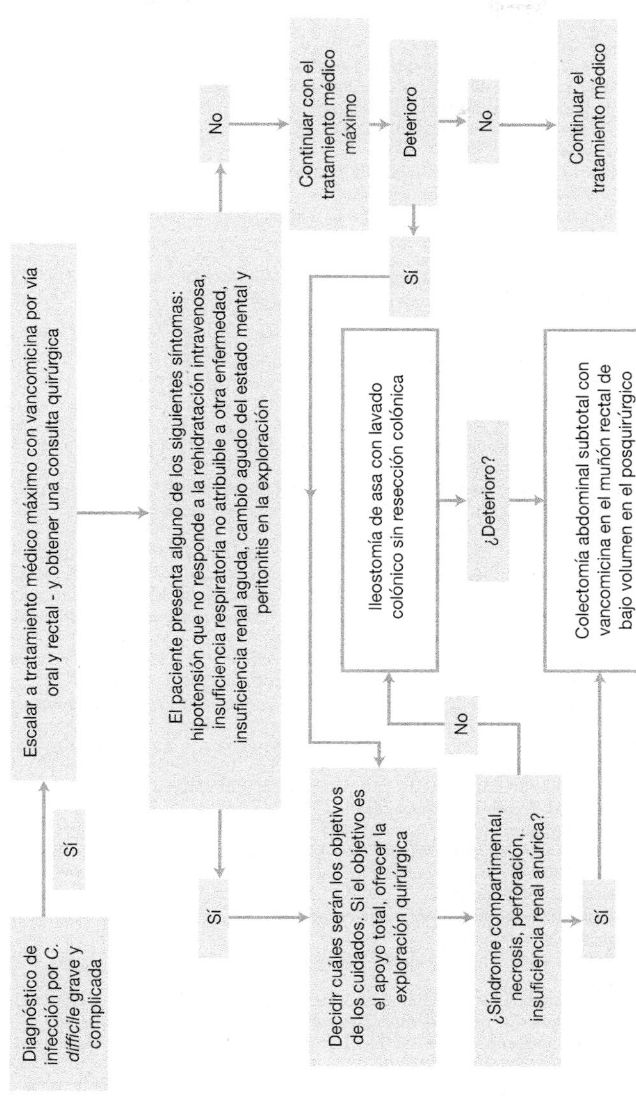

Figura 61-5. Algoritmo para el tratamiento de la colitis por *C. difficile* grave y complicada.

ii. EII en huéspedes sin inmunocompromiso.
iii. VIH.
iv. Pacientes sometidos a trasplante (especialmente los que reciben órganos con CMV).
v. Hemodiálisis, desnutrición, enfermedad vascular del colágeno.

d. **Manifestaciones clínicas.** Fiebre, anorexia, malestar, dolor abdominal, ulceración en la mucosa, hemorragia de la mucosa y diarrea crónica acuosa o con sangre.

e. **Evaluación diagnóstica**
   i. **Inmunoensayo.**
   ii. **Imágenes radiológicas.** La TC puede constatar engrosamiento de la pared intestinal, ulceración de la mucosa o estrechamiento luminal.
   iii. **Endoscopia.** El estudio de elección es una sigmoidoscopia o colonoscopia con visualización directa de la ulceración y de las lesiones nodulares en placa o polipoides. Esto también permite la biopsia de tejido para ayudar al diagnóstico.

f. **Tratamiento**
   i. Iniciar inmediatamente la rehidratación intensiva y el tratamiento antiviral.
   ii. Indicaciones de funcionamiento:
      a) Peritonitis.
      b) Neumoperitoneo.
      c) Perforación.

g. **Pronóstico:** Los pacientes que se someten a una colectomía tienen una mortalidad del 30 %.

B. Colitis isquémica

1. **Etiología.** Al igual que la isquemia mesentérica, la causa final de la colitis isquémica es la hipoperfusión. La colitis isquémica puede ser una enfermedad oclusiva o no oclusiva, con la segunda como más frecuente.
   a. **Enfermedad oclusiva**
      i. La enfermedad oclusiva arterial puede ser secundaria a una placa ateroesclerótica, émbolos, una disección, una enfermedad diabética de pequeños vasos, una arteritis autoinmunitaria o un vólvulo.
      ii. La oclusión venosa puede ser secundaria a un trombo por estados hipercoagulables, hipertensión portal, fibrosis hepática congénita o pancreatitis.
   b. **Enfermedad no oclusiva (ENO)**
      i. El estado de bajo flujo es la causa más común de ENO. Esto suele provocar una vasoconstricción mesentérica aguda. Aunque existe una abundante circulación colateral hacia el intestino, puede estar comprometida debido a calcificaciones, placas, de forma yatrógena en la cirugía de un aneurisma aórtico abdominal (AAA) o por resección intestinal previa.
      ii. La arteria mesentérica superior (AMS) irriga el intestino delgado, así como el lado derecho del colon y dos tercios del colon transverso.
      iii. Las áreas marginales del colon, la flexura esplénica y la unión sigmoidea-rectal son las más susceptibles (fig. 61-6).
2. **Incidencia.** La incidencia exacta es difícil de determinar, ya que muchos casos son leves y esos pacientes no siempre buscan atención médica. Los datos globales publicados informan de una incidencia anual de 15.6 pacientes/100 000 ingresos. La incidencia es mayor en los adultos mayores y en las mujeres.
3. **Factores de riesgo**
   a. **Cardiovasculares/pulmonares.** Ateroesclerosis, fibrilación auricular e hipertensión.
   b. **Estado de bajo flujo.** Choque séptico, insuficiencia cardíaca congestiva, choque hemorrágico e hipotensión.
   c. **Metabólicos/reumatoides.** Diabetes mellitus, dislipidemia, artritis reumatoide y lupus eritematoso sistémico
   d. **Varios.** Estado hipercoagulable, anemia de células falciformes, carreras de larga distancia
   e. **Gastrointestinales.** Estreñimiento, diarrea y síndrome del intestino irritable.
   f. **Quirúrgicos.** Cirugía abdominal, cirugía aórtica y cirugía cardiovascular.
   g. **Intervenciones invasivas.** Manipulaciones abdominales posendovasculares, poscolonoscopia.
4. **Manifestaciones clínicas.** La presentación varía según el grado de lesión de la pared del colon.
   a. **Lesiones de espesor parcial de la mucosa.** Se presentan con fiebre, taquicardia y dolor a la palpación abdominal de aparición repentina. Pueden tener heces positivas para hemo.
   b. **Lesión submucosa.** Los pacientes presentarán los hallazgos anteriores, además de hipotensión y sangre visible.

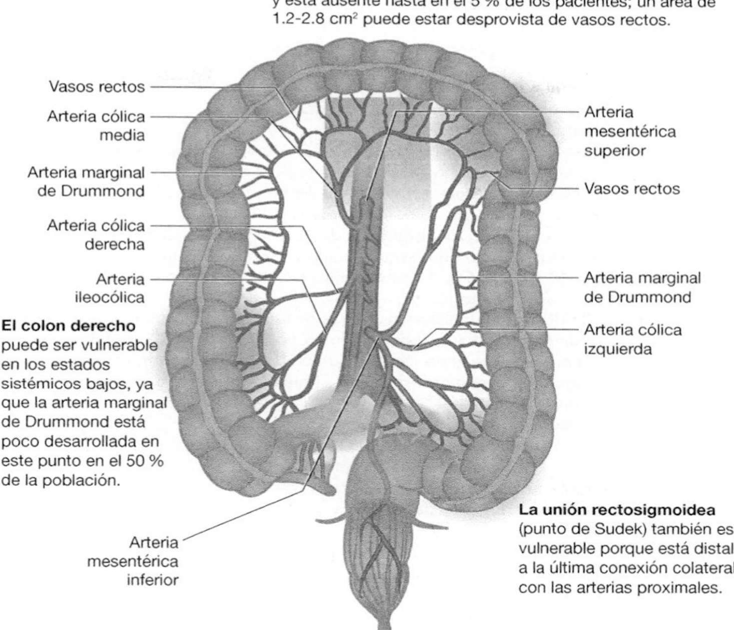
La flexura esplénica
(punto de Griffith) es vulnerable a la isquemia porque la arteria marginal de Drummond es, en ocasiones, frágil en este punto, y está ausente hasta en el 5 % de los pacientes; un área de 1.2-2.8 cm² puede estar desprovista de vasos rectos.
Vasos rectos
Arteria cólica media
Arteria marginal de Drummond
Arteria cólica derecha
Arteria ileocólica
El colon derecho
puede ser vulnerable en los estados sistémicos bajos, ya que la arteria marginal de Drummond está poco desarrollada en este punto en el 50 % de la población.
Arteria mesentérica inferior
Arteria mesentérica superior
Vasos rectos
Arteria marginal de Drummond
Arteria cólica izquierda
La unión rectosigmoidea
(punto de Sudek) también es vulnerable porque está distal a la última conexión colateral con las arterias proximales.

Figura 61-6. Zonas de riego del colon.

c. **Isquemia de espesor total.** Estos pacientes probablemente estarán en choque séptico y tendrán peritonitis.

5. **Evaluación diagnóstica.** El diagnóstico de colitis isquémica se basa en una combinación de hallazgos clínicos, endoscópicos y anatomopatológicos. Las pruebas de laboratorio y los estudios radiológicos pueden utilizarse como complementos, pero son relativamente inespecíficos.
   a. **Anamnesis y exploración física.** Consultar la sección anterior sobre isquemia mesentérica.
   b. **Pruebas de laboratorio.** Hemograma con diferencial, pruebas metabólicas básicas, albúmina, amilasa, lactato, cultivo de heces para descartar fuente infecciosa, prueba de *C. difficile*. Es común tener un lactato elevado, déficit de bases y acidosis.
   c. **Radiografía/endoscopia**
      i. La TC abdomen-pelvis con contraste intravenoso y oral suele ser la prueba de primera línea. Los hallazgos más comunes son engrosamiento segmentario de la pared intestinal, engrosamiento adiposo y edema mesentérico. La angiografía por TC (ATC) puede constatar la presencia de trombos/embolias en las arterias mesentéricas.
      ii. La colonoscopia se considera la norma de referencia para el diagnóstico de colitis isquémica. A menudo se realiza después de los hallazgos anteriores encontrados en la TC. La colonoscopia permite evaluar el eritema de la mucosa, la ulceración y la profundidad de la lesión colónica, junto con las biopsias, para diferenciarla de las formas infecciosas, inflamatorias u otras formas de colitis.
      iii. La angiografía puede ser útil en los casos en los que el cuadro clínico es muy consistente con una isquemia del colon derecho debido a un émbolo o una trombosis de la AMS.

6. **Tratamiento**
   a. El tratamiento inicial es el mismo que para la isquemia mesentérica: rehidratación, reposo intestinal y antibióticos si es poco probable que *C. difficile* sea el agente causal.
   b. Si el tratamiento conservador anterior es insuficiente, por ejemplo, el paciente con peritonitis, neumoperitoneo, hemorragia o aire venoso portal significativo, la exploración quirúrgica pasa a ser en una necesidad. Esto incluye la resección de todo el colon isquémico.
7. **Indicaciones quirúrgicas.** La mayoría de los casos de colitis isquémica pueden tratarse de forma no quirúrgica y responden a la rehidratación. Los pacientes deben ser trasladados a cirugía para:
   a. Aire libre o neumatosis intestinal en la TC o en las radiografías simples.
   b. Deterioro o falta de mejora con rehidratación y antibióticos.
   c. Signos claros de peritonitis, indicativos de intestino infartado.
8. **Pronóstico**
   a. La mortalidad por colitis isquémica de espesor total puede llegar a ser del 50 % y es mayor en los pacientes que requieren una intervención quirúrgica.
   b. Entre el 10 % y el 15 % de los pacientes con colitis isquémica constriñen el segmento de la isquemia a largo plazo.

VI. **ISQUEMIA MESENTÉRICA.** Son muchas las causas de isquemia del intestino delgado y del colon que se observan en diversos grados de lesión. Es importante tener un alto nivel de sospecha clínica para el pronto tratamiento de estos pacientes y para minimizar las complicaciones.

A. **Etiología.** La isquemia mesentérica se debe a la hipoperfusión del intestino y puede dividirse en aguda o crónica.
   1. **Causas de isquemia mesentérica aguda**
      a. Oclusión embólica de la circulación mesentérica.
      b. Trombosis aguda de la circulación arterial mesentérica.
      c. Trombosis aguda de la circulación venosa mesentérica.
      d. Estado de bajo flujo que provoca una vasoconstricción intensa (isquemia mesentérica no oclusiva).
      e. La oclusión embólica de la AMS se produce en aproximadamente el 50 % de los casos. El 25 % de los casos de isquemia mesentérica son secundarios a la trombosis de lesiones ateroescleróticas preexistentes.
   2. **Causas de isquemia mesentérica crónica.** Flujo sanguíneo arterial inadecuado debido a una enfermedad arterial difusa y de múltiples vasos o a un segmento estenótico. Estas arterias enfermas proporcionan suficiente sangre durante el estado de ayuno, pero son incapaces de aumentar su suministro durante el tiempo de mayor demanda, es decir, durante la digestión de una comida.

B. **Incidencia.** La incidencia global de la isquemia mesentérica, tanto aguda como crónica, es del 0.09 % al 0.2 %.

C. **Factores de riesgo**
   1. **Cardiovasculares/pulmonares.** Ateroesclerosis, fibrilación auricular e hipertensión.
   2. **Estado de bajo flujo.** Choque séptico, insuficiencia cardíaca congestiva, choque hemorrágico e hipotensión.
   3. **Metabólicos/reumatoides.** Diabetes mellitus, dislipidemia, artritis reumatoide y lupus eritematoso sistémico
   4. **Varios.** Estado hipercoagulable, anemia de células falciformes, carreras de larga distancia

D. **Manifestaciones clínicas.** La presentación clínica de los pacientes con isquemia mesentérica varía según la gravedad de la isquemia.
   1. **Isquemia mesentérica aguda.**
      a. Estos pacientes se presentan clásicamente con síntomas inespecíficos de dolor abdominal que son desproporcionados con respecto a los hallazgos físicos, relativamente poco notables.
      b. Los pacientes con isquemia mesentérica aguda por un estado de bajo flujo pueden presentar más dolor abdominal con intensidad variable.
      c. Si la presentación se retrasa, los pacientes pueden presentar abdomen rígido, hipotensión y obnubilación. También son síntomas comunes náusea, vómito, fiebre, diarrea, heces positivas para hemo y hematoquecia.
   2. **Isquemia mesentérica crónica.** El síntoma más común y distintivo es el dolor posprandial, que conduce al miedo a comer y a una consiguiente pérdida de peso.

E. **Evaluación diagnóstica**
   1. **Anamnesis.** Debe obtenerse una anamnesis exhaustiva centrada en varios aspectos: cirugías previas, agudeza del inicio del dolor, fiebres, escalofríos, náusea, vómito, cambios en los hábitos intestinales, sangre en heces, antecedentes de arritmias, estado de hipercoagulabilidad y enfermedad vascular periférica.

2. **Exploración física.** Se centra en la exploración cardíaca, la distensión abdominal, la peritonitis y el tacto rectal con muestra de heces para detectar sangre oculta.
3. **Pruebas de laboratorio.** La analítica con diferencial suele mostrar leucocitosis con desviación a la izquierda. Puede haber aumento de las concentraciones de lactato en función del grado de isquemia y acidosis.
4. **Radiografía/endoscopia**
   a. **Isquemia mesentérica aguda**
      i. La ATC del abdomen y la pelvis se han convertido en la herramienta más útil para la evaluación de la isquemia mesentérica. Las fases arterial y venosa permiten una evaluación rápida y precisa de las causas. Los hallazgos más comunes son engrosamiento segmentario de la pared intestinal, engrosamiento adiposo y edema mesentérico. La TC también puede permitir la identificación de signos más ominosos, como aire libre, que requiere tratamiento quirúrgico.
      ii. El uso de angiografía es menos frecuente. Con la actual tecnología avanzada de ATC, la angiografía se utiliza para los casos en los que el diagnóstico no está claro o cuando se espera realizar una cirugía endovascular.
      iii. La angiografía por resonancia magnética (ARM) puede utilizarse para prevenir la nefropatía por contraste y permite una excelente visualización vascular, aunque no la realización de intervenciones terapéuticas Asimismo, tiene una resolución insuficiente para diagnosticar episodios embólicos distales.
   b. **Isquemia mesentérica crónica**
      i. La ecografía doble es una modalidad de cribado no invasiva para evaluar la ateroesclerosis arterial visceral. Los segmentos enfermos de los vasos se encuentran midiendo las velocidades sistólica y telediastólica máximas junto con la evaluación de las formas de onda espectrales.
      ii. Cuando se descubre una anomalía en la ecografía doble, la ATC del abdomen es el siguiente paso para examinar los vasos.

F. **Tratamiento**

1. El tratamiento inicial de la isquemia mesentérica es la rehidratación intensiva para el gran grado de espaciamiento del tercio, la colocación de una sonda nasogástrica y tratamiento antibiótico.
2. Si se diagnostica una trombosis venosa mesentérica sobre la base de los hallazgos de la TC o de la angiografía, se inicia tratamiento anticoagulante sistémico con heparina, seguido de anticoagulación crónica. Deben buscarse trastornos trombóticos subyacentes.
3. Si hay sospecha de insuficiencia arterial en la TC y no hay evidencia de infarto de espesor completo en la TC, la angiografía puede desempeñar un papel para la planificación prequirúrgica y la posible infusión de papaverina en la AME.
4. Los trombolíticos intraarteriales, como la urocinasa, la estreptocinasa o el activador tisular del plasminógeno recombinante, también pueden ser útiles en pacientes con alto riesgo quirúrgico.
5. Recientemente se han utilizado angioplastia y endoprótesis, en lugar de derivación quirúrgica, en pacientes con isquemia mesentérica crónica.
6. La angiografía infrarroja durante la cirugía es un método más reciente que sirve de complemento a la toma de decisiones para determinar los márgenes y la integridad de la anastomosis intestinal. Se realiza mediante la inyección intravenosa de verde de indocianina (VIC) y el uso de un láser para visualizar la perfusión del tejido.
7. **Exploración quirúrgica**
   a. Puede realizarse una laparoscopia si el diagnóstico no está claro y el abdomen no está distendido.
   b. Durante la exploración quirúrgica, debe determinarse el grado de isquemia, así como deben encontrarse todas las arterias mesentéricas y la congestión venosa.
   c. Si la AME está ocluida en su origen por un episodio embólico, puede intentarse realizar una embolectomía con un parche o un cierre transversal.
   d. Si hay oclusión de la AME, debe realizarse una derivación quirúrgica de la porción ateroesclerótica antes de la resección para salvar parte del intestino isquémico, con la asunción de que tiene una alta tasa de fallo y de riesgo de lesión por reperfusión. Resecar todo el intestino infartado. El intestino con perfusión marginal puede conservarse para una segunda exploración si hay riesgo de síndrome de intestino corto.
   e. La endarterectomía del vaso mesentérico permite la eliminación física de la placa.
   f. La viabilidad puede evaluarse durante la cirugía mediante palpación de los pulsos mesentéricos, Doppler de los vasos mesentéricos o el tinción de fluoresceína intravenosa y uso de la lámpara de Wood.
   g. Decidir si deberá realizarse una cirugía de segunda revisión mientras se cierra el abdomen, especialmente si hay dudas sobre la viabilidad del intestino.

h. Por lo general, no se recomienda la anastomosis cuando hay grandes áreas de isquemia, y los extremos resecados deben dejarse en el abdomen para una cirugía de segunda revisión o extraerse como estomas.

G. Indicaciones quirúrgicas.

1. Aire libre o neumatosis intestinal en la TC o en las radiografías simples.

2. Deterioro o falta de mejora con rehidratación y antibióticos.

3. Signos claros de peritonitis, indicativos de intestino infartado.

H. Pronóstico

1. Isquemia mesentérica aguda

a. La mortalidad está directamente relacionada con el retraso en el diagnóstico y el tratamiento.

b. Las tasas de mortalidad de la isquemia arterial mesentérica aguda oscilan entre el 60 % y el 80 %.

c. Las tasas de mortalidad de la trombosis venosa mesentérica aguda oscilan entre el 20 % y el 50 %.

d. La recurrencia de isquemia mesentérica tras una angioplastia es mayor que tras una revascularización quirúrgica.

e. El síndrome del intestino corto puede desarrollarse si se ha resecado más del 50 % al 80 % del intestino delgado, lo que requiere nutrición parenteral de por vida.

2. Isquemia mesentérica crónica

a. La mortalidad tras una derivación quirúrgica o una endarterectomía es inferior al 10 %.

b. La intervención endovascular tiene una tasa de mortalidad más baja, del 2 % al 4 %.

c. Con la intervención endovascular, la tasa de reintervención es del 25 %.

VII. COMPLICACIONES DE LA ENFERMEDAD INFLAMATORIA INTESTINAL. La EII puede clasificarse, a grandes rasgos, en tres tipos: enfermedad de Crohn, colitis ulcerosa y colitis indeterminada. Aunque la etiología de estas afecciones sigue siendo generalmente desconocida, todas se caracterizan por inflamación intestinal. La primera línea de tratamiento consiste siempre en tratamiento médico destinado a reducir la inflamación.

Muchos de estos pacientes acuden por primera vez a un cirujano en el contexto de una visita a urgencias por una complicación aguda de su enfermedad. A continuación, se revisan algunas de las presentaciones agudas más comunes de estas afecciones y su tratamiento.

A. Enfermedad de Crohn

1. Etiología

a. Proceso inflamatorio transparietal que puede afectar cualquier parte del tubo digestivo desde la boca hasta el ano.

b. Las características anatomopatológicas de la enfermedad incluyen ulceraciones en la mucosa, infiltración de células inflamatorias y granulomas no caseificantes.

c. La inflamación crónica puede dar lugar a fibrosis, estenosis o fístula.

2. Incidencia

a. Aproximadamente de 1 a 5 personas por cada 100 000 en Estados Unidos y Europa, con una mayor proporción en las poblaciones caucásicas.

b. La enfermedad de Crohn se presenta en una distribución bimodal: de 15 a 30 años y de 55 a 60 años.

c. Hasta el 80 % de los pacientes de Crohn requerirán una resección intestinal en los 10 años siguientes al diagnóstico.

3. Factores de riesgo

a. Afecciones genéticas. Mutaciones *NOD2/CARD15*, enfermedad granulomatosa crónica, enfermedad por almacenamiento de glucógeno de tipo 1B.

b. Tabaquismo.

c. Antecedentes familiares de EII.

4. Manifestaciones clínicas. En función de la localización de la enfermedad, la enfermedad de Crohn puede presentarse con casi cualquier síntoma digestivo, así como con síntomas sistémicos. La localización más común es la enfermedad ileocólica (40 %), seguida de la enfermedad ileal (30 %) y la colónica únicamente (25 %). En este texto se hace hincapié en las presentaciones agudas.

a. Colitis. Se presenta con fiebre, dolor abdominal cólico crónico (que puede simular una apendicitis aguda), obstrucción y sudores nocturnos.

b. Colitis tóxica (colitis fulminante). Puede ser la presentación inicial de Crohn hasta en un 30 % de los casos (tabla 61-3).

i. Fiebre, aparición repentina de diarrea con sangre, dolor a la palpación abdominal, dolor tipo cólico y anorexia. Como pronóstico, los pacientes pueden presentar deshidratación, alteración del estado mental, alteraciones electrolíticas o hipotensión.

TABLA 61-3 Evaluación y consideración diaria de los pacientes con colitis aguda, grave, ulcerosa o colitis de Crohn

Día	Pruebas/objetivos	Tratamientos
Día 1	• Análisis completos (pruebas metabólicas, hemograma, prealbúmina, velocidad de sedimentación globular, proteína c-reactiva, colesterol) • Prueba de la tuberculina (PPD) • Pruebas de *C. difficile* • Cultivo de heces • Reacción en cadena de la polimerasa (PCR) del citomegalovirus • Radiografía abdominal • Comenzar pruebas diarias de heces/sangre/urgencia • Consulta de medicina digestiva • Consultar con cirugía si hay signos de megacolon o el paciente ha estado en tratamiento con corticoesteroides	• Corticoesteroides intravenosos • Profilaxis farmacológica de la trombosis venosa profunda • Líquidos intravenosos • Ayuno total
Día 2	• Pruebas de laboratorio (panel metabólico básico, hemograma, proteína c-reactiva) • Sigmoidoscopia flexible • Pruebas diarias de heces/sangre/urgencia	• Corticoesteroides intravenosos • Profilaxis farmacológica de la trombosis venosa profunda • Líquidos intravenosos • Ayuno total
Día 3	• Laboratorios (panel metabólico básico, hemograma, velocidad de sedimentación globular, proteína c-reactiva) • Sigmoidoscopia flexible • Pruebas diarias de heces/sangre/urgencia • Resultados de la biopsia • Resultados de la PPD • Calcular las puntuaciones de predicción • Radiografía abdominal • Consulta de cirugía	• Corticoesteroides intravenosos • Profilaxis farmacológica de la trombosis venosa profunda • Líquidos intravenosos • Dieta líquida si el paciente tiene hambre
Día 4	• Pruebas de laboratorio • Continuar con pruebas diarias de heces/sangre/urgencia	• Corticoesteroides intravenosos • Profilaxis farmacológica de la trombosis venosa profunda • Líquidos intravenosos • Dieta blanda si el paciente tiene hambre
Día 5	• Pruebas de laboratorio • Calcular las puntuaciones de predicción • Radiografía abdominal si no hay mejora	• Corticoesteroides intravenosos • No mejora o no come, entonces ayuno total • Si no mejora, entonces decidir sobre rescate médico frente a cirugía • Si mejora, entonces avanzar la dieta y considerar la disminución de los corticoesteroides orales

ii. Se define por la presencia de colitis grave con al menos dos de los siguientes síntomas: fiebre (T >38.5 °C), taquicardia (frecuencia cardíaca >100 lat/min), leucocitosis (leucocitos >10 500/mm^3) e hipoalbuminemia (<3.0 g/dL).

iii. La anatomopatología macroscópica muestra congestión vascular transparietal y desintegración muscular. En la histología se observa inflamación aguda en todas las capas del colon con degeneración de los miocitos, necrosis e infiltrados de células inflamatorias.

iv. **Factores precipitantes**. Hipocalemia, medicamentos antiinflamatorios, narcóticos, anticolinérgicos, interrupción brusca del tratamiento con corticoesteroides, enema de bario reciente y colonoscopia.
v. **Megacolon tóxico**. Colitis tóxica con dilatación total o segmentaria no obstructiva del colon (>6 cm de diámetro transversal). Generalmente, el colon transverso o derecho es el más dilatado. Ocurre en el 4 % al 6 % de los casos de colitis tóxica.

c. **Obstrucción**. Por presencia de estenosis. A menudo se acompaña de pérdida de peso.

5. **Evaluación diagnóstica**
   a. **Entorno urgente**
      i. *Anamnesis y exploración física* centrados en identificar si se trata de un diagnóstico nuevo o antiguo, los medicamentos inmunosupresores y si el paciente tiene un abdomen agudo.
      ii. La evaluación completa con **colonoscopia o enema de bario está contraindicada en el paciente con megacolon tóxico o colitis tóxica debido al riesgo de perforación.**
      iii. La radiografía simple de abdomen ayuda a descartar megacolon tóxico y a identificar neumoperitoneo. Solo el 20 % de los casos de enfermedad de Crohn perforada pueden mostrar neumoperitoneo.
      iv. La TC de abdomen/pelvis es muy recomendable para el engrosamiento del colon, abscesos pericólicos susceptibles de drenaje percutáneo y presencia de fístulas.
   b. **Entorno no urgente**
      i. Junto con la anamnesis completa y la exploración física, debe realizarse primero una evaluación endoscópica.

         Esto puede constatar una mucosa normal con áreas de mucosa ulcerada, apariencia «en empedrado» y lesiones discontinuas, e inflamación con preservación rectal.
      ii. El enema de bario con contraste de aire también proporcionará una evaluación completa del colon.
      iii. Puede realizarse una seriada del intestino delgado para evaluar la enfermedad de Crohn del intestino delgado.
      iv. Cultivo de heces para detectar huevos y parásitos para descartar una colitis infecciosa.
6. **Indicaciones de tratamiento/cirugía urgente**
   a. **Tratamiento médico**. Tratamiento inicial con reanimación intensiva, antibióticos de amplio espectro, reposo intestinal, corticosteroides parenterales, profilaxis del tromboembolismo venoso (TEV) y profilaxis de la úlcera gástrica. Deben evitarse los fármacos antidiarreicos.
      i. El fallo del tratamiento médico es la indicación global más común para la cirugía. Si un episodio de colitis aguda no mejora después de 3 a 5 días de tratamiento médico intenso o si la afección clínica empeora, se recomienda la cirugía urgente.
      ii. La colitis tóxica también requiere reanimación intensiva y estabilización en el momento del ingreso. La falta de respuesta al tratamiento médico máximo en un plazo de 7 a 10 días tras el inicio del tratamiento con corticosteroides intravenosos es una indicación de colectomía. Un mayor retraso implica un riesgo significativo de perforación, que conlleva a su vez una tasa de mortalidad de más del 40 % en este contexto.
   b. **Tratamiento quirúrgico**
      i. **El megacolon tóxico requiere una intervención quirúrgica en un plazo de 48 h a 72 h si no hay respuesta al tratamiento médico** (tabla 61-4).
      ii. La perforación puede producirse en cualquier segmento del tubo digestivo y requiere una exploración quirúrgica urgente con resección segmentaria de esa porción. Las opciones incluyen desbridamiento gastroduodenal y reparación primaria o resección del yeyuno y el íleon con anastomosis primaria o derivación.
      iii. La perforación colónica suele producirse en el contexto de una colitis tóxica que requiere colectomía abdominal total e ileostomía terminal.

         La perforación poscolonoscópica del segmento enfermo debe tratarse mediante su resección.
   c. **Manejo de la obstrucción**
      i. Se encuentra en el 50 % de los pacientes con Crohn.
      ii. Suele producirse debido a la formación de cicatrices y estenosis del segmento enfermo, inflamación activa aguda de un segmento intestinal estenótico, efecto de masa de un flemón/absceso o neoplasia.
      iii. El tratamiento inicial es médico, con el que se resuelven la mayoría de las obstrucciones.

TABLA 61-4 Predicción de colectomía en el día 3 (después de 72 h de corticoesteroides intravenosos)

Índice de Travis
- >8 deposiciones al día O (>2 deposiciones y proteína c-reactiva >4.5 mg/dL) al tercer día
- Valor predictivo positivo del 85 %

Índice Ho (sistema de puntos)
- Dilatación colónica >5.5 cm = 4 puntos
- Albúmina <3.0 al ingreso = 1 punto
- Promedio diario de deposiciones durante los 3 primeros días = [<4 (0 puntos), 4-6 (1 punto), 6-9 (2 puntos), >9 (4 puntos)]
- Un total de 3 o 4 puntos del índice Ho en el día 3 predice un 85 % de probabilidad de fallo de los corticoesteroides intravenosos

Puntuación de Lindgren
- Calcular = frecuencia de heces/día + 0.14 × proteína c-reactiva (mg/dL)
- Puntuación de Lindgren >8 en el día 3 valor predictivo positivo del 72 %

- **iv.** En caso de que se requiera un tratamiento quirúrgico. En el caso de una estenosis benigna, realizar una resección segmentaria o una plastía. Para una estenosis maligna, se requiere una resección formal del cáncer.

d. Manejo del absceso. Puede ser perianal, intraperitoneal, retroperitoneal o intramesentérico.
- **i.** Dentro del abdomen, más comúnmente encontrado en el cuadrante inferior derecho. Los abscesos requieren drenaje, que a menudo puede lograrse con un procedimiento percutáneo radiográfico. Cuando es necesario, los objetivos quirúrgicos deben incluir drenaje del absceso, resección del intestino enfermo y derivación fecal.
- **ii.** En el caso de las acumulaciones perianales, los objetivos del drenaje deben incluir la minimización del traumatismo tisular, la colocación de la incisión lo más cerca posible del borde anal (margen externo del ano) y la garantía de un drenaje adecuado con sedales y catéteres colocados en asa.

e. Manejo de la hemorragia
- **i.** Incidencia del 2 % al 3 %.
- **ii.** Generalmente de una fuente localizada, más comúnmente el intestino delgado (65 %).
- **iii.** Debe realizarse una evaluación completa de la hemorragia digestiva, ya que casi el 30 % de las que se dan en pacientes con Crohn se deben a una úlcera duodenal hemorrágica.
- **iv.** La continuación de la hemorragia después de una necesidad de transfusión de 4 a 6 unidades, o su recurrencia, pueden requerir una exploración quirúrgica para detener la hemorragia que pone en peligro la vida, si el tratamiento angiográfico no tiene éxito.
- **v.** Si se localiza en un segmento del intestino delgado, realizar una resección del intestino delgado y una anastomosis.
- **vi.** En la colitis de Crohn, puede ser necesaria una colectomía abdominal total, y la afección del paciente determinará si debe realizarse una anastomosis ileorrectal.

f. El tratamiento quirúrgico de urgencia se centra en la extirpación del intestino con enfermedad grave intentando preservar al máximo la longitud intestinal. La incisión abdominal media y la laparoscopia son los abordajes preferidos para la exploración. A diferencia de la resección intestinal por malignidad, la ligadura alta de los vasos mesentéricos es innecesaria.
- **i.** La resección segmentaria puede ser una opción en la enfermedad limitada a una región pequeña.
- **ii.** La colectomía subtotal con o sin ileostomía debe considerarse para la enfermedad colónica en la que se observa la preservación del recto. En el contexto de colitis tóxica, la colectomía subtotal con ileostomía terminal es el procedimiento de elección. El muñón rectal distal puede implantarse por vía subcutánea en la herida, dejarse en el borde pélvico o madurar como una fístula mucosa.
- **iii.** En el caso de megacolon tóxico, la descompresión colónica durante la cirugía puede facilitar el procedimiento.

iv. La proctocolectomía con ileostomía terminal puede ser necesaria para la enfermedad pancolónica. Sin embargo, conlleva una mayor morbilidad y mortalidad que la colectomía subtotal.

v. Es importante preservar la musculatura anal para futuros procedimientos quirúrgicos. No se aconseja una proctocolectomía reparadora cuando se trata de una colitis tóxica.

7. **Pronóstico.** En la enfermedad de Crohn, es imposible que el paciente se recupere con tratamiento quirúrgico. Las tasas de mortalidad en caso de megacolon tóxico sin perforación son del 2 % al 8 %.

B. **Colitis ulcerosa (CU)**

1. **Etiología**

a. Proceso mucoso limitado al colon en el que la mucosa y la submucosa colónicas están infiltradas por células inflamatorias.

b. La evaluación anatomopatológica muestra mucosa atrófica con abscesos crípticos y afectación continua del recto y el colon.

c. A diferencia de la enfermedad de Crohn, en los ataques de CU siempre hay afectación del recto.

2. **Incidencia.** Diez de cada 10 000 personas en Estados Unidos y Europa tienen un diagnóstico de CU, y la incidencia es mayor en la población caucásica. También existe una distribución bimodal, similar a la de la enfermedad de Crohn, con una mayor incidencia en la tercera y séptima décadas de la vida.

3. **Factores de riesgo**

a. Autoanticuerpos como pANCA, anticuerpos antiepiteliales.

b. Antígenos de histocompatibilidad (HLA) clase II DRB1*0103.

c. Antecedentes familiares de EII.

4. **Manifestaciones clínicas.** La CU se presenta típicamente con diarrea sanguinolenta o hemorragia rectal, pero también puede presentarse como tenesmo, anemia, ileítis por retroceso, colitis tóxica (incidencia global del 10 %) y megacolon tóxico (como se ha mencionado anteriormente en relación con la enfermedad de Crohn).

5. **Evaluación diagnóstica.** Consultar el análisis anterior sobre la enfermedad de Crohn.

6. **Indicaciones de tratamiento/cirugía urgente**

a. *Tratamiento médico.* Esencialmente el mismo tratamiento inicial que en la enfermedad de Crohn.

b. Las *indicaciones para cirugía urgente* son las mismas que para la enfermedad de Crohn: hemorragia que pone en riesgo la vida, colitis tóxica que no responde al tratamiento médico, megacolon tóxico, obstrucción (la formación de estenosis es menos frecuente en la CU que en la enfermedad de Crohn; por tanto, la presencia de obstrucción o estenosis justifica la sospecha de una posible neoplasia).

c. *Manejo quirúrgico urgente.*

i. Colectomía abdominal total con ileostomía terminal: procedimiento de elección en caso de perforación, megacolon tóxico, colitis tóxica o hemorragia que pone en riesgo la vida por CU.

ii. La proctocolectomía total con ileostomía terminal aumenta la morbilidad y puede comprometer futuros procedimientos de preservación del esfínter.

iii. La ileostomía de asa y la colostomía descompresiva pueden ser necesarias en pacientes críticos e inestables.

7. **Pronóstico.** A diferencia de la enfermedad de Crohn, la resección quirúrgica completa proporciona un buen pronóstico a largo plazo.

C. **Colitis indeterminada.** En hasta un 15 % de los pacientes no puede distinguirse entre colitis de Crohn y colitis ulcerosa, incluso después de una evaluación diagnóstica completa. En el contexto agudo, estos pacientes deben ser evaluados y tratados de forma similar a los pacientes con colitis ulcerosa.

AXIOMAS

- La enfermedad ulcerosa péptica perforada debe ser tratada con cirugía y, por lo general, el mejor abordaje es mínimo posible con el que se logre un control adecuado de la fuente. Deben aplicarse las pruebas y el tratamiento para *H. pylori*.
- La diverticulitis colónica perforada debe tratarse con reanimación, antibióticos y un procedimiento para lograr el control del origen. Esto incluye el drenaje percutáneo de los abscesos o la resección quirúrgica con contaminación peritoneal en curso.
- La apendicitis es una enfermedad quirúrgica.

- La infección grave y complicada *por Clostridium difficile* debe motivar la consulta quirúrgica, y en los pacientes críticos debe iniciarse el tratamiento quirúrgico, idealmente antes de la descompensación clínica.
- La colitis isquémica suele tratarse con rehidratación y tratamiento con antibióticos de amplio espectro.
- El tiempo de diagnóstico y tratamiento de la isquemia mesentérica aguda influye en el pronóstico.
- La colitis aguda fulminante en la enfermedad inflamatoria intestinal debe tratarse de forma multidisciplinar y debe considerarse tratamiento quirúrgico a las 72 h.

Lecturas recomendadas

Behrman SW. Management of complicated PUD. *Arch Surg* 2005;14:201–208.

Berg DF, Bahadursing AM, Kaminski DL, et al. Acute surgical emergencies in inflammatory bowel disease. *Am J Surg* 2002;184:45–51.

Blaho KE, Merigian KS, Winbery SL, et al. Foreign body ingestions in the emergency department: case reports and review of treatment. *J Emerg Med* 1998;16:21–26.

Brunicardi FC, Andersen DK, Billiar TR, et al. *Schwartz's Principles of Surgery*. 10th ed. New York, NY: McGraw-Hill; 2015.

Cameron JL, Cameron AM. *Current Surgical Therapy*. 12th ed. Philadelphia, PA: Elsevier; 2017.

Castleberry AW, Turley RS, Hanna JM, et al. A 10-year longitudinal analysis of surgical management for acute ischemic colitis. *J Gastrointest Surg* 2013;17(4):784–792.

Cohen H. Peptic ulcer and *Helicobacter pylori*. *Gastroenterol Clin North Am* 2000;29:775–789.

Cunningham SC, Fakhry K, Bass BL, et al. Neutropenic enterocolitis in adults: case series and review of the literature. *Dig Dis Sci* 2005;50:215–220.

Dayan B, Turner D. Role of surgery in severe ulcerative colitis in the era of medical rescue therapy. *World J Gastroenterol* 2012;18(29):3833–3838.

Donahue PE. Ulcer surgery and highly selective vagotomy-Y2K. *Arch Surg* 1999;134:1373–1377.

Eisen GM, Baron TH, Dominitz JA, et al. Guideline for the management of ingested foreign bodies. *Gastrointest Endosc* 2002;55:802–806.

Galiastsatos P, Shrier I, Lamoureux E, et al. Meta-analysis of outcome of cytomegalovirus colitis in immunocompetent hosts. *Dig Dis Sci* 2005;50:609–616.

Hellinger MD. Anal trauma and foreign bodies. *Surg Clin North Am* 2002;82:1253–1260.

Kornbluth A, Sachar DB; Practice Parameters Committee of the American College of Gastroenterology. Ulcerative colitis practice guidelines in adults: American College Of Gastroenterology, Practice Parameters Committee. *Am J Gastroenterol* 2010;105(3):501–523.

Lai AT, Chow TL, Lee DT, et al. Risk factors predicting the development of complications after foreign body ingestion. *Br J Surg* 2003;90:1531–1535.

Lake JP, Essani R, Petrone P, et al. Management of retained colorectal foreign bodies: predictors of operative intervention. *Dis Colon Rectum* 2004;47:1694–1698.

Larkai EN, Smith JL, Lidsky MD, et al. Gastroduodenal mucosa and dyspeptic symptoms in arthritic patients during chronic nonsteroidal anti-inflammatory drug use. *Am J Gastroenterol* 1987;82:1153–1158.

Lessa FC, Mu Y, Banberg WM, et al. Burden of *Clostridium difficile* infection in the United States. *N Engl J Med* 2015;372(9):825–834.

Maconi G, Colombo E, Zerbi P, et al. Prevalence, detection rate and outcome of cytomegalovirus infection in ulcerative colitis patients requiring colonic resection. *Dig Liver Dis* 2005;37(6):418–423.

McDonald LC, Gerding DN, Johnson S, et al. Clinical practice guidelines for *Clostridium difficile* infection in adults and children: 2017 update by the Infectious Diseases Society of America (IDSA) and Society for Healthcare Epidemiology of America (SHEA). *Clin Infect Dis* 2018;66(7):987–994.

Millat B, Fingerhut A, Borie F. Surgical treatment of complicated duodenal ulcers: controlled trials. *World J Surg* 2000;24:299–306.

Modigliani R. Medical management of fulminant colitis. *Inflamm Bowel Dis* 2002;8:129–134.

Nayar M, Rhodes JM. Management of inflammatory bowel disease. *Postgrad Med J* 2004;80:206–213.

Neal MD, Alverdy JC, Hall DE, et al. Diverting loop ileostomy and colonic lavage: an alternative to total abdominal colectomy for the treatment of severe, complicated *Clostridium difficile* associated disease. *Ann Surg* 2011;254:423–427.

Ohmann C, Imhof M, Roher HD. Trends in peptic ulcer bleeding and surgical treatment. *World J Surg* 2000;24:284–293.

Romkens, TE, Bulte GJ, Nissen LH, et al. Cytomegalovirus in inflammatory bowel disease: a systematic review. *World J Gastroenterol* 2016;22(3):1321–1330.

Shelton T, McKinlay R, Schwartz RW. Acute appendicitis: current diagnosis and treatment. *Curr Surg* 2003;60:502–505.

Søreide K, Thorsen K, Harrison EM, et al. Perforated peptic ulcer. *Lancet* 2015;386(10000):1288–1298.
Sreenarasimhaiah J. Diagnosis and management of intestinal ischemic disorders. *BMJ* 2003;326:1372–1376.
Surawicz CM, Brandt LJ, Binion DG, et al. Guidelines for diagnosis, treatment, and prevention of *Clostridium difficile* infections. *Am J Gastroenterol* 2013;108:478–498.
Svances C. Trends in perforated peptic ulcer: incidence, etiology, treatment, and prognosis. *World J Surg* 2000;24:277–283.
Tourasrkissian B, Thompson RW. Ischemic colitis. *Surg Clin North Am* 1997;77:461–470.
Wasselle JA, Norman J. Acute gastric volvulus: pathogenesis, diagnosis, and treatment. *Am J Gastroenterol* 1993;88:1780–1784.
Weiland ST, Schurr MJ. Conservative management of ingested foreign bodies. *J Gastrointest Surg* 2002;6:496–500.
Zittel TT, Jehle EC, Becker HD. Surgical management of PUD today—indication, technique and outcome. *Langenbecks Arch Surg* 2000;385:84–96.

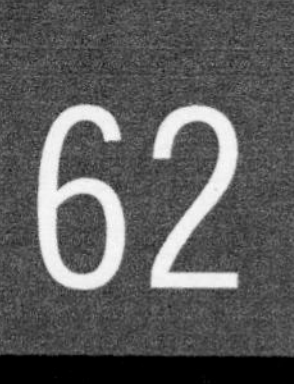

Dolor anorrectal agudo

Kellie E. Cunningham y Jennifer Holder-Murray

I. INTRODUCCIÓN

A. Las causas más comunes de dolor anal son la fisura, las hemorroides agudas, la trombosis de las hemorroides y la infección, y la mayoría de los pacientes se presentan con una síntoma principal de «dolor rectal». El primer paso en la anamnesis es obtener una descripción más precisa de la localización del dolor.

B. La mayoría de las etiologías del dolor anal pueden diagnosticarse con base en la anamnesis y en una exploración física específica, que suele consistir en la inspección y la palpación.

C. Para el diagnóstico y el tratamiento de la mayoría de los dolores anorrectales agudos se necesitan unos pocos instrumentos sencillos. Muchos cirujanos de colon y recto emplean una mesa de proctología, que permite la exploración en posición prona. Aunque es ideal, estas mesas rara vez están disponibles en los servicios de urgencias, y en general suele ser adecuada una mesa de exploración convencional con un paciente en posición de decúbito lateral. Es imprescindible disponer de una buena luz de exploración. Aunque los anoscopios y los proctoscopios rígidos deberían estar disponibles en los servicios de urgencias y en las clínicas de cuidados intensivos, en la mayoría de los pacientes con dolor anal o rectal grave, la endoscopia no es necesaria para establecer el diagnóstico correcto y a menudo causa molestias innecesarias.

D. La anestesia local es útil cuando se realizan procedimientos diagnósticos y terapéuticos para el dolor anorrectal agudo. La pomada de lidocaína al 5 % puede utilizarse como tópico para un alivio menor, y la lidocaína del 0.5 % al 1 % con epinefrina es un excelente fármaco infiltrante. Puede añadirse una solución de bicarbonato a la lidocaína inyectable para disminuir la acidez de la lidocaína y, por tanto, el dolor de la inyección. La bupivacaína del 0.25 % al 0.5 % también es aceptable, utilizada sola o en combinación con la lidocaína, especialmente después de la anestesia inicial para prolongar la duración del alivio. La infiltración solo proporciona un alivio del dolor superficial. Administrar la anestesia local con una aguja de calibre 27 o 30 con una jeringa de 3 mL a 5 mL. La inyección con una aguja de calibre 25 es dolorosa. La palpación profunda o la anoscopia probablemente seguirán provocando un dolor grave en función de la enfermedad subyacente.

II. ANATOMÍA

A. El recto y el ano son segmentos especializados del tubo digestivo. El recto funciona principalmente como depósito de las heces. La unión rectosigmoidea está marcada por la fusión de la *tenia coli* en la capa completa de la estructura de capa muscular propia longitudinal del recto. Esta unión se define fácilmente durante un abordaje abdominal, pero solo puede estimarse durante la endoscopia. La distancia entre el borde del ano y la unión rectosigmoidea varía de un paciente a otro, pero oscila entre 12 cm y 16 cm.

B. El recto termina a nivel del músculo puborrectal, que marca el hiato a través de los músculos elevadores del ano. Este hiato es palpable durante la exploración rectal digital como **anillo anorrectal**. El conducto anal comienza en el anillo anorrectal, se extiende hasta el borde del ano y es abrazado por los músculos del esfínter anal. La **línea pectínea (dentada)** es un borde mucocutáneo situado varios centímetros proximalmente dentro del conducto anal. La piel inmediatamente distal a esta línea es el **anodermo**, un epitelio de células escamosas modificado que no contiene glándulas accesorias. El anodermo es altamente sensible al dolor, mientras que la mucosa del conducto anal proximal es relativamente insensible. El **borde anal (margen externo del ano)** marca la unión entre el anodermo y la piel glútea normal (fig. 62-1).

C. Las **hemorroides** son estructuras anatómicas normales dentro del ano. Este conjunto de arterias y venas forma una almohadilla anal y se cree que participa en el mecanismo de la continencia fecal. Los vasos proximales a la línea pectínea y cubiertos por la mucosa son **hemorroides internas**. Los vasos distales a la línea pectínea cubiertos por anodermo son **hemorroides externas**. Estos vasos se apoyan en el tejido conectivo circundante.

III. FISURA ANAL

A. Fisura anal. La fisura anal es la causa más común de dolor anal agudo. La mayoría de los pacientes describen el dolor como «agudo», «cortante» o «desgarrador». El dolor suele co-

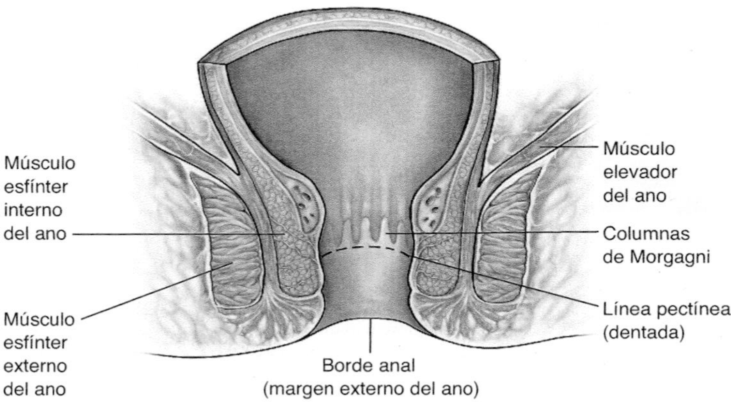

Figura 62-1. Anatomía del conducto anal.

menzar durante la defecación y suele ser más grave inmediatamente después de defecar, y persiste durante unos minutos. Sin embargo, en ocasiones el dolor es constante o se exacerba al sentarse.

B. Con frecuencia, el dolor se asocia a una pequeña hemorragia anal, que suele poder visualizarse en el papel higiénico, que salpica el exterior de las heces o que puede gotear en la taza del váter. Además, los pacientes pueden atribuir el dolor a una hinchazón, pero, a diferencia de la descrita para las hemorroides o los abscesos, esta suele ser crónica y pequeña. Este acrocordón centinela es un pequeño y firme montículo de anodermo, adyacente, pero distal, a la fisura real. El acrocordón en sí mismo no es doloroso, aunque moverlo puede causar dolor en la fisura. Su sola extracción no eliminará el dolor.

C. **Fisuras agudas.** Las fisuras agudas suelen ser superficiales, estrechas y lineales, parecidas a un corte de papel. La fisura aguda típica se produce después de un desgarro en el anodermo, como por ejemplo con una defecación dura y contundente, aunque las múltiples deposiciones sueltas en un corto período de tiempo (p. ej., después de la preparación intestinal para la colonoscopia) también pueden precipitar una fisura.

Los pacientes con síndrome del intestino irritable son propensos a sufrir múltiples fisuras anales agudas. En un conducto anal por lo demás normal, una fisura aguda menor sanará espontáneamente en varios días.

D. En comparación, una **fisura crónica** surge de un tono excesivamente alto en el músculo del esfínter interno del ano y da lugar a un flujo sanguíneo subóptimo hacia el anodermo. La fisura crónica clásica es una ulceración en forma de lágrima del anodermo, con acrocordón centinela asociado en su extremo distal y papila hipertrofiada en su extremo proximal, aunque para el diagnóstico no es necesario que estas dos características adicionales estén presentes. A medida que la fisura madura, se hace más profunda y ancha, lo que finalmente expone las fibras orientadas transversalmente del músculo del esfínter interno dentro del lecho de la fisura. En los pacientes con fisura crónica, esta puede no responder al tratamiento conservador.

E. Muchos pacientes parecen tener un síndrome subagudo, con características superpuestas de fisura aguda y crónica. La fisura se vuelve relativamente asintomática al quedar cubierta por una fina capa de cicatriz inmadura, para volver a abrirse con una defecación difícil. Este patrón de alternancia de dolor grave y alivio persiste durante meses. Aunque estos pacientes pueden presentar dolor agudo, es preferible tratar estas fisuras como fisuras crónicas.

F. En ocasiones, las fisuras se infectan. Esto suele producirse como pronóstico de una cicatrización incompleta de estas, de manera que se forma una cobertura cutánea sobre la fisura que atrapa por debajo las partículas de heces. En el contexto agudo, casi todas estas lesiones se tratan más como infecciones que como fisuras.

G. **Diagnóstico.** En la mayoría de los casos, el diagnóstico viene sugerido por una anamnesis cuidadosa, que puede verificarse en la exploración física. Las fisuras anales típicas se localizan en la línea media posterior o anterior. Dado que las fisuras residen en el anodermo, la cara más superficial del conducto anal, no suele ser necesaria una exploración invasiva para realizar este diagnóstico. El anodermo puede visualizarse con la simple separación de las nalgas. La inserción de un dedo o un anoscopio para la exploración puede ser dolorosa e innecesaria.

1. Una vez que se visualiza una fisura típica de la línea media, no se requiere ninguna otra maniobra de diagnóstico inmediato. Si no se visualiza ninguna fisura, se procede a un tacto rectal suave. Si la exploración no evoca dolor a la palpación, puede realizarse una anoscopia, que. Si esta sale negativa, puede suponerse que el paciente ha tenido una fisura aguda que se ha curado. Si el tacto rectal provoca dolor en ausencia de una fisura visible, considerar un diagnóstico alternativo.
2. Si la fisura se encuentra muy alejada de la línea media, se habla de una **fisura atípica**, que puede tener un significado diagnóstico y terapéutico especial.

H. **Tratamiento.** Por definición, una fisura aguda debe curarse después de que se corrijan los factores precipitantes con hábitos intestinales adecuados. Deben evitarse los medicamentos que puedan provocar estreñimiento, como los opioides. Un medicamento antidiarreico puede ser útil en pacientes con heces blandas crónicas.

1. Para tratar el dolor agudo, deben fomentarse los baños de asiento después de la defecación o durante el dolor. También ayuda el anestésico tópico en forma de pomada de lidocaína al 5 %, colocado con la yema del dedo en el conducto anal distal varios minutos antes de la defecación. Esto suele proporcionar un alivio adecuado del dolor hasta la curación. En ocasiones, la lidocaína tópica provoca una sensación de ardor, y la medicación puede interrumpirse.
2. El tratamiento conservador principal consiste en una dieta rica en fibra con posibles complementos de fibra y una hidratación adecuada para mantener las heces blandas durante el proceso de curación. Con este régimen, la mayoría de las fisuras agudas e incluso algunas fisuras crónicas se curan en el transcurso de 2 a 8 semanas. Por tanto, debe fomentarse esta modificación del estilo de vida durante al menos 2 meses para tratar la fisura y prevenir su reaparición temprana.
3. Varios medicamentos tópicos complementarios mejoran las tasas de curación. Las formulaciones en pomada de nitroglicerina al 0.2 %, diltiazem al 2 % o nifedipina al 0.3 % se aplican en una cantidad del tamaño de un guisante en el borde anal (margen externo del ano) durante 4 a 8 semanas de forma constante, incluso después de la resolución del dolor en las fisuras crónicas.
4. Si no se produce la curación en un plazo de 6 a 8 semanas de tratamiento conservador adecuado, puede ser necesario un tratamiento adicional. El tratamiento habitual para una fisura crónica es una esfinterotomía interna lateral parcial. Este tratamiento quirúrgico proporciona un alivio rápido y duradero de los síntomas en el 95 % de los pacientes. También puede administrarse una inyección de toxina botulínica en el esfínter interno del ano, lo que paraliza temporalmente una parte del esfínter interno y optimiza la curación. Esto evita las complicaciones a largo plazo de la esfinterotomía.

I. **Fisura atípica.** Las fisuras situadas muy lejos de la línea media son fisuras atípicas. En ocasiones, los pacientes con diarrea desarrollarán múltiples fisuras muy superficiales relacionadas con el exceso de movimientos intestinales y la limpieza. Este tipo de fisura atípica suele curarse espontáneamente y es más probable que esté relacionada con la rotura de la piel perianal que con una fisura verdadera.

1. **Solitarias.** Las fisuras atípicas solitarias que no cicatrizan rápidamente son motivo de preocupación. El diagnóstico diferencial incluye enfermedad de Crohn, carcinoma de células escamosas del ano y sífilis. Muchos pacientes con enfermedad de Crohn tienen un diagnóstico establecido o manifiestan otros signos o síntomas de la enfermedad. Sin embargo, si bien en muy pocas ocasiones, hay algunos pacientes cuya presentación inicial consiste únicamente en una fisura atípica dolorosa y persistente. El carcinoma de células escamosas del ano en su fase inicial suele ser extremadamente doloroso. A medida que la enfermedad progresa, la lesión adquiere la apariencia más típica de una masa dura y ulcerada. En este caso, la evaluación diagnóstica requiere una biopsia. En su presentación más temprana, estos cánceres se asemejan a las fisuras típicas.

IV. HEMORROIDES

A. **Etiología.** Las hemorroides son un conjunto de arterias y venas que recubren el conducto anal y que están sostenidas por tejido conectivo. Las hemorroides están presentes al nacer y pueden manifestarse como un proceso de enfermedad si hay degeneración del tejido conectivo, lo que hace que los vasos pierdan el apoyo y la fijación y, como consecuencia, se produce tortuosidad y dilatación.

B. **Hemorroides externas**

1. Las **hemorroides externas** son venas dilatadas y agrandadas distalmente a la línea pectínea, cubiertas por la piel que rodea el ano. Por lo general, el paciente describirá la aparición repentina de una hinchazón dura y dolorosa después de una defecación difícil, pero también puede presentarse hinchazón con dolor sin una causa precipitante evidente. El embarazo también puede suponer un mayor riesgo debido al aumento de la presión pélvica.

2. **Brote agudo de hemorroides externas**
   a. Las hemorroides externas sintomáticas se presentan con mayor frecuencia como una clara hinchazón de la piel con pelo, a menudo con tinción azul violácea, asociada a presión y molestias. Los pacientes compararán la hinchazón con un guisante duro o un racimo de uvas bajo la piel. Las hinchazones de la línea media no suelen ser hemorroides y deben sugerir la presencia de un acrocordón centinela de una fisura o una infección.
   b. El dolor es constante y no aumenta significativamente con la defecación, lo que lo distingue del dolor de la fisura anal. Suele agravarse principalmente por la presión directa.
3. **Trombosis de las hemorroides externas**
   a. Cuando las hemorroides externas pierden su soporte de tejido conectivo, se dilatan y el flujo sanguíneo a través de las venas se ralentiza, lo que aumenta el riesgo de trombosis. Cuando la trombosis ejerce presión sobre la piel o esta se vuelve isquémica, el dolor puede ser intenso. La trombosis suele ser firme, tensa y dolorida.
   b. Muchos pacientes y médicos intentan empujar las hemorroides externas trombosadas hacia el conducto anal; sin embargo, no es posible reducirlas. Después de varios días, el coágulo empieza a ablandarse al reabsorberse y el dolor disminuye lentamente. Pueden desarrollarse pequeñas zonas de necrosis y, si la piel se desprende, el coágulo se desprenderá de la hemorroide, lo que provocará cierto alivio del dolor.

C. **Hemorroides internas**
1. Las **hemorroides internas** son venas dilatadas y agrandadas proximalmente a la línea pectínea, cubiertas por epitelio cilíndrico o columnar. Por lo general, el paciente referirá sangrado anal indoloro, prurito y secreción mucosa. Además, puede sentir una presión imprecisa o sensación de tenesmo, una fuerte y falsa necesidad de defecar, por el tejido abultado en el conducto anal.
2. **Proplapso de las hemorroides internas**
   a. A medida que las hemorroides internas pierden apoyo, tienden a prolapsar en el conducto anal. El prolapso de grado IV (prolapso irreparable y circunferencial de las hemorroides internas) puede causar dolor anal agudo.
3. **Trombosis de las hemorroides internas**
   a. Las hemorroides internas son mucho menos propensas a la trombosis que las externas. En su forma más grave, el prolapso de grado IV puede provocar una trombosis o un estrangulamiento de las hemorroides internas, lo que provoca un dolor extremo.

D. **Manejo conservador**
1. Con independencia de si es necesaria una intervención quirúrgica para las hemorroides, la piedra angular del tratamiento comienza con modificaciones en la dieta y el estilo de vida. Se aconseja a los pacientes que aumenten la ingesta de fibra alimentaria y agua para conseguir unas heces blandas y voluminosas. Se fomentan las modificaciones de comportamiento consistentes en un ciclo regular de sueño y vigilia y hábitos de ejercicio.
2. Los comportamientos disfuncionales para ir al baño, como el esfuerzo excesivo, la maniobra de Valsalva o el aumento de la presión intraabdominal, la maniobra de Valsalva y el tiempo prolongado en el inodoro, se asocian a menudo con la presencia de hemorroides, aunque no está claro si estos comportamientos son el pronóstico de los síntomas de las hemorroides o simplemente un factor que contribuye a los síntomas.
3. Los baños de asiento son baños poco profundos de agua caliente que se utilizan para empapar el periné, lo que proporciona un alivio sintomático y ayuda a la higiene después de la defecación.

   La duración debe limitarse a 15 min, y se desaconseja el uso de aceites, sales o lociones, ya que pueden exacerbar la inflamación.
4. Para paliar los síntomas se utilizan varios productos tópicos de venta libre, como cremas, supositorios y toallitas, que contienen fármacos como protectores de barrera, anestésicos tópicos, vasoconstrictores o corticoesteroides. Sin embargo, los datos relacionados con la eficacia de estos tratamientos son limitados.

E. **Manejo quirúrgico**
1. Se recomienda la intervención quirúrgica en los pacientes que no superan el tratamiento conservador o que tienen una enfermedad extensa con síntomas graves que no se espera que se resuelvan con medidas conservadoras.
2. **Hemorroides externas**
   a. La **trombectomía** es el mejor tratamiento para una hemorroide externa trombosada con síntomas agudos. Es preferible realizarle entre 48 h y 72 h después de la aparición de los síntomas para lograr la eliminación del trombo antes de que se incorpore al tejido fibrótico y no pueda ser eliminado. Después de la infiltración con anestesia local, se retira una elipse de la piel suprayacente con unas tijeras finas y afiladas. De este modo,

se expone el trombo subyacente, que puede extraerse. Dado que suelen encontrarse múltiples coágulos pequeños, la simple «punción» o incisión de la hemorroide suele ser inadecuada.

b. La **hemorroidectomía por escisión** es la norma de referencia del tratamiento quirúrgico. Existen tres variantes: abierta, cerrada y circunferencial. Puede realizarse una hemorroidectomía de una, dos o tres columnas.

3. **Hemorroides internas**

a. La **ligadura con banda elástica** estrangula un disco de mucosa en el vértice de la hemorroide, que luego se desprende y da lugar a la formación de una pequeña úlcera y, en última instancia, a una cicatriz. La cicatriz conduce a la fijación de la hemorroide, por lo que ya no prolapsa en el conducto anal durante las deposiciones y, por tanto, es menos probable que sangre.

b. La **hemorroidectomía por escisión** es la norma de referencia del tratamiento quirúrgico. Existen tres variantes: abierta, cerrada y circunferencial. Puede realizarse una hemorroidectomía de una, dos o tres columnas.

c. El **procedimiento para el prolapso y las hemorroides** es una hemorroidopexia con grapas. Para esta técnica se emplea un dispositivo de grapado circular para extirpar un anillo de mucosa y submucosa anal proximal a la línea pectínea con posterior reanastomosis. Esto asegura la mucosa redundante y crea una fijación circunferencial, que mejora el flujo venoso para prevenir un mayor prolapso.

d. La **desarterialización hemorroidal transanal** consiste en una ligadura arterial no excisional guiada por Doppler de las arterias rectales superiores con hemorroidopexia por sutura. La reducción del flujo arterial disminuye el tamaño de la hemorroide, y la hemorroidopexia por sutura aborda la mucosa redundante.

4. **Complicaciones**

a. Tras el tratamiento quirúrgico de las hemorroides pueden surgir varias complicaciones. Éstas van desde hallazgos comunes como hemorragia o dolor hasta otros menos comunes como retención urinaria, estreñimiento, incontinencia fecal, estenosis anal o infección.

b. Los pacientes pueden desarrollar una complicación crítica que se manifiesta con fiebre y otros signos de sepsis. Esto se debe a la infección y posiblemente a la necrosis, que se extiende desde la mucosa anal a las capas más profundas del recto y, en última instancia, a la pelvis. El reconocimiento de esta entidad requiere la administración de antibióticos parenterales de amplio espectro y un posible desbridamiento de la pared rectal. Si no se trata, la sepsis rectal puede provocar la muerte. Es necesario consultar con un cirujano experimentado.

V. INFECCIONES PERIANALES

A. Los abscesos perianales e isquiorrectales son causas comunes de dolor anorrectal agudo. Los pacientes suelen describir una inflamación con dolor, que suele ser grave y constante y tiende a aumentar con el tiempo. A diferencia de las fisuras, el dolor no suele estar muy asociado a las deposiciones. Cuando está presente, los síntomas de fiebre y malestar pueden sugerir una infección, pero a menudo no hay fiebre. La mayoría de los abscesos se desarrollan en el transcurso de uno o dos días; sin embargo, en ocasiones puede haber una presentación más crónica.

B. **Etiología**

1. La mayoría de las enfermedades supurativas perianales comienzan en el espacio criptoglandular. La infección migra a lo largo del trayecto de los conductos de la glándula anal, que se desplazan a los espacios anatómicos alrededor del ano. El absceso evoluciona donde terminan estos conductos.

2. Las fisuras anales también son responsables de infecciones perianales. En este caso, la fisura es un portal directo para la invasión bacteriana en el espacio subcutáneo o interesfinteriano subyacente. Estos pacientes describirán antecedentes típicos del tipo de fisura, que precede al desarrollo de una inflamación con dolor persistente.

3. Aunque solo un pequeño porcentaje de los abscesos están causados por la enfermedad de Crohn, es importante considerar este diagnóstico en los pacientes con un absceso. Los síntomas asociados de diarrea crónica y dolor abdominal deben hacer sospechar una enfermedad inflamatoria intestinal. Sin embargo, en la mayoría de los pacientes no es necesario realizar un estudio exhaustivo de la enfermedad de Crohn, a menos que se presenten los signos y síntomas clásicos.

C. **Diagnóstico.** Por lo general, la infección perianal se manifiesta a simple vista como una hinchazón eritematosa y elevada cerca del borde del ano. La inflamación suele ser bastante dolorosa y a menudo fluctuante (fig. 62-2).

1. Los abscesos profundos en los **espacios isquiorrectales o anales posteriores** pueden ser menos evidentes en la inspección. Carecen de cambios eritematosos en la piel, pero pueden identificarse por una zona sensible de induración e hinchazón. La hinchazón es a veces

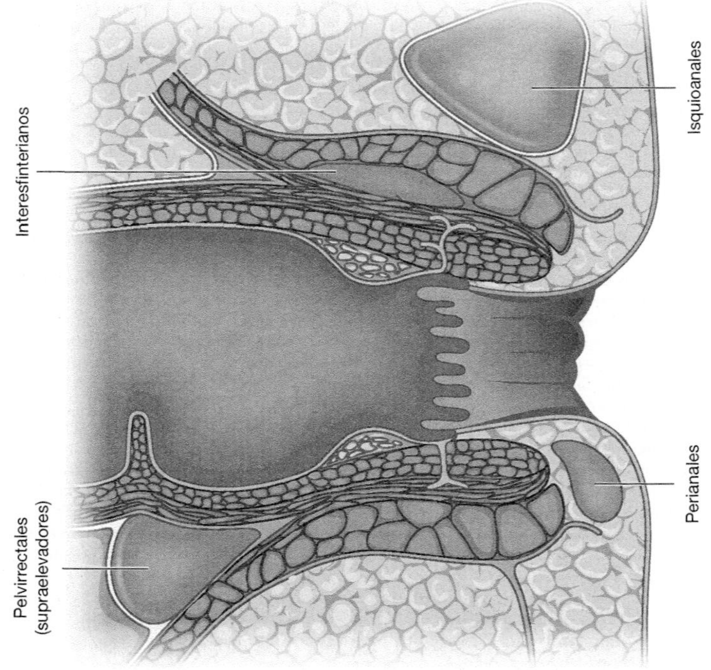

Figura 62-2. Clasificación de los abscesos anorrectales.

leve cuando se palpa a través de la piel, pero suele ser evidente al palpar el conducto anal durante el tacto rectal.

2. Los abscesos confinados al **espacio interesfinteriano** son menos frecuentes y más difíciles de identificar. Los pacientes refieren antecedentes que sugieren una fisura, con dolor muy asociado a los movimientos intestinales, pero en la exploración física no se observa ninguna fisura. Suelen ser pequeñas y con hinchazón leve. A menudo, es necesario visualizar la protrusión de la cavidad del absceso en el conducto anal o la aspiración con aguja del espacio interesfinteriano para confirmar el diagnóstico.
3. Las pruebas de imagen desempeñan un pequeño papel en el diagnóstico de los pacientes con infección perianal. Estas infecciones suelen ser fácilmente evidentes en la exploración física, y el uso de tomografía computarizada (TC), ecografía o resonancia magnética (RM) debe reservarse para el cirujano experimentado que no pueda llegar a un diagnóstico en la exploración física.

D. **Tratamiento.** El tratamiento de un absceso es el drenaje quirúrgico. No se recomienda dejar que un absceso «madure». Además, los antibióticos no sustituyen el drenaje.

1. La mayoría de los abscesos son superficiales y pueden drenarse fácilmente con instrumentos y técnicas sencillas en la cabecera. Las infecciones más profundas pueden requerir una consulta quirúrgica para exploración bajo anestesia y drenaje en el quirófano.
2. Si el absceso es profundo y no se aprecia fácilmente por simple inspección o palpación, puede aspirarse con una aguja de gran calibre como maniobra de localización.
3. En general, los **abscesos perianales** pueden drenarse eficazmente con anestesia local. La piel se incide con una hoja de bisturí, lo que permite el drenaje del pus. Debe extirparse un disco generoso de la piel, de al menos 5 mm de diámetro, para facilitar el drenaje continuo del pus y evitar un cierre prematuro de la piel que provoque una rápida reaparición de la infección.
4. La mayoría de los **abscesos isquioanales** pueden drenarse de forma similar, pero debe realizarse una incisión cerca del lado anal del absceso para minimizar las complicaciones posteriores si se forma una fístula. En los abscesos de mayos tamaño, puede colocarse en la cavidad un pequeño tubo de drenaje, como un catéter de Pezzer de 14 Fr, para evitar la necesidad de taponar la herida. Este drenaje puede retirarse unos días o semanas después. Los grandes **abscesos isquioanales en herradura** pueden drenarse mediante una incisión en la línea media posterior, entre el coxis y el ano y posterior al esfínter externo. Se realizan contraincisiones sobre cada fosa isquioanal para facilitar el drenaje de las extensiones del absceso. En esta circunstancia también pueden ser necesarios catéteres de drenaje.
5. **Abscesos interesfinterianos.** Los abscesos interesfinterianos se drenan dividiendo el esfínter interno a lo largo de la cavidad del absceso. A continuación, se realiza una marsupialización del tejido para facilitar el drenaje.
6. **Abscesos pelvirrectales (supraelevadores).** Los abscesos pelvirrectales deben tratarse en función de su origen (fig. 62-3).
   a. Si la infección es una extensión de un absceso interesfinteriano, debe drenarse por el recto, para evitar una fístula supraesfinteriana.
   b. Si la infección es una extensión de un absceso isquioanal, debe drenarse a través de la piel perineal, para evitar una fístula extraesfinteriana.
   c. Si la infección es una extensión de un absceso pélvico, debe drenarse por el recto, la fosa isquioanal o la pared del abdomen.
7. **Técnica**
   a. Debe evitarse el sondaje de la cavidad del absceso. Esto puede crear falsas aberturas en el conducto anal, así como una hemorragia innecesaria por la profundidad de la herida.
   b. Debe abandonarse la práctica rutinaria de taponar las heridas perianales. Si la incisión de drenaje es adecuada, el empaquetamiento no es necesario para mantener el drenaje y, de hecho, puede impedirlo. Y, lo que es más importante, el empaquetamiento y el desempaquetamiento es un procedimiento innecesariamente doloroso para el paciente.
   c. El drenaje con catéter también es una opción adecuada. Los catéteres de látex en forma de seta pueden introducirse sobre una sonda en la cavidad del absceso, de manera que cuando se suelta la sonda, la forma de la punta mantiene el catéter en su sitio. El tamaño y la longitud del catéter deben corresponder al tamaño de la cavidad del absceso.
   d. Si es posible y el paciente está bajo anestesia, se recomienda la inspección de un orificio interno. Si se encuentra, debe colocarse un drenaje con sedal utilizando un asa vascular.
8. En algunos casos, el drenaje de un absceso es el tratamiento definitivo que conduce a una resolución completa del proceso supurativo. Por desgracia, entre una tercera parte y la mitad de los pacientes desarrollarán un nuevo absceso o formarán una fístula anal, lo que indica la presencia de una abertura interna persistente dentro del conducto anal. El segui-

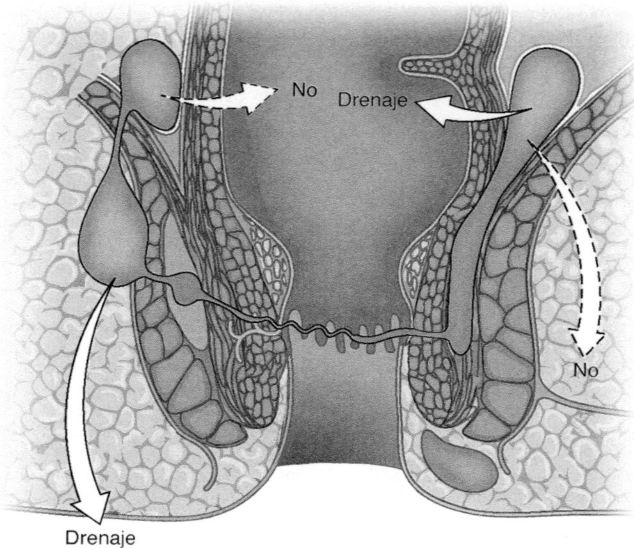

Figura 62-3. El drenaje de un absceso pelvirrectal depende del origen del absceso.

miento es necesario y es mejor que lo realice un cirujano de colon y recto con experiencia en el tratamiento de fístulas anales.

9. Aunque los antibióticos no son apropiados como tratamiento primario de un absceso, pueden añadirse como complemento al drenaje en pacientes con inmunodepresión o en aquellos con celulitis que rodean una cavidad de absceso bien drenada. La resolución del eritema a los pocos minutos del procedimiento de incisión y drenaje es una buena señal de que los antibióticos no serán necesarios. Si es necesario, el tratamiento antibiótico debe dirigirse a los organismos gramnegativos y anaerobios.

E. **Hidradenitis supurativa.** La hidradenitis supurativa es una infección de las glándulas sudoríparas apocrinas que puede afectar la piel perianal, vulvar o inguinal. Esta enfermedad simula el absceso perianal y la enfermedad fistulosa, excepto que nunca se comunica con una abertura anal interna. Estos pacientes presentan abscesos cutáneos crónicos, recurrentes, bilaterales y superficiales que se comunican entre sí a través de senos subcutáneos. A menudo estos abscesos deben ser drenados. Los antibióticos también pueden desempeñar un papel en el tratamiento.

VI. ENFERMEDAD PILONIDAL

A. La enfermedad pilonidal suele presentarse durante la pubertad o la juventud. Es más común entre los hombres jóvenes. La presentación es similar a la de la mayoría de los procesos de absceso. Es más probable que el paciente lo describa en relación con el coxis que con el ano.

B. **Etiología.** Se cree que la enfermedad pilonidal surge del crecimiento interno de los folículos pilosos. Es más frecuente en varones velludos, aunque en ocasiones se observa en mujeres con poco vello. El proceso se ve favorecido por la presencia de una hendidura glútea profunda. Se cree que comienza como uno o una serie de varios quistes en la línea media. La flora de la piel migra por los quistes, lo que facilita la formación de abscesos en la línea media, que con frecuencia se extienden de manera bilateral. Además, los tallos del pelo migran por los tractos sinusales, lo que causa la obstrucción de la fosa. En ocasiones, grandes acumulaciones de pelo quedan atrapados dentro de la cavidad del absceso.

C. **Diagnóstico.** Un absceso pilonidal se diagnostica fácilmente como una inflamación eritematosa de la línea media. La(s) lesión(es) suele(n) originarse en la parte superior del cóccix, aunque no es de extrañar que el proceso primario se extienda hacia el cóccix. La exploración minuciosa suele revelar uno o más quistes con tallos pilosos que sobresalen. La enfermedad pilonidal debe distinguirse de un absceso perianal de la línea media posterior, que se trata de forma diferente.

D. Tratamiento. El drenaje es el tratamiento inicial habitual para el absceso pilonidal, a menudo realizado en el servicio de urgencias o en el ámbito clínico.

1. Con el paciente colocado en decúbito prono o en posición lateral, se infiltra la piel que recubre el absceso con anestesia local. Si es necesario, puede ser útil una aspiración exploratoria con aguja. A continuación, se incide el absceso con una hoja de bisturí a 1 cm o 2 cm de la línea media. La piel suprayacente puede tener varios milímetros de grosor y requerir una incisión bastante profunda para iniciar el drenaje. Debe extirparse un disco de piel para mejorar el drenaje. Si están presentes, deben retirarse las acumulaciones de pelo. Al igual que en el caso de otros abscesos perianales, no suele recomendarse el empaquetamiento, salvo para controlar la hemorragia o en el caso de grandes cavidades.
2. Los antibióticos pueden utilizarse como complemento en pacientes con inmunodepresión o en casos de celulitis extensa. En el caso de la enfermedad pilonidal, la reaparición del absceso es la norma más que la excepción. Es necesaria la remisión a un cirujano para el seguimiento. El tratamiento definitivo de la enfermedad pilonidal es controvertido.

VII. GANGRENA DE FOURNIER (PERINEAL)

A. La gangrena de Fournier es una urgencia quirúrgica. Se trata de una infección necrosante de las fascias perianal o perineal profunda. El portal de entrada puede ser cualquier forma de infección perineal, pero las roturas en la piel perianal, vaginal o escrotal suelen ser el origen de la infección. En muchos casos, nunca se identifica el lugar de origen de entrada de las bacterias.

B. Estos pacientes refieren dolor perineal y perianal grave y debilitante. Aunque la retención urinaria se asocia a cualquier forma de dolor perianal, es más frecuente en la gangrena de Fournier. Estos pacientes suelen presentar fiebre, leucocitosis y otros signos sistémicos de infección. Se trata de una enfermedad que suele afectar a personas con diabetes e inmunodepresión. Además, puede haber antecedentes de traumatismos.

C. Diagnóstico. El hallazgo clásico de la gangrena de Fournier es la crepitación a la palpación de la piel perineal, con dolor extremo a la palpación, o una zona ennegrecida de piel isquémica en el periné, el escroto o los labios. Un indicio preocupante es una secreción fina y gris de la cavidad del absceso o la presencia de tejido subcutáneo gris en la base de este. Aunque las pruebas de imagen no suelen ser necesarias para hacer este diagnóstico, la presencia de aire en los tejidos blandos puede observarse en una radiografía simple o en una TC.

D. La gangrena de Fournier puede ser mortal y requiere atención inmediata con antibióticos parenterales de amplio espectro y evaluación quirúrgica. Una vez sometidos a reanimación, estos pacientes deben ser tratados en el quirófano con desbridamiento quirúrgico amplio a intensivo. Un primer desbridamiento oportuno y adecuado en el quirófano es fundamental para obtener un pronóstico óptimo.

Los viajes repetidos a quirófano son la norma, a menudo en las primeras 12 h. Aunque no es siempre necesario, muchos pacientes pueden requerir una derivación fecal en algún momento de su evolución clínica.

VIII. DOLOR DEL SUELO PÉLVICO

A. Dolor de los elevadores. El suelo de la pelvis está formado principalmente por los músculos elevadores y puborrectales. Existe un hiato para los orificios del sistema gastrointestinal y genitourinario. El dolor en el músculo elevador o en cualquier órgano que pase por su hiato se percibe frecuentemente como dolor rectal.

1. **Espasmo del elevador.** El espasmo del elevador puede presentarse con una sensación constante de plenitud, espasmos pélvicos o dolor. Los pacientes suelen comparar esta sensación con la de estar sentados en una pelota. Este dolor suele ser crónico y es poco probable que sea un síntoma que se presente en el servicio de urgencias. Se recomienda consultar a un especialista.
2. **Espasmo doloroso del ano o proctalgia fugaz.** La proctalgia fugaz es un dolor grave y agudo que a menudo despierta al paciente del sueño. Suele ser autolimitado y durar solo unos minutos, pero puede ser bastante alarmante para el paciente y llegar a desencadenar una visita al servicio de urgencias. Se trata de una entidad poco conocida y se cree que es un espasmo agudo de alguna porción del músculo elevador. Estos pacientes casi siempre están libres de dolor en el momento en que se presentan al médico, y el inicio repentino y la breve duración de este dolor rectal son patognomónicos del trastorno. Hay una ausencia total de hallazgos físicos visibles. El tratamiento principal consiste en tranquilizar al paciente diciéndole que el dolor, por muy angustioso que sea, es una forma de calambre muscular y no constituye un problema de salud grave, aunque puede ser propenso a reaparecer.

B. Dolor uterino. Las lesiones procedentes del útero o de los anejos uterinos pueden presentar un dolor que se irradia al recto. El origen ginecológico de este dolor puede sospecharse por los antecedentes. Un tacto rectal suave, pero exhaustivo, que incluya la manipulación del cuello uterino, debería sugerir el origen extrarrectal de este dolor. A continuación, debe realizarse una exploración pélvica bimanual.

C. **Dolor prostático.** Los hombres suelen describir el dolor que surge en la glándula prostática como dolor rectal. Lo más probable es que se trate de una prostatitis, con el hallazgo de una glándula prostática blanda y dolorida en la exploración rectal digital. Este dolor suele responder a el tratamiento antibiótico dirigida contra los patógenos urinarios habituales. Una entidad más problemática es la prostadinia, un dolor en la próstata no necesariamente causado por una infección aguda. Se trata de un trastorno crónico, que se trata mejor de forma no urgente con un urólogo.

IX. PROLAPSO RECTAL

A. Los pacientes con prolapso rectal refieren que «se les cae algo» durante la defecación. Describen una masa perineal y pueden presentar secreción mucosa, incontinencia fecal, irritación de la piel perineal, hemorragia rectal o desprendimiento de tejido. El prolapso rectal puede provocar un dolor o presión perineal sordo y una sensación de evacuación incompleta, sobre todo si el prolapso no se reduce espontáneamente.

B. **Etiología.** Generalmente, el prolapso rectal es el pronóstico de una neuropatía pudenda o de anomalías anatómicas, como laxitud del suelo pélvico y del esfínter anal, redundancia del colon sigmoideo o un fondo de saco profundo.

El prolapso, también denominado invaginación intestinal, afecta todas las capas de la pared rectal a través del esfínter anal. La incidencia aumenta con el sexo femenino, antecedentes de embarazo, diarrea crónica y esfuerzos frecuentes.

C. **Diagnóstico.** Todos los pacientes con sospecha de prolapso rectal deben someterse a una exploración perineal exhaustiva. Si no se aprecian pliegues circunferenciales y concéntricos de la mucosa rectal, el paciente debe ser examinado mientras se esfuerza en posición de cuclillas. Los pacientes deben someterse a una colonoscopia para descartar una masa como punto de partida de la invaginación.

D. **Tratamiento.** El tratamiento conservador del prolapso rectal reducible incluye una dieta rica en fibra y la normalización de los hábitos intestinales. Se recomienda el tratamiento quirúrgico no urgente para la mayoría de los tipos de prolapso rectal, aunque el abordaje es muy variable, pues existen múltiples abordajes abdominales y perineales.

1. En las primeras fases de la enfermedad, el prolapso rectal no suele ser mayor de varios centímetros y puede reducirse espontáneamente. A medida que la enfermedad avanza, podría requerir una reducción manual.

   Si el prolapso se encarcela o estrangula, la mucosa puede sangrar por ulceración o necrosarse, lo que requiere una intervención quirúrgica urgente. Si no se observa necrosis en la exploración clínica, la sedación puede ayudar a la reducción manual del prolapso. Se recomienda seguimiento quirúrgico no urgente.

X. CUERPO EXTRAÑO RECTAL

A. Los pacientes que sufren dolor anorrectal por un cuerpo extraño rectal retenido suelen presentarse tarde debido a los estigmas sociales o la vergüenza. Es importante recordar que los pacientes pueden presentar un traumatismo rectal aunque el objeto ya haya sido extraído. Los síntomas pueden variar desde dolor abdominal con peritonitis a estreñimiento y hemorragia rectal.

B. **Etiología.** Los cuerpos extraños rectales pueden dividirse en voluntarios e involuntarios y sexuales y no sexuales. La categoría más común es la inserción voluntaria para la estimulación sexual, y la segunda categoría más común, conocida como ocultación intracorporal de droga (*body packing*), es el uso del recto como una cavidad, normalmente para actividades ilícitas.

C. **Diagnóstico.** Es fundamental obtener una anamnesis adecuada con un abordaje no crítico. Es importante prestar atención al momento de la inserción, los síntomas asociados y los intentos de extracción. La evaluación debe comenzar con una exploración abdominal para excluir peritonitis.

Esta debe centrarse en los signos de traumatismo mecánico o químico, el tono del esfínter anal y la profundidad del objeto en el recto. Los complementos incluyen radiografías para evaluar el neumoperitoneo y la localización del cuerpo extraño.

D. **Tratamiento.** El abordaje del tratamiento depende de la presencia o ausencia de una perforación sospechada o confirmada.

1. En **presencia de una perforación**, el paciente debe ser sometido a una intervención quirúrgica urgente para la exploración abdominal.
2. En **ausencia de una perforación**, puede intentarse una extracción transanal con anestesia local o sedación consciente. Para facilitar la extracción, pueden utilizarse complementos como fórceps en forma de anillo, asa endoscópica o globos de catéter de Foley inflados cerca de la masa retenida.

   Si el objeto migra por encima del recto superior hacia la unión rectosigmoidea, puede ser necesario un abordaje abdominal.
3. Realizar una proctoscopia tras la extracción del cuerpo extraño anorrectal para descartar una posible lesión rectal proximal.

AXIOMAS

- Una anamnesis cuidadosa y una exploración sencilla permiten diagnosticar la mayoría de las causas de dolor anal. Las pruebas de imagen rara vez son útiles y no sustituyen a la exploración física.
- Las hemorroides son estructuras anatómicas normales, pero pueden progresar y causar molestias que requerirán intervención médica o quirúrgica.
- El tratamiento de un absceso perianal es el drenaje quirúrgico. Los antibióticos no sustituyen al drenaje.
- Los hallazgos atípicos de los trastornos anorrectales comunes pueden representar una malignidad subyacente. Por tanto, debe realizarse una evaluación exhaustiva.

Lecturas recomendadas

Beck DE, Roberts PL, Saclarides TJ, eds. *The ASCRS Textbook of Colon and Rectal Surgery*. 2nd ed. New York, NY: Springer; 2011.

Gordon PH, Nivatvongs S. *Principles and Practice of Surgery for the Colon, Rectum, and Anus*. New York, NY: Informa Healthcare; 2007.

Philips RKS, ed. *A Companion to Specialist Surgical Practice: Colorectal Surgery*. Philadelphia, PA: Saunders; 2009.

Sands LR, Sands DR. *Ambulatory Colorectal Surgery*. New York, NY: Informa Healthcare; 2009.

Infecciones de tejidos blandos

Cheralyn Hendrix y Babak Sarani

I. INTRODUCCIÓN. Las infecciones de tejidos blandos son frecuentes, y la mayoría responden al tratamiento antibiótico. Algunas causan síntomas sistémicos y requieren tratamiento hospitalario, generalmente con desbridamiento quirúrgico. En este capítulo se describe la estructura anatómica básica de los tejidos blandos, las etiologías comunes de las infecciones de tejidos blandos y los principios de tratamiento. Se prestará especial atención a las infecciones necrosantes de tejidos blandos (INTB), ya que su incidencia está aumentando, pueden ser difíciles de diagnosticar y tratar, y requieren una exploración y desbridamiento quirúrgicos *urgentes*.

II. ANATOMÍA. Puede haber infección en cada una de las capas anatómicas de la pared corporal, desde la epidermis superficial hasta el músculo profundo. En algunos casos, se infectan múltiples capas, y puede afirmarse que, cuantas más capas estén afectadas cuanto mayor sea la afectación de las más profundas, más probabilidades habrá de que haya una enfermedad más grave con manifestaciones sistémicas. Aunque estas infecciones suelen denominarse «infecciones de tejidos blandos», lo cierto es que puede haber una infección cutánea (erisipela, celulitis), del tejido subcutáneo (celulitis necrosante o adipositis), de la fascia (fascitis necrosante), del músculo (miositis necrosante) o de múltiples capas. La piel está formada por la epidermis y la dermis. Por debajo hay otros tejidos que no son piel, pero que forman parte de los tejidos blandos de la pared corporal (fig. 63-1).

A. Epidermis. La epidermis es la capa más superficial de la piel, formada por células epiteliales escamosas estratificadas que surgen de la lámina basal más profunda. A medida que ascienden, las células se van llenando gradualmente de queratina. Esta capa de células queratinizadas cumple una función de barrera: limita la pérdida de agua, evita la entrada de microbios y ayuda a regular la temperatura.

B. Dermis. La dermis se encuentra en la profundidad de la epidermis y está unida a esta mediante hemidesmosomas. Esta capa alberga los vasos sanguíneos que nutren la epidermis a través de una capa de células basales. También contiene los nervios sensitivos y los apéndices cutáneos: glándulas sudoríparas y folículos pilosos. Además, la dermis proporciona resistencia a la tracción a la piel (el colágeno de tipo I es la principal proteína estructural responsable de esta característica).

C. Tejido subcutáneo, ubicado en la profundidad de la dermis. Este tejido varía en grosor y composición celular en diferentes zonas del cuerpo y, por lo general, está formado por adipocitos, fibroblastos, macrófagos, vasos sanguíneos y linfáticos, bandas fibrosas de unión, nervios y, en ocasiones, músculo esquelético (p. ej., platisma), tejido glandular (glándulas salivales, tejido mamario) y bolsas. El tejido subcutáneo proporciona amortiguación a los tejidos más profundos y actúa como aislante para ayudar a regular la temperatura corporal.

D. Fascia de revestimiento. En la profundidad del tejido subcutáneo hay una capa de fascia de revestimiento que cubre el músculo esquelético. Esta capa fibrosa rodea los músculos, los nervios y las estructuras vasculares. Está formada por fibras de colágeno que proporcionan resistencia a la tracción.

E. Músculo. El músculo esquelético está revestido por la fascia y está unido al esqueleto óseo. Por lo general, está bien vascularizado y es muy resistente a las infecciones, excepto en las circunstancias que se describen a continuación.

III. FACTORES DE RIESGO. Cualquier paciente puede desarrollar una infección de tejidos blandos, con o sin alteración de la piel. La celulitis es una complicación frecuente incluso de las heridas leves en algunas poblaciones de pacientes. En general, los pacientes que corren el riesgo de padecer una INTB presentan inmunocompromiso por una serie de dolencias, como diabetes mellitus, neoplasias, virus de la inmunodeficiencia humana (VIH) y uso de medicamentos inmunosupresores, como corticosteroides, infliximab, quimioterapia antitumoral o fármacos antirretrovirales. Los pacientes con afecciones crónicas de la piel, como la psoriasis, también pueden estar predispuestos a estas infecciones debido a la rotura de la función de barrera de la epidermis. Otros factores que contribuyen a la isquemia tisular local, como la vasculopatía periférica y el tabaquismo, también aumentan el riesgo de INTB. Aun así, en informes recientes se describen pacientes jóvenes, por lo demás sanos y sin ninguno de los factores de riesgo mencionados, que desarrollan una INTB agresiva, a menudo

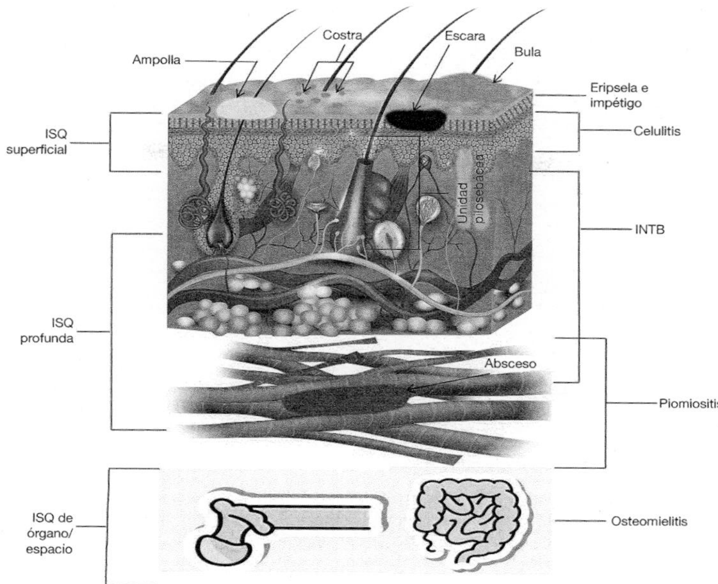

FIGURA 63-1. Anatomía de la piel y capa de tejido de las infecciones de tejidos blandos. INTB, infección necrosante de tejidos blandos; ISQ, infección del sitio quirúrgico. (Reimpreso de Britt LD, Peitzman AB, Jurkovich GY, y cols., eds. Acute Care Surgery. 2nd ed. Filadelfia, PA: Wolters-Kluwer; 2019:170. con autorización. Figura 55.1).

causada por *Staphylococcus aureus* resistente a la meticilina (SARM). Se analizarán los factores microbiológicos que contribuyen a estas infecciones.

IV. INFECCIÓN NECROSANTE DE TEJIDOS BLANDOS. Las INTB tienen muchas denominaciones, como fascitis necrosante, gangrena gaseosa, gangrena de Fournier, úlcera de Meleney y, en los medios de comunicación populares, «infecciones bacterianas carnívoras». Se trata de infecciones que progresan rápidamente y que pueden provocar una pérdida significativa de tejido, o incluso la muerte, si no se tratan de forma intensiva y rápida.

A. Tipos. Se han desarrollado varios sistemas de clasificación diferentes para describir de manera uniforme y coherente las INTB. Existe un esquema ampliamente utilizado basado en la microbiología de la infección.

1. Las infecciones de tipo I son las más comunes. Constituyen entre el 55 % y el 75 % de todas las INTB y son de naturaleza polimicrobiana. Los aislamientos tisulares muestran una media de cuatro organismos en la mayoría de las heridas. Las bacterias más comúnmente aisladas son cocos grampositivos, bacilos gramnegativos y anaerobios (tabla 63-1). Estas infecciones tienden a producirse en pacientes con inmunodepresión (incluidos personas con diabetes) y obesidad.
2. Las infecciones de tipo II son de naturaleza monomicrobiana. Clásicamente, el organismo causante era el estreptococo del grupo A (EGA), pero el SARM es cada vez más frecuente. Estas infecciones tienden a producirse en pacientes relativamente jóvenes y sanos, pero también se concentran en usuarios de drogas intravenosas.

B. Fisiopatología. La invasión microbiana de los tejidos subcutáneos a partir de una fuente externa suele producirse tras un traumatismo. La fuente interna más común es la propagación directa desde un colon, recto, ano u órgano urogenital perforados. Una vía de entrada menos común son los catéteres vasculares o enterales permanentes. En la mitad de los casos se desconoce el origen de la enfermedad.

1. Tras la invasión, las bacterias proliferan en los tejidos subcutáneos, y producen endotoxinas y exotoxinas que causan isquemia tisular y necrosis licuefactiva. A medida que se desarrolla la cascada inmunitaria innata, puede producirse una enfermedad sistémica. Es importante destacar que la infección puede propagarse rápidamente, a una velocidad de hasta 2.5 cm/h, con pocos cambios en la piel.

TABLA 63-1 Organismos aislados en las infecciones necrosantes de tejidos blandos de tipo I (polimicrobianas)

Organismo	Porcentaje de aislamientos n = 162 (Anaya y Dellinger, 2007)	Porcentaje de aislamientos n = 272 (Anaya y cols., 2005)
Streptococcus	19	17
Staphylococcus aureus	16	22
Klebsiella	10	
Escherichia coli	7	
Gramnegativos		18
Anaerobios	7	18
Clostridia sp.	Raro	Raro

2. La gravedad de un determinado proceso infeccioso depende en gran medida de la presencia o ausencia de endotoxinas y exotoxinas elaboradas por los respectivos microbios. Las especies de *Clostridia* producen α-toxina, que provoca una extensa necrosis tisular a nivel local e hipotensión y choque a nivel sistémico. Los *S. aureus* y los estreptococos producen una gran variedad de factores de virulencia, como las proteínas de superficie M-1 y M-3, las exotoxinas A, B y C, la estreptolisina O y el superantígeno. Las proteínas de superficie M-1 y M-3 permiten al microbio escapar de la fagocitosis. Las exotoxinas A y B provocan una pérdida de la integridad endotelial, con el consiguiente edema tisular y el aumento de la distancia de difusión del oxígeno.

   Las células CD4 y los macrófagos son estimulados por estas toxinas para producir el factor de necrosis tumoral-α, la interleucina 1 y la interleucina 6, lo que puede conducir a síndrome de respuesta inflamatoria sistémica (SRIS), sepsis, choque séptico, disfunción del sistema multiorgánico y muerte. Las cepas de *S. aureus* pueden producir leucocidina de Panton-Valentine (LPV), que es una exotoxina formadora de poros que provoca la destrucción de los leucocitos. La LPV se ha identificado en la mayoría de las cepas de *S. aureus* resistentes a la meticilina adquiridas en la comunidad y provoca infecciones cutáneas necrosantes. Las distintas bacterias también producen superantígenos, que conducen a la activación del complemento y a la estimulación del sistema bradicinina-calicreína y de la cascada de coagulación. El pronóstico final es una isquemia tisular local que crea un entorno favorable para una mayor proliferación y propagación bacteriana. La falta de perfusión tisular impide la administración eficaz de antibióticos en el lugar de la infección, por lo que el desbridamiento quirúrgico es de **absoluta necesidad** para la erradicación de esta (tabla 63-2).

V. DIAGNÓSTICO

A. Presentación. El paciente con una infección superficial de tejidos blandos suele presentar dolor, eritema e hinchazón de la piel suprayacente afectada. En ocasiones, el eritema puede extenderse en un patrón lineal a «rayas», el cual se corresponde con el drenaje linfático de la zona infectada. Este es un signo ominoso y justifica el tratamiento hospitalario con antibióticos intravenosos (fig. 63-2).

La presentación de los pacientes con una INTB suele ser similar, y diferenciar una infección menos grave puede ser difícil al *principio* del proceso de la enfermedad. Si un paciente presenta un dolor desproporcionado con respecto a los hallazgos físicos, o si presenta edema tenso, ampollas, crepitación, anestesia o decoloración de la piel afectada, o signos de toxicidad sistémica (como hipotensión, taquicardia, fiebre o disfunción de órganos), **debe presumirse una INTB.** Por desgracia, estos signos suelen ser tardíos y son indicativos de una infección bien establecida. Es importante señalar que la progresión de lo que parece ser una infección leve a choque séptico fulminante puede ser rápida. **El retraso en el tratamiento adecuado, especialmente la exploración quirúrgica, puede ser letal.**

B. Pruebas de laboratorio. Los hallazgos de laboratorio suelen ser inespecíficos, aunque las infecciones necrosantes, en comparación con las no necrosantes, suelen ir acompañadas de un recuento elevado de leucocitos, una concentración de sodio inferior a 135 mmol/L o cifras de nitrógeno ureico en sangre superiores a 15 mg/dL en el momento del ingreso en el hospital. Las concentraciones de creatina fosfocinasa pueden estar elevadas si hay necrosis muscular.

TABLA 63-2 Indicador de riesgo de laboratorio para la fascitis necrosante (*Laboratory Risk Indicator for Necrotising Fasciitis* [LRINEC]; Wong y cols., 2004)

Variable	Puntuación
Proteína C-reactiva	
• <150	• 0
• ≥150	• 4
Recuento de leucocitos (células/mm³)	
• <15	• 0
• 15–25	• 1
• >25	• 2
Hemoglobina (g/dL)	
• >13.5	• 0
• 11–13.5	• 1
• <11	• 2
Sodio (mmol/L)	
• ≥135	• 0
• <135	• 2
Creatinina (mg/dL)	
• ≤14.1	• 0
• >14.1	• 2
Glucosa (mg/dL)	
• ≤113.2	• 0
• >113.2	• 1

Una puntuación de 6 o superior se asocia a infección necrosante de tejidos blandos (INTB). La probabilidad de INTB aumenta a medida que la puntuación aumenta por encima de 6.

C. **Pruebas de imagen.** Pueden utilizarse diversas modalidades de imagen en el estudio de la INTB, con la advertencia de que **debe evitarse cualquier técnica que suponga un retraso del tratamiento definitivo, especialmente el desbridamiento quirúrgico.** Las radiografías simples pueden mostrar aire subcutáneo, aunque la frecuencia de este hallazgo es aproximadamente del 15 %. La tomografía computarizada (TC) es fácil de conseguir y eficaz, y permite detectar aire en los tejidos y puede revelar la extensión de la afectación tisular. La TC puede ser especialmente útil si se sospecha que el origen de la infección es la perforación de una estructura intraabdominal. La resonancia magnética (RM) es sensible a los signos de infección, incluidos el aire y el edema de tejidos blandos, *pero estas pruebas a menudo no están disponibles o requieren mucho tiempo*. Además, la sala de RM impide la posibilidad de intervenir en pacientes en estado crítico o con deterioro agudo.

D. **Biopsia quirúrgica.** Si se sospecha que puede haber una INTB, **la prueba diagnóstica es una incisión quirúrgica para la visualización directa de los tejidos.** *Esto puede hacerse* en la cabecera con anestesia local. Los hallazgos más preocupantes son la presencia de líquido «sucio» en los tejidos sin una bolsa de absceso diferenciada, líquido maloliente, hemorragia mínima y pérdida de la integridad del plano tisular a lo largo de los planos fasciales. **Asegurarse de visualizar la piel, el tejido subcutáneo, la fascia y el músculo profundo a la fascia.** Deben enviarse muestras de tejido para cultivo y tinción de Gram, aunque, si los hallazgos en la exploración son preocupantes, se recomienda el traslado inmediato al quirófano para una exploración amplia y un desbridamiento definitivo. La intervención quirúrgica no debe retrasarse a la espera de los resultados de la biopsia. La tinción de Gram y el cultivo pueden orientar posteriormente el tratamiento antibiótico, pero no deben retrasar el inicio del tratamiento con antimicrobianos de amplio espectro o la cirugía.

VI. TRATAMIENTO

A. **Cirugía.** El pilar del tratamiento de la INTB es el desbridamiento quirúrgico temprano. Si no se lleva a cabo, la mortalidad aumenta drásticamente. Wong y cols. informaron de que la mortalidad se multiplicaba por nueve si el desbridamiento *adecuado* se retrasaba más de 24 h desde el momento del ingreso en el hospital.

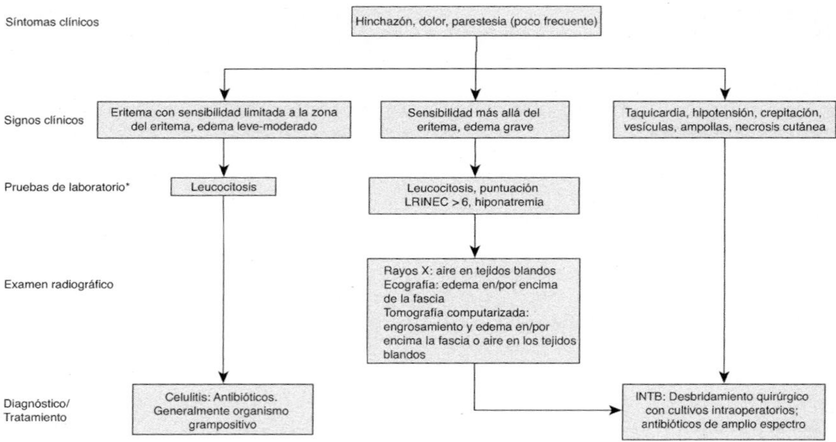

FIGURA 63-2. Algoritmo para el diagnóstico de infecciones necrosantes de tejidos blandos (INTB). LRINEC, Indicador de riesgo de laboratorio para la fascitis necrosante (Laboratory Risk Indicator for Necrotising Fasciitis).

1. La extensión de la excisión de la piel debe contener como mínimo el área de eritema, y a menudo requiere la excisión de mucha más piel de apariencia normal para exponer los tejidos sanos y hemorrágicos. Es de esperar que se realicen desbridamientos en serie, ya es muy raro que se logre la erradicación completa con un solo desbridamiento. El cirujano no debe ser disuadido de realizar una resección adecuada, incluida la amputación de las extremidades afectadas para el control de la infección, si hay una articulación afectada o la velocidad de propagación es rápida. La amputación puede ser necesaria hasta en un 20 % de las infecciones. Cuando sea posible, es beneficioso consultar a otro cirujano con experiencia en el tratamiento de INTB.
2. **Puede encontrarse una INTB del periné, el escroto y los tejidos blandos perianales (gangrena de Fournier; *v.* cap. 62).** Además del desbridamiento completo de los tejidos blandos infectados, hay que considerar la posibilidad de realizar una colostomía de derivación, especialmente en los casos con afectación del cuerpo perineal o perianal, para garantizar una higiene adecuada de la herida. El desbridamiento escrotal puede dar lugar a la exposición de los testículos, lo que requeriría envolver los testículos en una gasa empapada en solución salina o protegerlos en bolsas de tejido blando en la parte medial de los muslos. Rara vez es necesario extirpar los testículos, ya que es muy poco probable que estén afectados por el proceso infeccioso.

B. **Cuidado de la herida.** Al igual que con cualquier herida infectada, la exploración y los cambios de apósito frecuentes son fundamentales para el éxito del tratamiento. Es posible que el paciente tenga que volver varias veces a quirófano para cambiar los apósitos, a fin de garantizar una exposición adecuada del lecho de la herida y la comodidad del paciente.

Con frecuencia se emplean vendajes oclusivos de presión negativa, que proporcionan un excelente control del exudado de la herida y una higiene general de la misma. El objetivo final para estas heridas es la reducción de su tamaño, la granulación difusa y el posible injerto de piel una vez que los efectos sistémicos de la enfermedad hayan remitido y el lecho de la herida esté limpio.

C. **Antibióticos.** El tratamiento antibiótico es un tratamiento complementario necesario (al desbridamiento quirúrgico) para las INTB. La administración oportuna de un régimen antibiótico con una cobertura antimicrobiana adecuada ayuda a prevenir la propagación bacteriana y la sepsis sistémica. Aunque los resultados varían mucho en la literatura, en un estudio de 2006 realizado por Kumar y cols. Se observó que, por cada hora de retraso en el inicio del tratamiento antibiótico en pacientes con sepsis que presentaban hipotensión, la mortalidad del paciente aumentaba un 7.6 %. Tradicionalmente, las infecciones del tubo digestivo se trataban con dosis elevadas de penicilina y clindamicina para una amplia cobertura de las bacterias grampositivas y gramnegativas. Estos medicamentos son especialmente eficaces frente las especies de *Clostridia*, ya que se produce un efecto sinérgico.

1. Debido a la tasa relativamente baja de infección por especies de *Clostridia* y a la aparición de cepas resistentes de *Staphylococcus* y *Streptococcus*, las recomendaciones actuales para el tratamiento antibiótico incluyen vancomicina, linezolid o daptomicina. La penicilina intravenosa en dosis altas es el fármaco de elección para el tratamiento del EGA. Las fluoroquinolonas tienen una excelente penetración en los tejidos blandos y son una opción para los pacientes con alergia a la penicilina. La clindamicina tiene la ventaja añadida de inhibir la proteína M y la síntesis de exotoxinas por parte del EGA. Sin embargo, lamentablemente, muchas cepas de SARM son resistentes a este tratamiento.
2. El tratamiento antibiótico debe continuarse hasta que no sea necesario un nuevo desbridamiento quirúrgico o el paciente deje de mostrar signos de enfermedad sistémica. En el caso típico, se inician el tratamiento con antibióticos de amplio espectro, y los resultados del cultivo o la biopsia permiten posteriormente un tratamiento más específico.

D. **Inmunoglobulina intravenosa (IGIV).** Puede considerarse el tratamiento con IGIV, aunque no está aprobado por la Food and Drug Administration (FDA) de Estados Unidos para el tratamiento de la INTB. En teoría, los isotipos de inmunoglobulina G se unen a las exotoxinas elaboradas y limitan la respuesta inmunitaria del organismo a estas moléculas. El uso de IGIV sigue siendo controvertido y solo debe considerarse en pacientes con enfermedad muy grave y que se sepa que están infectados por especies de *estafilococos* o *estreptococos*. El uso de IGIV no se abordó en la revisión de 2014 de las directrices prácticas de la Infectious Disease Society of America para el tratamiento de las infecciones de tejidos blandos.

VII. **OXIGENOTERAPIA HIPERBÁRICA.** La oxigenoterapia hiperbárica (OHB) puede inhibir las infecciones anaerobias. Este tratamiento puede considerarse en pacientes que se sabe (o se sospecha) que tienen patógenos anaerobios, especialmente clostridiosis. Los estudios que examinan el uso de la OHB en las INTB humanas han arrojado resultados contradictorios. Una de sus principales limitaciones es que se requiere que el paciente ingrese y permanezca en un entorno relativamente austero durante intervalos prolongados, lo que supone un reto en pacientes con enfermedad grave, quienes a menudo requieren intervenciones en las que el tiempo es crítico.

VIII. **PRONÓSTICO**

A. **Mortalidad.** Incluso con el tratamiento adecuado, las tasas de mortalidad de la INTB oscilan entre el 14 % y el 40 % según el tipo de infección y la localización. Normalmente, los pacientes con infección de tipo II con síndrome de choque tóxico y los que presentan gangrena de Fournier tienen tasas de mortalidad más elevadas, muy probablemente debido a la disfunción orgánica concurrente y a las mayores áreas de desbridamiento en este subconjunto de INTB. **El determinante más importante de la mortalidad es el tiempo transcurrido hasta el desbridamiento quirúrgico definitivo y adecuado.**

IX. **MORBILIDAD.** Los pacientes que sobreviven a la INTB tienen muchas complicaciones, como infección intrahospitalaria (76 %), insuficiencia respiratoria dependiente del respirador y síndrome de dificultad respiratoria del adulto (29 %), insuficiencia renal aguda (32 %), convulsiones (5 %), enfermedad cerebrovascular (4 %), parada cardíaca (3 %) e insuficiencia cardíaca (2 %).

AXIOMAS

- Deben tenerse en cuenta las infecciones necrosantes cada vez que se evalúe a un paciente con factores de riesgo, dolor profundo o manifestaciones sistémicas en el contexto de una infección cutánea.
- Evitar las exploraciones exhaustivas.
- La TC de todas las zonas afectadas es útil para confirmar el diagnóstico y mostrar la extensión anatómica de la infección.
- El desbridamiento quirúrgico temprano e intensivo y el tratamiento antimicrobiano dirigido son los pilares de la atención.
- Son frecuentes las estancias hospitalarias prolongadas y complicadas.
- La morbilidad y la mortalidad siguen siendo elevadas incluso en condiciones ideales.

Lecturas recomendadas

Anaya DA, Dellinger EP. Necrotizing soft-tissue infection: diagnosis and management. *Clin Infect Dis* 2007;44(5):705–710.

Anaya DA, McMahon K, Nathens AB, et al. Predictors of mortality and limb loss in necrotizing soft tissue infections. *Arch Surg* 2005;140(2):151–157; discussion 158.

Diseases Society of America. *Clin Infect Dis* 2014;59(2):e10–e52.

Darenberg J, Luca-Harari B, Jasir A, et al. Molecular and clinical characteristics of invasive group A streptococcal infection in Sweden. *Clin Infect Dis* 2007;45(4):450–458.

Elliott DC, Kufera JA, Myers RA. Necrotizing soft tissue infections. Risk factors for mortality and strategies for management. *Ann Surg* 1996;224(5):672–683.

Hackett SP, Stevens DL. Streptococcal toxic shock syndrome: synthesis of tumor necrosis factor and interleukin-1 by monocytes stimulated with pyrogenic exotoxin A and streptolysin O. *J Infect Dis* 1992;165(5):879–885.

Kumar A, Roberts D, Wood KE, et al. Duration of hypotension before initiation of effective antimicrobial therapy is the critical determinant of survival in human septic shock. *Crit Care Med* 2006;34(6):1589–1596.

Melles DC, van Leeuwen WB, Boelens HA, et al. Panton–Valentine leukocidin genes in *Staphylococcus aureus*. *Emerg Infect Dis* 2006;12(7):1174–1175.

Miller LG, Perdreau-Remington F, Rieg G, et al. Necrotizing fasciitis caused by community-associated methicillin-resistant *Staphylococcus aureus* in Los Angeles. *N Engl J Med* 2005;352(14):1445–1453.

Stevens DL, Bisno AL, Chambers HF, et al. Practice guidelines for the diagnosis and management of skin and soft tissue infections: 2014 update by the Infectious Diseases Society of America. *Clin Infect Dis* 2014;59(2):e10–e52.

Stevens DL, Bryant AE. Necrotizing soft tissue infections. *N Engl J Med* 2017;377:2253–2265.

Wall DB, de Virgilio C, Black S, et al. Objective criteria may assist in distinguishing necrotizing fasciitis from non-necrotizing soft tissue infection. *Am J Surg* 2000;179(1):17–21.

Wong CH, Chang HC, Pasupathy S, et al. Necrotizing fasciitis: clinical presentation, microbiology, and determinants of mortality. *J Bone Joint Surg Am* 2003;85-A(8):1454–1460.

Wong CH, Khin LW, Heng KS, et al. The LRINEC (laboratory risk indicator for necrotizing fasciitis) score: a tool for distinguishing necrotizing fasciitis from other soft tissue infections. *Crit Care Med* 2004;32:1535–1541.

64 Urgencias vasculares

Kelly Kempe

I. INTRODUCCIÓN. El cirujano de agudos es reclamado con frecuencia para evaluar y tratar a pacientes en el servicio de urgencias que presentan una etiología vascular para sus dolencias. El reconocimiento y tratamiento oportuno de la enfermedad vascular puede disminuir la morbilidad y mortalidad asociadas a estas afecciones.

II. ROTURA DE ANEURISMA AÓRTICO

A. Introducción. Un aneurisma es una dilatación localizada permanente de un vaso que crea un aumento del 50 % (1.5 veces) o más de su diámetro previsto.

1. El aneurisma aórtico abdominal (AAA) es la forma más común de aneurisma verdadero y suele definirse (varía según el tamaño del cuerpo y el sexo) como un diámetro superior a 3.0 cm. La aorta abdominal infrarrenal es la localización más común de un aneurisma aórtico. Los aneurismas toracoabdominales son menos frecuentes, pero suponen un mayor reto de tratamiento.
2. Aunque la mortalidad ajustada por edad atribuible al AAA está disminuyendo, fue directamente responsable de 9900 muertes en 2014 en Estados Unidos.
3. La tasa de rotura es mayor en personas con hábito tabáquico y en las mujeres.
4. La rotura de un AAA suele ser un acontecimiento letal. La mejor manera de reducir la mortalidad es identificar y tratar la lesión antes de que se produzca.
   a. Dos ensayos de control aleatorizados, el *Aneurysm Detection and Management* (ADAM) y el *Small Aneurysm Trial* del Reino Unido, apoyan un umbral de 5.5 cm o más para motivar la reparación programada.
   b. Un aumento rápido de tamaño (0.7 cm en 6 meses o 1 cm en 1 año) también debe ser reparado de forma programada.
   c. Cabe destacar que las roturas son más frecuentes en mujeres, y algunos abogan por la reparación a partir de un tamaño de 5 cm o más.

B. Diagnóstico

1. **Factores de riesgo de AAA (tabla 64-1)**
2. **Anamnesis y exploración física**
   a. La tríada clásica consiste en dolor difuso e incesante en la espalda/fosa lumbar o en el abdomen, choque y una masa abdominal pulsátil. Sin embargo, las presentaciones clásicas son infrecuentes, pues a menudo una o más características están ausentes.
   b. La presencia de un aneurisma solo se conoce en el 25 % al 33 % de los pacientes antes de la rotura.
   c. El dolor es más común en el lado izquierdo, ya que la pared posterolateral izquierda es la localización más común de rotura.
   d. La duración de los síntomas puede variar desde unos minutos hasta 24 h. Aunque la rotura de un aneurisma libre es un acontecimiento muy grave, el hematoma puede contenerse durante períodos prolongados.
3. **Modalidades de imagen**
   a. La **tomografía computarizada (TC)** es la modalidad más utilizada para el diagnóstico de AAA. La forma preferida para diagnosticar y planificar cualquier cirugía es la angiografía por TC (ATC) con corte finos. A menudo no es posible en pacientes con inestabilidad o una función renal anómala.
   b. La **ecografía** es una herramienta útil a la cabecera del paciente si se lleva a cabo por personas experimentadas. La exploración se limita a la presencia de AAA y a la presencia de líquido libre. No es lo suficientemente precisa para descartar la rotura.
   c. **ARM o angiografía tradicional**
   Ninguna de las dos modalidades tiene un papel en el diagnóstico de la rotura del AAA.

C. Tratamiento

1. En todos los casos de presunta rotura del AAA se requiere una cirugía urgente.
2. Los complementos habituales para el manejo incluyen vías intravenosas de gran calibre, acceso venoso central, control de la vía aérea, hipotensión permisiva y sonda vesical. La

TABLA 64-1 Factores de riesgo independientes para detectar un aneurisma aórtico abdominal (AAA) desconocido de 4 cm de diámetro o mayor durante la detección por ecografía

Factor de riesgo	Cociente de posibilidades (*odds ratio*)	Índice de confianza (IC) del 95 %
Aumento del riesgo		
Antecedentes de tabaquismo	5.1	4.1–6.2
Antecedentes familiares de AAA	1.9	1.6–2.3
Edad avanzada (por intervalos de 7 años)	1.7	1.6–1.8
Arteriopatía coronaria	1.5	1.4–1.7
Colesterol alto	1.4	1.3–1.6
Enfermedad pulmonar obstructiva crónica (EPOC)	1.2	1.1–1.4
Altura (por intervalos de 7 cm)	1.2	1.1–1.3
Disminución del riesgo		
Imágenes abdominales en un plazo de 5 años	0.8	0.7–0.9
Trombosis venosa profunda	0.7	0.5–0.8
Diabetes mellitus	0.5	0.5–0.6
Afroamericano/a	0.5	0.4–0.7
Género femenino	0.2	0.1–0.5

El cociente de posibilidades indica el riesgo relativo en comparación con los pacientes sin ese factor de riesgo.
De Lederle FA, Johnson RG, Wilson SE, y cols. The aneurysm detection and management study screening program: validation cohort and final results. Aneurysm Detection and Management Veterans Affairs Cooperative Study Investigators. *Arch Intern Med* 2000;160:1425.

disponibilidad inmediata de hemoderivados y la activación del protocolo de transfusión masiva, si está disponible, es obligatoria como parte de la planificación quirúrgica.

3. En la hipotensión permisiva, se aplica una reanimación controlada de los pacientes hasta alcanzar una presión arterial sistólica (PAS) de 70 mm Hg a 80 mm Hg, a fin de limitar la hemorragia y mantener al mismo tiempo una perfusión adecuada de los órganos específicos.
4. Aunque los datos son limitados, la oclusión con globo de reanimación aórtico endovascular (REBOA, *resuscitative endovascular balloon occlusion of the aorta*) en la zona I puede ser beneficiosa para obtener un rápido control proximal antes del tratamiento quirúrgico definitivo.
5. La preparación de la piel y el vendaje incluyen el pecho, el abdomen y los muslos antes de la inducción.

Estrategias quirúrgicas

6. **Reparación abierta**
   a. Incisión en la línea media (abordaje retroperitoneal, también bien descrito).
   b. Considerar el control supracelíaco. Abrir el ligamento gastrohepático; una sonda nasogástrica permite identificar y proteger el esófago y exponer la aorta dividiendo el pilar del diafragma. El cirujano coloca los dedos índice y medio no dominantes a ambos lados de la aorta, palpando la columna vertebral posteriormente; con la mano dominante, coloca la gran pinza transversal aórtica de Crawford directamente sobre los dedos índice y medio hasta la columna vertebral.
   c. Obtener el control aórtico distal (o ilíaco/femoral).
   d. Aneurisma abierto, ramas lumbares sobrepasadas.
   e. Injerto suturado en su lugar; si es posible, reparación rápida con un injerto tubular.

i. La clave para mejorar el pronóstico es realizar la cirugía de menor duración con el menor daño fisiológico sistémico posible.
ii. Los aneurismas ilíacos de hasta 3 cm o 4 cm de diámetro pueden repararse de forma diferida, a menos que sean el origen de la rotura.

f. Perfusión de la arteria mesentérica inferior (AMI).
i. Seguridad de la ligadura de la AMI basada en las vías colaterales: los pacientes con lesiones oclusivas subyacentes de la arteria celíaca o la arteria mesentérica superior (AMS), resección intestinal previa, enfermedad oclusiva pélvica significativa e hipotensión en el período perioperatorio están en riesgo.
ii. La presencia de una hemorragia posterior de la AMI, además de un colon de apariencia normal, indicaría la posibilidad de ligar la AMI.
iii. La ligadura se realiza desde el interior del saco del aneurisma para evitar la ligadura de las ramas de la AMI.

g. Saco del aneurisma cerrado sobre la reparación, retroperitoneo cerrado y abdomen cerrado.

7. **Reparación endovascular**
a. El cambio a reparación endovascular en pacientes con rotura de AAA muestra una mejora de la mortalidad y la morbilidad a corto plazo.
b. Primero oclusión con globo, seguido de endoprótesis aortouniilíaca como alternativa a las endoprótesis cubiertas bifurcadas.
c. Estudios recientes sugieren una mejora del pronóstico en los centros con programas de rotura de AAA endovascular.

D. **Pronóstico**
1. Entre el 80 % y el 90 % de los pacientes con rotura de AAA mueren antes de llegar al hospital.
2. La mortalidad de los pacientes que llegan al quirófano es de alrededor del 30 %.
3. Los pacientes deben ser controlados en la unidad de cuidados intensivos (UCI) después de la cirugía. La reposición adecuada de la volemia y el uso de sangre y hemoderivados (incluidos plaquetas y plasma fresco congelado) optimizan el pronóstico.
4. La isquemia intestinal es un problema posquirúrgico frecuente. Todo paciente con diarrea hemorrágica, leucocitosis o acidosis láctica tras una reparación de AAA debe someterse a una sigmoidoscopia flexible para descartar una isquemia colónica.

III. ANEURISMAS VISCERALES

A. **Introducción**
1. Los aneurismas arteriales viscerales son poco frecuentes, pero es importante reconocerlos. Casi el 22 % de estos aneurismas se presentan como urgencias quirúrgicas, y al menos el 10 % resultan mortales.
2. Los principales vasos viscerales afectados en estos aneurismas, en orden decreciente de frecuencia, son las arterias esplénica (60 %), hepática (20 %), AMS (6 %) y celíaca (4 %).
3. Hasta una tercera parte de los pacientes con aneurismas de la arteria esplácnica tendrán un aneurisma no esplácnico.

B. **Presentación**
1. La mayoría de los pacientes no presentan síntomas y se diagnostican como un hallazgo incidental.
2. Si hay síntomas.
a. El dolor es el síntoma más común.
b. Masa palpable según el tamaño y la localización del aneurisma.
c. Hemorragia.
i. Hemorragia intraabdominal.
ii. Hemorragia digestiva.
iii. Hemobilia.

C. **Diagnóstico**
1. La mayoría de los pacientes con rotura se diagnostican en el quirófano durante la exploración o con una TC prequirúrgica con contraste. Los pacientes con aneurismas no rotos, pero sintomáticos, se diagnostican con una combinación de ATC, ecografía y angiografía.

D. **Etiología. Diferenciar entre seudoaneurisma y aneurisma y tratar todos los seudoaneurismas sin importar el tamaño.**
1. Degeneración ateroesclerótica o medial.
2. Enfermedad vascular del colágeno o displasia fibromuscular.
3. Seudoaneurisma micótico.
4. Traumatismo o seudoaneurisma yatrógeno.

E. **Vasos afectados**
1. **Arteria esplénica**
a. 4 mujeres afectadas por hombre afectado.

b. Se asocia a grandes multíparas, fibrodisplasia medial, hipertensión portal, postrasplante hepático y pancreatitis.
c. La mayoría de los pacientes son asintomáticos; algunos se presentan con molestias abdominales imprecisas, al final con dolor grave en el cuadrante superior izquierdo si hay rotura libre.
d. Fenómeno de doble rotura (hemorragia inicial contenida en la bolsa omental seguida de hemorragia libre intraperitoneal).
e. La rotura no asociada al embarazo tiene una mortalidad del 10 % al 25 %.
f. La rotura asociada al embarazo tiene una mortalidad materna del 75 % y fetal del 95 %.
g. Tratar cuando sea mayor de 2 cm, esté embarazada o sea sintomático.
Opciones de tratamiento
h. Resección del aneurisma con injerto de interposición o anastomosis primaria.
i. Embolización transcatéter percutánea.
j. Exclusión del aneurisma de la arteria esplénica mediante endoprótesis vascular.
k. Esplenectomía, excisión del aneurisma.

2. **Arteria hepática**
a. La mayoría son extrahepáticos, con el hepático común como localización más frecuente.
b. Más frecuente en los hombres (3/2).
c. Distinguir entre aneurisma verdadero o falso aneurisma; la mayoría son falsos.
d. La mayoría son asintomáticos; raramente causan dolor en el cuadrante superior derecho y dolor epigástrico.
e. Los grandes aneurismas de la arteria hepática pueden causar ictericia obstructiva.
f. Puede causar hemobilia si se rompe en los conductos biliares o hemorragia intraperitoneal libre.
g. La rotura conlleva un 35 % de mortalidad.
h. Tratar todos los aneurismas hepáticos verdaderos de más de 2 cm, sintomáticos, y a todos los pacientes con seudoaneurismas o sospecha de afecciones inflamatorias.
Opciones de tratamiento
i. Los aneurismas de la arteria hepática común suelen tratarse con aneurismorrafia (reparación del aneurisma mediante sutura), ligadura o exclusión del aneurisma.
j. La obliteración transcatéter percutánea de aneurismas de la arteria hepática con globos, espirales o partículas trombógenas es una alternativa endovascular.

3. **Arteria mesentérica superior**
a. El aneurisma de la AMS proximal es el tercer aneurisma visceral más frecuente y representa el 5 % de estas lesiones.
b. Los aneurismas de la AMS están relacionados con degeneración medial, inflamación periarterial y traumatismos.
c. Se presenta con dolor abdominal, náusea, vómito y hemorragia digestiva. También se observa inestabilidad hemodinámica por isquemia intestinal.
d. La rotura del aneurisma es frecuente, con una tasa de mortalidad del 30 % al 90 %.
e. El aneurisma micótico es la etiología más común, a menudo junto con la endocarditis bacteriana.
f. Reparar todos los seudoaneurismas o aneurismas verdaderos de más de 2.5 cm.
Opciones de tratamiento
g. La ligadura y la aneurismorrafia son los medios más comunes para tratar estas lesiones.
h. La aneurismectomía o la simple ligadura de los vasos que entran o salen del aneurisma de la AMS pueden hacer necesaria la revascularización intestinal mediante derivación aortomesentérica.
i. El tratamiento endovascular es interesante para ciertos aneurismas de AMS (saculares) o en pacientes de alto riesgo sin infección.
    i. Endoprótesis cubierta.
    ii. Obliteración con espirales.

4. **Arteria celíaca**
a. El aneurisma de la arteria celíaca representa el 4 % de los aneurismas viscerales.
b. La etiología más común es la ateroesclerosis/degeneración medial, pero a menudo se asocia a disecciones espontáneas.
c. Suele ser de naturaleza sacular y afecta la porción distal del tronco.
d. Rotura en el 13 % de los aneurismas, con una mortalidad de hasta el 50 %.
e. Puede causar una hemorragia intraabdominal potencialmente mortal; rara vez puede causar una hemorragia digestiva. También se observa una «doble rotura».
f. El tratamiento es la norma. Si el riesgo quirúrgico es alto, tratar el tamaño mayor de 2.5 cm.
Opciones de tratamiento
g. El tratamiento quirúrgico preferido es la aneurismectomía, la ligadura y la reconstrucción arterial.

h. El tratamiento endovascular de la arteria celíaca se está utilizando cada vez más con la embolización, la inyección de trombina o etanol, y la colocación de endoprótesis.

5. **Arterias pancreaticoduodenal y gastroduodenal**
   a. Mayor riesgo de rotura que otras lesiones esplácnicas.
   b. Se presenta con dolor epigástrico, emesis, hemoperitoneo y choque.
   c. La pancreatitis alcohólica suele estar asociada a estos aneurismas.
   d. Tratar a todos los pacientes, con indepedencia de los síntomas.
   Opciones de tratamiento
   e. Reparación abierta. Ligadura, pancreatectomía parcial, pancreaticoduodenectomía.
   f. Endovascular. Embolización con espiral o inyección de trombina.

IV. DISECCIÓN AÓRTICA

A. Introducción

1. La disección aórtica aguda es la afectación aórtica grave más común. Se trata de un desgarro de la íntima de la pared de la aorta, seguido de un aumento rápido de la cantidad de sangre entre las capas íntima y media.
2. El diagnóstico y el tratamiento rápidos son obligatorios. Es imprescindible reconocer el síndrome de mala perfusión, que puede incluir isquemia parcial o completa en cualquier lugar del cuerpo, incluidos la médula espinal, el corazón, el cerebro, las extremidades, el intestino y los riñones.
3. **La disección y el aneurisma son términos frecuentemente mal utilizados**. Las disecciones pueden surgir en el contexto de un aneurisma. El término aneurisma disecante debería limitarse a este contexto concreto.
4. Factores de riesgo. Hipertensión no controlada, edad avanzada, sexo masculino, antecedentes de enfermedad aórtica, afecciones hereditarias (síndrome de Marfan o Ehlers-Danlos), abuso de cocaína.

B. Fisiopatología

1. El proceso de la disección aórtica aguda es dinámico. Puede producirse en cualquier lugar a lo largo del curso de la aorta, con base en lo cual se genera una amplia variedad de manifestaciones clínicas.
2. La separación de capas de la pared aórtica crea una «luz verdadera» y una «luz falsa».
3. Normalmente, uno o más desgarros en el tabique de la íntima permiten la comunicación entre ambas luces mencionadas; en cualquier punto, no obstante, la luz falsa puede comprimir la verdadera.
4. La alteración del flujo sanguíneo puede producirse en cualquiera de las ramas de la aorta y provocar una obstrucción dinámica o una estática.

C. Clasificación (fig. 64-1)

1. **Cronicidad**
   a. Aguda: menos de 14 días.
   b. Subaguda: de 14 a 90 días.
   c. Crónica: superior a 90 días.
2. **Clasificación DeBakey**
   a. Tipo I: aorta ascendente y extensión variable de la descendente.
   b. Tipo II: limitada a la aorta ascendente.
   c. Tipo III.
      i. IIIa: aorta descendente sin extensión al abdomen.
      ii. IIIb: aorta descendente con extensión al abdomen.
3. **Clasificación de Stanford**
   a. Tipo A: proximal al nacimiento de la arteria subclavia izquierda.
   b. Tipo B: distal al nacimiento de la arteria subclavia izquierda.

D. Diagnóstico

1. **Anamnesis y exploración física**
   a. Desgarro torácico anterior (Stanford A) grave o dolor de espalda y/o abdominal (Stanford B) de aparición repentina.
   b. La mayoría de los pacientes tienen hipertensión (70 % de Stanford B) en el momento de la presentación.
   c. Deben realizarse exámenes cardíacos, de pulso, abdominales, neurológicos y motores completos, así como una revisión completa de los sistemas. La discrepancia en el examen del pulso o la presión arterial (PA) en las extremidades puede fluctuar.
2. **Radiografía**
   a. La ATC es la norma de referencia. Muestra el colgajo de la íntima, las luces verdadera y falsa, y el flujo a las vísceras y las extremidades; alta sensibilidad y especificidad.
   b. Ecocardiografía transesofágica. Buena para la evaluación complementaria y urgente de la disección proximal y para asegurar que esta no ha progresado hacia el saco pericárdico.

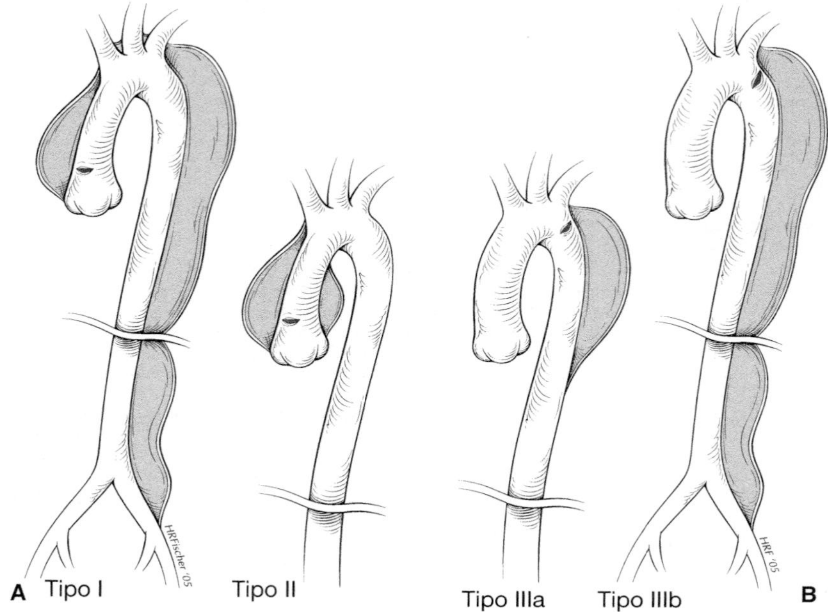

Figura 64-1. Clasificaciones de Stanford y DeBakey para la disección aórtica. **Tipo I y A:** Proximal al nacimiento de la arteria subclavia izquierda. **Tipo II:** Limitada a la aorta ascendente. **Tipo IIIa:** Aorta descendente sin extensión al abdomen. **Tipo IIIb y B:** Distal al nacimiento de la arteria subclavia izquierda con extensión al abdomen **(Tipo IIIb).** (Reimpreso de Kaiser LR, Kron IL, Spray TL. *Mastery of Cardiothoracic Surgery*. 2nd ed. Philadelphia, PA: Lippincott Williams & Wilkins; 2007, con autorización. Figura 56-1).

c. Angiografía por RM. Generalmente no se utiliza debido a la naturaleza urgente de la presentación. La RM es una modalidad importante para una posible enfermedad cerebrovascular.

d. Arteriografía. Rara vez se utiliza para establecer el diagnóstico; frecuente en el manejo con reparación endovascular de la endoprótesis.

e. Radiografía de tórax. Puede mostrar un botón aórtico agrandado, ensanchamiento del mediastino, derrame pleural izquierdo y desplazamiento del bronquio principal izquierdo en la disección proximal con cambios aneurismáticos.

E. Manejo

1. Stanford tipo A

a. Suele estar justificada una intervención quirúrgica urgente con sustitución de la aorta ascendente.

2. Stanford tipo B

a. Manejo médico

i. Monitorización en la UCI, acceso venoso central, catéter urinario permanente para controlar el flujo de salida, y controles abdominales, neurológicos y motores cada hora.

ii. Monitorización de la presión arterial por línea arterial (utilizar la extremidad con la PA más alta).

iii. Control de la PA y de la frecuencia cardíaca para disminuir el estrés de la pared. Tratamiento con β-bloqueadores intravenosos como el esmolol y el labetalol (titulados a una frecuencia cardíaca de 60-80 lat/min con una PAS de 100-110 mm Hg). Se añaden vasodilatadores después del bloqueo β, como nitroprusiato, bloqueadores de los canales de calcio e inhibidores de la enzima convertidora de angiotensina (ECA) cuando sea necesario.

iv. TC de seguimiento para evaluar la expansión aórtica en la fase aguda.

v. Antihipertensivos de larga duración, preferiblemente β-bloqueadores.

vi. TC de rutina en fase crónica para evaluar la degeneración aneurismática.

b. **Manejo quirúrgico**

i. La intervención quirúrgica aguda se reserva para los pacientes con síndrome de mala perfusión, aunque algunos abogan por una reparación temprana para mejorar la supervivencia a largo plazo. Lamentablemente, los pacientes que se benefician de una intervención temprana están aún por determinar.

a) Isquemia de las extremidades inferiores.

b) Insuficiencia renal aguda.

c) Isquemia mesentérica.

d) Parálisis.

e) El tratamiento quirúrgico también puede estar justificado en caso de degeneración aneurismática o rotura inminente.

c. **Opciones quirúrgicas**

i. **Reparación abierta**

a) Sustitución de la aorta con injerto: rara vez se utiliza para Stanford B debido al alto riesgo quirúrgico.

b) Abertura de la fenestración.

ii. **Reparación endovascular**

a) Injerto de endoptrótesis para obliterar el punto de entrada y la falsa luz.

b) Fenestración endovascular con angioplastia/colocación de endoprótesis con globo.

c) La ecografía intravascular se utiliza para identificar los desgarros de la íntima, la distancia de la zona de aterrizaje y los puntos de ramificación.

F. **Pronóstico**

1. Las disecciones Stanford A conllevan una tasa de mortalidad del 20 % al 30 % en manos expertas.
2. Las disecciones Stanford B tienen un pronóstico más favorable debido al cambio de paradigma en el tratamiento de esta enfermedad, concretamente con la rápida evolución de las técnicas endovasculares, la mejor monitorización en la UCI y el control de la presión arterial. En la mayoría de las series, se informa de una tasa de éxito del 85 % al 100 %.

V. FÍSTULA AORTOENTÉRICA

A. **Introducción**

1. Se define como una comunicación entre la aorta y el tubo digestivo. Se produce principalmente debido a un aneurisma aórtico y a una infección, un tumor, una radiación o un cuerpo extraño (poco frecuente), o de forma secundaria tras la reconstrucción de un injerto aórtico abdominal.
2. Los pacientes con fístula aortoentérica (FAE) pueden presentar una hemorragia potencialmente mortal.

B. **Etiología**

1. **Primaria.** Rara, se desconoce la patogenia general, pero se cree que se debe a causas mecánicas, infecciosas o inflamatorias. Las que cursan con compresión local e isquemia de la pared aneurismática de la aorta conducen a la formación de fístulas.
2. **Secundaria.** Se produce en presencia de una cirugía vascular previa en la aorta, ya sea abierta o endovascular, por aneurisma o enfermedad aortoilíaca. El tiempo medio de formación tras la intervención primaria es de 2 a 6 años.

C. **Signos y síntomas**

1. **Hemorragia digestiva**

   a. Hemorragia centinela o «heráldica». Se presenta sin compromiso hemodinámico.

   b. Inestable, con hemorragia de gran volumen.
2. Dolor abdominal.
3. Fiebre, leucocitosis, sepsis.
4. Masa abdominal pulsátil.

D. **Lugar de afectación del intestino**

1. Duodeno: 75 %.
2. Intestino delgado: 19 %.
3. Colon: 6 %.

E. **Diagnóstico**

1. **El paciente con antecedentes de reconstrucción aórtica que presenta una hemorragia digestiva tiene una FAE hasta que se demuestre lo contrario.**
2. **Endoscopia digestiva superior.** Utilizar un colonoscopio pediátrico para visualizar todo el duodeno.

   a. Los hallazgos sugestivos de FAE incluyen compresión del duodeno por una masa extrínseca, ulceración, hemorragia activa y visualización de material de injerto teñido de bilis. **No descarta la FAE, pero sí otras causas.**

3. **TC.** Los hallazgos son leves, pero su sensibilidad (94 %) y especificidad (85 %) la colocan como rival principal de la endoscopia digestiva superior como prueba de primera línea para la FAE, pues esta prueba no conlleva el riesgo de un posible desprendimiento del trombo.
4. **Otras pruebas.** Aortografía, nuclear (gammagrafía de eritrocitos o leucocitos), RM o colonoscopia.

F. **Tratamiento**

1. El control urgente de la hemorragia y la estabilidad hemodinámica guían el tratamiento quirúrgico y la estadificación de la cirugía. Los principios fundamentales son estabilizar al paciente, reparar el intestino y revascularizar.
   a. Reparación endovascular con antibióticos. Reservada como puente a la reparación abierta.
   b. Excisión sola.
   c. Derivación extraanatómica y excisión del injerto con desbridamiento de la aorta y los tejidos circundantes.
   d. Reconstrucción con material de injerto autógeno de las venas femorales comunes.
   e. Reemplazo de la aorta por un homoinjerto.
   f. Reconstrucción protésica *in situ* empapada con rifampicina.

G. **Pronóstico**

1. 30 % de mortalidad.
2. Las tasas de amputación en este entorno alcanzan el 30 %.

VI. ISQUEMIA MESENTÉRICA

A. **Introducción**

1. La presentación se caracteriza por síntomas subjetivos de dolor y una relativa escasez de hallazgos físicos. *La isquemia mesentérica aguda puede conducir a tasas de mortalidad tan elevadas como el 60 % al 80 %.*

   El diagnóstico de isquemia mesentérica aguda sigue siendo difícil y las tasas de mortalidad siguen siendo altas. El diagnóstico y la intervención rápidos son esenciales para optimizar el pronóstico. La **elevada mortalidad está directamente relacionada con el retraso en el diagnóstico y el tratamiento**.

B. **Etiología**

1. **Embolia arterial.** Entre el 40 % y el 50 % de los casos. La mayoría de los émbolos se originan en el corazón, frecuentemente en el contexto de la fibrilación auricular. La AMS se ve afectada con mayor frecuencia debido a su ángulo más suave en relación con los otros vasos viscerales (la mayoría de los émbolos arteriales se alojan en la primera rama de la AMS, distal a la cólica media).
2. **Trombosis arterial.** Entre el 20 % y el 35 % de los casos. Generalmente en el contexto de una ateroesclerosis avanzada y una isquemia mesentérica crónica. Más comúnmente en el origen de la AMS.
3. **No oclusiva.** Del 5 % al 15 % de los casos. Poco conocido; bajo gasto cardíaco y vasoconstricción en el contexto del paciente crítico. Es más probable que afecte las regiones limítrofes del intestino. Los pacientes de alto riesgo son los sometidos a hemodiálisis, los adultos mayores, con diabetes y aquellos con uso reciente de vasopresores intravenosos.
4. **Trombosis venosa.** Entre el 5 % y el 15 % de los casos. Puede ser secundaria a un estado de hipercoagulabilidad subyacente, neoplasia, sepsis, hipertensión portal o pancreatitis. Suele ser segmentaria y afectar la vena mesentérica superior. Su aparición es más lenta que la embolia o la trombosis. La presentación clínica suele ser indolora e inespecífica.

C. **Diagnóstico**

1. **Anamnesis y exploración física**
   a. Los pacientes con episodios embólicos suelen presentar un inicio agudo de dolor difuso que puede ir seguido de diarrea (quizás con sangre).
   b. Los pacientes con episodios trombóticos pueden tener un inicio más insidioso de los síntomas, ya que es más probable que tengan un sistema colateral bien desarrollado debido a la ateroesclerosis crónica.
   c. La característica común es el «**dolor desproporcionado a la exploración**»; los pacientes pueden tener evidencia de hipovolemia, inestabilidad hemodinámica y taquipnea.
   d. No debe esperarse a que haya fiebre, oliguria o anomalías metabólicas, ya que son hallazgos tardíos.
2. **Radiografía**
   a. Las radiografías simples tienen un papel limitado; la TC sin contraste ayuda a descartar otras causas de dolor abdominal; y la ATC ha pasado a ser la modalidad de elección. Realizar una ATC de fase venosa para la trombosis venosa mesentérica.
   b. Otros cambios en los hallazgos de la TC son signos tardíos: engrosamiento o dilatación de la pared intestinal, neumatosis intestinal, aire venoso portal y ascitis.

c. La angiografía prequirúrgica puede ser útil, pero no debe retrasar la intervención definitiva.
d. La oclusión crónica puede mostrar vasos colaterales bien formados.

3. **Pruebas de laboratorio**
   a. Todos los signos tardíos. Acidosis metabólica, lactato elevado, aumento del déficit de bases, leucocitosis, posible evidencia de deshidratación (relación nitrógeno ureico sanguíneo/creatinina elevada).
4. **Laparoscopia diagnóstica.** La laparoscopia diagnóstica puede ayudar en el diagnóstico de pacientes con mucha sospecha.

D. **Tratamiento.** Reconocer y diagnosticar precozmente y restablecer rápidamente el flujo sanguíneo mesentérico.

Aunque tradicionalmente se hace mediante la exploración quirúrgica, las nuevas técnicas endovasculares también son muy útiles. Ambas son opciones adecuadas en pacientes bien seleccionados. El tratamiento inicial en todos los pacientes incluye rehidratación y anticoagulación.

1. **Quirúrgico**
   a. El abordaje básico es la laparotomía exploratoria con exposición de los vasos mesentéricos superiores, con arteriotomía transversal y trombectomía en el entorno de un vaso por lo demás normal.
   b. Realizar una derivación mesentérica si no se restablece el flujo o si existe una vasculopatía subyacente grave (normalmente por trombosis aguda).
      i. Derivación iliaca-AMS retrógrada con bucle en C para evitar el acodamiento.
      ii. Aorta supracelíaca anterógrada-AMS, derivación celíaca.
      iii. Injerto autógeno si hay contaminación intestinal.
   c. Evaluar la viabilidad intestinal (p. ej., lámpara de Wood, Doppler de los vasos distales) junto con la resección del intestino no viable.
   d. A menudo, debe realizarse una segunda evaluación del intestino en 24 h a 48 h.
2. **Endovascular**
   a. Existen informes sobre el éxito de las técnicas endovasculares, pero estas no permiten evaluar la viabilidad del intestino.
   b. En general, no se recomiendan los trombolíticos, ya que la primera prioridad debe ser restablecer el flujo mesentérico.
3. **Tratamiento de la isquemia mesentérica no oclusiva**
   a. Corregir cualquier estado de bajo gasto cardíaco para mejorar la perfusión mesentérica. Utilizar vasodilatadores dirigidos por catéter o intravenosos para aliviar el vasoespasmo en los pacientes que no responden a la reanimación sola.
4. **Tratamiento de la trombosis venosa mesentérica**
   a. Anticoagulación, reposo intestinal y reanimación. Exploraciones abdominales seriadas. Papel dudoso de los fármacos trombolíticos. Resección intestinal conservadora.

E. **Pronóstico**
1. La supervivencia es del 50 % si el diagnóstico se realiza en las 24 h siguientes al inicio de los síntomas; la mortalidad supera el 70 % si el diagnóstico se retrasa.
2. Se han utilizado trombolíticos en pacientes seleccionados, con un éxito anecdótico.
3. El pronóstico de la isquemia mesentérica aguda es peor que el de la isquemia crónica.

VII. ISQUEMIA AGUDA DE LAS EXTREMIDADES INFERIORES

A. **Manifestaciones clínicas. Las seis «P»**
1. **Dolor** (*Pain*; el síntoma de presentación más común).
2. **Palidez**
3. **Parestesias**
4. **Parálisis**
5. **Ausencia de Pulso**
6. **Poiquilotermia**

B. **Diagnóstico**
1. **La anamnesis y la exploración física son fundamentales**
   a. Duración de los síntomas, pérdida sensorial, función motora y dolor.
   b. Pulso completo y exploración Doppler: comparar con la extremidad no afectada.
   c. Índice tobillo/brazo (PAS en ambas zonas: menos de 0.8 es anómala).
   d. Las exploraciones motoras, sensoriales y Doppler indican la gravedad de la isquemia y determinan el tratamiento.
      i. Criterios de isquemia (tabla 64-2).
   e. ATC. Considerar la prehidratación para la protección renal.

C. **Etiología**
1. **Trombótico (85 %)**
   a. Surge en el contexto de una enfermedad ateroesclerótica subyacente avanzada.

TABLA 64-2 Clasificación de la isquemia aguda de las extremidades (Criterios de Rutherford)

		Hallazgos		Señales Doppler	
Categoría	**Descripción/ pronóstico**	**Pérdida sensorial**	**Debilidad muscular**	**Arteriales**	**Venosas**
I. Viable	No hay amenaza inmediata	Sin pérdida	Sin debilidad	Audible	Audible
II. Amenaza					
a. Leve	Salvable si se trata con prontitud	Pérdida mínima (dedos del pie) o ninguno	Sin debilidad	Inaudible	Audible
b. Inminente	Salvable con revascularización inmediata	Más que los dedos de los pies, asociada con el dolor en reposo	Leve, moderada	Inaudible	Audible
III. Irreversible	Pérdida importante de tejido o daño nervioso permanente inevitable	Profunda, anestésica	Profunda, parálisis (rigidez)	Inaudible	Inaudible

Reimpreso de Rutherford RB, Baker JD, Ernst C, y cols. Recommended standards for reports dealing with lower extremity ischemia: revised version. *J Vasc Surg* 1997;26(3):517-538. Copyright © 1997 Society for Vascular Surgery and International Society for Cardiovascular Surgery, North American Chapter, con autorización.

   b. En general, la trombosis del injerto de derivación es la causa más común de isquemia aguda de las extremidades.

2. **Embolia** (15 %).
   a. Es más probable en los pacientes más jóvenes y en los que no tienen antecedentes cardíacos o vasculares. Tras el restablecimiento del flujo, hay que buscar el origen, lo que puede incluir una ecocardiografía cardíaca (para evaluar la presencia de vegetación valvular), una ATC de tórax, abdomen y pelvis (posible aneurisma aórtico) o una prueba doble de las extremidades inferiores para evaluar la presencia de aneurismas ilíacos, femorales o poplíteos.
3. El diagnóstico diferencial de la isquemia aguda de las extremidades incluye varias etiologías menos comunes que deben evaluarse, entre las cuales se incluyen disección aórtica, aneurisma poplíteo, enfermedad quística adventicia y síndrome de atrapamiento de la arteria poplítea.

D. Tratamiento

1. Empezar con heparina intravenosa. Esto previene la propagación del coágulo o más émbolos desde el origen.
2. Rehidratación para restaurar cualquier déficit de volumen circulante, común con la carga de coágulos.
3. La intervención quirúrgica urgente está justificada en pacientes con isquemia aguda de las extremidades.
   El tipo de reparación se basa en la etiología, la localización y la gravedad de la isquemia.
   a. Tromboembolectomía abierta.
   b. Intervenciones endovasculares. Embolectomía, angioplastia, aterectomía y endoprótesis.
   c. Trombólisis farmacomecánica.
   Adecuada para aquellos pacientes que presentan un inicio agudo de los síntomas (< 14 días), tromboembolias no accesibles a los catéteres de embolectomía y casos en los que la lisis puede mejorar el flujo de salida o descubrir el flujo de salida para un injerto de derivación.
      i. Infusión química (activador tisular del plasminógeno [tPA] u otros fármacos).
      ii. Mecánica. Rotura y recuperación de coágulos.
   d. Otros procedimientos abiertos complementarios. Endarterectomía, derivación.

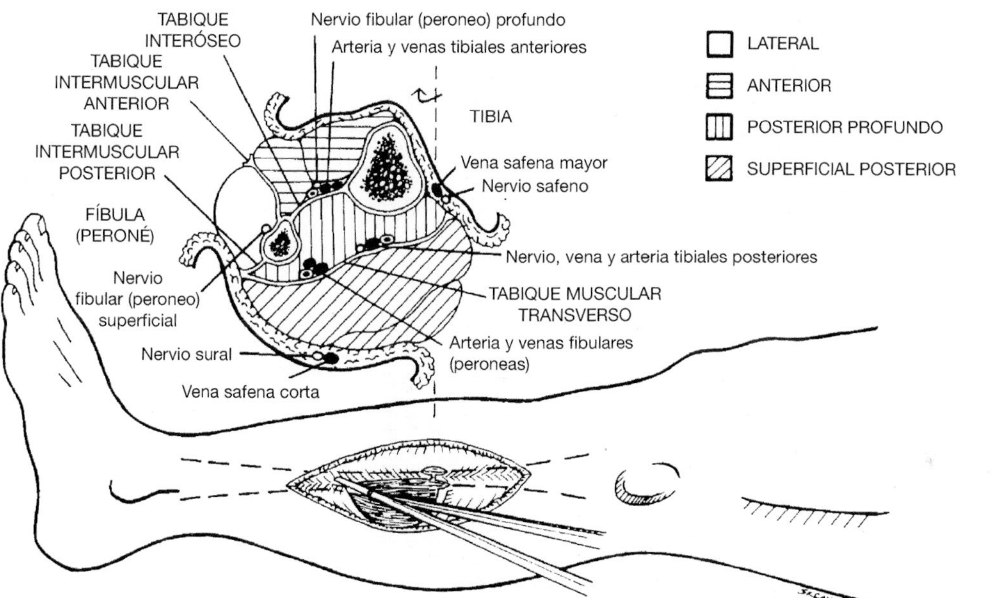

Figura 64-2. Abordaje quirúrgico para la fasciotomía de los cuatro compartimentos en la parte inferior de la pierna. (Reimpreso de Ombrellaro MP, Steven SL. Síndrome compartimental: una revisión colectiva. En: Maull KI, Cleveland HC, Feliciano DV, y cols., eds. *Advances in Trauma and Critical Care*. Vol. 10. Louis, MO: Mosby-Year Book; 1995:100. Copyright © 1995 Elsevier, con permiso).

4. Lesión por reperfusión.
   a. La reperfusión de la extremidad puede dar lugar a la liberación de metabolitos tóxicos del oxígeno. Esto puede dar lugar a un edema local que provoque un síndrome compartimental y alteraciones metabólicas sistémicas.
   b. Si existe isquemia prolongada, realizar una fasciotomía profiláctica antes de la revascularización. Asegurarse de liberar los cuatro compartimentos (fig. 64-2).
   c. La hidratación intensiva, el manitol y la posible alcalinización de la orina pueden ayudar a prevenir la precipitación de la mioglobina y la insuficiencia renal.

E. Pronóstico

1. Las tasas de amputación oscilan del 10 % al 30 %, y la mortalidad alcanza el 15 % a los 30 días.
2. Vigilar frecuentemente las extremidades en el posquirúrgico, a fin de detectar cambios en la sensibilidad o en las presiones de los compartimentos.

AXIOMAS

- Un paciente con una masa pulsátil y dolor abdominal tiene un AAA roto hasta que se demuestre lo contrario.
- La disección de la aorta ascendente es una urgencia quirúrgica. La de la descendente suele tratarse médicamente con antihipertensivos.
- La hemorragia digestiva en un paciente con cirugía aórtica previa es una FAE hasta que se demuestre lo contrario.
- El dolor desproporcionado a la exploración sugiere una isquemia mesentérica, la mayoría de las cuales son el resultado de episodios embólicos o trombóticos que requieren una intervención quirúrgica.
- La isquemia aguda de las extremidades inferiores suele producirse en el contexto de una derivación previa de las extremidades inferiores. Buscar el síndrome compartimental antes y después de la reperfusión.

Lecturas recomendadas

Bala M, Kashuk J, Moore, EE, et al. Acute mesenteric ischemia: guidelines of the World Society for Emergency Surgery. *World J Emerg Surg* 2017;12:38.

Claire DG, Beach JM. Mesenteric ischemia. *N Engl J Med* 2016;374:959–968.

Shukla AJ, Eid R, Fish L, et al. Contemporary outcomes of intact and ruptured visceral artery aneurysms. *J Vasc Surg* 2015;61:1442–1448.

Starnes BW, Quiroja E, Hunter C, et al. Management of ruptured abdominal aortic aneurysms in the endovascular era. *J Vasc Surg* 2010;51:9–18.

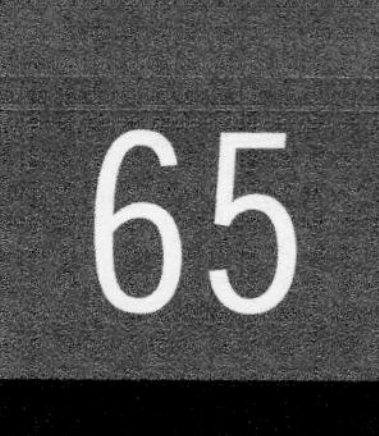

65 Hernias

Peter E. Fischer, Jennifer M. DiCocco y Timothy C. Fabian

I. EPIDEMIOLOGÍA

A. Las reparaciones de hernia son una de las cirugías más comunes (700 000 reparaciones inguinales en Estados Unidos).

B. Se calcula que cada año se realizan 20 millones de reparaciones de hernias en todo el mundo. De ellas, entre el 5 % y el 15 % se reparan de forma urgente.

C. Alrededor del 10 % de las reparaciones de hernia son por recidiva.

D. La frecuencia de localización de las hernias (de mayor a menor) son: inguinales, umbilicales, epigástricas, quirúrgicas, femorales y otras hernias raras; el 75 % de todas las hernias abdominales son inguinales (95 % inguinales, 5 % femorales).

E. Riesgo de hernia inguinal a lo largo de la vida: 15 % hombres, 5 % mujeres.

II. ANATOMÍA DE LA PARED DEL ABDOMEN

A. Las hernias se producen en zonas de debilidad o aberturas dentro de la fascia, a menudo donde penetran los nervios, los vasos sanguíneos o las estructuras gonadales.

B. La pared del abdomen está formada por capas de músculo y fascia.

1. El músculo recto se encuentra en la línea media y está rodeado por las fascias anterior y posterior (fig. 65-1).
   - **a.** El músculo oblicuo externo contribuye a la fascia del recto anterior, mientras que el interno se divide y contribuye tanto a la fascia anterior como a la posterior en sentido superior.
   - **b.** A nivel de la línea arqueada, toda la fascia oblicua interna se dirige hacia adelante.
   - **c.** El músculo transverso abdominal contribuye a la vaina posterior a nivel de la línea arqueada.
   - **d.** Sólo el peritoneo cubre el músculo recto posterior de manera caudal a la línea arqueada.
2. El conducto inguinal contiene el nervio ilioinguinal, el ramo genital del nervio genitofemoral y el ligamento redondo en las mujeres o el cordón espermático en los hombres (fig. 65-2).
   - **a.** El techo del conducto son los músculos oblicuo interno y transverso del abdomen.
   - **b.** El piso o suelo lo crea el ligamento inguinal.
   - **c.** Anteriormente, el conducto está formado por la aponeurosis oblicua externa.
   - **d.** Posteriormente, el conducto está formado por la fascia transversal y el tendón conjunto.
   - **e.** El anillo inguinal superficial o externo está formado por la fascia oblicua externa.
   - **f.** El anillo inguinal profundo o interno está situado aproximadamente a la mitad entre la espina ilíaca anterosuperior y el tubérculo púbico. El anillo profundo está creado por la fascia transversal.

III. PRESENTACIÓN DE LAS HERNIAS

A. Síntomas. Ninguno, sensación de malestar sordo, dolor focal por encarcelamiento, obstrucción o peritonitis franca por estrangulamiento.

1. La mayoría de las hernias se presentan como una protuberancia en la pared del abdomen, con molestias o dolor asociados. La protuberancia puede acentuarse y hacer que el paciente aumente la presión intraabdominal mediante una maniobra de Valsalva. La exploración debe comenzar siempre con el paciente de pie.
2. Buscar una hernia en cualquier paciente con sospecha de obstrucción intestinal (náusea, vómito, dolor abdominal, distensión, estreñimiento u obstrucción). La hernia es la causa más común de obstrucción en todo el mundo y la segunda causa en Estados Unidos (después de la enfermedad adhesiva).
3. Si hay estrangulamiento y necrosis intestinal, los pacientes pueden presentarse con una apariencia tóxica, estar febriles y presentar peritonitis.

IV. DIAGNÓSTICO

A. La anamnesis y la exploración física son diagnósticas para la mayoría de los tipos de hernias. Examinar a los pacientes tanto de pie como en posición supina, ya que el defecto puede ser

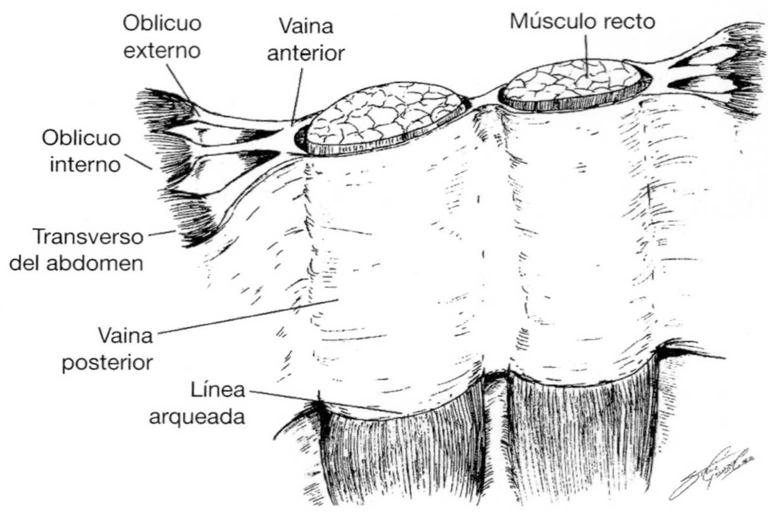

Figura 65-1. Anatomía de la pared anterior del abdomen. La vaina del recto anterior se compone de la fascia del oblicuo externo y la lámina anterior del oblicuo interno. La vaina del recto posterior se compone de la fascia del transverso del abdomen y de la lámina posterior del oblicuo interno.

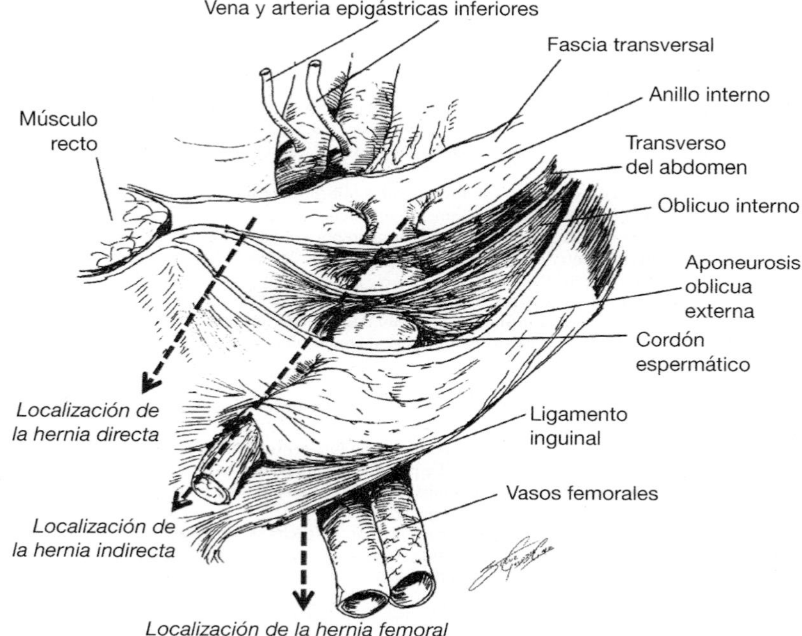

Figura 65-2. Anatomía inguinal y localización de las hernias inguinales. Se muestran los lugares de las hernias directas, indirectas y femorales.

más evidente en una de las posiciones. Evaluar todo el abdomen, ya que algunos pacientes tienen múltiples hernias.

B. Estudios radiológicos. Si la anamnesis es consistente con una hernia, pero no se aprecia un defecto en la exploración física, varias modalidades radiológicas pueden ser beneficiosas.

1. Las radiografías simples desempeñan un papel muy limitado, excepto cuando se sospecha una obstrucción intestinal.
2. La tomografía computarizada (TC) permite evaluar otros órganos intraabdominales y las etiologías del dolor abdominal, así como identificar los defectos de la hernia.
3. La ecografía puede ayudar, especialmente a distinguir, las hernias escrotales de los hidroceles.

V. COMPLICACIONES

A. Hay tres complicaciones principales de todos los tipos de hernias: encarcelamiento, obstrucción y estrangulamiento.

1. **Encarcelamiento.** Se produce cuando el contenido abdominal está presente dentro de un saco herniario y no puede reducirse de nuevo al abdomen, normalmente debido a un cuello estrecho.
   a. El riesgo de encarcelamiento es de aproximadamente 2 a 4 por cada 1 000 pacientes al año para las hernias inguinales.
2. **Obstrucción.** Se produce cuando el intestino está presente dentro del saco herniario y provoca un bloqueo mecánico. Puede presentarse como una obstrucción aguda o crónica, y parcial o completa.
3. **Estrangulamiento.** El estrangulamiento se produce cuando se encarcela una hernia y el suministro de sangre se ve comprometido, lo que provoca isquemia y necrosis del contenido encarcelado.
   a. La patogenia de el estrangulamiento es el encarcelamiento, que conduce a edema de la pared intestinal seguido de congestión venosa que aumenta aún más el edema, lo que finalmente resulta en compromiso arterial. En última instancia, esto provoca isquemia intestinal, necrosis y perforación.
   b. El estrangulamiento suele requerir la resección del intestino y se asocia a una mayor morbilidad y mortalidad.

VI. MANEJO

A. La mayoría de las hernias pueden repararse de forma programada. Las hernias encarceladas deben repararse de forma urgente si no pueden reducirse o si hay sospecha de estrangulamiento.

B. Los pacientes con comorbilidades médicas importantes pueden ser tratados de forma no quirúrgica. El riesgo y el beneficio de la cirugía frente a la observación deben considerarse cuidadosamente, y deben explicarse los signos y síntomas de encarcelamiento y estrangulamiento. La morbilidad y la mortalidad asociadas a una reparación urgente son mayores, especialmente si el intestino encarcelado se necrosa.

C. En un estudio de 2006 del VA (*Vetterans Affairs*) de Estados Unidos se sugirió que las hernias inguinales asintomáticas en pacientes menores de 50 años pueden tratarse con «conducta expectante», ya que el riesgo de encarcelamiento es bajo.

Por otra parte, tras 7 años adicionales de seguimiento, el 69 % de la cohorte total había sido sometida a reparación de la hernia (herniorrafía). La principal indicación para el cambio fue el dolor. Solo tres pacientes necesitaron una intervención de urgencia, sin que se produjera ninguna muerte.

D. Los autores concluyeron que la conducta expectante es segura en los países con ingresos elevados, aunque debe informarse a los pacientes que es probable que sus síntomas progresen.

E. En los países de ingresos bajos y medios, se recomienda la reparación de la hernia programada sin demora para todas las hernias inguinales debido a la falta de acceso a la atención quirúrgica.

F. Para los pacientes que presentan hernias encarceladas, debe intentarse una reducción manual suave.

1. Si la hernia puede reducirse, la reparación puede realizarse en ese momento o de forma programada.
2. Es preferible intentar la reducción manual con el paciente en posición de Trendelenburg para una hernia inguinal encarcelada y en posición supina para una hernia de la pared del abdomen superior encarcelada. Las compresas frías sobre la hernia pueden ayudar a reducir el edema. Puede ser necesaria la sedación intravenosa. No aplicar demasiada presión. La hernia puede reducirse en un 60 % de los casos con esta técnica. Si no tiene éxito, reparar de forma urgente.
3. Si hay signos locales de intestino isquémico, como celulitis, o hallazgos abdominales consistentes con estrangulamiento, como peritonitis, **no intentar** la reducción. Es posible que, cuando se reduce hacia la cavidad peritoneal o el espacio preperitoneal (*reducción en*

masa), un segmento de intestino infartado pase desapercibido. Se requiere una intervención quirúrgica urgente.

VII. HERNIAS ESPECÍFICAS

A. Hernia inguinal

1. **Incidencia.** El riesgo de hernias inguinales a lo largo de la vida en los hombres es de aproximadamente el 27 %, frente al 3 % en las mujeres. También hay un ligero predominio del lado derecho de las hernias inguinales.
2. **Clasificación.** Directa e indirecta (fig. 65-2).
   a. La **hernia inguinal indirecta** es más frecuente y puede extenderse hasta el escroto. Estas hernias son laterales a los vasos epigástricos inferiores y entran en el conducto inguinal a través del anillo profundo.
   b. La **hernia inguinal directa** es medial a los vasos epigástricos inferiores y entra a través de un debilitamiento en el suelo del conducto inguinal dentro del **triángulo de Hesselbach (trígono inguinal)**. Este triángulo está limitado por la arteria epigástrica inferior lateralmente, el borde lateral de la vaina del recto medialmente y el ligamento inguinal (de Poupart) inferiormente.
   c. Si la pared del saco herniario está compuesta por la vejiga, el colon derecho o el colon sigmoideo (vísceras abdominales), se trata de una **hernia por deslizamiento.** El reconocimiento de este tipo de hernia es importante para minimizar el riesgo para estos órganos.
3. **Tratamiento.** Con independencia del tipo de hernia inguinal, la mayoría se repara hoy en día con una malla.
   a. La reparación de Lichtenstein es la técnica de reparación abierta más común. Se realiza sin tensión y con una malla.
   b. La reparación laparoscópica tiene la ventaja de poder visualizar y reparar hernias bilaterales y femorales a través de un único abordaje de tres incisiones.
   c. En el caso de las hernias recidivantes, se prefiere un campo quirúrgico virgen y, por tanto, se realiza el otro abordaje.
   d. En caso de isquemia intestinal, la resección puede realizarse a través de una incisión inguinal. Sin embargo, si el intestino no puede inspeccionarse adecuadamente a través de esta incisión, hay que estar preparado para inspeccionar el intestino mediante laparotomía en la línea media o laparoscopia. En ocasiones, la laparoscopia puede realizarse directamente a través del saco herniario. Cuando se sospecha un estrangulamiento, el abordaje preperitoneal abierto tiene la ventaja de un fácil acceso a la cavidad abdominal y la posibilidad de realizar una reparación.

B. Hernia femoral

1. **Incidencia.** Es el segundo tipo de hernia más frecuente, pero solo representa entre el 5 % y el 10 % de los casos. Más frecuente en el sexo femenino (4 veces más). Hasta el 40 % de las hernias femorales se presentan como urgencias.
2. **Anatomía.** Defecto en el conducto femoral medial. Límites: ligamento inguinal anterior, ligamento pectíneo posterior, ligamento lacunar medial y vena femoral lateral (fig. 65-2).
3. **Presentación.** La hernia femoral puede presentarse como una protuberancia inferior al ligamento inguinal, pero suele ser asintomática hasta que se produce la obstrucción.
4. **Tratamiento.** La hernia femoral puede abordarse mediante una incisión infrainguinal, un abordaje transinguinal o por laparoscopia. Al igual que en el caso de las hernias inguinales, si el intestino no puede inspeccionarse adecuadamente, hay que estar preparado para realizar una laparoscopia o una laparotomía.

C. Hernia umbilical

1. **Causas.** Cierre incompleto o estiramiento de la cicatriz umbilical. Cualquier comorbilidad que aumente la presión intraabdominal contribuye al desarrollo de hernias umbilicales, concretamente obesidad, embarazo, enfermedad pulmonar obstructiva crónica (EPOC) y esfuerzo físico.
2. **Tratamiento.** La mayoría de las hernias umbilicales requieren reparación quirúrgica.
   a. En los pacientes pediátricos, muchos defectos se cierran espontáneamente. Por tanto, no suelen repararse hasta los 5 años, a menos que tengan un gran tamaño o estén encarcelados. Si las hernias umbilicales no se resuelven espontáneamente, los defectos suelen ser curables mediante reparación primaria sin malla.
   b. La mayoría de las hernias umbilicales en adultos deben repararse con malla. En pacientes con defectos de más de 3 cm o en pacientes con obesidad, muchos cirujanos optan por la reparación laparoscópica con malla.
   c. La cirrosis presenta un problema difícil, ya que muchos de estos pacientes filtrarán ascitis de forma persistente después de la reparación, de modo que podrían desarrollar una peritonitis bacteriana espontánea. Así pues, estos pacientes necesitan un tratamiento médico intensivo para la ascitis tanto antes como después de la cirugía.

D. Hernia quirúrgica

1. **Incidencia.** Las hernias quirúrgicas se desarrollan entre el 13 % y el 20 % de los pacientes que se someten a una laparotomía media, y en más de una cuarta parte de los pacientes que tienen una infección de la herida posquirúrgica. **La infección de la herida es el factor más consistente en el desarrollo de la dehiscencia de la herida o de la hernia quirúrgica.**
2. **Tratamiento.** La mayoría de las hernias quirúrgicas se reparan con una malla, generalmente como una capa inferior. Existen muchos productos disponibles, pero el principio es el mismo para todas las reparaciones: cubrir el defecto y hacer que la malla se superponga a varios centímetros de fascia sana. Cerrar la fascia principalmente siempre que sea posible.
   a. Las tasas de recurrencia tras la reparación de las hernias quirúrgicas oscilan entre el 10 % y el 50 %, en función del tipo de reparación.
   b. Las tasas de recurrencia de las reparaciones laparoscópicas con malla son comparables a las de las reparaciones abiertas con malla para la hernia quirúrgica. La reparación laparoscópica de la hernia quirúrgica puede ser difícil en el abdomen ya sometido a cirugía debido a las adherencias.
   c. Los factores de riesgo de recidiva son la obesidad, el tabaquismo y la reparación sin malla.

E. Hernia alrededor del estoma

1. **Presentación.** La hernia alrededor del estoma se presenta como una protuberancia adyacente al estoma. Los pacientes pueden referir malestar por aparatos de ostomía mal ajustados, dolor o síntomas de obstrucción.
2. **Tratamiento.** La reparación primaria de las hernias alrededor del estoma suele dar lugar a recidivas, pero es técnicamente más sencilla. La reparación con malla ha demostrado ser segura y con las mayores tasas de éxito. La reubicación del estoma y el cierre del defecto fascial inicial, aunque antes se consideraba lo mejor, ahora se evita debido a las recidivas.

F. Hernia de Spiegel

1. **Anatomía.** Las hernias de Spiegel suelen producirse a lo largo de la línea semilunar (o línea de Spiegel) entre el nivel del ombligo y la espina ilíaca anterosuperior (fig. 65-3).

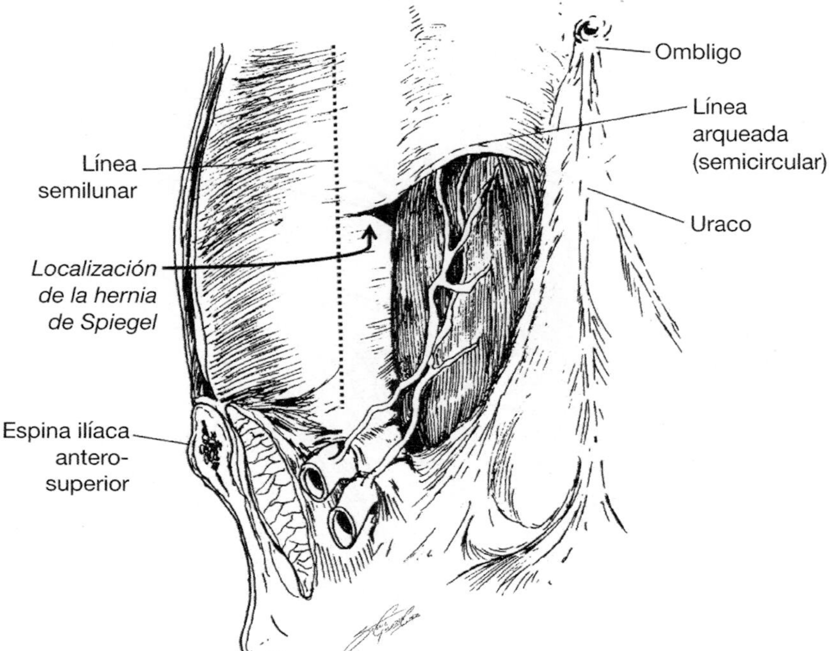

Figura 65-3. Hernia de Spiegel. La línea semilunar es la localización donde aparecen estas hernias.

a. Esto se debe a la ausencia de la vaina del recto posterior a este nivel y a la mayor anchura de la fascia de Spiegel.
b. Este tipo de hernia es difícil de diagnosticar en la exploración física porque a menudo esta solo pasa por la fascia transversal y se diseca entre los planos musculares todavía profundos al músculo oblicuo externo, y la posible protuberancia puede no ser palpable.

2. **Diagnóstico.** Las molestias en la zona de la línea de Spiegel son señales de alerta. La TC es útil para detectar este tipo de hernia.
3. **Tratamiento.** La reparación abierta es difícil porque la hernia no siempre puede palparse. Por ello, la laparoscopia es la técnica ideal para su reparación. Por lo general, se utiliza una malla subyacente.

G. **Hernia obturatriz**

1. **Anatomía.** El foramen (agujero) obturador está limitado por las ramas y los huesos del pubis y está cubierto por la membrana obturatriz. El conducto obturador atraviesa la membrana y lleva consigo el nervio obturador, la arteria y la vena. Las hernias se producen debido a la laxitud del suelo pélvico (fig. 65-4).
2. **Presentación.** La mayoría de los pacientes con hernias obturatrices son mujeres mayores y multíparas, a menudo después de una pérdida considerable de peso.
   a. La hernia obturatriz es difícil de diagnosticar en la exploración, y muchos pacientes se presentan con obstrucción intestinal. La TC es útil.
   b. El dolor en la cadera y en la parte medial del muslo con la rotación externa y la extensión de la cadera (signo de Howship-Romberg) puede ayudar a establecer el diagnóstico.

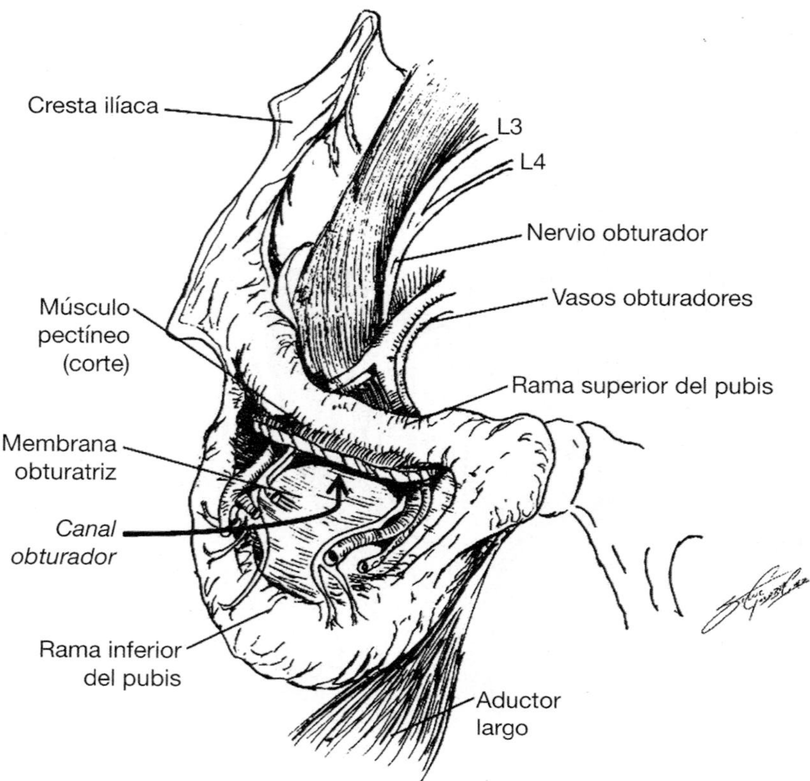

Figura 65-4. Hernia obturatriz. Se muestra el foramen (agujero) obturador con sus límites.

   c. En ocasiones, los pacientes presentan una masa en la parte medial del muslo.

3. Tratamiento. Los defectos pequeños (<1 cm) pueden repararse de forma primaria. Los defectos más grandes requieren un refuerzo con malla o parche de omento.

H. Hernia lumbar

1. Anatomía. La mayoría de las hernias lumbares se producen en una de dos localizaciones: los triángulos lumbares superior e inferior (fig. 65-5).

   a. El triángulo superior, también conocido como *triángulo de Grynfeltt*, está limitado por la 12.ª costilla superiormente, por el cuadrado lumbar medialmente y por el músculo oblicuo interno lateralmente.

   b. El triángulo inferior, o *triángulo de Petit*, está definido por la cresta ilíaca en su parte inferior, por el dorsal ancho en su parte posterior y por el oblicuo externo en su parte anterior.

2. Diagnóstico. Los pacientes a menudo se presentan con una protuberancia en el flanco y refieren un vago dolor en mismo.

   a. La TC puede ayudar a diferenciar una hernia de un lipoma u otra masa.

3. Tratamiento. Las hernias lumbares pueden abordarse por vía posterior directa o por vía retroperitoneal anterior. Las hernias pequeñas pueden repararse de forma primaria, mientras que los defectos más grandes pueden requerir una malla o un colgajo miocutáneo para su cierre. También se ha descrito el abordaje laparoscópico de las hernias lumbares.

I. Hernia interna

1. Las hernias internas suelen ser el pronóstico de una cirugía anterior en la que se creó un defecto en el peritoneo, el mesenterio o el omento y no se cerró.

   a. Algunas cirugías, como los procedimientos de derivación gástrica, presentan un alto riesgo de hernias internas debido al reordenamiento de la anatomía normal (*v.* caps. 73 y 74).

   b. En ocasiones, las anomalías congénitas, como la malrotación, se diagnostican en la edad adulta y pueden ser la causa de una hernia interna.

2. Presentación. Los pacientes con hernias internas pueden referir dolor abdominal intermitente por el deslizamiento del intestino dentro y fuera del defecto. Los pacientes también pueden presentar signos de obstrucción intestinal o peritonitis.

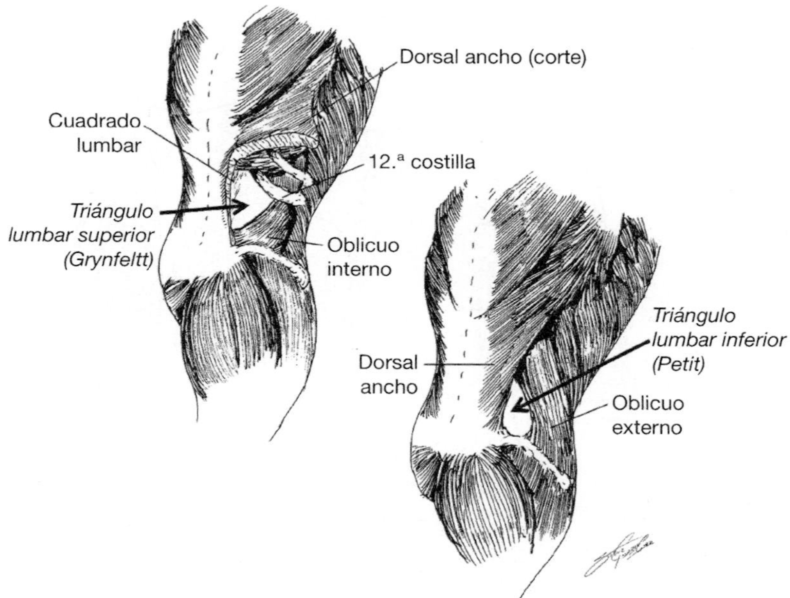

Figura 65-5. Hernia lumbar. Se muestran el triángulo superior (triángulo de Grynfeltt) y el triángulo inferior (triángulo de Petit) con sus bordes.

3. Todo paciente con sospecha de hernia interna debe ser sometido a una laparotomía o laparoscopia urgentes, ya que el riesgo de estrangulamiento es alto.

J. **Hernia de Richter.** La hernia de Richter es una hernia con encarcelamiento solo de la porción antimesentérica de la pared intestinal por la presencia de una hernia de la pared del abdomen. Puede desarrollarse en cualquier pared del abdomen o hernia inguinal. El diagnóstico puede ser difícil, ya que el paciente no presentará signos de obstrucción intestinal, pero la pared intestinal está en riesgo. Debido a la dificultad del diagnóstico, a menudo se produce una necrosis o perforación intestinal.

K. **Hernia de la pared anterior del abdomen (ventral) prevista y abdomen abierto**

1. Con el advenimiento de la cirugía de control de daños para los traumatismos y otras afecciones abdominales graves, cada vez se trata a más pacientes con el abdomen abierto. Existen numerosas técnicas para ayudar a su cierre, pero, con independencia de la técnica utilizada, se prevé que algunos desarrollen una hernia de la pared anterior del abdomen. Son varias las técnicas utilizadas para la reconstrucción de la pared del abdomen, con tasas de recurrencia variables.
2. Algunos cirujanos abogan por utilizar solo la malla, sin dividir los componentes fasciales. Esto suele dar lugar a recidivas o a una laxitud de la malla que se asemeja a una hernia.
3. **Separación de componentes.** La separación de componentes es una técnica en la que se utilizan las capas de la pared del abdomen para la reconstrucción (fig. 65-6).
   a. Esta técnica implica la liberación de la fascia oblicua externa inmediatamente lateral al recto abdominal.
   b. Se ganan varios centímetros de longitud para ayudar al cierre de la fascia en la línea media.
   c. En los defectos muy grandes, como los que se observan a menudo con el abdomen abierto, la técnica de componentes habitual puede no ser suficiente para el cierre sin un complemento protésico.
4. La técnica de **separación de componentes modificada** puede utilizarse para reconstruir la pared del abdomen sin utilizar prótesis. Esto es importante, ya que muchas de estas reparaciones se complican con enterotomías, y los procedimientos se combinan a menudo con la corrección de ostomías. La técnica de separación de componentes modificada du-

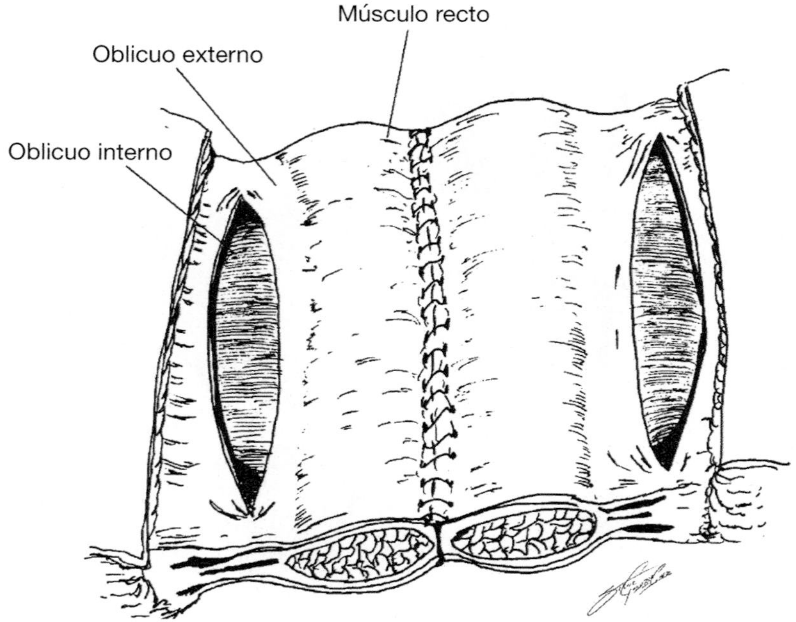

Figura 65-6. Separación de componentes. La fascia oblicua externa se libera inmediatamente lateral al músculo recto abdominal.

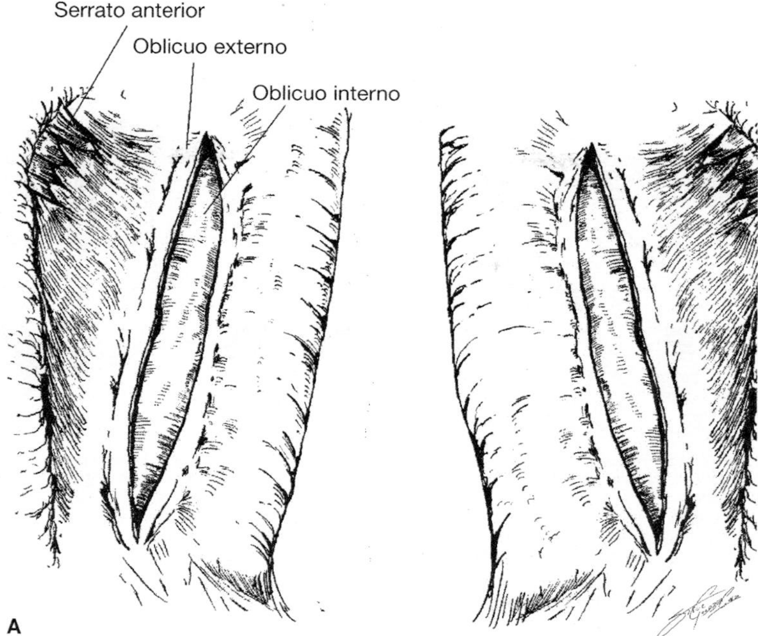

Figura 65-7. Separación de componentes modificada. **A:** La fascia oblicua externa se divide y la vaina del recto posterior se moviliza desde el músculo recto.

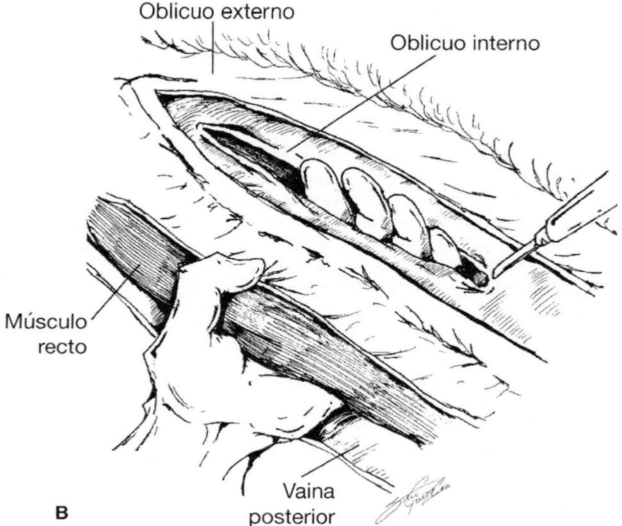

Figura 65-7. *(Continuación)* **B:** El componente oblicuo interno de la vaina del recto anterior se divide hasta la línea arqueada.

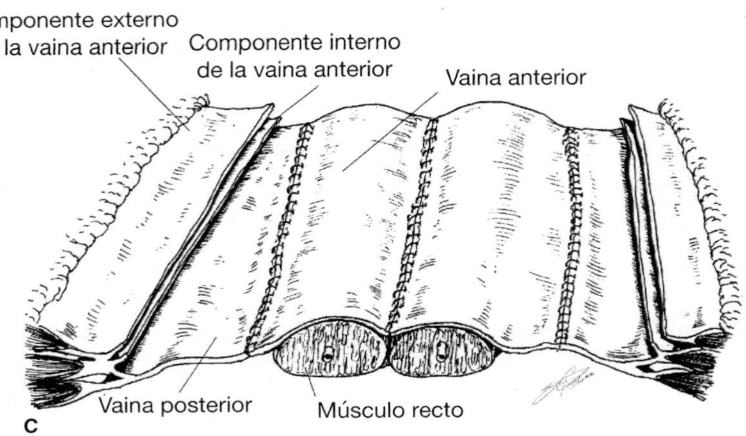

Figura 65-7. *(Continuación)* **C:** Reparación completada, con sutura del borde medial de la vaina posterior hasta el borde lateral de la vaina anterior, con aproximación de la porción medial de la vaina anterior en la línea media.

plica esencialmente la longitud obtenida con la separación de componentes convencional (fig. 65-7).

   a. Comienza de forma similar a la de los componentes habitual, con la liberación anterior del oblicuo externo (fig. 65-7A).
   b. La vaina posterior se diseca del músculo recto.
   c. La porción anterior de la fascia oblicua interna se divide entonces hasta el nivel de la línea arqueada, lo que libera la vaina anterior y el músculo de la vaina posterior (fig. 65-7B).
   d. Finalmente, el borde medial de la vaina posterior se sutura al borde lateral de la vaina anterior, y la fascia anterior se cierra en la línea media (fig. 65-7C).
   e. Estudios recientes han constatado que esta modificación produce excelentes resultados a largo plazo, con bajas tasas de recurrencia.

5. Cualquiera de estas técnicas de reconstrucción de la pared del abdomen puede complementarse con una malla.

AXIOMAS

- Las hernias son comunes, y a menudo requieren reparación, tanto programada como urgente.
- La mayoría de las hernias pueden diagnosticarse con una anamnesis y una exploración física cuidadosa. Cuando se requiere una prueba de imagen, la TC permite diagnosticar la mayoría de estas.
- Las hernias estranguladas son urgencias quirúrgicas y debe inspeccionarse el intestino para comprobar su viabilidad.
- El tratamiento no quirúrgico con conducta expectante es una opción razonable en pacientes con comorbilidades importantes o síntomas mínimos.

Lecturas recomendadas

Dabbas N, Adams K, Pearson K, et al. Frequency of abdominal wall hernias: is classical teaching out of date? *JRSM Short Rep* 2011;2:5–10.

Derici H, Unalp HR, Bozdag AD, et al. Factors affecting morbidity and mortality in incarcerated abdominal wall hernias. *Hernia* 2007;11(4):341–346.

DiCocco JM, Magnotti LJ, Emmett KP, et al. Long-term follow-up of abdominal wall reconstruction after planned ventral hernia: a 15-year experience. *J Am Coll Surg* 2010;210(5):686–698.

Fitzgibbons RJ, Giobbie-Hurder A, Gibbs JO, et al. Watchful waiting vs repair of inguinal hernia in minimally symptomatic men. *JAMA* 2006;295(3):285–292.

Fitzgibbons RJ Jr, Ramanan B, Arya S, et al. Long term results of a randomized controlled trial of a nonoperative strategy (watchful waiting) for men with minimally symptomatic inguinal hernias. *Ann Surg* 2013;258:508–515.

Kingsnorth A, LeBlanc K. Hernias: inguinal and incisional. *Lancet* 2003;362:1561–1571.

Kokotovic D, Bisgaard T, Helgstrand F. Long-term recurrence and complications associated with elective incisional hernia repair. *JAMA* 2016;316(15):1575–1582.

Kristo G, Itani MF. Abdominal wall hernias: emergencies. In Britt LD, Peitzman AB, Barie PS, Jurkovich GJ, eds. *Acute Care Surgery*. 2nd ed. Philadelphia, PA: Wolters-Kluwer; 2019:689–698.

Kurt N, Oncel M, Ozkan Z, et al. Risk and outcome of bowel resection in patients with incarcerated groin hernias: retrospective study. *World J Surg* 2003;27:741–743.

Mittal T, Kumar V, Khullar R, et al. Diagnosis and management of Spigelian hernia: a review of the literature and our experience. *J Minim Access Surg* 2008;4(4):95–98.

Ohana G, Manevwitch I, Weil R, et al. Inguinal hernia: challenging the traditional indication for surgery in asymptomatic patients. *Hernia* 2004;8(2):117–120.

Park AE, Roth JS, Kavic SM. Abdominal wall hernia. *Curr Probl Surg* 2006;43:326.

Ramirez OM, Ruas E, Dellon AL. "Components separation" method for closure of abdominal-wall defects: an anatomic and clinical study. *Plast Reconstr Surg* 1990;86:519–526.

Schecter W. Emergency groin hernia surgery. In: Britt LD, Peitzman AB, Barie PS, Jurkovich GJ, eds. *Acute Care Surgery*. 2nd ed. Philadelphia, PA: Wolters-Kluwer; 2019:699–705.

Van den Heuvel B, Dwars BJ, Klassen DR, et al. Is surgical repair of an asymptomatic groin hernia appropriate? A review. *Hernia* 2011;15(3):251–259.

Urgencias obstétricas y ginecológicas

Glenn M. Updike

INTRODUCCIÓN

Los problemas obstétricos y ginecológicos son un motivo habitual de búsqueda de atención de urgencia en las mujeres. En este capítulo se describen la fisiopatología, el diagnóstico y el tratamiento de las afecciones obstétricas y ginecológicas más comunes con las que se encuentran los cirujanos y los médicos de urgencias.

EMBARAZO ECTÓPICO

I. INTRODUCCIÓN. Los embarazos ectópicos son aquellos que se producen fuera del fondo del útero. Aunque la mayoría se encuentran en la trompa de Falopio (tubas uterinas), los embarazos extrauterinos también pueden producirse en el cuello uterino, el abdomen, el cuerno del útero, el ovario *o en una cicatriz de cesárea anterior.* En raras ocasiones, un embarazo ectópico puede coexistir con un embarazo intrauterino normal (un embarazo heterotópico). El embarazo ectópico puede provocar morbilidad materna y es la principal causa de muerte materna en el primer trimestre. El diagnóstico rápido y el tratamiento adecuado, ya sea médico o quirúrgico, son fundamentales para prevenir la hemorragia y sus complicaciones. Este capítulo se centrará específicamente en el embarazo ectópico tubárico.

II. INCIDENCIA Y EPIDEMIOLOGÍA

- **A.** 20 de cada 1 000 embarazos.
- **B.** El 98 % se produce en la trompa de Falopio.
- **C.** Los factores de riesgo son los siguientes:
  1. Embarazo ectópico anterior. En una paciente con un embarazo ectópico anterior, el embarazo ectópico posterior se produce en aproximadamente el 10 % de los embarazos. Con antecedentes de dos embarazos ectópicos anteriores, el riesgo de recurrencia es del 25 %.
  2. Antecedentes de cirugía tubárica, incluida la ligadura de trompas. Casi el 50 % de los embarazos son ectópicos después de una ligadura de trompas.
  3. Enfermedad tubárica previamente documentada.
  4. Enfermedad inflamatoria pélvica previa o rotura de apendicitis.
  5. Edad superior a 35 años.
  6. Aumento del número de parejas sexuales a lo largo de la vida.
  7. Tabaquismo.
  8. Esterilidad.
  9. Uso de tecnologías de reproducción asistida para la esterilidad.

III. DIAGNÓSTICO DEL EMBARAZO ECTÓPICO TUBÁRICO

- **A.** La tríada de ausencia de ciclo menstrual, sangrado vaginal y dolor abdominal inicia la sospecha de embarazo ectópico.
- **B.** El síntoma más común es el dolor abdominal (> 95 % de las pacientes).
- **C.** Las pacientes con rotura de un embarazo ectópico pueden presentar signos y síntomas de choque hipovolémico.
- **D.** La exploración física puede revelar dolor a la palpación abdominal o una masa anexial. Puede haber dolor de descompresión o defensa.
- **E.** Realizar una prueba de embarazo en orina.
- **F.** Cuando se sospecha un embarazo ectópico, la paciente debe someterse a una ecografía pélvica realizada por un ecografista con experiencia en ecografía ginecológica.
- **G.** La ausencia de un saco gestacional intrauterino en la ecografía transvaginal con una Gonadotropina coriónica humana (GCH) sérica correspondiente superior a 1 500 mIU/mL debe hacer sospechar un embarazo ectópico, pero algunos embarazos intrauterinos normales pueden no ser visibles hasta valores cuantitativos de GCH más elevados.

H. En el caso de un embarazo ectópico puede visualizarse una masa anexial mediante ecografía. Es posible que se visualice un saco gestacional anexial, un saco vitelino y un embrión (a veces con actividad cardíaca). Puede haber evidencia de líquido libre (sangre) en el abdomen. La descripción clásica de un embarazo ectópico tubárico en la ecografía incluye un anillo hiperecoico con flujo vascular circundante en el Doppler, el denominado «anillo de fuego».

I. Si no se visualiza ningún embarazo extrauterino o intrauterino en la ecografía transvaginal, solicitar cifras de GCH en suero; si el pronóstico es inferior al rango discriminatorio (1 500-3 505 mIU/mL), repetir en 48 h en la paciente que por lo demás está estable. Debe tenerse en cuenta que **un único valor de GCH no suele ser diagnóstico de embarazo ectópico**.

J. En un embarazo normal, la GCH cuantitativa en suero debe duplicarse aproximadamente cada 48 h. La mediana del aumento de la GCH en 48 h en embarazos normales es del 124 %, y el 99 % de los embarazos viables presentan al menos un aumento del 35 % de la GCH cuantitativa.

K. Si hay un aumento anómalo de la GCH cuantitativa en suero, pero no está claro por ecografía si el embarazo es extrauterino o intrauterino, puede realizarse una dilatación y legrado diagnóstico para evaluar la presencia de vellosidades. La ausencia de vellosidades y de células trofoblásticas intermedias en la exploración anatomopatológica sugiere la presencia de un embarazo ectópico. Además, tras la dilatación y el legrado, la GCH debería disminuir considerablemente en 24 h en el caso de un embarazo intrauterino, pero es poco probable que disminuya significativamente en el caso de uno extrauterino.

IV. TRATAMIENTO DEL EMBARAZO ECTÓPICO TUBÁRICO

A. Manejo expectante

1. Reservado solo para circunstancias muy especializadas.
2. La paciente ideal para el tratamiento expectante es altamente cumplidora, con un descenso cuantitativo documentado de la GCH en suero inferior a 1 000 mIU/mL.

B. Manejo médico

1. También está reservado para circunstancias especializadas en la paciente cumplidora.
2. Las contraindicaciones absolutas para el manejo médico incluyen:
   a. Mal cumplimiento de las normas.
   b. Inestabilidad hemodinámica.
   c. Contraindicaciones médicas al tratamiento con metotrexato.
3. Los factores que pueden disminuir el éxito del manejo médico incluyen:
   a. Masa anexial mayor de 3.5 cm.
   b. Presencia de actividad cardíaca embrionaria.
   c. Concentración cuantitativa elevada de GCH. El éxito del tratamiento de dosis única puede ser ligeramente inferior en los embarazos ectópicos tubáricos con una cifra cuantitativa de GCH superior a 5 000 mIU/mL.
4. El tratamiento de dosis única consiste en la administración de una dosis única de 50 mg/m^2 de metotrexato.
5. Evaluar la GCH sérica el día 4 y el día 7 después de la administración.
6. Si la GCH sérica no ha descendido al menos un 15 % entre los días 4 y 7, puede administrarse una segunda dosis de metotrexato o proponerle un tratamiento quirúrgico tras una nueva evaluación.
7. Si la GCH sérica disminuye un 15 % entre los días 4 y 7, la GCH cuantitativa sérica debe evaluarse a intervalos semanales hasta que la concentración sea indetectable.
8. Existen protocolos de tratamiento multidosis de metotrexato para pacientes seleccionadas con factores de riesgo de fallo con la pauta de dosis única.

C. Manejo quirúrgico

1. El tratamiento definitivo del embarazo ectópico es quirúrgico.
2. En la mayoría de los casos se prefiere el abordaje laparoscópico, salvo en casos de inestabilidad hemodinámica.
3. Las opciones para el tratamiento quirúrgico incluyen la salpingostomía (el embarazo tubárico se elimina a través de una incisión en la trompa de Falopio) y la salpingectomía (eliminación completa de la trompa de Falopio).
4. Las pacientes sometidas a salpingostomía deben someterse a una evaluación seriada de la GCH cuantitativa en el posquirúrgico para asegurar la resolución completa del embarazo.
5. Los beneficios relativos de la salpingostomía con respecto a la salpingectomía relacionados con la fecundidad futura no están claros.

ABORTO ESPONTÁNEO

I. INTRODUCCIÓN. Cuando las mujeres experimentan una hemorragia durante el embarazo, suelen acudir al servicio de urgencias para recibir una primera atención. El *aborto espontáneo* se define como la pérdida del embarazo antes de las 20 semanas de gestación. El término *amenaza de aborto* se utiliza cuando hay una hemorragia vaginal en la primera mitad del embarazo y el orificio cervical está cerrado. El término *aborto retenido* es un embarazo en el que se produce la muerte embrionaria o la falta de progresión de un embarazo anembrionario en el contexto de un orificio cervical cerrado. El *aborto inevitable* se utiliza para describir los embarazos en las primeras 20 semanas en los que el cuello uterino ha comenzado a dilatarse o existe una rotura brusca de las membranas fetales, pero el embarazo aún no ha sido expulsado. El *aborto incompleto* se refiere a los embarazos en los que el cuello uterino se ha dilatado y se ha iniciado la expulsión del feto o la placenta, pero los productos de la concepción permanecen en el útero. Esto puede ir acompañado de una hemorragia intensa. El *aborto completo* se refiere al paso de todos los productos de la concepción y el posterior cierre del cuello uterino.

II. EPIDEMIOLOGÍA Y FISIOPATOLOGÍA

A. El 15 % de los embarazos reconocidos clínicamente acaban en aborto espontáneo.

B. Los factores de riesgo son edad materna avanzada, abortos espontáneos previos y el uso de tecnología de reproducción asistida.

C. El 60 % de los abortos espontáneos en el primer trimestre son consecuencia de anomalías cromosómicas.

III. DIAGNÓSTICO

A. Las pacientes pueden presentar hemorragia vaginal o calambres.

B. La exploración física puede revelar la presencia de sangre en la cúpula vaginal. El cuello uterino puede aparecer dilatado y el útero suele estar agrandado.

C. La edad gestacional por ecografía puede no coincidir con el último período menstrual. La ecografía puede mostrar un saco gestacional vacío o un embrión sin actividad cardíaca. En la ecografía transvaginal, debe observarse actividad cardíaca en el embrión cuando la longitud cefalocaudal es de 7 mm.

D. También es probable un embarazo fallido en el primer trimestre cuando en la ecografía transvaginal el diámetro medio del saco gestacional es mayor o igual a 25 mm sin saco vitelino evidente.

E. Evaluar siempre la existencia de un embarazo ectópico concurrente con una ecografía.

IV. MANEJO

A. Ningún tratamiento es eficaz en la prevención del aborto espontáneo durante la amenaza de aborto. El reposo pélvico y la limitación de la actividad no disminuyen la posibilidad de un aborto espontáneo.

B. Las pacientes con poca hemorragia, con estabilidad hemodinámica y sin dolor excesivo pueden ser tratadas de forma expectante.

C. El tratamiento médico con fármacos como el misoprostol y la mifepristona puede ayudar a resolver el fallo en las fases iniciales del embarazo.

D. La dilatación y el legrado es el tratamiento adecuado para las pacientes con hemorragia abundante, inestabilidad hemodinámica o que no están dispuestas a someterse a un tratamiento expectante o médico.

E. Todas las pacientes que presenten una hemorragia durante el embarazo deben someterse a un análisis del grupo sanguíneo y de anticuerpos. En las pacientes que sean Rh negativo y sangren durante el primer trimestre, administrar inmunoglobulina anti-D.

F. Las posibles complicaciones tras el tratamiento del aborto espontáneo son la retención de productos de la concepción y la infección intrauterina.

HEMORRAGIA EN EL TERCER TRIMESTRE

I. INTRODUCCIÓN. Durante el tercer trimestre, el flujo sanguíneo uterino ha aumentado a más de 500 cm³/min.

Por ello, diversos estados patológicos que afectan la placenta y el útero pueden provocar una pérdida masiva de sangre en un período corto. El reconocimiento rápido y la reanimación adecuada son fundamentales para la prevención de la morbilidad y la mortalidad graves por hemorragia obstétrica en el tercer trimestre.

II. DESPRENDIMIENTO DE LA PLACENTA

A. Se refiere al estado en el que toda (*desprendimiento total*) o parte (*desprendimiento parcial*) de la placenta se separa del útero después de 20 semanas de gestación, pero antes del parto.

B. La incidencia es del 0.4 % al 1 % de los embarazos, y el 80 % se produce antes del inicio del parto.

C. La morbilidad y la mortalidad fetal y neonatal asociadas al desprendimiento de la placenta están relacionadas con el nacimiento prematuro, el bajo peso al nacer y el sufrimiento fetal.

D. Los factores de riesgo son: traumatismos, hipertensión, consumo de cocaína, trombofilia, rotura prematura de membranas, descompresión rápida del líquido amniótico y tabaquismo.

E. Es el pronóstico de la interrupción de los vasos maternos en la decidua basal, donde interactúan con las vellosidades del citotrofoblasto placentario. Puede ser el pronóstico de un traumatismo o de un proceso vascular patológico crónico.
F. La presentación más común es la hemorragia vaginal, aunque el 20 % de las pacientes no la presentarán. La mitad presentará dolor abdominal y contracciones uterinas.
G. La exploración física puede revelar un fondo uterino rígido y firme.
H. El trazado de la frecuencia cardíaca fetal puede presentar signos de sufrimiento fetal.
I. La ecografía puede mostrar un hematoma retroplacentario, pero la sensibilidad de la ecografía en la detección del desprendimiento de la placenta es baja.
J. Si hay una hemorragia masiva, pueden asociarse las evidencias clínicas y de laboratorio de coagulación intravascular diseminada.

III. PLACENTA PREVIA

A. La *placenta previa* se refiere a la implantación de la placenta sobre el orificio cervical. Puede ser *completa* (cubre totalmente el orificio cervical), *parcial* (solo una parte de la placenta cubre el orificio cervical) o *marginal* (la placenta se acerca, pero no cubre el orificio cervical).
B. La placenta previa complica 1 de cada 200 embarazos.
C. Los factores de riesgo son placenta previa en un embarazo anterior, parto por cesárea previo u otra incisión uterina y edad materna avanzada. La cesárea previa sigue siendo el factor de riesgo más importante para el desarrollo de la placenta previa, y el riesgo aumenta con el número de cesáreas previas.
D. La presentación clásica de la placenta previa es una hemorragia vaginal indolora. Todas las pacientes que presentan una hemorragia vaginal durante el embarazo deben someterse a una ecografía para determinar la ubicación de la placenta.
E. **NO realizar un tacto del cuello uterino en pacientes con placenta previa**, ya que podría precipitar una hemorragia.

IV. MANEJO DE LA HEMORRAGIA EN EL TERCER TRIMESTRE

A. La hemorragia en el tercer trimestre es una urgencia obstétrica. El estado hemodinámico materno debe vigilarse estrechamente y el estado fetal debe evaluarse con una monitorización continua de la frecuencia cardíaca fetal.
B. Deben colocarse dos vías intravenosas de gran calibre para reponer rápidamente cualquier pérdida de volumen intravascular.
C. Si la hemorragia es abundante, es continua o está asociada a hipotensión, transfundir con prontitud con concentrados eritrocitarios.
D. Además de la medición de la hemoglobina, el recuento de plaquetas y el grupo sanguíneo, debe evaluarse el estado de la coagulación con mediciones del tiempo de protrombina, el tiempo de tromboplastina parcial activada y el fibrinógeno. La coagulopatía debe corregirse con plasma fresco congelado o crioprecipitado según sea necesario.
E. Cuando haya hipovolemia materna, coagulopatía o un estado de frecuencia cardíaca fetal preocupante, acelerar el parto para prevenir la morbilidad tanto materna como fetal. El parto es siempre por cesárea en el caso de placenta previa y en la mayoría de los casos de desprendimiento placentario significativo.

TRABAJO DE PARTO Y ALUMBRAMIENTO

I. INTRODUCCIÓN. No es raro que las mujeres se presenten en fases avanzadas del período de dilatación y que el traslado a la sala de partos para dar a luz no sea posible. A continuación, se revisan los aspectos básicos del trabajo de parto y el parto.

II. PARTO NORMAL

A. El proceso de parto normal se divide en tres etapas:
  1. La primera fase del parto se inicia con el comienzo de las contracciones hasta que el cuello uterino está completamente dilatado. La primera fase del parto se divide, a su vez, en las siguientes:
     a. Fase latente: período que va desde el cuello uterino cerrado hasta los 6 cm de dilatación.
     b. Fase activa: período que va desde los 6 cm de dilatación hasta la dilatación cervical completa. La fase activa progresa a un ritmo variable. Suele ser de aproximadamente 1 cm/h en las mujeres primigravidas, pero suele ser más rápida en las multíparas.
  2. La segunda fase del parto es el tiempo que transcurre desde la dilatación cervical completa hasta la expulsión.
  3. La tercera fase del parto es el tiempo que transcurre desde la salida del feto hasta la salida de la placenta. Debería durar menos de 30 min.

B. El proceso completo de parto progresa de forma ordenada.
  1. La cabeza se engancha a la pelvis materna.

2. La cabeza del feto se flexiona, lo que minimiza el diámetro que pasa por la entrada de la pelvis.
3. La cabeza desciende por la pelvis.
4. La cabeza del feto rota internamente.
5. La cabeza del feto se extiende y pasa a través del introito.
6. La cabeza del feto rota hacia el exterior.
7. Los hombros pasan por debajo de la sínfisis del pubis y el resto del feto sale.

C. El papel del clínico encargado del parto es el siguiente:
1. A medida que la cabeza del feto se extiende y sale por el introito, el clínico debe colocar sus manos sobre la cabeza del feto y apoyar el periné para asegurarse de que la cabeza sale de forma controlada. La extensión y el alumbramiento rápidos pueden dar lugar a un mayor traumatismo perineal y a un mayor daño del esfínter anal.
2. Tras la salida de la cabeza, se utiliza un dispositivo de aspiración de pera para eliminar el líquido amniótico y la sangre de la boca y las narinas del bebé.
3. Debe pasarse el dedo por el cuello para evaluar la presencia de un cordón umbilical nucal. Por lo general, el cordón se desplaza fácilmente sobre la cabeza del feto. Si está demasiado tenso para pasar fácilmente por encima de la cabeza del feto, puede pinzarse y ligar dos veces para facilitar el parto.
4. Tras la salida de la cabeza y la restitución (rotación externa), los hombros del feto deben guiarse suavemente por debajo de la sínfisis del pubis. Es importante evitar una tracción excesiva en este punto, ya que puede provocar una lesión del plexo braquial. A continuación, se expulsa el hombro posterior.
5. Las laceraciones perineales son comunes después del parto. Debe consultarse con un obstetra en el servicio de urgencias para cualquier reparación de las laceraciones perineales.

D. La *distocia de hombros* se refiere a un retraso en la salida del hombro fetal después de la salida de la cabeza del feto. Se trata de una urgencia obstétrica. Hacer lo siguiente:
1. Solicitar la asistencia y el apoyo inmediatos de un obstetra.
2. Hiperflexionar las piernas maternas hacia el abdomen materno, lo que ampliará la salida de la pelvis (maniobra de McRoberts).
3. Aplicar presión suprapúbica para intentar desplazar el hombro del feto por debajo de la sínfisis del pubis.
4. Intentar sacar el brazo posterior. Una episiotomía puede facilitar la realización de esta y otras maniobras.
5. Si estas maniobras no tienen éxito, se colocan dos dedos en la superficie anterior del hombro posterior y se aplica presión en sentido contrario a las agujas del reloj. Esto debería rotar los hombros hacia el diámetro más amplio de la pelvis (maniobra del tornillo de Wood).
6. Se saca el brazo posterior.
7. En caso de fallo de estas maniobras, la fractura deliberada de la clavícula del feto puede facilitar el parto.

ENFERMEDAD INFLAMATORIA PÉLVICA AGUDA

I. INTRODUCCIÓN. La enfermedad inflamatoria pélvica (EIP) es una afección inflamatoria de la vía genital superior causada por el ascenso de microorganismos desde la inferior. Esta enfermedad puede incluir cualquier combinación de infección del endometrio (endometritis), las trompas de Falopio (salpingitis) o la cavidad peritoneal. La enfermedad también puede incluir el desarrollo de un absceso tuboovárico. El diagnóstico y el tratamiento tempranos de la EIP son importantes para prevenir la morbilidad a corto y largo plazo en las mujeres que la padecen. Las consecuencias de la EIP son esterilidad, aumento del riesgo de embarazo ectópico y dolor pélvico crónico.

II. EPIDEMIOLOGÍA Y FISIOPATOLOGÍA

A. Desde los Centers for Disease Control and Prevention (CDC) de Estados Unidos se calcula que se diagnostican aproximadamente un millón de nuevos casos de EIP al año en el país.

B. Muchos casos pasan desapercibidos y no se diagnostican (EIP silenciosa).

C. Los factores de riesgo incluyen:
1. Edad joven.
2. Múltiples parejas sexuales.
3. Inicio de las relaciones sexuales a una edad muy joven.
4. Falta de uso de anticonceptivos de barrera.

D. Se produce por la ascensión de microorganismos desde la vagina y la estructura endocervical (endocérvix) hasta el endometrio, las trompas de Falopio y el peritoneo pélvico.

E. La mayoría de los casos están causados por *Neisseria gonorrheae* (43 %), el 10 % por *Chlamydia trachomatis* únicamente y el 12 % por coinfección con ambos organismos.

F. El 30 % restante de EIP se debe una infección por bacterias anaerobias, *Mycoplasma* o *Ureaplasma*.

III. DIAGNÓSTICO

A. El diagnóstico clínico a pie de cama es difícil y a menudo inexacto debido a la gran variación en la gravedad de los síntomas.

B. La norma de referencia para el diagnóstico es la laparoscopia con biopsia dirigida y cultivo, aunque esto no es práctico o necesario en la mayoría de las pacientes.

C. El tratamiento debe iniciarse en las mujeres con dolor abdominal o pélvico (con la asunción de que no hay otra causa identificable) si se observa una o más de las siguientes situaciones.

1. Dolor con el movimiento **cervical.**
2. Dolor a la palpación **uterina.**
3. Dolor a la palpación **anexial.**

D. Cada uno de los siguientes elementos apoya el diagnóstico:

1. Temperatura superior a 38.3 °C.
2. Secreción cervical mucopurulenta.
3. Leucocitos en montaje en fresco.
4. Velocidad de sedimentación globular elevada.
5. Proteína C-reactiva elevada.
6. Prueba positiva para *N. gonorrheae* o *C. trachomatis.*

IV. MANEJO

A. El objetivo inicial es tratar los síntomas inmediatos de dolor y prevenir las consecuencias posteriores, como esterilidad, embarazo ectópico y dolor pélvico crónico.

B. En las tablas 66-1 a 66-3 se muestran los criterios de los CDC para la hospitalización y el tratamiento antibiótico de las pacientes con EIP.

V. ABSCESO TUBOOVÁRICO

A. Se trata de una complicación común de la EIP (hasta una tercera parte de las pacientes hospitalizadas).

B. Se sospecha cuando el dolor abdominal se acompaña de una masa anexial con dolor a la palpación en la exploración física. La ecografía confirma el diagnóstico. Los hallazgos adicionales pueden incluir fiebre y leucocitosis.

C. Las pacientes con absceso tuboovárico deben someterse inicialmente a un ensayo de tratamiento médico con un régimen de tratamiento parenteral recomendado por los CDC. Todas las pacientes deben ser ingresadas para recibir tratamiento inicial.

D. Si las pacientes no responden clínicamente en 2 a 4 días o si el absceso es grande, este debe ser tratado con cirugía. Aunque el drenaje guiado por imagen es una opción, puede requerirse un amplio desbridamiento quirúrgico por laparoscopia o laparotomía.

HEMORRAGIA UTERINA ANÓMALA

I. INTRODUCCIÓN. Las hemorragias uterinas anómalas pueden deberse a anomalías anatómicas o del ciclo menstrual. El término *hemorragia uterina disfuncional* describe la hemorragia que no está relacionada con anomalías anatómicas. La causa más común de este tipo de hemorragia es la anovulación. Los factores de riesgo son obesidad, disfunción tiroidea, atrofia endometrial y discrasias hemorrágicas. La *menorragia* se refiere a una hemorragia uterina abundante en el momento esperado de la menstruación. La menstruación normal suele provocar la pérdida de más o menos 80 mL de sangre y dura menos de 7 días. Un sangrado superior a esta cantidad o que dure más de 7 días constituye una menorragia. En la práctica, es difícil cuantificar el volumen de pérdida de sangre con cada menstruación. El número de compresas o tampones utilizados durante la menstruación sirve como medida de reemplazo de la pérdida de sangre, aunque incluso el recuento de compresas puede no representar una estimación precisa. La *metrorragia* es el término utilizado para describir el sangrado que se produce entre menstruaciones. La *menometrorragia* se refiere a las menstruaciones abundantes, además del sangrado entre menstruaciones.

II. FISIOPATOLOGÍA

A. La International Federation of Gynaecology and Obstetrics (FIGO) desarrolló una nomenclatura para describir la fisiopatología de la hemorragia uterina anómala con el acrónimo «PALM-COEIN», útil para destacar las distintas etiologías:

1. **P**ólipos (tanto endometriales como endocervicales).
2. **A**denomiosis.
3. **L**eiomioma.
4. **M**alignidad e hiperplasia.
5. **C**oagulopatía.
6. Disfunción **O**vulatoria.
7. Causas **E**ndometriales.

TABLA 66-1	Criterios de hospitalización de pacientes con enfermedad inflamatoria pélvica aguda
No pueden descartarse urgencias quirúrgicas como apendicitis	
La paciente está embarazada	
La paciente no responde clínicamente al tratamiento antibiótico oral	
La paciente no puede tolerar o seguir un régimen de tratamiento ambulatorio	
La paciente tiene una enfermedad grave con náusea, vómito o fiebre alta	
La paciente tiene un absceso tuboovárico	
Inmunodeficiencia	

TABLA 66-2 Programas de tratamiento recomendados por los Centers for Disease Control and Prevention (CDC) de Estados Unidos para el tratamiento parenteral de la enfermedad inflamatoria pélvica aguda

Régimen A

Cefotetan 2 g por vía intravenosa cada 12 h
o
Cefoxitina 2 g por vía intravenosa cada 6 h
más
Doxiciclina 100 mg por vía oral o por vía intravenosa cada 12 h

El régimen se administra durante al menos 24 h después de que la paciente mejore clínicamente. Tras el alta hospitalaria, continuar con doxiciclina 100 mg por vía oral 2 veces/día para completar 14 días de tratamiento.

Régimen B

Clindamicina 900 mg por vía intravenosa cada 8 h
más
Gentamicina, dosis de impregnación IV o IM (2 mg/kg) seguida de una dosis de mantenimiento (1.5 mg/kg) cada 8 h. Puede sustituirse por una dosis única diaria (3-5 mg/kg)

El régimen se administra durante al menos 24 h después de que la paciente mejore clínicamente. Tras el alta hospitalaria, continuar con doxiciclina 100 mg por vía oral 2 veces/día o clindamicina 450 mg por vía oral 4 veces/día para completar 14 días de tratamiento.

8. Causas yatrógenas (***I****atrogenic*).
9. **N**o clasificadas.

III. EVALUACIÓN

A. El planteamiento inicial se basa en una anamnesis y una exploración física dirigidas, que incluyen constantes vitales y pruebas ortostáticas, además de una exploración pélvica con espéculo. Hay que buscar las causas de la hemorrgia vaginal en la vía genital inferior. Además, debe evaluarse el tamaño, la textura y la movilidad del útero.

B. Solicitar concentraciones de GCH en orina para evaluar un posible embarazo. Además, puede obtenerse un hemograma completo para evaluar la anemia y los índices de eritrocitos. En casos seleccionados de hemorragias intensas, recurrentes o en más de una localización, evaluar la coagulación con un tiempo de protrombina, tiempo de tromboplastina parcial activada y concentración de fibrinógeno.

C. A veces es útil la imagen pélvica con ecografía útil, aunque la anamnesis y la exploración anterior suelen ser suficientes para la evaluación inicial.

IV. MANEJO

A. Las pacientes que presentan una hemorragia vaginal profusa deben recibir los mismos cuidados que cualquier paciente con hemorragia que ponga en peligro su vida. La reposición de volumen intravenoso se inicia con cristaloides, con la adición de concentrados de eritrocitos si es necesario. Debe consultarse con un ginecólogo mientras se reanima a la paciente, ya que la forma más rápida y eficaz de aliviar la hemorragia profusa es la dilatación y el legrado.

TABLA 66-3	Calendario de tratamiento de los Centers for Disease Control and Prevention (CDC) de Estados Unidos para el tratamiento oral de la enfermedad inflamatoria pélvica aguda
Ceftriaxona 250 mg por vía intramuscular en una sola dosis	
más	
Doxiciclina 100 mg por vía oral cada 12 h durante 14 d con o sin metronidazol 500 mg por vía oral cada 12 h durante 14 días	
o	
Cefoxitina 2 g por vía intramuscular en una sola dosis y probenecid 1 g por vía oral administrado simultáneamente en una sola dosis	
más	
Doxiciclina 100 mg por vía oral cada 12 h durante 14 días con o sin 500 mg por vía oral cada 12 h durante 14 días	
u	
Otra cefalosporina parenteral de tercera generación	
más	
Doxiciclina 100 mg por vía oral cada 12 h durante 14 días con o sin metronidazol 500 mg por vía oral cada 12 h durante 14 días	

B. El tratamiento médico para el sangrado abundante en ausencia de una hemorragia que ponga en peligro la vida incluye:

1. Estrógeno intravenoso administrado como estrógenos equinos conjugados, 25 mg cada 4 h a 6 h durante 24 h.
2. Estrógeno oral administrado como estrógenos equinos conjugados, 2.5 mg cada 6 h.
3. Anticonceptivos orales administrados tres veces al día durante 7 días.
4. Acetato de medroxiprogesterona (20 mg por vía oral tres veces/día).
5. Ácido tranexámico (ATX) (1.3 g por vía oral o 10 mg/kg por vía intravenosa).
6. Si hay anemia, administrar complementos de hierro.
7. Organizar el seguimiento con un proveedor de salud de la mujer para prevenir el sangrado excesivo en los ciclos menstruales posteriores y para realizar una biopsia endometrial si es necesario.

V. CAUSAS GINECOLÓGICAS DEL DOLOR ABDOMINAL

A. Quistes ováricos

1. Suelen causar dolor pélvico y se clasifican como funcionales (surgen a causa del ciclo menstrual normal) o neoplásicos (un quiste verdadero que surge del epitelio).
2. La rotura, la hemorragia o la torsión pueden causar dolor.
3. El diagnóstico se realiza mediante anamnesis y exploración física. La ecografía pélvica confirmará el diagnóstico y definirá el tipo de quiste.
4. El tratamiento de un quiste ovárico no complicado es de apoyo, e incluye un tratamiento adecuado del dolor.

   Los fármacos no esteroideos son la opción de primera línea, y los opioides se reservan para las molestias más graves (aunque el dolor intenso justifica la búsqueda de torsión ovárica o hemorragia intraperitoneal).
5. Los quistes hemorrágicos pueden requerir tratamiento quirúrgico si el dolor es grave o desencadena anemia evolutiva. Los anticonceptivos orales no provocan la regresión de los quistes ováricos existentes, pero pueden prevenir la formación de nuevos quistes funcionales.

B. Torsión ovárica

1. La torsión ovárica se produce cuando el ovario (y, con mayor frecuencia, la trompa de Falopio) se retuerce sobre su soporte ligamentoso, lo que compromete el flujo sanguíneo hacia los anejos. Al obstruirse las venas ováricas y el sistema linfático, el anejo se torna cada vez más edematoso.
2. Los pacientes suelen presentar un dolor abdominal muy agudo unilateral, repentino y grave, pero en ocasiones el dolor es solo moderado o intermitente.

3. El dolor puede ir acompañado de náusea y vómito, por lo que puede simular una apendicitis.
4. A veces se palpa una masa anexial y la exploración puede revelar un grave dolor a la palpación abdominal inferior lateralizado.
5. La ecografía pélvica puede ayudar al diagnóstico cuando se observa una masa anexial. El Doppler color para detectar la obstrucción del flujo puede ayudar al diagnóstico de torsión ovárica, pero no debe confiarse en el mismo para descartar el diagnóstico.

   La laparoscopia diagnóstica es la única prueba definitiva para el diagnóstico de torsión ovárica.
6. La consulta ginecológica es necesaria para aliviar el dolor y la posible preservación de la función ovárica mediante una intervención quirúrgica.

   Puede corregirse la torsión del anejo con la extirpación de la masa causante. Si hay evidencia de necrosis tisular (falta de retorno del color rosa 30 min después de corregir la torsión), el anejo debe ser extirpado.

C. Endometritis

1. Se define como una infección del endometrio. La infección también puede extenderse al miometrio (endomiometritis).
2. La endometritis puede producirse tras un parto vaginal o por cesárea. Además, puede producirse tras un aborto terapéutico o espontáneo. También puede producirse en la paciente no embarazada.
3. La fisiopatología y el tratamiento dependen de si la endometritis está relacionada con el embarazo y de si este terminó en aborto o en parto.
4. Las infecciones suelen ser polimicrobianas y pueden incluir especies aerobias y anaerobias. Otros patógenos son los estreptococos β del grupo B, *Staphylococcus* aureus, especies de *Bacteroides*, *N. gonorrheae* y *C. trachomatis*. *Clostridium sordellii* es un patógeno poco común, pero letal (desencadenante de un choque tóxico).
5. Suele presentarse en los 5 días siguientes a la intervención o al parto.
6. Los síntomas incluyen dolor abdominopélvico, fiebre y flujo maloliente.
7. La exploración física revela dolor a la palpación en el útero.
8. En la mayoría de los casos, el tratamiento requiere el ingreso en el hospital y la administración de antibióticos parenterales de amplio espectro, aunque algunos pacientes pueden ser aptos para el tratamiento ambulatorio.
9. Ecografía para buscar productos de la concepción retenidos en pacientes que no responden al tratamiento con antibióticos. La dilatación y el legrado son necesarios en pacientes con endometritis y productos de la concepción retenidos.

D. Endometriosis

1. Afección en la que puede encontrarse tejido endometrial (sensible a hormonas) en la cavidad abdominopélvica, en regiones como el peritoneo, la vejiga y el intestino.
2. Presente hasta en el 15 % de las mujeres premenopáusicas.
3. La etiología de la endometriosis es incierta, pero puede estar relacionada con una menstruación retrógrada a través de la trompa de Falopio.
4. El síntoma más común es dolor abdominal cíclico y menstruación dolorosa (dismenorrea).
5. La exploración física revela dolor a la palpación abdominal y pélvica. Puede palparse una masa ovárica que puede representar un endometrioma o el denominado «quiste de chocolate». La exploración rectovaginal puede revelar nodularidad en el tabique rectovaginal o en los ligamentos uterosacros.
6. Al igual que los quistes ováricos simples, el tratamiento agudo se centra en el control del dolor.

   Las pacientes con endometriosis necesitarán un control ginecológico continuo para determinar qué plan de tratamiento médico o quirúrgico es el más adecuado.

E. Adenomiosis

1. La adenomiosis es la proliferación de glándulas endometriales dentro de las paredes del miometrio.
2. Las pacientes presentan hemorragia uterina anómala y dismenorrea.
3. La exploración física revela un útero agrandado, globular y dolorido.
4. El diagnóstico de la adenomiosis es clínico, y la ecografía pélvica suele tener un valor limitado. La resonancia magnética (RM) puede confirmar el diagnóstico.
5. El tratamiento agudo de la adenomiosis incluye el control del dolor. Las pacientes necesitarán un control ginecológico ambulatorio para determinar qué plan de tratamiento médico o quirúrgico es el más adecuado.

F. Adherencias intraabdominales

1. Puede ser una causa de dolor abdominal y puede asociarse a una obstrucción intestinal.
2. Los factores de riesgo son cirugía pélvica previa, endometriosis, antecedentes de EIP o radioterapia.

3. El tratamiento inicial de los pacientes con sospecha de dolor secundario a adherencias es con analgesia de apoyo. La lisis quirúrgica se reserva para los casos resistentes al tratamiento o con sospecha de obstrucción intestinal.

ABSCESO DE BARTHOLIN

I. **INTRODUCCIÓN.** Las glándulas de Bartolino son estructuras bilaterales que segregan mucosa situadas en la parte posterior del introito. Estas glándulas, normalmente pequeñas, drenan a través de aberturas de conductos en el vestíbulo de la vagina (generalmente no visibles en estado no patológico).

Las glándulas de Bartolino pueden obstruirse y dar lugar a la formación de un quiste o, si se infectan, a un absceso.

II. **EPIDEMIOLOGÍA Y FISIOPATOLOGÍA**

A. Afecta más comúnmente a mujeres en la tercera década de la vida, y el 2 % de las mujeres desarrollará un quiste o absceso de Bartolino durante su vida.

B. Las infecciones suelen ser polimicrobianas, causadas por una gran variedad de organismos. Los anaerobios son los aislados más comunes, y *E. coli* es la especie aerobia más comúnmente aislada. *N. gonorrheae* y *C. trachomatis* se aíslan con poca frecuencia.

III. **DIAGNÓSTICO**

A. Las pacientes con absceso de la glándula de Bartolino suelen presentarse refiriendo una masa dolorosa en parte posterior de la vulva.

B. La exploración física revela una masa eritematosa, indurada y con dolor a la palpación en la parte posterior del vestíbulo de la vagina. En ocasiones, se produce un drenaje espontáneo de material purulento.

C. La induración y la inflamación más anterior probablemente no representan un absceso de Bartolino, sino labial.

IV. **MANEJO**

A. **No debe** realizarse una simple incisión y drenaje de los abscesos de Bartolino, ya que la tasa de recurrencia es demasiado alta.

B. La opción preferida es el uso de un catéter de Word.

1. La vulva se prepara con povidona yodada y se anestesia con lidocaína al 1 %.
2. Se realiza una incisión de 5 mm distal al anillo himeneal, pero proximal a los labios menores en el vestíbulo de la vagina, en el lugar del absceso.
3. El absceso se drena completamente y se utiliza un instrumento para romper las loculaciones. En este momento pueden enviarse cultivos. A continuación, el absceso se irriga copiosamente.
4. Se coloca el catéter de Word y se llena con 3 cm^3 de solución salina. El extremo del catéter debe introducirse en la vagina.
5. El catéter debe dejarse colocado durante al menos 4 semanas para permitir la epitelización.
6. A menos que haya una celulitis circundante o que el paciente tenga diabetes, no se requieren antibióticos de forma rutinaria.

C. Otra opción es la marsupialización de un quiste de Bartolino.

1. La vulva se prepara con povidona yodada y se anestesia con lidocaína al 1 %.
2. Se realiza una incisión de 3 cm distal al anillo himeneal, pero proximal a los labios menores, en el vestíbulo de la vagina. La incisión se lleva hasta la pared del quiste o absceso subyacente.
3. El absceso se drena completamente y se utiliza un instrumento para romper las loculaciones. En este momento pueden enviarse cultivos. A continuación, el absceso se irriga copiosamente.
4. Se realiza una reversión de la pared del quiste y se sutura con sutura absorbible, a la piel del introito lateralmente y a la mucosa vaginal medialmente.

D. La excisión de la glándula de Bartolino se realiza para los abscesos recurrentes. Este procedimiento solo debe ser realizado en el quirófano por un ginecólogo experimentado.

MASTITIS

I. **INTRODUCCIÓN.** La mastitis es una inflamación de las glándulas mamarias de la mama que a veces se asocia a una infección y que suele producirse en las mujeres lactantes.

II. **EPIDEMIOLOGÍA Y FISIOPATOLOGÍA**

A. Se da en aproximadamente el 10 % de las mujeres lactantes.

B. Más común durante los primeros 3 meses después del parto.

C. Las grietas en la piel del pezón o del pecho permiten la entrada de bacterias. Los patógenos más comunes son las especies de *Staphylococcus*, *E. coli* y *Streptococcus*.

El S. aureus resistente a la meticilina (SARM) ha surgido recientemente como una causa común de mastitis.

III. DIAGNÓSTICO

A. Las pacientes se presentan con dolor en las mamas (generalmente unilateral). Además, pueden referir fiebre, escalofríos, malestar y dolores corporales.

B. La exploración física revela eritema, dolor a la palpación, induración y calor al tacto. Debe realizarse una palpación cuidadosa para descartar la presencia de un absceso mamario.

IV. MANEJO

A. El tratamiento consiste en tratamiento antibiótico, generalmente con una penicilina extendida (como dicloxacilina o nafcilina) o una cefalosporina de primera generación (cefalexina) durante 10 a 14 días.

B. Las madres lactantes deben seguir amamantando o extrayendo leche en el pecho afectado, aunque pueda ser doloroso.

C. Compresas calientes.

D. Las pacientes deben llevar un sujetador de apoyo incluso mientras duermen.

E. Realizar un seguimiento en varios días para asegurar la resolución de la mastitis.

F. El absceso mamario se desarrolla en el 10 % de las mujeres con mastitis. Los hallazgos incluyen una masa dolorida y fluctuante en la mama y pueden confirmarse con una ecografía. Debe incidirse y drenarse. Obtener cultivos y sensibilidad a los antibióticos del material del absceso.

AGRESIÓN SEXUAL

I. INTRODUCCIÓN. La agresión sexual se refiere al contacto sexual que se fuerza a una persona sin su consentimiento o que se inflige a una persona que es incapaz de dar su consentimiento. Es un problema común y cada vez más frecuente en Estados Unidos. Los proveedores deben atender las necesidades emocionales y físicas de las víctimas. Esta atención debe llevarse a cabo en el contexto de la agresión sexual como delito, con cuidado de preservar la cadena de pruebas.

II. INCIDENCIA Y EPIDEMIOLOGÍA

A. La verdadera incidencia en la población se desconoce, ya que muchas agresiones no llegan a notificarse.

B. Se calcula que hasta una de cada tres mujeres sufre violencia sexual en algún momento de su vida.

C. Una tercera parte de las violaciones incluyen penetración oral o anal.

III. MANEJO

A. La víctima debe ser trasladada de inmediato a una sala privada del servicio de urgencias o del lugar de atención. Con el permiso de la víctima, y para no impedir la evaluación y el tratamiento de las necesidades médicas/traumáticas, debe contactarse pronto con el personal de las fuerzas del orden para que ayude con las necesidades médicas y legales. Además, es preferible contar con un equipo de agresiones sexuales o con un clínico experimentado para proporcionar la mejor evaluación y atención posibles.

B. Especificar todos los detalles de la agresión que el paciente pueda recordar, así como todo lo que ocurrió antes y después de la misma (como bañarse, ducharse o cualquier otra actividad sexual consentida).

C. Reunir toda la ropa y etiquetarla con el nombre del paciente, la fecha y la hora de obtención. Las pruebas no deben dejarse nunca sin vigilancia y deben guardarse en las bolsas de obtención designadas para mantener la cadena de pruebas para la aplicación de la ley.

D. Tras una exploración general adecuada, buscar cualquier secreción húmeda o seca, manchas, pelo o material extraño y obtenerlo. Una lámpara de Wood puede facilitar la obtención. Realizar una exploración pélvica completa, de nuevo con atención a la presencia de cualquier secreción, mancha, pelo o material extraño. Peinar el vello púbico y enviar el material con el peine al laboratorio. Con la exploración con espéculo, observar cuidadosamente para encontrar cualquier traumatismo en las paredes vaginales.

Además, obtener el flujo vaginal para examinarlo en busca de la presencia de espermatozoides. Si las relaciones sexuales se produjeron más de 72 h antes de la presentación, los hisopos del cuello uterino pueden producir espermatozoides. El examinador puede considerar la posibilidad de obtener hisopos para evaluar la presencia de gonorrea, clamidia o tricomonas. Sin embargo, el cribado de estas infecciones no siempre redunda en el interés legal de la víctima. Realizar una exploración bimanual para evaluar la existencia de un traumatismo pélvico. Incluir un tacto rectal, si es necesario, con la obtención de las muestras adecuadas.

Considerar la posibilidad de obtener sangre para analizar el virus de la inmunodeficiencia humana (VIH), la hepatitis B y la sífilis, pero con la misma precaución señalada anteriormente en relación con la detección de enfermedades de transmisión sexual (ETS) en las víctimas de agresiones sexuales. Si está disponible, la exploración colposcópica de la vulva, la vagina y el cuello uterino puede mejorar la sensibilidad para detectar el traumatismo. En determinados casos, puede ser necesario un examen toxicológico dirigido.

E. La anticoncepción de urgencia debe ofrecerse a todas las víctimas de agresiones sexuales, según esté indicado. Debe haber asesoramiento inmediato, junto con un seguimiento estructurado para la evaluación médica y psicológica después de la evaluación inicial.

F. Iniciar tratamiento empírico para la gonorrea, la clamidia y las tricomonas según las directrices de los CDC. Administrar la vacuna frente a la hepatitis B si no está documentada la inmunidad o las infecciones previas. Considerar la administración de profilaxis frente al VIH después de la exposición si el paciente se presenta para ser atendido menos de 72 h después de la agresión.

G. En función de la normativa estatal y local, pueden obtenerse otras muestras como sangre, saliva y restos de uñas.

Es importante conocer la normativa local y la política del hospital a la hora de recoger pruebas y atender a la víctima de una agresión sexual. Lo ideal es contar con equipos dedicados y preparados para atender a las víctimas de agresiones sexuales.

TRAUMATISMO DE LA VÍA GENITAL INFERIOR

I. INTRODUCCIÓN. Los traumatismos vulvovaginales contusos y penetrantes son motivos frecuentes por los que las mujeres acuden al servicio de urgencias.

II. HEMATOMA VULVAR Y VAGINAL

A. El traumatismo más comúnmente encontrado en la vulva es la lesión genitoperineal (a horcajadas).

B. Debido a la densa vascularidad de la vulva y la vagina, la hemorragia suele ser profusa. La hemorragia contenida puede dar lugar a un hematoma vulvar o vaginal.

C. La observación es apropiada para algunos hematomas no expansivos, ya que la presión del hematoma puede ser suficiente para taponar los vasos hemorrágicos.

D. Las indicaciones para la exploración y reparación quirúrgica incluyen obstrucción urinaria, expansión continua del hematoma o dolor resistente al tratamiento.

III. LACERACIONES VULVARES Y VAGINALES

A. Si la laceración es superficial y hemostática, no es necesario suturar la lesión. Si la hemorragia es leve, utilizar un fármaco hemostático (como el nitrato de plata o la solución de Monsel [subsulfato férrico]).

B. Reparar laceraciones profundas en el quirófano.

C. Las laceraciones profundas deben repararse en capas con sutura absorbible tras una abundante irrigación. Evitar la colocación de suturas en la vejiga anteriormente y en el recto posteriormente.

D. Si hay indicios de infección, deje la herida abierta para su posterior reparación o permitir la curación por segunda intención.

AXIOMAS

- El embarazo ectópico puede provocar la muerte de la madre. El diagnóstico y el tratamiento rápidos son fundamentales.
- La hemorragia en el tercer trimestre es una urgencia obstétrica.
- El diagnóstico y el tratamiento rápidos de la EIP son importantes para prevenir la morbilidad a corto y largo plazos.
- **No debe** realizarse una simple incisión y drenaje de los abscesos de Bartolino, dado que la tasa de recurrencia es inaceptablemente alta.

Lecturas recomendadas

American College of Obstetricians and Gynecologists Committee Opinion. Management of Acute Vaginal Bleeding in Non-Pregnant Reproductive Age Women. Number 557, April 2013 (Reaffirmed 2017).

Bangsgaard N, Lund CO, Ottesen B, et al. Improved fertility following conservative surgical treatment of ectopic pregnancy. *BJOG* 2003;110(8):765–770.

Connolly A, Ryan DH, Stuebe AM, et al. Reevaluation of discriminatory and threshold levels for serum β-GCH in early pregnancy. *Obstet Gynecol* 2013;121(1):65–70.

Morse CB, Sammel MD, Shaunik A, et al. Performance of human chorionic gonadotropin curves in women at risk for ectopic pregnancy: exceptions to the rules. *Fertil Steril* 2012;97(1):101–106.

Munro MG, Critchley HO, Fraser IS; FIGO Menstrual Disorders Working Group. The FIGO classification of causes of abnormal uterine bleeding in the reproductive years. *Fertil Steril* 2011;95(7):2204–2208, 2208.e1–2208.e3.

Schoenfeld EM, McKay MP. Mastitis and methicillin-resistant *Staphylococcus aureus* (MRSA): the calm before the storm? *J Emerg Med* 2010;38(4):e31–e34.

Seeber BE, Barnhart KT. Suspected ectopic pregnancy. *Obstet Gynecol* 2006;107(2 Pt 1):399–413.

Workowski KA. Centers for Disease Control and prevention sexually transmitted diseases treatment guidelines. *Clin Infect Dis* 2015;61(Suppl 8):S759–S762.

Zhang J, Troendle J, Mikolajczyk R, et al. The natural history of the normal first stage of labor. *Obstet Gynecol* 2010;115(4):705–710.

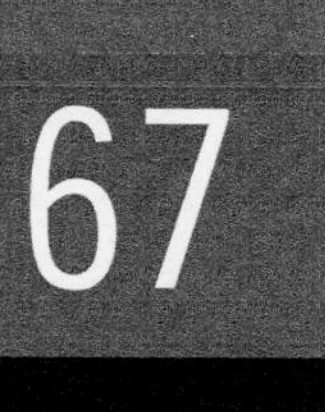

Tratamiento laparoscópico del abdomen agudo (urgencias y traumatología)

Abe Fingerhut, Selman Uranues y Luigi Boni

I. INTRODUCCIÓN. Las técnicas de acceso mínimo (incluidas las técnicas percutáneas y radiológicas de intervención) se utilizan con frecuencia tanto en la cirugía general de urgencia como de traumatología. Empleada ya en 1991 para procedimientos diagnósticos y terapéuticos de urgencia, la laparoscopia se ha ganado sin duda una posición bien definida y a menudo validada en el arsenal del tratamiento de las enfermedades abdominales agudas. Su papel en la traumatología está aún en evolución.

Dado que la precisión de las técnicas de imagen ha mejorado enormemente en los últimos años, la necesidad de la laparoscopia como herramienta diagnóstica aislada sin indicación de tratamiento laparoscópico ha disminuido en la cirugía de urgencia.

Se dispone de un amplio abanico de opciones terapéuticas laparoscópicas, muchas, si no la mayoría, perfectamente adaptadas a la cirugía de urgencia. En cuanto a los traumatismos, las técnicas de imagen, así como las soluciones no quirúrgicas para varios escenarios de traumatología, han cambiado considerablemente el paradigma.

II. DEFINICIONES. Las definiciones varían según si se habla de «abdomen agudo», «dolor abdominal agudo», «cirugía de cuidados intensivos», «cirugía de emergencia» o «cirugía urgente».

- **A.** El *abdomen agudo* se define como cualquier afección intraabdominal aguda de aparición brusca, generalmente asociada a dolor debido a inflamación, perforación, obstrucción, infarto o rotura de órganos abdominales, y que suele requerir una intervención quirúrgica de urgencia.
- **B.** El *dolor abdominal agudo* se define como cualquier dolor abdominal medio o grave de menos de 7 días de duración.
- **C.** Los *cuidados agudos o intensivos* pueden definirse como:
  - **1.** Tratamiento médico para personas con enfermedades o problemas de salud de corta duración (National Caregivers Library).
  - **2.** Manejo integral del paciente desde su llegada a urgencias hasta el alta hospitalaria y servicios ininterrumpidos las 24 h del día.
- **D.** La distinción entre **cirugía de emergencia** (cirugía inmediata para salvar la vida, normalmente en el plazo de 1 h, con reanimación simultánea) y **cirugía de urgencia** (cirugía realizada lo antes posible tras la reanimación, normalmente en el plazo de 24 h) es semántica en la mayoría de los casos, ya que ambos términos se han utilizado indistintamente en la literatura. La mayor parte de la literatura habla de cirugía de urgencia para definir cualquier cirugía que tenga lugar durante la fase aguda de la enfermedad, idealmente, lo antes posible tras la estabilización.
- **E.** El *ingreso de urgencia*, definido como un «ingreso imprevisible a corto plazo debido a una necesidad clínica» por el modelo y el diccionario de datos del National Health Service (NHS), representa el 35 % del total de ingresos en las unidades de cirugía general, y el 10 % de todos los ingresos quirúrgicos de urgencia fueron por dolor abdominal.

III. QUIRÓFANO Y CONSIDERACIONES ERGONÓMICAS

- **A.** Como en cualquier procedimiento laparoscópico, los aspectos ergonómicos y técnicos de la cirugía de mínima invasión en la cirugía de urgencias y traumatología son cuestiones importantes e influyen directamente en el pronóstico.
  - **1. Paciente**
    - **a.** Posición supina (decúbito dorsal) para la mayoría de las cirugías.
      - **i.** Un brazo en abducción si es necesario por motivos de anestesia.
      - **ii.** Si no es así, los dos brazos al lado del paciente.
      - **iii.** Piernas separadas.
    - **b.** Preparar y cubrir para que cualquier hallazgo inesperado, reto durante la cirugía o necesidad de cambio de técnica, pueda ser manejado sin demora.
    - **c.** La inserción de una sonda vesical es una precaución prudente.
  - **2. Posición del cirujano**
    - **a.** Se coloca entre las piernas («posición francesa»).

b. En el lado opuesto al órgano objetivo.
c. Con la posibilidad de desplazarse para acceder a los cuatro cuadrantes del abdomen según sea necesario.

3. **Quirófano**
   a. El cirujano, el personal de quirófano y el personal de enfermería comparten la responsabilidad de:
      i. Configuración de instrumentos y equipos laparoscópicos apropiados, adaptados al procedimiento previsto.
      ii. Instrumentos y equipos de laparotomía listos para su uso.
      iii. Instrumentos y equipos de cirugía vascular de fácil y rápido acceso en caso de hemorragia.
   b. Posición del monitor y de la pantalla.
      i. Pantalla plana colocada a 15° por debajo del nivel de los ojos.
      ii. A nivel de la mirada hacia abajo (altura a nivel de los codos del cirujano).
      iii. Los monitores deben ser móviles y desplazarse según el lugar de la enfermedad para mantener la alineación ideal necesaria para unas condiciones ergonómicas óptimas.
4. **Preparación del trocar**
   a. Debe permitir la exploración completa y sin restricciones de la cavidad abdominal, con independencia de la localización de la enfermedad subyacente.
   b. La disposición inicial de los trocares depende de los hallazgos clínicos prequirúrgicos y de las probabilidades de diagnóstico:
      i. En el caso de un dolor abdominal agudo que predomine en el cuadrante inferior derecho, hay que prever una exploración completa de la pelvis y de los órganos genitales, así como del apéndice.
      ii. En caso de dilatación intestinal (obstrucción intestinal o íleo secundario a peritonitis o absceso), mantenerse lateral para visualizar el centro del abdomen.
      iii. En el caso de los traumatismos, es esencial una triangulación óptima, y lo ideal es colocar la óptica a medio camino entre los trocares de trabajo (ángulos acimutales iguales). Se recomienda encarecidamente insertar el primer trocar con técnica abierta. Para fines de diagnóstico con un abdomen poco claro, el trocar óptico debe estar en el centro del abdomen, es decir, a nivel del ombligo. Lo ideal es insertar dos trocares a lo largo de la línea axilar anterior en ambos flancos: a la derecha, ligeramente por encima de la línea del ombligo, y a la izquierda, ligeramente por debajo, para poder acceder fácilmente tanto a la parte superior del abdomen como a la inferior. En las indicaciones específicas, los trocares se sitúan en función del órgano afectado, tal y como se determina en las imágenes prequirúrgicas adecuadas.
      iv. Evitar las cicatrices anteriores (incisiones o sitios de drenaje).
      v. Pueden añadirse trocares adicionales según sea necesario.
      vi. A menos que una cirugía abdominal previa sugiera lo contrario, el primer trocar puede insertarse cerca del ombligo.
      vii. Se necesita al menos un trocar para manipular, palpar o mover las vísceras para la exploración.
5. **Inserción**
   a. Se recomienda el abordaje abierto para la creación del neumoperitoneo y la inserción del primer trocar.
   b. Si se produce una enterotomía incidental, reparar inmediatamente.
6. **Laparoscopio**
   a. La elección entre el laparoscopio de 5 mm, menos agresivo, debe sopesarse frente a la mejor iluminación y visión asociadas al endoscopio de 10 mm.
   b. Debería haber tanto un alcance de 0° como de 30° (o incluso más).
7. **Instrumentos esenciales**
   a. Diferentes vías de 5, 10 y 12 mm.
   b. Tenacillas de agarre atraumáticas y pinzas.
   c. Pinzas de ángulo recto.
   d. Clips de titanio y absorbibles.
   e. Dos o más portaagujas.
   f. Un dispositivo de coagulación accionado por energía (ultrasónico o bipolar).
   g. Tijeras laparoscópicas tradicionales.
   h. Dispositivo de aspiración-irrigación.
   i. Hisopos.
   j. Cintas umbilicales, drenajes de goma, torniquetes.

k. Pinzas y abrazaderas vasculares tipo *bulldog*.
l. Bolsas de plástico para la extracción de muestras.
8. Según el caso, no dudar en cambiar el dispositivo óptico y los instrumentos de manipulación de una vía a otra, o en insertar otro trocar, para visualizar todo el campo y mantener unas condiciones ergonómicas óptimas.

B. Se penetra en la cavidad peritoneal y se explora completamente.
1. La causa del abdomen agudo es evidente (apéndice perforado, úlcera o diverticulitis sigmoidea): tratar (*v.* más adelante, según el caso).
2. La causa no es evidente.
   a. Observar la zona de máxima inflamación, concentración de pus o sangre, como en el caso de la rotura de un embarazo ectópico.
   b. Es obligatoria la exploración rutinaria, sistemática y completa (lista de comprobación muy recomendable).
3. En los traumatismos, la cavidad abdominal se explora de forma rutinaria y, de manera ideal, predeterminada. La exploración se realiza de forma sistemática, con inicio en el cuadrante superior derecho y avance en el sentido de las agujas del reloj.

IV. INDICACIONES CON BASE EN LA ENFERMEDAD

A. Peritonitis

1. Los objetivos clásicos incluyen control de la fuente, reducción de la contaminación bacteriana y prevención de la infección persistente o recurrente.
   a. El control de la fuente puede realizarse por laparoscopia en la mayoría de los casos (cierre, resección).
   b. Reducción de la contaminación bacteriana.
      i. Utilizar dispositivos de riego y aspiración de alta presión.
      ii. Aunque nunca se ha demostrado formalmente el lavado con suero salino en pacientes que reciben una terapia antibacteriana sistémica adecuada, se recomienda una irrigación peritoneal adecuada.
         a) El volumen ideal para el lavado en la peritonitis depende de la fuente y el grado de contaminación.
      iii. Deben aspirarse todos los exudados purulentos gruesos, los restos fecales y las partículas de alimentos, así como el lavado intraperitoneal.
      iv. Además:
         a) El uso de antibióticos en la solución de lavado es de poco o ningún beneficio.
         b) Lo mismo con los antisépticos, que incluso pueden ser perjudiciales.
      v. Drenaje abdominal según la preferencia del cirujano.
   c. La prevención de las recidivas depende de la causa.
      i. No siempre requiere una solución radical (p. ej., la enfermedad diverticular perforada).
2. Las ventajas del tratamiento laparoscópico de la peritonitis, con independencia de su origen, son las siguientes:
   a. La posibilidad de explorar completamente la cavidad abdominal con una mínima afectación parietal, así como la evitación de incisiones largas que conllevan una alta tasa de infecciones posquirúrgicas en el sitio quirúrgico y de hernias quirúrgicas.
   b. La mayoría de las causas de peritonitis (úlcera duodenal perforada, apendicitis perforada, perforación en enfermedad diverticular, filtración posquirúrgica tras cirugías laparoscópicas de índice) también pueden tratarse por vía laparoscópica.
   c. Si es necesario, la formación del estoma puede realizarse por laparoscopia.
3. Precaución: las presiones del neumoperitoneo no deben superar entre 8 mmHg y 12 mmHg.

B. Apendicitis aguda

1. Sigue siendo un tema muy controvertido.
   a. Los costes de la apendicectomía laparoscópica de rutina son desproporcionados con respecto a las ventajas.
2. Indicación principal: apendicitis aguda (incluidos apendicitis perforada, absceso y peritonitis) que normalmente requeriría grandes incisiones (p. ej., en el paciente con obesidad).
3. Debe evitarse por todos los medios la prevención de los abscesos residuales poslaparoscópicos, que, según la literatura, son mayores en la apendicectomía laparoscópica.
   a. Exploración abdominal completa.
   b. Lavado adecuado.
   c. Aspiración completa.
   d. Por lo general, no se necesitan drenajes.
4. Principales ventajas del abordaje laparoscópico:
   a. En el paciente con sobrepeso u obesidad.
   b. En la localización ectópica del apéndice.

c. En la mujer fértil cuando todos los demás métodos de diagnóstico no son concluyentes.
5. Controversia sobre la mejor manera de cerrar el muñón apendicular durante la apendicectomía laparoscópica:
   a. Lo mejor es el cierre con asa.
   b. Grapas.
      i. Puede reducir el tiempo de la cirugía y las infecciones superficiales de la herida (pero no del espacio orgánico profundo) en el cierre difícil del muñón (cuando el cierre con asa parece difícil o inapropiado [necrosis del muñón]).
      ii. Sin embargo, no debe utilizarse de forma rutinaria debido a su mayor coste.
6. Conversión *inversa* defendida por algunos (incluido el primer autor):
   a. Se comienza con una incisión horizontal de 10 mm a 12 mm en la fosa ilíaca derecha.
   b. Conversión a laparoscopia a través de la incisión de 10 mm a 12 mm (llamada *conversión* inversa) si surge una dificultad (apéndice ectópico o apendicitis perforada con peritonitis localizada o generalizada), en lugar de ampliar la incisión o volver a una incisión en la línea media.

C. Problemas pélvicos agudos en la mujer

1. Embarazo ectópico.
   a. El escenario ideal para la cirugía laparoscópica de urgencia.
   b. Posible en la paciente con estabilidad hemodinámica, o en casos seleccionados, cuando el hemoperitoneo es inferior a 1.5 L.
   c. Puede utilizarse suero salino heparinizado en casos de hematomas grandes.
   d. Requiere experiencia y habilidades clínicas (técnicas de sutura y anudado intracorpóreo), así como un equipo específico (vacío, sonda de aspiración especial) si se quieren salvar las trompas.
2. Torsión anexial.
   a. Fácilmente tratable por laparoscopia.

D. Úlcera gastroduodenal perforada

1. Ideal para la reparación laparoscópica.
   a. Especialmente en pacientes sin factores de riesgo de Boey.
2. Principales ventajas.
   a. Menos dolor posquirúrgico.
   b. Menor morbilidad del área quirúrgica (no es necesario realizar incisiones largas ni ampliar la incisión inicial).
3. Tratamiento de elección: cierre de la perforación (en la actualidad ya no se requieren cirugías más extensas, pues ya existe un tratamiento médico adecuado y eficaz de la infección por *Helicobacter pylori*).
   a. Necesidad definitiva de habilidades quirúrgicas adecuadas y especialmente de técnicas de sutura intracorpórea para el cierre, reforzado o no con cola de fibrina, u omentoplastia.
   b. El cierre puede realizarse con cola de fibrina o con omento solamente.
      i. El procedimiento NOTES híbrido consiste en extraer el omento a través de la perforación mediante un endoscopio endoluminal.
   c. Dos posibles excepciones al cierre simple:
      i. Aquellos pacientes, muy poco frecuentes, que son negativos para *H. pylori*.
      ii. Aquellos pacientes no pueden dejar de tomar aintiinflamatorios no esteroideos (AINE).
   d. Debe prestarse especial atención a la calidad del cierre para mantener baja la tasa de reintervención (que, según los informes, es mayor con el cierre laparoscópico que con la reparación abierta cuando se analizan conjuntamente los resultados de los ensayos controlados que comparan ambos abordajes).
   e. El tratamiento laparoscópico puede ser difícil/peligroso en pacientes con:
      i. Factores de riesgo de Boey.
      ii. Diámetro de la úlcera superior a:
         a) 10 mm (factor de riesgo para la conversión).
         b) 20 mm (12 % de fallo si se emplean técnicas de sutura simples).
4. Los mismos principios terapéuticos se aplican a la perforación de la úlcera gástrica: en este caso, sin embargo, debe obtenerse una biopsia para descartar un posible carcinoma.

E. Colecistitis aguda

1. El tratamiento de la colecistitis aguda es la colecistectomía. Con la inspección inicial, determinar si la mejor opción en el hallazgo de una inflamación grave es la colecistostomía, en lugar de la colecistectomía.
2. La colecistectomía para la colecistitis aguda puede ser difícil y peligrosa.
   a. Pared de la vesícula biliar inflamada, gruesa, pero frágil.

- **b.** Adherencias de órganos adyacentes.
- **c.** Anatomía anómala.
  - **i.** Los conductos biliares principales están en riesgo.
    - **a)** El riesgo de lesión del conducto biliar común se multiplicó por 2 o por 5.
  - **ii.** La visión crítica de seguridad puede ser difícil, si no imposible.
- **d.** Las medidas de seguridad son las siguientes:
  - **i.** Permanece anterior al surco de Rouvière y al borde posterior del segmento hepático 4.
  - **ii.** Disección anterógrada de la vesícula biliar.
  - **iii.** Colangiogramas intraoperatorios (CIO) muy recomendados.
    - **a)** Objetivo del CIO.
      - **1)** Mucho más que para detectar cálculos en el conducto biliar común.
      - **2)** Sobre todo, para delinear el árbol biliar después de la disección, pero antes de la división de todas las estructuras que se cree que pertenecen al sistema biliar.
      - **3)** Aunque no siempre permite prevenir las lesiones de las vías biliares, sí reduce la tasa global de lesiones de las vías biliares y permite la detección y reparación tempranas (factor pronóstico bien reconocido y de gran importancia).
    - **b)** En la actualidad, una alternativa al colangiograma tradicional (radiografía tras la inyección de material de contraste a través del conducto cístico) es el colangiograma inmunofluorescente (fluoróforo [normalmente verde de indocianina] inyectado por vía intravenosa).

      Ventajas: no se requiere ninguna (o poca) disección para obtener la visualización, puede realizarse en cualquier momento del procedimiento, no hay radiación, es menos costoso, es más rápido, y tiene pocos o ningún efecto secundario perjudicial.

3. Tiempo de funcionamiento

- **a.** Lo mejor es la colecistectomía temprana (dentro de las 48 h siguientes al inicio).
- **b.** Si no, lo antes posible, dentro de la primera semana.
- **c.** Si no, solo después de 6 a 8 semanas.

4. Indicaciones según la clasificación de colecistitis aguda del consenso de Tokio (2007, revisada en 2013 y 2017).

- **a.** Grado I (colecistitis aguda leve), es decir, colecistitis aguda sin disfunción orgánica y enfermedad limitada a la vesícula biliar.
  - **i.** Indicación ideal para la colecistectomía laparoscópica.
- **b.** La observación bajo tratamiento médico o el drenaje transhepático (colecistostomía) es otra alternativa.
- **c.** Grado II (colecistitis aguda moderada): enfermedad generalizada en la vesícula biliar.
  - **i.** No hay disfunción orgánica, pero sí signos graves de infección (aumento de leucocitos, masa sensible palpable [vesícula biliar], síntomas que persisten durante más de 72 horas, cambios inflamatorios significativos en la vesícula biliar observados en las pruebas de imagen).
  - **ii.** También puede tratarse con colecistectomía laparoscópica, aunque el drenaje transhepático puede considerarse una indicación aceptable.
- **d.** El grado III (colecistitis aguda grave que incluye colecistitis gangrenosa o empiema) corresponde a una colecistitis aguda con disfunción orgánica.
  - **i.** La colecistectomía laparoscópica puede ser posible después de la estabilización o en un entorno agudo (si se dispone de la experiencia adecuada). La opción más segura con el grado III puede ser los antibióticos y la colecistectomía percutánea.
  - **ii.** La conversión se multiplica por tres.
  - **iii.** En general, las complicaciones posquirúrgicas son mucho más frecuentes con independencia de la técnica, abierta o laparoscópica.
  - **iv.** La colecistectomía subtotal es siempre una mejor opción que la persistencia en la disección, con la consiguiente lesión de la vía biliar o vascular.

F. Enfermedad diverticular complicada

1. En los estadios Hinchey I y IIa, el tratamiento médico, combinado o no con el drenaje percutáneo, suele ser eficaz para controlar los síntomas.

2. Sin embargo, en los pacientes con signos sépticos persistentes tras el drenaje y en aquellos con enfermedad de Hinchey IIb y Hinchey III, se recomienda el tratamiento quirúrgico (un estudio basado en un registro y dos estudios controlados aleatorios han constatado que el tratamiento laparoscópico tiene una mortalidad comparable a la resección colónica). Sin embargo, resultados posteriores han demostrado que la necesidad de una intervención secundaria es significativamente mayor en el grupo tratado sin resección. Como se comenta más adelante, el lavado laparoscópico para la diverticulitis perforada Hinchey IIb o III sigue siendo muy controvertido.

3. El paradigma de que el control de la fuente (excisión del colon sigmoideo incluido el segmento perforado, con o sin anastomosis inmediata) pero el lavado laparoscópico simple, asociado o no a la sutura y/o al drenaje, con el objetivo de evitar al paciente tanto una resección intestinal mayor como la creación de un estoma, no se ha mantenido en los últimos resultados de los ensayos aleatorios. Sin embargo, en ciertos pacientes (frágiles, con obesidad y en condiciones por debajo de las ideales), el lavado simple puede ser un tratamiento de transición o incluso una opción definitiva.
   a. Se ha informado que el lavado laparoscópico con 4 L de solución salina seguido de drenaje más tratamiento antibiótico es exitoso en más del 90 % de los casos, y que disminuye la mortalidad y la morbilidad (particularmente las complicaciones del sitio quirúrgico [SQ] como dehiscencia, infección del SQ y hernia quirúrgica, y necesidad de un estoma).
   b. Si se encuentra la perforación, puede intentarse un cierre con sutura o cola de fibrina, eventualmente reforzado con un parche de omento. Sin embargo, no debe intentarse encontrar la perforación a toda costa.
   c. Algunos autores proponen la resección colónica programada en un plazo de 3 a 6 meses, pero otros limitan el tratamiento a un lavado peritoneal simple y no proponen ningún otro tratamiento.
   d. Debe considerarse la conversion:
      i. Cuando la exploración del abdomen es difícil debido a adherencias, dilatación intestinal o sospecha de otra causa (p. ej., enfermedad maligna) de los síntomas.
      ii. Cuando se encuentra una peritonitis grave con abundantes falsas membranas y no puede tratarse satisfactoriamente por laparoscopia.
   e. La resección colónica laparoscópica de urgencia solo debe realizarse si se dispone de experiencia local.

G. Obstrucción intestinal

1. Indicación excelente para la exploración y el tratamiento laparoscópico cuando la obstrucción está causada por adherencias o bandas localizadas (p. ej., postapendectomía).
2. **Desafíos**
   a. Las adherencias impiden con frecuencia un fácil acceso a la cavidad peritoneal.
   b. La distensión intestinal es:
      i. Un obstáculo para la visibilidad clara y la exploración completa.
      ii. También se asocia a dificultades específicas durante la cirugía (fragilidad de la serosa intestinal), lo que dificulta y hace peligrosa la sujeción y la retracción.
   c. Deben tomarse todas las precauciones posibles para mantenerse alejado de las cicatrices abdominales para la creación del neumoperitoneo y/o la inserción inicial del trocar.
      i. La inserción ciega de la aguja de Veress y/o del primer trocar está desaconsejada.
      ii. La primera inserción del trocar debe realizarse «en abierto», en un lugar alejado de cualquier cicatriz, generalmente el hipocondrio izquierdo.
      iii. El signo de deslizamiento visceral ecográfico y el uso de trocares ópticos pueden ser opciones en este contexto.
   d. Pueden ser necesarios instrumentos especiales como:
      i. Disectores y retractores.
      ii. Los visores angulados son ideales para la visualización posterior y lateral de las adherencias, especialmente cuando es difícil movilizar el intestino.
      iii. Tubos de descompresión especialmente diseñados.
   e. En caso de compromiso vascular o de intestino necrótico, el manejo intestinal puede convertirse en el principal problema, y es preferible la conversión antes que provocar una rotura con inundación de la cavidad peritoneal con contenido séptico.
   f. La resección intestinal puede, por supuesto, realizarse por vía laparoscópica, pero, una vez más, deben tomarse todas las precauciones para evitar la extravasación del contenido intestinal séptico.
   g. En los pacientes con deterioro de la perfusión sanguínea de un segmento intestinal, la decisión de resecar o no puede tomarse fácil y objetivamente con imágenes de fluorescencia con verde de indocianina. Esta es una excelente indicación para comprobar el suministro vascular.

H. Hernias encarceladas/estranguladas

1. No se dispone de estudios que comparen el abordaje laparoscópico con el abierto en casos urgentes de hernia inguinal o quirúrgica encarcelada/estrangulada en adultos.
2. Tanto el abordaje totalmente extraperitoneal (TEP) como el abordaje transabdominal preperitoneal (TAPP) pueden proponerse para reparar una hernia inguinal incarcerada, para

resecar el intestino, siempre que sea necesario, o para reparar una hernia contralateral oculta, con unas tasas globales de complicaciones, recidivas y estancia hospitalaria similares a las documentadas en la reparación abierta de hernias estranguladas/encarceladas.

3. La «hernioscopia», una técnica laparoscópica-abierta mixta para las hernias encarceladas, ha resultado eficaz en un estudio controlado aleatorizado. Su papel en la comprobación de la viabilidad intestinal, especialmente en la hernia de tipo Richter, puede ser una alternativa interesante.
4. La laparoscopia es factible, si se dispone de los conocimientos necesarios, para reparar hernias retroxifoideas o diafragmáticas complicadas y/o no reparables, hernias paraesofágicas, hernias agudas de la pared del abdomen poco frecuentes, como las supravesicales y las de Spiegel, o hernias obturatrices y hernias internas.
5. Aparte de los problemas comunes a todas las obstrucciones (distensión abdominal significativa, intestino distendido, dificultad para evaluar la isquemia, necesidad de resección intestinal o necesidad de manipular un segmento intestinal muy inflamado o frágil), hay tres aspectos que son específicos del tratamiento laparoscópico de la hernia encarcelada, con independencia de su tipo:
   a. Obtención de una superposición adecuada de la malla en los principales defectos de la pared con pérdida de dominio.
   b. Utilización de mallas cuando se produce una enterotomía inadvertida o cuando el contenido intestinal es isquémico/necrótico/perforado. En este contexto, la mayoría de los autores se abstienen de insertar una malla sintética o prefieren las mallas biológicas.
   c. La imagen de fluorescencia con verde de indocianina puede servir de apoyo para comprobar el suministro vascular.

I. Isquemia mesentérica

1. Se presenta con mayor frecuencia en adultos mayores, frecuentemente con comorbilidad.
2. Dado que la laparotomía (especialmente la innecesaria) es mal tolerada, la laparoscopia en este contexto puede realizarse a pie de cama, si el paciente no puede ser transportado a quirófano.
3. De especial preocupación en este contexto: posible efecto adverso del neumoperitoneo en el flujo sanguíneo mesentérico:
   a. Recomendación: trabajar con baja presión intraabdominal.
   b. En caso de vitalidad intestinal dudosa: el uso del Doppler intraquirúrgico, la inyección de fluoresceína o las sondas de saturación de oxígeno tisular específicas pueden ayudar a determinar la viabilidad del intestino delgado.
4. Cuando está indicado un procedimiento de segunda revisión:
   a. Utilizar los mismos trocares para la segunda visita (es posible dejar los trocares [utilizados para el procedimiento inicial] en su lugar dentro de la pared del abdomen).
   b. Asegurar la esterilidad del sitio de acceso con apósitos oclusivos.
   c. La imagen de fluorescencia con verde de indocianina es una herramienta excelente para la angiografía intraoperatoria y posterior a la resección.

J. Laparoscopia inmediata para las complicaciones posquirúrgicas tras una laparotomía/laparoscopia/endoscopia inicial

1. Las complicaciones posquirúrgicas, como hemorragia, absceso intraabdominal, obstrucción del intestino delgado, filtración de bilis, enfermedad intestinal isquémica, recuperación de cuerpos extraños retenidos y filtración por anastomosis pueden, en un momento u otro, justificar una pronta exploración posquirúrgica.
2. Ventajas de la laparoscopia en los primeros momentos del posquirúrgico:
   a. Evitar los riesgos de una laparotomía negativa.
   b. Disminución del riesgo de complicaciones en el área quirúrgica.
   c. Garantizar un diagnóstico rápido de las complicaciones intraabdominales.
   d. Reducir la morbilidad general relacionada con estas complicaciones.
   e. Si se realiza a tiempo, puede combinarse con la reparación transanal (abordaje híbrido) de la filtración por anastomosis colorrectal.
3. La laparoscopia de segunda revisión puede utilizarse en diversas afecciones (p. ej., isquemia mesentérica), traumatismos abdominales o en el posquirúrgico, con independencia del tipo (laparoscopia o laparotomía) de la cirugía inicial.
   a. Precauciones:
      i. Cuidado con las adherencias tempranas.
      ii. Precaución si hay distensión abdominal.
      iii. Comprobar la viabilidad del intestino.
   b. Especialmente interesante es la exploración laparoscópica temprana para la obstrucción posquirúrgica en la misma estancia hospitalaria en cirugías laparoscópicas como la cirugía bariátrica.

i. Es importante que el cirujano identifique todas las extremidades (la mejor manera de hacerlo es empezar por el íleon terminal y trabajar retrógradamente hasta la yeyunostomía y proximalmente hasta las extremidades de Roux y biliopancreáticas).

ii. Debe prestarse especial atención a los defectos mesentéricos que deben cerrarse con suturas no absorbibles.

4. **Perforación yatrógena**

a. Después de la colonoscopia (la más frecuente).

i. El tratamiento laparoscópico temprano (<24 h) de la perforación por colonoscopia es seguro.

a) Reducción del estrés quirúrgico y psicológico del paciente por su baja morbilidad y mortalidad.

b) La sutura laparoscópica de la perforación, el lavado peritoneal y el drenaje pueden llevarse a cabo si se realizan dentro de las 24 h del inicio sin necesidad de un estoma protector.

ii. La conversión tras un intento de reparación laparoscópica no es un fracaso: la seguridad del paciente es lo primero.

iii. El cierre endoscópico es posible por parte de gastroenterólogos experimentados.

b. Después de la perforación de la colangiopancreatografía retrógrada endoscópica (CPRE):

i. Cuando está indicado, el drenaje simple realizado por laparoscopia parece factible.

K. Laparoscopia en el enfermo crítico en la unidad de cuidados intensivos

1. **Justificación**

a. El diagnóstico es poco fiable en los pacientes con obnubilación farmacológica y metabólica, intubación previa, comorbilidades combinadas, sepsis inexplicable, acidosis o fallo multiorgánico.

b. Los procedimientos de investigación, así como el transporte a la sala de radiología o a quirófano, son problemáticos en estos pacientes.

c. El diagnóstico y el tratamiento laparoscópico concurrente o en dos etapas son posibles en los diagnósticos más frecuentes:

i. Colecistitis alitiásica, perforación del tubo digestivo, isquemia intestinal, pancreatitis, obstrucción intestinal y hemorragia intraabdominal.

V. LAPAROSCOPIA EN LA MUJER EMBARAZADA

A. Aunque es muy controvertido, la laparoscopia puede realizarse con seguridad en la mujer embarazada en todos los trimestres (recomendaciones de la Society of American Gastrointestinal and Endoscopic Surgeons [SAGES]).

1. Sin embargo, las ventajas de la laparoscopia en el contexto de la cirugía de urgencia pueden verse compensadas por el aumento de la tasa de mortalidad fetal cuando se realiza durante el primer trimestre.

B. Precauciones

1. Abordaje abierto obligatorio (sin aguja de Veress) e inserción de trocares más elevados, adaptados al volumen del útero, para la creación del neumoperitoneo.

VI. ¿TIENE LA CONVERSIÓN UN EFECTO ADVERSO EN LA CIRUGÍA DE URGENCIA?

A. Las tasas de conversión varían (proporcionalmente a la complejidad del procedimiento) de:

1. Entre el 11.7 % y el 25 % en las peritonitis.
2. Entre el 9.7 % y el 21.2 % en la apendicitis aguda.
3. Entre el 0 % y el 29 % en la perforación de la úlcera péptica.
4. Entre el 5.3 % y el 30 % en la colecistitis aguda.
5. Entre el 0 % y el 83 % en la perforación del colon (sobre todo en la enfermedad diverticular complicada).
6. Entre el 16 % y el 45 % en la oclusión intestinal.

B. No hay efectos adversos *en sí* mismos, pero estos pacientes pueden tener:

1. Más morbilidad en el sitio quirúrgico y en general.
2. Convalecencia más larga.

C. Nunca considerar la conversión como un fracaso, sino como una decisión acertada para garantizar la seguridad del paciente y completar la cirugía de urgencia según sea necesario.

VII. LAPAROSCOPIA EN EL TRAUMATISMO

A. Aunque el tratamiento no quirúrgico selectivo es cada vez más frecuente y se ha informado de que es seguro y eficaz en varias situaciones, especialmente en las lesiones de órganos sólidos, algunos escenarios clínicos podrían requerir cirugía.

B. En pacientes con estabilidad hemodinámica, la laparoscopia puede utilizarse para diagnosticar o descartar lesiones que puedan requerir cirugía.

1. Cuando el cirujano tiene la experiencia necesaria, las siguientes lesiones pueden ser tratadas por laparoscopia:

a. Sutura de lesiones penetrantes en vísceras huecas o mesenterios.
b. Hemostasia de las lesiones de órganos sólidos de menor grado si la laparoscopia es necesaria para descartar lesiones de vísceras huecas o por otras razones.
c. Rotura diafragmática sospechada o confirmada.
d. Colostomía/ileostomía por lesión penetrante anal o vaginal.
e. Diagnosticar el origen de la sangre en el abdomen con una TC negativa.

2. **Contraindicaciones**
   a. Indicaciones de laparotomía urgente.
   b. Traumatismo intracraneal que requiere descompresión.
   c. Inestabilidad hemodinámica.
   d. Evisceración.
   e. Lesiones en múltiples órganos.
   f. Peritonitis difusa (para algunos autores).

Lecturas recomendadas

Agresta F, Ciardo LF, Mazzarolo G, et al. Peritonitis: laparoscopic approach. *World J Emerg Surg* 2006;1:9. doi:10.1186/1749-7922-1-9.

Alamili M, Mcgenur RJ. Acute complicated diverticulitis managed by laparoscopic lavage. *Dis Colon Rectum* 2009;52:1345–1349.

Angenete E, Thornell A, Burcharth J, et al. Laparoscopic lavage is feasible and safe for the treatment of perforated diverticulitis with purulent peritonitis: the first results from the randomized controlled trial DILALA. *Ann Surg* 2016;263:117–122.

Arnell TD. Minimally invasive reoperation following laparotomy. *Clin Colon Rectal Surg* 2006;19: 223–227.

Berci G, Sackier JM, Paz-Partlow M. Emergency laparoscopy. *Am J Surg* 1991;161:332–335.

Bertleff MJOE, Lange JF. Perforated peptic ulcer disease: a review of history and treatment. *Dig Dis* 2010;27:161–169.

Boey J, Choi SK, Poon A, et al. Risk stratification in perforated duodenal ulcer: a prospective validation of predictive factors. *Ann Surg* 1987;205:22–26.

Bosscha K, van Vroonhoven THMV, van der Werken C. Surgical management of severe secondary peritonitis. *Br J Surg* 1999;86:1371–1372.

Brandt D, Gervaz P, Durmishi Y, et al. Percutaneous CT scan-guided drainage vs. antibiotherapy alone for Hinchey II diverticulitis: a case-control study. *Dis Colon Rectum* 2006;49:1533–1538.

Campanelli G, Catena F, Ansaloni L. Prosthetic abdominal wall hernia repair in emergency surgery: from polypropylene to biological meshes. *World J Emerg Surg* 2008;3:33. doi:10.1186/1749-7922-3-33.

Chen WT-L, Bansal S, Ke T-W, et al. Combined repeat laparoscopy and transanal endolumenal repair (hybrid approach) in the early management of postoperative colorectal anastomotic leaks—technique and outcomes. *Surg Endosc* 2018;32(11):4472–4480. doi:10.1007/s00464-018-6193-1.

Chu T, Chandhoke RA, Smith PC, et al. The impact of surgeon choice on the cost of performing laparoscopic appendectomy. *Surg Endosc* 2011;25:1187–1191. doi:10.1007/s00464-010-1342-1.

Cirocchi R, Trastulli S, Vettoretto N, et al. Laparoscopic peritoneal lavage: a definitive treatment for diverticular peritonitis or a 'bridge' to elective laparoscopic sigmoidectomy?: a systematic review. *Medicine (Baltimore)* 2015;94:e334.

Coimbra C, Bouffioux L, Kohnen L, et al. Laparoscopic repair of colonoscopic perforation: a new standard. *Surg Endosc* 2011;25:1514–1517.

De Bakker JK, Dijksmann LM, Donkervoort SD. Safety and outcome of general surgical open and laparoscopic procedures during pregnancy. *Surg Endosc* 2011;25:1574–1578.

De Visser H, Heijnsdijk EAM, Herder JL, et al. Forces and displacements in colon surgery. *Surg Endosc* 2002;16:1426–1430.

Dedemadi G, Sgourakis G, Radtke A, et al. Laparoscopic versus open mesh repair for recurrent inguinal hernia: a meta-analysis of outcomes. *Am J Surg* 2010;200:291–297.

Deeba S, Purkayastha S, Paraskevas P, et al. Laparoscopic approach to incarcerated and strangulated inguinal hernias. *JSLS* 2009;13:327–331.

Durmishi Y, Gervaz P, Brandt D, et al. Results from percutaneous drainage of Hinchey stage II diverticulitis guided by computed tomography scan. *Surg Endosc* 2006;20:1129–1133.

Enochsson L, Hellberg A, Rudberg C, et al. Laparoscopic vs open appendectomy in overweight patients. *Surg Endosc* 2001;15:387–392. doi:10.1007/s004640000334.

Eypasch E, Troidl H, Mennigen R, et al. Laparoscopy via an indwelling cannula: an alternative to planned relaparotomy. *Br J Surg* 1992;79:1395.

Fingerhut A. Reversed conversion revisited. *Surg Innov* 2011;18:5–7.

Fingerhut A, Millat B, Borrie F. Laparoscopic versus open appendectomy: time to decide. *World J Surg* 1999;23:835–845.

Fingerhut A, Millat B, Borie F. Prevention of complications in laparoscopic surgery. In: Eubanks S, Swanstrom L, Soper N, eds. *Mastery of Endoscopic and Laparoscopic Surgery*. Philadelphia, PA: Lippincott; 2004.

Fletcher DR, Hobbs MST, Tan P, et al. Complications of cholecystectomy: risks of the laparoscopic approach and protective effects of operative cholangiography. A population-based study. *Ann Surg* 1999;229:449–457.

Flum DR, Dellinger EP, Cheadle A, et al. Intraoperative cholangiography and risk of common bile duct injury during cholecystectomy. *JAMA* 2003;289:1639–1644.

Gervaz P, Inan I, Perneger T, et al. A prospective, randomized, single-blind comparison of laparoscopic versus open sigmoid colectomy for diverticulitis. *Ann Surg* 2010;252:3–8.

Gervaz P, Mugnier-Konrad B, Morel P, et al. Laparoscopic versus open sigmoid resection for diverticulitis: long-term results of a prospective, randomized trial. *Surg Endosc* 2011;25:3373–3378.

Greenwald JA, McMullen HF, Coppa GF, et al. Standardization of surgeon-controlled variables: impact on outcome in patients with acute cholecystitis. *Ann Surg* 2000;231:339–344.

Guller U, Rosella L, Karanicolas PJ, et al. Population-based trend analysis of 2813 patients undergoing laparoscopic sigmoid resection. *Arch Surg* 2003;138:1179–86.

Gurusamy KS, Samraj K. Early versus delayed laparoscopic cholecystectomy for acute cholecystitis. *Cochrane Database Syst Rev* 2006;(4):CD005440.

Gurusamy K, Samraj K, Gluud C, et al. Meta-analysis of randomized controlled trials on the safety and effectiveness of early versus delayed laparoscopic cholecystectomy for acute cholecystitis. *Br J Surg* 2010;97:141–150.

Hamdan K, Somers S, Chand M. Management of late postoperative complications of bariatric surgery. *Br J Surg* 2011;98:1345–1355.

Hanna GB, Shimi SM, Cuschieri A. Task performance in endoscopic surgery is influenced by location of the image display. *Ann Surg* 1998;227:481–484.

Hellberg A, Rudberg C, Enochsson L, et al. Conversion from laparoscopic to open appendicectomy: a possible drawback of the laparoscopic technique? *Eur J Surg* 2001;167:209–213.

Hemmila MR, Birkmeyer NJ, Arbabi S, et al. Introduction to propensity scores a case study on the comparative effectiveness of laparoscopic vs open appendectomy. *Arch Surg* 2010;145:939–945.

Hirota M, Takada T, Kawarada Y, et al. Diagnostic criteria and severity assessment of acute cholecystitis: Tokyo Guidelines. *J Hepatobiliary Pancreat Surg* 2007;14:78–82.

Justin V, Fingerhut A, Uranues S. Laparoscopy in blunt abdominal trauma: for whom? when ? and why? *Curr Trauma Rep* 2017;3:43–50.

Kenyon TA, Urbach DR, Speer JB, et al. Dedicated minimally invasive surgery suites increase operating room efficiency. *Surg Endosc* 2001;15:1140–1143.

Klarenbeek BR, Veenhof AA, Bergamaschi R, et al. Laparoscopic sigmoid resection for diverticulitis decreases major morbidity rates: a randomized control trial short-term results of the sigma trial. *Ann Surg* 2009;249:39–44.

Krahenbuhl L, Sclabas G, Wente MN, et al. Incidence, risk factors, and prevention of biliary tract injuries during laparoscopic cholecystectomy in Switzerland. *World J Surg* 2001;25:1325–1330.

Larobina M, Nottle P. Complete evidence regarding major vascular injuries during laparoscopic access. *Surg Laparosc Endosc Percutan Tech* 2005;15:119–123.

Lau H. Laparoscopic repair of perforated peptic ulcer: a meta-analysis. *Surg Endosc* 2004;18:1013–1021.

Lau H, Lo Y, Patil NG, et al. Early versus delayed-interval laparoscopic cholecystectomy for acute cholecystitis. A metaanalysis. *Surg Endosc* 2006;20:82–87.

Lee CW, Sarosi GA. Emergency ulcer surgery. *Surg Clin N Am* 2011;91:1001–1013.

Levard H, Boudet MJ, Msika S, et al. Laparoscopic treatment of acute small bowel obstruction: a multicentre retrospective study. *ANZ J Surg* 2001;71:641–646.

McCormack K, Scott NW, Go PM, et al.; EU Hernia Trialists Collaboration. Laparoscopic techniques versus open techniques for inguinal hernia repair. *Cochrane Database Syst Rev* 2003;(1): CD001785.

Merlin TL, Hiller JE, Maddern GJ, et al. Systematic review of the safety and effectiveness of methods used to establish pneumoperitoneum in laparoscopic surgery. *Br J Surg* 2003;90:668–679.

Myers E, Hurley M, O'Sullivan GCO, et al. Laparoscopic peritoneal lavage for generalized peritonitis due to perforated diverticulitis. *Br J Surg* 2008;95:97–101.

Navez B, Tassetti V, Scohy JJ, et al. Laparoscopic management of acute peritonitis. *Br J Surg* 1998;85:32–36.

Navez B, Delgadillo X, Cambier E, et al. Laparoscopic approach for acute appendicular peritonitis: efficacy and safety: a report of 96 consecutive cases. *Surg Laparosc Endosc Percutan Tech* 2001;11:313–316.

Neudecker J, Sauerland S, Neugebauer E, et al. The European Association for Endoscopic Surgery clinical practice guideline on the pneumoperitoneum for laparoscopic surgery. *Surg Endosc* 2002;16:1121–1143.

Okamoto K, Suzuki K, Takada T, et al. Tokyo Guidelines 2018: flowchart for the management of acute cholecystitis. *J Hepatobiliary Pancreat Sci* 2018;25(1):55–72. doi:10.1002/jhbp.516.

Ozkan OV, Justin V, Fingerhut A, et al. Laparoscopy in abdominal trauma. *Curr Trauma Rep* 2016;2:238–246.

Papi C, Catarci M, D'Ambrosjo L, et al. Timing of cholecystectomy for acute calculous cholecystitis: a meta-analysis. *Am J Gastroenterol* 2003;99:147–155.

Platell C, Papadimitriou JM, Hall JC. The influence of lavage on peritonitis. *J Am Coll Surg* 2000;191:672–680.

Popa D, Soltes M, Uranues S, et al. Are there specific indications for laparoscopic appendectomy? A review and critical appraisal of the literature. *J Laparoendosc Adv Surg* 2015;25:897–902.

Rosin D, Zmora O, Khaikin M, et al. Laparoscopic management of surgical complications after a recent laparotomy. *Surg Endosc* 2004;18:994–996.

Sajid MS, Rimple J, Cheek E, et al. Use of endo-GIA versus endo-loop for securing the appendicular stump in laparoscopic appendicectomy: a systematic review surgical laparoscopy. *Surg Laparosc Endosc Percutan Tech* 2009;19:11–15.

Sauerland S, Jaschinski T, Neugebauer EA. Laparoscopic versus open surgery for suspected appendicitis. *Cochrane Database Syst Rev* 2010;(10):CD001546.

Schultz JK, Yaqub S, Wallon C, et al.; for the SCANDIV Study Group. Laparoscopic lavage vs primary resection for acute perforated diverticulitis. The SCANDIV Randomized Clinical Trial. *JAMA* 2015;314(13):1364–1375. doi:10.1001/jama.2015.12076.

Schultz JK, Wallon C, Blecic L, et al.; on behalf of the SCANDIV Study Group. One-year results of the SCANDIV randomized clinical trial of laparoscopic lavage versus primary resection for acute perforated diverticulitis. BJS 2017;104:1382–1392.

Sgourakis G, Radtke A, Sotiropoulos GC, et al. Assessment of strangulated content of the spontaneously reduced inguinal hernia via hernia sac laparoscopy: preliminary results of a prospective randomized study. *Surg Laparosc Endosc Percutan Tech* 2009;19:133–137.

Shah RH, Sharma A, Khullar R, et al. Laparoscopic repair of incarcerated ventral abdominal wall hernias. *Hernia* 2008;12:457–463.

Shikata S, Noguchi Y, Fukui T. Early versus delayed cholecystectomy for acute cholecystitis: a meta-analysis of randomized controlled trials. *Surg Today* 2005;35:553–560.

Shukla PJ, Maharaj R, Fingerhut A. Ergonomics and technical aspects of minimal access surgery in acute surgery. *Eur J Trauma Emerg Surg* 2010;36:3–9.

Siddiqui T, MacDonald A, Chong PS, et al. Early versus delayed laparoscopic cholecystectomy for acute cholecystitis: a meta-analysis of randomized clinical trials. *Am J Surg* 2008;195:40–47.

Singhal T, Balakrishnan S, Hussain A, et al. Laparoscopic subtotal cholecystectomy: initial experience with laparoscopic management of difficult cholecystitis. *Surgeon* 2009;7:263–268.

Stocchi L. Current indications and role of surgery in the management of sigmoid diverticulitis. *World J Gastroenterol* 2010;16:804–817.

Sugimoto K, Hirata M, Takishima T, et al. Mechanically assisted intraoperative peritoneal lavage for generalized peritonitis as a result of perforation of the upper part of the gastrointestinal tract. *J Am Coll Surg* 1994;179:443–448.

Sugimoto K, Hirata M, Kikuno T, et al. Large-volume intraoperative peritoneal lavage with an assistant device for treatment of peritonitis caused by blunt traumatic rupture of the small bowel. *J Trauma* 1995;39:689–692.

Swank HA, Eshuis EJ, van Berge Henegouwen, et al. Short and long-term results of open versus laparoscopic appendectomy. *World J Surg* 2011;35:1221–1226.

Tan HL, Shankar KR, Ade-Ajayi N, et al. Reduction in visceral slide is a good sign of underlying postoperative viscero-parietal adhesions in children. *J Pediatr Surg* 2003;38:714–716.

Taylor CJ, Layani L, Ghusn MA, et al. Perforated diverticulitis managed by laparoscopic lavage. *ANZ J Surg* 2006;76:962–965.

Thornell A, Angenete E, Bisgaard T, et al. Laparoscopic lavage for perforated diverticulitis with purulent peritonitis: a randomized, controlled trial. *Ann Intern Med* 2016;164:137–145.

Vennix S, Musters GD, Mulder IM, et al.; Ladies Trial Collaborators. Laparoscopic peritoneal lavage or sigmoidectomy for perforated diverticulitis with purulent peritonitis: a multicentre, parallel-group, randomised, open-label trial. *Lancet* 2015;386:1269–1277.

Winbladh A, Gullstrand P, Svanvik J, et al. Systematic review of cholecystostomy as a treatment option in acute cholecystitis. *HPB (Oxford)* 2009;11:183–193.

Zamir G, Reissman P. Diagnostic laparoscopy in mesenteric ischemia. *Surg Endosc* 1998;12:390–393.

68 Procedimientos diversos

Alberto García, José Luis Aldana y Juan Carlos Puyana

I. INSERCIÓN DE LA SONDA URINARIA

A. Indicaciones

1. Controlar la diuresis durante la reanimación.
2. Drenaje urinario durante los primeros 3 o 4 días en la lesión medular.
3. Monitorización de la presión intraabdominal.

B. Contraindicaciones

1. Lesión uretral en los traumatismos.
2. Estenosis uretral.

C. Equipo

1. Guantes estériles.
2. Paños estériles.
3. Protección de los ojos y mascarilla.
4. Solución antiséptica.
5. Bastoncillos de algodón (hisopos).
6. Sonda urinaria.
7. Jeringa, 10 cm^3.
8. Lubricante (xilocaína o gelatina a base de agua).
9. Sistemas cerrados de drenaje por catéter.

D. Técnica

1. Nota. Cuando el procedimiento se realiza durante la reanimación de un paciente traumático, debe evaluarse la integridad de la uretra.

   El hallazgo de sangre en el meato uretral o de un hematoma perineal contraindica la inserción de la sonda, hasta que se confirme la integridad uretral mediante una uretrografía retrógrada.
2. Realizar la higiene de las manos.
3. Colocar al paciente en posición supina, con las piernas flexionadas si es mujer o extendidas si es hombre.
4. Preparar el equipo de cateterismo y el material estéril.
5. Utilizar guantes estériles.
6. Cubrir la parte distal de la sonda con el gel lubricante.
7. Colocar el paño estéril.
8. En la mujer, separar los labios con la mano no dominante. En el hombre, sujetar el pene por debajo del glande y mantenerlo en posición vertical y retraer el prepucio con la mano no dominante.
9. Con la mano dominante, utilizar hisopos de algodón para limpiar el meato uretral, con solución antiséptica. Realizar movimientos circulares concéntricos y desechar la torunda después de un solo uso.
10. Identificar el meato e introducir suavemente la punta lubricada de la sonda. Sostener la sonda sin apretarla en la palma de la mano. En el hombre, levantar el pene en un ángulo de 60° a 90°, y mantenerlo recto con una ligera tracción con la mano no dominante, mientras se avanza la sonda.
11. Avanzar la sonda 5 cm después de que la orina comience a fluir en las mujeres. En los hombres, avanzar hasta la bifurcación de la sonda.
12. Nota. Si se encuentra resistencia, hacer una pausa de 10 s a 15 s y repetir el procedimiento. Si la resistencia persiste, detener el procedimiento y solicitar ayuda.
13. Inflar el globo con agua estéril. Seleccionar el volumen en función de la capacidad del globo.
14. Tirar suavemente de la sonda, hasta que el globo encaje en el cuello de la vejiga.
15. Colocar el sistema de drenaje.
16. Asegurar la sonda al abdomen o al muslo a la vez que se evita la tensión.
17. Colocar la bolsa urinaria por debajo del nivel de la vejiga.

18. Tras asegurarse de que la sonda funciona correctamente, retirar los paños y limpiar al paciente.
19. Quitarse los guantes, desechar el equipo y lavarse las manos.
20. Documentar el procedimiento.

E. Complicaciones

1. Lesión uretral.
2. Vía falsa.
3. Mala posición.
4. Obstrucción.
5. Infección de las vías urinarias.

II. CRICOTIROTOMÍA. La cricotirotomía es preferible a la traqueostomía en situaciones de urgencia en traumatismos, porque no requiere hiperextensión del cuello, se realiza más rápidamente, es técnicamente menos exigente y tiene menos complicaciones.

En función de la destreza quirúrgica del operador, de las características específicas del paciente y de la disponibilidad de equipos, puede optarse por la cricotirotomía con aguja o por la cricotirotomía quirúrgica (fig. 68-1).

A. Indicaciones. Incapacidad para realizar una intubación endotraqueal debido a cualquiera de los siguientes factores:

1. Lesión maxilofacial con alteración o hemorragia graves.
2. Obstrucción por cuerpo extraño.
3. Alteración u obstrucción grave de la vía aérea debido a un hematoma expansivo.
4. Edema de la vía aérea debido a quemaduras térmicas o químicas.

B. Contraindicaciones

1. La intubación endotraqueal es factible, sin contraindicaciones.
2. Transección traqueal con retracción del segmento traqueal distal.
3. Fractura laríngea.
4. Edad inferior a 3 años (relativa).
5. Coagulopatía (relativa).

C. Equipo

1. Paños quirúrgicos.
2. 4 × 4 esponjas de gasa.
3. Lidocaína al 1 % con jeringa y aguja.
4. Jeringa de 10 mL con aguja de corte de 12, 14, 16 y 18 mm.
5. Sistema de ventilación por chorro. Si no está disponible, puede utilizarse una llave de paso.

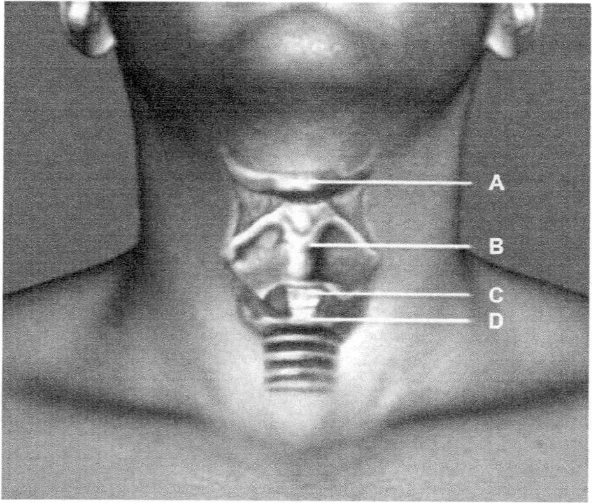

Figura 68-1. Puntos de referencia anatómicos para la cricotirotomía: (*A*) hueso hioides; (*B*) cartílago tiroides; (*C*) membrana cricotiroidea; (*D*) cartílago cricoides.

6. Fuente de oxígeno de alta presión para la ventilación por chorro. Basta con la presión de un caudalímetro (fluxómetro) de pared o de una botella de oxígeno ajustada a 15 L/min o más.
7. Bisturí con hoja núm. 11 y 20.
8. Pequeña pinza hemostática curvada.
9. Gancho traqueal.
10. Dilatador Trousseau.
11. Tamaño del tubo endotraqueal o de traqueostomía 6.
12. Como alternativa, puede utilizarse un equipo comercial (de diferentes marcas).

D. Técnica

1. Cricotirotomía con aguja.
   a. Administrar oxígeno al 100 %.
   b. Conectar un catéter de calibre 12 a 14 a una jeringa de 10 mL, llena de 2 mL a 3 mL de solución salina normal. Es ideal disponer de un catéter con orificios laterales adicionales si se dispone de ellos.
   c. Hiperextender la cabeza si la columna cervical está despejada. Si no es así, indicar a un asistente que restrinja el movimiento cervical, con la cabeza en posición neutral.
   d. Preparar para cirugía el cuello con un antiséptico. Cubrir al paciente. Inyectar lidocaína al 1 % si las circunstancias lo permiten.
   e. Tomar la laringe entre el pulgar y los dedos largos de la mano no dominante. Inmovilizarla para evitar el movimiento lateral. Localizar la membrana cricotiroidea con el dedo índice (fig. 68-2).
   f. Realizar una punción en la piel, en la línea media, sobre la membrana. Dirigir la aguja en sentido caudal, con un ángulo de 45°, mientras se aplica una presión negativa a la jeringa.
   g. La repentina aspiración de aire anuncia la entrada en la luz traqueal. Avanzar el catéter de plástico y retirar la aguja metálica.
   h. Fijar el catéter a la piel con un punto de sutura.
   i. Conectar la aguja a la fuente de oxígeno. Iniciar la ventilación por chorro mediante la oclusión del trocar abierto a la atmósfera 1 s y abriendo durante 2 s a 3 s. Comprobar el desplazamiento torácico. Dar tiempo suficiente a la exhalación para evitar un barotrauma (fig. 68-3).
2. **Cricotirotomía quirúrgica**
   a. **Técnica de Seldinger (fig. 68-4)**
      i. Administrar oxígeno al 100 %.
      ii. Conectar un catéter de calibre 12 a 14 a una jeringa de 10 mL, llena de 2 mL a 3 mL de solución salina normal.
      iii. Hiperextender la cabeza si la columna cervical está despejada. Si no es así, hacer que un asistente restrinja el movimiento cervical, con la cabeza en posición neutral.

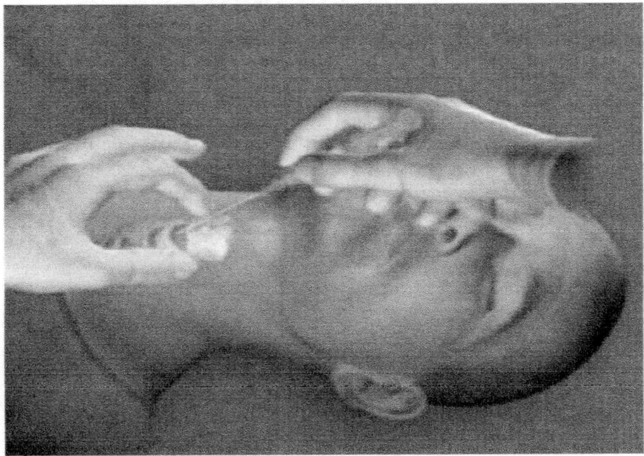

Figura 68-2. La mano no dominante fija la laringe. La mano dominante sostiene la jeringa unida a la aguja, que se hace avanzar en sentido caudal mientras se aplica presión negativa.

iv. Preparar el cuello con un antiséptico y cubrir al paciente. Inyectar lidocaína al 1 % si las circunstancias lo permiten.
v. Tomar la laringe entre el pulgar y los dedos largos de la mano no dominante. Inmovilizarla para evitar el movimiento lateral. Localizar la membrana cricotiroidea con el dedo índice.
vi. Realizar una punción en la piel, en la línea media, sobre la membrana. Dirigir la aguja en sentido caudal, con un ángulo de 45°, mientras se aplica una presión negativa a la jeringa.
vii. La repentina aspiración de aire anuncia la entrada en la luz traqueal. Avanzar el catéter de plástico y retirar la aguja metálica.
viii. Avanzar la aguja guía en sentido caudal en la vía aérea. Retirar el catéter de plástico.
ix. Realizar una incisión en la piel sobre el alambre, de 0.5 cm a 1 cm a cada lado de la guía.
x. Introducir el catéter traqueal unido al dilatador, sobre la aguja guía, hasta la vía aérea.
xi. Retirar el dilatador y el cable.
xii. Inflar el globo y ventilar. Confirmar la posición del tubo traqueal con la observación de los movimientos del tórax, la auscultación y la espiración de CO_2.
xiii. Asegurar el tubo traqueal.
xiv. Obtener una radiografía de tórax.

3. **Técnica de abertura**
   a. Los pasos i a v son los mismos que los descritos anteriormente (figs. 68-3 a 68-5).
   b. Estabilizar el cartílago tiroideo con el pulgar y el tercer dedo de la mano no dominante. Utilizar el dedo índice de la mano no dominante para confirmar constantemente la ubicación de la membrana cricotiroidea. Realizar una incisión vertical o transversal de 2 cm en la piel a nivel de la membrana.
   c. Localizar de nuevo la membrana. Realizar una incisión transversal de 1 cm, a través de la membrana, y tratar de no dañar los cartílagos tiroides o cricoides. No introducir el bisturí tan profundo que acabe penetrando la parte posterior de la tráquea y el esófago.
   d. La laringe puede ser retraída superiormente con el gancho traqueal.
   e. La distancia de la piel a la membrana puede ser considerable en sujetos con obesidad, o en presencia de hematomas (más frecuentes en los traumatismos penetrantes) o enfisema subcutáneo. Para mantener el espacio abierto entre los cartílagos en estos casos, es necesario palpar con frecuencia y utilizar un dilatador de Trousseau o una pinza hemostática curva.
   f. Con movimientos suaves, introducir un tubo traqueal del tamaño adecuado. No intentar colocar un tubo demasiado grande, ya que esto fracturaría el cartílago cricoides. Utilizar al menos un tamaño inferior al que utilizaría para intubar al paciente. Puede emplearse una guía o un intercambiador. Si se utiliza una sonda bucotraqueal, hágala avanzar solo hasta que el globo se sitúe más allá de la incisión.
   g. Inflar el globo y ventilar. Confirmar la posición del tubo traqueal mediante la observación los movimientos del tórax, la auscultación y la espiración de CO_2.
   h. Asegurar el tubo traqueal.
   i. Obtener una radiografía de tórax.

E. **Complicaciones**
1. Fallo de intubación.
2. Vía falsa.
3. Enfisema subcutáneo.
4. Perforación posterior de la laringe.
5. Perforación esofágica.
6. Lesión del cartílago tiroideo.
7. Fractura del cartílago cricoides.
8. Colocación incorrecta o ineficaz del tubo por identificación incorrecta de la anatomía.
9. Hemorragia.

III. COLOCACIÓN DE UN DRENAJE TORÁCICO (TORACOSTOMÍA) CON AGUJA

A. **Indicaciones**
1. Neumotórax a tensión.
2. Descompresión torácica bilateral con agujas en la parada cardíaca traumática en pacientes con traumatismo torácico, antes de la asistencia médica.

B. **Contraindicaciones**
1. Indicación de toracotomía de urgencia.

C. **Equipo**
1. Paños quirúrgicos.

2. 4 × 4 esponjas de gasa.
3. Lidocaína al 1 % con jeringa y aguja.
4. Jeringa de 10 mL con catéter de aguja de 12 y 14 cm de longitud.

D. **Técnica**

1. Seleccionar el lugar de inserción: el segundo espacio intercostal, línea medioclavicular, es adecuado para individuos pequeños o pacientes pediátricos. El cuarto o quinto espacio intercostal, anterior a la línea medioaxilar, es preferible para los adultos (fig. 68-6).
2. Preparar la piel con un antiséptico y cubrir al paciente. Si las afecciones lo permiten, inyectar lidocaína al 1 %.
3. Realizar una punción en la piel en el lugar elegido, por encima del borde de la costilla inferior del espacio seleccionado. Dirigir la aguja perpendicularmente a la piel mientras se aplica presión negativa a la jeringa. Llenar la jeringa con 2 mL a 3 mL de solución salina facilita el reconocimiento de la entrada de aire.
4. Perforar la pleura parietal. La aspiración de aire revela la entrada en el espacio pleural. Avanzar el catéter de plástico y retirar la aguja metálica.
5. Separar la jeringa y permitir el escape de aire.
6. Asegurar el catéter y preparar al paciente para la inserción de un tubo torácico.

E. **Complicaciones**

1. Fallo en la evacuación del neumotórax. Puede deberse a la longitud insuficiente de la aguja, o al desprendimiento o acodamiento del catéter.
2. Hemotórax.
3. Hemopericardio.

IV. COLOCACIÓN DE UN DRENAJE TORÁCICO (TORACOSTOMÍA) CON AGUJA

A. **Indicaciones**

1. Neumotórax.
2. Hemotórax.
3. Quilotórax.

B. **Contraindicaciones**

1. Indicación de toracotomía de urgencia.

C. **Equipo**

1. Solución antiséptica.
2. Gasas estériles.
3. Paños quirúrgicos.

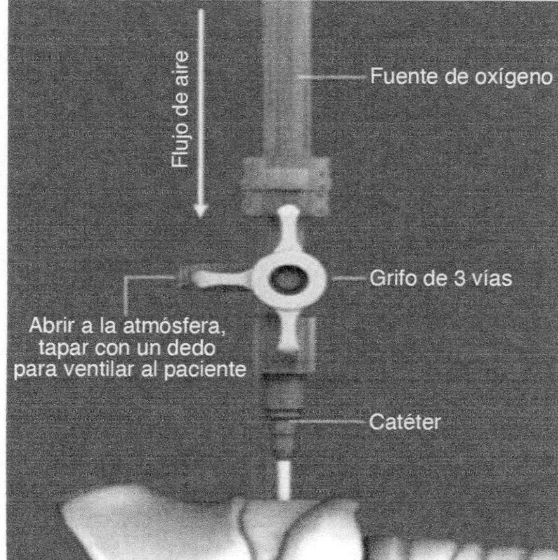

Figura 68-3. Sistema de oxigenación con cricotirotomía con aguja. El puerto abierto de la llave de paso se ocluye para forzar el oxígeno a través de la aguja. La exhalación se produce cuando el puerto se deja al descubierto.

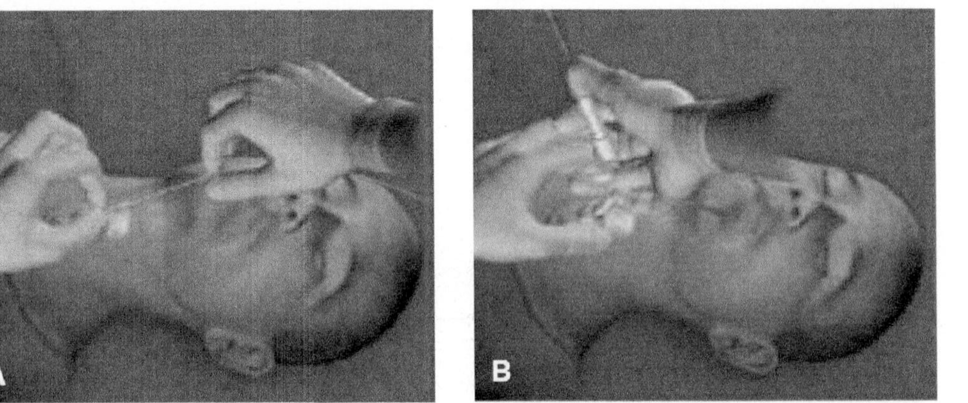

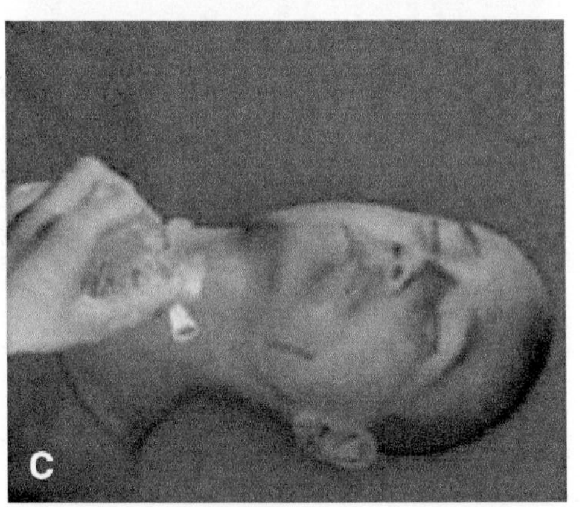

Figura 68-4. Tras la confirmación de la punción de la laringe, se avanza el tubo de plástico y se introduce la guía. **A:** La aguja y el tubo de plástico se retiran mientras se mantiene la guía en la laringe. Se realiza una incisión en la piel sobre la aguja guía, de 0.5 cm a 1 cm a cada lado de esta. **B:** Se retira el catéter de plástico. El dilatador y el tubo se hacen avanzar sobre la aguja guía. **C:** Una vez colocado el tubo, se retiran la guía y el dilatador.

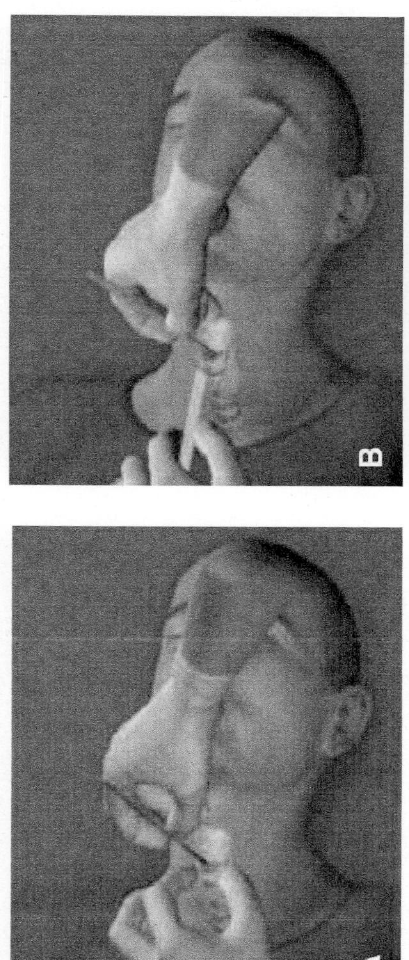

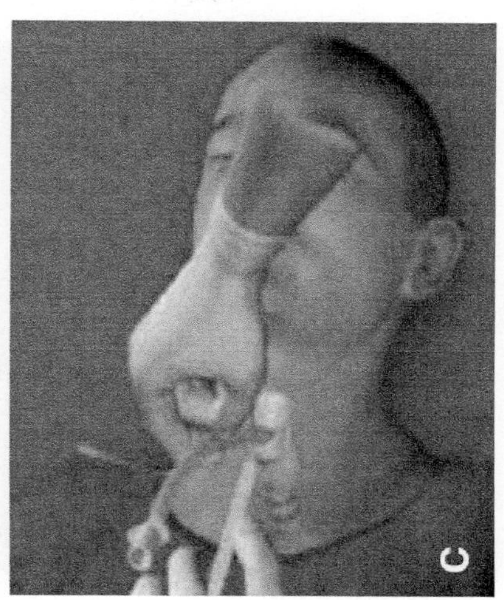

Figura 68-5. A: La mano no dominante estabiliza la laringe. Tras confirmar la localización de la membrana, se inciden en sentido transversal la piel y la membrana. **B:** La laringe se retrae con un gancho traqueal. La vía puede dilatarse con un dilatador de Trousseau o con una pinza hemostática curva. **C:** Se introduce el tubo.

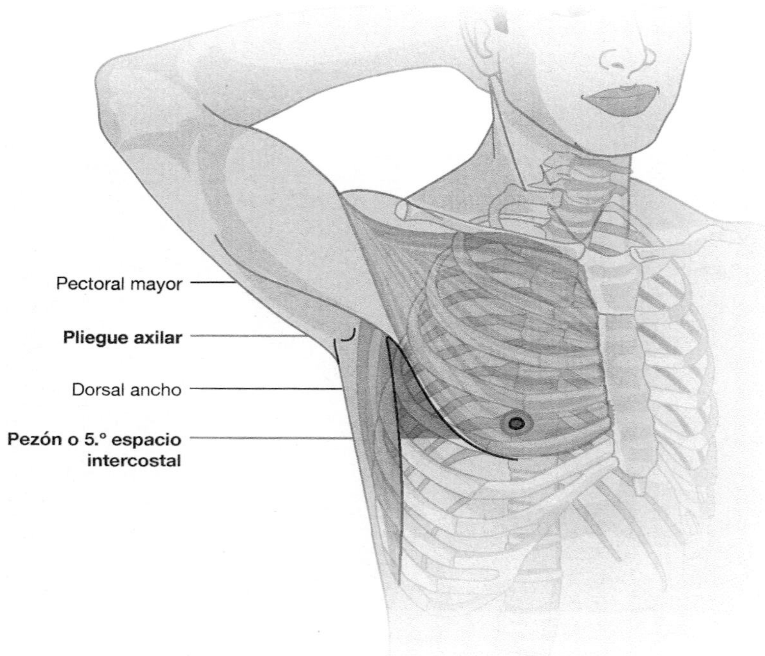

Figura 68-6. Triángulo de seguridad, delimitado por el pectoral mayor en su borde anterior, el dorsal ancho en sentido posterior y el quinto espacio intercostal en sentido inferior.

4. Lidocaína al 1 % con o sin epinefrina, 10-20 cm^3 con jeringa y agujas de calibre 22 y 25.
5. Bisturí.
6. Hemostato curvo pequeño.
7. Tubos torácicos, 28 a 32.
8. Sutura de seda, tamaño 2-0.
9. Portaagujas.
10. Tijeras.
11. Pinzas dentadas.
12. Sistema de drenaje.
13. Cinta de seda.
14. Gasa de vaselina.
15. Aguja guía y dilatadores si se va a utilizar la técnica de Seldinger.
16. Catéter intercostal de pequeño calibre ≤ 20 Fr, si se va a utilizar la técnica de Seldinger.

D. Técnica

1. **Técnica abierta.** La técnica abierta, de corte, es la más utilizada en situaciones urgentes (fig. 68-7).
   a. Explicar el procedimiento al paciente y obtener el consentimiento informado si es posible.
   b. Considerar la posibilidad de administrar analgesia sistémica (p. ej., sedación consciente si el tiempo lo permite).
   c. Colocar al paciente en posición supina, con el brazo en abducción de 90°.
   d. Seleccionar el lugar de inserción: El cuarto o quinto espacio intercostal, anterior a la línea medioaxilar, es preferible para los adultos. En las mujeres, retraer suavemente la mama y permanezca por debajo del pliegue mamario si es anatómicamente posible.
   e. Marcar el lugar de inserción, para anestesiar e incidir en el mismo lugar.

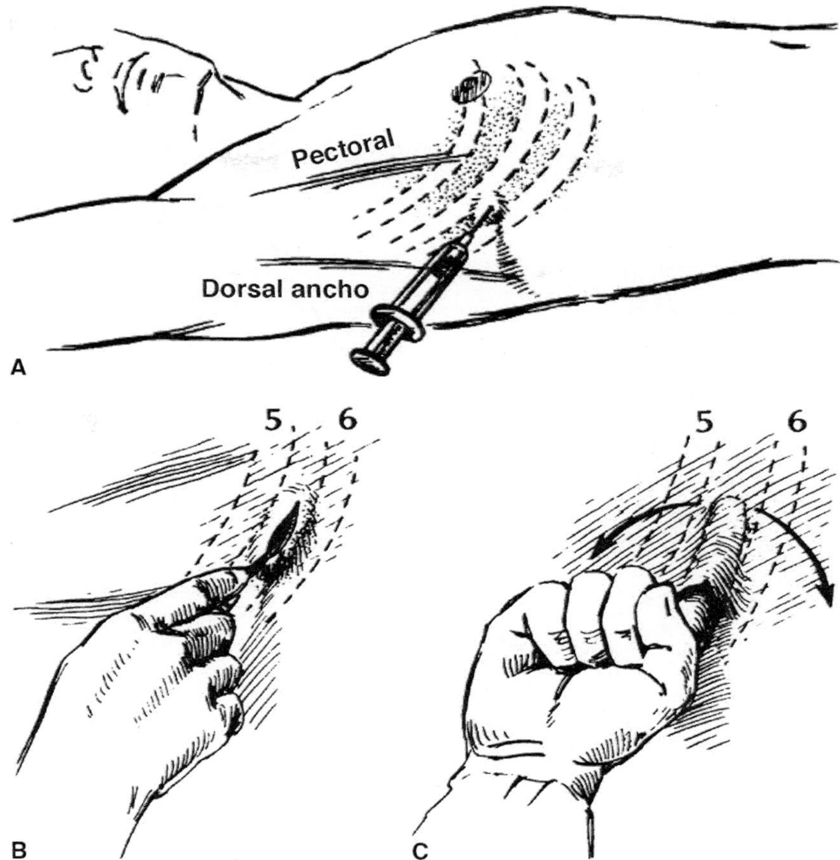

Figura 68-7. Colocación de un drenaje torácico abierto. **A y B:** Creación de la vía por disección roma con una pinza hemostática curva, a través del tejido subcutáneo y las capas musculares; hay que mantenerse en el borde cefálico de la costilla para evitar el haz neurovascular. **C:** Perforación de la pleura con el dedo índice. Exploración digital para asegurar la penetración al espacio pleural y la ausencia de adherencias.

f. Preparar la piel con un antiséptico y cubrir al paciente.

g. Realizar una punción en la piel en el lugar elegido, por encima del borde de la costilla inferior del espacio seleccionado. Infiltrar la anestesia generosamente en el tejido subcutáneo, los músculos, el periostio y la pleura.

h. Aprovechar el tiempo que tarda la anestesia en hacer efecto para medir el tubo. Colocar la punta cerca de la clavícula y curvarla hacia la incisión. Seleccionar la marca que corresponde al lugar de inserción. Asegurarse de que el orificio más proximal estará en el espacio pleural. En la mayoría de los casos, el nivel de la piel corresponderá a las marcas del tubo de 10 cm a 15 cm.

i. Realizar una incisión horizontal de 2 cm a 3 cm en el lugar seleccionado. suficiente para permitir la inserción del dedo índice a fin de palpar adecuadamente los espacios intercostales. Con la pinza hemostática curvada, diseccionar una vía roma hasta el espacio pleural a través del tejido subcutáneo y las capas musculares, y procurar mantenerse en el borde cefálico de la costilla para evitar el haz neurovascular. Asegurarse de que la vía es lo suficientemente amplia como para permitir la inserción del tubo o el dedo.

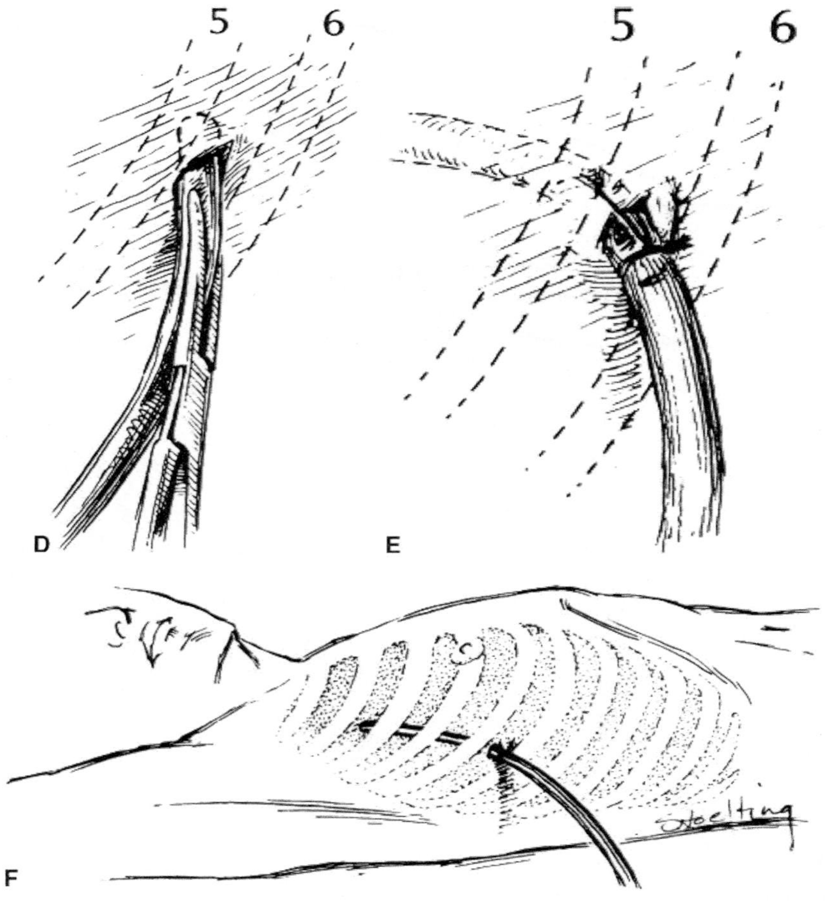

Figura 68-7. (*Continuación*) **D:** Avanzar el tubo torácico guiándolo con una pinza hemostática. **E:** Asegurar el tubo a la piel con una sutura 2-0. **F:** Drenaje torácico correctamente colocado y posicionado. Colocar un apósito estéril.

- **j.** Perforar la pleura parietal con la punta de la pinza o con la punta del dedo índice. Introducir el dedo en el espacio pleural para confirmar la vía. Barrerlo para asegurarse de que no hay adherencias pleurales, palpar el parénquima pulmonar y las estructuras circundantes. Prestar atención a las espículas óseas.
- **k.** Avanzar el tubo torácico por la vía creada. Guiar el avance con una pinza curva colocada en el extremo del tubo. Retirar la pinza y avanzar el tubo hasta la marca seleccionada. El movimiento de aire o sangre confirma su correcta colocación en el espacio pleural.
- **l.** Conectar el tubo torácico al sistema de drenaje. Comprobar el correcto funcionamiento del sistema.
- **m.** Cerrar la incisión y asegure el tubo torácico. Dejar un punto horizontal de colchón sin atar puede facilitar el cierre de la herida tras la retirada del tubo y evitar un neumotórax recurrente.
- **n.** Aplicar un apósito estéril. Asegurar adicionalmente el tubo con una etiqueta de cinta adhesiva, para evitar que se retuerza y se produzca una tensión no deseada.
- **o.** Documentar el procedimiento y obtener una radiografía de tórax.

2. **Técnica de Seldinger.** La inserción percutánea de un catéter pleural es la más utilizada. La mayoría de los pacientes con un neumotórax y algunos casos de hemotórax tratados en situaciones no urgentes pueden tratarse con esta técnica.
Se recomienda utilizar la guía ecográfica (fig. 68-8).
   a. Seguir los pasos a-g descritos para la técnica de abertura.
   b. Dar tiempo a la anestesia para que haga efecto.
   c. Con la aguja adecuada conectada a una jeringa, hacer una punción en la piel por encima del borde de la costilla inferior del espacio seleccionado. Avanzar la aguja mientras se aplica presión negativa. La aspiración de sangre o aire indica la entrada al espacio pleural.
   d. Retirar la jeringa y pasar la guía por la aguja. Avanzar la guía de 4 cm a 6 cm en el espacio pleural.
   e. Retirar la aguja y dejar la guía en el espacio pleural.
   f. Realizar una pequeña incisión sobre la guía. Avanzar el dilatador hasta el espacio pleural. Realizar movimientos de rotación facilita su inserción. Avanzar el dilatador solo la distancia necesaria para crear una vía hasta la cavidad pleural, a fin de evitar lesiones en los órganos torácicos.
   g. Repetir la maniobra de forma secuenciada si el catéter a insertar requiere más de un dilatador.
   h. Una vez que la vía se haya ampliado lo suficiente, introducir el catéter hasta la profundidad para asegurarse de que el último orificio de drenaje esté en la cavidad pleural de 5 cm a 10 cm. Algunos fabricantes proporcionan una guía para apoyar el catéter durante la inserción. Si es el caso, utilizar el dispositivo de inserción como indica el fabricante.
   i. La guía y el dispositivo de inserción se retiran, y el catéter se deja en su lugar.
   j. Conectar el catéter al sistema de drenaje.
   k. Asegurar el catéter con un solo punto de sutura y colocar apósitos estériles.
   l. Documentar el procedimiento y obtener una radiografía de tórax.

E. Complicaciones

1. Lesión.
   a. Pared torácica, haz neurovascular.
   b. Estructuras intratorácicas.
   c. Diafragma y órganos abdominales.
2. Mala posición.
   a. Acodamiento.
   b. Inserción subcutánea.
   c. Localización extrapleural.
   d. Inserción intraabdominal.
3. Infección.
   a. Infección de la herida.
   b. Empiema.
4. Bloqueo.
5. Migración.
6. Eliminación accidental.
7. Neumotórax posretiro.

V. OCLUSIÓN CON GLOBO DE REANIMACIÓN AÓRTICO ENDOVASCULAR (REBOA, *RESUSCITATIVE ENDOVASCULAR BALLOON OCCLUSION OF THE AORTA*). Se utiliza para mejorar la presión arterial y la perfusión central en el choque hemorrágico y reducir la hemorragia distal a la oclusión, mientras se adoptan medidas definitivas para el control del foco hemorrágico.

Para la oclusión endovascular, la aorta se ha dividido en tres zonas: zona I, la aorta descendente, desde la arteria subclavia izquierda hasta el tronco celíaco; zona II, la aorta paravisceral, desde el tronco celíaco hasta la arteria renal más inferior; y zona III, la aorta infrarrenal, desde la arteria renal más inferior hasta la bifurcación aórtica (fig. 68-9).

A. Indicaciones aceptadas

1. Fractura pélvica con hipotensión persistente.
2. Choque hemorrágico en pacientes traumáticos que no responden o que responden de forma transitoria con hemorragia abdominal.
3. Hallazgo de un gran hematoma retroperitoneal central de zona I en la laparotomía.

B. Indicaciones controvertidas

1. Sujetos agónicos con hemorragia proximal a la oclusión (casos seleccionados).
2. Parada cardíaca traumática hemorrágica (casos seleccionados).
3. Choque hemorrágico no traumático.
4. Complemento del soporte vital cardíaco avanzado (SVCA o, por sus siglas en inglés, ACLS) en la parada cardíaca no traumática.

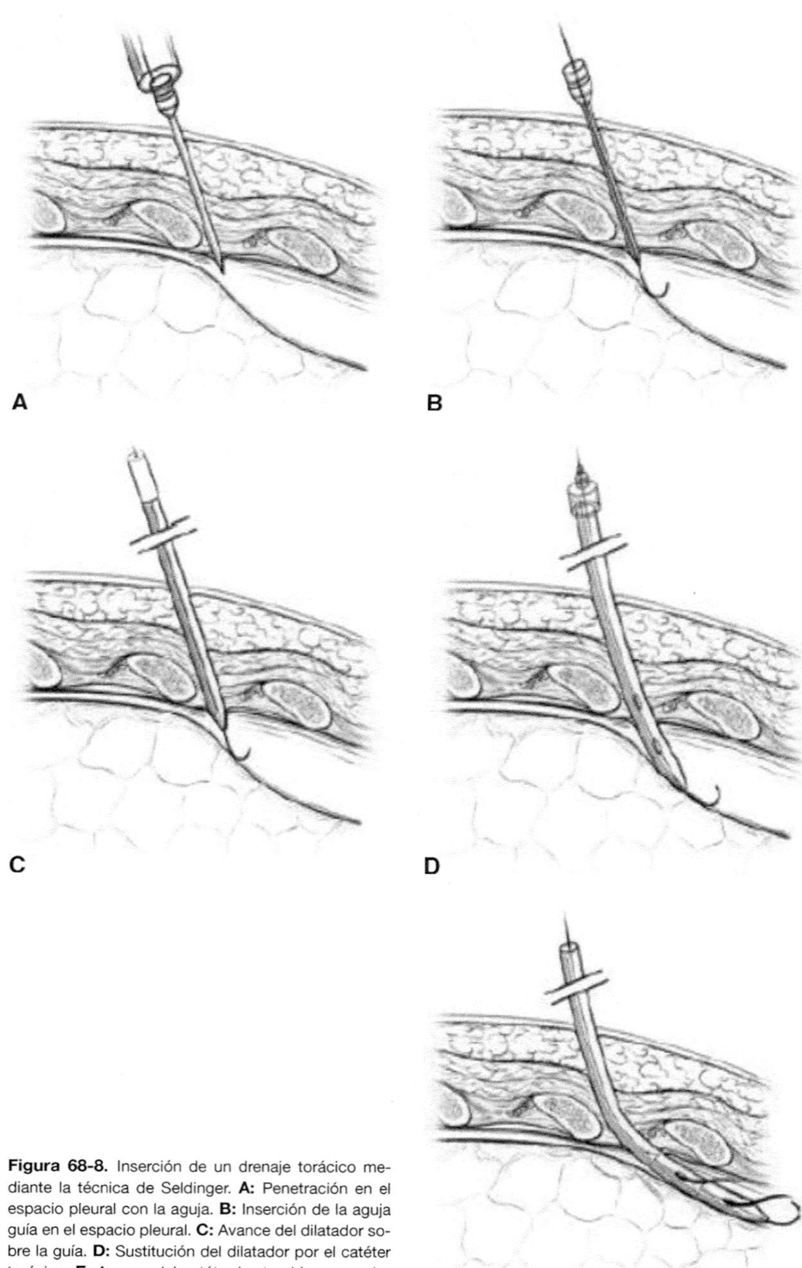

Figura 68-8. Inserción de un drenaje torácico mediante la técnica de Seldinger. **A:** Penetración en el espacio pleural con la aguja. **B:** Inserción de la aguja guía en el espacio pleural. **C:** Avance del dilatador sobre la guía. **D:** Sustitución del dilatador por el catéter torácico. **E:** Avance del catéter hasta el lugar previamente seleccionado.

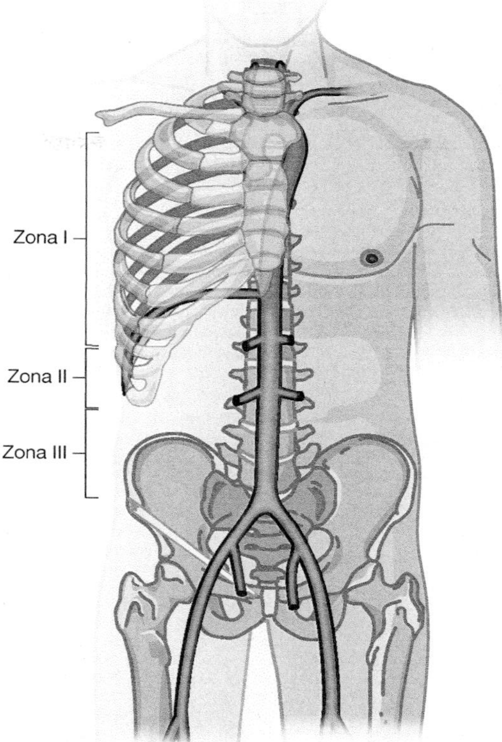

Figura 68-9. Zonas topográficas de la aorta. *Zona I,* aorta descendente, desde la arteria subclavia izquierda hasta el tronco celíaco; *zona II,* aorta paravisceral, desde el tronco celíaco hasta la arteria renal inferior; y *zona III*, aorta infrarrenal, desde la arteria renal inferior hasta la bifurcación aórtica. La ubicación del globo en la parte media del esternón se asocia con el despliegue en la zona I. La ubicación en el ombligo se asocia con el despliegue en la zona III.

C. Contraindicaciones

1. Rotura de aorta torácica.
2. Hemorragia proximal a la oclusión.

D. Equipo

1. Guantes estériles.
2. Paños estériles.
3. Protección de los ojos y mascarilla.
4. Solución antiséptica.
5. Jeringa, 10 cm^3, 20 cm^3, 30 cm^3 y 60 cm^3.
6. Suero salino heparinizado (1 000 unidades/L).
7. Solución de suero fisiológico estéril y contraste yodado, 1:1.
   a. Catéter para la oclusión endovascular de la aorta. Se trata de un catéter de doble luz, una para inflar y desinflar el globo y otra, central, para la colocación sobre una guía y/o para medir la presión arterial (ER-REBOA™).
   b. Catéteres de 9 Fr a 10 Fr, diseñados para progresar sobre una aguja guía de 0.035 pulgadas. Requiere un introductor de calibre 12 Fr y 14 Fr, respectivamente. Existen varias marcas disponibles.
   c. Catéter de 6 Fr, diseñado para progresar sobre una aguja guía de 0.025 pulgadas. Para ello se necesita un introductor de calibre 7 (Rescue Balloon™).
   d. Catéter de 6 Fr, diseñado para progresar *sin* aguja guía. Requiere un introductor de calibre 7 Fr (ER-REBOA™).

8. Introductor, de diámetro apropiado para el catéter que va a utilizarse. 14 Fr para el catéter de 10 Fr, 12 Fr para el catéter de 9 Fr y 7 Fr para el catéter de 6 Fr.
9. Agujas guía de 240 cm a 260 cm. Diámetro de 0.035 pulgadas para el catéter de 9 y 10 Fr 0.025 pulgadas para el de 6 Fr.
10. Llave de paso y tubo de conexión.
11. Monitor de presión, cables, solución salina estéril para el lavado y sistema de transducción (ER-REBOA™).
12. Material para asegurar el globo, el cable y el catéter: apósitos oclusivos y suturas.
13. Ecografía, funda estéril, gel y aguja guía si va a utilizarse ecografía para el acceso arterial.
14. Marcador quirúrgico de piel estéril.

E. Técnica

1. **Acceso arterial.** En la mayoría de los casos documentados, el catéter se inserta a través de la arteria femoral común. El acceso puede obtenerse por corte, acceso percutáneo guiado por puntos de referencia anatómicos o ecografía, o intercambio de guías sobre un catéter femoral arterial previo (fig. 68-10).
   a. Preparar la piel con un antiséptico y cubrir al paciente.
   b. Identificar la arteria por corte, palpación directa o ecografía.
   c. Puncionar el vaso en un ángulo de 45° con una aguja de calibre 18. Asegurarse de entrar en la arteria femoral común, ya que la inserción del globo en la arteria femoral superficial aumenta el riesgo de oclusión arterial.
   d. Después de obtener el retorno de la sangre arterial, avanzar una aguja guía de punta redonda de 0.035 pulgadas y 40 cm de longitud.

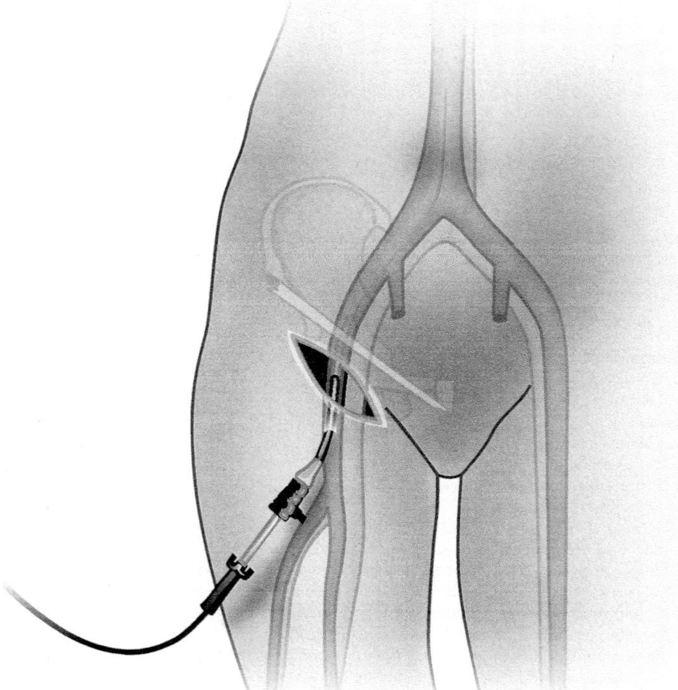

Figura 68-10. Inserción del catéter arterial por corte. La arteria femoral común se localiza por visualización y palpación. El dilatador se introduce a través de la piel mediante la técnica de Seldinger.

e. Retirar la aguja y hacer una pequeña incisión sobre la guía. Avanzar el dilatador. Mantener el control del extremo de la guía.
f. Insertar un globo de 10 cm a 12 cm con el diámetro adecuado al catéter que va a avanzar.

2. **Colocación del globo**
   a. Retirar el dilatador y la guía. Asegurarse de que la llave de paso del conector lateral del globo esté apagada, para evitar pérdidas de sangre innecesarias.
   b. Insertar una guía de 240 cm a 260 cm (de 0.889 mm de diámetro para el catéter de 9-10 Fr, o de 0.64 mm de diámetro para el catéter de 6 Fr). Situarse en la aorta descendente proximal, que corresponde topográficamente a la segunda costilla. Para el ER-REBOA™ no se requiere la inserción previa de una guía.
   c. Preparar el globo. Colocar una jeringa de 10 cm^3 con la solución de contraste, vaciar completamente el aire y mantener la presión negativa durante 5 s, y luego cerrar la llave de paso. Purgar el aire de la jeringa.
   d. Lavar la luz distal con la solución de heparina.
   e. Conectar el ER-REBOA™ a un sistema de medición de presión.
   f. Medir la longitud del catéter que va a introducirse. Aunque es deseable introducir el catéter bajo visión fluoroscópica, no siempre es factible. Las guías topográficas seguras son la mitad del esternón para la zona I y el ombligo para la zona III.
   g. Marcar el catéter en los lugares correspondientes.
   h. Avanzar el catéter sobre la guía hasta la longitud definida.
   i. El ER-REBOA™ debe colocarse en el introductor avanzando el globo unos 5 mm a 10 mm. El catéter se hace avanzar hasta la posición deseada y se extrae el globo.
3. **Insuflación del globo**
   a. Una vez colocado el catéter en el lugar elegido, se infla el globo con la solución de contraste para obtener la oclusión completa de la aorta.
      Evitar la sobredistensión del globo, que puede causar lesiones o incluso la rotura de la arteria. El diámetro de la aorta en la zona I es de unos 2 cm en un paciente traumático joven y de entre 1.2 cm y 1.5 cm en la zona III.
      Es imprescindible estar familiarizado con el catéter en uso, ya que el volumen de insuflación necesario para alcanzar un diámetro determinado es diferente con cada marca.
      Hay algunos signos que permiten identificar que se ha alcanzado la oclusión completa:
      i. Desaparición de los pulsos distales.
      ii. Aumento de la resistencia al flujo de contraste.
      iii. Si el procedimiento se realiza bajo fluoroscopia, cambiar la forma del globo por una cilíndrica.
   b. Si la inserción del catéter no se hizo bajo fluoroscopia, obtener una radiografía portátil.
      El aumento de la presión arterial no garantiza la oclusión completa de la aorta.
   c. Asegurar el introductor, la guía y el catéter. La fuerza de la sangre contra el globo inflado actúa como un pistón y puede desplazarlo en sentido caudal, con la potencial oclusión de las ramas viscerales.
   d. Durante el período de oclusión, controlar la hemorragia y optimizar el volumen intravascular. Considerar las maniobras para reducir la carga isquémica:
      i. Reubicación distal.
      ii. Oclusión parcial.
      iii. Oclusión intermitente.
4. **Desinflado del globo.** El restablecimiento del flujo sanguíneo a los tejidos isquémicos distales a la oclusión provoca inestabilidad hemodinámica, debido a la redistribución del volumen circulatorio y al síndrome de reperfusión. El desinflado del globo es un proceso gradual que requiere trabajo en equipo y comunicación activa con el anestesista.
   a. Confirmar el control de la hemorragia. Comunicar al anestesista la decisión de desinflar el globo.
   b. Abrir la llave de paso y extraer de 1 cm^3 a 2 cm^3 de la solución de contraste. Cerrar la llave de paso y observar la respuesta hemodinámica.
   c. Si la estabilidad persiste, repetir el paso hasta un desinflado completo del globo.
   d. Si la presión arterial disminuye, inflar el globo hasta el nivel anterior y reiniciar cuando la condición hemodinámica lo permita.
5. **Retiro del globo (camisa)**
   a. Confirmar el desinflado completo del globo. Aplicar presión negativa a la jeringa y cerrar la llave de paso.
   b. Retraer por completo el globo y retirarlo.
   c. Retirar la guía.

d. Lavar la vaina con 100 cm^3 de la solución de heparina.
e. Separar el introductor.
f. Retirar el introductor mientras se mantiene la presión en el lugar de inserción. En este momento, permitir la salida de una pequeña cantidad de sangre de la arteria proximal ayuda a despejar el coágulo formado mientras la vaina estaba en la arteria.
g. Mantener la presión el tiempo necesario para lograr el cierre de la abertura arterial.
h. Puede que sea necesario una reparación abierta en el caso de dispositivos de mayor tamaño o cuando se ha utilizado un abordaje abierto. Exponer y controlar la arteria femoral común y sus ramas, examinar la arteriotomía, recortar los bordes con tijeras de Potts. Cerrar la arteriotomía con sutura de monofilamento 5-0 o 6-0 sujetando de todas las capas de la arteria. Si existe alguna duda sobre la oclusión de la arteria por el trombo, pasar un catéter Fogarty de embolectomía proximal y distal antes del cierre.
i. Comprobar la circulación periférica mediante la palpación del pulso o, preferiblemente, mediante ecografía Doppler.
j. Documentar el procedimiento. Tipo y tamaño del dispositivo, zona de insuflación del globo, tiempo de oclusión completa y parcial, presión arterial antes y después de la insuflación, y desinflado del globo y complicaciones.

F. **Complicaciones.** Las complicaciones notificadas están relacionadas con la inserción, con las consecuencias de la REBOA y con fallos técnicos.
1. Isquemia de las extremidades inferiores.
2. Embolia arterial.
3. Disección arterial.
4. Seudoaneurisma.
5. Hematoma retroperitoneal.
6. Posicionamiento incorrecto de guías y catéteres.
7. Oclusión de ramas aórticas.
8. Exacerbación de la hemorragia proximal.
9. Hemorragia intracraneal.
10. Insuficiencia renal.
11. Isquemia medular.

VI. **LAVADO PERITONEAL DIAGNÓSTICO (LPD).** El LPD sigue teniendo una utilidad programada, especialmente en pacientes inestables con múltiples lesiones en los que hay una necesidad inmediata de establecer prioridades de tratamiento. Estas circunstancias son especialmente válidas si no se dispone de ecografía abdominal focalizada en traumatismos (FAST, *focused abdominal sonography for trauma*) o los resultados de esta son indeterminados.

A. **Indicaciones**
1. Lesión abdominal contusa.
2. Traumatismos abdominales penetrantes (generalmente heridas de arma blanca).
3. Fracturas pélvicas inestables con posibles lesiones de órganos intraabdominales concurrentes.

B. **Contraindicaciones**
1. Embarazo avanzado.
2. Múltiples cirugías abdominales previas.
3. Obesidad mórbida (contraindicación relativa).

C. **Equipo**
1. Guantes estériles.
2. Paños estériles.
3. Protección de los ojos y mascarilla.
4. Solución antiséptica.
5. 4 × 4 esponjas de gasa.
6. Equipo quirúrgico de minilaparotomía.
   a. Dos pequeñas pinzas hemostáticas.
   b. Bisturí con hoja núm. 11 y 20.
   c. Dispositivo de autorretención o 2 retractores de tipo Army Navy.
7. Catéter de LPD comercialmente disponible o un catéter de diálisis peritoneal.
8. Material de sutura o grapas para cerrar la incisión de la piel.

D. **Técnica.** Descomprimir siempre el estómago con una sonda nasogástrica y la vejiga con una sonda Foley antes de realizar un LPD.
1. **Técnica de abertura**
   a. Incisión infraumbilical o supraumbilical vertical de 2 cm a 3 cm de longitud en la línea media.
   b. Disección del tejido subcutáneo y exposición de la fascia de la línea media.
   c. Incisión fascial y visualización directa de la cavidad peritoneal.
   d. Inserción suave del catéter en un ángulo de 45° que apunte hacia la pelvis.

2. **Técnica cerrada**
   a. Utilizar la técnica de Seldinger mediante acceso percutáneo con aguja a la cavidad peritoneal.
3. **Técnica semiabierta**
   Técnica que combina un abordaje abierto hasta identificar la fascia, y luego se coloca una guía aguja sobre una aguja bajo visión directa de la fascia.
   a. Tomar y elevar la fascia abdominal anterior, e insertar una aguja de calibre 18 en un ángulo de 45° que apunte hacia la pelvis.
   b. Una vez insertada la aguja guía, pasar un dilatador a través de la fascia antes de colocar el catéter peritoneal. El método cerrado es más rápido, pero puede presentar más dificultades técnicas, como acodamiento del cable y escaso retorno del líquido.
4. **Interpretación**
   Muy positiva: visualización directa y aspiración de sangre al abrir el peritoneo (10 mL). No es necesario recuento sanguíneo complementario ni evaluación microscópica.
   Positiva: más de 500/mm³ de leucocitos, más de 100 000/mm³ de eritrocitos o la presencia de materia entérica/vegetal.
5. **Complicaciones**
   a. Lesión en el estómago o en la vejiga.
   b. Lesión de los vasos ilíacos.
   c. Lesión del intestino delgado o del mesenterio.
   d. Retorno de líquidos inadecuado.
   e. Complicaciones de la herida, infección y hernia.

VII. PARACENTESIS

A. Indicaciones

1. Evaluación diagnóstica del líquido ascítico/intraperitoneal.
2. Drenaje terapéutico de la ascitis en caso de distensión abdominal grave o de compromiso de la función respiratoria que provoque dificultad respiratoria.
3. Pancreatitis aguda/pancreatitis hemorrágica.

B. Contraindicaciones

1. Coagulopatía definida como cociente internacional normalizado (INR, *international normalized ratio*) superior a 2.5 o recuento de plaquetas inferior a 40 000/µL.
2. Cirugías abdominales previas/múltiples.

C. Equipo

1. Guantes estériles.
2. Paños estériles.
3. Protección de los ojos y mascarilla.
4. Solución antiséptica.
5. Para **fines de diagnóstico**.
6. Aguja metálica de 1.5 pulgadas (38.1 mm) de calibre 19 a 22 o dispositivo de angiografía por catéter de calibre 20.
7. En los pacientes con obesidad pueden ser necesarias agujas para punción espinal de 3.5 pulgadas (88.9 mm) de calibre 18 a 20.
8. Si hay riesgo de hemorragia grave, debe utilizarse una aguja de calibre fino (22-23).
9. Para **fines terapéuticos**, debe utilizarse una aguja especial y un equipo de paracentesis de gran volumen.

D. Técnica

1. No es necesario el ayuno total.
2. Obtener el consentimiento informado.
3. Considerar la posibilidad de utilizar la técnica de «trayecto Z» (*Z-track*). Para ello, se estira la piel aproximadamente 1 cm en cualquier dirección y se desliza en relación con la pared del abdomen más profunda. A continuación, se introduce la aguja. No debe soltarse la piel hasta que la aguja haya penetrado en el peritoneo y el líquido fluya libremente. Una vez logrado esto, la aguja se retira rápidamente y la piel se devuelve a su posición original, lo que sella la pérdida de líquido.
4. Marcar el cuadrante abdominal inferior y evitar los vasos subcutáneos dilatados.
5. Percutir el abdomen para identificar la localización adecuada.
6. Colocar al paciente en posición de decúbito lateral o semilateral.
7. Evitar la línea clavicular media para minimizar las probabilidades de lesionar la arteria epigástrica inferior.
8. Tener cuidado con la hepatomegalia y la esplenomegalia y asegurarse de que el lugar de la aguja está por debajo de estas zonas; puede ser útil utilizar una guía ecográfica.
9. Permitir que el paciente orine o drene la vejiga antes de realizar la punción.
10. Se prefiere el lado izquierdo para minimizar la lesión del ciego, que es menos móvil y está unido al retroperitoneo.

E. Complicaciones

1. Lesión en el colon o la vejiga.
2. Lesión en el bazo o el hígado.
3. Lesión en el intestino delgado o el mesenterio.
4. Drenaje inadecuado de líquidos.
5. Hematoma de pared del abdomen y de la vaina del recto.
6. Insuficiencia renal e hipotensión.

Para todos los procedimientos descritos anteriormente, el médico debe asegurarse de introducir en la historia clínica una nota escrita posterior al procedimiento. Esta debe incluir: consentimiento escrito/verbal, indicaciones del procedimiento, información de laboratorio pertinente obtenida y revisada para realizar el procedimiento, parámetros de coagulación y recuento de plaquetas. Incluir también un breve resumen de la técnica empleada y el uso de técnicas antisépticas adecuadas, así como cualquier complicación inherente al procedimiento que pueda haber ocurrido (https://www.nejm.org/doi/pdf/10.1056/NEJMvcm062234).

Lecturas recomendadas

Bribriesco A, Patterson GA. Cricothyroid approach for emergency access to the airway. *Thorac Surg Clin* 2018;28(3):435–440.

Davidson AJ, Russo RM, Reva VA, et al. The pitfalls of resuscitative endovascular balloon occlusion of the aorta: risk factors and mitigation strategies. *J Trauma Acute Care Surg* 2018;84(1):192–202.

DuBose JJ. How I do it: partial resuscitative endovascular balloon occlusion of the aorta (P-REBOA). *J Trauma Acute Care Surg* 2017;83(1):197–199.

Gamberini E, Coccolini F, Tamagnini B, et al. Resuscitative endovascular balloon occlusion of the aorta in trauma: a systematic review of the literature. *World J Emerg Surg* 2017;12:42.

Hamaekers AE, Henderson JJ. Equipment and strategies for emergency tracheal access in the adult patient. *Anaesthesia* 2011;66(Suppl 2):65–80.

Havelock T, Teoh R, Laws D, et al.; BTS Pleural Disease Guideline Group. Pleural procedures and thoracic ultrasound: British Thoracic Society Pleural Disease Guideline 2010. *Thorax* 2010;65(Suppl 2):ii61–ii76.

Inaba K, Lustenberger T, Recinos G, et al. Does size matter? A prospective analysis of 28-32 versus 36-40 French chest tube size in trauma. *J Trauma Acute Care Surg* 2012;72(2):422–427.

Inaba K, Karamanos E, Skiada D, et al. Cadaveric comparison of the optimal site for needle decompression of tension pneumothorax by prehospital care providers. *J Trauma Acute Care Surg* 2015;79(6):1044–1048.

Kulvatunyou N, Joseph B, Friese RS, et al. 14 French pigtail catheters placed by surgeons to drain blood on trauma patients: is 14-Fr too small? *J Trauma Acute Care Surg* 2012;73(6):1423–1427.

Laan DV, Vu TD, Thiels CA, et al. Chest wall thickness and decompression failure: a systematic review and meta-analysis comparing anatomic locations in needle thoracostomy. *Injury* 2016;47(4):797–804.

Leatherman ML, Held JM, Fluke LM, et al. Relative device stability of anterior versus axillary needle decompression for tension pneumothorax during casualty movement: preliminary analysis of a human cadaver model. *J Trauma Acute Care Surg* 2017;83(1 Suppl 1):S136–S141.

Loveday HP, Wilson JA, Pratt RJ, et al. epic3: national evidence-based guidelines for preventing healthcare-associated infections in NHS hospitals in England. *J Hosp Infect* 2014;86(Suppl 1):S1–S70.

Mahmood K, Wahidi MM. Straightening out chest tubes: what size, what type, and when. *Clin Chest Med* 2013;34(1):63–71.

Napolitano LM. Resuscitative endovascular balloon occlusion of the aorta: indications, outcomes, and training. *Crit Care Clin* 2017;33(1):55–70.

Stannard A, Eliason JL, Rasmussen TE. Resuscitative endovascular balloon occlusion of the aorta (REBOA) as an adjunct for hemorrhagic shock. *J Trauma* 2011;71(6):1869–1872.

Whitehouse JS, Weigelt JA. Diagnostic peritoneal lavage: a review of indications, technique, and interpretation. *Scand J Trauma Resusc Emerg Med* 2009;17:13.

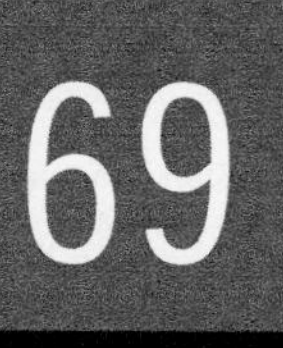

Puntuación de la lesión y la cirugía general de urgencia

Keith R. Miller y Brian G. Harbrecht

I. INTRODUCCIÓN. El objetivo de la puntuación de la lesión en traumatología es cuantificar la gravedad de la lesión para predecir el pronóstico, evaluar la calidad de la atención y comparar grupos de pacientes con fines de investigación. El papel de la puntuación de la gravedad de la lesión y de la enfermedad para ayudar en el tratamiento agudo del paciente individual sigue evolucionando. Los sistemas de puntuación pueden centrarse en un solo órgano/región del cuerpo o incorporar un intento más global de cuantificar las lesiones en múltiples regiones del cuerpo. Para algunos sistemas de puntuación se utilizan criterios anatómicos, mientras que en otros sistemas se incorporan variables fisiológicas como las constantes vitales, los valores de laboratorio y los resultados de la exploración clínica para estratificar la magnitud de la lesión. Otros sistemas combinan variables anatómicas y fisiológicas. Los sistemas de puntuación para cuantificar la gravedad de la enfermedad en la cirugía general de urgencia se desarrollaron después de los sistemas de puntuación de la gravedad de la lesión y tienen muchas similitudes, aunque no están tan incorporados al uso rutinario.

II. SISTEMAS DE PUNTUACIÓN DE LESIONES Y TRAUMATISMOS

A. Escalas anatómicas

1. **Escala de lesiones abreviada (AIS, *Abbreviated Injury Score*).** La AIS fue desarrollada por la Association for the Advancement of Automotive Medicine, y la escala incluye varios descriptores a la hora de asignar un número a una lesión concreta. El código AIS de una lesión incluye información que describe la ubicación del cuerpo, el tipo de región lesionada (es decir, vaso sanguíneo, órgano), el tipo de lesión (laceración, contusión, etc.) y la magnitud de esta. El código AIS es un número de seis dígitos (p. ej., 123456.5) a la izquierda del punto, y el dígito a la derecha del punto designa la puntuación AIS, que refleja la gravedad de la lesión (va de 1 [menos grave] a 6 [más grave]). Las regiones del cuerpo incluyen la cabeza, la cara, el cuello, el tórax, el abdomen, la columna vertebral, las extremidades superiores e inferiores y las estructuras externas. Aunque su uso es algo complejo, estos siete dígitos proporcionan una cantidad significativa de información sobre la localización y la magnitud de una lesión. La puntuación de gravedad del AIS es la base para calcular la Escala de gravedad de la lesión (ISS, *Injury Severity Score*), pero es importante recordar que las regiones del cuerpo codificadas por el AIS no son idénticas a las utilizadas para determinar la ISS.
2. **Escala de gravedad de la lesión (ISS, *Injury Severity Score*).** La ISS fue desarrollada en 1974 por Baker y cols. y utiliza la puntuación de gravedad de la AIS para cuantificar la gravedad total de las lesiones en el paciente con múltiples lesiones. Tiene en cuenta las lesiones multisistémicas no descritas por la codificación AIS de una sola lesión y se ha aplicado ampliamente a los pacientes lesionados. Las puntuaciones individuales más altas de la AIS de las tres regiones corporales más graves se elevan al cuadrado y se suman para obtener un único número (ISS), que va de 1 a 75. Una puntuación de 75 se considera una lesión por la que el paciente no sobrevivirá. Si alguna de las lesiones tiene un valor AIS de 6, el paciente recibe una puntuación total de 75. Los cálculos de la ISS difieren de la codificación AIS porque se utilizan seis regiones corporales, con la región de la cabeza y el cuello combinadas, las extremidades consideradas como una sola región corporal y las lesiones de la columna vertebral incluidas con el cuello, el tórax o el abdomen. Una limitación inherente a la ISS es que las lesiones graves en regiones importantes que pueden tener más impacto en el pronóstico global (como el cerebro) se puntúan igual que las lesiones graves en otras regiones del cuerpo (es decir, el abdomen). Dado que solo la lesión más grave en una región del cuerpo contribuye a la puntuación de la ISS, las lesiones múltiples en la misma región no cuentan para la gravedad total de la lesión. La nueva ISS (NISS, *New Injury Severity Score*) se desarrolló en 1997 y utiliza las tres puntuaciones más altas de las lesiones individuales, con independencia de la región del cuerpo, y puede incluir dos lesiones de la misma región. La NISS tiene una buena correlación con la mortalidad, pero la ISS original se sigue utilizando con más frecuencia. La ISS suele calcularse de for-

ma retrospectiva después de determinar un listado completo de lesiones, lo que dificulta la obtención de información útil a pie de cama. La ISS es la herramienta de puntuación de lesiones más utilizada para comparar grupos de pacientes traumáticos en estudios de investigación y proyectos de mejora de la calidad.

3. **Escala de lesiones orgánicas (OIS, *Organ Injury Scale*) de la American Association for the Surgery of Trauma (AAST).** La OIS se desarrolló en 1987 para cuantificar y clasificar la gravedad de las lesiones en cada órgano del cuerpo con base en la opinión de los expertos. Las puntuaciones están disponibles para la mayoría de los órganos y van de 1 (la menos grave) a 5 (la más grave), con solo unos pocos sistemas de órganos que incluyen una puntuación de 6 para designar lesiones esencialmente mortales. La OIS se ha incorporado de forma exhaustiva a la literatura relacionada con traumatismos, y actualmente es habitual incorporar el grado de la lesión a la hora de comunicar la gravedad de la lesión durante la atención clínica a pie de cama. Muchos algoritmos de manejo basados en la evidencia se basan en el grado de lesión de la OIS, y las tablas de puntuación específicas de cada órgano están disponibles en línea (www.aast.org). Aunque es similar a la AIS, el grado OIS no se corresponde directamente con las puntuaciones de esta y, por tanto, no equivale directamente a los valores numéricos que contribuyen a la ISS.
4. **Índice de traumatismo abdominal penetrante (PATI, *Penetrating Abdominal Trauma Index*).** Desarrollado en 1981, el PATI se creó para predecir el riesgo de complicaciones posteriores a las lesiones penetrantes en el abdomen y para evitar las limitaciones de otros sistemas de puntuación que no tienen en cuenta las lesiones múltiples en la misma región del cuerpo. La puntuación se calcula asignando una puntuación (de 1 a 5) a cada órgano lesionado y multiplicando este valor por una estimación de la gravedad de la lesión. Esta puntuación tiene en cuenta la propensión de las lesiones penetrantes a causar múltiples lesiones en el abdomen, en comparación con los mecanismos contusos. Aunque es un modelo de pronóstico útil, el uso del sistema de puntuación es limitado y no está diseñado para ayudar en el tratamiento inicial de los pacientes lesionados.
5. **Perfil anatómico (AP, *Anatomic Profile*).** La puntuación AP utiliza la puntuación AIS de forma similar a la ISS y la NISS, pero incluye las puntuaciones de la misma región corporal y, por tanto, tiene en cuenta las lesiones múltiples en la misma región corporal. Solo se puntúan tres regiones corporales: cerebro/médula espinal, tórax/cuello y todas las demás zonas corporales, mientras que las lesiones no graves (AIS <2) no aportan puntuación. La puntuación se calcula con la raíz cuadrada del total sumado de los cuadrados de todas las lesiones en cada región corporal, y sumando estos valores para determinar una probabilidad de supervivencia. Aunque el AP es más preciso que el ISS en algunos estudios, su uso no se ha generalizado.
6. **Escala internacional para la clasificación de la gravedad de las lesiones (ICISS, *International classification of diseases injury severity score*)** Debido a que la codificación SIA requiere muchos recursos, para la ICISS se utilizan los códigos de la clasificación internacional de enfermedades (CIE-9), que todos los hospitales documentan de forma rutinaria a efectos de facturación, y los asigna a la gravedad de las lesiones. Desarrollada en 1996, la puntuación ICISS determina un índice de riesgo de supervivencia (IRS) para cada código CIE-9 utilizando grandes bases de datos. Los IRS se calculan dividiendo el número total de supervivientes con un código CIE-9 específico entre el número total de pacientes de esa población con ese mismo código. La puntuación ICISS es entonces el producto de todos los IRS combinados. Los IRS son específicos de la base de datos y pueden no tener en cuenta las interacciones entre las lesiones. La ICISS también se basa en los códigos de la CIE-9 aplicados por los codificadores de los hospitales. Aunque funciona bien en grandes bases de datos administrativas, el cambio a la codificación CIE-10 puede condicionar la utilidad de este sistema.

B. Escalas fisiológicas

1. **Escala de coma de Glasgow (GCS, *Glasgow Coma Scale*).** Diseñada en 1974 para su uso específico en lesiones cerebrales traumáticas, la GCS es sencilla de medir y se utiliza de forma generalizada en la atención clínica de cabecera y en la toma de decisiones pronósticas, así como en la evaluación de los procesos de atención. Su sencillez la diferencia de otros sistemas de puntuación más complejos que pueden ser mejores predictores del pronóstico general. La facilidad para determinar la GCS ha llevado a su uso para muchas afecciones neurológicas fuera del ámbito de la traumatología. La GCS va de 3 a 15 y se calcula en función de los resultados de la exploración de la abertura de los ojos (1 a 4), la capacidad verbal (1 a 5) y la motora (1 a 6). Existen modificadores en caso de intubación. El componente motor es el que mejor se correlaciona con el pronóstico a largo plazo (tabla 69-1).
2. **Escala revisada de traumatismo (RTS, *Revised Trauma Score*).** La RTS es un sistema de puntuación fisiológica que es una revisión del *Triage Index* y del *Trauma Score* descritos originalmente por Champion y cols. en 1981. Diseñada como una evaluación rápida y

TABLA 69-1	Escala de coma de Glasgow	
Respuesta ocular (4)	Espontánea	4
	Orden verbal	3
	Al dolor	2
	No responde	1
Respuesta verbal (5)	Orientado	5
	Desorientado	4
	Palabras inapropiadas	3
	Sonidos incomprensibles	2
	No responde	1
Respuesta motora (6)	Sigue las órdenes	6
	Localiza el dolor	5
	Retirada	4
	Flexión (postura de decorticación)	3
	Extensión (postura de descerebración)	2
	No responde	1
Total		3-15

sencilla, se miden tres variables (GCS, presión arterial sistólica y frecuencia respiratoria) y se ponderan para reflejar su contribución relativa a la mortalidad mediante un coeficiente modificador. Las revisiones han eliminado más variables subjetivas que formaban parte del sistema de puntuación original. La puntuación está muy ponderada para reflejar el impacto dominante de la lesión neurológica. Se ha sugerido que cualquier paciente con una puntuación inferior a 11 debería ser trasladado a un centro de traumatología. Dada la facilidad y aplicabilidad del la RTS, se ha recomendado como herramienta de triaje para los proveedores prehospitalarios (tabla 69-2). RTS = 0.9368(GCS) + 0.7326(PAS) + 0.22908(valor RR).

C. **Escalas anatómicas y fisiológicas combinadas.** Las evaluaciones anatómicas y fisiológicas combinadas incorporan múltiples variables para mejorar la capacidad de predecir el pronóstico. Debido a la complejidad de estos sistemas de puntuación, no son fácilmente aplicables a la práctica clínica a pesar de su mayor precisión. Se utilizan más habitualmente en estudios de investigación retrospectivos y en proyectos de control de calidad y evaluación comparativa que en la toma de decisiones clínicas.

1. **Escala de traumatismo pediátrico (PTS, *Pediatric Trauma Score*).** La PTS se desarrolló para abordar específicamente a pacientes con traumatismos pediátricos. Se asigna un sis-

TABLA 69-2 Escala revisada de traumatismo (RTS)

Escala de coma de Glasgow (GCS)	Presión arterial sistólica (PAS), mm Hg	Frecuencia respiratoria por minuto (FR)	Valor
13–15	>89	10–29	4
9–12	76–89	>29	3
6–8	50–75	6–9	2
4–5	1–49	1–5	1
3	0	0	0

tema de puntos a seis variables (peso, vía aérea, presión arterial sistólica, sistema nervioso central, herida abierta y lesión esquelética) con puntuaciones que van desde una lesión grave (–1) hasta una mínima (+2). Una puntuación global más negativa se correlaciona con un mal pronóstico, y una puntuación inferior a 0 se asocia con una mortalidad casi total. La PTS se correlaciona relativamente bien con la ISS, puede calcularse a la llegada al servicio de urgencias y ha demostrado ser útil como herramienta de triaje en el tratamiento agudo de los pacientes con traumatismos pediátricos.

2. **Escala de la extremidad gravemente lesionada (MESS, *Mangled Extremity Severity Score*).** La MESS se creó para predecir la necesidad de amputación con una extremidad gravemente lesionada. Incluye cuatro variables: lesión esquelética y de tejidos blandos, isquemia, choque sistémico y edad del paciente. La suma de los puntos otorgados por estas cuatro variables es la puntuación global. La escala MESS tiene una alta especificidad para salvar la extremidad con una puntuación inferior a 7, pero una baja sensibilidad para predecir la amputación.
3. **Escala de gravedad de traumatismos y lesiones (TRISS, *Trauma and Injury Severity Score*).** Como su nombre indica, la TRISS es una combinación de variables fisiológicas de la RTS con la puntuación de la lesión anatómica de la ISS que calcula la probabilidad de supervivencia. Dos variables adicionales incluidas son la edad del paciente y el mecanismo de la lesión (contusa o penetrante). Los modelos de regresión logística generan los coeficientes de las variables para calcular la puntuación. Se han realizado múltiples revisiones basadas en el reanálisis de grandes bases de datos de pacientes hospitalizados, incluyendo el *American College of Surgeons Committee on Trauma Major Trauma Outcome Study* (MTOS) del *American College of Surgeons Committee on Trauma National Trauma Data Bank* (NTDB).
4. **Caracterización de la gravedad del traumatismo (ASCOT, *A Severity Characterization of Trauma*).** Al igual que la TRISS, la ASCOT es un sistema de puntuación combinado que incorpora las variables fisiológicas de la RTS y un perfil de lesión anatómico alternativo. Este sistema no se ha generalizado debido a su complejidad general y a su limitada mejora con respecto a la TRISS.
5. **Trauma Quality Improvement Project (TQIP).** El TQIP merece una atención especial, ya que este programa incorpora muchos de los principios aprendidos de los sistemas de puntuación descritos anteriormente y del *National Surgical Quality Improvement Program* para crear un método de evaluación comparativa de medidas de calidad específicas entre los centros de traumatología. Iniciado por el American College of Surgeons Committee on Trauma en 2008 como un proyecto piloto en el que participaron 23 centros de traumatología, ahora representa la metodología más utilizada para la evaluación comparativa de los resultados por estos centros. Las ecuaciones predictivas y la metodología no están disponibles públicamente. Los centros de traumatología participantes reciben informes sobre los datos agregados, incluidos los cocientes de mortalidad observada y esperada (O:E). Los datos se envían de forma retrospectiva desde el registro de traumatismos y para proporcionar información comparativa de resultados y guiar los esfuerzos internos de mejora del rendimiento en los centros participantes individuales. El TQIP tiene limitaciones. El traslado interhospitalario de un paciente gravemente herido tras su estabilización puede llevar a subestimar la gravedad y los resultados esperados en la institución receptora.

III. SISTEMAS DE PUNTUACIÓN EN CIRUGÍA GENERAL DE URGENCIA. Los sistemas de puntuación de las afecciones en cirugía general de urgencias (CGU) han evolucionado con el tiempo y ahora están disponibles para muchas afecciones que se encuentran en la práctica clínica. Los primeros sistemas de puntuación para las afecciones en CGU incluían métodos diseñados para predecir la presencia o ausencia de enfermedad (p. ej., apendicitis aguda) por medio de los hallazgos clínicos y/o de laboratorio. Dada la prevalencia de imágenes de alta calidad que ha proporcionado la tomografía computarizada (TC), los sistemas de puntuación en CGU han evolucionado desde la predicción de la presencia/ausencia de la enfermedad hacia la estratificación de la gravedad de esta. Los sistemas de puntuación utilizados incluyen los que evalúan la magnitud de la enfermedad para una sola entidad de enfermedad análoga a los sistemas de puntuación de lesiones para traumatismos, los que evalúan la gravedad de la enfermedad crítica y los sistemas de puntuación de estratificación del riesgo quirúrgico que son modelos de pronóstico. La Association for the Surgery of Trauma (AAST) ha desarrollado sistemas de puntuación para 16 afecciones en CGU que estratifican la enfermedad según la gravedad anatómica, de forma similar a los sistemas de puntuación de lesiones y las escalas de puntuación que están disponibles en Internet (www.aast.org).

A. Sistemas de puntuación basados en enfermedades anatómicas

1. Apendicitis

a. Escala de Alvarado y de apendicitis pediátrica (PAS, *Pediatric Appendicitis Score*). La escala de Alvarado y la PAS son herramientas de predicción clínica para predecir la presencia de apendicitis aguda con base en factores clínicos. La escala de Alvarado se desarrolló en 1986 y se compone de síntomas (migración del dolor, anorexia, náusea/vómito), hallazgos de la exploración física (fiebre, dolor a la palpación, dolor de descompresión) y datos de laboratorio (leucocitosis, desplazamiento). La escala de Alvarado es sensible y específica para la apendicitis, pero su uso clínico más común puede ser la capacidad de descartar la apendicitis en pacientes con una puntuación baja (< 4). La PAS es similar a la escala de Alvarado, pero se diseñó específicamente para pacientes pediátricos. En los niños, una puntuación PAS inferior a 4 indica una probabilidad muy baja de que se trate de una apendicitis aguda, una puntuación superior a 8 indica una alta probabilidad de que sí lo sea, y las puntuaciones de 5 a 7 pueden justificar la realización de pruebas adicionales o la obtención de imágenes. La escala de respuesta inflamatoria a la apendicitis es similar a la de Alvarado y a la de la PAS, pero añade la medición de la proteína C-reactiva (PCR) al modelo de predicción. Las tres herramientas de predicción clínica comentadas anteriormente se correlacionan bien con la probabilidad de apendicitis aguda, pero no definen la gravedad de la enfermedad. Estas herramientas de predicción tienen una mayor utilidad en entornos con pocos recursos en los que la TC es menos frecuente o en pacientes pediátricos, en quienes se hace hincapié en minimizar la radiación de las imágenes diagnósticas.

b. **Sistema de clasificación de la apendicitis de Sunshine.** Esta puntuación estratifica la apendicitis según la gravedad anatómica de la enfermedad y amplía el sistema de clasificación binario utilizado durante décadas (apendicitis simple frente a complicada) a cuatro grados (1, apendicitis simple; 2, apendicitis purulenta, localizada en el cuadrante inferior derecho; 3, apendicitis purulenta, contaminación de cuatro cuadrantes; y 4, apendicitis perforada). Este sistema se correlaciona con la probabilidad de que se produzca un absceso posquirúrgico y se ha sugerido que puede ser una guía para el tratamiento antibiótico y para las recomendaciones de seguimiento.

c. **Grado de la American Association for the Surgery of Trauma (AAST).** Este sistema estratifica la apendicitis según la gravedad anatómica de la enfermedad en cinco grados, con tres estratificaciones para la apendicitis perforada (asociada a inflamación local, flemón/absceso periapendicular o peritonitis generalizada). El aumento del grado se ha correlacionado con la duración de la cirugía, la necesidad de conversión a cirugía abierta, las complicaciones, la duración de la estancia y el coste hospitalario.

2. **Colecistitis.** Las directrices de Tokio describen estrategias de tratamiento basadas en la gravedad de la enfermedad y la fisiología del paciente. La AAST dispone de un sistema de puntuación anatómica que estratifica la gravedad de la colecistitis según los hallazgos anatómicos.

   a. **Directrices de Tokio.** Las directrices de Tokio se propusieron en 2006 y se revisaron en 2013 (TG13) y 2018 (TG18). Fueron diseñadas para estratificar la gravedad de la enfermedad en la colecistitis aguda y guiar el tratamiento. La colecistitis aguda se clasifica en tres niveles de gravedad: enfermedad de grado 1 (leve); enfermedad de grado 2 (moderada); y enfermedad de grado 3 (grave). La enfermedad de grado 1 describe la afección con inflamación leve en la que la colecistectomía es una cirugía segura y de bajo riesgo. La enfermedad de grado 2 está destinada a describir a aquellos pacientes en los que el grado de inflamación puede conducir a una mayor dificultad quirúrgica y en quienes debe considerarse el drenaje si el grado de dificultad quirúrgica es alto. La enfermedad de grado 3 describe a aquellos pacientes con disfunción orgánica y en quienes se recomienda el drenaje de la vesícula biliar. La colecistectomía puede considerarse en pacientes con colecistitis de grado 3 si la disfunción orgánica mejora con el tratamiento médico. Las directrices TG13 no se han sometido a pruebas rigurosas, y el sistema de clasificación adolece de falta de criterios uniformes para determinar el grado. Cuando se estudió en una población de Estados Unidos, los criterios TG13 no fueron sensibles para diagnosticar la colecistitis aguda. En este estudio, la mayoría de los pacientes pudieron ser tratados con una colecistectomía temprana, incluidos los pacientes con enfermedad de grado 3, para quienes las directrices TG13 recomendaban el drenaje de la vesícula biliar. El papel exacto de las directrices de Tokio merece una mayor investigación, especialmente en los pacientes de otros países.

   b. **Grado de la AAST.** El sistema AAST estratifica la colecistitis aguda en cinco grados de gravedad anatómica. No se ha establecido la validación de este sistema de puntuación ni su asociación con el tratamiento de los pacientes y el pronóstico.

3. **Diverticulitis**

   a. **Clasificación de Hinchey.** Se trata del sistema de clasificación de la gravedad de la diverticulitis más difundido. Se propuso originalmente en 1978 y fue revisada por Sher en 1997 para tener en cuenta el uso generalizado de la TC y la disponibilidad urgente del drenaje percutáneo. Los estadios tempranos se asocian a enfermedad leve o localizada que es susceptible de tratamiento antibiótico solo (estadio 1) o combinado con drenaje percutáneo de un absceso localizado (estadio 2). Los estadios 3 (peritonitis purulenta generalizada) y 4 (peritonitis fecal) se asocian a peritonitis en la exploración física y suelen ser objeto de tratamiento quirúrgico. El tipo específico de cirugía que se realiza sigue evolucionando y se revisará con más detalle en otro capítulo.

b. **Grado de la AAST**. En general, es un sistema similar a la clasificación de Hinchey, con el estadio 1 subdividido en las afecciones anatómicas de la diverticulitis leve que corresponden a los hallazgos observados en la TC y que, sin embargo, siguen siendo susceptibles de tratamiento antibiótico solo (inflamación leve, con o sin flemón pericólico pero sin absceso). El grado de la AAST ha sido validado en los primeros estudios y se correlaciona con la duración de la estancia y las complicaciones.

4. **Pancreatitis**

a. **Criterios de Ranson**. Los criterios de Ranson se describieron en 1974 y representan el sistema de puntuación más conocido para la pancreatitis aguda (tabla 69-3). Inicialmente se diseñó para estratificar la gravedad de la pancreatitis inducida por el alcohol, pero posteriormente se modificó para incluir la pancreatitis por cálculos biliares. Un aumento de la puntuación de Ranson se correlaciona con un incremento de la mortalidad por pancreatitis aguda.

Una limitación de este sistema es el requisito de que transcurran 48 h de atención para completar la puntuación. Sin embargo, sigue siendo una herramienta ampliamente utilizada tanto para el triaje como para la predicción de la gravedad de la enfermedad y las complicaciones.

b. **Puntuación de Balthazar**. Este sistema se propuso en 1985 basándose en los hallazgos iniciales de la TC en la pancreatitis aguda. Se modificó para incluir la extensión de la necrosis pancreática, y se creó el índice de gravedad de la tomografía computarizada (CTSI, *Computed Tomography Severity Index*) (tabla 69-4). Estos sistemas de clasificación radiológica ampliamente utilizados se correlacionan razonablemente bien con el pronóstico de los pacientes. Las limitaciones de estos sistemas de estratificación son que no tienen en cuenta la necrosis pancreática infectada ni la fisiología del paciente.

c. **Grado de la AAST**. El sistema AAST estratifica la magnitud de la alteración anatómica en la pancreatitis aguda e incluye descriptores para el desarrollo de necrosis pancreática infectada, así como la extensión a órganos peripancreáticos adyacentes, como el colon. Aunque es intuitivo en cuanto a la alteración anatómica, no se ha establecido la correlación de este sistema de clasificación con la necesidad de intervención o el pronóstico del paciente.

TABLA 69-3 Criterios de Ranson para la pancreatitis aguda

	Pancreatitis sin cálculos biliares	Pancreatitis por cálculos biliares
Ingreso	Edad >55 años	Edad >70 años
	Leucocitos >16 000/mm^3	Leucocitos >18 000/mm^3
	Glucosa en sangre >200 mg/dL	Glucosa en sangre >220 mg/dL
	Lactato deshidrogenasa sérica >350 UI/L	Lactato deshidrogenasa sérica >400 UI/L
	Aspartato aminotransferasa sérica >250 UI/L	Aspartato aminotransferasa sérica >250 UI/L
48 h iniciales	Disminución del hematocrito >10 %	Disminución del hematocrito >10 %
	Aumento del nitrógeno ureico en sangre >5 mg/dL	Aumento del nitrógeno ureico en sangre >2 mg/dL
	Calcio sérico <8 mg/dL	Calcio sérico <8 mg/dL
	PaO_2 <60 mm Hg	NA
	Déficit de base sérica >4 mEq/L	Déficit de base sérica >5 mEq/L
	Secuestro de líquidos >6 L	Secuestro de líquidos >4 L

5. **Obstrucción del intestino delgado**
   a. **Grado de la AAST.** Los sistemas de graduación de la magnitud de la obstrucción del intestino delgado (OID) no están ampliamente disponibles ni se aplican comúnmente. El sistema AAST amplía el sistema de clasificación clínica binaria (OID parcial frente a OID completa) a cinco grados de gravedad anatómica que incluyen criterios clínicos (flato/estreñimiento, ruidos intestinales, distensión, dolor a la palpación) y hallazgos radiográficos de la TC (distensión, punto de transición, perforación). El grado 1 de OID representa una obstrucción parcial, mientras que los grados 2 a 5 representan formas de OID completa (intestino viable, intestino comprometido, intestino no viable, perforación). Este sistema depende en gran medida de la observación directa de la exploración quirúrgica, por lo que, presumiblemente, cualquier OID tratada de forma no quirúrgica sería, por definición, de grado 1. Este sistema se diseñó para la OID debida a adherencias, y puede ser necesaria la confirmación en cirugía para descartar definitivamente otras etiologías.
6. **Infección necrosante de tejidos blandos**
   a. **Indicador de riesgo de laboratorio para la fascitis necrosante (LRINEC,** Laboratory risk indicator for necrotizing fasciitis**).** Esta herramienta cuantifica la probabilidad de que se produzca una infección necrosante de tejidos blandos (INTB) mediante el recuento de leucocitos, la hemoglobina, el sodio sérico, la creatinina sérica, la glucosa y la PCR. La mayor parte de los puntos de esta escala se dan para la PCR, que no suele ser medida por los cirujanos o en el servicio de urgencias. El LRINEC es una herramienta de predicción clínica para ayudar a realizar el diagnóstico de la INTB y no estratifica la gravedad de la enfermedad ni la clasifica.
   b. **Escala de la infección necrosante de tejidos blandos (INTB).** Esta escala, en ingles denominada *NSTI score* y descrita por primera vez en 2009, se desarrolló a partir de datos agrupados de dos instituciones para clasificar la gravedad de la INTB y predecir la mortalidad. La puntuación de la INTB I es la suma de tres variables menores (frecuencia cardíaca >110 lat/min, temperatura <36 °C, creatinina >1.5 mg/dL; 1 punto cada una) y tres variables mayores (edad >50 años, leucocitos >40 000/mm^3, hematocrito >50 %; 3 puntos cada una) y se correlaciona con la mortalidad (<2 puntos, mortalidad = 6 %; 3 a 5 puntos, mortalidad = 24 %; >6 puntos, mortalidad = 88 %). Dada la frecuencia limitada de la INTB, este sistema de puntuación no ha sido ampliamente validado por otros investigadores ni modificado para mejorar su capacidad predictiva.
   c. **Grado de la AAST.** Este sistema de puntuación clasifica todos los tipos de infecciones de partes blandas en un único sistema de puntuación que va desde lo leve (grado 1 = celulitis) hasta lo grave (grado 5 = mionecrosis). Lo que la mayoría consideraría una

TABLA 69-4 Índice de gravedad de la pancreatitis aguda (puntuación de Balthazar) por tomografía computarizada (TC)

Grado Balthazar	Resultados de la TC	Puntos
A	TC normal	0
B	Agrandamiento focal o difuso del páncreas	1
C	Anomalías de la glándula pancreática e inflamación peripancreática	2
D	Acumulación de líquido única y mal definida o flemón	3
E	≥2 acumulaciones mal definidas o presencia de aire en el páncreas o adyacente a él	4
Grado de necrosis		**Puntos adicionales**
0		0
≤30%		2
30%-50%		4
>50%		6

INTB o fascitis necrosante se clasifica como grado 4 sin más estratificación. No se ha establecido la validación del sistema AAST ni su utilidad clínica.

B. **Otros sistemas de puntuación en la CGU.** Se han utilizado otros sistemas de puntuación en pacientes con CGU para cuantificar la magnitud de la lesión fisiológica, correlacionarla con la gravedad de la enfermedad e intentar predecir el pronóstico. Estos otros sistemas no son específicos para los pacientes o enfermedades de CGU. Se han creado principalmente utilizando otras poblaciones de pacientes, pero se han aplicado a pacientes de CGU para medir factores clínicos específicos. Pueden clasificarse, a grandes rasgos, en sistemas que cuantifican la fisiología/función/disfunción de los órganos, las comorbilidades médicas y la fisiología del paciente. La siguiente lista proporciona ejemplos representativos, pero no pretende ser exhaustiva de todos los sistemas de puntuación que se han aplicado a los pacientes de CGU.

1. **Puntuaciones relacionadas con la fisiología/función/disfunción de órganos**
   a. **Evaluación del fallo orgánico relacionado con la sepsis (SOFA, *Sepsis-related Organ Failure Assessment*).** Este sistema puntúa la disfunción orgánica (de 0 a 4 puntos) de seis sistemas orgánicos mediante la evaluación de los sistemas respiratorio (PaO_2/FiO_2), neurológico (GCS), cardiovascular (presión arterial media/uso de vasopresores), hepático (bilirrubina), hematológico (recuento de plaquetas) y renal (creatinina/gasto de orina). El SOFA se diseñó para pacientes con sepsis, pero se ha utilizado en otras poblaciones de pacientes. El aumento de las puntuaciones del SOFA se correlaciona con la mortalidad.
   b. **Puntuación de Denver para la insuficiencia orgánica múltiple.** Esta escala puntuaba originalmente la disfunción orgánica (de 0 a 3 puntos) de cuatro sistemas orgánicos, incluyendo el respiratorio (puntuación del SDRA), el renal (creatinina), el hepático (bilirrubina) y el cardíaco (uso de inótropos). El componente respiratorio se modificó posteriormente para incorporar la presión parcial arterial de oxígeno/fracción de oxígeno en el aire inspirado (PaO_2/FiO_2). Esta escala se derivó de una población de pacientes traumáticos, pero se ha utilizado ampliamente en otras poblaciones. El aumento de las puntuaciones se correlaciona con la mortalidad y la utilización de recursos.
   c. **Puntuación de disfunción orgánica múltiple de Marshall.** Esta puntuación cuantifica la disfunción orgánica (de 0 a 4 puntos) de seis sistemas orgánicos, entre los cuales respiratorio (PaO_2/FiO_2), renal (creatinina), hepático (bilirrubina), cardiovascular (frecuencia cardíaca ajustada a la presión), neurológico (GCS) y hematológico (recuento de plaquetas). Se derivó de una población mixta de la unidad de cuidados intensivos (UCI), de modo similar al SOFA. El aumento de la puntuación del MODS se correlaciona con la mortalidad.
2. **Puntuaciones relacionadas con la comorbilidad médica**
   a. **Índice de comorbilidad de Charlson.** Publicado originalmente en 1987, este índice asigna puntos a las comorbilidades médicas que se suman matemáticamente para predecir la mortalidad. Se ha aplicado con frecuencia a conjuntos de datos administrativos para estudios a gran escala y se ha revisado a medida que la atención médica ha reducido la mortalidad de varias comorbilidades.
3. **Puntuaciones combinadas de fisiología/comorbilidad**
   a. **Acute Physiology and Chronic Health Evaluation (APACHE).** El sistema APACHE es el sistema más establecido para cuantificar la enfermedad crítica y ha sufrido varias revisiones, la más reciente de las cuales en 2006 (versión IV). Diseñado para predecir la mortalidad en pacientes críticos de la UCI, la información sobre las afecciones crónicas y las variables fisiológicas y de función orgánica del primer día de la UCI se utilizan para generar predicciones de mortalidad. Se han validado versiones de APACHE en diferentes poblaciones de adultos en estado crítico, y es probable que alguna versión de APACHE sea el sistema de puntuación de la UCI más utilizado para evaluar la mortalidad en la UCI y la estancia prolongada en la misma.
   b. **Calculadora de riesgo del National Surgical Quality Improvement Program (NSQIP).** Esta herramienta de puntuación fue desarrollada por el National Surgical Quality Improvement Program del American College of Surgeons específicamente para pacientes quirúrgicos con el fin de estimar el riesgo de muerte y complicaciones perioperatorias. Esta metodología se derivó de aproximadamente 4 millones de cirugías de los hospitales participantes en el NSQIP de 2012 a 2016 y utiliza 20 variables, así como los códigos CPT® (códigos médicos utilizados para describir los procedimientos y servicios que se realizan en el ámbito sanitario en Estados Unidos, creados por la American Medical Association en 1966), para estimar la mortalidad a 30 días y el desarrollo de complicaciones.

      Está diseñado como una herramienta de apoyo a la decisión clínica para los cirujanos y para ayudar en las discusiones sobre el consentimiento informado y utiliza datos de una amplia variedad de intervenciones quirúrgicas no traumáticas. Está disponible

TABLA 69-5 Fenotipo de fragilidad

Criterios de fragilidad	Medición
Pérdida de peso	Pérdida de 4.5 kg o más en el último año
Debilidad	Disminución de la fuerza de agarre (<20 % según el sexo y el índice de masa corporal)
Cansancio	Autodeclaración de «agotamiento», falta de energía o resistencia
Lentitud	Marcha lenta (el 20 % más bajo por edad y sexo)
Baja actividad	Bajo gasto energético semanal: el 20 % más bajo Hombres: <383 kcal/semana Mujeres: <270 kcal/semana
1 punto por cada criterio cumplido	
0-1 = no frágil	
2-3 = fragilidad intermedia o prefragilidad	
4-5 = frágil	

en línea (http://riskcalculator.facs.org), y se está evaluando su uso como herramienta de apoyo clínico.

4. **Puntuaciones de fragilidad.** Las camas de los hospitales están cada vez más ocupadas por pacientes de edad avanzada. En 2005, los adultos mayores representaban solo el 12 % de la población total de Estados Unidos, pero representaban el 35 % de todas las hospitalizaciones y, además, un porcentaje importante de la carga de trabajo quirúrgico. La edad es un factor de riesgo independiente para las complicaciones posquirúrgicas: más del 20 % de los pacientes adultos mayores desarrollarán una complicación quirúrgica intrahospitalaria. La necesidad de predecir los pacientes adultos mayores de muy alto riesgo y prehabitarlos cuando sea posible o evitar la cirugía en los pacientes muy frágiles es una cuestión clínica importante. Se han desarrollado múltiples puntuaciones de fragilidad para ayudar en esta situación clínica cada vez más frecuente (tabla 69-5).

Lecturas recomendadas

Anaya DA, Bulger EM, Kwon YS, et al. Predicting death in necrotizing soft tissue infections: a clinical score. *Surg Infect (Larchmt)* 2009;10:517–522.

Baghdadi YMK, Morris DS, Choudhry AJ, et al. Validation of the anatomic severity score developed by the American Association for the Surgery of Trauma in small bowel obstruction. *J Surg Res* 2016;204:428–434.

Baker SP, O'Neill B, Haddon W, et al. The Injury Severity Score: a method for describing patients with multiple injuries and evaluating emergency care. *J Trauma* 1974;14:187–196.

Bilimoria KY, Liu Y, Paruch JL, et al. Development and evaluation of the Universal ACS NSQIP Surgical Risk Calculator: a decision aid and informed consent tool for patients and surgeons. *J Am Coll Surg* 2013;217:833–842.

Brand M, Götz A, Zeman F, et al. Acute necrotizing pancreatitis: laboratory, clinical, and imaging findings as predictors of patient outcome. *Am J Roentgenol* 2014;202:1215–1231.

Charlson ME, Pompei P, Ales KL, et al. A new method of classifying prognostic comorbidity in longitudinal studies: development and validation. *J Chronic Dis* 1987;40:373–383.

Collins CM, Davenport DL, Talley CL, et al. Appendicitis grade, operative duration, and hospital cost. *J Am Coll Surg* 2018;226:578–585.

Hemmila MR, Nathens AB, Shafi S, et al. The Trauma Quality Improvement Program: pilot study and initial demonstration of feasibility. *J Trauma* 2010;68:253–262.

Johansen K, Daines M, Howey T, et al. Objective criteria accurately predict amputation following lower extremity trauma. *J Trauma* 1990;30:568–573.

Joseph B, Jehan F, Dacey M, et al. Evaluating the relevance of the 2013 Tokyo Guidelines for the diagnosis and management of cholecystitis. *J Am Coll Surg* 2018;227:38–44.

Knaus WA, Wagner DP, Draper EA, et al. The APACHE III prognostic system. Risk prediction of hospital mortality for critically ill-hospitalized adults. *Chest* 1991;100:1619–1636.

Marshall JC, Cook DJ, Christou NV, et al. Multiple organ dysfunction score: a reliable descriptor of a complex clinical outcome. *Crit Care Med* 1995;23:1638–1652.

Meredith JW, Evans G, Kilgo PD, et al. A comparison of the abilities of nine scoring algorithms in predicting mortality. *J Trauma* 2002;53:621–629.

Moore EE, Dunn EL, Moore JB, et al. Penetrating abdominal trauma index. *J Trauma* 1981;21:439–445.

Osler T, Rutledge R, Deis J, et al. ICISS: an international classification of disease-9 based injury severity score. *J Trauma* 1996;41:380–388.

Pogorelić Z, Rak S, Mrklić I, et al. Prospective validation of Alvarado score and Pediatric Appendicitis Score for the diagnosis of acute appendicitis in children. *Pediatr Emerg Care* 2015;31:164–168.

Sauaia A, Moore FA, Moore EE, et al. Early predictors of postinjury multiple organ failure. *Arch Surg* 1994;129:39–45.

Shafi S, Priest EL, Crandall ML; American Association for the Surgery of Trauma Patient Assessment Committee. Multicenter validation of American Association for the Surgery of Trauma grading system for acute colonic diverticulitis and its use for emergency general surgery quality improvement program. *J Trauma* 2016;80:405–411.

Shafi S, Aboutanos M, Brown CVR, et al.; the American Association for the Surgery of Trauma Committee on Patient Assessment and Outcomes. Measuring anatomic severity of disease in emergency general surgery. *J Trauma* 2014;76:884–887.

Sher ME, Agachan F, Bortul M, et al. Laparoscopic surgery for diverticulitis. *Surg Endosc* 1997;11: 264–267.

Tepas JJ III, Ramenofsky ML, Mollitt DL, et al. The Pediatric Trauma Score as a predictor of injury severity: an objective assessment. *J Trauma* 1988;28:425–429.

Vincent JL, Moreno R, Takala J, et al. The SOFA (Sepsis-related Organ Failure Assessment) score to describe organ dysfunction/failure. On behalf of the Working Group on Sepsis-Related Problems of the European Society of Intensive Care Medicine. *Intensive Care Med* 1996;22:707–710.

Xue QL. The frailty syndrome: definition and natural history. *Clin Geriatr Med* 2011;27(1):1–15.

Yokoe M, Hata J, Strasberg SM, et al. Tokyo guidelines 2018: diagnostic criteria and severity grading of acute cholecystitis (with videos). *J Hepatobiliary Pancreat Sci* 2018;25:41–54.

Zimmerman JE, Kramer AA, McNair DS, et al. Acute Physiology and Chronic Health Evaluation (APACHE) IV: hospital mortality assessment for today's critically ill patients. *Crit Care Med* 2006;34:1297–1310.

V Rescate quirúrgico, complicaciones

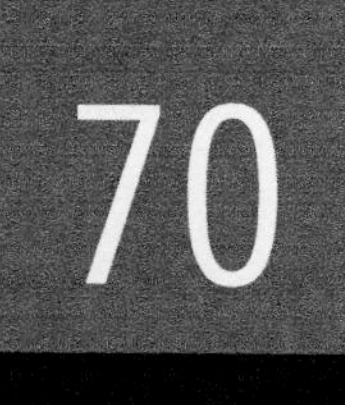

Rescate en la cirugía de cuidados intensivos

Daniel N. Holena y Andrew B. Peitzman

I. COMPLICACIONES EN LA CIRUGÍA DE CUIDADOS INTENSIVOS. A diferencia de las prácticas quirúrgicas programadas, la cirugía de cuidados intensivos (CCI) se caracteriza por sus altas tasas de morbilidad y mortalidad. En un estudio reciente realizado con el *National Trauma Data Bank*, se produjeron complicaciones en el 11 % de los pacientes con una puntuación de gravedad de la lesión superior a 9, pero las estimaciones varían mucho en función de los criterios de inclusión de los pacientes. Las tasas de complicaciones tras la cirugía general de urgencia (CGU) también varían mucho según la afección quirúrgica aguda y las características del paciente, pero oscilan entre aproximadamente el 6 % tras una apendicectomía y el 47 % tras una colectomía. La CGU constituye solo el 14 % de las cirugías en el *National Surgical Quality Improvement Program* (NSQIP), pero es responsable de más del 50 % de la mortalidad y la morbilidad del programa. Además, las complicaciones son frecuentes en los cuidados críticos quirúrgicos (CCQ). Mientras que algunos pacientes requieren cuidados críticos por complicaciones posquirúrgicas o postraumáticas, las complicaciones también se producen con frecuencia en la unidad de cuidados intensivos (UCI) dentro de esta compleja población de pacientes. En esta sección se aborda el rescate quirúrgico (RQ), así como el manejo de complicaciones específicas que se observan en la CCI y que abarcan la vía aérea, las complicaciones de las sondas de alimentación y la endoscopia, y las complicaciones tras la cirugía digestiva y bariátrica; el capítulo cierra con las complicaciones torácicas habituales.

A. El rescate como concepto en la CCI. Los proveedores de CCI tratan enfermedades en las que el tiempo es un factor vital tanto en traumatología como en CGU. El control rápido de la fuente es fundamental, ya sea por la rotura del bazo tras un accidente de tráfico o la rotura de un aneurisma visceral por un disparo en el duodeno o una úlcera duodenal perforada. En la CCQ, un elemento clave de la práctica es la recuperación de los pacientes con alto riesgo de muerte por la progresión de los estados de enfermedad quirúrgicos o las complicaciones de la atención. De hecho, ninguna palabra caracteriza mejor el campo de la CCI que «rescate». A pesar de la gran validez aparente de este concepto, el significado de «rescate» y la forma de medirlo dentro de la CCI son variados. El *RQ* y el *fallo del rescate (FR)* son dos conceptos importantes que son fundamentales para la práctica de la CCI. En este capítulo se analizan estas importantes ideas en relación con la CCI.

II. RESCATE QUIRÚRGICO. Los proveedores de CCI dedican gran parte de su práctica al RQ. Este se define como la intervención rápida y el rescate de un paciente tras una complicación quirúrgica o de procedimiento. En la elaboración de esta definición, las complicaciones se dividen primero en de «etiología quirúrgica» o de «etiología médica». Las **complicaciones médicas** son las que se tratan con intervenciones no quirúrgicas (como el tratamiento de la infección urinaria, la neumonía, la embolia pulmonar o la insuficiencia renal aguda). Las **complicaciones quirúrgicas** incluyen afecciones como urgencia de la vía aérea, hemorragia, obstrucción intestinal, víscera perforada, disfunción de tubos/líneas/dispositivos, sepsis no controlada de etiología quirúrgica, isquemia visceral o complicaciones de las heridas. Teniendo en cuenta la importancia del RQ y la forma en que sustenta los dominios de traumatología, CGU, CCQ y cirugía general programada de la CCI, la el RQ puede considerarse el «quinto pilar» de la CCI.

A. Rescate quirúrgico en pacientes de CCI. De los 2 410 pacientes evaluados por un servicio de CCI en un gran centro de traumatología académico urbano de nivel I, el 13 % tuvo una complicación quirúrgica, de la cual el 85 % fue consecuencia de una intervención quirúrgica previa. Las complicaciones quirúrgicas más comunes fueron complicaciones de la herida, sepsis incontrolada que requería control de la fuente, obstrucción intestinal, hemorragia, perforación intestinal y complicaciones derivadas de la inserción de sondas de alimentación o de vías arteriales/venosas. En consecuencia, las intervenciones habituales requeridas para los pacientes con complicaciones quirúrgicas fueron la resección intestinal, el desbridamiento de la herida y el control de la infección (fig. 70-1). Las intervenciones realizadas en estos pacientes con RQ incluyeron el manejo de los cuidados críticos (monitorización en la UCI, ventilación mecánica y traqueostomía), así como intervenciones quirúrgicas (incluidos cirugía, reanimación, procedimientos de radiología intervencionista, procedimientos a pie de cama y

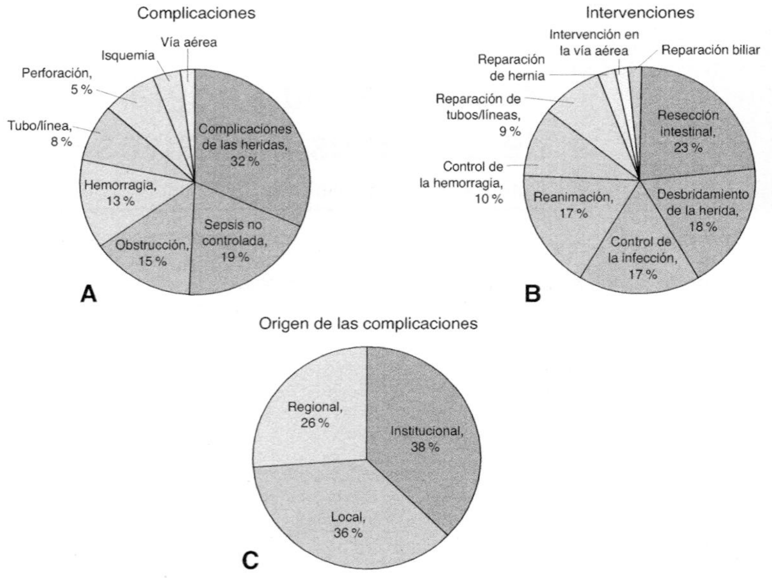

Figura 70-1. **A:** Complicaciones. **B:** Intervenciones. **C:** Origen de las complicaciones. (Reimpreso de Kutcher ME, Sperry JL, Rosengart MR, y cols. Surgical rescue: the next pillar of acute care surgery. *J Trauma Acute Care Surg* 2017;82(2):280-286, con permiso).

endoscopia). Cabe destacar que la cirugía fue la intervención de RQ más habitual y aumentó de forma escalonada en los grupos de pacientes de origen local (servicio de CCI) a institucional y regional, lo que pone de manifiesto la importancia de los servicios de CCI como recurso regional en el RQ. La mortalidad a los 30 días de los pacientes que requirieron RQ fue del 13 %, que se duplicó al 25 % al año, lo que subraya la importancia de seguir los resultados a largo plazo en esta compleja cohorte de pacientes.

B. RQ en pacientes médicos. Entre el 2 % y el 4 % de los pacientes de la unidad de cuidados intensivos médicos (UCIM) presentan enfermedad intraabdominal que requiere cirugía (incluidas isquemia por obstrucción intestinal, perforación, enfermedad biliar y hemorragia digestiva), con una mortalidad del 100 % en los pacientes sometidos a tratamiento no quirúrgico y una mortalidad del 25 % al 45 % en los pacientes sometidos a tratamiento quirúrgico (tabla 70-1). La complejidad inherente de los pacientes de la UCIM hace que los diagnósticos quirúrgicos sean un reto, y, sin embargo, la elevada carga de comorbilidad médica puede predisponer a los pacientes médicos al desarrollo de enfermedad quirúrgica sensible al tiempo. El primer paso en el rescate de los pacientes médicos se basa en el reconocimiento de la enfermedad quirúrgica por parte del equipo médico. Esta información debe transmitirse rápidamente al equipo quirúrgico.

Por tanto, la preocupación por el deterioro del paciente debe escalarse a través de los equipos de proveedores médicos y quirúrgicos para que se produzca la acción, lo que puede impedir el RQ. El trabajo en equipo entre los intensivistas médicos, los especialistas en medicina hospitalaria y los cirujanos de cuidados intensivos es un elemento esencial del RQ de los pacientes médicos.

III. FALLO DEL RESCATE. El FR se define como la muerte tras la aparición de una complicación. La aparición de una complicación también se asocia a otros resultados negativos: complicaciones posteriores/secundarias, aumento de la duración de la estancia hospitalaria, disminución de la satisfacción del paciente, aumento de los costes de la atención y discapacidad a largo plazo. Varios estudios han constatado que la frecuencia de las complicaciones es comparable entre los hospitales de alta mortalidad y los de baja mortalidad. El hospital de baja mortalidad «rescatará» al paciente tras una complicación (superviviente), mientras que el hospital de alta mortalidad no lo hará (FR). Esta aparente paradoja fue explicada en 1992 por Silber y cols., que describieron por primera vez

TABLA 70-1 Enfermedades abdominales que requieren cirugía en pacientes de la unidad de cuidados intensivos médicos
Colitis por *Clostridium difficile*
Obstrucción intestinal
Isquemia mesentérica
Diverticulitis aguda
Enfermedad de las vías biliares
Apendicitis aguda
Úlcera péptica perforada o hemorrágica
Sonda de alimentación desprendida
Pancreatitis aguda o absceso pancreático
Rotura o absceso esplénico
Rotura de aneurisma aórtico o visceral
Hemorragia por vía arterial, inserción de catéter venoso central
Síndrome compartimental abdominal

el concepto de FR. Según este paradigma, la tasa de mortalidad de una institución puede dividirse en las probabilidades condicionales de muerte dada la presencia o ausencia de una complicación (fig. 70-2):

Mortalidad = (probabilidad de muerte si se produce una complicación × probabilidad de que se produzca una complicación) + (probabilidad de muerte si no se produce ninguna complicación × probabilidad de que no se produzca ninguna complicación).

Por tanto, para reducir la tasa de mortalidad, hay dos vías posibles:

- Reducir la tasa de complicaciones.
- Reducir la tasa de mortalidad tras una complicación (FR).

En otras exploraciones sobre el FR se examinaron las contribuciones de los factores del paciente (edad, afecciones comórbidas o de procedimiento) y de los factores relacionados con el hospital (proporción de personal enfermero por cama, presencia de programas de formación de residentes y certificación de los proveedores) a las tasas de mortalidad, complicaciones y FR. Las complicaciones médicas suelen deberse a factores del paciente, como la fragilidad o la comorbilidad. Las

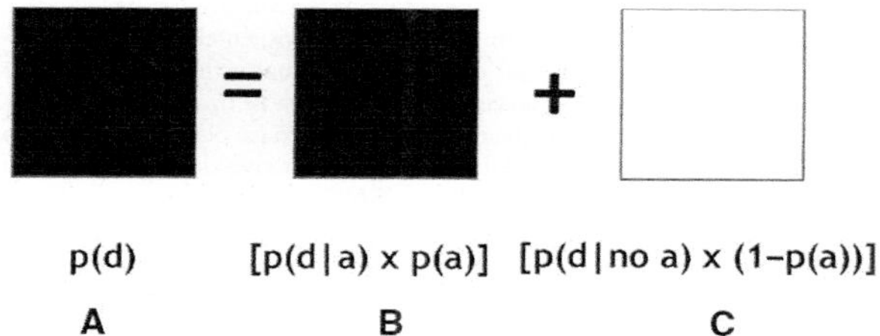

Figura 70-2. Descomposición de la tasa de mortalidad. **A:** Probabilidad de muerte = **B:** (probabilidad de muerte si se produce una complicación × probabilidad de que se produzca una complicación) + **C:** (probabilidad de muerte si no se produce ninguna complicación × probabilidad de que no se produzca ninguna complicación). En la cirugía general programada, como se muestra aquí, la probabilidad de muerte en ausencia de una complicación debería acercarse a cero, por lo que la tasa de mortalidad se reduce al producto de la tasa de complicaciones y la tasa de fallo del rescate.

complicaciones quirúrgicas suelen estar relacionadas con el cirujano. Es importante destacar que las complicaciones quirúrgicas suelen ser más graves y tienen más probabilidades de ser evitables que las médicas. Las tasas de FR están más asociadas a las características del hospital que a las del paciente. La implicación práctica de este hallazgo es que, dado que las complicaciones están vinculadas a factores del paciente y estos factores del paciente no suelen ser susceptibles de modificación en el paciente de CGU o de traumatología, centrarse en la reducción de las tasas de complicaciones puede no ser siempre la vía óptima para reducir la mortalidad. Por el contrario, dado que la tasa de FR está muy asociada a factores del hospital y estos factores están sujetos a modificación, centrarse en la reducción de la mortalidad tras la aparición de una complicación puede reducir la tasa de mortalidad. En apoyo de este concepto, las tasas de complicaciones y complicaciones graves no difieren significativamente entre los hospitales de baja y alta mortalidad, pero la tasa de FR está muy asociada a la tasa de mortalidad a nivel institucional.

A. **FR tras un traumatismo.** La primera exploración del FR en poblaciones de traumatismos informó de resultados similares a los de trabajos anteriores en poblaciones de cirugía programada: las tasas de complicaciones y complicaciones graves no diferían en los hospitales de alta y baja mortalidad, pero los hospitales de baja mortalidad tenían tasas de FR más bajas. El FR en traumatología se ha relacionado con las disparidades en el acceso a la atención, y un amplio estudio descubrió que, aunque los pacientes sin seguro médico tenían menos probabilidades de desarrollar complicaciones que los pacientes asegurados, tenían más probabilidades de morir tras el desarrollo de una complicación. Este hallazgo se produjo tanto en los hospitales de la red de seguridad como en los que no lo son. También se han asociado comorbilidades específicas con el desarrollo de FR en poblaciones traumáticas, como la enfermedad renal, la enfermedad hepática y la fragilidad. Otros trabajos se han centrado en la geografía del FR y han descubierto que, si bien las complicaciones que se producen en el entorno prehospitalario son las más propensas a provocar la muerte, el mayor número de acontecimientos de FR en general se produce en la UCI.

B. **FR después de una CGU.** Al igual que en otras poblaciones de pacientes, las tasas de complicaciones en los pacientes sometidos a CGU no parecen estar asociadas a las tasas de mortalidad a nivel hospitalario, pero las tasas de FR aumentan de forma escalonada con la mortalidad. Este hallazgo se ha demostrado en pacientes sometidos a diversos procedimientos de CGU, así como en pacientes sometidos a cirugías específicas tales como la resección intestinal. Recientemente también se han caracterizado los factores de los pacientes asociados a FR después de la CGU, como fragilidad, aparición de una complicación pulmonar o infecciosa y falta de seguro médico.

IV. **POSIBLES MECANISMOS PARA MEJORAR LAS CIFRAS DE MORTALIDAD MEDIANTE EL RESCATE.** Los elementos estructurales asociados a tasas de FR más bajas incluyen factores de dotación de personal (niveles de educación de enfermería, proporción de personal enfermero por cama y proporción de cirujanos y anestesistas certificados) y marcadores de atención hospitalaria compleja (programas de trasplante e índices de mayor uso de tecnología). Para evitar la muerte tras una complicación, esta debe detectarse y tratarse a tiempo. En primer lugar, la complicación debe ser detectada por el enfermero u enfermera de cabecera. En segundo lugar, esta observación debe transmitirse rápidamente al personal médico. En tercer lugar, un cirujano de nivel superior debe intervenir rápidamente para evitar el FR. Las muertes inesperadas en el hospital suelen ir precedidas de un deterioro fisiológico. Por ello, se han desarrollado sistemas de respuesta rápida (SRR) para reducir las tasas de mortalidad y de ingresos imprevistos en la UCI que se producen como consecuencia de acontecimientos adversos. Desde un punto de vista conceptual, estos SRR incluyen los componentes de detección (rama aferente) y de respuesta (rama eferente).

A. **Mejorar la rama aferente.** Antes de que los pacientes sufran una parada cardíaca inesperada o sean readmitidos en la UCI, hay un período de tiempo en el que el paciente presenta anomalías fisiológicas, pero pueden no ser detectadas o actuar a tiempo. Este período de deterioro representa una ventana para la intervención que podría utilizarse para rescatar a los pacientes que han sufrido acontecimientos adversos. Cuando esto no ocurre, se denomina fallo del rama aferente (FRA). Existen varias áreas de investigación activa dirigidas a reducir el FRA.

1. **Sistemas de monitorización continua (SMC).** Si bien es frecuente que los pacientes manifiesten cambios en su fisiología antes de sufrir una descompensación franca, las constantes vitales en contextos ajenos a las UCI suelen registrarse solo cada 4 h a 12 h. Por tanto, la medición intermitente o incompleta de las constantes vitales puede provocar retrasos en el reconocimiento del deterioro del paciente. En teoría, la sustitución de la monitorización intermitente de las constantes vitales por la monitorización continua podría mejorar la detección de los cambios fisiológicos en tiempo real y permitir una intervención más temprana, lo que reduciría la morbilidad y la mortalidad. Sin embargo, en los estudios sobre SMC no se ha observado, en general, una reducción de la mortalidad o de los reingresos no planificados en la UCI, en comparación con la monitorización intermitente de los signos vitales.

2. **Sistemas de alerta temprana (SAT).** Tan importante como la detección de cambios fisiológicos a tiempo es la forma de actuar con estos datos. Para ello, se han desarrollado sistemas de monitorización de «seguimiento y activación» que desencadenan una respuesta automática cuando se cumplen criterios específicos. Normalmente, estos sistemas consisten en el cálculo intermitente de una puntuación de alerta temprana (SAT) o de una puntuación de alerta temprana modificada (SATM), compuesta por alguna combinación de datos hemodinámicos, respiratorios, de temperatura o de estado mental. La respuesta a estas puntuaciones es ajustable, de modo que las puntuaciones bajas pueden requerir solo un aumento de la intensidad de la monitorización, mientras que las puntuaciones más altas pueden activar la rama eferente. Aunque es conceptualmente atractiva, la literatura que rodea la eficacia de los SAT es mixta y está limitada por la escasez de datos de alta calidad.
3. **Mejorar la falta de intensificación de los cuidados.** Incluso en estos contextos en los que se emplean SMC y/o SATM, puede que no se produzca el reconocimiento, la comunicación y el manejo del deterioro. La falta de intensificación de los cuidados se produce en aproximadamente el 20 % al 40 % de los casos y se ha asociado a un aumento de las tasas de mortalidad. En los análisis cualitativos, los factores asociados a la falta de intensificación de la atención incluyen inexperiencia clínica, barreras jerárquicas, elevada carga de trabajo y exceso de confianza. Las intervenciones educativas estructuradas para mejorar la intensificación de los cuidados han resultado prometedoras en entornos simulados.

B. **Mejorar la rama eferente.** Para el rescate de los pacientes una vez detectado el deterioro y tomada la decisión de actuar, muchos sistemas sanitarios activan los equipos de urgencias médicas (EUM) para trasladar recursos a la cabecera de la cama y tratar rápidamente a los pacientes que en proceso de deterioro fisiológico. Aunque el uso de los EUM para el rescate parece responder a una necesidad no cubierta, los datos que apoyan esta práctica son contradictorios.

Los factores que contribuyen al éxito del rescate de los pacientes de CCI son complejos e incluyen componentes tanto estructurales como culturales. Los esfuerzos por reducir las tasas de FR deberán incluir componentes dirigidos a mejorar las ramas tanto aferente como eferente.

V. ADVERTENCIAS Y CONTROVERSIAS EN TORNO AL RQ Y EL FR EN LA CCI

A. Construcción de la métrica del FR

1. **Casos no precedentes.** Dado que el FR se describió inicialmente en poblaciones de cirugía programada, la proporción de muertes precedidas por complicaciones (tasa de precedentes) en estas poblaciones es alta porque la probabilidad de muerte en ausencia de una complicación se aproxima a cero. La proporción relativamente pequeña de casos no precedentes puede excluirse del cálculo de la tasa de FR o reclasificarse como casos de FR bajo el supuesto de que efectivamente se produjo una complicación, pero no se registró. En los pacientes que presentan afecciones de CCI, muchos pacientes que mueren lo hacen de forma secundaria a la progresión de la enfermedad, y esto da lugar a una tasa de precedencia mucho menor que la observada en las poblaciones programadas. Esto plantea un dilema metodológico: ignorar estos casos y suponer que no se ha producido ninguna complicación (aunque la infradeclaración de complicaciones es un problema conocido en algunos conjuntos de datos) o reclasificar estos casos como FR (aunque muchos casos pueden representar la progresión de la enfermedad en la que no fue posible el rescate). Se han propuesto alternativas a estos abordajes, pero no hay consenso en cuanto a la solución óptima.
2. **Complicaciones incluidas.** La decisión sobre qué complicaciones incluir en las métricas del RQ y del FR es compleja. En varias definiciones se han incluido complicaciones quirúrgicas, complicaciones «mayores», complicaciones que se ha demostrado de forma empírica que están significativamente asociadas a la mortalidad, o complicaciones probablemente modificables con los cuidados de enfermería. Como principio general, cuantas más muertes estén precedidas de complicaciones, mejor será la validez y la fiabilidad de la métrica. Por otro lado, incluir un gran número de complicaciones simplemente para aumentar la tasa de precedencia puede reducir la validez nominal de la métrica. Por ejemplo, la supervivencia tras el desbridamiento de una infección del sitio quirúrgico cumpliría la definición de RQ, y la muerte tras una infección del sitio quirúrgico cumpliría la definición de FR. A pesar de cumplir con las definiciones, estos casos pueden no reflejar el fenómeno cuya medición justificó el diseño de estas métricas.

B. Ajuste del riesgo.

Los cirujanos de cuidados intensivos saben que existe una heterogeneidad en la gravedad de las complicaciones. El rescate de una embolia pulmonar subsegmentaria es probable, pero el rescate de una embolia pulmonar en silla de montar que cause un choque obstructivo lo es mucho menos. La ausencia de una metodología desarrollada para ajustar la gravedad de todas las complicaciones, que podrían incluirse en una métrica de rescate, supone una amenaza continua para la validez de la investigación comparativa.

C. **Previsibilidad.** Para que las métricas de FR tengan validez, deben medir las tasas de situaciones en las que existe una oportunidad de mejora. De hecho, la nomenclatura de FR implica que el rescate puede ser posible, pero la exploración de esta suposición en cohortes de traumatología ha demostrado que la mayoría de los casos que cumplen la definición de FR (muerte precedida por una complicación) no se encuentran en la revisión por pares para ser prevenibles. Sin embargo, la mayoría de las muertes que se consideran prevenibles o potencialmente prevenibles se recogen en la métrica FR. Aunque es sensible, la especificidad del FR para identificar la mortalidad prevenible en las cohortes de traumatismos es escasa.

RESUMEN

El RQ y el FR son conceptos fundamentales dentro de la CCI. El RQ es el quinto pilar de la CCI. El paciente que requiere RQ puede ser el más vulnerable de los que atendemos. El reconocimiento y el tratamiento tempranos de la primera complicación pueden evitar la progresión hacia la muerte (FR).

Lecturas recomendadas

Briggs A, Peitzman AB. Surgical rescue in medical patients: the role of acute care surgeons as the surgical rapid response team. *Crit Care Clin* 2018;34(2):209–219.

Briggs A, Handzel R, Kutcher ME, et al. Predisposed to failure. *Presented at the American association for the Surgery of Trauma*, 2018.

Chan PS, Jain R, Nallmothu BK, et al. Rapid response teams: a systematic review and meta-analysis. *Arch Intern Med* 2010;170(1):18–26.

Haas B, Gomez D, Hemmila MR, et al. Prevention of complications and successful rescue of patients with serious complications: characteristics of high-performing trauma centers. *J Trauma* 2011;70(3):575–582.

Johnston MJ, Arora S, King D, et al. A systematic review to identify the factors that affect failure to rescue and escalation of care in surgery. *Surgery* 2015;157(4):752–763.

Kutcher ME, Sperry JL, Rosengart MR, et al. Surgical rescue: the next pillar of acute care surgery. *J Trauma Acute Care Surg* 2017;82(2):280–286.

Kuo LE, Kaufman E, Hoffman RL, et al. Failure-to-rescue after injury is associated with preventability: the results of mortality panel review of failure-to-rescue cases in trauma. *Surgery* 2017;161(3):782–790.

Peitzman AB, Leppäniemi A, Kutcher ME, et al. Surgical rescue: an essential component of acute care surgery. *Scand J Surg* 2014;104(3):135–136.

Peitzman AB, Sperry JL, Kutcher ME, et al. Redefining acute care surgery: surgical rescue. *J Trauma Acute Care Surg* 2015;79(2):327.

Silber JH, Williams SV, Krakauer H, et al. Hospital and patient characteristics associated with death after surgery. A study of adverse occurrence and failure to rescue. *Med Care* 1992;30(7):615–629.

Sheetz KH, Dimick JB, Ghaferi AA. Impact of hospital characteristics on failure to rescue following major surgery. *Ann Surg* 2016;263(4):692–697.

Sheetz KH, Waits SA, Krell RW, et al. Improving mortality following emergent surgery in older patients requires focus on complication rescue. *Ann Surg* 2013;258(4):614–617.

Trinkle RM, Flabouris A. Documenting rapid response system afferent limb failure and associated patient outcomes. *Resuscitation* 2011;82(7):810–814.

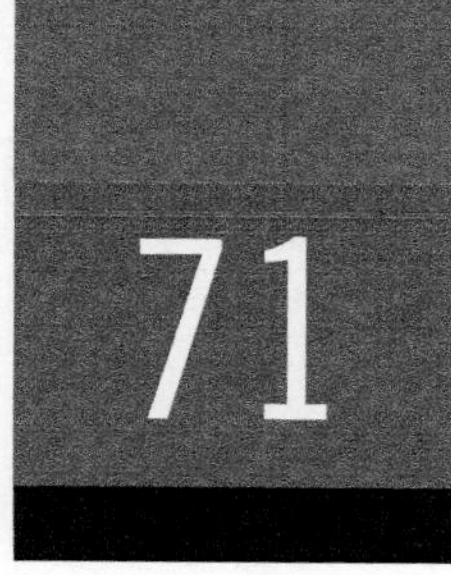

Complicaciones de la traqueostomía y la intubación

Josh Hazelton y Steven Ross

I. COMPLICACIONES TEMPRANAS/INMEDIATAS DE LA INTUBACIÓN ENDOTRAQUEAL

A. Fallo de la intubación o imposibilidad de asegurar la vía aérea

1. El fallo en la intubación de un paciente es infrecuente en el ámbito programado (1 fallo de cada 2 000 intentos) pero el riesgo es mucho mayor en los ámbitos obstétrico (1:500) y de urgencias (1:100) y el más alto (1:4) en el ámbito prehospitalario.
2. **Identificar a los pacientes con riesgo de tener una vía aérea difícil.** Los factores de riesgo son los siguientes:
   a. Cuello grande.
   b. Obesidad.
   c. Mandíbula retraída.
   d. Sistema de puntuación objetiva que constate la existencia de problemas de laringoscopia (especialmente la clase 3 o 4 de Mallampati).
   e. Traumatismo facial.
   f. Sangre o vómito en la bucofaringe.
3. **Asegurar la capacidad de ventilación** con bolsa-válvula-mascarilla (BVM) de reanimación antes de utilizar medicamentos sedantes y/o paralizantes.
4. **Disponer inmediatamente de un equipo de rescate para la vía aérea.** Puede incluir una guía, un videolaringoscopio y otros dispositivos para la vía aérea (vía aérea supraglótica).
5. **Estar preparado para realizar una vía aérea quirúrgica de urgencia (normalmente cricotiroidotomía).**

B. Intubación esofágica

1. La intubación esofágica involuntaria es frecuente. Se sospecha en casos de mala visualización de la abertura glótica durante la laringoscopia o en caso de traumatismo facial grave.
2. **La identificación rápida de la intubación esofágica es fundamental.** Los signos de intubación esofágica son los siguientes:
   a. Falta de volumen corriente de CO_2 al final de la espiración.
   b. Falta de expansión de la pared torácica.
   c. Falta de sonidos respiratorios.
   d. Aire auscultado sobre el estómago.
   e. Distensión gástrica.
   f. Hipoxemia.
3. **Confirmar todos los intentos de intubación con un detector de dióxido de carbono de onda continua.**
4. La perforación esofágica es rara.
5. **La radiografía de tórax no puede confirmar la colocación del tubo endotraqueal**, ya que tanto la tráquea como el esófago son estructuras de la línea media.

C. Intubación bronquial

1. Colocar la punta del tubo endotraqueal aproximadamente de 2 cm a 5 cm por encima de la carina de la tráquea (no de un bronquio) en un paciente adulto. La intubación bronquial se produce cuando el tubo descansa por debajo de la carina. Detener la inserción en adultos a 21 cm (mujeres) o 23 cm (hombres) medidos en los incisivos centrales para evitar la intubación bronquial.
2. La intubación del bronquio principal derecho es más probable que la del izquierdo debido al ángulo menos agudo del primero.
3. La hipoxemia y la ausencia de ruidos respiratorios en un lado son signos de intubación bronquial (y otras afecciones).
4. La radiografía de tórax permite identificar la profundidad y la intubación bronquial. Si es demasiado profunda, retraer el tubo gradualmente y progresiva, con exploración e imagen de nuevo, hasta que sea proximal a la carina (tablas 71-1 y 71-2).

D. Aspiración

1. Se produce en 1:900 intubaciones.

TABLA 71-1 Complicaciones tempranas y tardías de la intubación con tubo endotraqueal

Inmediatas/tempranas	Probabilidad	Tardías	Probabilidad
Intubación fallida	Variable	Ulceraciones en la boca u bucofaringe	Habitual
Intubación esofágica	Habitual	Granulomas	Habitual
Intubación bronquial	Habitual	Parálisis de las cuerdas vocales	Poco habitual
Aspiración	Habitual	Estenosis traqueal	Poco habitual
Broncoespasmo/laringoespasmo	Poco habitual	Disfonía	Poco habitual
Lesión en la boca/bucofaringe/esófago	Poco habitual	Disfagia	Poco habitual
Lesión traqueal o bronquial	Infrecuente	Traqueomalacia	Infrecuente
Neumotórax	Infrecuente	Fístula traqueoesofágica	Infrecuente
Lesión medular o vertebral	Infrecuente	Traqueobronquitis o neumonía	Variable
Compromiso hemodinámico	Variable		

2. Los factores predisponentes son los siguientes:
   a. Intubación esofágica.
   b. Intubación de urgencia.
   c. Cirugía esofágica previa.
   d. Hernia de hiato.
   e. Obesidad.
   f. Medicamentos que reducen la presión en reposo del esfínter esofágico (metoclopramida, nitroglicerina, anticolinérgicos, agonistas β-adrenérgicos y benzodiazepinas son algunos).
3. **Los intentos repetidos de intubación aumentan el riesgo**. La aspiración puede producirse durante la administración de la medicación antes o durante la intubación.
4. Para ayudar a evitar la aspiración, durante la intubación muchos utilizan la presión hacia abajo sobre el cartílago cricotiroideo por parte de un asistente (maniobra de Sellick). La

TABLA 71-2 Complicaciones tempranas y tardías de la traqueostomía

Inmediatas/tempranas	Probabilidad	Tardías	Probabilidad
Pérdida de la vía aérea	Variable	Estenosis traqueal subglótica	Variable
Hemorragia	Habitual	Granuloma	Habitual
Atelectasia	Poco habitual	Traqueomalacia	Habitual
Neumotórax	Poco habitual	Disfagia	Habitual
Neumomediastino	Infrecuente	Fístula traqueoinnominada	Infrecuente
Lesión traqueal	Infrecuente	Fístula traqueoesofágica	Infrecuente
Lesión esofágica	Infrecuente	Infección en la localización del estoma	Variable
Creación de una vía falsa	Infrecuente	Fístula traqueocutánea	Variable
Compromiso hemodinámico	Variable		

evidencia actual no apoya el uso rutinario, ya que el efecto general sobre la aspiración y otras complicaciones (especialmente el fallo) puede ser mayor que el uso.

5. **La descompresión gástrica puede disminuir el riesgo de aspiración.**

E. **Broncoespasmo/laringoespasmo**
   1. Puede producirse como pronóstico de una enfermedad preexistente de la vía aérea o de medicamentos:
      a. Fármacos de inducción.
      b. Antibióticos.
      c. Anestesia.
      d. Sedantes.
   2. La detección del broncoespasmo incluye la auscultación o el hallazgo de presiones elevadas en la vía aérea tras la intubación o la ventilación difícil con BVM (considerar la intubación bronquial o el neumotórax a tensión como otras causas).
   3. **Tratar con un agonista β2 inhalado** como el albuterol o el levalbuterol.
   4. **Administrar epinefrina intravenosa** si el paciente no responde a los agonistas β.

F. **Traumatismo físico en la boca, la bucofaringe o el esófago**
   1. Los dientes, las encías, los labios y la lengua pueden lesionarse, más aún con una técnica de intubación inadecuada.
      a. Seleccionar el tamaño de hoja adecuado.
      b. No hacer palanca con la hoja de laringoscopio contra los dientes.
      c. Utilizar un abordaje suave para los tejidos blandos.
      d. Retirar los trabajos dentales no permanentes, como las prótesis, para evitar lesiones y mejorar la visualización.
   2. **Anticipar la hemorragia y la aspiración cuando la lengua (o la bucofaringe posterior) esté lacerada.**
   3. Las lesiones de laringe y faringe pueden provocar un edema e impedir la intubación.
      a. Puede producirse durante intentos repetidos de intubación o con una visualización inadecuada.
      b. Anticipar la necesidad de una vía aérea quirúrgica urgente.
   4. La lesión de los aritenoides y de las cuerdas vocales es infrecuente.
   5. La perforación esofágica es muy infrecuente y es más probable durante una intubación esofágica no reconocida o durante el uso de vía aérea supraglótica. Los signos iniciales de la lesión esofágica son similares a los de una intubación esofágica y también pueden mostrar enfisema subcutáneo.

G. **Perforación traqueal/lesión bronquial**
   1. La selección del tubo endotraqueal y del estilete del tamaño adecuado reduce el riesgo de lesiones traqueales. No hacer avanzar el estilete más allá de la punta del tubo endotraqueal.
   2. Los intentos repetidos de intubación aumentan la probabilidad de lesiones traqueales.
   3. El enfisema subcutáneo puede ser el primer signo clínico de lesión traqueal. El neumomediastino, el neumotórax, el neumotórax a tensión o el empaquetamiento (*tamponade*) cardíaco pueden comprometerla.
   4. La morbilidad y la mortalidad con una perforación traqueal se acercan al 20 %.

H. **Neumotórax**
   1. **Debido a una lesión directa en la tráquea o los bronquios.**
      a. Es más probable una vez que el paciente recibe ventilación de presión positiva.
      b. Puede producirse un neumotórax debido al barotrauma del ventilador sin que haya una lesión física externa directa.
   2. Los complementos de intubación, como la guía o el videobroncoscopio, pueden aumentar el riesgo de neumotórax.
   3. Los signos de neumotórax a tensión son los siguientes:
      a. Hipotensión.
      b. Dificultad respiratoria.
      c. Disminución de los ruidos pulmonares sobre el hemitórax afectado.
      d. Hipertimpanismo a la percusión.
      e. Distanciamiento de la tráquea del lado lesionado (hallazgo tardío).
      f. Distensión venosa yugular (ausente en el paciente hipovolémico).
      g. Hipoxemia.
   4. **Tratar el neumotórax a tensión *inmediatamente* con la colocación de un drenaje torácico o descompresión con aguja (no confirmar primero con radiografía).**

I. **Lesión medular/vertebral**
   1. La hiperextensión del cuello durante la intubación endotraqueal puede agravar la lesión medular, sobre todo en presencia de una lesión de la columna cervical.
   2. **Mantener la estabilización cervical en línea** en pacientes traumáticos con estado de lesión de la columna vertebral desconocido o con sospecha de lesión de la columna cervical.

J. Compromiso hemodinámico debido a los reflejos autónomos

1. La estimulación vagal debida a la intubación o a los medicamentos puede provocar una respuesta fisiológica.
2. **Puede producirse hipotensión o hipertensión. La mayoría son autolimitadas, pero los casos profundos de hipotensión requieren líquidos o apoyo hemodinámico.**
3. **Vigilar la aparición de disritmias** como bradicardia, taquicardia o contracciones ventriculares prematuras (CVP). Tratar si persisten.
4. Los pacientes con lesiones intracraneales agudas corren el riesgo de sufrir hipertensión intracraneal con la intubación. Esto puede ser el pronóstico de:
   a. La frecuente posición supina durante la intubación.
   b. Medicamentos administrados para sedar al paciente.
   c. Hipercarbia por hipoventilación durante el procedimiento.
   d. Si procede, elevar la cabecera de la cama tras la intubación. En algunos casos, puede ser necesario intubar al paciente con la cabeza elevada.
5. Durante la intubación puede producirse estrés miocárdico o infarto de miocardio. Los pacientes con cardiopatía isquémica conocida y los adultos mayores corren un mayor riesgo. Abordar las alteraciones fisiológicas subyacentes.

II. COMPLICACIONES TARDÍAS DE LA INTUBACIÓN ENDOTRAQUEAL (A MENUDO >96 H DE LA INTUBACIÓN)

A. Ulceraciones de la mucosa

1. Se producen hasta en el 33 % de los pacientes. Las ulceraciones pueden encontrarse en los labios, las encías, la mucosa bucal o la lengua. Estas lesiones se presentan durante días o semanas.
2. Los pacientes no sedados adecuadamente pueden masticar el tubo endotraqueal y aumentar el riesgo de formación de úlceras.
3. Prevenir las úlceras con el reposicionamiento frecuente **del tubo endotraqueal** a ambos lados de la boca y con un buen cuidado bucal.

B. Granulomas

1. Se forman granulomas en el 30 % al 40 % de los pacientes.
2. Más habituales en pacientes que han estado intubados durante un período de varias semanas.
3. El tejido de granulación se forma en los lugares de fricción continua entre el tubo y el tejido sensible, como las cuerdas vocales.
4. Tras la extubación puede ser necesaria la eliminación con láser.

C. Parálisis de las cuerdas vocales

1. La parálisis completa o bilateral de las cuerdas vocales es infrecuente y suele producirse en quienes han estado intubados durante más de 10 días.
2. Es más probable que se produzca una parálisis unilateral o parcial de las cuerdas.
3. **La lesión puede producirse durante la intubación o por una lesión traumática, y con frecuencia no se descubre hasta que se extuba al paciente.**
4. Controlar las presiones del globo endotraqueal. Las mayores presiones del globo y los tubos endotraqueales de mayor tamaño aumentan el riesgo de lesiones en las cuerdas vocales.
5. Consultar a un otorrinolaringólogo por cualquier lesión o parálisis de las cuerdas vocales. La parálisis bilateral completa puede requerir una traqueostomía permanente.

D. Estenosis traqueal

1. La estenosis traqueal se produce hasta en el 11 % de los pacientes y se desarrolla entre semanas y meses después de una intubación prolongada (> 10 días).
2. **Monitorizar las presiones del globo endotraqueal**. La isquemia traqueal es el principal factor de desarrollo de la estenosis. Los globos de los tubos endotraqueales demasiado insuflados o con alta presión provocan ulceración, condritis y, finalmente, estenosis.
3. La incidencia de estenosis traqueal tras un período de intubación es del 20 %. Los pacientes pueden ser asintomáticos hasta que el estrechamiento traqueal alcanza el 30 % de lo normal.

   El diagnóstico de la estenosis traqueal requiere una broncoscopia y puede no producirse hasta la extubación.
4. La estenosis sintomática se trata con láser, dilatación traqueal en serie o endoprótesis traqueal. Los casos graves pueden requerir la resección y la reconstrucción de la tráquea.

E. Edema laríngeo

1. **El edema laríngeo o de las cuerdas vocales se debe a un traumatismo local de la mucosa** incluso después de una intubación corta. El edema de las cuerdas vocales se presenta con estridor o incluso con obstrucción completa de la vía aérea tras la extubación.
2. **Tratar con corticoesteroides, mezclas de oxígeno/helio o epinefrina inhalada y racémica**. Puede ser necesaria la reintubación.

3. La disfonía leve tras la extubación suele ser autolimitada. Se debe al traumatismo de la vía aérea provocado por el tubo endotraqueal o el globo durante varios días o semanas.
4. La disfonía permanente puede deberse a una lesión, parálisis o disfunción de las cuerdas vocales. La disfonía también puede deberse a estenosis traqueal. Evaluar la función de las cuerdas vocales y la anatomía traqueal.

F. Disfagia

1. La disfagia transitoria tras la extubación suele ser autolimitada. Identificar la disfagia de forma precoz dado el mayor riesgo de aspiración.
2. La disfagia permanente tras una intubación prolongada es más frecuente en pacientes con compromiso neurológico.
3. **Diagnosticar la disfagia mediante la evaluación de la deglución por vídeo o por contraste en tiempo real.**
4. El tratamiento a largo plazo incluye modificación de la dieta, administración de complementos nutricionales (potencialmente mediante alimentación por sonda) y ejercicios bucofaríngeos para fortalecer los músculos que intervienen en la deglución.

G. Traqueomalacia

1. La traqueomalacia es la pérdida del soporte cartilaginoso de la tráquea, lo que provoca un colapso completo o casi completo de la vía aérea durante la inspiración.
2. **Monitorizar las presiones del globo.** La intubación prolongada y las presiones más altas del globo del tubo endotraqueal son factores de riesgo para desarrollar traqueomalacia.
3. El diagnóstico se realiza mediante videobroncoscopia durante la respiración.
4. La traqueomalacia de leve a moderada (asintomática o mínimamente sintomática) puede tratarse a menudo de forma conservadora. Los casos más graves requieren la resección y la reconstrucción de la tráquea.

H. Fístula traqueoesofágica

1. La fístula traqueoesofágica (FTE) se produce en menos del 3 % de los pacientes intubados y es una complicación de la intubación prolongada. La fístula se desarrolla como resultado de la presión de la tráquea contra la superficie anterior del esófago, la mayoría de las veces debido a un globo demasiado insuflado.

   La presencia de sondas esofágicas semirrígidas permanentes, como las sondas nasogástricas a derivación, también puede contribuir.
2. **Considerar la FTE con filtraciones de aire alrededor del tubo endotraqueal, desarrollo de bronquitis o neumonía, o distensión gástrica.** Las fístulas son difíciles de diagnosticar mientras el paciente permanece intubado.
3. Tras la extubación, el paciente puede presentar signos de aspiración, especialmente al comer.
4. Identificar mediante broncoscopia, esofagoscopia o estudios de deglución en el paciente extubado.
5. **Tratar precozmente con descompresión gástrica y desviación de las secreciones bucales.** En el caso de las fístulas de mayor tamaño suele ser necesaria la colocación de endoprótesis o la reparación quirúrgica.

I. Traqueobronquitis o neumonía

1. La **neumonía asociada al respirador** puede producirse en cualquier momento, pero **es más común en pacientes intubados más de 72 h** (cerca del 20 %).

   El riesgo relativo se basa en una serie de factores como la edad, afecciones preexistentes y la comorbilidad, el estado inmunitario y la indicación de intubación y ventilación mecánica.
2. Los pacientes con enfermedad pulmonar obstructiva crónica (EPOC) y los sometidos a cirugía abdominal tienen un mayor riesgo de desarrollar una infección.
   a. Realizar una limpieza intensiva del árbol traqueobronquial.
   b. Mantener un mayor índice de sospecha de neumonía.
3. **Para el diagnóstico de neumonía asociada al respirador se utiliza la Escala de infección pulmonar clínica (CPIS, *Clinical Pulmonary Infection Score*)**, que incluye recuento de leucocitos, infiltrado en la radiografía de tórax, temperatura, oxigenación y secreciones traqueales.
4. Para más información, *véase* el capítulo 18.
5. Traqueostomía

III. PREDICTORES DE TRAQUEOSTOMÍA DIFÍCIL

A. Conocer la anatomía quirúrgica del cuello y los factores de riesgo de traqueostomía difícil, que incluye:

1. Halo craneocervical.
2. Masas anteriores del cuello.
3. Antecedentes de cirugía de la parte anterior del cuello.
4. Obesidad.

5. Bocio.
6. Otras afecciones que desplazan la tráquea.

B. La traqueostomía quirúrgica abierta y la percutánea tienen tasas de complicaciones similares.

1. Las infecciones tardías del sitio quirúrgico son menores en el grupo percutáneo.
2. Si la traqueostomía percutánea falla, el operador debe estar preparado para el paso a un procedimiento abierto.

IV. COMPLICACIONES TEMPRANAS DE LA COLOCACIÓN DE LA TRAQUEOSTOMÍA

A. Pérdida de la vía aérea

1. **Una traqueostomía fallida puede provocar la pérdida de la vía aérea, hipoxia/hipoxemia o muerte**.
2. Realizar intubación bucotraqueal o nasotraqueal a los pacientes que no pueden someterse a una traqueostomía.

B. Hemorragia

1. La hemorragia durante la traqueostomía es común y esperada.
2. A menudo se debe al corte de los bordes de la piel o del tejido subcutáneo que rodea el lugar de la traqueostomía, ya que no hay estructuras vasculares importantes en la línea media (si bien algunas variantes anatómicas de la arteria tiroidea suprema pueden presentarse cerca de la línea media).
3. **Controla la hemorragia con electrocauterio**.
4. La hemorragia significativa suele provenir de las venas yugulares anteriores. Estas venas discurren paralelas a la tráquea y deben ser ligadas en ambos extremos.
5. El tejido o el vaso tiroideo también pueden provocar una hemorragia. El istmo de la tiroides puede ligarse y seccionarse para controlar la hemorragia y visualizar mejor la tráquea.
6. **Las hemorragias que no son controladas por el propio tubo pueden requerir un abordaje abierto**.
7. Minimizar el empaquetamiento del lugar de la traqueostomía después del procedimiento. Un empaquetamiento excesivo de la herida puede provocar su desprendimiento.
8. Los fármacos tópicos pueden utilizarse con precaución si persiste una pequeña hemorragia.

C. Atelectasia

1. **El desreclutamiento puede dar lugar a atelectasia e hipoxia/hipoxemia** tras la traqueostomía debido a la pérdida temporal de la ventilación con presión positiva cuando se pasa del tubo endotraqueal a la traqueostomía. El tratamiento es de apoyo.
2. Durante la intubación pueden producirse mucosidades u obstrucciones bronquiales que requieren limpieza del árbol traqueobronquial o broncoscopia terapéutica.

D. Neumotórax

1. El neumotórax después de una traqueostomía abierta o percutánea varía ampliamente, entre el 1 % y el 17 %. El neumotórax clínicamente significativo es infrecuente.
2. Se produce por la entrada directa en el espacio pleural durante la disección para una traqueostomía abierta o la dilatación secuencial para el abordaje percutáneo.
3. Es menos probable que las lesiones se deban a la aguja guía durante el abordaje percutáneo.
4. Los pacientes con EPOC u otras enfermedades pulmonares tienen un mayor riesgo de neumotórax.
5. Los niños también tienen un mayor riesgo de neumotórax que los adultos debido a que las cúpulas pleurales son más altas.

E. Neumomediastino

1. El neumomediastino tras una traqueostomía es infrecuente.
2. Puede producirse por el arrastre de aire a lo largo de los tejidos anteriores durante el proceso de disección. También puede ser evidente el enfisema subcutáneo.

F. Lesión traqueal

1. La lesión traqueal directa es infrecuente.
2. El traumatismo se produce durante la inserción de la traqueostomía o la dilatación en la traqueostomía percutánea.
    a. Fracturas del anillo traqueal.
    b. Neumotórax (incluido el neumotórax a tensión).
    c. Enfisema subcutáneo.
    d. Neumomediastino.
3. El **tratamiento de las lesiones traqueales a nivel de la traqueostomía es de apoyo**, y la traqueostomía permite una ventilación adecuada mientras se cura la lesión. Las lesiones más extensas o distales requieren reparación quirúrgica.
4. Las lesiones de la pared posterior de la tráquea provocan una lesión esofágica.

G. La lesión esofágica es infrecuente

1. La lesión esofágica se produce cuando se vulnera la pared posterior de la tráquea durante la colocación abierta o percutánea de una traqueostomía.

2. La visualización endoscópica de la entrada de la aguja, la aguja guía y los dilatadores dentro de la tráquea reduce el riesgo de lesiones.
3. Los pacientes con EPOC y otras enfermedades pulmonares crónicas tienen un mayor riesgo de sufrir lesiones en la pared posterior de la tráquea y esofágicas.
4. La sospecha de una lesión esofágica requiere una esofagoscopia.
5. Manejar las pequeñas lesiones esofágicas (pinchazos con agujas o agujas guía) con descompresión de la sonda nasogástrica y ayuno total durante la curación.
6. Utilizar un colgajo muscular sobre las heridas más grandes para permitir que el tejido separe la tráquea y el esófago recién reparado.

H. Creación de una vía falsa

1. La creación de una vía falsa es infrecuente.
   a. A menudo anterior a la tráquea, pero ocasionalmente lateral.
   b. Más común en personas con obesidad o con masas en el cuello, como bocio u otro agrandamiento de la tiroides.
2. Se producen vías falsas con múltiples intentos (la traqueostomía no se inserta fácilmente en el primer intento).
3. **Considerar la posibilidad de vía falsa cuando la traqueostomía no pueda ser ventilada. Volver a intubar inmediatamente desde arriba** del paciente si la tráquea no está bien colocada.
4. El manejo de la vía falsa es de apoyo, asegurando que no se dañen las estructuras adyacentes.

I. Compromiso hemodinámico

1. La estimulación vagal debida a la intubación o a los medicamentos puede provocar una respuesta fisiológica.
2. Puede producirse hipotensión o hipertensión. La mayoría de los episodios son autolimitados, pero los casos profundos de hipotensión requieren apoyo hemodinámico.
3. Vigilar si hay arritmias como bradicardia, taquicardia o CVP. Tratar si persisten.

V. COMPLICACIONES TARDÍAS DE LA COLOCACIÓN DE LA TRAQUEOTOMÍA

A. Estenosis traqueal subglótica

1. La estenosis traqueal es frecuente tras la traqueostomía, la decanulación y la cicatrización.
2. La mayoría de las estenosis no son clínicamente significativas.
3. La estenosis es más frecuente a nivel del cartílago cricoides (parte más estrecha de la vía aérea).
4. La estenosis es el pronóstico de una cicatrización anómala con exceso de tejido de granulación en el lugar del estoma o de una lesión del anillo traqueal cicatrizada.
5. **Diagnosticar la estenosis traqueal con broncoscopia y tomografía computarizada (TC)** para caracterizar completamente la longitud, la ubicación y el diámetro exacto de la estenosis.
6. El tratamiento mínimamente invasivo incluye el tratamiento broncoscópico con láser o la dilatación mecánica. La estenosis puede reaparecer.
7. Considerar la posibilidad de colocar una endoprótesis en las zonas de estenosis en los pacientes de alto riesgo para los que la resección quirúrgica no es una opción.
8. Tratar la estenosis grave no susceptible de métodos menos invasivos con resección traqueal segmentaria y reconstrucción traqueal.

B. Granuloma

1. La formación de granulomas se produce a nivel del globo o en la punta de la traqueostomía.
   La traqueostomía prolongada aumenta el riesgo.
2. Tratar los granulomas con láser tras la decanulación.

C. Traqueomalacia

1. La traqueomalacia es la pérdida del soporte cartilaginoso de la tráquea, lo que provoca el colapso de la vía aérea durante la inspiración.
2. Los factores de riesgo de la traqueomalacia son la traqueostomía prolongada y las presiones elevadas del globo.
3. Diagnóstico mediante videobroncoscopia para evaluar la pared traqueal durante la respiración.
4. La traqueomalacia de leve a moderada puede tratarse sin cirugía. Los casos graves requieren la resección y la reconstrucción de la tráquea.

D. Disfagia

1. La disfagia es frecuente, ya que el globo de la traqueostomía provoca la compresión del esófago.
   La disfagia tras la retirada de la traqueostomía es autolimitada.
2. La disfagia aumenta el riesgo de aspiración. Si se sospecha, realizar una evaluación de la deglución a pie de cama.

3. La disfagia permanente puede producirse con una enfermedad del sistema nervioso central o una lesión neurológica.
4. Diagnosticar la disfagia con una evaluación de la deglución por vídeo o por contraste en tiempo real.
5. Tratar la disfagia a corto plazo con modificaciones alimentarias. El tratamiento a largo plazo de la disfagia puede requerir la alimentación por sonda para el apoyo nutricional y terapia de habla a largo plazo.

E. **Fístula traqueoinnominada**
   1. La fístula traqueoinnominada es una complicación poco frecuente. La fístula se forma en la pared anterior de la tráquea, detrás de la incisura yugular del esternón (horquilla esternal), donde la arteria innominada cruza anterior a la tráquea.
   2. Los factores de riesgo son la insuflación excesiva del globo y la canulación prolongada (normalmente durante varias semanas).
   3. **La identificación temprana de la fístula es fundamental. Una pequeña cantidad de sangrado de la vía aérea debe considerarse un signo ominoso** y justifica la sospecha de una posible fístula.
   4. Investigar las «hemorragias premonitorias», ya que pueden preceder a una hemorragia masiva. La identificación temprana en el paciente con estabilidad mejora el éxito del tratamiento.
   5. **Diagnosticar la fístula traqueoinnominada con una angiografía por TC**. Puede observarse una filtración activa de contraste en la zona de la fístula.
   6. **Tratar una fístula hemorrágica con intubación endotraqueal, y** sobreinsuflar el globo para taponar la hemorragia o **controlar la hemorragia con compresión manual usando un dedo en el estoma.**
   7. Reparación con un abordaje quirúrgico abierto o ligadura con derivación extraanatómica (si es necesario) a través de una esternotomía media o una incisión en el tercer o cuarto espacio intercostal.
   8. En pacientes con estabilidad, endoprótesis a través de un abordaje endovascular.

F. **Fístula traqueoesofágica (tardía)**
   1. FTE en menos del 1 % de los pacientes.
   2. La fístula se desarrolla como pronóstico de la presión prolongada del globo inflado contra el esófago, especialmente con un tubo esofágico colocado.
   3. Diagnóstico basado en la aspiración de alimentos o líquidos. La aspiración también puede ser un signo de fístula o hiperinflamación gástrica durante la ventilación con presión positiva.
   4. Diagnosticar mediante broncoscopia, esofagoscopia o estudios de deglución.

G. **Infección en la localización del estoma**
   1. Las infecciones en la localización del estoma se producen en el 6 % de las traqueostomías y pueden ocurrir en cualquier momento.
   2. Tratar con cuidados locales de la herida y antibióticos. No se recomiendan los antibióticos profilácticos.
   3. Las infecciones necrosantes y las graves de los tejidos blandos del cuello son infrecuentes.

H. **Fístula traqueocutánea**
   1. Es infrecuente después de la decanulación, pero la canulación durante más de 16 semanas aumenta el riesgo.
   2. Debido al tejido de granulación del estoma o a la epitelización de la vía.
   3. Tratar con cuidados locales de la herida, cauterización, láser o legrado con curación por segunda intención.
   4. Pocos requieren intervención quirúrgica.

Lecturas recomendadas

Alve Mota LA, Barbosa de Cavalho G, Brito VA. Laryngeal complications by orotracheal intubation: literature review. *Int Arch Otorhinolaryngol* 2012;16(2):236–245.

Cook TM, MacDougall-Davis SR. Complications and failure of airway management. *Br J Anaesth* 2012;109:i68–i85.

Cipriano A, Mao ML, Hon HH, et al. An overview of complications associated with open and percutaneous tracheostomy procedures. *Int J Crit Illn Inj Sci* 2015;5(3):179–188.

Divatia JV, Bhowmick K. Complications of endotracheal intubation and other airway management procedures. *Indian J Anaesth* 2005;49(4):308–318.

Feller-Kopman D. Acute complications of artificial airways. *Clin Chest Med* 2003;24:445–455.

Fernandez-Bussy S, Mahajan B, Folch E, et al. Tracheostomy tube placement early and late complications. *J Bronchol Intervent Pulmonol* 2015;22(4):357–364.

Hyzy RC. Complications of the endotracheal tube following initial placement: prevention and management in adult intensive care unit patients. *UpToDate*; 2018. Retrieved August 15, 2018.

Nason KS. Acute intraoperative pulmonary aspiration. *Thorac Surg Clin* 2015;25(3):301–307.

Paraschiv M. Tracheoesophageal fistula—a complication of prolonged tracheal intubation. *J Med Life* 2014;7(4):516–521.

Rassameehiran S, Klomjit A, Mankongpaisarnrung C, et al. Postextubation dysphagia. *Proc (Bayl Univ Med Cent)* 2015;28(2):18–20.

Rello J, Diaz E, Roque M, et al. Risk factors for developing pneumonia within 48 hours of intubation. *Am J Respir Crit Care Med* 1999;159(6):1742–1746.

Streitz JM Jr, Shapshay SM. Airway injury after tracheostomy and endotracheal intubation. *Surg Clin North Am* 1991;71:1211–1230.

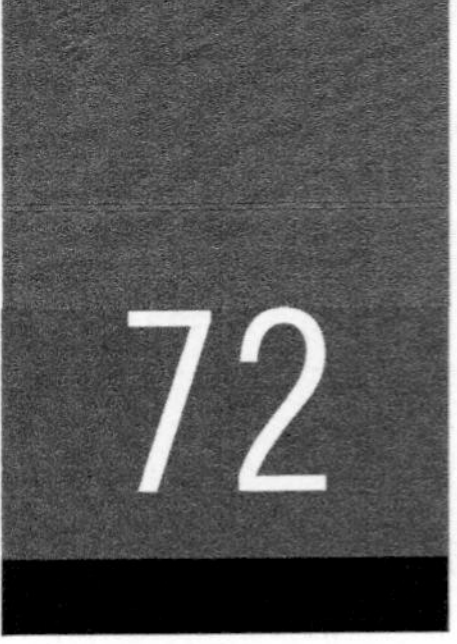

72 Complicaciones de la gastrostomía endoscópica percutánea, la yeyunostomía y la esofagogastroduodenoscopia

Stephen Dingley, Brian A. Hoey, Roderick M. Quiros y Stanislaw P. Stawicki

I. INTRODUCCIÓN. Las sondas de gastrostomía (sondas G) son un método eficaz y comúnmente utilizado para proporcionar nutrición enteral (NE). Suelen colocarse como sondas de gastrostomía endoscópica percutánea (GEP) y se calcula que se realizan más de 200 000 al año. La sonda de yeyunostomía (sondas Y) también se utiliza con frecuencia para suministrar nutrición. La colocación de accesos nutricionales, tanto quirúrgicos (abiertos y laparoscópicos) como endoscópicos (incluidos los métodos de radiología intervencionista), conlleva ciertos riesgos que el cirujano debe conocer. Con el creciente número de colocaciones de sondas de alimentación, la capacidad de reconocer y manejar las complicaciones es esencial. Este capítulo inicia con el análisis de las posibles complicaciones de la GEP, seguido de las complicaciones de la sonda Y; por último, se ofrece un breve resumen de los problemas relacionados con la esofagogastroduodenoscopia (EGD).

II. COMPLICACIONES DE LA GEP

A. Antecedentes y estrategias de reducción de riesgos.

1. Las indicaciones para la GEP incluyen necesidad de NE en un paciente incapaz de ingerir lo suficiente por vía oral, descompresión gástrica, o reducción del vólvulo gástrico en candidatos quirúrgicos desfavorables. Se hace hincapié en el uso de GEP específicamente para fines de NE.
2. El riesgo de complicaciones puede reducirse si se conocen a fondo las contraindicaciones y se presta especial atención a la técnica adecuada del procedimiento. Entre las contraindicaciones se encuentran ascitis mal controlada, cáncer gástrico o digestivo superior con metástasis, coagulopatía no corregida e infección abdominal activa o peritonitis. Los pacientes con cánceres de cabeza y cuello tienen un mayor riesgo de complicaciones, pero este escenario es relativamente infrecuente en una práctica quirúrgica típica. El paciente debe estar en ayuno total al menos 8 h antes del procedimiento, y se administra un antibiótico perioperatorio, como la cefazolina, para reducir el riesgo de infección en el sitio de colocación.
3. Existen dos técnicas para realizar una GEP: la técnica de «tracción» y la técnica de «empuje». La primera técnica es la más frecuente (fig. 72-1), si bien puede utilizarse también la técnica de «empuje» (no se muestra). Los pasos completos de estos procedimientos se describen en otra sección. Tras la colocación, la sonda se asegura entre la luz gástrica y la piel mediante un tope interno y un tope externo (fig. 72-2).
4. El riesgo de pasar la sonda a través del intestino potencialmente situado entre el estómago y la pared del abdomen puede reducirse de la siguiente manera:
   a. Mientras se insufla el estómago, la pared del abdomen es transiluminada por el endoscopio y la luz se confirma externamente. Se selecciona un punto aproximadamente dos dedos por debajo del margen costal.

      Se observa endoscópicamente una hendidura transmitida de la mucosa gástrica por la presión del dedo en el lugar seleccionado. Estos dos pasos descritos anteriormente son fundamentales.
   b. Además, para la *técnica de la vía segura* se emplea una jeringa llena de solución salina en una aguja, que se aspira a medida que atraviesa la pared del abdomen y llega al estómago. El aire o los contenidos entéricos aspirados antes de la visualización definitiva de la punta de la aguja en el estómago son altamente sugestivos de la presencia de intestino en el trayecto propuesto (fig. 72-3). Dado que el calibre de la aguja es pequeño, es muy poco probable que se produzca una lesión intestinal clínicamente significativa.

B. Son frecuentes algunas complicaciones menores (las tasas globales oscilan entre el 13 % y el 40 %, mientras que las complicaciones más graves que requieren una intervención adicional oscilan entre el 0.4 % y el ~5 %). Las complicaciones pueden dividirse en tres categorías: de la endoscopia (comentadas en la sección de complicaciones de la EGD), de la colocación de la GEP y posteriores al procedimiento.

1. **Infección de la herida alrededor del estoma.** Se produce entre el 3 % y el 18 % de las GEP, en función de los factores de riesgo, y suele ser una infección superficial localizada.

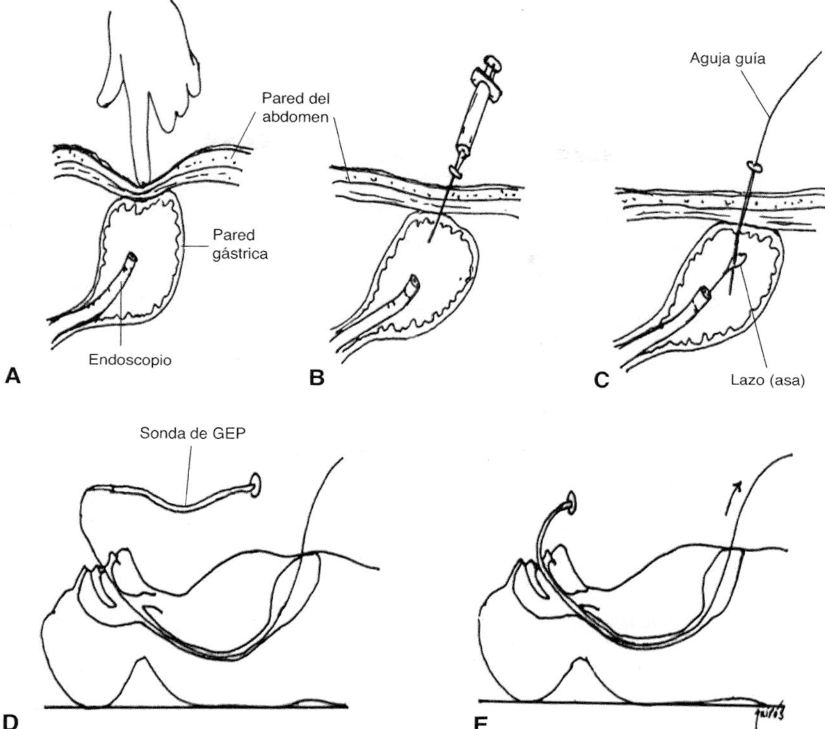

Figura 72-1. Técnica de «tracción» utilizada durante la colocación de la sonda de gastrostomía endoscópica percutánea (GEP). **A:** Tras la transiluminación gástrica, se aplica presión digital directa en la zona correspondiente, con visualización endoscópica de la indentación gástrica. **B:** A continuación, se introduce una aguja por vía percutánea en el estómago, bajo visualización endoscópica directa. **C:** Se coloca un catéter en la zona de la indentación y se introduce una aguja guía metálica en el estómago. A continuación, esta se captura por vía endoscópica y se extrae por vía oral. **D y E:** El extremo bucal de la aguja guía se utiliza para dirigir la sonda de GEP a través de la cavidad bucal, el esófago, el estómago y la pared del abdomen. (Crédito del dibujo: Roderick M. Quiros, MD. Utilizado con permiso).

Entre los riesgos específicos se encuentran factores del paciente (diabetes, obesidad, uso de corticoesteroides, etc.), factores de la técnica y el cuidado de la sonda por parte de enfermería/paciente (mala higiene, tracción excesiva de la sonda). El clínico debe diferenciar entre la irritación cutánea más común relacionada con la sonda y la celulitis, la purulencia, el eritema en expansión, el dolor local de nueva aparición o los signos sistémicos (poco frecuentes).

Si hay un absceso, hay que considerar la posibilidad de realizar un cultivo bacteriano para adaptar los antibióticos. Reducir el riesgo con antibióticos en los momentos próximos al procedimiento, aplicar una técnica aséptica y evitar la presión excesiva sobre la piel entre los topes. Se ha sugerido la necesidad de incisión punzante solo 1 mm o 2 mm más grande que la sonda para disminuir las complicaciones infecciosas. Si finalmente hay infección, suele ser suficiente el cuidado local de la herida junto con antibióticos orales. En caso de signos sistémicos, debe considerarse la posibilidad de administrar antibióticos por vía intravenosa.

2. **Fascitis necrosante.** Se trata de una complicación muy poco frecuente de la GEP. Los factores de riesgo son inmunosupresión, diabetes, infección, desnutrición, tracción excesiva de la sonda y diversas formas de lesiones por presión localizada. El paciente suele presentar una enfermedad sistémica, acompañada de una infección rápidamente progresiva originada en la localización de la sonda. Se requiere un amplio desbridamiento urgente y antibióticos intravenosos de amplio espectro.

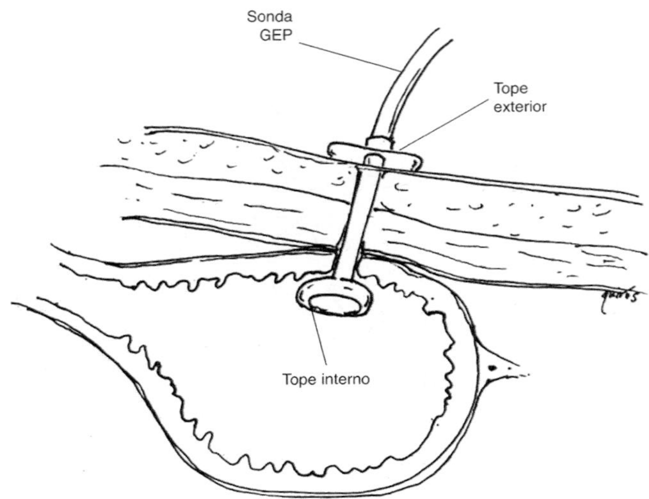

Figura 72-2. Representación esquemática de la sección transversal de la sonda de gastrostomía endoscópica percutánea (GEP) *in situ*. Obsérvese el tope interno y el tope externo. (Crédito del dibujo: Roderick M. Quiros, MD. Utilizado con permiso).

3. **Tejido de hipergranulación.** Se observa habitualmente alrededor de la localización de la sonda de GEP. El dolor a la palpación y la hemorragia asociados pueden ser una molestia tanto para los pacientes como para los proveedores. Por lo general, lo único que se necesita es la cauterización periódica con nitrato de plata para reducirlo.

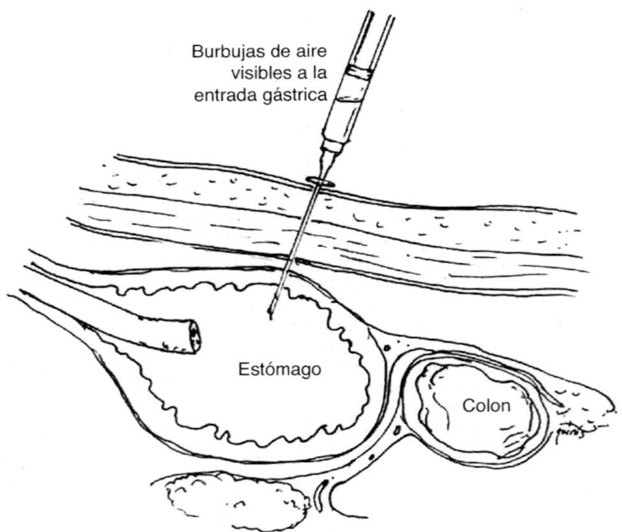

Figura 72-3. Representación esquemática de la técnica de la «vía segura». La presencia de burbujas de aire, sangre o material entérico en la jeringa antes de la visualización de la punta de la aguja en el estómago indica una vía falsa o una estructura interpuesta. (Crédito del dibujo: Roderick M. Quiros, MD. Utilizado con permiso).

4. **Filtración alrededor del estoma.** Los factores de riesgo son tracción de la sonda que provoca un agrandamiento de la vía, secreción excesiva de ácido gástrico, síndrome del tope interno oculto o enterrado (*buried bumper syndrome*; *v.* a continuación) o infección alrededor del estoma. La causa principal debe ser identificada y tratada rápidamente. Debe examinarse el tubo para detectar una tensión excesiva. Debe considerarse el tratamiento con inhibidores de la bomba de protones si el paciente no está recibiendo supresión de ácido gástrico. Debe continuarse con el cuidado local de la herida, incluida la consideración de pasta para el estoma, el apósito que no sea de gasa y antifúngicos tópicos. Hay que tener en cuenta que el diámetro de la sonda de GEP no debe aumentarse, ya que esto podría empeorar el problema. Si es resistente al tratamiento, la sonda debe retirarse durante 4 a 6 días para permitir que la vía se estreche, y luego colocar una nueva sonda a través de la misma vía. Si esto tampoco funciona, debe retirarse la sonda y colocar una nueva en un lugar diferente.
5. **Obstrucción.** Esto suele ocurrir cuando los medicamentos se trituran y se administran a través de sondas sintéticas. La prevención es la mejor manera de evitar este problema. Si es posible, deben utilizarse medicamentos en solución, en lugar de pastillas trituradas. La sonda debe lavarse con 40 mL a 50 mL de agua antes y después de la administración de la medicación. Debe evitarse la solución salina porque puede cristalizarse en la sonda. Si se produce un atasco, la técnica de empujar y tirar con lavados de agua caliente puede ayudar a resolver el problema. También puede ser útil una descarga con bebida carbonatada. Existen soluciones de enzimas pancreáticas para limpiar las sondas obstruidas y pueden emplearse como intervención secundaria. Por último, pueden limpiarse mecánicamente con cepillos de plástico o catéteres endoscópicos.
6. **Obstrucción luminal.** Aunque es más frecuente en el caso de las sondas J, a veces pasa con las sondas de gastrostomía. El riesgo puede aumentar cuando la distancia entre los topes interno y externo es demasiado grande, y el interno migra de forma anterógrada para obstruir el píloro. Para evitar este problema, es importante asegurarse de que los topes internos/externos estén adecuadamente aproximados en relación con la pared anterior del abdomen. La obstrucción intestinal también puede producirse después de que la sonda de GEP se desprenda y se sustituya temporalmente por un catéter/sonda diferente que no esté bien fijado. Dicho catéter/sonda de sustitución debe colocarse con cuidado para que se aproxime mejor a la pared anterior del abdomen y, a continuación, fijarse diligentemente en su lugar. El paciente debe ser remitido de nuevo al cirujano para la sustitución de la sonda.
7. **Desprendimiento.** Esto se observa con frecuencia en pediatría o en la población de pacientes con problemas neurológicos. En general, las vías de las sondas GEP maduran en un plazo de 1 a 4 semanas, en función de varios factores del paciente (p. ej., estado nutricional, uso de corticoesteroides). Si la sonda se desprende después de este período, puede colocarse fácilmente una nueva sonda a la cabecera del paciente a través de la vía existente. Esto debe ir seguido de un estudio de contraste entérico para confirmar la colocación. Si la sonda se retira antes de un mes, y especialmente en la primera semana, el clínico debe ser cauto, ya que la pared gástrica anterior puede separarse de la pared del abdomen y provocar una perforación libre. En tales circunstancias, se recomienda reinsertar la sonda a través del mismo sitio por vía endoscópica, o en uno nuevo (p. ej., por vía quirúrgica o endoscópica). En el período intermedio, una opción es utilizar una sonda nasogástrica para descomprimir activamente el estómago, administrar antibióticos de amplio espectro y realizar exploraciones abdominales seriadas con exploración quirúrgica recomendada para cualquier signo de peritonitis o sepsis. Si el cirujano considera que la sonda se ha extraído a través de una vía madura, puede insertarse cuidadosamente una nueva sonda a pie de cama, con un estudio de contraste para confirmar la colocación.
8. **Síndrome del tope interno oculto o enterrado (*buried bumper syndrome*).** Se refiere a la afección en la que el tope interno (fig. 72-2) se erosiona en la pared gástrica y a lo largo de la vía debido a un exceso de tensión. La mucosa gástrica crece entonces sobre la luz y puede producirse una obstrucción completa. Esta complicación suele observarse con las sondas crónicas y se registra en el 1 % al 2 % de los pacientes. La presentación clínica puede incluir filtración alrededor del estoma, imposibilidad de la alimentación por sonda o dolor con la infusión, y sonda inmóvil. El tope enterrado debe retirarse debido al riesgo de perforación gástrica no contenida. La tomografía computarizada (TC) y la endoscopia pueden ser útiles para planificar la escisión la vía de la GEP, que puede llevarse a cabo por vía endoscópica o mediante un abordaje abdominal anterior.
9. **Fístula gastrocolocutánea y lesión colónica.** La inserción de la sonda de GEP directamente a través del colon y en el estómago puede dar lugar a complicaciones graves, como conexiones fistulosas entre el estómago, el colon y la piel, con la consiguiente sepsis. El diagnóstico puede no hacerse evidente hasta que se sustituye la sonda de GEP (p. ej.,

cuando se insufla el tope interno en el colon) o cuando el paciente desarrolla diarrea grave (debido a la instilación directa de la alimentación por sonda en el colon). En función de la gravedad de la lesión y/o de la localización de la fístula, el paciente puede presentar diarrea acuosa con alimentación por sonda, infección sistémica, infección alrededor del estoma o secreción fecal en el lugar de la sonda. La prevención de lesiones en el colon transverso mejora con el cumplimiento meticuloso de la técnica de procedimiento (*v.* la sección anterior de este capítulo). El diagnóstico puede ser asistido con imágenes, incluido un estudio de contraste de la sonda o TC. Si se confirma la existencia de una fístula, debe retirarse la sonda y dejar que la fístula se cierre espontáneamente. La cirugía es necesaria cuando se desarrolla sepsis abdominal.

10. **Metástasis abdominal en la localización de la sonda.** Se trata de una complicación infrecuente y tardía asociada a una neoplasia. El cáncer de cabeza y cuello es un factor de riesgo cuya etiología es la «siembra» mecánica de células tumorales a lo largo de la vía de la GEP. Al mismo tiempo, el riesgo de «siembra» de tumores con cáncer de cabeza y cuello es inferior al 1 %. Puede considerarse la posibilidad de abrir la sonda de gastrostomía evitando cualquier masa bucal o aerodigestiva superior. Si se identifica una metástasis en la localización de la sonda, el pronóstico suele ser muy malo y el tratamiento suele ser paliativo.
11. **Diarrea.** La diarrea es común en los pacientes que reciben NE, a menudo poco después del inicio de la alimentación por sonda. Para diagnosticar la etiología es necesario investigar otras causas de diarrea, como infección (p. ej., *Clostridium difficile*), medicación inducida (antiácidos, procinéticos, complementos de fosfato) o desnutrición. El manejo incluye la mezcla de medicamentos con la alimentación por sonda, evaluación de la necesidad de antibióticos, uso de la vía intravenosa para ciertos medicamentos, dilución de las soluciones hiperosmolares si es posible, y cambio a una alimentación baja en grasas. Si estas intervenciones no son eficaces, debe considerarse la posibilidad de una fístula colocutánea u otra etiología digestiva.

III. COMPLICACIONES DE LA SONDA DE YEYUNOSTOMÍA

A. Antecedentes.

1. La alimentación yeyunal a través de una sonda Y se emplea para indicaciones similares a las de la alimentación gástrica. La elección de utilizar el yeyuno en lugar del estómago debe considerarse en pacientes con obstrucción pilórica, gastroparesia, enfermedad por reflujo gastroesofágico (ERGE) grave con aspiración, después de una gastrectomía total o parcial, o en el contexto de un cáncer de esófago en el que el estómago puede utilizarse como conducto en el futuro.
2. Las sondas Y pueden insertarse mediante abordaje quirúrgico abierto, abordaje percutáneo o como sonda única de gastroyeyunostomía (G-Y), que facilita la descompresión gástrica y la alimentación pospilórica (yeyunal) simultáneas. Puede considerarse la colocación de una sonda G-Y primaria, pero a menudo ya existe una sonda G o GEP quirúrgica. En estos casos, la sonda gástrica se cambia por la sonda G-Y.

B. Las sondas Y y G conllevan complicaciones similares. A continuación, se señalan las diferencias específicas de manejo.

1. **Perforación intestinal.** Durante la colocación de la aguja guía en el yeyuno, hay que tener cuidado de que esta o el dilatador no atraviesen la pared posterior del yeyuno. El reconocimiento de esta complicación en el momento del procedimiento es fundamental. Las lesiones deben repararse directamente con sutura. Puede instilarse con azul de metileno para asegurar un buen cierre hermético.
2. **Obstrucción intestinal.** La obstrucción suele deberse a una insuflación excesiva del globo intraluminal. En tales circunstancias, debe desinflarse el globo y notar el volumen de líquido en el mismo. Para evitarlo, el globo no debe insuflarse con más de 3 mL o 4 mL de solución salina. El acodamiento mecánico del intestino es una etiología menos frecuente.
3. **Filtraciones en la localización de la sonda Y.** El clínico debe considerar el desprendimiento del intestino de la pared del abdomen, la perforación o la infección cuando hay filtraciones en la localización de la sonda Y. Debe realizarse un estudio con contraste para evaluar si existe una filtracion. Si no la hay, pero se mantiene la sospecha, puede estar justificada la reexploración quirúrgica. Si se observa, debe repararse en quirófano. Cabe destacar que una pequeña filtración también puede estar asociada al desinflado del globo de la sonda Y. En tal caso, el globo debe volver a insuflarse y debe realizarse otro estudio de contraste confirmatorio.
4. **Desprendimiento.** Al igual que las sondas G, las sondas Y corren el riesgo de desprenderse por diversas razones (p. ej., paciente desorientado, tracción mecánica, traslado del paciente). Las conexiones a los tubos externos deben estar lo suficientemente sueltas como para permitir la desconexión de la sonda en lugar de su retirada involuntaria. Si se produce un desprendimiento, debe intentarse la sustitución rápida de la sonda, seguida de una con-

firmación radiológica con un estudio de contraste. Si no es posible sustituir la sonda y el desprendimiento se ha producido en los primeros 10 días de su colocación, debe realizarse una sustitución quirúrgica urgente. Si la sonda no puede sustituirse y lleva más de 10 días colocada, puede realizarse una nueva cirugía programada. Una vez más, debe vigilarse al paciente para detectar peritonitis o sepsis.

IV. COMPLICACIONES DE LA ESOFAGOGASTRODUODENOSCOPIA

A. Antecedentes.

1. El número de procedimientos de acceso enteral endoscópico sigue aumentando. Por ello, es importante reconocer que existe una curva de aprendizaje asociada, así como una correlación entre el volumen de procedimientos y los resultados. La mortalidad relacionada con la endoscopia superior diagnóstica es poco frecuente (p. ej., <1 de cada 2 000 casos). En general, los episodios adversos oscilan entre 1 de cada 200 y 1 de cada 10 000. No es de extrañar que los episodios adversos y la morbilidad sean mayores en las endoscopias terapéuticas/invasivas, cuyas tasas dependen del tratamiento específico y de los factores del paciente.

B. Complicaciones específicas.

1. Cardiopulmonares. La mayoría de los episodios adversos durante la endoscopia son cardiopulmonares transitorios (~ 0.9 % de los procedimientos). Entre estos se encuentran la hipoxemia, la neumonía por aspiración, la hipotensión, las arritmias y el infarto de miocardio. Los factores de riesgo generales son edad avanzada, clasificación ASA ≥3 (de la American Society of Anesthesiologists) y afecciones cardiopulmonares o comorbilidades preexistentes. El riesgo de aspiración pulmonar durante la endoscopia superior es del 0.3 % al 1 %. Los factores de riesgo específicos para la aspiración incluyen edad avanzada del paciente, mal estado neurológico y enfermedades crónicas. En general, el riesgo de complicaciones cardiopulmonares puede reducirse sin sedación excesiva, con endoscopia una forma eficiente y con la garantía de una adecuada aspiración bucogástrica antes y después del procedimiento.

2. Hemorragia. El riesgo de hemorragia significativa es bajo (<1 %) si el paciente se somete a una endoscopia diagnóstica o a la colocación de un acceso enteral. Este riesgo puede aumentar si el paciente se somete a una biopsia, y suelen observarse hemorragias clínicamente significativas en pacientes con trombocitopenia o coagulopatía subyacente. Por ello, los recuentos de plaquetas deben ser superiores a 50 000/µL para una endoscopia terapéutica y superiores a 20 000/µL para una diagnóstica. Las hemorragias significativas en el momento del procedimiento pueden tratarse por vía endoscópica, incluidos la inyección de epinefrina, el cierre hemostático con grapa o la aplicación de calor. Rara vez se requiere una intervención quirúrgica.

3. Perforación esofágica. Aunque es muy infrecuente (p. ej., las tasas notificadas son del 0.008-0.040 %), esta complicación conlleva una elevada morbilidad y una mortalidad del 2 % al 36 %. El riesgo global aumenta con procedimientos terapéuticos como la colocación de endoprótesis o la dilatación del esófago. Otros factores de riesgo importantes para la perforación son divertículos esofágicos, estenosis o masas. Las localizaciones más comunes son las de enfermedad subyacente (p. ej., estenosis, tumor, divertículo) o estrechamiento anatómico, incluida la cricofaringe (el lugar más común de perforación). El diagnóstico rápido es esencial para prevenir las complicaciones posteriores y limitar la mortalidad. Debe mantenerse un alto índice de sospecha de una posible perforación cuando se presentan los signos y síntomas correspondientes. Los síntomas típicos son dolor de cuello, abdominal o torácico, disfagia, ronquera o dificultad respiratoria. Muchos signos asociados son inespecíficos y pueden incluir fiebre, taquicardia, hipotensión, un nuevo derrame pleural o el desarrollo de un enfisema subcutáneo. El diagnóstico por imagen debe comenzar con una radiografía de tórax. Los hallazgos anómalos que sugieren una perforación esofágica incluyen un nuevo derrame pleural, neumotórax, aire libre o neumomediastino. Si las radiografías simples no son diagnósticas, debe realizarse un estudio de deglución con un contraste oral hidrosoluble, especialmente si el índice de sospecha clínica sigue siendo alto. El estudio debe demostrar el lugar de la perforación y determinar si está contenida, lo que orienta el tratamiento. Sin embargo, si este paso diagnóstico sigue sin ser revelador y el índice de sospecha clínico sigue siendo alto, debe seguir una TC del tórax con contraste oral. La mayoría de las perforaciones yatrógenas se diagnostican inmediatamente durante el procedimiento y pueden repararse por medios endoscópicos, con dispositivos que incluyen clips y endoprótesis. La intervención quirúrgica es necesaria si el defecto no puede ser tratado con endoscopia.

4. Perforación gástrica. Esta complicación es poco frecuente durante la endoscopia, especialmente en ausencia de una enfermedad gástrica subyacente, como una neoplasia. Las perforaciones observadas durante o justo después del procedimiento pueden ser reparadas por endoscopia, seguidas de una descompresión nasogástrica. Esto debe ir seguido de un estudio con contraste para confirmar la ausencia de una filtración. Las perforaciones asintomáticas diagnosticadas con retraso (p. ej., >6-12 h) pueden tratarse de forma conservadora con aspiración nasogástrica, antibióticos y exploraciones abdominales seriadas. Los signos de sepsis o peritonitis son indicaciones de intervención quirúrgica.

AXIOMAS

- Las complicaciones asociadas tanto a la colocación como al uso posterior del acceso enteral pueden mitigarse si se conocen los riesgos clínicos, las opciones de manejo y la optimización adecuada del paciente.
- Los pasos clave para la seguridad del procedimiento en la colocación de la GEP incluyen transiluminación, indentación digital de la mucosa visualizada por vía endoscópica y uso del método de *vía segura*.
- Los proveedores deben mantener una alta sospecha de perforación esofágica tras una endoscopia superior. En el caso de cualquier complicación, el reconocimiento y la intervención rápidos salvan vidas.

Lecturas recomendadas

ASGE Standards of Practice Committee; Jain R, Maple JT, et al. The role of endoscopy in enteral feeding. *Gastrointest Endosc* 2011;74:7–12. doi:10.1016/j.gie.2010.10.021.

ASGE Standards of Practice Committee; Ben-Menachem T, Decker GA, et al. Adverse events of upper GI endoscopy. *Gastrointest Endosc* 2012;76(4):707–712.

Baron TH, et al. A comprehensive approach to the management of acute endoscopic perforations (with videos). *Gastrointest Endosc* 2012;76(4):838–859.

Blumenstein I, Shastri Y, Stein J. Gastroenteric tube feeding: techniques, problems, and solutions. *World J Gastroenterol* 2014;20(26):8505–8524.

Levy I, Gralnek IM. Complications of diagnostic colonoscopy, upper endoscopy, and enteroscopy. *Best Pract Res Clin Gastroenterol* 2016;30:705–718.

Lynch CR, Fang JC. Prevention and management of complications of percutaneous endoscopic gastrostomy (PEG) tubes. *Pract Gastroenterol* 2004;28(11):66–76.

Rahnemai-Azar AA, Rahnemaiazar AA, Naghshizadian R, et al. Percutaneous endoscopic gastrostomy: indications, technique, complications and management. *World J Gastroenterol* 2014;20:7739–7751. doi:10.3748/wjg.v20.i24.7739.

Schrag SP, Sharma R, Jaik NP, et al. Complications related to percutaneous endoscopic gastrostomy (PEG) tubes. A comprehensive clinical review. *J Gastrointestin Liver Dis* 2007;16:407–418.

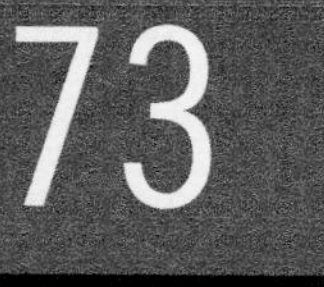

73 Complicaciones de la cirugía digestiva

Esmaeel Reza Dadashzadeh, Rafael G. Ramos-Jimenez y Kenneth K. W. Lee

I. INTRODUCCIÓN. En el 30 % de los pacientes que se someten a una intervención quirúrgica general de urgencia se produce una *complicación grave*, según la definición del *National Surgical Quality Improvement Project* (NSQIP). Además, la tasa de mortalidad de esta población de pacientes es seis veces mayor que la de los de cirugía general no urgente. Por tanto, los cirujanos de cuidados intensivos deben estar familiarizados con la etiología, el diagnóstico, el tratamiento y el pronóstico de las complicaciones que se producen después de la cirugía digestiva realizada en sus propios pacientes y en los trasladados a su cuidado desde otras instituciones.

II. COMPLICACIONES GENERALES DE LA CIRUGÍA DIGESTIVA

A. Filtración por anastomosis

1. Factores de riesgo

a. Pacientes sometidos a cirugía de urgencia.

b. Desnutrición y mala optimización de las comorbilidades preexistentes.

c. Hipotensión perioperativa, uso de vasopresores, cirugía prolongada, manejo de abdomen abierto y anemia por hemorragia aguda.

d. Insuficiencia cardíaca congestiva, enfermedad vascular periférica, abuso de alcohol y uso de corticoesteroides.

e. Las tasas de filtración también están relacionadas con el lugar de la anastomosis, ya que el recto tiene una tasa de filtración del 8 % al 41 %, el colon la tiene del 3 % al 29 % y el intestino delgado, del 1 % al 3 %.

f. En los pacientes con mayor riesgo de filtración por anastomosis, debe considerarse la posibilidad de realizar un estoma final o un estoma de asa de derivación proximal en lugar de una anastomosis, pero deben sopesarse los beneficios potenciales y la seguridad de crear un estoma frente a las alteraciones hidroelectrolíticas que pueden producirse.

2. Diagnóstico

a. El reconocimiento temprano y el tratamiento rápido son cruciales para minimizar la morbilidad.

b. El drenaje bilioso o feculento a través de una incisión o de los drenajes es un signo evidente de filtración por anastomosis o de lesión digestiva.

c. Una infección de la herida, especialmente una infección anaerobia o polimicrobiana, justifica la sospecha de filtración por anastomosis o lesión digestiva.

d. Fiebre inexplicable, taquicardia, leucocitosis, íleo persistente o distensión abdominal, empeoramiento del dolor abdominal, hipo o falta de evolución son todo síntomas sugestivos de filtración, absceso u otra complicación intraabdominal.

e. La tomografía computarizada (TC) con contraste oral es la prueba diagnóstica de elección en este contexto. En pacientes con una posible filtración colónica o rectal, la administración de contraste rectal puede identificar una filtración por anastomosis. Un estudio de enema con contraste hidrosoluble también puede identificar una filtración por anastomosis que afecte el recto o el colon. La filtración del contraste confirma la presencia de una filtración por anastomosis.

f. Mientras que un absceso intraabdominal puede ser el pronóstico de la contaminación durante la cirugía, el hallazgo de un absceso intraabdominal después de una anastomosis digestiva sugiere una filtración por anastomosis.

El material digestivo que drena de un catéter colocado por vía percutánea en el absceso es indicativo de filtración por anastomosis o lesión digestiva. Un fistulograma realizado a través del catéter de drenaje puede localizar el lugar de comunicación con el tubo digestivo.

3. Tratamiento

a. Una **filtración por anastomosis temprana**, definida como la que se produce en los primeros 7 días, puede no ser contenida, lo que da lugar a sepsis y peritonitis generalizada, con un aumento del triple de la tasa de mortalidad quirúrgica global.

i. A menudo es el pronóstico de un fallo técnico y puede ser susceptible de intervención quirúrgica, pero los beneficios potenciales de la reexploración con la esperanza de corregir la filtración deben sopesarse frente al riesgo de causar complicaciones adicionales.
ii. La exploración quirúrgica debe realizarse en pacientes con peritonitis o sepsis por una filtración no controlada.
a) Si la anastomosis no puede repararse o revisarse, deben considerarse varias opciones.
b) La resección de la anastomosis con la creación de un estoma final previene eficientemente una mayor contaminación intraabdominal y es particularmente eficaz para las filtraciones por anastomosis más distales (colocolónicas o colorrectales), que producen consecuencias hidroelectrolíticas menos graves.
c) La sustitución de la anastomosis con la creación de un estoma doble puede facilitar el futuro restablecimiento de la continuidad digestiva. La exteriorización de la filtración por anastomosis mediante la conversión en un estoma en asa debe considerarse con precaución, ya que una mayor rotura de la anastomosis puede provocar el derrame intraperitoneal del contenido intestinal.
d) Si el defecto anastomótico no puede repararse o pasarse a estoma, una opción es un estoma de derivación proximal combinado con un amplio drenaje de la filtración.
e) Otras estrategias incluyen la inserción de un catéter en el defecto y la aproximación del lugar del defecto a la pared del abdomen, lo que crearía así una gastrostomía tubular o yeyunostomía/ileostomía, además de un drenaje amplio. En algunos casos, el drenaje amplio por sí solo puede ser la única opción viable.

b. La **filtración por anastomosis tardía** se presenta con frecuencia como una fístula o un absceso intraabdominal. A medida que se prolonga el curso posquirúrgico, tiende a contenerse y a definirse mejor, y a menudo evoluciona hacia un absceso intraabdominal o una fístula cutánea que drena a través de incisiones o sitios de drenaje. En ausencia de peritonitis generalizada o sepsis incontrolada, lo mejor es evitar la reexploración. Los abscesos pueden tratarse a menudo mediante un drenaje percutáneo que da lugar a una fístula controlada.
i. En determinados pacientes, el tratamiento endoscópico puede ser eficaz. Los defectos pequeños pueden cerrarse con clips endoscópicos. También pueden colocarse endoprótesis enterales cubiertas sobre los defectos anastomóticos, lo que disminuye el flujo de la filtración y favorece su resolución.

4. **Fístulas**
5. **Factores de riesgo y diagnóstico**
a. Las fístulas digestivas se asocian a una morbilidad elevada, con una incidencia del 30 % de infección del sitio quirúrgico y una tasa de mortalidad que puede alcanzar el 15 % o el 20 %.
b. Las fístulas digestivas posquirúrgicas surgen de filtraciones por anastomosis, así como de lesiones no reconocidas en el tubo digestivo.
c. Suelen producirse en pacientes que no se someten al cierre de sus incisiones abdominales, ya que el intestino expuesto es propenso a romperse.
d. El drenaje del contenido digestivo en heridas abiertas, o a través de la piel intacta, incisiones, sitios de drenaje o drenajes, es indicativo de una fístula digestiva. Si es necesario confirmar el diagnóstico, pueden realizarse estudios con contraste; la inyección de contraste en el lugar de drenaje (fistulograma) proporciona más información que la administración oral o rectal.

6. **Tratamiento**
a. El tratamiento de las fístulas digestivas consta de tres fases:
i. Reanimación.
ii. Delineación de la anatomía de la fístula y factores que contribuyen a su desarrollo.
iii. Corrección de la fístula. El tratamiento inicial aborda los desequilibrios hidroelectrolíticos, las infecciones asociadas y las necesidades nutricionales. La salida de la fístula, especialmente de las que se producen de forma proximal, puede dar lugar a importantes pérdidas de líquidos y alteraciones electrolíticas que deben corregirse lo antes posible. La lesión renal aguda es un hecho frecuente en esta población de pacientes.

b. Cualquier filtración del tubo digestivo debe drenarse por completo, lo que dará lugar a una fístula controlada. Para lograrlo, puede ser necesaria la inserción de catéteres en el lugar de drenaje, así como la colocación de drenajes percutáneos. Aunque es menos frecuente, puede ser necesaria una intervención quirúrgica si no puede controlarse la fístula y la sepsis resultante.

c. Los antibióticos, incluidos los antifúngicos, deben administrarse según las indicaciones.
d. La coordinación de los cuidados con los especialistas en enterostomía y cuidado de la piel es muy útil, ya que la emisión de la fístula puede ser irritante para la piel.
e. Las consecuencias nutricionales de las fístulas digestivas pueden variar. Las fístulas de bajo flujo que surgen la porción distal del colon o del recto tienen poca repercusión en la nutrición oral.

   Por otro lado, las fístulas digestivas proximales pueden provocar una pérdida sustancial de nutrientes, líquidos y electrólitos ingeridos por vía oral. En consecuencia, deben considerarse medios alternativos de apoyo nutricional. Entre estos se encuentran la nutrición parenteral, el paso de una sonda de alimentación nasoentérica más allá del lugar de la fístula o, en determinados casos, el paso de una sonda de alimentación a través de la vía de la fístula hasta la porción distal del intestino.
f. Una vez que el paciente ha sido reanimado y estabilizado adecuadamente, puede comenzar la evaluación detallada de la fístula. Pueden realizarse estudios con contraste (preferiblemente fistulograma) para delinear el origen de la fístula y la longitud y el curso de la vía fistulosa. Si estos estudios no proporcionan información, puede ser útil un seguimiento del intestino delgado de la porción superior del tubo digestivo o un enema de contraste.
g. Las características anatómicas de una fístula, así como el volumen de su emisión, ayudan a predecir la probabilidad de su cierre espontáneo. Las fístulas procedentes del colon tienen más probabilidades de cerrarse que las del intestino delgado.

   Las fístulas de bajo flujo (<200 mL/24 h) son más propensas a cerrarse que las de alto flujo (>500 mL/24 h), al igual que las vías fistulosas largas y estrechos frente a los cortas y anchas.

   El cierre espontáneo de una fístula es poco probable si existe (1) obstrucción del tubo digestivo distal al lugar de la fístula, (2) neoplasia, cuerpo extraño o enfermedad intestinal inflamatoria en el lugar de la fístula, (3) antecedentes de radiación en el lugar de la fístula, (4) mala nutrición o (5) sepsis no controlada.
h. Las estrategias no quirúrgicas para promover la curación de las fístulas digestivas incluyen el uso de dispositivos de cierre asistidos por vacío, análogos de la somatostatina de acción prolongada y reposo digestivo combinado con nutrición parenteral. Estas medidas tienen éxito en aproximadamente el 25 % de los pacientes con fístulas enterocutáneas no relacionadas con el traumatismo.
i. Si la fístula está bien controlada, es de bajo flujo y no da lugar a alteraciones hidroelectrolíticas o nutricionales significativas, puede continuarse con el tratamiento no quirúrgico. Por otro lado, si la fístula no se cura con estas medidas no quirúrgicas y el paciente es un candidato adecuado para cirugía, puede considerarse la corrección quirúrgica. La reparación definitiva de la fístula debe retrasarse de 6 a 12 meses desde el momento del diagnóstico para que el paciente se rehabilite nutricional y físicamente y para permitir la posibilidad del cierre espontáneo de la fístula.

   Este retraso también permite la resolución de la inflamación peritoneal, lo que facilita la cirugía abdominal posterior. En pacientes adecuadamente optimizados, puede lograrse una alta tasa de éxito con bajas tasas de recurrencia (4.5 %) incluso en pacientes de alto riesgo.
j. La corrección quirúrgica definitiva de las fístulas digestivas consiste en la identificación y el tratamiento del origen de la fístula. Antes de comenzar la cirugía, el abdomen debe estar ampliamente expuesto y preparado, y la abertura de la fístula debe suturarse, si es posible, para minimizar la contaminación. La entrada en el abdomen debe realizarse con precaución, ya que hay que prever adherencias y cicatrices extensas. Hay que entrar en el abdomen lejos del lugar de la fístula. Liberar las adherencias dentro del abdomen y dejar la aproximación directa a la fístula como último paso de la cirugía.

   El nacimiento de la fístula de la pared del abdomen suele crear un gran defecto fascial. Por tanto, el cirujano debe estar preparado para una reconstrucción compleja de dicha estructura. A menudo es aconsejable coordinar la intervención con un cirujano plástico.
k. Es preferible tratar las fístulas que surgen del intestino delgado o grueso mediante resección intestinal segmentaria y anastomosis. En ocasiones puede realizarse un desbridamiento y un cierre primario del defecto intestinal. Las fístulas duodenales pequeñas se tratan mediante desbridamiento y cierre primario del defecto duodenal debido a la proximidad del conducto biliar y el páncreas.

Del mismo modo, las fístulas gástricas, como una fístula gastrocutánea persistente que surge de una sonda de gastrostomía de Stamm, a menudo pueden tratarse mediante una resección en cuña del estómago, con consecuencias insignificantes para la luz gástrica.

B. Fístulas enteroatmosféricas

1. Una fístula enteroatmosférica es una clase distinta de fístula que surge en el intestino expuesto. Los pacientes que han sido tratados con una técnica de abdomen abierto están especialmente expuestos a este tipo de fístulas. Estas fístulas representan una comunicación entre el tubo digestivo y la atmósfera sin una vía epitelial intermedia. En comparación con las fístulas enterocutáneas, estas últimas se asocian a una mayor mortalidad.
2. El tratamiento requiere una atención especial a la protección del intestino circundante, la herida y la piel adyacente. Los sistemas de presión negativa para heridas controlan y eliminan la emisión de la fístula, favorecen la granulación de la herida abierta y no se han asociado a un mayor riesgo de formación de fístulas. Dado que los aparatos de estoma no se adhieren bien a las heridas abdominales abiertas, se han implementado diversos dispositivos y técnicas para aislar la abertura de la fístula de la herida circundante y obtener su emisión.

   Una de estas estrategias consiste en colocar injertos de piel en el tejido de granulación que rodea la fístula. Esto puede proporcionar una superficie en la que pueden colocarse los dispositivos de estoma.
3. Las fístulas enteroatmosféricas rara vez se cierran espontáneamente. Los principios relativos a la preparación del paciente y el momento y la técnica de la reparación quirúrgica de las fístulas digestivas también se aplican a las fístulas enteroatmosféricas. En determinados pacientes que tienen fístulas de este tipo pequeñas y rodeadas de un tejido de granulación adecuado, puede funcionar el cierre local limitado extraperitoneal combinado con injerto de piel.

C. Adherencias y obstrucción temprana del intestino delgado

1. Adherencias

a. Las adherencias intraperitoneales son comunes después de una cirugía abdominal, pero también pueden encontrarse en el abdomen virgen. En un estudio prospectivo de 210 pacientes sometidos a laparotomía repetida, el 93 % presentaba adherencias en comparación con el 10 % de los pacientes sometidos a una primera laparotomía. Los abordajes quirúrgicos laparoscópicos pueden disminuir la incidencia de la formación de adherencias, pero la incidencia sigue siendo considerable. En un estudio de pacientes sometidos a resección de metástasis hepáticas colorrectales tras una resección colorrectal laparoscópica previa frente a una resección colorrectal abierta se encontraron menos adherencias a la incisión original en la cohorte de resección laparoscópica (37.7 % frente a 78.9 %).

b. La formación de adherencias comienza con la lesión de las superficies mesoteliales. Esto da lugar a la filtración de proteínas plasmáticas, que forman un depósito fibrinoso que, a su vez, puede adherirse a las estructuras intraabdominales adyacentes. Durante los primeros días, este exudado y la adhesión pueden sufrir una degradación enzimática por factores fibrinolíticos liberados localmente. Al cabo de 5 días, si el depósito de fibrina permanece, es invadido por fibroblastos en proliferación que sustituyen la fibrina por colágeno como parte del proceso de reparación del tejido. Este es el paso irreversible que conduce a la formación de adherencias.

   Así pues, el equilibrio entre la deposición y la degradación de la fibrina durante los primeros días tras la cirugía o la lesión determina el grado de formación de adherencias en el futuro.

2. Obstrucción temprana del intestino delgado

a. Las adherencias son la causa más frecuente de obstrucción del intestino delgado para la que es necesaria una intervención quirúrgica urgente. Las adherencias también pueden causar una obstrucción del intestino delgado en el posquirúrgico temprano tras una cirugía abdominal. Esta obstrucción se caracteriza por el desarrollo de dolor abdominal tipo cólico, emesis y hallazgos radiográficos consistentes con obstrucción intestinal después del retorno de la función intestinal y dentro de los 30 días de la cirugía. La incidencia es del 3 % al 10 %, con las adherencias como causa en más del 90 % de los casos.

b. A diferencia de la obstrucción del intestino delgado, que es más común y se presenta de forma tardía, la obstrucción intestinal posquirúrgica temprana plantea un reto de diagnóstico y manejo.

   La falta de tolerancia a la ingesta oral y de evacuación de flatos o heces al quinto día del posquirúrgico significa íleo u obstrucción temprana. Distinguir entre el íleo y la obstrucción posquirúrgicos tempranos puede ser difícil porque el dolor de la incisión y los medicamentos opioides pueden dificultar el diagnóstico.

c. Las radiografías simples de abdomen no suelen diferenciar entre íleo y obstrucción intestinales. A menos que se espere un íleo prolongado debido a la extensión de la cirugía principal, debe considerarse la posibilidad de realizar una TC abdominal. La TC no solo diferencia el íleo de la obstrucción del intestino delgado con una alta sensibilidad y especificidad, sino que también identifica las causas de la obstrucción, como las hernias internas o de la pared del abdomen (incluida la zona de la vía), para las que puede ser necesaria una intervención quirúrgica oportuna.

d. Los pacientes requieren reposición hidroelectrolítica y pueden beneficiarse de la colocación de una sonda nasogástrica. La nutrición parenteral debe considerarse seriamente en estos pacientes, ya que es probable que hayan permanecido sin nutrición durante varios días. Los pacientes con hallazgos físicos, de laboratorio o de imagen que confirmen compromiso intestinal deben someterse a una nueva cirugía lo antes posible. Sin embargo, en ausencia de tales sospechas, se prefiere el tratamiento no quirúrgico, ya que el riesgo de estrangulamiento es bajo (1.4 %).

e. Si el tratamiento no quirúrgico no tiene éxito en un plazo de 2 semanas, es probable que sea necesaria una nueva cirugía. Sin embargo, en este punto, la reexploración del abdomen puede ser difícil debido a la respuesta inflamatoria posquirúrgica en curso y puede dar lugar a más complicaciones.

Dada la baja incidencia de estrangulamiento intestinal en pacientes con obstrucción intestinal posquirúrgica temprana, suele aconsejarse esperar al menos 6 semanas antes de considerar la reexploración, siempre que no haya signos clínicos preocupantes de compromiso intestinal o evidencia de una causa anatómica distinta (p. ej., eventración del sitio del trocar).

Durante este retraso, se administra nutrición parenteral. Si se requiere un drenaje gástrico prolongado, puede ofrecerse la colocación de una sonda de gastrostomía endoscópica percutánea.

III. COMPLICACIONES ESPECÍFICAS DE ÓRGANOS EN LA CIRUGÍA DIGESTIVA

A. Estómago y duodeno (tabla 73-1).

1. Consideraciones generales

a. La perforación, la hemorragia y la obstrucción son las indicaciones más frecuentes de cirugía de urgencia en el estómago o el duodeno (*v.* caps. 56, 60 y 61).

2. Complicaciones durante la cirugía

a. Durante la cirugía del estómago o el duodeno, la hemorragia extraluminal puede surgir no solo de los tejidos y vasos que se han dividido, sino también de la lesión yatrógena del bazo adyacente. Esto puede ser el pronóstico de una lesión directa del retractor o de desgarros capsulares indirectos causados por una tracción excesiva sobre las inserciones esplénicas. Si el control de esta hemorragia esplénica requiere una esplenectomía, pueden surgir complicaciones como sepsis posesplenectomía, lesión de la cola del páncreas y fístula, o absceso subfrénico.

b. Cuando se realiza una resección gástrica distal, debe tenerse cuidado de no lesionar el conducto biliar común en su recorrido posterior al duodeno, especialmente en el contexto de una inflamación o cicatrización significativa (p. ej., enfermedad ulcerosa crónica). Si la vesícula biliar está presente, el paso de un catéter a través del conducto cístico hacia el conducto biliar común ayudará a identificar el conducto biliar durante la movilización de la porción proximal del duodeno.

También puede realizarse un colangiograma al finalizar la movilización o transección duodenal para confirmar que el conducto biliar no se ha lesionado. La ictericia obstructiva después de una resección gástrica distal justifica la evaluación de una lesión yatrógena de la vía biliar.

c. Durante la movilización gástrica, especialmente en el contexto de una inflamación o un proceso localmente invasivo, pueden producirse lesiones pancreáticas. Dichas lesiones suelen ser superficiales y, si se identifican durante la cirugía, a menudo pueden tratarse mediante la colocación de un drenaje. Las lesiones más extensas del páncreas pueden requerir otros procedimientos, además de un gran drenaje.

3. Hemorragia intraluminal

a. La rica irrigación vascular del estómago lo hace especialmente suscptible a la hemorragia intraluminal posquirúrgica. Se presenta como una hemorragia digestiva alta y puede producirse en las líneas de sutura o grapas o en los lugares previamente tratados de hemorragia digestiva. Aunque hay que tener cuidado para evitar la interrupción de las líneas de sutura o de las grapas, en manos expertas, el tratamiento endoscópico suele ser eficaz, seguro y preferible a una nueva cirugía. El tratamiento mediante radiología

TABLA 73-1	Complicaciones de la cirugía gástrica y duodenal
Complicaciones durante la cirugía	
Laceración esplénica	
Lesión de la vía biliar	
Lesión pancreática	
Complicaciones posquirúrgicas	
Hemorragia intraluminal	
Hemorragia de la línea de sutura o grapas	
Úlcera anastomótica	
Antro retenido	
Úlcera anastomótica	
Filtración/perforación	
Fallo de la reparación de la perforación duodenal	
Filtración del muñón duodenal	
Filtración de gastroyeyunostomía	
Obstrucción pilórica	
Síndrome del asa aferente	
Retraso del vaciado gástrico	
Síndrome de estasis de Roux	
Síndrome de evacuación gástrica rápida	
Sobrecrecimiento bacteriano/síndrome del asa ciega	
Gastritis por reflujo alcalino	

intervencionista puede ser necesario en los lugares de hemorragia inaccesibles por vía endoscópica, como después de una reconstrucción en Y de Roux.

4. **Úlcera anastomótica**
   a. Los pacientes que se han sometido a la creación de una anastomosis entre el estómago y el yeyuno como parte de su reconstrucción son susceptibles de ulceración de la mucosa yeyunal en el lugar de la anastomosis debido a la exposición al ácido gástrico. Estas úlceras pueden presentarse de forma aguda como una hemorragia, en cuyo caso suelen poder tratarse por vía endoscópica. El riesgo de este tipo de úlcera en el lugar de una gastroyeyunostomía en Y de Roux, en comparación con una Billroth II (resección del estómago con anastomosis gastroyeyunal), es mayor debido a la ausencia de secreciones pancreaticobiliares alcalinas neutralizantes.
   b. Las úlceras anastomóticas también pueden presentarse de forma aguda con una perforación, que suele requerir cirugía de urgencia. Después de cualquiera de los dos tipos de reconstrucción gástrica, debe administrarse un tratamiento supresor de ácido crónico para disminuir el riesgo de estas úlceras. Los pacientes con síntomas epigástricos u otros síntomas digestivos superiores deben ser evaluados mediante endoscopia superior. Si la cicatrización grave, el estrechamiento o el dolor crónico resistente al tratamiento son consecuencia de una úlcera anastomótica, puede ser necesaria la revisión de la anastomosis.
5. **Antro retenido**
   a. La resección incompleta del antro después de una gastrectomía parcial y reconstrucción de la gastroyeyunostomía puede dar lugar a una ulceración grave recurrente y a sus secuelas, como hemorragia, dolor, perforación y obstrucción (*síndrome del antro retenido*). En este caso, el remanente antral sigue produciendo gastrina porque está desconectado del ácido producido por el estómago proximal, que normalmente ejerce un efecto inhibidor sobre la secreción de gastrina del antro. Las concentraciones séri-

cas de gastrina son elevadas y la estimulación de la secretina provoca una disminución de las cifras de gastrina. Esto contrasta con los pacientes con un gastrinoma (síndrome de Zollinger-Ellison), en los que las concentraciones de gastrina aumentan en respuesta a la estimulación de la secretina.

b. Las imágenes de pertecnetato de sodio con tecnecio Tc-99m tienen una alta sensibilidad y especificidad para la identificación del antro gástrico retenido.

c. Al realizar una antrectomía, la obtención de secciones congeladas para confirmar que el margen distal es duodeno puede prevenir esta complicación. Para aquellos pacientes con síntomas resistentes a tratamientos del síndrome del antro retenido, la resección quirúrgica del antro retenido proporciona un tratamiento definitivo.

6. **Filtraciones gastroduodenales**

a. Cualquier reparación, cierre o anastomosis realizada en el estómago o el duodeno puede dar lugar a filtraciones o fístulas. Hay tres circunstancias que merecen un mayor análisis: filtración después de la reparación de una perforación duodenal, filtración de un muñón duodenal y filtración del giro de una gastroyeyunostomía terminolateral.

i. La perforación duodenal resultante de una enfermedad ulcerosa péptica es una de las indicaciones más comunes para la cirugía de urgencia del estómago o del duodeno. La mayoría de estas perforaciones pueden repararse con un parche de omento o ligamento falciforme.

ii. Sin embargo, después de estas reparaciones se producen filtraciones persistentes en hasta el 6 % de los pacientes. La fiebre posquirúrgica, la leucocitosis, el dolor abdominal inesperado o el drenaje bilioso de los drenajes colocados quirúrgicamente son preocupantes para la persistencia de la filtración.

iii. El diagnóstico se confirma con la filtración de contraste en un estudio de TC o digestivo superior realizado con contraste oral.

iv. Debe considerarse la posibilidad de una reintervención, aunque la filtración suele curarse si se drena adecuadamente, se retiene la ingesta oral y se proporciona una nutrición adecuada. Debe insertarse un drenaje percutáneo en las acumulaciones que surjan de la filtración.

v. Las filtraciones no controladas requieren una reexploración para controlarlas o establecer un drenaje adecuado. La naturaleza de la perforación y sus tejidos circundantes determinarán qué medidas deben tomarse para reparar o promover la curación de la perforación. Estas incluyen (1) repetir el intento de cierre de la perforación, (2) insertar un tubo de duodenostomía en la perforación o colocar un tubo de duodenostomía lateral (con o sin repetir el cierre de la perforación), o (3) exclusión pilórica.

b. La **filtración del muñón duodenal** tras una resección del antro con reconstrucción de la gastroyeyunostomía tiene una morbilidad significativa. Cuando los hallazgos durante la cirugía sugieren un mayor riesgo de esta complicación, deben considerarse diversas medidas profilácticas para drenar y descomprimir el duodeno. Estas incluyen (1) la inserción de un tubo de duodenostomía lateral, (2) la inserción de un tubo de yeyunostomía retrógrada (con el extremo colocado en el duodeno), y (3) la inserción de un catéter de drenaje biliar a través del conducto cístico. Además, los drenajes deben colocarse junto al cierre del muñón duodenal. No está claro si la colocación de omento o de ligamento falciforme sobre el cierre del muñón es beneficiosa.

c. La filtración del muñón duodenal se presenta de manera similar a la filtración por reparación de una perforación duodenal. Asimismo, se maneja de manera similar. La realización de una gastroyeyunostomía permite una nutrición oral continua y un fácil acceso para la colocación de una sonda de alimentación nasoentérica si es necesario. Una obstrucción del asa aferente de la gastroyeyunostomía impedirá la curación del muñón duodenal y deberá ser investigada. Por lo demás, con un drenaje adecuado, muchas filtraciones del muñón duodenal se curan sin intervención quirúrgica.

i. Si el drenaje no es adecuado, se requiere cirugía para establecer una fístula duodenal controlada mediante un drenaje adecuado. La colocación de un catéter de drenaje en el extremo abierto del muñón puede ser útil para el drenaje y la descompresión del duodeno. Si no puede colocarse un catéter en el conducto cístico, otra opción es un catéter de drenaje biliar transhepático percutáneo. La supresión de la secreción pancreática mediante análogos de la somatostatina de acción prolongada puede ser útil. Es muy raro que el muñón duodenal alterado pueda cerrarse de forma primaria.

d. Una vez que se desarrolla una fístula controlada con una vía bien formada, la realización de un fistulograma permitirá evaluar la curación del defecto duodenal, y el catéter alrededor del cual se ha formado la vía puede retirarse gradualmente. Al igual que con otras fístulas, debe prestarse atención a la corrección de las anomalías hidroelectrolíticas y al mantenimiento de un estado nutricional óptimo. En la mayoría de los casos, la vía fistulosa se cerrará espontáneamente. Si la fístula persiste, puede realizarse una corrección quirúrgica diferida, antes de la cual debe dejarse tiempo suficiente para que el paciente se recupere de los procedimientos anteriores. Con frecuencia, la fístula puede corregirse cosiendo un asa de Roux a la vía fistulosa.

e. En los pacientes sometidos a gastrectomía parcial, la reconstrucción mediante gastroyeyunostomía terminolateral puede realizarse con una porción (técnica de Hofmeister-Finsterer) o la totalidad (técnica de Polya) del extremo dividido del estómago para la anastomosis. Si bien el uso de solo una porción da lugar a una anastomosis más corta y rápida, también crea un punto de convergencia entre la anastomosis y la porción restante no utilizada del cierre gástrico. Debido a esta convergencia, esta ubicación es susceptible de sufrir filtraciones. Para disminuir el riesgo de una filtración en este punto, debe colocarse una sutura de triangulación para aproximar las capas seromusculares de la cara anterior del estómago, el yeyuno y cara posterior del estómago. Una filtración que se produzca en este lugar se maneja de forma similar a las filtraciones en otros lugares del tubo digestivo. Además, en determinados pacientes, la filtración puede cerrarse por vía endoscópica utilizando clips especializados.

7. Obstrucción pilórica

a. La obstrucción pilórica en el posquirúrgico temprano se produce en el 1 % al 4 % de los pacientes después de una gastrectomía distal y parece ser independiente de si se realiza una gastroduodenostomía, una gastroyeyunostomía o una reconstrucción de gastroyeyunostomía en Y de Roux. Puede ser el pronóstico de un defecto técnico, edema/inflamación o angulación grave de la anastomosis. Una filtración subclínica puede exacerbar el grado de inflamación en la anastomosis y aumentar la posibilidad de una obstrucción pilórica posquirúrgica temprana.

b. La obstrucción pilórica tardía después de la resección gástrica se debe a menudo a la ulceración anastomótica que conduce a la formación crónica de cicatrices y estenosis.

c. Tras una resección gástrica por cáncer gástrico, debe considerarse la obstrucción pilórica tardía por recidiva local o diseminada. El cáncer que surge en el remanente gástrico tras una gastrectomía parcial también puede presentarse como una obstrucción pilórica.

d. En los pacientes que requieren sonda nasogástrica más allá del tercer día posquirúrgico o que no pueden tolerar alimentos sólidos al séptimo día posquirúrgico, debe considerarse el diagnóstico de **obstrucción pilórica temprana** o de vaciado gástrico retardado. La permeabilidad de la anastomosis en un estudio de la porción superior del tubo digestivo superior favorece el diagnóstico de vaciado gástrico retardado (fisiológico) más que el de obstrucción pilórica (mecánica/anatómica).

Sin embargo, dado que el tratamiento inicial tanto del edema anastomótico como del vaciado gástrico retardado consiste en cuidados no quirúrgicos, las evaluaciones se retrasan con frecuencia para permitir una mayor resolución del edema y la curación de la anastomosis.

Si la obstrucción secundaria al edema o a la angulación de la anastomosis persiste, la colocación de una endoprótesis endoscópica puede ser eficaz. Las revisiones de la anastomosis para corregir las obstrucciones fijas por defectos técnicos o estenosis deben diferirse hasta que el paciente se haya recuperado de la cirugía inicial.

e. En pacientes con una reconstrucción retrocólica, el yeyuno puede obstruirse a su paso por el mesocolon. Esta obstrucción puede producirse tanto en el asa eferente de la anastomosis, con lo que se produce un cuadro clínico de obstrucción pilórica, como en el asa aferente de la anastomosis. Esta complicación puede evitarse situando la anastomosis por debajo del mesocolon y aproximando los bordes del defecto mesocólico a la serosa del estómago. La reconstrucción antecólica puede evitar del todo esta complicación, pero esto da lugar a un asa aferente más larga que puede ser más propensa a otras causas de obstrucción (*v.* más adelante). Sin embargo, la creación de una anastomosis antecólica no siempre es posible debido a la longitud limitada del yeyuno y su mesenterio.

8. Invaginación intestinal

a. El yeyuno utilizado para construir una gastroyeyunostomía o una gastroyeyunostomía en Y de Roux puede, aunque raramente, invadir el estómago, lo que causa una obstrucción pilórica o del asa aferente de la gastroyeyunostomía. La invaginación intestinal intermitente que se reduce de manera espontánea puede causar episodios de dolor epigástrico vago, náusea y vómito, mientras que la aguda suele aparecer con dolor, vómito, hematemesis, una masa abdominal palpable y evidencia de obstrucción.

b. Las imágenes pueden mostrar una estratificación en forma de cebolla del asa yeyunal dentro del estómago. La endoscopia también puede establecer el diagnóstico, pero no se ha establecido su eficacia terapéutica para reducir la invaginación.

c. Se recomienda la reducción inmediata de la invaginación intestinal, ya que puede provocar una isquemia intestinal. El intestino afectado debe ser resecado con revisión de la anastomosis si es necesario. La eficacia de la fijación del intestino o la revisión de la anastomosis para prevenir la invaginación intestinal recurrente no está probada.

9. **Síndrome del asa aferente**

a. En los pacientes que se han sometido a una reconstrucción mediante una gastroyeyunostomía, el segmento de intestino que va desde el duodeno hasta la gastroyeyunostomía y que drena las secreciones pancreatobiliares se denomina asa aferente. En los pacientes que se han sometido a una reconstrucción con una gastroyeyunostomía en Y de Roux, el segmento de intestino que comienza en el duodeno y llega a la enteroenterostomía constituye el asa aferente, también denominada asa biliopancreática. La obstrucción del asa aferente puede deberse a adherencias, estenosis del intestino, cuerpos extraños intraluminales, invaginación, vólvulo, retorcimiento o hernia interna. Un asa aferente larga puede predisponer al desarrollo de la obstrucción, ya que el vólvulo o el acodamiento son más probables.

b. La obstrucción del asa aferente tras una gastroyeyunostomía tiene una incidencia del 1 % y puede presentarse tan solo unos días después de la cirugía inicial. La incidencia puede ser mayor con una anastomosis antecólica. La obstrucción del asa aferente después de una reconstrucción en Y de Roux tiene una incidencia del 0.2 %, y la mayoría de las veces se produce debido a una herniación interna de la enteroenterostomía.

c. A diferencia de la obstrucción del asa aferente tras una gastroyeyunostomía, que puede producirse en el período posquirúrgico temprano, la obstrucción del asa aferente tras la reconstrucción en Y de Roux puede tardar meses o años en presentarse.

d. La obstrucción del asa aferente da lugar a un patrón de signos y síntomas denominado síndrome del asa aferente. Los síntomas comienzan entre 15 min y 30 min después de comer e incluyen dolor abdominal localizado en la parte superior derecha del abdomen, náusea y plenitud. La gravedad de la obstrucción determina la presentación y la evolución clínica.

e. La obstrucción completa del asa aferente simula una obstrucción del asa cerrada, ya que las secreciones pancreáticas y biliares conducen a un llenado progresivo del segmento intestinal obstruido y pueden causar isquemia, que conduce a necrosis y perforación intestinal. El aumento de la presión intraluminal puede causar una obstrucción fisiológica en la ampolla y provocar pancreatitis y colangitis. Los análisis bioquímicos pueden revelar concentraciones elevadas de amilasa sérica y bilirrubina total (aunque la ictericia en sí es un hallazgo poco frecuente). En algunos pacientes, los síntomas pueden durar hasta varias horas y se alivian con una emesis biliosa repentina cuando el asa aferente obstruida se descomprime en el estómago.

f. La obstrucción parcial crónica del asa aferente puede provocar estasis y sobrecrecimiento bacteriano, lo que da lugar a desnutrición, esteatorrea e insuficiencias vitamínicas (p. ej., B_{12}). Dado que los síntomas se precipitan al comer, los pacientes pueden desarrollar sitofobia y experimentar una importante pérdida de peso.

g. La TC es la modalidad de diagnóstico por imagen preferida y revela un asa aferente en forma de C llena de líquido. Este asa dilatada a menudo cruza la línea media y desplaza los vasos mesentéricos superiores en sentido ventral. También puede ser evidente la dilatación de los conductos pancreáticos o biliares. Una serie digestiva superior revela la ausencia de llenado del asa aferente. Sin embargo, esta prueba no es específica, ya que el llenado del asa aferente no se produce hasta en el 20 % de los individuos asintomáticos y sin obstrucción.

h. **La evaluación y el tratamiento rápidos de la obstrucción aguda del asa aferente son esenciales**, dado el riesgo de progresión rápida hacia isquemia intestinal y perforación. La mejora de los cuidados médicos, quirúrgicos y críticos ha reducido drásticamente las tasas de mortalidad, que anteriormente alcanzaban el 60 %. En la laparotomía, el intestino no viable o perforado debe tratarse adecuadamente, y debe abordarse la causa subyacente de la obstrucción del asa aferente. Las medidas para prevenir la recurrencia incluyen (1) lisis de las adherencias, (2) reducción y cierre de los defectos de la hernia interna, (3) acortamiento del asa aferente, (4) revisión de la anastomosis gastroyeyunal, o (5) creación de una anastomosis de lado a lado de Braun entre las asas aferente y eferente. Si no puede colocarse una gastroyeyunostomía retrocólica por debajo del mesenterio transverso, debe crearse una anastomosis de Braun entre las extremidades aferente y eferente, o ampliarse la abertura del mesenterio. Los informes de casos también han descrito la colocación de endoprótesis endoscópicas y la dilatación con globo para el tratamiento de la obstrucción del asa aferente. En los pacientes malos candidatos para cirugía, que tienen una neoplasia avanzada que contribuye a la obstrucción del asa aferente o que tienen una esperanza de vida limitada, la paliación puede lograrse mediante un catéter de drenaje biliar transhepático percutáneo que drene el asa aferente.

10. **Vaciado gástrico retardado**
   a. Tras la cirugía gástrica, hasta en un 30 % de los pacientes se produce un vaciado gástrico retardado, o gastroparesia o estasis gástrica posquirúrgica. Los pacientes con obstrucción pilórica antes de la cirugía, por ejemplo, por un tumor o estenosis obstructiva, son especialmente propensos a esta situación. La etiología del vaciado gástrico retardado posquirúrgico no se conoce del todo, pero se cree que la alteración de la motilidad gástrica y la desnervación vagal son factores que contribuyen a ello. Los pacientes suelen experimentar náusea y emesis con diversos grados de dolor posprandial.
   b. A diferencia de la obstrucción pilórica, las evaluaciones endoscópicas y radiográficas no muestran evidencia de obstrucción.
   c. El tratamiento de primera línea consiste en la corrección de las anomalías electrolíticas y endocrinas (p. ej., hipotiroidismo), la interrupción de los medicamentos narcóticos, anticolinérgicos y otros que interfieren en la motilidad digestiva, y la administración de fármacos procinéticos. Si el tratamiento médico falla, una gastrectomía casi completa ha demostrado ser muy exitosa en la mayoría de los pacientes. La eficacia de la estimulación eléctrica del estómago para la gastroparesia no diabética no está bien establecida.
11. **Síndrome de estasis de la Y de Roux**
   a. El síndrome de estasis de la Y de Roux (que consiste en náusea, dolor epigástrico y plenitud acompañados de vómito y a menudo aliviados por estos) puede producirse en pacientes que se han sometido a una resección gástrica con reconstrucción mediante gastroyeyunostomía en Y de Roux.
   b. Anteriormente se estimaba que este síndrome se producía hasta en un 30 % a 70 % de estos pacientes y se pensaba que era el pronóstico de la desconexión del asa de Roux de los marcapasos duodenales y el desarrollo de marcapasos ectópicos, que conducían a un peristaltismo retrógrado en el asa de Roux. Sin embargo, estudios recientes han sugerido una incidencia mucho menor de este síndrome y también han puesto en duda esta fisiopatología y, en su lugar, han destacado la importancia de la dismotilidad gástrica. Las contracciones y los síntomas no se correlacionan bien con la dismotilidad del asa de Roux.
   c. La gastrectomía completa es eficaz en la mayoría de los pacientes que no responden al tratamiento médico, que suele consistir en pequeñas comidas frecuentes y medicamentos procinéticos.
12. **Síndrome de evacuación gástrica rápida**
   a. Este síndrome puede producirse tras cirugías de extirpación o derivación del píloro. Muchos pacientes experimentan síntomas leves, y hasta un 20 % experimentan síntomas de moderados a graves después de comer.
   b. El síndrome de evacuación gástrica rápida consiste en síntomas **tempranos** o **tardíos**. Los síntomas tempranos comienzan en los 60 min siguientes a la ingesta y consisten en náusea, vómito, dolor abdominal, calambres o diarrea. Se cree que los síntomas tempranos son el pronóstico del rápido paso del contenido gástrico hiperosmolar, en particular de los hidratos de carbono, al intestino delgado, lo que provoca un rápido desplazamiento de líquidos hacia el intestino y distensión. La liberación de hormonas vasoactivas, como la serotonina y el péptido intestinal vasoactivo, en la circulación da lugar a síntomas vasomotores que incluyen rubor, diaforesis, taquicardia, mareo y vértigo.
      i. El mismo conjunto de síntomas puede producirse como parte del síndrome tardío, que se produce entre 1 h y 3 h después de una comida, pero los pacientes pueden referir, además, de fatiga, debilidad, confusión, falta de concentración, hambre e inestabilidad. Se cree que estos síntomas son el pronóstico de una caída del azúcar en sangre causada por un pico de las concentraciones de insulina circulante inducido por la comida.
   c. En la mayoría de los pacientes, las modificaciones alimentarias ayudan a controlar eficazmente los síntomas. Las recomendaciones incluyen comer con frecuencia y en pequeñas cantidades, consumir alimentos ricos en fibra y proteínas, evitar los alimentos ricos en hidratos de carbono, y separar la comida y la bebida durante las comidas. Los complementos de fibra, los sustitutos del azúcar y los hidratos de carbono complejos pueden ayudar a aliviar los síntomas. En los pacientes que siguen siendo sintomáticos

a pesar de estas medidas, un análogo de la somatostatina de acción prolongada puede ayudar a ralentizar el tránsito intestinal, disminuir las concentraciones máximas de insulina en plasma posprandial e inhibir la liberación de péptidos vasoactivos.

d. Si ni el tratamiento alimentario ni el médico son eficaces, puede ser necesaria la cirugía. Si el píloro se ha desviado, pero permanece intacto (tras una gastroyeyunostomía de lado a lado sin resección gástrica), y el estómago, el píloro y el duodeno siguen siendo funcionales, la retirada de la derivación suele aliviar los síntomas. Si se ha realizado una gastrectomía parcial con gastroduodenostomía o reconstrucción de la gastroyeyunostomía, la conversión a una gastroyeyunostomía en Y de Roux puede ser eficaz.

13. Sobrecrecimiento bacteriano

a. Hasta un 15 % de los pacientes que se han sometido a una resección gástrica con gastroyeyunostomía o reconstrucción en Y de Roux desarrollan una motilidad alterada en el asa aferente que provocará estasis. La estasis predispone a un sobrecrecimiento bacteriano que puede causar pérdida de apetito, náusea, distensión, flatulencia, diarrea, dolor abdominal o pérdida de peso. También pueden desarrollarse múltiples insuficiencias nutricionales. La falta de conjugación bacteriana de las sales biliares produce ácidos biliares libres que no solo dañan la mucosa intestinal, lo que perjudica la absorción normal, sino que también se absorben fácilmente desde el intestino. Esta reabsorción impide la formación de micelas de sales biliares-lípidos, lo que da lugar a una malabsorción de grasas con esteatorrea e insuficiencias de vitaminas liposolubles. Las bacterias pueden degradar aún más los azúcares intraluminales y los precursores de las proteínas, lo que provoca insuficiencias de hidratos de carbono y proteínas. La insuficiencia de vitamina B_{12} también puede ser consecuencia del consumo por parte de las bacterias.

b. Los aspirados yeyunales y las pruebas de hidrato de carbono en el aliento son las pruebas habituales para confirmar el diagnóstico de sobrecrecimiento bacteriano tras la resección gástrica, también conocido como **síndrome del asa ciega**.

c. El tratamiento incluye medicamentos procinéticos para mejorar la motilidad y antibióticos como rifaximina, metronidazol combinado con una cefalosporina o un antibiótico con sulfamidas, y amoxicilina-clavulánico. La supresión prolongada de la acidez favorece el desarrollo del sobrecrecimiento bacteriano, pero la evitación de los medicamentos supresores de la acidez debe equilibrarse con el riesgo de ulceración anastomótica si se retiran dichos medicamentos.

d. En los pacientes con sobrecrecimiento bacteriano resistente al tratamiento médico tras una resección gástrica con gastroyeyunostomía o reconstrucción en Y de Roux, la conversión a gastroduodenostomía es correctiva. En los pacientes que se han sometido a una derivación de gastroyeyunostomía, el retiro de esta también puede ser correctiva, siempre que se haya resuelto la indicación de creación de la derivación.

14. Gastritis por reflujo alcalino

a. El reflujo del contenido duodenal hacia el estómago debido a la extirpación, la interrupción (como en el caso de una piloroplastia o una piloromiotomía) o la derivación del píloro puede provocar una gastritis por reflujo biliar (alcalino). Esta afección se manifiesta con dolor epigástrico, náusea y emesis biliosa. La sola presencia de bilis en el estómago no establece por sí sola el diagnóstico. En cambio, los hallazgos endoscópicos de eritema y pliegues gástricos engrosados y los hallazgos histológicos de inflamación confirman el diagnóstico. La gastritis por reflujo biliar también se ha asociado a un mayor riesgo de adenocarcinoma en el remanente gástrico y la porción distal del esófago.

b. Los tratamientos médicos para la gastritis por reflujo alcalino, aunque a menudo son ineficaces, incluyen colestiramina, ácido ursodesoxicólico, sucralfato, tratamiento supresor de la acidez, como los antiácidos, los bloqueadores de los receptores de la histamina y los inhibidores de la bomba de protones, y fármacos para la motilidad.

c. Cuando es necesario el tratamiento quirúrgico, el objetivo principal es desviar el contenido duodenal del estómago. Si no está contraindicado, debe retirarse una gastroyeyunostomía creada como procedimiento de derivación. En los pacientes que se han sometido a una resección gástrica con gastroduodenostomía o reconstrucción de la gastroyeyunostomía, la conversión a una gastroyeyunostomía en Y de Roux es eficaz. Tras la reconstrucción de la gastroyeyunostomía, la creación de una enteroenterostomía laterolateral entre las extremidades eferentes y aferentes (enteroenterostomía de Braun) puede ayudar a desviar el contenido duodenal fuera del estómago.

El cierre del asa aferente entre la enteroenterostomía y la gastroyeyunostomía (que crea un «asa de Roux sin cortar») favorece aún más la desviación del contenido duodenal fuera del estómago.

B. Páncreas (tabla 73-2).

1. Consideraciones generales

a. La cirugía pancreática se realiza para el tratamiento de la pancreatitis aguda y sus complicaciones, la pancreatitis crónica y sus complicaciones, y las neoplasias pancreáticas.

b. Las cirugías realizadas para el tratamiento de la pancreatitis aguda, sus complicaciones y su causa subyacente incluyen procedimientos descompresivos, procedimientos de desbridamiento, procedimientos de drenaje y colecistectomía.

c. Las cirugías realizadas para el tratamiento de la pancreatitis crónica y sus complicaciones incluyen procedimientos de drenaje ductal (tipo Puestow [pancreaticoyeyunostomía]), procedimientos de derivación (biliar o gástrica) y procedimientos de resección pancreática parcial o total.

d. Las cirugías realizadas para el tratamiento de las neoplasias pancreáticas incluyen resecciones parciales (pancreaticoduodenectomía [procedimiento de Whipple], pancreatectomía distal o del lado izquierdo y pancreatectomía central), así como resecciones pancreáticas totales y procedimientos de enucleación.

2. Pancreatitis aguda

a. Un pequeño número de pacientes con pancreatitis aguda grave desarrollan un síndrome compartimental abdominal con una grave disfunción orgánica multisistémica. Es fundamental reconocer que la disfunción orgánica en estos pacientes es consecuencia del síndrome compartimental abdominal, que es *tratable*, y no de la respuesta inflamatoria.

b. Muchos pacientes con pancreatitis necrosante aguda requieren tratamiento de su necrosis pancreática o peripancreática. La indicación más común para la intervención es la infección, que en el pasado solía tratarse mediante desbridamiento quirúrgico abierto.

El ensayo PANTER validó el abordaje asistencial «escalonado», en el que la inserción de drenajes percutáneos es la intervención inicial. A continuación, si es necesario, se realizan intervenciones progresivamente más amplias, como desbridamientos retroperitoneal asistido por video, transperitoneal laparoscópico o transgástrico endoscópico. El desbridamiento abierto se reserva para los pacientes en los que estas medidas no funcionan.

TABLA 73-2	Complicaciones de los procedimientos quirúrgicos y de desbridamiento pancreático
Hemorragia	
Fístula pancreática	
Fístula biliar	
Fístula digestiva	
Seudoquistes/necrosis encapsulada	
Hemorragia	
Seudoquiste persistente o recurrente o necrosis encapsulada	
Resecciones pancreáticas y enucleación	
Hemorragia durante la cirugía	
Lesiones vasculares	
Hemorragia posquirúrgica y formación de seudoaneurismas	
Fístula pancreática	
Fístula biliar	
Fístula digestiva	
Filtración de quilo	
Vaciado gástrico retardado	
Insuficiencia pancreática exocrina o endocrina	

c. La **hemorragia** es una posible complicación de los procedimientos de drenaje y desbridamiento.
d. La mayoría de los casos de hemorragia pueden tratarse de forma segura con transfusiones, endoscopia y/o angiografía.
e. El desbridamiento quirúrgico del tejido pancreático necrótico puede complicarse por la hemorragia. Hay varias estrategias durante la cirugía que pueden ayudar a minimizar la hemorragia: desbridamiento suave y directo limitado a los tejidos necróticos laxos, desbridamiento cortante *solo* a los tejidos con evidencia de necrosis y planificación de desbridamiento repetido en lugar de un desbridamiento intensivo. Si se produce una hemorragia posquirúrgica, lo mejor es tratarla mediante angiografía con embolización.
f. Si se produce una hemorragia tras el desbridamiento abierto y el empaquetamiento del lecho pancreático y el saco menor, puede considerarse la reexploración quirúrgica.

3. **Fístula pancreática**
   a. El desbridamiento del tejido pancreático necrótico da lugar a una fístula pancreática en el 20 % al 40 % de los pacientes. En el ensayo PANTER, el 28 % de los pacientes tratados con el abordaje escalonado y el 38 % de los pacientes tratados con desbridamiento abierto de necrosis desarrollaron una fístula pancreática.
   b. Debe sospecharse una posible fístula pancreática en pacientes con una concentración de amilasa que se mantiene elevado en el efluente del drenaje.

      La colangiopancreatografía retrógrada endoscópica (CPRE) o el fistulograma son pruebas confirmatorias útiles que también pueden delinear los factores anatómicos que impedirán la curación espontánea de la fístula, como la desconexión u obstrucción del conducto pancreático.
   c. Los análogos de la somatostatina de acción prolongada pueden disminuir el efluente de la fístula y promover su curación.
   d. La reparación quirúrgica de la fístula puede llevarse a cabo posteriormente cosiendo un asa de Roux a la vía fistulosa fibrótica. No es necesario crear una anastomosis directamente al defecto del conducto pancreático que da lugar a la fístula.
   e. El desbridamiento del tejido necrótico puede desenmascarar una fístula. Por ejemplo, la necrosis de la cabeza del páncreas puede ocultar interrupciones en el duodeno, el conducto biliar o el conducto pancreático, que se revelan cuando se desbridan estas zonas. En general, el tratamiento agudo de las fístulas pancreáticas consiste en drenaje eficaz y tratamiento definitivo diferido.
4. Un **seudoquiste** es una acumulación de líquido pancreático o peripancreático:
   a. Rodeado de una pared bien definida. Los seudoquistes suelen tardar de 4 a 6 semanas en formarse, y el tratamiento viene determinado por la presencia de síntomas o complicaciones como infección, dolor o dispepsia.
   b. Las opciones de tratamiento incluyen drenajes percutáneo, endoscópico o quirúrgico. El primero suele reservarse para los seudoquistes con posible infección.
   c. El drenaje endoscópico es el más adecuado para los seudoquistes situados en la cara posterior del estómago.
   d. El drenaje quirúrgico se realiza mediante la creación de una comunicación entre el seudoquiste y el estómago, un asa de Roux o el duodeno, y con frecuencia puede realizarse por medios mínimamente invasivos.
   e. Al igual que la hemorragia asociada a necrosis pancreática, la hemorragia derivada de las intervenciones en los seudoquistes se maneja mediante embolización, tratamiento endoscópico o cirugía.
   f. Las tasas de recurrencia de los seudoquistes son más bajas con el tratamiento endoscópico o quirúrgico.
5. **Complicaciones de las resecciones pancreáticas**

   Las complicaciones más comunes tras las resecciones pancreáticas son: hemorragias, fístulas pancreáticas, infección intraabdominal, retraso en el vaciado gástrico y desarrollo de insuficiencias pancreáticas exocrina o endocrina.
   a. **Hemorragia.** Tras la resección pancreática, la hemorragia intraabdominal o gastrointestinal se produce en menos del 10 % de los pacientes.
      i. La pancreaticoduodenectomía es la resección pancreática que se realiza más frecuente, y está asociada a cuatro complicaciones vasculares especialmente relevantes.
         a) Las hemorragias pueden provenir de las venas mesentérica superior o porta durante la disección del cuello del páncreas, o de la arteria o vena mesentérica superior, o de la vena porta, durante la disección del proceso uncinado.
         b) Al rodear y dividir el conducto biliar, puede lesionarse una arteria hepática derecha accesoria o completamente reemplazada.

c) La arteria hepática puede confundirse con la arteria gastroduodenal y ligarse.
d) Una tracción excesiva durante la disección del páncreas o durante la disección del proceso uncinado puede lesionar la arteria mesentérica superior.

ii. En el posquirúrgico inmediato, es más probable que la hemorragia se origine en los vasos ligados, que son las arterias gastroduodenal, gástrica derecha, gastroomental y pancreaticoduodenal. Las venas porta y mesentérica superior, así como las venas que drenan la cabeza del páncreas y el proceso uncinado, también pueden ser fuentes de hemorragia posquirúrgica inmediata.

a) Aunque la angiografía desempeña un papel en el tratamiento de la hemorragia temprana, la exploración quirúrgica es la estrategia de tratamiento definitiva para la hemorragia posquirúrgica temprana hemodinámicamente significativa.
b) La hemorragia posquirúrgica tardía suele ser el pronóstico de una filtración de la anastomosis pancreática que conduce a seudoaneurisma en el muñón de la arteria gastroduodenal o pancreaticoduodenal o a erosión de los vasos esplácnicos vecinos.
c) Debe obtenerse rápidamente una angiografía o una angiografía por TC, y cualquier hemorragia activa o seudoaneurisma debe tratarse con embolización o colocación de una endoprótesis. Si la hemorragia no puede ser controlada por estos medios, debe considerarse la reexploración quirúrgica.
d) Dado que la hemorragia digestiva tardía después de una pancreaticoduodenectomía puede ser consecuencia de una úlcera anastomótica, los pacientes sometidos a pancreaticoduodenectomía deben recibir de por vida un tratamiento supresor de la acidez.
e) La hemorragia después de una pancreatectomía distal es menos frecuente y suele provenir de los vasos cortos gástricos o esplénicos divididos. Se maneja con los mismos principios expuestos anteriormente.

b. El *International Study Group on Pancreatic Fistula* (ISGPF) definió una **fístula pancreática** como: «cualquier drenaje medible de un drenaje colocado mediante cirugía o de un drenaje percutáneo colocado posteriormente en el tercer día posquirúrgico o después de este, con un contenido de amilasa superior a tres veces el límite superior de la concentración normal de amilasa sérica». Los grados de gravedad de la fístula se resumen en la tabla 73-3. La incidencia de fístulas pancreáticas después de una pancreaticoduodenectomía es de aproximadamente el 20 % y mayor del 30 % después de una pancreatectomía distal.

i. Las fístulas pancreáticas derivadas de una pancreaticoduodenectomía suelen producirse en los días 5 a 7 después de la cirugía.

a) Las fístulas de estadio A se presentan con un flujo rico en amilasa y sin otros hallazgos clínicos, de laboratorio o radiográficos. Las fístulas de estadio A suelen resolverse sin intervención adicional en un plazo de 3 semanas.

TABLA 73-3 Estadios de gravedad de la fístula pancreática

	A	B	C
Condición clínica	Buena	A menudo buena	Aspecto séptico
Tratamiento específico	No	Sí/no	Sí
Ecografía/tomografía computarizada si se obtiene	Negativa	Negativa/positiva	Positiva
Drenaje >3 semanas	No	Normalmente sí	Sí
Nueva cirugía	No	No	Sí
Muerte relacionada con la fístula	No	No	Posiblemente sí
Signos de infección	No	Sí	Sí
Sepsis	No	No	Sí
Readmisión	No	Sí/no	Sí/no

b) Las fístulas de estadio B se presentan con fiebre, náusea, vómito y dolor abdominal y requieren tratamiento antibiótico, apoyo nutricional y uso de análogos de la somatostatina.
c) Los pacientes con fístulas estadio C suelen presentar signos de sepsis y requieren cambios importantes en el tratamiento, que pueden incluir el control quirúrgico de la fuente. La corrección quirúrgica definitiva debe diferirse hasta que el paciente esté fisiológica y nutricionalmente restablecido.
d) Una fístula persistente asociada a una pancreatectomía distal puede caracterizarse aún más con una CPRE, con la que puede detectarse una estenosis predisponente y que puede impedir la resolución de la fístula. La colocación de una endoprótesis a través de la ampolla de Vater o de cualquier estenosis que se encuentre puede facilitar la resolución de la fístula.

c. Después de las cirugías en el páncreas, y especialmente después de la pancreaticoduodenectomía, puede observar un flujo de drenaje lechoso. Este hallazgo es típico de una **filtración de quilo**. El análisis del líquido de drenaje incluye una concentración elevada de triglicéridos, un recuento elevado de células con predominio de linfocitos, concentraciones elevados de proteínas y un gradiente bajo de albúmina entre suero y ascitis. El contenido de amilasa del líquido de drenaje puede ser elevado si hay una fístula o filtración pancreática coexistente.
   i. El tratamiento de una filtración de quilo consiste en drenaje adecuado, restricción de la ingesta de ácidos grasos de cadena larga y nutrición adecuada.
d. Las **filtraciones de la hepaticoyeyunostomía** se presentan típicamente como flujo de drenaje bilioso. La amilasa del drenaje puede estar elevada si se ha realizado una pancreaticoyeyunostomía utilizando el mismo segmento yeyunal. Esto también explica por qué las filtraciones de la pancreaticoyeyunostomía a menudo parecen biliosas. Las filtraciones de poco flujo suelen cerrarse de manera espontánea. Sin embargo, las filtraciones de mayor flujo pueden requerir la inserción de un catéter de drenaje biliar transhepático percutáneo y el posterior tratamiento percutáneo de cualquier estenosis anastomótica que se desarrolle con la curación de la filtración en la anastomosis biliar-entérica.
e. Las **filtraciones de la anastomosis gastroentérica** pueden requerir una nueva cirugía por sepsis no controlada. Además, una filtración posquirúrgica temprana puede ser susceptible de reintervención para reparar o revisar la anastomosis. Sin embargo, en la mayoría de los casos, es preferible tratar cualquier filtración en esta localización con drenaje y apoyo nutricional adecuados, ya sea por medio de alimentación entérica distal o nutrición parenteral.
f. El desarrollo de **insuficiencia pancreática exocrina y endocrina** después de una resección pancreática depende de la extensión de la resección y de la calidad funcional del parénquima restante.

   La insuficiencia exocrina debe ser evaluada o con una prueba de excreción de grasa fecal (EGF) o la medición de la elastasa fecal. Una EGF elevada (>7 g/día) o un coeficiente de absorción de grasa inferior al 93 % (es decir, EGF > 7 g) con una alimentación que contenga 100 g/día de grasa o cifras bajas de elastasa fecal son diagnósticos de insuficiencia exocrina pancreática. El reemplazo de enzimas pancreáticas puede iniciarse cuando existe una alta sospecha clínica de insuficiencia exocrina pancreática, pero, debido al alto coste del tratamiento con enzimas pancreáticas, es preferible realizar pruebas de confirmación antes de iniciar el tratamiento. La insuficiencia endocrina se diagnostica mediante estudios de glucosa sérica y se controla con tratamiento de insulina.

C. Intestino delgado

1. Estenosis

a. Las estenosis anastomóticas tienen una amplia variedad de presentaciones clínicas que oscilan desde lo asintomático hasta la obstrucción de alto grado.
b. El diagnóstico se confirma mediante enterografía por TC o RM con contraste, o tránsito del intestino delgado. Dado que el edema intestinal puede simular una estenosis anastomótica, la sospecha debe tratarse de forma expectante en el período posquirúrgico inicial.
c. Las estenosis fibróticas a las que puede llegarse por vía endoscópica deben dilatarse bajo fluoroscopia. Si esto no es posible, puede realizarse un tratamiento quirúrgico con resección y reanastomosis, estricturoplastia o derivación.

2. Hernia interna

a. Las hernias internas pueden producirse por defectos congénitos o como pronóstico de una resección intestinal. El defecto mesentérico, cuando no se cierra, crea una ventana para una hernia potencial en el intestino. Además, el aumento de la prevalencia de las reconstrucciones en Y de Roux ha aumentado la incidencia de estas hernias.

b. La hernia interna provoca una obstrucción del asa proximal del intestino y requiere una evaluación diagnóstica y tratamiento quirúrgico inmediatos. Aunque la TC suele establecer el diagnóstico, incluso en ausencia de confirmación por TC de una hernia interna, debe considerarse firmemente la posibilidad de una cirugía en los pacientes con signos y síntomas obstructivos después de la gastroyeyunostomía en Y de Roux.

3. El **síndrome del intestino corto**, una afección de malabsorción resultante de la pérdida de superficie de absorción intestinal, suele presentarse con menos de 200 cm de intestino delgado.

a. En los pacientes con menos de 120 cm de intestino y sin colon o con menos de 60 cm con colon, puede ser necesario el apoyo con nutrición parenteral total (NPT). Durante las resecciones del intestino delgado, y siempre que sea posible, debe conservarse la válvula ileocecal. Esto tiene efectos beneficiosos sobre el tiempo de tránsito del intestino delgado y la capacidad de absorción.

b. El tratamiento a largo plazo de estos pacientes debe incluir la derivación a un centro de rehabilitación/fallo intestinal y la evaluación para el trasplante de intestino delgado.

D. **Apéndice**

1. Las complicaciones más frecuentes tras una apendicectomía son la infección de la herida y el absceso pélvico. Los procedimientos laparoscópicos tienen una menor incidencia de infección de la herida y una incidencia ligeramente mayor de abscesos intraabdominales.

2. Aunque los abscesos de pequeño tamaño pueden resolverse con tratamiento antibiótico, los más grandes o que no responden al tratamiento suelen requerir un drenaje percutáneo. Algunos abscesos pélvicos pueden drenarse más fácilmente por vía transrectal. El tratamiento quirúrgico de los abscesos rara vez es necesario.

3. La inflamación o la perforación pueden provocar una inflamación pericecal generalizada. En estas circunstancias, puede ser necesaria la resección del ciego o ileocolónica.

E. **Cirugía colorrectal** (tabla 73-4).

1. El intestino grueso es más propenso a complicaciones posquirúrgicas que el delgado. Esto aplica sobre todo a las cirugías de urgencia, que representan el principal factor de morbilidad y mortalidad entre este tipo de cirugía en Estados Unidos.

2. **Hemorragia anastomótica.** Se presenta como hematoquecia y suele detenerse sin más intervención que la corrección de cualquier anomalía de coagulación existente. Si la hemorragia es persistente o voluminosa, el siguiente paso es la colonoscopia o la angiografía. En los casos infrecuentes de hemorragia con importancia hemodinámica, el empaquetamiento rectal puede controlar la hemorragia hasta que se realice una colonoscopia de urgencia, una angiografía o una intervención quirúrgica.

TABLA 73-4 Complicaciones de la cirugía colorrectal
Estenosis anastomótica o hemorragia
Lesiones por movilización/disección
Duodeno
Vena mesentérica superior
Bazo
Venas presacras
Nervios autónomos pélvicos
Lesiones urinarias
Uréteres
Vejiga
Complicaciones debidas al posicionamiento
Síndrome compartimental
Neuropatía
Alteraciones funcionales (incontinencia y diarrea)

3. **Lesión por disección**
    a. El duodeno puede lesionarse durante la movilización del colon derecho. La lesión puede repararse fácilmente cuando se reconoce durante la cirugía. Sin embargo, si no se reconoce, puede provocar peritonitis, abscesos intraabdominales o la formación de fístulas entéricas/duodenales.
    b. Una tracción excesiva sobre la flexura hepática puede desgarrar el cólico medio, la vena de Henle u otras venas de drenaje. Si la sutura o la aplicación de pinzas no se realiza con cuidado, se produce una lesión aún más grave en la vena mesentérica superior. Después reponer la volemia mientras se aplica presión directa en el lugar de la hemorragia, puede realizarse una reparación cuidadosa del vaso hemorrágico con suturas finas.
    c. Durante la movilización de la flexura esplénica, una tracción excesiva sobre las adherencias a la cápsula esplénica puede provocar una hemorragia esplénica. La presión directa o el empaquetamiento suelen controlar esta hemorragia. El uso de fármacos tópicos, electrocauterio, coagulación con haz de argón u otros dispositivos suele ser eficaz si no basta con el empaquetamiento.

        Puede ser necesaria una esplenectomía si hay una lesión grave del bazo o si otras lesiones no permiten el tratamiento no quirúrgico.
    d. Durante la movilización del recto, puede producirse una hemorragia presacra. Puede evitarse mediante la disección en el espacio avascular entre el peritoneo visceral que cubre el mesorrecto (fascia propia) y los tejidos parietales que recubren el sacro. Desviarse posteriormente de este plano puede provocar esta hemorragia, que suele responder a la compresión o a la ligadura de sutura. Sin embargo, cuando hay lesión en el plexo venoso basivertebral, puede ser necesaria la aplicación de cera ósea, la soldadura de fragmentos musculares o apéndices de omento, o la aplicación del dispositivo TissueLink®.
4. **Disfunción genitourinaria**
    a. Durante las cirugías rectales, hay que tener cuidado con los nervios autonómicos pélvicos, que, cuando se lesionan, pueden causar disfunción sexual o urinaria. Se ha informado de incontinencia urinaria en hasta el 38 % de los pacientes sometidos a cirugía rectal, el 31 % de los cuales experimentan incontinencia urinaria a largo plazo. Muchos hombres informan de disfunción sexual general, disfunción eréctil o problemas de eyaculación.

        Las mujeres también informan de un aumento de la disfunción sexual general, dispareunia y sequedad vaginal.
    b. La cirugía previa, la radiación o la infección y la inflamación activa significativa del recto predisponen a la lesión del nervio. La estimulación eléctrica durante la cirugía para identificar y preservar los nervios autonómicos pélvicos ha mostrado un beneficio potencial y se está evaluando su uso en la cirugía rectal.
    c. En los pacientes con alto riesgo de retención urinaria posquirúrgica, deben sopesarse los beneficios del retiro temprano de la sonda frente a los riesgos de la retención urinaria posquirúrgica. También es importante examinar a los pacientes masculinos de edad avanzada para detectar hiperplasia prostática benigna y a todos los pacientes para detectar infecciones de las vías urinarias (IVU). La tamsulosina periquirúrgica puede reducir la incidencia de retención urinaria posquirúrgica y, en combinación con un sondaje prolongado, permite el tratamiento eficaz de la retención urinaria posquirúrgica.
    d. La mayoría de los casos de disfunción sexual tras la cirugía rectal se resuelven durante el primer año después de la cirugía. Los hombres con disfunción eréctil pueden someterse a tratamientos para la disfunción eréctil no relacionadas con la cirugía pélvica previa, como un inhibidor de la fosfodiesterasa 5. En las mujeres, los tratamientos para la disfunción sexual incluyen lubricantes para la sequedad vaginal y estrógenos para la dispareunia.
5. **Lesión urinaria: uréteres**
    a. La lesión de los uréteres o la vejiga también puede producirse como consecuencia de una cirugía de colon. La cirugía colorrectal es la segunda causa de lesión ureteral, después de la ginecológica, y el riesgo de lesión ureteral es mayor durante la resección abdominoperineal, la resección anterior baja y la colectomía del lado izquierdo.
    b. Aunque las endoprótesis ureterales se insertan con frecuencia cuando se prevé una disección difícil, se carece de ensayos aleatorizados que hayan constatado el beneficio de las endoprótesis ureterales. La lesión ureteral es más frecuente durante la ligadura alta de la arteria mesentérica inferior, la movilización del mesorrecto superior o la disección circunferencial del recto.

c. La sospecha de una lesión ureteral justifica una evaluación exhaustiva del uréter, que incluye la administración de colorantes como azul de metileno o índigo carmín, la disección cuidadosa del uréter, cistoureteroscopia o pielografía intravenosa intraquirúrgica.
d. Las laceraciones ureterales simples pueden repararse de forma primaria sobre una endoprótesis con el uso de suturas absorbibles. Las ligaduras ureterales colocadas inadvertidamente deben ser retiradas y deben colocarse endoprótesis ureterales. Estas lesiones deben ser objeto de seguimiento a largo plazo, ya que pueden surgir estenosis. Si un uréter corta transversalmente, debe realizarse una anastomosis ureteral.
e. La anastomosis debe realizarse de forma espatulada y sin tensión utilizando suturas absorbibles sobre una endoprótesis ureteral. Deben colocarse drenajes externos junto a la anastomosis.
f. Aproximadamente el 90 % de las lesiones ureterales afectan el tercio distal del uréter. Si no es posible realizar una anastomosis primaria, puede realizarse una ureteroneocistostomía.
g. El tercio medio del uréter puede repararse con una ureteroureterostomía terminolateral. Si esto no es posible, puede utilizarse la vejiga tras realizar un anclaje del psoas o un colgajo vesical (Boari). En raras ocasiones, puede considerarse la anastomosis del uréter proximal al uréter opuesto.
h. Las lesiones ureterales proximales pueden tratarse con la movilización inferior del riñón y la creación de una ureteroureterostomía terminolateral sin tensión.
i. En los pacientes inestables, deben ligarse los extremos del uréter y debe insertarse una sonda de nefrostomía percutánea. La reparación definitiva de la lesión debe aplazarse hasta que el paciente sea reanimado adecuadamente.
j. Muchas lesiones ureterales se diagnostican en el posquirúrgico y se presentan con dolor abdominal o en la fosa lumbar, fiebre o leucocitosis. También pueden presentarse como filtración de orina a través de incisiones o drenajes, ascitis o acumulación de líquido intraabdominal (urinoma).

   La cistoureteroscopia o la ureterografía anterógrada confirman la presencia de una lesión ureteral. Mientras que las laceraciones simples pueden tratarse con una endoprótesis ureteral, las lesiones más graves requieren tubos de nefrostomía percutánea, drenajes abdominales y reparación quirúrgica tardía.

6. **Lesión urinaria: vejiga**
   a. La lesión de la vejiga es una complicación poco frecuente de la cirugía colorrectal que suele producirse al disecar tumores rectosigmoides densamente adheridos, enfermedad diverticular o enfermedad inflamatoria intestinal. La inflamación activa, la cirugía pélvica previa y la radiación pélvica previa aumentan el riesgo de lesión de la vejiga. La lesión se diagnostica fácilmente mediante el llenado de la vejiga a través de una sonda urinaria.
   b. La reparación de la vejiga se realiza como un cierre primario de dos o tres capas con suturas absorbibles, y se deja una sonda de Foley durante 7 a 10 días. También se recomienda el uso de drenaje de aspiración cerrado. Se realiza un cistograma antes de retirar la sonda para evaluar si hay filtraciones continuas. Para reducir el riesgo de una fístula en el colon o el recto si se produce una filtración, debe colocarse omento para separar la reparación de la vejiga de cualquier anastomosis colorrectal adyacente o cierre del muñón.
   c. Si durante la cirugía no se reconoce ninguna lesión vesical, se presenta de forma similar a la de una lesión ureteral. La toma de muestras del líquido de drenaje o de la ascitis guiada por radiología mostrará concentraciones elevadas de creatinina. En este caso, la creatinina sérica también puede estar elevada debido a la reabsorción peritoneal.
   d. El diagnóstico de una lesión vesical se confirma mediante cistograma fluoroscópico o de TC. Aunque las pequeñas laceraciones extraperitoneales suelen responder a un drenaje prolongado con sonda Foley, las laceraciones más grandes requieren reparación quirúrgica.

      Las lesiones vesicales no diagnosticadas también pueden presentarse de forma tardía como fístulas que conectan la vejiga con la anastomosis colorrectal, el muñón rectal o la vagina en mujeres con histerectomía previa. Estas fístulas justifican la intervención quirúrgica. El momento y la naturaleza de esta dependerán del intervalo entre la cirugía inicial y el diagnóstico de la fístula, así como de la gravedad de los síntomas de la paciente.
7. **Complicaciones debidas al posicionamiento**
   a. En las cirugías colorrectales pueden producirse lesiones neurovasculares en las extremidades inferiores, especialmente cuando se realizan con el paciente en las posiciones

de Lloyd Davies o litotomía. Entre los nervios más afectados se encuentran el obturador, el cutáneo femoral lateral, el fibular y el ciático. Las neuropatías pueden ser unilaterales o bilaterales y suelen ser evidentes en la primera exploración neurológica posquirúrgica.

b. Los pacientes deben ser colocados cuidadosamente y reposicionados lo antes posible. Las extremidades inferiores deben ser evaluadas al finalizar la intervención quirúrgica. La mayoría de las neuropatías de las extremidades inferiores son sensitivas y se resuelven en meses. Para los pacientes que desarrollan déficits motores, se recomienda fisioterapia.

8. Alteraciones funcionales

a. Urgencia para defecar, poliaquiuria, diarrea e incontinencia son todas complicaciones frecuentes tras una cirugía colorrectal. La diarrea puede deberse a la malabsorción de ácidos biliares secundaria a la resección ileocolónica. En este caso concreto, son útiles los fármacos fijadores de ácidos biliares, como la colestiramina, el colestipol o el colesevelam.

b. Los complementos de fibra, los antidiarreicos y los bloqueadores del peristaltismo pueden controlar los síntomas hasta que se produzca la adaptación intestinal. Pueden utilizarse cremas de barrera para la protección de la piel perianal con el fin de lograr una mayor comodidad y prevenir su rotura. En las ocasiones infrecuentes en las que la urgencia, la frecuencia y la incontinencia persisten, puede considerarse la creación de un estoma proximal.

RESUMEN

La cirugía digestiva abarca una amplia y extensa variedad de procedimientos realizados tanto por indicaciones programadas como de urgencia. Los cirujanos de cuidados intensivos deben estar familiarizados con la causa, la prevención y el manejo de las complicaciones derivadas de estos procedimientos, ya que no solo realizan con frecuencia, sino que requieren atención y rescate.

Lecturas recomendadas

Andersen P, Andersen LM, Iversen LH. Iatrogenic ureteral injury in colorectal cancer surgery: a nationwide study comparing laparoscopic and open approaches. *Surg Endosc* 2015;29:1406–1412.

Bassi C, Marchegiani G, Dervenis C, et al. The 2016 update of the International Study Group (ISGPS) definition and grading of postoperative pancreatic fistula: 11 years after. *Surgery* 2017;161: 584–591.

Bruce J, Krukowski ZH, Al-Khairy G, et al. Systematic review of the definition and measurement of anastomotic leak after GI surgery. *Br J Surg* 2001;88:1157–1188.

Callery MP, Pratt WB, Kent TS, et al. A prospectively validated clinical risk score accurately predicts pancreatic fistula after pancreatoduodenectomy. *J Am Coll Surg* 2013;216:1–14.

Di Saverio S, Tarasconi A, Walczak DA, et al. Classification, prevention and management of entero-atmospheric fistula: a state-of-the-art review. *Langenbecks Arch Surg* 2016;401:1–13.

Fischer PE, Fabian TC, Magnotti LJ, et al. A ten-year review of enterocutaneous fistulas after laparotomy for trauma. *J Trauma* 2009;67:924–928.

Grise K, McFadden D. Anastomotic technique influences outcomes after partial gastrectomy for adenocarcinoma. *Am Surg* 2001;67:948–950.

Havens JM, Peetz AB, Do WS, et al. The excess morbidity and mortality of emergency general surgery. *J Trauma Acute Care Surg* 2015;78:306–311.

Hollington P, Mawdsley J, Lim W, et al. An 11-year experience of enterocutaneous fistula. *Br J Surg* 2004;91:1646–1651.

Kutcher MA, Sperry JL, Rosengart MR, et al. Surgical rescue: the next pillar of acute care surgery. *J Trauma Acute Care Surg* 2017;82:280–286.

Lange MM, Marijnen CA, Maas CP, et al. Risk factors for sexual dysfunction after rectal cancer treatment. *Eur J Cancer* 2009;45:1578–1588.

Maciver AH, McCall M, Shapiro J. Intra-abdominal adhesions: cellular mechanisms and strategies for prevention. *Int J Surg* 2011;9:589–594.

Neutzling CB, Lustosa SA, Proenca IM, et al. Stapled versus handsewn methods for colorectal anastomosis surgery. *Cochrane Database Syst Rev* 2012;(2):CD003144.

Pickleman J, Lee RM. The management of patients with suspected early post-operative small bowel obstruction. *Ann Surg* 1989;210:216–219.

Ravindran P, Ansari N, Young CJ, et al. Definitive surgical closure of enterocutaneous fistula: outcome and factors predictive of increased postoperative morbidity. *Colorectal Dis* 2014;16:209–218.

Turrentine FE, Denlinger CE, Simpson VB, et al. Morbidity, mortality, cost, and survival estimates of GI anastomotic leaks. *J Am Coll Surg* 2015;220:195–206.

Wilhelmsen M, Moller MH, Rosenstock S. Surgical complications after open and laparoscopic surgery for perforated peptic ulcer in a nationwide cohort. *Br J Surg* 2015;102:382–387.

Van Santvoort HC, Besselink MG, Bakker OJ, et al. A step-up approach or open necrosectomy for necrotizing pancreatitis. *N Engl J Med* 2010;262:1491–1502.

Zafar SN, Ahaghotu CA, Libuit L, et al. Ureteral injury after laparoscopic versus open colectomy. *JSLS* 2014;18(3):e2014.00158.

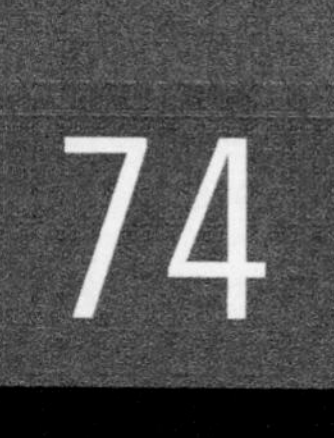

74 Complicaciones de la cirugía bariátrica

Anita P. Courcoulas

I. INTRODUCCIÓN. Los procedimientos quirúrgicos bariátricos se han vuelto cada vez más comunes a medida que la obesidad ha alcanzado proporciones epidémicas. La obesidad está asociada a muchas afecciones médicas comórbidas, como diabetes de tipo 2, dislipidemia, hipertensión, enfermedades cardiovasculares, la apnea obstructiva del sueño y depresión. Los procedimientos quirúrgicos bariátricos actuales suelen inducir una pérdida de peso corporal total inicial de entre el 27 % y el 30 % y pueden mejorar y resolver muchas de estas afecciones y, posteriormente, mejorar la supervivencia a largo plazo. La evidencia de alta calidad muestra ahora que los procedimientos quirúrgicos bariátricos dan lugar a una mayor pérdida de peso que los tratamientos no quirúrgicos y son más eficaces para inducir la remisión inicial de la diabetes de tipo 2 en los pacientes con obesidad. En 2017, el número total de procedimientos bariátricos realizados en Estados Unidos fue de 228 000 y reflejó un cambio drástico en el tipo de procedimiento: 18 % de gastroyeyunostomía en Y de Roux (GYYR), 59 % de gastrectomía vertical (GV; también denominada gastrectomía tubular o manga gástrica), 3 % de colocación de banda gástrica ajustable por laparoscopia (BGAL), menos del 1 % de derivación biliopancreática con o sin transferencia duodenal (DBP-TD), 14 % de procedimientos de revisión y 3 % de globos intragástricos (tabla 74-1). Los cirujanos generales y de cuidados intensivos deben ser capaces de reconocer y tratar las urgencias bariátricas y comprender las diferencias en la presentación y los algoritmos de tratamiento en comparación con los pacientes de cirugía general no bariátrica.

II. URGENCIAS BARIÁTRICAS. Muchas de las urgencias que surgen en los pacientes quirúrgicos sometidos a cirugía bariátrica varían en tipo y naturaleza de las que se producen en otros pacientes quirúrgicos generales. Estos problemas pueden aparecer en cualquier momento del posquirúrgico a lo largo de toda la vida y pueden ser quirúrgicos, médicos/no quirúrgicos o nutricionales, y también son específicos del tipo de procedimiento bariátrico que se haya realizado. Hay algunas diferencias claras tanto en la presentación como en el tratamiento de las complicaciones. Hay varias categorías de complicaciones y urgencias.

- **A. A corto o largo plazo.** El corto plazo se produce en el período posquirúrgico inmediato de aproximadamente 30 días. Los problemas a largo plazo pueden producirse años después de la cirugía principal.
- **B. Complicaciones quirúrgicas.** La hemorragia, la filtración y la obstrucción del intestino delgado (OID) son ejemplos.
- **C. Médicas/no quirúrgicas.** El síndrome de evacuación gástrica rápida, la anemia, la náusea/vómito crónicos y la hipoglucemia son ejemplos.
- **D. Nutrición.** Desnutrición proteico-calórica, insuficiencias de vitaminas y micronutrientes, síndrome de realimentación.
  1. Las insuficiencias de micronutrientes son, en su mayoría, predecibles en función de la anatomía alterada durante las cirugías y de los antecedentes del paciente. El riesgo de insuficiencias aumenta con el tiempo. Los pacientes que se someten a GV, GYYR y DBP-TD deben tomar complementos de vitaminas y minerales de por vida. Las insuficiencias de micronutrientes también pueden prevenirse mediante un control rutinario y complementos profilácticos. *Véase* la sección X.C.
  2. La hipoglucemia posprandial es un problema grave en un pequeño número de pacientes y, en la mayoría de los casos, puede manejarse mediante modificaciones en la alimentación. *Véase* la sección X.E.
     - **a.** Desnutrición proteico-calórica (*v.* la sección X.D.1).
     - **b.** Síndrome de realimentación (*v.* la sección X.D.2).
- **E. Procedimientos específicos.** Se ha producido un cambio importante en la utilización de procedimientos, con la GV y la GYYR como los dos procedimientos más comunes en todo el mundo (fig. 74-1; tabla 74-1). Se espera que los procedimientos de revisión aumenten con el tiempo debido a los fallos en la pérdida de peso y a las complicaciones de los procedimientos principales. Se espera que aumenten los procedimientos menos invasivos, como los dispositivos endoluminales, incluidos los globos.

TABLA 74-1 Volúmenes anuales de cirugía bariátrica en Estados Unidos[a]

	2011	2012	2013	2014	2015	2016	2017
Total	**158000**	**173000**	**179000**	**193000**	**196000**	**216000**	**228000**
Derivación gástrica en Y de Roux	37%	38%	34%	27%	23%	19%	18%
Banda gástrica ajustable por laparoscopia	35%	20%	14%	10%	6%	3%	3%
Gastrectomía vertical	18%	33%	42%	52%	54%	58%	59%
Derivación biliopancreática	0.9%	1%	1%	0.4%	0.6%	0.6%	0.7%
Procedimientos de revisión	6%	6%	6%	12%	14%	14%	14%
Otros	3%	2%	3%	0.1%	3%	3%	3%
Globos					~700 casos	3%	3%
Nervio vagal					18 casos		

El total de procedimientos bariátricos se basa en la mejor estimación de los datos disponibles (BOLD, ASC/MBSAQIP, datos de la *National Inpatient Sample data and outpatient*).
[a]Informe de junio de 2018 de la American Society of Metabolic and Bariatric Surgery.

F. Presentación y tratamiento

1. Los signos/síntomas de las complicaciones intraabdominales e incluso de la peritonitis están atenuados las personas con obesidad grave, y a menudo no existen.
   a. Alto índice de sospecha.
   b. La taquicardia es el signo más común.
2. Existe un riesgo muy elevado de aspiración en el contexto de la OID después de la GYYR, ya que el píloro está ausente/desviado (fig. 74-2).
3. Todos los pacientes sometidos a cirugía bariátrica que presenten cualquier tipo de complicación deben ser evaluados para detectar insuficiencias agudas de vitaminas y electróli-

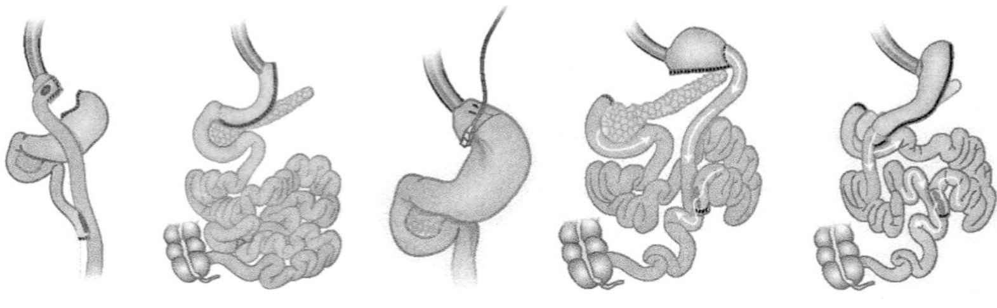

Figura 74-1. Cirugías bariátricas y metabólicas actuales.

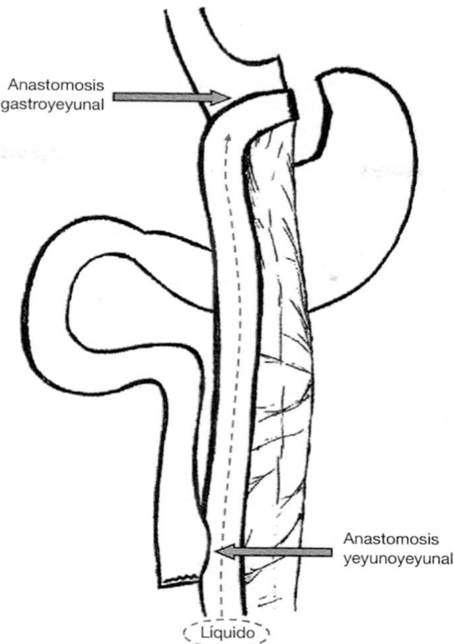

Figura 74-2. Después de una gastroyeyunostomía en Y de Roux (GYYR), el riesgo de aspiración es alto con la obstrucción del intestino delgado.

tos, y se les debe administrar complementos vitamínicos por vía intravenosa (*v.* secciones X.A.2, X.A.3 y X.C.2).

III. GASTROYEYUNOSTOMÍA EN Y DE ROUX LAPAROSCÓPICA

A. Hemorragia. Puede producirse tanto en el posquirúrgico temprano como en el tardío.

1. La hematemesis indica una hemorragia de la gastroyeyunostomía (GY), a menos que se demuestre lo contrario. Los peligros para el paciente incluyen aspiración, hemorragia potencialmente mortal o hematoma intraluminal que provoca una obstrucción más distal.
2. Si aparece en una semana del posquirúrgico, reintervenir para identificar y tratar la fuente directamente.
3. Si el posquirúrgico es más tardío (>2 semanas), la causa suele ser una úlcera gastroyeyunal, y la endoscopia terapéutica es la primera línea de tratamiento, seguida de la cirugía (si la endoscopia falla o la hemorragia aguda es superior a 6 unidades).
4. Los múltiples tratamientos terapéuticos endoscópicos de las grandes úlceras gastroyeyunales posteriores crónicas que no cicatrizan pueden provocar una fístula y una lesión de la arteria esplénica, que suele presentarse con una hemorragia premonitoria después de la endoscopia y después una hemorragia digestiva masiva. Este escenario requiere una laparotomía abierta urgente, la división de la anatomía de la GYYR y la resección de la GY para obtener acceso a la arteria esplénica a fin de realizar una reparación vascular directa y una reconexión por etapas de la GYYR.
5. La hemorragia de la línea de grapas fuera de la GY descrita anteriormente incluye la línea de grapas del remanente gástrico (RG) y la línea de grapas de la yeyunoyeyunostomía (YY). La hemorragia aguda de cualquiera de estas puede causar una obstrucción distal por coágulo sólido y una posible perforación del RG o del yeyuno debido a la obstrucción posterior. El tratamiento se describe en la sección III.C.6.C.IV.

B. Filtración

1. En el período posquirúrgico inmediato, la filtración por anastomosis es la complicación más grave tras una GYYR. La incidencia oscila entre el 1 % y el 4.3 %. Las filtraciones suelen producirse pronto, dentro de los 10 días posteriores a la cirugía. Es importante tener un alto índice de sospecha de este problema, ya que su presentación puede ser insidiosa, pero su progresión es repentina y pone en peligro la vida.

2. La taquicardia, la taquipnea, la fiebre y la oliguria son los síntomas más comunes que justifican la sospecha. Otros síntomas pueden ser dolor abdominal, náusea, vómito o sensación de «catástrofe inminente» del paciente.
3. El uso rutinario del análisis digestivo superior posquirúrgico no conlleva ningún beneficio clínico en la detección de filtraciones. El diagnóstico temprano puede reducir el riesgo de formación de abscesos, peritonitis, sepsis y mortalidad. Un estudio de la porción superior del tubo digestivo o una tomografía computarizada (TC) del abdomen y la pelvis con contraste puede obtenerse de forma programada en pacientes con estabilidad, pero no debe retrasar el tratamiento en pacientes inestables.
4. Tras una GYYR, las filtraciones pueden producirse en cuatro lugares: anastomosis gastroyeyunal (GY), línea de grapas de la bolsa gástrica (BG), YY y línea de grapas del RG. El flujo de las filtraciones es mayor con la cirugía de revisión que con la cirugía primaria; también es mayor con la cirugía abierta que con la laparoscópica.
5. El tratamiento de una filtración por anastomosis o de una línea de grapas depende del estado clínico del paciente.
   a. El manejo no quirúrgico puede considerarse en pacientes con estabilidad con una filtración contenida o pequeña que son tratados con antibióticos, tratamiento antifúngico, nutrición enteral o parenteral y drenaje percutáneo guiado por radiología.
   b. El tratamiento quirúrgico habitual puede abordarse por vía laparoscópica en el paciente con estabilidad o abierta si es necesario, y los objetivos incluyen lavado abdominal, reparación de la filtración si es factible, drenaje y la consideración de la colocación de una sonda de gastrostomía en el RG. Los selladores de cola de fibrina y las endoprótesis metálicas autoexpandibles en combinación con el drenaje también se han utilizado para algunas filtraciones de GY, pero no son la norma de atención.

C. **Obstrucción del intestino delgado**
1. Una de las complicaciones más importantes, exclusiva de los pacientes de cirugía bariátrica, es la OID después de una GYYR. Esta complicación tiene varias causas (tabla 74-2) y debe ser tratada de forma diferente a la del paciente de cirugía general, cuya complicación suele ser por adherencias y a menudo se resuelve con un tratamiento conservador y no quirúrgico. Los pacientes que se han sometido a una GYYR y que presentan síntomas de obstrucción suelen requerir un tratamiento quirúrgico de urgencia o corren el riesgo de comprometer grandes segmentos del intestino cuando se retrasa la intervención.
2. La tasa de OID después de una GYYR es del 3 % al 4 %.
3. La OID puede producirse pronto (<30 días) o tarde (>30 días) después de una GYYR, y hay varias etiologías diferentes (tabla 74-2).
4. Las manifestaciones clínicas de la OID dependen de la localización de la obstrucción.
   a. La obstrucción del asa de Roux suele provocar dolor abdominal, náusea y emesis voluminosa y no biliosa. Estos pacientes tienen un *riesgo muy alto* de aspiración trala

TABLA 74-2 Derivación gástrico en Y de Roux (DGYR): Causas y tratamiento de la obstrucción del intestino delgado

Causa	Aparición	Tratamiento
Obstrucción yeyunoyeyunal (YY)	Temprana[a], tardía[b]	Sustitución de la sutura antiobstrucción, revisión YY, lisis de la(s) adherencia(s)
Ventana mesentérica	Temprana	Reducir el asa de Roux herniada y resuturar
Hematoma intraluminal	Temprana	Exploración y eliminación de coágulos
Hernias internas	Temprana, tardía	Defecto/ventana mesentérica, defecto de Petersen, defecto biliopancreático (reducción y reparación quirúrgica para cada uno)
Invaginación yeyunal	Tardía	Reducción o resección
Hernia quirúrgica/eventración del sitio del trocar	Temprana, tardía	Reducción y reparación

[a]Temprana <30 días después de la cirugía bariátrica.
[b]Tardía >30 días después de la cirugía bariátrica.

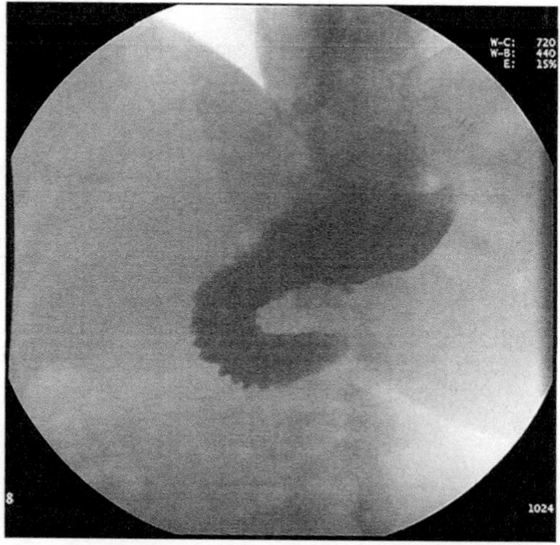

Figura 74-3. Obstrucción del asa proximal de Roux.

anestesia para la cirugía, por lo que es necesario realizar una descompresión nasogástrica previa y una inducción de secuencia rápida para evitarla (figs. 74-2 y 74-3).

b. La obstrucción distal a la YY provoca la dilatación del asa de Roux y del asa biliopancreática. Estos pacientes pueden presentar vómito biliosos.

c. La obstrucción del asa biliopancreática proximal a la YY conduce a la dilatación del estómago excluido (RG) y exige una intervención y descompresión urgentes debido a la obstrucción del asa cerrada y al riesgo de perforación del RG.

5. La TC es la prueba diagnóstica de elección en un paciente con estabilidad. En un paciente inestable, la cirugía *no* debe retrasarse para obtener imágenes radiográficas.

6. Los tipos y la ubicación de las OID y sus características se enumeran a continuación y en el cuadro 74-2.

a. Yeyunoyeyunostomía.

i. Se producen temprano o de forma tardía.

ii. Problemas técnicos en la YY (angulación, estrechamiento).

a) Puede ser necesario retirar y sustituir un punto de sutura antiobstrucción que aproxima el conducto común proximal al extremo cortado del asa biliopancreática, colocado en la cirugía original, para mejorar la angulación de la YY.

b) Si la YY se estrecha, puede ser necesario revisarla, lo que incluye resección de la YY, restablecimiento de la continuidad intestinal y creación de una nueva YY más distal.

iii. Adhesión a la YY (lisis de la adhesión dañina, a menudo una sola banda).

b. Ventana mesentérica del colon transverso (solo GYYR retrocólica; *v.* sección III.C.6. D.III sobre hernias internas).

i. Se producen de forma temprana (fig. 74-4).

ii. Alto índice de sospecha en paciente con incapacidad para tolerar líquidos y secreciones.

iii. Ventana estrecha o cicatrización de las suturas en la ventana.

iv. El tratamiento es quirúrgico, aflojar la ventana y reemplazar las suturas.

c. Hematoma intraluminal.

i. Se produce de forma temprana.

ii. El coágulo sólido de una línea de grapas hemorrágica puede causar una obstrucción en la GY (poco frecuente), la YY (más común) o el píloro del RG.

iii. Puede realizarse primero una endoscopia superior con asistencia laparoscópica para excluir una hemorragia del RG. Si el RG está lleno de sangre en la exploración laparoscópica, la evacuación debe realizarse a través de una gastrotomía, que puede utilizarse para la inserción de una sonda de gastrostomía para la descompresión posquirúrgica.

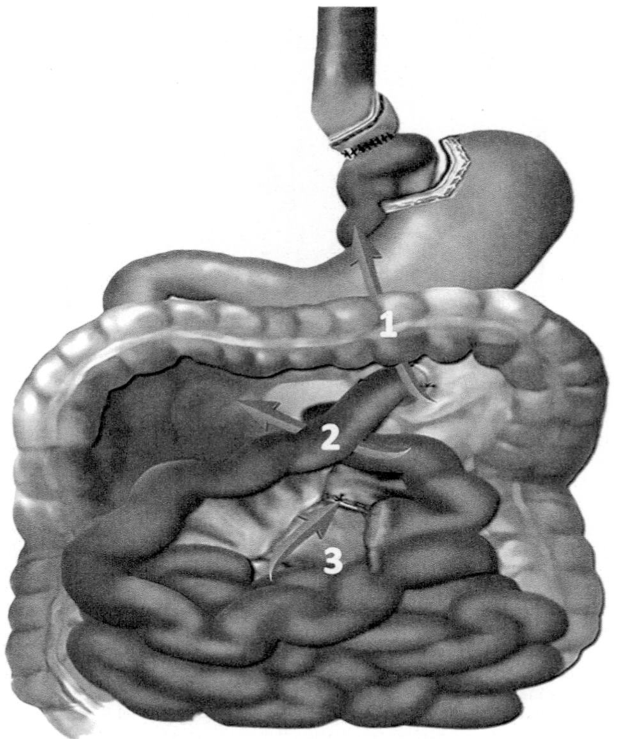

Figura 74-4. Defectos mesentéricos en la gastroyeyunostomía en Y de Roux (GYYR): *1*, defecto/ventana mesentérica del colon transverso; *2*, defecto de Petersen; *3*, defecto biliopancreático.

iv. La hemorragia de la línea de grapas YY debe evaluarse en cirugía mediante una enterotomía en el conducto común. A menudo, el coágulo puede extraerse de forma retrógrada y la hemorragia puede ser extirpada sin necesidad de revisar la anastomosis YY.

d. Hernias internas: es la etiología más común de la OID tardía en pacientes después de una GYYR laparoscópica. Hay tres tipos de hernias internas que se producen en los defectos mesentéricos de una GYYR (fig. 74-4).
   i. Pocas se producen de forma temprana (la mayoría aparece de forma tardía).
   ii. La presentación es con dolor abdominal, que puede ser vago y recurrente (requiere un alto índice de sospecha para el diagnóstico).
   iii. *Ventana mesentérica del colon transverso.*
      a) Sólo con GYYR retrocólica.
      b) Se produce de forma temprana, fallo de las suturas de la ventana y el asa de Roux se hernia en la parte superior del abdomen, mediante plegamiento y obstrucción y con isquemia temprana del asa de Roux.
      c) El tratamiento se basa en exploración laparoscópica, reducción, nueva sutura si el intestino es viable y resección y revisión si el intestino es isquémico.
   iv. *Defecto de Petersen*: espacio entre el origen del ligamento de Treitz y por detrás de la línea de grapas mesentérica del asa de Roux.
      a) Se producen tarde, normalmente entre 1 y 2 años después de la GYYR, cuando se han perdido las reservas de grasa mesentérica y el defecto se agranda.
      b) Suele presentarse con un dolor episódico, grave y con cólicos en el cuadrante superior izquierdo.

c) Puede realizarse una TC, pero puede ser negativa ya que el intestino se desliza dentro y fuera de la hernia, a veces con facilidad. La hernia persistente puede mostrar el denominado «signo del remolino» de los vasos retorcidos (torsionados) en la raíz del mesenterio, además de los signos de OID con asas intestinales dilatadas.

Las asas intestinales agrupadas con los vasos mesentéricos congestionados, el intestino delgado que pasa por detrás de la arteria mesentérica superior, o una ubicación del lado derecho de la anastomosis YY también son sugestivos de una hernia interna.

d) Se requiere una intervención quirúrgica inmediata ante la mínima sospecha de este tipo de hernia, ya sea por los síntomas o por las imágenes. Si se retrasa, puede perderse un gran segmento del intestino delgado debido a la isquemia. La exploración se realiza por vía abierta si el paciente está inestable; si no hay dilatación masiva del intestino, puede realizarse por vía laparoscópica. La evaluación con fluoresceína de la viabilidad del intestino puede ser útil en el contexto abierto para determinar la extensión de la isquemia intestinal y limitar la extensión de la resección a fin de evitar el síndrome del intestino corto.

e) **A menudo es útil desplazar el intestino de forma retrógrada desde la válvula ileocecal hasta la YY para ordenar la anatomía**, que puede ser difícil de evaluar cuando hay vólvulo intestinal y este está dentro de un defecto herniario interno.

El intestino encarcelado puede reducirse suavemente utilizando pinzas atraumáticas, se restablece la anatomía y, a continuación, puede dirigirse la atención hacia el cierre del defecto mesentérico.

v. *Defecto biliopancreático* (fig. 74-4).
   a) Grandes segmentos de intestino delgado pueden quedar atrapados en este gran defecto si este se abre, lo que provoca isquemia intestinal y pérdida de intestino.
   b) Los síntomas y el tratamiento son similares a los de las hernias por defecto de Petersen (*v.* sección III.C.6.D.IV).

e. *Invaginación yeyunoyeyunal.*
   i. Se producen de forma tardía, con una incidencia del 1 % o menos.
   ii. Existen diversas teorías sobre la etiología: interrupción de los marcadores intestinales y dismotilidad intestinal resultante, adelgazamiento mesentérico o hiperplasia e hipertrofia intestinal que crea una señal de intestino engrosado.
   iii. Molestias abdominales inespecíficas: dolor difuso, náusea y/o emesis.
   iv. La TC es la modalidad diagnóstica de elección, y es habitual que se observe un «signo de la diana».
   v. La mayoría de los pacientes que presentan una invaginación intestinal sintomática requieren intervención quirúrgica, que puede realizarse por vía laparoscópica. Las opciones de tratamiento incluyen la resección de la invaginación intestinal o reducción con enteropexia, que consiste en unir el conducto común al asa biliopancreática. Si el intestino es isquémico e inviable o si no es reducible, se requiere la resección.

f. Hernias quirúrgicas/eventración del sitio del trocar.
   i. Se producen de forma temprana y tardía.
   ii. *Véase* la sección IX.B.

7. Es necesario un umbral bajo para la exploración quirúrgica de la OID después de la GYYR. La progresión de la obstrucción, los síntomas sistémicos y la muerte sobrevienen rápidamente en los pacientes no tratados.

D. Úlcera

1. Los pacientes que se someten a la GYYR corren el riesgo de desarrollar úlceras anastomóticas GY (úlceras marginales), que pueden causar dolor, hemorragia o perforación.
2. La incidencia notificada de las úlceras marginales es del 1 % al 15 % y del 1 % al 2 % para las úlceras perforadas.
3. Las úlceras GY se manifiestan al principio de la fase posquirúrgica (en unos meses) o más tarde (después de 1 año).
   a. Las úlceras tempranas se asocian a anomalías en el entorno local, como isquemia, inflamación, estenosis y cuerpos extraños.
   b. Las úlceras tardías están relacionadas con el aumento de la exposición al ácido a lo largo del tiempo debido al agrandamiento de la BG o a la formación de una fístula gastrogástrica al RG.
   c. El tabaco, los corticoesteroides sistémicos y los antiinflamatorios no esteroideos se asocian a un mayor riesgo de desarrollo de úlceras GY.

4. El tratamiento de los pacientes con ulceración GY sintomática (dolor) incluye modificación de los factores de riesgo, tratamiento del *Helicobacter pylori* y administración de inhibidores de la bomba de protones.
   a. Debe realizarse una endoscopia para evaluar el tamaño de la bolsa, la presencia de una fístula gastrogástrica o un cuerpo extraño (material de sutura) en la GY.
   b. Las úlceras resistentes al tratamiento médico suelen someterse a revisión quirúrgica con vagotomía y revisión de la GY.
5. Las úlceras GY hemorrágicas se tratan en las secciones III.A.1, III.A.3 y III.A.4.
6. Las úlceras GY perforadas pueden tener una alta tasa de morbilidad y mortalidad.
   a. El diagnóstico y el tratamiento tempranos son fundamentales.
   b. La taquicardia, la leucocitosis y la peritonitis son características de una úlcera perforada.
   c. Las radiografías de tórax y abdomen pueden constatar la existencia de neumoperitoneo. En la TC también se observará neumoperitoneo, así como líquido libre e inflamación perianastomótica y/o aire extraluminal. Las imágenes con contraste oral hidrosoluble también pueden constatar filtración, pero es preferible la TC.
   d. El tratamiento consiste en la administración de antibióticos de amplio espectro, incluida una cobertura antifúngica, y la exploración quirúrgica inmediata tras la reanimación, que puede abordarse por vía laparoscópica en un paciente con estabilidad.
      i. Control de la contaminación intraabdominal con reparación de la perforación con parche de omento, lavado abdominal y drenaje.
      ii. La colocación de una sonda de gastrostomía en el estómago exluido puede estar justificada para el acceso enteral posquirúrgico si este se prevé.
   e. El estudio posquirúrgico de la porción superior del tubo digestivo en 2 a 4 días con contraste para evaluar la reparación se guía por signos clínicos como fiebre y leucocitosis. Se inicia una dieta líquida clara si el estudio no constata filtración persistente del contraste. La administración de antibióticos se mantiene hasta que la leucocitosis y la fiebre se resuelven. El tubo de drenaje se retira cuando la secreción no cambia y después de iniciar la alimentación del paciente.
7. **Estenosis**
   a. Los síntomas de estenosis en la GY suelen aparecer entre las 6 y las 12 semanas del posquirúrgico, si bien pueden aparecer, aunque pocas veces, de forma tardía.
   b. La técnica de grapado circular tiene una mayor tasa de estenosis.
   c. El diagnóstico es por endoscopia superior.
   d. El tratamiento se realiza por dilatación circunferencial con globo. La resolución se produce normalmente con una media de 1.8 tratamientos.
   e. Menos del 10 % de los pacientes requieren una nueva cirugía, casi siempre asociada a úlceras GY concurrentes. La dilatación de la estenosis/estrechez no debe realizarse si existe ulceración concurrente.

IV. GASTRECTOMÍA VERTICAL LAPAROSCÓPICA. El principal factor de exclusión de la GV es que crea una sonda gástrica de alta presión (fig. 74-5).

A. Hemorragia

1. La hemorragia después de la GV tiene varias fuentes potenciales, incluyendo los sitios de los trocares, lesión esplénica, vasos gástricos cortos, laceración del hígado y línea de grapas gástrica larga. La hemorragia de la línea de grapas puede ser intraabdominal desde el lado seroso o intragástrica desde el interior de la sonda gástrica en el lado de la mucosa.
2. Los pacientes con estabilidad hemodinámica son observados y tratados de forma conservadora. Los pacientes inestables requieren una nueva cirugía lo antes posible para identificar y controlar la fuente de la hemorragia y la evacuación del hematoma.
3. La existencia de un coágulo sólido dentro de la manga también puede causar una obstrucción pilórica y un aumento de la tensión en la línea de grapas gástrica. Una nueva exploración, si está indicada, puede ayudar a prevenir ciertas complicaciones tardías, como hematoma infectado, fístula o filtración.

B. Filtración

1. Es la complicación más temida tras la GV, y se produce en el 2.5 % de los pacientes.
2. Las filtraciones se definen como agudas (en un plazo de 7 días), tempranas (de 1 a 6 semanas), tardías (después de 6 semanas) o crónicas (después de 12 semanas) en función del momento de presentación tras el procedimiento principal. A diferencia de lo que ocurre con la GYYR, en la que las filtraciones se producen de forma temprana, la mayoría (80 %) de las filtraciones de la GV se producen después de 10 días e incluso meses después de la cirugía.
3. La presentación puede ser inespecífica: náusea, vómito, fiebre, malestar general, dolor abdominal o dolor en el hombro izquierdo. La taquicardia sostenida y el dolor en el lado izquierdo son los hallazgos de presentación más comunes.

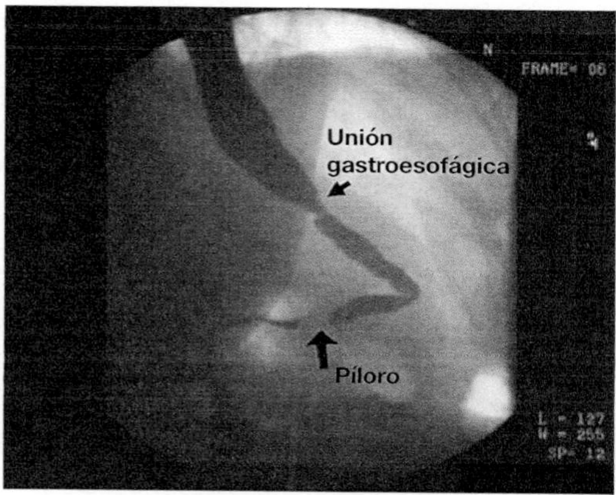

Figura 74-5. Gastrectomía vertical (manga gástrica).

4. La mayoría de las filtraciones se producen en la línea de grapas proximal, a nivel de la unión gastroesofágica, debido a que el tejido es más fino y la presión transmitida es elevada. El diagnóstico erróneo de filtraciones tardías y proximales es frecuente.
5. Las filtraciones de la línea distal son diferentes de las filtraciones de la línea de grapas proximal, suelen asociarse a una presentación más temprana y están relacionadas con un fallo mecánico de la línea de grapas a la hora de aproximarse de forma segura al tejido gástrico distal, que es más grueso.
6. Diagnóstico con estudio de la porción superior del tubo digestivo con contraste hidrosoluble que muestra filtración. La TC con contraste es el estudio diagnóstico preferible para evaluar el absceso y la perforación de la línea de grapas en pacientes con estabilidad.
7. La nueva exploración abierta o laparoscópica es la prueba diagnóstica definitiva en pacientes inestables con sospecha de filtración.
8. El tratamiento de una filtración depende del estado clínico del paciente y del momento de su presentación.
   a. Las filtraciones agudas pueden tratarse con desbridamiento quirúrgico y drenaje. El cierre del defecto no suele ser posible debido a la inflamación de los tejidos, por lo que también puede realizarse la reparación con un parche de omento. Debido a la elevada presión intraluminal creada por la GV, la cicatrización puede ser prolongada, por lo que debe considerarse la inserción de una yeyunostomía de alimentación para la nutrición enteral.
   b. Los pacientes con una filtración contenida y estabilidad hemodinámica pueden ser tratados de forma no quirúrgica con drenaje percutáneo, antibióticos de amplio espectro y alimentación enteral pospilórica.
   c. También se ha descrito el tratamiento endoscópico con o sin terapia percutánea o quirúrgica. Se ha descrito la colocación endoscópica de endoprótesis cubiertas, cola de fibrina y clips. En general, las endoprótesis son eficaces en el tratamiento de la filtración proximal aguda en la que el tratamiento conservador ha fallado. Sin embargo, es menos probable que las endoprótesis por sí solas sean eficaces en el tratamiento de las filtraciones tardías.
   d. Las filtraciones crónicas pueden evolucionar hacia fístulas gastrocutáneas o gastrobronquiales. El tratamiento definitivo es el manejo quirúrgico, y puede incluir el cierre primario de la fístula, la gastrectomía total con esofagoyeyunostomía, la colocación de un tubo en T a través del defecto o la conversión a GYYR. La conversión a GYYR laparoscópica lo transforma en un sistema de menor presión, pero debe considerarse una opción de tratamiento de último recurso debido al alto riesgo de complicaciones con la cirugía de revisión.

C. Estenosis

1. En el 0.3 % al 4 % de los casos se produce estenosis de la GV. Las causas incluyen hematoma, edema, angulación del estómago o estenosis funcional con pliegue/acodamiento del estómago en la incisura angular con el antro parcialmente retorcido fuera de la porción superior de la manga.

2. La estenosis suele producirse en la incisura angular y puede estar asociada a la sobresutura de la línea de grapas debido a que estrecha aún más el ángulo.
3. Los pacientes suelen presentar reflujo crónico, vómito y/o disfagia.
4. El estudio de contraste de la porción superior del tubo digestivo puede establecer el diagnóstico y muestra un estrechamiento de la manga con el paso de un contraste mínimo a través de la zona de estrechamiento.
5. Las opciones de tratamiento incluyen observación, dilatación endoscópica, seromiotomía o conversión a GYYR como último recurso.
6. La intervención endoscópica temprana es apropiada en un paciente con estenosis en la incisura. Las estenosis funcionales debidas a pliegue/acodamiento de la manga pueden ser resistentes a varios tratamientos endoscópicos y requerirían, entonces, la conversión a GYYR.

D. Enfermedad por reflujo gastroesofágico (ERGE)

1. Aguda.
   a. Secundaria a edema posquirúrgico.
   b. Se trata con observación y supresión de la acidez.
2. Crónica, resistente.
   a. La causa más común de nueva cirugía después de una GV, normalmente años después.
   b. La persistencia y el empeoramiento del reflujo gastroesofágico pueden hacer necesaria la conversión a GYYR.

V. BANDA GÁSTRICA AJUSTABLE POR LAPAROSCOPIA

A. Desinflado de la banda

1. Indicado cuando un paciente presenta náusea, vómito, reflujo grave o dolor. Necesario si se sospecha una complicación de deslizamiento o erosión.
2. La vía puede ser difícil de palpar, pero los pacientes suelen ser conscientes de su ubicación precisa.
3. Utilizar condiciones asépticas, aguja no punzante (p. ej., aguja Huber).
4. Introducir la aguja hasta la base metálica de la vía; aspirar completamente.

B. Deslizamiento/prolapso

1. Se produce en el 2 % al 30 % de los pacientes con BGAL y representa la complicación más común (fig. 74-6B).
   a. **Agudo:** mayor riesgo de obstrucción y/o isquemia gástrica.
   b. **Crónico:** responde al desinflado de la banda sola; la causa más común del retiro programado de la BGAL.
2. La presentación típica puede incluir vómito, reflujo grave, dolor torácico, regurgitación e incapacidad para tolerar líquidos. Si hay dolor, es posible que haya necrosis gástrica o isquemia.

   La banda, en su posición normal, tiene una orientación oblicua con el lado lateral por encima del lado medial, por debajo del hemidiafragma izquierdo. El ángulo Φ (*phi*) describe el ángulo de la posición de la banda en la radiografía y debe oscilar entre 4° y 58° en la proyección anteroposterior (fig. 74-6A). Con el deslizamiento de la banda, esta asume una orientación más horizontal, lo que permite el prolapso del fondo gástrico sobre la banda (fig. 74-6B). El prolapso gástrico puede producirse tanto en sentido anterior como posterior.
3. Tratamiento.
   a. Desinflado de la banda.
   b. Radiografía simple de abdomen para evaluar la posición de la banda.
   c. Debe obtenerse un estudio de contraste de la porción superior del tubo digestivo. El prolapso y la herniación de una gran porción del estómago por encima de la banda y el no paso del contraste son preocupantes para la isquemia gástrica.
   d. Si los síntomas y la evidencia radiográfica del prolapso gástrico persisten después del desinflado, se recomienda una laparoscopia diagnóstica de urgencia para una posible refijación de la banda, que implica la reducción del prolapso y una nueva sutura del estómago sobre la banda, o bien la extracción de toda la banda, los tubos y el sistema de vías. En caso de duda, el retiro completo del sistema de banda es el procedimiento de elección.
   e. Si hay infarto gástrico o perforación, puede ser recomendable la gastrectomía parcial en función de la viabilidad del estómago y de la localización de la necrosis.

C. Erosión. La incidencia de la erosión de la banda varía del 1 % al 3 %.

1. La presentación es típicamente crónica y bastante leve, y puede incluir un vago dolor abdominal epigástrico, vómito, recuperación de peso, infección/celulitis de la piel y el tejido subcutáneo en el lugar de la vía y, raramente, peritonitis. Una infección en la localización de la vía es patognomónica de la erosión de la banda, ya que entre el 40 % y el 50 % se asocia con ello.

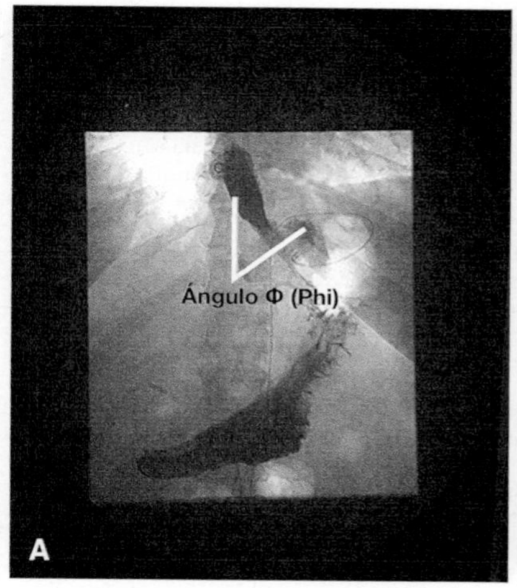

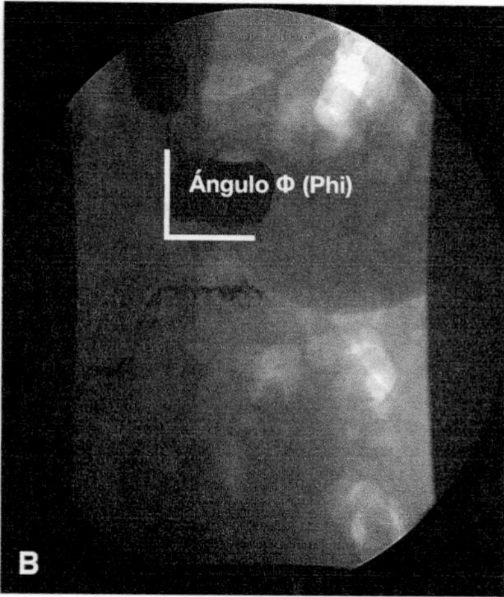

Figura 74-6. A y B: Posiciones de la banda gástrica ajustable por laparoscopia (BGAL) en la radiografía.

2. Tan solo suele erosionarse un borde del dispositivo de la banda dentro de la luz gástrica, lo que crea una fístula crónica. En ocasiones muy infrecuentes puede erosionarse toda la banda en la misma luz (fig. 74-7), e incluso migrar distalmente y alojarse en el antro, el duodeno o el yeyuno proximal, lo que provocaría una obstrucción intestinal mecánica.
3. La erosión de la banda puede diagnosticarse mediante endoscopia digestiva superior o TC, que muestra el paso del contraste alrededor de los lados de la banda. La primera es la prueba diagnóstica definitiva, ya que el dispositivo se visualiza fácilmente dentro de la luz del estómago.
4. En caso de erosión de la banda, es necesario el retiro de la banda gástrica, el tubo y la vía, algo que puede realizarse por laparoscopia. Se recomiendan antibióticos en el prequirúrgico. El retiro de la adhesión se lleva a cabo siguiendo el tubo de la banda hasta la banda propiamente dicha, que se divide para retirarla de alrededor del estómago y luego de la cavidad abdominal. Si la banda es completamente intragástrica (fig. 74-7), se realiza una gastrotomía anterior y se retira la banda con cierre del defecto gástrico y cobertura de omento. Como alternativa, se ha descrito un abordaje endoscópico junto con laparoscopia

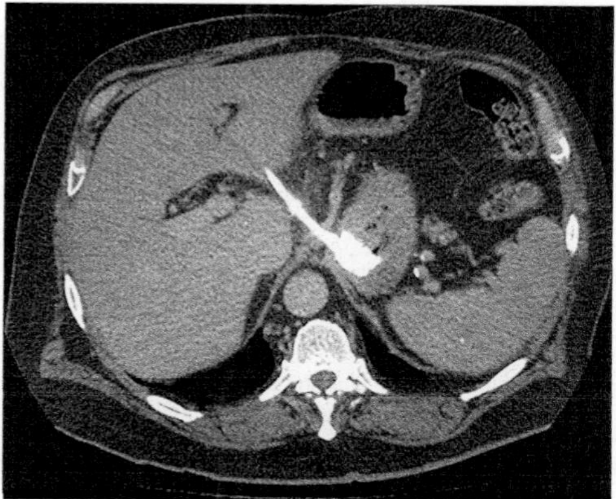

Figura 74-7. Erosión total de la banda gástrica ajustable por laparoscopia (BGAL).

para la extracción, pero no se recomienda en contextos de urgencia. Debe realizarse una exploración gastrointestinal superior varios días después de la cirugía para confirmar el cierre de la fístula gástrica.

D. Dismotilidad esofágica

1. La ERGE es un síntoma común y asociado.
2. Con el tiempo, puede producirse seudoacalasia, con aumento de la dilatación del esófago.
3. El tratamiento para la dismotilidad es el desinflado de la banda, administrar inhibidores de la bomba de protones y esperar la resolución de los síntomas en 4 a 8 semanas, para una posible nueva insuflación de la BGAL.

VI. DERIVACIÓN BILIOPANCREÁTICA Y TRANSFERENCIA DUODENAL. Las cirugías de malabsorción, como la DBP con y sin TD, son muy eficaces para lograr una pérdida de peso significativa y duradera y mejoras metabólicas, pero presentan tasas de complicaciones quirúrgicas más elevadas y efectos secundarios nutricionales considerables a largo plazo. Los pacientes sometidos a este tipo de procedimientos requieren un seguimiento completo y complementos nutricionales adecuados de por vida.

A. Complicaciones agudas. Son similares a las de la GYYR y se tratan igual.

B. Úlcera. Las úlceras GY son aún más comunes con la DBP que con la GYYR debido a un RG más grande.

C. Nutrición. La complicación crónica más grave es la desnutrición proteico-calórica y su incidencia oscila entre el 1 % y el 6 %. El tratamiento consiste en una evaluación nutricional detallada y apoyo nutricional y de enzimas pancreáticas. Puede ser necesaria la nutrición parenteral. Si el peso y las reservas de proteínas no se estabilizan, existe una opción quirúrgica consistente en alargar el conducto común, pero rara vez es necesario.

VII. CIRUGÍA BARIÁTRICA DE REVISIÓN. Conversión o revisión a otro procedimiento quirúrgico bariátrico por (1) pérdida de peso insuficiente o recuperación de peso y (2) el tratamiento de complicaciones agudas y crónicas.

A. Mayor riesgo de filtración a corto plazo que la cirugía bariátrica principal.

B. Mayor riesgo de hemorragia posquirúrgica inicial.

C. Mayor probabilidad de complicaciones nutricionales y de micronutrientes, debido a la segunda cirugía bariátrica y al mayor plazo de tiempo.

D. Potencial de distorsión de la anatomía gástrica y adherencias intraabdominales generalizadas.

VIII. GLOBOS INTRAGÁSTRICOS. Actualmente existen varios tipos de dispositivos de globo aprobados por la Food and Drug Administration (FDA) de Estados Unidos que se ingieren o se colocan por vía endoscópica. Los globos están diseñados para residir en el estómago durante 4 a 6 meses y se inflan con aire o solución salina hasta alcanzar una capacidad de aproximadamente 550 cm^3. Entre 2 y 6 días después de la colocación (fase de adaptación), se esperan algunos síntomas como hinchazón, dolor leve, reflujo, náusea y vómito, que pueden ser lo suficientemente graves como para requerir evaluación, líquidos intravenosos y antieméticos.

El contorno suave y circular de los globos, cuando están llenos y posicionados en el estómago, se aprecia fácilmente en una radiografía simple, y también es visible un pequeño marcador radiopaco (fig. 74-8). Si no se retiran según lo previsto o se excretan espontáneamente a los 6 meses, pueden empezar a desinflarse y su paso espontáneo, parcialmente desinflado, puede provocar una obstrucción gástrica u OID.

A. Obstrucción pilórica

1. Se produce cuando el dispositivo lleno impacta con el conducto pilórico.
2. Los síntomas incluyen distensión, vómito, reflujo y dolor.
3. Puede intentarse colocar al paciente en decúbito lateral izquierdo y/o un reposicionamiento manual mediante el empuje del dispositivo palpable hacia el lado izquierdo, lejos del píloro.
4. Si el paciente sigue con síntomas, debe realizarse una radiografía simple para determinar si el dispositivo está totalmente insuflado (circunferencia lisa) o parcialmente desinflado y evaluar el tamaño gástrico. Si está parcialmente desinflado o presenta distensión gástrica masiva, se recomienda la extracción endoscópica urgente con un catéter de aguja afilada que perfore el globo y lo desinfle; a continuación, por vía endoscópica se extrae el globo con unas pinzas de Kocher afiladas, con atención especial al control de la vía aérea, ya que el dispositivo colapsado es bastante voluminoso.

B. Intolerancia a los dispositivos

1. Síntomas persistentes que se alargan más allá de la primera semana después de la colocación del dispositivo de globo y la fase de adaptación esperada de náusea y distensión abdominal.
2. Náusea y vómito extremos con o sin dolor abdominal, reflujo y fatiga extrema que se producen semanas o meses después de la colocación del globo.
3. Realizar un primer tratamiento con una prueba corta de antieméticos multimodales, y si falla, extraer el globo.

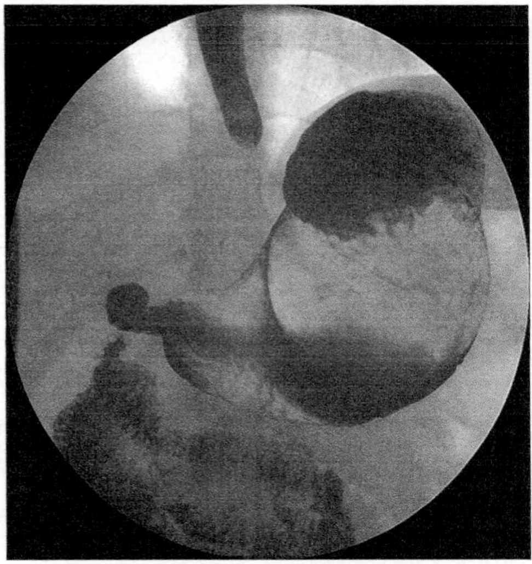

Figura 74-8. Globo intragástrico.

C. Insuflación excesiva

1. Aunque en muy pocas ocasiones, puede entrar aire adicional en el globo varias semanas o meses después de su colocación, lo que provocará una insuflación excesiva del globo y un mayor riesgo de complicaciones, como intolerancia, úlcera y posible perforación gástrica.
2. Se recomienda el retiro inmediato del dispositivo y devolverlo al fabricante para su comprobación.

D. Pancreatitis

1. Complicación infrecuente, pero grave, de la colocación del globo, probablemente debida a la presión posterior y a la irritación mecánica del páncreas.
2. Este diagnóstico debe considerarse en todos los pacientes con dispositivos de globo. Debe extraerse amilasa y lipasa si se produce algún dolor abdominal moderado o grave después de la primera semana tras la colocación (fase de adaptación).
3. La pancreatitis clínica justifica la extracción endoscópica del globo.

E. Úlcera gástrica

1. Presión relacionada con la superficie del globo a la interfaz de la mucosa gástrica.
2. Los síntomas incluyen dolor, hematemesis y peritonitis si se perfora.
3. Se trata con endoscopia superior y extracción del globo, así como con el tratamiento adecuado de la úlcera.

F. Obstrucción del intestino delgado

1. Los dispositivos de globo parcialmente desinflados pueden causar una OID.
2. La TC o la radiografía simple permiten visualizar el dispositivo y el marcador fuera del estómago y se utilizan para el diagnóstico y la localización.
3. El tratamiento consiste en laparoscopia, enterotomía y retiro del dispositivo.

IX. OTRAS COMPLICACIONES QUIRÚRGICAS

A. Enfermedad de las vías biliares

1. El riesgo de colelitiasis es mayor después de una pérdida rápida de peso, muy común tras la cirugía bariátrica. El papel de la colecistectomía profiláctica en el momento de la cirugía bariátrica no es la norma de atención, ya que no todos los pacientes desarrollan enfermedad sintomática y el bajo riesgo de colecistectomía laparoscópica posterior.
2. El diagnóstico de enfermedad biliar en los pacientes bariátricos es similar al de la población de cirugía general y comienza con una ecografía del cuadrante superior derecho para detectar la colelitiasis y determinar si el conducto biliar común (CBC) está dilatado. Si hay dudas sobre la posible coledocolitiasis, puede obtenerse una colangiopancreatografía por resonancia magnética (CPRM).
3. La colelitiasis sintomática o la colecistitis aguda se tratan con colecistectomía laparoscópica como en los pacientes de cirugía general, con atención a la posibilidad de que haya más

adherencias durante la cirugía debido al procedimiento bariátrico previo. Debe hacerse hincapié en la vía de ascenso del asa de Roux (retrocólica o antecólica), ya que el asa de Roux puede estar adherida a la pared del abdomen anterior, en la zona de colocación de la vía para la colecistectomía.

4. La coledocolitiasis es un problema más difícil de tratar en los pacientes ya sometidos a GYYR laparoscópica. A diferencia de los pacientes no bariátricos, los cálculos del CBC no pueden extraerse mediante una colangiopancreatografía retrógrada endoscópica (CPRE) de rutina.

   Debido a la división del estómago inherente a la DGYR por laparoscopia y a la longitud del asa de Roux (90-150 cm), la ampolla no es fácilmente accesible mediante las técnicas establecidas de CPRE.

   a. En los pacientes enfermos y con colangitis aguda, el acceso al CBC puede requerir drenaje biliar percutáneo o intervención quirúrgica para un rápido acceso y descompresión.
   b. La exploración del CBC también es una posible opción para los pacientes que presentan coledocolitiasis.
      i. Colangiograma intraquirúrgico transcístico y posible exploración laparoscópica del CBC.
      ii. Puede realizarse una coledocotomía para la extracción de cálculos con colocación de un tubo en T.
   c. La CPRE es un reto en los pacientes con coledocolitiasis. Existen dos métodos principales para acceder al CBC.
      i. CPRE transgástrica asistida por laparoscopia: se moviliza el estómago excluido, se coloca una sutura en el cuerpo del estómago y se realiza una gastrotomía. A continuación, el endoscopio se introduce directamente en el estómago excluido, ya sea directamente a través de la gastrotomía o a través de un trocar de 15 mm colocado a través de la gastrotomía. A continuación, se realiza una CPRE intraquirúrgica. Una vez completada, se cierra la gastrotomía.
      ii. Enteroscopia con globo: se intenta acceder a la ampolla utilizando un enteroscopio que va del asa de Roux retrógrada al asa biliopancreática. Esto funciona en aproximadamente el 60 % de los casos. Para el intento de enteroscopia y su éxito, el asa de Roux debe ser inferior a 150 cm.

B. Eventraciones (hernias quirúrgicas)

1. Otra causa potencial de dolor y/o OID después de procedimientos quirúrgicos bariátricos es la hernia quirúrgica, incluidas las eventraciones del sitio del trocar. La incidencia es mayor con tamaños de trocares superiores a 5 mm, de los cuales suele haber más de uno para un procedimiento bariátrico laparoscópico.
2. La eventración del sitio del trocar puede causar hernias de Richter dentro del espacio preperitoneal, por lo que es importante cerrar el peritoneo junto con el defecto fascial para los tamaños de trocares mayores de 5 mm.
3. A menudo, el tejido adiposo de la pared posterior del abdomen puede enmascarar un pequeño defecto de la pared en el momento de la cirugía original, por lo que la ausencia de pequeñas hernias de la pared del abdomen (recurrentes o primarias) debe ser una preocupación después de la cirugía bariátrica.

X. COMPLICACIONES NO QUIRÚRGICAS

A. Náusea y vómito crónicos. Entre el 1 % y el 2 % de los pacientes bariátricos pueden desarrollar síntomas crónicos de náusea y vómito y requerir múltiples evaluaciones y hospitalizaciones

1. Descartar causas mecánicas y anatómicas: estenosis, úlcera, torsión (GV).
   a. Porción superior del tubo digestivo.
   b. Endoscopia superior.
2. Tratar a *todos* los pacientes que presenten complicaciones, incluidas la náusea y el vómito, con hidratación intravenosa y complementos vitamínicos (complejo multivitamínico, tiamina, ácido fólico por vía intravenosa y B_{12} por vía intramuscular).
3. Se ha informado de una insuficiencia aguda de tiamina con compromiso neurológico (encefalopatía de Wernicke) y cardíaco en pacientes posbariátricos con náusea y vómito crónicos. La sospecha de insuficiencia aguda debe tratarse de forma empírica con un mínimo de 500 mg de clorhidrato de tiamina por 100 mL de solución salina normal tres veces al día durante 2 o 3 días y continuar hasta la mejora clínica.

B. Síndrome de evacuación gástrica rápida. Se produce cuando los alimentos, especialmente los hidratos de carbono, pasan más rápidamente del estómago a la primera porción del intestino delgado. Se produce en algunos, pero no todos, los pacientes tras una GYYR.

1. Temprano: 75 % de los casos.
   a. Se produce entre 10 min y 30 min después de la comida.
   b. Los síntomas varían: náusea, vómito, enrojecimiento, taquicardia.

c. El tratamiento inicial es la modificación alimentaria: comidas más pequeñas y frecuentes, retraso de la ingesta de líquidos durante 30 min después de la comida, evitar los hidratos de carbono simples en favor de los complejos, aumento de la ingesta de proteínas y fibra, aumento del espesor de los alimentos con la adición de pectina, y acostarse durante 30 min después de la comida.
d. Octreotida si falla la modificación alimentaria.

2. Tardío: 25 % de los casos.
   a. Se produce de 2 h a 3 h después de una comida.
   b. Los síntomas incluyen hipoglucemia, sudoración, debilidad, taquicardia, enrojecimiento, mareos.
   c. Debe diferenciarse de la hipoglucemia después de una GYYR (*v.* sección X.E).
   d. Se trata con modificaciones alimentarias que incluyen la reducción de la ingesta de hidratos de carbono de alto índice glucémico.

C. Carencias de micronutrientes

1. Las carencias de vitaminas y micronutrientes son comunes después de la cirugía bariátrica, incluidos el calcio, la vitamina D, el hierro, el zinc y el cobre, entre otros. Todos los pacientes deben ser examinados para detectar carencias antes y después de la cirugía. Los pacientes deben recibir complementos nutricionales diarios y someterse a un control rutinario a largo plazo para detectarlas (tabla 74-3).
2. La prevalencia de las carencias de micronutrientes está aumentando, a la vez que el seguimiento está disminuyendo, por lo que cada encuentro de atención médica es una oportunidad para tratar, evaluar y reforzar las recomendaciones de complementos específicos del procedimiento para los pacientes de GYYR, GV y DBP-TD (tabla 74-4).
3. Incluso con una complementación adecuada y seguida a rajatabla, la anemia es la complicación de micronutrientes más común después de la GYYR y la DBP-TD, y se produce entre el 8 % y el 15 % de los pacientes.

D. Carencias nutricionales

1. Malnutrición proteico-calórica: la complicación crónica más grave de la GYYR y la DBP es la malnutrición proteico-calórica, cuya incidencia oscila entre el 1 % y el 6 %. El tratamiento consiste en una evaluación nutricional detallada y apoyo nutricional y de enzimas pancreáticas.
2. Síndrome de realimentación: los pacientes sometidos a cirugía bariátrica con una ingesta de nutrientes insignificante durante muchos días y/o estrés metabólico por la cirugía o las complicaciones corren el riesgo de desarrollar un síndrome de realimentación. Pueden

TABLA 74-3 Control nutricional posquirúrgico recomendado para la cirugía bariátrica

Recomendación	BGAL	GV	GYYR	DBP-TD
Densidad ósea (DXA)[a] a los 2 años	Sí	Sí	Sí	Sí
Excreción de calcio en orina de 24 h a los 6 meses y anualmente	Sí	Sí	Sí	Sí
Vitamina B_{12} anualmente (ácido metilmalónico y homocisteína opcionales) y luego cada 3-6 meses si se complementa	Sí	Sí	Sí	Sí
Ácido fólico (ácido fólico de los glóbulos rojos opcional), estudios de hierro, vitamina D, hormona paratiroidea intacta	No	No	Sí	Sí
Vitamina A al principio y cada 6-12 meses después	No	No	Opcional	Sí
Evaluación de cobre, zinc y selenio con resultados específicos	No	No	Sí	Sí
Evaluación de la tiamina con resultados específicos	Sí	Sí	Sí	Sí

BGAL, banda gástrica ajustable por laparoscopia; DBP-TD, derivación biliopancreática con o sin transferencia duodenal; GV, gastrectomía vertical; GYYR, gastroyeyunostomía en Y de Roux.
[a]DXA, absorciometría de rayos X de doble energía.
Adaptado de Mechanick JI, Youdim A, Jones DB, y cols. Clinical practice guidelines for the periquirúrgice nutritional, metabolic, and nonsurgical support of the bariatric surgery patient-2013 update. *Surg Obes Relat Dis* 2013;9(2):159-191. Copyright © 2013 American Society for Metabolic and Bariatric Surgery, con permiso.

TABLA 74-4 Complementos vitamínicos y minerales de rutina para pacientes con GYYR, GV, DBP-TD

Suplemento	Dosificación
Multivitamínico-mineral o prenatal	1-2 diarios
Citrato de calcio	1 200-1 500 mg (elemental)/día
Vitamina D[a]	400-800 UI/día 3 000 UI/día hasta 25-OH D >30 ng/mL
Hierro elemental[b]	40-65 mg/día
Vitamina B_{12}	≥500 μg/día por vía oral o 1 000 μg/mo por vía intramuscular o 3 000 μg cada 6 meses por vía intramuscular o 500 μg cada semana por vía intranasal

DBP-TD, derivación biliopancreática con o sin transferencia duodenal; GV, gastrectomía vertical; GYYR, gastroyeyunostomía en Y de Roux.
[a]En función de la ingesta alimentaria de calcio.
[b]Para la mayoría de las mujeres que menstrúan.

desarrollar trastornos hidroelectrolíticos, especialmente hipofosfatemia, junto con complicaciones neurológicas, pulmonares, cardíacas, neuromusculares y hematológicas con la realimentación. Se requiere una realimentación lenta y una vigilancia intensiva de los electrólitos.

E. Hipoglucemia

1. La hipoglucemia se caracteriza por la documentación de la tríada de Whipple, que incluye síntomas o signos autónomos y neuroglucopénicos, con una concentración de glucosa en plasma inferior a 55 mg/dL, con resolución de los síntomas/signos tras la administración de glucosa. Durante estos episodios, descritos en pacientes post-GYYR, las concentraciones de insulina en plasma son demasiado altas, lo que indica una falta de regulación de la función de las células β.
2. La hipoglucemia después de una GYYR es un problema poco infrecuente, pero especialmente difícil, que se estima que afecta del 1 % a un 11 % de los pacientes a largo plazo.
3. Inicialmente se pensó que se debía a la hiperinsulinemia endógena por el aumento de la masa de células β que llevaba a la hiperfunción de las células de los islotes. Según la teoría actual, la hipoglucemia hiperinsulinémica después de la GYYR está relacionada con los cambios anatómicos y fisiológicos de la propia cirugía, con el péptido glucagonoide de tipo 1 (GLP-1) como un mediador potencial.
4. Debe distinguirse de otras formas de hipoglucemia: hipoglucemia pancreatógena no insulinomatosa, insulinoma, hipoglucemia reactiva o síndrome de evacuación gástrica rápida precoz o tardío (*v.* sección X.B.2).
5. Los abordajes de tratamiento de primera línea incluyen tratamiento de nutrición médica dirigido a reducir la ingesta de hidratos de carbono de alto índice glucémico y el tratamiento previo a las comidas con acarbosa.
   a. Otros tratamientos pueden incluir octreotida, diazóxido, bloqueadores de los canales de calcio, antagonistas de los receptores de GLP-1, y/o nutrición únicamente a través de una sonda de gastrostomía colocada en el duodeno desviado.
   b. La supresión de la derivación gástrica no tiene un éxito uniforme y no se recomienda.
   c. Por último, aunque la resección pancreática se empleó inicialmente para los pacientes con hipoglucemia inducida por la GYYR, no tiene un éxito uniforme en la remisión de la hipoglucemia y no debería considerarse para la mayoría de los pacientes, que pueden experimentar una mejora de sus síntomas con el abordaje médico multimodal aquí descrito.

F. Riesgo de fracturas. Los procedimientos de cirugía bariátrica con mala absorción (GYYR, DBP-TD) se asocian a un mayor riesgo de fracturas totales y no vertebrales en comparación con los pacientes de control.

G. Trastorno por consumo de sustancias y alcohol

1. Los procedimientos bariátricos se asocian a un mayor riesgo a largo plazo de trastornos por consumo de sustancias y alcohol.

2. A los pacientes se les indica que se abstengan de consumir bebidas alcohólicas. Los estudios farmacocinéticos indican que, tras la GYYR y la GV, se produce una rápida absorción del alcohol y un aumento significativo de las concentraciones de alcohol en sangre que se produce en cuestión de minutos.
3. Existe un aumento progresivo y significativo de la prevalencia del consumo regular de alcohol a lo largo del tiempo entre los pacientes sometidos a cirugía bariátrica, a pesar de las recomendaciones de abstenerse de su consumo.
4. Uno de cada cinco (20 %) pacientes de cirugía bariátrica toma opioides recetados 7 años después de la cirugía.

H. Suicidio y muerte accidental

1. Hay un pequeño, pero significativo, aumento de suicidios, accidentes e intoxicaciones voluntarios después de la cirugía bariátrica (estudiada sobre todo después de la GYYR), en comparación con una población de control.
2. Las tasas de suicidio tanto en hombres como en mujeres después de la cirugía bariátrica son significativamente más altas que las tasas comparadas por edad y sexo en Estados Unidos.

AXIOMAS

- La incidencia de complicaciones tras la cirugía bariátrica varía entre el 4 % y el 25 % y depende de la duración del seguimiento, del tipo de complicación, del procedimiento bariátrico específico realizado y de las características individuales del paciente.
- Los signos peritoneales están atenuados e incluso ausentes en el paciente con obesidad grave.
- Cada cita de atención médica es una oportunidad para evaluar y tratar las insuficiencias vitamínicas en pacientes sometidos a GYYR, GV y DBP-TD.
- Los pacientes que desarrollan una OID después de una GYYR requieren tratamiento quirúrgico y no conservador debido a la posibilidad de hernias internas y al alto riesgo de infarto intestinal.
- Las filtraciones por anastomosis se producen de forma temprana después de una GYYR, pero las filtraciones en la línea de grapas se producen meses después de la GV.
- La hemorragia aguda en el paciente bariátrico puede causar obstrucción pilórica u OID debido a un coágulo sólido.
- El abordaje de la coledocolitiasis en el paciente con GYYR requiere considerar un acceso alternativo al conducto biliar común.
- Las áreas urgentes de la cirugía bariátrica son el uso de dispositivos endoscópicos para la pérdida de peso, como los globos intragástricos, la cirugía bariátrica en adolescentes y el aumento de la necesidad y la frecuencia de los procedimientos de revisión.

Lecturas recomendadas

Abu-Elmagd KM, Costa G, McMichael D, et al. Autologous reconstruction and visceral transplantation for management of patients with gut failure after bariatric surgery: 20 years of experience. *Ann Surg* 2015;262(4):586–601.

Awais O, Raftopoulos I, Luketich JD, et al. Acute, complete proximal small bowel obstruction after laparoscopic gastric bypass due to intraluminal blood clot formation. *Surg Obes Relat Dis* 2005;1(4):418–422.

Berger ER, Clements RH, Morton JM, et al. The impact of different surgical techniques on outcomes in laparoscopic sleeve gastrectomies: the first report from the metabolic and bariatric surgery accreditation and quality improvement program (MBSAQIP). *Ann Surg* 2016;264(3):464–473.

Brethauer SA, Kothari S, Sudan R, et al. Systematic review on reoperative bariatric surgery: American Society for Metabolic and Bariatric Surgery Revision Task Force. *Surg Obes Relat Dis* 2014;10(5):952–972.

Brockmeyer JR, Grover BT, Kallies KJ, et al. Management of biliary symptoms after bariatric surgery. *Am J Surg* 2015;210(6):1010–1017.

Cherian PT, Goussous G, Ashori F, et al. Band erosion after laparoscopic gastric banding: a retrospective analysis of 865 patients over 5 years. *Surg Endosc Other Interv Tech* 2010;24(8):2031–2038.

Coblijn UK, Goucham AB, Lagarde SM, et al. Development of ulcer disease after Roux-en-Y gastric bypass, incidence, risk factors, and patient presentation: a systematic review. *Obes Surg* 2014;24(2):299–309.

English WJ, DeMaria EJ, Brethauer SA, et al. American Society for Metabolic and Bariatric Surgery estimation of metabolic and bariatric procedures performed in the United States in 2016. *Surg Obes Relat Dis* 2018;14(3):259–263.

Facchiano E, Quartararo G, Pavoni V, et al. Laparoscopy-assisted transgastric endoscopic retrograde cholangiopancreatography (ERCP) after Roux-en-Y gastric bypass: technical features. *Obes Surg* 2014;25(2):373–376.

Hutter MM, Schirmer BD, Jones DB, et al. First report from the American College of Surgeons Bariatric Surgery Center Network: laparoscopic sleeve gastrectomy has morbidity and effectiveness positioned between the band and the bypass. *Ann Surg* 2011;254(3):410–420; discussion 420–422.

Kim J, Azagury D, Eisenberg D, et al. ASMBS position statement on prevention, detection, and treatment of gastrointestinal leak after gastric bypass and sleeve gastrectomy, including the roles of imaging, surgical exploration, and nonoperative management. *Surg Obes Relat Dis* 2015;11(4):739–748.

Koppman JS, Li C, Gandsas A. Small bowel obstruction after laparoscopic Roux-en-Y gastric bypass: a review of 9,527 patients. *J Am Coll Surg* 2008;206(3):571–584.

Mechanick JI, Youdim A, Jones DB, et al. Clinical practice guidelines for the perioperative nutritional, metabolic, and nonsurgical support of the bariatric surgery patient—2013 update. *Surg Obes Relat Dis* 2013;9:159–191.

O'Brien PE, MacDonald L, Anderson M, et al. Long-term outcomes after bariatric surgery: fifteen-year follow-up of adjustable gastric banding and a systematic review of the bariatric surgical literature. *Ann Surg* 2013;257(1):87–94.

Rosenthal RJ; International Sleeve Gastrectomy Expert Panel; Diaz AA, et al. International Sleeve Gastrectomy Expert Panel Consensus Statement: best practice guidelines based on experience of >12,000 cases. *Surg Obes Relat Dis* 2012;8(1):8–19.

Smith MD, Adeniji A, Wahed AS, et al. Technical factors associated with anastomotic leak after Roux-en-Y gastric bypass. *Surg Obes Relat Dis* 2015;11(2):313–320.

Stephenson D, Moon RC, Teixeira AF, et al. Intussusception after Roux-en-Y gastric bypass. *Surg Obes Relat Dis* 2014;10(4):666–670.

75 Hemotórax retenido, derrame pleural y empiema

Fulin Lillian Lee y Jeremy W. Cannon

I. INTRODUCCIÓN

A. En pacientes con un traumatismo torácico contuso o penetrante puede desarrollarse hemotórax retenido, derrame pleural o empiema. Estas complicaciones aumentan significativamente la morbilidad asociada a las lesiones torácicas. La prevención es la mejor estrategia de tratamiento.

B. Si se desarrolla una de estas complicaciones, es necesario un reconocimiento y tratamiento tempranos para evitar el atrapamiento pulmonar, el deterioro de la función pulmonar y, en el caso del empiema, un choque séptico.

II. HEMOTÓRAX RETENIDO

A. Definición y datos demográficos

1. El hemotórax retenido se desarrolla tras el intento inicial de drenaje.

- **a.** Dado que la radiografía de tórax es inespecífica con respecto a la enfermedad pulmonar y pleural en el paciente traumático (fig. 75-1), este diagnóstico se realiza normalmente con tomografía computarizada (TC).
- **b.** El volumen del hemotórax retenido debe cuantificarse mediante estimación **volumétrica** en TC (fig. 75-2). Las imágenes axiales de TC pueden utilizarse para estimar dicho volumen. Mediante la fórmula $\mathbf{V = d^2 \times L}$, en la que d es la mayor «profundidad» anteroposterior del hemotórax en las imágenes axiales y L es el número de cortes de TC en los que aparece el hemotórax multiplicado por el grosor del corte (Mergo y cols.).
- **c.** El volumen de sangre retenida puede clasificarse como sigue:
  - **i.** Pequeño: menos de 300 mL.
  - **ii.** Moderado: 300 a 900 mL.
  - **iii.** Grande: más de 900 mL.

2. El hemotórax también puede presentarse de forma retardada después de que en la imagen inicial no se observara la presencia de líquido pleural. Esto pasa a ser un hemotórax retenido solo si los intentos de drenaje no tienen éxito.

3. El hemotórax retenido se produce hasta en el 26 % de los pacientes con hemotórax en la presentación inicial.

- **a.** Los factores de riesgo de desarrollo de hemotórax retenido son los siguientes:
  - **i.** Tamaño del hemotórax.
  - **ii.** Gravedad de la lesión torácica.
- **b.** Hasta el 27 % de los pacientes con un hemotórax retenido pueden desarrollar un empiema.

B. Prevención del hemotórax retenido

1. Tamaño del drenaje torácico. Actualmente no hay pruebas suficientes para recomendar un tamaño de drenaje o una técnica específica.

- **a.** Los tubos más grandes no garantizan el drenaje completo del hemotórax.
- **b.** Puede ser adecuado un tubo percutáneo de pequeño diámetro.
- **c.** Nuestra práctica actual para drenar un hemotórax agudo o un hemoneumotórax es insertar un tubo recto de 32 F en el cuarto o quinto espacio intercostal, dirigido posteroapicalmente.

2. Irrigación torácica. La irrigación de la cavidad torácica con 1 L de solución salina estéril al 0.9 % calentada puede reducir la tasa de hemotórax retenido.

3. Evacuación asistida por Yankauer. También puede utilizarse un catéter de aspiración de Yankauer estéril para evacuar suavemente los coágulos y el líquido de irrigación antes de insertar el drenaje torácico.

4. Aspiración. Tras la inserción inicial del tubo, aplicar una aspiración cerrada con una cámara de evacuación de al menos 20 cm de H_2O para ayudar a drenar cualquier sangre y líquido residual.

5. Considerar la posibilidad de realizar una TC de seguimiento a las 48 h si hay evidencia de hemotórax persistente en la radiografía. Si persiste un hemotórax significativo,

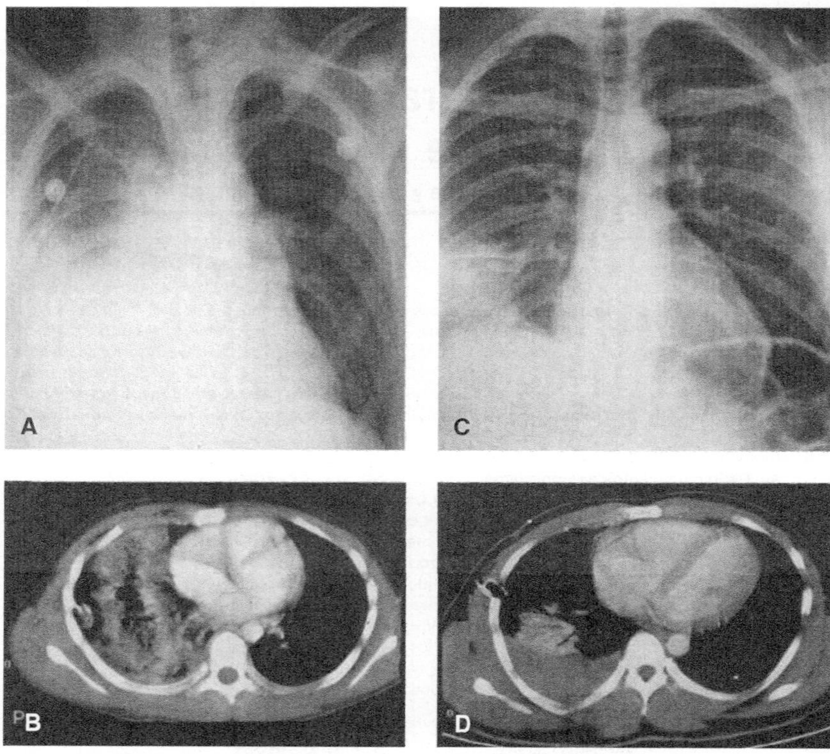

Figura 75-1. El hallazgo en la radiografía de tórax de una imprecisión en la base del tórax es inespecífico en los pacientes con traumatismos. En particular, es preferible que para diferenciar la contusión o consolidación del lóbulo inferior **(A)** de una acumulación de líquido pleural **(C)** por consolidación del lóbulo inferior se realice una tomografía computarizada (TC) **(B y D)**. (Reproducido de Velmahos GC, Demetriades D, Chan L, y cols. Predicting the need for thoracoscopic evacuation of residual traumatic hemothorax: chest radiograph is insufficient. *J Trauma* 1999;46(1):65-70. con permiso).

realizar una cirugía toracoscópica asistida por vídeo (VATS, *video-assisted thoracoscopic surgery*) temprana.

C. Diagnóstico de hemotórax retenido. El diagnóstico inicial del hemotórax traumático se describe en el *capítulo 35*.

1. **Radiografía de tórax y TC**
   a. El paciente con una anomalía persistente en la radiografía de tórax después de 48 h de tratamiento inicial del hemotórax (observación o drenaje) debe someterse a una TC de seguimiento (fig. 75-3).
   b. Esto puede hacerse con o sin contraste intravenoso.
      i. Si no hay sospecha de otra enfermedad pulmonar (p. ej., embolia pulmonar) o infección (p. ej., empiema), se recomienda una TC de tórax sin contraste para cuantificar el volumen del hemotórax y diferenciar la consolidación o el colapso pulmonar de un hemotórax.
      ii. Si hay sospecha de otros posibles diagnósticos o por una hemorragia en curso, el contraste intravenoso es útil.
   c. Las unidades Hounsfield suelen oscilar entre 35 y 70 para la sangre retenida (con independencia de si se utiliza contraste intravenoso) y son útiles para distinguir entre hemoderivados y derrames pleurales simples.
   d. Buscar evidencia de loculación o infección.
      i. Fijación del pulmón a la pared torácica.

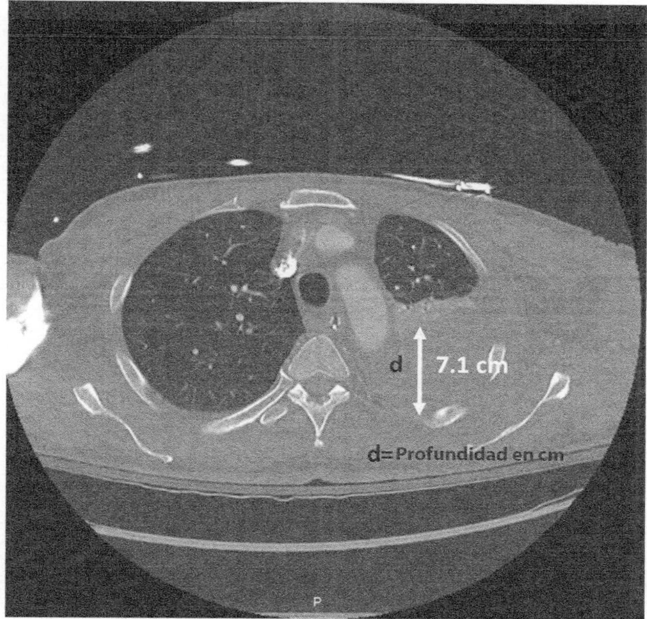

Figura 75-2. Las imágenes axiales de TC pueden utilizarse para estimar el volumen del hemotórax. Utilizando la fórmula $V = d^2 \times L$, en la que d es la mayor «profundidad» anteroposterior del hemotórax en las imágenes axiales y L es el número de cortes de tomografía computarizada (TC) en los que aparece el hemotórax multiplicado por el grosor del corte. Por ejemplo, en la imagen mostrada, si los cortes tuvieran un grosor de 2.5 mm y el hemotórax se extendiera durante 65 cortes en dirección craneocaudal, el volumen estimado del hemotórax sería V = 7.1 cm × 7.1 cm × 0.25 cm × 65 = 819 cm^3 = 819 mL. (La precisión de esta fórmula ha sido validada por Mergo PJ, y cols.).

- **ii.** Bolsas de líquido separadas.
- **iii.** Burbujas de aire dentro de la acumulación retenida.
- **iv.** Consolidación pulmonar adyacente (más que una simple compresión).
- **v.** Absceso pulmonar.

2. Ecografía

- **a.** Puede ayudar a diferenciar la consolidación pulmonar de una acumulación pleural.
  - **i.** Más sensible que la exploración clínica y la radiografía de tórax.
  - **ii.** Derrames de 5 mL detectables.
  - **iii.** No indicará de forma fiable la loculación.
- **b.** También puede utilizarse para orientar las intervenciones (*v.* más adelante).

D. Tratamiento del hemotórax retenido

1. El tratamiento óptimo del hemotórax retenido depende del volumen de la acumulación (fig. 75-3) y del tiempo transcurrido con el hemotórax. El drenaje completo y precoz mejora el pronóstico, ya que los que requieren un drenaje posterior de los hemotórax retenidos más grandes tienen más probabilidades de desarrollar empiema, de requerir una toracotomía en lugar de opciones menos invasivas, etc.

- **a.** Pequeño (<300 mL).
  - **i.** Observación.
- **b.** Moderado (300-900 mL).
  - **i.** Colocación de un drenaje torácico adicional (preferiblemente guiado por imagen).
  - **ii.** Normalmente solo es eficaz en las primeras fases del manejo (es decir, antes de que el coágulo se solidifique).
  - **iii.** Administración de fibrinolíticos a través de un drenaje torácico existente:
    - **a)** Se reserva para los pacientes con otras prioridades múltiples y los que no toleran la intervención quirúrgica con ventilación monopulmonar.
    - **b)** Nuestro protocolo de fibrinolisis para el hemotórax es el siguiente:

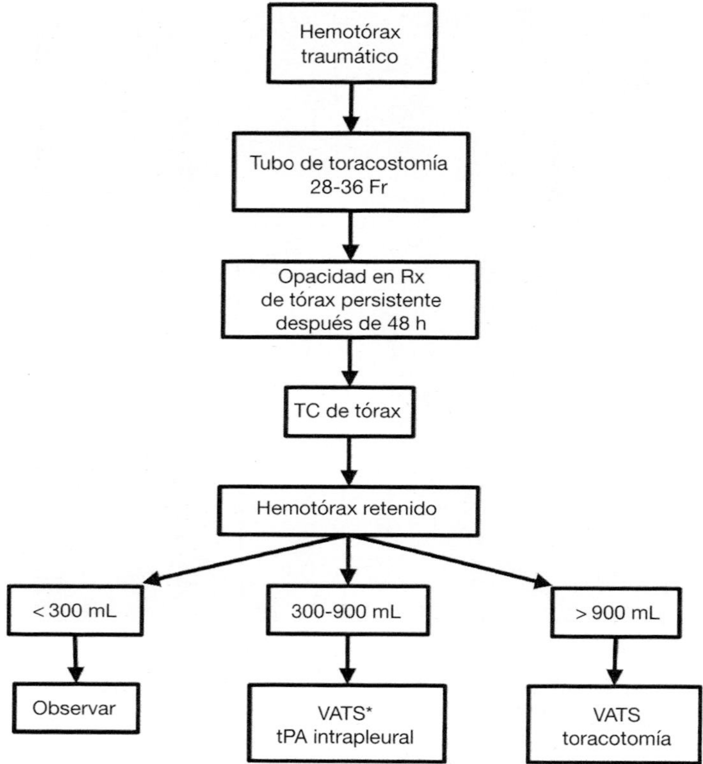

Figura 75-3. Algoritmo de tratamiento del hemotórax retenido. *La cirugía toracoscópica asistida por vídeo (VATS) temprana es el tratamiento preferido para la mayoría de los pacientes con un hemotórax retenido moderado. tPA, activador tisular del plasminógeno.

1) 5 mg de activador tisular del plasminógeno (tPA) en 50 mL de solución salina normal inyectados en el drenaje torácico diariamente durante 3 días.
2) Pinzar el drenaje torácico durante 1 h.
3) Rotar o trasladar al paciente para distribuirlo por todo el pecho.
4) Despinzar el tubo y permitir el drenaje.

iv. Cirugía toracoscópica asistida por vídeo (VATS).

a) La VATS tiene varias ventajas, como la interrupción de las loculaciones, la reexpansión de cualquier porción pulmonar atrapada, la identificación de los lugares de hemorragia (p. ej., intercostales) y la enfermedad inesperada (p. ej., laceraciones diafragmáticas).
b) La necesidad de conversión a toracotomía, los días de ventilación, la duración de la estancia hospitalaria y los costes pueden reducirse con una VATS temprana (en los 3 a 5 días siguientes a la lesión).
c) Algunas indicaciones técnicas cuando se realiza una VATS para el hemotórax retenido son:

1) Utilizar un tubo de doble luz o un bloqueador bronquial para la ventilación monopulmonar.
2) Utilizar un trocar de Hasson con punta roma colocado a través del sitio del drenaje torácico antiguo para el acceso inicial a fin de minimizar el riesgo de lesión del pulmón atrapado o trabado.

3) La insuflación suave de CO_2 a través del trocar de Hasson (ajustado a una presión de 5 cm H_2O) puede facilitar la exposición.
4) Las herramientas óptimas para evacuar los coágulos y liberar cualquier pulmón atrapado incluyen pinzas anulares (angulares y rectas), disectores de punta roma y un irrigador de aspiración.
5) El uso de epidural o la colocación de bloqueos intercostales puede ayudar a controlar el dolor posquirúrgico y la limpieza del árbol traqueobronquial.

c. Grande (>900 mL).
   i. VATS.
   ii. Toracotomía.

2. Deberían continuarse las radiografías posquirúrgicas a fin de buscar una reexpansión adecuada del pulmón y el desarrollo de cualquier opacidad nueva/recurrente. Si se desarrolla alguna, debe obtenerse otra TC de tórax para orientar el tratamiento posterior.
3. Los drenajes torácicos pueden pasar a sellado bajo agua cuando todas las filtraciones de aire hayan cesado. Los drenajes pueden retirarse cuando el gasto diario sea inferior a 150 mL en el contexto de una radiografía de tórax normal.
4. El seguimiento ambulatorio debe incluir una evaluación funcional del paciente y una radiografía de tórax de seguimiento para constatar la resolución continua del hemotórax.

III. DERRAME PLEURAL

A. Definición

1. Los derrames pleurales en pacientes traumáticos pueden representar acumulaciones de líquido trasudativas o exudativas en el espacio pleural.
2. El diagnóstico diferencial de una opacidad basilar en la radiografía de tórax inicial incluye lo siguiente:
   a. Hemotórax (más probable).
   b. Colapso/lesión lobular.
   c. Rotura diafragmática.
   d. Lesión esofágica.
3. En los pacientes con comorbilidades médicas como neumonía, insuficiencia cardíaca congestiva o cirrosis, también debe considerarse lo siguiente.
   a. Derrame paraneumónico.
   b. Hipervolemia.
   c. Hidrotórax hepático.
4. Los derrames pleurales que se manifiestan varios días después de la lesión pueden deberse a un hemotórax retenido, a la manifestación tardía de una lesión de víscera hueca pasada por alto, a un quilotórax, a una hernia visceral a través de una lesión diafragmática, a un derrame paraneumónico o a la manifestación de una sobrecarga de volumen.

B. Diagnóstico de derrame pleural

1. Los pacientes con una nueva densidad en la radiografía de tórax deben ser evaluados con TC de tórax como se ha descrito anteriormente.
   a. Una evaluación ecográfica puede ayudar a determinar si la densidad está relacionada con la acumulación de líquido. Esto es especialmente útil en un paciente de la unidad de cuidados intensivos (UCI) que puede ser difícil de transportar. Si la ecografía es negativa en cuanto a la presencia de líquido, puede que no sea necesario realizar una TC.
   b. En los pacientes con hemotórax conocido en seguimiento, el contraste intravenoso no es absolutamente necesario. En la mayoría de los demás pacientes, este ayuda a acotar el diagnóstico diferencial de una nueva acumulación de líquido pleural.
2. Si las imágenes sugieren un hemotórax retenido, debe tratarse como se ha descrito anteriormente. En los pacientes con una radiografía de tórax inicialmente normal y ahora con un posible hemotórax retenido, la colocación de un drenaje torácico es tanto diagnóstica como terapéutica, incluso para acumulaciones pequeñas (<300 mL).
3. La toracocentesis puede servir como complemento a la imagen si no se justifica el drenaje, especialmente en pacientes con un posible derrame paraneumónico.
   a. Colocar al paciente en posición vertical (apoyado en una mesilla de noche) o en posición supina con el brazo elevado (como si se colocara un drenaje torácico). Proceder con una técnica estéril.
   b. Localizar el líquido bajo guía ecográfica.
   c. Introducir el dispositivo de toracocentesis con aguja y catéter hasta que se aspire el líquido pleural.
   d. Insertar el catéter de toracocentesis y obtener una muestra del líquido para su análisis:
      i. Aspecto bruto.
      ii. pH.
      iii. Concentraciones de lactato deshidrogenasa (LDH) y glucosa.
      iv. Recuento y cultivo de leucocitos.

e. Retirar el catéter durante la espiración.
f. La radiografía de tórax de rutina después de la toracocentesis no es necesaria a menos que:
   i. Desarrollo de signos/síntomas de neumotórax.
   ii. Ventilación mecánica.
   iii. Múltiples pasos de agujas.
   iv. Aspiración de aire durante el procedimiento.

C. Tratamiento del derrame pleural

1. La estrategia de tratamiento de los derrames pleurales en los pacientes traumáticos depende de la etiología probable, del tamaño del derrame y del grado de incomodidad respiratoria causado por este.
2. El drenaje torácico es una intervención segura por defecto en la mayoría de las circunstancias, ya que es tanto diagnóstica como terapéutica.
   a. Para los pacientes con hemotórax, se prefiere un tubo recto de 32, como se ha descrito anteriormente.
   b. Para aquellos con una baja probabilidad de hemotórax, pero con compromiso respiratorio significativo por el líquido, un catéter J guiado por ecografía u otro catéter de pequeño calibre es una buena opción.
   c. En los pacientes con un diagnóstico probable de hipervolemia, la diuresis es el pilar del tratamiento. También debe optimizarse el apoyo nutricional para eliminar este factor de confusión.

IV. EMPIEMA

A. Definición y datos demográficos

1. El empiema es un derrame pleural infectado con una o ambas de las siguientes características:
   a. Pus franco/líquido pleural purulento.
   b. Invasión bacteriana de la cavidad pleural confirmada con tinción de Gram positiva o cultivo de líquido pleural.
2. Tres etapas del empiema según la clasificación de la American Thoracic Society:
   a. Etapa 1: aguda, exudativa (1 a 7 días).
   b. Etapa 2: subaguda, fibrinopurulenta (1 a 3 semanas), caracterizada por depósitos pesados de fibrina que conducen a la loculación en la cavidad pleural (fig. 75-4) y al comienzo de una corteza inflamatoria alrededor del pulmón.
   c. Etapa 3: crónica y de organización (4 a 6 semanas), con crecimiento de fibroblastos y deposición de colágeno que crea una gruesa corteza que envuelve el pulmón.
3. En los pacientes traumáticos, el empiema suele ser el pronóstico del desarrollo de un hemotórax infectado o de la progresión de un derrame paraneumónico complicado.

B. Prevención del empiema

1. Las estrategias para mitigar el riesgo de empiema en los pacientes traumáticos incluyen la evacuación temprana y completa del hemotórax y la minimización del riesgo de neumonía mediante un buen control del dolor y la limpieza del árbol traqueobronquial.
2. No se ha constatado que la administración de antibióticos antes del drenaje torácico reduzca el riesgo de formación de empiema. En los pacientes con un hemotórax retenido, el uso de antibióticos antes del drenaje se asocia con el éxito de la VATS (es decir, se evita una toracotomía).
3. Administrar una sola dosis de 2 g de cefazolina por vía intravenosa antes de la colocación inicial del drenaje torácico (o clindamicina para los pacientes con alergia a la penicilina).

C. Diagnóstico del empiema

1. Pruebas de imagen

   a. La TC de tórax con contraste intravenoso es esencial para diagnosticar acumulaciones pleurales complejas y para planificar el tratamiento cuando se sospecha un empiema.
   b. Las características de TC del empiema son las siguientes:
      i. Acumulaciones lenticulares con pulmón desplazado/comprimido.
      ii. Bolsas de líquido no dependientes de paredes lisas.
      iii. Límite indistinto entre el parénquima pulmonar (fig. 75-4).
      iv. Burbujas de aire en la acumulación.
      v. Engrosamiento de la pleura/realce del reborde.

2. Obtención de muestras de líquido pleural

   a. En los pacientes que presentan características de imagen preocupantes para un derrame paraneumónico complicado o un empiema, debe tomarse una muestra de líquido mediante toracocentesis o drenaje torácico.
   b. Para cualquiera de las dos técnicas, el líquido debe enviarse para la tinción de Gram, el cultivo y las pruebas de laboratorio descritas anteriormente (derrame pleural).

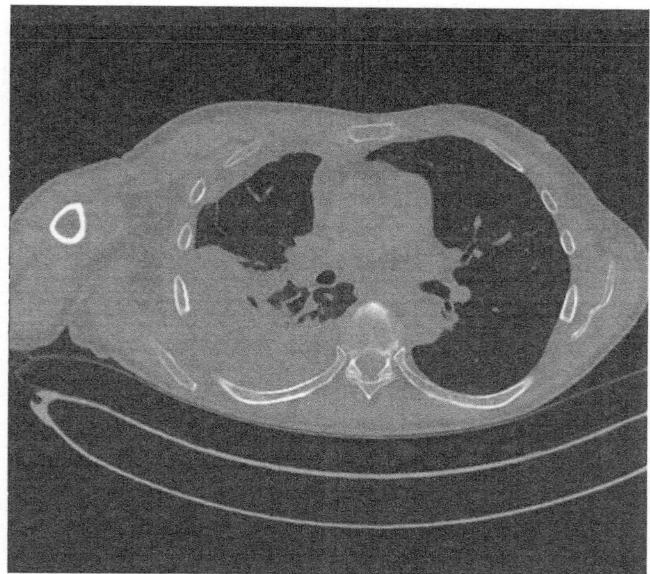

Figura 75-4. Imagen de tomografía computarizada (TC) de un paciente con un empiema en estadio 2 desencadenado por un derrame paraneumónico complicado. La resolución completa se logró con la decorticación por cirugía toracoscópica asistida por vídeo (VATS).

D. Manejo del empiema

1. **Antibióticos**
   a. A lo largo de todas las etapas del empiema, el tratamiento antimicrobiano adecuado es un componente esencial del tratamiento.
   b. Una cobertura amplia y empírica para el *Staphylococcus aureus* resistente a la meticilina (SARM) y los organismos gramnegativos, con el antibiograma local como guía, es un abordaje inicial seguro.
   c. Si los cultivos de líquido pleural son positivos, adaptar el tratamiento a los organismos que se han identificado una vez que se disponga de las sensibilidades.
   d. La duración de los antibióticos se determina una vez que se ha logrado un control adecuado de la fuente.
   e. Los antibióticos intrapleurales no desempeñan ningún papel.
2. **Intervenciones.** Además de los antibióticos, las opciones de tratamiento incluyen toracocentesis en serie, drenaje torácico ± fibrinolíticos/mucolíticos, VATS y toracotomía.
   a. El tratamiento óptimo depende del momento del diagnóstico (estadio del empiema) y de la afección del paciente.
   b. Estadio 1, exudativo.
      i. El drenaje torácico es el tratamiento típico para la mayoría de los pacientes.
      ii. En algunos pacientes con loculaciones tempranas, la adición de tPA y dornasa α puede acelerar la resolución.
   c. Estadio 2, fibrinopurulento.
      i. La VATS debe considerarse en presencia de loculaciones.
      ii. El drenaje torácico con la adición de tPA y dornasa α puede conducir a la resolución y puede considerarse en pacientes que no sean aptos para la cirugía.
   d. Etapa 3, organizada.
      i. A menudo se requiere una toracotomía para liberar el pulmón atrapado.
      ii. En los pacientes que son malos candidatos quirúrgicos para el intento de decorticación, puede considerarse la extracción secuencial del drenaje torácico.
      iii. Como alternativa, en el caso de pacientes malos candidatos quirúrgicos y con una sepsis pleural persistente, puede realizarse una colocación de un drenaje torácico de ventana abierta.

a) Incisión en U invertida.
b) Resecar las costillas que recubren la cavidad del empiema, lo que permite un drenaje abierto.
c) Marsupializar el colgajo en U al diafragma/borde de la cavidad del empiema.
d) Realizar cambios de apósitos en serie o colocar un apósito de presión negativa hasta que la cavidad sane por segunda intención.

AXIOMAS

- El hemotórax retenido, el derrame pleural y el empiema son complicaciones complejas del traumatismo torácico.
- El tratamiento inicial del hemotórax, que incluye la irrigación y la evacuación por aspiración de Yankauer, puede mitigar el riesgo de desarrollar un hemotórax retenido.
- Si se desarrolla un hemotórax retenido, la intervención temprana conducirá a una resolución más temprana.
- Los derrames pleurales nuevos deben investigarse a fondo en los pacientes traumáticos. Los diagnósticos más comunes son hemotórax retenido, una lesión omitida e hipervolemia.
- La prevención del empiema es más fácil que su tratamiento.
- El empiema en su fase inicial puede tratarse a menudo con un drenaje torácico o con VATS.
- El empiema tardío suele requerir una decorticación o drenaje abiertos.

Lecturas recomendadas

DuBose J, et al. Management of post-traumatic retained hemothorax: a prospective, observational, multicenter AAST study. *J Trauma Acute Care Surg* 2012;72(1):11–22; discussion 22–24; quiz 316.

DuBose J, et al. Development of posttraumatic empyema in patients with retained hemothorax: results of a prospective, observational AAST study. *J Trauma Acute Care Surg* 2012;73(3):752–757.

Inaba K, et al. Does size matter? A prospective analysis of 28-32 versus 36-40 French chest tube size in trauma. *J Trauma Acute Care Surg* 2012;72(2):422–427.

Mergo PJ, et al. New formula for quantification of pleural effusions from computed tomography. *J Thorac Imaging* 1999;14(2):122–125.

Meyer DM, et al. Early evacuation of traumatic retained hemothoraces using thoracoscopy: a prospective, randomized trial. *Ann Thorac Surg* 1997;64(5):1396–1400; discussion 1400.

Moore FO, et al.; Eastern Association for the Surgery of Trauma. Presumptive antibiotic use in tube thoracostomy for traumatic hemopneumothorax: an Eastern Association for the Surgery of Trauma practice management guideline. *J Trauma Acute Care Surg* 2012;73(5 Suppl 4):S341–S344.

Mowery NT, et al. Practice management guidelines for management of hemothorax and occult pneumothorax. *J Trauma* 2011;70(2):510–518.

Raymond D. Surgical intervention for thoracic infections. *Surg Clin North Am* 2014;94(6):1283–1303.

Richardson JD, et al. Complex thoracic injuries. *Surg Clin North Am* 1996;76(4):725–748.

APÉNDICE A

Escalas de lesiones de órganos de la American Association for the Surgery of Trauma (AAST)

TABLA A-1 Escala de lesiones vasculares de órganos cervicales

Grado[a]	Descripción de la lesión	AIS-90
I	Vena tiroidea Vena facial común Vena yugular externa Ramas arteriales/vena innominada	1–3
II	Ramas arteriales de la carótida externa (faríngea ascendente, tiroidea superior, lingual, maxilar facial, occipital, auricular posterior) Tronco tirocervical o ramas primarias Vena yugular interna Arteria carótida externa	1–3 1–3
III	Vena subclavia Arteria vertebral	2–3 2–4
IV	Arteria carótida común Arteria subclavia	3–5 3–4
V	Arteria carótida interna (extracraneal)	3–5

[a]Aumentar un grado para las lesiones múltiples de grado III o IV que impliquen más del 50 % de la circunferencia de los vasos.
Disminuir un grado para la interrupción de <25 % de la circunferencia del vaso para el grado IV o V.
AIS, Escala de lesiones abreviada.
Reimpreso con permiso de Moore EE, Malangoni MA, Cogbill TH, et al. Organ injury scaling VII: cervical vascular, peripheral vascular, adrenal, penis, testes and scrotum. *J Trauma* 1996;41(3):523-524, Ref. [1].

TABLA A-2 Escala de lesiones de la pared torácica[a]

Grado[a]	Tipo de lesión	Descripción de la lesión	AIS-90
I	Contusión	Cualquier tamaño	1
	Laceración	Piel y tejido subcutáneo	1
	Fractura	<3 costillas, cerradas; clavícula no desplazada cerrada	1–2
II	Laceración	Piel, tejido subcutáneo y músculo	1
	Fractura	≥3 costillas adyacentes, cerradas	2–3
		Clavícula abierta o desplazada	2
		Esternón no desplazado, cerrado	2
		Cuerpo escapular, abierto o cerrado	2
III	Laceración	Espesor total, incluida la penetración pleural	2
	Fractura	Esternón abierto o desplazado	2
		Esternón inestable	2
		Segmento unilateral inestable (<3 costillas)	3–4

(Continúa)

TABLA A-2 Escala de lesiones de la pared torácica[a] (*Continuación*)

Grado[a]	Tipo de lesión	Descripción de la lesión	AIS-90
IV	Laceración	Avulsión de los tejidos de la pared torácica con fracturas de costillas subyacentes	4
	Fractura	Tórax inestable unilateral (>3 costillas)	3–4
V	Fractura	Tórax inestable bilateral (>3 costillas en ambos lados)	5

[a]Esta escala se limita a la pared torácica únicamente y no refleja las lesiones internas o abdominales asociadas. Por tanto, no se consideró una mayor delimitación de la pared torácica superior frente a la inferior o anterior frente a la posterior, y se justificó un grado VI. Específicamente, el aplastamiento torácico no se utilizó como término descriptivo; en su lugar, se utilizó la geografía y la extensión de las fracturas y la lesión de los tejidos blandos para definir el grado.
AIS, Escala de lesiones abreviada.
Reimpreso con permiso de Moore EE, Cogbill TH, Jurkovich GJ, et al. Organ injury scaling III: chest wall, abdominal vascular, ureter, bladder and urethra. *J Trauma* 1992;33(3):337-339, Ref. [2].

TABLA A-3 Escala de lesiones cardíacas

Grado[a]	Descripción de la lesión	AIS-90
I	Lesión cardíaca cerrada con anomalías mínimas en el electrocardiograma (ECG; cambios inespecíficos en las ondas ST o T, contracción arterial o ventricular prematura o taquicardia sinusal persistente)	3
	Lesión pericárdica cerrada o penetrante sin afectación cardíaca, taponamiento cardíaco o hernia cardíaca	
II	Lesión cardíaca cerrada con bloqueo cardíaco (de rama derecha o de rama izquierda, fascículo anterior izquierdo o auriculoventricular) o cambios isquémicos (depresión del ST o inversión de la onda T) sin insuficiencia cardíaca	3
	Lesión miocárdica tangencial sin extensión hasta el endocardio ni taponamiento	3
III	Lesión cardíaca cerrada con extrasístoles ventriculares, multifocales o sostenidas (>6 lat/min)	3–4
	Lesión cardíaca cerrada o penetrante con rotura del septo, insuficiencia valvular pulmonar o tricuspídea, disfunción del músculo papilar u oclusión arterial coronaria distal sin signos de insuficiencia cardíaca	3–4
	Laceración pericárdica cerrada con herniación cardíaca	3–4
	Lesión cardíaca cerrada con insuficiencia cardíaca	3–4
IV	Lesión tangencial penetrante en el miocardio hasta el endocardio, que lo atraviesa, con taponamiento	3
	Lesión cardíaca cerrada o penetrante con rotura septal, insuficiencia valvular pulmonar o tricuspídea, disfunción del músculo papilar u oclusión arterial coronaria distal que produce insuficiencia cardíaca	3
	Lesión cardíaca cerrada o penetrante con insuficiencia de la válvula aórtica o mitral	
	Lesión cardíaca cerrada o penetrante del ventrículo derecho, la aurícula derecha o la aurícula izquierda	5 5
	Lesión cardíaca cerrada o penetrante con oclusión proximal de arteria coronaria	5
	Perforación ventricular izquierda contusa o penetrante	5
	Lesión por estallido con pérdida <50 % de tejido del ventrículo derecho, de la aurícula derecha o de la aurícula izquierda	
V	Avulsión cerrada del corazón; lesión penetrante que produce pérdida de tejido de una cámara superior al 50 %	6

[a]Aumentar un grado para las heridas múltiples a una sola cámara o a la afectación de varias cámaras.
AIS, Escala de lesiones abreviada.
Reimpreso con permiso de Moore EE, Malangoni MA, Cogbill TH, et al. Organ injury scaling IV: thoracic vascular, lung, cardiac, and diaphragm. *J Trauma* 1994;36(3):299-300, Ref. [3].

TABLA A-4 Escala de lesiones pulmonares

Grado[a]	Tipo de lesión	Descripción de la lesión	AIS-90
I	Contusión	Unilateral, <1 lóbulo	3
II	Contusión	Unilateral, lóbulo único	3
	Laceración	Neumotórax simple	3
III	Contusión	Unilateral, >1 lóbulo	3
	Laceración	Fuga de aire persistente (>72 h) en la vía aérea distal	3–4
	Hematoma	Intraparenquimatosa no expansiva	
IV	Laceración	Fuga de aire importante (segmentaria o lobular)	4–5
	Hematoma	Expansión intraparenquimatosa	
	Vascular	Interrupción de la rama primaria de los vasos intrapulmonares	3–5
V	Vascular	Interrupción de los vasos hiliares	4
VI	Vascular	Corte transversal total no contenida del hilio pulmonar	4

[a]Aumentar un grado para las lesiones bilaterales hasta el grado III. El hemotórax se puntúa en la escala de lesiones vasculares torácicas.
AIS, Escala de lesiones abreviada.
Reimpreso con permiso de Moore EE, Malangoni MA, Cogbill TH, et al. Organ injury scaling IV: thoracic vascular, lung, cardiac, and diaphragm. *J Trauma* 1994;36(3):299-300, Ref. [3].

TABLA A-5 Escala de lesiones vasculares torácicas

Grado[a]	Descripción de la lesión	AIS-90
I	Arteria/vena intercostal	2–3
	Arteria/vena mamaria interna	2–3
	Arteria/vena bronquial	2–3
	Arteria/vena esofágica	2–3
	Vena hemisférica	2–3
	Arteria/vena innominada	2–3
II	Vena ácigos	2–3
	Vena yugular interna	2–3
	Vena subclavia	3–4
	Vena braquiocefálica	3–4
III	Arteria carótida	3–5
	Arteria braquiocefálica	3–4
	Arteria subclavia	3–4
IV	Aorta torácica descendente	4–5
	Vena cava inferior (intratorácica)	3–4
	Arteria pulmonar, rama primaria intraparenquimatosa	3
	Vena pulmonar, rama primaria intraparenquimatosa	3
V	Aorta torácica, ascendente y arco	5
	Vena cava superior	3–4
	Arteria pulmonar, tronco principal	4
	Vena pulmonar, tronco principal	4
VI	Corte transversal total no contenida de la aorta torácica o del hilio pulmonar	4–5

[a]Aumentar un grado para las lesiones múltiples de grado III o IV si la circunferencia es superior al 50 %; disminuir un grado para las lesiones de grado IV si la circunferencia es inferior al 25 %.
AIS, Escala de lesiones abreviada.
Reimpreso con permiso de Moore EE, Malangoni MA, Cogbill TH, et al. Organ injury scaling IV: thoracic vascular, lung, cardiac, and diaphragm. *J Trauma* 1994;36(3):299-300, Ref. [3].

TABLA A-6 Escala de lesiones del diafragma

Grado[a]	Descripción de la lesión	AIS-90
I	Contusión	2
II	Laceración <2 cm	3
III	Laceración 2-10 cm	3
IV	Laceración >10 cm con pérdida de tejido ≤25 cm^2	3
V	Laceración con pérdida de tejido >25 cm^2	3

[a]Aumentar un grado para las lesiones bilaterales hasta el grado III.
AIS, Escala de lesiones abreviada.
Reimpreso con permiso de Moore EE, Malangoni MA, Cogbill TH, et al. Organ injury scaling IV: thoracic vascular, lung, cardiac, and diaphragm. *J Trauma* 1994;36(3):299-300, Ref. [2], con permiso.

TABLA A-7 Escala de lesiones del bazo (revisión de 1994)

Grado[a]	Tipo de lesión	Descripción de la lesión	AIS-90
I	Hematoma	Subcapsular, <10 % de superficie	2
	Laceración	Desgarro capsular, <1 cm de profundidad del parénquima	2
II	Hematoma	Subcapsular, 10 %-50 % de superficie; intraparenquimatosa, <5 cm de diámetro	2
	Laceración	Desgarro capsular de 1-3 cm de profundidad del parénquima que no afecta un vaso trabecular	2
III	Hematoma	Subcapsular, >50 % de superficie o en expansión; rotura de un hematoma subcapsular o parenquimatoso; hematoma intraparenquimatoso ≥5 cm o en expansión	3
	Laceración	>3 cm de profundidad del parénquima o que afecten los vasos trabeculares	3
IV	Laceración	Laceración que afecta los vasos segmentarios o hiliares y que produce una desvascularización importante (>25 % del bazo)	4
V	Laceración	Bazo completamente dañado	5
	Vascular	Lesión vascular hiliar con bazo desvascularizado	5

[a]Aumentar un grado para las lesiones múltiples hasta el grado III.
AIS, Escala de lesiones abreviada.
Reproducido con permiso de Moore EE, Cogbill TH, Jurkovich GJ, et al. Organ injury scaling: spleen and liver (1994) revision. *J Trauma* 1995;38(3):323-324, Ref. [4].

TABLA A-8 Escala de lesiones del bazo (revisión de 2018)

AAST		AIS		
Grado	**Gravedad**	**Criterios de imagen (hallazgos de TC)**	**Criterios quirúrgicos**	**Criterios anatomopatológicos**
I	2	• Hematoma subcapsular <10 % de superficie • Laceración parenquimatosa <1 cm de profundidad • Desgarro capsular	• Hematoma subcapsular <10 % de superficie • Laceración parenquimatosa <1 cm de profundidad • Desgarro capsular	• Hematoma subcapsular <10 % de superficie • Laceración parenquimatosa <1 cm de profundidad • Desgarro capsular
II	2	• Hematoma subcapsular 10-50 % de superficie; hematoma intraparenquimatoso <5 cm • Laceración parenquimatosa de 1-3 cm	• Hematoma subcapsular 10-50 % de superficie; hematoma intraparenquimatoso <5 cm • Laceración parenquimatosa de 1-3 cm	• Hematoma subcapsular 10-50 % de superficie; hematoma intraparenquimatoso <5 cm • Laceración parenquimatosa de 1-3 cm
III	3	• Hematoma subcapsular >50 % de superficie; • Hematoma subcapsular o intraparenquimatoso roto ≥5 cm • Laceración parenquimatosa >3 cm de profundidad	• Hematoma subcapsular >50 % de superficie o en expansión; hematoma subcapsular o intraparenquimatoso roto ≥5 cm • Laceración parenquimatosa >3 cm de profundidad	• Hematoma subcapsular >50 % de superficie; hematoma subcapsular o intraparenquimatoso roto ≥5 cm • Laceración parenquimatosa >3 cm de profundidad
IV	4	• Cualquier lesión en presencia de una lesión vascular esplénica o una hemorragia activa confinada dentro de la cápsula esplénica • Laceración parenquimatosa que afecta los vasos segmentarios o hiliares, lo que produce una desvascularización >25 %	• Laceración parenquimatosa que afecta los vasos segmentarios o hiliares, lo que produce una desvascularización >25 %	• Laceración parenquimatosa que afecta los vasos segmentarios o hiliares, lo que produce una desvascularización >25 %
V	5	• Cualquier lesión en presencia de una lesión vascular esplénica con una hemorragia activa que se extienda más allá del bazo hacia el peritoneo • Bazo completamente dañado	• Lesión vascular hiliar que desvasculariza el bazo • Bazo completamente dañado	• Lesión vascular hiliar que desvasculariza el bazo • Bazo completamente dañado

La lesión vascular se define como un seudoaneurisma o una fístula arteriovenosa y se presenta como una acumulación focal de contraste vascular que disminuye su atenuación con las imágenes en fase diferida. La hemorragia activa de una lesión vascular se presenta como un contraste vascular, focal o difuso, que aumenta de tamaño o de atenuación en fase retardada. La trombosis vascular puede provocar un infarto en el órgano.
El grado se basa en la evaluación del grado más alto realizado en las imágenes, en la cirugía o en la muestra anatomopatológica.
Puede haber más de un grado de lesión esplénica y debe clasificarse por el grado más alto de lesión.
Aumentar un grado para las lesiones múltiples hasta un grado III.
AAST, American Association for the Surgery of Trauma; AIS, Escala de lesiones abreviada; TC, tomografía computarizada.
Reproducido con permiso de Kozar RA, Crandall M, Shanmuganathan K, et al. Organ injury scaling 2018 update: spleen, liver and kidney. *J Trauma Acute Care Surg* 2018;85(6):1119-1122, Ref. [5].

TABLA A-9 Escala de lesiones hepáticas (revisión de 1994)

Grado[a]	Tipo de lesión	Descripción de la lesión	AIS-90
I	Hematoma	Subcapsular, <10 % de superficie	2
	Laceración	Desgarro capsular, <1 cm de profundidad del parénquima	2
II	Hematoma	Subcapsular, 10 %-50 % de superficie: intraparenquimatosa <10 cm de diámetro	2
	Laceración	Desgarro capsular de 1-3 de profundidad parenquimatosa, <10 cm de longitud	2
III	Hematoma	Subcapsular, >50 % de superficie de hematoma subcapsular o parenquimatoso roto; hematoma intraparenquimatoso >10 cm o en expansión	3
	Laceración	>3 cm de profundidad del parénquima	3
IV	Laceración	Destrucción del parénquima que afecta el 25-75 % del lóbulo hepático o a 1-3 segmentos hepáticos de Couinaud	4
V	Laceración	Alteración del parénquima que afecta a >75 % del lóbulo hepático o >3 segmentos hepáticos de Couinaud dentro de un mismo lóbulo	5
VI	Vascular	Lesiones venosas yuxtahepáticas; es decir, vena cava retrohepática/venas hepáticas mayores centrales	5
	Vascular	Avulsión hepática	6

[a]*Aumentar un grado para las lesiones múltiples hasta el grado III.*
AIS, Escala de lesiones abreviada.
Reproducido con permiso de Moore EE, Cogbill TH, Jurkovich GJ, et al. Organ injury scaling: spleen and liver (1994) revision. J Trauma 1995;38(3):323-324, Ref. [4].

TABLA A-10 Escala de lesiones hepáticas (revisión de 2018)

AAST		AIS		
Grado	**Gravedad**	**Criterios de imagen (hallazgos de TC)**	**Criterios quirúrgicos**	**Criterios anatomopatológicos**
I	2	• Hematoma subcapsular <10 % de superficie • Laceración parenquimatosa <1 cm de profundidad	• Hematoma subcapsular <10 % de superficie • Laceración parenquimatosa <1 cm de profundidad • Desgarro capsular	• Hematoma subcapsular <10 % de superficie • Laceración parenquimatosa <1 cm • Desgarro capsular
II	2	• Hematoma subcapsular 10 %-50 % de superficie; hematoma intraparenquimatoso <10 cm de diámetro • Laceración de 1 a 3 cm de profundidad y ≤10 cm de longitud	• Hematoma subcapsular 10 %-50 % de superficie; hematoma intraparenquimatoso <10 cm de diámetro • Laceración de 1-3 cm de profundidad y ≤10 cm de longitud	• Hematoma subcapsular 10 %-50 % de superficie; hematoma intraparenquimatoso <10 cm de diámetro • Laceración de 1-3 cm de profundidad y ≤10 cm de longitud

TABLA A-10 Escala de lesiones hepáticas (revisión de 2018) (*Continuación*)

AAST		AIS		
Grado	**Gravedad**	**Criterios de imagen (hallazgos de TC)**	**Criterios quirúrgicos**	**Criterios anatomopatológicos**
III	3	• Hematoma subcapsular >50 % de superficie; hematoma subcapsular o parenquimatoso roto • Hematoma intraparenquimatoso >10 cm • Laceración >3 cm de profundidad • Cualquier lesión en presencia de una lesión vascular hepática o una hemorragia activa contenida en el parénquima hepático	• Hematoma subcapsular >50 % de superficie o en expansión; rotura de un hematoma subcapsular o parenquimatoso • Hematoma intraparenquimatoso >10 cm • Laceración >3 cm de profundidad	• Hematoma subcapsular >50 % de superficie; hematoma subcapsular o intraparenquimatoso roto • Hematoma intraparenquimatoso >10 cm
IV	4	• Destrucción del parénquima que afecta el 25-75 % de un lóbulo hepático • Hemorragia activa que se extiende más allá del parénquima hepático hacia el peritoneo	• Destrucción del parénquima que afecta el 25-75 % de un lóbulo hepático	• Laceración >3 cm de profundidad • Destrucción del parénquima que afecta el 25-75 % de un lóbulo hepático
V	5	• Destrucción del parénquima >75 % del lóbulo hepático • Lesión venosa yuxtahepática que incluye la vena cava retrohepática y las venas hepáticas mayores centrales	• Destrucción del parénquima >75 % del lóbulo hepático • Lesión venosa yuxtahepática que incluye la vena cava retrohepática y las venas hepáticas mayores centrales	• Destrucción del parénquima >75 % del lóbulo hepático • Lesión venosa yuxtahepática que incluye la vena cava retrohepática y las venas hepáticas mayores centrales

La lesión vascular se define como un seudoaneurisma o una fístula arteriovenosa y se presenta como una acumulación focal de contraste vascular que disminuye su atenuación con las imágenes en fase diferida. La hemorragia activa de una lesión vascular se presenta como un contraste vascular, focal o difuso, que aumenta de tamaño o de atenuación en fase retardada. La trombosis vascular puede provocar un infarto en el órgano.
El grado se basa en la evaluación del grado más alto realizado en las imágenes, en la cirugía o en la muestra anatomopatológica.
Puede haber más de un grado de lesión hepática y debe clasificarse por el grado más alto de lesión. Aumentar un grado para las lesiones múltiples hasta un grado III.
AAST, American Association for the Surgery of Trauma; AIS, Escala de lesiones abreviada; TC, tomografía computarizada.
Reproducido con permiso de Kozar RA, Crandall M, Shanmuganathan K, et al. Actualización de la escala de lesiones de órganos 2018: bazo, hígado y riñón. *J Trauma Acute Care Surg* 2018;85(6):1119-1122, Ref. [5].

TABLA A-11 Escala de lesiones de la vía biliar extrahepática

Grado[a]	Descripción de la lesión	AIS-90
I	Contusión/hematoma de la vesícula biliar	2
	Contusión del espacio porta	2
II	Avulsión parcial de la vesícula biliar desde el lecho hepático; conducto cístico intacto	2
	Laceración o perforación de la vesícula biliar	2
III	Avulsión completa de la vesícula biliar desde el lecho hepático	3
	Laceración del conducto cístico	3
IV	Laceración parcial o completa del conducto hepático derecho	3
	Laceración parcial o completa del conducto hepático izquierdo	3
	Laceración parcial del conducto hepático común (<50 %)	3
	Laceración parcial del conducto biliar común (<50 %)	3
V	>50 % de corte transversal del conducto hepático común	3–4
	>50 % de corte transversal del conducto biliar común	3–4
	Lesiones combinadas del conducto hepático derecho e izquierdo	3–4
	Lesiones de la vía biliar intraduodenal o intrapancreática	3–4

[a]Aumentar un grado para las lesiones múltiples hasta el grado III.
AIS, Escala de lesiones abreviada.
Reimpreso con permiso de Moore EE, Jurkovich GJ, Knudson MM, et al. Organ injury scaling VI: extrahepatic biliary, esophagus, stomach, vulva, vagina, uterus (nonpregnant), uterus (pregnant), fallopian tube and ovary. *J Trauma* 1995;39(6):1069-1070, Ref. [6], con permiso.

TABLA A-12 Escala de lesiones pancreáticas

Grado[a]	Tipo de lesión	Descripción de la lesión	AIS-90
I	Hematoma	Contusión leve sin daño en el conducto	2
	Laceración	Laceración superficial sin daño en el conducto	2
II	Hematoma	Contusión grave sin daño en el conducto ni pérdida de tejido	2
	Laceración	Laceración grave sin daño en el conducto ni pérdida de tejido	3
III	Laceración	Corte transversal distal o daño parenquimatoso con lesión del conducto	3
IV	Laceración	Corte transversal proximal[a] o daño parenquimatoso que afecta la ampolla de Vater	4
V	Laceración	Rotura masiva de la cabeza del páncreas	5

[a]Aumentar un grado para las lesiones múltiples hasta el grado III. El páncreas proximal se considera a la derecha de la vena mesentérica superior.
AIS, Escala de lesiones abreviada.
Reimpreso con permiso de Moore EE, Cogbill TH, Malangoni MA, et al. Organ injury scaling II: pancreas, duodenum, small bowel, colon and rectum. *J Trauma* 1990;30(11):1427-1429, Ref. [7].

TABLA A-13 Escala de lesiones esofágicas

Grado[a]	Descripción de la lesión	AIS-90
I	Contusión/hematoma	2
	Laceración de espesor parcial	3
II	Laceración <50 % de circunferencia	4
III	Laceración >50 % de circunferencia	4
IV	Pérdida o desvascularización segmentaria <2 cm	5
V	Pérdida o desvascularización segmentaria >2 cm	5

[a]Aumentar un grado para las lesiones múltiples hasta el grado III.
AIS, Escala de lesiones abreviada.
Reimpreso con permiso de Moore EE, Jurkovich GJ, Knudson MM, et al. Organ injury scaling VI: extrahepatic biliary, esophagus, stomach, vulva, vagina, uterus (nonpregnant), uterus (pregnant), fallopian tube and ovary. *J Trauma* 1995;39(6):1069-1070, Ref. [6].

TABLA A-14 Escala de lesiones gástricas

Grado[a]	Descripción de la lesión	AIS-90
I	Contusión/hematoma	2
	Laceración de espesor parcial	2
II	Laceración <2 cm en la unión gastroesofágica o en el píloro	3
	<5 cm en 1/3 proximal del estómago	3
	<10 cm en los 2/3 distales del estómago	3
III	Laceración >2 cm en la unión gastroesofágica o en el píloro	3
	>5 cm en 1/3 proximal del estómago	3
	>10 cm en los 2/3 distales del estómago	3
IV	Pérdida de tejido o desvascularización <2/3 de estómago	4
V	Pérdida de tejido o desvascularización >2/3 del estómago	4

[a]Aumentar un grado para las lesiones múltiples hasta el grado III.
AIS, Escala de lesiones abreviada.
Reimpreso con permiso de Moore EE, Jurkovich GJ, Knudson MM, et al. Organ injury scaling VI: extrahepatic biliary, esophagus, stomach, vulva, vagina, uterus (nonpregnant), uterus (pregnant), fallopian tube and ovary. *J Trauma* 1995;39(6):1069-1070, Ref. [6], con permiso.

TABLA A-15 Escala de lesiones duodenales

Grado[a]	Tipo de lesión	Descripción de la lesión	AIS-90
I	Hematoma	Afectación de una sola porción del duodeno	2
	Laceración	Espesor parcial, sin perforación	3
II	Hematoma	Que afecte más de una porción	2
	Laceración	Rotura <50 % de la circunferencia	4
III	Laceración	Interrupción del 50-75 % de la circunferencia de D2	4
		Interrupción del 50-100 % de la circunferencia de D1, D3, D4	4
IV	Laceración	Disrupción >75 % de la circunferencia de D2	5
		Afectación de la ampolla o del conducto biliar común distal	5
V	Laceración	Rotura masiva del complejo duodenopancreático	5
	Vascular	Desvascularización del duodeno	5

[a]Aumentar un grado para las lesiones múltiples hasta el grado III.
AIS, Escala de lesiones abreviada; D1, primera porción del duodeno; D2, segunda porción del duodeno; D3, tercera porción del duodeno; D4, cuarta porción del duodeno.
Reimpreso con permiso de Moore EE, Cogbill TH, Malangoni MA, et al. Organ injury scaling II: pancreas, duodenum, small bowel, colon and rectum. *J Trauma* 1990;30(11):1427-1429, Ref. [7].

TABLA A-16 Escala de lesiones del intestino delgado

Grado[a]	Tipo de lesión	Descripción de la lesión	AIS-90
I	Hematoma	Contusión o hematoma sin desvascularización	2
	Laceración	Grosor parcial, sin perforación	2
II	Laceración	Laceración <50 % de la circunferencia	3
III	Laceración	Laceración ≥50 % de la circunferencia sin corte transversal	3
IV	Laceración	Corte transversal del intestino delgado	4
V	Laceración	Corte transversal del intestino delgado con pérdida de tejido segmentario	4
	Vascular	Segmento desvascularizado	4

[a]Aumentar un grado para las lesiones múltiples hasta el grado III.
AIS, Escala de lesiones abreviada.
Reimpreso con permiso de Moore EE, Cogbill TH, Malangoni MA, et al. Organ injury scaling II: pancreas, duodenum, small bowel, colon and rectum. J Trauma 1990;30(11):1427-1429, Ref. [7].

TABLA A-17 Escala de lesiones de colon

Grado[a]	Tipo de lesión	Descripción de la lesión	AIS-90
I	Hematoma	Contusión o hematoma sin desvascularización	2
	Laceración	Espesor parcial, sin perforación	2
II	Laceración	Laceración <50 % de la circunferencia	3
III	Laceración	Laceración ≥50 % de la circunferencia sin corte transversal	3
IV	Laceración	Corte transversal del colon	4
V	Laceración	Corte transversal del colon con pérdida de tejido segmentario	4
	Vascular	Segmento desvascularizado	4

[a]Aumentar un grado para las lesiones múltiples hasta el grado III.
AIS, Escala de lesiones abreviada.
Reimpreso con permiso de Moore EE, Cogbill TH, Malangoni MA, et al. Organ injury scaling II: pancreas, duodenum, small bowel, colon and rectum. *J Trauma* 1990;30(11):1427-1429, Ref. [7].

TABLA A-18 Escala de lesiones rectales

Grado[a]	Tipo de lesión	Descripción de la lesión	AIS-90
I	Hematoma	Contusión o hematoma sin desvascularización	2
	Laceración	Laceración de espesor parcial	2
II	Laceración	Laceración <50 % de la circunferencia	3
III	Laceración	Laceración ≥50 % de la circunferencia	4
IV	Laceración	Laceración de espesor total con extensión al perineo	5
V	Vascular	Segmento desvascularizado	5

[a]Aumentar un grado para las lesiones múltiples hasta el grado III.
AIS, Escala de lesiones abreviada.
Reimpreso con permiso de Moore EE, Cogbill TH, Malangoni MA, et al. Organ injury scaling II: pancreas, duodenum, small bowel, colon and rectum. *J Trauma* 1990;30(11):1427-1429, Ref. [7].

TABLA A-19 Escala de lesiones vasculares abdominales

Grado[a]	Descripción de la lesión	AIS-90
I	Ramas de la arteria mesentérica superior o de la vena mesentérica superior innominada	SP
	Ramas de la arteria mesentérica inferior o de la vena mesentérica inferior innominada	SP
	Arteria o vena frénica	SP
	Arteria o vena lumbar	SP
	Arteria o vena gonadal	SP
	Arteria o vena ovárica	SP
	Otras pequeñas estructuras arteriales o venosas innominadas que requieren ligadura	SP
II	Arteria hepática derecha, izquierda o común	3
	Arteria o vena esplénica	3
	Arterias gástricas derecha o izquierda	3
	Arteria gastroduodenal	3
	Arteria mesentérica inferior, o vena mesentérica inferior, tronco	3
	Ramas innominadas primarias de la arteria mesentérica (p. ej., arteria ileocólica) o la vena mesentérica	3
	Otros nombres vasos abdominales que requieren ligadura o reparación	3

TABLA A-19 Escala de lesiones vasculares abdominales (*Continuación*)

Grado[a]	Descripción de la lesión	AIS-90
III	Vena mesentérica superior, tronco	3
	Arteria o vena renal	3
	Arteria o vena ilíaca	3
	Arteria o vena hipogástrica	3
	Vena cava, infrarrenal	3
IV	Arteria mesentérica superior, tronco	3
	Tronco celíaco propiamente dicho	3
	Vena cava, suprarrenal e infrahepática	3
	Aorta, infrarrenal	4
V	Vena porta	3
	Vena hepática extraparenquimatosa	3 (vena hepática) 5 (hígado + venas)
	Vena cava retrohepática o suprahepática	5
	Aorta suprarrenal, subdiafragmática	4

[a]Este sistema de clasificación es aplicable a las lesiones vasculares extraparenquimatosas. Si la lesión vascular está a menos de 2 cm del parénquima del órgano, consúltese la escala de lesiones específicas de órganos. Aumentar un grado para las lesiones múltiples de grado III o IV que afecten >50 % de la circunferencia del vaso. Bajar un grado si hay una laceración de <25 % de la circunferencia del vaso para los grados IV o V.
AIS, Escala de lesiones abreviada; SP, sin puntuación.
Reimpreso con permiso de Moore EE, Cogbill TH, Jurkovich GJ, et al. Organ injury scaling III: chest wall, abdominal vascular, ureter, bladder and urethra. *J Trauma* 1992;33(3):337-339, Ref. [2].

TABLA A-20 Escala de lesiones de las glándulas suprarrenales

Grado[a]	Descripción de la lesión	AIS-90
I	Contusión	1
II	Laceración que afecta solo la corteza (<2 cm)	1
III	Laceración que se extiende a la médula (>2 cm)	2
IV	>50 % de daño en el parénquima	2
V	Rotura total del parénquima (incluida hemorragia masiva intraparenquimatosa)	3
	Avulsión vascular	

[a]Aumentar un grado para las lesiones bilaterales hasta el grado V.
AIS, Escala de lesiones abreviada.
Reimpreso con permiso de Moore EE, Malangoni MA, Cogbill TH, et al. Organ injury scaling VII: cervical vascular, peripheral vascular, adrenal, penis, testes and scrotum. *J Trauma* 1996;41(3):523-524, Ref. [1].

TABLA A-21 Escala de lesiones renales

Grado[a]	Tipo de lesión	Descripción de la lesión	AIS-90
I	Contusión	Hematuria microscópica o macroscópica, estudios urinarios normales	2
	Hematoma	Subcapsular, sin expansión y sin laceración del parénquima	2
II	Hematoma	Hematoma perirrenal no expansivo confirmado a retroperitoneo renal	2

(*Continúa*)

TABLA A-21 Escala de lesiones renales (*Continuación*)

Grado[a]	Tipo de lesión	Descripción de la lesión	AIS-90
	Laceración	<1.0 cm de profundidad del parénquima de la corteza renal sin extravasación de orina	2
III	Laceración	<1.0 cm de profundidad del parénquima de la corteza renal sin rotura del sistema colector o extravasación urinaria	3
IV	Laceración	Laceración parenquimatosa que se extiende por la corteza renal, la médula y el sistema colector	4
	Vascular	Lesión de la arteria o vena renal principal con hemorragia contenida	4
V	Laceración	Riñón completamente dañado	5
	Vascular	Avulsión del hilio renal con desvascularización del riñón	5

[a]Aumentar un grado para las lesiones bilaterales hasta el grado III.
AIS, Escala de lesiones abreviada.
Reproducido con permiso de Moore EE, Shackford SR, Pachter HL, et al. Organ injury scaling: spleen, liver, and kidney. *J Trauma* 1989;29(12):1664-1666, Ref. [8].

TABLA A-22 Escala de lesiones renales (revisión de 2018)

AAST	AIS			
Grado	**Gravedad**	**Criterios de imagen (hallazgos de TC)**	**Objetivos quirúrgicos**	**Criterios anatomopatológicos**
I	2	• Hematoma subcapsular y/o contusión parenquimatosa sin laceración	• Hematoma subcapsular no expansivo • Contusión parenquimatosa sin laceración	• Hematoma subcapsular o contusión parenquimatosa sin laceración parenquimatosa
II	2	• Hematoma perirrenal confinado en la fascia de Gerota • Laceración del parénquima renal ≤1 cm de profundidad sin extravasación urinaria	• Hematoma perirrenal no expansivo limitado a la fascia de Gerota • Laceración del parénquima renal ≤1 cm de profundidad sin extravasación urinaria	• Hematoma perirrenal confinado en la fascia de Gerota • Laceración del parénquima renal ≤1 cm de profundidad sin extravasación urinaria
III	3	• Laceración del parénquima renal >1 cm de profundidad sin rotura del sistema colector o extravasación urinaria • Cualquier lesión en presencia de una lesión vascular renal o una hemorragia activa contenida en la fascia de Gerota	• Laceración del parénquima renal >1 cm de profundidad sin rotura del sistema colector o extravasación urinaria	• Laceración del parénquima renal >1 cm de profundidad sin rotura del sistema colector o extravasación urinaria
IV	4	• Laceración parenquimatosa que se extiende al sistema colector urinario con extravasación de orina	–	• Laceración parenquimatosa que se extiende al sistema colector urinario con extravasación de orina

TABLA A-22	Escala de lesiones renales (revisión de 2018) (*Continuación*)			
AAST			**AIS**	
Grado	**Gravedad**	**Criterios de imagen (hallazgos de TC)**	**Objetivos quirúrgicos**	**Criterios anatomopatológicos**
		• Laceración de la pelvis renal y/o rotura ureteropélvica completa • Lesión segmentaria de la vena o la arteria renal • Hemorragia activa más allá de la fascia de Gerota hacia el retroperitoneo o el peritoneo • Infarto(s) renal(es) segmentario(s) o completo(s) debido a una trombosis vascular sin hemorragia activa		• Laceración de la pelvis renal y/o rotura ureteropélvica completa • Lesión segmentaria de la vena o la arteria renal • Infarto(s) renal(es) segmentario(s) o completo(s) debido a una trombosis vascular sin hemorragia activa
V	5	• Laceración de la arteria o vena renal principal o avulsión del hilio • Riñón desvascularizado con hemorragia activa • Riñón completamente dañado con pérdida de anatomía renal parenquimatosa identificable	• Laceración parenquimatosa que se extiende al sistema colector urinario con extravasación de orina • Laceración de la pelvis renal y/o rotura ureteropélvica completa • Lesión segmentaria de la vena o la arteria renal • Infarto(s) renal(es) segmentario(s) o completo(s) debido a una trombosis vascular sin hemorragia activa	• Laceración de la arteria o vena renal principal o avulsión del hilio • Riñón desvascularizado con hemorragia activa • Riñón completamente dañado con pérdida de anatomía renal parenquimatosa identificable • Laceración parenquimatosa que se extiende al sistema colector urinario • Laceración de la pelvis renal y/o rotura ureteropélvica completa • Lesión segmentaria de la vena o la arteria renal • Infarto(s) renal(es) segmentario(s) o completo(s) debido a una trombosis vascular sin hemorragia activa • Laceración de la arteria o vena renal principal o avulsión del hilio • Riñón desvascularizado • Riñón completamente dañado con pérdida de anatomía renal parenquimatosa identificable

La lesión vascular se define como un seudoaneurisma o una fístula arteriovenosa y se presenta como una acumulación focal de contraste vascular que disminuye su atenuación con las imágenes en fase diferida. La hemorragia activa de una lesión vascular se presenta como un contraste vascular, focal o difuso, que aumenta de tamaño o de atenuación en fase retardada. La trombosis vascular puede provocar un infarto al órgano.

El grado se basa en la evaluación del grado más alto realizado en las imágenes, en la cirugía o en la muestra anatomopatológica.

Puede haber más de un grado de lesión renal y debe clasificarse por el grado más alto de lesión. Aumentar un grado para las lesiones bilaterales hasta el grado III.

AAST, American Association for the Surgery of Trauma; AIS, Escala de lesiones abreviada; TC, tomografía computarizada.

Reproducido con permiso de Kozar RA, Crandall M, Shanmuganathan K, et al. Organ injury scaling 2018 update: spleen, liver and kidney. *J Trauma Acute Care Surg* 2018;85(6):1119-1122, Ref. [5].

TABLA A-23 Escala de lesiones ureterales

Grado[a]	Tipo de lesión	Descripción de la lesión	AIS-90
I	Hematoma	Contusión o hematoma sin desvascularización	2
II	Laceración	<50 % de corte transversal	2
III	Laceración	≥50 % de corte transversal	3
IV	Laceración	Corte transversal completo con devascularización de <2 cm	3
V	Laceración	Avulsión con >2 cm de desvascularización	3

[a]Aumentar un grado por bilateralidad hasta el grado III.
AIS, Escala de lesiones abreviada.
Reimpreso con permiso de Moore EE, Cogbill TH, Jurkovich GJ, et al. Organ injury scaling III: chest wall, abdominal vascular, ureter, bladder and urethra. *J Trauma* 1992;33(3):337-339, Ref. [2].

TABLA A-24 Escala de lesiones vesicales

Grado[a]	Tipo de lesión	Descripción de la lesión	AIS-90
I	Hematoma	Contusión, hematoma intramural	2
	Laceración	Espesor parcial	3
II	Laceración	Laceración extraperitoneal de la pared de la vejiga <2 cm	4
III	Laceración	Laceración extraperitoneal (>2 cm) o intraperitoneal (<2 cm) de la pared de la vejiga	4
IV	Laceración	Laceración de la pared vesical intraperitoneal ≥2 cm	4
V	Laceración	Laceración intraperitoneal o extraperitoneal de la pared de la vejiga que se extiende al cuello de la vejiga o al orificio ureteral (trígono)	4

[a]Aumentar un grado para las lesiones múltiples hasta el grado III.
AIS, Escala de lesiones abreviada.
Reimpreso con permiso de Moore EE, Cogbill TH, Jurkovich GJ, et al. Organ injury scaling III: chest wall, abdominal vascular, ureter, bladder and urethra. *J Trauma* 1992;33(3):337-339, Ref. [2].

TABLA A-25 Escala de lesiones uretrales

Grado[a]	Tipo de lesión	Descripción de la lesión	AIS-90
I	Contusión	Sangre en el meato uretral; retrografía normal	2
II	Lesión por estiramiento	Elongación de la uretra sin extravasación en la uretrografía	2
III	Rotura parcial	Extravasación del contraste de la uretrografía en el lugar de la lesión con visualización en la vejiga	2
IV	Rotura total	Extravasación del contraste de la uretrografía en el lugar de la lesión sin visualización en la vejiga; <2 cm de separación uretral	3
V	Rotura total	Corte transversal completo con separación uretral de ≥2 cm, o extensión hacia la próstata o la vagina	4

[a]Aumentar un grado para las lesiones bilaterales hasta el grado III.
AIS, Escala de lesiones abreviada.
Reimpreso con permiso de Moore EE, Cogbill TH, Jurkovich GJ, et al. Organ injury scaling III: chest wall, abdominal vascular, ureter, bladder and urethra. *J Trauma* 1992;33(3):337-339, Ref. [2].

TABLA A-26 Escala de lesiones del útero (no embarazadas)

Grado[a]	Descripción de la lesión	AIS-90
I	Contusión/hematoma	2
II	Laceración superficial (<1 cm)	2
III	Laceración profunda (>1 cm)	3
IV	Laceración de la arteria uterina	3
V	Avulsión/desvascularización	3

[a]Aumentar un grado para las lesiones múltiples hasta el grado III.
AIS, Escala de lesiones abreviada.
Reimpreso con permiso de Moore EE, Jurkovich GJ, Knudson MM, et al. Organ injury scaling VI: extrahepatic biliary, esophagus, stomach, vulva, vagina, uterus (nonpregnant), uterus (pregnant), fallopian tube and ovary. *J Trauma* 1995;39(6):1069-1070, Ref. [6].

TABLA A-27 Escala de lesiones del útero (embarazadas)

Grado[a]	Descripción de la lesión	AIS-90
I	Contusión o hematoma (sin desprendimiento de la placenta)	2
II	Laceración superficial (<1 cm) o desprendimiento parcial de la placenta <25 %.	3
III	Laceración profunda (>1 cm) en el segundo trimestre o desprendimiento de la placenta >25 % pero <50 %.	3
	Laceración profunda (>1 cm) en el tercer trimestre	4
IV	Laceración de la arteria uterina	4
	Laceración profunda (>1 cm) con >50 % de desprendimiento de la placenta	4
V	Rotura uterina	4
	Segundo trimestre	4
	Tercer trimestre	5
	Desprendimiento completo de la placenta	4–5

[a]Aumentar un grado para las lesiones múltiples hasta el grado III.
AIS, Escala de lesiones abreviada.
Reimpreso con permiso de Moore EE, Jurkovich GJ, Knudson MM, et al. Organ injury scaling VI: extrahepatic biliary, esophagus, stomach, vulva, vagina, uterus (nonpregnant), uterus (pregnant), fallopian tube and ovary. *J Trauma* 1995;39(6):1069-1070, Ref. [6].

TABLA A-28 Escala de lesiones en las tubas uterinas (trompas de Falopio)

Grado[a]	Descripción de la lesión	AIS-90
I	Hematoma o contusión	2
II	Laceración <50 % de circunferencia	2
III	Laceración ≥50 % de circunferencia	2
IV	Corte transversal	2
V	Lesión vascular; segmento desvascularizado	2

[a]Aumentar un grado para las lesiones bilaterales hasta el grado III.
AIS, Escala de lesiones abreviada.
Reimpreso con permiso de Moore EE, Jurkovich GJ, Knudson MM, et al. Organ injury scaling VI: extrahepatic biliary, esophagus, stomach, vulva, vagina, uterus (nonpregnant), uterus (pregnant), fallopian tube and ovary. *J Trauma* 1995;39(6):1069-1070, Ref. [6], con permiso.

TABLA A-29	Escala de lesiones ováricas	
Grado[a]	**Descripción de la lesión**	**AIS-90**
I	Contusión o hematoma	1
II	Laceración superficial (profundidad <0.5 cm)	2
III	Laceración profunda (profundidad ≥0.5 cm)	3
IV	Interrupción parcial del suministro de sangre	3
V	Avulsión o rotura completa del parénquima	3

[a]Aumentar un grado para las lesiones bilaterales hasta el grado III.
AIS, Escala de lesiones abreviada.
Reimpreso con permiso de Moore EE, Jurkovich GJ, Knudson MM, et al. Organ injury scaling VI: extrahepatic biliary, esophagus, stomach, vulva, vagina, uterus (nonpregnant), uterus (pregnant), fallopian tube and ovary. *J Trauma* 1995;39(6):1069-1070, Ref. [6].

TABLA A-30	Escala de lesiones de la vagina	
Grado[a]	**Descripción de la lesión**	**AIS-90**
I	Contusión o hematoma	1
II	Laceración superficial, (solo mucosa)	1
III	Laceración profunda, en la grasa o el músculo	2
IV	Laceración compleja en el cuello del útero o en el peritoneo	3
V	Lesión en órganos adyacentes (ano, recto, uretra, vejiga)	3

[a]Aumentar un grado para las lesiones múltiples hasta el grado III.
AIS, Escala de lesiones abreviada.
Reimpreso con permiso de Moore EE, Jurkovich GJ, Knudson MM, et al. Organ injury scaling VI: extrahepatic biliary, esophagus, stomach, vulva, vagina, uterus (nonpregnant), uterus (pregnant), fallopian tube and ovary. *J Trauma* 1995;39(6):1069-1070, Ref. [6].

TABLA A-31	Escala de lesiones de la vulva	
Grado[a]	**Descripción de la lesión**	**AIS-90**
I	Contusión o hematoma	1
II	Laceración superficial (solo piel)	1
III	Laceración profunda (en grasa o músculo)	2
IV	Avulsión; piel, grasa o músculo	3
V	Lesión en órganos adyacentes (ano, recto, uretra, vejiga)	3

[a]Aumentar un grado para las lesiones múltiples hasta el grado III.
AIS, Escala de lesiones abreviada.
Reimpreso con permiso de Moore EE, Jurkovich GJ, Knudson MM, et al. Organ injury scaling VI: extrahepatic biliary, esophagus, stomach, vulva, vagina, uterus (nonpregnant), uterus (pregnant), fallopian tube and ovary. *J Trauma* 1995;39(6):1069-1070, Ref. [6].

TABLA A-32 Escala de lesiones testiculares

Grado[a]	Descripción de la lesión	AIS-90
I	Contusión/hematoma	1
II	Laceración subclínica de la túnica albugínea	1
III	Laceración de la túnica albugínea con <50 % de pérdida de parénquima	2
IV	Laceración mayor de la túnica albugínea con ≥50 % de pérdida de parénquima	2
V	Rotura o avulsión testicular total	2

[a]Aumentar un grado para las lesiones bilaterales hasta el grado V.
AIS, Escala de lesiones abreviada.
Reimpreso con permiso de Moore EE, Malangoni MA, Cogbill TH, et al. Organ injury scaling VII: cervical vascular, peripheral vascular, adrenal, penis, testes and scrotum. *J Trauma* 1996;41(3):523-524, Ref. [1].

TABLA A-33 Escala de lesiones escrotales

Grado	Descripción de la lesión	AIS-90
I	Contusión	1
II	Laceración <25 % del diámetro escrotal	1
III	Laceración ≥25 % del diámetro escrotal	2
IV	Avulsión <50 %	2
V	Avulsión ≥50 %	2

AIS, Escala de lesiones abreviada.
Reimpreso con permiso de Moore EE, Malangoni MA, Cogbill TH, et al. Organ injury scaling VII: cervical vascular, peripheral vascular, adrenal, penis, testes and scrotum. *J Trauma* 1996;41(3):523-524, Ref. [1].

TABLA A-34 Escala de lesiones en el pene

Grado[a]	Descripción de la lesión	AIS-90
I	Laceración/contusión cutánea	1
II	Laceración de la fascia de Buck (cavernosa) sin pérdida de tejido	1
III	Avulsión cutánea Laceración a través del glande/meato Defecto cavernoso o uretral <2 cm	3
IV	Penectomía parcial Defecto cavernoso o uretral ≥2 cm	3
V	Penectomía total	3

[a]Aumentar un grado para las lesiones múltiples hasta el grado III.
AIS, Escala de lesiones abreviada.
Reimpreso con permiso de Moore EE, Malangoni MA, Cogbill TH, et al. Organ injury scaling VII: cervical vascular, peripheral vascular, adrenal, penis, testes and scrotum. *J Trauma* 1996;41(3):523-524, Ref. [1].

TABLA A-35 Escala de lesiones vasculares periféricas

Grado[a]	Descripción de la lesión	AIS-90
I	Arteria/vena digital	1–3
	Arteria/vena palmar	1–3
	Arteria/vena palmar profunda	1–3
	Arteria dorsal del pie	1–3
	Arteria/vena plantar	1–3
	Ramas arteriales/venosas innominadas	1–3
II	Vena basílica/cefálica	1–3
	Vena safena	1–3
	Arteria radial	1–3
	Arteria ulnar (cubital)	1–3
III	Vena axilar	2–3
	Vena femoral superficial/profunda	2–3
	Vena poplítea	2–3
	Arteria braquial	2–3
	Arteria tibial anterior	1–3
	Arteria tibial posterior	1–3
	Arteria fibular (peronea)	1–3
	Tronco tibiofibular (tibioperoneo)	2–3
IV	Arteria femoral superficial/profunda	3–4
	Arteria poplítea	2–3
V	Arteria axilar	2–3
	Arteria femoral común	3–4

[a]Aumentar un grado para las lesiones múltiples de grado III o IV que afecten >50 % de la circunferencia vascular. Disminuir un grado para la rotura de <25 % de la circunferencia del vaso para los grados IV o V.
AIS, Escala de lesiones abreviada.
Reimpreso con permiso de Moore EE, Malangoni MA, Cogbill TH, et al. Organ injury scaling VII: cervical vascular, peripheral vascular, adrenal, penis, testes and scrotum. *J Trauma* 1996;41(3):523-524, Ref. [1].

Referencias bibliográficas

1. Moore EE, Malangonia MA, Cogbill TH, et al. Organ injury scaling VII: cervical vascular, peripheral vascular, adrenal, penis, testes and scrotum. *J Trauma* 1996;41:523–524.
2. Moore EE, Cogbill TH, Jurkovich GJ, et al. Organ injury scaling III: chest wall, abdominal vascular, ureter, bladder and urethra. *J Trauma* 1992;33:337.
3. Moore EE, Malangoni MA, Cogbill TH, et al. Organ injury scaling IV: thoracic vascular, lung, cardiac, and diaphragm. *J Trauma* 1994;36:299.
4. Moore EE, Cogbill TH, Jurkovich GJ, et al. Organ injury scaling: spleen and liver (1994) revision. *J Trauma* 1995;38(3):323–324.
5. Kozar RA, Crandall M, Shanmuganathan K, et al. Organ injury scaling 2018 update: spleen , liver and kidney. *J Trauma Acute Care Surg* 2019;85:119–122. doi: 10.1097/TA.0000000000002058.
6. Moore EE, Jurkovich GJ, Knudson MM, et al. Organ injury scaling VI: extrahepatic biliary, esophagus, stomach, vulva, vagina, uterus, fallopian tube and ovary. *J Trauma* 1995;39:1069–1070.
7. Moore EE, Cogbill TH, Malangoni MA, et al. Organ injury scaling II: pancreas, duodenum, small bowel, colon and rectum. *J Trauma* 1990;30:1427.
8. Moore EE, Shackford SR, Pachter HL, et al. Organ injury scaling: spleen, liver, and kidney. *J Trauma* 1989;29(12):1664–1666.

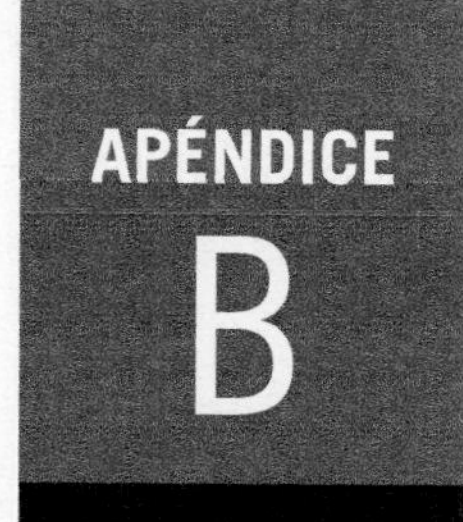

Escalas de la American Association for the Surgery of Trauma (AAST) en cirugía general de urgencias

TABLA B-1 Clasificación de la AAST para enfermedades hemorrágicas en cirugía general de urgencias

Grado	Varices esofágicas hemorrágicas	Hemorragia diverticular colónica	Enfermedad de úlcera péptica hemorrágica	Rotura de aneurisma aórtico abdominal
I	Varices visibles en la endoscopia con aspirado gástrico positivo para hemo (+)	DC con hemo + heces; sin coágulos y sin hemorragia activa	Limpiar la base de la úlcera con aspirado hemo + gástrico; sin hemorragia activa	AAA >4 cm con síntoma o aumento de tamaño (>5 mm/6 meses)
II	Varices visibles sin hemorragia activa más coágulo de sangre, roncha roja o manchas cereza en la endoscopia	DC con coágulo(s) presente(s); sin vaso visible; sin hemorragia activa	Úlcera con tinción de hemo en la base con hemo + heces	Rotura inminente (los hallazgos de la ATC sugieren una hemorragia en la aorta)
III	Primer episodio de hemorragia activa limitada en la endoscopia	DC con vaso visible con coágulo(s); sin hemorragia activa	Úlcera con coágulo visible y melena o úlcera >2 cm	Sangre periaórtica con o sin extravasación de contraste
IV	Episodio recurrente (dentro de las 72 h) de hemorragia activa limitada en la endoscopia	DC con hemorragia activa no pulsátil o hemorragia en curso sin fuente hemorrágica localizada identificable	Úlcera con vaso expuesto con hemorragia indolente y melena o hematemesis	Hematoma retroperitoneal que se extiende a la zona pararrenal, perirrenal, psoas u otra región retroperitoneal
V	Varices con hemorragia masiva e incontrolada	DC con hemorragia pulsátil activa	Úlcera con hemorragia pulsátil activa expuesta	Rotura de AAA con sangre libre intraperitoneal, fístula aortoentérica o fístula aortocava.

[a]Trabeculación de la grasa periaórtica, signo del menisco, abombamiento focal de la pared aórtica, preparación de la cara posterior de la aorta sobre el cuerpo vertebral adyacente, erosión del cuerpo vertebral adyacente a un AAA, discontinuidad en la calcificación de la pared (observada con mayor frecuencia en la pared posterolateral), disección de la sangre en el trombo intraparietal.

AAA, aneurisma aórtico abdominal; ATC, angiografía por tomografía computarizada; DC, divertículo colónico.

Reimpreso con permiso de Tominaga GT, Brown CVR, Schulz JT, et al.; The AAST Patient Assessment Committee. The American Association for the Surgery of Trauma uniform grading of hemorrhagic emergency general surgery diseases. *J Trauma Acute Care Surg* 2018;84(4):670-673.

TABLA B-2	Clasificación de la AAST para la apendicitis aguda	
Grado	**Descripción del órgano**	**Descripción quirúrgica de la apendicitis**
Normal	Apariencia normal, apéndice no visualizado sin ninguna otra anomalía	Apéndice normal
Grado I	Engrosamiento apendicular >6 mm con edema periapendicular leve	Apéndice con inflamación aguda, intacto
Grado II	Engrosamiento apendicular >6 mm con edema periapendicular grave	Apéndice gangrenoso, intacto
Grado III	Engrosamiento apendicular >6 mm, engrosamiento periapendicular grave con líquido libre intraperitoneal en el cuadrante inferior derecho/pelvis	Apéndice perforado con contaminación local
Grado IV	Engrosamiento apendicular >6 mm o apéndice no visualizado con absceso o flemón	Apéndice perforado con flemón periapendicular o absceso
Grado V	Engrosamiento apendicular >6 mm o apéndice no visualizado con líquido libre intraperitoneal >1 cuadrante	Apéndice perforado con peritonitis generalizada

Reproducido con permiso de Hernandez MC, Aho JM, Habermann EB, et al. Increased anatomic severity predicts outcomes: validation of the American Association for the Surgery of Trauma's Emergency General Surgery score in appendicitis. *J Trauma Acute Care Surg* 2017;82(1):73-79.

TABLA B-3	Clasificación de la AAST para infecciones de tejidos blandos				
	Grado I	**Grado II**	**Grado III**	**Grado IV**	**Grado V**
Criterios clínicos	Foliculitis, erisipela, impétigo, celulitis simple	Celulitis necrosante, ampollosa o bullosa o necrosis cutánea	Absceso subcutáneo	Fascitis	Mionecrosis
Criterios de imagen (hallazgos de TC)	Inflamación superficial sin trabeculación de la grasa subcutánea	Trabeculación de la grasa subcutánea, pero sin absceso	Acumulación de líquido subcutáneo bien definida (encapsulada) con inflamación circundante	Inflamación que se extiende a la fascia; probablemente aire a lo largo de los márgenes de la fascia	Aire en la profundidad de la fascia; probable mala perfusión del músculo
Criterios quirúrgicos	N/A	N/A	Acumulación de líquido subcutáneo bien definida	Afectación clara de la fascia con músculo sano y viable por debajo	Extensión de la necrosis al músculo y al tejido más profundo
Criterios anatomopatológicos	Inflamación aguda que afecta solo la epidermis	Inflamación aguda de la epidermis y la dermis	Inflamación aguda que afecta la epidermis, la dermis y la grasa subcutánea con cultivos positivos para organismos, si están disponibles	Inflamación aguda que afecta la epidermis, la dermis, la grasa subcutánea y la fascia muscular con cultivos positivos para organismos, si están disponibles	Inflamación aguda que afecta la dermis de la epidermis, la grasa subcutánea, la fascia muscular y el músculo, con cultivos positivos para organismos si están disponibles

N/A, no disponible; TC, tomografía computarizada.
Reproducido con permiso de Ray-Zack MD, Hernandez MC, Younis M, et al. Validation of the AAST EGS Grado for skin and soft tissue infection. *J Trauma Acute Care Surg* 2018;84(6):939-945.

TABLA B-4 Clasificación de la AAST para infecciones mamarias, perforación esofágica, colitis infecciosa, enfermedad inflamatoria pélvica, absceso perirrectal, infección del espacio pleural, infección de tejidos blandos e infección del sitio quirúrgico

Grado	Descripción del grado de la enfermedad AAST	Infecciones mamarias	Perforación esofágica	Colitis infecciosa	Enfermedad inflamatoria pélvica
I	Enfermedad local Confinada al órgano Anomalía mínima	Celulitis	Desgarro de la mucosa	Enfermedad de la mucosa	Inflamación del cuello uterino
II	Enfermedad local Confinada al órgano Anomalía grave	Absceso simple (sin loculaciones, sin afectación del complejo pezón/ aréola)	Desgarro de espesor total con mínima inflamación	Engrosamiento localizado de la pared del colon o seudomembranas o dilatación	Drenaje cervical purulento
III	Extensión local más allá del órgano	Abscesos complejos (es decir, loculaciones, afectación del complejo pezón/ aréola, linfadenopatía axilar)	Desgarro de espesor total con absceso localizado	Engrosamiento o dilatación difusa de la pared del colon, o seudomembranas coalescentes	Inflamación de las tubas, los ovarios y/o todo el útero
IV	Extensión regional más allá del órgano	Absceso mamario con linfadenopatía ipsolateral supurativa, tromboflebitis, linfangitis	Necrosis de la pared del esófago	Necrosis colónica localizada, con o sin perforación	Absceso tuboovárico, piometra
V	Extensión más allá del órgano	Erosión en la pared torácica o fascitis necrosante	Empiema, peritonitis, mediastinitis	Necrosis colónica transparietal difusa, con o sin perforación	Supuración pélvica y peritoneal generalizada

(*Continúa*)

TABLA B-4 Clasificación de la AAST para infecciones mamarias, perforación esofágica, colitis infecciosa, enfermedad inflamatoria pélvica, absceso perirrectal, infección del espacio pleural, infección de tejidos blandos e infección del sitio quirúrgico (*Continuación*)

Grado	Descripción del grado de la enfermedad AAST	Absceso perirrectal	Infección del espacio pleural	Infección de tejidos blandos	Infección del sitio quirúrgico
I	Enfermedad local Confinada al órgano Anomalía mínima	Absceso perianal	Hemotórax o derrame pleural localizado e infectado	Celulitis	Infección que afecta solo la piel
II	Enfermedad local Confinada al órgano Anomalía grave	Absceso interesfinteriano o absceso isquiorrectal	Hemotórax retenido generalizado e infectado o derrame pleural	Necrosis superficial o licuefacción	Infección del tejido subcutáneo
III	Más allá del órgano Extensión local	Absceso en herradura o absceso extraesfintérico	Derrames múltiples y loculados o hemotórax	Absceso subcutáneo	Infección que afecta la fascia o la capa muscular
IV	Más allá del órgano Extensión regional	Absceso supralevador	Acumulación organizativa con expansión pulmonar restringida	Absceso de espacio profundo	Infección que afecta la cavidad corporal/espacio profundo que se abrió o manipuló durante la cirugía
V	Más allá del órgano Extensión generalizada	Infección necrosante de los tejidos blandos del periné, las nalgas (gangrena de Fournier)	Infección o necrosis del mediastino, del diafragma o de la pared torácica	Mionecrosis, fascitis	Afectación de la cavidad corporal/espacio profundo fuera del lugar que se abrió o manipuló durante la cirugía

Reproducido con permiso de Crandall ML, Agarwal S, Muskat P, et al.; American Association for the Surgery of Trauma Committee on Patient Assessment and Outcomes. Application of a uniform anatomic grading system to measure disease severity in eight emergency general surgical illnesses. *J Trauma Acute Care Surg* 2014;77(5):705-708.

TABLA B-5 Clasificación de la AAST para la obstrucción del intestino delgado

Grado	Descripción	Criterios radiográficos	Criterios quirúrgicos
I	OID parcial	Distensión intestinal mínima	Distensión intestinal mínima sin evidencia de obstrucción
II	OID completa; intestino viable y no comprometido	Distensión intestinal con punto de transición sin compromiso intestinal	Distensión intestinal con punto de transición, sin evidencia de compromiso intestinal
III	OID completa con intestino comprometido, pero viable	Distensión intestinal con punto de transición, sin flujo de contraste distal, evidencia de obstrucción completa o compromiso intestinal inminente	Distensión intestinal con compromiso intestinal inminente
IV	OID completa con intestino no viable o perforación con derrame localizado	Evidencia de perforación localizada o aire libre, distensión intestinal con aire o líquido libres	Distensión intestinal con perforación localizada o líquido libre
V	Perforación del intestino delgado con contaminación peritoneal difusa	Perforación intestinal con aire y líquido libres	Distensión intestinal con perforación, líquido libre y evidencia de peritonitis difusa

OID, obstrucción del intestino delgado.
Reproducido con permiso de Hernandez MC, Haddad NN, Cullinane DC, et al.; EAST SBO Workgroup. The American Association for the Surgery of Trauma Severity Grade is valid and generalizable in adhesive small bowel obstruction. *J Trauma Acute Care Surg* 2018;84(2):372-378.

TABLA B-6 Clasificación de la AAST para la gravedad anatómica de las enfermedades hemorrágicas e inflamatorias/infecciosas

Grado	Enfermedades inflamatorias/infecciosas	Enfermedades hemorrágicas
I	Enfermedad local confinada en un órgano con anomalía mínima	No hay hemorragia, pero sí posibilidad de hemorragia
II	Enfermedad local confinada en el órgano con grave anomalía	Volumen mínimo de hemorragia; sin hemorragia activa
III	Extensión local más allá del órgano	Volumen limitado de hemorragia sin hemorragia activa o pequeña cantidad de hemorragia activa
IV	Extensión regional más allá del órgano	Volumen moderado de hemorragia o hemorragia activa
V	Extensión más allá del órgano	Gran volumen de hemorragia

Reproducido con permiso de Tominaga GT, Brown CVR, Schulz JT, et al.; The AAST Patient Assessment Committee. The American Association for the Surgery of Trauma uniform grading of hemorrhagic emergency general surgery diseases. *J Trauma Acute Care Surg* 2018;84(4):670-673.

TABLA B-7 Clasificación de la AAST para la colecistitis aguda

Grado AAST	Descripción	Criterios clínicos	Criterios de imagen (hallazgos de TC/ecografía/HIDA)	Criterios quirúrgicos	Criterios anatomopatológicos
I	Colecistitis aguda	Dolor en cuadrante superior derecho (CSD) o epigástrico; signo de Murphy; leucocitosis	Engrosamiento de la pared; distensión; cálculos o barro; líquido pericolecístico; no visualización de la vesícula biliar (VB) en la HIDA	Cambios inflamatorios localizados en la VB; engrosamiento de la pared; distensión; cálculos biliares	Cambios inflamatorios agudos en la pared de la VB sin necrosis ni pus
II	Empiema de la VB o colecistitis gangrenosa o colecistitis enfisematosa	Dolor en CSD o epigástrico; signo de Murphy; leucocitosis	Arriba, más aire en la luz de la VB, la pared o el árbol biliar; defectos focales de la mucosa sin perforación franca	VB distendida con pus o líquido libre; necrosis o gangrena de la pared; sin perforación	Arriba, más pus en la luz de la VB; necrosis de la pared de la VB; absceso intraparietal; desprendimiento epitelial; sin perforación
III	Perforación de la VB con contaminación local	Peritonitis localizada en el CSD	HIDA con defecto transparietal focal, acumulación de líquido extraluminal o radiomarcador, pero limitado a CSD	Pared de la VB perforada (no yatrógena) con bilis fuera de la VB, pero limitada a CSD	Necrosis con perforación de la pared de la VB (no yatrógena)
IV	Perforación de la VB con absceso perivesicular o fístula digestiva	Peritonitis localizada en múltiples localizaciones; distensión abdominal con síntomas de obstrucción intestinal	Absceso en CSD fuera de la VB; fístula bilioentérica; íleo biliar	Absceso perivesicular; fístula bilioentérica; íleo biliar	Necrosis con perforación de la pared de la VB (no yatrógena)
V	Perforación de la VB con peritonitis generalizada	Arriba, con peritonitis generalizada	Bilis libre intraperitoneal	Lo anterior, más peritonitis generalizada	Necrosis con perforación de la pared de la VB (no yatrógena)

HIDA, gammagrafía hepatobiliar con ácido iminodiacético, TC, tomografía computarizada.

Reproducido con permiso de Tominaga GT, Staudenmayer KL, Shafi S, et al.; American Association for the Surgery of Trauma Committee on Patient Assessment. The American Association for the Surgery of Trauma grading scale for 16 emergency general surgery conditions: disease-specific criteria characterizing anatomic severity grading. *J Trauma Acute Care Surg* 2016;81(3):593-602.

TABLA B-8 Escala de clasificación de la AAST para la diverticulitis aguda del colon

Grado AAST	Descripción	Criterios clínicos	Criterios de imagen (hallazgos de TC)	Criterios quirúrgicos	Criterios anatomopatológicos
I	Inflamación del colon	Dolor; leucocitosis; dolor a la palpación mínimo o nulo	Trabeculación de la grasa mesentérica; engrosamiento de la pared del colon	N/A	N/A
II	Microperforación del colon o flemón pericólico sin absceso	Dolor a la palpación local (una o varias zonas) sin peritonitis	Flemón pericólico; focos de aire (únicos o múltiples); sin absceso	Flemón pericólico sin absceso	Colon inflamado con perforación microscópica
III	Absceso pericólico localizado	Peritonitis localizada	Absceso pericólico	Absceso pericólico	Colon inflamado con perforación
IV	Abscesos distantes y/o múltiples	Peritonitis localizada en múltiples localizaciones	Absceso o flemón lejos del colon	Absceso o flemón lejos del colon	Colon inflamado con perforación
V	Perforación colónica libre con peritonitis generalizada	Peritonitis generalizada	Aire y líquido libres	Perforación con contaminación fecal y purulenta generalizada	Colon inflamado con perforación

N/A, no disponible; TC, tomografía computarizada.
Reimpreso con permiso de Tominaga GT, Staudenmayer KL, Shafi S, et al.; American Association for the Surgery of Trauma Committee on Patient Assessment. The American Association for the Surgery of Trauma grading scale for 16 emergency general surgery conditions: disease-specific criteria characterizing anatomic severity grading. *J Trauma Acute Care Surg* 2016;81(3):593–602.

TABLA B-9 Escala de clasificación de la AAST para la isquemia arterial intestinal

Grado AAST	Descripción	Criterios clínicos	Criterios de imagen (hallazgos de TC)	Criterios quirúrgicos	Criterios anatomopatológicos
I	Isquemia intestinal sin pérdida de tejido	Anorexia con dolor abdominal	Engrosamiento de la pared y edema de la mucosa con realce	Intestino de apariencia normal	Isquemia sin ulceración
II	Isquemia intestinal con ulceración de la mucosa solo, no transparietal	Dolor abdominal desproporcionado con respecto al examen; sin peritonitis	Engrosamiento de la pared y edema sin realce; oclusión del vaso mesentérico	Serosa normal, isquemia de la mucosa y ulceración	Ulceración de la mucosa
III	Infarto intestinal transparietal segmentario sin perforación	Dolor y sensibilidad a la palpación abdominal sin peritonitis	Engrosamiento de la pared sin realce de la mucosa o de la pared intestinal; neumatosis intraparietal, portal o mesentérica	Necrosis transparietal sin perforación	Necrosis transparietal sin perforación
IV	Infarto intestinal transparietal segmentario con perforación	Dolor y sensibilidad a la palpación abdominal con peritonitis	Neumoperitoneo, extravasación de contraste, absceso	Necrosis transparietal con perforación y peritonitis	Necrosis transparietal con perforación
V	Infarto panintestinal	Dolor y sensibilidad a la palpación abdominal con peritonitis	Grado III o IV superior con afectación de las distribuciones de la arteria mesentérica superior y la arteria mesentérica inferior	Infarto y necrosis de todo el intestino con o sin perforación	Infarto transparietal con perforación

TC, tomografía computarizada.
Reproducido con permiso de Tominaga GT, Staudenmayer KL, Shafi S, et al.; American Association for the Surgery of Trauma Committee on Patient Assessment. The American Association for the Surgery of Trauma grading scale for 16 emergency general surgery conditions: disease-specific criteria characterizing anatomic severity grading. *J Trauma Acute Care Surg* 2016;81(3):593-602.

TABLA B-10 Escala de clasificación de la AAST para la pancreatitis aguda

Grado AAST	Descripción	Criterios clínicos	Criterios de imagen (hallazgos de TC)	Criterios quirúrgicos	Criterios anatomopatológicos
I	Pancreatitis aguda edematosa	Dolor y sensibilidad a la palpación abdominal medioepigástrica; amilasa y/o lipasa elevadas	Pancreatitis sin flemón, necrosis, acumulación de líquido peripancreático o absceso	Páncreas edematoso	N/A
II	Flemón pancreático o acumulación de líquido peripancreático o hemorragia	Dolor y sensibilidad a la palpación abdominal medioepigástrica; amilasa y/o lipasa elevadas	Flemón o acumulación de líquido peripancreático o hemorragia	Flemón pancreático o acumulación de líquido peripancreático	N/A
III	Necrosis pancreática estéril	Dolor y sensibilidad a la palpación abdominal medioepigástrica; amilasa y/o lipasa elevadas	Necrosis pancreática sin aire extraluminal o absceso	Necrosis pancreática sin purulencia o absceso	Tinción de Gram y cultivo de la necrosis negativos para los organismos
IV	Necrosis o absceso pancreático infectado	Dolor y sensibilidad a la palpación abdominal grave en el mesogastrio; amilasa y/o lipasa elevadas	Necrosis pancreática con aire extraluminal o absceso	Necrosis pancreática con purulencia o absceso	Tinción de Gram y cultivo de la necrosis o del absceso positivos para organismos
V	Extensión extrapancreática de la necrosis pancreática que afecta órganos adyacentes, como la necrosis colónica	Dolor y sensibilidad a la palpación abdominal difusa grave en el mesogastrio; amilasa y/o lipasa elevadas	Extensión extrapancreática de la necrosis que afecta órganos adyacentes, como la necrosis colónica	Afectación o necrosis de órganos adyacentes	Afectación o necrosis de órganos adyacentes resecados

N/A, no disponible; TC, tomografía computarizada.

Reproducido con permiso de Tominaga GT, Staudenmayer KL, Shafi S, et al.; American Association for the Surgery of Trauma Committee on Patient Assessment. The American Association for the Surgery of Trauma grading scale for 16 emergency general surgery conditions: disease-specific criteria characterizing anatomic severity grading. *J Trauma Acute Care Surg* 2016;81(3):593-602.

TABLA B-11 Hernias: pared interna o abdominal

Grado AAST	Descripción	Criterios clínicos	Criterios de imagen (hallazgos de TC)	Criterios quirúrgicos	Criterios anatomopatológicos
I	Hernia reductible	Hernia palpable y reductible sin fiebre o leucocitosis	Hernia visible en TC	Defectos de la pared abdominal presentes	N/A
II	Hernia encarcelada sin isquemia intestinal	Dolor a la palpación local con hernia no reductible y palpable. Sin fiebre ni leucocitosis	Hernia visible en TC	Defectos de la pared abdominal presentes con contenido abdominal alojado en el defecto; vísceras de apariencia saludable	N/A
III	Hernia encarcelada con intestino isquémico, pero viable	Dolor a la palpación local con hernia palpable no reductible; puede estar asociada a fiebre, taquicardia o leucocitosis	Hernia visible en TC con trabeculaciones de grasa locales o cambios inflamatorios	Los defectos de la pared abdominal se presentan con contenido abdominal alojado en el defecto; vísceras visiblemente inflamadas, pero de apariencia viable	N/A
IV	Hernia encarcelada con intestino gangrenado o perforación con derrame local	Dolor a la palpación local con defensa, no reductible, hernia palpable con cambios cutáneos asociados como eritema	Hernia visible en TC con trabeculaciones de grasa locales o cambios inflamatorios, así como acumulación de líquido contenido	Los defectos de la pared abdominal se presentan con contenido abdominal alojado en el defecto; contenido abdominal gangrenado o perforado	Necrosis local o perforación
V	Hernia encarcelada con perforación y contaminación peritoneal difusa	Dolor a la palpación abdominal difusa con defensa o rebote; hernia palpable no reductible con cambios cutáneos asociados como eritema	Hernia visible en TC con trabeculaciones de grasa locales o cambios inflamatorios, así como acumulaciones de líquido difusas e inflamación	Los defectos de la pared abdominal se presentan con contenido abdominal alojado en el defecto; contenido abdominal gangrenado o perforado con contaminación difusa	Necrosis local o perforación

N/A, no disponible; TC, tomografía computarizada.

De http://www.aast.org/emergency-general-surgery-anatomic-grading-scales. Consultado el 11 de junio de 2019.

Índice alfabético de materias

Nota: El número de página seguido de *f* y *t* indica figura y tabla respectivamente.

D

E

G

K

L

M

S

U

V

W